第1版荣获

“十二五”国家重点图书出版规划项目（2011）

国家出版基金资助项目（2013）

湖北省社会公益出版专项资金资助项目（2012）

英文版荣获

“中国图书对外推广计划”翻译资助项目（2016）

输出版优秀图书奖（2019）

乙型肝炎重症化基础与临床（第2版）

主　编▲宁　琴
副主编▲陈　智　王宇明
沈关心　陈　韬

華中科技大學出版社
http://www.hustp.com
中国·武汉

内 容 简 介

本书是一本全面介绍乙型肝炎重症化的基础理论、机制研究和防治新进展的专著，分为基础和临床两个部分。基础部分着重于从宿主和病毒两个方面因素及其相互作用的影响来探讨乙型重型肝炎的发病机制，探索乙型肝炎重症化发生和发展的关键环节、调节机制、干预手段，并引入新的技术手段，建立具有实际应用意义的综合评估体系和靶点阻断新方法。临床部分重点介绍各种治疗的新进展，全面反映了乙型重型肝炎诊治的发展前沿。

本书内容丰富、文字流畅、资料新颖，紧密结合临床，全面反映乙型肝炎重症化研究领域的新理论、新技术和新进展，具有很高的权威性、科学性和实用性，可作为感染科或肝病科临床医师、研究生以及从事乙型重型肝炎研究的医学科研工作者案头必备的一本有价值的参考书。

图书在版编目(CIP)数据

乙型肝炎重症化基础与临床/宁琴主编. —2 版. —武汉：华中科技大学出版社，2022.1
ISBN 978-7-5680-7340-0

Ⅰ. ①乙…　Ⅱ. ①宁…　Ⅲ. ①乙型肝炎-急性病-诊疗　Ⅳ. ①R512.605.97

中国版本图书馆 CIP 数据核字(2021)第 269719 号

乙型肝炎重症化基础与临床(第 2 版)　　宁　琴　主编
Yixing Ganyan Zhongzhenghua Jichu yu Linchuang(Di-er Ban)

策划编辑：车　巍
责任编辑：马梦雪　丁　平　毛晶晶
封面设计：原色设计
责任校对：刘　竣
责任监印：周治超
出版发行：华中科技大学出版社(中国・武汉)　　电话：(027)81321913
武汉市东湖新技术开发区华工科技园　　邮编：430223
录　　排：华中科技大学惠友文印中心
印　　刷：湖北金港彩印有限公司
开　　本：880mm×1230mm　1/16
印　　张：51.25
字　　数：1430 千字
版　　次：2022 年 1 月第 2 版第 1 次印刷
定　　价：298.00 元

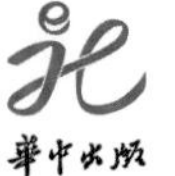

·本书编委会·

顾　问（按姓氏拼音排序）

李兰娟　浙江大学附属第一医院
王福生　中国人民解放军总医院第五医学中心
魏于全　四川大学
闻玉梅　复旦大学上海医学院
翁心华　复旦大学附属华山医院
庄　辉　北京大学医学部

主　编　宁　琴

副主编　陈　智　王宇明　沈关心　陈　韬

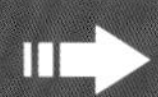

编　委（按姓氏拼音排序）

白雪帆　空军军医大学唐都医院
陈　韬　华中科技大学同济医学院附属同济医院
陈　智　浙江大学附属第一医院
陈成伟　南京军区上海临床肝病研究中心
陈红松　北京大学人民医院
陈新文　中国科学院广州生物医药与健康研究院
陈知水　华中科技大学同济医学院附属同济医院
成　军　首都医科大学附属北京地坛医院
邓国宏　陆军军医大学西南医院
窦晓光　中国医科大学附属盛京医院
段钟平　首都医科大学附属北京佑安医院
高志良　中山大学附属第三医院
龚作炯　武汉大学人民医院
韩梅芳　华中科技大学同济医学院附属同济医院
贺永文　华中科技大学同济医学院附属协和医院
胡瑾华　中国人民解放军总医院第五医学中心
黄加权　华中科技大学同济医学院附属同济医院
黄建荣　浙江大学附属第一医院
黄元成　华中科技大学同济医学院附属同济医院
贾继东　首都医科大学附属北京友谊医院
李兰娟　浙江大学附属第一医院
李维娜　华中科技大学同济医学院附属同济医院
鲁凤民　北京大学基础医学院
马　科　华中科技大学同济医学院附属同济医院
毛　青　陆军军医大学西南医院
宓余强　天津市第二人民医院
倪　明　华中科技大学同济医学院附属同济医院
宁　琴　华中科技大学同济医学院附属同济医院
牛俊奇　吉林大学白求恩第一医院
齐俊英　华中科技大学同济医学院附属同济医院
任　红　重庆医科大学附属第二医院
尚　佳　河南省人民医院
沈关心　华中科技大学同济医学院
盛吉芳　浙江大学附属第一医院
宋建新　华中科技大学同济医学院附属同济医院
万谟彬　海军军医大学第一附属医院（上海长海医院）
王　鸣　华中科技大学同济医学院附属同济医院
王贵强　北京大学第一医院
王晓晶　华中科技大学同济医学院附属同济医院
王宇明　陆军军医大学西南医院
吴　迪　华中科技大学同济医学院附属同济医院
习　东　华中科技大学同济医学院附属同济医院
谢　青　上海交通大学医学院附属瑞金医院
邢铭友　华中科技大学同济医学院附属同济医院
许　东　华中科技大学同济医学院附属同济医院
严伟明　华中科技大学同济医学院附属同济医院
杨　帆　湖北省中医院
杨道锋　华中科技大学同济医学院附属同济医院
叶胜龙　复旦大学附属中山医院
尹　平　华中科技大学同济医学院
张大志　重庆医科大学附属第二医院
张欣欣　上海交通大学医学院附属瑞金医院
赵彩彦　河北医科大学第三医院
赵景民　中国人民解放军总医院第五医学中心
赵西平　华中科技大学同济医学院附属同济医院
赵英仁　西安交通大学第一附属医院
郑　敏　浙江大学附属第一医院
朱传龙　江苏省人民医院（南京医科大学第一附属医院）

图表编委

王洪武　丁红芳　朱　琳　陈　广　余海静　万小洋
汪　鹏　杨沐阳　吴　婷　李文思　陈辉龙　齐卫鹏

主编简介

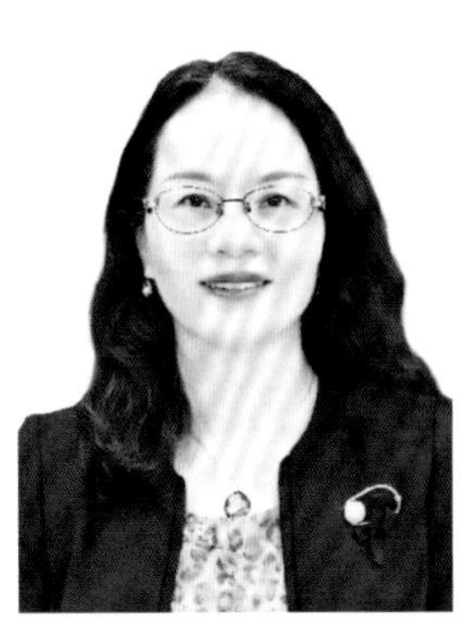

宁琴，传染病学、免疫学教授，传染病学主任医师，博士生导师，国家杰出青年科学基金获得者（2002 年），科学技术部国家重点基础研究发展计划（973 计划）重大传染病专项首席科学家（2007 年），教育部“长江学者奖励计划”特岗学者（2020 年），“十二五”“十三五”传染病防治国家科技重大专项项目牵头人（2013/2017 年），教育部“长江学者和创新团队发展计划”创新团队牵头人（2012 年），享受国务院政府特殊津贴专家，卫生部有突出贡献中青年专家，华中科技大学“华中学者”领军岗聘任专家（2012 年），国家重大公共卫生事件医学中心副主任（2021 年）。

宁琴教授为华中科技大学首批受聘国家二级教授。现任华中科技大学同济医学院附属同济医院传染病学教研室主任、感染科主任、感染性疾病研究所所长。曾先后获“湖北省青年岗位能手”称号、“湖北省青年科技奖”“上海宝钢教育奖”（优秀教帅奖）、“武汉十大杰出青年”称号和武汉市“三八红旗手标兵”称号。

宁琴教授从事感染发热疾病和肝脏疾病基础与临床、教学工作 30 余年。近年来发表 SCI 论文 300 余篇，发表在 *BMJ*、*JCI*、*Journal of Hepatology*、*Journal of Immunology*、*JBC*、*Human Gene Therapy*、*Journal of Experimental & Clinical Cancer Research*、*Liver International*、*Antiviral Therapy* 等期刊上。发明专利 6 项。

现为国际肝病学会亚太地区执行委员、亚太地区根除病毒性肝炎联盟执行委员会委员、亚太肝脏研究学会肝衰竭工作组（APASL ACLF）专家组成员、中华医学会感染病学分会副主任委员、中华预防医学会医院感染控制分会顾问、湖北省医学会感染病学分会名誉主任委员、湖北省医学会肝病学分会主任委员等。担任全国高等学校四部统编规划教材副主编，国家新闻出版署“十二五”国家重点图书《乙型肝炎重症化基础与临床》主编，《中华传染病杂志》副主编，10 余种核心杂志审稿专家或编委。国家自然科学基金委员会、国家留学基金委员会、教育部、科学技术部、国家卫生健康委员会及多个省/市项目评审专家。

先后主持国家自然科学基金委员会国家杰出青年科学基金项目及重点基金项目、国家 973 计划重大项目、“十一五”“十二五”“十三五”传染病防治国家科技重大专项项目、国家临床重点专科项目、教育部“长江学者和创新团队发展计划”项目等。获教育部自然科学奖二等奖（2009 年）；获湖北省自然科学奖一等奖（2012 年、2018 年）。入选教育部“新世纪百千万人才工程”（2010 年）；湖北省“楚天学者”特聘教授（2011 年）；湖北省高端人才引领培养计划首批培养人选第一层次（2012 年）；湖北省医学领军人才培养工程第一层次培养对象（2013 年）；爱思唯尔（Elsevier）2020 年“中国高被引学者”（Highly Cited Chinese Researcher）。

副主编简介

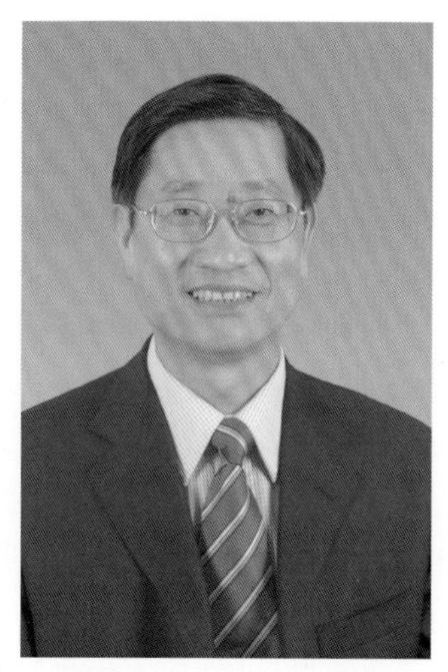

陈智，男，浙江大学教授，博士生导师，享受国务院政府特殊津贴，“十一五”“十二五”“十三五”传染病防治国家科技重大专项项目负责人，浙江省首届“151”人才工程第一层次人才。

1983 年毕业于浙江医科大学，后任职于浙江医科大学传染病研究所，从事临床、科研和教学工作 38 年。1991 年始任浙江医科大学传染病研究所副所长，1992 年 6 月获博士学位，1992 年 10 月至 1993 年 11 月在德国吕贝克医科大学微生物研究所工作和学习。1998 年始任浙江医科大学传染病研究所所长，同年浙江医科大学与浙江大学、杭州大学、浙江农业大学合并成立新的浙江大学后任浙江大学传染病研究所所长，2008 年起任浙江大学传染病研究所副所长，传染病诊治国家重点实验室副主任。2001 年 10 月起任浙江大学医学院副院长，2002 年起任浙江大学医学院党委书记兼副院长，2012 年 2 月起任浙江大学医学院附属邵逸夫医院党委书记兼副院长，2013 年 7 月起任浙江大学医学院常务副院长。现任传染病诊治国家重点实验室管理委员会副主任、浙江大学医学院卫生政策与医院管理研究中心主任。兼任浙江省医学会肝脏病学分会主任委员、浙江省医师协会人文医学专业委员会主任委员、浙江省司法鉴定协会会长等职务。2018 年起先后主持和承担国家自然科学基金项目、“十二五”“十三五”传染病防治国家科技重大专项、浙江省自然科学基金项目等。近年来在国内外期刊发表文章 460 余篇，其中 SCI 论文 160 余篇，获发明专利 34 项。曾获国家科学技术进步奖一等奖 2 项（其中团队奖 1 项），浙江省自然科学奖一等奖 1 项、二等奖多项，第十届吴阶平医学研究奖-保罗・杨森药学研究奖一等奖，以及全国优秀科技工作者、教育部优秀骨干教师等称号。与刘克洲教授共同主编《人类病毒性疾病》。

副主编简介

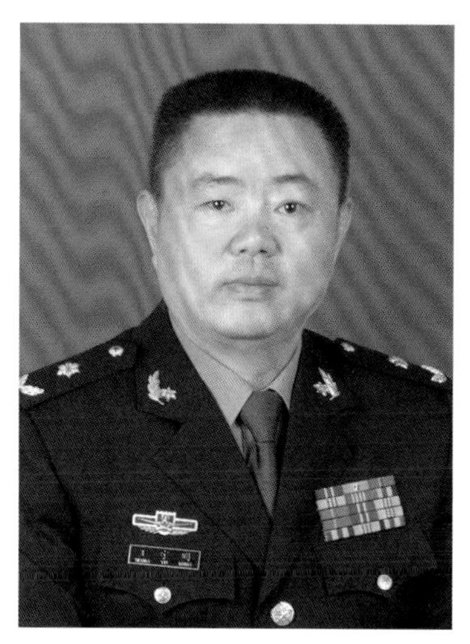

王宇明，男，汉族，中国共产党党员，江苏籍，1951年11月出生，西南大学附属公卫医院首席专家，陆军军医大学西南医院感染病专科医院教授、主任医师、医学博士后、博士生导师、三级教授，享受国务院政府特殊津贴，重庆大学医学院特聘教授。专业技术三级，文职一级。

从事医疗、教学、科研工作50余年，积累了丰富的临床经验，在全国有较大影响力，众多患者慕名而来，救治了大量危重疑难患者。

先后承担国家科技重大专项课题3项、国家自然科学基金课题14项（含重点项目2项）、“863”项目2项、“973”项目1项、“九五”国家科技攻关项目1项、全军高技术推广项目1项、全军“十五”项目1项。科研经费共计2000余万元。其研究成果获国家专利14项，获国家科学技术进步奖二等奖1项，重庆市科学技术进步奖一等奖1项，重庆市科学技术进步奖二等奖2项，军队科学技术进步奖二等奖7项，军队科学技术进步奖三等奖3项，军队医疗成果二等奖、三等奖各1项，获中华医学会感染病学分会“西部贡献奖”，2019年、2020年重庆大健康产业发展卓越贡献人物奖，2020年中华医学年度科学传播奖。

先后培养硕士生和博士生70余名、博士后3名；被评为总后勤部优秀共产党员、国务院教育委员会全国百名优秀博士生导师、总后勤部优秀基层主官、总后勤部优秀教师，全军“八五”“九五”“十五”及“十一五”科技工作先进个人、陆军军医大学西南医院优秀党支部书记等，荣立三等功及二等功多次。

主编专著23部，参编专著31部，其中2010年主编的卫生部全国统编八年制临床医学专业教材《感染病学》印数达4万余册，新近主编《实用传染病学（第4版）》及《肝病防治新认识》，以第一作者/通讯作者在国内外期刊（包括 *Gastroenterology*、*Hepatology* 和 *Clinical Gastroenterology and Hepatology*）上发表论文400余篇，为二十余家国内外著名杂志编委、常委编委或副主编。

曾任三届中华医学会感染病学分会副主任委员、常务委员兼病毒性肝炎学组组长，中国医师协会感染科医师分会副会长。现担任国家卫生健康委员会能力建设和继续教育传染病学专业委员会副主任委员，重庆市医学会感染病学专业委员会委员，海峡两岸医药卫生交流协会肝病学专家委员会常务委员，国家药典委员会委员，国家卫生健康委员会合理用药专家委员会委员，中国肝炎防治基金会理事会专家委员会委员，军队后勤科技装备评价专家库第一层级技术专家，*Journal of Viral Hepatitis* 编辑等，任第十一次全国病毒性肝炎慢性化、重症化基础与临床研究进展学术会议主席等。

副主编简介

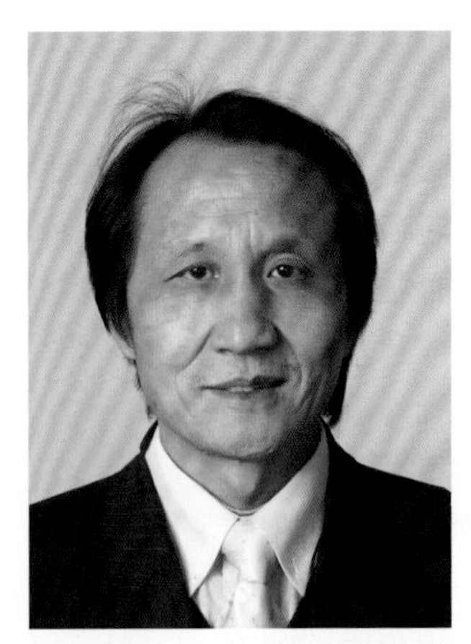

沈关心，华中科技大学二级教授、博士生导师，湖北省免疫学会名誉理事长。享受国务院政府特殊津贴，卫生部有突出贡献中青年专家（1994 年），全国卫生系统先进工作者，入选国家“百千万人才工程”培养计划，医学免疫学国家级教学团队负责人，国家网络精品课程“医学免疫学”负责人，获上海宝钢教育奖（优秀教师奖）。2018 年获中国免疫学会杰出学者奖。主要从事肿瘤免疫与生物治疗，感染免疫与炎症研究，发表 SCI 论文 100 余篇。

主编全国高等医药教材建设研究会“十一五”“十二五”“十三五”规划教材《微生物学与免疫学》第 5～8 版，并获 2005 年全国高等学校医药优秀教材二等奖；主编全国高等医药教材建设研究会规划教材《医学免疫学》第 2～4 版，人民卫生出版社出版；担任教育部推荐研究生教学用书、国家高等学校精品课程教材《医学免疫学》第 1～4 版副主编，该教材获 2002 年全国普通高等学校优秀教材二等奖；主编《抗体工程》《现代免疫学实验技术》《心血管病免疫学》等参考书；主译《抗体技术实验指南》；主审《流式细胞术基本原理与实用技术》和全国普通高等医学院校护理类专业“十三五”规划教材《医学免疫学》。参编教材、参考书 30 余本。

副主编简介

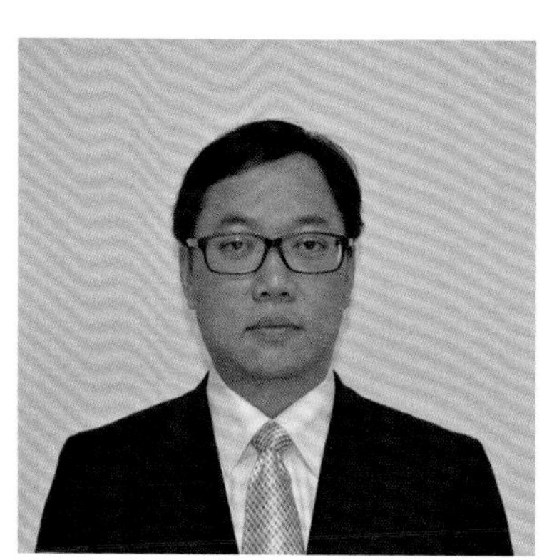

陈韬，男，汉族，中国共产党党员，湖北籍，1978 年 7 月生。2010 年于华中科技大学取得医学博士学位，2016 年赴德国美因茨大学医学院附属医院转化免疫学研究所从事博士后研究工作，现任华中科技大学同济医学院附属同济医院感染科副教授，副主任医师，研究生导师。

目前担任中国研究型医院学会肝病专业委员会重症肝病学组副组长、中华医学会感染病学分会肝衰竭与人工肝学组委员、中华医学会肝病学分会病毒性肝炎学组委员、中华医学会热带病与寄生虫学分会肝病学组委员。

从事医疗、教学、科研工作 10 余年，积累了丰富的临床经验，主要从事急危重症和感染性疾病的临床一线救治工作。对终末期肝病肝损伤及并发症的发生机制和临床治疗新策略进行系统研究，同时针对新发、突发传染病的临床特征和救治新方案开展研究工作。已发表论文 70 余篇，含第一作者和通讯作者 SCI 论文 15 篇，包括 *British Medicine Journal*、*Journal of Clinical Investigation*、*Hepatology International*、*Journal of Viral Hepatitis* 等杂志，影响因子合计 118.2。参与制定《APASL 慢加急性（亚急性）肝衰竭共识和推荐更新版》，执笔中华医学会感染病学分会《终末期肝病合并感染诊治专家共识》(2018 版)。作为课题负责人主持国家自然科学基金青年科学基金项目，“十二五”以及“十三五”传染病防治国家科技重大专项合作项目等 7 项。曾获 2015 年和 2016 年亚太肝脏研究学会“青年研究者奖”。新型冠状病毒肺炎（简称新冠）疫情期间在同济医院中法新城院区隔离病房奋战 4 个月，获中华医学会感染病学分会“抗击新冠疫情优秀个人奖”。作为中国抗疫医疗专家组成员赴莱索托、安哥拉指导抗疫，获国家卫生健康委员会“中国抗疫医疗专家组组派工作表现突出个人”称号。

序 1

乙型重型肝炎一直以来是我国医药卫生事业中的重大课题，我国从“六五”到“十二五”都设有相关科技攻关项目，“863”“973”等重大科技攻关项目也多次立项资助该领域的相关研究。近年来，乙型重型肝炎的基础和临床研究取得了长足的进步，病毒学、分子生物学、免疫学、遗传学等学科的进展，为我们更好地从病毒和宿主两个方面揭示了乙型肝炎重症化发生、发展的内在机制。内、外科综合治疗的进展，尤其是抗乙型肝炎病毒药物、人工肝支持系统和肝移植的迅猛发展，显著地提高了乙型重型肝炎患者的救治存活率。尽管如此，乙型重型肝炎起病急重、发展迅猛、病死率高，仍是严重危害我国广大乙型肝炎病毒感染者健康的重大疾病，如何从根本上解决这一难题仍然任重而道远。

鉴于此，宁琴教授及国内长期从事乙型重型肝炎相关基础和临床研究的多位专家，历经一年半的共同努力，编写完成《乙型肝炎重症化基础与临床》(第 1 版)。《乙型肝炎重症化基础与临床》(第 1 版)自 2014 年 1 月出版以来受到业内学者们的广泛好评，并被国外大型出版机构 Springer 引进，线上线下国内外同步发行了该书的英文版。乙型肝炎重症化领域近年来的发展日新月异，因此《乙型肝炎重症化基础与临床(第 2 版)》的编写工作于 2019 年启动。

本书具有以下几个特点。①内容全面：本书涵盖了近年来国内外在乙型肝炎重症化的发病机制、诊断、治疗、预防和预后评估等方面的广泛研究成果，如国家 973 计划和“十一五”“十二五”以及“十三五”传染病防治国家科技重大专项项目的最新研究进展，是一部全面反映乙型肝炎重症化的基础理论、研究技术、临床诊治及最新进展的专著。②守正创新：各位编者在系统总结国内外最新研究成果的基础上，很好地体现了国内外一些最新观念、研究现状、研究热点和研究发展方向，集中体现了我国学者在乙型肝炎重症化和乙型重型肝炎研究领域所做的贡献。③实用性强：全书涉及乙型肝炎重症化基础研究和临床诊治的方方面面，理论和实践结合紧密，内容丰富、翔实，简繁适当。

相信本书对肝病学、感染病学研究者和临床工作者均具有重要参考价值，对提高我国乙型重型肝炎的基础研究和临床诊治水平有积极意义！

李兰娟

中国工程院院士

浙江大学附属第一医院传染病诊治国家重点实验室主任

序 2

乙型重型肝炎来势凶险，病情笃重，进展迅速，病死率高，严重威胁患者生命。我国于 2007 年和 2008 年分别启动了国家重点基础研究发展计划（973 计划）“乙型肝炎重症化临床监测及防治的基础研究”（编号：2007CB512900）和“艾滋病和病毒性肝炎等重大传染病防治”科技重大专项“十一五”计划“乙型重型病毒性肝炎临床治疗的新方案、新方法”课题（编号：2008ZX10002-005），对乙型肝炎重症化的机制、诊断、治疗、预防和预后判断等进行了广泛、深入的研究并取得了重要进展。

2011 年 6 月华中科技大学同济医学院附属同济医院宁琴教授组织我国从事病毒性肝炎基础研究和临床工作多年的多所重点院校的著名专家，编写了“十二五”国家重点图书出版规划项目《乙型肝炎重症化基础与临床》（第 1 版）一书。《乙型肝炎重症化基础与临床》（第 1 版）自 2014 年问世以来，得到了广大从事肝病学、感染病学研究的同仁们的广泛好评。应广大读者强烈要求，宁琴教授启动了《乙型肝炎重症化基础与临床（第 2 版）》的编写工作。

本书分为基础和临床两个部分。基础部分着重从宿主（包括宿主生物遗传特征、免疫损伤机制、细胞凋亡、细胞坏死等）和病毒（包括病毒基因型、病毒变异、病毒复制等）两个方面因素及其相互作用，探讨乙型肝炎重症化的发病机制，包括目前国内外对乙型肝炎重症化机制的研究现状、最新认识、研究热点和今后的研究方向等。临床部分主要介绍乙型重型肝炎的临床表现、实验室诊断、病理学检查、并发症和治疗，以及乙型肝炎重症化的早期预警和预后判断等。本书各章主题突出、内容新颖、文字流畅、可读性强，具有很高的学术水平和重要的参考价值。

我衷心祝贺该书的及时出版！

我相信，该书的出版将极大地提高我国乙型重型肝炎的诊治水平！

庄辉

中国工程院院士

北京大学医学部微生物学系教授、博士生导师

序 3

我国是乙型肝炎病毒(HBV)感染的高流行区,HBV 感染是我国乙型重型肝炎(肝衰竭)的最常见病因。临床上乙型重型肝炎(肝衰竭)病情笃重、发展迅猛、病死率高,是亟待解决的重大课题。慢性乙型肝炎是如何发展为重型肝炎的?乙型重型肝炎(肝衰竭)患者肝组织短期内出现大块或亚大块坏死的发病机制是什么?可否建立一套行之有效的乙型肝炎重症化早期评估体系?有无特异的治疗靶点和干预手段可阻止乙型肝炎重症化的发生和发展?乙型重型肝炎(肝衰竭)及其并发症的临床管理如何规范化?回答和解决这些问题是降低乙型重型肝炎(肝衰竭)发病率和病死率的关键,也是本书欲向读者阐述的核心内容。

宁琴教授团队多年来一直致力于乙型肝炎重症化的基础和临床研究工作,有丰富的研究经验和大量科研成果。宁琴教授于 2011 年邀请了我国从事病毒性肝炎研究工作的多位著名专家,历时 3 年编写完成《乙型肝炎重症化基础与临床》(第 1 版)。该书入选了"十二五"国家重点图书出版规划项目,并由世界著名的 Springer 出版社和华中科技大学出版社联合出版,该书英文版在线上线下、国内外同步发行,这也是我国学者第一次在全世界展示乙型肝炎重症化和乙型重型肝炎领域取得的丰硕成果。为了保持该书的先进性,2019 年宁琴教授启动了《乙型肝炎重症化基础与临床(第 2 版)》的编写工作,补充和更新了乙型肝炎重症化领域近年来的新进展、新技术。

本书是关于乙型肝炎重症化的专著,内容翔实、新颖,理论联系实际,论述深入浅出,具有很高的学术水平和重要的参考价值,适合从事肝病基础和临床研究的广大科研工作者及感染科、消化科临床医务人员和研究生参阅。

谨作此序,将本书郑重推荐给广大读者,并向本书的众多作者表示祝贺!

王福生

中国科学院院士
中国人民解放军总医院第五医学中心感染病医学部主任
国家感染性疾病临床医学研究中心主任

再版前言

乙型肝炎重症化是指乙型肝炎从轻症（轻、中度炎症）发展至重症（重型肝炎（肝衰竭））的过程。临床上，慢性 HBV 感染者易出现重症化，而一旦发展成为重型肝炎，则救治难度大，预后极差。近年来，国内外肝病研究者对乙型肝炎重症化的自然病史、发病机制、早期诊治和预后评估等方面进行了广泛和深入的研究，取得了丰硕的研究成果，阐明了乙型肝炎重症化过程中诸多重要问题。然而在长期的研究过程中，我深深感到需要一本系统介绍乙型肝炎重症化基础与临床相关理论知识和最新研究进展的专著，以飨广大肝病研究者和临床工作者，这也正是我编撰本书的初衷。

《乙型肝炎重症化基础与临床》（第 1 版）是国家新闻出版署立项的“十二五”国家重点图书出版规划项目（新出字〔2011〕93 号），是中华人民共和国科学技术部国家重点基础研究发展计划（973 计划）“乙型肝炎重症化临床监测及防治的基础研究”（编号：2007CB512900）的成果之一。《乙型肝炎重症化基础与临床》（第 1 版）由国内从事病毒性肝炎基础研究和临床实践多年的多所重点院校及知名医院的多位知名专家参加编写。各位专家本着“全面系统、重点突出、内容新颖、科学实用”的原则，对相关基础理论、研究技术、临床应用和研究前沿加以系统的总结，同时结合了自己的研究和实践经验，编写完成此书。本书第 1 版自 2014 年 1 月出版以来，受到广大读者好评，亦提出许多宝贵建议。为了补充更新乙型肝炎重症化领域近年来的新进展，我们于 2019 年 4 月启动《乙型肝炎重症化基础与临床（第 2 版）》的编写工作。在本书编写过程中，尤其难能可贵的是国内相关领域的几位资深专家在百忙之中担任了本书的顾问，他们在本书编审过程中的一丝不苟、严谨求实、精益求精的精神值得我们敬佩和学习。在此再次向各位编者和顾问专家的辛勤付出表示衷心的感谢！

本书囊括了近年来国内外在乙型肝炎重症化的发病机制、诊断、治疗、预防和预后评估等方面的广泛研究成果，特别是涵盖了国家 973 计划和“十一五”“十二五”以及“十三五”传染病防治国家科技重大专项项目的最新研究进展，是一部全面反映乙型肝炎重症化的基础理论、研究技术、临床诊治及最新进展的专著。本书分为基础和临床两个部分。基础部分着重于从宿主（如生物遗传特征、免疫损伤机制、细胞凋亡、细胞坏死等）和病毒（如病毒基因型、病毒变异、病毒复制等）两个方面因素及其相互作用，探讨乙型肝炎重症化的发病机制，特别是体现了国内外一些最新观念、研究现状、研究热点和研究发展方向。临床部分主要介绍乙型重型肝炎的临床表现、实验室诊断、病理学检查、并发症、重症化的早期预警和诊治及预后判断，治疗方面包括病因治疗、免疫治疗和细胞干预治疗等乙型重型肝炎诊治的最新进展。全书兼顾了知识的系统性、科学性和实用性，以基础研究知识为主，兼顾临床实践应用。本书可作为广大肝病学、感染病学研究者和临床工作者的实用参考书。

由于时间紧迫，加之主编学术水平有限，本书难免存在疏漏之处，恳请各位专家和广大读者不吝指正。

第十章 乙型肝炎重症化和重型肝炎(肝衰竭)的治疗

第十一章 乙型肝炎重症化和乙型重型肝炎(肝衰竭)的抗病毒治疗

第十二章 乙型肝炎重症化和乙型重型肝炎(肝衰竭)的预后、预防和研究展望

第一章

乙型肝炎重症化的概述

内容提要

1. 尽管多年来国内外学术界对肝衰竭的定义和分类等多个问题存在不同的看法，但近年来对肝衰竭的命名、分型和临床诊断方面的认识已逐渐趋于一致。

2. 乙型肝炎重症化是指轻症（轻、中度炎症）乙型肝炎患者肝组织在短期内出现大块、亚大块坏死，引起肝细胞功能进行性严重受损，导致机体代谢紊乱，引发继发性多器官功能障碍，表现出进展性的以凝血功能障碍和黄疸、肝性脑病、腹水为主要表现的临床症候群的动态过程。

3. 乙型重型肝炎发生、发展的自然史主要受宿主因素（如性别、年龄、诱发因素、基础疾病等）和病毒学因素（如病毒基因型、病毒变异、病毒复制等）两个方面因素的影响；根据主要临床指标（如凝血酶原活动度等），可分为早、中、晚三期；抗病毒治疗和人工肝支持等综合治疗对其结局和预后有积极的影响。

4. 近年来，对乙型肝炎重症化发病机制的研究主要集中在乙型肝炎病毒学、宿主免疫学、遗传学等方面；目前尚缺乏可早期预示乙型肝炎重症化发生、发展的敏感、可靠的指标；早期抗病毒治疗已成为阻止乙型肝炎重症化的重要手段，免疫调节与肝细胞损伤修复有望成为新的有效的干预方法。

Abstract 1

1. Although the definition and classification of liver failure have differed, a consensus has been reached regarding the naming, typing and clinical diagnosis of liver failure.

2. Severe exacerbation of hepatitis B refers to massive and submassive necrosis in the livers of HBV infected patients with mild or moderate inflammation, taking place over a short period of time and leading to progressive damage of liver function, metabolic disorders, and secondary multiple organ failure. Clinical manifestations include progressive disturbances in blood coagulation, jaundice, hepatic encephalopathy and ascites.

3. The natural history of severe hepatitis B is mainly influenced by host factors, including gender, age, inducing factors, and underlying diseases, and by virological factors, including virus genotype, viral mutation, and viral replication. Severe hepatitis B can be divided into early, middle and late stages according to major clinical indicators, e. g. prothrombin activity. Antiviral treatment and artificial liver support is beneficial to clinical outcomes and prognosis.

4. Recent research on the pathologic mechanism of severe hepatitis B has focused primarily on virology, host immunology, and genetics. No sensitive, reliable early warning parameters have been found to predict the development of severe hepatitis B. Early antiviral treatment has become an important means to prevent severe hepatitis B. Immune regulation and repair of liver cell damage are expected to become effective intervention measures.

第一节　乙型肝炎重症化的概念和相关定义

宁　琴　郭　威

一、肝功能衰竭概念的演变和分类

肝功能衰竭简称肝衰竭(liver failure),是多种因素引起的严重肝脏损害,导致肝脏合成、解毒、排泄和生物转化等功能发生严重障碍或失代偿,出现以凝血机制障碍、黄疸、肝性脑病、腹水等为主要表现的一组临床症候群。

多年来,各国学者对肝衰竭的定义、分类等问题进行了不断探索。关于急性肝衰竭的定义和命名,早年比较混乱:发病急骤者称为“急性肝萎缩”“急性致死性肝炎”或“急性肝坏死”等;发病较缓者称为“亚急性肝萎缩”“亚慢性肝萎缩”“亚急性致死性肝炎”或“亚急性肝坏死”等。1944 年,Lucke 等最早称其为“致死性流行性肝炎(fatal epidemic hepatitis)”,接着将其分为“暴发型(fulminant form)”和“亚急性型(subacute form)”两型,同时又发现与以上两种类型肝炎分别对应的肝组织学变化,即大块肝坏死和亚大块肝坏死。1970 年,Trey 等提出“暴发性肝衰竭(fulminant hepatic failure,FHF)”这一名称,其定义包含了四个方面内容:①它是一种有潜在可逆性的综合征;②由严重肝损害所致;③在出现首发症状 8 周内发生肝性脑病;④既往没有肝脏病史。该定义被全世界广泛采用,但亦存在无法涵盖多样化临床情况的局限性,因此不少学者提出了各种改进的分类方法。有学者主张修改 FHF 的发病时间限定,或另外提出亚暴发性肝衰竭(subfulminant liver failure,SFLF)、迟发性肝衰竭(late-onset hepatic failure,LOHF)、超急性肝衰竭(hyperacute liver failure,HALF)、急性肝衰竭(acute liver failure,ALF)、亚急性肝衰竭(subacute liver failure,SALF)等分型命名,目的主要是便于判断预后和选择肝移植适应证。以上分型都强调肝性脑病是诊断肝衰竭的必备条件,并未考虑凝血酶原时间(prothrombin time,PT)等肝衰竭的早期判断指标。为了统一各种不同意见,1996 年在印度新德里召开的国际肝病研究协会专题委员会(International Association for the Study of the Liver Subcommittee,IASLS)对肝衰竭推荐了新的分型和命名。其基本意见是将急性肝病引起的肝衰竭分为“急性肝衰竭(acute hepatic failure,AHF)”和“亚急性肝衰竭(subacute hepatic failure,SAHF)”。将 AHF 和 SAHF 作为两个独立体,而不是一个综合征的两个亚型:①AHF 为起病 4 周内出现的肝衰竭,以肝性脑病为主要特征,其中起病 10 天内发生肝性脑病者称为超急性肝衰竭(hyperacute hepatic failure,HAHF),起病 10 天至 4 周发生肝性脑病者称为暴发性肝衰竭(FHF);②SAHF 为起病 4~24 周出现的肝衰竭,以腹水或肝性脑病为主要特征。这一分型将 PT 等纳入肝衰竭的诊断标准,肝性脑病不再作为唯一的诊断指标,这样更符合临床实际。但该诊断仍未考虑患者有基础慢性肝病,同时起病 4 周内发生 AHF 的情况,实际上它也不完全是以肝性脑病为特征,也有部分患者以重度黄疸、腹水为主要特征。

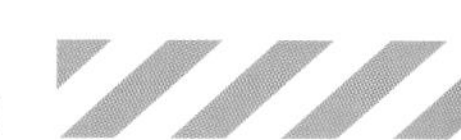

二、慢加急性肝衰竭的概念和差异

慢加急性肝衰竭(acute-on-chronic liver failure,ACLF)是慢性肝病群体中最常见的危重症疾病形式,是导致慢性肝病患者死亡的主要原因之一。在 ACLF 概念提出后的二十多年时间里,共提出了十多种定义和诊断标准(图 1-1)。1995 年日本学者 Ohnishi 等描述慢加急性肝衰竭是在慢性肝病基础上出现急性损伤的一组症候群。2002 年,伦敦大学学院医学院附属医院(Affiliated Hospital of UCL Medical School)的 Rajiv Jalan 等进一步提出 ACLF 定义应包含以下三个方面内容:①既往肝功能稳定的慢性肝病患者;②存在诱发因素,如脓毒症、消化道出血、其他嗜肝病毒感染、酒精、肝毒性药物等;③2～4 周内出现高黄疸、肝性脑病、肝肾综合征等临床表现。2006 年,中华医学会感染病学分会肝衰竭与人工肝学组制订的肝衰竭指南第一次提出 ACLF 的诊断标准;2009 年,亚太肝脏研究学会(Asian Pacific Association for the Study of the Liver,APASL)发布 ACLF 专家共识,并于 2019 年再次更新;2012 年,重症医学中的器官衰竭概念正式引入 ACLF 定义;2013 年,欧洲肝脏研究学会慢性肝衰竭协作组(EASL-CLIF)通过前瞻性、大规模、多中心的临床研究,提出了 ACLF 的新定义和诊断标准。目前常用的 ACLF 的定义或诊断标准主要有以下几种。

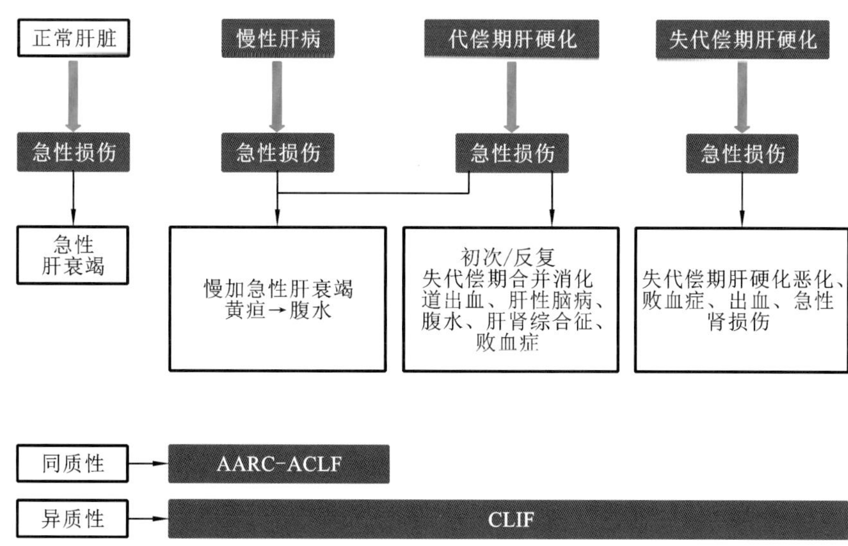

图 1-1　ACLF 的概念和不同定义中所包含的群体

1. 亚太肝脏研究学会(APASL)共识

2009 年亚太肝脏研究学会慢加急性肝衰竭专家组对 ACLF 的定义:已确诊或未经诊断的慢性肝炎患者急性发作,表现为以黄疸和凝血功能障碍为主的肝损伤[总胆红素(TBil)≥5 mg/dL 和国际标准化比值(INR)≥1.5 或凝血酶原活动度(PTA)≤40%],4 周内并发腹水和(或)肝性脑病。2014 年修订后对 ACLF 定义进行了补充,新增“较高 28 天病死率”作为定义的一部分。2019 年再次更新并提出 ACLF 是一种可逆的综合征。

2. 欧洲肝脏研究学会(EASL)标准

2011 年 EASL 慢性肝衰竭协作组(EASL-CLIF)基于肝硬化急性失代偿的患者开展了一项多中心、大规模、前瞻性研究(CANONIC 研究),并于 2013 年提出 ACLF 新的定义和诊断标准,认为 ACLF 是一种基于肝硬化急性失代偿出现多器官(肝、脑、肾等)功能衰竭,合并短期高病死率(28 天病死率≥15%)的复杂综合征。依据器官衰竭个数、种类及 28 天病死率情况,该研究纳入人群主要为欧洲酒精性及 HCV 感染肝硬化人群,极少纳入 HBV 感染者。2020 年 5 月,EASL-CLIF 根据以上诊断标准在 *N Engl J Med* 上发表了与 ACLF 研究相关的综述报道。

3. 北美终末期肝病研究联盟(NACSELD)标准

2014年NACSELD提出感染相关ACLF(I-ACLF)概念，将I-ACLF定义为在肝硬化基础上并发感染且出现不少于2个器官(肾、脑、肺等)功能衰竭，同时具有短期(30天)较高病死率。随后NACSELD证实，I-ACLF对合并感染或未合并感染的肝硬化患者均适用。然而，该标准仅局限于脑、循环、肾脏及呼吸衰竭的发生，不包含肝脏和凝血衰竭，且研究人群同CANONIC研究相似，均为酒精性及HCV相关肝硬化，故尚未获得广泛认可。

4. 中国的肝衰竭指南

2006年我国出台了首部《肝衰竭诊疗指南》，其中根据肝脏病理组织学特征和病情发展速度，将肝衰竭分为四类：急性肝衰竭、亚急性肝衰竭、慢加急性(亚急性)肝衰竭和慢性肝衰竭。慢加急性(亚急性)肝衰竭是在慢性肝病基础上出现的急性肝功能失代偿。《肝衰竭诊治指南(2018年版)》中提出ACLF的定义，认为ACLF是在慢性肝病基础上，由各种诱因引起的以急性黄疸加深、凝血功能障碍为肝衰竭表现的综合征，伴或不伴肝外器官功能衰竭。根据不同慢性肝病基础分为A(慢性非肝硬化)、B(代偿期肝硬化)、C(失代偿期肝硬化)等三型；根据疾病的严重程度，将ACLF分为早、中、晚三期。

5. 不同地区的ACLF诊断标准的差异

尽管多年来各国学者对ACLF的定义和诊断标准进行了不断探索和完善，但仍难以形成统一的认识(表1-1)，主要不同点如下：①慢性肝病基础不同：东西方ACLF人群基础肝病病因学存在差异是最根本的原因。亚太地区ACLF的慢性肝病包括任何病因导致的代偿期肝硬化，慢性肝炎、非酒精性脂肪性肝炎、胆汁淤积性肝病、代谢性肝病等；而欧美则多为酒精性或丙型肝炎肝硬化，代偿期或失代偿期均可。而病因学的差异导致ACLF形成的诱因、器官功能衰竭分布及预后也有所差异。②急性损伤因素不同：在亚太地区分为直接和间接损肝因素，直接损肝因素包括病毒性肝炎、酒精、药物、自身免疫性肝炎、威尔逊病等；间接损肝因素包括感染、手术、创伤等。各种因素中最为常见的是乙型肝炎病毒再激活，或重叠戊型肝炎病毒感染。在欧美，ACLF急性打击因素主要是感染和饮酒。③疾病强调的重点不同：亚太地区强调肝脏本身功能衰竭，表现为黄疸、凝血功能障碍、腹水、肝性脑病等，而其他脏器功能衰竭常常出现在疾病后期，可认为是疾病的并发症。欧美ACLF患者是肝硬化急性失代偿人群，强调的是多器官功能衰竭，甚至没有肝衰竭，但只要存在其他2个器官功能衰竭，也可以称为ACLF。

表1-1　各地区指南ACLF诊断标准的差异

	APASL	EASL-CLIF	NACSELD	中国
定义	慢性肝病基础上急性肝损伤引起的严重肝脏损害，表现为凝血功能障碍和黄疸，起病4周内并发肝性脑病或腹水	多种因素引起的慢性基础肝病急性加重，导致多器官功能衰竭和28天高病死率	感染导致的慢性基础肝病急性加重，导致多器官功能衰竭	慢性肝病基础上多种因素引起的严重肝脏损害，出现以凝血功能障碍、黄疸、肝性脑病、腹水等为主要表现的一组临床症候群
提出时间	2009年	2013年	2014年	2006年
慢性肝病基础	非肝硬化慢性肝病及既往代偿性肝硬化	失代偿性肝硬化	失代偿性肝硬化	非肝硬化慢性肝病
急性诱因	肝损伤(酒精、药物、肝炎病毒感染等)	所有，部分无诱因	感染	肝损伤(主要是肝炎病毒感染)

续表

	APASL	EASL-CLIF	NACSELD	中国
诊断标准	INR≥1.5 且 TBil ≥5 mg/dL	INR≥2.5 且 TBil ≥12 mg/dL	无	PTA≤40%且 TBil ≥10 mg/dL 或每日上升≥1 mg/dL
肝衰竭对于诊断的必要性	必需	不必需	不必需	必需

三、重型肝炎的概念和分类

重型肝炎(肝衰竭)的病因主要包括各种病毒(嗜肝病毒和非嗜肝病毒)、药物、肝毒性物质、自身免疫性肝炎、妊娠期急性脂肪肝、遗传代谢疾病等。在欧美国家,药物是引起急性、亚急性肝衰竭的主要原因,酒精性肝损伤常导致慢性肝衰竭。在我国,引起肝衰竭的主要病因是肝炎病毒(主要是乙型肝炎病毒)感染,国内将因病毒性肝炎引发的肝衰竭称为"重症肝炎"。在1990年第六次全国病毒性肝炎学术会议上,正式把"重症肝炎"定名为"重型肝炎"。

2000年9月中华医学会传染病与寄生虫病学分会、肝病学分会联合修订的《病毒性肝炎防治方案》中,将重型肝炎在临床上分为以下三型。①急性重型肝炎:以急性黄疸型肝炎起病,2周内出现极度乏力,消化道症状明显,迅速出现Ⅱ度以上(按Ⅳ度划分)肝性脑病,凝血酶原活动度低于40%并排除其他原因者,肝浊音界进行性缩小,黄疸急剧加深;或黄疸很浅,甚至尚未出现黄疸,但有上述表现者均应考虑本病。②亚急性重型肝炎:以急性黄疸型肝炎起病,15天至24周出现极度乏力,消化道症状明显,同时凝血酶原时间明显延长,凝血酶原活动度低于40%并排除其他原因者,黄疸迅速加深,血清总胆红素每日上升≥17.1 μmol/L或血清总胆红素大于正常上限值的10倍,首先出现Ⅱ度以上肝性脑病者,称脑病型(包括脑水肿、脑疝等);首先出现腹水及其相关症候(包括胸水等)者,称为腹水型。③慢性重型肝炎:其发病基础如下。a.慢性肝炎或肝硬化病史;b.慢性乙型肝炎病毒携带史;c.无肝病史及无乙型肝炎病毒携带史,但有慢性肝病体征(如肝掌、蜘蛛痣等)、影像学改变(如脾脏增厚等)及生化指标改变(如丙种球蛋白升高,白蛋白/球蛋白值下降或倒置)者;d.肝组织病理学检查支持慢性肝炎。慢性乙型或丙型肝炎,或慢性乙型肝炎病毒携带者重叠甲型、戊型或其他肝炎病毒感染时要具体分析,应排除由甲型、戊型和其他肝炎病毒引起的急性或亚急性重型肝炎。慢性重型肝炎起病时的临床表现同亚急性重型肝炎,随着病情发展而加重,达到重型肝炎诊断标准(凝血酶原活动度低于40%,血清总胆红素大于正常上限值的10倍)。

四、肝衰竭与重型肝炎的关系

西方国家由肝炎病毒感染所致的严重肝炎较少见,而药物和脓毒血症引起的肝衰竭较常见,故主要从肝衰竭角度进行研究,极少有"重型肝炎"的表述。法国学者有时应用,称其为"严重肝炎",日本学者称为"剧症肝炎"。对于国内重型肝炎(包括急性及亚急性)是否等同于英美文献上的暴发性肝炎问题,目前有两种不同的意见:一部分学者认为只等于国内的急性重型肝炎,而不同于亚急性重型肝炎;另一部分学者认为,在去除了慢性重型肝炎之后,国内的重型肝炎相当于国外的暴发性肝炎。对比国内外近期的分类方案,我们可以发现两者之间存在的差异主要有三点:①命名不同,国外称其为暴发性肝衰竭,国内称重型肝炎;②时限不同,国外急性和亚急性以4周为界,国内2000年方案以2周为界;③分类不同,国外分AHF和SAHF,国内分急性、亚急性和慢性重型肝炎。我国定义的慢性重型肝炎临床表现与亚急性重型肝炎相似,但有慢性肝炎、慢性无症状乙型肝炎病毒携带状态或肝硬化的证据,类似于肝衰竭中的慢加急性肝衰竭。这种分型有其优越性,对我国重型肝炎诊治研究起到了重大作用。遵循这一标准,国内慢性重型肝炎最多。

五、乙型肝炎重症化

乙型肝炎病毒(HBV)感染的自然病程复杂多变,临床上包括从症状不明显的肝炎到急性黄疸型肝炎,甚至急性重型肝炎。与形成急性肝损伤相比,乙型肝炎病毒(HBV)感染更重要的特征是易在体内形成慢性化,导致多样化的临床表现,包括从非活动性的 HBV 携带状态到慢性迁延性肝炎、肝硬化等各种状态。乙型肝炎重症化是指乙型肝炎从轻症(轻、中度炎症)发展至重症(重型肝炎)的过程。从病理学上讲,即肝组织在短期内出现大块、亚大块坏死或桥接坏死,伴存活肝细胞的重度变性的过程;从病理生理学上讲,即肝细胞功能进行性严重受损,导致机体代谢紊乱、毒性物质堆积,引发多器官功能受损,并形成恶性循环的动态过程;从临床上讲,表现出进展性地以凝血功能障碍和黄疸、肝性脑病、腹水等为主要表现的临床症候群。临床上乙型肝炎重症化主要表现为慢性乙型肝炎患者进展至慢加急性肝衰竭的过程。

六、乙型肝炎重症化研究的意义

(一)乙型重型肝炎(肝衰竭)仍是严重威胁我国人民健康的传染性疾病

与国外肝衰竭主要由药物、酒精等中毒所致不同,我国的肝衰竭(重型肝炎)多由肝炎病毒(尤其是 HBV)感染所致(约占 70%)。我国是 HBV 感染高流行区,一般人群 HBV 感染流行率为7.18%。据此推算,我国约有 HBV 携带者 9300 万例,其中慢性乙型肝炎患者约 2000 万例。慢性 HBV 感染者可因生物毒物、药物、酒精、免疫抑制剂、HBV 耐药变异、合并感染、威尔逊病、自身免疫性肝病和妊娠等因素导致急性发病,引起慢加急性肝衰竭。由 HBV 引起的重型肝炎仍是中国今后数十年甚至更长时间内的常见病。

乙型重型肝炎病情重,发展迅猛,病死率高(可达 50%~90%),是临床亟待解决的难题。乙型肝炎从轻症发展至重症即重症化的过程,亦即肝组织在短期内出现大块或亚大块坏死的过程,其发病机制不甚明了,临床缺乏敏感的早期预警指标,治疗上无特异的治疗靶点和有效的干预手段,是重型肝炎病程难以预测和难治的根本原因。因此,揭示乙型肝炎重症化发生的关键机制,建立起一套行之有效的针对性综合评估体系和干预手段尤为重要,也是降低重型肝炎发病率和病死率的希望所在。

(二)对乙型肝炎重症化进程中病毒学、遗传学、免疫学等关键问题的阐明和前沿基础的研究有助于深刻理解该疾病的发生、发展和转归的机制

HBV 所致重型肝炎的发病机制十分复杂,目前认为,重型肝炎发生和发展的"启动或制控点"受病毒(如病毒基因型、病毒变异、病毒复制等)和宿主(如生物遗传特征、免疫损伤机制、细胞凋亡、细胞坏死等)两个方面因素及其相互作用的影响。HBV 变异与 HBV 感染后的临床表现有关,且某些 HBV 变异与重型肝炎的发生直接相关。了解 HBV 生活周期及其复制的调控机制,可为深入研究重型肝炎的发病机制提供可能的切入点。其中,病毒复制是重型肝炎发生和发展的必需条件和主要原因。因此,深入研究 HBV 变异株产生的机制,变异株在转录、复制和生物学表型上的特性,宿主转录因子对 HBV 转录、复制的调控在乙型肝炎重症化中的作用和机制,将为寻找预警和监测乙型肝炎重症化发生和发展的标志物提供线索。

乙型重型肝炎的遗传学背景复杂,遗传关联研究缺乏。随着人类单倍型图(haplotype map,HapMap)计划的完成和高通量单核苷酸多态性(single nucleotide polymorphism,SNP)分型技术的发展,全基因组关联研究成为可能,并已在帕金森病、类风湿关节炎、肥胖等复杂疾病的遗传易感基因鉴定中发挥强大的作用。研究表明,表观遗传学漂移导致疾病的易感性和转归

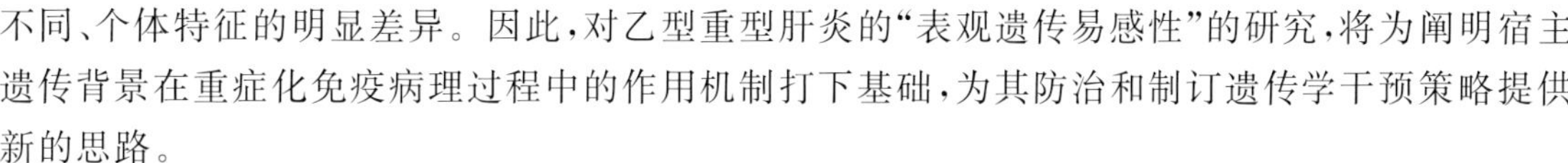

不同、个体特征的明显差异。因此，对乙型重型肝炎的“表观遗传易感性”的研究，将为阐明宿主遗传背景在重症化免疫病理过程中的作用机制打下基础，为其防治和制订遗传学干预策略提供新的思路。

HBV 在一定条件下，引起宿主的免疫反应异常是乙型肝炎重症化发病机制的主要环节。病理形态学和免疫学研究结果表明，早期微循环障碍、免疫损伤导致的细胞凋亡与坏死在重型肝炎的发病中具有重要作用，重型肝炎肝细胞短期内进行性的坏死与宿主免疫性损伤密切相关，但具体机制仍待阐明。微环境紊乱，细胞凋亡、坏死及其相互交织作用的机制在乙型肝炎重症化发生和发展中的作用亦需进一步深入研究。对乙型肝炎重症化免疫发病机制的研究，对进一步探讨乙型肝炎重症化的发病机制有重要的理论意义，并可能提供防治乙型肝炎重症化的新思路和新方法。

（三）建立乙型肝炎重症化早期预警和病程监测评估体系、开展防治新方法等相关应用基础研究具有重大的社会和经济意义

建立疾病积分系统是临床研究的重要目标，对临床治疗具有广泛的理论和实用价值。目前，自身免疫性肝炎、原发性胆汁性肝硬化的诊断积分系统，肝衰竭预后的 Child-Pugh 评分系统、终末期肝病模型（model for end-stage liver disease，MELD）评分系统，肝组织病理学炎症/纤维化评分系统等，已在肝病治疗的临床实践中得到广泛应用。而对于重型肝炎，目前缺乏可早期预警疾病发生、监测疾病发展和严重程度的敏感、可靠、系统的指标。综合评价病毒变异、宿主免疫反应及遗传易感基因等因素与乙型肝炎重症化发生的风险性及其权重，建立乙型肝炎重症化的预测积分系统，有助于针对性地进行早期干预、早期治疗，提高疗效，降低发病率和病死率。

乙型重型肝炎的治疗是我国医药卫生事业中的重大课题。在我国，各种因素导致器官移植尚无法普遍开展，且移植后的排斥反应和需终生服用免疫抑制剂所带来的问题亦严重地影响了移植器官患者的长期生存率，因而有必要探寻适合我国国情、行之有效的治疗方法。进一步建立大样本、多中心的前瞻性队列，来研究和验证，并最终规范乙型肝炎重症化的定义和表征；发现乙型重型肝炎抗病毒基因治疗及宿主免疫介导基因治疗的关键靶点；建立基因治疗细胞模型、动物模型及临床前期研究系统，探讨可有效构建新的功能肝组织的骨髓干细胞组分及其明确的近期和远期效果等十分重要。相关研究的开展将为乙型重型肝炎的治疗开辟新的途径，从而有效提高我国重型肝炎患者的生存率和生活质量，延缓对器官移植的需求，创造巨大的经济价值，并发挥深远的社会作用。

参考文献

[1] O'Grady J G，Schalm S W，Williams R. Acute liver failure：redefining the syndromes[J]. Lancet，1993，342(8866)：273-275.

[2] Bernuau J，Rueff B，Benhamou J P. Fulminant and subfulminant liver failure：definitions and causes[J]. Semin Liver Dis，1986，6(2)：97-106.

[3] Gimson A E，O'Grady J，Ede R J，et al. Late onset hepatic failure：clinical，serological and histological features[J]. Hepatology，1986，6(2)：288-294.

[4] Mas A，Rodés J. Fulminant hepatic failure[J]. Lancet，1997，349(9058)：1081-1085.

[5] Bernal W，Auzinger G，Dhawan A，et al. Acute liver failure[J]. Lancet，2010，376(9736)：190-201.

[6] 王宇明，陈耀凯，顾长海，等. 重型肝炎命名和诊断分型的再认识——附 477 例临床分析[J]. 中华肝脏病杂志，2000，8(5)：261-263.

[7] 中华医学会传染病与寄生虫病学分会,中华医学会肝病学分会.病毒性肝炎防治方案[J].中华传染病杂志,2001,19(1):56-62.

[8] Ohnishi H,Sugihara J,Moriwaki H,et al. Acute-on-chronic liver failure[J]. Ryoikibetsu Shokogun Shirizu,1995,(7):217-219.

[9] 杨玲玲,李君.慢加急性肝衰竭诊断标准东西方差异再认识[J].临床肝胆病杂志,2019,35(9):1903-1908.

[10] Polson J,Lee W M. AASLD position paper:the management of acute liver failure[J]. Hepatology,2005,41(5):1179-1197.

[11] 中华医学会感染病学分会肝衰竭与人工肝学组,中华医学会肝病学分会重型肝病与人工肝学组.肝衰竭诊治指南(2018 年版)[J].临床肝胆病杂志,2019,35(1):38-44.

[12] Lee W M,Squires R H,Nyberg S L,et al. Acute liver failure:summary of a workshop[J]. Hepatology,2008,47(4):1401-1415.

[13] Larson A M. Diagnosis and management of acute liver failure[J]. Curr Opin Gastroenterol,2010,26(3):214-221.

[14] Sarin S K,Kumar A,Almeida J A,et al. Acute-on-chronic liver failure:consensus recommendations of the Asian Pacific Association for the study of the liver(APASL)[J]. Hepatol Int,2009,3(1):269-282.

[15] Clària J,Stauber R E,Coenraad M J,et al. Systemic inflammation in decompensated cirrhosis:characterization and role in acute-on-chronic liver failure[J]. Hepatology,2016,64(4):1249-1264.

[16] Wu T,Li J,Shao L,et al. Development of diagnostic criteria and a prognostic score for hepatitis B virus-related acute-on-chronic liver failure[J]. Gut,2018,67(12):2181-2191.

[17] Hernaez R,Solà E,Moreau R,et al. Acute-on-chronic liver failure:an update[J]. Gut,2017,66(3):541-553.

[18] O'leary J G,Reddy K R,Garcia-Tsao G,et al. NACSELD acute-on-chronic liver failure(NACSELD-ACLF)score predicts 30-day survival in hospitalized patients with cirrhosis[J]. Hepatology,2018,67(6):2367-2374.

[19] Sarin S K,Choudhury A,Sharma M K,et al. Acute-on-chronic liver failure:consensus recommendations of the Asian Pacific Association for the study of the liver(APASL):an update[J]. Hepatol Int,2019,13(4):353-390.

[20] Tang X T,Qi T T,Li B L,et al. Tri-typing of hepatitis B-related acute-on-chronic liver failure defined by the World Gastroenterology Organization[J]. J Gastroenterol Hepatol,2021,36(1):208-216.

[21] Arroyo V,Moreau R,Jalan R. Acute-on-chronic liver failure[J]. N Engl J Med,2020,382(22):2137-2145.

第二节 乙型肝炎重症化自然史

宁 琴 李维娜

乙型重型肝炎发生、发展的自然病程是复杂多变的,受多种因素影响。尽管目前乙型重型

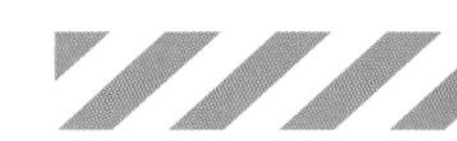

肝炎的发病机制尚未完全阐明，但大量研究表明：乙型重型肝炎发生、发展的“启动或制控点”受病毒（如病毒基因型、病毒变异、病毒复制等）和宿主（如生物遗传特征、免疫损伤机制、细胞凋亡等）两个方面因素及其相互作用的影响。在有（或无）特定诱因的诱发下，以及病毒和宿主两个方面因素的相互作用下，患者体内启动了强烈的免疫反应，导致肝细胞短期内进行性大量坏死，肝细胞功能严重受损，引发临床上以凝血功能障碍、黄疸、肝性脑病和腹水等为主要表现的临床症候群。如诱发因素和机体过强免疫反应未得到及时控制，患者肝功能将发生进一步损伤，并引发多器官功能障碍，形成恶性循环，最终因多脏器功能衰竭和严重并发症而死亡。乙型重型肝炎发病凶猛，病死率高，其发病机制仍不甚明了，缺乏敏感的早期预警指标，治疗上无特异性的治疗靶点，因此，了解乙型肝炎重症化的自然史不仅有利于早期诊断和预警乙型重型肝炎，也有利于早期预防和干预，并可提高患者的救治生存率。

一、宿主因素

（一）性别

目前对于性别与乙型肝炎重症化的关系报道不一，部分学者认为其二者之间无明显相关性，但也有研究显示性别与乙型肝炎重症化有一定的相关性，乙型肝炎相关的肝衰竭患者中，男性要明显多于女性，男性比女性更容易被乙型肝炎病毒（HBV）感染并出现乙型肝炎重症化。有研究回顾性分析了45例慢性重型乙型肝炎晚期患者近期死亡因素发现，性别在近期生存组与死亡组的差异有统计学意义。Liu等对中国西南地区1066例HBV相关的肝衰竭患者回顾性研究发现，1066例肝衰竭患者中男性患者有901例（占84.52%），女性患者有165例（占15.48%），男性明显多于女性。国外也有文献报道，男性比女性更容易感染HBV，在这些HBV感染患者中男性更容易发展为乙型肝炎肝硬化、肝细胞癌，且有较高的死亡率。男性出现这些临床结果的概率比女性要高1.5～7.6倍，即使排除其他因素如年龄、疾病的严重程度、基础疾病等的影响，大部分研究报道男性比女性重症化率也要高2～3倍。

（二）年龄

乙型肝炎的预后与年龄有明显相关性，国内外的研究均显示，年龄在40岁以上的乙型肝炎患者，年龄越大，预后越差。年龄大于60岁的乙型肝炎患者，随着年龄增加，死亡率也逐渐升高。然而，对于40岁以下患者生存率报道不一致，按帝国理工学院有关紧急肝移植的标准，年龄小于10岁亦列为预后不良因素。小儿感染HBV后，大多表现为无黄疸型肝炎、亚临床型肝炎和慢性乙型肝炎表面抗原（hepatitis B surface antigen，HBsAg）携带者，且因各脏器功能发育不完全，其HBV较成人的更不易从体内清除，但发生慢性活动性肝炎和肝硬化者少见。老年人免疫力低下，一旦发生慢性重型肝炎，则临床进展快、肝功能受损重、并发症多、院内感染率高、预后极差。

（三）诱发因素

在慢性乙型肝炎漫长的病程中，患者病情可因许多因素而加重。目前研究认为，HBV再激活和肝炎病毒重叠感染是急性损伤诱发慢加急性肝衰竭（ACLF）的主要原因。目前的一些研究提示，HBV再激活是最为常见的重型肝炎诱发因素，占40%～60%，这种再激活有些是自发性的，有些则是由于抗HBV治疗不恰当、机体对抗病毒药物出现耐受性或是接受化疗药物、免疫抑制剂治疗后诱发。合并其他感染而导致病情加重的现象亦较常见，包括其他嗜肝病毒（甲型肝炎病毒（HAV）、丙型肝炎病毒（HCV）、戊型肝炎病毒（HEV）、丁型肝炎病毒（HDV）、巨细胞病毒（CMV）、EB病毒（EBV））及人类免疫缺陷病毒（HIV）的感染，细菌及真菌的感染等。HBV/HEV重叠感染比较多见，是导致慢性乙型肝炎重症化的一个重要诱因。目前认为其诱导机制涉及细胞免疫功能缺陷、HBV与HEV之间的复制干扰、细胞因子的广泛参与、HBV基因变异等。HBV/HAV 重叠感染患者发生乙型肝炎重症化可能是通过 HAV 直接破坏肝细胞,使肝脏再一次遭受累加性损伤,造成肝细胞广泛受损,肝功能迅速恶化。HBV/HCV 重叠感染诱导乙型肝炎重症化机制可能与两种病毒均可诱导机体免疫反应,形成叠加效应有关。HBV/HDV 重叠感染诱导乙型肝炎重症化较少见,其机制可能为两种病毒感染存在累加、协同作用,导致机体免疫功能改变而加重了肝脏损伤。HBV/HEV 感染在亚洲非常常见,HEV 破坏肝细胞,加重肝功能恶化,使病情重症化。根据亚太肝脏研究学会慢加急性肝衰竭研究联盟数据,HAV 和 HEV 感染约占慢加急性肝衰竭病因的 12.6%。HBV 合并 CMV 感染时,既抑制了宿主免疫反应,有利于 HBV 的复制,又影响了细胞因子网络调节功能,而使得机体更难清除 HBV,诱发乙型肝炎重症化。HBV 合并 HIV 感染时,HIV 感染可使 HBV 感染转为慢性,而 HBV 可使 HIV 难以被根除,并可加速艾滋病的恶化。值得注意的是,HBV 合并 HIV 感染者的临床结局不是死于肝衰竭,而是死于艾滋病,特别是机会性感染。

肝脏为药物代谢的主要场所,绝大多数药物在肝内经过生物转化作用而被清除。肝脏的病理生理改变能影响药物的代谢、疗效和毒副作用,同时肝脏也容易受到药物的损害。目前报道可引起肝损害的药物主要有抗菌药物(如氨苄青霉素、异烟肼等)、抗肿瘤药(如苯丙氨酸氮芥、甲氨蝶呤等)、抗寄生虫药(如氯喹等)、解热镇痛消炎药物(如阿司匹林等)、神经-精神系统药物及麻醉药、抗风湿及痛风药、激素类药物、中草药等,其中最为常见的肝脏毒性药物为抗结核药和中草药。药物诱发肝损害的机制主要为中毒性肝损害和变态反应性肝损害两类。

在 HBV 感染的基础上,饮酒可加速肝病的发生和发展,可促进肝细胞损害甚至坏死,可作为独立因素诱发重型肝炎。其损伤机制可能与酒精及其代谢产物对肝脏的毒性作用、氧化应激与脂质过氧化作用、酒精对线粒体的毒性、细胞因子和炎症介质的作用有关。而氧缺乏、长期大量饮酒可引起消化吸收障碍而继发营养失调等。

慢性乙型肝炎患者由于机体免疫功能下降,抗感染能力下降,不能消灭来自门静脉和体循环中的细菌。而乙型肝炎患者由于门体分流、肠道菌群移位,也极易合并各种细菌及真菌感染。根据 CANONIC 研究数据,细菌感染被认为是诱发乙型慢加急性肝衰竭的重要因素,有 20%~30%患者因细菌感染而致乙型肝炎重症化。其中自发性腹膜炎最为常见,其次是肺炎和菌血症。一旦感染难以控制,肝病可加重,甚至诱发重型肝炎,但目前数据不足以证明感染本身会导致黄疸及肝衰竭。上消化道出血、经颈静脉肝内门体分流术(TIPS)、外科手术等均可能诱发重型肝炎。

此外,随着近代工业的发展,人类处于各种有害或有毒物质的包围之中。这些有害物质包括以下类型:工、农业生产过程中使用和产生的各种化学物质和放射性物质;食品中的各种添加剂(包括人工色素)和防腐剂;残留的农药和杀虫剂等。由于肝脏是人体内主要的生物转化场所,这些有害物质进入人体后绝大部分要经过肝脏处理、代谢,可对肝脏造成损害。而对患有慢性肝病的患者而言,肝脏发生了不同程度的病理生理改变,对这些有害或有毒物质的处理能力下降,耐受性更差,更易受到这些有害或有毒物质的作用而使病情恶化。

人体微生态的变化被发现与肝病的发生和发展密切相关。其中肠道微生态与肝脏不论是在解剖结构上,还是在功能上都有着密切的联系。无菌和悉生动物研究发现,肠道细菌、内毒素对肝脏 Kupffer 细胞数量的增加及功能的完善起重要作用。正常情况下,肝脏可清除来自肠道的各种毒素,包括内毒素、氨、吲哚、酚类、短链脂肪酸、假性神经递质前体等,还能清除肠源性细菌、真菌等。一旦肝脏功能受到严重损害,肠道微生态可发生显著变化,肠道屏障功能受损,肠道细菌及其各种代谢产物大量移位进入肠外器官,过度激活机体免疫系统,引起异常免疫反应,导致肝细胞凋亡、坏死。这大大加快了慢性乙型肝炎重症化、肝硬化并发上消化道出血、肝肾综合征以及感染的进程。反之,内毒素血症、胃肠功能不全等又可通过肠道微生态的变化加重对肝脏的损害,形成恶性循环。

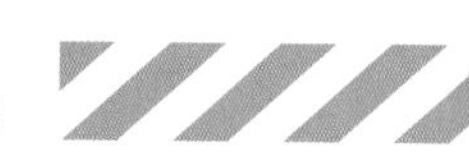

（四）基础疾病

（1）肥胖：近年研究表明，肥胖及相关性脂肪肝与肝纤维化、肝衰竭、肝细胞癌的发生率及病死率密切相关。慢性乙型肝炎合并肥胖患者可增加肝纤维化、肝衰竭、肝细胞癌的发生率和病死率。

（2）脂肪肝：慢性乙型肝炎患者肝脏利用脂肪的功能低下，如过分强调高糖、高热量饮食和限制体力活动，可发生脂肪肝。目前 HBV 感染与肝脂肪变性之间的关系并不明确。迄今关于脂肪肝和 HBV 感染两者内在联系的临床研究较少，肝脂肪变性是否加重慢性乙型肝炎的疾病发展和结局，不同临床研究数据目前尚未形成一致性结论。多数报道显示肝脂肪变性与血清 HBsAg 和血清 HBV DNA 等指标呈负相关。

尽管肝脂肪变性与慢性乙型肝炎患者肝组织学损害的相关性仍存在争议，但是，长期单纯非酒精性脂肪肝，可以增加肝脏和全身肿瘤发生的风险。而且，由非酒精性脂肪肝进展而来的非酒精性脂肪性肝炎（NASH），已证实可以增加慢性乙型肝炎不良结局。加拿大多伦多大学健康网络、多伦多肝病中心 Choi 等完成了一项研究，该研究纳入近 13 年来在北美与欧洲 2 家三级医疗中心就诊的慢性乙型肝炎患者，该研究发现慢性乙型肝炎合并 NASH 的患者发生肝纤维化的风险增高，且进展至肝脏相关转归或死亡的时间更短，临床转归预后较差。另外，肝脂肪变性对慢性乙型肝炎患者抗病毒治疗效果的影响如何，目前报道结果不一。因此，关于 NASH 对慢性乙型肝炎疾病发展结局和抗病毒治疗效果的影响，尚需大样本、长时间的深入分析和观察。

（3）糖尿病：糖尿病是一组由胰岛素分泌缺陷和（或）其生物学作用障碍引起的以高血糖为特征的代谢性疾病。肝脏是糖代谢的重要器官，同时也是重要的内分泌器官，糖尿病与慢性肝病之间存在着紧密的联系。肝病患者时常合并 2 型糖尿病或肝源性糖尿病。糖尿病尤其是未控制的糖尿病，与乙型肝炎重症化紧密相关。对于慢性乙型肝炎合并糖尿病的患者，密切监测血糖水平和积极进行抗病毒治疗有利于减少肝硬化、肝癌、肝衰竭等严重并发症，降低死亡率。

（4）甲状腺功能亢进：目前对于甲状腺功能亢进与慢性乙型肝炎相关性的报道较少，甲状腺功能亢进与 HBV 感染无明显相关性，甲状腺功能亢进与 HBV 都可单独导致肝损害，慢性乙型肝炎合并甲状腺功能亢进更易加重肝损害。

（5）肾脏疾病：肾脏疾病可否致慢性乙型肝炎患者肝损害目前看法不一，一般情况下，肾脏疾病患者不伴有肝损害，但某些严重的肾脏疾病可能导致慢性乙型肝炎患者的肝损害加重，使乙型肝炎重症化。

（6）结核病：近年来，结核病的发病率有明显增加趋势，HBV 携带者合并结核病的不断增多，给抗结核治疗带来很大困难。活动性肝病患者服用抗结核药可能引起病变加重，国内相继报道服用抗结核药患者的肝损害发生率为 15%～59%。有关研究证实，HBV 感染者若进行抗结核治疗更易出现肝损害，HBV DNA 阳性是引起此类患者肝功能异常的主要原因之一。

（7）结缔组织病：一般来说，结缔组织病中肝损害并不十分重要，但肝功能不良却较常见，因此它可能加重原有 HBV 感染者的肝损害程度。

（8）血吸虫病：血吸虫病与慢性乙型肝炎似乎无明显内在联系，但存在外在协同作用，可共同导致肝损害，加重疾病进展。

此外，妊娠、手术及一些不常见的疾病，如成人 Still 病、炎症性肠病、Reye 综合征、肝豆状核变性（Wilson 病）、缺血性心脏病、血色病、输血和溶血、营养不良等，都可以导致肝损害，使乙型肝炎患者病情加重。

二、病毒因素

目前认为，乙型重型肝炎发生、发展的“启动或制控点”受病毒（如病毒变异、病毒蛋白、病毒基因型等）和宿主（如细胞免疫、细胞因子、细胞凋亡等）两个方面因素的影响，其中，HBV 复制是乙型重型肝炎发生和发展的必需条件和主要原因。有研究结果表明,在乙型重型肝炎发病早期常常存在较活跃的 HBV 复制,提示病毒因素在乙型肝炎重症化的发生过程中占据重要地位。宿主转录因子的改变、HBV 基因变异等都有可能引起 HBV 转录、复制水平的改变而导致乙型肝炎重症化。

(一)宿主转录因子的改变与乙型肝炎重症化

(1)肝细胞核因子(HNF):HNF 在 HBV 的肝特异性复制表达过程中起重要作用,是 HBV 嗜肝性的决定因素之一。HNF4 可通过与 HBV 核心启动子近端的 HNF4 结合位点结合,增强 HBV 的转录与复制。HNF4 在乙型重型肝炎患者中的表达明显高于健康人、慢性乙型肝炎患者、乙型肝炎相关性肝硬化患者($p<0.05$),而慢性乙型肝炎患者乙型肝炎相关性肝硬化患者之间无显著差异($p>0.05$),提示 HNF4 可能与乙型肝炎重症化相关;HNF3 抑制 HBV 前基因组 RNA 和 HBV DNA 的合成,进而抑制 HBV 的转录和复制,是一个负性调节因子,在其他肝细胞核因子(如 HNF4)增强 HBV 复制,可能导致慢性乙型肝炎重症化的同时,HNF3 抑制 HBV 的复制,可能在乙型肝炎重症化的发生中起着拮抗 HNF4 等其他转录因子的作用。此外,HNF1 可能增加 A1764T、G1766A 突变株的转录、复制水平以及增加 HBV 复制,其在慢性乙型肝炎重症化机制中扮演着重要角色。

(2)乙型肝炎病毒(HBV)编码蛋白:HBV 编码病毒蛋白在乙型肝炎重症化过程中发挥着重要作用。HBV X 蛋白(HBx 蛋白)是一个多功能调节蛋白,对基因转录、信号转导、蛋白质降解、细胞周期和细胞凋亡等均具调节作用,HBx 蛋白可能在复制、转录及转录后水平,以及与蛋白酶体复合物等方面综合影响 HBV 的复制。在肝细胞膜上表达的核心抗原 HBcAg 是 $CD8^+$ 细胞毒性 T 淋巴细胞(CTL)攻击的靶抗原,HBeAg、前 S1 蛋白、前 S2 蛋白也可能是 CTL 攻击的靶抗原,而免疫反应为目前公认的 HBV 导致肝细胞坏死的主要原因。HBcAg 及 HBx 蛋白分别通过激活 JNK 途径及 ERK 途径,激活转录因子 c-Ets-2,使之移位至细胞核内,并与 hfgl2 基因启动子上顺式作用元件结合,上调 hfgl2 基因的表达,从而导致炎性基因的高度表达及炎症反应的暴发。亦有研究发现,HBx 蛋白可以激活肝细胞趋化因子 γ 干扰素诱导蛋白-10(IP-10)及 γ 干扰素诱导单核细胞因子(MIG)的产生,使中性粒细胞、单核细胞等炎性细胞募集到肝脏;HBx 蛋白激活并促进细胞因子 IL-6、IL-32 在肝细胞的高度表达,促进了炎症反应的发生。

(3)肿瘤坏死因子相关凋亡诱导配体(TRAIL)及锌指结构抗病毒蛋白(ZAP):TRAIL 为一类Ⅱ型跨膜蛋白,属于肿瘤坏死因子超家族成员,通过与广泛表达于靶细胞表面的 TRAIL 受体结合,将凋亡信号传递给 Caspase,诱导靶细胞的凋亡,而对正常的细胞不发挥或发挥极微弱的作用。TRAIL 能诱导病毒感染、脂肪酸浸润后的肝细胞发生凋亡。在 HBV 感染导致的肝损害中,TRAIL 的表达明显增强,其表达水平与肝损害程度呈显著正相关,提示 TRAIL 参与了乙型肝炎重症化的发病过程。锌指结构抗病毒蛋白(zinc finger antiviral protein,ZAP)是通过高通量功能基因组筛选的方法从大鼠 cDNA 文库中筛选到的宿主抗病毒因子,编码一个含有 776 个氨基酸的蛋白,蛋白的 N 端含有四个 CCCH 锌指结构,C 端没有任何已知的功能域。目前的研究发现,ZAP 明显抑制 HBV 转录和复制,可能在乙型肝炎重症化机制中起着拮抗其他转录因子增强 HBV 复制的作用。

(4)遗传异质性:遗传异质性是指某一种遗传疾病或表型可以由不同的等位基因或者基因座突变所引起的现象,分为等位基因异质性和基因座异质性。个体的遗传异质性可使机体针对急性损伤出现不同的宿主反应。近来有研究发现人类白细胞抗原(human leukocyte antigen,HLA)上的 rs3129859 是慢性乙型肝炎进展为慢加急性肝衰竭的风险因素,表明决定 HLA Ⅱ类限制性 $CD4^+$ 细胞反应的 HLA-DR 抗原是乙型肝炎相关慢加急性肝衰竭的主要易感性位点。在另一项研究里,José Alcaraz-Quiles 等发现 IL-1β 的 rs1143623 突变和 IL-1Ra 的 rs4251961 突变是保护性核酸多态性基因型,可通过减少炎症反应来对抗慢加急性肝衰竭。

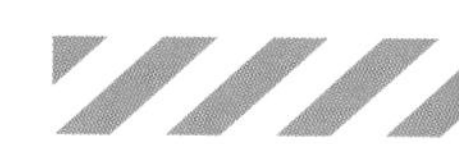

（二）HBV 基因变异与乙型肝炎重症化

HBV 基因组具有高度变异的特性，该特性可导致 HBV 转录、复制水平的改变而致乙型肝炎重症化。最早被关注的肝炎重症化相关的 HBV 变异位点是前 C 区 1896 位终止变异和核心启动子区 1762/1764 双变异。深入研究证明，这两种变异株通过加强 HBV 前基因组 mRNA 的包装而致使 HBV 复制活性增高，同时使 HBeAg 表达减少或缺如。HBeAg 的表达减少则可能进一步改变宿主的免疫应答，从而呈现出不同的 HBV 感染病程。核心启动子区 1766/1768 双变异能使核心启动子区产生类似于核因子受体 3 的结合域，也被认为与乙型肝炎重症化相关。由于靶向针对 HBV 多聚酶区特异性位点的核苷（酸）类似物（NAs）的应用，近年来对乙型肝炎的治疗取得了巨大的进展，然而病毒耐药株的出现（例如针对拉米夫定的 rtM204V/I 和（或）rtL180M 变异，针对阿德福韦酯的 rtA181V/T 和（或）rtN236T 突变）仍然是一个棘手的难题，耐药能导致 HBV 抑制减弱和疾病进展，并可能导致临床症状显著恶化，引起乙型肝炎重症化。

三、临床特征

（一）肝炎活动特点

乙型肝炎重症化是慢性乙型肝炎病情恶化、肝细胞炎症和坏死加重的临床病理表现。谷丙转氨酶（ALT）是急性肝细胞损害时阳性发生率最高且增高幅度最大的酶。ALT 活性高低与肝细胞受损程度大体一致，但肝衰竭或重型肝炎肝细胞广泛坏死时此酶活性反而迅速下降，血清总胆红素则显著上升，呈现“胆酶分离”现象。ALT 明显增高，超过正常上限值（upper limit of normal，ULN）的 5 倍，是乙型肝炎预后不良的严重事件。血清总胆红素并不是肝细胞损伤的灵敏指标，但其明显升高（通常≥ULN 的 10 倍）常常是乙型肝炎重症化或肝衰竭的特征性表现，而且是乙型重型肝炎或肝衰竭诊断的必备条件。肝组织活检被认为是肝病明确诊断、病变程度评价和治疗效果评估的“金标准”，具有其他检测不可替代的作用。乙型肝炎重症化的病理组织学特征主要包括以下特征：弥漫性肝细胞气球样变性（ballooning degeneration），灶状坏死（focal necrosis）弥漫性增多，融合性坏死（confluent necrosis），桥接坏死（bridging necrosis），广泛、深入的界面性肝炎（interface hepatitis），大块或亚大块坏死（massive or submassive necrosis），肝小叶及汇管区内较多中性粒细胞浸润，中等度以上的肝内淤胆等。其中，显著的肝细胞坏死是乙型肝炎重症化的病理基础，表现为广泛的多灶状坏死、融合性坏死、桥接坏死等不同的肝细胞坏死形式，严重者甚至发生亚大块、大块坏死，导致乙型肝炎重症化的极端形式——肝衰竭（重型肝炎）的发生。

（二）临床表现和分期

乙型肝炎重症化时肝细胞（肝实质细胞和 Kupffer 细胞）受到严重损害，导致其代谢、分泌、合成、解毒与免疫功能障碍，机体可迅速出现黄疸、肝脏缩小、凝血功能障碍与出血、继发感染、肝肾综合征、肝性脑病等一系列临床综合征。根据临床表现的严重程度，可将其分为早、中、晚三期。

前期患者乏力，并有明显厌食、呕吐和腹胀等消化道症状；ALT 和（或）AST 大幅升高，黄疸进行性加深（TBil 为 85.5～171 μmol/L）或每日上升不低于 17.1 μmol/L；患者有出血倾向，PTA 为 40%～50%（INR<1.5）。

早期患者出现极度乏力、虚弱，消化道症状进行性加重，食欲下降，厌油、厌食、恶心、呕吐、腹胀；此期突出的表现是短期内转氨酶（包括 ALT 和 AST）大幅升高，黄疸进行性加深，以肝细胞性黄疸为主，血清总胆红素迅速上升，血清总胆红素大于正常上限值的 10 倍，每日上升幅度往往大于 17.1 μmol/L，并出现胆酶分离现象；此期患者 PTA 为 30%～40%（或 1.5≤INR<

1.9)。但未发生明显的肝性脑病、腹水等并发症，亦未出现其他肝外器官功能衰竭。此期如诱发因素和机体免疫反应得以及时控制，患者可出现消化道症状好转，恶心、呕吐消失，食欲增加，腹胀缓解；黄疸也缓慢消退，凝血功能好转，PTA 恢复至 40 %以上。

如病情无法得到及时控制，病情将会进入中期，此期的原有症状进一步加重，患者表现为食欲极差，甚至可出现顽固性呕吐、呃逆，同时，患者可出现神志不清、扑翼样震颤等Ⅱ度肝性脑病表现，或出现明显腹水、出血倾向(出血点或淤斑)，转氨酶快速下降，PTA 为 20%～30%(或1.9≤INR<2.6)，伴有 1 项并发症和(或)1 个肝外器官功能衰竭。此期患者的救治生存率不足 10%。

随着病情进一步进展，患者进入晚期，可出现难治性并发症如肝肾综合征、消化道大出血、严重出血倾向(注射部位淤斑等)、内毒素血症、严重感染、难以纠正的电解质紊乱或Ⅱ度以上肝性脑病或 2 个以上肝外器官功能衰竭，PTA≤20%(或 INR≥2.6)。此期患者死亡率极高，患者多需肝移植治疗才有救治存活希望。乙型肝炎重症化是连续演变的过程，各临床分期的时间长短不一，且临床分期实际上是连贯发展的，依诱因和个体体质不同，与疾病发生机制密切相关，如及时有效治疗，疾病可进入相对稳定的平台期，或者缓解，症状逐渐好转，生命体征逐渐稳定，各项生化指标得以改善。

(三)疾病进展情况

HBV 感染的自然病程复杂多变，临床上包括从症状不明显的肝炎到急性黄疸型肝炎，甚至急性重型肝炎。临床上急性乙型肝炎转变为暴发性肝炎极少见，其发生率为 1%～3%，主要分为两类。一类是患者无 HBV 既往感染，多发生在青壮年，常有明显诱因，如劳累过度、嗜酒或合并感染等。病情进展迅速，预后极差，常在 3 周内死于脑水肿或脑疝等并发症。少数患者经积极治疗病情迅速好转，病愈后肝硬化发生率低。另一类则是患者虽然既往有 HBV 感染史，但肝脏基础好，无明显病变或肝脏病变轻微，如 HBV 携带者出现的急性肝衰竭，其起病方式及临床过程与前一种相似。

乙型肝炎重症化主要表现为慢性乙型肝炎患者进展至慢加急性肝衰竭的过程。乙型肝炎重症化的过程及机制十分复杂且目前仍不甚明了，目前认为该疾病的发生、发展是病毒(如病毒基因型、病毒变异、病毒复制等)和宿主(如生物遗传特征、免疫损伤机制、细胞凋亡、细胞坏死等)两个方面因素及其相互作用的结果。例如，在抗病毒治疗时发生的病毒变异及病毒学突破，打破免疫耐受，引起乙型肝炎重症化。当存在某些伴随疾病(如免疫缺陷等)或使用某些药物(如抗结核药、化疗药物)时，机体的免疫功能受到影响也会引起慢性病毒性肝炎的重症化。HBV 的转录、复制调控及宿主的遗传背景均有可能参与了疾病的进程。宿主的免疫应答在乙型重型肝炎的发生、发展中起到了至关重要的桥梁作用，全身炎症反应被认为可能是疾病发生进展的主要驱动因素，这归因于固有免疫的过度活化。其具体的机制可能是肝衰竭发生时，外界病原体或体循环中细菌释放的模式识别受体分子可能触发了全身炎症反应，重型肝炎免疫状态是动态变化的，由促炎(全身炎症反应综合征，SIRS)进展为抗炎(代偿性抗炎反应综合征，CARS)状态，均能损伤固有免疫和获得性免疫系统。固有免疫细胞过表达 Mertk 和 SLPI，从而导致免疫麻痹，而一些免疫分子(如 PD-1、TIM-3、CTLA-4 等)的过表达、MDSCs 和 Tregs 的表达增加也会导致 T 淋巴细胞耗竭，直接或间接导致肝细胞凋亡或坏死，最终引起肝衰竭。而不管是 SIRS 还是 CARS，均能驱使多器官功能衰竭进展。然而，仍需要大量的研究来证实并明确慢加急性肝衰竭的具体发病机制(详见各相关章节)。

(四)结局和预后

乙型重型肝炎病情重，发展迅速，并发症多，病死率高，尽管综合治疗的不断进步及人工肝、肝移植等方法的使用改善了部分患者预后，但患者病死率仍超过 50%。影响其预后的因素繁

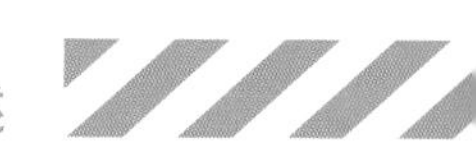

多，一般认为，年龄越大，预后越差，40 岁以上者重型肝炎发病率高达 69.38%，男性乙型重型肝炎患者预后明显差于女性患者。TBil、PTA 直接反映肝功能受损情况，是临床上直接评估肝功能的指标，PTA 降低和 TBil 升高提示肝脏生理功能恶化，其影响乙型重型肝炎预后的作用已在诸多文献中得到认可。肝性脑病和肝肾综合征是目前乙型重型肝炎较肯定的预后判断指标。预后良好的乙型重型肝炎患者，甲胎蛋白（AFP）在肝细胞损伤后会反应性地升高，血清 AFP 高水平提示肝细胞再生旺盛，反之则预后不佳。肝炎病毒重叠感染远较单一病毒感染预后差。此外，未经抗病毒治疗的慢性乙型重型肝炎患者预后明显差于采用抗病毒治疗的患者。

四、治疗对乙型肝炎重症化自然史的影响

（一）抗病毒治疗与乙型肝炎重症化

慢性乙型肝炎患者体内的 HBV DNA 载量与肝病的严重程度呈正相关。抗病毒治疗目前已成为阻断慢性乙型肝炎重症化的一种行之有效的手段。HBV 是乙型重型肝炎（肝衰竭）的始动和发生发展的重要因素，因此抑制 HBV DNA 复制，降低 HBV DNA 载量，是阻断患者病情向重症化发展，提高患者生存质量的关键，在乙型肝炎重症化治疗中具有重要意义。在疾病早期，有效的抗病毒治疗能减少患者体内 HBV DNA 载量，抑制已受感染的肝细胞产生 HBV，减少坏死后新生的肝细胞被 HBV 感染的机会，减轻肝脏炎症，有利于肝功能恢复；而中晚期患者免疫反应经自身调节后已减弱，故 HBV DNA 载量对病情进展及预后的影响已明显减弱，远小于其他因素，但是抗病毒治疗至少能够降低 HBV 的复制能力，对预防复发仍有一定意义。

目前疗效确切的抗病毒治疗药物可分为两大类：一类是干扰素，包括普通干扰素和聚乙二醇干扰素，由于干扰素具有免疫促进作用，可以诱发和加重 HBV 感染肝细胞的免疫病理反应，促进肝细胞凋亡和坏死，因此禁用于乙型重型肝炎（肝衰竭）的治疗；另一类是核苷（酸）类似物，已经应用于我国临床的有拉米夫定、阿德福韦酯、恩替卡韦、替比夫定、替诺福韦。有多项研究表明，慢加急性肝衰竭患者使用核苷（酸）类似物抗病毒治疗后非肝移植生存率明显提高，其中病毒载量快速下降，恩替卡韦作用优于拉米夫定。而从患者长期抗病毒治疗效果来看，恩替卡韦和替诺福韦具有抗病毒能力强、耐药基因屏障高的特点，为目前推荐的一线抗病毒药物。由于替诺福韦可能导致肾损害，有急性肾损害的乙型重型肝炎患者可使用富马酸丙酚替诺福韦。乙型肝炎重症化过程中抗病毒药物的具体使用详见本书第十一章。此外，目前还有一些新兴的旨在清除 HBV 的治疗方案正在研究中，包括直接抗病毒治疗和免疫治疗。治疗靶点除了过去常关注的乙型肝炎侵入途径、cccDNA 形成和维持、核壳组装等外，新近的研究希望能够改进或修复宿主特异性的抗病毒作用，包括 TLR 7 激动剂、检查点抑制剂（checkpoint inhibitor）、嵌合抗原受体 T 淋巴细胞免疫治疗等。然而，目前这些治疗方案仍然处于临床试验前期或早期临床试验评估阶段，其有效性和安全性尚不明确。

（二）综合支持治疗对乙型肝炎重症化自然史的影响

除极少数的急性重型肝炎外，绝大多数乙型肝炎重症化或重型肝炎患者处在慢性肝病基础上的急性发作期，也就是说患者多数处于疾病的中晚期，治疗难度大，且很难在短时间内取得疗效。因此，内科综合支持治疗（包括一般支持治疗和药物治疗）在乙型肝炎重症化或重型肝炎的治疗中发挥着非常重要的作用，也是治疗成功的关键。

一般支持治疗：包括绝对卧床休息，减少体力消耗，减轻肝脏负担，为患者提供个性化的护理，帮助患者尽快适应机体的功能障碍，减轻患者所承受的心理压力，增强患者战胜疾病的信心与依从性，提高配合治疗的积极性，给予营养支持、补充肝脏代谢等需要的物质（如氨基酸、维生素、脂肪和蛋白质等）；保持大便通畅，保证每日尿量，以减少机体对氨、尿素等代谢毒物的吸收；注意纠正水、电解质紊乱及酸碱平衡失调，特别要注意纠正低钠、低氯、低镁、低钾血症；加强口

腔护理、肺部及肠道管理，预防医院内感染的发生。乙型重型肝炎具有病情急、变化快、并发症多、病死率高等临床特点，所以除积极进行病因治疗与保肝治疗外，还要高度重视对肝外各重要脏器的监护和治疗，为危重患者提供多脏器功能支持，防治严重的并发症。

药物治疗：在乙型重型肝炎治疗过程中，应注意合理用药，避免使用导致肝脏损害的药物。护肝药物有甘草酸铵类、还原型谷胱甘肽、维生素类等非特异性护肝药；联苯双酯、齐墩果酸等降酶药；腺苷蛋氨酸、丹参等退黄药物。胸腺肽或胸腺素、特异性免疫性核糖核酸等免疫调节剂也被广泛用于临床治疗。

此外，大量的资料表明，采用中西医结合的治疗形式较单纯西医治疗的效果好。早期在西医综合治疗基础上，使用大剂量的清热解毒、利湿退黄、通腑攻下药物，并酌情配合活血化瘀及清导和胃之品，使其达到荡涤热毒之邪、减少肠道有毒物质吸收的目的，从而尽快截断病势，扭转病程，减轻和控制肝组织炎症坏死程度，同时促进黄疸消退、肝细胞修复和再生，促进内毒素等代谢产物排出，减轻各种临床症状，提高患者生存率10%～15%。乙型重型肝炎中晚期患者的总体疗效虽不理想，尤其是晚期患者病死率居高不下，但在西医综合治疗基础上，应用中医药能够减轻和控制肝组织炎症坏死程度，减轻各种临床症状，减少并发症的出现以及减轻严重程度，延长患者生存期，提高患者生活质量，降低病死率5%～10%。目前中医药治疗被广泛应用于乙型重型肝炎患者，已成为中国治疗乙型重型肝炎的特色和重要组成部分。

糖皮质激素：糖皮质激素在乙型肝炎相关慢加急性肝衰竭中的应用尚存在不同意见。有研究表明，在HBV诱发重型肝炎早期使用糖皮质激素能够显著提高患者短期生存率。激素治疗的作用被认为和髓样树突状细胞修复相关。然而，最近另一项研究发现，乙型重型肝炎患者使用地塞米松并不能在生存率上获益。当然，入组患者的不均质性以及不同研究使用的不同糖皮质激素种类、剂量、疗程，这些因素可能能解释研究数据结果之间的矛盾。乙型重型肝炎前期或早期，病情发展迅速且无严重感染、出血等并发症者，可考虑酌情短期使用。

粒细胞集落刺激因子(granulocyte colony stimulating factor，G-CSF)：G-CSF能够诱导骨髓基质细胞(bone marrow stromal cell，BMSC)活化，有研究发现，其可作为慢加急性肝衰竭患者肝移植的替代治疗药物。除了活化BMSC的能力外，G-CSF也能调节树突状细胞和IFN-c分泌 $CD8^+$ T淋巴细胞的平衡。此外，G-CSF还被发现在急性肝衰竭患者中能修复中性粒细胞功能。近期一项Meta分析发现，G-CSF能够降低短期死亡率以及肝性脑病、肝肾综合征、败血症的发生率，且副作用极轻，但是数据有限，纳入病例数较少，仍需进一步扩大样本量研究证实。

(三)人工肝支持治疗对乙型肝炎重症化自然史的影响

重型肝炎患者的肝脏合成、代谢、解毒等诸多基本功能丧失，免疫功能下降；白蛋白、凝血因子等物质严重缺乏；有毒代谢物质大量聚积；水、电解质紊乱，酸碱平衡失调。内科保守治疗难以清除体内大量的有毒代谢物质，无法大量补充白蛋白、凝血因子、调理素等，因而难以有效地促进肝细胞再生，患者最终因肝性脑病、感染、肝肾综合征等并发症而死亡。人工肝支持治疗在乙型重型肝炎患者中的效果确切，其基于肝细胞的强大再生能力，通过一个体外的机械、生物装置，清除患者体内各种有害物质，补充必需物质，改善内环境，暂时替代衰竭肝脏的部分功能，为肝细胞再生及肝功能恢复创造条件。人工肝支持系统分为非生物型、生物型和混合型三种。现今在临床上被广泛应用的是非生物型人工肝支持系统，其在临床上的应用日渐成熟。传统的非生物型人工肝支持治疗方法包括血浆置换(plasma exchange，PE)、选择性血浆置换(fractional PE，FPE)、血浆/血液灌流(plasma perfusion/hemoperfusion，PP/HP)、特异性胆红素吸附、血液滤过(hemofiltration，HF)、血液透析(hemodialysis，HD)等。这些方法在清除乙型重型肝炎患者体内的有毒代谢物质、内毒素，纠正氨基酸代谢异常方面有显著的疗效。肝细胞有强大的再生能力，人工肝支持治疗通过给患者创造一个良好的内环境，阻断病毒、胆红素、毒素(尤其是内毒素)加重肝损害的恶性循环，暂时替代肝脏的部分解毒、合成蛋白和代谢功能，为肝细胞再

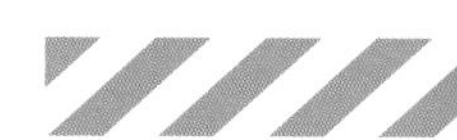

生争取时间,创造条件,使患者能渡过危险的肝衰竭难关而获得生存。但值得注意的是,人工肝支持系统主要替代肝脏的解毒功能,并不具备肝脏的合成功能、生物转化功能等。

（四）肝移植对乙型肝炎重症化自然史的影响

尽管乙型重型肝炎患者何时进行肝移植仍然难以抉择,但肝移植作为目前有效的治疗手段,为各种终末期肝病患者带来生机。Artru 等研究发现晚期肝衰竭患者肝移植后一年生存率仍高达 83.6%,围手术期死亡率小于 3%,一年生存率高于 80%。而长期的随访结果也提示五年生存率超过 70%。但肝移植亦有耗资巨大、供肝匮乏、术后并发症多等缺点,这些缺点制约其发展。此外,并非所有终末期肝病患者都适合实施肝移植,目前国际通用的评估患者预后的肝移植选择标准是终末期肝病模型(model for end-stage liver disease,MELD)评分,而有严重凝血功能障碍合并肝性脑病,且出现循环功能不稳定,严重肺部感染无法用药物控制或合并基础肺部疾病(如慢性阻塞性肺疾病、肺动脉高压),多器官功能衰竭等患者,均不适合实施肝移植。

参考文献

[1] 顾长海,王宇明.急性肝衰竭[M].成都:四川科学技术出版社,1997.

[2] 中华医学会感染病学分会肝衰竭与人工肝学组,中华医学会肝病学分会重型肝病与人工肝学组.肝衰竭诊疗指南[J].中华肝脏病杂志,2006,14(9):643-646.

[3] Liu C, Wang Y M, Fan K. Epidemiological and clinical features of hepatitis B virus related liver failure in China[J]. World J Gastroenterol,2011,17(25):3054-3059.

[4] 骆欣,朱国献,刘惠敏,等.753 例重型肝炎病原学及预后相关因素分析[J].医学研究杂志,2011,40(2):96-98.

[5] Yu M W, Shih W L, Lin C L, et al. Body-mass index and progression of hepatitis B: a population-based cohort study in men[J]. J Clin Oncol,2008,26(34):5576-5582.

[6] Ateş F, Yalnlz M, Alan S. Impact of liver steatosis on response to pegylated interferon therapy in patients with chronic hepatitis B[J]. World J Gastroenterol,2011,17(40):4517-4522.

[7] 骆抗先.乙型肝炎基础和临床[M].2 版.北京:人民卫生出版社,2003.

[8] Amarapurkar D N, Patel N D. Increased prevalence of type Ⅱ diabetes mellitus in hepatitis C virus infection in western India[J]. Trop Gastroenterol,2008,29(3):148-152.

[9] Chao L T, Wu C F, Sung F Y, et al. Insulin, glucose and hepatocellular carcinoma risk in male hepatitis B carriers: results from 17-year follow-up of a population-based cohort[J]. Carcinogenesis,2011,32(6):876-881.

[10] 病毒性肝炎相关性糖尿病治疗专家委员会.病毒性肝炎相关性糖尿病治疗专家共识[J].中国肝脏病杂志(电子版),2011,3(2):51-55.

[11] Ke W M, Li X J, Yu L N, et al. Etiological investigation of fatal liver failure during the course of chronic hepatitis B in southeast China[J]. J Gastroenterol,2006,41(4):347-351.

[12] 刘鹏,王岭,庄辉.乙型肝炎病毒与戊型肝炎病毒重叠感染研究进展[J].中国病毒病杂志,2011,1(1):71-74.

[13] 陈春雷,李兰娟.感染微生态学的研究进展[J].国外医学流行病学传染病学分册,2005,(5):20-22.

[14] Tang H, McLachlan A. Transcriptional regulation of hepatitis B virus by nuclear

hormone receptor is a critical determinant of viral tropism[J]. Proc Natl Acad Sci U S A,2001,98(4):1841-1846.

[15] Long Y,Chen E,Liu C,et al. The correlation of hepatocyte nuclear factor 4 alpha and 3 beta with hepatitis B virus replication in the liver of chronic hepatitis B patients[J]. J Viral Hepat,2009,16(8):537-546.

[16] Han M, Yan W, Guo W, et al. Hepatitis B virus-induced hFGL2 transcription is dependent on c-Ets-2 and MAPK signal pathway[J]. J Biol Chem, 2008, 283(47): 32715-32729.

[17] Li W, Han M, Li Y, et al. Antiviral resistance mutations potentiate HBV surface antigen-induced transcription of hfgl2 prothrombinase gene[J]. Biochemistry(Mosc), 2011,76(9):1043-1050.

[18] Sarin S K,Choudhury A,Sharma M K,et al. Acute-on-chronic liver failure:consensus recommendations of the Asian Pacific Association for the study of the liver(APASL): an update[J]. Hepatol Int,2019,13(4):353-390.

[19] 骆抗先.肝衰竭的严重合并症[M]. 2 版. 北京:人民卫生出版社,2001.

[20] Rahimi R S,Rockey D C. Complications and outcomes in chronic liver disease[J]. Curr Opin Gastroenterol,2011,27(3):204-209.

[21] 中华医学会感染病学分会.终末期肝病合并感染诊治专家共识[J]. 传染病信息,2018,31(4):289-300.

[22] Wu W,Yan H,Zhao H,et al. Characteristics of systemic inflammation in hepatitis B-precipitated ACLF:differentiate it from No-ACLF[J]. Liver Int,2018,38(2):248-257.

[23] Wursthorn K,Wedemeyer H,Manns M P. Managing HBV in patients with impaired immunity[J]. Gut,2010,59(10):1430-1445.

[24] Saha B K,Mahtab M A,Akbar S M F,et al. Therapeutic implications of granulocyte colony stimulating factor in patients with acute-on-chronic liver failure: increased survival and containment of liver damage[J]. Hepatol Int,2017,11(6):540-546.

[25] Agarwal M,Cottam S. Laboratory tests in hepatic failure[J]. Anasth Intensive Care Med,2009,10(7):326-327.

[26] 中华医学会肝病学分会,中华医学会感染病学分会. 慢性乙型肝炎防治指南(2015 年更新版)[J]. 临床肝胆病杂志,2015,31(12):1941-1960.

[27] Wu T,Li J,Shao L,et al. Development of diagnostic criteria and a prognostic score for hepatitis B virus-related acute-on-chronic liver failure [J]. Gut, 2018, 67 (12): 2181-2191.

[28] Li X,Qin Y,Liu Y,et al. PreS deletion profiles of hepatitis B virus(HBV)are associated with clinical presentations of chronic HBV infection[J]. J Clin Virol,2016,82:27-32.

[29] Schildgen O,van Bömmel F,Rockstroh J K. Current and future therapies for chronic HBV-infections[J]. Rev Med Microbiol,2007,18:79-88.

[30] 龙富立,王秀峰,毛德文. 中医药防治慢性重型肝炎的临床研究进展[J]. 中华中医药学刊,2010,28(11):2290-2292.

[31] 李兰娟. 人工肝脏[M]. 2 版. 杭州:浙江大学出版社,2012.

[32] 中华医学会感染病学分会肝衰竭与人工肝学组. 非生物型人工肝支持系统治疗肝衰竭指南(2009 年版)[J]. 国际流行病学传染病学杂志,2009,36(6):365-369.

[33] 中华医学会感染病学分会肝衰竭与人工肝学组,中华医学会肝病学分会重型肝病与人工

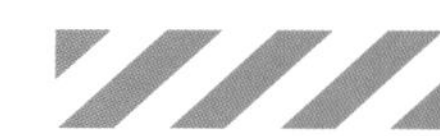

肝学组. 肝衰竭诊治指南(2018 年版)[J]. 西南医科大学学报,2019,42(2):99-106.

[34] Terrault N A, Lok A S F, McMahon B J, et al. Update on prevention, diagnosis, and treatment of chronic hepatitis B: AASLD 2018 hepatitis B guidance[J]. Hepatology, 2018,67(4):1560-1599.

[35] Bernardi M, Moreau R, Angeli P, et al. Mechanisms of decompensation and organ failure in cirrhosis: from peripheral arterial vasodilation to systemic inflammation hypothesis [J]. J Hepatol, 2015, 63(5):1272-1284.

[36] Suliman I, Abdelgelil N, Kassamali F, et al. The effects of hepatic steatosis on the natural history of HBV infection[J]. Clin Liver Dis, 2019, 23(3):433-450.

[37] Choi H S J, Brouwer W P, Zanjir W M R, et al. Nonalcoholic steatohepatitis is associated with liver-related outcomes and all-cause mortality in chronic hepatitis B[J]. Hepatology, 2020, 71(2):539-548.

[38] Allen A M, Hicks S B, Mara K C, et al. The risk of incident extrahepatic cancers is higher in non-alcoholic fatty liver disease than obesity—a longitudinal cohort study[J]. J Hepatol, 2019, 71(6):1229-1236.

第三节　乙型肝炎重症化的研究进展

宁　琴　王晓晶

目前,临床上仍缺乏敏感、特异且切实可行的早期预警乙型肝炎重症化的综合评估体系,以及特异的治疗靶点和干预手段,但近年来对其发病机制、早期临床监测以及防治方法的探索研究均取得了长足的进步。

一、乙型肝炎重症化发病机制的研究进展

乙型肝炎病毒(HBV)所致重型肝炎的发病机制十分复杂,目前认为,乙型重型肝炎的发生和发展主要受到病毒和宿主两个方面因素及其相互作用的影响。其中,病毒因素包括病毒基因型、病毒变异、病毒复制等,而宿主因素包括生物遗传特征、免疫损伤机制、细胞凋亡、细胞坏死等。

(一)病毒学机制

1. HBV 基因型与乙型肝炎重症化

HBV 根据基因序列差异可划分为不同的基因型,其分布也具有明显的地域性差异。而 HBV 基因型之间结构和功能的差异均会影响 HBV 感染后的疾病类型及临床结局,其中 B、C 型更易导致乙型重型肝炎。

2. 病毒基因突变与乙型肝炎重症化

HBV 在复制过程中易发生变异,病毒基因突变后可导致 HBV 复制能力、致病性以及抗原表位发生改变,从而影响宿主免疫应答,对抗病毒药物产生耐受性等。HBV 基因变异可导致 HBV 的持续感染,同时也增加了发生新的 HBV 基因变异的机会;此外,变异病毒毒力的增强和抗原表位的改变,可以引起过度免疫应答,造成严重的肝细胞损伤。

目前发现与乙型重型肝炎相关的 HBV 基因突变多发生于前 C 区(precore region)、C 区基本核心启动子区(basic core promoter region, BCP 区)、C 区、前 S 区和逆转录酶(reverse transcriptase, RT)基因区。

前 C 区的编码蛋白 HBeAg 可以耗竭辅助细胞,抑制 CTL 细胞对感染肝细胞的损伤。当前 C 区发生变异而使 HBeAg 表达水平降低或表达缺如时,免疫耐受状态被打破而导致重型肝炎的发生。

目前已知 HBV 前 C 区最常见的突变是 1896 位 Gy A 的点突变,若同时联合 1858 位突变,则可使 HBcAg 表达增强,增加其对肝细胞的毒性。另外,G1862 位、G1899 位的突变也可导致 HBeAg 加工和分泌发生障碍。

乙型重型肝炎患者 BCP 区变异多发生在第 1 或第 2 个 AT 丰富区,常见突变有 A1762T、G1764A、C1766T、T1753A/C 和 T1754C/G 等,且多见 1762T/ G1764A 双位点联合变异或多位点联合变异。此外,尚存在 C1768 T、T1770A 等位点的突变;在 BCP 区插入 11 个碱基产生新的肝细胞核因子 1(hepatocyte nuclear factor 1,HNF1)的结合点,也可导致乙型重型肝炎发生。

前 C 区的突变通过抑制 HBeAg 的合成和分泌打破其介导的免疫耐受,引起强烈的免疫反应;BCP 区的突变能够提高 HBV 的复制能力,二者相互作用,不仅提高了 HBV 本身的致病能力,同时也引起了机体过度的免疫应答而导致乙型重型肝炎的发生。

HBV 基因 C 区主要编码 HBcAg,HBcAg 是 CTL 攻击的靶抗原,可诱导宿主的体液和细胞免疫应答,导致表达靶抗原的感染肝细胞死亡。C 区基因突变可引起 HBcAg 抗原表位发生改变,阻止 CTL 的识别,影响 CTL 对 HBV 的清除,形成 HBV 的免疫逃逸,引起乙型肝炎的重症化。

前 S 区包含前 S1 和前 S2 两个基因区,为 HBV 基因变异率最高的区段,容易出现缺失突变。前 S1 区基因 C 端含有前 S1 启动子负调控区,常见氨基酸 183 位缺失突变,使大蛋白合成增多而引起机械性肝细胞损伤和严重的免疫反应。前 S2 区则更易产生核苷酸替换、缺失变异。

逆转录酶(RT)基因区是 HBV P 基因区的重要组成部分,RT 基因编码 HBV DNA 聚合酶(DNAP),常见的突变包括 M204I/V、L180M、A181V 及 N236T 等。RT 基因区是核苷(酸)类似物抗 HBV 治疗的靶作用区,由于核苷(酸)类似物的长期应用,HBV 会产生针对药物靶点如 HBV DNA 聚合酶和逆转录酶的变异耐药菌株,引起病毒学反弹,诱发过度免疫反应,导致肝细胞大片坏死而引起乙型重型肝炎。其中拉米夫定的耐药最为常见,阿德福韦、恩替卡韦、替比夫定也可以引起类似的耐药后病毒反弹,导致重型肝炎的发生。核苷(酸)类似物耐药后发生重型肝炎,可能与变异病毒的生物学特性、其与宿主的相互作用、患者肝脏基础病变及免疫应答状态等有关,相关机制仍需进一步研究。

(二)免疫学机制

乙型重型肝炎患者的肝细胞坏死与机体免疫功能,尤其是与免疫细胞及炎症因子的诱导激活紧密相关。

1. 免疫细胞

1)细胞毒性 T 淋巴细胞(cytotoxic T lymphocyte,CTL)

主要组织相容性复合体(MHC) Ⅰ类抗原限制性 $CD8^+$ CTL 为 HBV 感染后机体免疫反应中重要的效应细胞之一,其不仅能杀伤 HBV 感染肝细胞,还能通过分泌 IFN-γ 来抑制 HBV 复制。其在清除 HBV 的同时,还能不同程度地引起非特异性免疫活性细胞在肝内浸润而导致肝细胞受损。这种免疫应答的强弱与肝炎的进展密切相关。CTL 诱导的肝细胞免疫病理损伤是一个有序的多级化过程:在 CTL 介导 HBV 感染肝细胞程序性死亡后,淋巴细胞及中性粒细胞聚集形成炎性灶,CTL 分泌的 IFN-γ 则激活肝内巨噬细胞并导致迟发性超敏反应而使肝组织受损。$CD8^+$ CTL 功能受损后,其对抗原刺激反应性降低、分泌 IFN-γ 减少、杀伤能力减弱。近年来发现,若共刺激分子程序性死亡受体-1(programmed death receptor-1,PD-1)高表达,则可以抑制 $CD8^+$ CTL 的功能,凋亡前分子 Bim 的上调也可以影响 $CD8^+$ T 淋巴细胞的功能。另

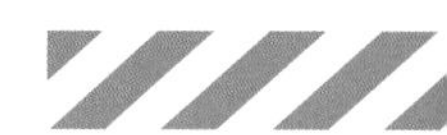

外，分泌 IL-17 的 CD8$^+$ T 淋巴细胞（Tc17 细胞）在 HBV-ACLF 发病机制中可能发挥促炎和促肝损伤作用。而 HBV-ACLF 患者前列腺素 E2（prostaglandin E2，PGE2）水平与 CD8$^+$ T 淋巴细胞表面 EP2 水平的变化也与全身性炎症和疾病严重程度相关。

2）CD4$^+$ T 淋巴细胞

在清除 HBV 的过程中，CD4$^+$ T 淋巴细胞受到外来抗原刺激后，经过增殖，分化为 Th1 细胞、Th2 细胞、调节性 T 淋巴细胞（regulatory T cell，Treg 细胞）和 Th17 细胞等多种效应 T 淋巴细胞。Th1 细胞可分泌 IL-2、IFN-γ 等细胞因子并发挥细胞毒作用。Th2 细胞主要分泌 IL-4、IL-5、IL-6、IL-10 和 IL-13，发挥免疫抑制作用。Treg 细胞通过分泌 TGF-β、IL-10 等细胞因子发挥免疫抑制作用，保护宿主免于炎性损害。而 Th17 细胞主要分泌 IL-17A、IL-17F、IL-21、IL-22 及 IL-23。ACLF 患者肝组织和外周血 Th17 细胞数量显著增加，且与 HBV DNA 载量和肝损伤程度呈正相关。Th22 细胞主要分泌 IL-22 和 TNF-α，但不分泌 IFN-γ、IL-4 或 IL-17。HBV 诱发的机体免疫炎症反应可促进 Th22 细胞分化，分泌 IL-22 促进免疫激活，导致炎症反应及肝细胞坏死。患者 Th1 细胞与 Th2 细胞的比例，Treg 细胞与 Th17 细胞的平衡以及 Th22 的功能等是乙型肝炎重症化的重要影响因素。

3）NK 细胞

NK 细胞是一类具有多种免疫学功能的免疫细胞，在机体抗感染中起着重要作用，它既能直接杀伤病毒感染肝细胞，也能产生 TNF-α、IFN-γ、GM-CSF 等具有直接抗病毒活性的细胞因子。NK 细胞还可以通过直接接触或分泌细胞因子的方式影响 CTL、pDCs 以及单核细胞等免疫细胞的抗病毒作用。NK 细胞可抑制 CTL 的免疫应答，而耗竭小鼠 NK 细胞能够增加抗原呈递细胞（APC）的呈递能力，从而增强 CTL 的功能。HBV 可通过 PD-L1/PD-1 及 HLA-E/CD94 途径激活单核细胞，从而诱导调节性 NK 细胞分泌 IL-10，抑制 T 淋巴细胞的活化。在以往研究中，NK 细胞在乙型肝炎重症化过程中的作用机制并未被充分阐明。在鼠肝炎病毒 3 型（mouse hepatitis virus strain 3，MHV-3）诱导的暴发性肝炎模型中，NK 细胞可被大量募集至肝脏并活化，且对肝细胞的杀伤活性增加，分泌的 IFN-γ、TNF-α 水平也明显升高。而 NK 细胞主要是通过 Fas/FasL 和 NKG2D/NKG2DL 途径杀伤病毒感染肝细胞。在 HBV 相关慢加急性肝衰竭患者外周血单个核细胞（peripheral blood mononuclear cell，PBMC）和肝组织中，NK 细胞随着疾病的发生而被激活。此外，一种钾离子通道相关基因 KCTD9 在 HBV 所致重型肝炎患者 PBMC 中的表达显著上升，且该分子在患者外周血及肝脏 NK 细胞中的表达水平同样明显升高，并与患者肝损伤程度呈正相关，提示 KCTD9 分子高表达可能参与调控 NK 细胞的生物学功能，KCTD9 也可能是位于 NK 细胞活化上游的一个调节分子（图 1-2、图 1-3）。

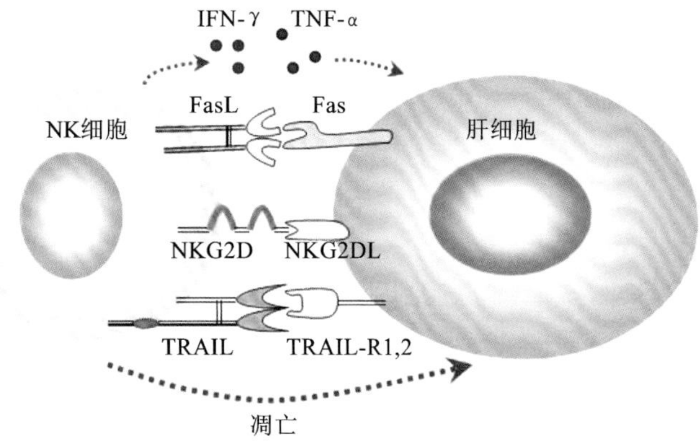

图 1-2　NK 细胞杀伤病毒感染肝细胞的途径

NK 细胞主要通过 Fas/FasL 和 NKG2D/NKG2DL 途径杀伤病毒感染肝细胞，同时肿瘤坏死因子凋亡相关配体及受体（TRAIL、TRAIL-R）也参与了该过程。NK 细胞同时分泌大量的 IFN-γ、TNF-α 并作用于肝细胞，促进肝细胞凋亡。

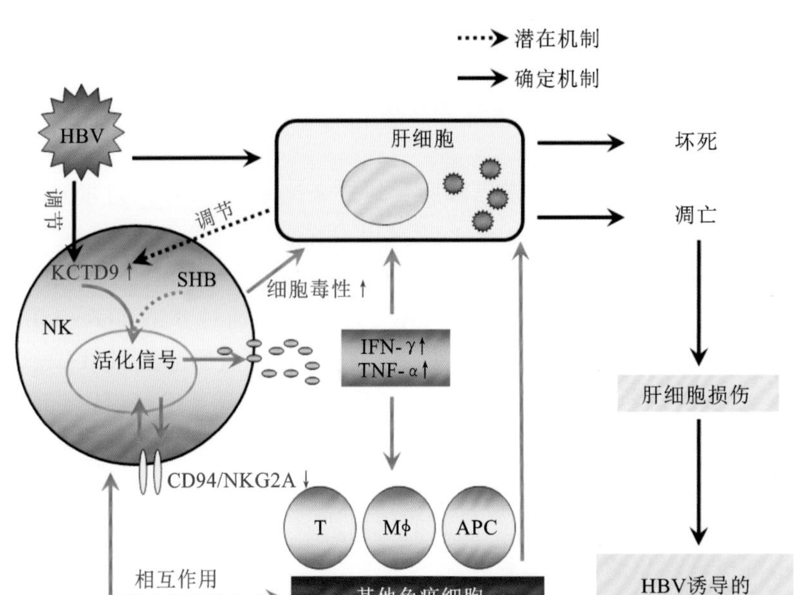

图 1-3　NK 细胞在 HBV 诱导的暴发性肝炎模型中的免疫作用机制

KCTD9,一种钾离子通道相关基因;SHB,Src 同源结构域 2 接头蛋白 B;CD94/NKG2A,一种 C 型凝集素家族的抑制性受体。

HBV 通过上调 NK 细胞 KCTD9 的表达,将活化信号转导至胞核内,引起 NK 细胞活化。一方面,NK 细胞发挥细胞毒效应,直接作用于肝细胞,引起肝细胞凋亡,另一方面,通过作用于其他免疫细胞(如 T 淋巴细胞、巨噬细胞、抗原呈递细胞等)促进肝细胞炎症、坏死,造成肝损伤,进而导致乙型重型肝炎(肝衰竭)。

4)巨噬细胞

巨噬细胞在重型肝炎的发生和发展中起着重要作用,巨噬细胞浸润和 Kupffer 细胞增生是重型肝炎的典型特征。在急性重型肝炎患者及小鼠暴发性肝炎模型中均发现,巨噬细胞分泌的相关细胞因子水平明显升高,表明其在疾病进展中发挥重要作用。近年来发现,巨噬细胞激活后产生的 fgl2 凝血酶原酶,能促进凝血级联反应,在重型肝炎发病机制中也起着重要作用。此外,活化的巨噬细胞还可通过其他多种途径导致肝细胞损伤。在转基因小鼠暴发性重型肝炎模型中,IFN-γ 激活巨噬细胞启动的迟发性超敏反应是肝脏大面积坏死的原因。组织巨噬细胞也可通过氧自由基诱发肝细胞损伤。

5)γδT 淋巴细胞

γδT 淋巴细胞是最近发现的一群 T 淋巴细胞亚类,在机体抵抗病原微生物入侵的过程中起到了重要作用,而肝内含有数量较多的 γδT 淋巴细胞,且病毒性肝炎患者体内 γδT 淋巴细胞数量会显著增多。有学者认为,γδT 淋巴细胞在抗病毒免疫应答过程中发挥着重要作用。最近研究发现,乙型重型肝炎患者 γδT 淋巴细胞有杀伤或溶解靶细胞的潜能,该细胞高表达 CD56、CD107a、Granzyme B 等分子,高水平地分泌 IFN-γ、TNF-α、IL-17 等细胞因子。同时,乙型重型肝炎患者 γδT 淋巴细胞可能对 $CD4^+$ T 淋巴细胞有一定的调节作用:使 CD27、CD45RO 等表达降低,而 IFN-γ 或 TNF-α 分泌增加。这些功能的改变均可导致乙型重型肝炎的发生(图 1-4)。

6)树突状细胞

树突状细胞(DC)为一类专职的抗原呈递细胞,是联系天然免疫系统和特异性免疫系统的桥梁和纽带。DC 分为髓样 DC(myeloid dendritic cell,mDC)和浆细胞样 DC(plasmacytoid dendritic cell,pDC),其中 mDC 可表达 Toll 样受体(Toll-like receptor,TLR)(如 TLR-3、TLR-4、TLR-7、TLR-8),分泌 IL-12 并发挥抗原呈递功能,而 pDC 选择性表达 TLR-7 和 TLR-9,是主要分泌 IFN-Ⅰ的细胞。HBV 感染者 DC 数量的减少、表型的缺失以及功能障碍的程度与乙

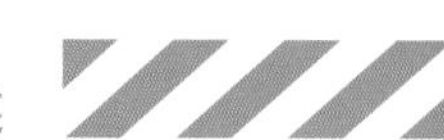

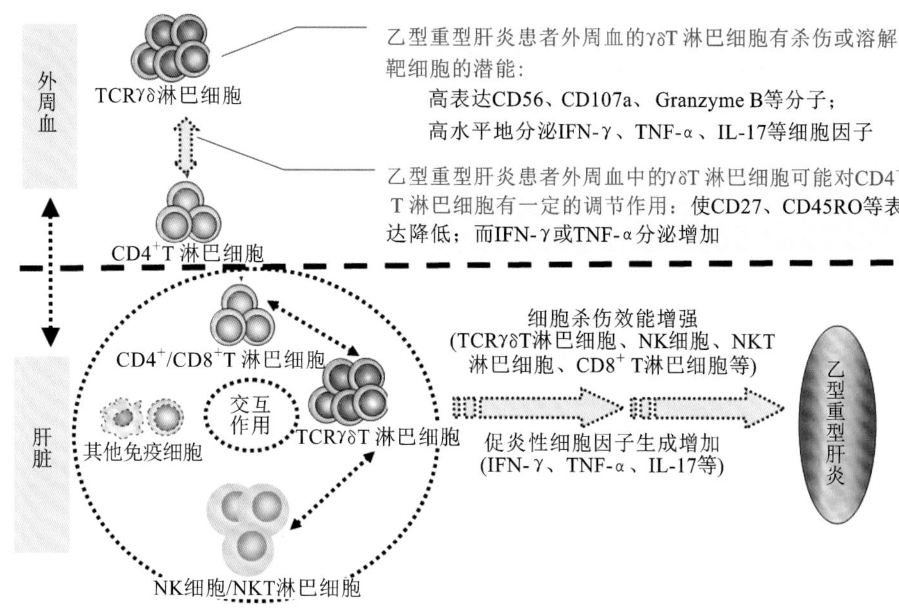

图 1-4 乙型重型肝炎患者 γδT 淋巴细胞作用示意图

型肝炎重症化密切相关。有研究表明，乙型重型肝炎患者 DC 上 TLR-3 信号转导通路受损，其效应产物（IL-6 和 TNF-α 等）表达分泌异常，其中 TLR-3/IFN-β 的表达分泌水平影响乙型重型肝炎的临床预后，并和疾病严重程度呈负相关。在 HBV-ACLF 患者中发现，肝内 pDC 大量聚集并分泌 IFN-α，而外周血 pDC 数量和 IFN-α 分泌均显著减少，表明 ACLF 患者外周血 pDC 被招募至肝脏并激活，增强了抗原呈递作用，促进机体的免疫应答，造成肝细胞大量坏死从而促使疾病进展。

2. 免疫分子

1）细胞因子

由肝细胞内病毒复制诱导产生的细胞因子，随着活化的淋巴细胞、单核细胞及巨噬细胞的浸润而不断放大形成了复杂的网络，并参与肝细胞凋亡与坏死的过程，在重型肝炎发病机制中具有重要作用。TNF 是其中的关键，其他介质如 IL-1、IL-6、IL-8 和血栓素等则共同发挥着协同、辅助和增强作用。重型肝炎患者血清中 TNF-α 水平明显升高，在损害早期，高水平的 TNF-α可保护肝细胞免于凋亡，随着病情进展，持续高水平的 TNF-α 又会诱导肝细胞凋亡或坏死。除诱导凋亡外，TNF-α 还可诱导其他细胞因子的产生或释放，通过级联放大效应促进肝内炎症反应的发生，导致“类败血症”的免疫瘫痪。此外，IFN-γ 也是重要的免疫调节因子，可刺激 TNF-α 的产生。ACLF 患者血清中 IFN-γ 和 TNF-α 的水平都明显提高，同时外周血 IFN-γ 和 CTL 聚集增多，说明其在乙型重型肝炎（肝衰竭）的发病中可能发挥一定作用。

2）细胞凋亡相关分子

肝脏是目前已知唯一对由死亡受体介导的凋亡敏感的脏器，Fas、TNF-α 及 TRAIL 受体介导的凋亡信号途径在肝脏病理生理反应中起重要作用。

Fas 与 FasL 的相互作用是至今研究最为深入，也是介导肝细胞凋亡的主要机制。在暴发性肝衰竭患者残存的肝细胞中，Fas 抗原高表达，浸润淋巴细胞及外周血淋巴细胞中也可检测到 FasL 的表达，且血清可溶性 FasL 的水平显著增高。乙型重型肝炎患者部分肝细胞同时有 Fas 和 FasL 的表达，说明存在肝细胞介导自身肝细胞凋亡的现象。

TNF-α 的表面受体包括 TNFR1 和 TNFR2。TNF-α 能直接与靶细胞表面 TNFR1 特异性结合，激发 Caspase 级联反应并激活 NF-κB，启动细胞凋亡程序。在诱导肝细胞凋亡的过程中

Fas/FasL 和 TNF/TNFR1 系统既可单独发挥作用，又具有交叉效应。与急性肝炎和健康人群相比，暴发性肝衰竭患者血清中的 TNF-α、TNFR1 及 TNFR2 水平明显升高，且 TNF-α 与 TNFR 的表达水平同暴发性肝衰竭患者中肝细胞凋亡的数量呈正相关。除诱导凋亡外，TNF-α 还可诱导产生其他炎性细胞因子，通过级联放大反应加重肝细胞坏死。

TRAIL 是一种新发现的与 FasL 和 TNF 同属 TNF 超家族的凋亡诱导分子。重型肝炎患者血清中可溶性 TRAIL 显著增多，且与血清 LPS 浓度以及肝损伤程度呈正相关，说明 TRAIL 诱导的凋亡途径在重型肝炎中可能也发挥一定的作用。由于重型肝炎患者肝脏严重受损，体内积聚的 LPS 增多，可能刺激单核-巨噬细胞、树突状细胞等高表达 TRAIL，脱落的可溶性 TRAIL 也相应增多，使得肝细胞凋亡加剧，从而进一步加重肝损害。

3)Toll 样受体(Toll-like receptor，TLR)

肝脏主要通过各种模式识别受体识别入侵的病原体，这些模式识别受体主要包括 TLR、黏肽受体和解旋酶受体。肝脏中 TLR 能通过门静脉及其下游的肝血窦接触到大量来自全身(特别是肠道)的病原体成分，通过信号转导广泛参与肝脏的病理生理反应过程。肝脏各类细胞膜上表达的 TLR-4 可能通过启动下游的炎性应答基因表达及细胞因子释放过程，诱导肝脏对 LPS 的炎性应答。此外，在对乙酰氨基酚诱导的急性肝衰竭(ALF)模型中，TLR-4 缺陷及 Kupffer 细胞耗竭对预防全身炎症反应综合征(SIRS)的发生具有保护作用，进一步提示 TLR-4 可能在 ALF 中发挥重要作用。

4)肝细胞核因子 4α(HNF-4α)

HNF-4α 是高度保守的核受体超家族配基激活型转录因子的成员之一，其高表达于分化成熟的肝细胞内，是调控肝细胞分化和维护肝细胞生物学功能的重要转录蛋白，也是体内 HBV 转录与复制的重要调控因子。HNF-4α 在慢性乙型肝炎、重型肝炎和肝硬化患者中的表达较正常对照组升高，且在重型肝炎患者中表达最高，提示 HNF-4α 的高表达与重型肝炎的发生可能存在一定的相关性。同时，HNF-4α 与 BCP/前 C 区“TA”变异株的筛选产生有关，可能通过支持相关 HBV 变异株的高水平复制，参与乙型重型肝炎的发生。抑制 HNF-4α 的表达，可在一定程度上阻止重型肝炎的发生及发展。

5)高迁移率族蛋白 1(HMGB1)

HMGB1 是新发现的一种促炎分子，广泛分布于淋巴组织及脑、肝、肺、心、脾、肾等多种器官中，是内毒素致死效应的重要炎症介质。HMGB1 在 ACLF 患者 PBMC 中水平明显上升，且其表达水平与 ACLF 患者病情严重程度相关。在急性乙型重型肝炎患者中 HMGB1 的表达水平也有所上升，且可降低调节性 T 淋巴细胞的免疫活性。此外，在 ConA 诱导的小鼠急性肝衰竭模型中发现，与 TNF-α 相比，HMGB1 为相对晚期的促炎性细胞因子，且 HMGB1 从细胞核向细胞质的转移情况与小鼠肝损害的严重程度相关；应用抗 HMGB1 抗体后，小鼠死亡率明显下降，肝损伤也有所改善，提示 HMGB1 在重型肝炎及 ACLF 的发生及发展中发挥重要作用，并可能成为其治疗的新靶标。

6)程序性死亡受体-1(PD-1)

PD-1 也称为 CD279，是一种主要表达于活化 T 淋巴细胞上的重要免疫抑制受体，其高表达可以抑制病毒特异性 $CD8^+$ T 淋巴细胞应答。PD-L1 和 PD-L2 是 PD-1 的配体，是免疫反应中重要的负性调控因子。在 HBV 活动状态下，PD-1 和 PD-L1 等负性免疫调节因子的高表达是机体维持内环境稳态的需要，可以避免 HBV 诱导的过度免疫应答所导致的严重肝衰竭。研究表明，PD-1 在 HBV-ACLF 患者外周血 $CD8^+$ T 淋巴细胞上的表达上调，且与病情严重程度成正比，其表达上调可能促进 $CD8^+$ T 淋巴细胞的凋亡，但对具有杀伤活性的 $CD8^+$ T 淋巴细胞抑制作用相对较弱，因此无法阻止疾病进展。

3. 免疫凝血

肝脏微循环障碍在重型肝炎的发病中起到重要作用。重型肝炎患者常常存在内毒素血症，

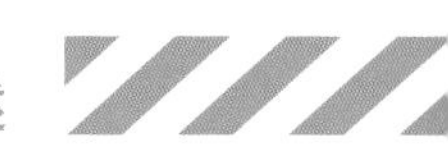

而内毒素可激活肝脏 Kupffer 细胞，进而引起肝窦内皮细胞损伤，促进血液凝固并诱导微循环障碍。研究表明，凋亡细胞表面可表达血小板活化因子-Ⅲ，可诱导吞噬细胞清除凋亡细胞，也可使凝血因子积聚而触发血液凝固程序。

纤维介素蛋白 2(fgl2)凝血酶原酶属于纤维蛋白原家族的一员，是由活化巨噬细胞表达的具有凝血酶原酶活力的凝血物质，能催化凝血酶原转化为凝血酶，启动凝血过程。在重型肝炎发病过程中，肝内 Kupffer 细胞及内皮细胞可被激活，高表达人纤维介素蛋白 2(hfgl2)，从而激活凝血酶，催化纤维蛋白原转化为纤维蛋白，进而形成血栓，导致局部微循环障碍，最终致肝细胞大面积坏死，提示 hfgl2 可能是参与重型肝炎肝细胞坏死过程的关键分子之一。通过研究 hfgl2 基因的调控机制和网络发现，HBV 的 HBc 蛋白和 HBx 蛋白均具有激活 hfgl2 的功能，而 HBs 蛋白则不能激活该基因。HBc 蛋白及 HBx 蛋白分别通过激活 JNK 途径及 ERK 途径，激活转录因子 c-Ets-2，使之发生核移位，与 hfgl2 基因启动子上顺式作用元件结合，从而上调 hfgl2 基因的表达。乙型重型肝炎患者的 P-JNK 以及 P-ERK 的磷酸化水平较正常对照组明显增强，提示乙型重型肝炎患者 JNK 及 ERK 信号转导途径被激活。进一步研究发现，抗病毒治疗后耐药变异能使 HBV 抗原发生改变，从而活化 hfgl2 的转录调控，变异的 HBV 蛋白通过激活转录因子 Ets 发挥这一作用。

（三）遗传学机制

乙型肝炎重症化的遗传学背景复杂，表观遗传学漂移会导致疾病易感性和转归的不同以及明显的个体差异。对一批与 HBV 感染有关的宿主基因进行精确的定位和初步的功能研究后发现：HLA-DRBA＊1320 等位基因及 HLA-DR13 与急性乙型肝炎的自限性过程相关；单倍型簇 DQA1＊0505-DQB1＊0301-DQB1＊1102 以及 TNF-α 基因启动子区多态性(主要是-308G/A 和-238G/A)均与 HBV 的持续感染相关；IL-10 基因启动子区单核苷酸多态性与慢性乙型肝炎的进展相关。暴发性肝炎患者 TNF-α 基因启动子区-1031C、-863A 以及 TNF-βB2 对偶基因出现的频率更高；与健康对照组相比，暴发性肝炎患者 IL-10 基因启动子区下调 IL-10 表达的单倍型基因出现频率更高，上调 IL-10 表达的单倍型基因出现频率更低。全基因组关联研究发现，HLA-DR 区域的 rs3129859 位点是 HBV-ACLF 显著的关联位点及独立危险因素，HLA-DRB1＊12：02 等位是最显著的 HBV-ACLF 易感风险等位。风险等位 rs3129859＊C 和 HLA-DRB1＊12：02 与 HBV-ACLF 临床进程相关，可作为判断 HBV-ACLF 临床预后的分子标记。基于乙型肝炎重症化的全基因组关联研究和单卵孪生子的全基因组甲基化差异谱研究，围绕 Th1/Th2 细胞和性激素通路筛选出若干分子遗传标记，可能为乙型肝炎重症化的防治和遗传学干预策略提供新的思路。

二、乙型肝炎重症化临床监测的研究进展

乙型重型肝炎肝损害程度的早期预测和预后判断对选择适当的治疗方案、提高乙型重型肝炎患者生存率至关重要。而目前尚缺乏可早期预示乙型肝炎重症化发生、发展的敏感、可靠和系统的指标，亦缺乏有效的早期预警评分系统。

一直以来，关于重型肝炎早期预测和预后的研究并不少见，但由于重型肝炎的诱因、病因、病程、临床类型、并发症、临床干预措施等不尽相同，研究结果存在差异。重型肝炎的预后与诸多因素相关，某些常用的临床指标可能具有早期诊断意义，包括血清总胆红素、凝血酶原活动度(PT)、胆碱酯酶及血清前白蛋白与白蛋白等。也有一些研究认为血清甲胎蛋白、血清钠、乳酸盐水平、动脉血氨、磷酸盐等与重型肝炎预后相关。此外，目前较为公认的 MELD 评分系统能够反映慢性乙型重型肝炎患者病情的严重程度，并能较为准确地预测我国慢性乙型重型肝炎患者的短期临床预后。

有研究者通过一种新建立的酶联免疫方法对急性及慢性肝损害患者尿胰蛋白酶抑制因子

(UTI)病理变化及与肝损害程度的关系做了深入研究,发现血UTI水平与PT及肝促凝血酶原激酶试验(HPT)等凝血功能呈显著性正相关,在急性重型肝炎及肝硬化患者中血UTI水平与PT明显低于急性肝炎患者及正常对照组,提示血和尿UTI水平动态变化可反映急性肝损害患者的预后。

也有研究通过基因芯片分析发现3个与乙型肝炎重症化密切相关的基因,即IFN-γ、TRAIL-R2及NGAL基因。IFN-γ与TRAIL-R2的表达量与疾病严重程度呈正相关,可用于监测乙型肝炎患者的病情。NGAL为中性粒细胞明胶酶相关脂质运载蛋白,在慢性乙型肝炎重度组患者血清中达到最高峰,而在乙型重型肝炎患者血清中又有所降低,因此可用于预警乙型肝炎患者重症化。

尽管上述指标对乙型重型肝炎的早期诊断具有重要提示作用,但是大多数研究缺乏大样本的动态观察,因此尚不能反映病程的变化,且单因素指标无法做出准确诊断,故尚不能作为预警指标以满足临床需要。

三、乙型肝炎重症化临床防治新方法的研究进展

乙型肝炎重症化的治疗至今仍是我国卫生事业的重大课题。目前,治疗乙型重型肝炎最有效的方法是原位肝移植,该治疗方法可显著提高乙型重型肝炎患者的近期生存率,但对远期生存率的影响目前尚不清楚。但目前在我国,肝移植还不能成为治疗重型肝炎的常规方法,因此,发现乙型肝炎重症化抗病毒基因治疗及宿主免疫介导基因治疗的关键靶点,建立基因治疗细胞模型、动物模型及临床前期研究系统,探讨能有效构建新的功能肝组织的骨髓干细胞组分等具有十分重要的意义。

(一)抗病毒药物

近年来,对乙型重型肝炎的抗病毒治疗逐渐得到了国内外专家的肯定,相关临床研究报道提供了重要理论依据。以往对拉米夫定的研究较多。拉米夫定单药治疗并不能阻止肝衰竭的进展,但可改善长期预后。也有研究表明拉米夫定抗病毒治疗对乙型肝炎导致的ACLF患者有效,且早期用拉米夫定者的疗效优于晚期治疗者。对替比夫定和拉米夫定的比较研究显示,这两种抗病毒药物对ACLF患者是有效和安全的,并且可以提高患者的生存率。一项回顾性研究总结了感染HBV的ACLF患者采用恩替卡韦的抗病毒治疗效果:抗病毒治疗联合标准内科治疗与单独标准内科治疗对比显示,恩替卡韦可延缓HBV相关ACLF的进展并提高患者近期生存率。而最近的研究发现,在基因B、C型的HBV相关ACLF患者中应用替诺福韦相较于恩替卡韦能在用药2周后更显著地抑制病毒及改善肝功能,在用药3个月时HBeAg阴转率及患者生存率更高。最新一项关于丙酚替诺福韦与替诺福韦、恩替卡韦三种一线抗病毒药物的研究表明,丙酚替诺福韦用于治疗HBV相关ACLF患者是安全、有效的,应用这三种药物患者的生存率、生化反应趋于相似,但丙酚替诺福韦体现出潜在的肾功能保护作用。

(二)免疫调节与肝细胞损伤修复

重型肝炎的治疗关键是抑制肝细胞的大量坏死和持续凋亡,并促进肝细胞再生。大量动物研究发现,通过多种途径抑制肝细胞内促凋亡基因的表达或蛋白质的合成,促进肝细胞抗凋亡基因的表达和蛋白质的合成,可抑制肝细胞凋亡,降低急性肝衰竭小鼠的死亡率。

近期研究发现,pmfgl2-shRNA联合pmTNFR1-shRNA干扰质粒可明显抑制mfgl2、mTNFR1在体内的表达,显著改善暴发性肝炎小鼠血清学指标和肝组织病理形态,减少肝脏纤维素沉积和肝细胞的凋亡,提高暴发性肝炎小鼠生存率至33.3%。也有学者通过构建含白蛋白启动子的肝特异性针对HNF-4α的shRNA表达质粒,抑制肝内HNF-4α表达,可明显改善LPS/D-GalN诱导的重型肝炎模型小鼠的肝功能,减轻肝组织的损伤程度并降低重型肝炎模型

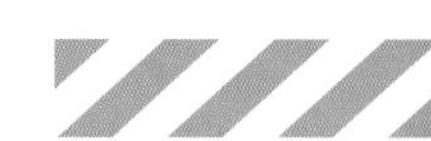

小鼠的死亡率。在 MHV-3 诱导的 BALB/cJ 小鼠暴发性肝炎模型中，用抗 ASGM-1 抗体在感染 24 h 耗竭自然杀伤细胞（NK 细胞）后，小鼠的生存率由 0 提高到 22%。另外，研究者通过门静脉回输大鼠内皮祖细胞研究其对肝损伤的修复作用，发现内皮祖细胞在肝内可分化为内皮细胞，改善大鼠肝功能，使得白蛋白恢复，肝损伤减轻，肝细胞增生明显，提示内皮祖细胞可以减轻肝损伤。还有研究者对骨髓来源的不同干细胞进行比较，通过门静脉回输大鼠间充质干细胞和骨髓单个核细胞，发现肝功能均有不同程度的改善，而且以间充质干细胞回输组的恢复更好。

目前，大多数的研究仍停留在动物实验阶段，相关应用在乙型重型肝炎患者中的有效性和安全性仍有待证实。

参考文献

[1] 殷建华，何永超，李成忠，等. 乙型肝炎病毒感染相关疾病中病毒基因型和亚型的分布及其与临床指标的关系[J]. 第二军医大学学报，2008，29(1)：1-5.

[2] You J, Sriplung H, Chongsuvivatwong V, et al. Profile, spectrum and significance of hepatitis B virus genotypes in chronic HBV-infected patients in Yunnan, China[J]. Hepatobiliary Pancreat Dis Int, 2008, 7(3): 271-279.

[3] Palumbo E. Hepatitis B genotypes and response to antiviral therapy: a review[J]. Am J Ther, 2007, 14(3): 306-309.

[4] Gu X, Yang X, Wang D, et al. Comparison and significance of specific and non-specific cellular immunity in patients with chronic hepatitis B caused by infection with genotypes B or C of hepatitis B virus[J]. Sci China C Life Sci, 2009, 52(8): 719-723.

[5] Flink H J, van Zonneveld M, Hansen B E, et al. Treatment with peg interferon alpha-2b for HBeAg-positive chronic hepatitis B: HBsAg loss is associated with HBV genotype [J]. Am J Gastroenterol, 2006, 101(2): 297-303.

[6] Wiegand J, Hasenclever D, Tillmann H L. Should treatment of hepatitis B depend on hepatitis B virus genotypes? A hypothesis generated from an explorative analysis of published evidence[J]. Antivir Ther, 2008, 13(2): 211-220.

[7] Parekh S, Zoulim F, Ahn S H, et al. Genome replication, virion secretion, and e antigen expression of naturally occurring hepatitis B virus core promoter mutants[J]. J Virol, 2003, 77(12): 6601-6612.

[8] Sugiyama M, Tanaka Y, Kato T, et al. Influence of hepatitis B virus genotypes on the intra- and extracellular expression of viral DNA and antigens[J]. Hepatology, 2006, 44 (4): 915-924.

[9] Liu C J, Jeng Y M, Chen C L, et al. Hepatitis B virus basal core promoter mutation and DNA load correlate with expression of hepatitis B core antigen in patients with chronic hepatitis B[J]. J Infect Dis, 2009, 199(5): 742-749.

[10] McMahon B J. The influence of hepatitis B virus genotype and subgenotype on the natural history of chronic hepatitis B[J]. Hepatol Int, 2009, 3(2): 334-342.

[11] Imamura T, Yokosuka O, Kurihara T, et al. Distribution of hepatitis B viral genotypes and mutations in the core promoter and precore regions in acute forms of liver disease in patients from Chiba, Japan[J]. Gut, 2003, 52(11): 1630-1637.

[12] Ozasa A, Tanaka Y, Orito E, et al. Influence of genotypes and precore mutations on fulminant or chronic outcome of acute hepatitis B virus infection[J]. Hepatology, 2006, 44(2): 326-334.

[13] 徐璐.重型乙型肝炎发病机制研究进展[J].生物医学工程学杂志,2010,27(3):696-701.

[14] Hou J,Lin Y,Waters J,et al. Detection and significance of a G1862T variant of hepatitis B virus in Chinese patients with fulminant hepatitis[J]. J Gen Virol,2002,83(Pt 9):2291-2293.

[15] 佘为民.乙型肝炎病毒变异与重症肝炎关系探讨[J].肝脏,2004,9(2):121-122.

[16] 孙辉.重型乙型肝炎与病毒相关的发病机制的研究进展[J].生物医学工程学杂志,2009,26(4):904-907.

[17] Wang J Y, Liu P. Abnormal immunity and gene mutation in patients with severe hepatitis-B[J]. World J Gastroenterol,2003,9(9):2009-2011.

[18] Lok A S,Akarca U,Greene S. Mutations in the pre-core region of hepatitis B virus serve to enhance the stability of the secondary structure of the pre-genome encapsidation signal[J]. Proc Natl Acad Sci U S A,1994,91(9):4077-4081.

[19] Tacke F,Gehrke C,Luedde T,et al. Basal core promoter and precore mutations in the hepatitis B virus genome enhance replication efficacy of Lamivudine-resistant mutants[J]. J Virol,2004,78(16):8524-8535.

[20] 侯金林,骆抗先,章廉,等.乙型肝炎病毒e抗原阴性重型肝炎病人前C基因酶位点变异[J].中华内科杂志,1995,34(11):735-738.

[21] Baumert T F,Thimme R,von Weizsäcker F. Pathogenesis of hepatitis B virus infection[J]. World J Gastroenterol,2007,13(1):82-90.

[22] Yokosuka O, Arai M. Molecular biology of hepatitis B virus: effect of nucleotide substitutions on the clinical features of chronic hepatitis B[J]. Med Mol Morphol,2006,39(3):113-120.

[23] Guanieri M,Kim K H,Bang G,et al. Point mutations upstream of hepatitis B virus core gene affect DNA replication at the step of core protein expression[J]. J Virol,2006,80(2):587-595.

[24] Baumert T F,Rogers S A,Hasegawa K,et al. Two core promoter mutations identified in a hepatitis B virus strain associated with fulminant hepatitis result in enhanced viral replication[J]. J Clin Invest,1996,98(10):2268-2276.

[25] Chen E Q,Sun H,Feng P,et al. Study of the expression levels of hepatocyte nuclear factor 4 alpha and 3 beta in patients with different outcome of HBV infection[J]. Virol J,2012,9:23.

[26] Baumert T F,Yang C,Schürmann P,et al. Hepatitis B virus associated with fulminant hepatitis induce apoptosis in primary Tupaia hepatocytes[J]. Hepatology,2005,41(2):247-256.

[27] Gérolami R, Henry M, Borentain P, et al. Fulminant hepatitis B associated with a specific insertion in the basal core promoter region of hepatitis B virus DNA after immuno-suppressive treatment[J]. Clin Infect Dis,2005,40(4):e24-e27.

[28] 王宇明,汤影子.重型乙型肝炎发病机制研究进展[J].传染病信息,2008,21(2):68-70,94.

[29] Sugiyama M,Tanaka Y,Kurbanov F,et al. Influences on hepatitis B virus replication by a naturally occurring mutation in the core gene[J]. Virology,2007,365(2):285-291.

[30] 黄素园,张欣欣.乙型肝炎病毒特性对重型肝炎发病机制的影响[J].传染病信息,2010,23(2):76-79.

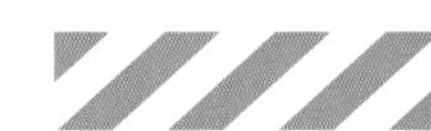

[31] Castello L, Pirisi M, Sainaghi P P, et al. Hyponatremia in liver cirrhosis: pathophysiological principles of management[J]. Dig Liver Dis,2005,37(2):73-81.

[32] Choi M S,Kim D Y,Lee D H,et al. Clinical significance of pre-S mutations in patients with genotype C hepatitis B virus infection[J]. J Viral Hepat,2007,14(3):161-168.

[33] Chen C H,Hung C H,Lee C M,et al. Pre-S deletion and complex mutations of hepatitis B virus related to advanced liver disease in HBeAg-negative patients [J]. Gastroenterology,2007,133(5):1466-1474.

[34] Bottecchia M,Ikuta N,Niel C,et al. Lamivudine resistance and other mutations in the polymerase and surface antigen genes of hepatitis B virus associated with a fatal hepatic failure case[J]. J Gastroenterol Hepatol,2008,23(1):67-72.

[35] Lin C L,Kao J H. Hepatitis B viral factors and clinical outcomes of chronic hepatitis B [J]. J Biomed Sci,2008,15(2):137-145.

[36] Ando K, Moriyama T, Guidotti L G, et al. Mechanisms of class I restricted immunopathology. A transgenic mouse model of fulminant hepatitis[J]. J Exp Med, 1993,178(5):1541-1554.

[37] Kimura K, Ando K, Tomita E, et al. Elevated intracellular IFN-gamma levels in circulating $CD8^+$ lymphocytes in patients with fulminant hepatitis[J]. J Hepatol,1999, 31(4):579-583.

[38] Zhang Z,Zhang J Y,Wherry E J,et al. Dynamic programmed death 1 expression by virus-specific CD8 T cells correlates with the outcome of acute hepatitis B[J]. Gastroenterology,2008,134(7):1938-1949.

[39] Lopes A R,Kellam P,Das A,et al. Bim-mediated deletion of antigen-specific CD8 T cells in patients unable to control HBV infection[J]. J Clin Invest, 2008, 118(5): 1835-1845.

[40] Zhang G L,Zhang T,Zhao Q Y,et al. Increased IL-17-producing $CD8^+$ T cell frequency predicts short-term mortality in patients with hepatitis B virus-related acute-on-chronic liver failure[J]. Ther Clin Risk Manag,2018,14:2127-2136.

[41] Wang Y,Chen C,Qi J,et al. Altered PGE2-EP2 is associated with an excessive immune response in HBV-related acute-on-chronic liver failure[J]. J Transl Med, 2019, 17 (1):93.

[42] Liu X,Shi F,Tien P,et al. Sustained overexpression of PD-1 on $CD8^+$ T cells was significantly associated with poor prognosis in patients with HBV-related acute-on-chronic liver failure[J]. Hepatology,2010,52(Suppl 4):1085.

[43] Zhang J Y,Zhang Z,Lin F,et al. Interleukin-17-producing $CD4^+$ T cells increase with severity of liver damage in patients with chronic hepatitis B[J]. Hepatology,2010,51 (1):81-91.

[44] Trifari S, Kaplan C D, Tran E H, et al. Identification of a human helper T cell population that has abundant production of interleukin 22 and is distinct from T(H)-17,T(H)1 and T(H)2 cells[J]. Nat Immunol,2009,10(8):864-871.

[45] 莫瑞东,项晓刚,王芃,等. 辅助性 T 淋巴细胞及其效应分子在慢性乙型肝炎患者疾病加重过程中的变化和作用[J]. 中华传染病杂志,2014,32(4):209-213.

[46] Guidotti L G,Chisari F V. Noncytolytic control of viral infections by the innate and adaptive immune response[J]. Annu Rev Immunol,2001,19:65-91.

[47] Lang P A, Lang K S, Xu H C, et al. Natural killer cell activation enhances immune pathology and promotes chronic infection by limiting $CD8^{+}$ T-cell immunity[J]. Proc Natl Acad Sci U S A, 2012, 109(4): 1210-1215.

[48] Waggoner S N, Cornberg M, Selin L K, et al. Natural killer cells act as rheostats modulating antiviral T cells[J]. Nature, 2011, 481(7381): 394-398.

[49] Cook K D, Whitmire J K. The depletion of NK cells prevents T cell exhaustion to efficiently control disseminating virus infection[J]. J Immunol, 2013, 190(2): 641-649.

[50] Li H, Zhai N, Wang Z, et al. Regulatory NK cells mediated between immunosuppressive monocytes and dysfunctional T cells in chronic HBV infection[J]. Gut, 2018, 67(11): 2035-2044.

[51] Zou Y, Chen T, Han M, et al. Increased killing of liver NK cells by Fas/Fas ligand and NKG2D/NKG2D ligand contributes to hepatocyte necrosis in virus-induced liver failure [J]. J Immunol, 2010, 184(1): 466-475.

[52] Hiraoka A, Horiike N, Akbar S M, et al. Soluble CD163 in patients with liver diseases: very high levels of soluble CD163 in patients with fulminant hepatic failure[J]. J Gastroenterol, 2005, 40(1): 52-56.

[53] Møller H J, Grønbaek H, Schiødt F V, et al. Soluble CD163 from activated macrophages predicts mortality in acute liver failure[J]. J Hepatol, 2007, 47(5): 671-676.

[54] Kobayashi S, Nishihira J, Watanabe S, et al. Prevention of lethal acute hepatic failure by antimacrophage migration inhibitory factor antibody in mice reated with bacilli Calmette-Guerin and lipopolysaccharide[J]. Hepatology, 1999, 29(6): 1752-1759.

[55] Levy G A, Liu M, Ding J, et al. Molecular and functional analysis of the human prothrombinase gene(HFGL2)and its role in viral hepatitis[J]. Am J Pathol, 2000, 156 (4): 1217-1225.

[56] Marsden P A, Ning Q, Fung L S, et al. The Fgl2/fibroleukin prothrombinase contributes to immunologically mediated thrombosis in experimental and human viral hepatitis[J]. J Clin Invest, 2003, 112(1): 58-66.

[57] 覃小敏,宁琴. 重型肝炎发病的分子机制研究进展[J]. 国外医学·流行病学传染病学分册,2004,31(3):150-152,157.

[58] 韩聚强,徐小洁,叶棋浓. γδT 细胞与丙型肝炎病毒、乙型肝炎病毒感染[J]. 生物技术通讯,2012,23(1):120-122,147.

[59] Poccia F, Agrati C, Martini F, et al. Antiviral reactivities of gamma delta T cells[J]. Microbes Infect, 2005, 7(3): 518-528.

[60] Chen M, Hu P, Peng H, et al. Enhanced peripheral γδT cells cytotoxicity potential in patients with HBV-associated acute-on-chronic liver failure might contribute to the disease progression[J]. J Clin Immunol, 2012, 32(4): 877-885.

[61] Liu Y J. IPC: professional type 1 interferon-producing cells and plasmacytoid dendritic cell precusors[J]. Annu Rev Immunol, 2005, 23: 275-306.

[62] Zhang Z, Zou Z S, Fu J L, et al. Severe dendritic cell perturbation is actively involved in the pathogenesis of acute-on-chronic hepatitis B liver failure[J]. J Hepatol, 2008, 49 (3): 396-406.

[63] Zou Z, Li B, Xu D, et al. Imbalanced intrahepatic cytokine expression of interferon-gamma, tumor necrosis Factor-alpha, and interleukin-10 in patients with acute-on-

chronic liver failure associated with hepatitis B virus infection[J]. J Clin Gastroenterol, 2009, 43(2): 182-190.

[64] Calle P R, Hofman W J, Walczak H, et al. Involvement of the CD95 (APO-1/Fas) receptor and ligand in liver damage[J]. J Exp Med, 1995, 182(5): 1223-1230.

[65] Du J, Liang X, Liu Y, et al. Hepatitis B virus core protein inhibits TRAIL-induced apoptosis of hepatocytes by blocking DR5 expression[J]. Cell Death Differ, 2009, 16 (2): 219-229.

[66] 白雪帆,南雪萍. 重型肝炎的分子发病机制研究进展[J]. 临床内科杂志, 2008, 25(5), 293-295.

[67] Fisher J E, Mckenzie T J, Lillegard J B, et al. Sirs mediated by toll-like receptor 4 and kupffer cells in a murine model of ALF[J]. Hepatology, 2010, 52(Suppl 4): 332.

[68] 郑洁,李进,于树娜. 肝细胞核因子的研究进展[J]. 医学综述, 2008, 14(4): 491-493.

[69] Oshima G, Shinoda M, Tanabe M, et al. Increased plasma levels of high mobility group box 1 in patients with acute liver failure[J]. Eur Surg Res, 2012, 48(3): 154-162.

[70] Wang L W, Chen H, Gong Z J. High mobility group box-1 protein inhibits regulatory T cell immune activity in liver failure in patients with chronic hepatitis B [J]. Hepatobiliary Pancreat Dis Int, 2010, 9(5): 499-507.

[71] Li X, Wang Y, Chen Y. Cellular immune response in patients with chronic hepatitis B virus infection[J]. Microb Pathog, 2014, 74: 59-62.

[72] 刘晓燕,石峰,赵鸿,等. PD-1 受体在 HBV-ACLF 患者外周血 $CD8^+$ T 细胞上的表达研究[J]. 中华实验和临床病毒学杂志, 2010, 24(2): 125-128.

[73] Miyamoto Y, Takikawa Y, Lin S D, et al. Apoptotic hepatocellular carcinoma HepG2 cells accelerate blood coagulation[J]. Hepatol Res, 2004, 29(3): 167-172.

[74] Schalm S W, Heathcote J, Cianciara J, et al. Lamivudine and alpha interferon combination treatment of patients with chronic hepatitis B infection: a randomised trial [J]. Gut, 2000, 46(4): 562-568.

[75] Kobayashi S, Ide T, Sata M. Detection of YMDD motif mutations in some lamivudine-untreated asymptomatic hepatitis B virus carriers[J]. J Hepatol, 2001, 34(4): 584-586.

[76] Zhang X, Liu C, Gong Q, et al. Evolution of wild type and mutants of the YMDD motif of hepatitis B virus polymerase during lamivudine therapy[J]. J Gastroenterol Hepatol, 2003, 18(12): 1353-1357.

[77] Tan W, Xia J, Dan Y, et al. Genome-wide association study identifies HLA-DR variants conferring risk of HBV-related acute-on-chronic liver failure[J]. Gut, 2018, 67(4): 757-766.

[78] Han M, Yan W, Guo W, et al. Hepatitis B virus-induced hFGL2 transcription is dependent on c-Ets-2 and MAPK signal pathway[J]. J Biol Chem, 2008, 283(47): 32715-32729.

[79] Takakura M, Tokushige K, Matsushita N, et al. Possible involvement of cytokine gene polymorphisms in fulminant hepatitis[J]. J Gastroenterol Hepatol, 2007, 22(8): 1271-1277.

[80] Lin S D, Endo R, Sato A, et al. Plasma and urine levels of urinary trypsin inhibitor in patients with acute and fulminant hepatitis[J]. J Gastroenterol Hepatol, 2002, 17(2): 140-147.

[81] Lin S D, Endo R, Kuroda H, et al. Plasma and urine levels of urinary trypsin inhibitor in patients with chronic liver diseases and hepatocellular carcinoma[J]. J Gastroenterol Hepatol, 2004, 19(3): 327-332.

[82] Kuwahara R, Kumashiro R, Ide T, et al. Predictive factors associated with the progression to hepatic failure caused by lamivudine-resistant HBV[J]. Dig Dis Sci, 2008, 53(11): 2999-3006.

[83] Wang Y M, Tang Y Z. Antiviral therapy for hepatitis B virus associated hepatic failure [J]. Hepatobiliary Pancreat Dis Int, 2009, 8(1): 17-24.

[84] Ma K, Guo W, Han M, et al. Entecavir treatment prevents disease progression in HBV related acute-on-chronic liver failure: establishment of a novel logistical regression model[J]. Hepatol Int, 2012, 6(4): 735-743.

[85] Wan Y M, Li Y H, Xu Z Y, et al. Tenofovir versus entecavir for the treatment of acute-on-chronic liver failure due to reactivation of chronic hepatitis B with genotypes B and C [J]. J Clin Gastroenterol, 2019, 53(4): e171-e177.

[86] Zhang Y, Xu W, Zhu X, et al. The 48-week safety and therapeutic effects of tenofovir alafenamide in HBV-related acute-on-chronic liver failure: a prospective cohort study [J]. J Viral Hepat, 2021, 28(4): 592-600.

[87] Gao S, Wang M, Ye H, et al. Dual interference with novel genes mfgl2 and mTNFR1 ameliorates murine hepatitis virus type 3-in-duced fulminant hepatitis in BALB/cJ mice [J]. Hum Gene Ther, 2010, 21(8): 969-977.

第二章 乙型肝炎重症化的研究方法和技术

内容提要

1. 乙型肝炎重症化的实验研究常用技术和方法包括乙型肝炎病毒的检测(含病毒基因变异的检测)、乙型肝炎病毒与细胞相互作用的检测(凝胶迁移率变动分析、染色质免疫沉淀法、免疫共沉淀、酵母双杂交系统、细胞凋亡的检测等)、免疫细胞功能的检测(HBV 抗原特异性细胞毒性 T 淋巴细胞的检测、非特异性细胞的功能检测)、免疫学技术(流式细胞术、固相酶联免疫斑点技术、四聚体/五聚体技术等)、遗传学及表观遗传学技术(甲基化特异性检测、荧光原位杂交技术等)、肠道微生态学研究的技术(光冈氏肠内菌群分析方法等)等。

2. 现有的乙型肝炎病毒细胞模型包括原代肝细胞感染模型、稳定转染肝癌细胞系模型和替代细胞模型,它们在研究 HBV 发病机制、抗病毒药物的筛选中发挥了一定的作用。

3. 目前乙型肝炎的动物模型有了较大研究进展,但都有其局限性。急性肝衰竭动物模型的建立主要有病毒诱导法、化学药物诱导法、外科手术诱导法和基因敲除诱导法等,其中以 MHV-3 感染近交系小鼠诱导的暴发性肝衰竭模型为病毒诱导法的代表。

4. 近年来,由于针对乙型肝炎重症化病因的治疗(抗病毒治疗)受到人们重视,不少旨在探讨乙型肝炎重症化内科治疗手段的临床研究已开展。乙型肝炎重症化干预性临床研究设计的重点问题包括病例选择、对照的考虑、样本量、研究终点选择及疗效判断标准、安全性评价、混杂因素的考虑、统计学要求、伦理学要求和综合考虑新药的药学、药理毒理特点等。设计合理的试验方案并严格执行是乙型肝炎重症化干预性临床研究成功的关键。

Abstract 2

1. Major research methods and technologies in patients with severe hepatitis B include detection of HBV (including detection of virus genetic variations), the interaction between HBV and cells(e. g., by gel mobility fluctuation analysis, chromatin immuno-precipitation, co-immuno precipitation, yeast two-hybrid system, and assays of cell apoptosis), the function of cells of the immune system (e. g., detection of HBV antigen specific CTLs and testing of nonspecific cell function), and experimental immunological technique(e. g., flow cytometry, solid phase enzyme linked immunospot technology, and four/five polymer technology), genetics,

epigenetics (e. g. ,methylation and fluorescence in situ hybridization)and intestinal microecology (e. g. ,analysis of intestinal flora).

2. Current cell models of HBV infection include those involving primary hepatocytes, stable transfected liver cancer cells and alternative cells. These models play important roles in studying the pathogenesis of HBV and for screening antiviral drugs, but each has some limitations.

3. There has been great progress in the use of animal models of hepatitis B, but these models also have limitations. Animal models of acute liver failure have been established virologically, chemically, surgically and by gene knockout. One representative model is MHV-3-induced acute liver failure in BALB/cJ mice.

4. In recent years, there has been considerable clinical research investigating the medical treatment of severe hepatitis B. The key to clinical research design includes selection of cases and controls, sample size, end points and efficacy measures, safety evaluation, confounding factors, statistics, ethics, pharmacology and toxicology. A reasonable research plan and its strict implement are keys to success.

第一节　乙型肝炎医学研究方法和技术概述

陈　智

尽管乙型肝炎重症化是乙型肝炎病情进展的一种特殊临床类型，但是大部分乙型肝炎医学研究方法和技术仍适用于乙型肝炎重症化的研究。总的来说，HBV 的病毒生物学特性对乙型肝炎重症化的影响、HBV 与宿主免疫系统的相互作用、乙型肝炎重症化患者的遗传学和表观遗传学特点以及肠道微生态特性是目前乙型肝炎重症化研究的主要方向。本节主要从这四个方面介绍相关的医学研究方法和技术。

一、乙型肝炎重症化的研究方法和技术

(一)乙型肝炎重症化病毒学研究的主要技术

HBV 的病毒生物学特性影响病毒的免疫原性、复制能力、感染力及致病能力，与乙型肝炎的临床转归密切相关。既往研究主要聚焦于 HBV 基因型、HBV DNA 载量、HBV 变异及准种对乙型肝炎重症化进展的影响。主要应用的研究技术如下。

1. DNA 序列分析

目前 DNA 序列分析(DNA sequencing)的主要方法有化学裂解法、DNA 链双脱氧末端终止法及高通量测序(如大规模平行信号测序(massively parallel signature sequencing，MPSS)、454 焦磷酸测序、Illumina Solexa 测序等)。通过对 HBV DNA 序列进行检测及分析，可以确定 HBV 的基因型、位点变异及准种，为阐明病毒生物学因素在乙型肝炎重症化中的作用提供有力的证据。

前基因组 RNA(pregenomic RNA，pgRNA)是 HBV 蛋白质合成和 DNA 复制的模板，外周血 HBV RNA 水平能反映共价闭合环状 DNA(covalently closed circular DNA，cccDNA)水平。pgRNA 正逐渐成为慢性乙型肝炎血清学检测的指标。应用逆转录 PCR 技术，能检测慢性乙型肝炎患者外周血中 pgRNA 水平。

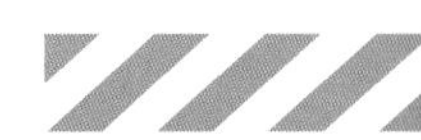

cccDNA 是细胞内病毒复制的中间体，是慢性乙型肝炎很难治愈的原因之一。它以游离的质粒样形式存在于受感染细胞核内，为所有病毒 RNA 提供模板，并成为新的病毒粒子。DNA 印迹法(Southern blotting)是一种半定量的方式，目前 qPCR 法应用最广，能快速、高通量地定量 cccDNA，但不能准确区分 cccDNA 和复制中间体松弛环状 DNA(relaxed circular DNA，rcDNA)，检测的保真度值得探讨，且 Southern blotting 和 qPCR 法不能反映分析样品中宿主细胞的数量。先前报道的减少 rcDNA 扩增的方法包括以下几种：①使用改良的 Hirt 方法，去除大部分 rcDNA，以无蛋白质的 DNA 提取物作为基础。②用 Plasmid-Safe™ ATP 依赖性 DNA 酶(plasmid-safe ATP-dependent DNase，PSAD)消化 rcDNA。③设计 cccDNA 特异性引物。在此基础上，有一种快速、改良的方法，其中包含 2 个热处理步骤和 1 个酶消化步骤。样本在作为模板扩增前，经历如下过程：a. 80 ℃，5 min，热变性 rcDNA，马上置于冰上冷却；b. 用核酸外切酶 V，37 ℃，30 min，消化变性的 rcDNA；c. 100 ℃，20 min，热变性 cccDNA。另外，有研究证明将液滴数字 PCR(ddPCR)与选择性 PCR 结合起来，并用 PSAD 预处理标本，可以灵敏地检测 HepG 2.2.15单细胞及临床样本中的 cccDNA。当 HBV DNA 载量大于每毫升 1.01×10^{3} 拷贝时，它还有望定量血清中 cccDNA，利于 HBV 相关肝癌标志物的检测和抗病毒药物治疗的评估。

2. 聚合酶链反应

聚合酶链反应(polymerase chain reaction，PCR)是用引物和 DNA 聚合酶对特定 DNA 区域进行体外扩增的一种技术。PCR 的衍生技术如实时定量 PCR(real time quantitative PCR)可以实现对 HBV DNA 载量、基因分型和位点突变的同步检测。最常用的是 TaqMan 探针法，其具有准确、灵敏、可重复等特点，可检测 $10\sim10^{8}$ DNA 拷贝。另外，还有一种实时定量 PCR 结合了 TaqMan 探针和小沟结合物(minor groove binder，MGB)探针，设计的引物和探针来自所有 HBV 基因型的序列对比，测定的动态范围为 $50\sim10^{8}$ IU/mL。

虽然目前抗病毒药物能有效抑制 HBV DNA 复制，但并未完全清除 HBV，这些低复制的 HBV 对肝脏造成不可逆影响，如肝硬化、肝癌进展，因此应对 HBV 进行低拷贝检测，可采用实时荧光定量 PCR 法，还可对不同基因型 HBV 全基因组进行巢式聚合酶链反应。

数字 PCR(digital PCR，dPCR)是基于单分子 PCR 的方法来进行绝对计数的核酸定量方法。高灵敏度的技术能区分不同样本间 HBV DNA 拷贝数差异，尤其适用于 DNA 含量较低的样本，如从组织中抽提的核酸。液滴数字 PCR 将核酸测量的分析灵敏度和特异性提高到了单分子水平，适用于 HBV DNA 定量。

等温扩增法(isothermal amplification method)是目前使用较广泛的 HBV DNA 定量方法之一。常规 PCR 方法需要一台热循环仪来分离 DNA 链并扩增片段。等温扩增法在恒定温度下施行，不需要热循环仪，并且反应时间短。等温扩增技术有很多种，包括环介导等温扩增(loop-mediated isothermal amplification，LAMP)、转录介导的扩增(transcription-mediated amplification，TMA)、基于核酸序列的扩增(nucleic acid sequence-based amplification，NASBA)、滚环扩增(rolling circle amplification，RCA)等。

3. 酶联免疫吸附试验

酶联免疫吸附试验(enzyme-linked immunosorbent assay，ELISA)是用酶标记的抗体进行抗原-抗体反应的试验。基本原理是将已知的抗原或抗体吸附在固相载体表面，使抗原-抗体反应在固相载体表面进行，通过洗涤将固相载体上的抗原-抗体复合物与液相中的游离成分分开。ELISA 的主要方法包括双抗体夹心法、间接法、生物素-亲和素系统(biotin-avidin system，BAS)-ELISA、酶联免疫斑点试验等。ELISA 可用于检测慢性乙型肝炎或乙型重型肝炎患者的 HBV 血清学标志物。

4. 基因芯片

基因芯片(gene chip)是用微量点样技术或原位合成技术,将大量的DNA探针固定于固相支持物表面,从而产生二维的DNA探针微阵列,然后与标记的样品进行杂交,通过荧光扫描仪扫描和计算机分析来检测杂交信号,以实现对生物样品快速、平行和高效筛选与分析的DNA序列分析技术。基因芯片技术可用于快速及高效检测HBV的变异及基因型。

5. 紫外分光光度法

紫外分光光度法(ultraviolet spectrophotometry)是根据被测量物质分子对紫外波段范围单色光的吸收或反射光谱特性来进行物质的定量、定性或结构分析的一种方法。当紫外光束照射含DNA或RNA的样品时,样品吸收紫外光的能力取决于DNA或RNA的浓度。用被一系列标准浓度DNA吸收的紫外光数量来校准,检测未知浓度样品吸收紫外光的比例,在标准曲线上推算出DNA或者RNA的浓度。

6. 生物传感器法

生物传感器(biosensor)法是将生物反应与物理化学检测器结合起来进行检测的方法。电化学生物传感器(electrochemical biosensor)通过将DNA与氧化还原活性复合物2,9-二甲基-1,10-苯并噻吩钴相互作用,来检测HBV序列相关的寡核苷酸。

7. 免疫与寡核苷酸微阵列

免疫与寡核苷酸微阵列(CombOLISA)通过在96孔标准培养板上点样病毒基因组特异性核酸探针、血清中病毒蛋白及非特异性蛋白,同时检测HBV核酸和血清中的抗体,使DNA杂交和免疫反应可以在同一孔的缓冲液中进行。

8. 细胞转染

细胞转染(transfection)是将小片段DNA插入体细胞或细胞系,从而实现细胞遗传转化的技术。根据外源DNA/RNA是否整合到宿主染色体,可分为瞬时转染和稳定转染。细胞转染技术可用于构建表达HBV相关蛋白的细胞株,如HepG 2.2.1.5、Huh7、HepG2、HepG2-NTCP、HepAD38。

9. 转基因动物技术

转基因动物(transgenic animal)技术是将外源基因转移并整合至动物染色体基因组,并使其稳定表达外源基因的技术。转基因动物技术构建了HBV研究中应用广泛的动物模型,即HBV转基因小鼠。

(二)乙型肝炎重症化免疫学研究的主要技术

免疫介导的损伤在乙型肝炎重症化的过程中起着关键作用。既往研究着重于阐明HBV与宿主免疫系统的相互作用以及免疫系统的各个成分在启动和扩大肝脏炎症反应中的作用及调控机制。主要技术如下。

1. 流式细胞术

流式细胞术(flow cytometry,FCM)是一种在功能水平上对单细胞或其他生物粒子进行定量分析和分选的检测手段。流式细胞仪集合了光学、流体力学、电子学和计算机技术,借助荧光激活细胞分选器,对细胞做多参数定量测定和综合分析,如细胞大小、表面分子种类等。流式细胞术在研究乙型肝炎重症化过程中免疫细胞表型及功能的改变方面有广泛的应用。例如,在流式细胞仪上应用胞内细胞因子分泌(intracellular cytokine secretion,ICS)检测技术可分析某种免疫细胞群的细胞因子分泌水平。通过标记荧光染料,在流式细胞仪上还可以进行细胞毒性杀伤能力的检测。此外,分选型的流式细胞仪还可以分类收集所需的细胞群或亚群,且分选纯度达95%以上并保持细胞活性,供进一步研究使用。另外,还可以利用流式细胞仪进行多重蛋白定量,即细胞因子微球检测(CBA)。流式细胞仪对荧光信号进行级数放大,将受检的可溶性因

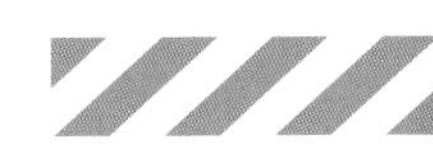

子附着于一些近似细胞大小的微粒上，即可对受检样品中的各种可溶性因子进行检测。它的基本原理近似于 ELISA 法，即利用微小、分散的颗粒捕获液体待测物，并利用流式细胞仪检测类似"三明治"的颗粒——待测物复合体所散发的荧光，从而测定待测物的数量。

2. 固相酶联免疫斑点技术

固相酶联免疫斑点技术（enzyme-linked immunospot assay，ELISPOT）是通过对分泌可溶性蛋白质的细胞进行显色（斑点）及计数从而定量测量分泌该蛋白质的细胞频率的技术。ELISPOT 可用于分析受 HBV 肽段或蛋白刺激后 T 淋巴细胞分泌细胞因子的频率。

3. 酶联免疫吸附试验

酶联免疫吸附试验（enzyme-linked immunosorbent assay，ELISA）原理同 ELISPOT。ELISA 技术在乙型肝炎重症化的免疫学研究中主要用于检测患者血清中细胞因子水平。

4. 免疫组化技术

免疫组化技术（immunohistochemistry technique）是用显色剂（荧光素、酶、金属离子、同位素）标记的抗体确定组织细胞内抗原（多肽和蛋白质），对其进行定位、定性及定量的研究技术。免疫组化技术主要包括免疫荧光方法、免疫酶标方法、免疫胶体金技术等。免疫组化技术可用于检测慢性乙型肝炎或乙型重型肝炎患者肝脏组织中免疫细胞的数量。荧光原位杂交技术（fluorescence in situ hybridization，FISH）的原理是被检测的染色体或 DNA 与所用的核酸探针同源互补，二者经变性—退火—复性，形成靶 DNA 与核酸探针的杂交体。将核酸探针的某一种核苷酸标记上报告分子，如生物素、地高辛，利用该报告分子与荧光素标记的特异亲和素之间的免疫化学反应，经荧光检测体系在镜下对待测 DNA 进行定性、定量或相对定位分析。其可替代检测肝癌基因突变的拷贝数变异分析方法（copy number variant，CNV），在临床上发挥作用。另外，有研究利用三维随机光学重建显微镜（three-dimensional stochastic optical reconstruction microscopy，3D-STORM）进行 HBV DNA、RNA、cccDNA 的显色原位杂交分析，有助于理解宿主-病毒相互作用机制。

5. 免疫印迹法

免疫印迹法（Western blotting，WB）是在凝胶电泳和固相免疫测定技术基础上利用抗原、抗体特异性结合的原理检测复杂样品中某种蛋白质的方法。免疫印迹法有 SDS-PAGE 的高分辨力和固相免疫测定的高特异性和敏感性，可以对蛋白质进行定性和半定量分析。免疫印迹法可用于检测乙型肝炎重症化过程中免疫细胞信号通路蛋白质的变化。

6. 四聚体/五聚体技术

四聚体/五聚体技术是通过生物素-亲和素级联反应构建 MHC Ⅰ类分子四聚体/五聚体的技术。四聚体/五聚体技术可用于检测 HBV 特异性的 $CD8^+$ T 淋巴细胞。

7. 免疫电镜技术

免疫电镜（immunoelectron microscopy）技术是用电子显微镜观察和定位抗原-抗体反应的技术。免疫电镜技术可用于检测 HBV 颗粒。

8. 免疫共沉淀

免疫共沉淀（co-immunoprecipitation）是通过抗体-抗原反应研究蛋白质相互作用的技术。免疫共沉淀技术可用于研究 HBV 蛋白质与细胞内蛋白质的相互作用。

9. BIA

生物分子相互作用分析（biomolecular interaction analysis，BIA）技术是基于一种称为表面等离子共振（surface plasmon resonance，SPR）的物理光学现象发展起来的新型生物传感技术，最早应用于单克隆抗原-抗体相互作用的动力学研究，目前被广泛应用于蛋白质之间、DNA 之间、DNA 与蛋白质之间结合的分析，还可检测生物分子的浓度。BIA 技术可用于检测乙型肝炎病毒相关蛋白质与其他蛋白质之间的相互作用。

10. 聚合酶链反应(PCR)

PCR原理同免疫共沉淀。PCR的衍生技术如逆转录PCR(reverse transcription PCR,RT-PCR)及实时定量PCR(real time quantitative PCR)可用于检测乙型肝炎重症化过程中细胞因子、免疫细胞表面受体等的表达。

(三)乙型肝炎重症化遗传学及表观遗传学研究的主要技术

宿主遗传因素是决定HBV感染临床结局的重要因素之一。既往研究主要探讨乙型肝炎重症化患者的遗传学及表观遗传学独特背景,以及HBV在宿主体细胞内复制及持续感染的机制。主要方法如下。

1. 荧光定量聚合酶链反应(fluorescence quantitative polymerase chain reaction,FQ-PCR)

应用特异TaqMan探针的FQ-PCR可以对乙型肝炎重症化患者特定基因位点的单核苷酸多态性进行分型。

直接测序(direct sequencing)可以将HBV聚合酶基因片段进行PCR扩增后再进行测序,是常用的检测HBV耐药突变的方法。目前仍被视为金标准,提供有关聚合酶突变的准确信息。它通常用于开发新方法,因为它可以识别所有突变,包括潜在的代偿性突变。此外,该技术能够检测引起HBV对特定抗病毒药物产生抗性的未知突变。然而,直接测序存在耗时、不适合高通量筛选、不能正确鉴定异源病毒中低水平存在的HBV突变体等缺点。

2. 甲基化特异性聚合酶链反应

甲基化特异性聚合酶链反应(methylation specific polymerase chain reaction,MS-PCR)是一种快速、敏感的甲基化检测方法。基本方法是用亚硫酸盐修饰提取的目的DNA,将未甲基化的胞嘧啶转变为尿嘧啶,然后行引物特异性PCR。通过检测MS-PCR扩增产物,分析检测的位点是否存在甲基化。该技术用于分析乙型肝炎重症化患者特定宿主基因的甲基化程度。

3. 荧光原位杂交技术

荧光原位杂交技术(fluorescence in situ hybridization,FISH)是应用特定荧光标记的DNA探针,与组织切片染色体中的靶DNA进行杂交,从而确定其位置及分布的检测技术。FISH可用于检测HBV在宿主体细胞染色体上的整合并确定整合的位置。

4. 染色质免疫沉淀分析

染色质免疫沉淀分析(chromatin immunoprecipitation,ChIP)是研究DNA与蛋白质相互作用的分析技术。染色质免疫沉淀分析技术通过固定、剪切及沉淀等方法,特异性地富集蛋白质-DNA复合物,通过对目的片段的纯化与检测,获得蛋白质与DNA相互作用的信息。染色质免疫沉淀分析技术可用于研究HBV相关蛋白/基因组的自身调节作用及与宿主体细胞蛋白质/基因组之间的相互作用,从而阐明HBV在肝细胞内复制及持续感染的机制。

5. 线性探针

线性探针(line probe assay)如INNO-LiPA HBV DR v2/v3和INNO-LiPA HBV Multi DR是基于反向杂交的商业化试剂。线性探针可检测病毒中低至5%的点突变。线性探针技术比直接测序更灵敏,可重复性和特异性更高。INNO-LiPA测定时使用涂覆在硝酸纤维素条上的一组短的、特异性的寡核苷酸DNA片段。探针以定位于HBV聚合酶中的变异序列进行设计。在杂交之前,用生物素标记引物并进行PCR扩增。杂交后,洗涤样品以除去剩余的未杂交的DNA,然后用链霉抗生物素蛋白标记。最后,通过在条带上形成紫褐色沉淀物来观察杂交体的存在。条带必须始终包含两条控制线:共轭控制线和放大控制线。不同的检测方法,可检测出对拉米夫定、阿德福韦、替诺福韦、恩替卡韦、恩曲他滨和替比夫定耐药的突变。

6. 分子指纹识别方法

分子指纹识别方法基于PCR产物的电泳分离产生特异性变异体谱。然后根据熔解温度的

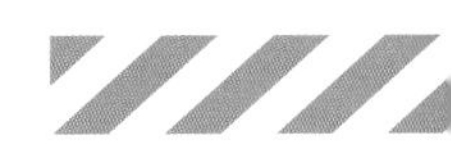

差异(变性/温度梯度凝胶电泳),限制酶消化位点的位置(限制性片段长度多态性),利用扩增区序列的差异进行分离。

(四)乙型肝炎重症化肠道微生态学研究的主要技术

肠道微生态环境的显著变化是乙型肝炎重症化进展的重要推动因素。既往研究主要集中在鉴定乙型肝炎重症化患者肠道菌群及其代谢产物的变化。主要方法如下。

1. 光冈氏肠内菌群分析方法

光冈氏肠内菌群分析方法是对培养的肠道细菌及其代谢产物进行定性和定量分析的技术。基本方法是收集新鲜的粪便,经处理后添加至需氧及厌氧培养基进行培养,培养后进行光冈氏染色,根据细菌染色特征、菌落特征及需氧性培养特征,分析细菌的科属,并进一步分析肠内代谢产物。该方法被应用于分析乙型肝炎重症化患者肠道菌群及其代谢产物的变化。

2. 高通量基因测序技术

高通量基因测序技术是可以一次对几十万到几百万条 DNA 分子进行序列测定的技术,包括大规模平行信号测序(massively parallel signature sequencing,MPSS)、聚合酶克隆测序、454 焦磷酸测序、Illumina Solexa 测序、离子半导体测序(ion semiconductor sequencing)、DNA 纳米球测序等。利用高通量基因测序技术,可以快速分析乙型肝炎重症化患者肠道菌群的分布。

3. FQ-PCR

应用特异 TaqMan 探针的 FQ-PCR 可以对乙型肝炎重症化患者特定菌群的含量进行分析。

4. 16S rRNA 序列分析

16S rRNA 序列分析是通过分析细菌种属间具有高度保守性及特异性的 16S rRNA 序列来检测及鉴定菌种的技术。16S rRNA 序列分析可用于检测乙型肝炎重症化患者的菌群分布。

5. 变性梯度凝胶电泳(denaturing gradient gel electrophoresis,DGGE)/温度梯度凝胶电泳(temperature gradient gel electrophoresis,TGGE)

DGGE/TGGE 是利用双链 DNA 在变性剂(如尿素或甲酰胺)浓度或温度梯度增高的凝胶中解离形成的单链分子的电泳迁移率会发生变化,来分离相似大小 DNA 片段的电泳方法。结合 PCR 技术,DGGE/TGGE 可用于分析患者肠道菌群变化并提供优势菌群的信息。

6. 三维荧光成像

三维荧光成像可实时、非侵入性地监测肠道菌群并定量。通过应用亲脂性荧光染料和 Katushka 远红荧光蛋白,可建立体内双色成像系统,监测不同菌株的胃肠道转运。结合荧光分子断层扫描,不同的菌株能以三维的方式在空间和时间上得到量化。

7. Yakult 肠道菌群扫描(YIF-SCAN)

Yakult 肠道菌群扫描(YIF-SCAN)是基于逆转录 PCR(RT-PCR)量化肠道菌群的方法,靶向针对微生物核糖体 RNA 分子。YIF-SCAN 的灵敏度是传统检测方法的 100～1000 倍,且能够反映活细胞数量。二代测序能检测肠道中占主导菌群的大致组成,但由于其检测灵敏度有限,很难检测到肠道中低水平的菌群。YIF-SCAN 获取的数据等同于荧光原位杂交的结果。

二、乙型肝炎重症化研究技术的进展

1. 全基因组关联分析

全基因组关联分析(genome-wide association study,GWAS)是指在某个整体种群中全基因组范围内寻找单核苷酸多态性(single nucleotide polymorphism,SNP)与疾病表型之间的病例-对照关联分析。GWAS 不需要在研究之前构建任何假设,即不需要预先根据那些尚未充分阐明的生物学基础来假设某些特定的基因或位点与疾病的关联性。GWAS 分为单阶段研究设

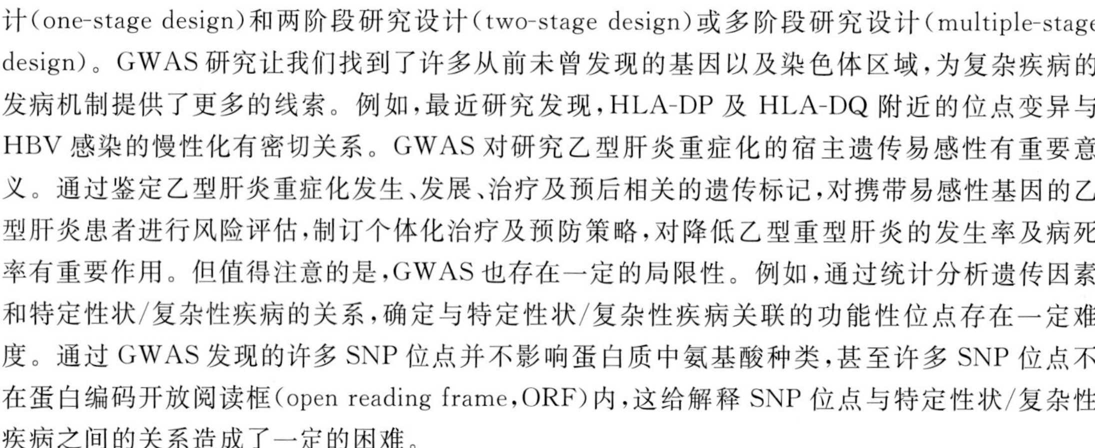

计(one-stage design)和两阶段研究设计(two-stage design)或多阶段研究设计(multiple-stage design)。GWAS 研究让我们找到了许多从前未曾发现的基因以及染色体区域，为复杂疾病的发病机制提供了更多的线索。例如，最近研究发现，HLA-DP 及 HLA-DQ 附近的位点变异与 HBV 感染的慢性化有密切关系。GWAS 对研究乙型肝炎重症化的宿主遗传易感性有重要意义。通过鉴定乙型肝炎重症化发生、发展、治疗及预后相关的遗传标记，对携带易感性基因的乙型肝炎患者进行风险评估，制订个体化治疗及预防策略，对降低乙型重型肝炎的发生率及病死率有重要作用。但值得注意的是，GWAS 也存在一定的局限性。例如，通过统计分析遗传因素和特定性状/复杂性疾病的关系，确定与特定性状/复杂性疾病关联的功能性位点存在一定难度。通过 GWAS 发现的许多 SNP 位点并不影响蛋白质中氨基酸种类，甚至许多 SNP 位点不在蛋白编码开放阅读框(open reading frame，ORF)内，这给解释 SNP 位点与特定性状/复杂性疾病之间的关系造成了一定的困难。

2. 肠道元基因组学

肠道元基因组学是指研究肠道中所有微生物基因组的技术方法。人体肠道为微生物提供了良好的栖息环境，成人肠道中的微生物达到了 10^{12}～10^{14} 个，不仅远远超过人体表皮微生物数量，而且 10 倍于人体自身细胞数目。既往微生物学工作者们主要通过分离培养方法来研究微生物，但是大部分环境微生物在目前可提供的培养条件下不能人工培养。元基因组学的出现改变了微生物学家研究问题的方法。元基因组学研究通过环境基因组大片段 DNA 的提取和纯化、文库构建、目的基因筛选和(或)大规模测序分析等基本研究策略，将某个自然环境中的总 DNA 克隆到可培养的宿主细胞中，从而避开了微生物分离培养的难题。在元基因组学研究中，研究者借助大规模测序分析，在基因序列分析的基础上，结合生物信息学工具，能够发现大量过去无法得到的未知微生物新基因。在乙型肝炎重症化过程中，患者常出现肠道屏障功能破坏、肠道微生态紊乱及肠道菌群失调。因此，明确乙型肝炎重症化过程中肠道菌群的组成及代谢变化，并使用相应的肠道生态制剂进行临床干预，对防止乙型肝炎重症化或降低乙型重型肝炎的病死率具有积极的意义。

3. 代谢组学

代谢组学是指对某一生物或细胞所有低相对分子质量代谢产物进行定性和定量分析，以检测活细胞中化学变化的技术。完整的代谢组学研究的流程包括样品的采集、预处理、数据分析，其研究平台主要包括样本分析技术平台和数据分析技术平台。其中，样本分析技术包括核磁共振(nuclear magnetic resonance，NMR)、气相色谱(gas chromatography，GC)/液相色谱(liquid chromatography，LC)-质谱(mass spectrometry，MS)联用技术等。数据分析技术包括主成分分析(principal component analysis，PCA)、偏最小二乘法(partial least square method，PLS)、偏最小二乘法-显著性分析联合法(PLS-DA)等。肝脏是人体处理代谢产物的关键器官，在维持机体代谢和内环境的平衡方面起着重要作用。乙型重型肝炎患者由于肝脏功能严重受损，往往存在全身代谢紊乱。通过对代谢产物的动态分析，可以寻找能够判断乙型肝炎重症化发展阶段及预后状况的生物标志物。

4. 系统生物学

系统生物学(system biology)是指以系统论和实验、计算方法整合研究，分析生物系统组成成分、相互关系及动态变化，试图整合不同层次的信息，从整体上理解生物系统如何行使功能的研究方法。系统生物学不仅关注个别的基因和蛋白质，还将某生物系统整体的细胞信号转导调控、蛋白质表达调控、组织器官的代谢等相互作用网络整合在一起进行研究分析，利用生物信息学等技术，构建整个系统的生物学模型，从不同的视角研究整个生物系统的行为或疾病的发生、发展。在乙型肝炎重症化过程中，通过系统生物学的方法，结合基因组学及蛋白组学等研究技术，动态分析乙型肝炎不同病程点的基因表达及蛋白质表达的变化特征，对筛选乙型肝炎重症

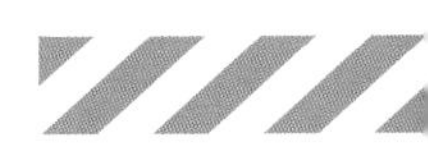

化早期预测生物标志物及治疗靶点有重要的推动作用。最近一项研究通过基因表达谱芯片分析了伴刀豆球蛋白 A(concanavalin A,ConA)诱导的小鼠暴发性肝炎模型的信号通路变化,使用系统生物学的方法将单个基因置于整体的生物学图景中加以审视,研究基因间相互联系,提出了乙型重型肝炎(肝衰竭)启动、进展和剧烈炎症反应三个阶段的假说,并发现三个阶段的不同特征和分子改变,这些在乙型重型肝炎早期发生表达改变的分子有望成为早期预测乙型肝炎重症化的生物标志物。

5. 单细胞测序

单细胞测序(single-cell sequencing)是指 DNA 研究中涉及单细胞微生物相对简单的基因组或多细胞生物不同细胞群基因组的测序,可以增加人们对更大、更复杂的人类细胞基因组的认识。如可利用单细胞基因组来鉴定那些不可培养的微生物基因组,评估正常生理和疾病状态下遗传嵌合的作用,还可确定肿瘤进展或对治疗的应答中肿瘤内部遗传异质性的作用。此外,mRNA 检测可以弥补 DNA 检测方面的不足,同时,可以由 mRNA 直接推断部分基因突变或数量上的改变。

参考文献

[1] Ren X,Xu Z,Liu Y,et al. Hepatitis B virus genotype and basal core promoter/precore mutations are associated with hepatitis B-related acute on-chronic liver failure without pre-existing liver cirrhosis[J]. J Viral Hepat,2010,17(12):887-895.

[2] Xu Z,Ren X,Liu Y,et al. Association of hepatitis B virus mutations in basal core promoter and precore regions with severity of liver disease:an investigation of 793 Chinese patients with mild and severe chronic hepatitis B and acute-on-chronic liver failure[J]. J Gastroenterol,2011,46(3):391-400.

[3] 闫涛,李克,苏海滨,等. HBV 核心启动子 A1762T/G1764A 双突变与慢加急性肝衰竭关系的研究[J]. 中华实验和临床病毒学杂志,2010,24(3):190-192.

[4] Chan K,Yam I,Yuen J,et al. A comprehensive HBV array for the detection of HBV mutants and genotype[J]. Clin Biochem,2011,44(14-15):1253-1260.

[5] Zhang J Y,Zhang Z,Lin F,et al. Interleukin-17-producing $CD4^+$ T cells increase with severity of liver damage in patients with chronic hepatitis B[J]. Hepatology,2010,51(1):81-91.

[6] Zhang Z,Zhang S,Zou Z,et al. Hypercytolytic activity of hepatic natural killer cells correlates with liver injury in chronic hepatitis B patients[J]. Hepatology,2011,53(1):73-85.

[7] Zhang J Y,Zou Z S,Huang A,et al. Hyper-activated pro-inflammatory CD16 monocytes correlate with the severity of liver injury and fibrosis in patients with chronic hepatitis B[J]. PLoS One,2011,6(3):e17484.

[8] Li J,Wu W,Peng G,et al. HBcAg induces interleukin-10 production,inhibiting HBcAg-specific Th17 responses in chronic hepatitis B patients[J]. Immunol Cell Biol,2010,88(8):834-841.

[9] 胡莲美,李秀梅,黄黎珍,等. 复制型乙型肝炎病毒转基因小鼠血清中病毒颗粒的免疫电镜检测[J]. 中华肝脏病杂志,2007,15(2):145-146.

[10] Zou Z,Li B,Xu D,et al. Imbalanced intrahepatic cytokine expression of interferon-gamma,tumor necrosis factor-alpha,and interleukin-10 in patients with acute-on-chronic liver failure associated with hepatitis B virus infection[J]. J Clin Gastroenterol,

2009,43(2):182-190.

[11] He X X,Chang Y,Jiang H J,et al. Persistent effect of IFNAR-1 genetic polymorphism on the long-term pathogenesis of chronic HBV infection[J]. Viral Immunol,2010,23(3):251-257.

[12] Li T, Meng Q H, Zou Z Q, et al. Correlation between promoter methylation of glutathione-S-tranferase P1 and oxidative stress in acute-on-chronic hepatitis B liver failure[J]. J Viral Hepat,2011,18(7):e226-e231.

[13] Wang P, Wang X, Cong S, et al. Mutation analyses of integrated HBV genome in hepatitis B patients[J]. J Genet Genomics,2008,35(2):85-90.

[14] Belloni L,Pollicino T,De Nicola F,et al. Nuclear HBx binds the HBV minichromosome and modifies the epigenetic regulation of cccDNA function[J]. Proc Natl Acad Sci U S A,2009,106(47):19975-19979.

[15] 吴仲文,李兰娟,马伟杭,等.慢性重型肝炎患者肠道定植抗力变化的研究[J].中华肝脏病杂志,2001,9(6):329-330.

[16] Chen Y,Yang F,Lu H,et al. Characterization of fecal microbial communities in patients with liver cirrhosis[J]. Hepatology,2011,54(2):562-572.

[17] Lu H,Wu Z,Xu W,et al. Intestinal microbiota was assessed in cirrhotic patients with hepatitis B virus infection. Intestinal microbiota of HBV cirrhotic patients[J]. Microb Ecol,2011,61(3):693-703.

[18] Xu M,Wang B,Fu Y,et al. Changes of fecal bifidobacterium species in adult patients with hepatitis B virus-induced chronic liver disease[J]. Microb Ecol, 2012, 63(2): 304-313.

[19] Hardy J,Singleton A. Genomewide association studies and human disease[J]. N Engl J Med,2009,360(17):1759-1768.

[20] Guo X,Zhang Y,Li J,et al. Strong influence of human leukocyte antigen(HLA)-DP gene variants on development of persistent chronic hepatitis B virus carriers in the Han Chinese population[J]. Hepatology,2011,53(2):422-428.

[21] Mbarek H, Ochi H, Urabe Y, et al. A genome-wide association study of chronic hepatitis B identified novel risk locus in a Japanese population[J]. Hum Mol Genet, 2011,20(19):3884-3892.

[22] 涂欣,石立松,汪樊,等.全基因组关联分析的进展与反思[J].生理科学进展,2010,41(2):87-94.

[23] Brune A, Friedrich M. Microecology of the termite gut: structure and function on a microscale[J]. Curr Opin Microbiol,2000,3(3):263-269.

[24] 郭宾,戴仁科.代谢组学及其研究策略和分析方法进展[J].中国卫生检验杂志,2007,17(3):554-563.

[25] Hood L. Systems biology: integrating technology, biology, and computation[J]. Mech Ageing Dev,2003,124(1):9-16.

[26] Cao Q Y, Chen F, Li J, et al. A microarray analysis of early activated pathways in concanavalin A-induced hepatitis[J]. J Zhejiang Univ Sci B,2010,11(5):366-377.

[27] Liu Y P, Yao C Y. Rapid and quantitative detection of hepatitis B virus[J]. World J Gastroenterol,2015,21(42):11954-11963.

[28] Perrin A, Duracher D, Perret M, et al. A combined oligonucleotide and protein

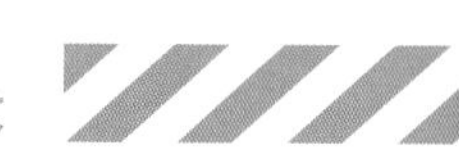

microarray for the codetection of nucleic acids and antibodies associated with human immunodeficiency virus, hepatitis B virus, and hepatitis C virus infections[J]. Anal Biochem,2003,322(2):148-155.

[29] Rybicka M, Stalke P, Bielawski K P. Current molecular methods for the detection of hepatitis B virus quasispecies[J]. Rev Med Virol,2016,26(5):369-381.

[30] Tsuji H, Nomoto K. Yakult intestinal flora-SCAN: a novel culture-independent analytical method for detection of bacteria in the bloodstream[J]. Ann Nutr Metab, 2017,71(suppl 1):4-10.

[31] Gao Z, Yan L, Li W. A quantitative method for hepatitis B virus covalently closed circular DNA enables distinguishing direct acting antivirals from cytotoxic agents[J]. Antiviral Res,2019,168:197-202.

[32] Huang J T, Yang Y, Hu Y M, et al. A highly sensitive and robust method for hepatitis B virus covalently closed circular DNA detection in single cells and serum[J]. J Mol Diagn,2018,20(3):334-343.

[33] Kang H J, Haq F, Sung C O, et al. Characterization of hepatocellular carcinoma patients with *FGF*19 amplification assessed by fluorescence in situ hybridization: a large cohort study[J]. Liver Cancer,2019,8(1):12-23.

[34] Zhang X, Yue L, Zhang Z, et al. Establishment of a fluorescent in situ hybridization assay for imaging hepatitis B virus nucleic acids in cell culture models[J]. Emerg Microbes Infect,2017,6(11):e98.

[35] Zhao D, Wang X, Lou G, et al. APOBEC3G directly binds hepatitis B virus core protein in cell and cell free systems[J]. Virus Res,2010,151(2):213-219.

[36] Gawad C, Koh W, Quake S R. Single-cell genome sequencing: current state of the science[J]. Nat Rev Genet,2016,17(3):175-188.

[37] Wen L, Tang F. Single cell epigenome sequencing technologies[J]. Mol Aspects Med, 2018,59:62-69.

[38] Liu Y Y, Liang X S. Progression and status of antiviral monitoring in patients with chronic hepatitis B: from HBsAg to HBV RNA[J]. World J Hepatol,2018,10(9):603-611.

第二节　乙型肝炎实验研究常用技术和方法

习　东

如本章第一节概述所讲，乙型肝炎重症化研究的主要方向在于乙型肝炎重症化过程中HBV的病毒生物学特性的改变、HBV与宿主免疫系统互相作用的动态改变、患者的遗传学和表观遗传学特点，以及患者的肠道微生态特性。因为本书有专门章节介绍患者的遗传学、表观遗传学检测和肠道微生态特性，本节主要介绍乙型肝炎、乙型肝炎重症化实验研究中常用的技术和方法，包括HBV的检测技术、HBV与细胞相互作用的研究方法和技术、免疫细胞的增殖和杀伤功能的检测，简略介绍乙型肝炎重症化肠道微生态学研究的常用技术。

20世纪50年代，由于电子显微镜的应用，乙型肝炎相关研究从细胞水平进入亚细胞水平。20世纪60—70年代，免疫组织化学与免疫细胞化学技术的广泛应用，又将形态观察由亚细胞结构水平推进到蛋白质分子水平，使细胞内众多的活性蛋白质分子得以进行细胞或亚细胞水平的检测。20世纪70年代,随着荧光原位杂交技术(fluorescence in situ hybridization,FISH)的应用,组织细胞内特定的DNA或RNA序列能够被定位,形态观察由蛋白质水平又提高到基因水平。20世纪80年代,分子生物学领域中的聚合酶链反应(polymerase chain reaction,PCR)技术使细胞内低拷贝或单拷贝的特定DNA或RNA得以进行检测。

一、HBV的检测技术

HBV的早期、准确、定量检测对乙型肝炎临床诊断、疗效观察及预防具有重要意义。HBV病原学的检测技术主要有显微镜技术、免疫学技术和分子生物学技术。

1. 显微镜技术

1)电子显微镜技术

电子显微术(electron microscopy,EM):从乙型肝炎患者血清或者肝组织获得的病毒悬液经高度浓缩和纯化后,借助磷钨酸负染及电子显微镜可直接观察到病毒颗粒。可见三种不同形态的颗粒:①大球形颗粒,亦称Dane颗粒,即完整的乙型肝炎病毒,其直径为42 nm,分外壳和核心两个部分。外壳厚7~8 nm,有乙型肝炎病毒表面抗原(HBsAg)。核心直径27 nm,含有部分双链或部分单链的环状DNA、DNA聚合酶、HBcAg和HBeAg。大球形颗粒即病毒颗粒,有实心与空心两种,空心颗粒缺乏核酸。②管形颗粒,直径22 nm,长100~700 nm。③小球形颗粒,直径也是22 nm,数量最多。小球形颗粒及管形颗粒均为过剩的病毒外壳,含表面抗原。电子显微术的优点是标本用量小,观察比较直观,但制样需时较久,观察灵敏度较低。

免疫电镜技术(immune electron microscopy,IEM):在电子显微术基础上,将免疫化学技术与电镜技术相结合,形成了免疫电镜技术,其是在超微结构水平研究和观察抗原、抗体结合定位的一种方法。它主要分为两大类:一类是免疫凝集电镜技术,即在抗原与抗体发生凝集反应后,再经负染直接在电镜下观察;另一类则是免疫电镜定位技术,该项技术是利用带有特殊标记的抗体与相应抗原相结合,在电子显微镜下观察,由于标记物形成一定的电子密度而指示出相应抗原所在的部位。免疫电镜技术的应用,使得抗原和抗体定位的研究进入亚细胞水平。免疫电镜技术的敏感性较电子显微术高,可增加HBV的检出率,但该方法的样本制备过程较复杂。

2)激光扫描共聚焦显微镜技术

激光扫描共聚焦显微镜是20世纪80年代发展起来的一项具有划时代意义的高科技产品,它在荧光显微镜基础上加装了激光扫描装置,利用计算机进行图像处理,把光学成像的分辨率提高了30%~40%,使用紫外光或可见光激发荧光探针,从而得到细胞或组织内部微细结构的荧光图像,在亚细胞水平上观察如Ca^{2+}、pH、膜电位等生理信号及细胞形态的变化,成为形态学、分子生物学、药理学、遗传学等领域中强有力的研究工具。激光共聚焦成像系统能够用于观察各种染色、非染色和荧光标记的组织和细胞等,能够进行活体细胞中离子和pH变化研究(RATIO)、神经递质研究、FISH研究、细胞骨架研究、基因定位研究、原位实时PCR产物分析、荧光漂白恢复研究(FRAP)、胞间通讯研究、蛋白质间研究、膜电位与膜流动性研究等,完成图像分析和三维重建等。

2. 免疫学技术

免疫学检测方法主要检测HBV感染过程中产生的抗原或抗体免疫标志物。免疫组织化学又称免疫细胞化学,是指带显色剂标记的特异性抗体在组织细胞原位通过抗原-抗体反应和组织化学的呈色反应,对相应抗原进行定性、定位、定量测定的一项新技术。它把免疫反应的特异性、组织化学的可见性巧妙地结合起来,借助显微镜(包括荧光显微镜、电子显微镜)的显像和放大作用,在细胞、亚细胞水平检测各种抗原物质(如多肽、酶、病原体以及受体等)。常规血清学检查的HBV免疫标志物为HBsAg、HBsAb(抗-HBs)、HBeAg、HBeAb(抗-HBe)、HBcAb(抗-HBc)。免疫学检测方法主要有酶免疫测定法、免疫荧光技术、化学发光免疫分析法、放射

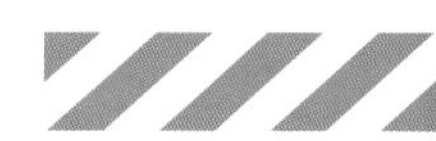

免疫分析法、免疫印迹法、免疫金标记技术等。

1)酶免疫测定法

酶免疫测定法(enzyme immunoassay,EIA)是检测 HBV 抗原和相应抗体最常用的检测技术,其简便、价廉,其中酶联免疫吸附试验(ELISA)在目前应用最为广泛。此方法特异性高,有效测定范围可达 20～500 ng/mL,且酶标试剂稳定性好、无放射性危害。根据酶标记的部位可将其分为直接法(一步法)、间接法(二步法)、桥联法(多步法)等。直接法是将酶直接标记在第一抗体上,间接法是将酶标记在第二抗体上。用于标记的抗体可以是用免疫动物制备的多克隆抗体或特异性单克隆抗体,最好是特异性强的高效价的单克隆抗体,检测组织细胞内的特定抗原物质。目前通常选用免疫酶组化间接染色法。但 ELISA 易受外界环境和酶纯度的影响。在乙型肝炎重症化的实验研究中,ELISA 主要用于检测患者血清中细胞因子的水平。

微粒子酶免疫法是近年来发展起来的一种新的抗原或抗体检测技术,其原理是以玻璃纤维为载体,微粒子作为抗体或抗原的附着表面,极大地增加了反应面积,从而提高了检测的灵敏度。由于微粒子酶免疫法采用最新的荧光技术,通过测定荧光强度来检测被测物的浓度,极微弱的荧光就能被特别的感光结构感应到,从而大大提高了该方法的检测灵敏度,可达到 0.2 ng/mL。

2)免疫荧光技术

免疫荧光技术是将荧光素(如异硫氰酸荧光素(fluorescein isothiocyanate,FITC))与相应抗体(或抗原)以化学的方法结合,再将荧光标记抗体(或抗原)与标本中相应的抗原(或抗体)结合形成荧光标记的抗原-抗体复合物,用荧光显微镜观察的技术。在镜下见到有荧光存在即推断有抗原-抗体复合物的存在,根据已知的抗体(或抗原)即可推知另一个未知抗原(或抗体)的存在。此项技术分为直接免疫荧光法和间接免疫荧光法。直接免疫荧光法是利用荧光素标记的特异性抗体直接与相应的抗原结合,以鉴定未知抗原的方法。本法具有操作简单、耗时短、特异性高的优点,但也存在缺点,如不能检查抗体,敏感性较差。间接免疫荧光法将荧光素标记在第二抗体上,抗体与相应抗原结合后,荧光素标记的第二抗体与已结合的抗体发生作用,从而推知抗原或抗体的存在。间接免疫荧光法可以用已知的抗原检测未知的抗体,也可用已知的抗体检测未知抗原。

3)化学发光免疫分析法

化学发光免疫分析法(chemiluminescence immunoassay,CLIA)是将具有高灵敏度的化学发光测定技术与高特异性的免疫反应相结合,用于抗原、抗体检测的分析技术。CLIA 用化学发光剂直接标记抗原或抗体,常用于标记的化学发光物质有吖啶酯类化合物(acridinium ester,AE),它是有效的发光标记物,通过启动发光试剂作用而发光。吖啶酯作为标记物用于免疫分析时,化学反应简单、快速、无需催化剂;检测小分子抗原采用竞争法,检测大分子抗原采用夹心法,非特异性结合少;与大分子的结合不会减少产生的光量,从而增加灵敏度。随着对化学发光免疫分析法的不断改进,现在应用较多的是化学发光微粒免疫检测法,它利用磁微粒作为固相载体,应用电磁场分离,进一步提高分离效果,加快反应周期,使得最大发光信号峰值时间缩短,灵敏度更高。

化学发光酶免疫分析(chemiluminescence enzyme immunoassay,CLEIA)以酶标记生物活性物质(如酶标记的抗原或抗体)进行免疫反应,免疫反应复合物上的酶再作用于发光底物,在信号试剂作用下发光,用发光信号测定仪进行发光测定。目前常用的标记酶为辣根过氧化物酶(horseradish peroxidase,HRP)和碱性磷酸酶(alkaline phosphatase,ALP),它们有各自的发光底物。HRP 标记的 CLEIA 常用的底物为鲁米诺(3-氨基邻苯二甲酰肼),或其衍生物如异鲁米诺,是一类重要的发光试剂。ALP 标记的 CLEIA 所用底物为 1,2-二氧环乙烷衍生物。在发光系统中加入增强发光剂,如对碘苯酚等,可增强发光信号,并在较长时间内保持稳定,便于重复测量,从而提高分析灵敏度和准确性。

电化学免疫检测法在原理上与化学发光免疫分析法基本相同，只是将探针固定在电极上，将化学信号转化成电信号后检测，在进行 HBV DNA 分析时，通常是将 HBV DNA 探针通过自组装单分子层或亲和素的方法固定在生物传感器上，补偿 DNA 与之杂交，并选用适当的指示剂检测杂交反应程度。

4)固相放射免疫分析法

固相放射免疫分析法(solid-phase radio-immunoassay，SPRIA)利用放射性同位素标记已知的抗原或抗体，使其与待测的相应抗体或抗原结合，洗去未结合部分，最后用 γ 计数器测定放射性强度，从而推算出受检的抗原或抗体含量。SPRIA 灵敏度高，检测生物活性物质可达皮克(pg)水平，比 ELISA 的灵敏度高 20 倍。但由于同位素稳定性差以及对环境造成污染等原因，SPRIA 现已很少用于乙型肝炎标志物的检测。

5)免疫印迹法

免疫印迹法(immunoblotting)是一种将高分辨率凝胶电泳和免疫化学分析技术相结合的杂交技术，其先对目标组分进行电泳分离，而后将蛋白质转移到固相支持物(硝酸纤维膜)上，再利用特异抗体作为探针，对靶物质进行检测。对已知表达蛋白，可用相应抗体作为一抗进行检测；对新基因的表达产物，可利用融合部分的抗体进行检测。免疫印迹法具有分析容量大、灵敏度高、特异性强等优点，是检测蛋白质特性、表达与分布的一种较常用的方法，如组织抗原的定性定量检测、多肽分子的质量测定及病毒的抗体或抗原检测等，可检测到 1～5 ng 中等大小的靶蛋白。免疫印迹法亦称酶联免疫电转移印斑法(enzyme linked immunoelectrotransfer blot，EITB)，因与 Southern 早先建立的检测核酸的印迹方法(Southern blotting)相类似，亦被称为 Western blotting。Western blotting 可用于检测乙型肝炎重症化过程中蛋白质分子包括信号通路蛋白的动态变化。

6)免疫金标记技术

免疫金标记技术(immunogold labelling techique)主要利用了金颗粒具有高电子密度的特性，显微镜下在金标蛋白结合处可见黑褐色颗粒，当这些标记物在相应的配体处大量聚集时，肉眼可见红色或粉红色斑点。该技术用于定性或半定量的快速免疫检测，这一反应也可以通过银颗粒的沉积被放大，称为免疫金银染色。常用的免疫金标记技术如下。

(1)免疫胶体金显微镜染色法：细胞悬液涂片或组织切片可用胶体金标记的抗体进行染色，也可在胶体金标记的基础上，以银显影液增强标记，使被还原的银原子沉积于已标记的金颗粒表面，可明显增强胶体金标记的敏感性。可用胶体金标记的抗体或抗抗体与负染病毒样本或组织超薄切片结合，然后进行负染，用于病毒形态的观察和病毒检测。

(2)斑点免疫金渗滤法：应用微孔滤膜作为载体，先将抗原或抗体点于膜上，封闭后加待检样本，洗涤后用胶体金标记的抗体检测相应的抗原或抗体。

(3)胶体金免疫层析法：将特异性的抗原或抗体以条带状固定在膜上，胶体金标记试剂(抗体或单克隆抗体)吸附在结合垫上。当待检样本被加到试纸条一端的样本垫上后，通过毛细作用向前移动，溶解结合垫上的胶体金标记试剂并且发生相互反应，再移动至固定抗原或抗体的区域时，待检物与胶体金标记试剂的结合物又与之发生特异性结合而被截留，聚集在检测带上，可通过肉眼观察到显色结果。该法现已被用于制作诊断试纸条，使用十分方便。

3. 分子生物学技术

1)聚合酶链反应

聚合酶链反应(PCR)是一种模拟天然 DNA 复制过程，在体外扩增特异性 DNA(或 RNA)片段的新技术。PCR 技术是在 DNA 聚合酶的作用下，经过模板的变性、退火和引物延伸三种循环扩增 DNA 的技术，所扩增的 DNA 可作为下一轮扩增反应的模板，重复上述循环过程，经过 30～40 个周期后，扩增的靶序列(一般能扩增 10^6 倍)在琼脂糖凝胶电泳后可观察到特异的扩

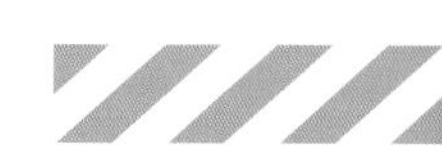

增条带。PCR 技术具有操作简便、灵敏度高、特异性强的优势，可检测出低至 0.1 pg 的目的 DNA。目前已广泛应用于多种病原微生物的检测。PCR 检测 HBV DNA 的敏感性明显高于传统的血清学方法，且能显示 HBV 在体内复制的情况，直接反映乙型肝炎患者血液的感染性，有助于明确诊断。但是，PCR 技术是在液相中进行的，在扩增前，需将细胞破坏，从中提取核酸作为模板，因此很难将 PCR 的结果与组织细胞的形态结构联系起来，同时，也很难判断含特异性靶序列的细胞类型。

2)逆转录 PCR

逆转录 PCR(RT-PCR)是指对组织或细胞的总 RNA 进行抽提，以 RNA 为模板经逆转录(reverse transcription，RT)反应产生 cDNA 第一链，再以 cDNA 为模板进行 PCR 扩增以检测目的基因表达情况的技术。目前已有多种方法被用来研究相关细胞和组织中基因表达产物，这些方法主要有 Northern 印迹、RNase 保护分析法、FISH、斑点印迹及逆转录与 PCR 扩增串联的 RT-PCR 技术等。在这些方法中，RT-PCR 技术具有灵敏度高和应用范围广的特点，使研究人员能有效地进行测定转录产物存在与否、评估基因表达水平等方面的工作，并在不需要构建和筛选 cDNA 文库的前提下，完成对 cDNA 片段的克隆。利用 RT-PCR 技术分离目的基因是目前基因操作中最有效的途径，RT-PCR 扩增产物经纯化、回收与载体重组克隆，即可实现基因的分离。

3)实时荧光定量 PCR

实时荧光定量 PCR 是指在 PCR 反应体系中加入荧光基团，利用荧光信号积累实时监测整个 PCR 进程，最后通过标准曲线对未知模板进行定量分析的方法。该技术不仅实现了 PCR 从定性到定量的飞跃，而且与常规 PCR 相比，它具有特异性更强、有效解决 PCR 污染问题、自动化程度高等特点，目前已得到广泛应用。运用该项技术，我们可以对疑似肝炎病毒感染患者的 DNA、RNA 样本进行定量和定性分析。定量分析包括绝对定量分析和相对定量分析，前者可以得到某个样本中基因的拷贝数和浓度，后者可以对不同方式处理的两个样本中的基因表达水平进行比较。除此之外，我们还可以对 PCR 产物或样本进行定性分析，如利用熔解曲线分析识别扩增产物和引物二聚体，以区分非特异性扩增，利用特异性探针进行基因型分析及单核苷酸多态性(SNP)检测等。

实时荧光定量 PCR 的化学原理包括探针类和非探针类两种，探针类是利用与靶序列特异性杂交的探针来指示扩增产物的增加，非探针类则是利用荧光染料或者特殊设计的引物来指示扩增产物的增加。前者由于增加了探针的识别步骤，特异性更高，后者则简便易行。

(1)非探针类：如 SYBR Green Ⅰ。SYBR Green Ⅰ是一种结合于所有双链 DNA 双螺旋小沟区域中的具有绿色激发波长的染料，游离情况下仅发出微弱荧光，与双链 DNA 结合后，其荧光信号强度大大增强(图 2-1(a))。SYBR Green Ⅰ荧光信号强度与双链 DNA 的数量相关，可以根据荧光信号强度检测出 PCR 体系存在的双链 DNA 数量，这一性质使其适用于扩增产物的检测。在 PCR 反应体系中，加入过量 SYBR Green Ⅰ荧光染料，SYBR Green Ⅰ荧光染料特异性地掺入 DNA 双链后，发射荧光信号，而不掺入 DNA 双链中的 SYBR Green Ⅰ染料分子不会发射任何荧光信号，从而保证荧光信号强度的增加与 PCR 产物的增加完全同步。

SYBR Green Ⅰ在核酸的实时检测方面有诸多优点，由于它与所有的双链 DNA 相结合，不必因为模板不同而特别定制，因此设计的程序通用性好，且价格相对低廉。利用荧光染料可以指示双链 DNA 熔点的性质，通过熔解曲线分析可以识别扩增产物和引物二聚体，进而区分非特异性扩增，还可实现单色多重测定。此外，由于一个 PCR 产物可以与多分子的染料结合，因此 SYBR Green Ⅰ的灵敏度很高。但是，由于 SYBR Green Ⅰ与所有的双链 DNA 相结合，因此由引物二聚体、单链二级结构以及错误的扩增产物引起的假阳性会影响定量的精确性。通过测量升高温度后荧光的变化可以帮助降低非特异性产物的影响。由熔解曲线来分析产物的均一

变性DNA
无荧光染料结合
SYBR Green Ⅰ与双链DNA的小沟区域结合

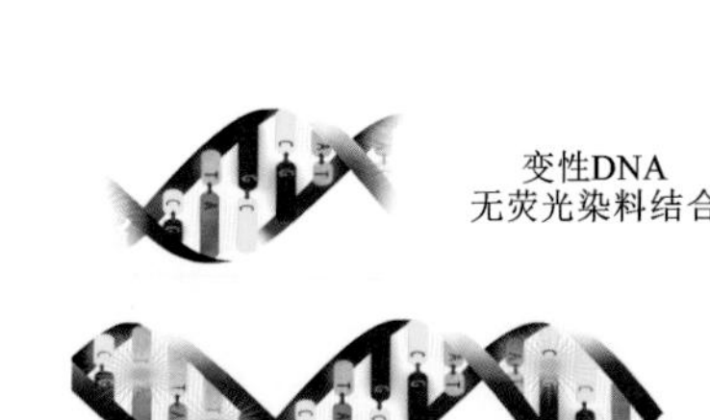

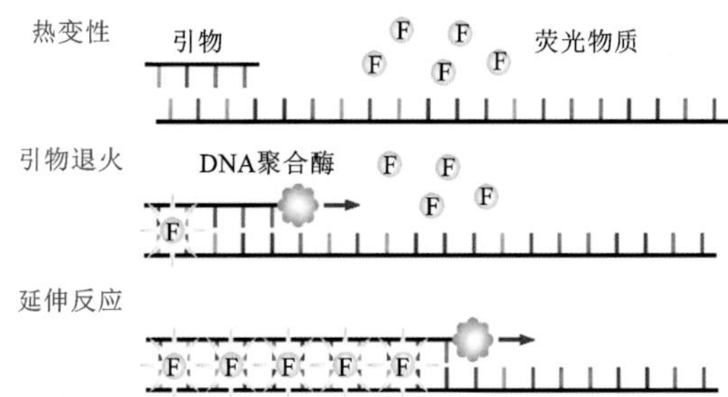

(a) SYBR Green Ⅰ工作原理

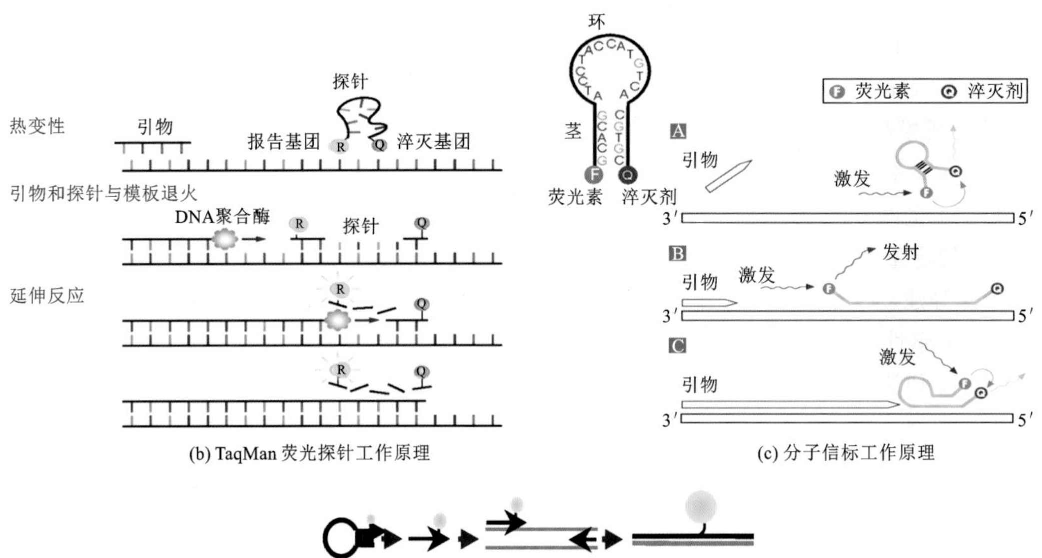

(b) TaqMan 荧光探针工作原理

(c) 分子信标工作原理

(d) LUX 引物工作原理

图 2-1　实时荧光定量 PCR 工作原理

(a)SYBR Green Ⅰ工作原理:SYBR Green Ⅰ荧光染料特异性地掺入 DNA 双链后,发射荧光信号,而不掺入 DNA 双链中的 SYBR Green Ⅰ荧光染料分子不发射荧光信号。(b)TaqMan 荧光探针工作原理:TaqMan 荧光探针的荧光基团发射的荧光因与淬灭剂接近而被淬灭,在进行延伸反应时,DNA 聚合酶将 TaqMan 探针 5′端荧光基团切去,使之与 3′端淬灭基团分离,而产生荧光信号。(c)分子信标工作原理:在分子信标发夹结构中,荧光基团靠近淬灭基团,荧光基团被激发后将能量传递给淬灭剂,不释放光子。分子信标与 DNA 模板配对时,荧光基团与淬灭剂分开,此时激发荧光基团,荧光基团发出光子。(d)LUX 引物工作原理:LUX 引物自身配对,形成发夹结构,3′端标记的荧光报告基团荧光淬灭。在有目标片段的时候,引物与模板配对,发夹结构打开,产生特异的荧光信号。

性有助于分析由 SYBR Green Ⅰ得到的定量结果。

(2)探针类。

①TaqMan 探针:一种寡核苷酸探针,与目标序列上游引物和下游引物之间的序列配对。荧光基团连接在探针的 5′末端,而淬灭剂则在 3′末端。当完整的探针与目标序列配对时,荧光基团发射的荧光因与 3′端的淬灭剂接近而被淬灭。但在进行延伸反应时,利用热稳定 DNA 聚合酶 5′→3′外切酶活性,将 TaqMan 探针 5′端荧光基团切去,使之与 3′端荧光基团分离,荧光淬灭作用消失,在特定波长下检测 5′端荧光基团即可表征 PCR 产物的量(图 2-1(b))。随着扩增循环数的增加,释放出来的荧光基团不断积累,因此荧光强度与扩增产物的数量成正比。TaqMan 探针适合于各种耐热的聚合酶。

②分子信标(molecular beacon):一种在靶 DNA 不存在时形成茎-环结构的双标记寡核苷酸探针。分子信标在复性温度下、模板不存在时形成茎-环结构,环一般为 15～30 个核苷酸长,与目标序列互补,茎一般为 5～7 个核苷酸长,相互配对形成茎的结构。荧光基团连接在茎臂的一端,而淬灭剂则连接于另一端。在此发夹结构中,位于分子一端的荧光基团与分子另一端的

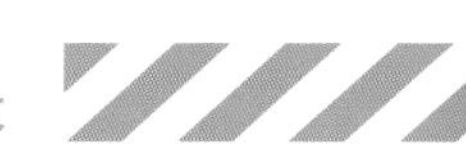

淬灭基团紧紧靠近，荧光基团被激发后不是产生光子，而是将能量传递给淬灭剂，这一过程称为荧光共振能量转移(fluorescence resonance energy transfer，FRET)。由于淬灭剂的存在，由荧光基团产生的能量以红外光而不是可见光形式释放出来。模板存在时分子信标则与模板配对，分子信标的构象改变使得荧光基团与淬灭剂分开。当荧光基团被激发时，它发出自身波长的光子(图 2-1(c))。

③LUX 引物：LUX 引物技术是利用荧光标记的引物实现定量的一项新技术，引物 3′端用荧光报告基团标记，在没有单链模板的情况下，该引物自身配对，形成发夹结构，使荧光淬灭。在有目标片段的时候，引物与模板配对，发夹结构打开，产生特异的荧光信号(图 2-1(d))。与 TaqMan 探针和分子信标相比，LUX 引物通过二级结构实现淬灭，不需要荧光淬灭基团，也不需要设计特异的探针序列。LUX 引物技术是一种相对较新的技术，其应用还有待实践的检验。

④HBV cccDNA 的检测：HBV cccDNA 是 HBV 基因组复制中间体 mRNA 和前基因组 RNA 的合成模板，是 HBV 持续感染机体的关键。20 世纪 90 年代，Kock 等建立了选择性 PCR 扩增 cccDNA 检测技术。Addison 等在此技术基础上引入竞争 PCR，初步实现了 cccDNA 的定量检测。21 世纪初，香港学者 He 等建立了选择性实时荧光定量 PCR 检测 cccDNA 的技术，实现了真正的定量检测。此后，Shao 等建立了基于嵌合引物和实时荧光 PCR 的 cccDNA 检测技术，Wong 等建立了 cccDNA 的侵入分析法。当前 cccDNA 检测技术面临的主要问题是检测的特异性和敏感性问题。

4)原位 PCR

原位 PCR 技术的基本原理，就是将 PCR 技术的高效扩增与原位杂交的细胞定位结合起来，从而在组织细胞原位检测单拷贝或低拷贝的特定的 DNA 或 RNA 序列。原位 PCR 技术成功地保持了 PCR 和原位杂交这两项技术的优势，又弥补了各自的不足。原位 PCR 技术的待检标本一般先经化学固定，以保持组织细胞的良好形态结构。细胞膜和核膜均具有一定的通透性，当进行 PCR 扩增时，各种成分如引物、DNA 聚合酶、核苷酸等均可进入细胞内或细胞核内，以固定在细胞内或细胞核内的 RNA 或 DNA 为模板，在原位进行扩增。扩增的产物分子一般较大，或互相交织，不易穿过细胞膜或在细胞膜内、外弥散，从而被保留在原位。这样原有的细胞内单拷贝或低拷贝的特定 DNA 或 RNA 序列在原位呈指数级扩增，扩增的产物就很容易被原位杂交技术检测。

根据在扩增反应中所用的核苷三磷酸原料或引物是否有标记，原位 PCR 技术可分为直接法和间接法两大类，此外，还有逆转录原位 PCR 技术等。

直接法原位 PCR 技术：使扩增的产物直接携带标记分子，即采用标记的三磷酸腺苷或引物片段，当标本进行 PCR 扩增时，标记分子就掺入扩增的产物中，显示标记物，就能将特定 DNA 或 RNA 在标本(原位)中显现出来。常用的标记物有放射性同位素^{35}S、生物素和地高辛，用放射性自显影的方法或用亲和组织化学及免疫组织化学的方法去显示标记物所在位置。

5)印迹法

印迹法(blotting)是指将样品转移到固相载体上，而后利用相应的探测反应来检测样品的一种方法。1975 年，Southern 建立了将 DNA 转移到硝酸纤维素膜(nitrocellulose membrane)上，并利用 DNA-RNA 杂交检测特定 DNA 片段的方法，称为 Southern 印迹法。而后人们用类似的方法，对 RNA 和蛋白质进行印迹分析，对 RNA 的印迹分析称为 Northern 印迹法，对单向电泳后的蛋白质分子的印迹分析称为 Western 印迹法。

Southern 杂交：基本原理是 DNA 分子经限制性核酸内切酶酶切后，由琼脂糖凝胶电泳将所得 DNA 片段按相对分子质量大小分离，然后将 DNA 片段变性，并使凝胶中的单链 DNA 片段转移到尼龙膜、硝酸纤维素膜或其他固相支持物上，此法中 DNA 片段由液流携带通过虹吸作用由下向上抽吸，从凝胶转移印至滤膜表面。然后与相对应结构的已标记的探针进行杂交反应,用放射性自显影或酶反应显色来鉴定待测 DNA 分子。DNA 印迹技术主要用于对基因组 DNA 的定性和定量分析、克隆基因的酶切图谱分析、基因突变分析及限制性片段长度多态性分析等。Southern 杂交是分子生物学的经典实验方法。

Northern 杂交:继分析 DNA 的 Southern 杂交方法出现后,1977 年 Alwine 等人提出一种与此相类似的、用于分析细胞总 RNA 或含 Poly A 尾的 RNA 样品中特定 mRNA 分子大小和丰度的分子杂交技术,这就是与 Southern 相对应而命名的 Northern 杂交技术。这一技术自出现以来,已得到广泛应用,成为分析 mRNA 最为常用的经典方法。

与 Southern 杂交相似,Northern 杂交也采用琼脂糖凝胶电泳,将相对分子质量大小不同的 RNA 分离开来,随后将其原位转移至固相支持物(如尼龙膜、硝酸纤维素膜等)上,再用放射性(或非放射性)标记的 DNA 或 RNA 探针,依据其同源性进行杂交,最后进行放射自显影或化学显影,以目标 RNA 所在位置表示其相对分子质量的大小,而其显影强度则提示目标 RNA 在所测样品中的相对含量(即目标 RNA 的丰度)。但与 Southern 杂交不同的是,总 RNA 不需要进行酶切,即以各个 RNA 分子的形式存在,可直接用于电泳,此外,由于碱性溶液可使 RNA 水解,因此不进行碱变性,而是采用甲醛等进行变性电泳。虽然 Northern 杂交也可检测目标 mRNA 分子的大小,但更多的是用于检测目的基因在组织细胞中有无表达及表达的水平如何。Northern 印迹法主要用于组织细胞靶基因表达水平的研究以及对同一组织细胞的不同基因间的表达水平进行比较,或者对不同组织细胞间相同基因的表达水平进行比较。

6)HBV 基因变异的检测

(1)DNA 测序(DNA sequencing):对 DNA 分子一级结构的分析。其基本原理是 DNA 的复制反应体系中需要存在 DNA 聚合酶、DNA 模板、寡核苷酸引物和 dNTP,引物和模板退火形成双链后,DNA 聚合酶在引物的引导下在模板链上沿 3′→5′的方向移动,dNTP 按照碱基互补配对原则,逐个连接在引物的 3′-OH 末端。然而,如果在 DNA 合成体系中加入双脱氧核苷三磷酸(2′,3′-ddNTP),后者与 dNTP 的区别在于脱氧核糖的 C3 位置缺少—OH,一旦 2′,3′-ddNTP 掺入 DNA 链中,由于没有 3′-OH,不能同后续的 dNTP 形成磷酸二酯键,从而使正在延伸的引物链在此终止。DNA 自动测序技术也采用了这一基本原理,即在反应体系中除了加入正常反应所必需的 4 种 dNTP 外,还加入了一定比例的 4 种荧光染料基团标记的 2′,3′-ddNTP,链合成过程中,dNTP 和荧光染料基团标记的 2′,3′-ddNTP 处于一种竞争状态,结果是 DNA 合成反应的产物是一系列长度不等的具有荧光信号的多核苷酸片段,借助计算机自动数据处理最终得到 DNA 碱基的排列顺序。

(2)PCR 序列特异性引物(sequence specific primer,SSP)分析法:使用能够特异性识别特定等位基因的引物,通过 PCR 扩增检测序列多态性的方法,也称作等位基因特异性引物 PCR 法。

(3)限制性片段长度多态性:限制性片段长度多态性(restriction fragment length polymorphism,RFLP)分析技术是分子生物学的重要分析方法之一,用于检测 DNA 序列多态性。PCR-RFLP 是将 PCR 技术、RFLP 分析与电泳方法联合应用的方法,其先将待测的靶 DNA 片段进行复制扩增,然后应用 DNA 限制性内切酶对扩增产物进行酶切,最后经电泳分析靶 DNA 片段是否被切割而分型。DNA 限制性内切酶具有识别特定的 DNA 序列并在特定的部位切断 DNA 双链的功能,DNA 分子由于突变(核苷酸的置换、插入或缺失)改变(或形成)了限制性内切酶识别序列,使 DNA 限制性内切酶不能(或可以)将靶 DNA 片段切断,电泳检测时,存在相应 DNA 限制性内切酶识别序列者原 DNA 片段变成短片段的现象,不存在相应 DNA 限制性内切酶识别序列者原 DNA 片段长度不发生变化的现象。

(4)PCR 单链构象多态性分析(PCR-SSCP):PCR 单链构象多态性分析(single strand conformation polymorphism,SSCP)是一种简单、高效地检测 DNA 或 RNA 序列中点突变的技

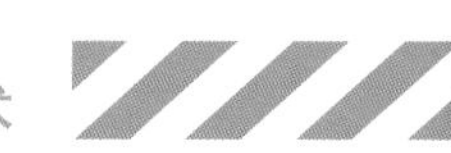

术。检测原理：单链 DNA 片段呈复杂的空间折叠构象，这种立体结构主要是由其内部碱基配对等分子内相互作用力来维持的，当有一个碱基发生改变时，会或多或少地影响其空间构象，使构象发生改变，空间构象有差异的单链 DNA 分子在聚丙烯酰胺凝胶中受排阻大小不同。因此，通过非变性聚丙烯酰胺凝胶电泳，可以非常敏锐地将构象上有差异的分子分开。由于实验成本较低，PCR-SSCP 是一种目前较为常用的方法。

7)生物芯片

生物芯片是近年来在生命科学领域中迅速发展起来的，由微电子学、物理学、化学、计算机科学与生命科学交叉综合的一项高新技术。生物芯片可分为基因芯片、蛋白质芯片和 microRNA 芯片等几种。芯片通过应用平面微细加工技术和超分子自组装技术，把大量分子检测单元集成在一个微小的固体基片表面，可同时对大量的核酸和蛋白质等生物分子实现高效、快速、低成本的检测和分析。

基因芯片技术将大量特定的寡核苷酸(cDNA)片段或基因片段作为探针，有规律地排列、固定于支持物(无机或有机支持物)上，然后与待测的标记样品分子按碱基互补配对原则进行杂交，通过检测探针分子的杂交信号强度获取样品分子的表达数量和序列信息。具体地说，将靶基因或寡核苷酸片段有序地、高密度地排列在玻璃、硅等载体上的生物芯片称为基因芯片。基因芯片的分类较多，根据储存的生物信息类型，基因芯片可分为寡核苷酸芯片和 cDNA 微阵列。基因芯片的测序原理是杂交测序方法，即通过与一组已知序列的核苷酸探针杂交进行核苷酸序列测定的方法，在一块基因芯片表面固定序列已知的核苷酸探针，当溶液中带有荧光标记的核苷酸序列与基因芯片上对应位置的核苷酸探针产生互补匹配时，通过确定荧光强度最强的探针位置，获得一组序列完全互补的探针序列，据此可重组出靶核苷酸的序列。

蛋白质芯片是将大量蛋白质分子按预先设置的排列顺序固定于一种载体表面形成微阵列的生物芯片，其利用蛋白质分子间特异性结合的原理，构建微流体生物化学分析系统，以实现对生物分子的准确、快速、大信息量的检测。蛋白质芯片反应结果的检测要依据标记的报告分子种类来选择不同的检测设备。荧光标记是信息采集中使用最多也是最成功的报告标记。杂交反应后芯片上的各个反应点的荧光位置、荧光强弱经过扫描仪和相关软件可以进行分析，将荧光信号转换成数据，即可以获得相关生物信息。

microRNA 芯片：在微 RNA(microRNA，miRNA)公共数据库 miRBase(http://www.mirbase.org)中已经有 5 万多条成熟体 miRNA。要了解 miRNA 在基因调控中扮演的角色，关键要迅速地检测 miRNA 基因的表达。因此，miRNA 表达水平的检测也成了科学家们研究的热点。microRNA 芯片技术是一种较快地研究 miRNA 表达的方法。

生物芯片技术的建立以已知资料数据库为基础，而在许多新领域，特别是数据库尚不完备的领域则明显力不从心。其荧光定量的特性导致部分种类的芯片实验结果假阳性率或假阴性率偏高，仍需辅助实验对实验结果进行确认。同时，如何从芯片中数以万计的数据结果中得出科学、合理的实验结论是摆在统计学、软件开发、生物学等多学科研究工作者面前一道尚未完全解决的难题。

8)RNA 干扰技术

RNA 干扰(RNA interference，RNAi)现象是一种进化上保守的抵御转基因或外来病毒侵犯的防御机制。将与靶基因的转录产物 mRNA 存在同源互补序列的双链 RNA(dsRNA)导入细胞，能特异性地降解该 mRNA，从而产生相应的功能表型缺失，这一过程属于转录后基因沉默(post-transcriptional gene silencing，PTGS)范畴。RNAi 现象广泛存在于生物界，从低等原核生物，到植物、真菌、无脊椎动物，甚至近来在哺乳动物中也发现了此种现象，RNAi 现象的发现使得人们对 RNA 调控基因表达的功能有了全新的认识，由于其可以简化/替代基因敲除而成为研究基因功能的有力工具。

小RNA是19～28 nt的调控RNA分子，主要包括miRNA和小干扰RNA(small interfering RNA,siRNA)两类。miRNA是长片段RNA序列的一部分，同siRNA一样是比较短小的单链RNA，一般来源于染色体的非编码区域，由具有发夹结构的70～90个碱基的单链RNA前体经过Dicer酶加工后生成，不同于siRNA(双链)，但是和siRNA密切相关，它通过与其目标mRNA分子的3′端非编码区域(3′-untranslated region,3′-UTR)互补导致该mRNA分子的翻译受到抑制。

RNAi技术是一种高效的、特异性强的基因阻断技术，近年来发展迅速，很快就成为功能基因组研究的有力工具。其通过实验手段将dsRNA分子导入细胞内，特异性地降解细胞内与其序列同源的mRNA，封闭内源性基因的表达，从反向遗传的角度研究人类或其他生物基因组中未知基因的功能。RNAi技术的应用，不仅能大大推动人类后基因组计划(蛋白组学)的发展，还有可能设计出RNAi芯片，高通量地筛选药物靶基因，逐条检测人类基因组的表达抑制情况并明确基因的功能，它还将应用于基因治疗、新药开发、生物医学研究等领域，用RNAi技术来抑制基因的异常表达，为治疗癌症、遗传病等疾病开辟了新的途径。

二、HBV与细胞相互作用的研究方法和技术

要想知道HBV感染机体后如何发挥作用，需要对HBV基因组中包含的基因功能加以认识。生物体系的运作与蛋白质之间的相互作用密不可分，如DNA合成、基因转录激活、蛋白质翻译、修饰和定位以及信息转导等重要的生物过程均涉及蛋白质复合体的作用。能够发现和验证在生物体中相互作用的蛋白质与核酸、蛋白质与蛋白质是认识它们生物学功能的第一步。

1. 电泳迁移率变动分析

电泳迁移率变动分析(electrophoretic mobility shift assay,EMSA)，又称为凝胶阻滞分析(gel mobility shift assay)、凝胶移位结合分析(gel shift binding assay)、探针阻滞分析(probe retardation assay)，是利用凝胶进行的电泳迁移率变动分析。不同大小的分子在凝胶中电泳移动的速度不同，当某种分子与另一种分子特异性结合后，它在非变性凝胶电泳带中的位置就发生了变化，由此可以分析不同分子间的相互作用。如待检测DNA样品与核蛋白提取物孵育后进行电泳，如果核蛋白提取物中存在能与DNA特异性结合的蛋白质，由于大分子复合体的形成，电泳时就会出现迁移率降低、区带滞后的现象。

2. 染色质免疫沉淀

染色质免疫沉淀(chromatin immunoprecipitation,ChIP)是基于体内分析发展起来的方法，它的基本原理是在活细胞状态下固定蛋白质-DNA复合物，并将其随机切断为一定长度范围内的染色质小片段，然后通过免疫学方法沉淀此复合物，特异性地富集与目的蛋白结合的DNA片段，通过对目的片段的纯化与检测，从而获得蛋白质与DNA相互作用的信息。该方法能真实、完整地反映结合在DNA序列上的调控蛋白，是目前确定与特定蛋白结合的基因组区域或确定与特定基因组区域结合的蛋白质的一种很好的方法，是研究体内DNA与蛋白质相互作用的重要工具。ChIP不仅可以灵敏地检测目标蛋白与特异DNA片段的结合情况，还可以用来研究组蛋白与基因表达的关系。而且，ChIP与其他方法的结合，扩大了其应用范围：ChIP与基因芯片相结合建立的ChIP-on-chip方法已广泛应用于特定反式因子靶基因的高通量筛选；ChIP与体内足迹法相结合，用于寻找反式因子的体内结合位点；RNA-ChIP用于研究RNA在基因表达调控中的作用。由此可见，随着ChIP的进一步完善，它必将在基因表达调控研究中发挥越来越重要的作用。

EMSA是目前研究转录调控蛋白和相应核苷酸序列结合的常用方法，但是由于许多转录调控蛋白有相似或相同的DNA结合位点，这种体外分析获取的结果不一定能真实地反映体内转录调控蛋白和DNA结合的状况。ChIP技术和芯片技术的结合有利于确定全基因组范围内

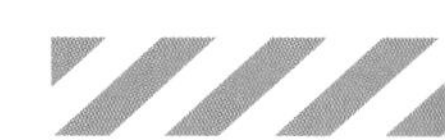

染色体蛋白的分布模式以及组蛋白修饰情况。

3. 免疫共沉淀

免疫共沉淀(co-immunoprecipitation,Co-IP)是用抗体将相应特定分子沉淀的同时,与该分子特异性结合的其他分子也会被带着一起沉淀出来的技术,是以抗体和抗原之间的专一性作用为基础的用于研究蛋白质相互作用的经典方法,是确定两种蛋白质在完整细胞内生理性相互作用的有效方法,是证明蛋白质-蛋白质相互作用的最直接、最经典和最有效的方法。Co-IP 是利用抗原和抗体的特异性结合以及细菌的 Protein A/G 特异性地结合到免疫球蛋白 Fc 片段的现象开发出来的方法。其基本原理:在细胞裂解液中加入抗兴趣蛋白抗体,孵育后再加入与抗体特异性结合的位于琼脂糖珠上的 Protein A/G,若细胞中有与兴趣蛋白结合的目的蛋白,就可以形成"目的蛋白-兴趣蛋白-抗兴趣蛋白抗体-Protein A/G"复合物,经变性聚丙烯酰胺凝胶电泳,复合物又被分开,然后经免疫印迹或质谱检测目的蛋白。这种方法得到的目的蛋白是在细胞内与兴趣蛋白天然结合的蛋白质,符合体内实际情况,得到的结果可信度高。这种方法常用于测定两种目标蛋白质是否在体内结合,也可用于确定一种特定蛋白质的新的作用分子。

4. 酵母双杂交系统

酵母双杂交系统是在真核模式生物酵母中进行的研究活细胞内蛋白质相互作用的方法,对蛋白质之间微弱的、瞬间的作用也能够通过报告基因的表达产物敏感地检测到,是一种具有高灵敏度的研究蛋白质之间关系的技术。大量研究表明,酵母双杂交系统可以用来研究哺乳动物基因组编码的蛋白质之间的相互作用,因此,它被广泛应用于多个研究领域。

酵母双杂交系统以酵母的遗传分析为基础,研究反式作用因子之间的相互作用对真核基因转录调控的影响。酵母转录因子 GAL4 在结构上由两个或两个以上可以分开、在功能上相互独立的结构域(domain)构成,其中有 DNA 结合结构域(DNA binding domain,DNA-BD)和 DNA 转录激活结构域(DNA-AD)。这两个结构域分开后仍分别具有功能,但不能激活转录(图 2-2(a)),只有当被分开的两者通过适当的途径在空间上较为接近时,才能重新呈现完整的 GAL4 转录因子活性,并可激活上游激活序列(upstream activating sequence,UAS)的下游启动子,使启动子下游基因得到转录(图 2-2(b))。

根据这个特性,将编码 DNA-BD 的基因与已知蛋白质(称为诱饵蛋白,bait protein)的基因构建在同一个表达载体上,在酵母中表达两者的融合蛋白 BD-bait protein。将编码 AD 的基因和 cDNA 文库的基因构建在 AD-LIBRARY 表达载体上(称为"猎物"蛋白或靶蛋白,prey or target protein)。同时上述两种载体转化改造后的酵母细胞的基因组既不能产生 GAL4,也不能合成报告分子,因此,酵母在缺乏这些营养的培养基上无法正常生长。当上述两种载体所表达的融合蛋白能够相互作用时,功能重建的反式作用因子能够激活酵母基因组中的报告基因 HIS、ADE、LACZ、MEL1,从而通过功能互补和显色反应筛选到阳性菌落。将阳性反应的酵母菌株中的 AD-LIBRARY 载体提取、分离出来,对载体中插入的文库基因进行测序和分析工作(图 2-2(c)、图 2-2(d)、图 2-2(e))。酵母双杂交系统的应用:鉴定新的蛋白质与蛋白质相互作用,鉴定蛋白质级联底物,鉴定突变对蛋白质与蛋白质结合的影响等。酵母双杂交系统最重要的应用是快速、直接分析已知蛋白质的相互作用及分析新的与已知蛋白质作用的配体及其编码基因。在酵母双杂交的基础上,又发展出了酵母单杂交、酵母三杂交和酵母的反向杂交技术,它们被分别用于核酸和文库蛋白之间的研究、三种不同蛋白质之间的相互作用研究和在已知的蛋白质相互作用中鉴定干扰蛋白质。在细胞的信号转导中,分子与分子间的相互作用是一种主要的信号转导形式。专门研究分子间(蛋白质与蛋白质、蛋白质与核酸、蛋白质与小分子配体等)相互作用的酵母双杂交系统正好符合信号转导的研究需要,对细胞的信号转导研究起重要的促进作用。

同以往研究蛋白质与蛋白质之间相互作用的实验手段相比,酵母双杂交系统具有其独特优

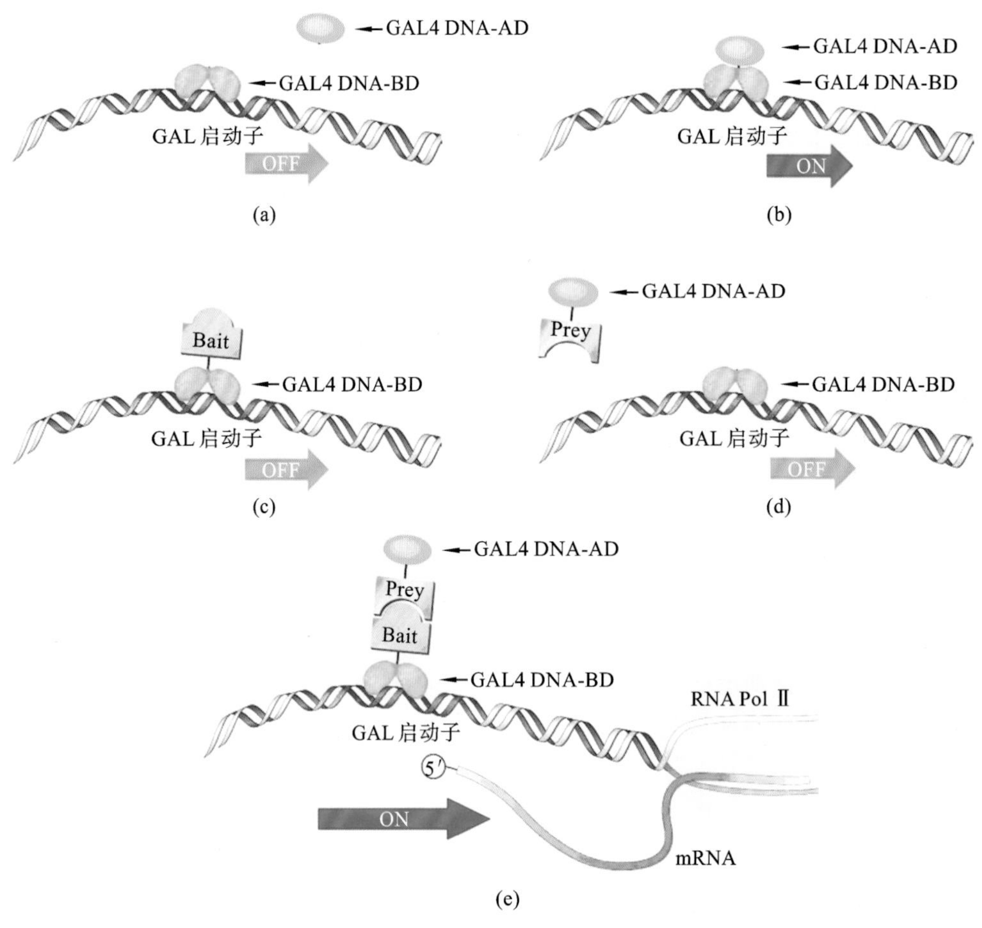

图 2-2　酵母双杂交系统原理

(a)分开的 DNA-AD、DNA-BD 结构域不能激活转录;(b)DNA-AD、DNA-BD 结构域接近时呈现 GAL4 转录因子活性,激活转录;(c)"诱饵"蛋白与 DNA-BD 结构域的融合蛋白不能激活转录;(d)"猎物"蛋白与 DNA-AD 结构域的融合蛋白不能激活转录;(e)两种融合蛋白相互作用,呈现转录因子活性,激活转录。

势。首先,融合蛋白之间的相互作用是在真核酵母细胞内进行的,蛋白质有可能保持天然的折叠状态,类似于其在体内生理状态下的情况,这是其他离体生化检验方法所缺乏的,因此相比于后者,它所证实的蛋白质间相互作用将更接近于其在体内的真实水平。其次,酵母双杂交系统的灵敏度高,可以检测到蛋白质之间结合常数低至 1 mmol/L 时的微弱作用。许多微弱或短暂的蛋白质之间的相互作用可以借助报告基因表达过程中的多级放大效应反映出来,因为融合蛋白基因在强启动子的作用下,处于较高的表达水平。最后,在筛选 cDNA 文库时,酵母双杂交系统能够便捷地得到编码相互作用蛋白质的基因序列,它只需构建质粒而不必准备抗体或纯化蛋白质,省略了其他体外检测蛋白质之间相互作用方法所必需的蛋白质抽提、纯化等烦琐步骤。

融合蛋白必须转运至核内才能活化转录,因此对胞外配体-受体作用以及需要核外修饰或受磷酸化等翻译后修饰过程介导的蛋白质间相互作用而言,该系统的应用受到一些限制。在进行文库筛选时,假阳性结果常常干扰实验的准确性,除某些文库编码的蛋白质本身含有转录活化成分外,细胞内的其他无关蛋白质也可能有类似作用,因此酵母双杂交系统检测的结果必须通过其他蛋白质间相互作用的实验来进一步验证。

5. 细胞凋亡的检测

细胞凋亡(apoptosis)是细胞的生命现象之一,其发生诱因及形态学特征均有别于坏死,是机体的胚胎发育、组织修复及免疫应答过程中免疫细胞的杀伤机制之一。凋亡细胞具有典型的形态学、生物化学及分子生物学变化,包括出现染色质浓缩、DNA 降解、凋亡小体形成等,基于

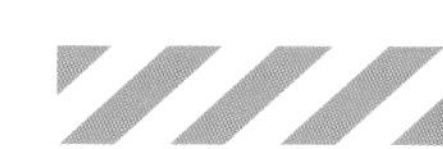

这些特点发展起来的检测方法有形态学鉴定、电泳法、免疫学方法、流式细胞术、原位末端转移酶标记技术、靶细胞 DNA 片段的定量等。

1)DNA 片段化检测

细胞凋亡时主要的生化特征是其染色质发生浓缩，染色质 DNA 在核小体单位之间的连接处断裂，形成 50～300 kb 的 DNA 大片段，或 180～200 bp 整数倍的寡核苷酸片段，在凝胶电泳上表现为梯形电泳图谱(DNA ladder)。细胞经处理后，采用常规方法分离提纯 DNA，进行琼脂糖凝胶电泳和溴化乙啶染色，在凋亡细胞群中可观察到典型的 DNA ladder。如果细胞量很少，还可在分离提纯 DNA 后，用^{32}P-ATP 和脱氧核糖核苷酸末端转移酶使 DNA 标记，然后进行电泳和放射自显影，观察凋亡细胞中 DNA ladder 的形成。

2)脱氧核糖核苷酸末端转移酶介导的缺口末端标记法

细胞凋亡中，染色体 DNA 双链断裂或单链断裂而产生大量的黏性 3′-OH 末端，可在脱氧核糖核苷酸末端转移酶(terminal deoxynucleotidyl transferase，TdT)的作用下，将脱氧核糖核苷酸和荧光素、过氧化物酶、碱性磷酸酶或生物素形成的衍生物标记到 DNA 的 3′末端，从而可进行凋亡细胞的检测，这类方法称为脱氧核糖核苷酸末端转移酶介导的缺口末端标记法(TUNEL)。由于正常的或正在增殖的细胞几乎没有 DNA 的断裂，因而没有 3′-OH 形成，很少能够被染色。TUNEL 实际上是分子生物学与形态学相结合的研究方法，对完整的单个凋亡细胞核或凋亡小体进行原位染色，能准确地反映细胞凋亡典型的生物化学和形态特征，可用于石蜡包埋组织切片、冰冻组织切片、培养的细胞和从组织中分离细胞的形态测定，并可检测出极少量的凋亡细胞，因而在细胞凋亡的研究中被广泛采用。

3)半胱天冬酶-3(Caspase-3)活性的检测

Caspase 家族在介导细胞凋亡的过程中起着非常重要的作用，其中 Caspase-3 为关键的执行分子，它在凋亡信号转导的许多途径中发挥作用。Caspase-3 在正常情况下以酶原(32 kD)的形式存在于细胞质中，在凋亡的早期阶段被激活，活化的 Caspase-3 由两个大亚基(17 kD)和两个小亚基(12 kD)组成，裂解相应的细胞质或细胞核底物，最终导致细胞凋亡。但在细胞凋亡晚期和死亡细胞中，Caspase-3 的活性明显下降。可用 Western blotting、荧光分光光度计法、流式细胞术分析 Caspase-3 的活性。

4)膜联蛋白 V 和 PI 双染法

早期凋亡细胞因细胞膜的磷脂对称性改变而使磷脂酰丝氨酸(PS)暴露于细胞膜外，PS 可特异性结合标记有异硫氰酸荧光素(FITC)的膜联蛋白 V(annexin V)，但细胞仍然保持其细胞膜的完整性，使荧光染料 PI 不能进入细胞(因为 PI 只能进入细胞膜已经破损的细胞中)；然而，坏死或凋亡晚期的继发性坏死细胞可同时被 annexin 与 PI 标记，用流式细胞术(FCM)可定量分析受标记的凋亡与坏死的细胞数。结果分析：正常活细胞为 $annexin^-/PI^-$，凋亡细胞为 $annexin^+/PI^-$，继发性坏死细胞为 $annexin^+/PI^+$，而机械性损伤细胞为 $annexin^-/PI^+$。

细胞坏死是细胞在受到强烈理化或生物因素作用后出现无序变化的死亡过程，表现为细胞胀大，细胞膜破裂，细胞内容物外溢，细胞核变化较慢，DNA 降解不充分，引起局部严重的炎症反应。一般的检测试剂是台盼蓝(trypan blue)，原理如下：健康的正常细胞能够排斥台盼蓝，而死亡细胞的膜完整性丧失，通透性增加，细胞可被台盼蓝染成蓝色。在显微镜下可以观察细胞是否被染色。

细胞自噬是细胞内的一种“自食(self-eating)”的现象，是指细胞膜包裹部分细胞质和细胞内需降解的细胞器、蛋白质等形成自噬体(autophagosome)，并与内涵体(endosome)形成所谓的自噬内涵体，最后与溶酶体融合形成自噬溶酶体，降解其所包裹的内容物，以实现细胞稳态和细胞器的更新。细胞自噬的检测金标准是通过电镜看到膜状结构的自噬体以及其他相关亚细胞结构。另外，可以通过蛋白印迹检测自噬标志物 LC3 的转换(LC3-Ⅱ/LC3-Ⅰ)，通过荧光显微镜检测 LC3 点状聚集物的形成。

6. 体内光学成像技术

体内光学成像技术是运用生物发光剂和内源性荧光报告基因检测分子的技术。体内光学成像技术包括生物发光成像技术与荧光技术。生物发光成像技术是把荧光素酶基因(包括萤火虫荧光素酶或海参荧光素酶)插入细胞的基因组,活性细胞内产生荧光素酶,通过底物荧光素与荧光素酶发生酶促反应而发光的技术。发射光可以被高度敏感的 CCD 相机所检测。生物发光成像技术常被用于基因表达的显影,蛋白质与蛋白质相互作用的显示,在活体无创性示踪细胞。而荧光技术则采用荧光报告基因如 EGFP 进行标记,无需底物,但需要激发光使荧光基团达到较高的能量水平,然后发出发射光进行检测。

三、免疫细胞的实验研究

1. HBV 抗原特异性细胞毒性 T 淋巴细胞的实验研究

1)细胞增殖的检测

(1)胸腺嘧啶核苷掺入法:淋巴细胞在有丝分裂原 PHA、ConA 等的刺激下,产生增殖反应,DNA 和 RNA 合成明显增加,如在培养液中加入^{3}H-胸腺嘧啶核苷(^{3}H-TdR),则可被转化中的细胞摄入。测定标记淋巴细胞的放射强度可反映淋巴细胞增殖的程度。

(2)乳酸脱氢酶染色液(四唑盐)检测法:包含四唑盐(MTT)以及 MTT 类似产品 XTT、MTS、WST-1 与 CCK-8。MTT 检测法主要反映细胞的能量代谢,是检测细胞增殖活力的一种简便、准确的方法,其原理是在活细胞生长和增殖过程中,线粒体内的脱氢酶可将黄色的 MTT 分解成蓝紫色的甲臜(formazan),生成的甲臜量与细胞的数量和细胞的活力成正比。Cell Counting Kit-8(CCK-8)是使用了一种高水溶性的四唑盐 WST-8,它在电子耦合试剂存在下还原产生水溶性甲臜形式的染料。由脱氢酶产生的甲臜的量与活细胞的数量呈直接的线性关系。CCK-8 的检测灵敏度高于其他方法,如 MTT、XTT、MTS 或 WST-1 等,为细胞数测定和细胞增殖/毒性检测提供了更方便和灵敏的方法。

(3)羟基荧光素二醋酸盐琥珀酰亚胺酯(CFSE)检测法:CFSE 是一种可穿透细胞膜的荧光染料,具有与细胞特异性结合的琥珀酰亚胺酯基团和具有非酶促水解作用的羟基荧光素二醋酸盐基团,能使 CFSE 成为一种良好的细胞标记物。CFSE 进入细胞后不可逆地与细胞内的氨基结合偶联到细胞蛋白质上。当细胞分裂时,CFSE 标记荧光可平均分配至两个子代细胞中,因此其荧光强度是亲代细胞的一半。这样在一个增殖的细胞群中,各连续代细胞的荧光强度呈 1/2 递减,可利用流式细胞仪在 488 nm 激发光和荧光检测通道对其进行分析。

(4)5-溴脱氧尿嘧啶核苷(BrdU)检测法:5-溴脱氧尿嘧啶核苷为胸腺嘧啶的衍生物,可代替胸腺嘧啶在 DNA 合成期(S 期)掺入细胞新合成的 DNA 中。活体注射或细胞培养加入 BrdU,而后利用抗 BrdU 单克隆抗体进行免疫细胞化学染色,显示增殖细胞。同时结合其他细胞标记物,双重染色,可判断增殖细胞的种类、增殖速度,对研究细胞动力学有重要意义。

2)杀伤功能的检测

(1)^{51}Cr(铬)释放法:将用 $Na^{51}CrO_4$ 标记的靶细胞与 HBV 抗原特异性的细胞毒性 T 淋巴细胞(CTL)共同培养,靶细胞被 CTL 破坏,^{51}Cr 从靶细胞内释出。以 γ 计数仪测定释出的^{51}Cr 放射活性,靶细胞溶解破坏越多,^{51}Cr 释放就越多,上清液的放射活性也就越高,应用公式可计算出待检效应细胞的杀伤活性。结果准确、重复性好,但存在以下不足:①使用放射性的^{51}Cr 不利于安全操作及废物处置,且需特殊测定仪器;②^{51}Cr 自发释放率高,常因不同靶细胞标记效率变化差别大而影响结果判定;③^{51}Cr 半衰期为 27.8 天,本方法无法用于需多次测定的动物实验;④细胞共育时间短而实验操作步骤多,不能在单个细胞水平进行测定。因此多年来人们一直试图寻找可以替代^{51}Cr 释放法的 CTL 活性测定方法,如采用流式细胞分析、报告基因转染法

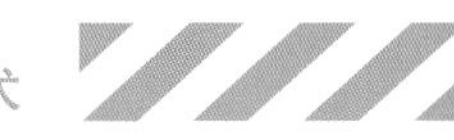

和比色测定法等灵敏可靠、简单易行的非同位素测定法。

(2)流式细胞标记法：PI/FITC-annexin V 荧光标记法。正常细胞的磷脂酰丝氨酸(phosphatidylserine，PS)位于细胞膜内表面，细胞凋亡时翻转、暴露于膜外侧，可与 annexin V 高亲和力结合。研究发现，PS 外翻为细胞凋亡的早期事件，先于膜通透性增加，可导致^{51}Cr 或其他染料的释放。将效应细胞与靶细胞充分共育后，用与 PE 结合的效应细胞特异性单克隆抗体(如 CD8-PI)标记效应细胞(不能与 PI 结合的细胞为靶细胞)，再用 FITC-annexin V 标记凋亡靶细胞，用流式细胞仪区分并定量此三类不同的细胞群，即可计算出效应细胞杀伤靶细胞百分数。该法简单、快捷，无须预标记，可用荧光显微镜观察测定。

(3)报告基因转染法：应用基因转染技术将原核或真核生物的报告酶，如 β-半乳糖苷酶(β-galactosidase，β-GAL)或荧光素酶(luciferase，LUC)基因转染靶细胞，建立稳定转染靶细胞系，以此测定 CTL 的细胞毒性。通过测定释放入培养液中的酶活性(代表靶细胞死亡数目)，可以计算效应细胞杀伤靶细胞百分数。其中 β-GAL 半衰期较 LUC 长，应用较为方便。灵敏度高，自发释放背景低。主要不足是建立报告基因稳定转染细胞系费时费力，报告基因在有些靶细胞难以转染或表达。

(4)比色测定法：四甲基偶氮唑盐(MTT)或四唑单钠盐(MTS)还原法是根据细胞代谢活动与活细胞数直接成比例的原理，通过测定靶细胞代谢活性的减少来反映效应细胞所致靶细胞死亡的情况。氧化型 MTT 进入细胞后被线粒体脱氢酶还原生成蓝色甲臜颗粒，经溶剂溶解后比色定量，其颜色深浅直接与活细胞数相关，与靶细胞对照孔比较可计算效应细胞杀伤靶细胞百分数。本法简便易行，无须预标靶细胞，与^{51}Cr 释放法比较，相关性好。MTT 类似物 MTS 在细胞内还原的甲臜产物具有水溶性，性质较稳定，其测定简单快捷，特别适合于大批量测定。微生物污染可导致本法假阳性结果。

(5)乳酸脱氢酶释放法：乳酸脱氢酶(lactate dehydrogenase，LDH)在细胞质内含量丰富，正常时不能透过细胞膜，当细胞受到损伤或死亡时可释放到细胞外，此时细胞培养液中 LDH 活性与细胞死亡数目成正比，用比色法测定并与靶细胞对照孔 LDH 活性比较，可计算效应细胞杀伤靶细胞百分数。本法操作简便、快捷，自然释放率低，可用于检测 CTL 的细胞毒性。应注意较高浓度 FCS 中所含 LDH 可能干扰结果。

3)四聚体/五聚体技术

四聚体/五聚体技术是通过生物素-亲和素级联反应构建 MHC-Ⅰ类分子四聚体/五聚体的技术。可溶性 MHC 单体分子与 TCR 的亲和力低，因此容易解离，而多价分子可与一个特异性 T 淋巴细胞上的多个 TCR 结合，使其解离速度明显降低。借助生物素-亲和素级联反应放大原理可以构建 MHC-Ⅰ类分子四聚体。Altman 等通过基因工程技术把长度为 15 个氨基酸残基的生物素酶底物肽(BSP)加在 MHC-Ⅰ类分子重链的羧基端形成融合蛋白，在体外按一定比例与 β 微球蛋白及特异的抗原短肽共孵育，使其折叠成正确的构象，成为 pMHC 复合物。将生物素标记在底物肽的赖氨酸残基上，一个标记荧光素的链霉亲和素与四个生物素标记的 pMHC 复合物结合形成四聚体，MHC-抗原肽四聚体与抗原特异性 CTL 上的 TCR 结合，通过流式细胞仪可定量检出体内抗原特异性 CTL，并能将其分选出来以供体外培养扩增和功能分析。四聚体技术使抗原特异性 CTL 活性检测特异、高效，且能进行定量。四聚体/五聚体技术可用于检测 HBV 特异性的 $CD8^+$ T 淋巴细胞。

2. 非特异性免疫细胞的功能检测

1)NK 细胞活性测定

(1)乳酸脱氢酶法：YAC-1 活细胞(小鼠淋巴瘤细胞)的细胞质内含有乳酸脱氢酶(LDH)。正常情况下，LDH 不能透过细胞膜，当细胞受到 NK 细胞的杀伤作用后，LDH 释放到细胞外。LDH 可使乳酸锂脱氢，进而使烟酰胺腺嘌呤二核苷酸(NAD)还原成还原型烟酰胺腺嘌呤二核苷酸(NADH),后者再经递氢体吩嗪二甲酯硫酸盐(PMS)还原成碘硝基氯化四氮唑蓝(INT),INT 接受 H^+ 被还原成化合物甲臜。在酶标仪上在 490 nm 处比色测定。

(2)同位素法:将用同位素^{3}H-TdR 标记的靶细胞 YAC-1 细胞与淋巴细胞共同培养时,靶细胞可被 NK 细胞杀伤。同位素便从被杀伤的靶细胞中释放出来,其释放的量与 NK 细胞活性成正比。测定靶细胞^{3}H-TdR 的释放率即可反映 NK 细胞的活性。

2)巨噬细胞吞噬功能检测

巨噬细胞具有对异物(如细菌、绵羊红细胞、鸡红细胞等)吞噬和消化的功能,在机体非特异性免疫中发挥重要作用。小鼠腹腔内注射硫代乙醇酸钠,可刺激巨噬细胞的聚集。4 天后小鼠腹腔内注入绵羊红细胞悬液,1 h 后解剖收集腹腔巨噬细胞,染色、镜检可观察巨噬细胞对绵羊红细胞的吞噬现象。通过计算吞噬百分比或吞噬指数可测定巨噬细胞的吞噬功能。观察小鼠腹腔巨噬细胞和中性粒细胞对绵羊红细胞的吞噬现象,计算吞噬百分比。

四、乙型肝炎重症化肠道微生态学研究的常用技术

高通量测序(high-throughput sequencing)是一次并行对几百万到数十亿条 DNA 分子进行序列测定,又称为下一代测序技术(next generation sequencing,NGS),可对一个物种的转录组和基因组进行深入、细致、全貌的分析,所以又被称为深度测序(deep sequencing)。在一次检测中,使用相对较低的费用,NGS 可以快速、高通量测定大量的核酸序列。NGS 最显著的优势在于能够从核酸文库中检测到一个 DNA 片段的序列,避免了之前需要进行分子克隆等烦琐操作。

NGS 技术在乙型肝炎病毒诊断、乙型肝炎重症化研究中有许多潜在的应用,如 HBV 全长病毒基因组测序、病毒基因分型、准种的鉴定、超敏感监测抗病毒药物的耐药性包括检测罕见耐药变异、评估患者病毒组、肠道微生态失衡研究、探查病毒-宿主相互作用等。

NGS 平台有多种,它们具有不同的生物化学基础,在测序方案、通量和序列长度上也不同。SOLiD 系统具有通量极高但读取时间很短的特点,适合进行全基因组重测序或 RNA 测序,在全基因组水平上扫描并检测突变位点,发现个体差异。而其他 NGS 检测平台,如焦磷酸测序法(454 测序,Roche Diagnostics)、Ion Torrent(Life Technologies)和 Illumina 测序系统,适合在基因组水平上对还没有参考序列的物种进行从头测序(de novo sequencing),获得该物种的参考序列,为后续研究和分子育种奠定基础。

肠道微生态失衡对乙型肝炎重症化的发生、发展起着重要的推动作用。微生态的研究主要有微生物多样性测序和宏基因组测序两大策略。

(1)微生物多样性测序(又称扩增子测序):通过对细菌 16Sr DNA 的特定区段进行 PCR 扩增并利用 Illumina Miseq(2×300 bp)平台完成 DNA 测序,分析获得各个样品中菌群的结构组成及丰度信息。该技术突破了多数传统菌群不可培养的缺点,大大提升了测序通量,降低了测序成本。

(2)宏基因组测序:通过高通量测序平台对样品中菌群的基因组进行测序,分析特定环境中菌群的多样性与丰度、菌群基因组成及功能,进而分析菌群与环境、菌群与宿主代谢之间的关系,从而发现具有特定功能的基因。宏基因组测序无须分离培养微生物,扩展了微生物资源的利用空间,为菌群的研究提供了有效工具。宏基因组测序可以探索和估计样本中真实的物种多样性和遗传多样性,更全面地揭示微生物的物种组成、功能基因及代谢通路方面的信息。

随着生物医学实验技术的快速发展,乙型肝炎重症化研究的实验技术和方法也在不断地更新中。根据研究目的选择合适的方法,在实验研究中是必须考虑并需要做到的。

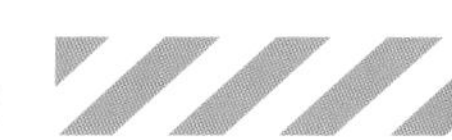

参考文献

[1] Singh M, Dicaire A, Wakil A E, et al. Quantitation of hepatitis B virus (HBV) covalently closed circular DNA (cccDNA) in the liver of HBV-infected patients by LightCycler real-time PCR[J]. J Virol Methods, 2004, 118(2): 159-167.

[2] 赵克开,缪晓辉,徐文胜. HepG2. 2. 15 细胞内乙型肝炎病毒 cccDNA 的定量检测[J]. 中华传染病杂志,2005,23(1):6-9.

[3] Wong D K, Yuen M F, Yuan H J, et al. Quantitation of covalently closed circular hepatitis B virus DNA in chronic hepatitis B patients[J]. Hepatology, 2004, 40(3): 727-737.

[4] Brindle K. New approaches for imaging tumor responses to treatment[J]. Nat Rev Cancer, 2008, 8: 94-107.

[5] Gratton E. Applied physics. Deeper tissue imaging with total detection[J]. Science, 2011, 331(6020): 1016-1017.

[6] Meng Z, Xu Y, Wu J, et al. Inhibition of hepatitis B virus gene expression and replication by endoribonuclease-prepared siRNA[J]. J Virol Methods, 2008, 150(1-2): 27-33.

[7] Uprichard S L, Boyd B, Althage A, et al. Clearance of hepatitis B virus from the liver of transgenic mice by short hairpin RNAs[J]. PNAS, 2005, 102(3): 773-778.

[8] Metzker M L. Sequencing technologies-the next generation[J]. Nat Rev Genet, 2010, 11(1): 31-46.

[9] Yozwiak N L, Skewes-Cox P, Stenglein M D, et al. Virus identification in unknown tropical febrile illness cases using deep sequencing[J]. PLoS Negl Trop Dis, 2012, 6(2): e1485.

[10] Biesecker L G, Burke W, Kohane I, et al. Next-generation sequencing in the clinic: are we ready? [J]. Nat Rev Genet, 2012, 13(11): 818-824.

第三节　乙型肝炎病毒的细胞模型

陈　韬　严伟明

既往认为乙型肝炎病毒(HBV)是一类严格的嗜肝 DNA 病毒,然而随着核酸分子杂交技术的发展,近年来,HBV DNA 陆续在肝外组织细胞中被发现,包括外周血单个核细胞(特别是 B 淋巴细胞和单核-巨噬细胞)、脾脏、肾脏、骨髓、胰腺、脑、淋巴结、睾丸、卵巢、肾上腺及皮肤等。HBV 在感染、转录和复制过程中还具有严格的宿主特异性,自然状态下只感染人类和黑猩猩等灵长类动物,但非人灵长类动物模型的建立需要高昂的成本、特定的设施及密集的劳动力。理想模式动物的缺乏严重阻碍了 HBV 生物学研究的进展及新型治疗手段的开发,因此建立有效的 HBV 感染细胞模型尤为重要。

1986 年,Sureau 等研究人员将 ayw 亚型 HBV DNA 利用电穿孔基因转移技术导入体外培养的人肝癌细胞系 HepG2 细胞,成功获得表达 HBV 全部病毒学标志的转染细胞系,并在细胞培养上清液和细胞裂解物中证实了 Dane 颗粒的存在。随着研究思路的突破及技术方法的不断改进,研究者在 HBV 细胞模型领域的探索取得了长足进步,为深入揭示病毒与宿主的相互作用、高通量筛选抗病毒药物提供了快速、灵敏的体外测试平台。

一、建立 HBV 细胞模型的方法

肝脏是 HBV 感染和复制的主要场所,肝细胞为 HBV 体外感染模型的首选细胞。目前应用于 HBV 培养的肝细胞系有成人肝细胞系、胚胎肝细胞系和肝癌细胞系,其中 HepG2、Huh7 等肝癌细胞系,在 HBV 及其基因组片段转染细胞系的建立中占有重要地位。此外,表达 HBV 基因组或片段的免疫细胞如巨噬细胞等,也是研究病毒与宿主相互作用的重要载体。根据 HBV 基因组及其片段进入宿主细胞的方式不同,建立 HBV 细胞模型的方法可分为感染和转染两大类。

(一)感染(infection)

1. 直接感染

病毒感染的过程即病毒通过多种途径侵入机体,进入易感宿主细胞并在其中增殖的过程。通过该方式建立的细胞模型虽能真实再现体内病毒与宿主的相互作用,宿主细胞的选择却受限于病毒的种属、组织及细胞特异性,而且目的基因的表达效率也随着感染效率的不同而有所差异。人原代肝细胞为 HBV 的天然宿主,将完整的 HBV 颗粒加入人原代肝细胞的体外培养体系,病毒通过外膜蛋白附着并侵入肝细胞,即可建立感染模型。但人原代肝细胞对培养条件与微环境要求苛刻,难以在体外长期稳定地维持成熟分化的状态并保持生理功能,导致 HBV 感染后扩增性差,限制了其作为主流细胞模型的推广应用。

2. 病毒载体介导的感染

Delaney 等利用杆状病毒将具有复制能力的 HBV 基因组导入 HepG2 细胞,建立了 HBV-杆状病毒-HepG2 系统。该系统中可检测到各种 HBV 抗原以及 HBV cccDNA,且其表达水平和病毒感染复数(multiplicity of infection,MOI,即感染时病毒与细胞数量的比值)呈现量效关系。作为一种抗 HBV 药物体外筛选系统,研究者利用 HBV-杆状病毒-HepG2 系统对拉米夫定的药效进行了评价,发现拉米夫定可呈剂量和时间依赖性地降低细胞内 HBV 复制中间体和细胞外 HBV DNA 的水平,并抑制 cccDNA 的表达。该系统还可用于检测药物对 HBV 变异株的作用,并实现感染时间的可控性。但杆状病毒系统也存在如下缺陷:①杆状病毒通过非特异性内涵体摄取方式进入哺乳动物细胞而非受体介导方式;②杆状病毒感染的每个细胞内存在多个 HBV 拷贝;③杆状病毒介导的基因转移存在一定的种属限制性,亦不能应用于动物体内实验。

He 等采用腺病毒(adenovirus)为载体,将 1.3 拷贝的 HBV 转入包装细胞,再用包装好的病毒感染 HepG2 细胞,即建立了 Ad-HBV1.3-HepG2 系统,以实现 HBV 的高效转录和表达。Ad-HBV1.3-HepG2 系统利用细菌内同源重组法,将具有同源性的两个质粒 pAdEasy 和 pAdTrack-CMV 共转化 *E. coli*(大肠杆菌)BJ5183 细胞,使腺病毒载体和目的基因 HBV1.3 连为一体。质粒 pAdEasy 含有不完整的腺病毒 Ad5 基因,缺失 E1 区(1~3533)和 E3 区(28130~30820)。质粒 pAdTrack-CMV 含有目的基因 HBV1.3、CMV 启动子、绿色荧光蛋白基因、卡那霉素(kanamycin)、Pacl 位点和 Pmel 位点。在 Pmel 位点两侧分别为两臂,左臂含 Ad5 第 34931~35935 核苷酸,右臂含 Ad5 第 3534~5790 核苷酸,两臂介导和 pAdEasy 的同源重组。将 pAdTrack-CMV 用 Pmel 酶线性化后,和环状的 pAdEasy 共转化 *E. coli* BJ5183 细胞,利用卡那霉素抗性筛选重组体,再用限制酶 PacⅠ、SpeⅠ、BamH1 消化证实。重组成功的质粒用 PacⅠ线性化,然后用脂质体法转染 293 包装细胞(即人胚肾细胞,可以补充腺病毒复制必需的 E1 区)。绿色荧光蛋白的表达水平可以反映转染效率,获得的病毒颗粒重复感染 293 包装细胞即可进一步扩增病毒。当病毒滴度达到 10^8~10^9 PFU/mL 时,用合适的 MOI 感染 HepG2 细胞,通过 Southern 印迹法和 Northern 印迹法检测细胞内外的 HBV 复制中间体。和杆状病毒系统相比,Ad-HBV1.3-HepG2 系统利用腺病毒的泛嗜性巧妙绕过了 HBV 感染的种属特异性

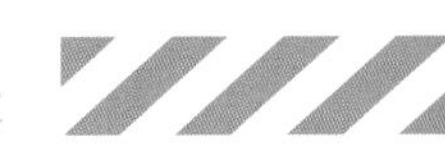

障碍，使得 HBV 实现了跨种属细胞感染，并可应用于体内研究。Sprinzl 等利用该系统成功感染了人原代肝细胞、小鼠肝细胞、大鼠肝细胞、树鼩肝细胞和鸭肝细胞，HBV 在宿主细胞内高效独立复制，并检测到病毒复制各环节的中间产物。Ad-HBV1.3-HepG2 系统还允许对 HBV DNA 进行体外定点诱变，通过调节 HBV 重组腺病毒的感染数量控制 HBV 复制水平和产量，便于相关药效试验的开展。

（二）转染（transfection）

转染特指将外源基因导入真核细胞使其获得新的遗传标志的过程。通过转染技术将 HBV DNA 转移至靶细胞，建立表达 HBV 的体外细胞模型有助于研究 HBV 生物学特性和乙型肝炎发病机制。

常规转染技术可分为两大类，一类是瞬时转染（transient transfection），另一类是稳定转染（stable transfection）。瞬时转染的外源 DNA 不整合到宿主基因组中，因此外源 DNA 会在后续细胞有丝分裂过程中丢失。外源基因的表达是短暂的，通常只持续几天，但其表达效率高，即一个宿主细胞中可存在多个拷贝数的 DNA，进而产生高水平的蛋白表达，多用于启动子和其他调控元件的分析。一般来说，超螺旋质粒 DNA 转染效率较高，可在转染后 24～72 h 内借助荧光蛋白、β 半乳糖苷酶等报告系统进行检测分析。稳定转染也称永久转染，外源 DNA 能整合到宿主基因组，因此转染的宿主细胞及其子代细胞的基因组中会同时保留外源 DNA 片段。外源 DNA 整合到染色体中的概率很小，约 $1/10^4$ 转染细胞能发生整合，通常需要利用一些选择性标记，如来氨丙基转移酶（APH，新霉素抗性基因）、潮霉素 B 磷酸转移酶（HPH）、胸苷激酶（TK）等进行反复筛选，得到稳定转染的同源细胞系。尽管线性 DNA 比超螺旋 DNA 的转入量低，但其整合率较高。

根据机制不同，转染又可划分为化学转染法和物理转染法两大类。

化学转染法包括三种：①DEAE-葡聚糖法；②磷酸钙法；③人工脂质体法。DEAE-葡聚糖试剂是较早被应用的哺乳动物细胞转染试剂之一，DEAE-葡聚糖是阳离子多聚物，可与带负电荷的核酸结合后接近细胞膜而被细胞摄取，主要应用于瞬时转染。磷酸钙法即磷酸钙共沉淀转染法，在该方法中，含有 DNA 磷酸钙沉淀的混悬液被加入细胞培养体系，通过细胞膜吸附和细胞内吞作用摄入 DNA。该技术因试剂易得、价格低廉而被广泛用于转染研究，磷酸钙还能抑制血清和细胞内的核酸酶活性以保护外源 DNA 免受降解。在人工脂质体法中，阳离子脂质体结合带负电荷的核酸进而被细胞内吞。该方法具有较高的转染效率，不但可以转染其他化学方法不易转染的细胞系，而且能转染从寡核苷酸到人工酵母染色体等不同长度的 DNA、RNA 和蛋白质。人工脂质体法同时适用于体外瞬时表达和稳定表达的研究，也能介导体内基因治疗的实施。

物理转染法包括三种：①显微注射法；②电穿孔法；③基因枪法等。显微注射法虽然操作困难，却是将核酸导入细胞的一种非常有效的方法，常用来制备转基因动物，并不适用于需要大量转染细胞的研究。电穿孔法通过脉冲电流在细胞膜上打孔进而将核酸导入细胞内，其导入效率与脉冲强度和持续时间相关，通常用于转染植物原生质体等常规方法转染效率较低的细胞。基因枪法依靠携带了核酸的高速粒子将核酸导入细胞内，适用于培养细胞和在体细胞。

转染效率是选择转染方法的重要依据之一，转染过程中的诸多因素，包括细胞种类、细胞密度、质粒大小、质粒纯度、DNA 与转染试剂的比例及筛选时间等，均会影响转染效率。转染方法的选择还应结合具体的研究目的，如涉及 HBV 蛋白对宿主基因的调控作用时，人工脂质体法是较为理想的转染方法。

二、HBV 细胞模型的建立及其应用

（一）HBV 感染肝细胞模型

1. 成人肝细胞模型

原代成人肝细胞一般来源于活体穿刺的肝组织，经无 Ca^{2+}、Mg^{2+} 的 Hanks 液漂洗清除血

液，再经含Ⅳ型胶原酶的 Hanks 液降解胶原组织，迅速研磨过滤后制备为肝细胞悬液，置于添加肝细胞生长因子、转铁蛋白等成分的无血清培养基中可维持培养 4～6 周。将患者外周血清(一般将 10^{12}/L 的血清按(1∶200)～(1∶20)稀释)中的 HBV 颗粒接种至原代肝细胞共培养 4～8 天后，细胞内可检测到 rcDNA 和 cccDNA，培养上清液中亦有高水平 HBsAg 和低水平 HBeAg 的表达，12 天可达峰值。细胞培养液中添加聚乙二醇和 2%二甲基亚砜(DMSO)，可显著增加 HBV DNA 内吞量和提高病毒的吸附效率。HBV 感染成人肝细胞模型模拟了病毒的自然感染过程，病毒抗原可在较长时间内持续存在，细胞内出现 HBV DNA 复制型，为研究病毒与宿主之间的相互作用提供了有力工具。但成人肝细胞是一类终末分化细胞，培养过程中会逐渐丧失细胞形态、功能和对 HBV 感染的敏感性，实际应用中存在 HBV 感染效率低下、试验批间差异大等缺陷。

为解决这一难点问题，复旦大学袁正宏教授研究组与北京大学邓宏魁教授研究组、中国人民解放军总医院卢实春教授研究组共同合作，利用 5 种化学小分子的组合在体外成功实现了人原代肝细胞功能的长期维持。研究者首先通过转录谱差异分析发现，人原代肝细胞体外培养 24 h 后，其转化生长因子-β(transforming growth factor-β，TGF-β)通路以及上皮-间充质转换(epithelial-mesenchymal transition，EMT)诱导子的相关基因发生了显著变化，随后他们测试并确定了针对上述通路的 5 种关键小分子抑制剂，包括 FSK、SB43、DAPT、IWP2 和 LDN193189，即 5C(人原代肝细胞功能维持组合物)。在长达一个月以上的培养过程中，5C 可成功抑制肝细胞的去分化，使得人原代肝细胞保持了原有的正常形态和基因表达模式，并长期维持了白蛋白分泌、尿素合成、药物代谢等肝细胞的生理功能。更有意义的是，这些在体外维持数周生长的人原代肝细胞可成功感染 HBV，不仅表达 HBsAg 和 HBeAg，还能够长期稳定产生 cccDNA 以完成整个病毒复制周期，而核苷类药物和干扰素处理可有效抑制 HBV 的复制。相对于传统遗传学方法介导的重编程，化学小分子能够实现对多个信号通路靶点的精细调控，不但可以避免内源基因修改带来的风险，同时兼具了细胞膜穿透性、可逆性、可控性和易于制造等诸多优点。该工作突破了人原代肝细胞体外难以长期培养的瓶颈，为建立稳定的 HBV 人原代肝细胞体外感染体系提供了简便、高效的方法，使其更好地应用于基础研究及药物研发，对进一步推进慢性乙型肝炎的临床治愈具有重要的意义。

2. 人胚胎肝细胞模型

来源于人胚胎肝脏的胚胎肝细胞可较好模拟成人肝细胞的生物学功能，20～24 周胎龄的胚胎肝细胞培养 2 天后可分泌白蛋白，培养 7 天后细胞内可检测到糖原和 γ-谷氨酰转肽酶。体外培养的胚胎肝细胞可感染患者血清中的 HBV 颗粒，细胞感染率约为 12%。感染后的胚胎肝细胞可以产生乙型肝炎病毒学标志物并释放 Dane 颗粒，来自不同胎龄的胚胎肝细胞对 HBV 感染显示了相似的感染动力学。但原代胚胎肝细胞的分化能力有限，体外长期培养依然非常困难，亦无法克服培养过程中对 HBV 易感性迅速下降的缺点，且胚胎肝细胞的分化状态可能对病毒复制产生影响，因而限制了其在乙型肝炎研究领域中的应用。

(二)HBV 感染肝癌细胞模型

1. HepaRG 细胞模型

2002 年 Gripon 等研究者从一位慢性丙型肝炎合并肝细胞肝癌患者体内分离获取而得到 HepaRG 细胞株。体外加入 DMSO 和类皮质激素的诱导培养过程中，HepaRG 细胞株显示出与正常肝细胞相似的形态和生理学功能，提示其类似于原代肝细胞，可直接感染 HBV，从而突破了诸多肝癌细胞株对乙型肝炎患者血清不易感的局限性，随后十多年中它成为 HBV 研究领域炙手可热的研究工具之一。Hantz 等发现 HepaRG 细胞可缓慢持续感染 HBV，其 cccDNA 持续合成但水平较低，培养上清液中可检测到 HBV 抗原和 HBV DNA。由 HBV 前 S1 区衍生得到的合成肽段能够阻止 HBV 进入 HepaRG 细胞，提示 HepaRG 细胞株可用于研究 HBV 完

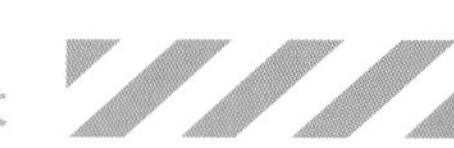

整的生命周期，包括自然条件下病毒吸附、入侵宿主细胞的分子机制及抗体的中和作用等。此外，HepaRG 细胞株也可用于药效评价和药物代谢研究。将 HepaRG 细胞移植至裸鼠，未见明显成瘤效应，但其仍然保持分化功能，并具有成熟肝细胞的生物学特性。HepaRG 细胞模型仍然存在一些不容忽视的缺点，如感染前通常需要长达 4 周的培养分化时间，且依赖较高的 MOI 实现感染等。

2. Hep3B 细胞模型

Hep3B 细胞系建于 1976 年，从一名 8 岁黑人男童的肝癌组织中分离培养而来。通过鉴定，该细胞系自然整合了完整的 HBV 基因组，并能产生一系列的蛋白质产物，如甲胎蛋白(alpha-fetoprotein，AFP)、转铁蛋白(transferrin)、α2 巨球蛋白(alpha2 macroglobulin)、α1 抗胰蛋白酶(alpha1 antitrypsin)、触珠蛋白(haptoglobin)等。Hep3B 细胞染色体模式数目为 60，在裸鼠中能致瘤，体外培养过程中无须进行 G418 抗性筛选，但操作环境需达到二级生物安全实验室的防护标准。

3. SNU-739、SNU-761、SNU-878 和 SNU-886 细胞模型

SNU-739、SNU-761、SNU-878 和 SNU-886 细胞系为 Jae-Ho Lee 等研究者从一名韩国由 HBV 所致的肝癌患者肝组织中分离培养的 4 株肝癌细胞系，均呈贴壁形态生长，分裂时间从 20 h 至 29 h 不等。通过指纹分析发现，4 株细胞系均有 HBV DNA 的整合，均可检测到 HBx、HBc 和 HBs 转录本。SNU-761、SNU-878 和 SNU-886 细胞系可以检测到白蛋白 mRNA 的表达，SNU-878 和 SNU-886 细胞系可以检测到转铁蛋白基因表达，4 株细胞系均不表达胰岛素样生长因子-2(insulin-like growth factor-Ⅱ，IGF-Ⅱ)。

上述来自 HBV 相关肝癌患者的原代肝癌细胞系具有 HBV 感染的自然过程，但均属于肿瘤细胞系，主要应用于研究 HBV 相关肝癌的生物过程及信号转导途径。

(三)利用 NTCP 受体建立的 HBV 感染细胞模型

病毒感染靶细胞必须借助于其细胞表面的受体分子，受体分子的鉴定对理解病毒感染的机制、建立体内外感染模型，以及研发新型抗病毒药物和治疗策略均有重要意义。鉴于体外培养困难、基因组小且重叠编码不同的蛋白质分子、病毒包膜蛋白多次跨膜、有大量亚病毒颗粒等原因，HBV 受体的研究一直面临着巨大的挑战。直到 2012 年，李文辉教授团队发现了钠离子-牛磺胆酸共转运多肽(sodium taurocholate co-transporting polypeptide，NTCP)可以通过与 HBV 包膜蛋白前 S1 抗原特异性结合从而介导 HBV 入侵感染细胞，为 HBV 的肝组织特异性受体分子。进一步参照人 NTCP 受体对猴和小鼠 NTCP 受体相关区域的氨基酸序列进行比对及突变分析，揭示了人 NTCP 受体第 157～165 位氨基酸是其与 HBV 包膜蛋白结合的关键结构域，第 84～87 位氨基酸则是其感染 HBV 所必需的序列。上述研究成果被认为是 HBV 病毒学研究领域近年来取得的一项十分重要的科学进展，得到了国内外同行的广泛认可。

NTCP 受体在 HepG2 和 Huh7 等人肝癌细胞系中的表达水平很低，约为原代肝细胞表达量的 1/10000。NTCP 基因敲除的肝细胞不能感染 HBV，反之，通过构建稳定表达人 NTCP 受体的细胞系，可获得支持 HBV 体外感染研究的细胞模型。基于此思路，表达外源性人 NTCP 受体的细胞系，包括 HepG2-hNTCP、Huh7-hNTCP、HepRG-hNTCP 和 HEK293-hNTCP 等细胞系，相继问世并广泛应用于 HBV 入侵宿主细胞的分子机制研究。研究者们先后发现 GPC5 是存在于肝细胞表面、与 HBV 结合的关键因子；DEAD-box RNA 解旋酶家族成员 DDX3 是影响 HBV 复制的宿主限制性因素；干扰素刺激基因 ISG20、tethrin 可限制 HBV 在宿主细胞间的传递。表达外源性人 NTCP 受体的肝癌细胞系还被应用于研发和筛选靶向阻断 HBV 入侵的抗病毒药物。Myrcludex B 为一种人工合成的乙酰化 Pre S1 短肽，可以结合 NTCP 受体从而阻断 HBV 进入细胞的进程。

(四)HBV稳定转染的肝癌细胞模型

1. HepG2.2.15 细胞模型

用重组载体 pDoLT-HBV-1(含2个头对尾二聚体,以尾对尾方向串联)转染 HepG2 细胞,经 G418 筛选,获得一个分泌高水平 HBeAg 及 HBsAg 的细胞克隆,称之为 HepG2.2.15 细胞株。HBV 在 HepG2.2.15 细胞内复制的持续时间长,细胞可维持传代培养1年,是应用最为广泛的 HBV 细胞模型。HepG2.2.15 细胞株培养上清液中可检测到 HBV DNA 和病毒复制中间体,免疫电镜可观察到 22 nm 球形及杆状颗粒和 42 nm Dane 颗粒,感染黑猩猩后可致典型肝炎症状。该细胞模型的缺点:①HBV 整合于宿主细胞染色体上,非自然感染过程;②病毒复制水平低,且表达不稳定,主要抗原表达量随传代次数的增加而逐渐降低;③类似于其他肿瘤细胞株,对 HBV 患者血清不易感。

2. HepAD38 细胞模型

Ladner 等将对四环素敏感的巨细胞病毒(CMV)启动子连接到 PBR322 质粒上并与 ayw 亚型 HBV DNA 连接成 ptetHBV 质粒,转染 HepG2 细胞获得了 HepAD38 细胞株。由于前 C 区基因受到破坏,HepAD38 细胞株的 HBV DNA 产量比 HepG2.2.15 细胞株高出约 11 倍。HepAD38 细胞株可利用四环素对 HBV 复制进行调控,培养时间仅为 HepG2.2.15 细胞株的一半,适用于研究 HBV 复制过程、复制中间型以及抗 HBV 药物的筛选。Ying 等研究者针对 HBV 的 C 基因(2149~2168 nt)化学合成 siRNA,探讨其对野生株 HBV(由 HepAD38 细胞株分泌)和拉米夫定耐药株 HBV(由 HepAD79 细胞株分泌)的抑制作用。荧光定量 PCR 技术检测 siRNA 转染后 48 h 的干扰效果发现,在 4 mg/L 的浓度下,HepAD38 细胞株和 HepAD79 细胞株 HBV DNA 的水平分别被抑制了 98%和 89%,为临床上拉米夫定耐药株的治疗提供了新策略。

3. HepG2 4A5 细胞模型

纳入外源性启动子的 HBV 基因组转染细胞系虽然有效提高了细胞内病毒相关标志物或复制体的产量,却限制了 HBV 复制调控机制的研究及影响病毒基因表达的信号转导途径的探讨。为克服这一缺陷,Weiss L 等将一个具有复制功能的 HBV 质粒,即 pSPT1.2 xHBV 质粒稳定转染至 HepG2 细胞系,建立了 HepG2 4A5 细胞系。pSPT1.2 xHBV 质粒结构中包含 HBV 的4个主要开放阅读框,均严格受控于各自的基因调控元件。HepG2 4A5 细胞中具有单个、非重排、整合至染色体的 HBV 基因组,细胞质中可以检测到典型的病毒 mRNA,未发现有其他病毒转录本存在。所有病毒基因产物的合成比例均衡,类似于体内病毒复制的特点。从 HepG2 4A5 细胞系中释放出的 Dane 颗粒,其物理特性(电子显微镜下结构、浮力、密度)和生化特性(内源性多聚酶反应、免疫原的反应性)与体内分离出的 Dane 颗粒完全吻合。HepG2 4A5 细胞系可用于研究 HBV 基因产物对病毒复制的调控机制,也可用于抗病毒药物的筛选,并探讨其对病毒复制过程的影响。

4. HepG2/pREP4D/HBV991A 细胞模型

为了在缺乏病毒复制的情况下研究 HBV 相关基因的表达机制,研究者首先剔除了附加型载体 pREP4 表达质粒上的肉瘤病毒长末端重复序列,再引入一段包含 HBV 天然启动子的完全 HBV991 基因组,即完全由自然状态的启动子控制 HBV DNA 的转录,最后将该质粒转染 HepG2 细胞,建立 HepG2/pREP4D/HBV991A 细胞系。该细胞系的培养上清液及细胞裂解物中均可检测到 HBsAg,可用于研究 HBsAg 等 HBV 基因表达产物调控宿主生物学特性的精细过程。

HBV 基因组转染肝细胞系如表 2-1 所示。

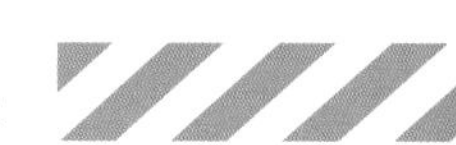

表 2-1 HBV 基因组转染肝细胞系

HBV 细胞系	来源细胞系	HBV 基因组拷贝数/copies	HBV 复制与否	是否整合至宿主基因组	参考文献
HepG2.2.15	HBL	2	是	是	Sells,et al. 1984
HB611	HBL	3	是	是	Tsurimoto,et. al. 1987
HepG2 4A5	HCC	1	是	是	Weiss,et al. 1996
HepAD38	HBL	1	是	是	Ladner,et al. 1997
HepG T14.1	HCC	1	否	是	Livezey,1997
HepG2/HBV991A	HCC	1	否	否	Tzu Chi,2004

(五)原代肝细胞与 HepG2 融合细胞模型

研究者分离人原代肝细胞,使其与经化学诱变剂诱导产生的次黄嘌呤鸟嘌呤磷酸核糖转移酶(HGPRT)基因突变的 HepG2 细胞进行融合筛选,成功建立了兼具自然感染 HBV 能力和体外传代培养能力的原代肝细胞与 HepG2 融合细胞模型。染色体核型分析提示,该杂交细胞株的染色体数目为 99 条,证实为融合细胞。与 HepG2 细胞相比,融合细胞感染 HBV 患者血清第 3 天起,其细胞内即可检测到 HBV 的复制中间产物 HBV cccDNA;第 4 天起,细胞内可检测到 HBV DNA 和 HBcAg,培养上清液中亦有 HBV DNA、HBsAg 和 HBeAg 的持续表达。原代肝细胞与 HepG2 融合细胞为探讨 HBV 入侵肝细胞以及后续的病毒复制过程提供了一个体外细胞研究模型,但其与正常肝细胞相比的遗传学差异,是限制其应用的主要障碍。

(六)HBV 非肝源细胞模型

1980 年以来,研究者在患者胰腺、肾脏、骨髓淋巴母细胞和外周血单个核细胞等肝外组织细胞中陆续发现了 HBV 及其基因产物,不仅为 HBV 感染复发的来源提供了重要线索,还为 HBV 非肝源细胞模型的建立提供了基础和依据。然而,非肝源细胞装配和分泌的 HBV 颗粒与天然状态下的病毒颗粒存在一定的差异,其应用亦通常局限于特定的研究领域。

目前用于转染 HBV 基因的人非肝源细胞系包括 FL5-1 细胞、HeLa 细胞、U937 细胞和树突状细胞等。上述转染细胞系可表达 HBV DNA 及病毒的全部或部分抗原,表明其内环境可支持 HBV DNA 的复制、包装和分泌。HBV 基因在单个核细胞系 U937 和树突状细胞中的成功表达为研究 HBV 在肝外组织的复制机制、探讨免疫系统对 HBV 复制的影响等提供了有力的工具。

为研究 HBV 的宫内感染机制,Yang 等开展了 HBV 体外感染人绒毛膜癌滋养层细胞 JEG3 的实验研究。研究者利用 HBV DNA 大于 10^9 copies/mL 的 HBV 患者血清感染 JEG3 细胞并进行传代。荧光定量 PCR 及 Southern 印迹法检测发现,感染 HBV 的第一代 JEG3 细胞及其培养上清液的病毒载量随着感染时间的延长持续升高,于 120 h 达到高峰。而传代后各代细胞及其培养上清液的病毒载量则随着传代次数的增加不断下降,并于第五代后检测不到。感染细胞上清液 HBsAg 的表达水平也随传代次数的增加依次递减,至第六代后消失。

(七)HBV 在非人类细胞内复制的细胞模型

HBV 在非人类细胞内复制的细胞模型可作为其在人类细胞内复制细胞模型的有益补充。除了人类和非人灵长类动物,目前仅发现树鼩原代肝细胞可自然感染 HBV,但也存在来源困难、实验结果不稳定等缺陷。De Meyer 等研究表明,HBV 可成功进入转染了人肝脏 Ca^{2+} 依赖性磷脂结合蛋白 V 表达质粒的大鼠肝癌细胞系并进行复制,提示成功吸附并穿透靶细胞是跨越 HBV 感染种属屏障的关键,而 HBV 的复制和表达则主要依赖于肝细胞内环境。此外,小鼠成纤维细胞系 NIH3T3 和 LtK、大鼠 Morris 肝癌细胞系 Q7、果蝇细胞和非洲绿猴肾细胞 Vero

等,也是常见的 HBV 转染候选靶细胞。

三、展望

HBV 细胞模型是筛选抗 HBV 药物,研究 HBV 生物学特性及其与宿主细胞间相互作用的必备工具。近年来,HBV 细胞模型的研究取得了令人瞩目的进展,干细胞技术的应用也为细胞模型的建立提供了新思路,但仍有许多局限需要突破:①尚缺乏能够形成较高 HBV cccDNA 水平的细胞模型;②稳定表达外源性人 NTCP 受体的肝癌细胞系仅能部分反映人原代肝细胞的特性;③细胞模型诱导分化的过程较为复杂,且对感染病毒滴度的要求不一致。今后 HBV 细胞模型的研发应借鉴相关病毒学、分子生物学等领域的最新进展,积极探寻既可直接感染患者血清,又适用于转染,接近肝细胞生理状态并能稳定表达乙型肝炎病毒学标志物的细胞模型,这对研究 HBV 的生物学特性、感染机制及抗病毒药物的筛选和致癌机制具有重要意义。

参考文献

[1] Sureau C,Romet-Lemonne J L,Mullins J I,et al. Production of hepatitis B virus by a differentiated human hepatoma cell line after transfection with cloned circular HBV DNA[J]. Cell,1986,47(1):37-47.

[2] Delaney W E,Isom H C. Hepatitis B virus replication in human HepG2 cells mediated by hepatitis B virus recombinant baculovirus[J]. Hepatology,1998,28(4):1134-1146.

[3] Delaney W E,Miller T G,Isom H C,et al. Use of the hepatitis B virus recombinant baculovirus HepG2 system to study the effects of(-)-β-2′,3′-dideoxy-3′-thiacytidine on replication of hepatitis B virus and accumulation of covalently closed circular DNA[J]. Antimicrob Agents Chemother,1999,43(8):2017-2026.

[4] Delaney W E,Edwards R,Colledge D,et al. Cross-resistance testing of antihepadnaviral compounds using novel recombinant baculoviruses which encode drug-resistant strains of hepatitis B virus[J]. Antimicrob Agents Chemother,2001,45(6):1705-1713.

[5] He T C,Zhou S,da Costa L T,et al. A simplified system for generating recombinant adenoviruses[J]. Proc Natl Acad Sci U S A,1998,95(5):2509-2514.

[6] Guidotti L G,Matzke B,Schaller H,et al. High-level hepatitis B virus replication in transgenic mice[J]. J Virol,1995,69(10):6158-6169.

[7] Sprinzl M F,Oberwinkler H,Schaller H,et al. Transfer of hepatitis B virus genome by adenovirus vectors into cultured cells and mice:crossing the species barrier[J]. J Virol,2001,75(11):5108-5118.

[8] Galle P R,Hagelstein J,Kommerell B,et al. In vitro experimental infection of primary human hepatocytes with hepatitis B virus[J]. Gastroenterology,1994,106(3):664-673.

[9] Gripon P,Diot C,Guguen-Guillouzo C. Reproducible high level infection of cultured adult human hepatocytes by hepatitis B virus:effect of polyethylene glycol on adsorption and penetration[J]. Virology,1993,192(2):534-540.

[10] Ochiya T,Tsurimoto T,Ueda K,et al. An in vitro system for infection with hepatitis B virus that uses primary human fetal hepatocytes[J]. Proc Natl Acad Sci U S A,1989,86(6):1875-1879.

[11] Knowles B B,Howe C C,Aden D P. Human hepatocellular carcinoma cell lines secrete the major plasma proteins and hepatitis B surface antigen[J]. Science,1980,209(4455):497-499.

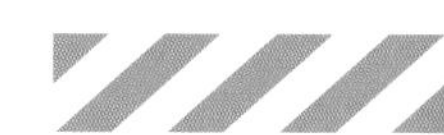

[12] Aden D P, Fogel A, Plotkin S, et al. Controlled synthesis of HBsAg in a differentiated human liver carcinoma-derived cell line[J]. Nature, 1979, 282(5739): 615-616.

[13] Darlington G J, Kelly J H, Buffone G J. Growth and hepatospecific gene expression of human hepatoma cells in a defined medium[J]. In Vitro Cell Dev Biol, 1987, 23(5): 349-354.

[14] Iser D M, Warner N, Revill P A, et al. Coinfection of hepatic cell lines with human immunodeficiency virus and hepatitis B virus leads to an increase in intracellular hepatitis B surface antigen[J]. J Virol, 2010, 84(12): 5860-5867.

[15] Lee J H, Ku J L, Park Y J, et al. Establishment and characterization of four human hepatocellular carcinoma cell lines containing hepatitis B virus DNA [J]. World J Gastroenterol, 1999, 5(4): 289-295.

[16] Walters K A, Tipples G A, Allen M I, et al. Generation of stable cell lines expressing lamivudine-resistant hepatitis B virus for antiviral-compound screening[J]. Antimicrob Agents Chemother, 2003, 47(6): 1936-1942.

[17] Delaney W E 4th, Edwards R, Colledge D, et al. Cross resistance testing of antihepadnaviral compounds using novel recombinant baculoviruses which encode drug-resistant strains of hepatitis B virus[J]. Antimicrob Agents Chemother, 2001, 45(6): 1705-1713.

[18] Sprinzl M F, Oberwinkler H, Schaller H, et al. Transfer of hepatitis B virus genome by adenovirus vectors into cultured cells and mice: crossing the species barrier[J]. J Virol, 2001, 75(11): 5108-5118.

[19] Ren S, Nassal M. Hepatitis B virus (HBV) virion and covalently closed circular DNA formation in primary tupaia hepatocytes and human hepatoma cell lines upon HBV genome transduction with replication-defective adenovirus vectors[J]. J Virol, 2001, 75(3): 1104-1116.

[20] Melegari M, Scaglioni P P, Wands J R. The small envelope protein is required for secretion of a naturally occurring hepatitis B virus mutant with pre-S1 deleted[J]. J Virol, 1997, 71(7): 5449-5454.

[21] Ying C, De Clercq E, Neyts J. Selective inhibition of hepatitis B virus replication by RNA interference[J]. Biochem Biophys Res Commun, 2003, 309(2): 482-484.

[22] Gripon P, Rumin S, Urban S, et al. Infection of a human hepatoma cell line by hepatitis B virus[J]. Proc Natl Acad Sci U S A, 2002, 99(24): 15655-15660.

[23] Gripon P, Cannie I, Urban S. Efficient inhibition of hepatitis B virus infection by acylated peptides derived from the large viral surface protein[J]. J Viro, 2005, 79(3): 1613-1622.

[24] Hantz O, Parent R, Durantel D, et al. Persistence of the hepatitis B virus covalently closed circular DNA in HepaRG human hepatocyte-like cells[J]. J Gen Virol, 2009, 90(Pt 1): 127-135.

[25] Guillouzo A, Corlu A, Aninat C, et al. The human hepatoma HepaRG cells: a highly differentiated model for studies of liver metabolism and toxicity of xenobiotics[J]. Chem Biol Interact, 2007, 168(1): 66-73.

[26] Weiss L, Kekulè A S, Jakubowski U, et al. The HBV-producing cell line HepG2-4A5: a new in vitro system for studying the regulation of HBV replication and for screening

anti-hepatitis B virus drugs[J]. Virology,1996,216(1):214-218.

[27] 王爱华,马立宪,江渊,等. HBV适应性杂交细胞株的建立和初步研究[J]. 山东大学学报(医学版),2008,46(4):374-378.

[28] Seifer M,Heermann K H,Gerlich W H. Replication of hepatitis B virus in transfected nonhepatic cells[J]. Virology,1990,179(1):300-311.

[29] De Meyer S,Gong Z J,Hertogs K,et al. Influence of the administration of human annexin V on in vitro binding of small hepatitis B surface antigen to human and to rat hepatocytes and on in vitro hepatitis B virus infection[J]. J Viral Hepat,2000,7(2):104-114.

[30] Tang H,McLachlan A. Transcriptional regulation of hepatitis B virus by nuclear hormone receptors is a critical determinant of viral tropism[J]. Proc Natl Acad Sci U S A,2001,98(4):1841-1846.

[31] Si-Tayeb K,Noto F K,Nagaoka M,et al. Highly efficient generation of human hepatocyte-like cells from induced pluripotent stem cells[J]. Hepatology,2010,51(1):297-305.

[32] Ding Y,Ma L,Wang X Z,et al. In vitro study on hepatitis B virus infecting human choriocarcinoma JEG3 cells and its mechanism[J]. Intervirology,2011,54(5):276-281.

[33] Xiang C,Du Y,Meng G,et al. Long-term functional maintenance of primary human hepatocytes in vitro[J]. Science,2019,364(6438):399-402.

[34] Yan H,Zhong G,Xu G,et al. Sodium taurocholate co-transporting polypeptide is a functional receptor for human hepatitis B and D virus[J]. Elife,2012,1:e00049.

[35] Ni Y,Lempp F A,Mehrle S,et al. Hepatitis B and D viruses exploit sodium taurocholate co-transporting polypeptide for species-specific entry into hepatocytes[J]. Gastroenterology,2014,146(4):1070-1083.

[36] Watashi K,Urban S,Li W,et al. NTCP and beyond:opening the door to unveil hepatitis B virus entry[J]. Int J Mol Sci,2014,15(2):2892-2905.

[37] Verrier E R,Colpitts C C,Bach C,et al. A targeted functional RNA interference screen uncovers glypican 5 as an entry factor for hepatitis B and D viruses[J]. Hepatology,2016,63(1):35-48.

[38] Michailidis E,Pabon J,Xiang K,et al. A robust cell culture system supporting the complete life cycle of hepatitis B virus[J]. Sci Rep,2017,7(1):16616.

[39] Ko C,Lee S,Windisch M P,et al. DDX3 DEAD-box RNA helicase is a host factor that restricts hepatitis B virus replication at the transcriptional level[J]. J Virol,2014,88(23):13689-13698.

第四节　乙型肝炎重症化的动物模型

王晓晶　杨道锋

因为HBV宿主范围非常狭窄,而且有明显的嗜肝性,所以建立合适的HBV感染动物模型很困难。理想动物模型的缺乏严重制约着对HBV致病机制、治疗及病毒清除等方面的研究。肝衰竭是一种临床严重综合征,其发病机制、病理生理学复杂,临床治疗手段有限,疗效差,也亟

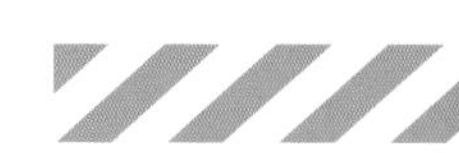

须动物模型来进行深入的研究。乙型肝炎重症化发生、发展过程中的各种生化、免疫、病理异常比其他原因引起的肝衰竭更为复杂，治疗也有明显的不同，寻找能反映这些改变的动物模型是肝病研究的一大挑战。

一、乙型肝炎动物模型

(一)HBV 感染黑猩猩及其他灵长类模型

HBV 感染黑猩猩是唯一较为理想的 HBV 自然感染动物模型。实验表明，4 种亚型(adw、adr、ayw、ayr)HBsAg 阳性血都可成功感染黑猩猩，且感染后可在黑猩猩的血中检出相同亚型的 HBsAg，其中以 adr 亚型的致病性较强。用戊二醛聚合不同种属动物的多聚白蛋白与 HBsAg 颗粒和 Danc 颗粒，然后测定 HBsAg 上的多聚人血清白蛋白受体(PHSA-R)的种属差异，发现只有对 HBV 易感的物种(人和黑猩猩)的多聚白蛋白才能与 HBsAg 颗粒和 Dane 颗粒上的 PHSA-R 特异性结合，此后当接触肝细胞表面的 PHSA-R，便可形成 HBV 侵入肝细胞膜的“桥梁”，参与 HBV 的感染过程；非易感动物如猪、羊、马、猫、鼠和小鼠等的多聚白蛋白均不能与 HBsAg 颗粒结合。这种 PHSA-R 的种属差异可能是 HBV 感染的种属差异性的重要原因之一。

HBV 感染黑猩猩模型是很成功的，也得到了公认。但由于黑猩猩为珍稀动物，较少用于实验。其他灵长类也是较理想的实验动物，如恒河猴感染 HBV 后，血清中 HBsAg 和 HBV 呈阳性，但在急性期未出现谷丙转氨酶异常升高和肝脏损害，且敏感性低于黑猩猩。猕猴感染 HBV 后肝组织有类似于人乙型肝炎的病理改变，免疫组织化学法与原位杂交法检测结果相吻合。实验研究发现，西里伯类人猿、长尾黑颚猴、白脸猴、疣猴、新域猴、长臂猿、狒狒、平顶猴及蜘蛛猴等均可用 HBV 感染成功获得乙型肝炎动物模型，在它们体内均可检测出 HBsAg、HBsAb、HBcAb、HBV DNA。

(二)HBV 感染大、小鼠模型

1. HBV 转基因小鼠模型

该模型是通过受精卵显微注射法将不同长度的 HBV 基因导入小鼠受精卵内，随机整合后经非嵌合体途径建立的小鼠品系。HBV 转基因小鼠模型目前可分为转 HBV 基因部分片段(如 X、C 和 PreS/S 基因片段)、转 HBV 基因全长等类型。在成功的模型中，这些基因片段可在小鼠体内稳定遗传，并可能形成病毒颗粒。有研究显示 ayw 亚型 C57BL/6J-HBV 转基因小鼠的肝脏局部有明显的炎症反应，肝细胞肿胀、有毛玻璃样变性，细胞质内有嗜酸性小体，局部可见巨核肝细胞。免疫组织化学显示小鼠肝组织内有呈胞质型分布的 HBsAg。另有报道，在 HBV 转基因小鼠肝细胞内可检出 HBV DNA。宿主对 HBV 感染产生免疫耐受从而不引发体内的免疫清除，是 HBV 感染后形成慢性化的主要机制之一。转基因小鼠对 HBV 抗原处于免疫耐受状态，因此适于研究感染慢性化的形成机制。

2. 感染 HBV 的免疫缺陷鼠模型

免疫缺陷鼠是指由于先天性遗传突变或用人工方法造成的一种或多种免疫系统组成成分缺陷的动物。用免疫缺陷鼠构建的人鼠嵌合肝脏模型可用于研究病毒性肝炎的发病机制及探讨肝炎的治疗策略。Ilan 等给正常小鼠大剂量全身照射以消除小鼠的免疫活性，再将严重联合免疫缺陷(SCID)鼠的骨髓细胞移植给该小鼠，使后者的骨髓细胞及红细胞系得以再生，最后将已感染 HBV 的人肝组织移植到该小鼠肝脏，构建成与人自然感染 HBV 过程相似的 HBV 三聚体小鼠模型。研究发现，在移植 1 个月后，三聚体小鼠体内存活的人肝细胞可重现 HBV 自然感染人体时的复制过程。该类模型还有许多其他制备方法的报道，如将正常人的肝细胞注入 uPA(尿激酶型纤溶酶原激活物)免疫缺陷的小鼠肝内，再给该小鼠接种 HBV；用竞争性抗 c-

Met 抗体处理非肥胖型糖尿病小鼠,并将原代人肝细胞移植到小鼠肾球囊基底膜,同时给小鼠接种 HBV;将 uPA 转基因鼠与 RAG-2 敲除鼠进行交配,所得 13~21 日龄杂合子作为移植受体,将人肝细胞注入脾内,2 天后皮下注射 20 μL HBV 血清;将 Fah(-/-)小鼠与 RAG-2(-/-)/Il2rg(-/-)小鼠杂交培育出 Fah(-/-)/RAG-2(-/-)/Il2rg(-/-)(FRG)小鼠,这种小鼠缺失延胡索酰乙酰乙酸水解酶(Fah)、Rag2 及白细胞介素 2 受体 γ 链(IL-2R γc)基因,可建立有效的 HBV 感染,HBV 持续扩增可达 6 个月;将纯化的鼠肝炎病毒 3 型经腹腔注入近交系 C3H/HeJ 小鼠体内,建立了与人类病毒性肝炎的发生、发展极为相似的病毒性肝炎动物模型。

3. 水动力转染法构建的 HBV 转染小鼠模型

水动力转染法是指从小鼠尾静脉快速注射大量含目的基因的生理盐水,从而实现外源基因在小鼠体内的高效表达。水动力转染法转入体内的基因以肝细胞中产物表达水平最高,一次注射可转染 40% 的肝细胞。该方法目的基因的表达水平与小鼠体重、注射溶液的体积、注射持续时间以及 DNA 的含量等因素直接相关。研究发现注射的最佳溶液剂量为小鼠体重的 8%~12%,注射持续时间以小于 5 s 最佳,但质粒报告基因在体内的表达时间较短。1990 年,Wolff 等首次将外源基因注射入小鼠骨骼肌细胞以证明该部位可以表达此基因。1996 年,Budker 等从肝门静脉注射大量质粒 pCMVGH 后,在肝细胞中能检测到质粒 DNA 的表达产物。1999 年,Liu 等从小鼠尾静脉短时间内注射大量质粒 DNA,也在肝细胞中检测到转入的报告基因表达产物。此后,该方法被正式命名为水动力转染法。2002 年,Yang 等通过水动力转染法在免疫缺陷小鼠中转染 pT-MCS-HBV1.3 质粒,建立了急性乙型肝炎动物模型。2006 年 Huang 等通过水动力转染法将 PAAV-1.2-HBV-A 质粒转染到小鼠体内,成功构建了慢性乙型肝炎动物模型。

4. 重组载体介导的小鼠模型

AAV 是一种低致病性和免疫原性的基因靶向载体,可长期表达外源基因。应用重组 AAV(recombinant AAV,rAAV)建立的小鼠模型可产生 cccDNA,该小鼠模型被广泛应用于 HBV 复制研究。在应用 AAV2/8 构建的 HBV 转染小鼠模型中,血清 HBsAg、HBeAg 及 HBV DNA 可持续存在 1 年以上。AAV-HBV 小鼠可用于研究 HBV 免疫耐受的形成机制及筛选评估 HBV 免疫治疗的方法。在 rAAV 2/8-HBV 感染的 C3H/HeN 小鼠中,发现 4 周 GW4064 的处理可降低成年小鼠 HBV DNA 和 HBsAg 水平,而 FXRα 的表达与胆汁酸活化的生理平衡是调节 HBV 感染的关键宿主代谢途径。

5. HBV 感染大鼠模型

谭龙益等将经磷酸钙沉淀的含 3.2 kb 全序列 HBV DNA 的 HBV PCNCX 质粒直接导入大鼠肝脏,成功建立了 HBV 感染模型,在该鼠血清中检测到 HBsAg 和 HBeAg,肝细胞中 HBV mRNA 及 HBsAg 得到表达。Wu 等将人肝细胞移植到有免疫活性的 SD 大鼠体内,再接种 HBV,成功建立了 HBV 感染模型,3 周后即可在血清中检测到 HBsAg 含量稳定上升,HBV DNA 可至少持续存在 60 天;同时大鼠肝组织中出现 HBV RNA,免疫荧光检测提示大鼠肝细胞含染色阳性的 HBcAg。蒋黎等用与 Wu 类似的方法成功建立了 Wistar 大鼠乙型肝炎模型,人肝细胞在大鼠肝组织中存活,人肝细胞型细胞角蛋白和 HBsAg 在该模型肝组织中得到了表达。

目前与 HBV 感染有关的大、小鼠模型存在的主要问题如下:①HBV 转基因小鼠的 HBV DNA 已整合到小鼠所有细胞的染色体上,与 HBV 自然感染人体的状态有所不同;②转基因小鼠具有遗传不稳定性;③大、小鼠由于肝内缺乏 cccDNA 病毒转录模板,进入鼠肝细胞内的 HBV 复制时不具有完整的生活周期,因此不能完全模拟出 HBV 在人体内的复制过程;④用免疫缺陷鼠建立的 HBV 感染模型不适用于免疫清除机制的研究;⑤人鼠嵌合肝脏模型中人肝细

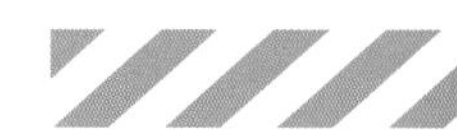

胞的存活数量较少。

（三）HBV 感染鸭模型

鸭是鸭乙型肝炎病毒（duck hepatitis B virus，DHBV）的自然宿主，先天性或幼年感染的雏鸭可发展成持续性 DHBV 感染。国内各地采用当地成熟或雏麻鸭，如重庆麻鸭、广州麻鸭、北京麻鸭等感染造成鸭急性肝坏死模型或纤维化模型。具体方法是以 DHBV 阳性血清 0.2 mL 经足静脉感染雏鸭，即可在鸭肝组织中检测到 DHBV DNA。慢性感染的形成与雏鸭免疫系统发育尚未完善有关，即不同日龄的鸭肝细胞对 DHBV 易感性不同。在 DHBV 感染雏鸭 2 周后，可检测到鸭血清中 DHBsAg 和 DHBV DNA，阳性率分别为 53.1％和 56.3％，8 周时两者的阳性率分别为 70.9％和 74.2％。感染 DHBV 的鸭还可能将病毒垂直传播给仔鸭。姚云清等用 HBV DNA 转染的原代鸭肝细胞与 DHBV 感染的原代鸭肝细胞进行比较，发现两者的复制与表达相似，推测 DHBV 感染可能无严格的种属特异性限制，但对肝细胞内环境有很强的依赖性。DHBV 属禽类嗜肝病毒，与人 HBV 在结构上有较大差别，DHBV 只感染鸭，而不能感染人，反之亦然。因此 DHBV 在鸭体内的感染、复制过程与 HBV 在人体内的过程可能有较多不同，所以此模型仍不能很好地再现人的 HBV 感染过程。

（四）土拨鼠肝炎模型

土拨鼠（woodchuck）是土拨鼠肝炎病毒（woodchuck hepatitis virus，WHV）的自然宿主。WHV 是 HBV 被发现后第一个被研究的动物嗜肝病毒，该病毒在基因同源性、传染方式、疾病转归、肝癌发生率等方面较 DHBV 更类似于人 HBV，且土拨鼠为哺乳动物，其药物代谢比鸟类更近似于人类，是评价抗 HBV 效果的较好模型。土拨鼠模型可用先天感染的土拨鼠，鼠龄 1～4 岁。实验前预测血清 WHV DNA 或 WHV DNA 聚合酶（WHV DNAP）水平，一般 1～2 岁龄土拨鼠血清 WHV DNAP 滴定较高（大于 1000 cpm）；3～4 岁龄土拨鼠血清 WHV DNAP 水平为中等或低下（500～1000 cpm 或小于 500 cpm）。土拨鼠的慢性 WHV 感染类似于人 HBV 感染，可发展成严重的肝炎及肝癌，因此适用于研究嗜肝病毒自限性及慢性感染的发病机制。采用土拨鼠模型研究发现，动物感染 WHV 的年龄和 WHV 的不同亚型是感染后慢性化的关键，通过感染新生的土拨鼠能够得到大量的慢性 WHV 携带者。Coffin 等发现 WHV 可由感染的母体动物垂直传播，感染的仔动物表现为新生期无症状，血清中 WHsAg、抗 WHc 及抗 WHs 均为阴性，但巢式 PCR 及 Southern 印迹法可检测到 WHV DNA 持续存在至动物成年。

土拨鼠属啮齿目动物，不易获得，不易饲养，价格较贵，且 WHV 和 HBV 在分类、结构和生物学功能等方面不完全相同，故在研究 HBV 感染机制及复制过程时，土拨鼠肝炎模型的应用受到一定限制。目前多数药物仍用鸭乙型肝炎模型做体内评价。

（五）HBV 感染树鼩动物模型

树鼩是一种形似松鼠的小型哺乳动物，体形小，在生物进化上高于土拨鼠、鸭等，属于低等灵长类动物，更接近人类。树鼩可经野外合法捕获后喂养或人工繁育生长，因其价廉易得、个体小、易操作等，在医学研究中的应用日趋广泛。给成年树鼩接种人 HBV 感染血清 7～12 周后，可在成年树鼩血清中观察到 HBsAg 及 Dane 颗粒，肝组织学显示轻度肝炎改变，血清转氨酶活性显著增高，表明成年树鼩可感染 HBV。另有研究发现，成年树鼩的 HBV 感染多为急性自限性感染。HBV 在多数感染动物体内存在的时间较短，并且多数感染动物出现的肝组织病理改变较轻微，难以形成慢性肝炎或慢性 HBV 携带状态，而且动物接种 HBV 后的感染率亦不够稳定，因此 HBV 感染树鼩模型有待进一步完善。

（六）其他嗜肝病毒及相关动物模型

与 HBV 同属嗜肝病毒科的还有地松鼠肝炎病毒（GSHV）、北极地松鼠肝炎病毒（AGSHV）、树松鼠肝炎病毒（TSHV）、雪鹅肝炎病毒（SGHBV）、苍鹭乙型肝炎病毒（HHBV）、白鹳肝炎病毒(STHBV)等,其中以地松鼠感染 GSHV 模型的研究较多。GSHV 在结构和抗原性方面与 HBV 有一定的同源性,但感染 GSHV 的地松鼠肝脏病变轻微,而且 GSHV 的致肝癌率较低,不宜用于 HBV 感染后致肝癌的研究。

综上所述,虽然目前用于乙型肝炎相关研究的动物模型有了较大研究进展,但尚未建立起在生物学分类上与人类相近,并具有感染率高、感染维持时间长、感染后肝组织的病理改变类似于人乙型肝炎改变的经济、适用的动物模型。应用目前这些动物模型进行人 HBV 感染、复制和药物治疗等方面的研究时,受到一定程度的限制。因此,建立对 HBV 易感并且具有与人感染 HBV 后相同或相似的肝组织病理改变及疾病转归的动物模型是今后研究的热点。

二、急性肝衰竭的动物模型

急性肝衰竭(acute liver failure,ALF)是由多种原因引起的肝细胞急性大量坏死和严重肝功能损伤的临床综合征。其发病机制非常复杂,迄今未能完全阐明,而不同的病因引起的 ALF 的发病机制不甚相同。为了更好地研究 ALF 的发病机制及治疗,建立合适的 ALF 动物模型至关重要。建立 ALF 动物模型的方法主要有病毒诱导法、化学药物诱导法和外科手术诱导法,基因敲除诱导法制备肝衰竭动物模型亦有少数研究。以化学药物诱导法和外科手术诱导法以及两种方法合用的报道较多,但病毒诱导法更适合乙型肝炎重症化的研究,也是今后重点研究的方向。

(一)急性肝衰竭的病毒模型

病毒诱导法更适合乙型肝炎重症化的研究,但目前的相关报道并不多,有待进一步发展完善。目前主要有转基因小鼠的炎性肝细胞坏死模型、鼠肝炎病毒 3 型(MHV-3)感染模型和兔出血症病毒模型。其中以宁琴教授等建立的 MHV-3 感染近交系小鼠毒株依赖性暴发性肝衰竭模型较为成功。

1. MHV-3 感染的肝衰竭动物模型

MHV 属冠状病毒科,是一组单股正链 RNA 病毒,基因组长为 32 kb。此组病毒影响的动物宿主包括啮齿动物、猪、牛、鸟、猫和狗。不同鼠肝炎病毒株表现出不同的器官嗜性,MHV-3 为嗜肝性病毒,MHV-JHM 具有嗜神经性,MHV-A59 具有嗜肝性和嗜神经性。用 T1 寡核苷酸图谱分析发现,MHV-3 和 MHV-A59 的基因组序列中仅有少数几处存在差异。这种基因组序列上的差异可能构成了 MHV-3 较 MHV-A59 更具嗜肝性的因素。MHV-3 在不同种系小鼠引起的肝病临床表型各异,基于此点将被感染小鼠归类为耐受系、敏感系和半敏感系。敏感系小鼠(BALB/cJ、C57B/6J 和 DBA)感染 MHV-3 后发展成急性暴发性肝炎并在 5～7 天内死亡,耐受系小鼠(A/J)感染 MHV-3 则不表现出任何临床症状。急性感染 MHV-3 存活下来的半敏感系小鼠最终出现消瘦综合征(wasting syndrome),表现为体重下降、脱发、油性毛发和麻痹。此期间可在脑、肝、脾和淋巴结等组织内分离到病毒。

取 BALB/cJ 或其他敏感系小鼠,行腹腔注射 200 μL MHV-3(0.5 PFU/μL),注射后常规摄取食物、水。MHV-3 感染敏感系小鼠后,小鼠最初的异常表现是肝脏微循环改变,肝窦区内出现微血栓形成和血管炎,最终引起肝细胞水肿和坏死。这些变化在 MHV-3 感染 BALB/cJ 小鼠后 6～12 h 即可观察到,出现在病毒复制高峰前 24～48 h。MHV-3 致肝衰竭机制如下:①激活单核-巨噬细胞:MHV-3 感染敏感系小鼠 BALB/cJ 后,病毒在肝内外大量复制,24～48 h 可见大量炎性细胞激活,产生高浓度的促炎性细胞介质,包括 IL-1、TNF、白三烯 B4(LTB4)和 TGF-β。Northern 印迹法显示敏感系小鼠巨噬细胞感染 MHV-3 后 IL-1 和 TNF mRNA 转录水平显著高于耐受系小鼠巨噬细胞感染 MHV-3 后的水平。②诱导肝血窦微血栓形成导致微循环障碍,局部纤维素沉积,最终肝细胞坏死并丧失功能。MHV-3 感染小鼠后单核-巨噬细胞和内皮细胞可表达一种新的凝血酶原酶 mfgl2,该凝血酶原酶特异性裂解凝血酶原成为有活

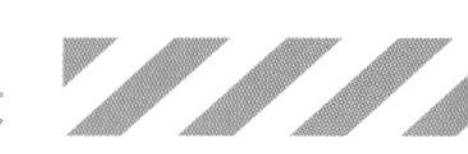

性的凝血酶，引起肝内微循环异常和肝窦区内微血栓形成。肝脏微循环异常与 mfgl2 的高度表达一致。应用一组重组纯系小鼠进行遗传学分析发现，小鼠对 MHV-3 诱发暴发性肝炎的敏感性或耐受性与 mfgl2 凝血酶原酶的产生密切相关。上述两种机制是相互联系的，过程可能是敏感系小鼠感染 MHV-3 后巨噬细胞产生大量促炎性细胞介质，这些促炎性细胞介质可引起血管收缩增强，白细胞黏附于血管内皮细胞，上调巨噬细胞和内皮细胞 mfgl2 凝血酶原酶的产生，最终导致肝窦区内微血栓形成和局部缺氧，进而引起急性肝衰竭。

2. 转基因小鼠模型

Chisari 等建立了 HBsAg 转基因小鼠的炎性肝细胞坏死模型来研究 HBV 诱导的暴发性肝炎，向该小鼠体内注射 MHC-Ⅰ类分子限制性 HBsAg 特异性的脾细胞及 CTL 克隆可以诱发急性炎性坏死性肝脏病变。HBsAg 转基因小鼠为研究暴发性肝衰竭的发病机制提供了一种较好的模型，但此模型体内没有病毒复制，与临床情况有明显不同，因而有其局限性。MHV-3 在同种近交系小鼠中诱导的暴发性肝炎为研究病毒诱导的暴发性肝衰竭发病机制又提供了一个极好的模型。

3. 兔出血症病毒模型

兔出血症病毒(rabbit hemorrhagic disease virus，RHDV)属嵌杯病毒科兔嵌杯病毒属。本病毒只感染家兔和野兔，用 10^4 血凝素单位的 RHDV 攻击兔可引起明显的肝坏死和全身多系统出血，因此有人用此构造了 ALF 模型，并取得成功。其缺点是仅限于用兔造模，且动物也可能死于肺出血等其他原因。

（二）急性肝衰竭的化学药物模型

1. 四氯化碳(carbon tetrachloride，CCl_4)

四氯化碳是经典的药物性肝损害造模药物，对肝脏的毒性作用强大而肯定，能准确反映肝细胞功能、代谢及形态学变化，重复性好且经济。可以通过动脉内注射、门静脉内注射、胃灌注、皮下注射、腹腔注射、尾静脉注射等多种途径给药。常用的造模方法如下：①应用 4 mL/kg 四氯化碳剂量灌胃可诱发 SD 大鼠(250～320 g)发生急性肝衰竭(ALF)，死亡率达 85%；②20%四氯化碳溶于液状石蜡，大鼠腹膜内注射 5 mL/kg；③80%四氯化碳溶于玉米油，大鼠单次腹腔内注射 1.5 mL/kg，也可以相同剂量溶于橄榄油后经腹腔注射；④对大型动物猪(15～20 kg)用 0.5 mL/kg 联合苯巴比妥钠(8 mg/mL)灌胃 3 天可造成 ALF 模型。四氯化碳法的主要缺点：①动物个体间差异较大，不易找到该药物的量效关系，动物的反应难以控制；②不常出现肝性脑病，虽然动物的意识状态被抑制，但未见明显的Ⅲ～Ⅳ期肝性脑病；③四氯化碳对肝脏的选择性差，胃肠给药或肌内注射给药都能造成肝、肺、肾等多脏器的改变，特别是对肺、肾的损害，使动物经常直接死于其他器官损害；④四氯化碳安全范围较窄，使用剂量很难把握，应用后动物的存活时间短，所以较少应用于肝衰竭的动物造模，特别是造模后需要较长时间观察的课题。许多力求使四氯化碳的毒性作用仅局限于肝脏的努力，如改变给药途径等，都未获得成功。目前单独以四氯化碳来建立 ALF 模型的较少，但在一些联合制模方法中仍被采用。

2. D-氨基半乳糖(D-galactosamine，D-Gal)

D-Gal 是一种肝脏选择性毒物，通过半乳糖途径在肝脏内进行代谢，它使细胞内尿嘧啶核苷减少而阻断转录过程，进而影响肝细胞 RNA 的代谢，导致蛋白质合成减少，最终引起肝细胞的凋亡和坏死。研究发现，一次性腹腔内注射 1.4 g/kg 的 D-Gal 可导致大鼠 ALF，表现为血浆中 ALT、AST、TBil、碱性磷酸酶(ALP)、血氨的升高和凝血酶原时间的延长，以及肝脏组织学的变化，并且发现随着剂量的加大，大鼠生存率降低，说明 D-Gal 导致的肝脏损害是剂量依赖性的。目前以 1.4 g/kg 的剂量应用最多，效果也最佳。在一些大动物模型中，将 0.75 g/kg 的 D-Gal溶解在 5%的葡萄糖溶液中，使其浓度达到 0.05 g/L，过滤法消毒后将其 pH 校正到6.8，立即经颈静脉注射到全身麻醉的动物体内,可以检测到严重的肝细胞坏死。D-Gal 法的优点:①病变仅限于肝脏,不涉及其他器官;②剂量控制在一定范围之内,出现的肝损害表现与临床病毒性肝衰竭的症状、生物化学、组织学表现接近;③给药方便,重复性好,终点明确,具有可逆性;④不造成环境污染及人体伤害,不需特殊的实验操作保护措施。其对肝衰竭、肝性脑病、人工肝支持系统的评价研究有重要价值,可用于建立一种较为理想的肝衰竭动物模型,特别适合药物性肝衰竭的研究。D-Gal 在应用中主要的受限因素是价格昂贵,大型动物猪或犬建立模型所需剂量较大,且需应用近交系动物来保证可重复性,故实验花费大,同时存在模型动物生存时间短,有潜在的不可逆性及稳定性较差的问题。

3. 脂多糖(lipopolysaccharides,LPS)

目前认为,LPS 主要不是通过对肝细胞产生直接毒性作用,而是通过激活 Kupffer 细胞,释放一系列介质,导致肝细胞损害。LPS 对肝脏的毒性影响主要表现为促进肝星状细胞(hepatic stellate cell,HSC)分泌多种炎症因子,如 TNF-α、IL-1β 和 IL-6 等。这些炎症因子特别是 TNF-α 可造成肝细胞凋亡及炎性细胞的浸润,浸润的炎性细胞可进一步造成肝细胞损伤,形成恶性循环。

小剂量 LPS 诱导 D-Gal 致敏大鼠发生 ALF,是国内外学者普遍认可和使用的造模方法。联合应用 LPS 可以减少 D-Gal 的用量,两药有明显协同作用。也有研究证实,D-Gal 的单独应用,并不会造成动物死亡,它的主要作用在于耗竭肝细胞内尿嘧啶核苷储备而大大增强 LPS 的肝毒性。有实验用 10 μg/kg 的 LPS(700 mg/kg)作用于 D-Gal 致敏小鼠,可导致小鼠急性肝损伤。

4. 对乙酰氨基酚(paracetamol)

对乙酰氨基酚又名醋氨酚(acetaminophen),对乙酰氨基酚过量是在美国和大多数欧洲国家导致 ALF 最常见的原因。治疗剂量时,对乙酰氨基酚约 60%与葡萄糖醛酸结合,35%与硫酸结合,形成无毒产物通过肾脏排出体外。少量的经 P450 混合功能氧化酶作用生成 N-乙酰对位苯醌亚胺(NAPQI),后者与谷胱甘肽的巯基反应,不产生明显的毒性。过量时,前两条代谢途径饱和,大量对乙酰氨基酚经混合功能氧化酶代谢,导致 NAPQI 生成增多,使肝脏的谷胱甘肽耗竭,引起肝小叶中央性坏死,诱发 ALF,表现为 ALT 和 AST 升高、凝血酶原时间延长、肝细胞坏死等。

不同动物对乙酰氨基酚模型的制备方法如下。①鼠科动物:多选用小鼠和大鼠,也有用仓鼠的,随研究目的而异,剂量在 200~1000 mg/kg 不等。研究发现,口服剂量在 500 mg/kg,死亡率为 43%,剂量在 1 g/kg,死亡率为 100%,但后者的死亡不全由肝衰竭引起。在实际操作时,一次性腹腔注射是更好的使用途径,可造成明显的肝脏损伤。鼠科动物模型多不用于人工肝支持系统和肝移植。②犬:犬的 ALF 动物模型应用较多。一般是将对乙酰氨基酚溶于二甲基亚砜(600 mg/mL),分 3 次皮下注射,首次 750 mg/kg,第二、三次分别于 9 h、24 h 皮下注射 200 mg/kg。首次注射 72 h 后,90%的犬死于肝衰竭,其间生化检查有显著改变,死后病检证实有大片肝组织坏死,心、肾、肺无损伤。改良的方法如下:先缓慢静脉滴注谷胱甘肽合成酶抑制剂 2 mmol/kg,2 h 后,静脉注射溶于二甲基亚砜的对乙酰氨基酚 100 mg/kg,之后每隔 1 h 静脉注射 50 mg/kg,持续 11 h,此间监测对乙酰氨基酚血浓度,使之维持在 150~250 μg/mL,30~48 h 后犬开始嗜睡、昏迷直至死亡,需注意的是首剂后 15 h 左右肝衰竭启动,此时应补充糖,一直到实验结束。掌握合适的剂量十分关键,剂量过小则不足以引起肝衰竭,剂量过大则动物可能因其他原因死亡,如 Francavilla 等用 1600 mg/kg 皮下注射,72 h 死亡 80%,病检见肝脏仅有轻微病变,提示剂量过高可能产生肝外病变,多为高铁血红蛋白血症、肺水肿和贫血,表现为发绀、面与爪水肿等。另外,对乙酰氨基酚诱发犬 ALF 模型,药物缓慢吸收优于快速吸收,多次给药优于单次给药。③兔:对乙酰氨基酚诱发兔急性肝衰竭模型相对较少,Tony 等报道选用雄

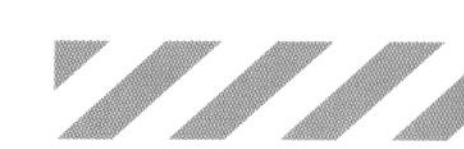

性新西兰白兔，丁硫氨酸亚砜亚胺（BSO）2 mg/kg 静脉注射后，对乙酰氨基酚 500 mg/kg 皮下注射，分别于注药后 5～12 h、12～25 h 和 28～56 h 发生Ⅰ～Ⅲ度肝性脑病，组织学检查有大面积的肝坏死，临床、生化和组织学特征上的表现都与人肝衰竭相似。

在我国，药物毒性占 ALF 病因的 20%～50%，所以制备对乙酰氨基酚诱发的 ALF 动物模型具有重要的实际意义。随着方法的不断改进，制备此类模型的可重复性、可靠性和可控性都有了很大提高，但离肝衰竭动物模型制备标准仍有不小差距。个体差异大是造成这种差距的主要原因，另外肝外毒性也在很大程度上影响了造模的成功率。

5. 偶氮甲烷

偶氮甲烷在国内常被用于诱导动物的结肠癌，但近年来国外将其用于制备肝衰竭小鼠模型取得了成功。偶氮甲烷在小鼠中可引起类似于人类 ALF 的表现。小鼠表现为运动减少，随后对光反射和角膜反射消失。动物血氨增高，体温下降，脑组织氨基酸的改变类似于人和其他动物 ALF 的氨基酸改变。

6. 硫代乙酰胺（thioacetamide，TAA）

TAA 是一种含硫化合物，可以造成肝损害，并具有致癌活性，故常通过皮下注射、灌胃、腹腔注射三种主要途径制造 ALF 动物模型。在注入后不久，TAA 被混合功能氧化酶代谢为乙酰胺和硫代乙酰胺硫氧化物，乙酰胺不引起肝脏坏死。硫代乙酰胺硫氧化物进一步被细胞色素 P450 加单氧酶系统代谢，且代谢产物具有很强的活性，可以结合到组织大分子上引起肝细胞坏死。近年来的研究表明，在 TAA 导致的肝损伤中，有活性氧簇的参与。

建立 ALF 大鼠模型：TAA 是国内外肝衰竭造模常用的诱导剂，方法大致相同。通常一次腹腔内注射 TAA 400 mg/kg，间隔 24 h 重复给药，连续 3 次，并且每 12 h 给予相应的支持治疗：皮下注射 5%的葡萄糖（25 mL/kg）以及 0.9%的生理盐水以防止大鼠出现体重减轻、低血糖和肾衰竭症状。TAA 的作用与剂量明显相关，张美华等将大鼠分为 A、B、C 三组，分别给予 200 mg/(kg・d)、250 mg/(kg・d)、350 mg/(kg・d)剂量的 TAA，隔日行腹腔内注射，共 2 次，发现不同剂量 TAA 致大鼠肝性脑病/轻微型肝性脑病（HF/MHE）发生率及严重程度明显不同，并伴有不同程度的高血氨、高内毒素血症及肝损害，具有明显的量效关系，其中 250 mg/(kg・d)和 350 mg/(kg・d)组的临床型肝性脑病发生率均为 100%，350 mg/(kg・d)组大鼠肝性脑病分期多为Ⅲ～Ⅳ度，死亡率达 41.7%；250 mg/(kg・d)组则无大鼠死亡，肝性脑病分期多为Ⅰ～Ⅱ度；小剂量 TAA 组（200 mg/(kg・d)）则无临床型肝性脑病发生。就使用剂量而言，600 mg/(kg・d) TAA，动物死亡率高且存活窗口期短，不适合需要长时间观察的实验，与临床实际也不尽相符，另外注射时可同时考虑体重变化的情况。TAA 致肝损伤模型过程相对简单易行，致肝细胞损伤反应好，且具有良好的可行性和重复性、肝纤维化组织接近人类、制备成功率高等优点，常用于制作肝纤维化和急性肝衰竭模型。

7. 其他

二甲基亚硝胺（DMN）是常见的致肝癌剂，它通过微粒体代谢，其中间产物与细胞核酸、蛋白质等结合致肝损伤，同时产生一种活性甲基化产物使核酸、蛋白质甲基化导致肝坏死，曾用于制备肝衰竭动物模型，但由于毒性大、易挥发，排泄物在 24 h 内含毒物，易污染环境和影响周围人群，所以目前临床上很少应用。伴刀豆球蛋白 A（concanavalin A）可通过免疫机制，如激活巨噬细胞和 $CD4^+$ T 淋巴细胞而导致肝组织破坏，有报道单剂量注射即可产生 ALF，并在该模型中证实细胞因子信号转导抑制蛋白 1（SOCS1）在暴发性肝炎中起着重要的负性调控作用。亦有用此模型研究肿瘤坏死因子、脂联素、骨桥蛋白、IL-10 等在肝衰竭中的致病或保护作用的报道。

近年来由于基因技术的发展以及多种药理研究的深入，出现了一些肝衰竭动物造模的新方法。例如：Schmitz 用 AdCD40L 连续注射 5 天诱导小鼠肝衰竭，致死率约为 50%；Nakayama

等用可化舒(短棒菌苗,一种免疫调节剂)合并内毒素制备肝衰竭模型,Yamauchi 则以人类单克隆抗体诱导鼠类肝衰竭模型。

(三)ALF 的外科手术动物模型

ALF 的外科手术动物模型主要用于研究肝移植、细胞移植和人工肝治疗效果。随着外科经验的逐渐积累以及医疗设备的发展,模型越来越规范,主要包括切除肝实质和阻断肝脏血液供应的模型,也可两者联合使用。

肝切除分全肝切除(无肝模型)和部分肝切除。全肝切除已在多种动物中用于制备肝衰竭模型,包括大鼠、兔、犬和猪。全肝切除无疑可导致肝衰竭,但由于肝脏缺失,这种模型是不可逆的,其生化指标的异常仅发生于动物死亡前的 2～4 h,昏迷时间较短。另外,在临床上出现 ALF 时,损伤的肝脏仍有血液循环,损伤的肝细胞不断释放毒性物质入血而引起一系列变化。而无肝模型缺乏这一重要的病理过程,因此与临床上 ALF 的真实状态相差较大。鉴于这些局限性,无肝模型很少应用。现应用较多的为部分肝切除的 ALF 动物模型,在某一切除阈值范围内,肝脏会再生甚至完全恢复。但在这种模型中神经症状如肝性脑病等几乎不出现,而且肝脏在生化上的改变与临床实际存在差异。

阻断肝脏血液供应模型(急性肝缺血模型):这种模型最常用的方法为门腔静脉吻合后的肝动脉结扎。一般来说,吻合与肝动脉结扎间隔的时间越长,动物出现肝衰竭的时间以及死亡的时间也将会越长,其原因就在于此期间新的侧支循环将会出现,故吻合与结扎肝动脉时间上的差别是模型制备的关键。有人同时对胃十二指肠动脉及其附属动脉进行结扎,建立的大动物急性肝缺血模型稳定、可靠。完全阻断血供,模型动物可出现肝性脑病等与临床一致的症状,同时有脑水肿和颅内压增高,适合肝衰竭伴有神经系统并发症方面的研究。但此模型会造成肝脏不可逆的损伤,模型动物在相对短时间内死亡。暂时阻断血供具有潜在可逆性而且保留了受损肝脏,弥补了完全阻断血供模型的不足,是肝衰竭模型的新希望。

近来,Awad 等在门腔静脉分流的基础上再将胆总管结扎,使动物体内毒性物质积聚,建立了较理想的犬 ALF 动物模型。这种模型非常适合评价生物人工肝系统的解毒功能和安全性。

外科手术诱导法和化学药物诱导法两种方法的比较如下。①采用手术方法构建缺血性模型创伤较大,在进行开腹、游离血管、门腔静脉吻合过程中,动物不可避免地失去一部分血液,而药物性方法创伤小。②操作的难易程度:缺血性模型中,因有血管吻合,需经验丰富的外科医师参加,而药物性方法普通内科医师即能完成。③导致肝衰竭的作用机制:缺血性模型为缺血再灌注损伤,该原因所致肝衰竭在人类颇为少见;D-Gal 主要通过导致 RNA 和蛋白质合成受阻及内毒素血症引起肝细胞损伤,与临床上 ALF 患者的情况较为接近。④治疗窗口期:缺血性模型动物存活时间短,治疗窗口期窄,不利于评价治疗方法的疗效;药物性模型存活时间较长,可用于评价及验证各种治疗方法的效果与作用机制。⑤实验结果的一致性:理论上讲,缺血性模型一致性好,但在实际操作中,不同医师手法不同,容易造成结果差异;在药物性模型中,应用近交系动物,年龄、体重相似,性别相同,统一的给药剂量,均能得到较为一致的实验结果。

(四)基因修饰肝衰竭动物模型

最早用于 ALF 研究的基因模型是 alb-uPA 转基因模型,在该模型中,白蛋白启动子促进尿激酶型纤溶酶原激活物(uPA)活性,异位 uPA 过度表达可引起肝细胞坏死,使小鼠死于肝衰竭,除非 alb-uPA 转基因自发突变而失活。亦可用基因敲除的方法制备模型,如将小鼠延胡索酰乙酰乙酸水解酶(FAH)基因敲除,制成 FAH(－/－)小鼠,该小鼠可出现 ALF。可作为Ⅰ型遗传性高酪氨酸血症的基因模型。以上两种模型主要用于研究代谢性疾病的病理生理过程、肝细胞生长、肝细胞移植的可能性及其增生潜能。

Schuchmann 等报道了一种以白喉毒素(diphtheria toxin,DT)受体为媒介的转基因鼠动物

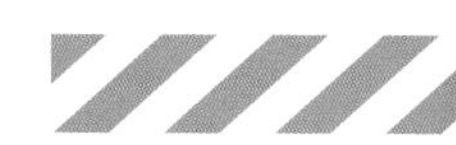

模型，自然条件下，鼠细胞不存在 DT 受体，因此对 DT 有抵抗力；而对于 DT 受体转基因鼠，注射 DT 可引起肝细胞损伤，发生肝衰竭，该模型的主要优点是具有可重复性。

上述各种 ALF 动物模型、研究动物和优缺点见表 2-2。

表 2-2　主要的 ALF 动物模型、研究动物和优缺点

动物模型	研究动物	优　点	缺　点
外科			
肝切除	猪、犬、兔、小鼠、大鼠	可出现肝性脑病，重复性好	不可逆，不能长期存活
血流阻断	猪、犬、兔、小鼠	同上	同上
化学药物			
对乙酰氨基酚	猪、犬、兔、小鼠、大鼠	可出现肝性脑病，无毒	重复性差，肝细胞损伤至死亡间隔变化大
偶氮甲烷	小鼠	可出现肝性脑病，重复性好	只适合小动物，有毒
四氯化碳	猪、兔、小鼠、大鼠	可出现肝性脑病	重复性差，有肝外毒性，时间窗短
伴刀豆球蛋白 A	大鼠、小鼠	可出现肝性脑病	只适合小动物
D-氨基半乳糖	猪、犬、兔、小鼠、大鼠	可出现肝性脑病	重复性差，有毒，肝细胞损伤至死亡间隔变化大，有种间差异
脂多糖	小鼠、大鼠	可出现肝性脑病	重复性差，只适合小动物，有毒，时间窗短
硫代乙酰胺	兔、小鼠、大鼠	可出现肝性脑病，重复性好，时间窗长	有毒
病毒			
WHV-3	敏感小鼠	重复性好，无毒	无肝性脑病，只适合敏感小鼠
RHDV	兔	可出现肝性脑病，重复性好，无毒	只适合兔

三、慢加急性肝衰竭的动物模型

慢加急性肝衰竭(acute-on-chronic liver failure，ACLF)在临床上十分常见，是我国肝衰竭的主要类型，因此，近年来 ACLF 动物模型的研究较为热门。ACLF 动物模型的研究一般基于肝衰竭“二次打击”学说进行。

方法一是先用人血清白蛋白免疫大鼠，使肝纤维化达 4 级以形成免疫性肝硬化，在此基础上给予不同急性打击，如 1.2 g/kg 的 D-Gal 腹腔内注射，30 mg/kg LPS 尾静脉注射，或 D-Gal 400 mg/kg＋LPS 100 μg/kg 同时腹腔内注射。研究发现，联合注射 D-Gal 和 LPS 的大鼠在 13～19 h 死亡，肝脏病理表现为再生结节和大块或亚大块坏死，肝细胞凋亡明显，增生的纤维间隔完整保留，可作为成功的 ACLF 动物模型使用。而在免疫性肝硬化基础上单独给予大剂量 D-氨基半乳糖或脂多糖仅发生弥漫大小泡脂肪变性，仅见小片坏死灶或未见肝组织明显坏死性病变，不能使肝硬化大鼠发生肝脏大块或亚大块坏死。

方法二为对 SD 大鼠给予 50％四氯化碳植物油溶液腹腔注射，每 3 天 1 次，连续 10～12 周，动物可出现肝硬化表现。在此基础上给予 D-Gal、脂多糖联合 D-Gal 急性攻击，均可诱导 ACLF。表现为肝组织片状、大块或亚大块坏死。在肝硬化基础上再次给予四氯化碳植物油溶液腹腔注射,也可诱导ACLF动物模型。

四、动物造模要注意的几个问题

一些学者提出的理想ALF动物模型的6个要求如下。

(1)可逆性:采用一定的方法使动物发生ALF,未经过治疗的动物应该有较高的死亡率;治疗有效者,其肝损害能可逆性地恢复。

(2)可重复性:理想的动物模型应该重复性好、有较好的稳定性。

(3)死于ALF:实验动物最终应该是因ALF死亡而不是其他原因,这一点对正确判定疗效非常重要。

(4)有治疗时间窗:从对动物施加损害性处理到动物死亡的时间间隔不应该太短,以便有足够的时间对其进行干预并评估治疗效果。

(5)大动物模型:便于连续地采集血样或组织进行系列性研究,以便以后可直接应用于临床。

(6)对实验人员危害小:所应用的任何化学品应该尽量对实验人员无害。

(一)动物种类

目前用于肝损伤动物模型的动物有猪、犬、鼠、兔等。大动物(猪和犬)ALF模型多以手术或手术加药物制造,若单纯用药物,药量难以掌握,实验终点不明确,重复性差。小动物(鼠和兔)ALF模型目前多以药物制造,如四氯化碳、硫代乙酰胺、D-Gal等。大鼠繁殖能力强,生命力旺盛,价格低廉,已经被广泛应用于动物实验,大鼠肝衰竭模型是研究肝衰竭的常用工具。猪的肝脏解剖和生理指标较接近于人,且相关实验容易控制,是制备大动物肝衰竭模型的首选。

不同动物的肝细胞对不同肝毒性药物的敏感性不同,如鼠科动物对对乙酰氨基酚最敏感,犬、家兔、猴子次之。在有关对乙酰氨基酚的研究中,同时监测谷胱甘肽耗竭、大分子共价联结和水溶性代谢物产生情况,发现仓鼠肝细胞产生了更多的大分子共价联结,谷胱甘肽耗竭迅速,作为解毒标志的水溶性代谢物的形成速率却很低;犬肝细胞形成的大分子共价联结数量较低;而兔肝细胞没有监测到大分子共价联结,谷胱甘肽和水溶性极性代谢物都较高。在另一研究中,给对乙酰氨基酚后,小鼠肝微球蛋白活性比其他物种高约4倍,对乙酰氨基酚-谷胱甘肽共轭物也比其他物种高,这在一定程度上解释了小鼠对对乙酰氨基酚肝毒性的高敏感性;而犬肝细胞葡萄糖醛酸结合酶活性较低,因而肝毒性也较重;兔肝细胞则启动了所有对乙酰氨基酚生物转化途径以阻止其细胞毒性作用;猴肝细胞培养液含大量对乙酰氨基酚葡萄糖醛酸结合物,其谷胱甘肽S-转移酶活性也很高,没有任何细胞毒性表现。

(二)观察项目

常规的动物观察指标包括精神状况、进食情况、运动情况、毛发色泽、尿的颜色等,检测生化指标(血清ALT、总胆红素、血氨),肝组织苏木精-伊红染色后观察病理学改变以及与研究相关的分子生物学指标。在此基础上,再根据实验要求设定其他观察指标。

(三)麻醉剂

大型动物给药前有时需要麻醉,常用硫喷妥钠、戊巴比妥钠、氯胺酮、氟烷等,应考虑麻醉剂对动物的毒性,特别是麻醉剂与实验药物的协同毒性。硫喷妥钠、戊巴比妥钠等巴比妥类药物和氟烷能加重对乙酰氨基酚的肝毒性。前者有药酶诱导作用,无论从病理检查还是从模型死亡率方面,均有学者证实其能加重肝损害。如Francavilla等用硫喷妥钠25 mg/kg肌内注射,每天1次,连续4天,再400 mg/kg静脉注射,48 h后有80%犬死亡。而没用硫喷妥钠诱导的犬用对乙酰氨基酚700 mg/kg注射,却无一死亡。氟烷也能加重肝损伤,用其麻醉的动物模型成功率显著增高,而不用其麻醉的肝损伤则明显减轻。麻醉意外发生较多的是硫喷妥钠,其对呼

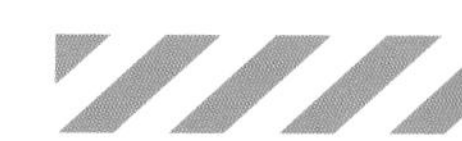

吸中枢有明显抑制作用，易诱发喉头和支气管痉挛。整体来说，采用复方氯胺酮较安全，0.05 mL/kg 肌内注射未见因麻醉而死亡的。

（四）药物的肝外毒性

前述的常用化学药物模型中，以对乙酰氨基酚的肝外毒性最为明显，主要表现为低血糖、高铁血红蛋白血症和肺水肿，后两者同时发生时，动物毫无例外地死亡。除此以外，对乙酰氨基酚还可引起溶血性贫血。

（五）课题要求

外科的肝衰竭动物模型制作时要求造模者有丰富的外科手术经验，通常选用小型猪来完成。在研究人工肝支持系统时，一般只能选用大动物的外科模型。内科肝衰竭动物模型多选用大鼠，就操作方便及易于重复方面考虑，常采用药物中毒的方法来构建，而其中又以 D-Gal 和硫代乙酰胺报道最多，使用也最为广泛，两种方法各有优缺点。

对乙酰氨基酚动物模型适合于药物性和化学性肝衰竭的研究，但 D-Gal 模型也常用于药物性肝损害的研究。而对病毒性肝衰竭的研究，以病毒模型研究更为适合，但目前 MHV-3 只感染敏感系鼠，而 RHDV 只感染兔，缺乏能模仿人类感染的大动物模型。研究表明，在众多的肝衰竭化学药物模型中，D-Gal 模型能较好地模拟临床 ALF 的发生、发展的病理生理过程，其大动物模型与临床病毒性肝衰竭较接近，已广泛用于生物型人工肝支持系统和 ALF 发病机制的研究。

实验性肝衰竭制模方法较多，由于人体肝脏功能的复杂性、导致肝衰竭因素的多样性以及 ALF 的临床表现、并发症复杂多样，任何一种实验模型都不能全面、精确地反映特定肝损害的本质，以满足所有科研需要。研究者应根据不同的研究目的、技术熟练程度及经济条件选择建立合适的动物模型，严格控制实验动物的生物学特征是制模成功的关键。寻找更加满意的肝毒性物质或采用简单外科手术方法与药物联用，建立大动物的 ALF 模型应该是研究的重点。

参考文献

［1］ 王丽，陈月桥，武建华. 乙型肝炎病毒感染动物模型研究概论[J]. 医学理论与实践，2008，21(5)：521-523.

［2］ Azuma H，Paulk N，Ranade A，et al. Robust expansion of human hepatocytes in $Fah^{-/-}$/$Rag2^{-/-}$/$Il2rg^{-/-}$ mice[J]. Nat Biotechnol，2007，25(8)：903-910.

［3］ Bissig K D，Wieland S F，Tran P，et al. Human liver chimeric mice provide a model for hepatitis B and C virus infection and treatment[J]. J Clin Invest，2010，120(3)：924-930.

［4］ Wolff J A，Malone R W，Williams P，et al. Direct gene transfer into mouse muscle in vivo [J]. Science，1990，247(4949 Pt 1)：1465-1468.

［5］ Budker V，Zhang G，Knechtle S，et al. Naked DNA delivered intraportally expresses efficiently in hepatocytes[J]. Gene Ther，1996，3(7)：593-598.

［6］ Yang P L，Althage A，Chung J，et al. Hydrodynamic injection of viral DNA：a mouse model of acute hepatitis B virus infection[J]. PNAS，2002，99(21)：13825-13830.

［7］ Huang L R，Wu H L，Chen P J，et al. An immunocompetent mouse model for the tolerance of human chronic hepatitis B virus infection[J]. PNAS，2006，103(47)：17862-17867.

［8］ Dion S，Bourgine M，Godon O，et al. Adeno-associated virus-mediated gene transfer leads to persistent hepatitis B virus replication in mice expressing HLA-A2 and HLA-DR1 molecules[J]. J Virol，2013，87(10)：5554-5563.

[9] Mouzannar K, Fusil F, Lacombe B, et al. Farnesoid X receptor-α is a proviral host factor for hepatitis B virusthat is inhibited by ligands in vitro and in vivo[J]. FASEB J, 2019, 33(2): 2472-2483.

[10] Tuñón M J, Alvarez M, Culebras J M, et al. An overview of animal models for investigating the pathogenesis and therapeutic strategies in acute hepatic failure[J]. World J Gastroenterol, 2009, 15(25): 3086-3098.

[11] 任晓娟,甄真. 暴发性肝衰竭动物模型制备现状[J]. 国际流行病学传染病学杂志, 2010, 37(6): 409-412.

[12] 程永波. 对乙酰氨基酚诱发急性肝衰竭动物模型研究现状[J]. 国外医学. 流行病学传染病学分册, 2003, 30(3): 190-191, 194.

[13] Tunon M J, Sanchez-Campos S, Garcia-Ferreras J, et al. Rabbit hemorrhagic viral disease: characterization of a new animal model of fulminant liver failure[J]. J Lab Clin Med, 2003, 141(4): 272-278.

[14] 王艳,唐智敏. 急性肝衰竭动物模型的研究进展[J]. 实验动物科学, 2009, 26(2): 50-53.

[15] 侯维,朴正福,张海燕,等. 慢加急性肝衰竭大鼠动物模型的建立[J]. 中华实验和临床病毒学杂志, 2009, 23(5): 394-396.

[16] 宁琴,杨东亮,罗小平,等. 暴发型病毒性肝炎小鼠模型的研究及应用[J]. 中华肝脏病学杂志, 2002, 10(3): 224-226.

[17] 刘旭华,孟艳英,陈煜,等. 采用免疫型肝硬化大鼠建立慢加急性肝衰竭模型方法的研究[J]. 胃肠病学和肝病学杂志, 2008, 17(10): 790-793.

[18] Zhang F, He Y W, Duan Z P. Changes of high mobility group box 1 in serum of pig acute hepatic failure model and significance[J]. J Huazhong Univ Sci Technol Med Sci, 2008, 28(1): 52-55.

[19] Butterworth R F, Norenberg M D, Felipo V, et al. Experimental models of hepatic encephalopathy: ISHEN guidelines[J]. Liver Int, 2009, 29(6): 783-788.

[20] Barker L F, Maynard J E, Purcell R H, et al. Viral hepatitis, type B, in experimental animals[J]. Am J Med Sci, 1975, 270(1): 189-195.

[21] Chayama K, Hayes C N, Hiraga N, et al. Animal model for study of human hepatitis viruses[J]. J Gastroenterol Hepatol, 2011, 26(1): 13-18.

[22] Schuchmann M, Teufel A, Galle P R, et al. Diphtheria toxin mediated liver failure-a new mouse model[J]. J Hepatol, 2007, 46(Supp 11): 117.

[23] Tympa A, Nastos C, Defterevos G, et al. Effects of intraperitoneal albumin on systemic and cerebral hemodynamics in a swine model of acute liver failure[J]. J Invest Surg, 2011, 24(3): 129-133.

[24] Arkadopoulos N, Vlahakos D, Kostopanagiotou G, et al. Iron chelation attenuates intracranial pressure and improves survival in a swine model of acute liver failure[J]. Liver Transpl, 2008, 14(8): 1116-1124.

[25] Awad S S, Hemmila M R, Soldes O S, et al. A novel stable reproducible model of hepatic failure in canines[J]. J Surg Res, 2000, 94(2): 167-171.

[26] Bélanger M, Côté J, Butterworth R F. Neurobiological characterization of an azoxymethane mouse model of acute liver failure[J]. Neurochem Int, 2006, 48(6-7): 434-440.

[27] 刘旭华,段钟平. 慢加急性肝衰竭动物实验与病理生理机制研究进展[J]. 传染病信息,

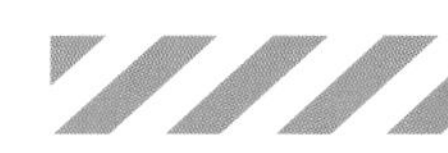

2008,21(2):77-80.

[28] 王洪武,周耀勇,邹勇,等.小鼠暴发型病毒性肝炎肝组织基因表达谱的分析[J].华中科技大学学报(医学版),2009,38(1):6-10.

第五节　乙型肝炎重症化的临床研究

陈　韬　茅益民

乙型肝炎重症化是 HBV 感染后重要的临床转归之一,也是在我国引起肝衰竭的最主要原因。近年来针对乙型肝炎重症化的系列临床研究为该疾病的规范化治疗提供了循证医学证据,这也是未来乙型肝炎重症化研究领域的重点方向。了解临床研究的方法学,注重科学的设计,是取得科学、客观、公正的研究结果的前提。本节将介绍乙型肝炎重症化的临床研究设计方面的重点问题。

一、临床研究类型

1. 观察性研究(observational study)

观察性研究又称非实验性研究或对比研究,确切地说应是非随机化对比研究。该研究的研究者不能人为设置处理因素,同时受试对象接受何种处理因素或处理因素的强度也不是随机设定的。观察性研究根据是否存在对照组分为描述性研究和分析性研究。

描述性研究无对照组,主要包括病例个案报道(case report)、成组病例分析(case series)和单纯描述性横断面研究。描述性研究仅描述一个事件或一个现状,不能作为病因分析的直接证据,目的是提出病因假设,为进一步分析性研究提供参考。描述性横断面研究(cross-sectional study)在某一特定时间点(或时间段)对某一定范围内的人群描述特征和疾病情况。横断面研究在某个特定时间点观察患者和(或)健康者,得到某个疾病的患病率,因而横断面研究又称为患病率调查。

分析性研究(analytical study)有对照组作为参照,主要包括病例对照研究(case-control study)、队列研究(cohort study)以及部分横断面研究。病例对照研究属于回顾性研究(retrospective study),其将确诊为某疾病的患者和对照者进行分组,对比分析导致疾病发生的可能危险因素。队列研究将某一特定人群按暴露因素或暴露程度分为不同的亚组,观察各组疾病发生的情况,比较各组之间疾病发生率的差异,从而判定疾病发生的致病因素。队列研究多为前瞻性研究,也有回顾性和双向性队列研究。回顾性队列研究与病例对照研究的区别:选择暴露因素在先(队列研究),还是先知道结局(病例对照研究)。

2. 实验性研究

实验性研究又称为干预性研究,是实验者通过人为设定某些干预因素,观察这些干预因素的改变所导致的结果,因而实验性研究是前瞻性研究。实验性研究的核心元素包括三大要素,即对象、干预、结局;五大原则,即对照、重复、随机、均衡、盲法。其分为非随机对照研究(non-randomized controlled trial,nRCT)与随机对照研究(randomized controlled trial,RCT),其中 RCT 是临床研究中的金标准。nRCT 和 RCT 的区别在于分组是否随机。nRCT 的分组夹杂了人为因素,因而相对于 RCT,存在选择偏倚,结果的客观性下降。

3. 真实世界研究

近年来,国内外对真实世界研究(real world study,RWS)的关注度日益增加。RWS 是对临床常规产生的真实世界数据进行系统性收集并进行分析的研究,与随机对照研究(RCT)是

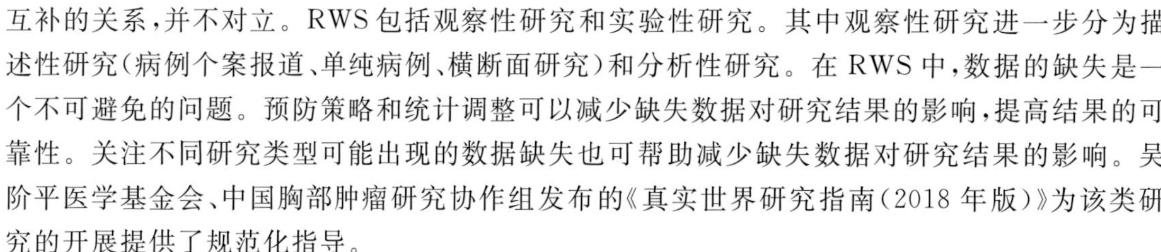

互补的关系，并不对立。RWS包括观察性研究和实验性研究。其中观察性研究进一步分为描述性研究(病例个案报道、单纯病例、横断面研究)和分析性研究。在RWS中，数据的缺失是一个不可避免的问题。预防策略和统计调整可以减少缺失数据对研究结果的影响，提高结果的可靠性。关注不同研究类型可能出现的数据缺失也可帮助减少缺失数据对研究结果的影响。吴阶平医学基金会、中国胸部肿瘤研究协作组发布的《真实世界研究指南(2018年版)》为该类研究的开展提供了规范化指导。

二、病例选择

纳入临床研究的受试者需有乙型肝炎背景并且符合国内外指南/共识/指导意见定义的肝衰竭的临床诊断标准，同时，在临床研究前就应明确研究人群，仔细评估其分类(急性肝衰竭、亚急性肝衰竭、慢加急性肝衰竭和慢性肝衰竭)和分期(早期、中期和晚期)(按国内颁布的《肝衰竭诊治指南(2018年版)》)。纳入标准应根据药物或干预措施的作用和临床定位、针对的不同分类和分期等制订，界定好目标研究人群。如药物治疗针对伴随肝性脑病的中晚期患者，则在进入/排除标准中需清楚界定这些条件。有时，根据研究的目的和药物的临床定位，研究中可以排除或特意纳入特殊规定的患者，如先前已接受抗病毒治疗但病情仍进展者，此时，研究设计时需界定好的问题如下：先前接受抗病毒药物种类的规定、抗病毒治疗时间的规定、病情进展具体的特定定义。排除标准应根据研究的要求设定，需提醒的是，应排除对研究药物禁忌或有严重安全性风险的患者人群。

研究人群的确定对临床研究的成功具有重要的意义，这需要对研究疾病(乙型肝炎重症化)和研究药物全面了解和评估后，才能尽可能准确地定位研究药物在乙型肝炎重症化治疗中潜在的作用、临床定位和可能的目标合适治疗人群。乙型肝炎重症化是一个较大的概念，只要符合其诊断标准的人群均包含于其中，但是有些新药可能只是对其中的一部分人群有效，而对其他人群无效。假设有一个新药对乙型肝炎重症化人群中血氨升高的肝性脑病特别有效，除可显著降低血氨水平外，还可明显提高这部分患者的生存率，此时，研究人群应按三个条件有逻辑地设定：第一，符合乙型肝炎重症化标准定义；第二，符合肝性脑病标准定义(应考虑肝性脑病的分期)；第三，应符合血氨升高的标准(同时应考虑血氨升高幅度下限和上限的规定)。当然，挑选了无肝性脑病或有肝性脑病但血氨不高的乙型肝炎重症化患者等不合适人群作为研究对象，研究结果很可能出现偏倚甚至是阴性的结果。因此，研究人群设定是否合理，将会影响临床研究中选择性偏倚的产生及其大小，有时这种偏倚足以抹杀一个潜在有效的新药或新方法。

三、对照的考虑

临床研究中设立对照组的目的是判断受试者治疗前后的变化是由试验药物引起的，还是由其他原因引起的。设置对照组时保证各组间患者分布的均一性、基础情况的均衡性是对照临床试验取得科学结论的前提，因此常采用随机化、盲法以减少偏倚。对照可以平行，也可以交叉，可以是盲法，也可以是非盲法。同一个临床研究可以采用一个或多个类型的对照组形式，需视具体情况或试验目的而定。

对照组的设置常包括五种类型，即安慰剂对照、空白对照、剂量-反应对照、阳性药物对照和外部对照。前四种对照方式需要试验组和对照组来自同一个患者群体，并且按方案要求随机地进入相应的各组别；第五种外部对照受试者来自与试验组不同的患者群体，它只适合一些特殊目的或特殊情况的试验。

临床研究中较常用的主要为安慰剂对照和阳性药物对照。安慰剂对照可以检测受试药的“绝对”有效性和安全性，以确定受试药本身是否有肯定的治疗作用，其目的在于克服研究者、受试者、参与评价疗效和安全性的工作人员等由于心理因素所形成的偏倚，控制安慰作用。由于

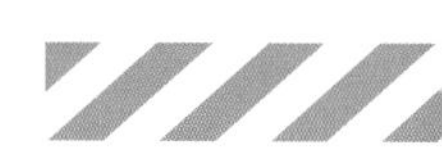

可能涉及伦理问题，实践中安慰剂对照常用于轻症/功能性疾病、无已知有效药物可以治疗者。阳性药物对照试验具有伦理的或实际的优点，更容易达到所需要的较大样本量和被接受，而且能提供更多的安全性信息。阳性对照的药物必须是已上市的(且有相应治疗适应证)、学术界公认的、对所研究的适应证疗效最为肯定并且是最安全的药物。通常，选择安慰剂对照时，研究设计是优效性设计，即只有证明比安慰剂更有效(需达到统计学意义)，才能说明研究药物的疗效；而采用阳性药物对照，设计时需说明是优效性设计还是非劣效性设计，即要证明研究药物比阳性药物对照更有效，还是疗效不比阳性药物差。

对乙型肝炎重症化的干预性临床研究而言，对照的选择会存在一定的困难。由于目前FDA和CFDA尚未有专门批准这一适应证的药物，因此选择阳性药物对照会存在现实的困难。但如果所研究的新药针对的是乙型肝炎重症化的某一并发症或病毒、生化指标等，则可考虑选择相应的阳性对照药，如：针对腹水治疗时，可考虑常规利尿药；针对病毒的抑制时，应考虑目前已上市的抗病毒药等。乙型肝炎重症化时肝脏功能可能已出现较严重障碍或失代偿，具有病情进展快和病死率高的风险，选择安慰剂对照会涉及伦理的问题，而且在实践中也会引起研究者和受试者的极大顾虑。鉴于上述现实情况，在设计相应临床研究时，应考虑在指南或共识意见推荐的常规治疗基础上(维持肝脏基本功能，纠正已出现的并发症等)，选择合适的对照。此时，即使针对乙型肝炎重症化的某一表型无阳性药物对照可供选择而只能选择安慰剂对照时，由于有常规治疗作基础，患者的利益能得到充分的保障，因此在伦理上是合乎情理的。无论选择何种对照，在针对乙型肝炎重症化的临床研究时，建议方案中都应很好界定因疾病进展而需终止临床研究的标准，以及一旦出现疾病进展将采取何种治疗措施等，以求最大限度保障受试者的权益。

四、样本量

由于临床研究前我们并不清楚所研究的治疗药物是否有效，因此临床研究就其本质而言是一种统计学假设，需足够的样本量来证明某药“治疗有效”的假设是存在的。临床研究中所需病例数必须足够大，确保对所提出的问题给予一个可靠的回答。主要研究终点可以决定临床试验的样本量，设计时应考虑试验设计是优效性还是非劣效性，并应根据所选择对照的疗效作用大小、把握度等计算并确定试验的样本量。有时即使1000例的样本尚不够说明问题，而有时可能100例样本就已经足够说明问题了。因此，样本量的科学估算在临床研究中是非常重要的，因为这决定了临床研究的结论是否准确地反映了客观真实的状况，也是解读一项临床研究结果时重要的因素之一。

五、研究终点选择及疗效判断标准

研究终点的选择是临床研究最关键的因素。对肝病临床研究而言，理想的主要研究终点应能反映阻止肝病进展，改善肝病临床结局，进而降低肝病的死亡率或提高生存率，提高生活质量，因此，主要研究终点的重要组成部分应包括生存率、死亡率、并发症、等待肝移植的时间、生活质量以及费用。通常，对肝硬化等终末期肝病患者而言，死亡是最重要的终点，而实验室检查中的微小变化则是最弱的终点(表2-3)。这些理想的硬终点往往与疾病的自然史和临床结局相关。然而，除肝癌的临床研究外，目前大部分慢性肝病临床研究，因疾病进展往往需要较长的时间，基于现实的考虑，往往使用组织学、病毒学、生物化学、血清学等指标作为替代终点，因而未使用上述较理想的硬终点。事实上，替代终点是否能真正反映或替代理想的硬终点，有时是值得商榷的，除非这些替代终点已被完全证实与那些理想的主要研究终点有明确的关联，否则，这些替代终点的临床意义或价值可能有限。因此，只要可能，替代终点不应被列为首要的终点。

表 2-3 肝硬化患者临床研究中研究终点的强度:临床医师和患者的角度

并发症	终点强度分类				
	Ⅰ级:死亡	Ⅱ级:关键终点	Ⅲ级:主要终点	Ⅳ级:中等强度终点	Ⅴ级:轻度强度终点
静脉曲张	死亡率	减少出血的发生	减少资源(如血液制品、内镜等)、生活质量及费用	HVPG	内镜征象
腹水	死亡率	减少对穿刺的需求	费用及生活质量	肾功能	肾素活性
肝性脑病	死亡率	减少住院治疗肝性脑病的需要	费用及生活质量	心理测试,扑翼样震颤	心输出量、血氨、EGG

注:EGG,脑电图;HVPG,肝静脉压力梯度。

在一些小型研究中,有时会使用复合终点以减少样本量,使用复合终点固然能使事件发生率增加,但这需要对试验结果有完整的合理解释。例如,在一种治疗肝性脑病新药的临床研究中可能会有这样的复合终点:降低死亡率、减少住院次数、减少开支、提高生活质量、改善心理测试结果和降低血氨。研究结果提示,死亡率、住院次数、费用和生活质量并无改善,但心理测试结果改善和血氨降低有统计学差异,这时研究结论将是在包括死亡率、住院次数、费用和生活质量的复合终点中该新药使患者显著受益(事实上所谓的"显著受益",其效应来源于心理测试结果改善和血氨降低,而非来源于死亡率、住院次数、费用和生活质量的改善)。虽然这个结论在统计上正确无误,但临床医师并不认为这项治疗有真正的效果,因为该新药并没有体现出改善临床结局的优势。因此,复合终点的价值在临床研究中值得商榷,有时甚至会对研究结果产生误导。

乙型肝炎重症化时,由于疾病进展的速度以及死亡的风险要远远快于和大于慢性乙型肝炎阶段,此时临床治疗的核心是通过综合治疗手段维持肝脏的基本功能、防治并发症、防止病情进一步恶化,最终降低患者死亡风险。因此,在开展乙型肝炎重症化临床研究时,合适的主要研究终点应是反映其疾病临床结局的硬终点,包括生存率、死亡率、并发症、等待肝移植的时间等。只有研究达到这样的终点时,针对乙型肝炎重症化的新治疗药物或手段的真正临床价值才能体现。在次要研究终点的选择中,根据药物的特点、临床定位等,可选择其他的病毒学、生物化学等替代终点。

主要研究终点和疗效判断标准是临床试验中反映新药疗效的最直接的指标,合理的选择对评价新药的疗效具有至关重要的意义。应注意的是,在药物临床研究中,主要研究终点需有符合统计学假设的统计学结论,而次要疗效指标则未必。通常方案设计时须预先定义主要疗效观察指标(效应变量),检测方法应有足够的敏感性、特异性和准确性,这是公认的标准检测方法,在临床试验中的检测应遵循既定的标准操作规程,具有良好的质控。疗效判断标准应选择FDA、EMEA或临床公认的国内外颁布的诊疗指南作为主要的依据,符合临床公认的原则。

六、安全性评价

药物的安全性是临床研究中另一项重要的考核指标,通常试验期间定期监测不良事件和常规实验室指标是方案设计中安全性评价的基本要求,此外,尚须结合药物的临床前药理毒理试验结果及国外临床试验结果,注重观察动物实验提示的毒性作用及特殊靶器官,例如,在恩替卡韦的临床前研究中,发现动物肺部发生肿瘤,因此,在其临床研究中加做X线胸片以监测这种情况是否会在人体中出现。安全性指标设定中也应重视同类药物可能出现的毒性作用,如线粒体损伤是核苷(酸)类似物的共性安全隐患,在进行相应临床研究时,应注意监测CPK、淀粉酶等反映线粒体损伤的相应临床指标。

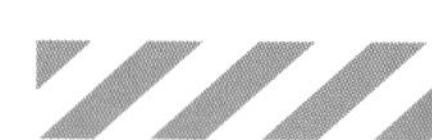

七、混杂因素的考虑

临床研究中往往有很多的混杂因素干扰试验的结果，严重的可导致临床试验失败，因此，在方案设计时应充分考虑到这些混杂因素的影响并努力控制。有时，试验中因合并用药而影响了新药的疗效和安全性评价。在乙型肝炎重症化的临床研究中，由于患者病情相对较重，临床治疗中根据患者的不同情况及风险，往往采取综合的基础治疗，此时，应尽可能对基础治疗有统一的规定，以尽量减少可能产生的偏倚。否则，这些治疗效应是基础治疗的结果还是新药治疗的结果很难鉴别。

八、统计学要求

统计学概念对方案设计至关重要，试验设计应遵循随机、对照、重复的基本原则，随机化和盲法是临床试验中避免偏倚的两个重要的设计技巧。平行、交叉、成组序贯等试验设计类型应明确。选择合适对照后，应界定优效、等效、非劣效性试验设计。研究者在确定与疾病进展或转归相关的主要疗效终点后，应报告样本大小的计算方法。

九、伦理学要求

每一个临床试验均应仔细考虑其伦理学可接受的程度。在临床试验的每一步均应考虑到伦理学。尽量避免患者不必要的痛苦、不方便或影响自由。基本原则应是预期的获益超过或等于潜在的危险，受试者的权益、安全和健康总是第一位的。所有试验必须遵守《赫尔辛基宣言》所制定的原则和 ICH-GCP 指南。

十、综合考虑

临床研究方案设计时应综合考虑新药的药学、药理毒理特点，这对设计出反映新药特点的方案尤其重要。如剂量设定时，初试剂量应由有经验的临床药理研究人员和临床医师，根据动物药效学试验的结果、动物毒性试验的结果或同类产品应用的剂量来确定。另外，某些新药的独特作用特点及剂型不同等导致的临床不同治疗效果，也应在方案设计中体现。

临床方案的设计不是孤立的，要综合药学、药理毒理研究结果及临床治疗学而全面考虑。设计合理的试验方案并严格执行可以得到真实、客观、科学的结论，是整个临床研究成功的关键。

参考文献

[1] 茅益民，曾民德. 呼唤更好的肝脏病学临床试验[J]. 肝脏，2009，14(2)：91-92.

[2] Kamath P S. The need for better clinical trials[J]. Hepatology，2008，48(1)：1-3.

[3] Sørensen H T，Lash T L，Rothman K J. Beyond randomized controlled trials：a critical comparison of trials with nonrandomized studies[J]. Hepatology，2006，44(5)：1075-1082.

[4] Lok A S，McMahon B J. AASLD practice guideline：chronic hepatitis B[J]. Hepatology，2007，45(2)：507-539.

[5] 中华医学会肝病学分会，中华医学会感染病学分会. 慢性乙型肝炎防治指南(2010 年版)[J]. 中华肝脏病杂志，2011，19(1)：13-24.

[6] Liaw Y F，Leung N，Kao J H，et al. Asian-Pacific consensus statement on the management of chronic hepatitis B：a 2008 update[J]. Hepatol Int，2008，2(3)：263-283.

[7] European association for the study of the liver. EASL clinical practice guidelines：management of chronic hepatitis B[J]. J Hepatol，2009，50(2)：227-242.

[8] Yoshiba M. Recent advances in the treatment of fulminant hepatitis B[J]. Nihon Rinsho，2004,62(Suppl 8):280-283.

[9] Wong V W S,Chan H L Y. Severe acute exacerbation of chronic hepatitis B:a unique presentation of a common disease[J]. J Gastroenterol Hepatol,2009,24(7):1179-1186.

[10] Polson J,Lee W M. AASLD position paper:the management of acute liver failure[J]. Hepatologym,2005,41(5):1179-1197.

[11] 中华医学会感染病学分会肝衰竭与人工肝学组,中华医学会肝病学分会重型肝病与人工肝学组. 肝衰竭诊治指南(2018 年版)[J]. 中华传染病杂志,2019,37(1):1-9.

第三章 乙型肝炎重症化的病毒学因素

内容提要

1. 乙型肝炎病毒(HBV)属嗜肝 DNA 病毒科,其基因组结构为长约 3.2 kb 的不完全环状双链 DNA 分子。HBV 共有 4 个开放阅读框,分别为 S、C、P 和 X。4 个阅读框之间有部分重叠。HBV 基因组还有 4 个启动子和 2 个增强子,启动子和开放阅读框之间也有部分重叠。牛磺胆酸钠共转运多肽(sodium taurocholate co-transporting polypeptide, NTCP)可与乙型肝炎病毒包膜蛋白前 S1 的关键受体结合域发生特异性相互作用,被认为是 HBV 的受体。LHBs 的 PreS1 区域与 NTCP 结合以及 HBV 进入细胞的过程需要细胞表面的硫酸肝素蛋白多糖与表皮生长因子受体共同作用。

2. HBV DNA 在细胞核内转化为共价闭合环状 DNA(cccDNA),作为转录模板合成不同大小的 mRNA,进入细胞质翻译为病毒的各种蛋白质,另有一部分 3.5 kb 的 mRNA 作为病毒前基因组,是病毒复制的模板。cccDNA 与细胞的组蛋白结合,以微染色体的形式在细胞核中稳定存在,这也是 HBV 难以被彻底清除的原因。外周血中的 HBV RNA 病毒颗粒的含量与肝组织中 cccDNA 的水平和活性有关。

3. 重型肝炎的发生和发展受病毒、宿主等多个方面因素的影响。HBV 复制活性的增加、基因组变异及机体免疫状态的变化等均可诱发乙型重型肝炎。HBV 的 B 基因型以及前 C 基因区的 G1896A 变异和 C 基因启动子区的 A1762T/G1764A 变异可能与慢加急性肝衰竭的发生相关。HBV 基因突变可能导致病毒复制水平的改变,从而导致乙型肝炎重症化,不同区域的变异可能影响病毒生活周期的不同环节。

4. 病毒蛋白对参与炎性损伤的某些宿主基因具有转录调控作用,导致相关基因的高度表达及炎症反应的暴发,参与重型肝炎的病理生理过程。

Abstract 3

1. HBV belongs to the hepadnaviridae family. The HBV virion genome consists of an incomplete annular double-stranded DNA molecule approximately 3.2 kb in size. HBV has four overlapping open reading frames (ORFs), which encode the S, C, X and polymerase(P) genes. The HBV genome also has four promoters and two enhancers, and

there are some overlaps between promoters and open reading frames. The receptor binding region of preS1 has been reported to interact specifically with sodium taurocholate co-transporting polypeptide (NTCP), a multiple transmembrane transporter predominantly expressed in the liver and shown to be a functional receptor for HBV. The bind of preS1 region of LHBs and sodium taurocholate co-transporting polypeptide (NTCP) and HBV entry into cells require the interaction of heparan sulfate proteoglycans (HSPGs) and epidermal growth factor receptor(EGFR) on the cell surface.

2. Upon entry into the nucleus of host cells, HBV DNA forms a covalently closed circular form called cccDNA. The strand of cccDNA is the template for transcription of mRNAs of different length. The 3.5 kb mRNA is called the pregenome;shorter subgenomic transcripts are translated into virus proteins. HBV cccDNA binds to histones of the cell and they exist stably in the nucleus as microchromosomes. The HBV RNA virus particles in peripheral blood can be used to reflect the level and activity of cccDNA in liver tissue.

3. The "start point or control point" of the occurrence and development of severe hepatitis is affected by both virus and host factors. The increase of HBV replication activity, genomic variation and the change of immune state can induce the occurrence of severe hepatitis B. HBV genotype B and the G1896A mutation in the preC gene may be associated with the development of acute-on-chronic liver failure. Mutations in HBV genes may lead to changes in viral replication levels that lead to severe hepatitis B.

4. Viral proteins have some functions like transcriptional regulation on some host genes involved in inflammatory injury, leading to high expression of related genes and the outbreak of inflammatory response, participating in the pathophysiological process of severe hepatitis.

第一节　乙型肝炎重症化的病毒学概论

侯金林　王战会　韩梅芳

一、HBV 的特点

HBV 在病毒分类上属嗜肝 DNA 病毒科，是一种小的有包膜的病毒，其基因组结构为不完全环状双链 DNA 分子，其中长链为负链，长约 3.2 kb，短链为正链，其长度为负链的 50%～100%。HBV 共有 4 个开放阅读框(open reading frame，ORF)，分别为 S 基因区(S 区)、C 基因区(C 区)、P 基因区(P 区)和 X 基因区(X 区)。4 个开放阅读框之间有部分重叠，P 区最长，与 S 区完全重叠，与 X 区和 C 区部分重叠，X 区和 C 区有部分重叠。S 区包括前 S1 基因(preS1)、前 S2 基因(preS2)和 S 基因，它们有各自的起始密码和共同的终止密码。由前 S1 基因、前 S2 基因和 S 基因编码的外膜蛋白称为大蛋白，前 S2 基因和 S 基因编码的外膜蛋白称为中蛋白，由 S 基因编码的外膜蛋白称为主蛋白。C 区包括前 C 基因和 C 基因，两者有各自的起始密码和共同的终止密码。前 C/C 基因编码 HBeAg，分泌至细胞外，C 基因编码 HBcAg，可自行装配成 HBV 的核心颗粒。P 基因编码含 843 个氨基酸的多功能蛋白(P)，由氨基端到羧基端依次为末端蛋白、逆转录酶和 RNA 酶 H，在前两个功能结构域之间为间隔区。X 基因编码的 X 蛋白具

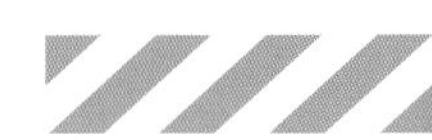

有反式激活作用。

HBV 基因组中还包括 4 个启动子和 2 个增强子，根据它们所调控的基因的表达情况，4 个启动子分别为前 C/C、前 S1、S 和 X，负责起始至少 4 种（3.5 kb、2.4 kb、2.1 kb、0.7 kb）非剪接的 mRNA 的转录。根据翻译起始位点的不同，4 种 mRNA 可翻译为 7 种蛋白，3.5 kb 的 mRNA 有两种类型，较短的一种为前基因组 RNA，既负责编码 HBcAg 和聚合酶（P 蛋白），又作为病毒的前基因组；较长的一种为前 C mRNA，翻译为 HBeAg；2.4 kb 的 mRNA 翻译为病毒表面抗原的大蛋白；2.1 kb 的 mRNA 翻译为病毒表面抗原的中蛋白和主蛋白；0.7 kb 的 mRNA 翻译为病毒的 X 蛋白。HBV 的前 C/C 启动子长约 230 bp，由基本核心启动子（BCP）和核心上游调节序列（CURS）组成。

根据全基因组核苷酸序列异质性≥8%的原则，HBV 可被分为 A～H 共 8 种基因型，最近 I 和 J 两种新的基因型也相继被提出。根据全基因组异质性≥4%而又<8%的原则，HBV 同一基因型又可被进一步分为不同的基因亚型。目前 HBV 的多种基因型都有亚型被鉴定出，尤其是在东南亚地区流行率较高的基因型 B 和 C，更是有 10 种左右的基因亚型。HBV 基因型及亚型具有明确的地理分布特点和人种的特异性，并与 HBV 感染后疾病的进展及抗病毒药物的疗效具有一定的相关性。

HBV 在感染肝细胞时，首先通过外膜蛋白的前 S1 区与肝细胞表面的 NTCP 受体接触，侵入细胞质的病毒脱壳后核酸 DNA 进入细胞核，正链进一步延长成为完整双链，经 DNA 多聚酶补齐缺口成熟为共价闭合环状 DNA（cccDNA），作为转录模板合成不同大小的 mRNA，进入细胞质翻译为病毒的各种蛋白质，另有一部分 3.5 kb 的 mRNA 作为病毒前基因组首先与 P 蛋白结合，再被二聚体形式的核壳蛋白包装形成核心颗粒，前基因组在核心颗粒内逆转录为松弛环状 DNA，一部分核心颗粒重新进入细胞核补充核内 cccDNA 数量，其余核心颗粒在内质网获得包膜，再出芽分泌至细胞外。cccDNA 能够稳定地存在于细胞核内，每个细胞有 10～50 个拷贝数，目前所有能抑制逆转录酶活性的抗病毒药物均不能清除 cccDNA，cccDNA 在细胞核内的半衰期为 30～50 天，以稳定的数量存在于细胞核内，维持 HBV 的持续感染，这也是 HBV 难以被彻底清除的原因。

由于 HBV 在复制过程中需经历由 RNA 到 DNA 这一逆转录过程，而这一过程所需的病毒逆转录酶缺乏校正修复功能，因此 HBV 在复制过程中的变异率高出其他 DNA 病毒 10 倍以上，估计 HBV 发生碱基变异的频率约为 4.2×10^{-5}/（位点·年）。另外，宿主免疫压力和（或）疫苗及抗病毒治疗压力的诱导和选择也会加速 HBV 变异毒株的产生。HBV 的基因变异可发生于各基因的编码区中，也可发生于调节序列中，不同的变异对病毒所产生的影响会有所不同，有些变异是无意义或致死性的，而发生于基因编码区的部分变异则可能导致抗原序列的改变或抗原合成的流产，进而影响病毒的免疫学特性及复制和表达等生物学过程，如乙型肝炎表面抗原（HBsAg）α 决定簇区的变异可改变 HBsAg 的抗原性，形成 HBsAg 阴性 HBV 感染；前 C 基因区的 G1896A 变异使编码 HBeAg 的第 28 位密码子由 TGG 变为 TAG，形成终止密码子，HBeAg 翻译被提前终止。发生于调控序列的基因变异可直接影响病毒复制和抗原表达水平，如 C 基因启动子区的 A1762T/G1764A 变异能够使 HBeAg 的合成下降 70%左右，同时提高病毒的复制活性和核心抗原（HBcAg）的表达水平。由此可见，HBV 的遗传变异增强了 HBV 的适应性和生存力，改变了免疫原性和耐药性，也可能使其演变为高致病性病毒，增加 HBV 的致病性。

二、HBV 的特点与乙型肝炎重症化

婴幼儿期感染 HBV 易形成慢性感染，而青年期或成年期感染 HBV 后多表现为急性肝炎。HBV 感染肝细胞后其本身并不会导致肝细胞的损伤，肝损害主要是由抗 HBV 免疫应答引起

的大量肝细胞坏死。我国的HBV感染者主要为慢性携带者,并在反复的免疫损伤和肝细胞再生过程中肝病不断进展,包括慢性肝炎、肝硬化及肝癌等肝病。肝衰竭是多种因素引起的严重肝脏损害,导致其合成、解毒、排泄和生物转化等功能发生严重障碍或失代偿,出现以凝血机制障碍、黄疸、肝性脑病、腹水等为主要表现的一组临床症候群。临床上在慢性乙型肝炎基础上出现的急性肝功能失代偿是最多见的肝衰竭,称为乙型肝炎相关慢加急性肝衰竭。

乙型肝炎相关慢加急性肝衰竭也是最近几年才明确的概念,其临床表现如下:①极度乏力,有明显的消化道症状;②黄疸迅速加深,血清总胆红素大于正常上限值10倍或每天上升≥17.1 μmol/L;③凝血酶原时间明显延长,凝血酶原活动度≤40%,并排除其他原因。其组织病理学表现为在慢性肝病病理损害的基础上发生新的程度不等的肝细胞坏死性病变。虽然病理是诊断的金标准,但因患者凝血功能差,极少进行肝穿刺检查,故不作为临床诊断依据。

肝衰竭的病理基础是严重的肝细胞损伤,目前,乙型重型肝炎肝细胞损伤机制的研究主要集中在HBV基因变异及机体免疫异常两个方面。对影响其发生的机体免疫反应异常、遗传易感性、病毒变异、肝脏再生、肝脏代谢组学及功能重建等因素还不完全清楚,特别是慢性乙型肝炎基础上的慢加急性肝衰竭主要建立在HBV对患者的持续感染基础上,发病机制比较复杂,还有待进一步深入研究。

乙型肝炎相关慢加急性肝衰竭的发病机制主要包括两个方面的因素:一是HBV本身的因素,包括病毒的基因型、病毒变异及病毒复制水平等;二是宿主方面的因素,包括宿主的免疫反应、遗传背景及由于药物、饮酒、劳累等诱发的机体免疫功能异常等。免疫应答主要是由宿主的免疫系统特别是细胞免疫系统,针对HBV不同抗原的免疫反应损伤而引起的,这种对HBV抗原的免疫应答可能成为乙型肝炎重症化的启动因素,从而引起一系列的免疫损伤以及后续以内毒素细胞因子为核心的三重打击。

HBV在一定条件下引起宿主的免疫反应异常是乙型肝炎相关慢加急性肝衰竭发病机制的重要环节,但迄今对HBV在什么条件下、通过何种机制诱发过强的肝细胞免疫杀伤作用还远未阐明。目前认为,重型肝炎发生和发展的"启动点或控制点"受病毒和宿主两个方面因素的影响,HBV复制活性的增加、基因组变异及机体免疫状态的变化等均可诱发乙型重型肝炎。病毒变异可能通过多种机制诱发乙型重型肝炎:一是病毒变异导致病毒复制活性的增强;二是病毒变异引起HBV抗原表达水平的变化;三是病毒的某些变异可能导致相应的抗原表位能够更有效地被呈递,从而更有效地激发特异性细胞免疫应答的能力,导致病情加重。但是HBV哪些位点的变异会导致乙型重型肝炎的发生目前仍未明确。

有关HBV变异与乙型重型肝炎相关性的研究主要集中在前C/C基因启动子区的变异。前C基因突变本身携带更高的致病性,可能决定急性肝炎的严重程度。复杂的HBV亚基因型F1b前C/C基因突变与急性肝炎较差的临床结局密切相关。1991年,Omata和Liang两个课题组同时报道了G1896A变异与暴发性肝炎相关。另有研究表明,A1846T和C1913A是慢加急性肝衰竭的独立风险因子,其他的一些突变如T1753V、A1762T、G1764A、G1896A和G1899A与慢加急性肝衰竭的发生没有相关性。随后的研究越来越多,变异位点涉及整个前C及C基因启动子区多个位点的变异,如T1753V(A/C/G)、T1754C/G、A1762T、G1764A、C1766T、T1768A、G1862T、G1899A等位点,以及碱基的插入、C基因编码区的变异(如A2339G等),这些研究多来自对暴发性肝炎病例的调查。有新的研究表明,前C基因终止密码子突变(A1896)与暴发性肝炎相关,但不具特异性;该研究建立了突变位点预测模型用以预测暴发性肝炎的发生,有6个突变位点(4个在C区、1个在P区、1个在S区(C2129、T720、Y2131、T2013、K2048、A2512))与暴发性肝炎的发生相关。在HBV变异与慢加急性肝衰竭研究方面,国内几项调查发现,A1762T、G1764A、A1846T、G1896A、C1913A/G等,以及这几种变异的联合突变均与慢加急性肝衰竭的发生相关。A1846T和C1913A与重型肝炎的发生密切

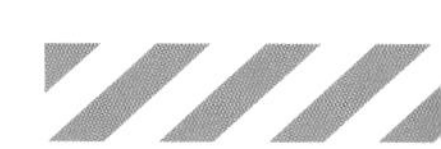

相关，而且 A1846T 与慢加急性肝衰竭的极差预后相关。T1961V/C1962D 突变频率在暴发性肝炎中更高一些，尤其是在 HBV/B1 基因型，由此产生的核心蛋白 S21 突变体在暴发性肝炎的发生及发展中起到至关重要的作用。

有关 HBV 变异与乙型重型肝炎相关性的研究主要集中在前 C/C 基因启动子区的变异。也有研究表明，HBsAg C 区突变在乙型肝炎复发所致急性肝衰竭中较为频繁，该突变与 HBsAg 的产生和分泌减少有关。几种特定的前 S/S 基因突变可能导致合成 HBsAg 失衡以及滞留在内质网中。突变的 HBsAg 累积可能造成内质网应激，导致 DNA 氧化应激损伤以及基因组的不稳定，提示前 S/S 基因突变与暴发性肝炎的发生相关。HBV D 基因型以及 HBV C 基因、前 S2 基因、主蛋白 HBsAg 突变与 HBV 感染后急性肝衰竭后不良预后相关。

在 HBV 基因型与乙型重型肝炎的相关性研究方面，来自国外的暴发性肝炎的调查显示，B 基因型在暴发性肝炎患者中的流行率明显高于急性自限性肝炎患者，国内的调查发现，与 C 基因型相比，B 基因型与慢加急性肝衰竭发生的相关性更明显。一项对中国北方乙型肝炎患者的基因型研究发现，与没有发生基因型重组的患者相比，基因型发生重组的患者 HBV DNA 载量更低，且基因型间重组更有可能诱导慢性乙型肝炎急性发作。

乙型肝炎重症化的发生机制复杂，因素较多，HBV 本身是重要的始动因素之一。HBV B 基因型及前 C 基因区的 G1896A 变异和 C 基因启动子区的 A1762T/G1764A 变异与慢加急性肝衰竭的发生密切相关。由于慢性 HBV 感染在形成 HBeAg 阴性感染的过程中 HBV 会经常选择这两种变异模式，因此引起 HBeAg 缺失或表达水平下调，进而在部分患者中引起过强的免疫反应，可能是其导致肝细胞大量坏死的一个重要原因。HBV B 基因型毒株更倾向于选择 G1896A 变异，而 HBV B 基因型和 G1896A 变异都与慢加急性肝衰竭的发生密切相关，但乙型肝炎重症化是 G1896A 变异单独起作用还是与 HBV B 基因型毒株本身存在的一些特点协同作用目前还不清楚。另外，A1762T、G1764A、G1896A 等变异在乙型肝炎重症化发生过程中是否存在协同作用目前还不清楚。

参考文献

[1] 中华医学会感染病学分会肝衰竭与人工肝学组，中华医学会肝病学分会重型肝病与人工肝学组. 肝衰竭诊疗指南[J]. 药品评价，2007，4(1)：3-7.

[2] Omata M，Ehata T，Yokosuka O，et al. Mutations in the precore region of hepatitis B virus DNA in patients with fulminant and severe hepatitis[J]. N Engl J Med，1991，324(24)：1699-1704.

[3] Liang T J，Hasegawa K，Rimon N，et al. A hepatitis B virus mutant associated with an epidemic of fulminant hepatitis[J]. N Engl J Med，1991，324(24)：1705-1709.

[4] Ozasa A，Tanaka Y，Orito E，et al. Influence of genotypes and precore mutations on fulminant or chronic outcome of acute hepatitis B virus infection[J]. Hepatology，2006，44(2)：326-334.

[5] Kusakabe A，Tanaka Y，Mochida S，et al. Case-control study for the identification of virological factors associated with fulminant hepatitis B[J]. Hepatol Res，2009，39(7)：648-656.

[6] Wai C T，Fontana R J，Polson J，et al. Clinical outcome and virological characteristics of hepatitis B-related acute liver failure in the United States[J]. J Viral Hepat，2005，12(2)：192-198.

[7] Ren X，Xu Z，Liu Y，et al. Hepatitis B virus genotype and basal core promoter/precore mutations are associated with hepatitis B-related acute-on-chronic liver failure without

pre-existing liver cirrhosis[J]. J Viral Hepat,2010,17(12):887-895.

[8] Xiao L,Zhou B,Gao H,et al. Hepatitis B virus genotype B with G1896A and A1762T/G1764A mutations is associated with hepatitis Brelated acute-on-chronic liver failure[J]. J Med Virol,2011,83(9):1544-1550.

[9] Chen Z,Engle R E,Shen C H,et al. Distinct disease features in chimpanzees infected with a precore HBV mutant associated with acute liver failure in humans[J]. PLoS Pathog,2020,16(8):e1008793.

[10] Trinks J, Marciano S, Esposito I, et al. The genetic variability of hepatitis B virus subgenotype F1b precore/core gene is related to the outcome of the acute infection[J]. Virus Res,2020,277:197840.

[11] Zhang A,Wan Z,You S,et al. Association of hepatitis B virus mutations of A1846T and C1913A/G with acute-on-chronic liver failure development from different underlying chronic liver diseases[J]. Hepat Mon,2013,13(9):e12445.

[12] Inoue J,Veno Y,Kawamura K,et al. Association between S21 substitution in the core protein of hepatitis B virus and fulminant hepatitis[J]. J Clin Virol,2012,55(2):147-152.

[13] Chook J B,Ngeow Y F,Tee K K,et al. Novel genetic variants of hepatitis B virus in fulminant hepatitis[J]. J Pathog,2017,2017:1231204.

[14] Anastasiou O E,Theissen M,Verheyen J,et al. Clinical and virological aspects of HBV reactivation:a focus on acute liver failure[J]. Viruses,2019,11(9):863.

[15] Pollicino T, Cacciola I, Saffioti F, et al. Hepatitis B virus PreS/S gene variants: pathobiology and clinical implications[J]. J Hepatol,2014,61(2):408-417.

[16] Anastasiou O E, Widera M, Westhaus S, et al. Clinical outcome and viral genome variability of hepatitis B virus-induced acute liver failure[J]. Hepatology,2019,69(3):993-1003.

第二节　乙型肝炎病毒的生活周期与乙型肝炎重症化

陈新文　裴荣娟　吴春晨

一、HBV 粒子和基因组结构

HBV 感染过程中会产生成熟病毒粒子以及非成熟病毒粒子。Dane 颗粒是成熟的感染性 HBV 粒子,是一种有囊膜的直径约 42 nm 的球形颗粒,其外层为锚定有表面抗原的脂质囊膜,内层核衣壳是 120 个核衣壳蛋白二聚体(即 240 个核衣壳蛋白)形成的正二十面体结构($T=4$),核衣壳内包裹一个拷贝的病毒基因组和聚合酶蛋白(P 蛋白)。非成熟的病毒粒子(亚病毒颗粒)有两种形态:一种是由表面抗原蛋白(HbsAg)形成的直径约 20 nm 的球形或管状亚病毒颗粒,这种亚病毒颗粒仅含 HBV 表面抗原,通常在感染者血清中的含量远超过成熟病毒粒子;另一种不含基因组成分的非成熟病毒粒子,与 Dane 颗粒相比,这种"空"病毒颗粒具备内层核衣壳以及外层囊膜但不含基因组成分,在 HBV 感染者血清中的含量也远超 Dane 颗粒。此外,血清中也存在一种 HBV RNA 样颗粒,这种非成熟病毒颗粒含量较低(通常为 Dane 颗粒含量的 1/1000～1/100),但被认为可以作为 cccDNA 的替代指标用来反映肝内 cccDNA 的水平和活性。

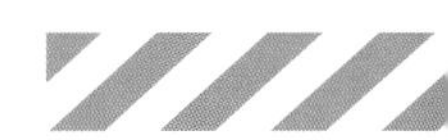

HBV 基因组是不完全双链松弛环状 DNA。DNA 双链不等长，其中长链为负链，约 3200 个核苷酸(完整基因组的长度)，5′端与病毒 DNA 聚合酶蛋白共价相连，但 3′端与 5′端无共价连接；短链为正链，长度可变(为长链的 50%～100%)，5′端有一段 18 nt 的寡聚核苷酸(RNA 寡聚体)。短链和长链的 5′端通过 250～300 对碱基互补维持基因组的环状结构，这一结构称为黏性末端。黏性末端两侧各有一个顺向重复序列(5′-TTCACCTCTGC-3′)，分别称为 DR1 和 DR2。这是嗜肝病毒 DNA 的一种典型结构，被认为是病毒 DNA 复制和形成环状结构的关键片段。HBV 基因组结构高度压缩，在开放阅读框之间、调节序列和开放阅读框之间均存在重叠：3.2 kb 的基因组中含有 4 个开放阅读框(S 区、C 区、P 区和 X 区)、4 个启动子和 2 个增强子结构。病毒复制过程中产生 4 种转录产物(3.5 kb、2.4 kb、2.1 kb、0.7 kb RNA)和 7 种蛋白(3 种表面蛋白、核心蛋白、E 抗原、DNA 聚合酶蛋白和 X 蛋白)。

二、HBV 的生活周期

HBV 的生活周期从病毒粒子与宿主细胞受体结合开始，经内吞作用进入细胞质，脱去外膜后的核衣壳经过转运到达细胞核，释放核衣壳内的松弛环状 DNA(rcDNA)，rcDNA 在细胞核形成共价闭合环状 DNA(cccDNA)，cccDNA 与组蛋白等结合形成微染色体形式。随后利用细胞内的 RNA 聚合酶Ⅱ，以 cccDNA 为模板开始转录，产生 4 种病毒 RNA，其中前基因组 pgRNA 翻译产生 DNA 聚合酶蛋白和核心蛋白，2.4 kb RNA、2.1 kb RNA 分别翻译产生 3 种表面蛋白，0.7 kb RNA 翻译产生 X 蛋白。P 蛋白与 pgRNA 结合形成 RNP 复合物，引导 pgRNA 包装进入核衣壳；在新合成的核衣壳中，P 蛋白以 pgRNA 为模板，启动负链 DNA 的逆转录合成，伴随着 pgRNA 的降解，最后以负链 DNA 为模板，合成 HBV 的正链，形成含 rcDNA 的成熟核衣壳。成熟核衣壳与病毒表面蛋白相互作用完成病毒组装，进入内质网经高尔基体向细胞表面移动，向细胞外释放，完成生活周期。

1. HBV 进入细胞的过程

HBV 是通过受体介导的内吞作用进入细胞的，病毒的吸附和受体识别是进入细胞的首要步骤，在此过程中发挥作用的是 HBV 的表面蛋白。HBV 编码 3 种形式的表面蛋白，分别为大蛋白(LHBs)、中蛋白(MHBs)和主蛋白(SHBs)。其中 SHBs 最小，由 S 区编码，与之相比，MHBs 在 N 端含有 preS2 区域，而 LHBs 的 N 端含 preS1 和 preS2 区域。研究认为 LHBs 的 preS1 区域是表面蛋白与受体结合的关键序列，针对前 S1 序列的 21～47 位的抗体可以阻断 HBV 的进入过程，并且这个过程可被该多肽序列自身竞争性抑制。此外，SHBs 位于第二、第三跨膜域之间的抗原决定区(antigenic loop，AGL)以及 preS1 氨基端的豆蔻酰修饰也是 HBV 进入细胞过程的关键因素。

细胞表面的硫酸乙酰肝素蛋白多糖(heparan sulfate proteoglycans，HSPGs)是一种对 HBV 具有低亲和力的受体，可以与表面蛋白的 AGL 区域结合从而介导病毒的吸附过程，HSPG 与表面蛋白的结合可能引起表面蛋白的构象变化进而促进表面蛋白与特异性受体的结合。2012 年发表的文章首次发现并证实钠离子-牛磺胆酸共转运多肽(sodium taurocholate co-transporting polypeptide，NTCP)是一种与 HBV 特异性结合并具有高亲和力的受体，LHBs 的 preS1 区域与 NTCP 结合介导病毒的进入过程。近期的研究发现，在 HBV 与 NTCP 结合后的进入过程中，表皮生长因子受体(epidermal growth factor receptor，EGFR)发挥了重要作用：EGFR 敲除的细胞中 HBV 可以吸附在细胞表面，但内化过程受到削弱；preS1-NTCP 复合物的内化过程与 EGFR 的受体内吞过程同步；一旦解离 NTCP 和 EGFR 的相互作用，NTCP 不再支持病毒的进入过程。

受体介导的内吞作用可分为网格蛋白依赖型和非网格蛋白依赖型，HBV 内吞的具体分子机制仍有待深入研究。网格蛋白和小窝蛋白均被提出参与 HBV 的内吞过程，但小窝蛋白在其中的作用在不同的细胞体系中存在一定争议。鉴于在 EGFR 的内化主要是网格蛋白依赖的内吞途径,这一途径可能是 HBV 内化的主要途径。HBV 进入细胞后释放核衣壳的过程目前也未清晰揭示,与多数病毒不同的是,鸭乙型肝炎病毒释放核衣壳的过程不依赖内体的酸化,但需要内体的膜电势形成。

2. 核衣壳的转运和基因组释放

HBV 的核衣壳从细胞质到细胞核的转运过程是通过细胞质中长距离运输系统——微管网络而实现的。核衣壳沿着微管的运动是一种耗能的主动运输过程,需要分子马达的驱动,近期研究表明,核衣壳通过核心蛋白的 C 端结构域与 Dynein LL1 相互作用,而二者相互作用不影响 Dynein LL1 参与组装 dynein 动力复合体,说明核衣壳通过与 Dynein LL1 相互作用沿微管主动运输。核衣壳蛋白的 C 端结构域还包含一个细胞核定位序列(NLS)。这个 NLS 与细胞核输入蛋白 α 相互作用,后者又与细胞核输入蛋白 β 结合。细胞核输入蛋白 β 作为细胞转运受体,介导核衣壳与核孔的细胞质纤维相结合,运输核衣壳进入核孔复合物的核篮结构中,在核篮结构中核衣壳解聚,使得包含在核衣壳内的基因组和核心蛋白释放进入核质中。

3. 超螺旋双链 HBV DNA 的形成

病毒基因组 rcDNA 释放到细胞核后经过一系列修复形成 cccDNA,cccDNA 与细胞的组蛋白结合以微染色体(mini-chromosome)形式在细胞核稳定存在,作为病毒复制的转录模板。

根据二者结构上的差异,rcDNA 向 cccDNA 的转化过程包括以下步骤:移除负链 5′端共价结合的病毒聚合酶蛋白以及正链 5′端的 RNA 寡聚体,补充单链缺口区和连接正、负链的 5′端和 3′端,这些过程理论上需要几类酶的参与,如 DNA 修复酶、DNA 聚合酶、DNA 连接酶以及拓扑异构酶等。移除与 rcDNA 结合的聚合酶蛋白和 RNA 寡聚体是 cccDNA 形成的第一步,目前认为这种去蛋白化的 rcDNA(protein free rcDNA),是 cccDNA 形成的中间体,酪氨酰-DNA 磷酸二酯酶 2(tyrosyl-DNA phosphodiesterase 2,TDP2)在移除聚合酶蛋白的过程中发挥作用,而结构特异性核酸内切酶 FEN1 可能参与移除正链 5′端的 RNA 寡聚体。早期实验证实,HBV 正链补齐的过程不需要病毒自身的聚合酶参与,近期文献提出,宿主细胞的 DNA 聚合酶 κ(Pol κ)、DNA 聚合酶 λ(Pol λ)和 DNA 聚合酶 α(Pol α)分别调控了 cccDNA 从头合成和胞内扩增补充途径中的正链补齐过程。DNA 连接酶 Lig1 和 Lig3 可能通过催化 rcDNA 末端的连接而参与 cccDNA 形成,此外 DNA 拓扑异构酶(TOP1、TOP2)也参与双链的环化过程。cccDNA 形成的详细分子机制仍需进一步揭示,细胞内 DNA 修复系统非常复杂,一种酶的功能缺失可以被其他酶补充或替代,这一系统对 HBV rcDNA 向 cccDNA 转变的调控仍有待深入研究。

4. HBV 的转录和翻译调控

cccDNA 在细胞核中以结构稳定的微染色体形式存在,转录产生 4 种 RNA 产物,RNA 转移到细胞质进而翻译产生病毒蛋白,产生足量的 HBc 蛋白和聚合酶蛋白及基因组 RNA 后启动病毒的装配。

1)cccDNA 的表观遗传调控

表观遗传修饰,如 DNA 甲基化、组蛋白的修饰等,可以调节 cccDNA 的转录活性。HBV cccDNA 中有 3 个 CpG 岛,其甲基化状态调控 HBV 的复制和基因表达。组蛋白甲基化由组蛋白甲基转移酶完成,主要发生在赖氨酸和精氨酸残基。研究发现,组蛋白甲基转移酶 PRMT5、SETDB1 等通过介导不同组蛋白的甲基化修饰抑制 cccDNA 的转录活性。组蛋白乙酰化反应多发生在核心组蛋白 N 端碱性氨基酸集中区的特定赖氨酸残基,主要由组蛋白乙酰转移酶和组蛋白去乙酰化酶共同调节。研究发现,去乙酰化酶 SIRT3 与 cccDNA 结合降低 cccDNA 结合的 H3K9 乙酰化水平,抑制转录活性;我们的研究也表明去乙酰化酶 HDAC11 通过影响 cccDNA 组蛋白的乙酰化水平而影响转录活性。

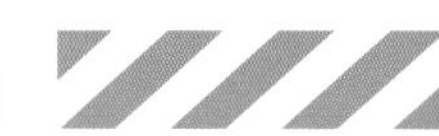

2)HBV的启动子和增强子

在HBV基因组中至少有4种启动子和2种增强子。这些调节序列对病毒转录的调控机制及宿主转录因子的参与将在本章第四节详细描述。

3)细胞转录因子对HBV转录的调控

HBV基因转录受多种肝富集转录因子的调控,也与病毒蛋白产物(如HBx蛋白)的调节作用相关。现已发现一系列对HBV启动子具有调控作用的顺式调控序列和反式调控因子,可以通过调控HBV基因转录,如肝细胞核因子1(hepatocyte nuclear factor1,HNF1)、HNF3、HNF4、类视黄醇X受体α(retinoid X receptor α,RXRα)、过氧化物酶体增殖物激活受体α(peroxisome proliferator-activated receptor α,PPARα)及CCAAT/增强子结合蛋白(CCAAT/enhancer binding protein,C/EBP)等,与HBV基因组的4个启动子结合,从而对HBV的基因转录发挥调控作用。而泛嗜转录因子如AP1、RFX1、NF1和SP1等对HBV启动子活性和HBV转录水平也具有重要的协同调节作用。

5.病毒核衣壳的装配和成熟

1)前基因组RNA的包装

足量的C蛋白和P蛋白被翻译出来后,这些蛋白和pgRNA以及一些宿主因子,包括Hsp90、分子伴侣p23以及一些未知因子等,相互组装在一起。C蛋白足量表达可以进行自装配形成病毒样颗粒,单体的C蛋白主要由α螺旋发夹结构组成,2个单体分子组装成二聚体结构,形成由2个α螺旋发夹构成的四螺旋束;完整的病毒核衣壳由120个HBc二聚体组成。核衣壳蛋白的N端结构域引起自组装过程,而C端结构域在介导病毒前基因组RNA包装进入核衣壳过程中具有重要作用。前基因组RNA 5′端的茎环结构ε与P蛋白结合形成RNP复合物,使得pgRNA被选择性地包装入HBV衣壳蛋白,同时启动P蛋白发生反应,即引发过程。

2)核衣壳的成熟过程

包装进核衣壳的pgRNA在病毒聚合酶P蛋白的作用下合成病毒负链DNA,在HBV表达细胞中,逆转录成负链DNA和正链DNA的合成是一个紧密联合的过程。与其他的逆转录病毒相比,HBV的复制因为没有核苷酸引物,因此是从头起始的,通过聚合酶氨基末端结构域上的酪氨酸的羟基基团与第一个核苷酸形成磷酸二酯键。在pgRNA ε信号的突起部分里合成最开始的四个核苷酸后,聚合酶和与其共价连接的核苷酸会一起与模板分离,然后与靠近3′末端的DR1区域的互补序列重新退火,这一过程以往被认为是逆转录起始的信号。在嗜肝病毒基因组内,有很多与负链DNA的三个或四个起始碱基互补的序列,因此还需要另外的过程来正确地转移聚合酶-核苷酸复合物。利用突变分析,发现了一个位于DR1序列3′端上游,被命名为phi的序列元件,该序列可与ε互补,而且在病毒的有效复制中发挥重要作用。据推测,该元件可将DR1 3′端序列带领到与在ε的突出部分合成的三个核苷酸引物相接近的部位。引发过程之后,负链DNA继续合成,并转位到pgRNA DR1的3′末端。通过定位负链DNA的3′末端,研究者推测该链有可能与pgRNA的5′末端同时产生。当聚合酶到达其RNA模板的末端时,负链DNA会产生一个由8～10个核苷酸所组成的末端冗余序列,成为一种特别的“run off”样式。

逆转录过程需要RNase H的参与:它将RNA从RNA-DNA杂交链上切割下来,成为寡聚核糖核苷酸,利用突变失活HBV聚合酶RNase H结构域会阻断正链DNA的合成。然而,HBV聚合酶的RNase H结构域不能切割与负链DNA结合的最后的RNA核苷酸。因此,在前基因组的5′末端会产生由18个碱基所组成的帽化的RNA片段。这一片段从DNA负链的5′末端的DR1解离,转位到DR2区域,作为合成DNA正链的引物,之后DNA正链的合成从DR2的最后一个碱基开始,向着负链DNA的5′末端进行。在这一过程中,正链DNA的合成跨过负链DNA 3′末端和5′末端的不连续性,形成环状DNA基因组。显然,这种特别的引物转位和环化过程是复杂的。除了供体和受体序列之外,另外的三个顺式作用序列 3E、M、5E 也在这两个过程中发挥重要作用。研究发现,在正链 DNA 的合成过程中,负链模板的末端是通过 3E 与 M3、5E 与 M5 之间的碱基配对来实现两个模板的转化的。另外,存在于负链 DNA 5′端和 3′端的一小段末端冗余序列对环状化也是非常重要的。

6. 病毒粒子的形成和释放

感染性 HBV 粒子的分泌、释放过程有多泡晚期内体——多泡小体(multivesicular body,MVB)的参与。细胞内一些需要被降解或分泌到胞外的"货物"经内吞体分选转运复合体(ESCRT)系统分选进入 MVB,MVB 可以与溶酶体融合或与质膜融合从而导致"货物"的降解或释放。一些含囊膜的病毒可以进入 MVB 的腔内囊泡(intraluminal vesicle,ILV)中,MVB 与质膜融合后被释放到细胞外。对 HBV 成熟病毒粒子释放的研究发现,破坏 ESCRT 成分可显著降低成熟病毒粒子的释放,HBV 核衣壳可能通过与 NEDD4 的相互作用而被 γ2-adaptin 识别形成复合体,进而被 ESCRT 复合体招募传递进入 MVB;需要注意的是,HBV 通过 MVB 的途径必然存在表面蛋白从内质网或内质网-高尔基体中间体(ERGIC)转移到 MVB 的过程,但其中的具体分子机制仍有待分析。

除感染性病毒粒子外,HBV 感染细胞向胞外大量分泌只含表面蛋白的亚病毒颗粒(SVP)。翻译产生的表面蛋白在内质网膜通过二硫键形成二聚体,并聚集形成 SVP,SVP 向内质网(ER)腔内出芽,通过经典分泌途径由内质网向高尔基体运输。在运输迁移的过程中,表面蛋白的糖链进行一系列的修剪和修饰,成为典型的分泌蛋白,糖链结构对 SVP 的分泌起着重要作用。

三、病毒生活周期与乙型肝炎重症化

1. 病毒变异对生活周期的影响

HBV 基因突变可能导致 HBV 复制水平的改变从而导致乙型肝炎重症化,本章第三节详细描述了病毒的变异与乙型肝炎重症化的关系,其中一些病毒变异会增加 HBV 的复制能力从而导致乙型肝炎重症化的发生;不同区域的变异可能影响 HBV 生活周期的不同环节。

2. 乙型肝炎重症化中宿主转录因子的改变

HBV 转录、复制过程受到宿主转录因子的调控,宿主细胞中转录因子水平的改变将会影响 HBV 复制水平。未发表研究显示,HNF4 在乙型重型肝炎患者中的表达水平明显高于慢性乙型肝炎(CHB)患者、乙型肝炎相关肝硬化患者($p<0.05$),而 CHB 患者、乙型肝炎相关肝硬化患者这两组之间无显著差异($p>0.05$),提示 HNF4 可能与乙型肝炎重症化相关。另外,用基因芯片对 HBV 感染患者肝穿刺活检标本进行研究发现,HBV 感染可导致 HNF4、RXR、PPAR、CEBP 等肝富集转录因子基因转录的增加,并可能和肝损伤的发生相关。

3. NTCP 的 S267F 位点单核苷酸多态性对病毒感染的影响

NTCP 的 S267F 位点突变是人群中自然存在的突变,该位点丝氨酸替换为苯丙氨酸后 NTCP 丧失了作为 HBV 受体的功能,多个流行病学调查发现,与未发生 S267F 位点突变的 HBV 感染者(CC 基因型)相比,rs2296651(S267F)位点突变(CT 基因型)的 HBV 感染者中急性 HBV 感染率较高、HBV 慢性化、HBV 相关肝硬化或肝癌的比例较低,提示 NTCP rs2296651(S267F)位点单核苷酸多态性可能与 HBV 慢性化、重症化存在相关性。

参考文献

[1] Luckenbaugh L,Kitrinos K M,Delaney W E,et al. Genome-free hepatitis B virion levels in patient sera as a potential marker to monitor response to antiviral therapy[J]. J Viral

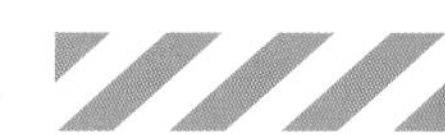

Hepat,2015,22(6):561-570.

[2] Wang J,Shen T,Huang X,et al. Serum hepatitis B virus RNA is encapsidated pregenome RNA that may be associated with persistence of viral infection and rebound[J]. J Hepatol,2016,65(4):700-710.

[3] Block T M,Guo H,Guo J T. Molecular virology of hepatitis B virus for clinicians[J]. Clin Liver Dis,2007,11(4):685-706.

[4] Tu T, Urban S. Virus entry and its inhibition to prevent and treat hepatitis B and hepatitis D virus infections[J]. Curr Opin Virol,2018,30:68-79.

[5] Schulze A,Gripon P,Urban S. Hepatitis B virus infection initiates with a large surface protein-dependent binding to heparan sulfate proteoglycans[J]. Hepatology, 2007, 46(6):1759-1768.

[6] Yan H, Zhong G, Xu G, et al. Sodium taurocholate cotransporting polypeptide is a functional receptor for human hepatitis B and D virus[J]. Elife,2012,1:e00049.

[7] Iwamoto M,Saso W,Sugiyama R,et al. Epidermal growth factor receptor is a host-entry cofactor triggering hepatitis B virus internalization[J]. Proc Natl Acad Sci U S A,2019,116(17):8487-8492.

[8] Macovei A, Radulescu C, Lazar C, et al. Hepatitis B virus requires intact caveolin-1 function for productive infection in HepaRG cells[J]. J Virol,2010,84(1):243-253.

[9] Huang H C,Chen C C,Chang W C,et al. Entry of hepatitis B virus into immortalized human primary hepatocytes by clathrin-dependent endocytosis[J]. J Virol,2012,86(17):9443-9453.

[10] Hayes C N,Zhang Y,Makokha G N,et al. Early events in hepatitis B virus infection: from the cell surface to the nucleus[J]. J Gastroenterol Hepatol,2016,31(2):302-309.

[11] Osseman Q,Gallucci L,Au S,et al. The chaperone dynein LL1 mediates cytoplasmic transport of empty and mature hepatitis B virus capsids[J]. J Hepatol,2018,68(3):441-448.

[12] Rabe B,Delaleau M,Bischof A,et al. Nuclear entry of hepatitis B virus capsids involves disintegration to protein dimers followed by nuclear reassociation to capsids[J]. PLoS Pathog,2009,5(8):e1000563.

[13] Schmitz A,Schwarz A,Foss M,et al. Nucleoporin 153 arrests the nuclear import of hepatitis B virus capsids in the nuclear basket[J]. PLoS Pathog,2010,6(1):e1000741.

[14] Belloni L,Pollicino T,De Nicola F,et al. Nuclear HBx binds the HBV minichromosome and modifies the epigenetic regulation of cccDNA function[J]. Proc Natl Acad Sci U S A,2009,106(47):19975-19979.

[15] Schreiner S,Nassal M. A role for the host DNA damage response in hepatitis B virus cccDNA formation-and beyond? [J]. Viruses,2017,9(5):125.

[16] Hong X,Kim E S,Guo H. Epigenetic regulation of hepatitis B virus covalently closed circular DNA:implications for epigenetic therapy against chronic hepatitis B[J]. Hepatology,2017,66(6):2066-2077.

[17] Ren J H,Hu J L,Cheng S T,et al. SIRT3 restricts hepatitis B virus transcription and replication through epigenetic regulation of covalently closed circular DNA involving suppressor of variegation 3-9 homolog 1 and SET domain containing 1A histone methyltransferases[J]. Hepatology,2018,68(4):1260-1276.

[18] Yuan Y, Zhao K, Yao Y, et al. HDAC11 restricts HBV replication through epigenetic repression of cccDNA transcription[J]. Antiviral Res, 2019, 172: 104619.
[19] Quasdorff M, Protzer U. Control of hepatitis B virus at the level of transcription[J]. J Viral Hepat, 2010, 17(8): 527-536.
[20] Nassal M. The arginine-rich domain of the hepatitis B virus core protein is required for pregenome encapsidation and productive viral positive-strand DNA synthesis but not for virus assembly[J]. J Virol, 1992, 66(7): 4107-4116.
[21] Prange R. Host factors involved in hepatitis B virus maturation, assembly, and egress [J]. Med Microbiol Immunol, 2012, 201(4): 449-461.
[22] Yang F, Wu L, Xu W, et al. Diverse effects of the NTCP p. Ser267Phe variant on disease progression during chronic HBV infection and on HBV preS1 variability[J]. Front Cell Infect Microbiol, 2019, 9: 18.

第三节　乙型肝炎病毒基因变异及准种与乙型肝炎重症化

成　军　董　菁

自 1979 年 HBV 基因组测序完成后，学者们逐步发现其基因组变异程度较大。近年来发现，慢性乙型肝炎(CHB)重症化的原因、NAs 的耐药等事件与 HBV 的异质性(heterogeneity)和变异(mutation)有很大关系。目前根据 HBV 感染之后抗体应答性质的差别，将 HBV 分成不同的血清型(serotype)；根据 HBV DNA 基因序列的差异程度，将 HBV 分成不同的基因型(genotype)。这些分型的基础是由 HBV 病毒株变异程度决定的，本节重点讨论某些特殊变异或群组变异(准种)对 CHB 重症化的影响。

一、乙型肝炎病毒(HBV)变异与准种

(一)HBV 变异与准种的概念

基因变异是 HBV 生活史复制的常态，1979 年研究者采用分段测序-重叠读码方式首次报告了完整的环状 HBV 基因组序列，但之后越来越多的 HBV DNA 基因组或基因片段序列分析发现，不同 HBV 病毒株 DNA 序列存在相当多发的基因位点异质性，这些异质性并不影响病毒的整体存活。测定的 HBV 基因组自然变异率达 $(1.4\sim3.2)\times10^{-5}$ 替换突变/(核苷酸・年)，是普通 DNA 病毒的 10 倍。学者们在分析原因时发现，HBV 较一般的 DNA 病毒的突变率明显更高，这是由 HBV 编码的多聚酶缺乏 3′—5′校对机制，生活史还包括逆转录过程共同造成的。

HBV 变异的形式多样，包括无意义的核苷酸替换突变、错义的替换突变、导致终止编码的替换突变、缺失突变、插入突变等。在自然复制的过程中，产生自发性淘汰，部分致死性突变的病毒株很快就消失，存活下来的 HBV 更适合在宿主体内生存。从群组角度来看，初始感染患者的病毒株产生一系列微小变异的变异株，这些变异株整体变异率不大，通过抗原微变异方式逃避宿主适应性免疫。在核苷(酸)治疗时代，适合存活的微小变异的病毒株逐步成为新的流行病毒株。以变异为基本机制，以适应宿主为“目的”，HBV 以群组变异适应宿主的方式保持病毒存活可能性的最大化(图 3-1)，在这个过程中可能形成一些疾病特异性变异，如 HBeAg 阴性 CHB 相关的 G1896A 变异。总之，变异和适应性选择是 HBV 的重要生活模式。

准种的概念是从噬菌体研究开始出现的，如人免疫缺陷病毒(HIV)和丙型肝炎病毒

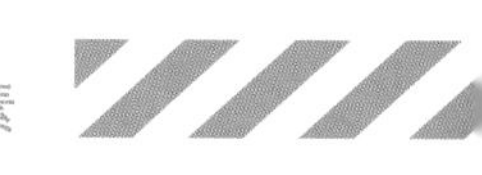

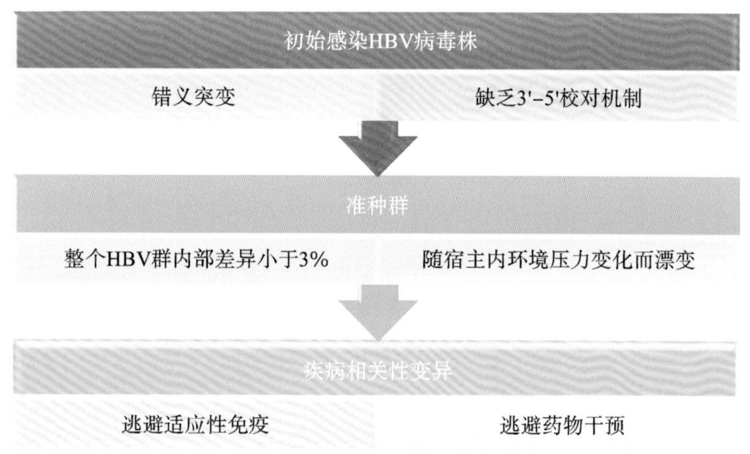

图 3-1　HBV 变异及准种示意图

(HCV)在患者体内所具有的准种群。1993 年以来,对 HBV 基因变异的研究,得出了类似的结论,HBV 的准种就是指由病毒基因组在遗传学上高度相关,但每个克隆/病毒株之间又有微小差别的 HBV 组成种群的现象,即来源于同一个患者的不同 HBV 基因克隆彼此之间存在微小的差异,差异度为 0.5%～3%。准种的概念强调的是遗传学的同源异质性,即病毒同时在自身和外界因素的影响下复制时既保持高度同源性也具有基因多样性。准种概念并不是对 HBV 存在状态的一种简单的描述,它使学者重新认识了 HBV 的存在状态和存在方式。准种概念强调的是同一患者血清中不同 HBV 病毒株之间的遗传相似性、微小差异性、病毒群组状态和动态变化四个要素,尤其强调了 HBV 存在状态的动态变化。准种/变异的缘由为患者宿主免疫压力的变化,但近年来随着核苷(酸)类似物(NAs)被广泛应用于临床抗 HBV 治疗,HBV 除了出现自然进化过程中的累积变异外也出现了许多医源因素导致的变异,NAs 可能具有准种群筛检的效果。

总之,HBV 变异是病毒存活的重要形式,通过这种模式逃避对 HBV 有害的压力。通过变异可能产生了某些疾病状态下特殊的变异形式,下文主要讨论 HBV 变异和准种对乙型肝炎重症化的影响。

(二)HBV 变异/准种的检测方法

随着近年来技术的发展,高通量准种群变化的检测方式有了长足进步,虽然深度测序方法尚无法广泛应用,但以研究单位为依托的检测使得临床医师对病毒变异及其准种群的变化有了较为可靠的理解。

1. PCR 扩增-克隆-DNA 测序法

该方法首先应用 PCR 技术对靶片段进行体外扩增,克隆入载体后对单个阳性克隆进行 DNA 测序,之后将测序的结果通过软件进行生物信息学比较,以确定各克隆序列的异质性,同时评价目的基因不同病毒株的准种比例。由于该方法挑选的克隆具有随机性,其代表性难以评估,对准种群的反应有限。

2. PCR-单链构象多态性分析法(SSCP)

此法先以 PCR 法获得靶基因片段的扩增产物,变性后通过中性聚丙烯酰胺凝胶电泳(PAGE)显色,进行单链构象多态性分析,该手段是展示基因多态性的一种经典方法。通过该方法可判断体内准种的复杂程度及区分不同的克隆型,但无法定义野毒株和突变株,只可以展示准种的存在状况。

3. 异源双链泳动分析法(HDA)

该方法的原理与 SSCP 相似,研究以异源双链(也称杂合双链)电泳后的差异性进行群组展示。异源双链是指经过加温退火后突变型和野生型DNA形成的杂合双链DNA分子,它在错配处形成一个凸起,在非变性凝胶电泳时出现与同源双链DNA不同的电泳速度,因而可将野生型和突变型双链DNA分开。HDA对200～300 bp大小DNA的突变检测效果较好,且对SSCP不敏感的DNA片段检出率很高,因此二者联合应用可大大提高突变的检出率。HDA操作相对简单、省时,但无法区别野毒株和突变株。

4. 构象敏感凝胶电泳法(CSGE)

CSGE通过把SSCP和HMA两种方法集成在一张PAGE胶上,兼具二者的优点,同时在聚丙烯酰胺凝胶中加入微变性剂以放大异源双链由碱基错配导致的DNA双链的空间构象改变,而使有不同错配碱基对的异源双链在PAGE胶上出现显著不同的迁移率来检测变异。CSGE对200～400 bp的DNA片段中碱基错配的检出具有良好的敏感性和特异性。CSGE能将病毒的优势种群和劣势种群进行初步分类,之后结合DNA测序法展示优势/劣势种群的基因变异特点。该方法是目前较好的一种准种群展示模式。

5. 深度测序法

下一代测序技术,又称深度测序法(UDPS),目前被广泛应用于基因异质性检测,是准种群漂变动力学的重要检测方式。UDPS主要分析感兴趣区域的300～400 bp长度的DNA片段,这对抗原位点、耐药位点分析具有较强的针对性,可以展示关键感兴趣位点的多种变异类型,但不适合对整个基因或基因组给予综合评估。国内张欣欣研究组以这种方法进行了HBV准种研究,开启了一种新的评估模式。

总之,目前有多种以DNA测序为核心技术的HBV基因变异的研究,这些研究从机制上使得医师对CHB进展、抗病毒药物应用等具有一定的了解。变异强调特定位点的变化,准种强调群族整体的微变异。目前的检测手段存在如下缺点:①能展示变异的技术方法无法展示整个基因的准种情况,要理解变异群组概念,变异云(cloud)概念,在此基础上理解HBV的演化;②深度测序法可展示局部位点多种变异模式,但缺乏对整个基因的分析;③目前检测出的HBV基因变异反映外周血循环池的变化情况,并不完全代表肝内或外周血单个核细胞内HBV储存池的变异主流情况,这导致临床观察情况与病毒变异的真实情况存在一定的脱节;④无论哪种方法,准种研究仅限于实验室,虽然目前有不少较为可靠的特定位点变异的检测方法,但技术及其结果解读具有相当复杂性,不可简单将CHB患者病情变化/剧变与检测结果生硬联系起来。变异与病情的因果关系仍旧是研究的热点,仍旧需要新的手段来研究。

二、HBV变异与CHB重症化

前章已述HBV基因组含有4个开放阅读框(ORF)编码病毒功能/非功能蛋白,除此之外还有多个基因表达调控序列。C区启动子(CP)是临床医师耳熟能详的区域之一,其位置在1643～1849 nt,与前C区起始氨基酸编码ATG相重叠。由于HBV基因的兼并性,CP还与直接重复序列(DR Ⅱ和DR Ⅰ)、X基因下游、增强子Ⅱ(Enh Ⅱ)等基因/调控序列重叠。以往研究认为前C/C区突变是导致HBeAg表达不能、病情进展、肝细胞癌(HCC)发生等情况的一种重要突变;随着NAs的应用,逆转录区(RT)变异改变了HBsAg的表达,这些突变也可能导致除耐药以外的病情变化,部分可导致病情进展乃至突变。下文将近年来的一些研究结果进行整理,以理清病毒变异与病情进展的关系。

(一)导致乙型肝炎重症化的前C/C区变异

HBeAg作为HBV感染的一种负性免疫调节因子,可抑制宿主的免疫反应,通过下调宿主T淋巴细胞的细胞毒活性使得HBV感染者处于对HBV免疫耐受的状态。而HBeAg阴性变异株感染者,一方面失去了HBeAg的免疫调节作用,另一方面前C区变异改变了HBcAg在肝细胞内的分布,使胞核型转化为胞质型,诱导了特异性T淋巴细胞的免疫攻击,从而可能导致

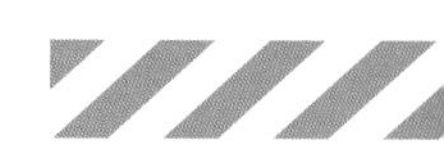

急性肝衰竭的发生。目前研究认为，导致 HBeAg 不能表达的原因主要有如下两种病毒变异假说：①前 C 区 G1896A 突变导致前 C 区在第 28 位氨基酸残基处发生终止突变，HBeAg 表达被终止；②C 区启动子区（CP 区）替换变异，最常见的变异是 CP 区内 A1762T 和 G1764A 的单/双替换突变。目前调查认为 30%以上的 CHB 患者为 HBeAg 阴性 CHB，表现为 ALT 反复波动或持续异常，对 α 干扰素治疗的反应差，病情呈持续发展，易进展成为肝硬化和（或）原发性肝癌。

最早被关注的肝炎重症化相关的 HBV 变异位点是前 C 区 G1896A 导致的终止变异。1994 年，研究者收集了 40 例美国各地的 HBV 感染导致的散发性暴发性肝炎（fulminant hepatitis，FH）和 16 例急性自限性乙型肝炎（HB）患者的血清，检测变异位点 G1896A。研究者借助当时新出现的 PCR 技术结合半定量杂交技术对病毒变异在 FH 中的分布做了一个横断面研究，并以急性自限性 HB 为对照。研究发现大部分患者体内病毒是一种混合群，即变异株和非变异株共存情况，这个符合准种理论。1995 年有研究发现 HBeAg 阴性/抗-HBe 阳性母亲所生育的婴儿似乎在出生后 3～4 个月内更容易发生暴发性肝炎。研究者收集了 9 例因 HBV 垂直传播而发生暴发性肝炎的患儿样本，其中 1 名患儿母亲 HBeAg 阳性，7 名患儿母亲 HBeAg 阴性/抗-HBe 阳性，研究者通过 PCR-DNA 直接测序法分析 DNA 序列的变异。结果提示，所有母亲均可检出含有 G1896A 位点变异的病毒株，在存活的患儿体内只检出野毒株，即未发生 G1896A 变异的病毒株。他们的研究认为母亲可能携带野毒株，也同时携带 G1896A 变异株，在垂直传播过程中产生某种筛检反应，而这个过程可能是诱导乙型肝炎重症化的机制之一。

日本学者报道前 C 区 G1896A 变异能在 88%～100%的急性肝衰竭患者中检测到，以色列报道为 83%，中国台湾地区报道为 36%，法国报道为 10%，美国报道仅为 5%。G1896A 变异差异可能与基因型的分布有关，美国是以基因型 A HBV 为优势流行株，而亚洲国家是以基因型 B 和 C HBV 为优势流行株。基因型 A 的基因结构限制了 G1896A 变异的形成，基因型 B 和 C 没有这种限制，因此，有更高的前 C 区 G1896A 变异率。有研究报道，在美国仅有 7%的急性肝衰竭患者感染的 G1896A 变异株 HBV 为优势株，而 53%的急性肝衰竭患者为前 C 区终止变异株和野毒株混合感染，符合 HBV 准种理论。日本学者应用敏感而简单的突变点特异性分析（MSSA）方法评估了 10 例暴发性肝炎、15 例急性自限性肝炎和 4 例急性重型肝炎患者，结果提示 G1896A 变异可在所有暴发性肝炎患者体内检出，可在 11 例急性自限性肝炎和 3 例急性重型肝炎患者体内检出，研究认为 G1896A 变异在暴发性肝炎中可有较高的检出率，但这种关系并非特异性的。

也有研究认为 G1896A 变异与病情无关，有研究曾分析 18 例肝衰竭和亚急性肝衰竭患者，发现前 C 区 G1896A 变异检出率与急性肝炎患者相似。因为目前关于病毒基因变异与病情关系的研究缺少动物模型的验证，现在大部分结果属于相关性结果，而非因果关系结果。

（二）导致乙型肝炎重症化的 C 区启动子区变异

CP 可分为两个部分，即上游调节区（URR）和基本核心启动子（BCP）；BCP 长 108 bp，含前 C 和前基因组 RNA 转录起始点。HBV 中并无经典的 TATA 盒（TATAAA），但 BCP 内含有 4 个 TATA 样盒（TATA-like box），分别为 TA1（AGATTA）、TA2（TTAAA）、TA3（TATTA）、TA4（CATAATT）。BCP 内有 T1753A/C、T1754C/G、A1762T、G1764A、C1766T 和 T1768A 等，其中以 A1762T/G1764A 联合双替换突变较常见。Okamoto 等于 1994 年最早发现并报道 A1762T 和 G1764A 双替换突变在日本 HBV 感染患者中是一种主要变异模式。A1762T 和 G1764A 的单/双替换突变位于 BCP 区，该位点的突变既影响下游病毒蛋白（HBeAg/HBcAg）的表达，更影响 HBV 基因组的复制。日本学者报道，BCP 区 A1762T 和 G1764A 双替换突变在急性肝衰竭患者中检出率为 68%～72%，德国学者报道检出率为 30%～78%，美国为 10%。Wai 等对美国急性暴发性肝炎组 34 例患者进行队列研究，调查患者感染的 HBV 分子生物学特征,包括HBV基因型G1896A突变、A1762T和G1764A双替换突变;检测发现44%患者检出G1896A突变合并A1762T和G1764A双替换突变。日本40例暴发性肝炎和261例急性自限性乙型肝炎患者的分析表明,自限性乙型肝炎患者G1896A与A1762T和G1764A双替换突变的检出率分别为9%和17%,肝衰竭患者分别是53%和50%($p<0.001$)。

体外实验结果显示,G1896A突变株和BCP区A1762T和G1764A双替换突变病毒株较野毒株的复制活性增高,这两种突变株可能加强HBV前基因组mRNA的生成,同时增加病毒包装。A1762T和G1764A双替换突变使HBeAg的表达减少,进一步弱化了宿主的免疫应答,提高了HBV的生存率。有研究试图揭示A1762T和G1764A双替换突变病毒株的复制率,研究者收集了7例暴发性肝炎患者和1例肝移植后暴发性复发性肝炎样本,提取病毒并转染人肝细胞系。结果证实G1896A突变病毒株的复制率低于野毒株,A1762T和G1764A双替换突变病毒株复制率略低于野毒株。但另有研究者将诱导出A1762T和G1764A双替换突变的HBV基因组转染人肝细胞系,结果发现BCP突变株不能与肝脏内转录因子结合,导致HBeAg表达量下降,但会导致病毒复制增加。关于突变病毒株在细胞内的复制问题尚待进一步研究。

实际临床工作中经常发现HBV BCP区突变是与前C区突变同时存在的。日本学者收集了57例HBeAg阴性/抗-HBe阳性样本,对BCP区和前C区进行了克隆化和测序,97.9%(328/335)的克隆可检出BCP区、前C区,或BCP区/前C区双突变,其中5例仅有BCP区突变,20例仅有G1896A突变,32例患者为BCP区/前C区双突变。Hayashi等对越南中部的3例暴发性肝炎患者进行序列分析,其中2例同时有A1762T和G1764A双替换突变和G1896A突变。

除上述热点突变外,有研究认为多位点突变的影响高于单纯的双联突变。例如,在A1762T和G1764A双替换突变时,病毒复制力是HBV野毒株的2倍,HBeAg表达能力为野毒株的80%,而BCP区1753/1762/1764位三联突变病毒复制力是HBV野毒株的4倍,HBeAg的表达能力是HBV野毒株的70%,而BCP区1753/1762/1764/1766位四联突变则达到了8倍和20%。然而,也有研究认为BCP区突变与肝衰竭的发生关系并不密切。

上述研究在证据层面具有较多的不确定性,如患者的诊断、病期、采样时间等。因此,Hu等收集了符合研究标准的31个病例-对照研究进行了Meta分析,病例组为1995例HBV诱导的慢加急性肝衰竭(ACLF)患者,对照组为3822例CHB患者。研究发现HBeAg阴性ACLF发生率是阳性的2.813倍(OR = 2.813,95%CI为2.240~3.533,$p<0.001$)。在此基础上与ACLF相关的变异位点分别为T1753V(OR=1.889,95%CI为1.357~2.631)、A1762T(OR=2.696,95%CI为2.265~3.207)、G1764A(OR=3.005,95%CI为2.077~4.347)、A1762T/G1764A(OR=2.379,95%CI为1.519~3.727)、C1766T(OR=1.849,95%CI为1.403~2.437)、T1768A(OR=2.440,95%CI为1.405~3.494)、A1846T(OR=3.163,95%CI为2.157~4.639)、G1896A(OR=2.181,95%CI为1.800~2.642)、G1899A(OR=3.569,95%CI为2.906~4.385)和G1896A/A1762T/G1764A三联突变(OR=1.575,95% CI为1.172~2.116)。Nian等的另一个Meta分析认为T1753V、A1762T/G1764A、A1846T、G1896A和G1899A与ACLF密切相关。总之,前C区变异与CHB患者的病情巨变可能有较为密切的关系,但这些尚不足以达成因果关系,只是CHB发病过程中病毒部分的一些特征。

(三)导致乙型肝炎重症化的C基因变异

C基因位于HBV基因组1901~2450 nt,翻译合成HBcAg(含183位氨基酸),小部分被包装成核心颗粒,内部含有T淋巴细胞和B淋巴细胞识别的表位。由于与HBcAg在T淋巴细胞水平上有相同的表位,HBeAg的存在可以缓解CTL对细胞膜上HBcAg的攻击,是产生HBV感染免疫耐受的机制之一。

HBV C基因突变相对集中于48~60位氨基酸、84~101位氨基酸、147~155位氨基酸和

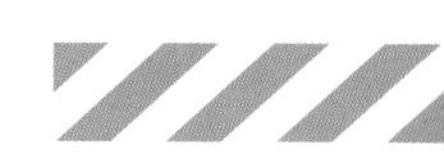

172 位氨基酸，T 淋巴细胞和 B 淋巴细胞表位突变较常见，这种突变与病毒在机体内长期存在及肝病进展有密切的关系。有研究发现从肝衰竭患者体内分离的病毒株存在 A2339G 和 G2345A 突变，日本研究者认为 A2339G 突变可提高病毒复制效率，他们自 1 例暴发性肝炎患者中克隆出含有上述 A2339G/G2345A 突变的病毒基因组，为基因型 B，同时伴有 G1896A 突变。研究组将 1.24 倍长度的含 A2339G 突变的 HBV 基因组转染入 Huh-7 细胞系中，结果提示突变株可使 HBcAg 积累量增加，证明这种突变提高了病毒的生产效率。但也有研究发现基因型 D A2339G 变异在暴发性肝炎中扮演的角色并不重要，这提示病毒变异具有一定的基因型特异性。

（四）导致乙型肝炎重症化的 S 区变异

HBV 的 S 区包含编码区和启动子区，编码区又分为前 S1 区、前 S2 区和 S 区，也可能存在一个前前 S 编码区。这个区域变异可因疫苗诱导、再激活、NAs 治疗等因素造成。

前 S2 区编码多肽不含有体液免疫所需的保护性抗原位点，但其 30～55 位氨基酸为 T 淋巴细胞识别位点，44～53 位氨基酸是 CTL 识别位点，是重要的免疫反应区域。此外，前 S2 区起始密码子（ATG）可发生替换突变导致中蛋白不能表达，前 S2 区也可能发生缺失突变导致 T 淋巴细胞、B 淋巴细胞识别表位丧失，或使得大蛋白、中蛋白和主蛋白比例失调，大蛋白在肝细胞内过度产生并积聚，从而导致严重的肝细胞坏死，这可能是引起肝衰竭的机制之一。

Pollicino 等报道 1 名外科医师感染 HBV 后 15 天出现肝衰竭，随后其母亲也感染 HBV 出现肝衰竭。通过对这 2 例患者体内的 HBV 基因组进行序列分析发现：前 S2 区的起始密码子出现 2 处点突变，使密码子由 ATG 变为 ACA，从而使中蛋白不能表达。进一步对另外 5 例肝衰竭患者进行序列分析发现，有 3 例也存在前 S2 区起始密码子的变异：其中 2 例出现 1 处变异，即 ATG 突变为 ATA；另 1 例出现 2 处变异，ATG 变为 ACA。而 13 例作为对照的急性肝炎患者，均无前 S2 区起始密码子变异，这一研究提示前 S2 区起始密码子变异在急性肝衰竭的发病中可能起重要作用。国内学者 Wu 等对慢性肝衰竭、CHB 患者和无症状 HBV 携带者的前 S2 基因进行了序列分析，结果表明该区域内基因替换突变的检出率分别是 60.0%（15/25）、16.7%（5/30）和 12.0%（3/25），肝衰竭患者与其他患者相比有更高的变异率。除替换突变外，前 S2 区内部的替换突变也可能引发 CHB 重症化。中国台湾地区学者 Chen 等收集了 46 例 HBV 慢性携带者、38 例 CHB 患者、18 例乙型肝炎相关肝硬化（也可称为 HBV 相关肝硬化）患者和 50 例乙型肝炎相关肝癌（也可称为 HBV 相关 HCC）患者，检测前 S 区缺失突变情况，结果发现进展期肝病患者体内 HBV 病毒株表现出较高的前 S 区缺失突变发生率，缺失部分多位于前 S1 区 3′端和前 S2 区 5′端，提示病情进展可能与 T 淋巴细胞或 B 淋巴细胞表位缺失有关。

HBV 主蛋白根据其基因组编码序列进行 3 级结构分析，推断存在 4 个跨膜序列（TMD），分别如下：TMD-Ⅰ，4～24 位氨基酸；TMD-Ⅱ，80～100 位氨基酸；TMD-Ⅲ，173～193 位氨基酸；TMD-Ⅳ，202～222 位氨基酸。其间有 2 个胞质环（CYL）：CYL-Ⅰ，24～80 位氨基酸；CYL-Ⅱ，194～201 位氨基酸。CYL 位于内质网（ER）的内侧。CYL-Ⅰ可与 HBcAg 相结合，尤其是 29～59 位氨基酸区，是病毒粒子组装的重要接点。主要亲水区（MHR）位于 99～169 位氨基酸，内含一系列构象型抗原决定簇，又被进一步细分如下：MHR 1，99～119 位氨基酸；MHR 2，120～123 位氨基酸；MHR 3，124～137 位氨基酸；MHR 4，138～147 位氨基酸；MHR 5，148～169 位氨基酸。抗原决定簇由独特的抗原环（antigenic loop，AGL）构成，AGL 位于 101～172 位氨基酸，涵盖了 MHR，其序列中的半胱氨酸残基对抗原结构具有重要意义，同时也是影响病毒感染性的重要因子。AGL 是病毒黏附、侵入肝细胞及肝细胞内病毒解体的重要功能部位，AGL 的构象不仅决定 HBsAg 的抗原性，也决定了 HBV 的感染力，因此 AGL 在 HBV 各个基因型之间非常保守。目前发现较多的 HBsAg 变异发生在 124～147 位氨基酸区域，例如，G145R 变异，导致了 HBsAg 的抗原性和免疫原性发生改变。

HBsAg 的 α 决定簇的某些变异与肝炎重症化相关。Carman 等曾报道 1 例印度尼西亚患者治疗淋巴瘤时出现 HBsAg 阴性但 HBV DNA 阳性的重型肝炎，经过测序发现存在 G145R 变异，同时伴有 122～123 位氨基酸两个氨基酸残基的插入突变。Kalinina 等从 1 例肝移植后发生暴发性肝炎的患者体内分离出 HBV 变异株，经测序发现 S 蛋白有包括 G145A 在内的多个氨基酸替换突变，此外还包括位于第一亲水区的 T45K、L49I 突变和第二亲水区的 M125T、T127P 及 G145R 突变，以及羧基端 S204R 和 L205V 突变。为了解这些突变的意义，将该变异株转染到人肝细胞系，结果表明该变异株具有较强的复制能力，但却有严重的分泌缺陷，其囊膜蛋白滞留在转染细胞的内质网中而不是在细胞质内。HBsAg 分泌障碍，可能与肝衰竭的发生有关。Anastasiou 等研究认为急性肝衰竭(ALF)可能与 HBsAg 的 L216 * 终止突变有关。该研究组另一篇文章提出 ALF 与前 S2 区内的缺失突变(16～22 位氨基酸和 20～22 位氨基酸)有关，且 L49R 在 ALF 患者中检出率较高。Chen 对 S 区变异的总结认为变异导致非正常病毒蛋白在宿主肝细胞内质网内堆积，进而诱发疾病进展。

总之，由于 HBsAg 是 HBV 中和抗原编码位点区域，该区域的替换突变、缺失突变可造成以下后果：①隐匿性感染，病情持续进展；②HBsAg 阴性/抗-HBc 阳性患者在免疫力低下时的再激活；③CHB 患者发生 ACLF。目前仍未将坚实的实验室证据与突变和病情剧变联系在一起，有假说认为变异是病情发生变化的一个背景因素，需要进一步研究在多因素多步骤事件中病毒变异导致的病毒-宿主免疫系统相互作用方式。

(五)导致乙型肝炎重症化的 X 区变异

X 区位于 C 区上游，不同亚型的 HBV X 基因的大小可有差异，其编码含 145～154 个氨基酸的蛋白质 HBxAg，该蛋白质具有反式激活作用。曾有研究认为可能存在一个前 X 区，但未得到广泛认同。X 基因区与 BCP、核心上游调节序列(CURS)、负性调节元件(NRE)和增强子Ⅱ(Enh Ⅱ)等重要调节基因区域重叠，因此该区域是 HBV 复制和表达的关键区域。

Kaneko 等通过比较重型肝炎患者和急性肝炎患者的 HBV X 基因序列，发现存在 C1655T、A1764T 和 G1766A 突变，这些突变可能会改变 X 蛋白的功能。Cho 等于 2011 年报道了 X 基因变异与 HBV 感染者病情状态的关系，他们收集了 194 例基因型 C HBV 感染者的样本，这些样本来自 60 例 CHB 患者、65 例 HBV 相关肝硬化患者、69 例 HBV 相关肝癌患者，将 X 基因均予以 DNA 测序。DNA 测序发现 G1386M、C1485T、C1653T、T1753V、A1762T 和 G1764A 变异可能与患者病情的严重程度有关，G1386M、C1653T 和 A1762T/G1764A 双突变在肝硬化和肝癌患者中的发生率明显高于 CHB 患者($p<0.005$)。研究认为这些突变可能影响 HBx、HBcAg/HBeAg 的表达，从而影响宿主的免疫反应，进而影响了患者的预后。但这些突变是否与 CHB 重症化有关尚待进一步研究。

(六)可导致乙型肝炎重症化的多聚酶基因变异

HBV 基因组中编码多聚酶的 P 基因最长，占基因组的 2/3，与其他 3 个基因重叠或部分重叠，其他基因的变异可导致 P 基因发生突变，反之亦然。导致 HBV 感染重症化的研究大致来自两个方面，一个是以 NA 筛检的 rtYMDD 位点变异，另一个是上文提到的 HBsAg 的 G145R 变异导致的 rtR/W143Q 变异，这两种变异均有导致病情重症化的报道。

拉米夫定(LAM)应用过程中可导致多聚酶逆转录区 YMDD 基序出现变异，该位点是 RNA 依赖性 DNA 多聚酶结合位点，发生 YVDD/YIDD 突变的病毒株可出现肝脏酶学指标的升高，甚至出现病情重症化。Ayres 等报道了 1 例 LAM 耐药病毒株引起的病毒学突破和炎症复发(flare)。当时他们观察了一个 HBeAg 阳性的 38 岁华裔女性，初始联合应用 LAM 和泛昔洛韦(FCV)治疗，之后应用 LAM 维持，治疗过程中出现 HBV DNA 载量下降，但 HBeAg 未转阴/血清学转换，随着病毒学突破，患者肝功能逐渐恶化，最终因亚急性暴发性肝炎而死亡。研

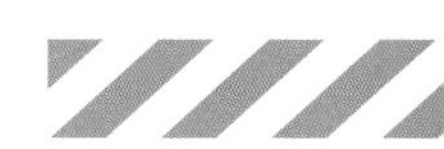

究者们将患者治疗过程中一系列血清样本中的 HBV 基因组进行 DNA 测序并分析其结果，发现该患者为基因型 B 感染，治疗前存在的 HBV 准种群在 BCP 区、X 基因、C 基因、S 基因和 P 基因有多种突变模式，与病情变化有关的变异有多聚酶区的 rtL180M、rtM204V、rtA222T 和 rtL336V，HBcAg 的 cP5T、cS26A、cV85I 和 cP135A，HBsAg 的 sI195M 和 sM213I，以及 HBx 的 xK95Q、xN118T、xK130M 和 xV131I。一份来自日本的病例报告中，1 例应用 LAM 治疗 9 个月发生病毒突变进而演变为致死性肝衰竭的患者体内可检出 rtM204I/V 和 rtL80I/V 突变株；另有报道显示，1 例 HBV DNA 水平显著升高的暴发性肝衰竭患者具有 rtL180M、rtL80I 及 rtM204I 的三重变异毒株。耐药变异导致乙型肝炎重症化的研究多为病例报道，未见大规模的多中心临床数据，而在临床工作中，应用 LAM 等 NAs 患者出现 rtM204I/V 突变株并不少见，出现病毒耐药性变异后发生 CHB 重症化的病例毕竟为少数，难以将变异与重症化之间划为因果关系。

由于 S 基因与 P 基因重叠，前文提到的 HBsAg 的 α 决定簇 sG145R 变异可导致多聚酶区 rtR/W143Q 替换突变，该区域位于 RNA 依赖性 DNA 多聚酶的 B 区。由于 HBV 疫苗和高效价 HBV 免疫球蛋白(HBIG)的应用，sG145R 变异的报道逐步增加，Bock 等曾报道 1 例患者出现 sP120T 和 sG145R 双突变病毒株，其复制能力未受到影响。目前尚缺少 sG145R/rtR/W143Q 变异在 CHB 重症化中意义的报道。

病毒的变异/演化可能具有 2 个目的：①使得病毒的复制效率适应宿主内部环境；②修饰中和抗原或 CTL 识别表位以避免宿主免疫系统的攻击。目前资料多收集重症化患者血清中的 HBV 进行分析，以当时的检出率来解释病情的变化，这种研究方法筛查出的病毒变异是重症化的结果还是原因值得商榷。HBV 感染的重症化除了病毒本身的原因外，宿主的免疫压力也是重要的影响因素，就 rtM204I/V 或前 C 区 G1896A 变异而言，流行病学调查提示这样的病毒变异并不少见，但绝大部分患者未出现病情的急剧进展，因而仍需要分析宿主因素对病毒变异的影响，如人白细胞抗原(HLA)表型等因素，不可以刻板地将病毒变异与 HBV 感染重症化等同起来。此外，由于一直缺乏有效的 HBV 感染动物模型，上述变异或准种所导致的 HBV 感染重症化缺少了重要的检验步骤，这是重症化研究方面的硬伤。

三、HBV 准种与乙型肝炎重症化

由于 CHB 患者重症化的机制研究并无定论，上文提到某些研究认为特异性变异可能与之相关，如 HBV BCP 区 A1762T 和 G1764A 双重突变、前 C 区 G1896A 突变等。近年来有部分资料指出 HBV 异质性，即 HBV 准种漂变(shift)可能是诱发 CHB 重症化的原因之一。

1993 年，Bonino 等首次提出 HBV 异质性可能影响到 CHB 的严重程度，认为 HBV 感染后病情的严重性更多取决于宿主免疫系统抗病毒反应的强烈与否，反应轻微而持续者即为无症状携带者或 CHB 患者，反应激烈者为重型肝炎患者。HBV 准种群的数量与临床表现密切相关，严重慢性 HBV 感染患者具有的准种群数量显著多于无症状感染者，其原因可能为临床表现严重的患者 HBV 基因变异程度较多，使得准种数量相应增多，导致病毒结构及抗原成分更趋复杂，从而更严重地干扰患者的免疫系统，使病情加重。因而研究提出 CHB 患者临床表现重症化可能与其所携带的 HBV 变异程度更高和准种数量更多有关。

Cacciola 等于 2002 年报道了关于患暴发性肝炎新生儿与其携带者母亲体内 HBV 基因组的异质性。研究者收集了 9 例患儿，明确其为母体垂直传播。其中 2 例为 HBeAg 阳性母亲所生，均发展为 CHB；7 例患儿来自 6 位 HBeAg 阴性/抗-HBe 阳性母亲，这 7 例患儿均表现出急性肝炎过程，4 例有暴发性肝炎临床表现，3 例为自限性表现。研究组将患儿及其母亲体内的 HBV 基因组克隆后测序比对，结果发现 HBeAg 阳性母亲体内的 HBV 无特殊的突变存在。发生暴发性肝炎的 2 例患儿可检测出 HBV C 区启动子 A1762T 和 G1764A 双替换突变，而其中

1例患儿的母亲体内并未检测出这种突变。研究认为导致肝炎重症化的原因并不能以热点变异来解释,更应该以HBV异质性来解释。刘映霞等于2002年选择HBV DNA阳性患者共112例,其中慢性重型肝炎(FHF)60例(有肝硬化背景者38例),CHB患者30例,病毒携带(ASC)者22例,采用SSCP结合DNA序列分析方法检测HBV S区准种。他们的研究发现不同病期SSCP条带数不同,准种复杂性随疾病进展而增加($p<0.01$);HBeAg阳性患者体内HBV的SSCP条带数少于HBeAg阴性患者($p<0.01$);当2例FHF患者病情好转时,其SSCP条带数明显减少;另1例ASC者随访1年,其SSCP仅为1条,维持原位置不变。通过针对不同病期患者HBV S区准种群的分析,研究者认为准种可能随着疾病病情加重而复杂性增加。另有学者利用溶解曲线方法分析了32例ASC者和28例严重肝病患者血清中的HBV准种,结果提示CHB患者中准种数量要比ASC者更多。

个案分析是准种与疾病相关关系的重要尝试方式。Mathet等从1例进展到肝硬化的抗-HBs阳性男性患者体内检测到HBV基因型为F型,SSCP示体内存在准种群。进一步的DNA测序显示S基因的α决定簇部分出现变异,同时也检出非α决定簇的变异。研究者认为,HBV基因准种的复杂性和某些特殊位点变异是病情进展的原因。国内学者刘霖等也在1例CHB重症化患者体内进行了血清HBV准种的动力学变化研究,其纵向收集患者初次发病时、好转时、发生重型肝炎时、重型肝炎好转后等多个时间点的血清,采用PCR扩增—T载体克隆—CSGE变异检测—核酸序列分析的实验流程分析BCP区和前C/C基因。研究组从每份样本的克隆产物中随机选出33个克隆进行CSGE检测,根据CSGE筛选出的不同克隆进行序列分析,展示了该CHB患者血清HBV准种群随肝病活动的动态变化。CSGE展示了患者血清HBV BCP区及前C/C基因存在准种群,且准种群随宿主肝病活动情况不同发生了动态变化。慢性肝炎急性发作及重型肝炎发病时准种复杂性降低,而肝病好转时准种表现为复杂性及异质性增高,这与Mathet等的研究正好相反。通过动态观察,刘霖等观察到准种的优势株群和弱势株群可表现为相互消长的现象,原有优势株即便被新的优势株取代后其并没有消失,而是以弱势株的形式继续存在,动力学研究显示,其优势株序列的同源性随病情的演变发生了改变。

2011年国内学者对血清HBV全长基因组的准种特性与CHB重症化的关系进行了探讨,研究者分别选择未接受过抗病毒治疗的CHB、慢性乙型重型肝炎(CSHB)各4例患者,PCR扩增血清中HBV全长基因组,经克隆、测序之后进行序列比对。研究发现CHB组和CSHB组均有G1896A突变、A1762T/G1764A双替换突变、T1753 C/G突变及前S2区、前S1区起始密码子缺失突变,CSHB组发生一个或多个突变的克隆数占100.0%(60/60),明显多于CHB组的76.7%(46/60)($p<0.01$)。CSHB组的全长基因组、S基因、X基因、P基因和逆转录酶编码序列区的准种复杂度和平均遗传距离均比CHB组大。研究认为CHB重症化患者血清中HBV的各种突变率及准种异质性差异均大于未发生重症化的CHB患者,但由于该研究是极小样本的成组分析研究,这样的结果可靠度尚需要进一步确认。2015年张欣欣课题组收集了10例AHB、9例IT期HBV携带者,11例CHB患者,10例ACLF患者,以克隆-测序法探寻准种情况,引进突变频率指数(mutation frequency index,MFI)来展示变异程度。研究表明,ACLF患者较CHB和IT患者有更高的异质性,AHB患者的异质性相对最低。ACLF患者中基因型C较基因型B有更多的A1762T/G1764A/ G1896A三联突变;C区和前S区缺失突变也较常见。Yamani等利用深度测序法报告了印度尼西亚CHB患者HBsAg内部主要亲水区(MHR)的准种情况,30例患者中11例为CHB患者,19例为病情进展期患者。结果显示,病情进展期组MHR区的变异度明显高于CHB组,而仅在进展期患者体内检测出以下位点变异:P120Q/T、T123A、P127T、Q129H/R、M133L/T和G145R。Gencay等进一步证明59.3%的1153例CHB患者在MHR区表现出多种变异模式,也证明S基因的准种差异可能具有临床意义,但仍需要进一步研究。

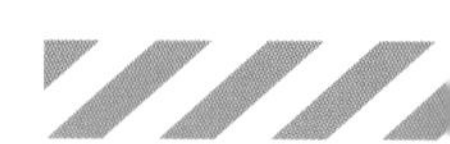

对循环池的HBV准种研究已经得到学界的认可，但由于采取技术难度和代表性的原因，很少能获得肝内样本来评估肝内存在的HBV池情况。Rybicka等针对HBV cccDNA和松弛环状DNA(rcDNA)这2种基因组模式进行变异性分析，研究组收集了67例CHB患者的血清和肝组织标本抽提DNA进行测序分析：首先证明了cccDNA和rcDNA之间存在区别，虽然没有将这种现象与病情简单关联起来，但证明了我们推断的循环池和储存池的区别；其次他们报道了肝脏rcDNA与外周血中HBV DNA的BCP/PC区和P区之间的差异分别高达39%和16%。这个研究提出了一个实质问题：cccDNA是否为变异储存库？若如此，如何纠正这个问题？

总之，目前有限资料表明CHB患者的重症化可能与HBV变异和准种的复杂度有关，但是由于上述研究手段不一致，研究方法的可信度尚有争议。未来需要：①标化研究手段，最好是商业化检测手段；②规范HBV准种的表达模式，探索模式与病情相关性；③系统性纵向变异、准种研究，突破横断面研究的局限性。

参考文献

[1] Han Y, Gong L, Sheng J, et al. Prediction of virological response by pretreatment hepatitis B virus reverse transcriptase quasispecies heterogeneity: the advantage of using next-generation sequencing[J]. Clin Microbiol Infect, 2015, 21(8): 797.

[2] Hu F, Bi S, Yan H, et al. Associations between hepatitis B virus basal core promoter/precore region mutations and the risk of acute-on-chronic liver failure: a meta-analysis[J]. Virol J, 2015, 12: 87.

[3] Nian X, Xu Z, Liu Y, et al. Association between hepatitis B virus basal core promoter/precore region mutations and the risk of hepatitis B-related acute-on-chronic liver failure in the Chinese population: an updated meta-analysis[J]. Hepatol Int, 2016, 10(4): 606-615.

[4] Anastasiou O E, Theissen M, Verheyen J, et al. Clinical and virological aspects of HBV reactivation: a focus on acute liver failure[J]. Viruses, 2019, 11(9): 863.

[5] Anastasiou O E, Widera M, Westhaus S, et al. Clinical outcome and viral genome variability of hepatitis B virus-induced acute liver failure[J]. Hepatology, 2019, 69(3): 993-1003.

[6] Chen B F. Hepatitis B virus pre-S/S variants in liver diseases[J]. World J Gastroenterol, 2018, 24(14): 1507-1520.

[7] Cho E Y, Choi C S, Cho J H, et al. Association between hepatitis B virus X gene mutations and clinical status in patients with chronic hepatitis B infection[J]. Gut Liver, 2011, 5(1): 70-76.

[8] Bonino F, Brunetto M R. Hepatitis B virus heterogeneity, one of many factors influencing the severity of hepatitis B[J]. J Hepatol, 1993, 18(1): 5-8.

[9] Yang Z T, Huang S Y, Chen L, et al. Characterization of full-length genomes of hepatitis B virus quasispecies in sera of patients at different phases of infection[J]. J Clin Microbiol, 2015, 53(7): 2203-2214.

[10] Yamani L N, Yano Y, Utsumi T, et al. Ultradeep sequencing for detection of quasispecies variants in the major hydrophilic region of hepatitis B virus in Indonesian patients[J]. J Clin Microbiol, 2015, 53(10): 3165-3175.

[11] Gencay M, Hübner K, Gohl P, et al. Ultradeep sequencing reveals high prevalence and broad structural diversity of hepatitis B surface antigen mutations in a global population

[J]. PLoS One,2017,12(5):e0172101.

[12] Rybicka M, Woziwodzka A, Romanowski T, et al. Differences in sequences between HBV-relaxed circular DNA and covalently closed circular DNA[J]. Emerg Microbes Infect,2017,6(6):e55.

第四节 乙型肝炎病毒编码蛋白与乙型肝炎重症化

韩梅芳

病毒蛋白对参与炎性损伤的某些宿主基因具有转录调控作用,导致相关基因的高度表达及炎症反应的暴发,参与重型肝炎的病理生理过程。如 HBx 可激活 IP-10 及 MIG 的产生,使中性粒细胞、单核细胞等募集到肝脏;病毒蛋白 HBx 激活并促进细胞因子 IL-6、IL-32 在肝细胞的高度表达,促进了炎症反应的发生;病毒蛋白 HBc 和 HBx 通过激活转录因子 c-Ets-2 和 MAPK 信号途径诱导巨噬细胞高度表达 fgl2 凝血酶原酶,激活凝血级联途径,导致纤维蛋白沉积在肝脏,最终导致肝脏微循环障碍、肝细胞损伤和坏死的发生。

一、HBV 编码蛋白的转录和翻译

(一)HBV 编码蛋白的转录

乙型肝炎病毒(HBV)基因组编码合成的病毒蛋白有两类:一类是结构蛋白,包括外膜蛋白和核壳蛋白;另一类是功能蛋白,包括 P 蛋白(polymerase,简称 P)和 X 蛋白(HBxAg)。分泌型核壳蛋白(HBeAg)不仅是结构蛋白,也是功能蛋白。病毒蛋白分别由不同的 mRNA 转录和翻译而生成。

以 HBV 共价闭合环状 DNA(cccDNA)为模板,多个启动子能转录生成多种 mRNA。其中包括 3.5 kb 前基因组 mRNA 以及 2.4 kb、2.1 kb 和 0.7 kb 的亚基因组 mRNA,均不经拼接,有各自的起始密码子 AUG。3.5 kb 前基因组 mRNA 同时能编码合成 C 蛋白(HBcAg)和 P 蛋白。2.4 kb 的 mRNA 虽含编码大蛋白、中蛋白、主蛋白的序列,但主要合成外膜大蛋白。2.1 kb 的 mRNA 合成外膜中蛋白和主蛋白。各种 mRNA 均可编码 HBxAg,但仍有 0.7 kb 的 X 基因转录的 mRNA 能编码 HBxAg,只是数量很少,难以被检测到。转录和翻译核心蛋白(P21)的 mRNA 不包括整个前 C 区,开始于前 C 区 ATG 下游的几个核苷酸之后,有 5′帽子和多聚 A 尾巴,长 3.3~3.6 kb,有些作为前基因组 RNA,包裹进核心颗粒,并可以作为模板逆转录合成病毒 DNA,另外的一些 mRNA 有相同的 5′端,经拼接编码合成 HBcAg。而转录和翻译 HBeAg 的前体蛋白 p25 的 mRNA 则始于前 C 区的上游,由 C 基因的前 C 区起始密码子起始编码合成 HBeAg 前体 p25,不包裹进核心,它在内质网经信号肽酶裂解去信号肽,在胞质内是 P22,在血流中羧基端被水解,形成最终的 HBeAg。

(二)HBV 编码蛋白的翻译

HBV 基因组含 4 个基因,经 4 种 mRNA 编码合成 9 种病毒蛋白,表明 HBV 结构具有高效率。9 种病毒蛋白包括组装病毒的外膜(主蛋白 HBsAg、中蛋白、大蛋白)和核壳的结构蛋白(HBcAg)、前 C/C 基因编码的另一种蛋白可溶性分泌型 HBeAg、调节病毒复制功能的 HBx 蛋白和 3 种 P 蛋白(末端蛋白、DNAp 和 RNA 酶 H)。

(三)HBV 编码蛋白的转录调控机制

HBV 基因组至少具有 4 个启动子序列和 2 个增强子,即前 C/前基因组启动子(CP)、S 启

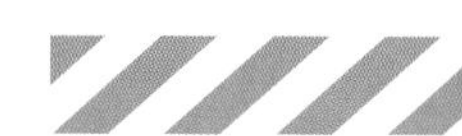

动子 1(SP1)、S 启动子 2(SP2)和 X 启动子(XP),以及增强子Ⅰ(EnhⅠ)和增强子Ⅱ(EnhⅡ)。

前 C/前基因组启动子(CP)指导前 C/前基因组 mRNA 的转录,SP1 指导前 S1 mRNA 的转录,SP2 指导前 S2/S mRNA 的转录,XP 指导 X mRNA 的转录,其中 CP 不仅启动 HBeAg、HBcAg 及 P 蛋白翻译模板的转录,而且还作为复制模板启动前基因组(pregenomic RNA,pgRNA)的转录。近期有研究者发现了前 X 启动子和前 S 启动子,它们分别指导前 X mRNA 和前 S mRNA 的转录。目前研究发现,HBV DNA 转染的肝源性及非肝源性细胞系都得到了一种或多种病毒蛋白的表达。研究结果表明:肝脏中存在某些 mRNA 转录调控的依赖性因子,因而决定了 HBV DNA 在转染不同细胞系时,得到不同模式的 HBV 蛋白的表达。

CP 由基本核心启动子(BCP)和核心上游调节序列(CURS)组成,位于两个翻译起始密码子(1785 nt 和 1815 nt)的周边,即 1636～1850 nt。BCP 指导前 C/前基因组 RNA 的转录,其活性具有细胞种类的依赖性。有研究表明,HBcAg 特异性的 mRNA 的转录需要细胞类型特异性的转录因子的参与。

在 BCP 上游的调控序列有正向和负向调控启动子的活性,其中紧靠 BCP 5′端的是 CURS,该 CURS 对 CP 有强烈的刺激作用。在 CP 的上游加上 CURS,可以使两种 3.5 kb 的 mRNA 及 42 nm 的病毒颗粒在转染细胞中的产量显著升高,可上调 BCP 的活性 200～2000 倍。

负向调控元件(ncgative regulatory element,NRE)位于 CURS 的上游,在肝源性及非肝源性细胞系中都能发挥抑制 BCP 的作用。在 NRE 的功能发挥过程中,有一种或多种细胞转录因子参与。

对某些分化的肝癌细胞系的研究表明,可能存在使 CP 活性改变的特异性转录因子。例如,转录因子 SP1、鸡卵白蛋白上游启动子转录因子 1(COUP-TF1)、肝细胞核因子 3(HNF3)、HNF4、过氧化物酶体增殖物激活受体-α(PPAR-α)和 TATA 结合蛋白(TBP)。CP 有 2 个 HNF4 结合位点,第 2 个结合位点横跨 CP 的 TATA 盒样序列。当 HNF4 与人睾丸受体 2(TR2)相互作用并结合这一位点时,将抑制前 C mRNA 的转录活性;PPAR-γ/RXR-α 异二聚体结合后将激活 pgRNA 的合成,而 COUP-TF1 的结合将抑制前 C 和 pgRNA 的转录。

在 S 区 ORF 内有两个启动子序列,即 SP1 和 SP2,指导两种 HBV 特异性 mRNA 的合成;有三个翻译起始密码子,即 AUG1、AUG2、AUG3。S 区 ORF 可以编码三种蛋白质,即前 S1、前 S2 和 S 蛋白。其中 S 蛋白从 AUG3 开始编码,表达量最高,为 HBV 包膜中相对分子质量最小的一种蛋白质,因此又称小蛋白(SHBsAg)或主蛋白。从 AUG2 开始翻译,包括前 S2 和 S 基因区,编码的蛋白称为中蛋白(MHBsAg)。从 S 区 ORF 5′端的 AUG 开始翻译的蛋白质相对分子质量最大,包括前 S1、前 S2 和 S 基因区,又称为大蛋白(LHBsAg)。

SP1 是所有 HBV 调控序列中仅有的含有典型 TATA 盒的启动子,其上有 TBP 结合位点,在 TBP 结合位点上游为 HNF1 的结合位点,SP1 仅需要这两个元件即可发挥功能。在其他转录因子如 SP1、TBP、NF1、HNF3 的辅助下,SP1 的转录活性可以得到提高。SP1 结合蛋白 1(SBP1)对 SP1 的转录活性有抑制作用,且对肝细胞的基因表达谱有显著的影响;血清类黏蛋白 2(ORM2)也呈现对 SP1 活性的抑制作用,可下调其活性 81.9%;精氨酸琥珀酸裂解酶(ASL)则上调 SP1 活性 3.3 倍。

SP2 序列的位置在 S 基因 ORF 序列之内,与 P 和前 S1 的 ORF 重叠,大约在 3152 nt 处。在 S 区 ORF 序列之内共有三个翻译起始密码子,SP2 控制其中的 AUG2 和 AUG3 两个,即控制 S 区 ORF 编码的 MHBsAg 和 SHBsAg 的表达。完整的 S 基因 ORF 编码的 MHBsAg 无反式激活作用,但当其羧基端缺失一段氨基酸残基以后,就开始表现出对各种启动子序列的反式激活作用。MHBsAg 的羧基端缺失太多或太少都是影响其是否具有反式激活效应的重要因素。从 MHBsAg 编码基因 3′端序列缺失体的构建及细胞转染的实验结果中,确定了一段与缺失型 MHBsAg 反式激活功能相关的多肽区域,即 TAO 区。如果 MHBsAg 的 C 端残基缺失超过TAO区达到其N端,则这种缺失型的MHBsAg不具有反式激活功能;只有MHBsAg的C端缺失恰好达到TAO区的缺失突变体,才具有反式激活功能,这一TAO区定位在HBV DNA中的221~573 nt。

XP定位于X mRNA转录起始点上游140 nt之内,其3′端与增强子Ⅰ重叠20 nt,XP的核心部分缺乏典型的TATA盒和GC富含区序列。目前仅发现一种XP序列,但至少可以指导三种不同的X特异性的mRNA,并都具有编码X蛋白的功能。XP包含多个肝脏特异性及泛嗜性转录因子结合位点,如X启动子结合蛋白(X-PBP)、NF1、C/EBP、ATF、AP1/Jun-Fos、p53等,特别是p53与XP的结合能抑制启动子的活性。

HBV基因组共含有两个增强子,即增强子Ⅰ和增强子Ⅱ,它们都以不依赖方向的方式促进HBV基因组的转录,调控启动子的活性。

增强子Ⅰ位于表面抗原基因与X基因开放阅读框之间,并与XP部分重叠,定位于1074~1234 nt,主要上调前C/前基因组mRNA、X mRNA的转录,对前S2/S mRNA也有促进转录作用。根据功能不同,将增强子Ⅰ分为3个区域,即5′-调节区、中央核心区和3′-区,其中3′-区与X-ORF重叠。中央区含有视黄酸反应元件(RARE),可以与HNF4、PPAR-γ/RXR-α异二聚体和COUP-TF1结合,其中与COUP-TF1的结合发挥抑制作用。中央区还含有8个核苷酸的回文结构,可同时与NF1、HNF3、STAT3结合,这三者可增强增强子Ⅰ的功能。增强子Ⅰ还有一个LSR元件,可以结合C/EBP、NF1、CREB/ATF2、AP1、HNF3、HNF4、PPAR-γ/RXR-α和COUP-TF,激活X mRNA的转录。研究发现,低浓度的C/EBP能特异性地促进增强子Ⅰ的功能,而高浓度的C/EBP则可结合另外的位点,它激活了XP的活性,却抑制了增强子Ⅰ的功能。

增强子Ⅱ位于BCP上游,与CURS重叠,含148 nt,可上调两个表面抗原启动子和XP的活性,以方向依赖性方式上调BCP的转录活性。增强子Ⅱ包含两个功能元件,即Ⅱ2A元件和Ⅱ2B元件,两个功能元件相互依赖而发挥作用。单独的Ⅱ2A元件并没有增强子活性,只有与Ⅱ2B元件同时存在才会获得增强子活性。但单独的含Ⅱ2B元件的报告基因质粒转染入HepG2细胞时,报告基因活性是含有完整增强子Ⅱ报告基因质粒氯霉素乙酰转移酶(CAT)活性的70%,说明Ⅱ2B元件本身具有较强增强子活性。因此认为,Ⅱ2B元件是增强子Ⅱ的基本功能单位,而Ⅱ2A元件是重要的调节元件。增强子Ⅱ上有很多转录因子结合位点,可与很多转录因子结合后促进或抑制增强子Ⅱ的活性,例如,HNF1、HNF3、HNF4、C/EBP、肝白血病因子(HLF)等都可促进增强子Ⅱ的功能,而E4BP4能抑制增强子Ⅱ的活性,并能抑制HBV的基因表达和复制。

二、HBV编码蛋白的结构及功能

(一)外膜蛋白

1. 外膜蛋白结构

外膜蛋白是HBV颗粒的外膜,由S基因的开放阅读框(S-ORF,2584-0-832nt)编码合成,S区通过三个框架内起始密码子ATG分为三个结构域:前S1、前S2和S结构域。从这三个ATG开始编码产生三种大小不等的表面蛋白:主蛋白(SHBsAg)、中蛋白(MHBsAg:前S2+S)和大蛋白(LHBsAg:前S1+前S2+S)。三种蛋白都镶嵌在宿主细胞膜的脂质双分子层中,均为Ⅱ型跨膜糖蛋白,并通过S结构域半胱氨酸形成的二硫键得以巩固。HBV表面蛋白具有多种功能,在HBV致病(癌)过程中发挥着重要的作用。

前S1蛋白由108或119个氨基酸组成,其氨基端(N端)游离,羧基端(C端)与前S2蛋白的N端相连。前S1蛋白仅出现于大蛋白中,位于包膜的内、外两侧,血清中主要存在于具有传染性的Dane颗粒或管状颗粒表面上,是病毒感染复制的一个重要指标;前S2蛋白由55个氨基酸残基组成,不仅存在于病毒颗粒表面,亦可出现在非传染性球形颗粒表面。三种蛋白分子有

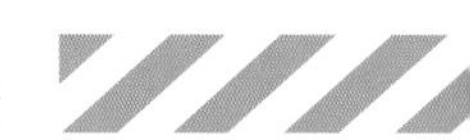

共同的羧基末端和终止密码子，但氨基端和起始密码子各不相同。大蛋白、中蛋白、主蛋白分别由 2.4 kb、2.1 kb、2.1 kb 的 mRNA 翻译而来。

HBV 主蛋白即 SHBsAg，又称小蛋白，由 226 个氨基酸（156～832 nt）组成，以糖基化的 GP27 和非糖基化的 p24 两种形式存在，在 HBV 的 Dane 颗粒中，SHBsAg 约占 80%，糖基化和非糖基化的 SHBsAg 比例大致相同。根据其基因组编码序列进行三级结构分析，推断存在 4 个跨膜序列（TMD），分别为 TMD-Ⅰ，4～24 位氨基酸；TMD-Ⅱ，80～100 位氨基酸；TMD-Ⅲ，173～193 位氨基酸；TMD-Ⅳ，202～222 位氨基酸。其间有 2 个胞质环（CYL）：CYL-Ⅰ，24～80 位氨基酸；CYL-Ⅱ，194～201 位氨基酸。CYL 位于内质网（ER）的内侧。CYL-Ⅰ可与 HBcAg 相结合，尤其是 29～59 位氨基酸区，是病毒粒子组装的重要接点。

主要亲水区（MHR）位于 99～169 位氨基酸（或 100～170 位氨基酸），内含一系列构象性抗原决定簇，又被进一步细分如下：MHR1，99～119 位氨基酸；MHR2，120～123 位氨基酸；MHR3，124～137 位氨基酸；MHR4，138～147 位氨基酸；MHR5，148～169 位氨基酸。

目前发现较多的 HBsAg 变异发生在 124～147 位氨基酸区域，例如，G145R 突变，可导致 HBsAg 的抗原性和免疫原性发生改变。重要的是 MHR 内部含有多个半胱氨酸，如位点 121、124、137、139 和 149，这些半胱氨酸的相互作用是形成抗原构象的重要因素。

α 决定簇的核心区域为 124～147 位氨基酸，由 MHR3 和 MHR4 两个区域构成，又被细分为两个环，环 1 为 124～137 位氨基酸，环 2 为 139～147 位氨基酸。环 2 是 α 决定簇的核心区，由此可以解释 G145R 变异可导致 HBsAg 不能被检测到。α 决定簇是公认的 HBsAg 共有结构，具有相当的普遍性，因此在目前的临床检测中具有重要意义。α 决定簇也是病毒进入肝细胞的重要结合部位。构成抗原决定簇的原环（antigenic loop，AGL）位于 101～172 位氨基酸，涵盖了 MHR 区域，AGL 是病毒黏附、侵入肝细胞及肝细胞内病毒解体的重要功能部位，换言之，AGL 的构象不仅决定了 HBsAg 的抗原性，也决定了 HBV 的感染性。

根据小蛋白 SHBsAg 共同抗原表位 α 决定簇和两组互相排斥的亚型抗原表位 d/y 和 w/r，HBsAg 可分为 adr、adw、ayr、ayw 4 个基本血清型，可用于流行病学调查。这些亚型在世界各地分布不同。欧美各国以 adw 型为主，中东以 ayw 型为主。我国内地和沿海各省汉族主要为 adr 型；在广西壮族自治区以 adw 型为主；在西藏、内蒙古和新疆以 ayw 型为主；ayr 型在我国罕见。

中蛋白 MHBsAg 是在主蛋白的氨基端增加 55 个氨基酸的蛋白，增加的部分即为前 S2，其中心部位携带着主要的前 S2 抗原表位，但是与 SHBsAg 不同，其免疫表位为非构象依赖性，并且 MHBsAg 也不是病毒颗粒组装和释放所必需的，与 HBV 的感染力无直接关系。前 S2 与主蛋白基因串联表达后，可生成多肽 p31 和 p35，糖基化后生成 GP33 和 GP36。前 S2 多肽的某些序列对蛋白酶高度敏感，可被许多蛋白酶裂解，融合序列暴露，与细胞膜结合而侵入肝细胞。在前 S2 的氨基端第 14～32 位氨基酸存在一亲水区，这 19 个氨基酸在 adr、ayw 和 ayr 血清型均一致，adw 血清型在第 22 位氨基酸与其他 3 种有所差异，这说明该区段极为保守，具有重要的生物学意义。这 19 个氨基酸不含半胱氨酸，说明其免疫原性不依赖于构象变化，而是线性表位依赖抗原。

大蛋白 LHBsAg 是在中蛋白的氨基端再扩增 108～119 个氨基酸的蛋白，扩增部分即前 S1（2854～3211 nt），包括前 S1、前 S2 和主蛋白，共有 389～400 个氨基酸。前 S1 的长度具有一定的基因型特异性，基因型 D 前 S1 编码长度为 108 个氨基酸，基因型 E 和 G 编码 118 个氨基酸，基因型 A、B、C、F、H 编码 119 个氨基酸。LHBsAg 缺少分泌信号肽，前 48 个氨基酸相对较为保守。当 LHBsAg 表达后加工形成蛋白 p39 和 p43，糖基化后生成 GP42。病毒粒子的组成比例是每 100 个 SHBsAg 有 5 个 MHBsAg 和 1 个 LHBsAg。大蛋白在完整病毒外壳组装过程中起着决定性作用，前 S1 在病毒粒子中具有独特的双面拓扑结构，一方面在内质网中起到锚定作用,另一方面在细胞内存留,以组装病毒粒子。因此就病毒自然史而言,LHBsAg的功能是非常重要的。当被HBV感染的宿主细胞合成大量SHBsAg时,大部分堆积在内质网内部,它们彼此之间相互作用形成亚病毒颗粒(SVP)。当足量LHBsAg被合成后才与HBV核壳体(HBcAg)相互结合,形成成熟的病毒粒子,之后通过出芽方式释放到血液中。因此,抑制LHBsAg功能将中断HBV合成与释放,可以控制HBV在体内的扩散。

前S1蛋白和HBsAg是构型性的,前S2蛋白是线性的。三种蛋白的比例不同所形成的病毒颗粒也不同:①小球形颗粒仅由主蛋白或同时有约5%中蛋白组成;②管形颗粒由主蛋白、2%～5%中蛋白和5%～10%大蛋白组成;完整的病毒颗粒(Dane颗粒)由主蛋白、5%～10%中蛋白和约20%的大蛋白组成。小球形和管形颗粒为不含病毒核心的空衣壳颗粒。在新发感染患者血液中多为直径22 nm的小球形颗粒,而病毒复制期患者还同时含有少量的长短不一、直径22 nm的管形颗粒。完整的病毒颗粒直径约42 nm,即使在病毒复制活跃的患者血液中,其含量也远较空衣壳外膜颗粒少。HBsAg氨基酸序列中有14个半胱氨酸残基(Cys),其中疏水区中的Cys48、Cys65、Cys69是病毒颗粒分泌所必需的;亲水区中的Cys137/139/147以二硫键(S—S)连接,形成α决定簇的二级结构,为HBsAg的主要抗原决定簇结构所必需。

2. 外膜蛋白功能

1)大蛋白的调节作用

调节HBcAg核移位:细胞中的HBV核心蛋白主要存在于细胞核内,而外膜主蛋白和大蛋白存在于细胞质中,主要聚集在细胞核周围。核壳蛋白与外膜蛋白同时表达时,核壳蛋白与大蛋白都存在于细胞质中。大蛋白可促进核壳蛋白向核外转移,从而降低了它的核内部分的比例直至检测不出,它也可改变核心蛋白的亚细胞分布。在病毒感染早期大蛋白含量还很低,有利于核壳蛋白的胞核内转移,以及cccDNA的大量扩增;在感染后期大蛋白含量已增高,继而可装配成完整病毒颗粒分泌。

空衣壳颗粒和完整的病毒颗粒一样需要正常的外膜蛋白成分才能装配和分泌。小球形颗粒亦如此,当细胞内大蛋白过剩或大蛋白、主蛋白比例偏高时,都将抑制HBsAg颗粒进入血液中。这种抑制作用有助于完整病毒颗粒的装配。慢性HBV感染时细胞内小球形颗粒的输出与病毒复制呈正相关。血清中小球形颗粒的水平与病毒活跃复制的标志物(如血清HBV DNA、肝内HBcAg等)一致,也与HBeAg的输出一致,而与肝内细胞主蛋白含量呈负相关。肝细胞内大蛋白大量滞留,与主蛋白在胞内的存留相关。随着慢性感染事件的延长,肝细胞内主蛋白会持续增加,而其血清水平较低,与肝细胞内含量成反比。LHBsAg在肝细胞内表达最少,但对HBV在肝细胞内的持续感染及细胞生长状态都有重要的影响,介导HBV对肝细胞的黏附,病毒颗粒的装配、释放,超螺旋DNA扩增的调节及转录的反式激活,参与了机体内广泛的信号转导途径。

2)主蛋白的出芽和分泌

外膜主蛋白在细胞质中合成后,锚定在粗面内质网上形成跨膜蛋白,然后出芽进入内质网腔中形成亚病毒颗粒,最终以此形式分泌。

主蛋白有两段信号肽:信号肽Ⅰ近氨基端插入内质网膜,其后的亲水序列(内亲水襻)留在细胞质中,出芽后仍在病毒颗粒内部;信号肽Ⅱ亦插入内质网膜,但其后的亲水序列暴露在病毒颗粒表面,是HBsAg的主要抗原表位。表位肽段中有许多半胱氨酸,其间的双硫键使这一区段形成几个稳定的襻环。羧基端部分亦有很强的亲水性,与病毒颗粒的形成和分泌有关。

主蛋白及其他类型蛋白都以不同比例组合装配成小球形颗粒,管形颗粒或完整的病毒颗粒出芽进入内质网腔,通过细胞的分泌途径排到细胞外。

3)前S蛋白增强病毒复制和表达的作用

虽然HBV感染中亚病毒颗粒大量超过完整病毒颗粒的生物学意义还不明了,但在鸭乙型

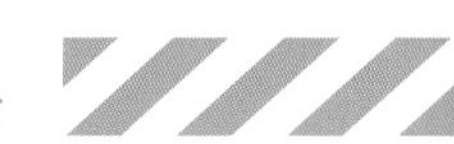

肝炎病毒(DHBV)的实验中发现，亚病毒颗粒能明显增强细胞内病毒复制和基因表达。这一增强作用取决于感染量、完整病毒颗粒与亚病毒颗粒的比例。这一作用由亚病毒颗粒的前S蛋白激活，并需要细胞上有病毒受体结合区，可能是前S蛋白的转式激活功能所导致的，或是由亚病毒颗粒结合于细胞受体而激活某些信号途径所导致的。此发现的临床意义在于理解含HBV血清的传染性不仅取决于传染性完整颗粒的数量，而且与无核酸的外膜颗粒数量相关。

前S1大致可分为三个部分：①氨基端十四烷基化位点(1～8位氨基酸)；②下游肝细胞结合配体(2～47位氨基酸)；③下游羧基端部分。前S1蛋白参与病毒与肝细胞受体的结合以及肝细胞摄入病毒颗粒过程，与肝细胞表面病毒受体相结合，使得HBV进入宿主细胞内，对HBV的生活周期是必需的。位于包膜内侧的结构域具有病毒核心颗粒的结合位点，调节病毒颗粒的装配并与病毒包膜建立物理性的相互作用，控制病毒超螺旋基因组的扩增。位于包膜外表面的表位可以诱导出病毒中和抗体，改变宿主对病毒重组的反应。LHBsAg和SHBsAg一样，是HBV粒子合成所必需的结构蛋白，其前S1多肽氨基端是受体-配体结合功能域，存在十四烷基化位点，该位点是否烷基化与病毒合成无关，但是与病毒的感染力有关。虽然SHBsAg和LHBsAg均为病毒侵入的关键因素，但相对而言，前S1是更为重要的因素，尤其是它的前75个氨基酸部分，是病毒受体的配体。

前S2蛋白已被证明具有很强的反式调节作用，可以与蛋白激酶C(PKC)结合，发生磷酸化反应而触发PKC依赖的c-Raf1/MPKKK(丝裂原激活蛋白激酶)信号转导系统，从而激活转录因子，如激活蛋白-1(AP-1)、细胞核因子-κB(NF-κB)、激活蛋白-2(AP-2)、血清应答因子(SRF)、SP1和c-myc、c-fos启动子，参与病毒感染后的炎症和HCC的发生。主蛋白有226个氨基酸残基，可以诱导机体产生保护性抗体，也是HBV感染的主要标志之一。另外对病毒颗粒的装配及宿主细胞基因表达的改变也具有显著影响。

4)外膜蛋白的免疫作用

外膜蛋白使病毒能由感染的细胞分泌，并附着和侵入新的细胞，从而扩大感染范围。外膜蛋白上携带有B淋巴细胞和T淋巴细胞表位，给宿主提供保护性免疫的免疫原。其中前S蛋白具有很高的免疫原性，而且能强化对共存的S蛋白的免疫应答。HBV还能通过前S2蛋白与人血清白蛋白单体结合，稳定地存在于血液循环中，以此来逃避抗病毒免疫应答，这有助于病毒血症的持续。

前S2是一个强免疫原区域，可诱导独立的抗-前S2抗体。在H-2小鼠和非H-2小鼠的免疫实验中，研究者发现前S2多肽较SHBsAg具有更强的诱导T淋巴细胞的免疫原性，前S2多肽诱导H-2限制性T淋巴细胞反应的能力远大于SHBsAg，Th细胞在这个过程中具有重要的作用。与之相类似，前S2多肽对体液免疫的诱导能力也强于SHBsAg，在小鼠多肽疫苗接种实验中，较少量的前S2抗原就可诱导出较高水平的抗-前S2特异性抗体。由于前S2多肽在诱导CTL反应和抗体反应方面明显优于SHBsAg，提示前者具有较强的免疫原性，这些特征决定了前S2是较为理想的疫苗靶区域。

前S1既有线性抗原，又有构象性抗原，既有B淋巴细胞抗原，又有T淋巴细胞抗原。前S1多肽是以21～47位氨基酸区为主的中和抗原位点。这段区域又分为两段，21～32位氨基酸区是感染力决定位点，32～47位氨基酸区是中和抗体结合表位(37～45位氨基酸)。Lian等认为31～36位氨基酸区是前S区折叠成为构象性抗原的重要位点。2009年，Hellstorm等报告了含有前S1、前S2和SHBsAg的第三代疫苗(Sci-B-Vac^{Tm}，BioHepB)的效果。比较而言，其诱导的抗体反应较强，生成速度较快。目前认为前S1抗原具有重要的抗原中和作用。

(二)核壳蛋白

HBV的C基因有两个与核心相关的开放阅读框，以第一个和第二个起始密码子ATG区分为前C区和C区。前C-ATG在1814 nt，C-ATG在1901 nt，前C区和C区有共同的终止密码子,在2458 nt。C区ORF编码合成P21核壳蛋白,即HBcAg,成为病毒核衣壳的结构成分;前C区ORF编码合成p25前C蛋白,经信号肽裂解成为P22蛋白,进入内质网腔细胞分泌途径,其C末端被水解后成为P17,这一截短的蛋白即为HBeAg,最终分泌到细胞外。C基因附近区段是HBV复制的关键部位,有多种调节序列,如C-启动子(1742~1849 nt)和增强子Ⅱ(1645~1803 nt)可调节核壳蛋白的合成。

1. 核壳蛋白的结构

1)核壳蛋白HBcAg的结构

HBcAg有保守的三维结构,可因血清型不同而有183~185个氨基酸残基,相对分子质量为21000($P21^{c}$),180个HBcAg经组装后形成27 nm的正二十面体以构成核心颗粒。HBcAg的1~144位氨基酸区是核壳装配区,其双体自发组装进入核壳;而羧基端的150~185位氨基酸区是精氨酸富集区,可与前基因组RNA结合,将其包裹进入核心。HBcAg的羧基末端是与RNA/DNA结合的区段,也可以与DNA聚合酶的包装信号ε结合而启动逆转录,此外其羧基末端有鱼精蛋白样亲胞核性,可介导细胞核内转运信号,导致大量HBcAg进入细胞核内。HBcAg受细胞激酶作用后部分磷酸化,此磷酸化对核心内DNA合成、复制和传染的建立都至关重要。

2)可溶性分泌型HBeAg的形成及结构

HBeAg是核壳蛋白的分泌型,在病毒间和感染个例间都是高度保守的。

从前C-ATG起始合成的212个氨基酸的前C/C蛋白$p25^{e}$(相对分子质量为25000)是HBeAg的前体。前体的氨基端有一个19肽的信号肽,介导转运p25进入内质网腔。该信号肽带正电荷的氨基末端与带负电荷的细胞质膜内侧结合,中间部分为疏水区,具有跨膜的结构特点。随着新生肽段的延伸,信号肽断裂位点暴露在膜外侧而为信号肽酶所切割,成为处理过程的中间产物$P22^{e}$。$P22^{e}$可转运和插入细胞膜,释放入细胞质中,也可转运入细胞核,亦可被抗HBe所识别,可能在免疫应答介导的发病机制和病毒清除中有重要作用。$P22^{e}$在细胞腔膜系统中被蛋白酶水解而失去羧基端的33个氨基酸残基,形成157个氨基酸的$P17^{e}$,即HBeAg。HBeAg在血流中罕见游离存在,常与血清蛋白结合。

3)HBV核心相关抗原(HBcrAg)的组成

HBcrAg由三种病毒蛋白(HBcAg、HBeAg和小的核心相关蛋白(p22蛋白))组成,是HBV复制的新型血清学标志(图3-2)。亚洲和欧洲的研究证实,未接受过治疗的CHB患者的血清HBcrAg水平与血清HBV DNA水平之间存在密切相关性。此外,一些研究还发现血清

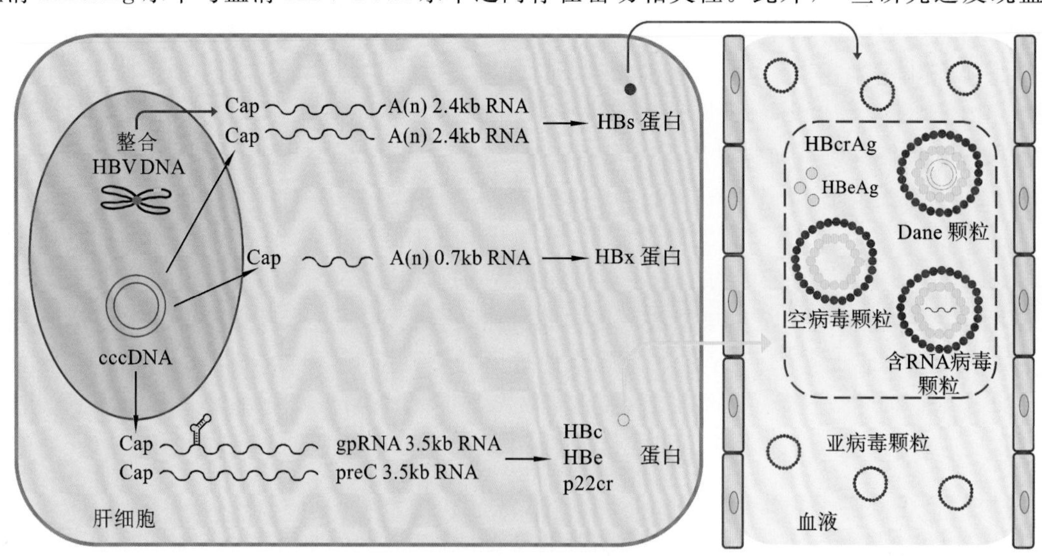

图3-2 HBcrAg的组成示意图

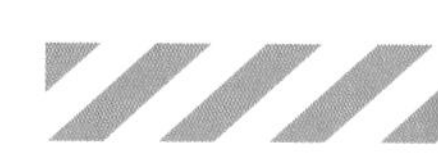

HBcrAg 水平与 cccDNA 定量和转录活性相关。

2. 核壳蛋白的功能

1)核壳蛋白 HBcAg 的功能

HBcAg 有高度的免疫原性,几乎所有 HBV 感染者都产生抗 HBc,同时伴有 T 淋巴细胞免疫应答。一些 HBV 感染者缺乏抗 HBc,一般不是由于病毒 HBc 序列的变异,而主要是宿主免疫系统的应答性较弱。对 HBcAg 的免疫应答在病毒清除中可能有重要作用。HBcAg 还可用作 HBV 外膜,甚至成为其他病毒抗原的载体分子,而且在动物中口服或注射免疫都相当成功。抗 HBc 识别的主要表位取决于 HBcAg 的构型,它展现在天然核心颗粒表面的区段是特异性针对 B 淋巴细胞的表位。模拟一些亲水区段的合成寡肽进行抑制性抗 HBc-EIA,结果表明 HBcAg 的主要 B 淋巴细胞表位在 107～118 位氨基酸和 77～82 位氨基酸等区域,可能是非连续性的表位。

Th1 和 Th2 细胞通过分泌的细胞因子相互下调对方的生长分化,刺激自身的增生。机体的 Th1 型免疫反应可促进对病毒的清除,Th2 型免疫反应则可加重机体的病理损害。在 HBcAg 的诱导下,外周血单个核细胞(PBMC)产生 Th1 类细胞因子的数量明显增多;在 HBeAg 诱导下,Th2 类细胞因子的数量明显增多。慢性 HBV 感染者进行免疫调节治疗的一个目的是使 HBeAg 特异性 T 淋巴细胞由 Th2 细胞主导型转化为 Th1 细胞型,HBcAg 有望打破 HBeAg 诱导的免疫耐受状态而增强 Th1 细胞的优势表达。CHB 患者和 HBV 携带者体内针对 HBV 的特异性 CTL 应答明显低下,纠正 CTL 的这种低反应状态,对于机体有效地清除 HBV 至关重要。

近年来发现,HBcAg 具有一定的基因调控功能,可以调节宿主某些基因的表达,参与疾病的发生、发展。例如,有研究发现 HBcAg 可以调节 IL-18 在 CHB 患者中的表达。另外还有研究发现,HBcAg 可以诱导胰岛素样生长因子-Ⅱ(insulin-like growth factor-Ⅱ,IGF-Ⅱ)的表达。HBcAg 还可以诱导凋亡相关基因 Bcl-X 的表达。HBcAg 可激活重型肝炎相关的凝血酶原酶 fgl2 基因的转录,使之高度表达并促进肝细胞坏死的发生及发展。

2)可溶性分泌型 HBeAg 的功能

HBeAg 不是病毒的结构蛋白,也不参与病毒复制,其高度保守性有重要功能。HBeAg 能阻断 CTL 对 HBc 相关表位的免疫活性。新生儿的免疫耐受是由 HBeAg 通过 HBV 感染母亲的胎盘引起的,HBeAg 导致小儿长期保持稳定的免疫耐受状态(高水平的病毒血症和对感染细胞免疫应答的抑制),使得 HBV 逃避免疫清除而在无症状携带者群体中长期存在;成人体内的 HBeAg 可调节免疫发病机制,分泌 HBeAg 是 HBV 引起机体免疫无应答的策略。一般认为,HBV 感染细胞的清除,发生在核壳蛋白表达的肝细胞膜上和 T 淋巴细胞被激活以后,HBeAg 阻断 CTL,将免疫攻击由感染的肝细胞转移开。

(三)HBx 蛋白

1. HBx 蛋白的结构

X-ORF 位于 1374～1835 nt(462 bp),是 HBV 的 4 个 ORF 中最小的一个。其中一个亚型 adr 的 X-ORF 有 27 bp 缺失,不同亚型 HBx 的氨基酸残基数不同。X-mRNA 约 0.8 kb,启动子 x-promoter 在其上游的 200 个核苷酸内。HBx 蛋白是一个含有 145～154 个氨基酸残基的多肽,转式激活的功能性区段在 49～143 位氨基酸之间,其中以 107～130 位氨基酸区段活性最重要,在氨基端有一转录活性的负性调节区。HBx 表达很弱,HBx 抗原性亦很弱或很不稳定,目前还未从血液、感染的肝脏或转染的细胞中纯化出来。

2. HBx 蛋白的反式激活

1)HBx 的反式激活机制

HBx 并不直接和 DNA 结合,故不是典型的反式激活因子。HBx 必须与一些特定的细胞因子相连接,它是细胞特异性的;而这些细胞因子又不是 DNA 序列的特异性结构。HBx 与细胞转录因子相结合,转录因子与特定的 DNA 序列如顺式作用元件等结合形成转录起始复合物。HBx 与转录起始复合物的相互作用可提高转录的效率。HBx 可与一些核转录因子结合,如与 AP-1、AP-2、NF-κB 结合,进而与诱导基因表达的启动子或增强子结合,形成转录起始复合物,实现反式激活过程。

HBx 的转录激活作用主要通过直接蛋白反应和信号转导通路实现。在细胞核内 HBx 与各种 DNA 结合蛋白连接,以激活基础转录机制。HBx 在细胞质中刺激 cAMP 的应答元件、蛋白激酶 C、丝裂原激活的蛋白激酶(MAPK)、活性氧介质(ROI)。HBx 可激活 Ras-Raf-MEK-MAPK 的细胞质激酶信号级联途径,从而激活转录因子 AP-1 和 NF-κB(图 3-3)。

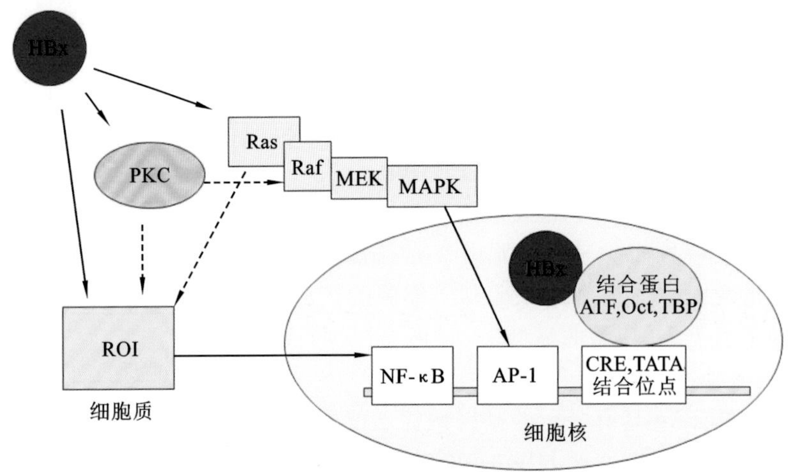

图 3-3 HBx 介导转录激活的机制

细胞质内 HBx 刺激细胞内信号途径,细胞核内 HBx 与 DNA 结合蛋白结合可直接激活转录机制。CRE,cAMP 应答元件;PKC,蛋白激酶 C;ROI,活性氧介质;MAPK,丝裂原激活的蛋白激酶。

(引自:Henkler F,et al. J Viral Hepat,1996,3(3):109-121. 有修改。)

2)HBx 对 HBV 复制的激活作用

HBx 参与 RNA 聚合酶(poly)Ⅱ活性的调节:RPB5 是 poly 中对激活转录非常重要的亚单位,HBx 可与 RPB5 的结合蛋白(RPB5 mediating protein,RMP)相互作用。RMP 与 HBx 的作用是相互对立的,它们能够竞争性地与 RPB5 结合。RMP 通过与 RPB5 的相互作用抑制 poly 的转录活性;而 HBx 通过与 RPB5 的相互作用提高 poly 的转录活性。

HBx 是转录因子的调节子,它能通过顺式元件反式激活病毒和宿主基因。与 HBx 共同作用的因子属于 bZIP 家族,HBx 能通过增强 bZIP 二聚体促进 bZIP DNA 的稳定性,也能促进此二聚体的亲和力。HBx 可通过调控多种转录因子而反式激活病毒或宿主基因的启动子促进病毒的复制和转录。

HBx 还可与一些蛋白质酶相互作用,例如,与 26S 蛋白质酶体的 2 个亚基 PSMA1、PSMA7 在其同一区域发生直接竞争作用,从而抑制 26S 蛋白质酶体的活性,从而可保证病毒蛋白质的正确加工和折叠,干扰宿主细胞抗原呈递反应的正常进行。

HBx 可能通过反式激活作用、与细胞蛋白间的相互作用或者其他途径影响多条细胞信号转导通路。相关研究已证实,HBx 通过 Src 激酶家族活化 Ras,激活 Ras-Raf-MAPK 信号级联途径,活化相应转录因子。HBx 可活化 Ras-MEK-MAPK 信号转导途径,促进中心体扩增、多极纺锤体形成,使有丝分裂异常,染色体传代发生错误,进而影响细胞功能。HBx 通过活化 IKKα 和 IKKβ 使 NF-κB 的抑制因子 IκB 磷酸化,进一步导致 IκB 泛素化和蛋白酶体介导的降解反应,使 NF-κB 从细胞质复合体中释放出来,移位到细胞核,恢复其转录激活活性,进而转录

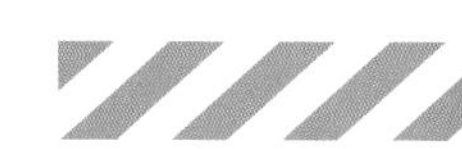

激活相应靶基因如 Bcl-2 和 IAP 等。Bouchard 等发现，HBx 通过作用于细胞质 Ca^{2+} 储存库，促进 Ca^{2+} 释放，进而活化 Ca^{2+} 依赖的 Pyk2，激活 Pyk2-Src 激酶信号转导途径，促进 HBV 的逆转录和 DNA 复制。HBx 还可通过 JAK1 激酶活化 JAK/STAT 途径，促进各种 STAT 激酶的磷酸化，增加 STAT 和 DNA 结合，从而调控相关基因的转录。HBx 对这些信号转导通路的调节，可能影响病毒的转录和复制，以及细胞周期、细胞增殖分化、细胞凋亡等过程。

3）HBx 对宿主基因的调控作用

HBx 抑制野生型 p53 的活性：野生型 p53（wtp53）是抑癌基因，是一种转录因子，wtp53 具有广泛的生物学功能，参与控制细胞周期、诱导凋亡、调节细胞信号系统等。HBx 蛋白的反式激活功能区内有与 p53 结合的位点，而 p53 内有 2 个 HBx 的结合位点。HBx 与 p53 的 C 端结合后，p53 功能丧失。Lin 等发现，HBx 与 p53 结合后，wtp53 的正常功能被抑制，从而干扰了 $G_0 \sim G_1$ 细胞周期检测点的调控，因此提高了细胞的存活率。

HBx 抑制 Fas 介导的细胞凋亡：Fas/FasL 系统是介导细胞凋亡的主要系统之一，包括 Fas 及其配体 FasL 和可溶性 Fas。Fas 与 FasL 结合，就可触发 Fas（+）细胞凋亡。细胞表达 HBx 蛋白后，可上调 SAPK-JNK 活性，从而抑制 Fas 介导的细胞凋亡。Terradillos 等研究发现，HBx 通过诱导细胞色素 C 的释放和上调 Caspase 3 的活性，进而对 Fas 介导的细胞凋亡呈现低敏感性，使细胞出现无限增殖的可能。

HBx 抑制 Caspase 3 的活性：Caspase 3 属于半胱氨酸蛋白酶家族成员，能通过蛋白裂解作用分解凋亡下游底物，使 DNA 裂解，导致细胞死亡。实验证明，HBx 与 Caspase 3 虽然不能发生直接相互作用，但是作为 Caspase 3 的抑制剂，它可以与 Caspase 3 的底物发生竞争性结合，抑制 Caspase 3 的活性，从而使 Caspase 3 所参与的凋亡过程难以启动。

HBx 可以通过激活 HBx-PI3K-AKT-Bad 的信号转导通路，而发挥抗凋亡作用：HBx 可以活化 PI-3 激酶，活化的 PI-3 激酶传递细胞存活的信号，它可以进一步活化 AKT，AKT 使 Bad 磷酸化，磷酸化的 Bad 能使 Bcl-2 家族中的 2 个凋亡蛋白质 Bcl-2 和 Bcl-xL 失去促凋亡活性，从而发挥抗凋亡作用。

诱导凋亡：有实验表明，HBx 能诱导细胞凋亡。对 HepG2 细胞转染 HBx 后，用流式细胞仪检测发现细胞凋亡增多，提示 HBx 可以诱导细胞凋亡，但是确切机制尚不明确，可能与 HBx 在胞内的聚集形式有关系。Davis 等研究发现，ERK 和 JNK 途径可被 HBx 同时活化，但是 ERK 途径导致细胞增殖和分化，而 JNK 途径则诱导凋亡，但其具体机制不清楚，可能与 JNK 途径的持续活化有关。

HBx 对肝细胞遗传学的影响：Livezey 等报道，HBx 可诱导肝细胞染色体改变和微粒体形成。转染 HBx 的 HepG2 细胞与对照组细胞相比，微粒体明显增多，2 号、18 号、20 号染色体发生重排，基因组稳定性受到影响，这增加了细胞基因突变的可能性。Forgues 等发现 HBx 能促进异常中心体和多极纺锤体的形成，增多的中心体导致有丝分裂功能异常及染色体传代错误的概率增大。HBx 还可使细胞质中 Crm1（核输出受体 1）分离，诱导 NF-κB 的核定位，Crm1 参与维持中心体的完整性，这提示 HBx 通过抑制 Crm1 的活性破坏基因组的完整性，促进细胞恶性转化，进而增加癌变的危险性。

HBx 可上调端粒酶逆转录酶活性，使端粒持续合成并加到染色体末端，阻止其缩短，促进肝癌细胞持续增殖，对肿瘤的发生有重要意义。HBx 可与 X 相关蛋白-1（XAP-1）结合，影响核苷酸切除修复的后续步骤，从而阻止损伤 DNA 的修复。HBx 通过诱导膜基质金属蛋白酶-1（MT1-MMP）和环氧合酶（COX-2）的表达，促进肿瘤血管增生，加速肿瘤的侵袭和转移。HBx 通过缩短 c-myc 诱导癌变的潜伏期，加快肝细胞增殖，促进肝癌的发生。Zhu 等发现在转基因小鼠中，HBx 使小鼠对二乙基亚硝胺诱导的肿瘤更敏感。这表明 HBx 可使肝细胞对其他致癌因子的敏感性增加，从而加速肝癌发展。

(四)P蛋白

1. P蛋白的结构

在HBV DNA序列中P基因是最长的ORF,其开始区段与C基因的后部区段重叠,中间区段与前S/S基因重叠,末端则与X基因的后侧大部分区段重叠。其编码产物是一种多蛋白,即P蛋白,P蛋白总共含有816个氨基酸残基,含有N末端蛋白(TP)、逆转录酶(RT)/DNA多聚酶、RNase H和隔离片(spacer,SP)4个结构域,各结构域分别位于2307～2840 nt、133～1128 nt、1129～1621 nt和2841-0-132 nt。其前面紧邻逆转录聚合酶,在编码末端蛋白和两种酶之间的核苷酸区段与前S区重叠,该区段序列可有相当不同,可能是无功能的间隔区段。活性型聚合酶全长产物相对分子质量为134000,经蛋白酶K水解成相对分子质量为7300的活性成分。

2. P蛋白的功能

HBV RNA的逆转录需要如下几种功能:RNA的包装,DNA合成的引导,在RNA和DNA的模板上DNA的聚合,以及在RNA-DNA杂交体中RNA的消化。这些功能主要由P基因的编码蛋白来完成,P蛋白几乎参与病毒复制的全过程。

嗜肝病毒逆转录酶(多聚酶P)含有的4个区域中,末端蛋白和隔离片对嗜肝病毒多聚酶是独特的,末端蛋白内的第96位酪氨酸残基可引导DNA合成,并使多聚酶与病毒DNA共价结合,隔离片无已知的功能,只是将末端蛋白和其他分子连接起来,逆转录酶和RNase H包含2个已知的酶活性位点,后两者与其他相关的逆转录病毒和逆转录因子的多聚酶是一致的。Lott等用昆虫细胞同时感染独立表达核心蛋白和多聚酶的杆状病毒,结果发现核心蛋白与多聚酶相互作用的几个特征如下:①核心蛋白与表达全长的多聚酶及多聚酶的TP、RT、RNase H每个区域能共同结合沉淀;②核心蛋白的共同沉淀不依赖ε凸出环序列;③核心蛋白-多聚酶复合物在蔗糖梯度分析中作为完整的衣壳体移动。

Lin等研究了两个自然发生的HBV颗粒56和2-18,核酸序列有98.7%的同源性,但是复制效率不同。转染到HepG2细胞后,从56转染细胞的细胞内病毒核心颗粒分离出的HBV DNA明显高于2-18。在RT区域内,2-18与56的氨基酸差异在617位(蛋氨酸对亮氨酸)、652位(丝氨酸对脯氨酸)、682位(缬氨酸对亮氨酸)。652位氨基酸上的点突变是这种复制效率差异的原因。HBV RT结构域的同源性模型研究提示652位氨基酸残基从脯氨酸到丝氨酸突变可能影响对模板-引物相互作用的HBV RT的构造,导致多聚酶活性减弱。

Li等在T7噬菌体启动子的调控下构建HBV多聚酶cDNA,并在兔的网状细胞裂解液中表达,组成一对转录翻译系统。在指定位点的突变中进一步证实重组多聚酶cDNA产生3种产物,即全长蛋白(相对分子质量约94000)、内在的始动蛋白(相对分子质量约81000)、N末端蛋白(相对分子质量约40000)。体外表达的多聚酶具有蛋白引物的活性,由体外^{32}P标记的dGTP全长多聚酶和TP引导的检测可得到证实。

Kim等将人HBV多聚酶的N末端或C末端和DNA多聚酶的结构域同时缺失形成变异株,并在大肠埃希菌中表达,经直链淀粉柱层析法纯化后,其纯化蛋白的DNA依赖性DNA多聚酶活性与野毒株进行比较,结果TP与SP缺失分别可以使酶活性减少到70%,而RNase H缺失对多聚酶活性的影响要大于前两者。单个RT或将其N末端缺失仍能保持酶活性。将人的HBV多聚酶在兔网状细胞裂解系统中表达,表达蛋白显示出DNA依赖性的DNA多聚酶活性,在体外转录和翻译产生相对分子质量约100000的大蛋白。HBV DNA多聚酶在pH为7.5和温度37 ℃时聚合反应最佳,同时,多聚酶活性需要有$MnCl_2$、$MgCl_2$(最好是$MnCl_2$)参与。

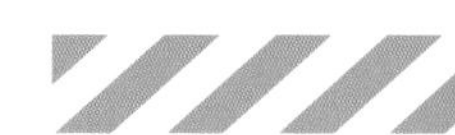

三、HBV编码蛋白与乙型肝炎重症化

(一)HBV核心蛋白与重型肝炎

1. HBcAg的免疫原性与重型肝炎

目前公认的HBV导致肝细胞坏死的主要原因不是HBV在其内大量复制，而是机体强烈的细胞免疫反应。乙型肝炎的肝细胞免疫病理损伤以T淋巴细胞毒性反应为主。在肝细胞膜上表达的核心抗原(HBcAg)是$CD8^+$ CTL攻击的靶抗原。此外，在肝细胞膜上表达的HBeAg、前S1蛋白、前S2蛋白也可能是CTL攻击的靶抗原。

2. HBcAg对宿主基因的激活作用与重型肝炎

病毒核心蛋白可通过调节某些宿主细胞基因的表达参与重型肝炎发病过程。小鼠暴发性肝炎模型的研究表明，鼠肝炎病毒3型(MHV-3)的核心蛋白能特异性激活具有凝血酶原酶功能的鼠纤维介素基因(mfgl2)的表达，而该基因在人及小鼠暴发性肝炎中均发挥着重要作用。通过进一步研究发现，MHV-3的核心蛋白通过肝细胞核因子4作为转录因子与相应的顺式作用元件区结合从而激活该基因的表达，激活凝血级联途径，促进肝脏微循环障碍和肝细胞坏死的发生。研究发现，在人类，HBc蛋白可激活宿主纤维介素基因hfgl2的表达从而导致纤维蛋白的沉积，促进肝细胞坏死的发生。HBcAg通过激活肝细胞内的p38、ERK1/2和NF κB来增强IL-6的产生，这说明胞质中HBcAg与严重的肝脏损伤和炎症相关。

3. 分泌型HBeAg在重型肝炎中的作用

Milich等发现，循环中的HBeAg耗竭能促进病毒持续感染，而持续的病毒复制是引发重型肝炎的发病机制之一。

HBeAg能与NEMO相互作用，NEMO是与IκB激酶相关的调节亚基，而IκB调节NF-κB的活性。HBeAg抑制IL-1β介导的TRAF6依赖的K63相关的NEMO的泛素化，以此下调NF-κB活性，促进病毒复制。

4. HBcrAg与HBV复制密切相关

有研究显示，血清HBcrAg阳性是接受高风险免疫抑制治疗的隐匿性肝炎患者(HBsAg阴性、HBcAb阳性)发生病毒学反弹的重要风险因素。Zoulim Fabien团队采用化学发光法定量检测130例未经治疗的慢性乙型肝炎患者血清HBcrAg水平，发现HBcrAg水平与血清HBV DNA、HBsAg定量及ALT水平呈正相关，与肝内总的HBV DNA、cccDNA、pgRNA定量及cccDNA转录活性呈正相关，与纤维化及炎症活动性相关。结果提示HBcrAg定量有可能作为肝内HBV cccDNA水平及转录活性的替代指标，用来评估新药抗病毒疗效，对cccDNA池的影响，以及是否达到功能性治愈等。

(二)HBx蛋白与重型肝炎

1. HBx蛋白与肝细胞坏死

1)HBx蛋白对纤维介素基因hfgl2的激活作用及其机制

fgl2纤维介素基因又名fgl2凝血酶原酶基因，简称fgl2基因，属纤维蛋白原相关蛋白超家族，主要由活化的单核-巨噬细胞及内皮细胞产生。fgl2有两种表型，即跨膜型和分泌型。跨膜型fgl2主要的生物学活性类似于活化的凝血因子Ⅹa，可直接催化凝血酶原转变为凝血酶，继而使纤维蛋白原转变为纤维蛋白，从而快速启动凝血途径。已有的研究表明，fgl2与重型肝炎、自发性流产、同种及异种移植排斥反应等疾病的病情进展有密切关系。在MHV-3感染的敏感小鼠体内，鼠纤维介素基因(mfgl2)高度表达，已证实MHV-3的核心蛋白可以激活mfgl2的高度表达，且这种高度表达是通过体内转录因子HNF-4与mfgl2基因启动子调控区域的顺式作用元件位点结合而导致该基因激活的。

在亚洲，HBV感染是引起人类重型肝炎的主要病因之一。HBV编码蛋白已被证实具有激活人体内多种基因的功能。研究发现，HBV蛋白HBc及HBx分别通过激活ERK途径及JNK途径，继而激活转录因子c-Ets-2，使之移位至核内，并与hfgl2基因启动子上顺式作用元件结合，上调hfgl2基因的表达（图3-4）。该研究从病毒蛋白与宿主基因的相互作用角度上进一步阐明了乙型重型肝炎hfgl2基因高度表达的分子机制，而c-Ets-2有可能成为此疾病干预的又一分子靶点。

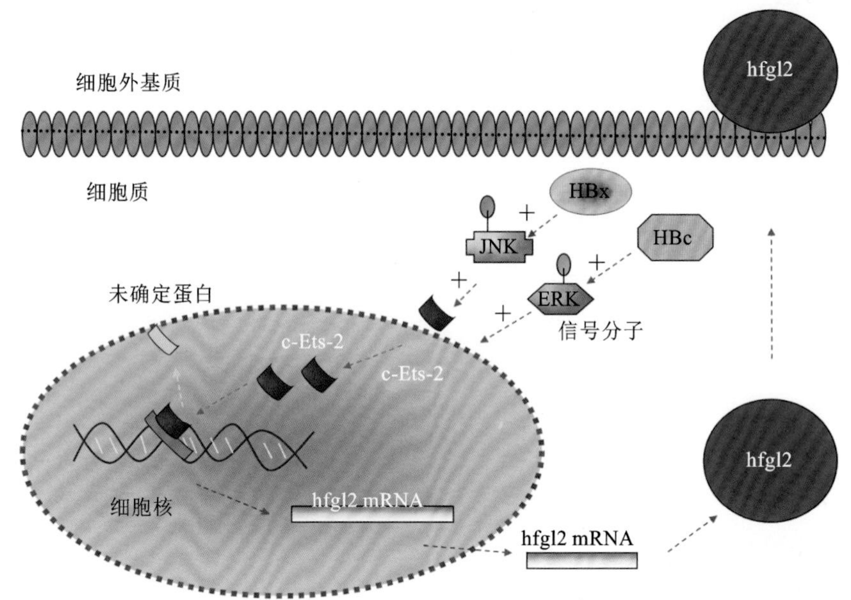

图3-4　HBc和HBx蛋白通过c-Ets-2和MAPK途径诱导hfgl2基因的高表达

HBV野生株编码的蛋白HBc和HBx分别激活ERK和JNK信号途径，继而激活转录因子c-Ets-2，使其转位至细胞核内，与hfgl2基因启动子上相应顺式作用元件结合，激活该基因的表达。

2）HBx对其他炎性损伤相关基因的调控作用

（1）HBx对炎性趋化因子MIG启动子的激活作用机制。在通过实时PCR、ELISA等方法检测HBV转染细胞、HBx转染细胞及肝癌细胞趋化因子的表达，并发现若干炎性趋化因子的差异表达的基础上，进一步通过基因芯片检测证明了高压注射HBV的小鼠肝细胞某些炎性趋化因子表达的差异，扩增获得了多种炎性趋化因子启动子片段，发现调控MIG的病毒基因，HBx蛋白能在转录水平激活炎性趋化因子MIG的表达，而且HBx蛋白对炎性趋化因子MIG的转录激活作用随HBx蛋白浓度的增加而增强。同时发现过表达NF-κB的亚基p65和p50蛋白可以诱导炎性趋化因子MIG的表达；趋化实验结果显示，HBx蛋白诱导产生的MIG能增强细胞对体外培养的PBMC的趋化作用，而且HBx蛋白可能通过激活NF-κB而激活其他炎性趋化因子表达，从而在炎性细胞的聚集过程中起着一定的作用。

（2）HBx对炎性趋化因子IP-10启动子的激活作用机制。研究发现HBV编码的病毒蛋白HBx能够呈剂量依赖性地增加IP-10的表达水平。HBx蛋白能够激活NF-κB活性，使其亚单位p65发生核转位，活化的NF-κB能够直接结合在IP-10启动子的NF-κB1（－122～－113）位点上，激活IP-10的转录。使用NF-κB的抑制剂能够阻断HBx诱导的IP-10活性。NF-κB亚单位p65与p50也能够上调HepG2细胞IP-10的表达。诱导上调的IP-10能够通过NF-κB依赖途径趋化外周血淋巴细胞。在上述研究基础上进一步研究证明，HBx通过TRAF2/TAK1/NF-κB信号途径诱导IP-10的表达，参与炎症反应（图3-5）。TRAFs、TAK1等信号分子作为

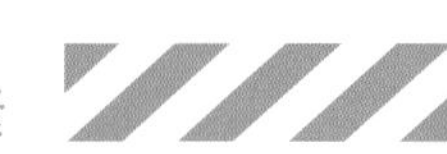

Toll 样受体(Toll-like receptors,TLRs)信号途径的下游分子,参与 TLRs 信号途径引起的炎症反应,并且与肿瘤抗凋亡有关,提示 HBx 可通过 TLRs 介导炎症因子的表达。该研究提出了 HBV 感染通过 TLRs 信号途径上调 IP-10 表达的新机制,即 HBV 编码的蛋白 HBx 通过 NF-κB途径激活 IP-10 启动子转录,对 HBV 感染后募集大量白细胞造成肝脏损伤提供了新的理论基础。

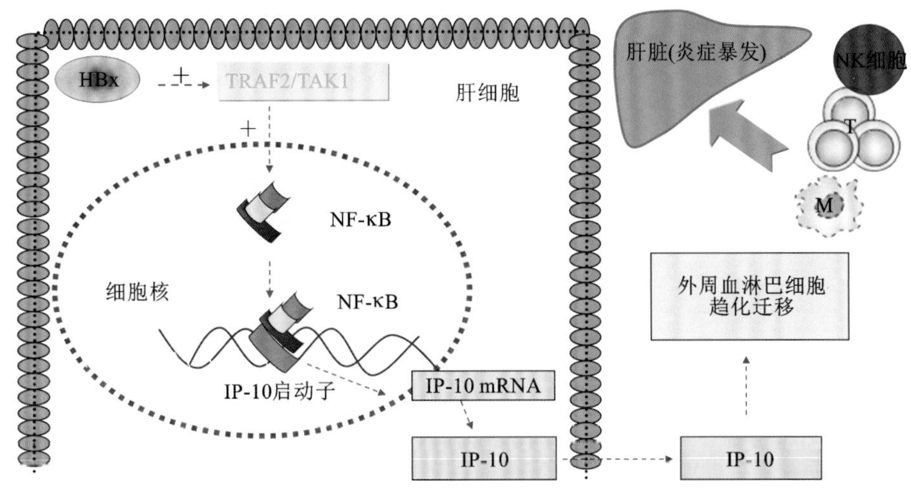

图 3-5　HBx 蛋白通过 TRAF2/TAK1/NF-κB 信号途径诱导 IP-10 的表达

TRAF2,肿瘤坏死因子受体相关因子 2;IP-10,γ 干扰素诱导蛋白 10;TKA1,转录生长因子 β 激活激酶 1;NF-κB,核因子 κB;M,巨噬细胞;NK 细胞,自然杀伤细胞。

(3)HBx 对细胞因子 IL-32 启动子的激活作用机制。HBx 能够呈剂量依赖性地增加 IL-32 的 RNA 水平和蛋白的表达,且荧光素酶试验表明 HBx 可激活 IL-32 的启动子活性,转录因子 NF-κB 参与了该基因的转录激活。

(4)HBx 蛋白通过上调 miR-146a 从而下调 H 因子复合物(CHF),导致肝炎发展的机制。HBx 通过 NF-κB 介导 miR-146a 启动子活性增强从而上调 miR-146a 的表达水平,上调的 miR-146a 在肝细胞内通过与 CHF mRNA 的 3′非编码区结合而下调 CHF 表达水平。该研究显示 HBx 蛋白通过基因调控下调 H 因子复合物而促进肝脏炎症。

以上研究表明,病毒蛋白对宿主炎性基因具有转录调控作用,从而导致炎性基因的高度表达及炎症反应的暴发。HBx 可激活 IP-10 及 MIG 的产生,使中性粒细胞、单核细胞等炎性细胞募集到肝脏;病毒蛋白 HBx 激活并促进细胞因子 IL-6、IL-32 在肝细胞的高度表达,促进了炎症反应的发生;病毒蛋白 HBc 和 HBx 通过激活转录因子 c-Ets-2 和 MAPK 信号途径诱导巨噬细胞高度表达 fgl2 凝血酶原酶,激活凝血级联途径,导致纤维蛋白沉积在肝脏,最终导致肝脏微循环障碍、肝细胞损伤和坏死的发生。该类研究从病毒与宿主相互作用的环节揭示了乙型重型肝炎肝细胞坏死发生的分子机制(图 3-6)。

2. HBx 与肝细胞凋亡

HBx 基因是最小的开放阅读框,其编码产物为 145～154 个氨基酸的多肽。以前认为 HBx 能通过增强细胞生长而激活细胞内原癌基因。现在研究认为,HBx 能促进肝细胞凋亡。如 HBx 蛋白能促进抑癌基因 p53 介导的程序性细胞死亡。HBx 蛋白能使感染 HBV 的肝细胞对凋亡敏感从而促使炎症进一步发展。通过转基因鼠模型和转染细胞实验证实,HBx 蛋白能促进细胞凋亡。HBV 感染细胞的 HBx 能定位于细胞线粒体,并通过改变线粒体膜电位而激活线粒体介导的凋亡途径。Yoo 等不仅证实了 HBx 蛋白能激活 FasL 基因在 HBV 感染相关肝癌细胞中的表达,并且研究了在 HBx 蛋白作用下,引起 FasL 基因表达所需的顺式作用元件和反

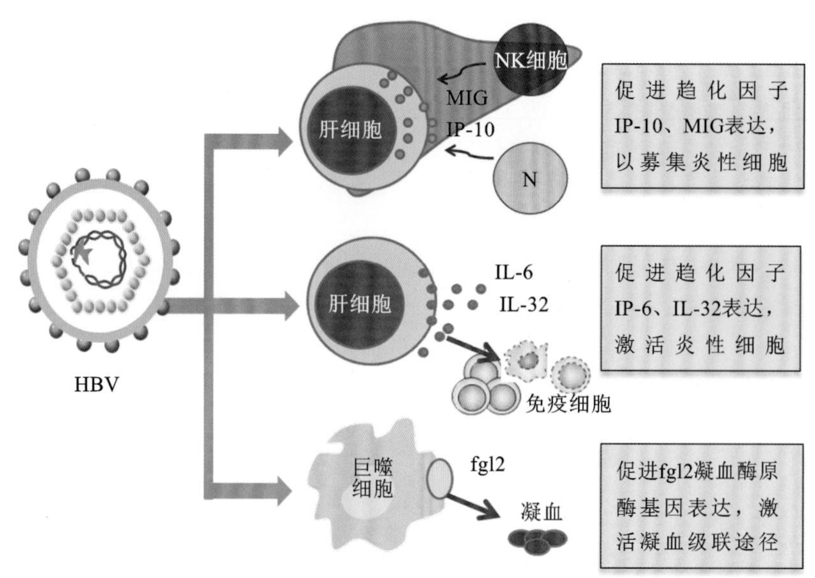

图 3-6　乙型肝炎病毒(HBV)对宿主炎性基因的激活及其在重症化过程中的作用

NK 细胞，自然杀伤细胞；N，中性粒细胞；MIG，γ 干扰素诱生的单核因子；IP-10，γ 干扰素诱导蛋白 10；IL-6，白细胞介素 6；IL-32，白细胞介素 32；fgl2，fgl2 凝血酶原酶。

式作用因子，并证实 FasL 基因的表达是由反式作用因子 Egr-2 和 Egr-3 活性的增加所致。这说明 HBx 基因的表达能促进肝细胞凋亡的发生，并可能成为重型肝炎肝细胞凋亡的机制之一。

（三）病毒蛋白 HBs 与重型肝炎

1. 未变异的病毒蛋白 HBs 与重型肝炎

HBV 的表面蛋白 HBs 能形成长分支丝状颗粒，聚集在内质网内，使肝细胞对 IFN-γ 高度敏感，而 IFN-γ 是对病毒感染细胞具有明显清除作用的细胞因子。HBs 刺激可使肝细胞对 TNF-α的敏感性增强，而且 HBV 感染对内毒素激活的单核-巨噬细胞释放 TNF-α 有明显促进作用。

2. 变异的病毒蛋白 HBs 与重型肝炎

与 RT 区 YMDD 变异相关的 HBs 变异被称作 YMDD 相关性 HBs 变异。目前发现，该种变异与重型肝炎的发生有关。YMDD 相关性 HBs 变异可激活宿主 hfgl2 基因，促进肝细胞坏死及微循环障碍的发生，从而诱导重型肝炎的发生。尽管绝大多数患者会由于 YMDD 突变而发生肝炎重症化，但是对已有肝硬化以及 HBeAg 血清学反弹的患者来说，应该考虑尽早进行肝移植手术。

核苷(酸)类似物(NAs)抗病毒治疗可有效抑制病毒复制，而长期应用 NAs 或使用不当则易出现病毒耐药，进而导致病毒抑制减弱和疾病进展，有时甚至导致重型肝炎的发生。笔者发现野生型 HBs 不能促进凝血酶原酶 hfgl2 的产生，而 YMDD 变异相关性 HBs 变异则可通过激活转录因子 Ets 特异性地与其顺式作用元件结合而激活 hfgl2 基因的转录，这揭示 HBs 突变蛋白在乙型肝炎重症化发展中发挥作用(图 3-7)。

随着医学分子生物学、免疫学等相关学科的发展，病毒蛋白在疾病病理生理过程中的作用将越来越引起人们的关注。通过探讨其中的分子生物学机制，可找到有效的分子治疗靶点，为开辟新的分子水平治疗重型肝炎提供理论和实验依据。

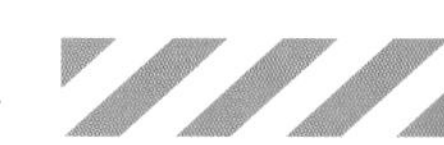

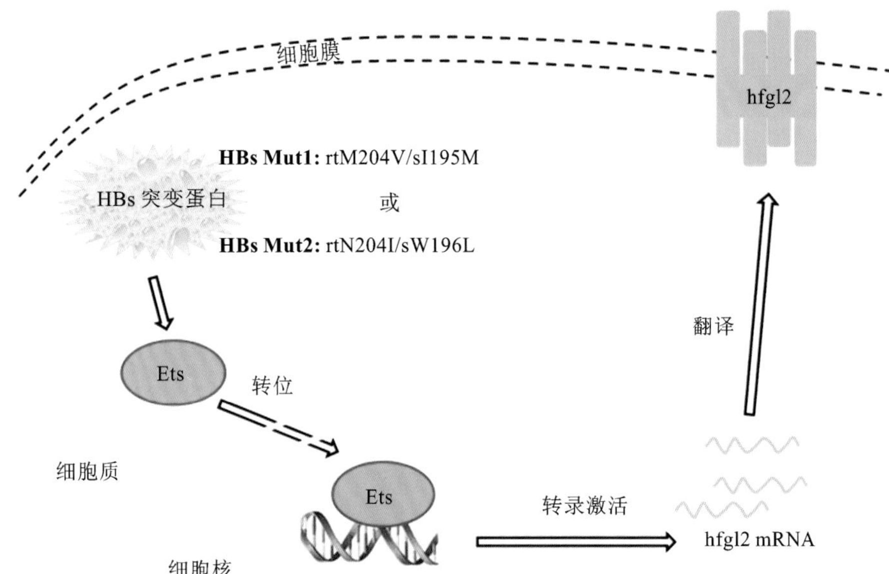

图 3-7 HBs 突变蛋白通过转录因子 Ets 激活 hfgl2 基因的高表达

HBs 突变蛋白作用于 Ets 反式作用元件，使其核移位至细胞核内，结合至其对应的顺式作用元件，激活 hfgl2 基因启动子，进而激活 hfgl2 基因转录。HBs Mut：乙型肝炎病毒表面抗原突变子。

（引自：Weina li，et al. Biochemistry（Mosc），2011，76（9）：1043-1050.）

参考文献

[1] 骆抗先. 乙型肝炎基础和临床[M]. 3 版. 北京：人民卫生出版社，2006.

[2] 成军. 现代肝炎病毒分子免疫学[M]. 北京：科学出版社，2011.

[3] 成军. 现代肝炎病毒分子生物学[M]. 2 版. 北京：科学出版社，2009.

[4] 范红梅，杨林. 乙型肝炎病毒 X 蛋白的生物学功能研究进展[J]. 国际流行病学传染病学杂志，2006，33(2)：100-103.

[5] 李进，刘妍，张玲霞. 乙型肝炎病毒 X 蛋白的功能研究进展[J]. 人民军医，2006，49(4)：226-228.

[6] 陈国凤，成军，王琳，等. 乙型肝炎病 DNA 多聚酶 P 结构域研究进展[J]. 世界华人消化杂志，2004，12(2)：393-397.

[7] Henkler F F，Koshy R. Hepatitis B virus transcriptional activators：mechanisms and possible role in oncogenesis[J]. J Viral Hepat，1996，3(3)：109-121.

[8] Pan X，Cao H，Lu J，et al. Interleukin-32 expression induced by hepatitis B virus protein X is mediated through activation of NF-κB[J]. Mol Immunol，2011，48(12-13)：1573-1577.

[9] Zhou Y，Wang S，Ma J W，et al. Hepatitis B virus protein X-induced expression of the CXC chemokine IP-10 is mediated through activation of NF-κB and increases migration of leukocytes[J]. J Biol Chem，2010，285(16)：12159-12168.

[10] Xia L M，Huang W J，Wu J G，et al. HBx protein induces expression of MIG and increases migration of leukocytes through activation of NF-κB[J]. Virology，2009，385(2)：335-342.

[11] Xiang W Q，Feng W F，Ke W，et al. Hepatitis B virus X protein stimulates IL-6 expression in hepatocytes via a MyD88-dependent pathway[J]. J Hepatol，2011，54(1)：

26-33.

[12] Han M, Yan W, Guo W, et al. Hepatitis B virus-induced hFGL2 transcription is dependent on c-Ets-2 and MAPK signal pathway[J]. J Biol Chem, 2008, 283(47): 32715-32729.

[13] Li W, Han M, Li Y, et al. Antiviral resistance mutations potentiate HBV surface antigen-induced transcription of hfgl2 prothrombinase gene[J]. Biochemistry(Mosc), 2011,76(9):1043-1050.

[14] Wu Z,Han M,Chen T,et al. Acute liver failure:mechanisms of immune-mediated liver injury[J]. Liver Int,2010,30(6):782-794.

[15] Bar-Yishay I, Shaul Y, Shlomai A. Hepatocyte metabolic signalling pathways and regulation of hepatitis B virus expression[J]. Liver Int,2011,31(3):282-290.

[16] Kew M C. Hepatitis B virus x protein in the pathogenesis of hepatitis B virus-induced hepatocellular carcinoma[J]. J Gastroenterol Hepatol,2011,26(Suppl 1):144-152.

[17] Locarnini S,Zoulim F. Molecular genetics of HBV infection[J]. Antivir Ther,2010,15 (Suppl 3):3-14.

[18] Kao J H,Chen P J,Chen D S. Recent advances in the research of hepatitis B virus-related hepatocellular carcinoma: epidemiologic and molecular biological aspects[J]. Adv Cancer Res,2010,108:21-72.

[19] Nguyen D H,Ludgate L,Hu J. Hepatitis B virus-cell interactions and pathogenesis[J]. J Cell Physiol,2008,216(2):289-294.

[20] Lupberger J,Hildt E. Hepatitis B virus-induced oncogenesis[J]. World J Gastroenterol, 2007,13(1):74-81.

[21] Chen Z,Li Y X,Fu H J,et al. Hepatitis B virus core antigen stimulates IL-6 expression via p38,ERK and NF-κB pathways in hepatocytes[J]. Cell Physiol Biochem,2017,41 (1):91-100.

[22] Testoni B, Lebossé F, Scholtes C, et al. Serum hepatitis B core-related antigen (HBcrAg) correlates with covalently-closed circular DNA transcriptional activity in chronic hepatitis B patients[J]. J Hepatol,2019,70(4):615-625.

[23] Wang Y, Cui L, Yang G, et al. Hepatitis B e antigen inhibits NF-κB Activity by Interrupting K63-Linked ubiquitination of NEMO[J]. J Virol,2019,93(2):e00667-18.

[24] Seto W K,Wong D K,Chan T S,et al. Association of hepatitis B core-related antigen with hepatitis B virus reactivation in occult viral carriers undergoing high-risk immunosuppressive therapy[J]. Am J Gastroenterol,2016,111(12):1788-1795.

[25] Kouwaki T,Okamoto T,Ito A,et al. Hepatocyte factor JMJD5 regulates hepatitis B virus replication through interaction with HBx[J]. J Virol,2016,90(7):3530-3542.

[26] Feng G X,Li J,Yang Z,et al. Hepatitis B virus X protein promotes the development of liver fibrosis and hepatoma through downregulation of miR-30e targeting P4HA2 mRNA[J]. Oncogene,2017,36(50):6895-6905.

[27] Li J F,Dai X P,Zhang W,et al. Upregulation of microRNA-146a by hepatitis B virus X protein contributes to hepatitis development by downregulating complement factor H [J]. MBio,2015,6(2):e02459-14.

[28] Yuen M F,Kato T,Mizokami M,et al. Clinical outcome and virologic profiles of severe hepatitis B exacerbation due to YMDD mutations[J]. J Hepatol,2003,39(5):850-855.

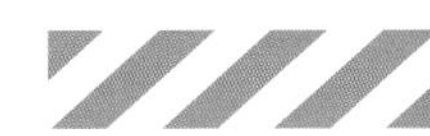

[29] Kimura T, Rokuhara A, Sakamoto Y, et al. Sensitive enzyme immunoassay for hepatitis B virus core-related antigens and their correlation to virus load[J]. J Clin Microbiol, 2002, 40(2): 439-445.

[30] Wong D K, Tanaka Y, Lai C L, et al. Hepatitis B virus corerelated antigens as markers for monitoring chronic hepatitis B infection[J]. J Clin Microbiol, 2007, 45(12): 3942-3947.

[31] Suzuki F, Miyakoshi H, Kobayashi M, et al. Correlation between serum hepatitis B virus core-related antigen and intrahepatic covalently closed circular DNA in chronic hepatitis B patients[J]. J Med Virol, 2009, 81(1): 27-33.

[32] Maasoumy B, Wiegand S B, Jaroszewicz J, et al. Hepatitis B core-related antigen (HBcrAg) levels in the natural history of hepatitis B virus infection in a large European cohort predominantly infected with genotypes A and D[J]. Clin Microbiol Infect, 2015, 21(6): 606.

[33] Testoni B, Lebossé F, Scholtes C, et al. Serum hepatitis B core-related antigen (HBcrAg) correlates with covalently closed circular DNA transcriptional activity in chronic hepatitis B patients[J]. J Hepatol, 2019, 70(4): 615-625.

第四章

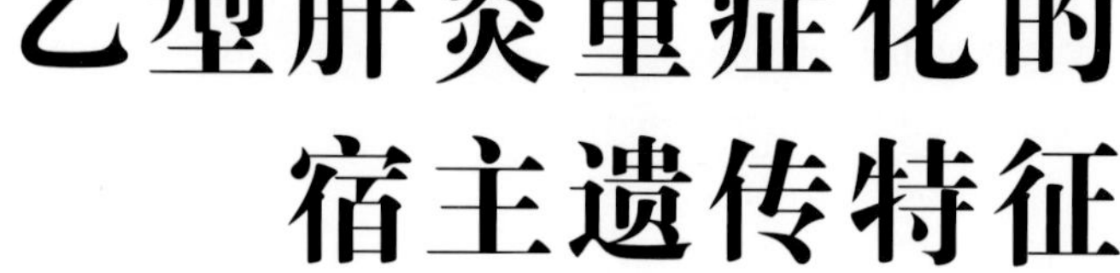

乙型肝炎重症化的宿主遗传特征

内容提要

1. 乙型肝炎重症化是病毒(病毒载量、变异、进化等)和宿主(遗传异质性、年龄、性别等)通过免疫应答相互作用导致的常见复杂疾病,涉及病毒和宿主个体的分子遗传学特性两个方面的内容,这不仅是乙型重型肝炎基础研究的核心问题,也是重大传染病发生及发展研究中的热点问题。

2. 宿主遗传变异从蛋白质功能层面和免疫识别层面决定个体对病毒和环境因素反应的"质",从转录水平、表达水平决定个体对病毒和环境因素反应的"量",从根本上影响乙型肝炎重症化的发生与发展。

3. 影响乙型肝炎重症化的宿主遗传因素包括基因的常见变异、罕见低频变异导致的遗传编码信息改变和结构功能变化,以及表观遗传修饰引起的转录和表达调控。

4. 近年研究发现,多个基因如 CXCL10、IL-10、TLR2、TNF-α、HLA-DR、HLA-DQ 等的常见变异位点与慢性 HBV 感染病变重症化进展相关。基于候选基因策略的关联研究和全基因组关联研究是解析复杂疾病宿主常见特征常用的两种遗传关联研究策略,它们在揭示乙型肝炎重症化易感位点和通路方面发挥了很大作用。

5. 近年来,随着新一代测序技术的发展,多项研究表明,除了常见变异外,多个基因的罕见低频变异也与慢性乙型肝炎疾病转归相关。

6. 表观遗传学是研究不涉及 DNA 序列变化、可遗传的和可逆性的基因表达调节的一门新兴的遗传学分支。目前表观遗传学研究内容主要涉及 DNA 甲基化修饰、染色质组蛋白的修饰、染色质重构及非编码 RNA 等调控方式。目前乙型肝炎重症化表观遗传修饰的研究处于初始阶段,但日益成为未来的热点方向。

Abstract 4

1. The exacerbation of chronic hepatitis B, which is considered as a complex trait, relates to the interactions between the hepatitis B virus (viral load, variation, evaluation, etc.) and host factors (genetic heterogeneity, age, gender, etc.) via immune response. The mechanism involved in this process is not only a key point in the pathogenesis of severe hepatitis B, but also in other major infectious diseases.

2. The "quality" of an individual's reaction to the virus and the environment is determined by host genetic variations at both the protein and immune levels, while the "quantity" of the reaction determined by gene transcription and expression. Both fundamentally affect the occurrence and development of severe hepatitis B.

3. The main genetic factors involved in exacerbation hepatitis B include common variants, rare variants in related genes, which may result in abnormal genetic-coding then alerted structure and function of its coded protein. Meanwhile, epigenetic modification of disease related gene could play a role in the progress of the disease.

4. Common variants in several genes, such as CXCL10, IL-10, TLR2, TNF-α, HLA-DR and HLA-DQ, have been reported as candidate genes/variants associated with acute exacerbation of chronic hepatitis B. Two research strategies, candidate gene study and genome-wide association study, are the most common methods to analyse the association between traits and genetic markers or candidate genes based on the principle of linkage disequilibrium.

5. Recently, several rare variants are reported to be associated with acute exacerbation of chronic hepatitis B due to the development of the deep sequencing technology.

6. Epigenetics, an emerging branch of genetics, does not involve changes in DNA sequence, or the heritable or reversible regulation of gene expression. Rather, epigenetics research mainly involves the regulation of DNA methylation, chromatin histone modification, chromatin remodeling and non-coding RNA. Although epigenetic modification studies in acute exacerbation of chronic hepatitis B are at their initial stage, they are expected to become more important in the future.

第一节　乙型肝炎重症化遗传特征研究概述

邓国宏　王宇明

病毒感染、酒精摄入、肝毒性药物、中毒等多个因素可导致重型肝炎(肝衰竭),而在我国重型肝炎(肝衰竭)通常由各型肝炎病毒所致。其中,由乙型肝炎病毒(HBV)感染所致的重型肝炎(肝衰竭)是威胁我国人民生命健康的重要疾病。乙型肝炎重症化过程涉及病毒和宿主两个方面的相互作用,包括 HBV 和宿主个体的分子遗传学特点,肝细胞微环境改变、凋亡、坏死以及三者相互交织的作用。这不仅是乙型肝炎重症化基础研究的核心问题,也是重大传染病发生及发展研究中的热点问题。

一、乙型肝炎重症化转归的分子遗传学因素

HBV 感染的临床转归包括慢性化和重症化,二者分别具有不同的疾病进展特性。HBV 感染慢性化主要体现为慢性乙型肝炎(CHB)、肝纤维化、肝硬化、肝癌等病理进程,进展时间较长。HBV 感染重症化主要体现为重型肝炎(肝衰竭)。乙型重型肝炎的病理生理学过程表现为肝细胞大量坏死和凋亡,其发病机制复杂,临床起病迅速,救治困难,病死率高。

乙型肝炎重症化转归包括病毒和宿主两个方面的分子遗传学因素。以往对 HBV 变异的研究表明,C 区基本核心启动子区(BCP 区)、前 C 区和 C 区变异与乙型肝炎的发作及暴发性肝

衰竭(FHF)相关，另有研究发现，HBV相关慢加急性肝衰竭(HBV-ACLF)患者更易发生S基因变异，尤其是MHR区变异，可能与HBV-ACLF产生相关。然而，同样的前C区、C区变异既可见于不同的病变表型(普通乙型肝炎、肝硬化、肝癌)，亦可见于无症状携带者。许多慢性HBV感染者的HBeAg血清学转换的自然史中，并不出现BCP区及前C区变异株。同时，存在BCP区及前C区变异株并非必然导致肝炎发作或重症化。BCP区、前C区和C区变异可能是病毒与宿主长期相互作用后的自然累积、转变和进化，也可能是免疫清除阶段宿主选择压力下的结果(包括免疫逃逸、复制代偿及混合补偿等)。因此，病毒变异是否导致乙型肝炎重症化的发生和发展，显然还受到宿主因素的制约。同时，体内HBV的感染、复制、进化、免疫逃逸、免疫清除、炎症损伤等过程都受到宿主遗传异质性的影响。因此，乙型肝炎的重症化是在病毒因素(病毒载量、变异、进化、重叠感染等)和宿主因素(遗传异质性、年龄、性别等)基础上，通过免疫应答相互作用导致肝细胞损伤的常见复杂疾病(common complex disease)。

二、宿主遗传变异影响疾病的发生和发展过程

从基因组序列水平观察，人类基因组存在广泛的多态性，表现为个体之间生理和疾病表型的差异。基因组的多态性包括插入/缺失多态性、数以千万计的单核苷酸多态性(single nucleotide polymorphism，SNP)、数以百万计的拷贝数变异(copy number variation，CNV)以及决定免疫反应的主要组织相容性复合体基因(MHC)等。位于外显子区域的非同义SNP可能对蛋白质功能产生影响，位于5′非翻译区、3′非翻译区或内含子/外显子交界的SNP可能影响mRNA的稳定性、剪接、翻译效率，位于启动子或顺式调控元件区域的SNP可能影响基因的转录活性及表达水平。CNV可通过破坏基因的编码蛋白的活性部分、改变一个基因的表达量、破坏基因组控制基因活性的调节区域等方式影响基因活性。MHC基因对免疫识别起决定作用，在人群中具有高度多态性(数以千计的等位基因)，导致个体之间免疫识别和免疫反应的差异。因此，宿主遗传变异从蛋白功能层面和免疫识别层面决定个体对病毒和环境因素反应的“质”(是否识别、反应的性质、保护性还是病理性)，从转录水平、表达水平决定个体对病毒和环境因素反应的“量”(反应强度)，从根本上影响乙型肝炎重症化的发生与发展。

有众多证据显示宿主遗传背景在乙型肝炎重症化过程中的作用：①同样是数十年的慢性感染，仅一小部分患者会发生重型肝炎(肝衰竭)；②亚洲与欧美国家人群发生重型肝炎(肝衰竭)的比例存在显著不同；③相同的基因型与相同的前C区/C区变异既可见于无症状携带者，亦可见于重型肝炎(肝衰竭)患者；④在人群中发现多个基因与HBV持续感染、肝癌发生以及肝衰竭进展有关；⑤乙型肝炎重症化具有反应时间遗传学(reaction-time genetics)的特点。

三、乙型肝炎重症化宿主遗传因素的特点

常见复杂疾病(如糖尿病、哮喘、高血压、动脉粥样硬化、精神分裂症、肿瘤及感染病等)通常由许多微效累加基因与环境因素共同作用而决定，存在多基因相互作用、遗传异质性、疾病异质性、性状变异呈现连续的数量级差、遗传模式不明确、不完全外显、异位显性等特点。与其他常见复杂疾病的遗传因素类似，乙型肝炎重症化的遗传特征具有疾病异质性、遗传异质性和突变位点作用效能差异等复杂性。同时，乙型肝炎重症化可分为有肝硬化基础和无肝硬化基础，因此，存在疾病表型异质性。其次，不同位点的遗传变异可能对乙型肝炎重症化的不同环节产生影响，存在遗传异质性。另外，遗传变异的频率与疾病风险程度并不一致。常见遗传变异(频率在5%以上)大多是低风险位点(相对风险度＜1.5)，而强效的高风险位点(相对风险度＞2)往往是罕见或低频变异(频率在5%以下，甚至0.5%以下)。近年研究发现，多个基因如CXCL10、IL-10、TLR2、TNF-α、HLA-DR、HLA-DQ等的常见变异位点与慢性HBV感染的重症化进展相关。随着新一代测序技术的发展，多项研究表明除了常见变异外，多个基因的罕见

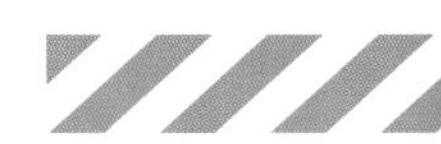

低频变异也与慢性乙型肝炎的疾病转归相关。同时，表观遗传学调控，包括DNA甲基化修饰、染色质组蛋白的修饰、染色质重构及非编码RNA等调控方式也参与乙型肝炎重症化的发生和发展。

四、乙型肝炎重症化宿主遗传因素的研究策略

1. 连锁与关联分析

对于符合经典孟德尔遗传模式的单基因疾病，通过经典的优势对数记分的统计学方法即可完成致病基因的连锁定位分析，引起疾病的遗传变异对表型的形成具有强效作用。然而，依赖家系的连锁分析-定位克隆方法并不适用于复杂性状易感基因的鉴定。在复杂疾病遗传易感性研究中，非参数分析方法最为常用，统计效能也远高于参数分析。非参数分析方法主要为受累同胞（亲属）对连锁分析（非参数连锁分析）和关联研究-连锁不平衡分析。疾病关联分析是在可能的候选致病基因附近选择多态性遗传标记，在无亲缘关系的患者群体与对照群体之间进行比较，得到某一遗传标记等位基因及引起疾病基因关联的相对危险度，即判断所选标记与疾病易感位点是否存在连锁不平衡。肯定存在遗传标记与疾病关联的现象可归纳为两类：一种是致病基因位点与遗传标记位点存在很强的连锁不平衡；另一种是遗传标记位点本身与疾病发生相关。关联研究易于设计及开展，不需了解疾病的遗传模式、表现型比率、不完全外显率、遗传异质性等，但通常需要较大的样本量以获得足够的统计效能。关联分析比连锁研究在检测微弱效应上具有更强的效力，但是关联分析需要检测更多的标志物。疾病的遗传关联研究有两种策略，一种是基于候选基因的策略，一种是基于发现的全基因组扫描策略。

2. 基于候选基因策略的遗传关联研究

基于候选基因策略的遗传关联研究，是选择以前已知或者怀疑与疾病相关（定位候选）和（或）功能上很重要的基因（功能候选）作为候选基因，检测出一个或几个候选基因中一个或多个变异位点与某种表型或疾病状态之间的关联。在家系多位点连锁分析或同胞（亲属）对非参数连锁分析将疾病风险区域定位后，从该区域内选择候选基因进行关联研究，称为定位候选-遗传关联研究。从已证实在疾病通路、疾病机制中起重要作用的基因中选择候选基因，称为功能候选-遗传关联研究（图4-1）。基于候选基因策略的研究，易于开展，花费较少，但不能确定关联基因的确切贡献。

3. 基于全基因组关联策略的遗传关联研究

全基因组关联分析（genome-wide association study，GWAS）于2005年开始兴起，成为目前复杂疾病遗传关联研究的主流。该策略不需要预先选择候选基因，而是直接选取全基因组范围数以十万甚至百万计的SNP位点和数以十万计的CNV位点进行全基因组关联分析，同时还可以通过Imputation利用HapMap、1000G数据库对标记进行填充，使得可用标记达千万级，该策略常用流程见图4-2。这种策略首次从全基因组角度获得复杂疾病遗传特征的全局、系统的认识。与候选基因策略相比，全基因组关联策略在统计效能上有了极大的提高，同时可以避免群体分层偏倚和基因选择的偶然性。例如，以往基于干扰素信号通路选择候选基因，进行了丙型肝炎患者干扰素-α（IFN-α）应答的遗传关联研究，提示MxA、CD81及IL-15基因的SNP与IFN-α疗效有关。然而，最近美国、欧洲及日本的3项独立大样本全基因组关联研究显示，全基因组范围内只有IL-28B基因附近的rsl297980位点与IFN-α疗效相关（p 值达到 10^{-25}）。在过去数年内，几乎所有的复杂疾病和定量性状均完成了全基因组关联研究。

已经发表的大多数GWAS研究结果表明，常见遗传变异对疾病的影响效能是低效或微效的（风险度通常在1.1～1.5）。此外，如何在GWAS鉴定出的遗传变异位点区域找到真正的致病位点及功能变异位点也是后续研究面临的挑战。

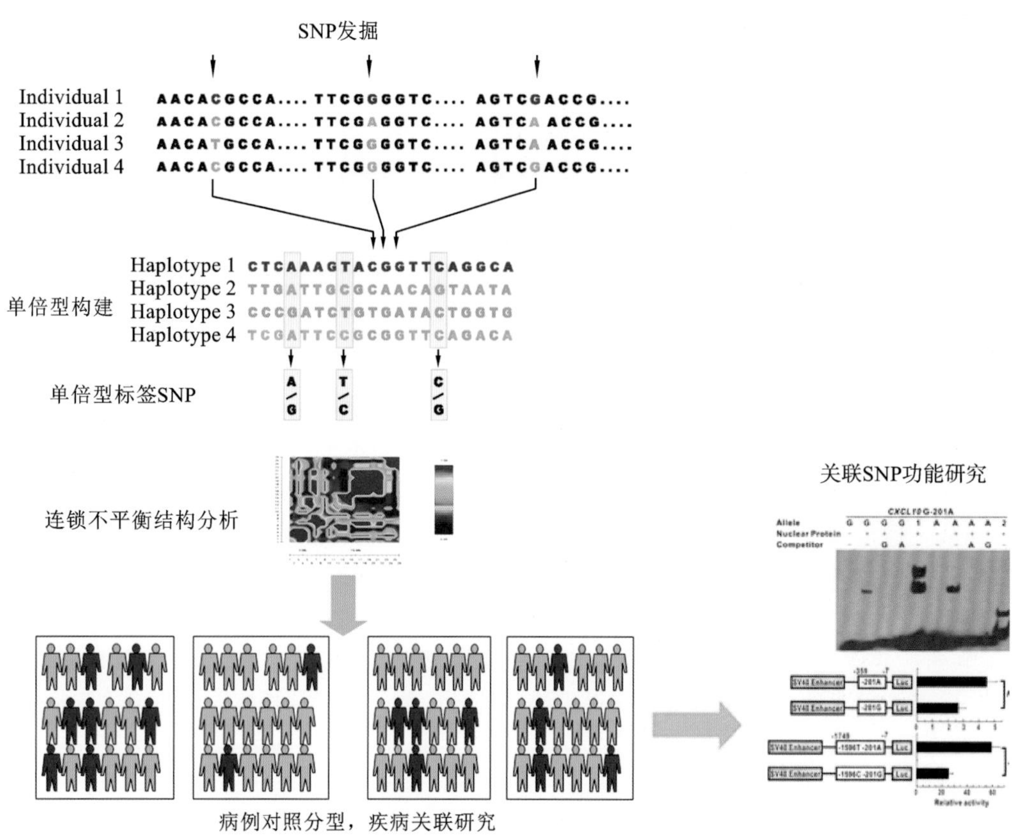

图 4-1　基于候选基因策略的遗传关联研究流程图

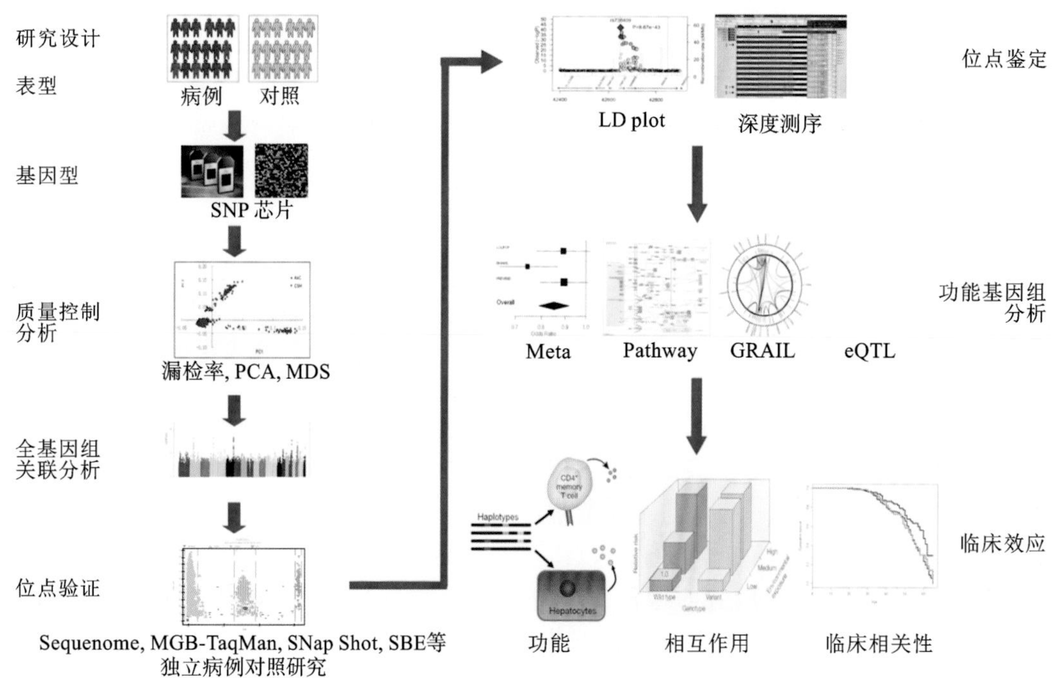

图 4-2　基于全基因组关联策略的遗传关联研究流程图

4. 基于深度测序的罕见低频变异挖掘策略

候选基因策略和 GWAS 策略的关联研究都是基于"常见疾病和常见变异(common disease & common mutation)"的假说。越来越多的研究显示，常见变异不能完全解释复杂疾病的遗传

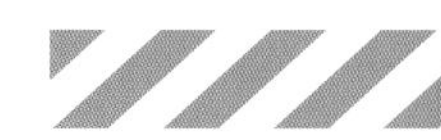

机制，GWAS发现的常见遗传变异仅能解释部分遗传性状，其原因在于GWAS选取的SNP和CNV标记多是人群常见的高频位点（等位频率≥5%），常见变异频率较高但外显率较低，导致大量的“遗传性丢失”。目前看来，复杂疾病的遗传基础很大程度上还取决于低频（等位频率0.5%～5%）和罕见（等位频率≤0.5%）变异，“常见疾病和低频变异（common disease & rare mutation）”假说重新受到重视。在后GWAS时代，疾病遗传学研究开始关注和鉴定影响疾病的低频和罕见变异。研究策略包括针对GWAS关联区域进行功能位点的鉴定，针对极端表型个体进行深度测序（deep sequencing）以及针对外显子组或全基因组进行再测序鉴定低频和罕见变异。目前，已有多项研究报道了罕见低频变异与慢性乙型肝炎重症化相关。特别值得注意的是，伴有遗传代谢性肝病的慢性乙型肝炎患者的重症化问题，临床上不容忽视，如威尔逊病、酪氨酸血症、先天性糖基化障碍等，均有导致肝硬化、肝癌或肝衰竭的报道。另外，Gilbert综合征虽鲜有引发肝衰竭的报道，但现有数据显示Gilbert综合征人群流行率可高达5%，因此慢性乙型肝炎患者群体的Gilbert综合征及其对慢性乙型肝炎重症化的影响也值得关注。本章第三节将详细介绍低频罕见变异的挖掘策略、统计方法及其在乙型肝炎重症化中的重要作用。

5. 表观遗传学研究

表观遗传学研究是疾病遗传学的一个重要维度和方面，表观遗传修饰虽然不包括核苷酸序列的变化，但这种影响基因表达和调控的修饰是可遗传和可逆性的。根据基因转录是否参与，表观遗传修饰分为基因转录前调控及基因转录后调控两大类，前者包括DNA甲基化、组蛋白共价修饰、染色质重构等，后者包括非编码RNA等的调控修饰。本章第四节将详细介绍表观遗传修饰及其与乙型肝炎重症化的关系。

五、乙型肝炎重症化宿主遗传因素的研究进展

虽然乙型重型肝炎是存在于东亚、东南亚地区的一种常见的乙型肝炎疾病表型，但在西方国家较为少见。目前，有关HBV感染与清除、慢性HBV感染相关肝硬化及肝癌等疾病表型的遗传因素研究较多，但对乙型重型肝炎遗传易感性研究较少。仅有少量研究全部来自亚洲人群，采用的是候选基因-疾病关联研究策略。主要针对涉及乙型肝炎免疫反应通路的几个基因，如TNF-α、TNF-β、IL-10、干扰素诱导蛋白10（IP-10，CXCL-10）、维生素D受体（VDR）、人白细胞抗原（HLA）、Toll样受体（TLR-2、TLR-3）等，对这些基因多态性与乙型肝炎严重程度的关系开展了研究，与乙型重型肝炎有关的主要关联研究结果见表4-1。我们对Th1型免疫反应通路上的CXCL-10基因进行了SNP发掘，发现CXCL-10基因的多态性主要集中于启动子区。疾病关联研究证实了CXCL-10基因启动子区-1596T-201A单倍型增加了慢性HBV感染的疾病严重性风险，EMSA、报告基因、ChIP、mRNA定量等功能实验证据表明，G-201A是一个重要的rSNP位点。CXCL-10蛋白参与乙型肝炎患者肝组织的炎症和坏死过程。此外，我们还从群体水平揭示了Th2型免疫反应通路上的IL-10基因启动子多态性与慢性乙型重型肝炎的关系，为IL-10启动子自然选择学说及急性肝衰竭时全身炎症反应综合征的病理生理学机制提供了新的理论证据。另外，有研究显示，携带FasL-844CC基因型的非活动性HBsAg携带者易发生乙型肝炎重症化。

表4-1　国内外有关乙型肝炎重症化的遗传因素研究

基因	位　点	病例（例数）	对照（例数）	p值	人　群
HLA	DRB1*1001	慢性乙型重型肝炎（32）	慢性乙型肝炎（52）	0.028	中国重庆
HLA	DRB1*1101	ALT ≥ 80 IU/L（154）	ALT<80 IU/L（50）	0.020	中国台湾

续表

基因	位　点	病例(例数)	对照(例数)	p 值	人　群
TNF-α	启动子-308 G/A	慢性乙型重型肝炎(98)	慢性乙型肝炎(211)	<0.001	中国北京
	启动子-857 C/T	慢性乙型重型肝炎(98)	慢性乙型肝炎(211)	<0.001	中国北京
TNF-β	内含子 1 rs909253	HAI>5 (84)	HAI≤5 (130)	0.001	印度
VDR	内含子 8 rs7975232	HAI>5 (84)	HAI≤5 (130)	0.003	印度
IL-10	启动子-592 A/C	慢性乙型重型肝炎(345)	无症状携带者(367)	0.0002	中国重庆
CXCL-10	启动子-201G/A	慢性乙型重型肝炎(239)	无症状携带者(1092)	0.012	中国重庆
FGL2	启动子-1250T/A	慢性乙型重型肝炎(143)	无症状携带者(160)	0.695	中国重庆
TANK	rs3820998 G/T*	HBV-ACLF(180)	无症状携带者(486)	0.033	中国武汉
TLR3	c.C1234T	HBV-ACLF(201)	慢性乙型肝炎(251)	0.04	中国
HLA	DRB1* 1202	HBV-ACLF(434)	无症状携带者(396)	3.94×10^{-6}	中国
	rs3129859 G/C	HBV-ACLF(1279)	无症状携带者(2058)	2.64×10^{-20}	中国
K8	missense	HBV-ACLF(32)	慢性乙型肝炎(142)	0.017	中国广东
SLC10A1	c.800C>T*	HBV-ACLF(369)	慢性乙型肝炎(793)	0.007	中国广东

注：* 为保护性变异。

对于乙型肝炎重症化，以往基于候选基因策略遗传关联研究的局限性在于：①样本量有限，统计效能不足。②疾病表型的定义及对照的选择标准参差不齐。例如，对于重症化表型的界定标准，有的研究单纯以血清转氨酶或胆红素水平为标准，也有的研究以肝组织学活动程度或肝纤维化积分为标准。在对照选择方面，有的研究以慢性乙型肝炎患者作为对照，有的以无症状携带者为对照，对这些研究结果的解读应加以区分。③缺乏多个人群的重复验证。④凭主观判断或借鉴其他疾病研究选择候选基因开展研究，无法精确衡量基因组全局范围内究竟有哪些(多少)遗传变异对乙型重型肝炎产生影响。

目前，我们一项纳入 1300 例 HBV-ACLF 患者和 2058 例无症状携带者的全基因组关联研究显示，HLA-DR 区域的 rs3129859 位点是 HBV-ACLF 显著的关联位点，HLA-DRB1* 1202 等位是 HBV-ACLF 最显著的易感风险等位。从氨基酸层面看，与 ACLF 显著相关的氨基酸全部位于抗原识别区。rs3129859 是 HBV-ACLF 的独立风险因素，独立于 CHB 自然史阶段、HBV 再活化及肝硬化因素；风险等位 rs3129859* C 与 HBV-ACLF 临床进程相关，携带风险等位 rs3129859* C 的患者，入院 28 天 INR 达到 1.5 以及发生腹水的风险更高，28 天病死率更高。风险等位 rs3129859* C 和 HLA-DRB1* 1202 可作为 HBV-ACLF 临床预警预后的标志物，提示 HLA-Ⅱ类分子限制的 $CD4^+$ T 淋巴细胞途径在 HBV-ACLF 的免疫病理过程中的重要作用。

六、展望

Boyle 等在分析了众多复杂性状的 GWAS 结果后发现，复杂性状的关联信号往往遍布大部分基因组，因此他们提出了一种“全基因模型”的假设，即某种特定的性状或疾病不仅受相关

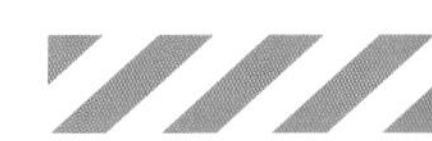

的核心基因影响，还受无数基因在基因网络中相互协同作用的影响，所有与疾病相关的细胞中表达的基因都容易影响与疾病相关的核心基因的功能，大多数遗传力(heritability)可以用对核心信号通路外基因的影响来解释。在乙型重型肝炎的发生、发展过程中，遗传作用是复杂的，因而不可能把乙型重型肝炎的遗传因素归结于某一个单一的等位基因的变异。多位点、多基因相互作用使得识别和解析乙型重型肝炎的遗传基础存在挑战。今后在研究设计上应当注意：①采用国内外同行认可的定义对乙型重型肝炎进行精细的表型界定；②选择合理的对照，我们认为选择年龄在 40 岁以上、HBeAg 阴性的无症状携带者为对照更好；③足够大的样本量；④注重关联区域低频功能位点的鉴定，开展阳性关联变异位点在乙型重型肝炎中的生物学功能研究；⑤注重不同地域人群的重复验证，开展数据共享、交换及更大样本的 Meta 分析；⑥整合解读遗传因素与其他因素的相互作用，如病毒基因型/亚型、基因-基因相互作用、基因组-微生物组相互作用等。

可能有人会质疑，发现这些在人群中较低风险系数的微效遗传效应到底有什么用处？实际上，遗传流行病学发现的贡献并不是为了简单地应用于校正这些微效遗传变异。相反，这些发现的真正价值在于认识疾病的发病机制。只有认识了环境因素对人群发挥作用的遗传本质特性，才能找到针对环境因素与遗传变异的相互作用进行有效干预的策略。我们有理由相信，乙型重型肝炎的宿主遗传因素的研究范围和研究模式必将发生巨大的变化。以后将整合遗传因素与其他因素之间的相互作用，包括遗传因素与病毒基因型/亚型、人群特征、基因-基因相互作用、基因-环境因素准确定量等。可以预见，乙型重型肝炎遗传易感性的研究使我们对乙型肝炎病毒(HBV)和宿主遗传因素共同作用导致重症化的病因通路及发病机制产生新的理解，为乙型重型肝炎的预防提供新的思路。在此基础上，必将促进乙型重型肝炎防治从疾病晚期推移至早期乃至疾病发生之前，显著提升乙型重型肝炎临床诊疗的技术水平。

参考文献

[1] 邓国宏，王宇明. 宿主遗传背景与乙型肝炎重症化[J]. 中华肝脏病杂志，2010，18(2)：88-91.

[2] Arroyo V，Angeli P，Moreau R，et al. The systemic inflammation hypothesis：towards a new paradigm of acute decompensation and multiorgan failure in cirrhosis[J]. J Hepatol，2021，74(3)：670-685.

[3] Crespo M，Gonzalez-Teran B，Nikolic I，et al. Neutrophil infiltration regulates clock-gene expression to organize daily hepatic metabolism[J]. Elife，2020，9：e59258.

[4] Arroyo V，Moreau R，Jalan R. Acute-on-chronic liver failure[J]. N Engl J Med，2020，382(22)：2137-2145.

[5] Hosseini S Y，Sanaei N，Fattahi M R，et al. Association of HBsAg mutation patterns with hepatitis B infection outcome：asymptomatic carriers versus HCC/cirrhotic patients[J]. Ann Hepatol，2019，18(4)：640-645.

[6] Zimmer V，Lammert F. Genetics and epigenetics in the fibrogenic evolution of chronic liver diseases[J]. Best Pract Res Clin Gastroenterol，2011，25(2)：269-280.

[7] 谭文婷，邓国宏. 慢加急性肝衰竭的定义及诊断：新认识及启示[J]. 中华肝脏病杂志，2017，25(9)：659-663.

[8] Tsai W L，Lo G H，Hsu P I，et al. Role of genotype and precore/basal core promoter mutations of hepatitis B virus in patients with chronic hepatitis B with acute exacerbation[J]. Scand J Gastroenterol，2008，43(2)：196-201.

[9] Hong M，Bertoletti A. Tolerance and immunity to pathogens in early life：insights from

HBV infection[J]. Semin Immunopathol, 2017, 39(6): 643-652.

[10] Howell J A, Visvanathan K. A novel role for human leukocyte antigen-DP in chronic hepatitis B infection: a genomewide association study[J]. Hepatology, 2009, 50(2): 647-649.

[11] Xu J, Zhan Q, Fan Y, et al. Human genetic susceptibility to hepatitis B virus infection [J]. Infect Genet Evol, 2021, 87: 104663.

[12] El-Serag H B, White D L, Mitra N. Genetic association studies: from "searching under the lamppost" to "fishing in the pond"[J]. Gastroenterology, 2008, 134(3): 662-664.

[13] Dermitzakis E T, Clark A G. Genetics. Life after GWA studies[J]. Science, 2009, 326 (5950): 239-240.

[14] O'Brien T R. Interferon-alfa, interferon-λ and hepatitis C[J]. Nat Genet, 2009, 41(10): 1048-1050.

[15] Manolio T A, Collins F S, Cox N J, et al. Finding the missing heritability of complex diseases[J]. Nature, 2009, 461(7265): 747-753.

[16] Ng S B, Turner E H, Robertson P D, et al. Targeted capture and massively parallel sequencing of 12 human exomes[J]. Nature, 2009, 461(7261): 272-276.

[17] 蒋业贵, 王宇明. 人类白细胞抗原-DRB1*1001 与慢性乙型肝炎重型化密切关联[J]. 中华肝脏病杂志, 2003, 11(4): 256.

[18] Huang Y W, Hu C Y, Chen C L, et al. Human leukocyte antigen-DRB1*1101 correlates with less severe hepatitis in Taiwanese male carriers of hepatitis B virus[J]. J Med Virol, 2009, 81(4): 588-593.

[19] 李卓, 李洪权, 严艳, 等. 北京地区慢性乙型重型肝炎患者肿瘤坏死因子基因多态性相关性分析[J]. 中华医学杂志, 2007, 87(30): 2105-2108.

[20] Suneetha P V, Sarin S K, Goyal A, et al. Association between vitamin D receptor, CCR5, TNF-α and TNF-β gene polymorphisms and HBV infection and severity of liver disease[J]. J Hepatol, 2006, 44(15): 856-863.

[21] Yan Z, Tan W, Zhao W, et al. Regulatory polymorphisms in the IL-10 gene promoter and HBV-related acute liver failure in the Chinese population[J]. J Viral Hepat, 2009, 16(11): 775-783.

[22] Deng G, Zhou G, Zhang R, et al. Regulatory polymorphisms in the promoter of CXCL10 gene and disease progression in male hepatitis B virus carriers[J]. Gastroenterology, 2008, 134(3): 716-726.

[23] 邓春青, 王宇明, 邓国宏. FGL2 基因启动子多态性与 HBV 感染关联研究[J]. 中华医院感染学杂志, 2006, 16(3): 260-262.

[24] Song Q L, He X X, Yang H, et al. Association of a TANK gene polymorphism with outcomes of hepatitis B virus infection in a Chinese Han population[J]. Viral Immunol, 2012, 25(1): 73-78.

[25] Rong Y, Song H, You S, et al. Association of Toll-like receptor 3 polymorphisms with chronic hepatitis B and hepatitis B-related acute-on-chronic liver failure[J]. Inflammation, 2013, 36 (2): 413-418.

[26] Tan W, Xia J, Dan Y, et al. Genome-wide association study identifies HLA-DR variants conferring risk of HBV-related acute-on-chronic liver failure[J]. Gut, 2018, 67(4): 757-766.

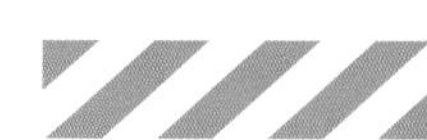

[27] Ye J, Wu Y, Li M, et al. Keratin 8 mutations were associated with susceptibility to chronic hepatitis B and related progression[J]. J Infect Dis, 2020, 221(3): 464-473.

[28] Peng L, Zhao Q, Li Q, et al. The p. Ser267Phe variant in SLC10A1 is associated with resistance to chronic hepatitis B[J]. Hepatology, 2015, 61(4): 1251-1260.

[29] Yang F, Wu L, Xu W, et al. Diverse effects of the NTCP p. Ser267Phe variant on disease progression during chronic HBV infection and on HBV preS1 variability[J]. Front Cell Infect Microbiol, 2019, 9: 18.

[30] Devarbhavi H, Choudhury A K, Sharma M K, et al. Drug-induced acute-on-chronic liver failure in Asian patients[J]. Am J Gastroenterol, 2019, 114(6): 929-937.

[31] Wang Z, Wang A, Gong Z, et al. Plasma claudin-3 is associated with tumor necrosis factor-alpha-induced intestinal endotoxemia in liver disease[J]. Clin Res Hepatol Gastroenterol, 2019, 43(4): 410-416.

[32] Boyle E A, Li Y I, Pritchard J K. An expanded view of complex traits: from polygenic to omnigenic[J]. Cell, 2017, 169(7): 1177-1186.

第二节　常见遗传变异与乙型肝炎重症化

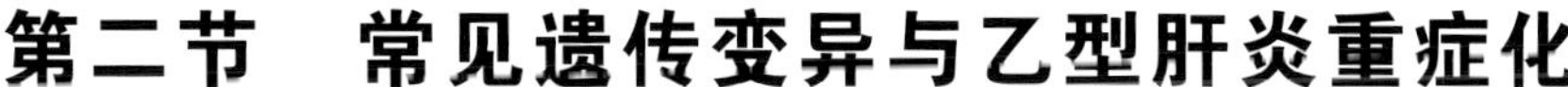

牛俊奇　金晶兰

HBV 感染的临床结局多样，取决于宿主对 HBV 免疫反应的强弱。作为一种 HBV 感染的较重临床类型，乙型肝炎重症化是在病毒因素（如病毒载量、变异、进化、重叠感染等）和宿主因素（如遗传异质性、年龄、性别等）相互作用下，通过免疫应答导致肝细胞损伤的复杂疾病(complex disease)，又称为多基因病(polygenic disease)。相比终末期肝硬化患者，乙型肝炎重症化患者的肝脏功能有机会恢复到相对正常，所以探索乙型肝炎重症化的发病机制、疾病预后等显得尤为重要。作为一种常见的复杂疾病，乙型肝炎重症化主要与宿主基因背景有关，但目前为止没有找到可信的证据。与其他复杂疾病（如糖尿病、哮喘、高血压、肿瘤等）的遗传因素类似，乙型肝炎重症化的遗传特征具有疾病异质性、遗传异质性和变异位点作用效能差异等复杂性。显然，乙型肝炎重症化的遗传因素的研究策略不能遵循用于单基因遗传疾病的依赖家系的连锁分析-定位克隆方法。疾病关联分析是在可能的候选致病基因附近选择多态性遗传标记，在无亲缘关系的患者群体和对照群体之间进行比较，得到某一遗传标记等位基因和引起疾病基因关联的相对危险度，即判断所选标记疾病易感位点是否存在连锁不平衡。关联研究易于设计和开展，不需要知道疾病的遗传模式、表现型比率、不完全外显率、遗传异质性等，但通常需要较大的样本量以获得足够的统计效能。疾病的遗传关联研究有两种策略，一种是基于候选基因的策略，另外一种是 GWAS 策略。相对于基于候选基因的基因分型技术，GWAS 是一种高通量的基因分型技术，可有效提供全基因组范围内，系统的宿主基因背景信息。

一、基于候选基因的乙型肝炎重症化的遗传因素的研究策略

虽然乙型重型肝炎是存在于东亚、东南亚地区的一种常见的乙型肝炎临床类型，近些年乙型肝炎重症化的遗传相关研究相继出现。大部分研究来自亚洲人群，大多是采用候选基因-疾病关联研究策略。基于候选基因策略的遗传关联研究，是选择以前已知或者可能与疾病相关的（定位候选）基因，和（或）功能上很重要的（功能候选）基因作为候选基因，检测出一个或几个候选基因中一个或多个变异位点与某种表型或疾病状态之间的关联。现有乙型肝炎重症化遗传

因素的研究多采用后者。从已经证实在疾病发病机制中的信号转导通路起重要作用的基因中选择候选基因,为功能候选-遗传关联研究。到目前为止,乙型肝炎重症化发病机制仍未明确。目前认为乙型肝炎重症化的过程与重症炎症过程相似。所以已有的乙型肝炎重症化的候选基因主要与炎症反应过程相关的基因有关。近年来,越来越多的证据表明 Th17 细胞与乙型肝炎重症化发病过程密切相关。Th17 细胞可以产生很多炎症因子,如 IL-17、IL-21、IL-22 和 TNF-α 等。很多研究围绕上述炎症因子进行。

关联研究易于设计和开展,不需要知道疾病的遗传特征,但通常需要较大的样本量以获得足够的统计效能。关联研究通常采用病例-对照研究的方式,需要制订严格的病例筛选、排除标准和分组标准。

(一)病例-对照研究

病例-对照研究是以现在确诊的患有某特定疾病的患者作为病例,以不患有该病但具有可比性的个体作为对照,通过问诊、实验室检查或追溯病史,收集既往各种可能的危险因素的暴露史,评估并比较病例组与对照组中各因素的暴露比例,经统计学检验,若两组差别有意义,则可认为因素与疾病之间存在着统计学上的关联。在评估了各种偏倚对研究结果的影响之后,再借助病因推断技术,推断出某个或某些暴露因素是疾病的危险因素,从而达到探索和检验疾病病因假说的目的。目前大部分疾病-基因关联研究采用病例-对照研究的方式。但同时病例-对照研究具有外部变量的控制不完全、混杂因素不好控制、选择对象时易出现选择性偏倚等缺点,研究的成败取决于研究设计是否科学和严谨。

1. 病例入选、排除和分组标准的制订

可参考 HBV 感染的自然病史、HBV 相关肝病的病理表现来制订。根据 HBV 感染后肝病病理发展进程分为肝炎(包括重型肝炎)、肝纤维化、肝硬化、肝癌等几个组。但在实际研究设计过程中,大部分设计是根据研究目的将上述标准进行整合和调整的。Zheng 等在进行以中国汉族人群为基础的病例-对照研究时,将研究对象分为以下四组:①HBV 感染后自发清除病毒组;②无症状 HBV 携带组;③慢性乙型肝炎组;④正常对照组。邓国宏等进行 HBV 相关急性肝衰竭与 IL-10 基因多态性相关性研究时,将研究对象分为 HBsAg 阳性的急性肝衰竭组、无症状 HBsAg 携带组和正常对照组。虽然筛选病例组非常重要,但是在涉及病毒感染相关病例-对照研究中,正常对照的筛选更加困难而且分歧较多。

在制订 HBV 相关肝病基因关联研究的正常对照标准时,存在以下困难。

(1)全球约有 2 亿人曾经感染过 HBV,但是只有 350 万人呈现慢性 HBV 感染,大部分感染者可自发清除病毒。所以对于以上自发清除病毒人群,用现有的筛选方法难以识别。中国的 HBV 感染率较高,增加了以中国人群为基础的 HBV 感染病例-对照研究筛选正常对照的难度。

(2)即使可以完全排除 HBV 感染,但是一些其他病毒,如巨细胞病毒(CMV)、流感病毒等隐性感染,由于没有特殊的临床表现,而且常规的筛选标准也没有针对上述病毒感染的检查项目,所以不能完全排除其他病毒感染。而且目前认为病毒感染的发病机制与宿主免疫应答相关,HBV 和其他病毒感染时宿主免疫应答反应可能有交叉。例如,PD-1 基因 SNP 研究在 HBV、CMV 和人类免疫缺陷病毒(HIV)感染中均有报道。

2. 环境危险因素评估

为了减少信息偏倚和混杂偏倚,应该详细询问和调查环境危险因素:①HBV传播途径,如 HBV 相关家族史,有无 HBV 感染的性伴侣,有无针刺伤、外科手术、拔牙、文身等有创性操作经历等;②有无吸烟、饮酒史;③有无黄曲霉毒素接触史;④性别、年龄、出生地、曾经和目前居住地等。

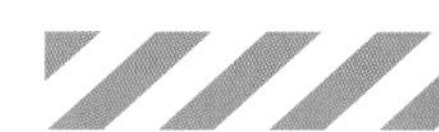

3. 样本量大小

很多基因-疾病关联研究由于样本量较小常无法确立所要研究的基因与疾病的因果关联性。一项 Meta 分析统计了 50 个独立的基因-疾病关联研究，发现样本量大小与用于描述基因与疾病关联程度的 OR(odd ratio)值呈负相关，样本量小于 500 例时，平均 OR 值大于 1.43，而样本量大于 500 例时，OR 值等于 1.15。如果以人群为基础的基因-疾病关联研究想要确立可信的因果关系，那么平均样本量应该在 3535 例左右。目前为止，以候选基因为基础的个体乙型肝炎重症化的关联研究所涉及的总样本量(病例＋对照)大小浮动在 600～1000 例。一项以中国人群为基础的多中心病例-对照研究样本总量达到 3200 例。样本量不足或较小是目前基因-疾病关联研究结果不统一和可重复性差的原因之一。

（二）单核苷酸多态性研究

单核苷酸多态性(SNP)主要是指在基因组水平上由单个核苷酸的变异所引起的 DNA 序列的多态性。SNP 在人类基因组中广泛存在，平均每 500～1000 个碱基对中就有 1 个，估计其总数可达 300 万。SNP 是一种常见的遗传变异类型，主要有密度高、遗传稳定性好、具有代表性等特性。它已经成为第三代基因遗传标记，被认为是影响人体疾病易感性和药物反应的决定因素。SNP 可出现在蛋白质编码基因上，改变蛋白质的结构和功能，进而导致相应表型的改变，使个人体质倾向于"易患某种疾病"或"改变人对某些药物的反应"。SNP 也可能出现在基因的非编码区，操控基因的表达。目前为止乙型肝炎重症化的遗传易感性研究重点和首选的方法是基于 SNP 研究。邓国宏等在中国汉族人群中研究 IL-10 启动子区三种多态性(A-1082G、T-819C、A-592C)与 HBV 相关急性肝衰竭的易感性关联分析中发现 A-592C 与 T-819C 出现的频率在 HBV 相关急性肝衰竭患者中明显高于健康对照组和无症状的 HBV 携带者。Pothakamuri 等对维生素 D 受体(VDR)、趋化因子受体 5(CCR5)、TNF-α、TNF-β 等基因的 SNP 与 HBV 相关肝病的某些指标进行相关性分析发现，VDR a/a、TNF-β A/A 与乙型肝炎严重程度呈正相关，而且 VDR a/a 与高 HBV DNA 载量呈正相关。He 等研究 IFN-α 受体蛋白 1(IFNAR1)基因的多态性发现，rs1012335、rs2257167 两个位点与 HBV 相关慢加急性肝衰竭的易感性相关，尤其是在上述两个 SNP 位点中 C/C 和 C/G 基因型更易发生 HBV 相关慢加急性肝衰竭。

SNP 分析在关联分析中具有以下优点：①SNP 在人群中是二等位基因，在任何人群中其等位基因频率都可估计出来；②它在基因组中的分布较微卫星标记广泛得多；③与串联重复的微卫星位点相比，SNP 是高度稳定的，尤其是处于编码区的 SNP(cSNP)，而前者的高突变率不利于人群的遗传分析；④易于进行自动化分析，缩短了研究时间。

候选基因为基础的关联研究提供了某一个(或多个)特定的 SNP 与疾病表型之间的统计学相关性，但并不能直接体现统计学意义的 SNP 的生物学功能。如果想进一步了解特定 SNP 的生物学功能，就需要进行相应功能验证试验。

（三）等位基因功能验证

人类基因组有近 1000 万个 SNP，目前至少有 500 万个 SNP 位点可以在数据库中查询到。其中很多 SNP 有可能参与疾病的发病过程，但是仅根据 SNP 的核苷酸序列评价 SNP 的功能是很困难的。与疾病具有显著关联的 SNP 是发挥功能性作用，还是起与功能性 SNP 相连锁的遗传标记作用，或者只是某种联系上的假象，这都需要进行功能学研究来加以证实。研究表明，大部分 SNP 位于 95%基因组的非编码区域，通常根据位于基因组的位置被分为位于编码区内的 SNP(cSNP)、位于基因组的调节区内的 SNP(rSNP)、同义 SNP(sSNP)、非同义 SNP(nsSNP)和位于内含子区内的 SNP(iSNP)。sSNP，即 SNP 所编码的序列的改变并不影响其所翻译的蛋白质的氨基酸序列，突变碱基与未突变碱基的含义相同。而 nsSNP 是指碱基序列的改变可使以其为蓝本翻译的蛋白质序列发生改变,从而影响蛋白质的功能。这种改变常是导致生物学性状改变的直接原因。总之,SNP可以改变DNA、RNA和蛋白质的功能。研究者们需要利用生物学方法验证有统计学意义的SNP。而且SNP的功能研究有非常大的研究空间和前景,这应当归因于许多SNP流行病关联研究重复性差,因此只有在功能上对其阐述才能解决根本问题。预计引起细胞功能学改变的SNP在人类所有的SNP中只占极小一部分,大多数仅在疾病发生过程中介导低度或中度的效应,主要包括分布在基因启动子区域可能发挥调节转录效应的rSNP和位于编码区域内的nsSNP。所以候选基因-疾病关联研究中,rSNP和nsSNP为尤其受关注的对象。目前SNP功能研究可以通过体内和体外的分子生物学实验来实施,涉及的范围较广,包括对基因的RNA水平和蛋白质表达水平、RNA稳定性或降解、蛋白质结构、蛋白质变性的调控。目前比较成熟的对于启动子区域SNP功能学研究的技术包括报告基因转染技术、电泳迁移率变动分析(electrophoretic mobility shift assay,EMSA)、染色质免疫沉淀分析(chromatin immunoprecipitation assay,ChIP)。虽然上述研究方法可以从RNA、蛋白质水平上证实SNP功能,但是在真实人体内或特殊的疾病状态下如何发挥功能目前还不得而知。而且在实验条件下作用不明显的SNP有可能在真实人体疾病条件下,或在具体病变组织中发挥较强大的作用。所以如何去证实关联研究中得到的SNP在真实人体疾病状态下发挥怎样的功能将会是以后SNP功能研究的方向。

至今,关于乙型肝炎重症化的候选基因的关联研究报道不是很多,主要涉及宿主对HBV的天然免疫反应、适应性免疫反应及相关的基因、细胞因子。大部分研究仅限于分析乙型肝炎重症化关联的有明显统计学意义的SNP位点。Deng等利用EMSA、ChIP等技术试图进行关联显著的SNP功能研究。他们在中国汉族人群中研究IL-10启动子区三种多态性(A-1082G、T-819C、A-592C)与HBV相关急性肝衰竭的易感性关联分析中发现,A-592C与T-819C在HBV相关急性肝衰竭患者中出现的频率明显高于健康对照组和无症状的HBV携带者。进一步对显著关联性的SNP位点在RNA和蛋白质水平进行功能研究发现,A-592C为核蛋白结合位点,而且与疾病呈高度关联性的-592C位点比-592A位点有较高的转录活性。另外,CXCL-10启动子区域的具有调节作用的G-201A位点与慢性HBV感染病变进展相关。尤其是在急性肝衰竭的患者中血清CXCL-10水平明显高于轻度ALT水平升高的慢性HBV感染患者。但是作者同时提到需要更多的实验数据来证实上述SNP位点在慢性HBV感染病变进展中发挥的具体作用,更需要在不同种族人群、不同肝病中关联研究证据。参照上述标准,目前笔者对乙型肝炎重症化的基因关联研究工作在广度上和深度上均远远不足。结合多种功能验证方法,去证实关联研究中获得基因多态性的功能将会是今后乙型肝炎重症化的研究方向和重点。

二、候选基因的确定

乙型重型肝炎患者呈现出强烈的全身炎症反应综合征(SIRS)状态,由此而出现的多器官功能障碍综合征(MODS),与患者早期死亡相关,而患者晚期死亡很可能与持续性的代偿性抗炎症反应综合征(CARS)导致的难治性感染性休克相关。目前认为,乙型重型肝炎患者呈现的SIRS、CARS和MODS有关机制与宿主对HBV的免疫应答失去平衡相关。目前乙型重型肝炎候选基因关联研究均是从参与上述免疫应答过程的免疫细胞相关表面抗原、细胞因子中筛选候选基因的。只有对乙型重型肝炎相关的病理生理过程相关免疫应答机制有较全面、深入的了解,才能更好地为下一步关联研究确定有意义的候选基因。所以常见的乙型肝炎重症化相关的遗传研究随着乙型肝炎重症化发病机制的进展而变化,其主要研究内容也是围绕着上述炎症反应相关的免疫过程所开展的。

1. Toll样受体

既往HBV持续感染的研究结果主要集中在宿主适应性免疫应答上。目前认为系统性炎

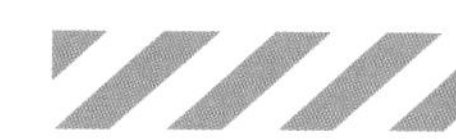

症反应是乙型肝炎重症化的主要启动因素。系统性炎症反应是由内源性或外源性因素诱导的宿主的过度天然免疫应答反应。其中激发过度的天然免疫应答反应最关键的因素就是表面受体，即 Toll 样受体(TLRs)。TLRs 是一组位于各种免疫细胞表面、可以激活宿主免疫系统针对病原体天然免疫和适应性免疫应答反应的模式识别受体(PAMP)，TLRs 还可以确定 T 淋巴细胞的分化和功能。很多文献报道，TLRs 信号转导通路在针对 HBV 的免疫应答中起非常重要的作用。

1)TLR-2

TLR-2 常与 TLR-1、TLR-6 分别形成异质二聚体，识别细菌细胞壁成分，激发下游免疫应答反应。既往的研究认为，在 HBV 感染过程中 TLRs 可以起到调节宿主免疫应答的作用。大部分研究认为 TLR-2 在乙型肝炎病毒感染患者或者乙型重型肝炎患者中表达上调。Xu 等发现乙型重型肝炎患者的 TLR-2 表达显著高于其他慢性乙型肝炎组和健康对照组。其中，乙型重型肝炎患者 $CD4^+$ T 淋巴细胞 TLR-2 表达显著高于其他分组。而且随着疾病严重程度的增加，TLR-2 促进 $CD4^+$ T 淋巴细胞向 Th17 细胞分化的作用越明显。TLR-2 的兴奋剂在乙型重型肝炎组可以使 Th17 分化作用更加显著。Wang 等报道，TLR-2/TLR-4 的表达在乙型肝炎肝衰竭组患者中显著升高。但是 Lin 等报道了 TLR-2 启动子区域的同义突变或多态性与肝脏炎症程度呈负相关，但是该研究分组中没有涉及乙型重型肝炎患者。

2)TLR-4

脂多糖主要由免疫细胞表面受体识别，由 TLR-4 介导，并最终形成脂多糖受体 TLR-4 复合物，促使免疫细胞分泌诸多炎症介质。Xing 等用流式细胞术比较了健康对照组和乙型肝炎肝硬化、乙型重型肝炎患者 PBMC 表面 TLR-4 表达水平，乙型肝炎肝硬化和乙型重型肝炎患者 TLR-4 表达水平显著高于健康对照组。Xu 等在不同阶段慢性乙型肝炎患者免疫细胞表面用 RT-PCR 和流式细胞术进行了 TLR-4 表达水平检测，发现乙型重型肝炎组患者 PBMC 表面 TLR-4 表达水平高于其他组，尤其是 $CD4^+$ 和 $CD8^+$ T 淋巴细胞表面 TLR-4 表达水平显著高于其他组。而且 TLR-4 表达水平与一些临床指标，如总胆红素、国际标准化比值和外周血白细胞水平呈正相关，与血清白蛋白水平呈负相关，以上提示我们 TLR-4 信号转导通路在乙型重型肝炎患者中起到加重病情的作用。

3)其他 TLRs

Wang 等比较了慢性乙型肝炎和乙型重型肝炎患者 PBMC 表面 TLRs 表达水平，发现 TLR-3、TLR-5、TLR-7、TLR-9、TLR-10 在慢性乙型肝炎组的表达水平显著高于乙型重型肝炎组，而 TLR-2、TLR-6 的表达则呈相反趋势。此研究更加提示 TLR-2 在慢性乙型肝炎患者疾病进展中的重要作用。近几年不同的研究报道，TLR-3 rs3775290 在慢性乙型肝炎疾病进展过程中起到保护性作用，而 TLR-5 rs5744174 和 TLR-7 rs179010 则可促进慢性乙型肝炎进展。He 等对 TLR-IFN 通路上的相关基因多态性研究发现，TLR-9 rs352140 对慢性乙型肝炎病情进展有保护作用。很可惜，这些基因多态性研究的研究对象并没有将乙型重型肝炎患者纳入进去。

2. 人类白细胞抗原Ⅱ(HLAⅡ)

近 20 年来，HLA Ⅱ位点与慢性乙型肝炎病毒持续感染、病毒清除的相关性研究相继出现。HLAⅡ属于糖蛋白，主要位于树突状细胞、单核细胞和 B 淋巴细胞等抗原呈递细胞膜表面。HLAⅡ与外源性抗原结合后进一步识别 $CD4^+$ T 淋巴细胞。$CD4^+$ T 淋巴细胞可以介导 B 淋巴细胞和 $CD8^+$ T 淋巴细胞应答，还可直接调控炎症反应。大部分 HLAⅡ和慢性乙型肝炎相关性研究集中在 HLA Ⅱ位点和慢性乙型肝炎病毒持续感染相关性研究上。研究人群大部分来自亚洲地区，如中国、日本、韩国和新加坡等。而且早期研究方法多是应用候选基因策略。Huang 等发现 HLADRB1* 1101 与中国台湾地区男性 HBV 携带者病情严重程度呈负相关。

蒋业贵等发现 HLADRB1* 1001 与 CHB 重症化密切相关。上述研究中易感性位点集中在 HLA-DP 和 HLA-DR。Kamatani 等用 GWAS 方法在日本人群中筛选出与慢性乙型肝炎病毒持续感染相关的 11 个 SNPs,包括 HLADPA1 和 HLADPB1。上述两个易感位点在日本人群和中国台湾地区人群中再次被验证,发现了慢性乙型肝炎易感位点(HLA-DPA1* 0202-DPB1* 0501 和 HLA-DPA1* 0202-DPB1* 0301,OR $^1/_4$ 1.45 和 2.31)和保护性位点(HLA-DPA1* 0103-DPB1* 0402 和 HLA-DPA1* 0103-DPB1* 0401,OR $^1/_4$ 0.52 和 0.57)。Hermann 等比较了乙型重型肝炎和代偿期肝硬化患者单核细胞表面的 HLA-DR 表达水平,发现乙型重型肝炎患者的表达水平显著低于代偿期肝硬化组($p<0.001$)。

既往的研究表明慢性乙型肝炎患者的外周血和肝脏组织中分泌 IL-17 的 $CD4^+$ T 淋巴细胞(Th17)较多,而且与患者肝脏损伤的程度呈正相关。很多研究证实了 HBV 特异性的 HLA-DRB1 等位基因位点和 $CD4^+$ T 淋巴细胞应答。为了明确乙型重型肝炎的易感基因,Deng 等以各个阶段 HBV 感染中国患者为研究对象进行了 GWAS 研究,发现了乙型重型肝炎的易感基因。比较 1300 例乙型重型肝炎患者和 2087 例无症状 HBV 携带者,发现 HLA-DR rs3129859 与乙型重型肝炎相关($p=2.64\times10^{-20}$,OR=1.83)。进一步生物信息学分析发现,HLA-DRB1* 1202 可能为乙型重型肝炎易感性等位基因($p=3.94\times10^{-6}$,OR=2.05)。与临床指标相关性研究发现,rs3129859* C 等位基因位点与延长的凝血酶原时间、急剧增长的腹水和 28 天病死率等指标呈正相关。该研究提示 rs3129859 可能会成为评价乙型重型肝炎患者发生率、严重程度和生存率的特异性指标。该研究是针对乙型重型肝炎患者进行的 GWAS 第一个大样本研究,并明确了与乙型重型肝炎易感性相关的 HLA-DR 基因位点。

3. 炎性细胞因子

目前认为,系统性炎症反应是乙型重型肝炎的主要驱动因素。HBV 感染宿主的天然免疫应答在一些内源性或者外源性因素刺激下被激活,从而启动体内炎症反应通路。宿主天然免疫应答的激活主要是通过刺激免疫细胞表面 TLRs、HLA Ⅱ等膜受体来完成的。$CD4^+$ T 淋巴细胞通过 TLRs 等膜受体被激活,转化成 Th17 细胞,可以分泌大量炎性细胞因子,如 IL-10、IL-17、IL-21、IL-22、IL-23、TNF-α 等,进而触发体内炎症反应。越来越多的研究报道 Th17 细胞在炎症反应和乙型重型肝炎的发病机制中的重要作用。在众多 Th17 相关表面受体和炎性细胞因子中,IL-17、IL-23 受体在乙型重型肝炎中的作用最受瞩目。单核-巨噬细胞在天然免疫和适应性免疫应答过程中起中心作用。单核-巨噬细胞表面受体与微生物的脂多糖(LPS)等成分结合后,分泌大量促炎症反应的细胞因子(如 TNF-α、IL-1、IL-6)和抗炎症反应的细胞因子(如 IL-10)。同时,单核细胞与 LPS 等成分结合后,又与单核细胞表面 HLA Ⅱ类抗原(通常为 HLA-DR)形成复合体,进一步与 T 淋巴细胞特异性结合,诱导适应性免疫应答。但是持续的内毒素刺激会使单核细胞产生细胞因子的能力、表面 HLA Ⅱ类抗原表达水平降低,同时还会使单核细胞数量减少,形成体内内毒素耐受状态,进而导致天然、适应性免疫应答强度均减弱。IL-10 也有助于形成内毒素耐受。上述免疫应答过程的动态变化可以造成乙型重型肝炎患者的 SIRS 和 CARS。

1)TNF-α 和 TNF-β

TNF-α 是在自然免疫应答和适应性免疫应答过程中起关键作用的促炎性细胞因子,由活化的淋巴细胞分泌。SIRS 时外周血 TNF-α 水平升高,导致肝细胞损害和凋亡。一项 Meta 分析表明,TNF-α 启动子区两个 SNP(-308G 和-863A)与 HBV 感染的结局和严重程度相关。作者认为上述不同基因型有可能通过影响 TNF-α 转录水平的激活而影响 HBV 感染的结局。TNF-β 在免疫应答过程中与 TNF-α 作用类似。Pothakamuri 等对 TNF-α、TNF-β 启动子区 SNP 与慢性乙型肝炎的严重程度进行关联研究发现,TNF-α 启动子区两个 SNP 在轻度和重度乙型肝炎患者中的分布无统计学差异。类似的关联性在 HCV 感染相关的严重的肝纤维化和

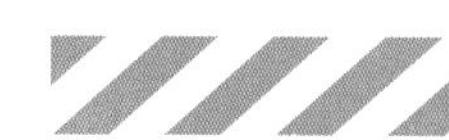

肝病患者中也有报道。

2)IL-10

IL-10是多效性的细胞因子，被认为是抗炎性细胞因子，具有抑制免疫的功能。对重型肝炎患者的研究表明，外周血中IL-10水平与单核-巨噬细胞表面HLA-DR表达呈负相关，而且与预后呈负相关。多个重型肝炎研究表明，IL-10在急性肝功能损伤、单核细胞失活、感染性休克、MODS中起关键性作用。中国汉族人群中IL-10基因启动子区三种多态性（A-1082G、T-819C、A-592C）与HBV相关急性肝衰竭的易感性关联分析中发现，A-592C与T-819C在HBV相关急性肝衰竭患者中出现的频率明显高于正常对照组和无症状HBV携带者。进一步对显著关联性的SNP位点进行功能研究发现，A-592C为核蛋白结合位点，而且与疾病呈高度关联性的-592C位点比-592A位点有更高的转录活性。上述IL-10启动子区多态性可以影响IL-10生成水平，继而影响HBV感染后全身炎症反应的易感性。

4. CXCL-10

CXCL-10具有趋化T淋巴细胞和单核-巨噬细胞的功能，主要由单核-巨噬细胞、内皮细胞、肝实质细胞、树突状细胞、NK细胞等产生。CXCL-10可以趋化活化的T淋巴细胞和NK细胞。CXCL 10在感染IIBV的转基因小鼠和猩猩的肝脏中表达。最近还发现CXCL-10在感染HBV的人肝脏组织表达，而且CXCL-10与乙型肝炎肝脏病理改变严重程度呈正相关。尤其是在急性肝衰竭的患者中血清CXCL-10水平显著高于ALT水平轻度升高的慢性HBV感染患者。由于CXCL-10与HBV相关肝病的密切联系，CXCL-10启动子区域具有调节作用的G-201A位点与慢性HBV感染病变进展相关。同时对该多态性位点在体外做了功能验证实验，发现该位点与CXCL-10转录活性呈正相关。

5. 雌激素受体α(ESR1)

HBV相关肝病分布存在明显的性别差异，被认为与雌激素及其受体相关。近期研究发现ESR1异常表达是进展期HBV相关肝病的特点。Yan等对汉族人群慢性HBV感染者的ESR1的多态性与急性肝衰竭的相关性研究表明，c. 30C、c. 453-397C基因型为发展成急性肝衰竭的危险因素。上述类型ESR1的基因型比c. 453-397T具有更强的转录活性，能产生更多的变异ESR1。而这些变异ESR1与雌激素结合的能力降低，继而可能成为发展成急性肝衰竭的危险因素。

三、局限性及展望

关于乙型肝炎重症化基于候选基因策略遗传关联的研究，其局限性表现为如下几点。①样本量不够大，统计效能不足。②对乙型肝炎重症化的定义及对照的选择标准参差不齐。例如，重症化表型的界定标准，有的研究单纯以血清转氨酶水平为选择标准，也有的研究以肝组织学活动程度或肝纤维化积分为标准。健康对照的选择标准模糊、不统一。③缺乏多个人群的重复验证。④凭主观判断选择候选基因开展研究，无法精确衡量全基因组范围内究竟有哪些（多少）遗传变异对乙型重型肝炎产生影响。

在乙型重型肝炎的发生、发展过程中，遗传作用是复杂的，因而不可能把乙型重型肝炎的遗传因素归结于某一个单一的等位基因的变异。多位点、多基因相互作用使得识别和解析乙型重型肝炎的遗传基础存在挑战。利用我国病毒性肝炎优势疾病资源，鉴定出全基因组范围内乙型重型肝炎宿主遗传易感基因谱，该基因谱将阐明宿主遗传背景在重型肝炎发生、发展过程中的作用机制，为临床治疗和疾病遗传学干预及预防提供新的思路。今后在研究设计上应当注意：①对乙型重型肝炎进行精确的诊断，如综合考虑慢性乙型肝炎重度、急性肝衰竭、慢加急性肝衰竭的纳入和排除问题；②选择合理的对照；③必须有足够的样本量，病例和对照最好都在1000例以上；④进行全基因组关联研究；⑤注重关联区域或低频功能位点的鉴定，开展阳性关联变异位点在重型肝炎的生物学功能上的研究；⑥注重不同地域或人群的重复验证，开展数据共享、交换及更大样本的 Meta 分析。

随着全基因组关联分析（GWAS）的发展，今后关联研究的策略是先通过 GWAS 筛选出候选基因位点，再开展具体实验并进行功能验证。

参考文献

[1] European Association for the Study of the Liver. EASL clinical practice guidelines: management of chronic hepatitis B[J]. Gastroenterol Clin Biol, 2009, 33(6-7): 539-554.

[2] Zheng L, Li D, Wang F, et al. Association between hepatitis B viral burden in chronic infection and a functional single nucleotide polymorphism of the PDCD1 gene[J]. J Clin Immunol, 2010, 30(6): 855-860.

[3] Yan Z, Tan W, Zhao W, et al. Regulatory polymorphisms in the IL-10 gene promoter and HBV-related acute liver failure in the Chinese population[J]. J Viral Hepat, 2009, 16 (11): 775-783.

[4] Cao D, Xu H, Guo G, et al. Intrahepatic expression of programmed death-1 and its ligands in patients with HBV-related acute-on-chronic liver failure[J]. Inflammation, 2013, 36(1): 110-120.

[5] Serriari N E, Gondois-Rey F, Guillaume Y, et al. B and T lymphocyte attenuator is highly expressed on CMV-specific T cells during infection and regulates their function[J]. J Immunol, 2010, 185(6): 3140-3148.

[6] Kassu A, Marcus R A, D'Souza M B, et al. Regulation of virus-specific $CD4^+$ T cell function by multiple costimulatory receptors during chronic HIV infection[J]. J Immunol, 2010, 185(5): 3007-3018.

[7] Spencer C C, Su Z, Donnelly P, et al. Designing genome-wide association studies: sample size, power, imputation, and the choice of genotyping chip[J]. PLoS Genet, 2009, 5 (5): e1000477.

[8] Fridley B L, Biernacka J M. Gene set analysis of SNP data: benefits, challenges, and future directions[J]. Eur J Human Genet, 2011, 19(8): 837-843.

[9] Suneetha P V, Sarin S K, Goyal A, et al. Association between vitamin D receptor, CCR5, TNF-alpha and TNF-beta gene polymorphisms and HBV infection and severity of liver disease[J]. J Hepatol, 2006, 44(5): 856-863.

[10] He X X, Chang Y, Jiang H J, et al. Persistent effect of IFNAR-1 genetic polymorphism on the long-term pathogenesis of chronic HBV infection[J]. Viral Immunol, 2010, 23 (3): 251-257.

[11] 邓国宏，王宇明. 宿主遗传背景与乙型肝炎重症化[J]. 中华肝脏病杂志，2010，18(2): 88-91.

[12] Antoniades C G, Berry P A, Wendon J A, et al. The importance of immune dysfunction in determining outcome in acute liver failure[J]. J Hepatol, 2008, 49(5): 845-861.

[13] El-Badawy O, Sayed D, Badary M S, et al. Relations of regulatory T cells with hepatitis markers in chronic hepatitis B virus infection[J]. Hum Immunol, 2012, 73(4): 335-341.

[14] Wyke R J, Rajkovic I A, Eddleston A L, et al. Defective opsonisation and complement deficiency in serum from patients with fulminant hepatic failure[J]. Gut, 1980, 21(8): 643-649.

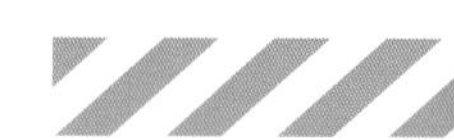

[15] Ramaiah S K, Jaeschke H. Role of neutrophils in the pathogenesis of acute inflammatory liver injury[J]. Toxicol Pathol,2007,35(6):757-766.

[16] Xia Q,Zhou L,Liu D,et al. Relationship between TNF-α gene promoter polymorphisms and outcomes of hepatitis B virus infections: a meta-analysis[J]. PloS One, 2011, 6(5):e19606.

[17] Chan H L,Tse A M,Chim A M,et al. Association of cytokine gene polymorphisms and liver fibrosis in chronic hepatitis B[J]. J Gastroenterol Hepatol,2008,23(5):783-789.

[18] Takakura M, Tokushige K, Matsushita N, et al. Possible involvement of cytokine gene polymorphisms in fulminant hepatitis[J]. J Gastroenterol Hepatol,2007,22(8):1271-1277.

[19] Tsuchiya N,Tokushige K,Yamaguchi N,et al. Influence of TNF gene polymorphism in patients with acute and fulminant hepatitis[J]. J Gastroenterol,2004,39(9):859-866.

[20] Huang Y W,Hu C Y,Chen C L,et al. Human leukocyte antigen-DRB1* 1101 correlates with less severe hepatitis in Taiwanese male carriers of hepatitis B virus[J]. J Med Virol,2009,81(4):588-593.

[21] 蒋业贵,王宇明. 人类白细胞抗原-DRB1* 1001 与慢性乙型肝炎重症化密切相关[J]. 中华感染病杂志,2003,11(4):256.

[22] Deng G,Zhou G,Zhang R,et al. Regulatory polymorphisms in the promoter of CXCL10 gene and disease progression in male hepatitis B virus carriers[J]. Gastroenterology, 2008,134(3):716-726.

[23] Yan Z,Tan W,Dan Y,et al. Estrogen receptor alpha gene polymorphisms and risk of HBV-related acute liver failure in the Chinese population[J]. BMC Med Genet,2012, 13:49.

第三节　罕见遗传变异与乙型肝炎重症化

邓国宏　谭文婷

乙型肝炎的发生、发展和转归，是病毒(病毒载量、变异、进化等)和宿主(遗传异质性、年龄、性别等)通过免疫应答相互作用导致的。过去认为，常见复杂疾病的遗传因素主要是常见变异的贡献。近年来，随着全基因组关联分析(genome-wide association study,GWAS)和新一代测序(next-generation sequencing,NGS)技术的发展及应用，大量与复杂疾病相关联的遗传变异位点被发现和鉴定出来，GWAS 在揭示疾病易感位点和通路方面发挥了很大作用，使得复杂疾病遗传学超越了小规模、局部位点研究的限制，给复杂疾病遗传学领域带来了一场革命，也使得大量关联的罕见低频变异得以被重视和认识。本节结合我们的研究经验，重点探讨罕见低频变异在乙型肝炎重症化中的影响和作用。

一、复杂疾病的遗传因素

1. 复杂疾病的遗传因素及理论假说

常见复杂疾病(common complex disease)通常由许多微效累加基因与环境因素共同作用而决定，如糖尿病、哮喘、高血压、动脉粥样硬化、精神分裂症、肿瘤等，存在多基因相互作用、遗传异质性、疾病异质性、性状变异呈现连续的数量级差、遗传模式不明确、不完全外显、异位显性等特点。乙型肝炎重症化，是病毒(病毒载量、变异、进化等)和宿主(遗传异质性、年龄、性别等)通过免疫应答相互作用导致的常见复杂疾病。对复杂疾病遗传因素的研究主要依据两种假说：其一是“常见疾病和常见变异(common disease & common variant,CDCV)”假说，此假说认为常见复杂疾病的遗传因素主要来自人群等位频率高但外显率相对较低的常见变异；其二是“常见疾病和罕见变异(common disease & rare variant,CDRV)”假说，此假说则认为复杂疾病的遗传因素主要由大量的人群等位频率低但外显率高的罕见低频变异所致，该假说基于人类进化角度，认为疾病有害健康，在人类进化过程中会被淘汰，因此疾病等位基因应该是罕见的。

2. 研究模型

1)常见变异模型

在复杂疾病遗传易感性研究中，关联研究-连锁不平衡分析这类非参数分析方法最为常用，统计效能也远高于家系连锁分析。疾病的遗传关联研究有两种策略，一种是基于功能候选、预先假设的候选基因策略，一种是基于数据驱动、全局性观察的全基因组关联策略。鉴于候选基因策略在基因选择上的局限性和易于受到群体遗传结构的影响导致假阳性，早在20世纪末，人们就提出开展系统的、无选择偏倚的、全基因组范围的关联研究的设想，认为只要把基因组范围内的常见变异进行分型，就能对复杂疾病进行遗传易感位点的作图和鉴定，也就是全基因组关联研究。

候选基因策略研究以及GWAS都基于两个常见变异模型：CDCV模型和无限小模型(infinitesimal model)。CDCV模型认为少量的中等效应的常见位点在个体中起主要作用，多数复杂疾病如糖尿病、心血管疾病、肿瘤的GWAS结果切合这一模型。而无限小模型则认为是大量的微小效应的常见位点在个体中起主要作用，无限小模型在定量性状的GWAS中被得到证实，如身高、身体质量指数(BMI)、血清肝酶水平等定量性状。过去十年，通过GWAS发现了大量与复杂疾病相关联的变异，在揭示新的疾病易感位点和通路方面发挥了很大作用，复杂疾病遗传学超越了小规模、局部位点研究的限制，给复杂疾病遗传学领域带来了一场革命。GWAS策略不需要预先选择候选基因并做出假设，而是直接选取全基因组范围数以十万计的单核苷酸多态性(SNP)位点和数以十万计的拷贝数变异(CNV)探针，进行全基因组关联分析，以找出复杂疾病的易感变异，同时发掘其背后隐藏的生物学机制。这种策略使得人们可以从全基因组角度对复杂疾病的遗传特征产生全局性、系统性的认识。与传统的基于候选基因策略的关联研究相比，全基因组关联策略在统计效能上有着极大的提高，避免了群体分层偏倚和基因选择的偶然性。随着成本的降低，几乎所有的重大复杂疾病和定量性状都完成了全基因组关联分析，在肝病等研究方面，已经报道的GWAS包括药物性肝炎、丙型肝炎、乙型肝炎病毒(HBV)感染清除、HBV疫苗反应性、脂肪肝、HBV相关肝癌、HBV相关慢加急性肝衰竭等疾病表型。

2)罕见变异模型(rare-alleles model)

随着GWAS在各种疾病性状中的广泛开展，人们发现其结果并不能如最初预期的那样将所有致病位点一网打尽，事实上，GWAS发现的常见遗传变异仅能解释部分遗传性状，其原因在于GWAS选取的SNP和CNV标记多是人群常见的高频位点(等位频率≥5%)，常见变异频率较高但外显率较低，导致大量的“遗传性丢失(missing heritability)”。越来越多的研究提示低频变异(等位频率<5%)对常见复杂疾病或性状具有同样重要的贡献，罕见变异模型认为低频变异往往具有较高的外显性，可解释部分的遗传性丢失。高通量测序是低频遗传变异关联研究最理想的策略，多项研究发现低频变异与冠心病、炎症性肠病、阿尔茨海默病、痛风、自闭症、抑郁症等复杂疾病相关。

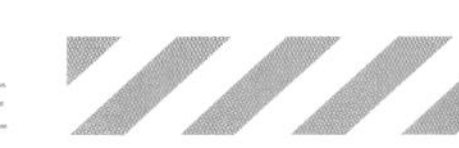

3)广义遗传模型(broad-sense heritability model)

广义遗传模型认为普通变异的加性贡献以及罕见变异的强效应不足以解释遗传力的缺失，因此提出复杂疾病的遗传效应由非加性成分组成，包括基因-基因相互作用(即易位显性或上位效应)、基因-环境相互作用以及表观遗传修饰作用。由于方法本身的局限性，以及环境因素难于界定、测量，并且个体之间所处的环境变量差异巨大，GWAS 无法检测基因-基因相互作用，也对基因-环境相互作用无能为力。

二、低频罕见变异在复杂疾病中的作用

有学者认为，在人类的自然进化过程中，常见变异出现较早并经受了负选择压力的净化，大部分倾向于中性效应而对疾病影响较小，即使某些常见变异具有很强的致病性，但同时也能进化出有利的功能来抵消其危害，如 ApoL1 基因常见变异在非裔美国人群中是慢性肾病的危险因素，但该变异可使该人群免于布氏锥虫罗德西亚亚种(*Trypanosoma brucei rhodesiense*)的感染；而低频变异出现较晚，尚未经历负选择压力的淘汰，因此在致病性上更具有危害性。事实上，遗传变异的频率与疾病风险程度通常成反比。常见遗传变异大多是低风险位点(相对风险度<1.5)，而强效的高风险位点(相对风险度>2)往往罕见或是低频变异。在过去十年中，全世界的科学家开展了大量的针对罕见变异的研究，包括心血管疾病、神经精神疾病、肿瘤、炎症性肠病、痛风等疾病表型，得到了一系列很有意义的成果，不断阐述了罕见低频变异在复杂疾病和复杂性状中的作用，主要体现在以下几个方面。

罕见变异是复杂疾病遗传因素中重要的组成部分，罕见变异的纳入完善了复杂疾病和复杂性状的遗传机制，并进一步揭示了决定疾病表型或定量性状的遗传变异位点的数量及贡献比例(权重)。以抑郁症为例，重度抑郁症(major depression disorder，MDD)是一类常见的复杂性疾病，基于双胞胎和家系的研究显示其遗传度约为 40%，然而常见变异仅能解释其中 1/4 的遗传度。抑郁症常见变异的鉴定并不容易，在 2009—2013 年超过 10 项的 MDD 大样本全基因组关联研究中，均没有发现明确的关联位点，2015 年的一项中国人群超过 1 万人(CONVERGE 队列)的基于低覆盖度全基因组测序的 GWAS 发现两个位点(SIRT1 基因附近的 rs12415800 和 LHPP 基因上的 rs35936514)与复发性抑郁症相关，但其关联性在欧洲 7.5 万人的两个队列中未得到验证。直到 2016 年一项基于 130620 例 MDD 患者和 347620 例对照的欧裔人群研究，才真正第一次鉴定出 15 个与 MDD 强相关的位点，可解释 5%～6%的 MDD 遗传度。此后的一项 135458 例 MDD 患者和 344901 例对照的 Meta 研究，认为 MDD 患者中全基因组关联研究所用的常见 SNP 位点仅有 8.7%的遗传度，不足 1/4，该研究鉴定出的 44 个常见变异与 MDD 相关。由于基于常见变异的分析所需样本量巨大，而且并不能很好地鉴定抑郁症的遗传变异，因此越来越多的研究关注罕见变异。利用高通量测序技术，多项研究表明 STXBP5、RIMS1、CTNNB1、NKPD1、LIPG、PHF21B、RCL1 等基因的罕见变异与抑郁症显著相关，涉及钙通道受体、肌动蛋白聚合、树突棘形成、神经鞘磷脂合成等信号通路，研究还进一步发现罕见变异在不同种族的抑郁症患者中所起的作用可能不同，所有这些罕见变异的鉴定和信号通路的发现使得抑郁症的遗传机制得到完善和补充。

基于罕见变异的理论，人们鉴定出很多新的明确的强效致病基因位点。例如，既往研究鉴定出迟发性阿尔茨海默病(AD)的不少常见变异，这些变异虽然能被重复验证，但其遗传效应很弱，并且没有观察到明确的功能效应机制。Cruchaga 等通过对 14 个迟发性阿尔茨海默病大家系进行全外显子组测序分析，在其中 2 个独立的家系里鉴定出磷脂酶 D3(PLD3)基因上的一个罕见错义突变 p. Val232Met 与疾病共分离，在超过 11000 人的欧裔病例-对照人群中验证发现携带该突变的个体罹患迟发性阿尔茨海默病的风险是对照人群的 2.1 倍，把对照人群年龄控制在 70 岁以上，这种风险甚至提高到 4.16 倍。对 PLD3 基因的所有变异进行负荷检验，结果显

示PLD3基因多个变异与阿尔茨海默病风险相关，功能实验证实PLD3蛋白参与细胞对β淀粉样前蛋白的处理过程。该研究也为如何利用大家系样本鉴定复杂疾病致病基因和低频强效变异提供了一个范例。另外，有研究对1795个冰岛人进行全基因组测序，在8号染色体(8q24)上鉴定出的一个新低频位点rs188140481A等位与前列腺癌相关(OR=2.9，$p=6.2\times10^{-34}$)。英国万人基因组计划(UK10K)通过对10000人进行低深度全基因组测序(测序深度7×)和高深度全外显子组测序(测序深度80×)，鉴定出多个与疾病或健康状态关联的罕见变异，如APOB基因与血清甘油三酯水平，LDLR基因与血清低密度脂蛋白胆固醇水平，ADIPOQ基因变异与脂联素水平等，这些低频变异的人群结构和功能注释也进一步为疾病宿主遗传机制提供了新的视角。

对罕见变异的深入认识有助于精确理解疾病的不同亚型。以肥厚型心肌病(hypertrophic cardiomyopathy，HCM)为例，HCM是一种比较常见的复杂的遗传心肌病，其绝大部分为常染色体显性遗传，外显率为40%～100%，既往研究认为MYBPC3、MYH7、TNNT2、TNNI3、TPM1、MYL3等基因的变异与HCM相关，这六个基因分别编码了心肌相关蛋白，包括心肌肌球蛋白结合蛋C3、β-肌球蛋白重链、心肌肌钙蛋白T、心肌肌钙蛋白I、α-原肌球蛋白以及肌球蛋白轻链3等肌小节结构蛋白，临床上70%的患者携带上述基因突变。而最近，一项对770例HCM患者的全外显子组测序研究发现，4例患者存在TTR基因的罕见突变c.424G>A(p.Val142Ile)，该突变的全球人群发生频率为0.559%，同时存在心肌淀粉样变，是遗传性转甲状腺素蛋白淀粉样变性心肌病亚型(ATTRv-CM)。TTR基因编码转甲状腺素蛋白，其致病突变可导致蛋白错误折叠、过量表达，使得不稳定的TTR淀粉样蛋白纤维在神经、心肌等部位沉积，是遗传性转甲状腺素蛋白淀粉样变性(ATTRv)的致病基因；当然，随着年龄的增长，野生型TTR基因个体也可形成淀粉样蛋白纤维。研究者还发现，这一亚型的心肌病患者还可以合并经典的MYBPC3和MYL3基因突变。提示肥厚型心肌病患者需要精细鉴定病因、临床表现和致病基因位点。

对罕见变异的挖掘有助于针对功能通路发展靶向药物和促进个体化精准治疗。例如，针对TTR基因变异位点，科学家们开发出了一系列治疗遗传性转甲状腺素蛋白淀粉样变性(ATTRv)的药物，包括TTR稳定剂氯苯唑酸和二氟尼柳(diflunisal)、siRNA干扰分子Patisiran、反义寡核苷酸分子Inotersen等。其中氯苯唑酸就是针对TTR蛋白p.Val30Met变异的小分子稳定剂，Ⅲ期临床试验结果显示其对早发性神经性ATTRv疗效显著，在欧洲以及部分南美洲和亚洲国家，其已获批用于早期症状性多发神经病的成年患者，以延缓周围神经损伤。最近的一项多中心、国际、双盲、安慰剂对照的Ⅲ期临床试验中，研究人员证实氯苯唑酸对转甲状腺素蛋白淀粉样变性心肌病(ATTRv-CM)患者同样有效，近期获得美国FDA批准，成为第一个且目前唯一获得FDA批准治疗转甲状腺素蛋白淀粉样变性心肌病(ATTRv-CM)的药物。另外，研究人员开发出一种针对TTR基因的小干扰RNA(siRNA)，它可特异性阻碍和干扰细胞生成转甲状腺素蛋白，转甲状腺素蛋白淀粉样变性患者经siRNA治疗7天后转甲状腺素蛋白的水平降低38%；而其脂质纳米颗粒剂型可使转甲状腺素蛋白的水平降低87%。ATTRv特异性药物研发的成功也成为遗传性致死性复杂疾病基于基因罕见变异靶标开发治疗药物成功的典范。

总之，这些研究为人类更加深入地理解疾病的病理生理学过程和基础病因提供了更多的线索，同时也为评估预测罹患某疾病的风险提供了更多方法。这些结果对我们了解疾病的遗传易感性、探讨疾病的发病机制，以及有针对性地开展高危人群遗传筛查、制订干预措施，甚至指导疾病的治疗、预测患者预后等都具有重大意义。当然，受族群遗传背景、生活环境等因素的影响，不同人群中同一种疾病存在明显的异质性，提示我们在新药研发和临床诊疗过程中需要考虑人种的遗传背景差异。

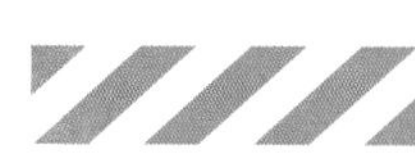

三、低频罕见变异的检测方法及统计检验

与常见变异位点不同，低频变异和罕见变异位点人群频率低，通常低于5%，甚至低于0.5%，既往成熟的候选基因病例-对照研究、全基因组关联研究理论上并不适用于低频罕见变异位点的研究，相应地，传统的关联分析方法对低频和罕见变异的统计效能也极低。随着测序技术的发展，高通量测序在识别罕见变异、结构变异以及表观遗传学改变等方面，比芯片技术有更大的优势，常被用于低频变异关联研究，随后，科学家们也建立起了与之相应的统计检验方法来提高统计效能。

1. 罕见及低频变异的检测方法

罕见变异的常用检测方法如下：①全基因组低深度测序（low-depth WGS），这是为控制成本常采用的一种方法，一个样本测序深度为30×的成本可以进行7～8个测序深度为4×的样本测序。有研究表明，在测序成本一定的情况下，相对于小样本的全基因组深度测序，大样本低深度测序在变异检测和疾病关联分析中都具有更强的效能。Li等研究证实，对于一个等位频率大于0.2%的位点，采用4×低深度测序3000个样本与30×深度测序超过2000个样本的效能是相似的。②全外显子组测序，该方法可以鉴定外显子上的所有变异，因外显子仅占人类基因组的1%～2%，故该方法较全基因组测序更为便宜，是目前最为常用的低频变异和罕见变异的鉴定方法，采用该方法，已鉴定出FOXP3与早发性胰岛素依赖的糖尿病、PLD3基因与迟发性阿尔茨海默病、APOB基因与血清甘油三酯水平、LDLR基因与血清低密度脂蛋白胆固醇水平、PNPLA5基因与血清低密度脂蛋白胆固醇水平等低频变异与疾病的关联，并鉴定出Kabuki综合征等单基因遗传病的致病基因。③靶基因区域测序，可以快速发现候选基因上的低频和罕见变异。④全基因组高深度测序（high-depth WGS）。⑤定制外显子区或者靶基因区的分型芯片。⑥极端表型抽样测序，在所需样本量巨大或者预算不足的情况下，可以考虑极端表型抽样测序，选取最具代表性和信息丰富的极端个体测序以提高分析效能，如家族性聚集的大家系患者。⑦GWAS芯片进行imputation分析得到低频变异，虽然GWAS芯片并不涵盖或极少涵盖频率低于5%的位点，但可以借助基因组数据库的连锁不平衡和单倍型数据，对已有的GWAS芯片分型结果进行imputation分析，也就是基因型插补，可以得到很多低频位点用于关联分析，这一方法只需要进行生物信息学计算，无需实验成本。

2. 罕见及低频变异的关联分析统计检验方法

与罕见变异的特点相适应，科学家们开发出一系列罕见变异关联分析的统计方法，包括以下几种：①单变异检验（single-variant test），这是GWAS在加性遗传模型（additive genetic model）下的标准关联分析统计方法，该方法也同样适用于大样本的罕见及低频位点的关联分析，但在相同样本量的前提下，该方法对罕见变异的统计效能不如常见变异。②负荷检验（burden test），该方法将某一区域的多个变异进行遗传评分，然后对评分进行关联分析，该方法在某区域或基因大量低频变异均与疾病关联且方向一致的时候具有强大的检验效能。③适应性负荷检验（adaptive burden test），考虑到某区域或基因的不同变异对疾病的作用方向可能不完全相同，如有的位点是显著关联的风险因素，有的是保护因素，而有的则可能是中性的无关联位点，因此采用对变异进行加权或限定阈值的方式进行统计，可提高单纯的负荷检验的统计效能，这类改良的方法包括基于核函数的自适应聚类加权（kernel-based adaptive cluster，KBAC）检验、估计回归系数（estimated regression coefficient，EREC）检验、数据适应性加和检验（data adaptive sum test）、可变阈值（variable threshold，VT）检验等。④方差成分检验（variance-component test），对遗传效能的方差进行检验，在既有正向关联又有负向关联的情况下，或者致病变异较少的情况下具有强大的检验效能，常用的有序列核心关联检验（sequence kernel association test，SKAT）和C-alpha检验。⑤联合检验（combined test），是负荷检验与方差成分检验的联合应用。⑥其他，包括指数组合检验(exponential combination test，EC test)、效能计分合计检验(sum of powered score test，SPU test)以及基于泊松近似值的计分检验(Poisson approximation-based score test，PAST)等。后五类统计方法均是基于基因或者区域的多变异聚合检验，聚合检验可评估某基因或者某个区域多个位点的累加效应，进而提高检验效能。以各类方法为基础，科学家们开发了众多分析软件包，如 EPACTS、MiST、SKAT、PLINK/SEQ、SCORE-Seq 等，以及基于测序数据关联结果进行 Meta 分析的 MetaSKAT、Meta-MultiSKAT，它们均可在网站上下载使用。

四、罕见变异与乙型肝炎重症化

与其他常见复杂疾病的遗传因素类似，乙型肝炎重症化的遗传特征具有疾病异质性、遗传异质性和变异位点作用效能差异等复杂性。根据疾病的临床特征、疾病进程特性以及对治疗的反应，可以将乙型肝炎患者区分为自限性清除、无症状携带、重症肝炎、肝硬化和肝细胞癌等不同的疾病表型，每一种表型患者可能具有不同的遗传变异特征。虽然乙型重型肝炎是存在于东亚、东南亚的一种常见的乙型肝炎疾病表型，但在西方国家少见。目前，对 HBV 感染与清除、慢性 HBV 感染相关肝硬化及肝癌等疾病表型的遗传因素研究较多，但对乙型重型肝炎遗传易感性研究较少。我们在 973 计划(2007CB512903)和传染病防治国家科技重大专项(2008ZX10002-007、2012ZX10002007)支持下，采用 Affymetrix SNP 6.0 芯片(包括全基因组范围内 90 万个 SNP 位点和 90 万个 CNV 位点)，在 1300 例 HBV 相关慢加急性肝衰竭(ACLF)患者和 2087 例无症状 HBV 携带者中进行全基因组关联分析，结果显示，HLA-DR/DQ 基因区域是全基因组范围中国人群 HBV-ACLF 的主要关联位点，位于 HLA-DR 区域的 rs3129859 位点和 HLA-DRB1* 1202 是 HBV-ACLF 最显著的关联位点和基因型，rs3129859 是 HBV-ACLF 的独立风险因素，独立于肝炎突发和 HBV 再活化，并且风险等位与 HBV-ACLF 的临床进程相关。对 HLA-DR 和 DQ 蛋白进行三维建模，结果显示与 HBV-ACLF 相关联的 HLA-DR 和 DQ 的氨基酸均位于 HLA 抗原结合区，尤其是关联的 DR 氨基酸，全部在 HLA-DR 蛋白的抗原结合沟槽内。提示 HBV 特异性的 $CD4^+$ T 淋巴细胞途径在其发病过程中可能起重要作用。我们进一步动态观察了 HBV 特异性的 $CD4^+$ T 淋巴细胞反应，发现 HBV 特异性 TNF-α $CD4^+$ T 淋巴细胞亚群与患者重型肝炎发作相关，HBV 特异性 IFN-γ $CD4^+$ T 淋巴细胞亚群与肝炎发作患者发生 HBeAg 或 HBsAg 清除相关。因此，宿主遗传因素在乙型肝炎的发生和发展以及重症化过程中发挥了重要作用。

1. 罕见变异与慢性乙型肝炎

既往的全基因组关联研究以及基于候选基因策略的病例-对照研究显示，HLA-DP、HLA-DQ、IL-10、IL-18、IFN-γ、TNF-α、TLR-3、CTLA-4 等基因上的常见变异与慢性乙型肝炎相关，HLA-DP、HLA-DQ、IL-28B、CYP27B1、OAS3 等基因的常见变异与慢性 HBV 感染患者 IFN-α 治疗应答相关，HLA-DP、HLA-DQ 等基因常见变异还与慢性 HBV 感染患者核苷(酸)类似物抗病毒疗效相关，而 Patatin 样磷脂酶结构域蛋白 3(PNPLA3)p. Ile148Met 变异增加慢性乙型肝炎患者肝脏脂肪变性和腹部脂肪含量增多的风险。近年来，多项研究表明，除了常见变异外，多个罕见变异也与慢性乙型肝炎相关。

Zhao 等采用极端表型，对 50 例无已知风险因素的慢性乙型肝炎患者和 40 例未接受过疫苗免疫的 HBsAb 阳性健康人进行全外显子组测序，并进一步在 1728 例慢性乙型肝炎患者和 1636 例健康对照者中对其中 6 个位点进行 Sanger 测序，发现 4 个罕见变异与慢性乙型肝炎相关，包括跨膜蛋白 2(TMEM2)p. Ser1254Asn、干扰素-α2(IFN-α2)p. Ala120Thr 及其调节剂 NLR 家族成员 X1(NLRX1)p. Arg707Cys 和补体成分 2(C2)p. Glu318Asp 四个变异，联合 p 值小于 2.0×10^{-16}，OR 值分别为 2.45、4.08、2.34 和 1.97。

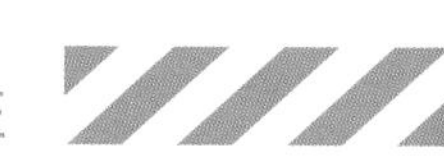

Peng 等在 1899 例慢性乙型肝炎患者和 1828 例健康对照者中研究了 HBV 受体蛋白 NTCP 的编码基因 SLC10A1 的 c. 800C>T 变异(rs2296651，p. Ser267Phe)对慢性 HBV 感染临床转归的影响，结果显示 p. Ser267Phe 变异显著降低 HBV 的易感性，是一个保护性变异位点($OR=0.36$，$p=5.7\times10^{-23}$)，建模分析显示 p. Ser267Phe 变异可能通过干扰配体结合进而阻止 HBV 进入细胞。Zhang 等对 2550 例持续 HBV 感染和 2124 例自发性清除病例进行分析，发现在中国南方人群中 SLC10A1 基因 p. Ser267Phe 变异与持续 HBV 感染并无关联性，进一步在 244 例患者中进行 SLC10A1 基因外显子测序，也没有发现该基因存在与 HBV 持续感染相关联的罕见位点，eQTL 分析影响 SLC10A1 基因表达的 SNP 与 HBV 持续感染也不存在关联性，因此作者认为在中国南方人群中 SLC10A1 基因变异并不是 HBV 持续感染的主要风险因素。此外，有研究发现 SLC10A1 基因内含子 1 的一个低频变异 rs4646287 可增加汉族人群的 HBV 感染风险。

除此之外，有学者还对慢性乙型肝炎患者的其他性状进行了罕见低频变异的发掘，如 HBsAg 和 HBsAb 双阳性状态。Wang 等对 101 例 HBsAg 和 HBsAb 双阳性的患者和 102 例 HBsAb 单阳性对照进行全外显子组测序，并进一步在 48 例患者和 200 例对照中对 OAS3 基因测序进行负荷分析，发现 OAS3 基因的 16 个罕见变异与 HBsAg 和 HBsAb 共存状态显著相关($OR=17.27$，$p=7.299\times10^{-9}$)。

2. 罕见变异与肝硬化

肝硬化是慢性 HBV 感染常见的重症化类型，但其致病机制尚未完全阐明。宿主遗传因素在肝硬化的发生过程中起着重要作用，有学者估算肝纤维化和肝硬化的遗传度约为 50%，铁氧还蛋白 1(ferredoxin 1，FDX1)基因间区 rs2724432 的 T 等位与肝硬化和肝癌显著相关，信号转导及转录激活蛋白 4(signal transducer and activator of transcription 4，STAT4)基因 rs7574865 风险等位 G 与高加索人慢性 HBV 持续感染、肝脏炎症以及纤维化显著相关。甘露糖结合凝集素(mannose-binding lectin，MBL2)基因 rs11003123 和自噬相关 16 样蛋白 1(autophagy related 16 like 1，ATG16L1)基因 rs2241880 位点(p. Thr300Ala)与 HBV 相关肝硬化基础上的肝癌相关。同时，学者还鉴定出一些保护性等位，例如，17-β 羟基类固醇脱氢酶 13(HSD17B13)基因 rs72613567 dupA 突变与慢性肝炎以及脂肪变性向脂肪性肝炎进展的风险降低相关，rs72613567 dupA 突变发生在 HSD17B13 基因剪接供体的位置，突变发生后该基因功能丧失，并且与 PNPLA3 基因表达相协同，携带 rs72613567 dupA 基因的患者罹患肝硬化和肝癌的风险可分别降低 15%和 28%，脂肪肝的风险因素(如肥胖、酒精摄入、遗传易感位点等)可增强 rs72613567 dupA 基因型的保护效应，肿瘤坏死因子受体相关因子家族成员 NF-κB 的激活剂 TANK 的 rs3820998 位点 G>T 变异可能是肝硬化、肝癌以及 HBV-ACLF 发生和发展的保护因子。

最近，美国学者在两个大的样本队列——英国生物样本库队列(UK BioBank，UKBB，1088 例肝硬化患者和 407873 例对照者)和密歇根基因组计划队列(Michigan Genomics Initiative，MGI，875 例肝硬化患者和 30346 例对照者)中进行了分析，鉴定出 PNPLA3、HFE、TM6SF2、MBOAT7、SERPINA1、HSD17B13、STAT4 和 IFNL4 基因上或基因附近的 8 个遗传变异可重复影响肝硬化，这些变异与炎症、脂质合成以及蛋白复合物合成通路相关。在这些变异中，rs80215559(SLC17A2 内含子上)、rs1800562(HFE 基因外显子上，c. 845G>A，p. Cys282Tyr)、rs28929474(SERPINA1 基因外显子上，c. 1096G>A，p. Glu366Lys)是低频变异。Hu 等比较了 SLC10A1 基因 p. Ser267Phe 变异在 3801 例慢性 HBV 感染者(主要来自 REVEAL-HBV 队列)和 3801 例匹配的健康对照者中的分布，发现 267Phe 变异显著降低肝硬化($OR=0.65$，$p=0.002$)和肝癌($OR=0.55$，$p<0.001$)的发生风险，为肝硬化和肝癌的保护性突变。另外，研究者在 HCV 相关肝纤维化患者中发现 TGF-β 信号通路中内皮因子(ENG)基因的罕见变异富集，

ENG基因p. Thr5Met变异与HCV相关纤维化显著相关(OR=3.04)。

3. 罕见变异与肝衰竭

肝衰竭,尤其是HBV相关慢加急性肝衰竭(HBV-ACLF)是亚太地区肝病患者最主要的危急重症。欧洲基于酒精性肝硬化的ACLF以急性肝损伤和脓毒症所致的全身炎症反应及多器官功能衰竭为显著特点,主要激发天然免疫损伤;而我国ACLF与欧洲有所不同,以HBV感染为主,HBV介导的特异性免疫损伤在其发病过程中起重要作用。既往的研究表明,宿主CXCL10、IL-10、HLA-DR、AR、ER、CXCL16等基因上的遗传变异与慢性HBV感染相关肝衰竭显著相关,这些基因集中在宿主免疫应答通路上。

Ye等发现角蛋白K8基因的4个错义变异c. 1022G>A(p. Arg341His)、c. 1405C>T(p. Arg469Cys)、c. 1406G>A(p. Arg469His)和c. 1340C>T(p. Ala447Val)可增加慢性乙型肝炎($p=0.006$)、HBV相关失代偿性肝硬化($p=0.076$)和ACLF($p=0.017$)的发生风险。Han等对10例暴发性HBV相关急性肝衰竭进行全外显子组测序,发现罕见变异高度富集于TLR信号通路(包括TLR-2,TIRAP,IRF7,IFNAR2,TRAF6,TLR-1,SPP1,MAPK12,IRF5,IRAK1,IKBKE和IFNAR1基因),10例患者中有9例患者检出上述基因的罕见变异,其中TLR-2基因的罕见杂合突变p. Phe679Ile在2例无亲缘关系患者中检出,进一步在312例非暴发性结局的HBV相关肝炎患者(124无症状自限性HBV感染者、65例急性乙型肝炎患者、93例慢性乙型肝炎患者、30例HBV相关ACLF患者)中进行对照验证,结果显示暴发性HBV相关急性肝衰竭(ALF)患者679Ile变异频率显著高于非暴发性结局的HBV相关肝炎患者($p<0.001$)以及1000G数据库人群($p<0.001$)。结构和功能分析显示,p. Phe679Ile变异是一个功能丢失型变异,与野生型小鼠相比,给杂合型或者纯合型TLR-2基因敲除小鼠注射HBV质粒可引起更为显著的ALT水平升高和肝脏坏死性炎症。但Asgari等对21例既往健康发生暴发性HBV感染后需要肝移植的患者以及172例HBsAb/HBcAb阳性的无任何临床症状的对照者进行全外显子组测序,未找到任何基因或变异与成人HBV-ALF相关。

Peng等发现,SLC10A1基因p. Ser267Phe变异与健康状态相关,267Phe变异能显著降低慢性HBV感染者发生ACLF的概率(OR=0.48,$p=0.007$),其是ACLF的保护性等位。蛋白三维结构分析提示267Phe变异位于NTCP跨膜结构域9b区域,离HBV配体结合结构域(157~165)较近,可能影响HBV进入肝细胞的效率。

另外,罕见低频变异在HAV感染相关肝衰竭的发展中也起重要作用。Kim等发现HAV感染相关的肝衰竭与HAV受体HAVCR1(即TIM1)一个6氨基酸的插入变异(157insMTTTVP)显著相关。功能实验表明,157insMTTTVP插入型TIM1分子能更有效地结合HAV,可导致NKT淋巴细胞针对HAV感染肝细胞的溶胞活性增强。HAV感染驱动了157delMTTTVP缺失型TIM1分子的自然选择,保护HAV引起的严重肝炎,但可能增加哮喘等变应性疾病的发生风险。一项针对10例HAV相关ALF患者的全外显子组测序结果也显示,多个基因的罕见变异在这一表型患者中富集,提示罕见变异在HAV感染重症化中起作用。

4. 罕见变异与其他重症肝病

除病毒感染外,其他慢性肝病如遗传代谢性肝病、自身免疫性肝病、非酒精性脂肪性肝病等也可进展为肝纤维化和肝硬化,最终进展为肝癌和肝衰竭等重症肝病,这些疾病相关的遗传变异也在疾病的发生和发展中发挥重要作用。尤其是遗传代谢性肝病,本身就是单基因疾病,其相应致病基因的罕见变异导致其编码的酶缺陷进而引起肝脏代谢障碍,单个病种的遗传代谢性肝病发病率低,多为罕见疾病,如威尔逊病(Wilson disease)、α1-抗胰蛋白酶缺乏症(α1-antitrypsin deficiency)、糖原贮积病(glycogen storage disease)、遗传性血色素沉积症(hereditary hemochromatosis)、酪氨酸血症(tyrosinemia)、先天性糖基化障碍(congenital disorders of glycosylation)、溶酶体酸性脂酶缺乏症(lysosomal acid lipase deficiency)等,均有

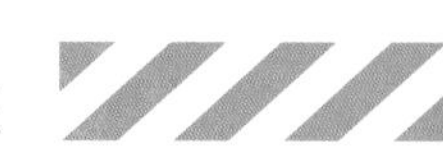

导致肝硬化、肝癌或肝衰竭的报道。当这些疾病合并慢性 HBV 感染时，将给疾病的诊断、病因的鉴定和治疗带来更多困难和挑战。

卡塔尔学者回顾性分析了 1997—2016 年间收治的 272 例威尔逊病患者，其中有 68 例进展为 ACLF(APASL 标准)。68 例患者中 55 例(80.9%)为未成年人，并且威尔逊病患者进展为 ACLF 后死亡率为 73.1%，值得注意的是，在诱因明确的 9 例患者中，有 6 例是病毒性诱因导致的 ACLF。ATP7B 基因是威尔逊病的致病基因，在中国人群威尔逊病患者中检出频率较高的致病变异包括 p. Arg778Leu、p. Pro992Leu 和 p. Ala874Val 等位点，其人群频率极低，分别为 0.000096、0.000032 和 0.000068。

我们也报道了一例患慢性乙型肝炎多年的 17 岁男性患者，其表现为肝大、脂肪肝、高尿酸血症、血糖偏低、肝脏多发腺瘤、青春期第二性征不发育、生长迟滞、身材矮小，多年来辗转多家医院未得到确诊，通过基因检测发现该患者 G6PC 基因外显子 5 上存在经典的致病纯合变异，结合患者肝细胞内大量糖原沉积，确诊为肝糖原贮积病Ⅰa 型。通过口服“生玉米淀粉”这一唯一有效的治疗方式，患者病情在一年内得到极大改善，开始生长发育，一年内长高 17 cm，第二性征开始显现。

SERPINA1 基因是 α1-抗胰蛋白酶缺乏症的致病基因，Pi* Z、Pi* S 以及 Pi* M 是其主要的致病基因型。最近，欧裔人群一项大样本研究显示，低频变异位点 Pi* Z rs28929474 增加非酒精性脂肪性肝病患者(OR=7.31，p=0.001)以及慢性酒精使用者(OR=5.79，p<0.0001)罹患肝硬化的风险；而 Pi* S rs17580 位点则没有这样的相关性。但是一项立陶宛人群的研究显示了完全相反的结论，该研究共纳入 302 例肝硬化患者(病因以酒精性和 HCV 感染为主)、127 例肝纤维化患者(HCV 感染者占 91%)和 548 例对照者，结果显示，Pi* Z rs28929474 位点与肝纤维化或肝硬化无关，而低频变异位点 Pi* S rs17580 是进展为肝纤维化(OR=3.42，p=0.001)和肝硬化(OR=2.59，p=0.02)的高风险位点。

酪氨酸血症Ⅰ型(tyrosinemia type Ⅰ，TYR Ⅰ)可导致肝硬化甚至进展为肝癌，酪氨酸血症Ⅰ型是由延胡索酰乙酰乙酸水解酶(FAH)缺乏引起的，有研究者报道了 3 例继发于特发性肝脾肿大和肝硬化的婴儿期肝细胞癌，全外显子组测序显示 FAH 基因上位于 FAH 酶催化口袋内的一个罕见纯合错义突变 c.424A>G(p. Arg142Gly)是这些患者的致病基因。值得注意的是，这些患者并没有典型的琥珀酰丙酮和酪氨酸水平的提高，给疾病的诊断带来极大的难度，也提示临床实践中应重视罕见变异导致的重症肝病。

婴儿肝衰竭综合征是一组罕见的严重肝病症候群，可由一系列的罕见变异引起。例如，RINT1 基因罕见变异可导致婴幼儿复发性急性肝衰竭和骨骼畸形，DLD、LARS、SCYL1 基因变异也可导致婴幼儿复发性急性肝衰竭，NBAS 基因变异可导致发热依赖的复发性急性肝衰竭(小儿肝功能衰竭综合征 2 型)。Cousin 等报道了 3 例婴幼儿复发性急性肝衰竭患者均有 RINT1 基因剪接变异(c.1333+1G>A/T)，同时携带错义突变 p. Ala368Thr 或 p. Leu370Pro 或框移缺失 p. Val618_Lys619del 的复合杂合突变。而 SCYL1 基因的罕见变异可导致 SCYL1 缺乏症(即 CALFAN 综合征)，这是一种先天性胞内运输障碍性肝病，临床表现为反复的低水平 γ-谷氨酰转移酶、胆汁淤积、婴幼儿期早发急性肝衰竭和迟发性神经退行性病变。

另外，先天性糖基化障碍致病基因 CCDC115 变异，如 c.92T>C(p. Leu31Ser)、c.31G>T(p. Asp11Tyr)以及 c.19C>T(p. Arg7*)等变异，导致其编码的卷曲螺旋结构域蛋白 115 缺乏或异常，可使高尔基体内稳态异常，蛋白质糖基化先天性异常，进一步导致严重的早发性肝纤维化、肝硬化，甚至肝衰竭。另外，有文献报道，ACOX2 基因终止突变 c.207T>A(p. Tyr69*)导致一名 8 岁男孩间歇性转氨酶水平升高、肝纤维化、轻度共济失调和认知障碍，免疫组织化学证实该患者肝脏中酰基辅酶 A 氧化酶 2 表达缺乏。

总之，多个病种的遗传代谢性肝病都可进展为不同程度的重症肝病，包括肝硬化、肝癌以及肝衰竭,发病中相应致病基因的变异是其最根本的致病因素,而这些变异通常都是罕见变异,当这些患者合并 HBV 感染或者其他肝炎病毒感染时,给疾病的诊断和鉴别带来了更大的挑战,在临床实践中应重视这类罕见变异对疾病的影响。

五、小结与展望

随着技术的进步和深入的研究,越来越多的罕见低频变异被鉴定和解读,这些结果为人类更加深入地理解疾病的病理生理学过程和基础病因提供了更多的线索,为评估预测罹患某疾病的风险提供了更多方法,同时也为将来的基因诊断、分子分型和个体化治疗奠定了理论基础。但同时我们也应意识到,罕见变异与疾病的关联及其在临床实践中的指导作用仍然存在很多瓶颈和限制因素,解读罕见变异的作用时仍然需要考虑以下因素:①受族群遗传背景、生活环境等因素的影响,不同人群中同一种疾病的易感基因并不完全一致,这解释了复杂疾病的异质性,但也提示我们在新药研发和临床诊疗过程中需要考虑人种的遗传背景差异;②罕见低频变异的定义在不同人群中是相对的,某一个位点在一个人群中可能是高频的,在另一个人群中可能是低频的,因此其在不同种族人群的疾病关联性上可能存在差异,例如中国人群超过 1 万人的低覆盖度全基因组测序研究发现 SIRT1 基因附近的 rs12415800 和 LHPP 基因上的 rs35936514 与复发性抑郁症相关,但其关联性在欧洲 7.5 万人的两个队列中未得到验证,有学者分析其原因可能在于同一个位点在两个人群的频率差异巨大(rs12415800,0.45 vs. 0.02;rs35936514,0.28 vs. 0.06);③常见变异与罕见变异间可能存在协同作用,例如遗传性血色素沉积症是由 HFE 基因罕见变异导致的铁代谢异常,有学者发现,前蛋白转化酶枯草杆菌蛋白酶 7(PCSK7)的常见变异位点可与 HFE 基因协同作用,是遗传性血色素沉积症进展为肝硬化的高危因素,携带 PCSK7 基因 rs236918 C 等位的 HFE C282Y 纯合患者,罹患肝硬化的风险提高5.38倍;④对罕见低频变异的解读仍需要考虑基因-基因交互作用和基因-环境交互作用的因素,常见复杂疾病是分子、细胞和器官等不同水平和环境以及饮食、文化、心理、行为等共同作用的结果,存在大量的基因-基因和基因-环境交互作用,简单地从变异-疾病单一纵向关联研究并不足以解释疾病的发生、发展,但是目前人们对基因-基因、基因-环境交互作用的认识尚不充分;⑤另外,由于疾病致病机制的复杂性以及异质性的广泛存在,其他类型的变异,如插入、缺失、拷贝数变异、结构变异、短的串联重复序列、单碱基的重复、基因融合等,目前也有发现和疾病具有重要的关联,尤其是以前被忽略的拷贝数变异在人类基因组中广泛存在,而且可能与人类复杂疾病有着密切的关系。

在乙型重型肝炎的发生、发展过程中,遗传作用是复杂的,所以不可能把乙型肝炎重症化的遗传因素归结于某一个单一的等位基因的变异。多位点、多基因相互作用使得识别和解析乙型重型肝炎的遗传基础存在挑战。利用我国病毒性肝炎优势疾病资源,我们在全基因组范围内鉴定出 HBV 相关慢加急性肝衰竭(ACLF)的宿主遗传易感基因,初步阐明了宿主遗传背景和 HBV 特异性 $CD4^+$ T 淋巴细胞免疫应答在重型肝炎发展过程中以及肝炎患者发生 HBeAg 或 HBsAg 清除中的作用,为临床治疗和疾病的遗传学干预和预防提供新的思路,但在多基因通路分析、Meta 分析、低频功能变异发掘以及基因-基因和基因-环境交互作用解析等方面仍然需要深入探讨,以全面揭示乙型肝炎重症化过程中的关键环节。对于乙型肝炎重症化宿主遗传因素研究,今后在研究设计上应当注意:①对乙型重型肝炎进行精细的表型界定,例如,综合考虑慢性乙型肝炎重度、急性肝衰竭、慢加急性肝衰竭的纳入与排除问题;②选择合理的对照,我们认为应该选择年龄在 40 岁以上、HBeAg 阴性的无症状携带者为对照;③必须有足够大的样本量,最好病例和对照都在 1000 例以上;④注重关联区域低频功能位点的鉴定,开展阳性关联变异位点在乙型重型肝炎中的生物学功能研究;⑤注重不同地域人群的重复验证,开展数据共享、交换及更大样本的 Meta 分析。

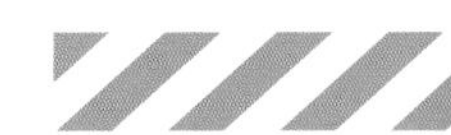

有人可能会质疑,发现这些在人群中较低风险系数的微效遗传效应到底有什么用处?实际上,遗传流行病学的贡献并不是为了简单地应用于校正这些微效遗传变异。相反,这些发现的真正价值在于认识致病机制。只有认识了环境因素对人群发挥作用的遗传本质特性,才能找到针对环境因素与遗传变异相互作用的有效干预策略。乙型重型肝炎的宿主遗传因素的研究范围和研究模式,今后将聚焦在整合遗传因素与其他因素之间的相互作用,包括遗传因素与病毒基因型/亚型、人群特征、基因-基因交互作用、基因-环境因素准确定量等。可以预见,乙型重型肝炎遗传易感性的研究使我们对乙型肝炎病毒和宿主遗传因素共同作用导致重症化的病因通路及发病机制产生新的理解,为乙型重型肝炎的预防提供新的思路。在此基础上,必将促进乙型重型肝炎防治从疾病晚期推移至早期乃至疾病发生之前,显著提升乙型重型肝炎临床诊疗的技术水平。

参考文献

[1] Altshuler D,Daly M J,Lander E S. Genetic mapping in human disease[J]. Science,2008,322(5903):881-888.

[2] Schork N J,Murray S S,Frazer K A,et al. Common vs. rare allele hypotheses for complex diseases[J]. Curr Opin Genet Dev,2009,19:212-219.

[3] Lander E S. The new genomics:global views of biology[J]. Science,1996,274(5287):536-539.

[4] Gibson G. Rare and common variants:twenty arguments[J]. Nat Rev Genet,2012,13(2):135-145.

[5] de Bakker P I,Telenti A. Infectious diseases not immune to genome-wide association[J]. Nat Genet,2010,42(9):731-732.

[6] Tan W,Xia J,Dan Y,et al. Genome-wide association study identifies HLA-DR variants conferring risk of HBV-related acute-on-chronic liver failure[J]. Gut,2018,67(4):757-766.

[7] Maher B. The case of the missing heritability[J]. Nature,2008,456(7218):18-21.

[8] Raychaudhuri S. Mapping rare and common causal alleles for complex human diseases[J]. Cell,2011,147(1):57-69.

[9] Genovese G,Friedman D J,Ross M D,et al. Association of trypanolytic ApoL1 variants with kidney disease in African Americans[J]. Science,2010,329(5993):841-845.

[10] Wray N R,Ripke S,Matteisen M,et al. Genome-wide association analyses identify 44 risk variants and refine the genetic architecture of major depression[J]. Nat Genet,2018,50(5):668-681.

[11] CONVERGE consortium. Sparse whole-genome sequencing identifies two loci for major depressive disorder[J]. Nature,2015,523(7562):588-591.

[12] Hyde C L,Nagle M W,Tian C,et al. Identification of 15 genetic loci associated with risk of major depression in individuals of European descent[J]. Nat Genet,2016,48(9):1031-1036.

[13] Amin N,de Vrij F M S,Baghdadi M,et al. A rare missense variant in RCL1 segregates with depression in extended families[J]. Mol Psychiatry,2018,23(5):1120-1126.

[14] Cruchaga C,Karch C M,Jin S C,et al. Rare coding variants in the phospholipase D3 gene confer risk for Alzheimer's disease[J]. Nature,2014,505(7484):550-554.

[15] Gudmundsson J,Sulem P,Gudbjartsson D F,et al. A study based on whole-genome

sequencing yields a rare variant at 8q24 associated with prostate cancer[J]. Nat Genet, 2012,44(12):1326-1329.

[16] UK10K Consortium, Walter K, Min J L, et al. The UK10K project identifies rare variants in health and disease[J]. Nature,2015,526(7571):82-90.

[17] Lopes L R, Futema M, Akhtar M M, et al. Prevalence of TTR variants detected by whole-exome sequencing in hypertrophic cardiomyopathy[J]. Amyloid, 2019, 26(4): 243-247.

[18] Adams D, Koike H, Slama M, et al. Hereditary transthyretin amyloidosis: a model of medical progress for a fatal disease[J]. Nat Rev Neurol,2019,15(7):387-404.

[19] Coelho T, Maia L F, Martins da Silva A, et al. Tafamidis for transthyretin familial amyloid polyneuropathy: a randomized, controlled trial[J]. Neurology, 2012, 79(8): 785-792.

[20] Maurer M S, Schwartz J H, Gundapaneni B, et al. Tafamidis treatment for patients with transthyretin amyloid cardiomyopathy[J]. N Engl J Med,2018,379(11):1007-1016.

[21] Coelho T, Adams D, Silva A, et al. Safety and efficacy of RNAi therapy for transthyretin amyloidosis[J]. N Engl J Med,2013,369(9):819-829.

[22] Lee S, Abecasis G R, Boehnke M, et al. Rare-variant association analysis: study designs and statistical tests[J]. Am J Hum Genet,2014,95(1):5-23.

[23] Morrison A C, Voorman A, Johnson A D, et al. Whole-genome sequence-based analysis of high-density lipoprotein cholesterol[J]. Nat Genet,2013,45(8):899-901.

[24] Li Y, Sidore C, Kang H M, et al. Low-coverage sequencing: implications for design of complex trait association studies[J]. Genome Res,2011,21(6):940-951.

[25] Ge T, Wang Y, Che Y, et al. Atypical late-onset immune dysregulation, polyendocrinopathy, enteropathy, X-linked syndrome with intractable diarrhea: a case report[J]. Front Pediatr,2017,5:267.

[26] Lange L A, Hu Y, Zhang H, et al. Whole-exome sequencing identifies rare and low-frequency coding variants associated with LDL cholesterol[J]. Am J Hum Genet,2014, 94(2):233-245.

[27] Lee S, Abecasis G R, Boehnke M, et al. Rare-variant association analysis: study designs and statistical tests[J]. Am J Hum, Genet 2014,95(1):5-23.

[28] Fang H, Zhang H, Yang Y. Poisson approximation-based score test for detecting association of rare variants[J]. Ann Hum Genet,2016,80(4):221-234.

[29] Ionita-Laza I, Lee S, Makarov V, et al. Sequence kernel association tests for the combined effect of rare and common variants[J]. Am J Hum Genet, 2013, 92(6): 841-853.

[30] Dutta D, Gagliano Taliun S A, Weinstock J S, et al. Meta-MultiSKAT: multiple phenotype meta-analysis for region-based association test[J]. Genet Epidemiol,2019,43(7):800-814.

[31] Wong V W, Chan H L. Severe acute exacerbation of chronic hepatitis B: a unique presentation of a common disease[J]. J Gastroenterol Hepatol,2009,24(7):1179-1186.

[32] Wang H, Luo H, Wan X, et al. TNF-α/IFN-γ profile of HBV-specific CD4 T cells is associated with liver damage and viral clearance in chronic HBV infection[J]. J Hepatol,2020, 72(1):45-56.

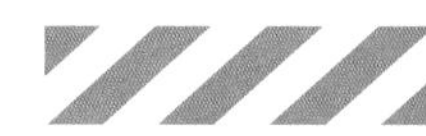

[33] Mbarek H, Ochi H, Urabe Y, et al. A genome-wide association study of chronic hepatitis B identified novel risk locus in a Japanese population[J]. Hum Mol Genet, 2011,20(19):3884-3892.

[34] Zhang Z,Wang C,Liu Z,et al. Host genetic determinants of hepatitis B virus infection [J]. Front Genet,2019,10:696.

[35] Zampino R,Coppola N,Cirillo G,et al. Patatin-like phospholipase domain-containing 3 I148M variant is associated with liver steatosis and Fat distribution in chronic hepatitis B[J]. Dig Dis Sci,2015,60(10):3005-3010.

[36] Zhao Q,Peng L,Huang W,et al. Rare inborn errors associated with chronic hepatitis B virus infection[J]. Hepatology,2012,56(5):1661-1670.

[37] Peng L,Zhao Q,Li Q,et al. The p. Ser267Phe variant in SLC10A1 is associated with resistance to chronic hepatitis B[J]. Hepatology,2015,61(4):1251-1260.

[38] Zhang Y, Li Y, Wu M, et al. Comprehensive assessment showed no associations of variants at the SLC10A1 locus with susceptibility to persistent HBV infection among Southern Chinese[J]. Sci Rep,2017,7:46490.

[39] Yang J,Yang Y,Xia M,et al. A genetic variant of the NTCP gene is associated with HBV infection status in a Chinese population[J]. BMC Cancer,2016,16:211.

[40] Wang S, Wang J, Fan M J, et al. Identified OAS3 gene variants associated with coexistence of HBsAg and anti-HBs in chronic HBV infection[J]. J Viral Hepat,2018, 25(8):904-910.

[41] Loomba R,Schork N,Chen C H,et al. Heritability of hepatic fibrosis and steatosis based on a prospective twin study[J]. Gastroenterology,2015,149(7):1784-1793.

[42] Al-Qahtani A, Khalak H G, Alkuraya F S, et al. Genome-wide association study of chronic hepatitis B virus infection reveals a novel candidate risk allele on 11q22. 3[J]. J Med Genet,2013,50(11):725-732.

[43] El Sharkawy R,Thabet K,Lampertico P,et al. A STAT4 variant increases liver fibrosis risk in Caucasian patients with chronic hepatitis B[J]. Aliment Pharmacol Ther,2018, 48(5):564-573.

[44] Wang P S,Kuai J,Li H,et al. Mannose-binding lectin 2 rs11003123 polymorphism is associated with the development of hepatocellular carcinoma in patients with hepatitis B-related cirrhosis in the Chinese population[J]. Hepatobiliary Pancreat Dis Int,2016, 15(3):282-288.

[45] Reuken P A,Lutz P,Casper M,et al. The ATG16L1 gene variant rs2241880(p. T300A) is associated with susceptibility to HCC in patients with cirrhosis[J]. Liver Int,2019,39 (12):2360-2367.

[46] Abul-Husn N S,Cheng X,Li A H,et al. A protein-truncating HSD17B13 variant and protection from chronic liver disease[J]. N Engl J Med,2018,378(12):1096-1106.

[47] Gellert-Kristensen H,Nordestgaard B G,Tybjaerg-Hansen A,et al. High risk of fatty liver disease amplifies the alanine transaminase-lowering effect of a HSD17B13 variant [J]. Hepatology,2020,71(1):56-66.

[48] Song Q L,He X X,Yang H,et al. Association of a TANK gene polymorphism with outcomes of hepatitis B virus infection in a Chinese Han population[J]. Viral Immunol, 2012,25(1):73-78.

[49] Chen V L, Chen Y, Du X, et al. Genetic variants that associate with liver cirrhosis have pleiotropic effects on human traits[J]. Liver Int, 2020, 40(2): 405-415.

[50] Hu H H, Liu J, Lin Y L, et al. The rs2296651(S267F) variant on NTCP(SLC10A1) is inversely associated with chronic hepatitis B and progression to cirrhosis and hepatocellular carcinoma in patients with chronic hepatitis B[J]. Gut, 2016, 65(9): 1514-1521.

[51] About F, Bibert S, Jouanguy E, et al. Identification of an endoglin variant associated With HCV-related liver fibrosis progression by next-generation sequencing[J]. Front Genet, 2019, 10: 1024.

[52] Deng G, Zhou G, Zhang R, et al. Regulatory polymorphisms in the promoter of *CXCL10* gene and disease progression in male hepatitis B virus carriers[J]. Gastroenterology, 2008, 134(3): 716-726.

[53] Xu Z, Liu Y, Liu L, et al. Association of interferon-gamma induced protein 10 promoter polymorphisms with the disease progression of hepatitis B virus infection in Chinese Han population[J]. PLoS One, 2013, 8(9): e72799.

[54] Yan Z, Tan W, Zhao W, et al. Regulatory polymorphisms in the IL-10 gene promoter and HBV-related acute liver failure in the Chinese population[J]. J Viral Hepat, 2009, 16(11): 775-783.

[55] Xu B Y, Tan W T, Tan S, et al. Serum testosterone levels and androgen receptor CAG polymorphism correlate with hepatitis B virus(HBV)-related acute liver failure in male HBV carriers[J]. PLoS One, 2013, 8(12): e84213.

[56] Yan Z, Tan W, Dan Y, et al. Estrogen receptor alpha gene polymorphisms and risk of HBV-related acute liver failure in the Chinese population[J]. BMC Med Genet, 2012, 13(1): 49.

[57] Ajmera V, Huang H, Dao D, et al. Host genetic variant in CXCL16 may be associated with hepatitis B virus-related acute liver failure[J]. Cell Mol Gastroenterol Hepatol, 2019, 7(2): 477-479.

[58] Ye J, Wu Y, Li M, et al. Keratin 8 mutations were associated with susceptibility to chronic hepatitis B and related progression[J]. J Infect Dis, 2020, 221(3): 464-473

[59] Han Y, Gu L, Liu J, et al. Association of mutations in Toll-like receptor 2 signaling genes with fulminant form of hepatitis B-related acute liver failure[J]. J Infect Dis, 2017, 215(8): 1221-1230.

[60] Asgari S, Chaturvedi N, Scepanovic P, et al. Human genomics of acute liver failure due to hepatitis B virus infection: an exome sequencing study in liver transplant recipients [J]. J Viral Hepat, 2019, 26(2): 271-277.

[61] Kim H Y, Eyheramonho M B, Pichavant M, et al. A polymorphism in TIM1 is associated with susceptibility to severe hepatitis A virus infection in humans[J]. J Clin Invest, 2011, 121(3): 1111-1118.

[62] Chatenoud L, Bach J F. Genetic control of hepatitis A severity and susceptibility to allergy[J]. J Clin Invest, 2011, 121(3): 848-850.

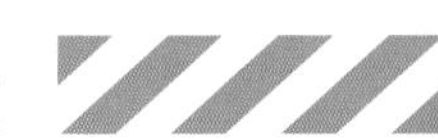

[63] Long D, Fix O K, Deng X, et al. Whole genome sequencing to identify host genetic risk factors for severe outcomes of hepatitis a virus infection[J]. J Med Virol, 2014, 86(10): 1661-1668.

[64] Devarbhavi H, Reddy V V, Singh R. Wilson disease presenting with acute on chronic liver failure: a single-center experience of outcome and predictors of mortality in 68 patients[J]. J Clin Exp Hepatol, 2019, 9(5): 569-573.

[65] 谭文婷，向密，但芸婕，等. 119 例肝豆状核变性临床特征及致病基因 ATP7B 变异谱分析[J]. 第三军医大学学报，2018，40(18)：1674-1681.

[66] Wang W, Yu R, Tan W, et al. A patient with glycogen storage disease type Ia combined with chronic hepatitis B infection: a case report[J]. BMC Med Genet, 2019, 20(1): 85.

[67] Strnad P, Buch S, Hamesch K, et al. Heterozygous carriage of the alpha1-antitrypsin Pi*Z variant increases the risk to develop liver cirrhosis[J]. Gut, 2019, 68(6): 1099-1107.

[68] Basyte-Bacevice V, Skieceviciene J, Valantiene I, et al. SERPINA1 and HSD17B13 gene variants in patients with liver fibrosis and cirrhosis[J]. J Gastrointestin Liver Dis, 2019, 28(3): 297-302.

[69] Blackburn P R, Hickey R D, Nace R A, et al. Silent tyrosinemia type Ⅰ without elevated tyrosine or succinylacetone associated with liver cirrhosis and hepatocellular carcinoma[J]. Hum Mutat, 2016, 37(10): 1097-1105.

[70] Cousin M A, Conboy E, Wang J S, et al. RINT1 Bi-allelic variations cause infantile-onset recurrent acute liver failure and skeletal abnormalities[J]. Am J Hum Genet, 2019, 105(1): 108-121.

[71] Lenz D, McClean P, Kansu A, et al. SCYL1 variants cause a syndrome with low γ-glutamyl-transferase cholestasis, acute liver failure, and neurodegeneration (CALFAN)[J]. Genet Med, 2018, 20(10): 1255-1265.

[72] Haack T B, Staufner C, Köpke M G, et al. Biallelic mutations in NBAS cause recurrent acute liver failure with onset in infancy[J]. Am J Hum Genet, 2015, 97(1): 163-169.

[73] Jansen J C, Cirak S, van Scherpenzeel M, et al. CCDC115 deficiency causes a disorder of Golgi homeostasis with abnormal protein glycosylation[J]. Am J Hum Genet, 2016, 98(2): 310-321.

[74] Girard M, Poujois A, Fabre M, et al. CCDC115-CDG: a new rare and misleading inherited cause of liver disease[J]. Mol Genet Metab, 2018, 124(3): 228-235.

[75] Vilarinho S, Sari S, Mazzacuva F, et al. ACOX2 deficiency: a disorder of bile acid synthesis with transaminase elevation, liver fibrosis, ataxia, and cognitive impairment[J]. Proc Natl Acad Sci U S A, 2016, 113(40): 11289-11293.

[76] Stickel F, Buch S, Zoller H, et al. Evaluation of genome-wide loci of iron metabolism in hereditary hemochromatosis identifies PCSK7 as a host risk factor of liver cirrhosis[J]. Hum Mol Genet, 2014, 23(14): 3883-3890.

[77] Ioannidis J P, Trikalinos T A, Khoury M J. Implications of small effect sizes of individual genetic variants on the design and interpretation of genetic association studies of complex diseases[J]. Am J Epidemiol, 2006, 164(7): 609-614.

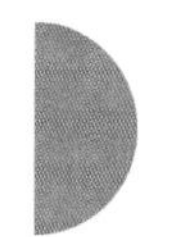

第四节　乙型肝炎重症化的表观遗传因素

赵英仁

乙型肝炎重症化的发生、发展过程同样涉及宿主、HBV 及环境因素(包括干预)等方面相互作用的影响。宿主方面除个体的成长环境外,常与宿主遗传背景密切相关。HBV 感染者的年龄、性别、种族、干预应答效果,以及是否有肝硬化和(或)肝癌家族史等众多方面的研究依据,促使学者们更加关注宿主的遗传易感性和宿主的遗传背景与 HBV 感染结局之间的关系。

宿主遗传因素至少包括两个方面的内容。一方面,是以 DNA 双螺旋结构为基础的中心法则,主要描述遗传信息是如何自 DNA→RNA→蛋白质的单向控制论,是生物繁衍后代保持物种稳定的基本条件。1970 年发现的逆转录进一步完善了传统意义上的中心法则,它是促使生物不断适应环境和进化的基础。另一方面,在不同生物的遗传与表型差异研究中发现,在基因的 DNA 序列未发生改变的情况下,基因功能发生了可遗传的遗传信息变化,并最终产生表型的改变,这不符合孟德尔的遗传规律。人们逐渐认识到,基因组含有两类遗传信息,一类是物种必需的遗传编码信息,另一类是近年发现的大量隐藏在 DNA 序列之中或之外更高层次的遗传信息,可提供表观遗传学信息。本节主要根据目前研究进展,介绍宿主表观遗传因素(DNA 甲基化、组蛋白修饰和 microRNA)在乙型肝炎重症化中的作用。尽管有关这方面的研究尚处于起步阶段,但以其在遗传学和在相关疾病中的作用,表观遗传因素必将很快成为研究热点之一。

一、表观遗传学概述

自 1939 年 Waddington 首次提出表观遗传学(epigenetics)的概念后,生命科学研究已经进入全新的表观遗传学领域。疾病的发生、发展不仅取决于经典遗传因素,同时也受到表观遗传修饰(epigenetic modification)的影响。经过数十年的发展已经形成了比较统一的认识,表观遗传学是指研究不涉及 DNA 序列变化、可遗传的和可逆性的基因表达调节的一门新兴的遗传学分支。目前表观遗传学研究内容主要涉及 DNA 甲基化修饰、染色质组蛋白的修饰、染色质重构及非编码 RNA 等调控方式,根据基因转录是否参与,表观遗传学分为基因转录前调控及基因转录后调控两大类。

(一)基因转录前调控

1. DNA 甲基化

DNA 甲基化(DNA methylation)是指在 DNA 碱基上通过 DNA 甲基转移酶(DNA methyltransferase)的催化,添入甲基基团的化学修饰现象。高等生物中存在着广泛的甲基化,DNA 甲基化主要是在基因 5′端非编码区 CpG 岛的胞嘧啶第 5 位碳原子加上一个甲基基团,生成 5-甲基胞嘧啶(5-mC)(图 4-3)。DNA 的不同甲基化状态(如过甲基化、半甲基化等)与基因的活性和功能有关。一般来说,DNA 甲基化多引起基因的失活。

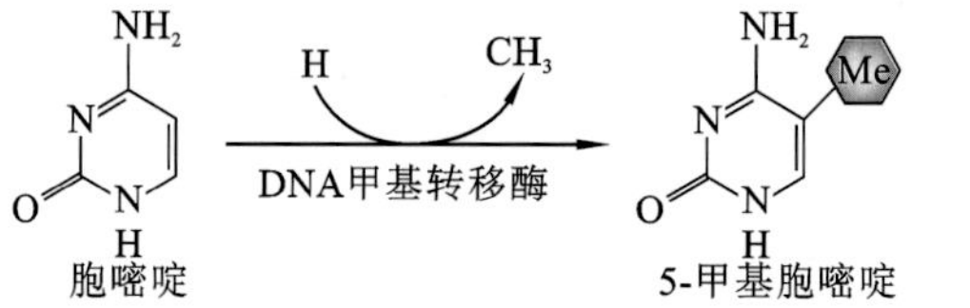

胞嘧啶　DNA甲基转移酶　5-甲基胞嘧啶

图 4-3　胞嘧啶甲基化反应

胞嘧啶第 5 位碳原子加上一个甲基基团,生成 5-甲基胞嘧啶。Me:甲基。

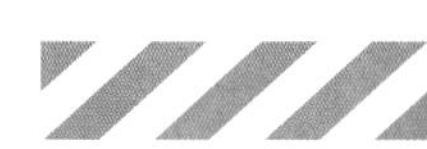

基因组 DNA 既存在甲基化修饰，也存在其逆过程——DNA 去甲基化（DNA demethylation）。DNA 去甲基化是指在 DNA 去甲基化酶(DNA demethylase)作用下特异性地脱去甲基的反应过程。一般认为，DNA 去甲基化主要发生在生物的早期发育过程中，与基因转录活性相关，对基因表达有诱导作用，是生物发育中重要的调控方式。

与 DNA 甲基化有关的表观遗传现象的作用途径还包括基因组印记(genomic imprinting)、X 染色体失活(X-chromosome inactivation)、转座子的稳定性等。

2. 组蛋白的共价修饰

组蛋白(H2A、H2B、H3、H4)是核小体重要的组成部分，是一组等电点(p*I*)大于 10 的碱性蛋白，它由一球状核心区和突出于核小体外富含碱性氨基酸的 N 端尾部组成。组蛋白被修饰的位点就集中在 N 端尾部，尾部特定的氨基酸残基经各种酶促反应可进行共价修饰。这些修饰包括乙酰化、甲基化、磷酸化、ADP 核糖基化、泛素化和苏素化(图 4-4)。赖氨酸的游离氨基可发生乙酰化和甲基化，精氨酸的氨基基团可发生甲基化，丝氨酸和苏氨酸的羟基基团可发生磷酸化。

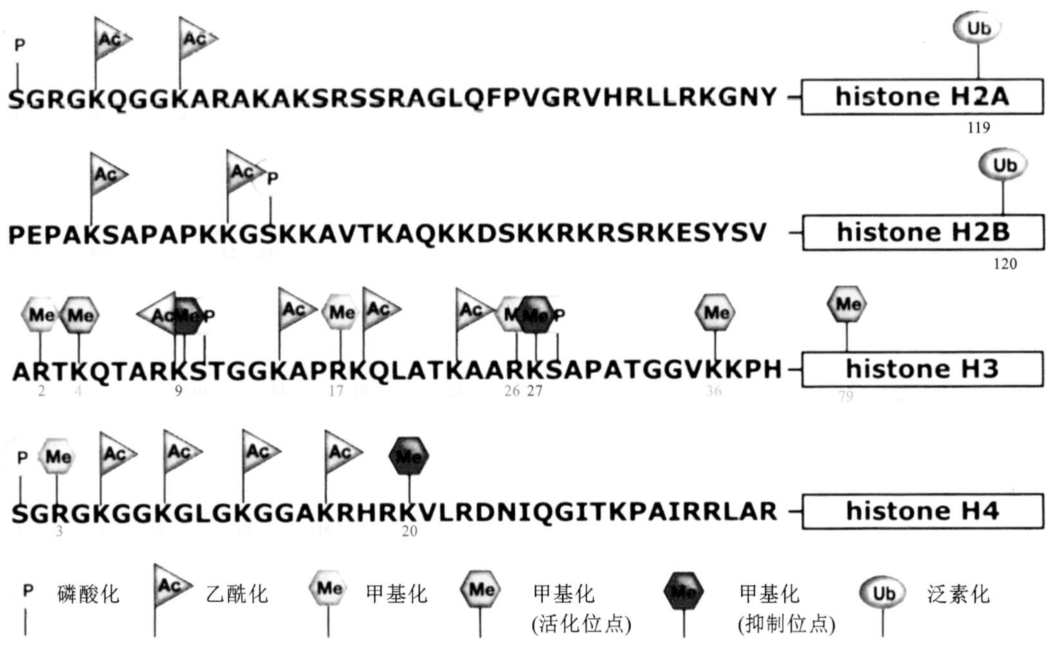

图 4-4 组蛋白尾部修饰位点

组蛋白被修饰的位点就集中在 N 端尾部，尾部特定的氨基酸残基经各种酶促反应可进行共价修饰；组蛋白的修饰包括乙酰化、甲基化、磷酸化、ADP 核糖基化、泛素化和苏素化。histone：组蛋白。

（引自：Allis C D, et al. Epigenetics[M]. New York：Cold Spring Harbor Laboratory Press，2009.）

通常意义上，组蛋白乙酰化可使相应染色质区域的结构从紧密变得松散，开放某些基因的转录。组蛋白甲基化有单甲基化、双甲基化及三甲基化三种不同的形式，极大地丰富了组蛋白修饰种类，既可增强也可抑制基因的转录。例如，H3K4、H3K36 及 H3K79 甲基化与基因激活相关，而 H3K9、H3K27 及 H4K20 的甲基化与基因沉默相关。到目前为止已经发现 70 余种不同位点及类型的组蛋白修饰。正是由于组蛋白修饰的多样性，美国学者 Strahl 和 Allis 提出了组蛋白密码假说(histone code hypothesis)，认为组蛋白尾部的共价修饰及组合，加上其他修饰(如 DNA 甲基化)构成了一套调控染色质结构和转录活性的遗传密码。

3. 染色质重塑

染色质重塑(chromatin remodeling)是指无转录活性的染色质，通过与染色质重构复合物(chromatin remodeling complex)之间相互作用成为有转录活性的染色质的过程。目前已发现多种ATP依赖型的染色质重构复合物,如SWI/SNF、RSC、NURF、ACF、CHRAC和MOT1等。染色质重构使染色质结构发生一系列重要的变化,如染色质去凝聚、核小体变成开放式的疏松结构,使转录因子等能够结合核小体DNA,从而调控基因转录等。核小体的滑动可能是其中一种重要机制模式,它不改变核小体结构,但改变核小体与DNA结合位置,在这种核小体重新组装并与DNA结合的过程中,DNA暴露,从而促进转录因子及RNA聚合酶与启动子结合,开始转录(图4-5)。广义上讲,染色质重构还包括组蛋白的共价修饰、组蛋白变异体及其他引起染色质构型改变的调控方式。

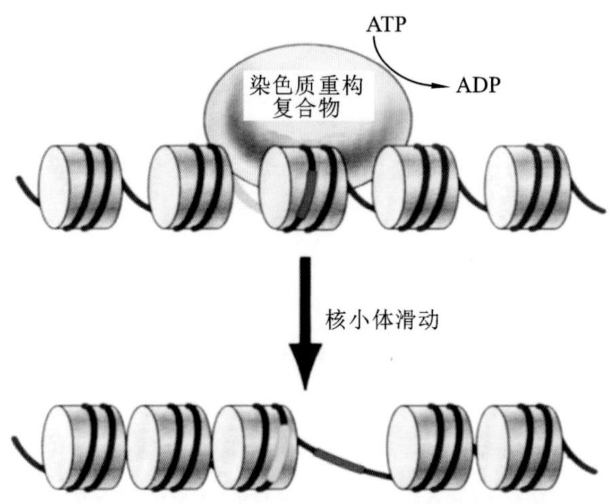

图4-5 染色质重构——核小体滑动机制示意图

起始转录染色质重构复合物在ATP的参与下,与染色质相互作用,核小体滑动,改变了核小体与DNA结合位置,暴露DNA,从而促进转录因子及RNA聚合酶与启动子结合,使其成为有转录活性的染色质。ATP(adenosine triphosphate):三磷酸腺苷。ADP(adenosine diphosphate):二磷酸腺苷。

(引自:Allis C D,et al. Epigenetics[M]. New York:Cold Spring Harbor Laboratory Press,2009.有修改。)

(二)基因转录后调控

1.非编码RNA

非编码RNA(non-coding RNA,ncRNA)是一类不翻译成蛋白质的功能性RNA分子,即除mRNA以外的所有RNA。ncRNA根据其作用可分为功能性ncRNA和调控ncRNA两类:前者包括tRNA、rRNA等,它们具有重要功能,但不参与修饰调控;后者可分为长链ncRNA、中链ncRNA和短链ncRNA,其功能是以不同的形式调控基因的表达。长链ncRNA长度常达到1 kb及以上,多在基因簇甚至整个染色体水平发挥顺式调控作用;中链ncRNA长度为50～500 nt,反义RNA属于其中一种,多行使反义调控的功能;短链ncRNA长度为21～31 nt,主要与argonaute(AGO)蛋白家族的不同成员结合形成核糖蛋白复合物,多在mRNA水平对基因表达进行调控,它们通过形成的RNA诱导沉默复合体(RISC)介导mRNA的降解和(或)抑制mRNA的翻译,还对外源的核酸序列进行降解以保护本身的基因组(图4-6)。

常见的短链ncRNA为小干扰RNA(short interfering RNA,small interference RNA,siRNA)和微小RNA(microRNA,miRNA)。外源小分子双链RNA(double strand RNA,dsRNA),也被称为siRNA,通过特异性地结合体内特定基因的mRNA,可诱导相应mRNA降解,引发转录后基因的沉默(post-transcriptional gene silencing,PTGS),这种现象称为RNA干扰(RNA interference,RNAi)。RNAi机制依赖于siRNA与体内靶序列之间严格的碱基配对,具有很强的特异性,因此RNAi有可能作为一种简单而有效的敲除基因的工具。真核生物体内另一重要的ncRNA就是miRNA。miRNA是一类长约22 nt的单链RNA分子,广泛存在于多

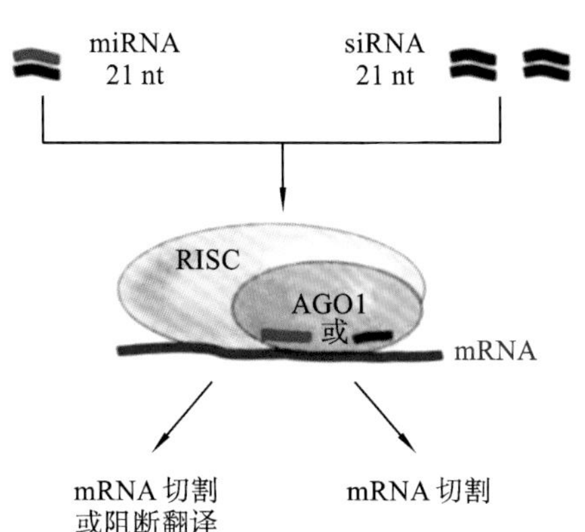

图 4-6　miRNA 和 siRNA 介导的 mRNA 沉默效应机制

miRNA 切割 mRNA 或者阻断翻译，siRNA 切割 mRNA，两者均引发转录后基因的沉默。miRNA(microRNA)：微小 RNA。siRNA(short interfering RNA，small interference RNA)：小干扰 RNA。RISC(RNA-induced silencing complex)：RNA 诱导沉默复合体。AGO1：argonaute 蛋白 1。

（引自：Allis C D，et al. Epigenetics[M]. New York：Cold Spring Harbor Laboratory Press，2009. 有修改。）

种真核生物的细胞中。miRNA 的作用机制目前认为与 RNAi 现象一致，通过碱基互补配对导致体内相应 mRNA 降解，抑制基因转录后表达。目前已有证据提示体内大量的 miRNA 可能来源于基因转录后剪切的内含子序列。

2. 核糖开关

核糖开关是近年来发现的调控 mRNA 的一种特殊形式，它充当 mRNA 表达开关的作用。核糖开关广泛存在于革兰阳性菌的代谢相关基因中。此外，在真菌、植物中也有发现，它相当于 mRNA 特异性的结合代谢物，通过改变构象在转录或翻译水平上调节基因表达。例如，当葡糖胺-6-磷酸(glucosamine-6-phosphate，GlcN6P)在细菌细胞内达到较高水平时，相应基因 mRNA 结构的 5′端选择性诱导产生一种具有自我剪切 RNA 能力的结构单元，诱导 mRNA 切断自身，这样 mRNA 的数量极大地减少，从而削弱了 GlcN6P 的生成(图 4-7)。核糖开关也可认为是一种核酶，通过切断自身 mRNA 而达到控制靶基因表达的目的。

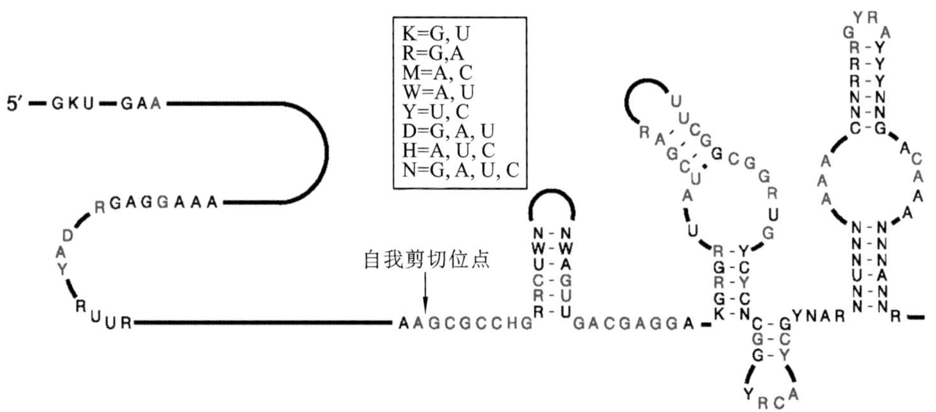

图 4-7　GlcN6P 核糖开关结构

当 GlcN6P 在细菌细胞内达到较高水平时，相应基因 mRNA 结构的 5′端选择性诱导产生一种具有自我剪切 RNA 能力的结构单元，诱导 mRNA 切断自身，减少 mRNA 的数量。红色代表该基因 mRNA 保守序列。A：腺嘌呤。G：鸟嘌呤。C：胞嘧啶。U：尿嘧啶。

（引自：Winkler W C，et al. Nature，2000，428(6980)：281-286.）

二、宿主基因甲基化与乙型肝炎重症化

(一)DNA 甲基化修饰机制

DNA 甲基化(DNA methylation)是目前研究最清楚的也是最重要的表观遗传修饰形式。基因组 DNA 上的胞嘧啶第 5 位碳原子和甲基间共价结合,由此胞嘧啶被修饰为 5-甲基胞嘧啶(5-mC)。哺乳动物基因组 DNA 中 5-mC 占胞嘧啶总量的 2%～7%,绝大多数 5-mC 存在于 CpG 二联核苷(CpG doublets)上。哺乳动物基因组中 CpG 二联核苷出现的频率远低于四种碱基随机排列所预期的频率,但对蛋白质编码基因而言,CpG 二联核苷并不呈现基因组总 DNA 中的低频率。在结构基因的调控区域,CpG 二联核苷常以成簇串联的形式排列。结构基因 5′端附近富含 CpG 二联核苷的区域称为 CpG 岛(CpG island)。基因调控元件(如启动子)所含 CpG 岛中的 5-mC 会阻碍转录因子复合体与 DNA 的结合,所以 DNA 甲基化一般与基因沉默(gene silencing)有关;而非甲基化(non-methylated)一般与基因的活化(gene activation)有关。去甲基化(demethylation)则往往是一个沉默基因重新激活(reactivation)的途径之一。

DNA 的甲基化遗传通过 DNA 甲基转移酶(DNMTs)来维持。DNMTs 将 S-腺苷甲硫氨酸(S-adenosylmethionine,SAM)上的甲基转移至胞嘧啶核苷酸的第 5 位碳原子。当一个甲基化的 DNA 序列复制时,新合成的 DNA 双链呈半甲基化,即只有母链有完整的甲基化标记,这时另一条链会经 DNMTs 的催化而在与母链 5-mC 对称的位置上使相应的胞嘧啶甲基化,通过这种方式 DNA 的甲基化修饰在 DNA 复制中得以维持(图 4-8)。除此之外,哺乳动物基因组 DNA 甲基化型的建立、维持和改变还涉及 DNA 去甲基化酶(DNA demethylase)和不依赖半甲基化 DNA 分子中的甲基化模板链而从头开始合成 5-mC 的从头甲基化酶(de novo methylase),如 DNMT3a、DNMT3b 等。

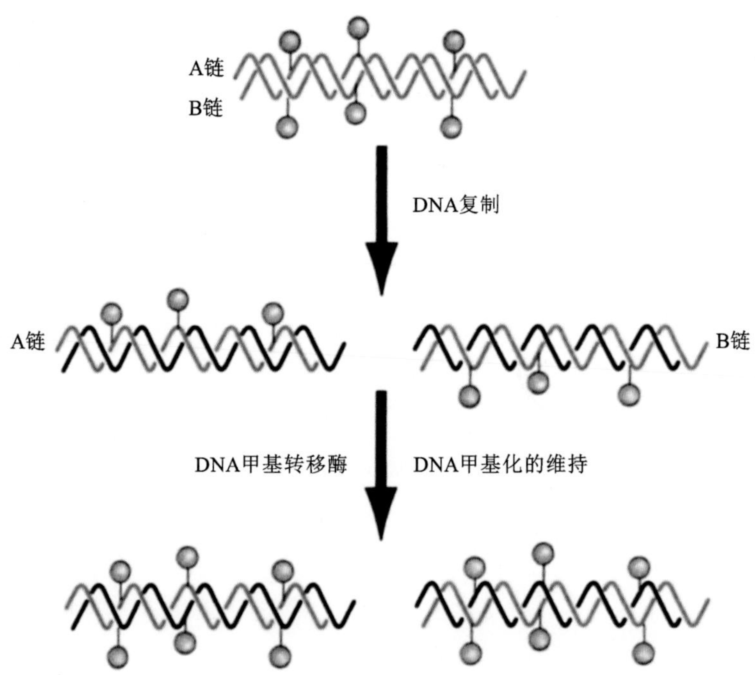

图 4-8 DNA 甲基化遗传机制

当一个甲基化的 DNA 序列复制时,新合成的 DNA 只有母链有完整的甲基化标记,在 DNA 甲基转移酶的催化下,另一条链上相应的胞嘧啶甲基化,使 DNA 在复制中得以维持甲基化。图中红色球形标记代表甲基化修饰。

(引自:Allis C D,et al. Epigenetics[M]. New York:Cold Spring Harbor Laboratory Press,2009. 有修改。)

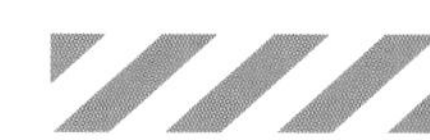

(二)DNA 甲基化与乙型肝炎重症化的关系

异常的 DNA 甲基化通常被认为与人类多种疾病的发生有关。尤其在肿瘤研究中，人们发现了某些抑癌基因(p16)、肿瘤转移抑制基因(Nm23)及 DNA 修复基因(MLH1)等肿瘤相关基因的 5′端启动子区的 CpG 岛都发生了高甲基化。已发现 HBV 相关肝癌中涉及多种 DNA 甲基转移酶的表达上调，这种 DNA 甲基转移酶水平的升高大多与抑癌基因的高甲基化有关。近年来很多研究表明，基因组中 CpG 岛异常甲基化不仅涉及肿瘤的发生，还与多种微生物感染所致的感染性疾病有关(表 4-2)。2006 年，赵英仁等以 21 例 HBV 相关肝癌患者、45 例 HBV 相关肝硬化患者、65 例 CHB 患者、26 例急性乙型肝炎患者和 95 例正常对照者为研究对象，采用生物信息学方法预测 CIITA pIV 启动子区有一个 CpG 岛区域，针对该区域设计甲基化特异性引物联合 PCR(MSP)检测 CIITA pIV 启动子在各组 HBV 感染者中的作用。结果表明，HBV 感染者 CIITA 基因并无基因突变或序列的改变，进一步分析显示 CIITA 基因甲基化率在 HBV 相关肝癌、HBV 相关肝硬化和 CHB 组未发现明显差异，但与 HBV 急性感染组或健康对照组比较，其甲基化率明显高于后者，差异具有统计学意义。数据表明 CIITA pIV 启动子区的 CpG 岛 DNA 甲基化可能与 HBV 持续感染有关。该研究所 2008 年又以 90 例慢性 HBV 感染者(30 例慢性 HBV 携带者、30 例 HBeAg 阳性和 30 例 HBeAg 阴性 CHB 患者)和 30 例正常对照者为研究对象，采用甲基化特异性 PCR(MSP)、实时定量 PCR(RT-PCR)和 ELISA 法分别检测 IFN-γ 基因启动子区的甲基化水平和表达量。结果显示，慢性 HBV 感染者 IFN-γ 基因启动子区甲基化水平明显升高，且 IFN-γ 的表达水平与该基因启动子区甲基化状态呈负相关。提示 IFN-γ 基因启动子区高甲基化可能参与了 HBV 感染慢性化的病理机制。王凯等在 HBV 相关慢加急性肝衰竭(ACLF)的临床研究中发现多种基因(IL-10、GSTP1 及 IFN-γ)启动子的异常甲基化与肝衰竭的发生有关。他们以 25 例慢加急性肝衰竭患者对比观察 CHB 患者和正常对照者，采用甲基化特异性 PCR(MSP)及 ELISA 方法检测 IL-10 甲基化修饰状态和血清表达量之间的关系，结果显示慢加急性肝衰竭组的 IL-10 基因甲基化率明显低于 CHB 组，而 IL-10 的表达水平在慢加急性肝衰竭组较 CHB 组明显升高，这表明 IL-10 基因启动子甲基化可能参与了 IL-10 表达的调控。谷胱甘肽 S-转移酶 P1(GSTP1)是氧化应激反应中一种重要的还原酶，可以保护组织免受损伤。研究结果显示 35 例 HBV 相关肝衰竭患者发生 GSTP1 启动子甲基化率明显高于 CHB 患者，提示 GSTP1 启动子甲基化可能促进了氧化应激，间接导致肝脏损伤。IFN-γ 在 HBV 感染性疾病中具有重要的抗病毒和调节免疫的功能。该研究组同样采用了甲基化特异性 PCR 及 ELISA 方法研究 IFN-γ 甲基化水平和表达，结果显示 HBV 相关慢加急性肝衰竭组 IFN-γ 甲基化率(24/40)显著低于 CHB 组(14/15)，但高于正常对照组(2/10)；还发现 IFN-γ 在血清中的表达与自身甲基化修饰状态呈负相关，在这一点上与西安交通大学肝炎研究所的研究结果一致。研究认为，IFN-γ 基因启动子区的去甲基化可能也介导了 HBV 相关慢加急性肝衰竭的发生。除了以上这些直接对 HBV 相关肝衰竭的研究之外，还有一些研究表明宿主基因在 HBV 感染过程中起着重要作用。2005 年，王宇明等对三对单卵双胞胎(其中一对表型不一致，表现为 HBeAg 阳性和阴性的 CHB，其他两对均表现为抗-HBs 阳性，母亲均为 CHB 患者)的基因组进行酶切、凝胶电泳、差异条带克隆并测序，发现表型不一致的双胞胎中存在 GSP1(G 蛋白通路抑制子 1)、LOC390424、LOC388459 和 ABCC8 基因(ATP-结合盒 C 亚家族的第 8 个成员)四个差异甲基化基因。提示上述四个差异甲基化基因可能影响了疾病的表型。以上这些结果均提示宿主基因的甲基化状态的改变可能与 HBV 感染和(或)重症化的发生、发展紧密相关。

表 4-2 微生物致病与 DNA 甲基化作用机制的关系

致病微生物	DNA 甲基化参与机制	相关效应
HBV	IL-10、GSTP1、IFN-γ、CIITA 和 HBV 本身基因启动子区存在 DNA 甲基化现象	通过 IL-10 和 IFN-γ 基因 DNA 甲基化下调基因的表达。CIITA 基因甲基化可能与 HBV 持续感染相关;GSTP1 基因甲基化可能促进了氧化应激的发生。HBV 本身基因甲基化与病毒复制下调有关
HCV	上调 DNA 甲基转移酶(DNMT1、DNMT3b)的表达	致使干扰素刺激的基因表达沉默
HIV	通过 AP1 通路上调 DNA 甲基转移酶(DNMT1)的表达	通过 IFN-γ 和 GNE 基因启动子区甲基化致表达沉默
HPV	E7 肿瘤蛋白可刺激增加 DNA 甲基转移酶(DNMT1)活性	具体涉及机制尚未明确
EBV	通过 JNK-AP-1 通路上调 DNA 甲基转移酶的表达(DNMT1、DNMT3a、DNMT3b)	E-钙黏附蛋白(E-cadherin)启动子区高甲基化致该基因表达下调

注:HBV,乙型肝炎病毒;HCV,丙型肝炎病毒;HIV,人类免疫缺陷病毒;HPV,人乳头瘤病毒;EBV,Epstein-Barr 病毒。

已知 HBV DNA 水平与 HBV 感染患者临床结局、预后等存在密切关系。各国慢性乙型肝炎指南均把最大化抑制 HBV 复制作为抗病毒治疗的理想目标,可见 HBV DNA 载量在病情演变中的重要性,重型肝炎进行抗病毒治疗的不同结局亦是另一种提示。近年来研究显示,不仅宿主基因可发生 DNA 甲基化,而且 HBV 本身也存在 DNA 甲基化现象,这种现象与 HBV 复制密切相关。Vivekanandan 等发现,HBV DNA 基因组内存在 CpG 岛,他们通过体外转导未甲基化 HBV DNA、部分甲基化 HBV DNA 和全部甲基化 HBV DNA 三种不同修饰状态的病毒进入 HepG2 细胞系,结果表明 HBV DNA 甲基化程度可以影响 HBV mRNA、HBsAg 及 HBcAg 的表达,且在人类的肝脏组织中发现 HBV cccDNA 存在甲基化现象。2 年后 Kim 等以 12 例 HBV 相关肝硬化患者肝脏标本为研究对象,发现 HBV cccDNA CpG 岛区域甲基化程度与血清 HBV DNA 水平呈显著负相关。同时以体外转染实验验证 HBV cccDNA 甲基化程度越高,HBV cccDNA 转录活性越低,进一步证实了 HBV 基因甲基化与 HBV DNA 载量之间的关系。不仅 HBV 基因甲基化参与这一过程,其他研究还表明 HBc 和 HBx 也存在这一现象。Zheng 等研究显示 HBx 蛋白可通过与 DNMT3a 相互作用调节某些基因启动子区甲基化从而使该基因表达下调或上调,如 IL-1R 和金属硫蛋白 1F(metallothionein 1F)基因启动子区甲基化引起基因表达下调,而 CDH6 和 IGFBP3 基因启动子区去甲基化分别引起相应基因表达上调。Guo 等学者在研究 CHB 患者时发现,HBc 蛋白可结合 HBV cccDNA CpG 岛 2 区,可使该区域甲基化水平下降,从而上调 HBV 的转录和复制水平。除此之外,DNA 甲基转移酶基因多态性可能也与 HBV 的清除有关。因此针对基因 DNA 甲基化修饰这一现象,不仅宿主基因受到调控,病毒本身修饰也在其中发挥着重要的调控作用。然而在重型肝炎中,病毒基因甲基化的研究尚未见到相关报道。

三、宿主基因组蛋白修饰与乙型肝炎重症化

(一)组蛋白修饰机制

表观遗传修饰除了 DNA 甲基化修饰以外,还有一种常见的方式,即染色质结构修饰,不同

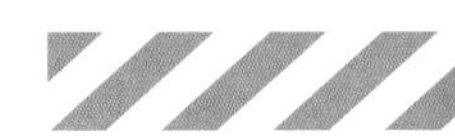

的染色质结构常影响到基因的表达。细胞对外在刺激所做出的每一个反应几乎都会涉及染色质结构的改变，这一改变是通过修饰组蛋白、变换组蛋白密码实现的。

核小体中组蛋白和147个DNA碱基的位置及组蛋白尾部的特殊修饰对维持基因的表达模式和染色体正常结构及功能有重要价值。组蛋白在进化中是保守的，但并不是静态不变的，组蛋白翻译后的修饰会导致核小体结构发生改变，从而提供一种可识别的标志，称为组蛋白密码。组蛋白密码提供了效应蛋白的结合位点，后者能与核小体结合并能识别组蛋白尾的修饰形式，通过染色质改型调节基因的表达。组蛋白尾修饰对基因表达调控的作用取决于修饰的种类、被修饰的氨基酸残基及其他在N端多肽链上所处的位置。

组蛋白乙酰化往往与转录激活相关联，转录活跃的染色质部分富含乙酰化的组蛋白，组蛋白乙酰化选择性地使某些染色质区域的结构从紧密变得松散，开放相关基因的转录，增加其表达水平；组蛋白H3和H4的低乙酰化与异染色质和转录不活跃的染色质部位相关。组蛋白N端乙酰化时失去正电荷，使其与DNA的结合能力减弱，并以某种方式引起染色质结构变得比较开放，而有利于转录。

组蛋白甲基化既可抑制也可增强基因表达。研究发现，在转录活性染色质区，组蛋白H3赖氨酸9(H3K9)被乙酰化，而在基因沉默的异染色质区则是被甲基化；转录抑制因子异染色质蛋白1(HP1)的Bromdomain能与甲基化H3K9结合，参与异染色质的重新组装，抑制基因转录。Bromdomain是目前发现的第一个能选择性地与组蛋白尾部的共价结合物(如乙酰化赖氨酸等)相互作用的蛋白质结构域，它存在于许多有内源性组蛋白修饰酶(如HAT)活性的转录调节因子中。组蛋白H3的第4、9、27、36、79位和H4第20位赖氨酸的甲基化，在基因表达和染色质功能调节中起重要作用。目前认为，组蛋白精氨酸甲基化与基因激活相关，而H3和H4精氨酸的甲基化丢失与基因沉默相关。相反，赖氨酸甲基化似乎是基因表达调控较为稳定的标志，H3K4甲基化与基因激活相关，而H3K9和H3K27甲基化与基因沉默相关。赖氨酸甲基化有单甲基化、双甲基化及三甲基化三种不同的形式，它们显著扩大了组蛋白复合体的密码调控信息。

除上述乙酰化和甲基化修饰外，还存在组蛋白的磷酸化、泛素化、ADP核糖基化和苏素化等修饰。染色质内八个核心组蛋白所形成的组蛋白修饰组合大大增加了所蕴含的遗传信息量。靠传统的方法研究单个或几个组蛋白位点的修饰已经很难从基因组水平来研究组蛋白修饰与疾病之间的关系。因此，微型、高通量、集成化的组蛋白修饰抗体芯片的运用，可以从表观遗传学角度更好地帮助人们理解疾病的发病机制并为研究新的治疗手段提供理论基础。

(二)组蛋白修饰与乙型肝炎重症化的关系

组蛋白的N末端可通过共价修饰作用发生乙酰化、甲基化、泛素化及磷酸化等翻译后修饰，这些修饰的信息构成了丰富的组蛋白密码，其中乙酰化是最为重要的修饰方式。组蛋白乙酰化是由组蛋白乙酰基转移酶(HAT)和组蛋白脱乙酰酶(HDAC)协调催化完成的。组蛋白修饰能够引起核小体结构的变化，导致染色体重塑，影响各类转录因子与DNA的结合，进而影响基因的转录。组蛋白乙酰化对维持组蛋白的功能和DNA转录是必需的，组蛋白乙酰化的平衡或失衡将引起相应的染色体结构和基因转录水平的改变，并可参与许多疾病的发生。有文献表明，组蛋白修饰与微生物感染密切相关(表4-3)。赵英仁等通过比较不同组别(慢性乙型肝炎耐受期、慢性乙型肝炎激活期、慢性乙型肝炎相关肝衰竭及正常对照组)外周血$CD4^+$ T淋巴细胞中组蛋白H3K9在全基因组启动子区乙酰化修饰状态，发现了一些特异性的差异基因。以25例慢性乙型肝炎耐受期患者、19例慢性乙型肝炎激活期患者、23例慢性乙型肝炎相关肝衰竭期患者和28例正常对照者为研究对象，采用磁珠法分选$CD4^+$ T淋巴细胞，采用染色质免疫共沉淀联合芯片(ChIP-chip)等方法对全基因组进行检测并分析。结果发现，$CD4^+$ T淋巴细胞基因组H3K9乙酰化修饰在各组慢性乙型肝炎患者中是一种普遍存在的现象。慢性乙型肝炎不同临床分期H3K9乙酰化修饰状态存在显著不同。$CD4^+$ T淋巴细胞是一种免疫细胞，笔者针对相关免疫炎性基因在各组中H3K9乙酰化修饰差异进行分析，发现CYP4F11、IGF2和IL-27这三个免疫炎性基因在不同临床分期患者中均存在乙酰化修饰，这可能与HBV感染本身密切相关；有四个炎性基因(C1QC、MBL2、P2RX1和REG3A)乙酰化修饰是肝衰竭组独有的，可能主要参与了肝衰竭的发生；三个基因(CD28、KRT1和YWHAZ)为慢性乙型肝炎激活组、肝衰竭组共有，而正常对照组和慢性乙型肝炎耐受期患者均无乙酰化修饰，它们可能参与了肝脏损伤过程。另外，研究报道在托屈嗪药物诱导的肝衰竭患者肝脏中，采用免疫组织化学方法观察到组蛋白H4的乙酰化相对于急性甲型肝炎患者肝脏中的表达显著下降，且进一步在小鼠模型中观察到托屈嗪药物剂量与组蛋白H4乙酰化状态呈明显的负性剂量效应关系，表明组蛋白修饰参与了托屈嗪药物诱导的肝衰竭的发生。这些研究说明，组蛋白修饰在乙型肝炎重症化过程中也发挥了重要作用，可能为今后CHB的发病机制研究提供新的线索。

表4-3 微生物感染与组蛋白修饰作用机制的关系

致病微生物	组蛋白参与机制	相关效应
HBV	CHB不同进展期多个基因参与H3K9ac修饰；HBV的cccDNA结合组蛋白H3/H4可被乙酰化修饰；HBV的X蛋白可招募组蛋白去乙酰化酶1(HDAC1)来抑制胰岛素样生长因子结合蛋白3(IGFBP3)的表达	CHB患者宿主基因H3K9ac修饰可以促进该基因表达；cccDNA的H3/H4乙酰化修饰可增加HBV的复制；HBV的X蛋白通过招募HDAC1抑制IGFBP3的表达，促进肿瘤的发生
HCV	HCV诱导氧化应激反应，增加HDAC对铁调素基因的修饰，从而抑制铁调素的表达	铁调素通过HDAC作用表达下调，从而增加铁在肝脏中的累积，进而导致肝脏持续炎症
HIV	HIV-1感染人体后会整合入宿主DNA，这一过程所涉及的修复称为后整合修复(post-intergration repair，PIR)，这一时期涉及HDAC4的参与，具体机制尚不清楚；一种组蛋白去乙酰化酶抑制剂Scriptaid可通过组蛋白乙酰化增加HIV-1启动子活性；HIV-1可通过H3K27位点三甲基化修饰(EZH2)介导沉默	HDAC4在PIR时期的表达增加可抑制HIV-1的复制，可能作为HIV治疗的生物标志物；Scriptaid可通过HIV-1启动子组蛋白乙酰化增加HIV-1的复制；HIV-1的H3K27位点甲基化修饰可介导病毒在体内潜伏
HSV	HSV-1裂解性感染时，病毒多个基因(ICP0、TK和VP16)H3K9/14出现不同程度乙酰化修饰；HSV-1感染时病毒蛋白16(VP16)激活区能招募组蛋白乙酰转移酶(HAT)和ATP依赖的染色质重塑酶于病毒IE基因启动子区；HSV-1在潜伏状态下，乙酰化组蛋白H3增多，潜伏相关转录启动子(LATP)活性增强	HSV-1裂解性感染时，多个基因H3K9/14位点乙酰化修饰与病毒的复制和再次活动有关；HSV-1感染时VP16招募的HAT和ATP依赖的染色质重塑酶可以引起IE基因转录，激活HSV-1的再次活动；HSV-1在潜伏状态时，LATP基因组蛋白H3乙酰化增加，引起LATP表达增强，使感染相关的IE基因和早期基因的表达下调

续表

致病微生物	组蛋白参与机制	相关效应
HPV	HPV感染细胞后，HPV16 E7蛋白可增加细胞中E2F1和cdc25A启动子区H3K9的乙酰化量	HPV16 E7蛋白增加转录因子E2F1和cdc25A启动子区H3K9的乙酰化量，引起相应基因表达上调，可能与细胞持续生长或癌变有关
EBV	EBV感染细胞中发现LMP1基因表达可被组蛋白去乙酰化酶抑制剂（曲古霉素A，TSA）上调，研究认为主要与H3和H4乙酰化上调有关；在EBV感染人类B淋巴细胞研究中发现，EBV核抗原3C与细胞因子ProTα（prothymosin alpha）组成复合物可募集HDAC1和HDAC2，引起相应基因表达抑制，且这种抑制可被TSA逆转	EBV感染细胞后通过组蛋白H3/H4乙酰化修饰引起LMP1上调，而LMP1可因其下游NF-κB信号激活和MHC-Ⅰ类分子表达增加，反过来可抑制EBV病毒复制。临床研究发现，EBV感染细胞内LMP1高表达与各种相关性癌的预后（好）呈正相关，因此TSA有望成为治疗EBV相关肿瘤的辅助用药
HAdV	人类腺病毒（HAdV）E1A蛋白的CR3保守结构可与pCAF乙酰化转移酶结合，导致下游基因的活化；人类腺病毒E1A蛋白基因可出现多泛素化修饰	目前关于人类腺病毒的认识仅限于该病毒的各种蛋白活化中出现的关于组蛋白修饰机制研究，至于与人类疾病表现的关系尚不清楚

注：HBV，乙型肝炎病毒；HCV，丙型肝炎病毒；HIV，人类免疫缺陷病毒；HSV，人类单纯疱疹病毒；HPV，人乳头瘤病毒；EBV，Epstein-Barr病毒；HAdV，人类腺病毒。

此外，HBV基因组相关的组蛋白乙酰化作用与HBV DNA载量的关系亦有部分报道。Pollicino等研究发现，HBV cccDNA所包装形成的微小染色体的组蛋白H3与H4均存在乙酰化修饰，通过转染线性HBV DNA进入HuH7细胞系的体外研究表明，HBV cccDNA的H3/H4组蛋白乙酰化修饰程度与HBV DNA复制水平呈正相关，在人类肝脏组织内同样观察到这种现象。何松等最近同样通过转染线性HBV DNA基因组进入HepG2细胞系观察到，HBV cccDNA形成的微小染色体可被乙酰化、单甲基化和磷酸化修饰，进一步发现H3乙酰化和单甲基化程度与HBV DNA复制水平呈正相关。HBx蛋白的反式激活作用及致癌机制目前已获得认可，有研究发现HBx蛋白也参与了cccDNA微小染色体乙酰化修饰过程，且HBx蛋白的表达水平与HBV复制水平平行。进一步研究发现，HBx突变后可导致cccDNA的组蛋白低乙酰化，在早期阶段去乙酰化酶HDAC1和hSirt1相应增加，最终HBV cccDNA转录明显减少，提示HBx蛋白可以通过表观遗传修饰影响HBV cccDNA的转录表达和HBV DNA的复制水平。IFN-α是目前公认为抗HBV的有效药物之一，它可以通过直接抗病毒和间接抗病毒起作用，Guo等报道，IFN-α/IFN-γ和STAT相关通路的基因转录水平均与HDAC的活性呈正相关，提示在HBV感染性疾病中，无论是HBV自身，还是宿主的抗病毒免疫反应均参与组蛋白乙酰化修饰，它们相互之间是如何调控，与疾病发生、发展的关系都有待探索。该部分研究才刚刚起步，相信更多相关的研究会引起科学工作者足够的关注。

至于组蛋白其他修饰，如甲基化、磷酸化、核糖基化、泛素化和苏素化在HBV感染性疾病中的研究报道甚少，与其他病毒性感染相关研究也仅有少数报道。Tseng等团队发现丁型肝炎病毒的小HDAg（small HDAg）基因可被磷酸化、乙酰化、甲基化和苏素化（SUMO）修饰调控，其中苏素化修饰可致病毒基因组RNA合成和相应mRNA转录增加。Matto等报道以HCV

转染的Huh7.5细胞系为研究对象,发现ADP核糖基化因子1(Arf1)可以抑制病毒RNA复制和减少病毒分泌。Garcia等学者发现,HBV核心蛋白含有的精氨酸(K7/K96)位点中K96存在泛素化结合位点,一般情况下,此位点的泛素化修饰与病毒颗粒的分泌有关,另有研究结果提示,HBV的该位点修饰不影响HBV复制和分泌,但可能在病毒复制周期中发挥作用。虽然迄今为止尚未见这些组蛋白修饰方式与HBV复制和感染病程关系的报道,但这些修饰调控在病毒感染性疾病中可能是广泛存在的,相信日后的研究会逐渐揭开这些修饰的作用和机制。

四、宿主基因miRNA与乙型肝炎重症化

(一)miRNA的作用机制

miRNA是由约22个核苷酸组成的非编码单链RNA,是一类在动植物中新发现的基因表达调控因子,其参与基因转录后调控。根据miRNA与靶基因互补性的不同,miRNA负性调控靶基因表达的机制可分为以下两种。

(1)当miRNA和靶基因mRNA的3′-UTR几乎完全配对时,miRNA诱导RNA介导的干扰途径,导致靶基因mRNA转录本在miRNA关联的多蛋白RNA介导的沉默复合体(miRISC)中被核酸酶剪切而降解。

(2)大多数miRNA与靶基因不完全互补,不足以产生序列特异性断裂。miRNA与AGO蛋白结合形成复合物后,靶向mRNA进入细胞质处理小体(P-bodies),通过三种方式抑制蛋白质合成:①诱导mRNA脱腺苷酸化和脱帽,启动mRNA降解;②通过AGO蛋白和翻译起始因子竞争与mRNA m^7G帽子的结合,阻碍功能性核糖体的装配,造成翻译起始抑制;③通过募集与多肽链降解(翻译延伸)相关的细胞因子(如肽酶)翻译后修饰,使核糖体脱离肽链或新合成的肽链迅速降解,这一过程发生在翻译起始后。

(二)miRNA与乙型肝炎重症化的关系

miRNA是非编码单链小RNA分子,参与细胞增殖、分化、凋亡等多种重要细胞活动的调控。近年来研究发现,miRNA除与肿瘤发生密切相关外,还与多种感染性疾病的发生相关,以“基因降解或基因沉默”的角色参与了多种感染性疾病的发生和发展。在正常状态下,miRNA正常转录、加工、结合到靶mRNA的互补位点,通过抑制蛋白翻译或改变mRNA的稳定性来抑制基因表达,从而使细胞维持在一个正常的功能状态中。但是,如果机体受到某种微生物的感染,会引起某种或某些mRNA的表达失常,细胞内许多有重要作用的免疫细胞分泌细胞因子水平受到异常调控而表达减弱或增强,从而导致疾病活动或恶性进展。因此,有些miRNA通过抑制或增强细胞因子表达而发挥生物学功能,miRNA直接参与感染性疾病的发生及发展。

近两年,miRNA相关研究在HBV感染或肝炎研究领域已经有少许报道,但研究结果不尽一致。Xu等学者以101例肝癌患者、89例正常对照者、48例慢性乙型肝炎患者为研究对象,采用RT-PCR方法定量检测血清中miR-21、miR-122和miR-223的表达。结果显示,血清中miR-21、miR-122及miR-223的表达在肝癌组明显高于正常对照组。另外,这些miRNA在慢性乙型肝炎组也能被检测出,且miR-21及miR-122的表达明显高于肝癌组。ROC分析表明,血清中miR-21、miR-122及miR-223的表达升高可以作为肝损伤的新生物学指标,而不属于肝癌所特有。但最近Tomimaru等学者通过收集126例肝癌患者、30例慢性乙型肝炎患者和50例正常对照者及10例肝癌患者手术前后血浆标本,采用RT-PCR方法检测血浆miR-21的表达并分析其与AFP的相关性,结果显示肝癌患者手术后miR-21的表达较手术前明显减少。miR-21的表达在肝癌组明显高于慢性乙型肝炎组和正常对照组。ROC分析表明,miR-21可作为与AFP相似的诊断肝癌的生物学指标。其结果与Xu等学者研究结果截然相反,可能系由选择标本定义未进一步限定所致,因肝癌和慢性乙型肝炎均可进一步细分为不同临床状态,包

括小细胞肝癌、大细胞肝癌、慢性乙型肝炎耐受期、慢性乙型肝炎清除期，以及其他伴随疾病，如肝硬化等。而Kron等的研究结果提示，miR-122a可通过沉默腺病毒包装的HBsAg表达来增强、提高$CD8^+$ T淋巴细胞功能，从而发挥抗病毒效应，或可解释Xu等关于miR-122可反映肝损伤的发现。此外，以肝癌、肝硬化、慢性乙型肝炎和胃癌、正常对照组作为研究对象，通过实时定量PCR结合miRNA芯片检测法寻找特异性miRNA作为某类疾病的生物标记。结果发现有110个血清miRNA种类被检测到，其中miR-885-5p在肝癌、肝硬化和慢性乙型肝炎组血清中表达量显著高于正常对照组和胃癌组，进一步与AFP、ALT、AST、GGT比较后发现，此miRNA(miR-885-5p)可作为判断肝损伤的指标之一。另有研究对小鼠模型转染可大量表达miR-221的腺病毒，发现过量表达miR-221能够调节(减缓)TNF超家族6诱导的肝炎及暴发性肝衰竭。以上不同学者的研究结果具有明显的差异，这些差异可能与标本选择、实验操作手段和选择检测数据的材料及方法不同有关，且缺乏深入机制上的反复验证实验。然而，这些新近的研究显示了miRNA在HBV感染致肝损伤过程中存在差异性表达现象，与表观遗传学的可逆性调控、不同状态下的调节模式不无关系，有很大的提升空间，尚需进一步探索。

miRNA对HBV复制的影响也有少数文献报道。Zhang等发现miR-1可以通过扩大Farnesoid X受体表达提高HBc基因启动了转录，且能够通过靶向HDAC4和E2F转录因子5来抑制细胞增殖和保持细胞处于G1细胞分化状态，从而有利于HBV复制。研究者在HepG2 2.2.15研究模型中发现，miR-199a-3p和miR-210可抑制HBV复制。另有研究发现，基于HBsAg的慢病毒miRNA表达系统也可抑制HBV复制。这些研究均提示miRNA在HBV感染中普遍存在且各自发挥不同作用。

有研究表明，在不同疾病状态下HBV感染者体内miRNA的表达存在显著差异，且在HBV感染相关慢加急性肝衰竭组检测到的差异，miRNA数量最多。中国科学院微生物研究所田波教授等以HBV携带者、CHB患者、HBV相关慢加急性肝衰竭患者和正常对照者为对象，采用ABI公司miRNA表达芯片检测不同组别患者血清中整体miRNA表达水平，并分析它与临床指标的相关性。结果显示，属于HBV相关慢加急性肝衰竭组的特异性miRNA种类达36种之多，它们分别为miR-200b、miR-212、miR-15a、miR-139-3p、miR-18a、miR-652、miR-28-5p、miR-152、miR-886-5p、miR-101、miR-100、miR-18b、miR-128、miR-363、miR-502-5p、miR-629、miR-449b、miR-501-5p、miR-130b、miR-296-5p、miR-27b、miR-362-5p、miR-505、miR-337-5p、miR-133b、miR-183、miR-142-5p、miR-148b、miR-501-3p、miR-148a、miR-22、miR490-3p、miR-625、miR-296-3p、miR-375、miR-886-3p。虽然进一步的研究资料仍较缺乏，但至少可从侧面反映出miRNA参与了乙型肝炎重症化的发生，其机制尚需进一步阐明。

五、宿主基因siRNA与乙型肝炎重症化

(一)siRNA的作用机制

siRNA是通过人工体外合成而转染进入体内的，是RNA干扰的主要执行者。它的作用机制与miRNA基本相同，明显不同之处在于siRNA往往是外源导入或病毒感染诱导产生的，而miRNA则是内源性产生的。siRNA通过与mRNA同源配对而使mRNA降解，使靶基因沉默，它既可用于某种疾病发病机制的研究，又可用于疾病的治疗，其作用如同特异性生物导弹。目前至少有五种siRNA药物已进入临床验证。

(二)siRNA与乙型肝炎重症化的关系

如前所述，siRNA主要针对特异性靶位点导入外源性小RNA分子，从而封闭或降解相应的RNA转录。因此，目前研究主要体现在何种位点siRNA导入可以引起哪些相应的生物效应。暂时还鲜见siRNA与乙型肝炎重症化关系的研究报道，但已在其他因素(如四氯化碳、伴

刀豆球蛋白A、脂多糖等)诱导的急性暴发性肝衰竭患者体内进行尝试性研究。采取的靶位点主要为与凋亡及凋亡诱导相关基因(如Fas、Caspase 8、TGF受体Ⅱ基因等)和参与肝衰竭发生的细胞因子基因(如细胞因子骨桥蛋白(OPN)基因),结果均显示siRNA可下调肝细胞凋亡和(或)缓解暴发性肝炎中肝细胞损伤程度。Song等将Fas siRNA预先给雄性BALB/c小鼠尾静脉高压注射3次,在siRNA给药后的24 h,采用尾静脉高压注射伴刀豆球蛋白A诱导小鼠暴发性肝炎,结果显示伴刀豆球蛋白A给药20 h后对照组和绿色荧光蛋白siRNA对照组出现了广泛的肝细胞损伤,而预先用Fas siRNA治疗则阻断了肝细胞坏死,消除了炎性细胞浸润,肝细胞只发生肝细胞坏死;例外的是Saito等在相同小鼠模型中发现,给予OPN siRNA尾静脉注射3次后同样可阻断伴刀豆球蛋白A诱发的肝细胞损伤,肝组织几乎正常,很少出现肝坏死和出血,而对照组出现了大块的肝细胞坏死。体外实验中Zender等将Caspase 8 siRNA预防性孵育HepG2细胞48 h,再利用腺病毒表达的Fas配体诱导HepG2细胞凋亡,12 h后与对照组比较发现,Caspase 8 siRNA可阻断Fas介导的HepG2细胞凋亡。Mizuguchi等体外实验表明,预先应用shTGFβRⅡ-1转染小鼠肝细胞株BNL CL2 3次,从而抑制了重组人TGF-β1诱导的肝细胞凋亡。上述研究提示在肝衰竭发病中的各个环节均可作为siRNA治疗的候选靶标。与此相关的结果有希望对乙型肝炎重症化治疗提出新的治疗路径。

有关siRNA对HBV复制影响的研究已有多方面报道。目前研究主要针对HBV DNA或HBV cccDNA各个不同区域片段进行相应siRNA设计(如HBc编码区、HBsAg编码区、RNA聚合酶Ⅱ/Ⅲ编码区、HBV RNA转录保守区等),探讨对HBV DNA或相应蛋白表达水平的影响。研究结果表明,这些区域所设计的siRNA通过慢病毒或腺病毒转染入肝癌细胞系,均可不同程度地抑制HBV DNA复制。尤其值得注意的是,Yu等尝试通过针对细胞毒性T淋巴细胞相关抗原4(CTLA-4)设计siRNA进行免疫机制干扰,结果发现可下调CTLA-4 mRNA表达并上调IFN-γ和IL-2的分泌,从而为慢性HBV感染患者的治疗带来新希望。相信有关研究同样对利用siRNA治疗乙型重型肝炎有一定的启发。

六、表观遗传修饰之间的相互调控与乙型肝炎重症化

表观遗传修饰能从多个水平或层面调控基因的表达,而不同水平的调控之间是相互关联的,任何一方面的异常都可能影响到其他水平或层面的表观遗传修饰。正如研究得出的结果,不同水平的表观遗传修饰在真核细胞中是相互制约和调控的。

(一)表观遗传相互调控的机制

1. 启动子区甲基化诱导组蛋白去乙酰化

大多数启动子区高甲基化均有其CpG结合蛋白(methy-CpG binding proteins,MeCPs,包括MeCP2、MBD1、MBD2、MBD3和MBD4五个家族成员)存在,而非甲基化的启动子区通常缺少MBD蛋白。启动子区甲基化的CpG与MBD蛋白特异性结合,后者再招募组蛋白去乙酰化酶(HDAC)形成复合物,使核心组蛋白尾区去乙酰化,形成更紧密的DNA包装,限制了转录因子到达它们结合部位的通道,抑制了甲基化的DNA转录。这方面的研究发现正好把MBD蛋白招募HDAC与染色质改型的机制联系起来。

2. miRNA的表达受其他表观遗传修饰调控

如前所述,miRNA的发生和组织特异性调节都已经有明确的阐释。然而对于翻译后产物miRNA是否同样也受其他表观遗传修饰的调控?在肿瘤相关研究中,显示miRNA的表达也会受到甲基化和其他表观遗传修饰的调控。一个证据是用去甲基化药物或组蛋白去乙酰化酶抑制剂处理膀胱癌细胞,可导致大约5%的miRNA表达上调。例如,miR-127基因的启动子区CpG岛的高甲基化导致了miR-127表达沉默,用去甲基化药物或组蛋白乙酰化酶抑制剂治疗后,miR-127的潜在靶基因Bcl-6的表达明显下调。另外在71例原发性乳腺癌患者中,研究人

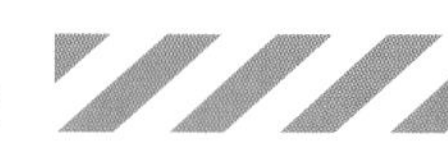

员发现，多种 miRNA（miR-91、miR-124a3、miR-148、miR-152 及 miR-663）都发生了不同程度的甲基化异常（34%～86%），相关性分析发现这些 miRNA 甲基化与患者体内肿瘤抑制基因（如 RASSF1A、cyclin D2、DAP kinase、SOCS-1 等）的甲基化水平高度相关。毫无疑问，除了缺失和突变外，miRNA 表达异常同样受其他表观遗传修饰的影响。

3. siRNA 指导 DNA 甲基化和组蛋白修饰

siRNA 诱导的基因沉默最早仅认为是发生在细胞质内的转录后水平的调控过程，随着 siRNA 指导 DNA 甲基化现象的发现，人们已证实 siRNA 可通过指导基因组表观遗传修饰引起转录水平基因沉默。siRNA 诱导的转录水平的基因沉默是通过基因组表观遗传修饰完成的，包括指导基因组 DNA 甲基化和指导组蛋白修饰。在细胞质中，siRNA 指导的基因组修饰和诱导转录水平的基因沉默则是 RNA 与 DNA 序列相互识别产生的生物学效应。siRNA 可以和一些蛋白质复合物结合，指导它们作用于核内的基因组靶 DNA，引起基因在转录水平发生沉默。

（二）表观遗传修饰相互调控与乙型肝炎重症化的关系

目前针对乙型肝炎重症化作用机制在表观遗传方面上的研究尚处于起步阶段，少量研究如前所述。这可能与其疾病本身的背景相关，随着各种抗 HBV 药物的开发上市，药物疗效资料的积累，抗病毒治疗在阻止该疾病进一步进展中的重要性越来越明确。宿主基因种类繁多，达数万个，研究一时难以界定某种基因在该疾病中是否占有绝对的作用，但 HBV 本身是一个仅有 3.2 kb 的基因序列。因此学者们常针对 HBV 基因组进行有针对性的与病毒复制有关的研究。HBV cccDNA 本身可以组装成含有组蛋白和非组蛋白的微型染色质结构，Gong 等探讨该微型染色质结构 H3 组蛋白是否受到多个种类的修饰调控，以含有 HBV 基因组的细胞模型为对象，发现 HBV cccDNA 的组蛋白 H3 可发生乙酰化、单甲基化和磷酸化，进一步分析提示 H3 乙酰化和单甲基化程度与 HBV DNA 复制水平呈正相关，表明这两种组蛋白修饰可能共同参与了 HBV DNA 复制调节。Zhang 等通过转染许多已知的 miRNA 进入肝癌细胞系发现，miR-1 可以显著增加 HBV 复制和其相关 RNA 及蛋白质的表达。通过生物信息学和荧光报告基团方法证实 miR-1 主要通过影响组蛋白去乙酰化酶 4 和 E2F 转录因子 5 来抑制细胞增殖和保持细胞处于 G1 期细胞分化状态，从而有利于 HBV 复制。此外，在与 HBV 密切相关的 HDV 致病机制中，同样发现了小型丁型肝炎抗原（S-HDAg）基因可被多种表观遗传修饰，如乙酰化、甲基化、磷酸化和苏素化，且发现苏素化修饰致 HDV 基因组 RNA 合成和相应 mRNA 转录增加。以上结果提示表观遗传修饰在病毒基因表达调控时可以是多个种类，且它们相互协调和制约，但机制尚需进一步研究。

七、展望

大量研究提示，表观遗传与经典遗传及环境因素等在疾病发生及发展中同样起着十分重要的作用（图 4-9）。DNA 甲基化、组蛋白乙酰化等表观遗传修饰同时发生，也可能出现修饰类型的异常和相互之间平衡的紊乱，从而造成基因表达的上调或下调，引起细胞生物学功能改变，包括机体实质细胞、免疫细胞等多个方面。同时表观遗传的一个重要属性是其修饰具有可逆性，有可能与疾病演化过程的关系更为密切。

HBV 感染呈多种转归模式，包括急性肝炎、重型肝炎、慢性肝炎、病毒携带状态、HBV 相关肝硬化和肝癌等，且有重型肝炎早期、极期及慢性 HBV 感染免疫耐受期、清除期、控制期和再激活期等多种不同的疾病状态。在不同状态下表观遗传修饰的动态变化规律和疾病预后之间的关系，是值得下一步关注和探讨的课题。核苷（酸）类似物及 IFN-α 治疗过程中涉及哪些表观遗传学的改变，这种改变与治疗预后之间的关系同样需要我们继续探索。HBV 本身的表观遗传修饰，除对病毒本身的影响以外，是否与机体的表观遗传修饰之间存在联系的研究还未涉及。

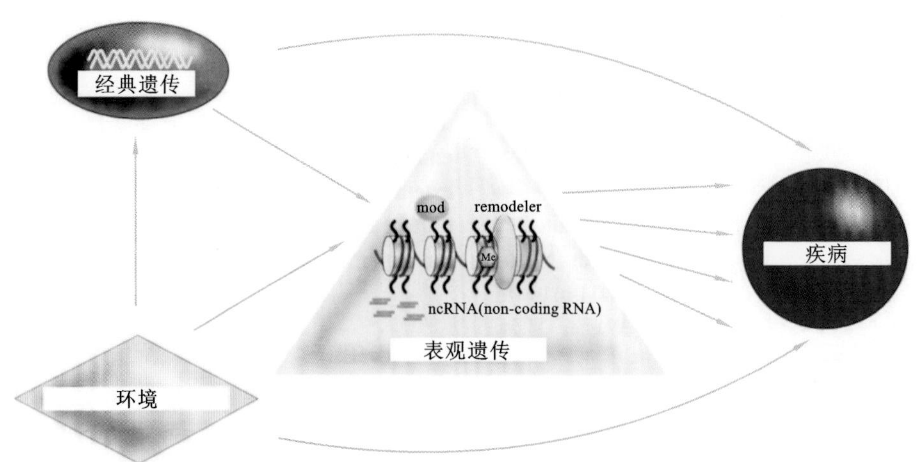

图 4-9 表观遗传与经典遗传和环境因素的关系及在疾病发生及发展中的作用

ncRNAs,非编码 RNA;Me,甲基。

(引自:Allis C D,et al. Epigenetics[M]. New York:Cold Spring Harbor Laboratory Press,2009. 有修改。)

在肿瘤研究方面,采用 DNA 甲基转移酶抑制剂、组蛋白乙酰化酶抑制剂治疗已经进行了临床前研究。是否通过重型肝炎表观遗传规律的改变寻找新的治疗靶点和路径也会成为人们感兴趣的课题。

总之,无论从表观遗传修饰的模式上,还是从不同修饰模式的平衡调节上,笔者的研究仅处于研究初始阶段,相信它会成为未来的热点方向。

综上所述,表观遗传学是一门不同于传统遗传学的新兴学科,它是可逆、可遗传的和不涉及基因组序列改变的调控方式,主要包括 DNA 甲基化、组蛋白修饰(乙酰化、甲基化、磷酸化、核糖基化、泛素化和苏素化等)及 RNA 干扰等。乙型肝炎重症化表观遗传学研究提示,DNA 甲基化、组蛋白乙酰化和 microRNA 可能参与了乙型肝炎重症化的发生及发展。关于 HBV 的表观遗传修饰调控研究已表明:表观遗传调控可能以多种修饰模式影响 HBV 复制水平。这些研究展示了乙型肝炎重症化的表观遗传修饰可能不仅涉及单个模式调控研究,还可能存在多种其他模式。结合表观遗传可逆性特点,在 HBV 相关肝炎的不同疾病状态,不同转归模式中的动态研究可能是今后探索的方向和未来的热点。

参考文献

[1] Allis C D,Jenuwein T,Reinberg D,et al. 表观遗传学[M]. 朱冰,孙方霖,译. 北京:科学出版社,2009.

[2] Chen R L, Lin S M, Ye F, et al. Methylation status of the interferon-gamma gene promoter in chronic hepatitis B[J]. Academic Journal of Xi'an Jiaotong University, 2008,20(3):206-212.

[3] He Y, Zhao Y, Zhang S, et al. Not polymorphism but methylation of class Ⅱ transactivator gene promoter Ⅳ associated with persistent HBV infection[J]. J Clin Virol,2006,37(4):282-286.

[4] Minárovits J. Microbe-induced epigenetic alterations in host cells: the coming era of patho-epigenetics of microbial infections[J]. Acta Microbiol Immunol Hung,2009,56(1):1-19.

[5] 戚朝霞,于淑霞,郝洪升,等. 慢加急性肝衰竭中 IL-10 的表达及其启动子甲基化状态的研究[J]. 中华实验和临床病毒学杂志,2011,25(2):99-101.

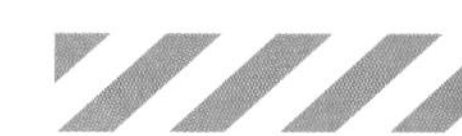

[6] Li T, Meng Q H, Zou Z Q, et al. Correlation between promoter methylation of glutathione-S-transferase P1 and oxidative stress in acute-on-chronic hepatitis B liver failure[J]. J Viral Hepat, 2011, 18(7): e226-e231.

[7] Fan X P, Zou Z Q, Long B, et al. Enhanced demethylation of interferon-γ gene promoter in peripheral blood mononuclear cells is associated with acute-on-chronic hepatitis B liver failure[J]. Tohoku J Exp Med, 2011, 224(1): 13-19.

[8] Murata K, Hamada M, Sugimoto K, et al. A novel mechanism for drug-induced liver failure: inhibition of histone acetylation by hydralazine derivatives[J]. J Hepatol, 2007, 46(2): 322-329.

[9] Ji F, Yang B, Peng X, et al. Circulating microRNAs in hepatitis B virusinfected patients [J]. J Viral Hepat, 2011, 18(7): e242-e251.

[10] Winkler W C, Nahvi A, Roth A, et al. Control of gene expression by a natural metabolite-responsive ribozyme[J]. Nature, 2004, 428(6980): 281-286.

第五章 乙型肝炎重症化的免疫学特征

内容提要

肝脏不仅具备造血、代谢和解毒等多重功能，还凭借其独特的免疫耐受微环境成为人体重要的免疫器官，可通过调节抗病毒免疫应答、凝血和抗凝血系统平衡影响乙型肝炎重症化/肝衰竭的疾病进展和临床预后。

1. 作为识别乙型肝炎病毒及其产物的第一感受器，模式识别受体（pattern recognition receptors，PRRs）如 Toll 样受体（Toll like receptors，TLRs）可激活胞内信号通路，诱导免疫相关基因和促炎基因的表达，进而启动炎症反应及抗病毒应答，参与乙型肝炎重症化的发生和发展。

2. 肝脏聚集了包括自然杀伤（natural killer，NK）细胞、自然杀伤 T 淋巴细胞（natural killer T cells，NKT cells）、巨噬细胞、中性粒细胞、γδT 淋巴细胞、黏膜相关恒定 T 淋巴细胞（mucosal associated invariant T cells，MAIT cells）、肝窦内皮细胞（liver sinusoidal endothelial cell，LSEC）等在内的大量固有免疫细胞，它们可通过直接细胞毒效应、分泌抗病毒细胞因子和促炎分子等形成抵御病毒感染的早期防线，还能够通过调节特异性免疫应答参与乙型肝炎重症化的发生和发展。

3. 适应性免疫应答的特异性及反应强度与病毒感染的临床结局密切相关。在乙型肝炎重症化进程中，患者表现为抗原特异性 CTLs 的细胞应答失调，T 淋巴细胞亚群免疫平衡紊乱和 B 淋巴细胞耗竭，肝内亦常伴有大量非特异性炎性细胞浸润、肝细胞不同死亡方式的激活等现象。

4. 肝脏门静脉血液富含肠道来源微生物产物及食物组分，使得肝脏成为机体最早、最常接触病原体等异源物质的器官。正常生理状态下，肝脏可选择性忽略上述异源物质刺激，以维持自身稳态。肝脏接触肠道来源的病原体等异物时，机体通过精确的调节而区分“自己”与“非己”，从而维持肝脏稳态并确保其功能正常发挥，实现对自身抗原的耐受及对病原体等异物的清除。固有免疫在上述过程中发挥重要作用。

5. 肝脏是凝血因子、抗凝蛋白以及纤溶系统蛋白合成及代谢的重要场所，病毒因素直接上调或通过上游炎性通路激活 fgl2 凝血酶原酶所致的肝脏微循环障碍、肝脏损伤导致的外周循环凝血功能紊乱是乙型肝炎重症化/肝衰竭进展的重要机制。

6. 早期抗病毒治疗的实施不仅能够抑制病毒的复制，也有利于机体免疫功能的平衡，可有效遏制乙型肝炎重症化的疾病进程。

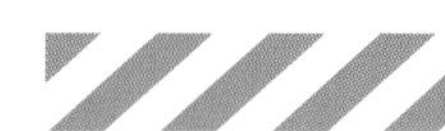

Abstract 5

As an important immune organ, liver has a great effect on determining the prognosis of severe hepatitis B/liver failure mainly by modulating antiviral immune response and maintaining the balance between coagulation system and anticoagulant system.

1. As the first sensor to recognize HBV and its products, PRRs (e. g. TRLs) induce the expression of immune-associated genes and proinflammatory genes by activating intracellular signal transduction pathways. These pathways induce inflammatory and anti-viral responses that affect the development of severe hepatitis B.

2. The liver is an important immune organ with large numbers of innate immune cells, including NK cells, NKT cells, macrophages, neutrophils, γδT lymphocytes, MAIT cells and LSEC. These cells are crucial for early defences against viral infection through direct cytotoxic effect and production of antiviral and proinflammatory cytokines. In addition, these cells participate in the progression of severe hepatitis B by initiating specific immune responses.

3. Clinical outcomes of viral infection are closely related to the specificity and intensity of specific immune responses. During the development of severe hepatitis B, the host immune response is characterized by the dysfunction of antigen specific CTLs, imbalance of T lymphocyte subsets, and exhuastion of B lymphocytes. Large numbers of infiltrated non-specific inflammatory cells and apoptosis of hepatocytes were also observed in liver tissue from patients.

4. Liver is the organ where the body first and most continuously exposed to pathogens and other heterologous substances, for the blood in hepatic portal vein contains large amount of intestinal microbial products and food components. In physiological conditions, the liver can selectively ignore the stimulation of heterologous substances to maintain homeostasis. When the liver is exposed to pathogens and other heterologous substances from the intestine, the body can distinguish between self and non-self by accurate regulation, maintaining the liver homeostasis and function, realizing the tolerance to self antigens and clearance of pathogens. Innate immunity plays an crucial role in the processes above.

5. Most coagulation factors, anticoagulant proteins and components of the fibrinolytic system are synthesized and cleared in the liver. Fgl2 prothrombinase pathway could be activated by viral factors or upstream proinflammatory signals, resulting in the disorder of microcirculation, together with the peripheral circulation dysfunction induced by the impaired liver function, are regarded as the important mechanisms in the development of severe hepatitis B/liver failure.

6. Early antiviral treatment can not only inhibit virus replication, but also help in the recovery of host immunity. It may inhibit the exacerbation of severe hepatitis B.

第一节　肝脏的免疫学特点

杨沐阳　沈关心

一、肝脏的免疫系统组成

肝脏是人体内最大的代谢和解毒器官，对维持机体代谢平衡起着重要作用，亦担负着重要的合成、转化、分解等作用。同时肝脏还具有重要的免疫功能，包含多种免疫细胞与分子。

肝脏细胞中有60%～80%为发挥代谢和解毒功能的肝细胞，也称肝实质细胞；20%～40%为肝非实质细胞，主要包括肝窦内皮细胞(liver sinusoidal endothelial cell，LSEC)、Kupffer细胞、胆管细胞、肝星状细胞和淋巴细胞等(图5-1)。肝窦内皮细胞和Kupffer细胞组成了肝网状内皮系统，在清除循环系统中大分子和微生物方面起重要作用。Kupffer细胞占人体内定居于组织巨噬细胞总数的80%～90%。据统计，人体的肝脏包含大约10^{10}个淋巴细胞，它们大多分布在汇管区，其中NK细胞约占31%，B淋巴细胞约占6%，T淋巴细胞约占63%。非传统T淋巴细胞还包括NKT淋巴细胞、γδT淋巴细胞和其他细胞。

肝脏中的免疫细胞是肝非实质细胞的重要组成部分，分为固有免疫细胞与适应性免疫细胞。固有免疫细胞包括从外周迁移至肝脏的巨噬细胞、NK细胞、NKT淋巴细胞、树突状细胞(dendritic cells，DCs)、中性粒细胞、γδT淋巴细胞等，同时也包括在肝脏定居的固有免疫细胞，如Kupffer细胞、肝脏定居NK细胞(liver-resident NK cells，LrNK细胞)、HSC、LSEC等。适应性免疫细胞，包括T淋巴细胞与B淋巴细胞等。在HBV急性感染过程中，上述免疫细胞组成一支“交响乐队”，有效地发挥抗病毒效应；但无论在外周血还是肝脏，如果免疫细胞功能低下或缺陷，则不能有效地发挥抗病毒作用，将形成HBV慢性感染。

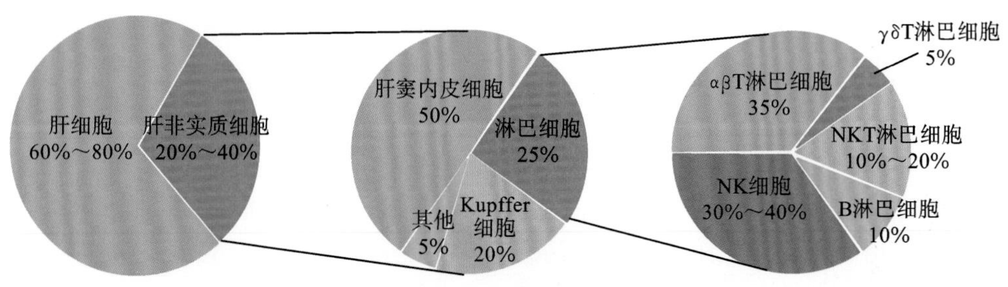

图5-1　肝内细胞的组成

免疫细胞分泌的细胞因子在肝脏免疫中亦起关键作用。肝脏中细胞因子主要由免疫细胞产生，介导多种免疫和炎症反应，在细胞内外调节细胞的生化过程，并可作用于不同类型的细胞，发挥的作用可能相互重叠(表5-1)。在正常情况下，细胞因子的合成是极少量的，但是在细胞被生理或病理因素激活后细胞因子的分泌可明显增加。在病毒感染过程中，巨噬细胞可以分泌大量炎性细胞因子如TNF-α、IL-1β等，促进抗病毒免疫。$CD4^+$ T淋巴细胞主要分为Th1细胞、Th2和Th17细胞，Th1细胞主要产生IL-2和IFN-γ，激活细胞毒性T淋巴细胞(cytotoxic T lymphocytes，CTLs)与巨噬细胞，参与细胞免疫应答，而Th2细胞能产生IL-10和IL-13，激活B淋巴细胞，产生抗体，参与体液免疫应答。Th1和Th2细胞亚群的细胞因子相互抑制，保持炎症局部的动态平衡。Th17细胞主要分泌IL-6和IL-17，参与炎症反应。

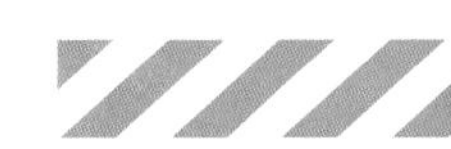

表 5-1 肝脏中主要的炎性细胞因子

炎性细胞因子	主要来源	效应
IL-1	巨噬细胞、抗原呈递细胞	促炎,发热
IL-6	抗原呈递细胞、Th2 细胞	急性期应答,促炎,发热,激活 T 淋巴细胞,分化 B 淋巴细胞
TNF-α	巨噬细胞、NK 细胞	促炎,发热
IL-12	活化的肝细胞	刺激 NK 细胞和 T 淋巴细胞,刺激产生 IFN-γ
IFN-α	巨噬细胞	抑制病毒复制,刺激 NK 细胞
IFN-γ	Th1 细胞、NK 细胞	调节 IL-1 和 TNF-α,增强 MHC 表达,抑制病毒复制

HBV 感染造成的免疫状态变化不同于其他病毒感染,其器官独特的免疫环境是该变化产生的原因之一。Kupffer 细胞、LrNK 细胞、HSC、LSEC 等受到 HBV 的影响会发生功能改变,同时这些肝脏固有的免疫细胞也影响 HBV 的感染与复制。HBV 感染后会经历一个迟发的病毒复制和传播期,而慢性感染表现为典型的高病毒载量、高病毒蛋白量,这与 HIV、HCV、HCMV 等病毒不同。以上因素塑造了 HBV 感染独特的免疫学特点。下面从固有免疫与特异性免疫两个方面介绍肝脏的免疫学特征。

二、肝内的固有免疫

固有免疫(innate immunity)亦称天然免疫(natural immunity)或非特异性免疫(non-specific immunity),是种群长期进化过程中逐渐形成的,是机体抵御病原体侵袭的第一道防线。其特点是个体出生时即具备、作用范围广、并非针对特定抗原。有效的病毒控制需要固有免疫和适应性免疫的协作,固有免疫作为机体防御的第一道防线能够快速识别病毒核酸、蛋白质等成分,启动一系列抗病毒反应,如诱导Ⅰ型干扰素的产生,通过 NK 细胞直接杀伤病毒感染细胞,降低感染细胞数量,产生促炎性因子和趋化因子,促进适应性免疫细胞成熟并募集到感染部位,有效的固有免疫应答能够在适应性免疫应答启动之前有效地控制病毒扩散。不同的病原微生物感染亦可导致不同的临床转归,为了逃避宿主的免疫系统识别与清除,很多病毒进化出了不同的逃逸策略,HBV 已经发展了特有的策略躲避免疫系统的识别和清除。

现代免疫学突破性进展之一是发现固有免疫也具有识别功能,其识别的主要是病原微生物及其产物共有的保守结构,统称为病原体相关分子模式(pathogen associated molecular patterns,PAMPs)。其识别成分主要包括革兰阴性菌的脂多糖(lipopolysaccharide,LPS),革兰阳性菌的脂磷壁酸(LTA)和肽聚糖(peptidoglycan,PGN),某些病毒和真菌成分及细菌 DNA、双链 RNA 等。此外,固有免疫系统在某些情况下可识别自身受损、坏死、凋亡、突变及老化的细胞,及其释放的内源性分子,称之为损伤相关分子模式(damage-associated molecular patterns,DAMPs),固有免疫细胞识别 PAMP 称为模式识别,介导模式识别的受体被统称为模式识别受体(pattern recognition receptors,PRRs)。

1. 模式识别受体

病原体相关分子模式(PAMPs)是微生物表面存在而人体宿主一般不存在的一类结构稳定且进化保守的分子结构。PAMPs 是病原体赖以生存所必需的,如细菌的脂多糖和病毒的双链 RNA。宿主存在一类能识别 PAMPs 的受体,被称作模式识别受体(PRRs),是识别 PAMPs 并引发免疫反应清除病原体的重要分子。细胞质型、膜型、可溶型 PRR,分别表达于体内多种固有免疫细胞胞质、细胞表面或体液中,其特征如下:由胚系基因编码,多样性有限;同一类型细胞,如树突状细胞、巨噬细胞等所表达的 PRR 具有相同特异性,即非克隆表达;可识别一种或多种 PAMP;介导快速生物学反应,效应细胞一旦识别 PAMP,PRR 与 PAMP 结合后无须细胞增殖，即立刻被激活并发挥效应。

肝脏细胞可以表达 PRRs，主要包括 Toll 样受体(TLRs)，这些分子和相应的信号通路，参与肝脏的抗感染、损伤与修复，涉及许多肝病的发病机制。

1)Toll 样受体(TLRs)

1984 年研究者在果蝇体内发现了一种胚胎发育所必需的蛋白，被命名为“Toll 样受体”。在对昆虫的免疫研究中发现，TLRs 能够识别微生物抗原，激活下游通路释放抗菌肽和果蝇菌素等物质，从而有效抵御微生物。随后在包括人在内的各种动物体内都发现了 TLRs 或类似分子。

迄今为止，研究者在人体中发现了 10 种 TLRs，它们广泛表达于树突状细胞、巨噬细胞、中性粒细胞与 B 淋巴细胞，其中 TLR-1、TLR-2、TLR-4、TLR-5、TLR-10 表达于细胞表面，TLR-3、TLR-7、TLR-8、TLR-9 表达于胞内中。TLR-3、TLR-7、TLR-8、TLR-9 可以识别病毒感染细胞中病毒及细胞死亡后释放的核酸，通过 TRIM-TRAM 与 MyD88-MAL 下游信号通路激活 NF-κB，从而激活抗病毒反应，在机体抗病毒过程中发挥重要作用。在乙型肝炎病程中，上述四种 TLRs 已被证实在抗 HBV 免疫中扮演重要角色。2007 年 Wu 等在小鼠细胞中发现 TLR-3、TLR-7、TLR-8、TLR-9 的激动剂可以促进抗病毒细胞因子的产生，TLR-3 刺激后的 Kupffer 细胞和 LSEC 能抑制肝细胞内 HBV 的复制。然而在临床应用上 TLRs 激动剂的效果不佳：一项口服 TLR-7 激动剂(GS9620)治疗 HBV 的临床试验证明，GS9620 不能显著降低患者的 HBsAg 与 HBV DNA 水平，而其治疗效果受到 ISG15 基因的影响。最新研究发现新型 TLR-7 与 TLR-8 共激动化合物(如 2,4-二氨基喹唑啉、嘧啶类化合物)能治疗 HBV 感染，但其结果还需要进一步证明。

2)其他受体

除 TLRs 外还有多种类型的 PPRs，包括甘露糖受体(mannose receptors，MRs)、清道夫受体(scavenger receptors，SRs)、维甲酸诱导基因蛋白Ⅰ样受体(RLRs)、核苷酸结合寡聚化结构域 NOD 样受体(NOD-like receptors，NLRs)、蛋白激酶 R(protein kinase R，PKR)、DNA 依赖的干扰素调节因子激活物(DNA-dependent activator of interferon regulatory factors，DAIs)、C 型凝集素受体(C-type lectin receptors，CLRs)和黑色素瘤缺乏因子 2 样受体(AIM2-like receptors，ALRs)等，其中 SRs 中的 SRA 被证明可以通过减弱 TRAF3 的泛素化抑制干扰素对 HBV 的治疗效果。

2. 固有免疫细胞

肝脏内的固有免疫细胞多种多样，在 HBV 感染过程中发挥不同的作用，并且存在相互作用，参与形成 HBV 微环境免疫网络。肝脏内的固有免疫细胞主要分为外周来源的固有免疫细胞和在肝脏定居的固有免疫细胞两大类。

1)外周来源的固有免疫细胞

在生理条件下肝脏中的免疫细胞多为肝脏定居的免疫细胞，而当 HBV 感染机体后，大量外周来源的固有免疫细胞迁移至肝脏，参与针对 HBV 的炎症反应。由于 HBV 感染大多呈现慢性过程，外周来源的固有免疫细胞会持续迁移至肝脏，容易发生细胞因子风暴，诱发重型肝炎；同时长时间的炎症反应会激活相关癌基因，诱导肝癌的发生。HBV 感染过程中外周来源的固有免疫细胞包括巨噬细胞、中性粒细胞、树突状细胞、NK 细胞、NKT 淋巴细胞、γδT 淋巴细胞等。

(1)巨噬细胞：巨噬细胞是一类由单核细胞发育而来，具有强大吞噬及抗原呈递能力的细胞。其主要功能是通过 PRRs 等受体识别并吞噬病原体及相关抗原，通过吞噬体中的生物酶消灭病原体，并呈递抗原和分泌细胞因子，从而激活 T 淋巴细胞。

人和小鼠的外周巨噬细胞的标志分别为 $CD14^{+}CD16^{+/-}CCR2^{+}$ 和 $CD11b^{high}F4/80^{+}$。在

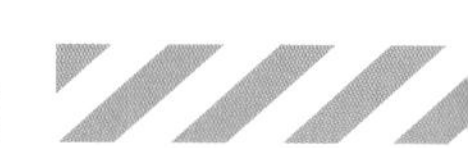

HBV 感染机体后，肝内细胞分泌的趋化因子与外周细胞表面趋化因子受体结合，大量外周巨噬细胞向肝脏局部转移。巨噬细胞能够被病毒直接活化，或者被 NK 细胞、NKT 淋巴细胞以及 T 淋巴细胞来源的细胞因子活化，活化的巨噬细胞释放大量具有直接抗病毒作用的细胞因子(IFN-α/β、TNF-α)和具有免疫调节作用的细胞因子(IL-1、IL-6、IL-8、IL-10、IL-12、GM-CSF)。

巨噬细胞存在极化现象，即在受到外界不同刺激的情况下分化成两种不同类别的亚型。巨噬细胞可以极化为 M1 型和 M2 型，其中 M1 型巨噬细胞膜表面表达促炎分子并分泌炎症因子如 IFN-γ、TNF-α 等，通过接触或非接触的方式激活效应细胞，发挥炎性功能；而 M2 型巨噬细胞表达 IL-4、IL-10、TGF-β 等免疫抑制性细胞因子，发挥免疫负向调节、维持免疫平衡的作用。在 HBV 感染过程中，肝内外周来源的巨噬细胞多为 M1 型，其促进肝脏微环境的抗病毒效应，同时在肝内持续炎症和细胞因子风暴中扮演重要角色。

巨噬细胞等固有免疫细胞广泛存在于一类参与炎症和焦亡的多蛋白复合物，称“炎症小体”。炎症小体由胞质内 PRRs 参与组装，能有效识别 PAMPs 和损伤相关分子模式(DAMPs)，激活促炎症蛋白酶 Caspase-1，最终产生 IL-18、IL-1β、IL-37 等炎症因子。现今发现的炎症小体有 5 种：NLRP1、NLRP3、NLRC4、IPAF 和 AIM2。研究发现在慢性 HBV 感染过程中，NLRP3 炎症小体受到抑制，由 LPS 刺激表达的 NLRP3 与 IL-1β 水平显著低于未感染组，此过程由 HBeAg 介导，抑制 NF-κB 活化和活性氧(reactive oxygen species，ROS)的产生。通过外部干预对 NLRP3 炎症小体活性进行恢复将可能成为增强抗病毒免疫、治疗 HBV 的新方法。

巨噬细胞在高 HBV DNA 载量的情况下可以接收 HBV 刺激并迅速发挥抗病毒效应，但与其他固有免疫细胞一样，在 HBV 感染初期巨噬细胞对 HBV 的敏感性较低，上述现象可能是乙型肝炎窗口期较长、容易发展成慢性疾病的原因之一。在 HBV 感染过程中，迁移至肝脏的外周巨噬细胞可能存在不同的亚型(非极化类亚型)，其作用可能也不尽相同。一种表型为 $CD14^{+}$ $HLA\text{-}DR^{hi}$ $CD206^{+}$ 巨噬细胞在慢性肝炎患者中表达的炎症因子水平显著高于 $CD14^{+}$ $CD206^{-}$ 巨噬细胞，这类巨噬细胞直接影响病毒复制与病毒特异性的 T 淋巴细胞功能。

(2)中性粒细胞：中性粒细胞是炎症早期大量浸润炎症局部的吞噬细胞，吞噬病原体后通过吞噬小体中的毒性蛋白、肽段及酶类杀死病原体。中性粒细胞在抗感染免疫中发挥重要作用，同时是急性炎症损伤与一些自身免疫病的罪魁祸首之一。所以研究中性粒细胞趋化至炎症局部、限制炎症反应的相关分子机制对解决中性粒细胞诱发的疾病意义重大。

人和小鼠中性粒细胞分别表达 CD13、CD15、CD33 和 CD11b、CD13、CD33、Ly6G。中性粒细胞存在异质性，在不同刺激下可以诱导成表型不同的亚群。在炎症情况下，$CD66b^{+}$ $CD10^{-}$ 的不成熟中性粒细胞快速迁移至炎症局部并转变为成熟的炎性亚群，同时还分化出具有免疫抑制作用的低密度中性粒细胞(LDNs)，维持局部免疫平衡。LDNs 参与细菌、真菌以及病毒感染免疫，通过分泌精氨酸酶-1(arginase-1，ARG1)抑制 $CD4^{+}$ 和 $CD8^{+}$ T 淋巴细胞的增殖和 IFN-γ 的产出。在炎症局部也存在表达免疫检查点分子 PD-L1 的中性粒细胞，通过结合 $CD8^{+}$ T 淋巴细胞表面的 PD-1 分子诱导 $CD8^{+}$ T 淋巴细胞凋亡，从而抑制细胞免疫。而在肝脏炎症后组织修复的过程中，中性粒细胞通过 ROS 通路诱导具有炎性作用的 $Ly6C^{hi}$ $CX3CR1^{lo}$ 单核巨噬细胞转变为免疫抑制性的 $Ly6C^{lo}$ $CX3CR1^{hi}$ 巨噬细胞，促进肝脏组织修复。另外，中性粒细胞还可以通过将 miRNA-223 转入巨噬细胞来抑制巨噬细胞炎性，缓解肝脏炎症。

生成中性粒细胞胞外诱捕网(neutrophil extracellular traps，NETs)是中性粒细胞抗病原微生物、发挥炎性作用的重要途径。NETs 是中性粒细胞释放的细胞核染色质与骨架蛋白构成的网状结构，在中性粒细胞受到病原微生物的刺激后产生，形成方式有中性粒细胞死亡(NETosis)和非溶解死亡(non-lytic NETosis)两种。所释放的网状结构能够捕获病原微生物并通过网上的各种酶类杀灭病原微生物。在 HBV 感染过程中，HBV-C 蛋白和 HBV-E 蛋白可以下调中性粒细胞的ROS和自噬能力,从而抑制NETs的释放,降低NETs的抗病毒功能,这是HBV早期感染逃避天然免疫监视的途径之一。

(3)树突状细胞(DCs):DCs是专职的抗原呈递细胞(antigen-presenting cells,APCs),吞噬抗原后经过加工形成MHC-抗原肽复合物并结合能识别抗原的T淋巴细胞,从而使初始T淋巴细胞增殖分化。同时DCs也是体内重要的免疫调节细胞,可通过分泌不同的细胞因子参与固有免疫和适应性免疫应答。DCs还参与移植排斥反应、感染、自身免疫性疾病等的发生和发展,以及肿瘤免疫。

DCs的特征标志是CD11c分子,其主要有四种亚型:由共同髓样祖细胞(common myeloid progenitors,CMPs)分化而来的常规DCs(conventional DCs,cDCs)、朗格汉斯细胞(Langerhans cells,LCs)、单核细胞来源DCs(monocyte-derived DCs,moDCs),以及由共同淋巴样前体细胞(common lymphoid precursors,CLPs)分化而来的浆细胞样DCs(plasmacytoid DCs,pDCs)。cDCs是体内最常见的DCs,广泛存在于脾、淋巴结、骨髓以及一些非淋巴器官,主要承担抗原吞噬与呈递、激活T淋巴细胞的作用,其中又分为$CD8\alpha^+CD103^+$和$CD11b^+$两个主要亚群。LCs是存在于皮肤表皮和棘细胞间或胃肠道上皮的未成熟DCs,表面高表达MHC-Ⅰ、MHC-Ⅱ、FcγR等,在体外能刺激T淋巴细胞增殖分化。LCs受到局部炎症分子刺激后各类第一、第二信号分子表达上调,特征性分子CD1a消失,并可能向附近淋巴结迁移。moDCs是炎症状态下由单核细胞快速分化而来的一类DCs,表面表达CD64和FcγRⅠ,可大量分泌TNF-α和iNOS,促进形成炎症环境。而CLPs分化而来的pDCs与上述cDCs有着很大的区别:pDCs形态类似于浆细胞,不表达CD11b,特征性标志为CD45RA、唾液酸结合性免疫球蛋白样凝集素H(sialic acid-binding immunoglobulin-like lectin,SIGLECH)和血液抗原2。pDCs抗原呈递能力很弱,主要作用是在病毒感染过程中识别病毒抗原并分泌大量Ⅰ型感染素以促进抗病毒免疫。

DCs在急性HBV感染时大量募集到肝脏局部,呈递抗原,刺激T淋巴细胞进而激活抗病毒免疫,抑制病毒复制。然而,在慢性HBV感染过程中外周血中DCs的数量下降,抗原呈递和炎症因子产出能力均下降,其中IL6ST基因、免疫检查点与TLRs的表达量是DCs功能变化的可能原因。在DCs中pDCs是抗病毒的重要亚群,受到病毒刺激后主要通过分泌IFN等促炎性细胞因子活化刺激T淋巴细胞。尽管其抗原呈递能力较弱,但通过将HBc/HBs抗原体外负载pDCs可以有效增强HBV感染转基因小鼠中HBV特异性$CD8^+$T淋巴细胞的功能,有效降低体内HBV DNA载量。HBV也可通过各种途径"攻击"pDCs,使其TLR-9和Ⅰ型干扰素表达降低,抑制其炎性作用。如何保护pDCs并促进其抗病毒功能是慢性乙型肝炎病理机制研究和抗病毒治疗中需要解决的问题。

(4)NK细胞:NK细胞发挥杀伤功能不需要预先免疫或致敏,故取名为NK细胞。NK细胞不仅对癌细胞、病毒、胞内寄生菌和老化变异细胞具有极强的清除能力,在某些情况下还会参与超敏反应和自身免疫性疾病的发生。NK细胞能够识别并杀死病毒感染细胞,这种效应功能是由NK细胞活化性受体(AKR)和抑制性受体(IKR)之间的平衡决定的。病毒感染造成感染细胞表面MHC-Ⅰ类分子缺失或者表达异常,导致IKR无法识别,同时宿主或者病毒编码的活化性配体结合AKR导致其活化,两者综合后最终促使NK细胞分泌颗粒酶和穿孔素杀伤病毒感染细胞。另外,NK细胞也可以被病毒感染时大量产生的细胞因子如IFN-α、IL-12和IL-18等直接活化。

NK细胞的特征标志为$CD3^-CD16^+$,可分为$CD56^{bright}$和$CD56^{dim}$两大亚群。近年来发现各个器官中都有定居的NK细胞,且它们的标志和功能有差异,其中肝脏定居的NK细胞在肝脏代谢和疾病进展中起到重要作用。在NK细胞表面表达一类杀伤细胞凝集素样受体(killer cell lectin-like receptor,KLR),而CD94/NKG2复合物是其中之一,通过结合MHC-Ⅰ类分子发挥

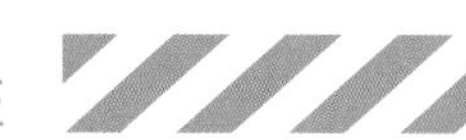

细胞毒调节功能。其中 NKG2A 为抑制性调节分子，NKG2C 和 NKG2D 为活化性调节分子。

在 HBV 急性感染期尽管促炎性细胞因子产生受阻，但在肝内 NK 细胞仍能够很好地定位并应答。肝细胞表达较低的 MHC-Ⅰ类分子，因此能够上调肝细胞表达 NK 细胞活化受体配体的刺激都能够诱导 NK 细胞发挥效应，而且在正常肝内 NK 细胞大量聚集，占肝内淋巴细胞的30％～40％。临床观察到急性 HBV 感染最早能检测到病毒抗原和 DNA 时，外周循环中 NK 细胞数量增加，但是随着病毒载量的增加，NK 细胞的活化和功能受到抑制，到病毒清除时才恢复到高峰。NK 细胞活化和功能抑制与 IL-10 的产生呈良好的时间相关性。同时 HBV 能诱导产生免疫抑制性的单核细胞，这种单核细胞又能诱导产生表达 IL-10 的调节性 NK 细胞，从而改变 HBV 感染的微环境。HBV 持续感染还能上调 NK 细胞表面 Siglec-9 分子的表达，导致 NK 细胞功能受到抑制，这些均证明 HBV 能够躲避固有免疫反应。有研究显示，在旱獭模型中，病毒感染早期(8～12 h)能够检测到 NK 细胞表面活化受体 NKp46 的高表达，说明 NK 细胞参与病毒感染最早期的反应。NK 细胞在 HBV 慢性感染中的细胞毒功能没有缺陷，是完整的甚至是增强的，但分泌抗病毒细胞因子 IFN-γ 的能力却降低，从而造成病毒持续复制，肝损伤加重。在 HBeAg 阴性患者的研究中同样发现，当病毒波动时，NK 细胞在促炎性细胞因子 IFN-α 和 IL-8 刺激下高表达 TRAIL，介导肝细胞凋亡。

(5)NKT 淋巴细胞：NKT 淋巴细胞是一群既表达 αβTCR，又表达 NK 细胞表面标志的特殊 T 淋巴细胞亚群，可分为 $CD4^+$ NKT 淋巴细胞和 $CD8^+$ NKT 淋巴细胞两个亚群，其中 $CD8^+$ NKT 淋巴细胞具有 CTL 和 NK 细胞双重细胞毒性。NKT 淋巴细胞主要分布于肝、骨髓、胸腺、脾及外周血中。各器官所含有的 NKT 淋巴细胞的比例、分型及激活后的表型亦不同。人体肝脏内富含 NKT 淋巴细胞，肝脏中 NKT 淋巴细胞占总 T 淋巴细胞的 30％～50％。肝脏内高比例的 NKT 淋巴细胞可能在控制肝脏各种感染过程中发挥重要作用，可以快速地对感染和损伤做出反应，表现为快速地分泌大量不同类型的细胞因子，如 Th1 型、Th2 型和 Th17 型细胞因子，又和肝组织内其他类型的细胞相互作用。同时 NKT 淋巴细胞通过细胞表面分子(如 FasL、CD40L)表达和释放细胞颗粒内介质激活或损伤肝组织内其他细胞，因而 NKT 淋巴细胞不仅具有清除肝组织内一些病原体的功能，同时在各种肝病的发病机制中也有一定的作用。NKT 淋巴细胞活化后能迅速产生高水平的 IFN-γ，且其细胞毒活性亦增强，因此 NKT 淋巴细胞具有抗病毒的潜能。

NKT 淋巴细胞根据其识别抗原呈递分子的不同可分为Ⅰ型 NKT 淋巴细胞和Ⅱ型 NKT 淋巴细胞。Ⅰ型 NKT 淋巴细胞表达恒定的 TCR(如小鼠 Vα14-Jα18、人类 Vα24-Jα18)，限制性识别 CD1d 分子呈递的脂类抗原，如 α-半乳糖基神经酰胺(α-galactosylceramide，α-GalCer)、分泌Ⅰ型和Ⅱ型细胞因子；而Ⅱ型 NKT 淋巴细胞不受限于 CD1d 分子，表达可以识别一系列脂质抗原的 TCRs。肝内 NKT 淋巴细胞在联系固有免疫和适应性免疫、抗病毒、抗细菌感染、抗肿瘤中发挥着重要作用。

肝内的大部分 NKT 淋巴细胞是 $CD4^+$ T 淋巴细胞，但与其他 T 淋巴细胞亚群相比，NKT 淋巴细胞具有独特的限制性表达的 TCR 库；传统的 $CD4^+$ T 淋巴细胞与 MHC-Ⅱ类分子呈递的抗原结合，而 NKT 淋巴细胞接受 CD1d 分子呈递的脂类抗原，NKT 淋巴细胞被激活后产生 Th1/Th2 细胞分泌的代表性促炎性细胞因子 IFN-γ 和 IL-4 等，以及表现出 NK 细胞的杀伤活性和穿孔素途径的细胞毒效应。有研究显示，给小鼠注射 NKT 淋巴细胞的配体后，可以快速地激活肝内 NKT 淋巴细胞，并能引起肝损害，而 NKT 淋巴细胞缺陷小鼠的肝损害显著降低。NKT 淋巴细胞参与了多种肝病的进展，如 NKT 淋巴细胞非特异性地参与急性乙型肝炎患者早期 HBV 的清除，加速 HBV 相关性肝纤维化的进展等。

当 HBV 感染机体时，肝脏内存在的Ⅰ型 NKT 淋巴细胞接受 CD1d 分子呈递的来源于 HBV 及亚病毒颗粒中的糖脂及磷脂类抗原而活化，发挥抗病毒效应。在病毒诱导产生的细胞因子作用下亦可间接活化 NKT 淋巴细胞。活化的 NKT 淋巴细胞通过分泌细胞因子，以及通过活化其他淋巴细胞发挥抗 HBV 作用。NKT 淋巴细胞介导的抑制病毒复制作用优于病毒抗原特异性介导的适应性免疫应答。特别是在慢性 HBV 感染过程中，由于免疫耐受的存在，在还不能成功获得 HBV 特异性 T 淋巴细胞应答的情况下，通过激活固有免疫应答来治疗 HBV 感染具有一定的应用前景。此外，激活后的 NKT 淋巴细胞亦可迅速分泌大量 Th1 型和 Th2 型细胞因子，亦在 HBV 感染肝细胞损伤中起一定作用。

有研究显示，尽管慢性乙型肝炎患者肝脏中 CD1d 分子表达增多，但 NKT 淋巴细胞的抗病毒功能随着病情发展、HBsAg 的增多而受到影响，并呈现对 α-GalCer 的低反应性。NKT 淋巴细胞在抗病毒的同时，对肝脏修复有着负面影响，同时产生 IL-4 和 IL-13，促进 HSCs 活化，诱导肝硬化的发生。所以在 HBV 感染的不同时期监控并干预 NKT 淋巴细胞有助于慢性乙型肝炎患者病情的缓解。已有研究证明，通过阻断 NKG2D 分子可以有效抑制 HBV 感染中非经典 NKT 淋巴细胞的活化，减轻肝脏损伤。

(6)γδT 淋巴细胞：γδT 淋巴细胞是 T 淋巴细胞的一个亚群，其 TCR 由 γδ 链组成，多样性较低，主要识别未被处理的多肽抗原以及 CD1 所呈递的某些非多肽抗原。αβT 淋巴细胞专一地依赖胸腺发育成熟，而 γδT 淋巴细胞能在胸腺外组织产生，如正常鼠的中枢神经系统(central nervous system，CNS)，从而推测 γδT 淋巴细胞是胸腺非依赖性的。目前的研究表明，γδT 淋巴细胞来自胎儿时期的胸腺，后来才扩展到外周组织，缺乏胎儿时期胸腺起源的 γδT 淋巴细胞的无胸腺裸鼠无法被感染肠道的大肠埃希菌诱导产生相应的 γδT 淋巴细胞，在 CNS 中增殖的 γδT 淋巴细胞也可能起源于胸腺，它在 T 淋巴细胞循环过程中选择性地定位到了 CNS，并在那里增殖。由此可见，γδT 淋巴细胞起源于胸腺并在胸腺外器官增殖。还有一些学者认为 γδT 淋巴细胞的产生有胸腺源性和肠源性两种方式，肠源性 γδT 淋巴细胞直接从骨髓迁移到小肠上皮并在那里增殖。

γδT 淋巴细胞多为 $CD4^-CD8^-$ 双阴性细胞(部分为 $CD8^+$)，在外周 T 淋巴细胞库中所占比例较少，仅占外周血成熟 T 淋巴细胞的 2%～7%，其广泛分布于皮肤和黏膜下，或存在于胸腺内。一部分 γδT 淋巴细胞表达低中水平的 CD8 分子，而 $CD4^+$ γδT 淋巴细胞非常罕见。在小鼠和鸡的肠道表皮，γδT 淋巴细胞占所有 T 淋巴细胞的 60%～80%，人类 γδT 淋巴细胞相比之下分布广泛且和 αβT 淋巴细胞共存。γδT 淋巴细胞的特殊分布似乎预示了其特殊的免疫功能。值得注意的是，肝内聚集着大量的 γδT 淋巴细胞，占肝内 T 淋巴细胞的 15%～25%，肝脏是体内 γδT 淋巴细胞最丰富的来源，在人肝内主要是一群 Vδ3 阳性的 γδT 淋巴细胞。γδT 淋巴细胞是机体非特异性免疫防御的重要组成部分，尤其在皮肤黏膜局部及肝脏抗感染免疫中发挥重要作用，也参与机体免疫监视及免疫自稳。在功能发挥方式上，γδT 淋巴细胞有 Th 细胞和 CTL 的双重细胞效应，它可在不同性质的微生物抗原刺激下，分泌 Th1 型和 Th2 型细胞因子，直接识别靶细胞表面抗原后产生细胞毒效应。

在病毒性肝炎患者肝脏中，研究者发现 γδT 淋巴细胞水平上升。有研究显示病毒性肝炎患者肝内有大量的 γδT 淋巴细胞浸润，其亚型主要为 Vδ1 和 Vγ9Vδ2 T 淋巴细胞，而正常肝脏不表达 γδT 淋巴细胞。γδT 淋巴细胞可能在对抗病毒和细菌感染以及对抗肿瘤形成的天然防御中发挥重要作用。因此，肝内上升的 γδT 淋巴细胞水平也可能在对抗病原体和转化细胞的天然防御中发挥重要作用。但在慢性 HBV 感染时，患者 Vδ2T 淋巴细胞频率降低，杀伤功能降低，分泌 IFN-γ 水平降低。在乙型肝炎相关慢加急性肝衰竭(HBV-ACLF)患者中观察到 γδT 淋巴细胞频率降低，但杀伤活性和分泌细胞因子的能力显著增加，提示 γδT 淋巴细胞可能参与了肝损伤过程。在长期 HBV 感染过程中 γδT 淋巴细胞也会发挥免疫负调节功能，促进髓系来源的抑制细胞(myeloid-derived suppressor cells，MDSCs)的免疫抑制功能，参与慢性乙型肝炎 $CD8^+$ T 淋巴细胞耗竭的过程。

(7)黏膜相关恒定 T 细胞(mucosal associated invariant T cell,MAIT 细胞):1993 年,科学家在人外周血中发现了一类表达 TRAV1-2 和 TRAJ33 的 T 淋巴细胞,其在肠道黏膜中大量分布,故被称作黏膜相关恒定 T 细胞。MAIT 细胞不具有常规 T 淋巴细胞表面多态性的 TCR,识别 APC 表面的非多态性 MHC-Ⅰ类相关蛋白 MR1,故被划分为固有免疫细胞。MAIT 细胞有 TCR 依赖方式和 TCR 非依赖方式这两种激活方式:TCR 依赖方式,即 APC 通过 MR1 和抗原复合物结合 MAIT 细胞表面的 TCR,同时 CD80、CD40 结合 CD28 和 CD40L 并激活第二信号使得 MAIT 细胞被激活;而 TCR 非依赖方式是病毒或 LPS 结合 APC 表面 TLRs 后激活相关通路,使得 APC 分泌大量 IL-12 和 IL-18,激活 MAIT 细胞。活化后的 MAIT 细胞能分泌 TNF、IFN-γ 和 IL-17,并发挥细胞杀伤作用参与炎症反应。

HBV 感染患者的外周血中 MAIT 细胞数量与正常人相比没有显著性差异,但是其活化标志表达升高,提示 MAIT 细胞具有抗 HBV 效应。然而在长期 HBV 感染患者中 MAIT 细胞表面 PD-1 表达水平显著升高,更容易发生程序性细胞死亡,其杀伤功能亦受到影响,同时表达 CTLA-4,使 MAIT 细胞发挥免疫抑制作用。

2)在肝脏定居的固有免疫细胞

肝脏不仅是代谢器官,也是重要的免疫器官。大部分免疫相关的蛋白质由肝细胞产生,同时多种在肝脏定居的免疫细胞(如 Kupffer 细胞、肝脏固有 NK 细胞和 HSCs)能在肝脏中独立发育。在肝脏定居的固有免疫细胞是肝脏免疫微环境的重要组成部分(图 5-2)。肝脏在执行代谢任务时可产生大量中间产物和副产物,这些物质都是潜在的抗原,遇到免疫细胞容易发生炎症反应。所以大部分在肝脏定居的免疫细胞在生理条件下偏向于发挥免疫负性调节、维持免疫平衡的作用。而在肝脏感染及癌症患者肝脏中定居的免疫细胞亦可以通过吞噬、分泌炎性细胞因子、表达炎性分子促进抗病原微生物和肿瘤免疫,保护肝脏细胞免受侵害。

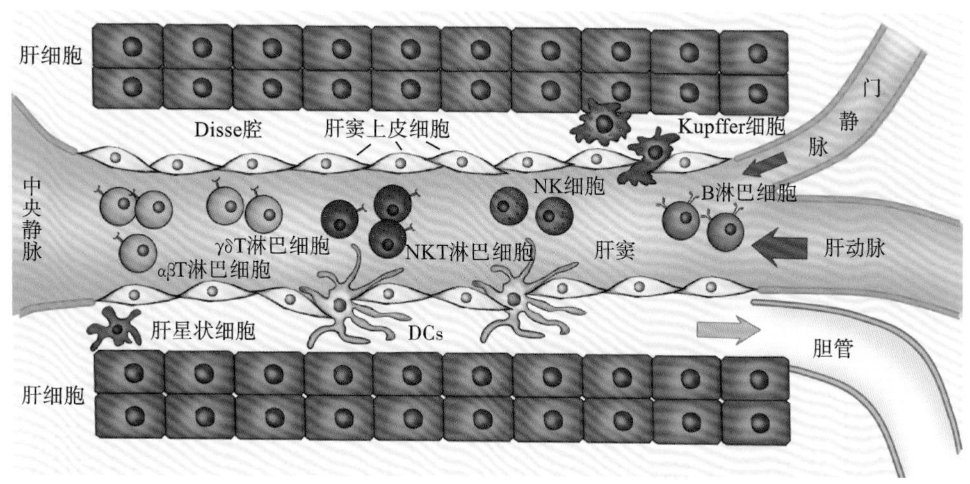

图 5-2　肝脏免疫微环境

(1)Kupffer 细胞:1876 年德国解剖学家 Karl Wilhelm von Kupffer 发现肝脏中有一类特殊形状细胞,该细胞后被命名为 Kupffer 细胞。Kupffer 细胞是在肝脏中定居的巨噬细胞,数量占人体所有组织巨噬细胞的 80%～90%。Kupffer 细胞在胚胎时期由卵黄囊特异性祖细胞分化而来,之后存在于肝脏中,现在研究认为,人体中的 Kupffer 细胞来源有肝脏原有 Kupffer 细胞的复制与髓系单核细胞迁移分化两种。在小鼠中,集落刺激因子-1(colony-stimulating factor-1,CSF-1)参与卵黄囊细胞分化为 Kupffer 细胞的过程。而在 Th2 细胞大量存在的抗病原微生物反应中,Kupffer 细胞主要依靠肝内自我复制而非外来分化维持数量。Kupffer 细胞高表达 TLRs、NLRs 等 PRRs,其结合 PAMPs 和 DAMPs 后激活 MyD88、TRAF3、炎性小体等下游通路从而发挥炎性作用。

人的 Kupffer 细胞标志为 $CD14^{+}$ $HLA\text{-}DR^{+}$ $HLA\text{-}ABC^{+}$ $CD86^{+}$ $DC\text{-}SIGN^{+}$，并低表达 CD1b、CD40 和 CD83；而小鼠 Kupffer 细胞标志为 $CD68^{+}$ $F4/80^{+}$ $CD11b^{low}$。Kupffer 细胞在不同刺激下也可以分化为 M1 和 M2 两个亚群。

HBV 感染能够活化 Kupffer 细胞。有研究表明 HBsAg 在体内和体外能有效刺激 Kupffer 细胞，尽管其表型没有显著性变化，但是炎性细胞因子的表达上升，从而促进 NK 细胞 CD69 与 IFN-γ 的表达。而在炎症消退期，Kupffer 细胞参与组织修复过程，通过 SRs 清除死亡的肝细胞，避免其进一步发生坏死相关的过程而分泌 HMGB1 等危险信号加重炎症反应。然而在 HBV 长期持续感染的过程中，Kupffer 细胞分泌 IL-10，抑制免疫、促进组织修复的同时帮助 HBV 逃避免疫监视。所以 Kupffer 细胞在 HBV 感染中发挥着复杂的作用，如何在正确的时间干预 Kupffer 细胞的相关免疫功能对乙型肝炎治疗与监控极其重要。

(2)肝脏定居自然杀伤细胞(liver-resident NK cell，LrNK cell)：NK 细胞在 19 世纪 70 年代被发现，然而一直没有科学家发现组织定居 NK 细胞，直到 2012 年 Gordon 等在肝脏中偶然发现大量的未成熟 NK 细胞，这才开启了人们对组织定居 NK 细胞的认识。LrNK 细胞是组织定居 NK 细胞中重要的组成部分，其来源与常规 NK(conventional NK，cNK)细胞有很大区别。造血干细胞(hematopoietic stem cells，HSCs)发育成 CLPs，在核因子 IL-3(nuclear factor IL-3，NFIL3)的诱导下分化为共同天然淋巴细胞前体(CILPs)，而后在不同的环境中分化为 NK 前体细胞(NK cell progenitors，NKPs)和共同辅助样天然淋巴细胞前体(CHILPs)。cNK 细胞来源于 NKPs，而 LrNK 细胞来源于 CHILPs。

在小鼠中，LrNK 细胞的特征标志是 CD49a，这是 cNK 细胞所不具有的。然而在人体中，LrNK 细胞标志存在争议。在肝实质中的 LrNK 细胞表达 CD49a，低表达 CCR6，而肝窦中的 LrNK 细胞高表达核因子 Eomes 和 CCR6。LrNK 细胞在肝病中发挥的免疫学作用具有两面性：相比于 cNK 细胞，LrNK 细胞分泌炎性细胞因子(如 IFN-γ、TNF-α 和 GM-CSF)的水平更高，促炎能力更强；而 LrNK 细胞表面高表达 TRAIL、NKG2A 等分子，从而抑制抗病原微生物特异性的 $CD8^{+}$ T 淋巴细胞的功能。LrNK 细胞在 HBV 感染中的具体作用仍在研究之中。

(3)肝星状细胞(hepatic stellate cells，HSCs)：HSCs 是定居于肝脏中的间叶细胞，具有成纤维细胞和周皮细胞的特点。HSCs 常分布于 Disse 腔中，呈梭形或多边形，表达结蛋白等特征分子。HSCs 被认为是参与形成肝纤维化的重要细胞：当受到危险信号或者炎性刺激后，HSCs 由静止型变为激活型，细胞内部 α 平滑肌肌动蛋白(α smooth muscle actin，α-SMA)大量合成，并产生促进增殖、纤维化的蛋白，参与炎症反应和肝纤维化过程。

多种因素可导致 HSCs 活化。在 HBV 和 HCV 感染中，免疫细胞杀伤受感染的肝细胞和上皮细胞释放一系列炎症因子，如 CCL2、CCL21、IL-8、IL-17、IL-22 等，同时凋亡或坏死的靶细胞释放大量 DAMPs，这些因子都能强烈刺激静息状态下的 HSCs。细胞外基质的环境改变也能影响 HSCs 的状态：在肝病进展过程中，当细胞外基质成分由Ⅳ型胶原酶、肝素蛋白多糖和层黏蛋白转变为Ⅰ型胶原酶和Ⅲ型胶原酶时，HSCs 内整合素通路被激活。肝脏免疫细胞的变化也可影响 HSCs 的活化状态：炎性条件下巨噬细胞增多，分泌的半乳糖凝集素 3 能够激活静息状态的 HSCs，同时 Th17 细胞增多，使局部 IL-17 水平升高，通过 HSCs 表面的 IL-17R 激活 STAT 通路，促使 HSCs 发挥炎性作用。

在慢性乙型肝炎患者中，活化的 HSCs 促进炎症持续存在，在一定程度上抑制 HBV 的复制。通过 TLR-3 的刺激，HSCs 内干扰素相关基因表达升高，Ⅰ型干扰素表达增多，HBV 复制受到抑制。另一方面，HSCs 能诱导局部产生较多的 Th17 细胞，而 Th17 分泌 IL-17 促进其活化，形成的正反馈加重肝纤维化病情。活化的 HSCs 与 HBV 感染局部的 Treg 增多、NK 细胞抗病毒能力受损有关。在 HBV 相关肝纤维化和肝癌中，将 HSCs 作为靶细胞干预来缓解病情是现在肝病学研究的热点方向。

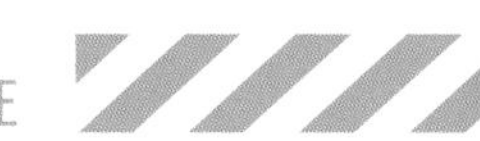

(4)肝窦内皮细胞(liver sinusoidal endothelial cells,LSECs):LSECs是肝脏非实质细胞的主要细胞群,构成肝窦壁,参与形成缺乏基膜的毛细血管结构。LSECs通过SRs、MRs、FcγRⅡb2发挥胞饮作用,清理血管中有害大分子及小颗粒,是保护肝脏的一道重要的屏障。

LSECs是肝内重要的免疫细胞,通过识别病毒DNA和相关抗原LSECs能快速胞饮病毒颗粒。研究发现,进入肝脏的腺病毒有90%被LSECs清除。LPS、高密度脂蛋白连接的LPS以及抗原-抗体复合物在肝窦中也能被LSECs清除,从而净化肝脏微环境,避免产生次生炎症反应。现已知LSECs表达TLR-2、TLR-3、TLR-4、TLR-6、TLR-8、TLR-9等TLRs与NLRP1、NLRP3、AIM等炎症小体,在PAMPs刺激下通过上述PRRs激活下游通路,分泌炎性细胞因子发挥天然免疫功能。此外,LSECs具备专职APC表达的各类第二信号分子,如CD80、CD86,可以通过呈递抗原,激活IL-6相关通路,使初始$CD8^+$ T淋巴细胞活化,促进Th0细胞分化为各类Th细胞,增强肝脏微环境中的特异性免疫。LSECs也可以呈递自身抗原、口服抗原,通过B7-H1与PD-L1等分子诱导初始$CD8^+$ T淋巴细胞的耐受,维持肝脏免疫平衡。

在肝病进展过程中,LSECs扮演着重要的角色。在肝脏炎症发展时期,一系列趋化因子诱使单核细胞、中性粒细胞和T淋巴细胞进入肝窦,LSECs通过选择素依赖的过程发生变形,让趋化而来的免疫细胞通过肝窦进入肝脏。而LSECs表达的CXCL1能与中性粒细胞形成的NETs结合,引起微血管凝血,诱导产生门静脉高压。LSECs也参与肝纤维化的形成,DDL4分子被发现是抑制纤维化加重的重要因素。而在慢加急性肝衰竭的进程中,LSECs的功能被严重破坏,导致肝脏屏障严重受损,大量有害物质进入肝脏实质,进一步加剧肝脏损伤。

LSECs能有效清除肝窦中的病毒颗粒,所以推测LSECs在HBV感染进程中有重要的抗病毒作用,具体现象与机制还需要进一步研究。

三、肝内适应性免疫

适应性免疫(adaptive immunity)亦称为获得性免疫(acquired immunity)或特异性免疫(specific immunity),因个体接触特定抗原而产生,仅针对该特定抗原发生反应。此类免疫主要由可特异性识别抗原的淋巴细胞(即T淋巴细胞和B淋巴细胞)所承担,其特点是个体后天获得,具有特异性(specificity)、多样性(diversity)、记忆性(memory)和耐受性(tolerance)。

通常肝脏可通过Kupffer细胞、肝窦内皮细胞和肝星状细胞清除血流中的病原体,因此,正常情况下肝细胞不会接触到病原体。但嗜肝性病毒如HBV似乎可以打破这种"规律",因为极少量HBV颗粒就可以导致肝细胞感染,且HBV的核衣壳可以被Kupffer细胞表达的TLR-2识别,但在某些情况下,TLR-2被激活后并不产生Ⅰ型IFN,而是产生IL-10。由此可见,HBV可通过少量的病毒颗粒高效地感染肝细胞,并且能导致Ⅰ型IFN分泌减少和IL-10分泌增加,使肝内的固有免疫防线失守,从而不能有效地清除病毒。

如果肝内固有免疫在清除HBV的过程中存在缺陷,那么这项艰巨的任务似乎要交给肝内适应性免疫。适应性免疫主要是指机体的T淋巴细胞和B淋巴细胞接触抗原刺激后发生的特异性细胞免疫和体液免疫反应。T淋巴细胞识别并结合抗原呈递细胞(antigen presenting cell,APC)呈递的抗原,分化为效应性$CD4^+$ T淋巴细胞和$CD8^+$ T淋巴细胞,发挥细胞免疫效应。B淋巴细胞受到抗原等刺激后产生并分泌抗体发挥体液免疫效应。T淋巴细胞和B淋巴细胞遇到相同抗原再次入侵后,会启动更快捷、高效的免疫反应。可见,适应性免疫区别于固有免疫主要在于其接受抗原刺激后具有特异性、多样性和记忆性。

T淋巴细胞和B淋巴细胞在免疫系统中的作用有所不同。负责细胞免疫的T淋巴细胞表面表达的T淋巴细胞抗原识别受体(TCRs),不仅识别APC呈递的抗原肽分子,还要识别与抗原肽结合的MHC分子类型,即T淋巴细胞的双识别,其中$CD4^+$ T淋巴细胞识别MHC-Ⅱ类分子-抗原肽复合物,$CD8^+$ T淋巴细胞识别MHC-Ⅰ类分子-抗原肽复合物。MHC-Ⅱ类分子的表达谱较MHC-Ⅰ类分子窄，主要表达在专职的APC表面上，如树突状细胞、巨噬细胞和B淋巴细胞等；效应性$CD8^+$ T淋巴细胞是细胞毒性T淋巴细胞，主要执行抗病毒感染和杀伤病毒感染靶细胞等功能，而$CD4^+$ T淋巴细胞主要通过分泌各种细胞因子执行免疫效应和调控其他免疫细胞的功能。B淋巴细胞可以直接识别可溶性抗原或病原体表面的抗原，在$CD4^+$ T淋巴细胞辅助下产生抗体，发挥体液免疫功能。

正常情况下，肝内淋巴细胞的组成与外周血有一定的区别。在外周血中，表达αβ链TCR的T淋巴细胞(αβT淋巴细胞)占绝大多数，B淋巴细胞约占10%、NK细胞占10%～15%，另外还有少量的其他淋巴细胞亚群；而在肝内，αβT淋巴细胞数量较少，B淋巴细胞占5%～10%，NK细胞占20%～30%。此外，在外周血中较少出现的淋巴细胞亚群亦可在肝内富集，如表达γδ链TCR的T淋巴细胞(γδT淋巴细胞)，以及同时表达αβ链TCR和NK细胞表面标志的NKT淋巴细胞等，人肝内淋巴细胞亚群见表5-2，通过适当的标记组合和流式细胞仪的光散射特性可以鉴定亚群和总淋巴细胞。然而，这种肝内和外周血淋巴细胞亚群组成差异的相关生物学机制并未完全阐明。下面就肝内淋巴细胞组成及其发挥的主要作用做简要介绍(图5-3)。

表5-2 人肝内淋巴细胞亚群

淋巴细胞亚群	非病变肝脏中频率/(%)
$CD8^+$ αβT淋巴细胞	15～30
$CD4^+$ αβT淋巴细胞	5～15
$CD4^-CD8^-$ αβT淋巴细胞	1～5
B淋巴细胞	5～10
$IFN\gamma^+CD4^+$效应T淋巴细胞	50～60(总T淋巴细胞内)
$IL\text{-}4^+CD4^+$效应T淋巴细胞	3～5(总T淋巴细胞内)
传统$CD4^+$ αβ TCR NKT淋巴细胞	12
非传统$CD8^+$和(或)γδ TCR NKT淋巴细胞	8
NK细胞	25～30
γδT淋巴细胞	8～15
$c\text{-}kit^+$细胞	<1

1. $CD4^+$ T淋巴细胞

$CD4^+$ T淋巴细胞的TCR识别抗原呈递细胞表面的MHC-Ⅱ类分子-抗原肽复合物，激活后主要通过分泌多种细胞因子而发挥效应。在外周血中，$CD4^+$ T淋巴细胞和$CD8^+$ T淋巴细胞的比值约为2∶1，在正常肝组织中，这种比例却恰恰相反，为1∶2.5。初始$CD4^+$ T淋巴细胞与APC的MHC-Ⅱ分子呈递的抗原有效结合，并在CD28等共刺激分子的作用下，发生活化、增殖，成为效应性$CD4^+$ T淋巴细胞。效应性$CD4^+$ T淋巴细胞分泌各种细胞因子，发挥相应的生物学效应。根据效应性$CD4^+$ T淋巴细胞分泌细胞因子的不同，传统上可将其分为Th1细胞和Th2细胞，但随着近年来研究的不断深入，人们发现一类具有负向免疫调节作用的调节性T淋巴细胞(Treg细胞)，以及Th17和Tfh等细胞亚群。

(1)Th1细胞：Th1细胞主要产生大量的IFN-γ、TNF-α和IL-2，在介导机体清除细胞内病原体方面发挥重要作用。IFN-γ、IL-12是促进Th0细胞向Th1细胞分化的关键因子，IFN-γ具有增加APC呈递抗原并正反馈促进Th1细胞分化的作用，并通过多种机制发挥抗感染作用。TNF-α具有诱导大量细胞因子和趋化因子表达从而激活巨噬细胞和增强炎症反应的效应。IFN-γ和TNF-α对肝细胞损伤和肝脏炎症具有联合促进作用。IL-2又名T淋巴细胞生长因

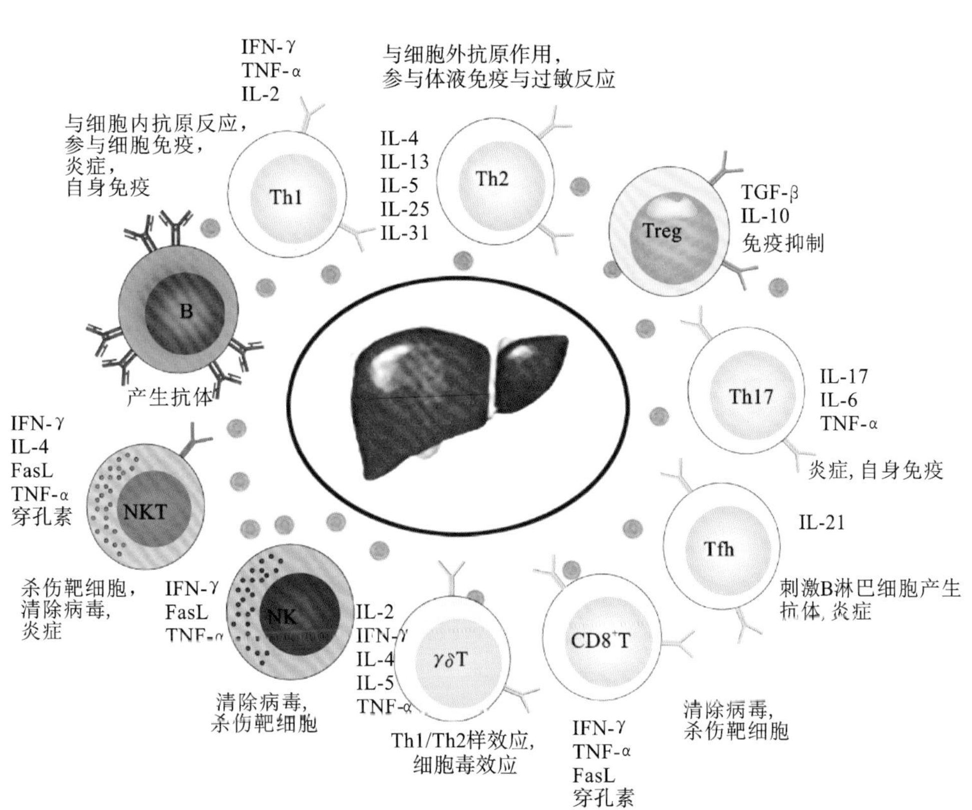

图 5-3 肝内淋巴细胞组成及其作用

子，是所有 T 淋巴细胞亚群的生长因子，并可促进活化 B 淋巴细胞增殖，故为调控免疫应答的重要因子。有研究显示，自身免疫性肝炎患者肝穿刺活检标本中有大量的 Th1 细胞浸润，Th1 细胞产生大量的 IFN-γ 和 TNF-α，导致肝脏炎症损害。体外实验亦证明，IFN-γ 和 TNF-α 参与肝脏的炎症反应、肝细胞损伤。此外，细胞模型证明 TNF-α 还具有肝细胞毒性损伤作用，TNF-α不仅参与自身免疫性肝炎和酒精肝的病理学改变，还参与肝癌的发病，且 TNF-α 水平降低后，能够抑制致癌物质诱导的大鼠肝癌的发生。

(2)Th2 细胞：Th2 细胞主要产生 IL-4、IL-5、IL-6、IL-10、IL-13、IL-25 等细胞因子，IL-4 是诱导 Th2 细胞分化的关键因子。IL-4 能诱导 B 淋巴细胞产生 IgE 型抗体，调节免疫球蛋白类型转换，促进 T 淋巴细胞增殖和正反馈，促进初始 T 淋巴细胞向 Th2 细胞分化。Th2 细胞在介导机体清除细胞外寄生虫过程中非常关键，也是引起机体哮喘以及其他过敏性疾病的主要细胞。在肝内，Th2 细胞是参与血吸虫感染所引起的免疫反应的主要免疫细胞。血吸虫感染可引起强烈的肉芽肿反应，从而导致肝纤维化，早期的肉芽肿形成与 Th1 细胞有关，但很快转化为 Th2 细胞。Th2 细胞在寄生虫感染的初期起到保护性作用，同样由 Th2 细胞分泌的细胞因子最终却可导致肝纤维化和门静脉高压。研究发现 Th2 细胞分泌的细胞因子 IL-4 和 IL-13 在寄生虫感染中起到的作用明显不同，前者对生存有利，而后者相反。体外实验发现，IL-13 缺陷小鼠在发生寄生虫感染时，肝纤维化发生率显著降低，生存率显著提高；相反，IL-4 缺陷小鼠肝细胞损伤和死亡率显著提高。在小鼠体内用可溶性抑制剂阻断 IL-13 的合成可以有效地阻止寄生虫感染引起的肝纤维化，研究发现 IL-13 可以诱导成纤维细胞的胶原合成。

(3)调节性 T 淋巴细胞(Treg 细胞)：Treg 细胞分为天然 Treg(natural Treg，nTreg)细胞和诱导型 Treg(inducible Treg，iTreg)细胞。前者组成性高表达 CD25(IL-2 受体的 α 链)和转录因子 Foxp3，同时表达胸腺来源标志 Helios 和细胞因子 IL-35，而后者不表达 IL-35。Treg 细胞占正常人外周血 $CD4^+$ T 淋巴细胞总数的 5%～10%，是机体最重要的免疫调节细胞。此类细胞具有天然的免疫抑制作用，可抑制 $CD4^{+}$ 或 $CD8^{+}$ T 淋巴细胞活化、增殖，并能抑制初始 T 淋巴细胞和记忆性 T 淋巴细胞的功能。

Treg 细胞在肝内具有抑制免疫反应、炎症和免疫损伤，促进肿瘤生长等功能；这些作用主要通过细胞接触和分泌抑制性细胞因子 IL-10 和 TGF-β1 抑制其他 T 淋巴细胞的增殖和功能来实现。有研究显示，在急性肝炎发病初期，较低的 Treg 细胞数量有利于特异性细胞免疫反应对病毒的清除，而恢复期 Treg 细胞数量的增加则有利于抑制炎症反应对肝组织的损伤。慢性乙型肝炎患者外周血 Treg 细胞频率明显高于急性乙型肝炎患者，肝内 Treg 细胞频率也显著增加，且外周血 Treg 细胞频率与病毒载量呈正相关。慢性乙型重型肝炎患者 Treg 细胞在外周血和肝内的频率都显著降低，免疫组织化学染色显示肝组织中 $CD8^{+}$ T 淋巴细胞数量也明显升高，表明慢性乙型重型肝炎患者肝脏存在较强的免疫反应，Treg 细胞浸润肝脏可能有利于维持肝脏免疫平衡，减少损伤。同时 Treg 细胞也能促进 HBV 逃避宿主免疫监视，降低 HBV 特异性 $CD8^{+}$ T 淋巴细胞的数量。在乙型肝炎相关肝癌患者中，肿瘤内比肿瘤外有更多的 Treg 细胞浸润。体外实验显示患者的 Treg 细胞能显著抑制 $CD8^{+}$ T 淋巴细胞的各种免疫功能。更重要的是，外周血和肿瘤内的 Treg 细胞水平不仅与肿瘤分级密切相关，还能预示患者生存期的长短。诱导型调节性 T 淋巴细胞在抗原诱导下生成，包括以下几种：Tr1 细胞，多为 $CD4^{+}$ T 淋巴细胞在抗原刺激和 IL-10 诱导下生成，能表达高水平 IL-10 及中等水平 TGF-β、IFN-γ、IL-5 等，其中 IL-10 在免疫负调节中发挥主要作用；Th3 细胞，在机体口服低剂量抗原后，可刺激机体产生 TGF-β、IL-4、IL-10 等细胞因子，进而诱导 $CD4^{+}$ Th0 细胞分化为 Th3 细胞，其主要分泌 TGF-β，对 Th1 细胞和 Th2 细胞均有抑制作用。

(4)Th17 细胞：Th17 细胞是 2005 年被发现的一种新型的 $CD4^{+}$ T 淋巴细胞亚群，其表达的细胞因子、生物学功能、分化过程等不同于 Th1、Th2 细胞。Th17 细胞可分泌 IL-17A、IL-17F、IL-6、TNF-α、IL-21 和 IL-22 等细胞因子。由于 Th17 细胞产生大量的 IL-17A，因此绝大多数 Th17 细胞介导的免疫效应是通过 IL-17A 完成的，其主要效应是促进炎症反应和加剧免疫损伤，在慢性感染和自身免疫性疾病的发生、发展中起重要作用。研究证明，慢性乙型肝炎患者外周血单个核细胞中 Th17 细胞的数量显著高于正常对照组，且其比例与 ALT 水平、病毒载量呈正相关；此外，Th17 细胞的比例在慢加急性肝衰竭患者外周血中进一步升高。重要的是，慢性乙型肝炎患者肝脏中有大量 Th17 细胞浸润，且与肝脏病理分级呈显著正相关，这些发现提示 Th17 细胞与肝损害有关。体外实验发现 Th17 细胞的主要效应因子 IL-17 能激活单核细胞和髓样树突状细胞，并能促进两者分泌大量的促炎性细胞因子，而且在患者血浆中，与 Th17 细胞相关的细胞因子水平显著升高。此外，Th17 细胞分泌的 IL-17 参与激活 HSCs，诱导产生更多的促纤维化细胞因子 TGF-β，激活胶原合成，加速上皮间充质化，在慢性肝炎向肝纤维化和肝癌发展的过程中起到推进作用。有研究发现 TLR-2 受体的激活能增加 Th17 细胞的活性，加重 HBV 相关慢加急性肝衰竭患者的病情，提示可以通过抑制 TLR-2 受体减弱 Th17 细胞的炎性作用，缓解病情。

(5)滤泡辅助性 T 淋巴细胞(Tfh 细胞)：Tfh 细胞表型为 $CXCR5^{+}$ $ICOS^{+}$ $CD40L^{+}$，可分泌 IL-21、IL-10、IL-4 和低水平 IFN-γ，是不同于 Th1、Th2、Th17 细胞的一类 $CD4^{+}$ T 淋巴细胞亚群。目前认为，Tfh 细胞是促进 B 淋巴细胞增殖、分化以及免疫球蛋白类别转换，辅助 B 淋巴细胞产生抗体的关键 T 淋巴细胞亚群，Tfh 细胞作用的主要靶细胞是 B2 淋巴细胞，也就是通常认为的 B 淋巴细胞。初始 T 淋巴细胞在 IL-6 和 IL-21 的作用下，发生表型转变，变为 $CD4^{+}$ $CXCR5^{+}$ $ICOS^{high}$ $CD40L^{high}$ 细胞，这类细胞直接与 B 淋巴细胞接触并分泌 IL-21，刺激 B 淋巴细胞分泌抗体。有研究表明 HBV 转基因小鼠的肝内可以检测到 Tfh 细胞，而且频率高于正常对照的野生型小鼠；在慢性乙型肝炎患者的研究中发现，免疫清除期患者 Tfh 细胞的频率比免疫耐受期和正常对照组的高，而且免疫清除期患者 Tfh 细胞的频率与 ALT 水平呈正相关。而

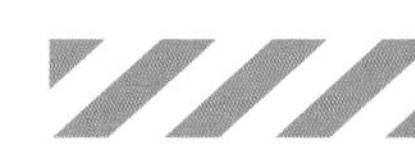

HBV能够诱导B淋巴细胞表面的抑制性受体FcRL5的表达，使得Tfh细胞与B淋巴细胞的刺激通路被抑制，从而逃避体液免疫。关于Tfh细胞在肝脏特别是肝病中的作用还有待进一步研究。

2. CD8⁺T淋巴细胞

CD8⁺T淋巴细胞是T淋巴细胞的重要亚群，是一类具有杀伤活性的效应细胞，其TCR识别靶细胞，如病毒感染细胞、肿瘤细胞等表面的MHC-Ⅰ类分子-抗原肽复合物后，发挥效应细胞作用清除细胞内病原体特别是病毒，如HBV、HCV。效应性CD8⁺T淋巴细胞可以通过多种途径清除病毒和杀伤靶细胞，如通过诱导细胞程序性死亡、利用细胞表面的效应分子FasL以及通过穿孔素颗粒酶途径杀伤靶细胞。在正常肝脏、慢性乙型肝炎患者和肝癌患者的肝脏都可检测到CD8⁺T淋巴细胞；此外，CD8⁺T淋巴细胞可以通过分泌IFN-γ和TNF-α抑制肝细胞内HBV和HCV的复制。

在急性乙型肝炎早期，CD8⁺T淋巴细胞作为效应细胞发挥着重要作用，随着HBV被逐渐控制，CD8⁺T淋巴细胞演变为记忆性T淋巴细胞。急、慢性乙型肝炎患者HBV特异性的CD8⁺T淋巴细胞的功能特点如图5-4所示。但越来越多的证据显示，CD8⁺T淋巴细胞在部分早期急性乙型肝炎机体中处于功能迟钝状态，其细胞程序死亡受体1(programmed death 1 receptor，PD-1)的表达可能是导致急性乙型肝炎和HBV转基因小鼠CD8⁺T淋巴细胞功能抑制的原因。CD8⁺T淋巴细胞PD-1表达上调对急性乙型肝炎患者不利，延迟上调表达2周还可导致急性HBV感染者发生急性肝衰竭。

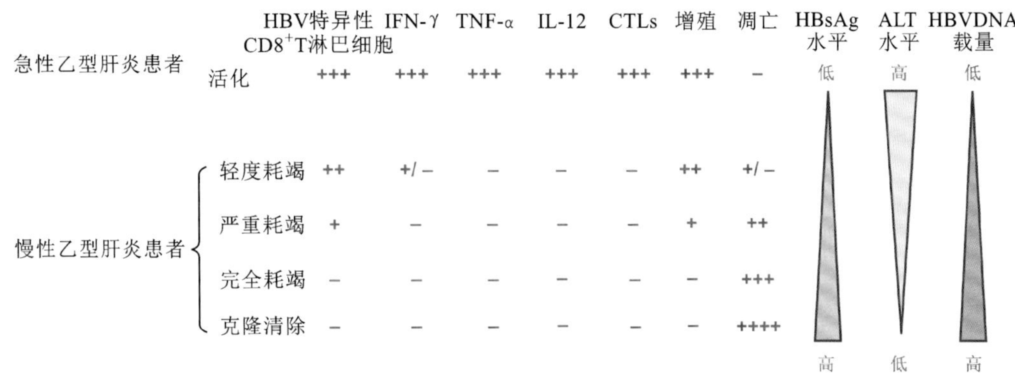

图5-4　急、慢性乙型肝炎患者HBV特异性T淋巴细胞的功能特点

在急性乙型肝炎患者中，HBV特异性的CD8⁺T淋巴细胞频率和活化程度高，增殖、杀伤能力和细胞因子分泌能力强，因此能够较好地清除HBV；在慢性乙型肝炎患者中，HBV特异性的CD8⁺T淋巴细胞出现不同程度的功能耗竭，导致HBV不能被清除，HBV抗原水平、ALT水平和HBV DNA载量呈现不同程度的改变。

HBV特异性的CD8⁺T淋巴细胞耗竭是慢性乙型肝炎患者的重要特征，如不能分泌IFN-γ、抗原刺激后不能增殖以及细胞毒性功能缺失等。实验表明：将HBV肝内复制的小鼠CD8⁺T淋巴细胞过继到正常小鼠中后，其增殖能力和功能得到恢复，但是仍然显著弱于正常的CD8⁺T淋巴细胞，这提示HBV特异性的CD8⁺T淋巴细胞的耗竭可能改变了其基因和表型，导致功能的不可逆变化。上述结论在慢性乙型肝炎患者中也得到了论证。慢性感染患者中CD8⁺T淋巴细胞耗竭的机制较为复杂，免疫检查点分子尤其是PD-1高表达于CD8⁺T淋巴细胞表面是CD8⁺T淋巴细胞耗竭较为重要的原因，通过免疫检查点抗体干预可能增强慢性肝炎患者中CD8⁺T淋巴细胞的功能。另外抑制性细胞因子、转录组学变化和PI3K/AKT/mTOR信号通路的改变也可能促进CD8⁺T淋巴细胞的耗竭。

由于T淋巴细胞的TCR基因在胸腺发育中发生重排，导致TCR存在多样性，这是适应性免疫的基础。在抗HBV免疫中，同样存在能特异性结合HBV蛋白和核酸不同部分的CD8⁺T

淋巴细胞,这就形成了抗 HBV 特异性 $CD8^+$ T 淋巴细胞的多样性,对于对抗 HBV 逃避免疫监视极其重要。HBV 抗原在微环境中的不同浓度导致了相应特异性 $CD8^+$ T 淋巴细胞的数量差异,如 HBcAg 多于聚合酶,抗 HBcAg 的 $CD8^+$ T 淋巴细胞数量偏多。病毒载量不同,呈递抗原的细胞不同:高病毒载量时一般为专职 APCs(如 DCs)呈递 HBV 抗原,刺激 $CD8^+$ T 淋巴细胞能力强;而低病毒载量时呈递抗原一般由受感染的肝细胞完成,刺激 $CD8^+$ T 淋巴细胞能力较弱。通过分析不同特异性 $CD8^+$ T 淋巴细胞的数量和能力,体外构建针对不同抗原的特异性 $CD8^+$ T 淋巴细胞用于治疗,从而增强抗 HBV 免疫;也可以通过分析和筛选出免疫功能强的特异性 $CD8^+$ T 淋巴细胞的抗原,利用这些抗原制备更为高效的乙肝疫苗。

HBV 感染微环境中复杂的蛋白分子能影响 $CD8^+$ T 淋巴细胞的活性。最新研究表明膜型 CD100 在基质金属蛋白酶(matrix metalloproteinase,MMP)2 和 MMP9 的作用下可以转变为分泌型 CD100,通过结合 LESCs 表面的 CD72 激活 LESCs,从而激活 $CD8^+$ T 淋巴细胞;在慢性乙型肝炎患者中,MMP2 和分泌型 CD100 水平下降,这可能是导致 $CD8^+$ T 淋巴细胞功能低下的一个原因。另外有研究发现 IL-21 可以激活 HBV 感染机体中 $CD8^+$ T 淋巴细胞,增强其抗感染效应。

不同类型的 $CD8^+$ T 淋巴细胞在 HBV 感染机体中发挥的作用存在差异。常规 $CD8^+$ T 淋巴细胞表达接受 B7 分子刺激的 CD28 分子,然而 $CD28^-$ $CD8^+$ T 淋巴细胞展现出了远强于 $CD28^+$ $CD8^+$ T 淋巴细胞的细胞毒性。在慢性乙型肝炎病程中,$CD28^-$ $CD8^+$ T 淋巴细胞可以通过 NKG2D 共刺激,活化后高表达炎性分子 IFN-γ、TNF-α 杀伤分子穿孔素、颗粒酶 B,对感染 HBV 的肝细胞具有很高的杀伤效率,同时过高的杀伤能力也使其成为肝脏损伤的原因之一。同样作为高杀伤效率的 $CXCR5^+$ $CD8^+$ T 淋巴细胞在有效发挥抗病毒作用的同时不过度活化,避免了肝脏炎症损伤。$CXCR5^+$ $CD8^+$ T 淋巴细胞位于滤泡间区,表达滤泡标志 $CXCR5^+$,低表达初始 $CD8^+$ T 淋巴细胞表面 CCR7 标志,促进 B 淋巴细胞的抗原呈递。在炎性刺激下 $CXCR5^+$ $CD8^+$ T 淋巴细胞可以迁移到各淋巴结和炎症局部,发挥炎性效应。最近有研究证明,CXCL13 是趋化 $CXCR5^+$ $CD8^+$ T 淋巴细胞,使其发挥抗 HBV 作用的重要趋化因子,而 $CXCR5^+$ $CD8^+$ T 淋巴细胞在发生慢性肝炎的肝脏局部不易受外界抑制性分子影响,不易发生功能耗竭。

3. B 淋巴细胞

B 淋巴细胞来源于骨髓,分布在脾、淋巴结和各器官局部,主要作用是分泌特异性抗体来中和抗原,并由抗体介导一系列杀伤作用,保护机体免受外来病原微生物的侵害,同时还能呈递抗原,刺激 T 淋巴细胞活化。2010 年以前 B 淋巴细胞和 HBV 的关系研究并未得到重视,但随着对抗 HBV 特异性抗体的深入研究,B 淋巴细胞在 HBV 感染研究中的地位逐渐上升。

抗 HBsAg 抗体是抗 HBV 的重要标志蛋白,由 B 淋巴细胞分泌,但是外周血中高浓度的抗 HBsAg 抗体会诱导免疫耐受。合理降低分泌此抗体的 B 淋巴细胞丰度可以有效增强抗 HBV 免疫。当然 B 淋巴细胞数量正常的情况下有利于清除病毒,这有赖于 B 淋巴细胞分化为浆细胞的过程。但是慢性乙型肝炎病程中 B 淋巴细胞表面表达 PD-1、CD22 等分子,容易产生活化而诱导细胞死亡,B 淋巴细胞无法分化为浆细胞并分泌抗体,这也是所谓的慢性乙型肝炎病程中 B 淋巴细胞的耗竭现象。针对这一问题,有研究者使用 PD-1 抗体封闭,阻止 B 淋巴细胞程序性死亡,并使其表达 CD21 和 CD27,进而分化为浆细胞。此外,B 淋巴细胞还具有免疫调节功能。研究发现,人体内存在一类调节性 B 淋巴细胞,其主要通过分泌 IL-10、TGF-β 发挥免疫负调节作用,可能在维持肝内免疫平衡中发挥重要作用。

适应性免疫的主要作用是产生有效持久的病原特异性免疫应答,除特异性和多样性外,记忆性也是适应性免疫应答的主要特点。肝脏是血流丰富的免疫器官,每时每刻都有大量的血液携带着毒素、病原体和异物等流经肝脏,同时肝脏还是嗜肝病毒和细菌的理想宿主器官,所以肝脏的适应性免疫在整体上发挥特异的免疫效应显得尤为重要。肝内的不同细胞亚群参与不同

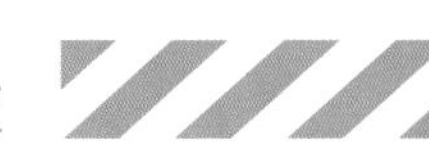

的免疫效应，各个细胞亚群的产生和分化、免疫效应的调控等方面还有很多未知因素，因此，未来对肝脏适应性免疫的深入研究将有助于对肝病的诊疗。

四、肝脏独特的免疫耐受微环境

从肠道进入肝脏的血液携带大量食物来源的抗原，它们是来源于自然界的外来抗原，大部分对身体无害。非自身抗原在肝脏中的持续存在被认为是对肝脏产生的免疫反应的一种限制，从而形成对外来抗原的耐受环境。

肝内免疫耐受最早在1969年由Calne发现，他通过实验证明在没有免疫抑制的情况下，被移植的猪肝脏通常不会被与其MHC不匹配的宿主排斥。尽管肝内免疫耐受的机制尚不清楚，但可以合理推测肝内抗原呈递细胞，包括DCs、LSECs和Kupffer细胞，在其中起到关键作用。在不同的肝内抗原呈递细胞作用下，T淋巴细胞往往倾向于向$CD4^+$ T淋巴细胞分化。

$CD4^+$ T淋巴细胞识别抗原是通过TCR结合MHC-Ⅱ类分子与抗原肽；在没有炎症的情况下，Kupffer细胞、LSECs和DCs充当$CD4^+$ T淋巴细胞的抗原呈递细胞。LSECs激活$CD4^+$ T淋巴细胞会导致免疫偏离。这种特殊的分化途径是LSECs所独有的，可能与LSECs表达的TGF-β有关。$CD8^+$ T淋巴细胞的情况更为复杂，因为所有肝细胞都表达MHC-Ⅰ类分子，因此它们都是潜在的抗原呈递细胞。肝细胞活化的$CD8^+$ T淋巴细胞比DC活化的$CD8^+$ T淋巴细胞生存时间更短，原因在于肝细胞不能给予足够的IL-2与有效的共刺激分子活化T淋巴细胞，这也被称作T淋巴细胞的忽视性死亡。如果肝细胞有助于$CD8^+$ T淋巴细胞对肝抗原的耐受，则肝细胞介导的T淋巴细胞活化最终结果是T淋巴细胞外周缺失。

LSECs能向$CD8^+$ T淋巴细胞交叉呈递外源性抗原。LSECs激活的$CD8^+$ T淋巴细胞的表型与肝细胞激活的T淋巴细胞非常相似。T淋巴细胞的忽视性死亡可能是肝内抗原呈递激活的$CD8^+$ T淋巴细胞耐受的一般机制。尽管DCs有着强大的激活T淋巴细胞的能力，但在某些条件下，肝内DCs也可能有助于耐受。在生理条件下，肝内DCs对T淋巴细胞的激活作用较弱。DCs对T淋巴细胞较弱的激活能力归因于DCs的“不成熟”发育状态，也归因于肝脏局部细胞因子环境（高水平IL-10和低水平IL-12）。然而，肝内DCs向T淋巴细胞的抗原呈递一般发生于炎症局部的淋巴组织中而不是肝脏本身。局部微环境对$CD117^+$造血祖细胞分化为耐受性DCs很重要，例如，肝基质细胞驱动祖细胞分化为$IL\text{-}10^{high}IL\text{-}12^{low}$调节性或耐受性DCs，抑制T淋巴细胞增殖，这类耐受性DCs还可以通过分泌M-CSF和肝细胞生长因子诱导活化T淋巴细胞凋亡，抑制实验性自身免疫性肝炎。mDCs通过IL-10依赖机制产生大量IL-10，诱导抗原特异性T淋巴细胞低反应，同时产生Treg细胞和分泌IL-4的Th2细胞。未被刺激的pDCs也能诱导T淋巴细胞耐受。

除了专职的抗原呈递细胞外，肝细胞在一定条件下亦可以作为抗原呈递细胞。由于缺乏足够的共刺激分子，初始$CD8^+$ T淋巴细胞与肝细胞上同源抗原的首次接触导致了克隆性缺失的免疫耐受。CD1限制肝细胞与典型NKT淋巴细胞的相互作用，导致具有调节功能的表达IL-10的$CD8^+$ T淋巴细胞产生。

肝脏内T淋巴细胞的初次活化可能在通过抑制自身反应T淋巴细胞、建立对肝内抗原的外周耐受中发挥重要作用，这些T淋巴细胞在胸腺分化过程中避免了阴性选择。在病毒感染后不久，通过选择性地激活和去除高亲和力$CD8^+$ T淋巴细胞，肝脏可能会处理大多数导致早期急性排斥反应或病毒清除的宿主细胞。在病毒性肝炎病程中，高亲和力T淋巴细胞的外周缺失可能会使低亲和力细胞清除病毒，此过程仍能介导持续的免疫损伤。在上述情况下，耐受是一个涉及T淋巴细胞活化的非被动过程。这种最终走向免疫耐受的机制可能会导致短暂的肝损伤。

肝内免疫是对抗HBV的前线防御系统。PRRs在内源性免疫应答中起关键作用，而激动剂激活 PRRs 有助于控制 HBV 复制。然而,HBV 感染干扰了 PRR 介导的肝细胞抗病毒信号转导。例如,HBsAg、HBeAg 或 HBV 预处理肝细胞后,肝细胞 TLR 诱导的抗病毒能力几乎消除了。IFN-γ 的产生以及后续干扰素刺激基因(ISG)、IRF-3、NF-kB 和 ERK1/2 诱导均受到 HBV 成分的抑制。此外,HBV 聚合酶可以干扰 IRF-3 的激活,抑制肝细胞 TLR3 介导的 IFN-γ诱导作用。HBV 可靶向结合 TLRs 和下游信号,从而减弱抗 HBV 的内源性免疫应答。

此外,细胞内 RIG-I 和黑色素瘤分化相关基因 5(MDA-5)在 HBV 感染固有免疫中发挥作用,HBV 可以靶向 RLR 信号,从而减弱固有免疫抗病毒反应。HBx 亦可以通过抑制蛋白酶体的活性对抗内源性抗病毒防御。HBV 前核心蛋白通过与 MxA 启动子相互作用下调黏液病毒抗性蛋白 A(MxA)的表达。上述研究表明 HBV 可通过多种机制逃避 TLR/RIG-I 介导的抗病毒信号通路,从而导致细胞内在免疫耐受。

慢性乙型肝炎患者外周血 NK 细胞的数量、活化程度和细胞因子的产生明显降低,而 IL-10 分泌增加,抑制 NK 细胞功能,从而有助于免疫耐受的产生和促进病毒的持久性感染。阻断 IL-10 的作用或抗病毒治疗可恢复 NK 细胞活性和 IFN-γ 生成。活动性慢性乙型肝炎患者外周血中 $NKG2A^{+}$ NK 细胞比例较高。在接受抗病毒治疗后 HBV DNA 载量降低的患者中,$NKG2A^{+}$NK 细胞的百分比降低。阻断 NKG2A 和 HLA-E 或 QA-1 的相互作用可以恢复 NK 细胞的细胞毒性,并以 NK 细胞依赖的方式促进病毒清除。

CHB 患者 mDCs 和 pDCs 的表型和功能均可发生改变,HBV 感染者循环中的 pDCs 数量与病毒载量呈负相关,抗病毒治疗可使循环中的 pDCs 数量恢复。慢性乙型肝炎患者 pDCs 的功能,包括产生 IFN-α 和表达共刺激分子的功能均明显受损。HBV 和 HBsAg 不能有效激活 pDCs,而且能抑制 TLR-9 诱导的 IRF7 磷酸化,以及 IFN-α、TNF-α、IP-10 和 IL-6 等细胞因子的产生。HBV 和 HBsAg 能抑制 pDCs 诱导的 NK 细胞功能,间接干扰 pDCs 与单核细胞的相互作用。HBsAg 还可上调细胞因子信号转导抑制因子-1(SOCS-1)的表达和血液树突状细胞抗原-2(BDCA-2)的连接,干扰 pDCs 功能。此外,HBeAg 亦能抑制 pDCs 的功能。HBV 对 pDCs 的功能抑制可能是 HBV 持续存在的原因之一,亦是 HBV 逃避免疫监视的机制之一。慢性乙型肝炎患者 mDCs 的成熟和功能也受到损害。HBV 或 HBsAg 的存在显著降低了 IL-12 的产生,减弱共刺激分子的表达,阻碍 mDCs 的抗原呈递功能和激活 T 淋巴细胞的能力,而阿德福韦治疗可以恢复 mDCs 的数量和功能。

HBV 持续感染可严重损害 $CD8^{+}$ T 淋巴细胞的功能,尤其是 HBV 特异性 T 淋巴细胞。在 CHB 感染患者中,$CD8^{+}$ T 淋巴细胞的增殖能力和抗病毒能力减弱,其特点是抑制信号表达上调、细胞因子产生量低和 T 淋巴细胞衰竭。PD-1 作为一种共抑制受体,参与对感染(特别是慢性病毒感染)的免疫应答,并通过转导共抑制信号减弱 T 淋巴细胞的活化。PD-1/PD-L1 通路可能参与抑制慢性乙型肝炎患者 HBV 特异性 T 淋巴细胞功能。在 HBV 持续存在过程中,PD-1 在外周血单个核细胞和肝内淋巴细胞的表达上调,特别是在 HBV 特异性 $CD8^{+}$ T 淋巴细胞,PD-1 与其抗原呈递细胞的配体 PD-L1 相互作用,导致 $CD8^{+}$ T 淋巴细胞功能抑制和凋亡,被称为"T 淋巴细胞衰竭"。此外,阻断 PD-1/PD-L1 通路可改善 HBV 特异性 T 淋巴细胞的功能。其他共抑制分子,如 CTLA-4 和 Tim-3,在 HBV 特异性 $CD8^{+}$ T 淋巴细胞中表达上调,这些细胞与病毒载量密切相关,并且在持续 HBV 感染者的 T 淋巴细胞衰竭过程中起重要作用。HBV 感染时肝脏的免疫抑制环境亦促进 T 淋巴细胞耐受。$CD3^{+}CD25^{+}Foxp3^{+}$ Treg 细胞数、免疫抑制细胞因子 IL-10 和 TGF-水平与 HBV 复制密切相关。细胞内产生的 TGF-β介导病毒特异性 $CD8^{+}$ T 淋巴细胞的 Bim 依赖性凋亡,阻断 TGF-β的作用可能有助于 T 淋巴细胞功能的重建。

HBV 感染后体液免疫功能也受到损害。HBV 感染时,TLR-9 在 B 淋巴细胞内的转录活性下调。在 C57ML/6 小鼠的实验中发现,HBeAg-Tg 小鼠在 T 淋巴细胞和 B 淋巴细胞水平均

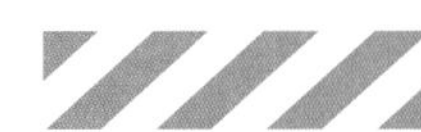

hepatitis B virus-infected patients[J]. Innate Immun,2017,23(5):459-467.

[70] Gao B. Basic liver immunology[J]. Cell Mol Immunol,2016,13(3):265-266.

[71] Wang Y,Zhang C. The roles of liver-resident lymphocytes in liver diseases[J]. Front Immunol,2019,10:1582.

[72] Tacke F. Targeting hepatic macrophages to treat liver diseases[J]. J Hepatol,2017,66(6):1300-1312.

[73] Li P,He K,Li J,et al. The role of kupffer cells in hepatic diseases[J]. Mol Immunol,2017,85:222-229.

[74] Davies L C, Jenkins S J, Allen J E, et al. Tissue-resident macrophages[J]. Nat Immunol,2013,14(10):986-995.

[75] Ginhoux F,Jung S. Monocytes and macrophages: developmental pathways and tissue homeostasis[J]. Nat Rev Immunol,2014,14(6):392-404.

[76] Tu Z,Bozorgzadeh A,Pierce R H,et al. TLR-dependent cross talk between human Kupffer cells and NK cells[J]. J Exp Med,2008,205(1):233-244.

[77] Kinoshita M,Uchida T,Sato A,et al. Characterization of two F4/80-positive Kupffer cell subsets by their function and phenotype in mice[J]. J Hepatol,2010,53(5):903-910.

[78] Boltjes A,van Montfoort N,Biesta P J,et al. Kupffer cells interact with hepatitis B surface antigen in vivo and in vitro,leading to proinflammatory cytokine production and natural killer cell function[J]. J Infect Dis,2015,211(8):1268-1278.

[79] Sitia G,Iannacone M,Aiolfi R,et al. Kupffer cells hasten resolution of liver immunopathology in mouse models of viral hepatitis[J]. PLoS Pathog,2011,7(6):e1002061.

[80] Xu L,Yin W,Sun R,et al. Kupffer cell-derived IL-10 plays a key role in maintaining humoral immune tolerance in hepatitis B virus-persistent mice[J]. Hepatology,2014,59(2):443-452.

[81] Gordon S M,Chaix J,Rupp L J,et al. The transcription factors T-bet and Eomes control key checkpoints of natural killer cell maturation[J]. Immunity,2012,36(1):55-67.

[82] Peng H,Tian Z. Re-examining the origin and function of liver-resident NK cells[J]. Trends Immunol,2015,36(5):293-299.

[83] Male V. Liver-resident NK cells:the human factor[J]. Trends Immunol,2017,38(5):307-309.

[84] Peng H,Sun R. Liver-resident NK cells and their potential functions[J]. Cell Mol Immunol,2017,14(11):890-894.

[85] Higashi T,Friedman S L,Hoshida Y. Hepatic stellate cells as key target in liver fibrosis[J]. Adv Drug Deliv Rev,2017,121:27-42.

[86] Heymann F,Tacke F. Immunology in the liver-from homeostasis to disease[J]. Nat Rev Gastroenterol Hepatol,2016,13(2):88-110.

[87] Wells R G. The role of matrix stiffness in regulating cell behavior[J]. Hepatology,2008,47(4):1394-1400.

[88] Harrison S A,Marri S R,Chalasani N,et al. Randomised clinical study:GR-MD-02,a galectin-3 inhibitor,vs. placebo in patients having non-alcoholic steatohepatitis with advanced fibrosis[J]. Aliment Pharmacol Ther,2016,44(11-12):1183-1198.

[89] Meng F,Wang K,Aoyama T,et al. Interleukin-17 signaling in inflammatory,Kupffer

cells, and hepatic stellate cells exacerbates liver fibrosis in mice[J]. Gastroenterology, 2012, 143(3): 765-776.

[90] Tan Z, Qian X, Jiang R, et al. IL-17A plays a critical role in the pathogenesis of liver fibrosis through hepatic stellate cell activation[J]. J Immunol, 2013, 191(4): 1835-1844.

[91] Zhang B, Liu Y, Wang X, et al. TLR3 activation of hepatic stellate cell line suppresses HBV replication in HepG2 Cells[J]. Front Immunol, 2018, 9: 2921.

[92] Li X, Su Y, Hua X, et al. Levels of hepatic Th17 cells and regulatory T cells upregulated by hepatic stellate cells in advanced HBV-related liver fibrosis[J]. J Transl Med, 2017, 15(1): 75.

[93] Shi J, Zhao J, Zhang X, et al. Activated hepatic stellate cells impair NK cell anti-fibrosis capacity through a TGF-beta-dependent emperipolesis in HBV cirrhotic patients[J]. Sci Rep, 2017, 7: 44544.

[94] DeLeve L D, Maretti-Mira A C. Liver sinusoidal endothelial cell: an update[J]. Semin Liver Dis, 2017, 37(4): 377-387.

[95] Ganesan L P, Mohanty S, Kim J, et al. Rapid and efficient clearance of blood-borne virus by liver sinusoidal endothelium[J]. PLoS Pathog, 2011, 7(9): e1002281.

[96] Yao Z, Mates J M, Cheplowitz A M, et al. Blood-borne lipopolysaccharide is rapidly eliminated by liver sinusoidal endothelial cells via high-density lipoprotein[J]. J Immunol, 2016, 197(6): 2390-2399.

[97] Ganesan L P, Kim J, Wu Y, et al. FcγRⅡb on liver sinusoidal endothelium clears small immune complexes[J]. J Immunol, 2012, 189(10): 4981-4988.

[98] Martin-Armas M, Simon-Santamaria J, Pettersen I, et al. Toll-like receptor 9(TLR9) is present in murine liver sinusoidal endothelial cells(LSECs) and mediates the effect of CpG-oligonucleotides[J]. J Hepatol, 2006, 44(5): 939-946.

[99] Uhrig A, Banafsche R, Kremer M, et al. Development and functional consequences of LPS tolerance in sinusoidal endothelial cells of the liver[J]. J Leukoc Biol, 2005, 77(5): 626-633.

[100] Wu J, Meng Z, Jiang M, et al. Toll-like receptor-induced innate immune responses in non-parenchymal liver cells are cell type-specific[J]. Immunology, 2010, 129(3): 363-374.

[101] Boaru S G, Borkham-Kamphorst E, Tihaa L, et al. Expression analysis of inflammasomes in experimental models of inflammatory and fibrotic liver disease[J]. J Inflamm(Lond), 2012, 9(1): 49.

[102] Rubinstein D, Roska A K, Lipsky P E. Liver sinusoidal lining cells express class Ⅱ major histocompatibility antigens but are poor stimulators of fresh allogeneic T lymphocytes[J]. J Immunol, 1986, 137(6): 1803-1810.

[103] Lohse A W, Knolle P A, Bilo K, et al. Antigen-presenting function and B7 expression of murine sinusoidal endothelial cells and Kupffer cells[J]. Gastroenterology, 1996, 110(4): 1175-1181.

[104] Böttcher J P, Schanz O, Garbers C, et al. IL-6 trans-signaling-dependent rapid development of cytotoxic $CD8^+$ T cell function[J]. Cell Rep, 2014, 8(5): 1318-1327.

[105] Knolle P A, Uhrig A, Hegenbarth S, et al. IL-10 down-regulates T cell activation by antigen-presenting liver sinusoidal endothelial cells through decreased antigen uptake via the mannose receptor and lowered surface expression of accessory molecules[J].

Clin Exp Immunol,1998,114(3):427-433.

[106] Knolle P A,Germann T,Treichel U,et al. Endotoxin down-regulates T cell activation by antigen-presenting liver sinusoidal endothelial cells[J]. J Immunol,1999,162(3):1401-1407.

[107] Limmer A, Ohl J, Wingender G, et al. Cross-presentation of oral antigens by liver sinusoidal endothelial cells leads to CD8 T cell tolerance[J]. Eur J Immunol,2005,35(10):2970-2981.

[108] Diehl L, Schurich A, Grochtmann R, et al. Tolerogenic maturation of liver sinusoidal endothelial cells promotes B7-homolog 1-dependent $CD8^+$ T cell tolerance[J]. Hepatology,2008,47(1):296-305.

[109] Shetty S, Lalor P F, Adams D H. Liver sinusoidal endothelial cells-gatekeepers of hepatic immunity[J]. Nat Rev Gastroenterol Hepatol,2018,15(9):555-567.

[110] Hilscher M B,Sehrawat T,Arab J P,et al. Mechanical stretch increases expression of CXCL1 in liver sinusoidal endothelial cells to recruit neutrophils,generate sinusoidal microthombi,and promote portal hypertension[J]. Gastroenterology,2019,157(1):193-209.

[111] Chen L,Gu T,Li B,et al. Delta-like ligand 4/DLL4 regulates the capillarization of liver sinusoidal endothelial cell and liver fibrogenesis[J]. Biochim Biophys Acta Mol Cell Res,2019,1866(10):1663-1675.

[112] Shubham S,Kumar D,Rooge S,et al. Cellular and functional loss of liver endothelial cells correlates with poor hepatocyte regeneration in acute-on-chronic liver failure[J]. Hepatol Int,2019,13(6):777-787.

[113] Doherty D G,O'Farrelly C. Innate and adaptive lymphoid cells in the human liver[J]. Immunol Rev,2000,174:5-20.

[114] Klugewitz K, Adams D H, Emoto M, et al. The composition of intrahepatic lymphocytes:shaped by selective recruitment? [J] Trends Immunol,2004,25(11):590-594.

[115] Norris S, Collins C, Doherty D G, et al. Resident human hepatic lymphocytes are phenotypically different from circulating lymphocytes[J]. J Hepatol,1998,28(1):84-90.

[116] Hussain M J, Mustafa A, Gallati H, et al. Cellular expression of tumour necrosis factor-alpha and interferon-gamma in the liver biopsies of children with chronic liver disease[J]. J Hepatol,1994,21(5):816-821.

[117] Löhr H F, Schlaak J F, Lohse A W, et al. Autoreactive $CD4^+$ LKM-specific and anticlonotypic T-cell responses in LKM-1 antibody-positive autoimmune hepatitis[J]. Hepatology,1996,24(6):1416-1421.

[118] Babu L H,Perumal S,Balasubramanian M P. Myrtenal,a natural monoterpene,down-regulates TNF-α expression and suppresses carcinogen-induced hepatocellular carcinoma in rats[J]. Mol Cell Biochem,2012,369(1-2):183-193.

[119] Pearce E J,Caspar P,Grzych J M,et al. Downregulation of Th1 cytokine production accompanies induction of Th2 responses by a parasitic helminth,Schistosoma mansoni[J]. J Exp Med,1991,173(1):159-166.

[120] Wynn T A, Thompson R W, Cheever A W, et al. Immunopathogenesis of

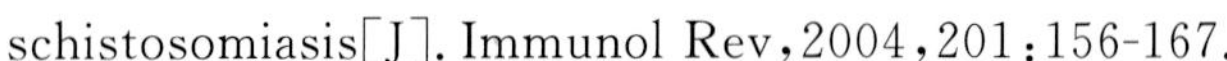

schistosomiasis[J]. Immunol Rev,2004,201:156-167.

[121] Chiaramonte M G,Donaldson D D,Cheever A W,et al. An IL-13 inhibitor blocks the development of hepatic fibrosis during a T-helper type 2-dominated inflammatory response[J]. J Clin Invest,1999,104(6):777-785.

[122] 福军亮,徐东平,赵平,等. 急慢性乙型肝炎患者外周血调节性 T 细胞鉴定与临床意义分析[J]. 中华医学杂志,2006,86(22):1522-1525.

[123] Stross L,Günther J,Gasteiger G,et al. Foxp3^{+} regulatory T cells protect the liver from immune damage and compromise virus control during acute experimental hepatitis B virus infection in mice[J]. Hepatology,2012,56(3):873-883.

[124] Xu D,Fu J,Jin L,et al. Circulating and liver resident CD4^{+} CD25^{+} regulatory T cells actively influence the antiviral immune response and disease progression in patients with hepatitis B[J]. J Immunol,2006,177(1):739-747.

[125] Kosinska A D,Pishraft-Sabet L,Wu W,et al. Low hepatitis B virus-specific T-cell response in males correlates with high regulatory T-cell numbers in murine models [J]. Hepatology,2017,66(1):69-83.

[126] Stephens G L,Shevach E M. Foxp3^{+} regulatory T cells:selfishness under scrutiny[J]. Immunity,2007,27(3):417-419.

[127] Weaver C T,Hatton R D,Mangan P R,et al. IL-17 family cytokines and the expanding diversity of effector T cell lineages[J]. Annu Rev Immunol,2007,25:821-852.

[128] Zhang J Y,Zhang Z,Lin F,et al. Interleukin-17-producing CD4^{+} T cells increase with severity of liver damage in patients with chronic hepatitis B[J]. Hepatology,2010,51 (1):81-91.

[129] Paquissi F C. Immunity and fibrogenesis: the role of Th17/IL-17 axis in HBV and HCV-induced chronic hepatitis and progression to cirrhosis[J]. Front Immunol,2017, 8:1195.

[130] Xu C,Lu Y,Zheng X,et al. Corrigendum:TLR2 expression in peripheral CD4^{+} T cells promotes Th17 response and is associated with disease aggravation of hepatitis B virus-related acute-on-chronic liver failure[J]. Front Immunol,2020,11:1566.

[131] Crotty S. T follicular helper cell biology: a decade of discovery and diseases[J]. Immunity,2019,50(5):1132-1148.

[132] Feng J,Lu L,Hua C,et al. High frequency of CD4^{+} CXCR5^{+} TFH cells in patients with immune-active chronic hepatitis B[J]. PLoS One,2011,6(7):e21698.

[133] Poonia B,Ayithan N,Nandi M,et al. HBV induces inhibitory FcRL receptor on B cells and dysregulates B cell-T follicular helper cell axis[J]. Sci Rep,2018,8(1):15296.

[134] Li J,Han Y,Jin K,et al. Dynamic changes of cytotoxic T lymphocytes(CTLs),natural killer(NK)cells,and natural killer T(NKT)cells in patients with acute hepatitis B infection[J]. Virol J,2011,8:199.

[135] Boettler T,Panther E,Bengsch B,et al. Expression of the interleukin-7 receptor alpha chain(CD127)on virus-specific CD8^{+} T cells identifies functionally and phenotypically defined memory T cells during acute resolving hepatitis B virus infection[J]. J Virol, 2006,80(7):3532-3540.

[136] Urbani S,Boni C,Missale G,et al. Virus-specific CD8^{+} lymphocytes share the same effector-memory phenotype but exhibit functional differences in acute hepatitis B and

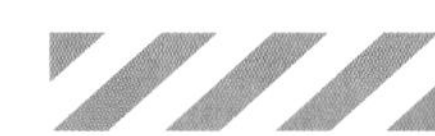

C[J]. J Virol,2002,76(24):12423-12434.

[137] Wherry E J,Ahmed R. Memory CD8 T-cell differentiation during viral infection[J]. J Virol,2004,78(11):5535-5545.

[138] Zhang Z,Zhang J Y,Wherry E J,et al. Dynamic programmed death 1 expression by virus-specific CD8 T cells correlates with the outcome of acute hepatitis B[J]. Gastroenterology,2008,134(7):1938-1949,1949 e1931-e1933.

[139] Maini M K,Boni C,Lee C K,et al. The role of virus-specific $CD8^+$ cells in liver damage and viral control during persistent hepatitis B virus infection[J]. J Exp Med,2000,191(8):1269-1280.

[140] Reignat S,Webster G J,Brown D,et al. Escaping high viral load exhaustion:CD8 cells with altered tetramer binding in chronic hepatitis B virus infection[J]. J Exp Med,2002,195(9):1089-1101.

[141] Wang F S,Zhang Z. Host immunity influences disease progression and antiviral efficacy in humans infected with hepatitis B virus[J]. Expert Rev Gastroenterol Hepatol,2009,3(5):499-512.

[142] Wang Q,Pan W,Liu Y,et al. Hepatitis B virus-specific $CD8^+$ T cells maintain functional exhaustion after antigen reexposure in an acute activation immune environment[J]. Front Immunol,2018,9:219.

[143] Sung P S,Park D J,Kim J H,et al. Ex vivo detection and characterization of hepatitis B virus-specific $CD8^+$ T cells in patients considered immune tolerant[J]. Front Immunol,2019,10:1319.

[144] Saeidi A,Zandi K,Cheok Y Y,et al. T-cell exhaustion in chronic infections:reversing the state of exhaustion and reinvigorating optimal protective immune responses[J]. Front Immunol,2018,9:2569.

[145] Lumley S F,McNaughton A L,Klenerman P,et al. Hepatitis B virus adaptation to the $CD8^+$ T cell response:consequences for host and pathogen[J]. Front Immunol,2018,9:1561.

[146] Schuch A,Salimi Alizei E,Heim K,et al. Phenotypic and functional differences of HBV core-specific versus HBV polymerase-specific $CD8^+$ T cells in chronically HBV-infected patients with low viral load[J]. Gut,2019,68(5):905-915.

[147] Bertoletti A. HBV antiviral immunity:not all CD8 T cells are born equal[J]. Gut,2019,68(5):770-773.

[148] Heim K,Neumann-Haefelin C,Thimme R,et al. Heterogeneity of HBV-specific $CD8^+$ T-cell failure:implications for immunotherapy[J]. Front Immunol,2019,10:2240.

[149] Yang S,Wang L,Pan W,et al. MMP2/MMP9-mediated CD100 shedding is crucial for inducing intrahepatic anti-HBV CD8 T cell responses and HBV clearance[J]. J Hepatol,2019,71(4):685-698.

[150] Tang L,Chen C,Gao X,et al. Interleukin 21 reinvigorates the antiviral activity of hepatitis B virus(HBV)-specific $CD8^+$ T cells in chronic HBV infection[J]. J Infect Dis,2019,219(5):750-759.

[151] Nandi M,Pal S,Ghosh S,et al. $CD8^+$ $CD28^-$ T cells:key cytotoxic players impacting disease pathogenesis in chronic HBV infection[J]. Clin Sci(Lond),2019,133(17):1917-1934.

[152] Yu D, Ye L. A portrait of CXCR5$^+$ follicular cytotoxic CD8$^+$ T cells[J]. Trends Immunol, 2018, 39(12): 965-979.

[153] Li Y, Tang L, Guo L, et al. CXCL13-mediated recruitment of intrahepatic CXCR5$^+$ CD8$^+$ T cells favors viral control in chronic HBV infection[J]. J Hepatol, 2020, 72(3): 420-430.

[154] Ma Z, Zhang E, Gao S, et al. Toward a functional cure for hepatitis B: the rationale and challenges for therapeutic targeting of the B cell immune response[J]. Front Immunol, 2019, 10: 2308.

[155] Oliviero B, Cerino A, Varchetta S, et al. Enhanced B-cell differentiation and reduced proliferative capacity in chronic hepatitis C and chronic hepatitis B virus infections[J]. J Hepatol, 2011, 55(1): 53-60.

[156] Neumann-Haefelin C, Thimme R. Entering the spotlight: hepatitis B surface antigen-specific B cells[J]. J Clin Invest, 2018, 128(10): 4257-4259.

[157] Burton A R, Pallett L J, McCoy L E, et al. Circulating and intrahepatic antiviral B cells are defective in hepatitis B[J]. J Clin Invest, 2018, 128(10): 4588-4603.

[158] Salimzadeh L, Le Bert N, Dutertre C A, et al. PD-1 blockade partially recovers dysfunctional virus-specific B cells in chronic hepatitis B infection[J]. J Clin Invest, 2018, 128(10): 4573-4587.

[159] Derek G Doherty. Immunity, tolerance and autoimmunity in the liver: a comprehensive review[J]. J Autoimmun, 2016, 66: 60-75.

第二节 固有免疫在乙型肝炎重症化中的作用

宁 琴 陈 韬

肝脏是人体最大的实质性器官，有双重的血液供应，80%的血液来自门静脉，收集来自胃肠道富含细菌和毒素的血液，其余 20%来自肝动脉。肝脏细胞总数的 70%为肝细胞，其余的细胞由非实质细胞组成，包括肝窦内皮细胞(LSEC)、肝星状细胞(hepatic stellate cell, HSC)、Kupffer 细胞(KC)和肝脏单个核细胞(liver monocyte cell, LMC)等。肝组织不仅是重要的代谢器官，同时也是重要的免疫器官。肝脏涉及固有免疫的功能有合成急性期反应蛋白(acute phase protein, APP)、非特异性吞噬功能、非特异性细胞杀伤及有害分子代谢等。既往有关肝病的免疫研究主要集中在适应性免疫上，实际上机体抵抗病毒、细菌等病原体的感染及肿瘤的形成依赖于一整套防御系统，既需固有免疫参与，又需适应性免疫参与，任一方面的免疫应答缺陷，都可能导致疾病的发生和发展。肝脏具有自己独特的固有免疫和适应性免疫反应的细胞群体，包括 Kupffer 细胞、肝窦内皮细胞(LSEC)、树突状细胞(DC)、NK 细胞、NKT 淋巴细胞、髓源性抑制细胞(myeloid-derived suppressor cells, MDSCs)及适应性 T 淋巴细胞和 B 淋巴细胞、细胞因子(cytokine, CK)、补体(complement)、急性期反应蛋白及趋化因子等。肝脏免疫既可以参与炎症反应，亦可以形成免疫耐受，如慢性乙型肝炎患者或者无症状病毒携带者等。

近年来，随着对肝脏免疫功能研究的深入，有学者提出"肝脏是一个固有免疫器官"的概念。肝脏的固有免疫器官功能反映在如下几个方面。首先，从解剖学角度来看，面对来自消化道的大量抗原，包括食物来源的抗原、病原体及毒素，肝脏能够快速地清除这些有害物质。研究显示，肝脏淋巴细胞主要分布于门静脉汇管区，有助于肝脏针对来自消化道的抗原做出迅速反应。

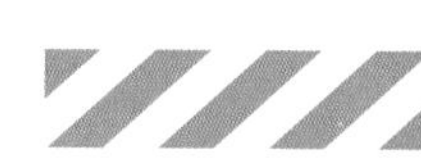

其次，80%～90%的自体蛋白由肝脏合成，包括急性期反应蛋白(APP)、补体及可溶性 PRRs 等天然免疫相关分子。APP 是感染后产生固有免疫以及减轻由蛋白酶失活引起组织损伤的关键分子，由病原体及死亡细胞或即将凋亡的细胞所产生。补体系统由超过 35 种蛋白组成，包括血清蛋白、浆膜蛋白及细胞膜受体。这些蛋白均由肝脏合成，占血清球蛋白总量的 5%，通过相互作用抵御感染。另一方面，补体在各种肝病发病中起重要作用。肝脏作为固有免疫器官最重要的依据是，肝脏包含大量的固有免疫细胞，包括吞噬细胞如 Kupffer 细胞及淋巴细胞。肝脏 Kupffer 细胞的数量可达定居在人体组织巨噬细胞总量的 80%～90%。同时，肝脏富含 NK 细胞和 NKT 淋巴细胞。在小鼠肝脏中，NK 细胞及 NKT 淋巴细胞分别占淋巴细胞总数的 10% 和 30%；而在大鼠及人类肝脏中，NK 细胞占总淋巴细胞数的 30%～50%，NKT 淋巴细胞占 25%以上，两者总和(2×10^9～5×10^9个细胞)已远远超出外周血中 NK 细胞的总数(不足 1×10^9个细胞)。与之相对的是，其他器官如脾的固有免疫细胞则少得多。鉴于代表固有免疫系统的 NK 细胞、NKT 淋巴细胞和 γδT 淋巴细胞占总淋巴细胞的 2/3 左右，且肝脏的 Kupffer 细胞总量占机体单核-巨噬细胞总数的 1/2 以上，肝脏可以称为机体最大的专职固有免疫功能的器官。占肝脏总体组织 90%的肝细胞及血管内皮细胞还表达多种细胞因子、刺激因子、趋化因子，从而构成了一个十分复杂的网络体系。同时，多项临床试验及动物模型研究也显示，肝脏内几乎所有的固有免疫细胞在介导抗感染过程中，均有可能导致肝损害，从功能上反映出固有免疫系统在肝脏病理、生理方面的重要地位。

一、炎性细胞因子在乙型肝炎重症化中的作用

为了维持机体的生理平衡，抵抗病原微生物的侵袭，防止机体损害的发生，机体的许多细胞，特别是免疫细胞合成和分泌多种微量的多肽类因子，称为细胞因子，包括淋巴细胞产生的淋巴因子、单核细胞产生的单核因子、各种生长因子等。这些细胞因子在细胞之间传递信息，调节细胞的生理过程，提高机体的免疫力，在异常情况下也有可能引起发热、炎症、休克等病理过程。细胞因子亦可根据其功能命名，如白细胞介素(IL)、干扰素(IFN)、集落刺激因子(CSF)、肿瘤坏死因子(TNF)等。

1. 分类

细胞因子根据主要功能分为不同类型。

(1)白细胞介素(interleukin，IL)：由淋巴细胞、单核细胞或其他非单个核细胞产生的细胞因子，介导白细胞间相互作用，在免疫调节、造血以及炎症过程中起重要调节作用，凡命名为白细胞介素的细胞因子 cDNA 基因克隆和表达均已获得成功，目前已报道的有 30 余种(IL-1～IL-35)。

(2)集落刺激因子(colony stimulating factor，CSF)：根据刺激造血干细胞或分化不同阶段的造血细胞在半固体培养基中形成不同的细胞集落，分别命名为粒细胞集落刺激因子(G-CSF)，巨噬细胞集落刺激因子(M-CSF)，粒细胞-巨噬细胞集落刺激因子(GM-CSF)，多重集落刺激因子(multi-CSF)，即 IL-3、干细胞集落刺激因子(SCF)，以及红细胞生成素(EPO)等。不同 CSF 不仅可刺激不同发育阶段的造血干细胞和祖细胞的增殖及分化，还可促进成熟细胞发挥功能。

(3)干扰素(IFN)：最初发现某一种病毒感染细胞能产生一种可干扰另一种病毒感染和复制的物质，因此而得名。根据干扰素产生的来源和结构不同，可分为 IFN-α、IFN-β 和 IFN-γ，它们分别由白细胞、成纤维细胞和活化 T 淋巴细胞所产生。目前将干扰素分为三型。Ⅰ型：有 IFN-α 和 IFN-β，其中 IFN-α 有二十种亚型，IFN-β 仅有一种亚型。Ⅱ型：只有 IFN-γ，且只有一种亚型。Ⅲ型：IFN-λ1(IL-29)、IFN-λ2(IL-28a)、IFN-λ3(IL-28b)。各种不同的 IFN 生物学活性基本相同，具有抗病毒、抗肿瘤和免疫调节等作用。

(4)肿瘤坏死因子(TNF):因最初发现这种物质能造成肿瘤组织坏死而得名。根据其产生来源和结构不同,可分为 TNF-α 和 TNF-β 两类,前者由单核-巨噬细胞产生,后者由活化 T 淋巴细胞产生,又名淋巴毒素(lymphotoxin,LT)。两类 TNF 基本的生物学活性相似,除具有杀伤肿瘤细胞的作用外,还具有免疫调节、参与发热和炎症发生的作用。大剂量 TNF-α 可引起恶液质,因而 TNF-α 又称恶液质素(cachectin)。

(5)转化生长因子-β 家族(transforming growth factor-β family,TGF-β family):由多种细胞产生,主要包括 TGF-β1、TGF-β2、TGF-β3、TGF-β1β2 以及骨形成蛋白质(bone morphogenetic protein,BMP)等。

(6)生长因子(growth factor,GF):如表皮生长因子(epidermal growth factor,EGF)、血小板衍生的生长因子(platelet-derived growth factor,PDGF)、成纤维细胞生长因子(fibroblast growth factor,FGF)、肝细胞生长因子(hepatocyte growth factor,HGF)、胰岛素样生长因子-Ⅰ(IGF-Ⅰ)、IGF-Ⅱ、白血病抑制因子(leukemia inhibitor factor,LIF)、神经生长因子(nerve growth factor,NGF)、抑瘤素 M(oncostain M,OSM)、血小板衍生的内皮细胞生长因子(platelet-derived endothelial cell growth factor,PDECGF)、转化生长因子-α(TGF-α)、血管内皮细胞生长因子(vascular endothelial growth factor,VEGF)等。

(7)趋化因子家族(chemokine family):包括两个亚族。①CXC/α 亚族,主要趋化中性粒细胞,主要成员有 IL-8、黑素瘤细胞生长刺激因子(GRO/MGSA)、血小板因子-4(PF-4)、血小板碱性蛋白、蛋白质水解来源的产物结缔组织激活蛋白-Ⅲ(CTAP-Ⅲ)和 β-血小板球蛋白(β-thromboglobulin)、干扰素诱导蛋白-10(IP-10)、趋化性细胞因子-78(ENA-78)等;②CC/β 亚族,主要趋化单核细胞,这个亚族的成员包括巨噬细胞炎性蛋白-1α(MIP-1α)、MIP-1β、RANTES 蛋白、单核细胞趋化蛋白-1(MCP-1/MCAF)、MCP-2、MCP-3 和 I309。

细胞因子形成的相互作用网络在重型肝炎发病机制中具有重要作用,尤其是 IFN-γ、TNF-α、IL-1、IL-6、IL-8 及血栓素等。

一些新的与重型肝炎有关的细胞因子被陆续报道。Leifeld 等发现 IL-12 和 IFN-γ 在乙型暴发性肝炎(fulminant hepatitis B,FHB)患者体内大量诱导,而抗炎细胞因子 IL-10 水平未发生变化,无法抗衡 IL-12 和 IFN-γ 的致炎作用,从而引起肝脏大面积坏死。国内张绪清等报道,细胞间黏附分子-1(ICAM-1)在非肝病和慢性无症状携带者肝细胞中无 mRNA 表达,而在乙型重型肝炎患者肝细胞中表达明显增强。该领域的研究进展迅速,下面简述细胞因子的功能及其在重型肝炎发生及发展中的作用。

2. 细胞因子在乙型肝炎重症化中的作用

(1)IFN-γ:IFN-γ 是由多种淋巴细胞和单核细胞产生的重要免疫调节性细胞因子,具有诱导 MHC-Ⅰ和 MHC-Ⅱ类抗原的表达、诱导 TNF-α 的产生等多种生物学功能。IFN-γ 在 Th 细胞分化过程中也发挥重要作用,刺激 Th0 细胞分化为 Th1 细胞。MHC-Ⅰ类抗原限制性 $CD8^+$ CTL 介导的免疫效应具有双重作用,在清除病毒的同时也造成了肝细胞损伤。在 HBV 转基因动物模型的研究中发现,CTL 诱导的肝细胞免疫病理损伤是一有序的多级化过程,其中 IFN-γ 可以激活肝内巨噬细胞并诱导迟发性超敏反应造成肝损害。Zou 等研究发现,与普通慢性乙型肝炎患者及正常对照者相比,慢加急性肝衰竭患者血清中 IFN-γ 和 TNF-α 的水平显著上调,此类患者外周血 $CD4^+$ T 淋巴细胞与 $CD8^+$ IFN-γ^+ CTL 聚集增多,由此可推测它在暴发性肝炎及重型肝炎发病中可能起着一定作用。已有报道,乙型肝炎早期产生的 HBV 抗原特异性 T 淋巴细胞途经肝脏但多数并不在肝脏停留,而是通过产生细胞因子如 IFN-γ 等,透过肝窦内皮细胞孔隙激发肝内非特异性免疫细胞,激活肝内 NK 细胞、NKT 淋巴细胞分泌大量细胞因子,即免疫放大效应,发挥非溶细胞性清除 HBV 的作用。但在高病毒复制状态下,HBV 特异性 T 淋巴细胞既可在肝脏停留,也可以在肝内过度激活,释放大量 IFN-γ,并进一步激活 NK 细胞等非特

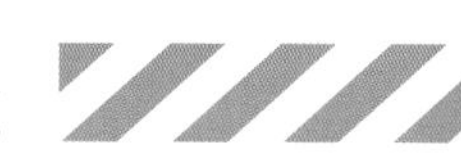

异性免疫细胞，导致肝细胞受损，这可能是重型肝炎肝损害迅速加重的原因之一。有实验观察到，IFN-γ 在发挥其抗病毒作用的同时并不一定伴随肝损害，这说明它本身可能并无直接肝损害作用，而有可能是在一定条件下通过激活由死亡受体介导的信号转导系统，间接诱发肝细胞损伤或死亡的。

(2)TNF-α：TNF-α 主要由活化的单核-巨噬细胞产生。正常情况下，TNF-α 在人体内浓度很低，具有调节免疫应答、促进细胞生长分化等多种功能。研究发现重型肝炎患者血清中 TNF-α 水平明显升高，且最终死亡的病例 TNF-α 水平比存活病例高。目前认为 TNF-α 具有双重作用，在损伤早期，高水平的 TNF-α 可保护肝细胞免于凋亡，有益于肝细胞修复和再生，但随着病情进展，持续的高水平状态又会诱导肝细胞凋亡或坏死。重型肝炎患者常常存在内毒素血症。内毒素的主要成分脂多糖(lipopolysaccharide，LPS)具有广泛的免疫活性，除对肝细胞有直接毒性外，还能激活单核-巨噬细胞系统，释放多种细胞因子及炎性介质，亦是 TNF-α 较强的诱导剂。

相对于亚急性暴发性肝炎、急性肝炎和健康志愿者，急性暴发性肝衰竭患者血清中 TNF-α 水平明显升高，TNF-α 的表达水平同暴发性肝衰竭中凋亡的肝细胞数量之间呈显著正相关，因此认为 TNF-α 在重型肝炎的发病机制中可能通过诱导凋亡而发挥作用。在这一过程中，TNF-α 可能通过诱导 Fas 基因转录或其他信号转导系统而最终导致肝细胞大量凋亡。除诱导凋亡外，TNF-α 还可诱导其他细胞因子产生或释放，如 IL-6、IL-8 等通过级联放大作用促进肝内的炎症反应，加速肝细胞坏死。

TRAIL 是新发现的一种与 TNF、FasL 同属 TNF 超家族的凋亡诱导分子。体外实验和动物模型中的研究均表明，可溶性 TRAIL 能诱导正常肝细胞及肝癌细胞凋亡，对肝细胞具有严重的毒性作用，这说明 TRAIL 在肝细胞凋亡和肝炎的发生中起一定作用。重型肝炎患者血清可溶性 TRAIL 显著升高，且与血清 LPS 浓度及肝损害严重程度呈正相关，提示 TRAIL 诱导的凋亡途径在重型肝炎中也具有重要作用。重型肝炎患者因肝脏受损严重，导致体内 LPS 降解减少，可能刺激单核-巨噬细胞、DC 等表达 TRAIL 增多，脱落的可溶性 TRAIL 也相应增多，与肝细胞上受体结合后引起正常的肝细胞凋亡，从而进一步加重肝损害。

(3)IL：IL 由单核-巨噬细胞产生，可通过多个环节参与机体多种免疫反应。IL 家族中部分成员是上游调节因子，部分成员是效应细胞因子，部分成员兼具调节因子和效应因子的作用。在暴发性病毒性肝炎及急性肝炎患者中可检测到 IL-2、IL-4、IL-6 和 IL-8 水平升高，IL-6 和 IL-8 作为效应细胞因子，其水平升高可能直接导致肝细胞受损而参与重型肝炎的发病。IL-2 作为调节因子，可以和 TNF-α 一起诱导 CTL 的细胞毒作用，使得免疫细胞和细胞因子相互作用，从而加重了肝细胞的坏死。另外，其他白细胞介素如 IL-1、IL-10、IL-18 及 IL-15 在重型肝炎发病中也可能起一定的作用。IL 家族与其他细胞因子相互作用，随着活化的淋巴细胞、单核-巨噬细胞的浸润不断放大，从而形成了复杂的网络。内毒素和 CTL 产生的 IFN 均可激活单核-巨噬细胞，单核-巨噬细胞释放多种细胞因子，其中 TNF-α、IL-6 等直接损伤肝细胞，而 IL-1 又促使 Th1 细胞产生 IL-2，再激活 CTL，从而加重病情，使患者体内蓄积更多的内毒素，形成恶性循环，最终导致重型肝炎。

目前，IL-18 在病毒性肝炎发生及发展中的作用受到重视。IL-18 由免疫细胞及非免疫细胞产生或释放，具有抗 HBV 作用，它在抗 HBV 过程中既是上游调节因子又是效应细胞因子。IL-18 在抗 HBV 的同时对肝细胞造成一定损伤，可刺激 T 淋巴细胞增殖，增强 T 淋巴细胞的细胞毒作用，介导细胞凋亡，另外在肝纤维化中也起一定作用。检测肝移植术后急性重型肝炎患者的 IL-18、TNF-α 和可溶性 Fas 配体(soluble Fas ligand，sFasL)发现，死亡患者 IL-18 水平明显高于生存患者，认为患者死亡的可能重要原因是 IL-18 活化了 Kupffer 细胞，通过提高 TNF-α 和 FasL 的表达而发挥作用。

(4)一氧化氮(nitric oxide,NO):NO 是一种半衰期极短的生物调节因子,它通过 NO 合成酶(NOS)催化 L-精氨酸生成。目前研究认为,NO 具有潜在的诱导抗病毒活性,而且可能是造成肝损害的介导因子之一。对诱导型 NOS(iNOS)缺陷型小鼠模型的研究发现,该小鼠模型由于 NO 合成障碍,可耐受 CTL 在抑制病毒复制过程中可能造成的免疫损伤,也可以对抗致死量的抗 Fas 抗体注射,使之免于由注射抗 Fas 抗体而引起的肝坏死,并且无肝损害表现。重型肝炎患者血清中 NO 水平显著升高,当体内炎症反应逐渐减轻,肝功能好转,病情进入恢复期时 NO 水平又大幅下降。这些研究均说明 NO 与肝内炎症程度、病情严重程度密切相关,在重型肝炎发病中起一定作用。

(5)其他:除上述细胞因子外,还有许多细胞因子参与了重型肝炎的发病。肝细胞生长因子(HGF)、趋化因子、TGF-β1 及胰岛素样生长因子(IGF)等在重型肝炎的发病中分别起不同的作用。

HGF 是成熟肝细胞 DNA 合成最强的刺激因子和肝损伤后再生的激发因子。研究发现,HGF 也能使小气道上皮细胞免于由 TNF-α 诱发的细胞凋亡。在重型肝炎患者中,由于肝脏代谢功能大大降低,不能有效地将血液中的 HGF 清除,加之部分炎症因子浓度升高,刺激肝脏非实质细胞合成 HGF,导致血液中 HGF 含量随病情发展而进行性升高。在肝脏,HGF 由肝的非实质细胞(主要是肝星状细胞)产生,通过其受体 c-met 起作用。近年来研究证实,诱导性急性肝衰竭大鼠肝细胞再生活性缺乏与 HGF 和 HGF 受体 c-met mRNA 延迟表达有关。

趋化因子是一个免疫因子大家族,在生理与病理过程中对白细胞游走起调节作用。趋化因子可以诱导由正常 T 淋巴细胞分泌的调节因子(RANTES)的表达,活化巨噬细胞与淋巴细胞,构成重型肝炎炎症浸润的重要成分。已经证实,重型肝炎患者血液中化学趋动因子的水平和肝内表达超过正常对照人群和慢性肝病患者。Leifeld 等通过化学趋向性实验证实,化学趋动因子在肝内过度释放是重型肝炎发病过程中早期和重要的环节。

TGF-β1 是体内广泛存在的一种多功能生长调节因子,主要由活化的肝星状细胞及 Kupffer 细胞产生,具有调节细胞生长发育和损伤后组织重建等功能。现已证明,在重型肝炎的发病中 TGF-β1 对肝细胞再生起抑制作用,并能促进肝细胞凋亡。TGF-β1 可能通过调节 Cyclin D1、Cyclin E 的表达来阻断生长因子信号转导,进而抑制细胞 DNA 合成。

胰岛素样生长因子(IGF)是一种具有广泛生理作用的生长激素依赖性生长因子,不仅通过典型的内分泌途径作用于靶细胞,还通过自分泌、旁分泌方式参与局部组织细胞的生长调节。重型肝炎患者肝细胞功能严重受损,血清 IGF-Ⅰ、IGF-Ⅱ、胰岛素样生长因子结合蛋白-3(insulin-like growth factor binding protein-3,IGFBP-3)水平显著降低可影响重型肝炎患者肝细胞的再生。这一系列的细胞因子并非孤立存在的,而是形成一个独特的细胞因子网络,共同参与肝细胞凋亡与坏死过程。目前认为,TNF-α 发挥着核心作用,其他介质则共同发挥着协同、辅助和增强作用。

二、固有免疫细胞在乙型肝炎重症化中的作用

1. NK 细胞在乙型肝炎重症化中的作用

(1)NK 细胞受体(NKR):20 世纪 90 年代以来,NKR 的发现使 NK 细胞研究进一步得到人们关注。20 世纪 70 年代和 80 年代前期 Ig 重排(BCR)的起源和 T 淋巴细胞受体(TCR)的多样性均逐渐显露端倪,这使人们基本上认清了机体主要免疫细胞特异性清除抗原的奥秘。自发现 NK 细胞以来,免疫学家们从未放弃研究 NK 细胞的分子识别机制,并努力揭开 NK 细胞广谱识别“自我”与“非我”的奥秘,十分希望能像描述 TCR 一样描述 NKR。近十年来,人们已基本描绘出 NKR 轮廓,已发现的人类 NK 细胞特异性识别受体包括活化受体和抑制受体两大类,其功能传递与膜内区的 Ig 样 BCR 功能区有关,长区者传递抑制信号(ITIM),短区者传递

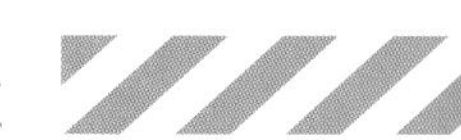

活化信号(ITAM),根据其结构和结合特性已描绘出三大类(NKG2、ILT、KIR)共 30 余种。T 淋巴细胞和 B 淋巴细胞主要司职适应性免疫,这些功能以固有免疫力为基础,即从某种意义上讲 T 淋巴细胞和 B 淋巴细胞的作用是以 NK 细胞为基础的。将 NK 细胞的功能和机制彻底阐明不仅对揭开固有免疫力之谜至关重要,而且还会揭开适应性免疫的奥秘。

(2)NK 细胞的生物学功能特点:从细胞表型来看,NK 细胞既不是 T 淋巴细胞,也不是 B 淋巴细胞。NK 细胞没有 Ig 或 TCR 基因重排,也不表达 CD3 分子。目前常用于检测 NK 细胞的标记有 CD16、CD56、CD57、CD59、CD11b、CD94 和 LAK-1。NK 细胞表达众多表面分子,但只具有相对特异性。通常将 $CD56^{+}$ $CD16^{+}$ $CD3^{-}$ TCR^{-} BCR^{-} 淋巴样细胞定为 NK 细胞,并以 CD56 的表达密度不同,将 NK 细胞分为 $CD56^{bright}$ 和 $CD56^{dim}$ 两群。另有约 10% 的 NK 细胞表型为 $CD56^{bright}$ $CD16^{dim}$ 或 $CD56^{bright}$ $CD16^{-}$。$CD56^{bright}$ NK 细胞高表达 CD56、CD94/NKG2A 和 L 选择素(CD62L),低表达 CD16 和 KIR,而 $CD56^{dim}$ NK 细胞高表达 CD16、PEN5、KIR 和 LFA-1,低表达 CD56、CD94/NKG2A。

NK 细胞固有免疫的反应特点:①NK 细胞无 MHC 限制,不依赖抗体,无须抗原预先致敏,就能杀伤病毒感染细胞或某些肿瘤细胞;②刺激物可为各种病毒、肿瘤或某些生物反应调节剂(如 ConA、Poly IC、LPS、IL-2、IL-12、IL-15、IL-18 等),仅仅在刺激后数小时或十几小时发生;③早期活化标志(CD69、CD45RO、CD25)出现频率可达 85% 以上;④可伴随着细胞因子(IFN-γ 和 TNF-α)、杀伤分子(Perforin、FasL、TRAIL)和杀伤受体(NKG2 系统、KIR 系统)的活化而迅速活化;⑤无记忆反应或二次刺激增强反应。

(3)肝脏 NK 细胞在肝病(病毒、肿瘤、自身免疫性疾病)中的意义:肝病种类繁多,其中病毒感染性疾病(含引起自身免疫损伤)和肿瘤发生与转移所占比例最大。现已证实,肝脏 NK 细胞在抗病毒(CMV、EBV、AV、AIDS 等)和抗肿瘤(原发与转移)中作用巨大,NKT 淋巴细胞则在自身免疫性肝损害中担当主角。这些结果大多通过细胞敲除鼠或抗体清除鼠获取,但机制不详。NK 细胞在体内针对病毒感染细胞的作用不需要特异性抗原的刺激,免疫复合物、靶细胞表面结构及某些细胞因子均可直接诱导 NK 细胞的快速免疫反应,并可在数小时至一天内达到高峰。NK 细胞在抗病毒感染中至少表现出以下两个方面的功能:首先,NK 细胞能直接杀伤被感染的细胞;其次,NK 细胞能够分泌大量的具有抗病毒效应的炎性细胞因子。NK 细胞被触发的第一个反应是迅速分泌大量细胞因子(TNF-α、IFN-γ、IL-3、GMCSF、MCSF 等),其中 IFN-γ 的作用至关重要。目前的研究已证实,NK 细胞在抗病毒过程中发挥着重要的作用。

(4)NK 细胞在 HBV 感染及乙型肝炎重症化中的作用:近年来,NK 细胞在机体抗 HBV 感染中的作用(细胞毒作用和非细胞毒作用)越来越受到关注。在正常的肝脏中,NK 细胞和 NKT 淋巴细胞是非常丰富的,分别占肝内淋巴细胞的 37% 和 26%,在肝脏发生炎症反应的情况下,肝内 NK 细胞可增至 90%。在 HBV 感染过程中,NK 细胞和 NKT 淋巴细胞可能通过以下方式发挥重要的抗病毒作用:①直接的细胞毒效应;②分泌干扰素等细胞因子,通过非细胞损伤的方式(NO 依赖的途径)抑制病毒的复制;③分泌 IFN,增加肝细胞 MHC-Ⅰ类分子的表达,激活病毒特异性 T 淋巴细胞反应,抑制 HBV 复制和导致肝脏损伤;④调节获得性抗病毒免疫反应。

NK 细胞对 HBV 感染肝细胞的直接杀伤作用:由于 NK 细胞受体的特点,其抑制性受体(Ly49、CD94/NKG2、KIRs)识别感染细胞表面的 MHC-Ⅰ类分子时将转导抑制信号,抑制 NK 细胞的活性。NK 细胞的这种特点对那些低表达或者不表达 MHC-Ⅰ类分子的细胞来说是十分重要的,肝细胞就是一类几乎不表达 MHC-Ⅰ类分子的细胞,故 NK 细胞在病毒感染早期、病毒感染肝细胞 MHC-Ⅰ类分子表达上调之前其抗病毒作用更为重要。与 T 淋巴细胞不同的是,NK 细胞的杀伤活性无 MHC 限制,可通过颗粒状胞吐方式(穿孔素和颗粒酶 B)或死亡受体(如 Fas/FasL、TRAILR/L、TNF-α)途径直接杀伤缺乏 MHC-Ⅰ类分子表达的病毒感染肝细胞。

NK 细胞同时可以被其他活化的细胞如 NKT 淋巴细胞、抗原呈递细胞所激活，而后通过分泌 IFN-γ 等细胞因子来抑制 HBV 的复制。同时，IFN-γ 也是 NK 细胞的有效刺激剂，可诱导 NK 细胞发挥杀伤功能，同时调节其杀伤效应、增殖程度、分泌细胞因子的能力等。

NK 细胞还是获得性细胞免疫的核心调节细胞，作用于 $CD4^+$ T 淋巴细胞和 $CD8^+$ CTL 细胞以强化适应性免疫力；同时通过其具备的 CD16 分子辅助 B 淋巴细胞行使功能。因此，肝脏内 NK 细胞的活化在机体抗病毒过程中有着极其重要的意义。

NK 细胞的抗病毒作用还受到其他多种细胞因子的调节，如 IL-12、IL-15 等。研究发现 HBV 感染急性期患者血清 IL-2 水平明显升高，IL-2 通过激活 NK 细胞及 $CD8^+$ T 淋巴细胞来清除病毒，Echevarria 等进一步研究发现，在机体全面启动特异性杀伤反应之前，HBV 复制的控制与 IL-2 和 NK 细胞反应之间呈正相关。然而在慢性 HBV 感染过程中，活化细胞表面的 IL-2R 链分离水平明显升高，这将阻止由 IL-2 诱导的免疫反应，也就是说慢性 HBV 感染可能与肝脏内 NK 细胞的活化程度降低有关。目前尚没有文献报道有关肝脏内 NK 细胞直接活化后发挥抗病毒作用的研究，病毒进入肝脏后通过哪些途径激活 NK 细胞还需进一步研究，但是 NK 细胞通过分泌 IFN 抑制病毒复制已经得到肯定。IL-18 通过活化肝脏内的 NK 细胞、NKT 淋巴细胞分泌 IFN-γ 抑制 HBV 复制，且不需要其他炎性细胞的帮助，同时亦诱导分泌 IFN-γ。IL-12 亦可通过活化肝内 NK 细胞分泌 IFN-γ 抑制肝脏内病毒的复制，研究表明，IFN-γ 可再诱导其他细胞因子 TNF-α、IFN-γ 的产生，这些细胞因子也具有抑制病毒复制的能力。而且在一定量 IL-12 的作用下，产生明显的抑制病毒复制作用时并不造成肝损害，肝脏内没有其他炎性细胞的浸润，可以推测，NK 细胞活化在一定程度上可以产生有效的抗病毒作用而不造成肝损害。这一点也证明了非细胞毒性的抗病毒作用机制的存在。

(5)NK 细胞在乙型肝炎重症化中的功能调节：陈韬等通过基因芯片技术发现在 HBV 相关慢加急性肝衰竭(HBV-ACLF)患者外周血单个核细胞(peripheral blood mononuclear cell, PBMC)中，一种离子通道相关基因 KCTD9 表达显著增加，并进一步验证该分子在 HBV-ACLF 患者外周血及肝脏 NK 细胞中表达显著增加，并与患者肝损害程度(ALT/AST)呈正相关。体外利用 KCTD9 表达质粒转染 NK92 细胞后观察到细胞活化、功能和毒性增强。同时，在鼠肝炎病毒 3 型(MHV-3)诱导的暴发性肝衰竭小鼠模型的研究中发现，肝脏 NK 细胞表达 KCTD9 亦显著上调，利用针对 KCTD9 分子的特异性 shRNA 干扰技术能使小鼠存活率由 0 上升至 22%，肝脏功能及组织病理学显著改善，同时肝脏 NK 细胞表达 KCTD9 显著下调，活性及功能降低。同时研究发现在 KCTD9 敲除小鼠体内，NK 细胞的发育成熟障碍及功能受限，提示一种新型的离子通道相关基因 KCTD9 可能通过活化 NK 细胞来介导重型肝炎、肝损害。

总之，NK 细胞在乙型肝炎，尤其是乙型重型肝炎中的作用机制，目前的研究还非常缺乏，且研究大多数集中于外周血 NK 细胞。对肝脏内 NK 细胞的研究报道仍很少。事实上肝脏内聚集着大量的 NK 细胞，约占肝脏淋巴细胞总数的 37%。有学者推测，如此多的 NK 细胞聚集在肝脏内一定会行使其特定的功能。Dunn 等指出，在慢性活动性 HBV 感染时，IFN、IL-8 等细胞因子可直接活化 NK 细胞，通过 TRAIL 介导的肝细胞凋亡途径导致肝脏出现炎症。目前利用 HBV 转基因小鼠得到的研究结果证明，肝脏内 NK 细胞在机体抗 HBV 感染中起着不可忽视的作用。在一个 HBV 转基因小鼠模型中，研究者发现在 HBV 感染时，肝细胞 NKG2D 配体(Rae-1 或 Mult)的表达增加，活化的 NK 细胞能够通过 NKG2D /(Rae-1 或 Mult)途径识别感染的肝细胞，诱发严重的肝损害。Ghosh 等研究发现在 HBeAg 阴性的慢性乙型肝炎患者体内，NK 细胞通过穿孔素及 TRAIL 介导的细胞毒作用抑制具有抗病毒作用的 $CD4^+$ T 淋巴细胞释放干扰素等效应物质，进而导致肝脏损伤。宁琴等的研究首次在病毒诱导的暴发性肝炎模型中揭示，在 MHV-3 诱导的小鼠暴发性肝炎模型中，NK 细胞在暴发性肝衰竭肝损伤中发挥

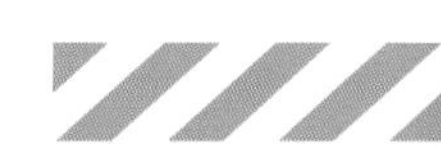

重要作用。研究发现 MHV-3 感染 BALB/cJ 小鼠后，肝脏 NK 细胞逐渐由外周器官募集到肝脏中，而且随着感染时间的延长，NK 细胞逐渐活化，对病毒感染肝细胞表现出显著的杀伤作用，这种细胞毒效应可由死亡受体途径 Fas-FasL 及 NK 细胞受体配体途径 NKG2D-NKG2DL 介导。同时还发现，在 HBV-ACLF 患者体内，肝脏 NK 细胞募集以及外周 NK 细胞 FasL 和杀伤性受体(NKp30 and NKp46)表达的上调与病情进展相关。此外，有报道指出，在四氯化碳(CCl_4)诱导的小鼠肝纤维化模型中，NK 细胞可杀伤高表达 NKG2D 配体 Rae-1 的肝星状细胞。表达 TRAIL 的 NK 细胞显示出较强的杀伤原代肝细胞的能力，从而导致肝损伤。

2. NKT 淋巴细胞在乙型肝炎重症化中的作用

NKT 淋巴细胞在 HBV 感染及乙型肝炎重症化中的作用：NKT 淋巴细胞是自然杀伤细胞的 T 淋巴细胞亚群，能同时表达 T 淋巴细胞和 NK 细胞的受体，可分为 $CD4^+$ 和 $CD8^+$ NKT 淋巴细胞两个亚群。目前对于 NKT 淋巴细胞在 HBV 感染中的作用机制，主要是利用 HBV 转基因动物来研究肝脏内 NKT 淋巴细胞在 HBV 感染过程中的作用，研究表明，活化的 NKT 淋巴细胞能够抑制 HBV 的复制，并在抗病毒的同时造成肝损害。

NKT 淋巴细胞受 CD1d 分子限制，在 HBV 感染时，HBV 及其亚病毒颗粒(包含有糖脂和磷脂)被 $CD1d^+$ 细胞呈递给肝脏内 NKT 淋巴细胞，激活 NKT 淋巴细胞。活化的 NKT 淋巴细胞除了直接杀伤肝细胞外，还可以进一步激活 NK 细胞，使其细胞毒活性增加。另外，近几年发现一种非经典的 NKT 淋巴细胞，它受 CD1d 限制，却对半乳糖脑苷脂无反应。NKT 淋巴细胞一方面通过自身分泌的细胞因子来发挥抗病毒作用，另一方面还通过活化其他淋巴细胞来进一步抗病毒。肝脏内 NKT 淋巴细胞在其特异性刺激剂 GalCer 的作用下，迅速活化并产生细胞因子 IFN-γ 和 IFN-α/β，抑制 HBV 转基因小鼠肝脏内病毒的复制，同时导致肝损害(大量的淋巴细胞浸润、肝细胞坏死)。这种病毒抑制作用与 GalCer 的作用剂量、作用时间呈依赖性，提示它与 NKT 淋巴细胞的活化程度及所产生的细胞因子水平有关。曾有文献报道，肝脏内 HBV 特异性杀伤 T 淋巴细胞通过分泌 IFN-γ、Poly I/ C 通过诱导产生 IFN 而发挥抑制病毒复制的作用，这一点与肝脏内 NKT 淋巴细胞的抗病毒作用相似。活化的 NKT 淋巴细胞还可以通过其分泌的细胞因子激活肝脏内 NK 细胞，并导致该 NK 细胞大量分泌 IFN-γ 而发挥抗 HBV 作用。NKT 淋巴细胞分泌 IFN-γ 的同时诱导肝脏实质细胞(肝细胞)及非实质细胞(Kupffer 细胞、浸润的炎性细胞)表达趋化细胞因子 CXCL9、CXCL10，进而趋化一系列表达 CXCR3 的炎性细胞浸润肝脏，并导致肝脏炎性损伤。CXCL9 和 CXCL10 本身并不具有抑制病毒复制的作用，对 IFN-γ 介导的抑制作用也没有调节作用，NKT 淋巴细胞分泌的 IFN-γ 介导的抗病毒作用亦不受肝脏内浸润的多种炎性细胞的限制，提示 NKT 淋巴细胞产生的 IFN-γ 具有强烈抗病毒作用，如果在保证 IFN-γ 抗 HBV 的同时阻断其后续的炎症过程(如阻断 CXCL9 和 CXCL10 的功能)，极有可能寻找出一种治疗 HBV 肝炎的新途径。

上述推测在另两个实验室的工作中亦得到回应。Jody 等在 HBV 转基因小鼠体内发现 NKT 淋巴细胞的另一个非经典亚群(CD1d 限制、V14、不识别特异性激活剂 GalCer)，该 NKT 淋巴细胞亚群通过分泌 IFN-γ 抑制 HBV 的复制继而通过该细胞分泌的其他细胞因子大量动员后续的适应性免疫细胞并引起肝损害。Guidotti 等对急性感染 HBV 的黑猩猩的研究发现，其肝脏中 HBV DNA 随着 IFN-γ 的出现而大部分消失，肝脏并未出现相应的损伤，也没有大量的 $CD3^+$ T 淋巴细胞出现，这说明体内确实存在非细胞毒性的抗 HBV 机制，而且这种发挥非细胞毒性作用的细胞因子 IFN-γ 可能是由 NKT 淋巴细胞或 NKT 淋巴细胞活化的 NK 细胞产生的。肝脏内 NKT 淋巴细胞在 HBV 感染中的抗病毒作用已经得到肯定。肝脏内存在的大量 NKT 淋巴细胞直接在肝脏内行使抗病毒作用，而无须从肝脏外招募入肝脏。由于 NKT 淋巴细胞活化受体的特殊性，一旦存在合适的配体，NKT 淋巴细胞将被有效地激活。HBV 病毒颗粒及亚病毒颗粒均含有糖脂及磷脂，可通过 $CD1d^+$ 细胞呈递给肝内的 NKT 淋巴细胞，直接活化NKT淋巴细胞;NKT淋巴细胞还可以通过非TCR(NKR P1受体)识别配体或识别MHC-Ⅰ类分子表达缺陷的细胞而直接活化。同时NKT淋巴细胞亦可在病毒诱导产生的细胞因子的作用下间接活化。NKT淋巴细胞活化后将通过上述多种途径来发挥抗HBV作用。由于NKT淋巴细胞不识别病毒蛋白抗原,故慢性HBV感染者体内NKT淋巴细胞不可能被清除,这一点在转基因动物体内也得到证实。如果能够激活慢性HBV感染者肝脏内的NKT淋巴细胞,这种固有免疫应答的抗病毒作用将成为慢性HBV感染者处于免疫耐受状态的特异性T淋巴细胞应答的一个补偿。

小鼠肝淋巴细胞中含有约30% NKT淋巴细胞,当施行肝部分切除术或者肝缺血再灌注时可以升高到50%~60%,提示NKT淋巴细胞与肝损害具有一定的关系。对NKT淋巴细胞与HBV感染的研究只是局限于对实验性乙型肝炎转基因小鼠的研究,利用这个模型,Kakimik发现肝组织内激活的NKT淋巴细胞和随后转化激活的NK细胞分泌的IFN-γ具有抑制HBV复制的效果,而且肝组织内激活的具有分泌IFN-γ能力的NKT淋巴细胞的数量也明显增多。在患者体内,NKT淋巴细胞对乙型肝炎疫苗特异性反应的形成是非常重要的。NKT淋巴细胞在HCV感染和清除中的作用还不清楚,在慢性HCV感染患者的肝组织中,NKT淋巴细胞的数量增加,并且表达了细胞激活的表面标志。研究发现,在HBV转基因小鼠急性肝炎模型中,活化的非经典的NKT淋巴细胞可介导急性肝炎和肝损害,阻断NKG2D与其配体的相互作用可完全阻断其引起的肝损害。Wu等研究发现,在小鼠急性暴发性肝炎模型中,活化的NKT淋巴细胞能够通过细胞间的接触作用诱导MDSCs向促炎性方向分化,打破自身的免疫抑制状态,分泌炎症因子,加重肝脏损伤。

3. 巨噬细胞在乙型肝炎重症化中的作用

目前已知巨噬细胞在乙型肝炎重症化中的作用机制如下。

(1)分泌细胞因子:肝脏内的巨噬细胞、DC等活化后亦分泌多种细胞因子发挥抗病毒作用。CD40活化肝脏内APC(如巨噬细胞、DC等)后,APC分泌炎性细胞因子(IL-12、TNF-α),并趋化多种细胞(DC、巨噬细胞、T淋巴细胞、NK细胞、NKT淋巴细胞等)浸润肝脏组织,继而诱导活化NK细胞、NKT淋巴细胞、T淋巴细胞分泌IFN-γ或IFN-α/β来抑制肝脏内病毒的复制,并导致肝脏出现明显的炎性病变和损伤。APC的这种作用是不依赖于T淋巴细胞的,通过活化APC来治疗慢性HBV感染者可能会成为一种新的治疗策略。另外,利用*P. yoelii*感染鼠的红细胞激活转基因小鼠肝脏内的巨噬细胞后,其产生的细胞因子亦可抑制肝脏内HBV的复制,提示肝脏内的巨噬细胞具有抗病毒作用。

(2)巨噬细胞与免疫凝血系统:巨噬细胞激活后产生的凝血酶原酶,能促进凝血级联反应,在重型肝炎发病中的作用也越来越受到重视。在病毒性肝炎中,炎症发生的同时往往伴有凝血纤溶系统的激活,该过程中可产生直接导致炎症作用的因子,如凝血酶Ⅹa因子、纤维蛋白原等,最终引起纤维蛋白的沉积、微血管血栓的形成、白细胞聚集以及炎症反应的上调。有研究表明,凝血酶是肝损害的关键介质,特别是在重型病毒性肝炎疾病中,凝血酶的局部聚集可以解释疾病过程中的微循环内凝血机制紊乱、微血栓形成、组织缺血缺氧及迅速大面积的肝细胞坏死等典型病理生理学改变。免疫凝血途径的激活在重型肝炎的发生及发展中占有重要的地位。

fgl2凝血酶原酶/纤维介素是由活化的巨噬细胞或内皮细胞表达的一种新型的凝血酶原酶分子,属于纤维蛋白原超家族的一员,能够直接裂解凝血酶原而启动免疫凝血途径。跨膜型fgl2由活化的巨噬细胞或内皮细胞表达,具有凝血酶原酶的功能,能催化凝血酶原转化为凝血酶,启动凝血级联途径,促使纤维蛋白原转化为纤维蛋白,促进血栓形成。系列研究表明,fgl2凝血酶原酶在乙型重型肝炎患者的外周血PBMC和肝组织中特异性高表达,且与疾病的严重程度相关。fgl2可启动局部的凝血过程,导致纤维蛋白沉积、微血栓形成、微循环障碍和局部炎症反应,此系重型肝炎肝细胞坏死的重要分子机制之一,减少和阻断其表达有可能为防治重型

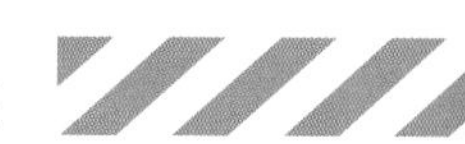

肝炎提供新的方法和途径。在小鼠暴发性肝炎模型的体内实验中发现，进一步运用针对 fgl2 的特异性反义 RNA 进行干预，可使暴发性肝炎小鼠的生存率由 0 提高到 33.3%，提示了 fgl2 在乙型重型肝炎发生、发展中的重要作用。在病毒蛋白对 fgl2 基因调控作用的研究中，宁琴等在小鼠暴发性肝炎模型中发现 MHV-3 的核心蛋白可激活小鼠 fgl2 基因的启动子活性，并提出在启动子 2372 至 2306（相对于 ATG 翻译起始点）位置，存在着对转录、激活起重要作用的反式作用因子作用位点，肝细胞核因子 4（HNF4）这一肝脏特异性转录因子可与之结合，启动该基因的转录和激活。

4. 其他固有免疫细胞在乙型肝炎重症化中的作用

（1）γδT 淋巴细胞：γδT 淋巴细胞同时具有辅助 T 淋巴细胞（Th）、CTL、自然杀伤（NK）细胞等多种免疫细胞的特点，其 TCR 仅有有限的可变性。γδT 淋巴细胞是介于先天性免疫与适应性免疫之间的一种免疫细胞。一方面，γδT 淋巴细胞可认为是特异性免疫的一部分，它可通过 V(D)J 重排而产生连接区的多样性，并产生记忆表型。但另一方面，γδT 淋巴细胞的不同亚型也可认为是非特异性免疫的一部分，其细胞表面限制的 TCR 受体或 NK 细胞受体可作为模式识别受体。大量的 Vγ9/Vδ2 T 淋巴细胞亚型可在数小时内迅速对细菌产生的共同分子（IPP 等）做出免疫反应，同时，高度限制的上皮内 Vδ1 T 淋巴细胞亚型可对刺激的上皮细胞发生反应。外周血 γδT 淋巴细胞在结核病、麻风、疟疾等感染性疾病中可显著增殖，其机理主要是细菌或受感染的细胞产生的中间代谢产物（脂质小分子如 IPP 等）或蛋白配体可激活 Vγ9/Vδ2/T 淋巴细胞亚型发挥功能。而 Vδ1 T 淋巴细胞亚型在 HIV 患者中是主要的增殖亚型。

同时，在不同的病毒感染性疾病中，γδT 淋巴细胞的不同亚型可表现出不同的免疫效应。如在柯萨奇病毒 B3 诱导的小鼠心肌炎模型中，Vγ1 T 淋巴细胞亚型对抑制心肌炎发生可起到免疫保护作用，而 Vγ4 T 淋巴细胞亚型却可促进炎症发生。γδT 淋巴细胞在多种病毒感染诱发的机体免疫病理过程中均有重要作用。

γδT 淋巴细胞对抗原的非 MHC 限制性和无须抗原处理和呈递识别方式提示，在机体内出现异常变化（如应激反应）时，γδT 淋巴细胞可做出比 αβT 淋巴细胞更迅速的反应。γδT 淋巴细胞可对 αβT 淋巴细胞不能识别的抗原产生应答，在功能上与后者实现互补。在历经长期进化后，相比于 αβT 淋巴细胞，γδT 淋巴细胞以更广泛、快速和直接的方式对体内应激事件做出反应，同时其反应手段较为笼统，即 γδT 淋巴细胞可同时发挥细胞毒效应和分泌细胞因子的双重作用。γδT 淋巴细胞的细胞毒效应功能包括杀伤 NK 敏感和 NK 不敏感的靶细胞，IL-2 能够明显增强 γδT 淋巴细胞的杀伤力。γδT 淋巴细胞也具有分泌细胞因子的功能，已发现 γδT 淋巴细胞能分泌 IL-4、GMCSF 和 IFN-γ，通过抗 γδTCR 抗体诱导某些 γδT 淋巴细胞分泌 IL-2 和溶解靶细胞。然而，γδT 淋巴细胞抗原识别的多样性和机制的复杂性使人们目前还难以概括 γδT 淋巴细胞全部的生物学意义。

目前对于 γδT 淋巴细胞在乙型肝炎重症化中作用的研究甚少，对慢性病毒性肝炎的研究发现，HBV 和 HCV 感染者肝脏内含有大量的 γδT 淋巴细胞，且 HCV 患者肝内 γδT 淋巴细胞对多种靶细胞具有非 MHC 限制的高水平细胞毒作用，并能在 anti-CD3 的作用下活化产生细胞因子 IFN-γ、TNF-α、IL-8 等，故推测 γδT 淋巴细胞在病毒感染中可能起作用。任红等的研究显示，乙型重型肝炎患者 γδT 淋巴细胞有显著增强的杀伤或溶解靶细胞的潜能，即高表达 CD56、CD107a、颗粒酶 B（granzyme B）等分子，高水平地分泌 IFN-γ、TNF-α、IL-17 等细胞因子。同时，乙型重型肝炎患者 γδT 淋巴细胞可能对 $CD4^+$ T 淋巴细胞有一定的调节作用：使 CD4 的 CD27、CD45RO 等表达降低；而分泌 IFN-γ 或 TNF-α 增加，这些功能改变均可导致乙型肝炎重症化的发生。

（2）DNT 淋巴细胞：2000 年，$CD3^+CD4^-CD8^-$ 双阴性（DN）T 淋巴细胞首先被鉴定为一群具有免疫抑制功能的特殊的调节性 T 淋巴细胞。近年来有研究显示，DNT 淋巴细胞是一类新型具有不同免疫活性的T淋巴细胞亚群,可以在不同类型疾病中抑制或者增强免疫反应,导致不同疾病转归。宁琴研究小组基于鼠肝炎病毒3型(MHV-3)感染敏感系BALBb/cJ小鼠建立了暴发性病毒性肝炎(FVH)模型,研究DNT淋巴细胞在FVH中的免疫学功能及其分子效应机制。结果发现,感染了MHV-3后,敏感系BALB/cJ小鼠引发FVH,其血清ALT、AST及TBil水平持续升高,肝细胞大块坏死,与此同时,其体内DNT淋巴细胞比例升高并高表达早期活化分子CD69;另外发现病毒感染后肝细胞具有对脾脏来源DNT淋巴细胞的趋化作用。该DNT淋巴细胞的表型和免疫学特征与以往报道的DNT淋巴细胞有所区别,主要由$TCR\alpha\beta^{+}$亚群组成,并高表达CD44分子,除11.7% DNT淋巴细胞分泌IL-2外,基本不分泌IFN-γ、IL-10、IL-4、FasL、穿孔素(perforin)及颗粒酶(granzyme)等细胞因子。同时,DNT淋巴细胞在FVH进展过程中表达mfgl2,其主要表达于感染的DNT淋巴细胞膜上,在体外具备促凝血活性(PCA)。转移过继实验显示,感染MHV-3后的BALB/cJ小鼠接受过继活化的DNT淋巴细胞后,病情进展加重,生存时间缩短,肝细胞坏死区显示mfgl2分子表达增强及大量纤维素沉积。使用Ad-mfgl2-microRNA体内干扰BALB/cJ小鼠的mfgl2表达,小鼠生存率提高至33.3%,同时可以减轻DNT淋巴细胞过继小鼠的血清学及组织学改变。本研究结果提示,在感染MHV-3后,DNT淋巴细胞从脾脏迁移到肝脏,并大量活化,其表面高表达的mfgl2分子可能是MHV-3诱导的FVH发病过程中一个重要的效应分子。

(3)Kupffer细胞:早在1989年,有人发现在亚急性重型肝炎浸润的单个核细胞中以Kupffer细胞为主,随后的研究发现活化的Kupffer细胞分泌多种细胞因子,随之影响其他免疫细胞和肝细胞的免疫反应,以及组织损伤程度。其形成的细胞因子网络在重型肝炎发病机制中具有重要的作用,其中发挥主要作用的是肿瘤坏死因子,此外尚有IL-1、IL-6、IL-8等。正常情况下,肝脏内的Kupffer细胞以M2型为主,以维持肝脏内的免疫耐受状态。在急性重型肝炎早期,活化的Kupffer细胞表现出M1型,分泌炎性介质促进肝细胞损伤。在急性重型肝炎的缓解期,Kupffer细胞更多地表现出M2型的特点,产生抗炎因子和促细胞增殖因子来促进肝脏的修复。研究发现,在伴刀豆球蛋白A(concanavalin A,ConA)诱导的急性暴发性肝衰竭小鼠模型中,观察到了肝脏内的Kupffer细胞的凋亡和功能障碍,且伴有巨噬细胞相关促炎因子的上调,这些结果提示肝脏巨噬细胞的失活和凋亡可能与急性重型肝炎进展密切相关。在接受肝移植后出现急性重型肝炎的患者中发现肝脏内的Kupffer细胞高表达FasL,提示Kupffer细胞可能通过Fas/FasL途径造成严重的肝损伤。

(4)DC:作为最重要的抗原呈递细胞,DC在HBV感染及慢性肝炎过程中发生功能性异常已经被很多研究所报道。研究认为,DC功能的缺陷是造成慢性病毒性肝炎感染者体内缺乏有效的CTL应答的重要原因。同时,DC作为病毒感染的靶细胞,可被特异性的CTL识别并攻击,导致数量减少和功能下调。另外,DC也很可能作为一种病毒"避难所",逃避免疫系统的攻击,导致慢性肝炎。Kurose等利用携带HBV的小鼠模型研究发现,小鼠体内可表达丰富的HBsAg,但不产生抗-HBs,且其体内DC表达的CD86等明显低于正常小鼠,表现出非成熟特征。当用IFN-γ治疗后,DC表面MHC-Ⅱ类分子的水平明显上升,提示IFN-γ可上调MHC-Ⅱ类分子的表达。利用转基因小鼠的淋巴细胞与HBsAg及弗氏完全佐剂混合培养,同时加入来源于相同年龄、性别及MHC-Ⅱ类分子相匹配的正常小鼠的DC,可产生持续高滴度的抗-HBs,证明携带HBV的转基因小鼠产生抗-HBs能力的丧失是由DC的功能缺陷所致。总之,在慢性乙型肝炎患者体内,DC存在着不同程度的功能缺陷,可能是慢性HBV感染易迁延不愈的重要因素。目前,人们已经能用各种类型的DC疫苗治疗肝炎以及恶性肿瘤,并取得了较好的效果,提示DC疫苗作为一种打破免疫耐受,诱发抗肿瘤、抗病毒的免疫治疗药物有较好的临床应用前景。研究HBV感染后DC的功能降低或紊乱病变的内在分子机制,可为揭示乙型肝炎发病机制及临床治疗提供有用信息。

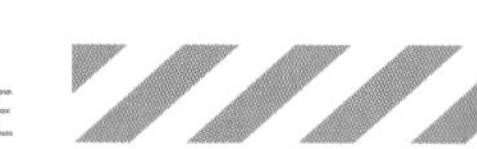

施光峰等的研究显示，HBV 感染者 DC 频率减少、表型缺失、功能障碍程度与乙型肝炎重症化密切相关，而且重型肝炎患者体内分离出的外周 moDC 表现为 IL-6、TNF-α 分泌能力显著升高，这些功能性的改变与乙型肝炎重症化的发生密切相关。Khanam 等发现 ACLF 患者接受粒细胞集落刺激因子(G-CSF)治疗后外周和肝脏内的髓样 DC 和浆样 DC 明显增多，同时患者血清胆红素水平下降，凝血功能有所恢复。

(5)中性粒细胞：中性粒细胞介导的肝损害主要通过介导各种炎性介质的活化及随后的趋化聚集于肝脏脉管系统。聚集的中性粒细胞感应来自肝实质产生的趋化信号，随后渗出并与肝细胞黏附。进一步触发中性粒细胞的活化，延长黏附依赖的氧化应激及脱颗粒。释放出的氧化物质向肝细胞弥散，激发细胞内氧化应激反应，线粒体功能紊乱，并最终引起细胞肿胀、凋亡和坏死。中性粒细胞在肝脏内浸润是肝损害、细胞应激及系统性炎症的最早期的反应。其可在 1 h 内杀伤肝细胞，与细胞内氧化应激及线粒体功能紊乱相关；同时也可通过表达 FasL，诱导表达 Fas 的肝细胞凋亡。然而，中性粒细胞可能通过多种机制参与 FasL/Fas 途径介导的肝损害，需要进一步研究证实。Huang 等研究发现在小鼠缺血性肝损伤模型中，损伤相关分子模式(damage associated molecular patterns，DAMPs)的释放能够促进中性粒细胞通过 Toll 样受体 4(Toll-like receptor 4，TLR-4)信号通路释放中性粒细胞诱捕网(neutrophil extracellular trap，NET)，进而促进炎症反应，加重肝细胞损伤。

(6)髓源性抑制细胞(myeloid-derived suppressor cells，MDSCs)：一类骨髓来源、具有免疫抑制活性的异质细胞群，该群细胞可以抑制 T 淋巴细胞的功能，负向调节免疫反应，影响疾病的转归。Zeng 等研究发现 HBV-ACLF 患者外周血的 $CD14^{+}$ $CD33^{+}$ $CD11b^{+}$ HLA^{-} DR^{-}/low MDSCs 的数量低于慢性乙型肝炎患者和健康对照者，同时伴随着患者体内的 $CD4^{+}$/$CD8^{+}$ T 淋巴细胞的数量及表达的 CD3 ζ 链降低，并且 MDSCs 的水平越高，患者的预后越差。Bernsmeier 等的研究也表明在 ACLF 患者的外周血中 $CD14^{+}$ $CD15^{-}$ $CD11b^{+}$ HLA^{-} DR^{-} MDSCs 明显增多，能够显著抑制 T 淋巴细胞的增殖及 TNF-α/IL-6 等效应分子的释放，并且抑制其摄取细菌的功能，导致二次感染的发生。

(7)嗜酸性粒细胞：嗜酸性粒细胞可能参与某些肝病的发病，然而其作用机制仍不明确。在 ConA 诱导的免疫学肝损害模型中，观察到了肝脏嗜酸性粒细胞的浸润及 IL-5 的高表达。而在 IL-5 基因敲除的小鼠或嗜酸性粒细胞耗竭的感染小鼠中肝损害明显减轻。IL-5 对嗜酸性粒细胞的成熟及功能起到了至关重要的作用，活化的 NKT 淋巴细胞也能分泌 IL-5。上述发现表明，IL-5 及嗜酸性粒细胞可能在实验性免疫性肝炎中发挥重要作用。此外，暴发性肝炎患者中，肝脏嗜酸性粒细胞数量增多，同时伴随 IL-6 的表达增高，而表达 IL-6 的嗜酸性粒细胞并不分泌 IL-5。

(8)肝窦内皮细胞：肝窦内皮细胞不仅是机体窦腔与肝实质之间的生理屏障，也参与肝脏及全身性炎症所致的急性肝损害的发病。肝窦内皮细胞特异的功能表现为从肝窦中清除致炎症因子，如 LPS，而不引起广泛的炎症。这种独特的能力来自其大量产生的抗炎因子以及其在接触致炎症因子后表达降低的黏附分子和抗原呈递共刺激分子。肝窦内皮细胞也表达 MHC-Ⅰ类和 MHC-Ⅱ类分子，在抗原呈递细胞刺激以后表达共刺激分子。肝窦内皮细胞凝集素最近被鉴定为 DC-SIGN 家族的一员，能特异性识别活化的 T 淋巴细胞并负向调节其免疫反应。缺血再灌注引起的肝损害中，肝窦内皮细胞通过表达 B7-1 和 B7-2 分子，起到抗原呈递细胞的重要作用。在 LPS 半乳糖苷和四氯化碳诱导的急性重型肝炎模型中，IL-1 诱导肝星状细胞产生金属蛋白酶，随后导致细胞外基质变性退化，引起肝窦崩裂，导致肝实质细胞死亡，肝功能严重受损。

三、模式识别受体在乙型肝炎重症化中的作用

Toll 样受体(TLRs)是近年来发现的一类模式识别受体(PRRs)，通过对病原体相关分子模

式(pathogen associated molecule patterns,PAMPs)的识别,启动固有免疫和适应性免疫应答,在抗病原体感染中起重要作用。乙型肝炎的发病机制复杂,与肝细胞内 HBV 数量无明显相关性,而主要取决于机体的免疫应答,但其精确机制仍未完全阐明。因此,Toll 样受体作为固有免疫受体的重要成员,在乙型肝炎发生、发展中的作用及机制值得探讨。

1. Toll 样受体分类

目前,在哺乳动物及人类中已经发现的人 TLRs 家族成员有 11 个。其中了解比较清楚的有 TLR-2、TLR-4、TLR-5 和 TLR-9。人的 TLRs 家族基因分别定位于 4 号染色体(TLR-1、TLR-2、TLR-3、TLR-6、TLR-10)、9 号染色体(TLR-4)、1 号染色体(TLR-5)、3 号染色体(TLR-9)、X 染色体(TLR-7、TLR-8)。根据 TLRs 细胞分布特征,可将其分为普遍存在型(TLR-1)、限制存在型(TLR-2、TLR-4、TLR-5)及特异存在型(TLR-3)三类。

2. Toll 样受体在固有免疫中的识别作用

Toll 样受体如同固有免疫的眼睛,监视与识别各种不同的 PAMPs,是机体抵抗感染性疾病的第一道屏障。其中 TLR-4 不仅可识别外源的病原体,还可识别内源性物质及降解物。TLR-4 可以识别革兰阴性菌脂多糖(LPS),还可识别宿主坏死细胞释放的热休克蛋白(heat shock protein,HSP),体内肝素硫酸盐和透明质酸盐降解的多糖部分以及局部的内源性酶的级联活化反应也可激活 TLR-4。TLR-2 的配体较 TLR-4 更为广泛,包括脂蛋白、脂多肽、脂磷壁酸(LTA)阿拉伯甘露聚糖(LAM)及酵母多糖等。TLR-5 可以识别鞭毛蛋白,鞭毛蛋白是目前发现的 TLR-5 的唯一配体。具有鞭毛蛋白的 L 型细菌、铜绿假单胞菌、枯草芽孢杆菌和鼠伤寒沙门菌等可被 TLR-5 识别。TLR-3 特异识别病毒复制的中间产物 dsRNA,从而激活 NF-κB 和 IFN-β 前体。Doyle 等证实,抗 TLR-3 单克隆抗体能抑制成纤维细胞 IFN-β 的产生。Christopher 等证实 TLR-3 还具有调控鼻病毒对人支气管细胞感染的能力,这也说明 TLR-3 在宿主抵抗活病毒中发挥重要的作用。TLR-7 识别咪喹啉家族低分子的咪唑莫特、R848 和 R847 等。TLR-7、TLR-8 和 TLR-9 高度同源,在细胞内涵体中起作用。TLR-9 识别细菌的 CpG DNA,具有激活 B 淋巴细胞和 APC 的免疫刺激特性。

另外,TLR 对配体的识别,不同类型的 Toll 样受体可以组合,从而识别不同的 PMAPs,如 TLR-1 与 TLR-6 可以协同 TLR-2 对不同的 PMAPs 分子进行组合识别;TLR-7 可能同 TLR-9 组合来介导 CpG 激活免疫细胞。其中 TLR-4/TLR-4 和 TLR-9/TLR-9 是以同源二聚体的形式进行组合的;而 TLR-2/TLR-4、TLR-2/TLR-6 和 TLR-7/TLR-8 为异源二聚体,还有的二聚体中有一个亚单位尚未确定,如 TLR-3/TLR、TLR-5/TLR。

3. Toll 样受体的表达与 HBV 感染

Toll 样受体在肝脏内的多种细胞(如 Kupffer 细胞、NK 细胞、肝窦内皮细胞、肝星状细胞)中均可少量表达,但一般表达量低。Matsumura 等研究表明,肝细胞上亦有 Toll 样受体表达,某些炎症因子或前炎症因子如 IL-1、表皮生长因子可以上调 Toll 样受体的表达。Ratnam 和 Visvanathan 等研究发现 HBeAg 阳性患者肝细胞 TLR-2 的表达量下降,HBeAg 阴性患者的 TLR-2 表达增强,TNF 分泌增加。在慢性乙型肝炎及慢性乙型重型肝炎患者肝组织中,TLR-2 和 TLR-4 表达增强,且与肝组织炎症活动分级呈正相关。同时实验表明:TLR-2、TLR-4 在肝癌细胞株 HepG2、HepG2. 2. 15 中表达量升高,后者升高更明显。用不同浓度的 LPS 处理 HepG2、HepG2. 2. 15 细胞,TLR-2 和 TLR-4 表达量增加,相同刺激条件下,HepG 2. 2. 15细胞表达量明显高于 HepG2 细胞,TLR-4 的表达明显高于 TLR-2。对急性重型肝炎的大鼠腹腔注射 NF-κB 特异性抑制剂二硫氨基甲酸酞吡咯烷(PDTC)以抑制 TLR-4 信号转导通路,发现 PDTC 干预能在一定程度上减轻肝损害。说明 TLR-4/NF-κB 途径在 LPS 诱导的肝损害中起重要作用。HBV 感染可以上调肝细胞 TLR-2 和 TLR-4 的表达,加重肝损害,成为乙型肝炎重症化的又一重要影响因素。Khvalevsky 等研究报道,TLR-3 在肝瘤系 Huh7 细胞上表达量下

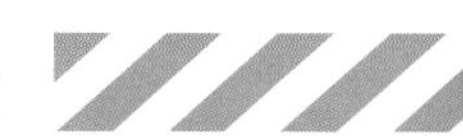

降，在 HBV 全基因组转染的 HepG2.2.15 细胞 TLR-3 表达上调的同时出现细胞凋亡现象，揭示 HBV 可能直接上调 HepG2.2.15 细胞的 TLR-3 表达，而且可能启动了细胞凋亡或坏死机制。

Visvanathan 等发现慢性乙型肝炎(CHB)患者外周血单个核细胞 TLR-2 表达量与 HBeAg 有关，而与病毒载量无明显相关性。HBeAg 阴性患者的 PBMC 中 TLR-2 表达增强，相关的 TNF-α 分泌增加，而 HBeAg 阳性患者 PBMC 表达 TLR-2 下降，TNF-α 水平亦显著下降。慢性重型肝炎患者 PBMC 的 TLR-2、TLR-4 表达强度和血清 TNF-α 水平较对照组显著升高，且 TLR-2 与 TLR-4 呈正相关。慢性重型肝炎患者 PBMC 中 TLR-4 表达水平与血清 IL-6 表达水平呈显著正相关，存在 PBMC 中 TLR-4 过表达现象。Han 等人研究发现在急性重型肝炎患者体内 TLR-2 的表达降低，同时给 TLR-2 突变的小鼠注射 HBV 质粒时，肝脏的炎症反应较野生型明显，提示这可能与调节性 T 淋巴细胞(Treg)数量降低有关。Hermoso 等研究证实 TNF-α 可上调 TLR-2 和 TLR-4 的表达，IL-6 上调 TLR-4 的表达，而 TNF-α 的水平与肝脏炎症程度相关，TNF-α 的过度升高与预后不良有关，提示 CHB 患者高水平的 TNF-α 可能是导致 PBMC 中 TLR-2、TLR-4 表达上调的重要因素。此外，慢性乙型肝炎和肝癌患者的 PBMC 中 TLR-7 和 TLR-9 mRNA 表达下降，TLR-7 蛋白表达下降，但 TLR-9 在蛋白水平上却随着病程进展及原发性肝癌的发生呈现上升的趋势。亦有研究报道，慢性乙型肝炎患者 PBMC 中 TLR-1/2/4/6 mRNA 的表达较健康人下降，提示 Toll 样受体的异常表达与慢性乙型肝炎的发病以及乙型肝炎重症化机制有关。

健康人未成熟外周血单个核细胞来源的髓样树突状细胞(mDC)经多聚次黄苷酸-胞苷酸(polyI:C)刺激后 TLR-3 表达上调，而 HBeAg 阳性的慢性乙型肝炎患者 mDC 经 polyI:C 刺激后 TLR-3 出现异常表达，表现为 TLR-3 表达上调时间晚，上调的速度慢，同时协调刺激因子 CD86 表达低下，提示 TLR-3 和 CD86 的异常表达可能与 HBV 的持续性感染有关。Xu 等研究发现 TLR-7、TLR-9 在慢性乙型肝炎患者外周血单个核细胞来源的浆细胞样树突状细胞(pDC)中的表达显著减弱，且 pDC 功能受损，从而导致 HBV 的持续感染与肝炎的慢性化。TLR-7 在慢性乙型肝炎患者 mDC 不同成熟阶段表达水平不同，但无论未成熟还是成熟阶段，TLR-7 表达的水平均显著降低。而且 DC 表面分子 CD80、CD83、CD86 的表达水平亦显著降低，提示 DC 的 Toll 样受体表达下降及功能损害可能是导致乙型肝炎慢性化的重要因素之一。

4. Toll 样受体与乙型肝炎重症化

急性重型肝炎在临床上与内毒素休克具有相似的特点，表现为大量炎性细胞因子的产生、肝细胞损伤、血流动力学的紊乱以及昏迷。而 Toll 样受体对内毒素休克的发生及发展具有重要作用。促炎性细胞因子包括 TNF、IL-1、IL-6、IL-12、IL-18 和 IFN-γ，对急性重型肝炎的病理生理改变及临床转归十分关键。

Toll 样受体具有抗 HBV 作用。Wu 等用 TLR-1～TLR-9 激动剂刺激 C57BL/6 野生型或 myd88(－/－)小鼠非实质细胞，mDC 上 TLR-1、TLR-3、TLR-4、TLR-7 和 TLR-9 的激动剂能诱导产生抗病毒因子，TLR-3、TLR-4 激动剂刺激的 Kupffer 细胞和 TLR-3 激动剂刺激的内皮细胞具有抑制 HBV 复制的趋势。在 myd88(－/－)小鼠实质细胞中得出了同样的结果，并证明了这一途径是 TLR-4 参与并通过 IFN 抑制 HBV 复制的。TLR-4 还可通过诱导诱生型一氧化氮合酶(iNOS)的表达增加，以及 HBV 的特异性免疫反应，表现出抗 HBV 活性，在 HBV 清除中起重要作用。Isogawa 等研究显示 TLR-3、TLR-4、TLR-5、TLR-7 和 TLR-9 的特异性配体均可通过诱导 IFN 等细胞因子的产生抑制转基因小鼠肝脏 HBV DNA 的复制。

TLR-4 是一个重要的固有免疫受体，主要识别革兰阴性细菌脂多糖(即内毒素)、紫杉酚、丙型肝炎病毒的核心蛋白等，TLR-4 尚能够识别内源性的热休克蛋白，凋亡细胞也可以激活 TLR-4，对 TLR-4 配体引发的巨噬细胞炎症因子分泌有协同作用，可协同增强巨噬细胞对 IL-6

等炎性介质的分泌。研究证实,在慢性乙型重型肝炎患者外周血中,存在单核细胞 TLR-4 的过度表达,且外周血单核细胞 TLR-4 表达水平与血清 IL-6 表达水平存在密切关系。此外,Jiang 等在脂多糖-D 半乳糖(lipopolysaccharide-D galactosamine,LPS-D GalN)诱导的小鼠急性重型肝炎模型中发现用 polyI:C 预先注射的小鼠死亡率及肝损害程度明显降低,从而提示 TLR-3 信号的活化可通过下调巨噬细胞上的 TLR-4 而减弱 LPS 诱导的重型肝炎。Wang 等在 ConA 诱导的小鼠急性重型肝炎模型中发现 TLR-5 敲除小鼠的肝损伤明显缓解,这一过程可能通过抑制 T/NKT 淋巴细胞的活化来实现。

参考文献

[1] Bertoletti A,Ferrari C. Kinetics of the immune response during HBV and HCV infection[J]. Hepatology,2003,38(1):4-13.

[2] Thimme R,Wieland S,Steiger C,et al. CD8$^+$ T cells mediate viral clearance and disease pathogenesis during acute hepatitis B virus infection[J]. J Virol,2003,77(1):68-76.

[3] Chisari F V,Ferrari C. Hepatitis B virus immunopathogenesis[J]. Annu Rev Immunol,1995,13:29-60.

[4] Nelson D R. The immunopathogenesis of hepatits C virus infection[J]. Clin Liver Dis,2001,5(4):931-953.

[5] Chang K M. Immunopathogenesis of hepatitis C virus infection[J]. Clin Liver Dis,2003,7(1):89-105.

[6] Wagner M,Trauner M. Transcriptional regulation of hepatobilliary transport systems in health and disease:implications for a rational approach to the treatment of intrahepatic cholestasis[J]. Ann Hepatol,2005,4(2):77-99.

[7] Geier A, Dietrich C G, Voigt S, et al. Cytokine dependent regulation of hepatic organicanion transporter gene transactivators in mouse liver[J]. Am J Gastrointest Liver Physiol,2005,289(5):831-841.

[8] Higuchi H,Bronk S F,Takikawa Y,et al. The bile acid glycocihenodeoxycholate induces trail receptor2/DR5 expression and apoptosis [J]. J Biol Chem, 2001, 276 (42): 38610-38618.

[9] Faubion W A,Guicciardi M E,Miyoshi H,et al. Toxic bile salts induce rodent hepatocyte appptosis via direct action of Fas[J]. J Clin Invest,1999,103(1):137-145.

[10] 徐焕宾,龚燕萍,储以微,等. CXCL16 在小鼠免疫性肝损伤中的作用和意义[J]. 中华肝脏病杂志,2005,13(4):282-285.

[11] 潘红英. IL-18 与肝损伤机理研究新进展[J]. 浙江医学,2000,22(11):702-704.

[12] 张英剑,王萍,王湖荣,等. 抗 IL-18 单克隆抗体对小鼠免疫性肝损伤的作用研究[J]. 胃肠病学和肝病学杂志,2005,14(1):50-52.

[13] Levy G A, Liu M, Ding J, et al. Molecular and functional analysisof the human prothrombinase gene(HFGL2)and its role in viral hepatitis[J]. Am J Pathol,2000,156(4):1217-1225.

[14] Kilgore N E,Ford M I,Margot C D,et al. Defining the parameters necessary for T-cell recognition of ligands that vary in potency[J]. Immunol Res,2004,29(1-3):29-40.

[15] Wang S,Chen L. T lymphocyte co-signaling pathways of the B7-CD28 family[J]. Cell Mol Immunol,2004(1):37-42.

[16] Chandok M R,Farber D L. Signaling control of memory T cell generation and function

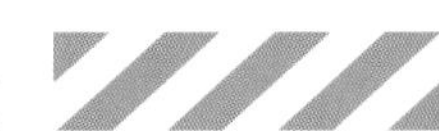

[J]. Semin Immunol,2004,16(5):285-293.

[17] Rehermann B,Nascimbeni M. Immunology of hepatitis B Virus and hepatits C virus infection[J]. Nat Rev Immunol,2005,5(3):215-229.

[18] 王洪,周吉军,夏杰,等. 慢性 HBV 感染患者抗原特异性 CTL 的肝损伤作用[J]. 广东医学,2006,27(5):671-673.

[19] Grakoui A,Shonkry N H,Woollard D J,et al. HCV persistence and immune evasion in the absence of memory T cell help[J]. Science,2003,302(5645):659-662.

[20] Khakoo S I,ThiO C L,Martin M P,et al. HLA and NK cell inhibitory receptor genes in resolving hepatitls B virus infection[J]. Science,2004,305(5685):872-874.

[21] Crotta S,Sdlla A,Wack A,et al. Inhibition of natural killer cells through engagement of CD81 by the major hepatitis C virus envelope protein[J]. J Exp Med,2002,195(1):35-41.

[22] Tseng C T,Klimpel G R. Binding of the hepatitis C Virus envelope protein E2 to CD81 inhibits natural killer cell functions[J]. J Exp Med,2002,195(1):43-49.

[23] O'Connor G M,Hart O M,Gardiner C M. Putting the natural killer cell in its place[J]. Immunology,2006,117(1):1-10.

[24] Orange J S,Ballas Z K. Natural killer cells in human health and disease[J]. Clin Immunol,2006,118(1):1-10.

[25] 陈悦,宁琴,王宝菊,等. 重型乙型肝炎患者肝组织中人纤维介素基因的表达及意义[J]. 中华医学杂志,2003,83(6):446-450.

[26] 朱帆,宁琴,陈悦,等. 重型乙型肝炎患者肝组织中人纤维介素基因的检测及其临床转归关系的探讨[J]. 中华肝脏病杂志,2004,7(12):385-388.

[27] Zhu C, Sun Y, Luo X, et al. Novel mfgl2 antisense plasmid inhibits murine fgl2 expression and ameliorates murine hepatitis virus type 3-induced fulminant hepatitis in BALB/cJ mice[J]. Hum Gene Ther,2006,17(6):589-600.

[28] Ning Q,Liu M,Kongkham P,et al. The nucleocapsid protein of murine hepatitis virus type 3 induces transcription of the novel fgl2 prothrombinase gene[J]. J Biol Chem,1999,274(15):9930-9936.

[29] Ning Q,Lakatoo S,Liu M,et al. Induction of prothrombinase fgl2 by the nucleocapsid proteinof virulent mouse hepatitis virus is dependent on host hepatic nuclear factor-4 alpha[J]. J Biol Chem,2003,278(18):15541-15549.

[30] 韩梅芳,习东,罗小平. 乙型肝炎病毒蛋白对纤维介素基因的激活作用[J]. 中国生物化学与分子生物学报,2006,22(1):49-54.

[31] Ashton-Rickardt P G. The granule pathway of programmed cell death[J]. Crit Rev Immunol,2005,25(3):161-182.

[32] Russell J H,Ley T J. Lymphocyte-mediated cytotoxicity[J]. Ann Rev Immunol,2002,20:323-370.

[33] Kam C M,Hudig D,Powers J C. Granzymes(lymphocyte serine proteases):characterization with natural and synthetic substrates and inhibitors[J]. Biochim Biophys Acta,2000,1477(1-2):307-323.

[34] Beresford P J,Zhang D,Oh D Y,et al. Granzyme A activates an endoplasmic reticulum-associated caspase-independent nuclease to induce single-stranded DNA nicks[J]. J Bio Chem,2001,276(46):43285-43293.

[35] Pham C T,Ley T J. Dipeptidyl peptidase I is required for the processing and activation of granzymes A and B in vivo[J]. Proc Nat Acad Sci U S A,1999,96(15):8627-8632.

[36] Simon M M, Hausmann M, Tran T, et al. In vitro-and ex vivo-derived cytolytic leukocytes from granzyme A x B double knockout mice are defective in granule-mediated apoptosis but not lysis of target cells[J]. J Exp Med, 1997, 186(10): 1781-1786.

[37] Johnson H,Scorrano L,Korsmeyer S J,et al. Cell death induced by granzyme C[J]. Blood,2003,101(8):3093-3101.

[38] Kell J M,Waterhouse N J,Cretney E,et al. Granzyme M mediates a novel form of perforin-dependent cell death[J]. J Biol Chem,2004,279(21):22236-22242.

[39] Vermijlen D, Luo D, Froelich C J, et al. Hepatic natural killercells exclusively kill splenic/blood natural killer-resistant tumor cells by the perforin/granzyme pathway [J]. J Leukoc Biol,2002,72(4):668-676.

[40] Locksley R M,Killeen N,Lenardo M J. The TNF and TNF receptor superfamilies: integrating mammalian biology[J]. Cell,2001,104(4):487-501.

[41] Chen G,Goeddel D V. TNF-R1 signaling: a beautiful pathway[J]. Science,2002,296 (5573):1634-1635.

[42] Zender L,Hutker S,Mundt B,et al. NF-κB mediated upregulation of bcl-xl restrains TRAIL-mediated apoptosis in murine viral hepatitis[J]. Hepatology,2005,41(2):280-288.

[43] Li S,Zhao Y,He X,et al. Relief of extrinsic pathway inhibition by the Bid-dependent mitochondrial release of Smac in Fas-mediated hepatocyte apoptosis[J]. J Biol Chem, 2002,277(30):26912-26920.

[44] Bots M,Kolfschoten I G,Bres S A,et al. SPI-CI and SPL-6 cooperate in the protection from effector cell-mediated cytotoxicity[J]. Blood,2005,105(3):1153-1161.

[45] Bird P I. Regulation of pro-apoptotic leucocyte granule serine proteinases by intracellular serpins[J]. Immunol Cell Biol,1999,77(1):47-57.

[46] Barrie M B, Stout H W, Abougergi M S, et al. Antiviral cytokines induce hepatic expression of the granzyme B inhibitors, proteinase inhibitor 9 and serine proteinase inhibitors 6[J]. J Immunol,2004,172(10):6453-6459.

[47] Zheng S J,Wang P,Tsabary G,et al. Critical roles of TRAIL in hepatic cell death and hepatic inflammation[J]. J Clin Invest,2004,113(1):58-64.

[48] Zhang H G,Xie J,Xu I,et al. Hepatic DR5 induces apoptosis and limits adenovirus gene therapy product expression in the liver[J]. J Virol,2002,76(11):5692-5700.

[49] Tay C H,Welsh R M. Distinct Organ-dependent mechanisms for the control of murine cytomegalovirus infection by natural killer cells[J]. J Virol,1997,71(1):267-275.

[50] Abougergi M S, Gidner S J, Spady D K, et al. Fas and TNFR1, but not cytolytic granule-dependent mechanisms, mediate clearance of murine liver adenovial infection [J]. Hepatology,2005,41(1):97-105.

[51] Chirmule N,Moscioni A D,Qian Y,et al. Fas-Fas ligand interactions play a maior role in effector functions of cytotoxic T lymphocytes after adenovirus vector-mediated gene transfer[J]. Hum Gene Ther,1999,10(2):259-269.

[52] Ogasawara J, Watanabe Fukunaga R, Adachi M, et al. Lethal effect of the anti-Fas antibody in mice[J]. Nature,1993,364(6440):806-809.

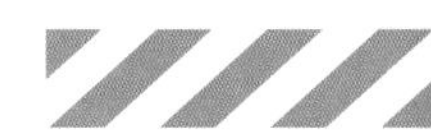

[53] Chirmule N, Moffent J, Dhagat P, et al. Adenoviral vector-mediated gene therapy in the mouse lung: no role of Fas-Fas ligand interactions for elimination of transgene expression in bronchioepthelial cells[J]. Hum Gene Ther, 1999, 10(17): 2839-2846.

[54] 游上游，张楚瑜，黄巍. NK 细胞影响 T 细胞向腺病毒感染的小鼠肝脏聚集的研究[J]. 中华微生物学和免疫学杂志，2002，221(1)：45-48.

[55] 屠毅，张立煌. NKT 细胞在病毒性肝炎中的作用[J]. 国外医学 · 流行病学传染病学分册，2005，32(4)：211-214.

[56] Mcllroy D, Theodorou I, Ratziu V, et al. Fas promoter polymorphisms correlate with activity grade in hepatitis C pathients[J]. Eur J Gastroenterol Hepatol, 2005, 17(10): 1081-1088.

[57] Dissono, Haouzi D, Desagher S, et al. Impaired clearance of virus-infected hepatocytes intransgenic mice expressing the hepatitis C virus polyprotein[J]. Gastroenterology, 2004, 126(3): 859-872.

[58] Hahn Y S. Subversion of immune responses by hepatitis C virus: immunomodulatory strategies beyond evasion? [J]. Curr Opin inmmunol, 2003, 15(4): 443-449.

[59] Lee S H, Kim Y K, Kim C S, et al. E2 of hepatitis C virus inhibits apoptosis[J]. J Immunol, 2005, 175(12): 8226-8235.

[60] Liu M F, Chan C W, McGilvray I D, et al. Fulminant viral hepatitis: molecular and cellular basis, and clinical implications[J]. Expert Rev Mol Med, 2001: 1-19.

[61] Zhou Y, Chen T, Han M, et al. NKG2D/NKG2D ligand contributes to hepatocyte necrosis in virus-induced liver failure[J]. J Immunol, 2010, 184(1): 466-475.

[62] Norris S, Collins C, Doherty D G, et al. Resident human hepatic lymphocytes are phenotypically different from circulating lymphocytes[J]. J Hepatol, 28(1): 84-90.

[63] Claire Dunn, Maurizia Brunetto, Gary Reynolds, et al. Cytokines induced during chronic hepatitis B virus infection promote a pathway for NK cell-mediated liver damage[J]. J Exp Med, 2007, 204(3): 667-680.

[64] Chen Y, Wei H, Sun R, et al. Increased susceptibility to liver injury in hepatitis B virus transgenic mice involves NKG2D-ligand interaction and natural killer cells[J]. Hepatology, 2007, 46(3): 706-715.

[65] Ochi M, Ohdan H, Mitsuta H, et al. Liver NK cells expressing TRAIL are toxic against self hepatocytes in mice[J]. Hepatology, 2004, 39(5): 1321-1331.

[66] Vyas Y M, Maniar H, Dupont B. Visualization of signaling pathways and cortical cytoskeleton in cytolytic and noncytolytic natural killer cell immune synapses[J]. Immunol Rev, 2002, 189: 161-178.

[67] Leo A, Wienands J, Baier G, et al. Adapters in lymphocyte signaling[J]. J Clin Invest, 2002, 109(3): 301-309.

[68] Zhang T T, Li H, Cheung S M, et al. Phosphoinositide 3-kinase-regulated adapters in lymphocyte activation[J]. Immunoll Rev, 2009, 232(1): 255-272.

[69] Marshall A J, Niiro H, Lerner C G, et al. A novel B lymphocyte associated adaptor protein, Bam32, regulates antigen receptor signaling downstream of phosphatidylinositol 3-kinase[J]. J Exp Med, 2000, 191(8): 1319-1331.

[70] Guse A H, da Silva C P, Berg I, et al. Regulation of calcium signalling in T lymphocytes by the second messenger cyclic ADP-ribose[J]. Nature, 1999, 398(6722): 70-73.

[71] Smith-Garvin J E, Koretzky G A, Jordan M S. T cell activation[J]. Annu Rev Immunol, 2009, 27: 591-619.

[72] Ning Q, Liu M, Kongkham P, et al. The nucleocapsid protein of murine hepatitis virus type 3 induces transcription of the novel fgl2 prothrombinase gene[J]. J Biol Chem, 1999, 274(15): 9930-9936.

[73] Ning Q, Lakatoo S, Liu M, et al. Induction of prothrombinase fgl2 by the nucleocapsid protein of virulent mouse hepatitis virus is dependenton host hepatic nuclear factor-4 alpha[J]. J Biol Chem, 2003, 278(18): 15541-15549.

[74] Zhu C L, Sun Y, Luo X P, et al. Novel mfgl2 antisense plasmid inhibits mfgl2 expression and ameliorates MHV-3 induced fulminant hepatitis in BALB/cJ mice[J]. Hum Gene Ther, 2006, 17(6): 589-600.

[75] Bardwell V J, Treisman R. The POZ domain: a conserved protein protein interaction motif[J]. Genes Dev, 1994, 8(14): 1664-1677.

[76] 周耀勇,皮斌,刘小娟,等. KCTD9 蛋白在重型乙型肝炎中的表达及其意义[J]. 中华肝脏病杂志,2008,11(16):835-839.

[77] Contini P, Ghio M, Merlo A, et al. Apoptosis of antigen-specific T lymphocytes upon the engagement of CD8 by soluble HLA class Ⅰ molecules is Fas ligand/Fas mediated: evidence for the involvement of p56lck, calcium calmodulin kinase Ⅱ, and Calcium independent protein kinase C signaling pathways and for NF-kappaB and NF-AT nuclear translocation[J]. J Immunol, 2005, 175(11): 7244-7254.

[78] Launay P, Cheng H, Srivatsan S, et al. TRPM4 regulates calcium oscillations after T cell activation[J]. Science, 2004, 306(5700): 1374-1347.

[79] Kotturi M F, Carlow D A, Lee J C, et al. Identification and functional characterization of voltage-dependent calciumchannels in T lymphocytes[J]. J Biol Chem, 2003, 278(47): 46949-46960.

[80] Ahluwalia J, Tinker A, Clapp L H, et al. The large-conductance Ca^{2+}-activated K^{+} channel is essential for innate immunity[J]. Nature, 2004, 427(6977): 853-858.

[81] Srivastava S, Li Z, Ko K, et al. Histidine phosphorylation of the potassium channel KCa3.1 by nucleoside diphosphate kinase B is required for activation of KCa3.1 and CD4 T cells[J]. Mol Cell, 2006, 24(5): 665-675.

[82] Panyi G, Possani L D, Rodriguez de la Vega R C, et al. K^{+} channel blockers: novel tools to inhibit T cell activation leading to specific immunosuppression[J]. Curr Pharm Des, 2006, 12(18): 2199-2220.

[83] Zhang Z X, Yang L, Young K J, et al. Identification of a previously unknown antigen-specific regulatory T cell and its mechanism of suppression[J]. Nat Med, 2000, 6(7): 782-789.

[84] Matsuzaki G, Takada H, Nomoto K. Escherichia coli infection induces only fetal thymus-derived gamma delta T cells at the infected site[J]. Eur J Immunol, 1999, 29(12): 3877-3886.

[85] Szymanska B, Rajan A J, Gao Y L, et al. Evidence for gammadelta T cells with a restricted Vgamma6 junctional region in the normal mouse central nervous system[J]. J Neuroimmunol, 1999, 100(12): 260-265.

[86] 何维. γδT 细胞的抗原识别机制[J]. 中国免疫学杂志,1999,15(10):433-435.

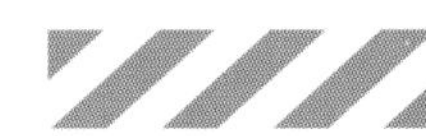

[87] 孙陆果. γδT 细胞及其在免疫耐受中的生物学意义[J]. 国外医学免疫学分册,2000,23(2):77-80.

[88] 谭岩,杨贵贞. γδT 细胞[J]. 中国免疫学杂志,1991,7(1):60-62.

[89] Zhang X, Wang P, Chen T, et al, Kctd9 deficiency impairs natural killer cell development and effector function[J]. Front Immunol,2019,10:744.

[90] Ghosh S,Nandi M,Pal S,et al. Natural killer cells contribute to hepatic injury and help in viral persistence during progression of hepatitis B e-antigen-negative chronic hepatitis B virus infection[J]. Clin Microbiol Infect,2016,22(8):733. e9-733. e19.

[91] Wu D, Shi Y, Wang C, et al. Activated NKT cells facilitated functional switch of myeloid-derived suppressor cells at inflammation sites in fulminant hepatitis mice[J]. Immunobiology,2017,222(2):440-449.

[92] Zou Y,Chen T,Han M,et al. Increased killing of liver NK cells by Fas/Fas ligand and NKG2D/NKG2D ligand contributes to hepatocyte necrosis in virus-induced liver failure[J]. J Immunol,2010,184(1):466.

[93] Antoniades C G,Quaglia A,Taams L S,et al. Source and characterization of hepatic macrophages in acetaminophen-induced acute liver failure in humans[J]. Hepatology,2012,56(2):735-746.

[94] Yang Q,Shi Y,Yang Y,et al. Deactivation and apoptosis of hepatic macrophages are involved in the development of concanavalin A induced acute liver failure[J]. Mol Med Rep,2013,8(3):757-762.

[95] Wang X,Ning Q,Immune-mediated liver failure[J]. J Clin Hepatol,2014,30(10):1131-1144.

[96] Khanam A,Trehanpati N,Garg V,et al. Altered frequencies of dendritic cells and IFN-γ-secreting T cells with granulocyte colony-stimulating factor(G-CSF)therapy in acute-on-chronic liver failure[J]. Liver Int,2014,34(4):505-513.

[97] Veglia F,Perego M,Gabrilovich D. Myeloid-derived suppressor cells coming of age[J]. Nat Immunol,2018,19(2):108-119.

[98] Zeng Y, Li Y, Xu Z, et al. Myeloid-derived suppressor cells expansion is closely associated with disease severity and progression in HBV-related acute-on-chronic liver failure[J]. J Med Virol,2019,91(8):1510-1518.

[99] Bernsmeier C,Triantafyllou E,Brenig R,et al,$CD14^+$ $CD15^-$ $HLA\text{-}DR^-$ myeloid-derived suppressor cells impair antimicrobial responses in patients with acute-on-chronic liver failure[J]. Gut,2017,67(6):1155-1167.

[100] Han Y,Gu Y,Liu J,et al,Association of mutations in toll-like receptor 2 signaling genes with fulminant form of hepatitis B-related acute liver failure[J]. J Infect Dis,2017,215(8):1221-1230.

[101] Lei W,Zhang W,Ge C H,et al. Toll-like receptor 5 signaling restrains T-cell/natural killer T-cell activation and protects against concanavalin A-induced hepatic injury[J]. Hepatology,2017,65(6):2059-2073.

[102] Huang H,Tohme S,Al-Khafaji A B,et al. DAMPs-activated neutrophil extracellular trap exacerbates sterile inflammatory liver injury[J]. Hepatology,2015,62(2):600-614.

第三节　适应性免疫在乙型肝炎重症化中的作用

任　红　陈　敏

一、适应性免疫的相关概念

适应性免疫(adaptive immunity),又称获得性免疫(acquired immunity)或特异性免疫(specific immunity),是指机体经一定的抗原物质刺激后才形成的,并能对该抗原产生特异性识别的高度专一性免疫反应。适应性免疫是机体经后天感染或人工预防接种而获得的抵抗感染的能力。适应性免疫的特点:①特异性(专一性):由特异性抗原刺激而启动,并且应答产物仅识别和结合该特异性抗原。T淋巴细胞受体(T cell antigen receptor,TCR)和B淋巴细胞受体(B cell antigen receptor,BCR)是适应性免疫应答特异性的分子基础。②免疫记忆性(memory):机体对特异性抗原产生初次应答后,机体产生抗原特异性记忆性T淋巴细胞或B淋巴细胞,当记忆细胞再次遭遇同一抗原刺激时,可迅速、积极地发挥免疫效应,有效清除入侵的病原体。③正反应和负反应:特异性抗体和(或)致敏淋巴细胞产生的免疫应答为正反应。而在某些情况下,免疫系统对再次抗原刺激不再产生针对该抗原的抗体和(或)致敏淋巴细胞,这种低反应性或无反应性,称为负反应,又称免疫耐受性。④多种细胞参与:针对抗原刺激的应答细胞主要是T淋巴细胞和B淋巴细胞,但在完成适应性免疫的过程中,还需要一些抗原呈递细胞与固有免疫细胞(巨噬细胞、粒细胞等)的参与。⑤个体特征:适应性免疫是机体出生后,经抗原刺激并在非适应性免疫的基础上建立的一种保护个体的功能,这种功能在不同的个体中有质和量的差别。适应性免疫的参与细胞:①抗原呈递细胞(antigen presenting cell,APC):通常将组成性表达MHC-Ⅱ类分子的细胞称为专职APC,包括树突状细胞(DC)、B淋巴细胞及巨噬细胞(macrophages,Mϕ)。T淋巴细胞仅能识别经APC处理后的MHC分子结合的抗原肽。②T淋巴细胞:根据T淋巴细胞抗原受体(TCR)二肽链构成不同,可将T淋巴细胞分为TCR αβT淋巴细胞与TCR γδT淋巴细胞。发挥适应性免疫的主要是TCR αβT淋巴细胞。成熟TCR αβT淋巴细胞是高度不均一的细胞群体,根据其表面标志及功能特点,可分为不同亚群。根据细胞表面CD4和CD8分子表达与否,可分为$CD4^+$ T淋巴细胞或$CD8^+$ T淋巴细胞;而$CD4^+$ T淋巴细胞根据其功能不同可分为多种T淋巴细胞亚群,如Th1、Th2、Tfh、Th17及Treg等类T淋巴细胞。(各种细胞亚型的详细介绍请参照本章第一节内容。)③B淋巴细胞:B淋巴细胞是负责特异性体液免疫的主要细胞。此外,B淋巴细胞还有抗原呈递及细胞因子分泌功能来调节免疫应答。适应性免疫反应是由多种细胞参与的复杂并精细调节的过程,最终能抵抗抗原而不对正常的宿主组织造成损伤。适应性免疫的调控异常与感染的慢性化或自身免疫性疾病相关(图5-5)。

二、适应性免疫反应在抗HBV感染中的作用

研究显示,适应性细胞免疫反应的时相、强度、特异性与感染结局间有明显的相关性。在HBV感染后的最初4～6周,血清及肝脏中的HBV DNA及HBV抗原均不能被检测到。在感染早期缺乏抗原是HBV适应性免疫反应延迟的重要原因。

1. HBV及抗原

HBV是一种小的有包膜的DNA病毒,具有独特的结构与复制方式。它含有一条部分双链的带缺口或部分单链区的环状DNA,通过RNA中间体复制。HBV DNA的长链有四个部

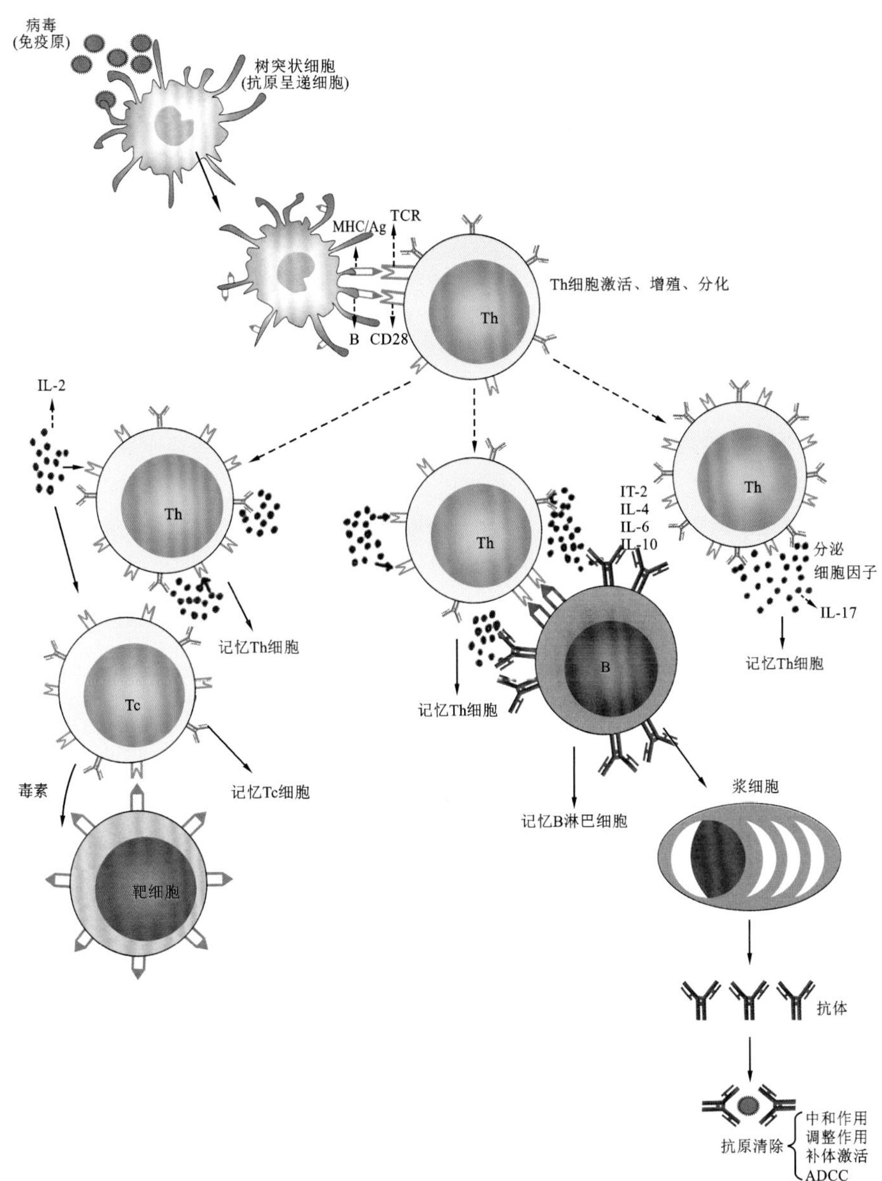

图 5-5 适应性免疫反应的基本过程

适应性免疫反应分为四期。潜伏期:包括 APC 捕获处理抗原、将抗原呈递给 Th 细胞、Th/Tc/B 淋巴细胞的激活阶段。对数期:包括体内大量浆细胞形成、抗体产生、Tc 细胞大量激活发挥效应功能的阶段。平台期:抗体的产生与降解速率相近、免疫效应细胞的生成与清除速率相近。下降期:浆细胞逐渐死亡、激活的免疫效应细胞被清除、免疫原已被清除、免疫反应得到控制。

(引自:Parslow T G,et al. Medical Immunology[M]. 10th ed. 2002. 有修改。)

分重叠的开放阅读框(ORF),即 S 区、C 区、P 区和 X 区。S 区包括前 S1、前 S2 和 S 区基因,编码前 S1、前 S2 和 S 三种外壳蛋白;C 区包括前 C 区,编码 HBcAg 或 HBeAg;P 区编码 DNA 聚合酶;X 基因的产物是 X 蛋白。HBV DNA 的短链不含开放阅读框,因此不能编码蛋白质。(HBV 及相关蛋白质的内容请参照第三章。)

目前认为,HBV 蛋白质中诱导 HBV 感染清除或肝脏炎症免疫反应的主要是表面抗原(HBsAg)和核心抗原(HBcAg)。而 HBeAg 可能是作为一种免疫耐受原而促进持续感染。DNA 多聚酶参与了衣壳化、负链合成启动、逆转录、降解前基因组及促进复制等作用。HBxAg 具有多种功能,包括信号转导、转录激活、DNA 修复、蛋白降解抑制等,是体内 HBV 感染所必需的,并可能与 HBV 潜在的致癌性相关。尽管目前已鉴定出了不同的 HBV 亚型,但它们的临床表现并无差异。

HBsAg 和 HBcAg 均是很强的免疫原，具有多个抗原表位，可激活多个克隆的 $CD4^+$ 或 $CD8^+$ T 淋巴细胞。HBsAg 无感染性而有抗原性，能刺激机体产生抗-HBs。抗-HBs 是中和及保护抗体，对同型感染具有保护作用。HBcAg 主要存在于受感染的肝细胞核内，复制后被释放至细胞质中，由细胞质中形成的 HBsAg 包裹，装配成完整的病毒颗粒后释放入血。对 HBcAg 的免疫应答与 HBV 感染清除、肝细胞损伤及肝脏炎症均有密切关系。

2. 适应性免疫在成人急性 HBV 感染清除中的作用(图 5-6)

对急性 HBV 感染的黑猩猩模型的研究显示，在 HBV 感染早期，即 HBV 侵入肝内、复制扩增及肝内感染传播阶段，HBV 不能诱导肝细胞内的基因表达，包括干扰素刺激基因(IFN-stimulated genes，ISG)。在 HBV 感染患者中也发现，HBV 在感染早期(潜伏期)大量复制而难以被免疫系统所检测。随后肝内发生非溶细胞性抗 HBV 免疫反应，降低病毒血症，清除大部分病毒，这些特异性免疫反应发生在肝脏炎症出现之前。而在 HCV 感染早期，多种 ISG 可被诱导表达。结果提示，HCV 急性感染明显与固有免疫系统相关。而 HBV 急性感染与细胞内

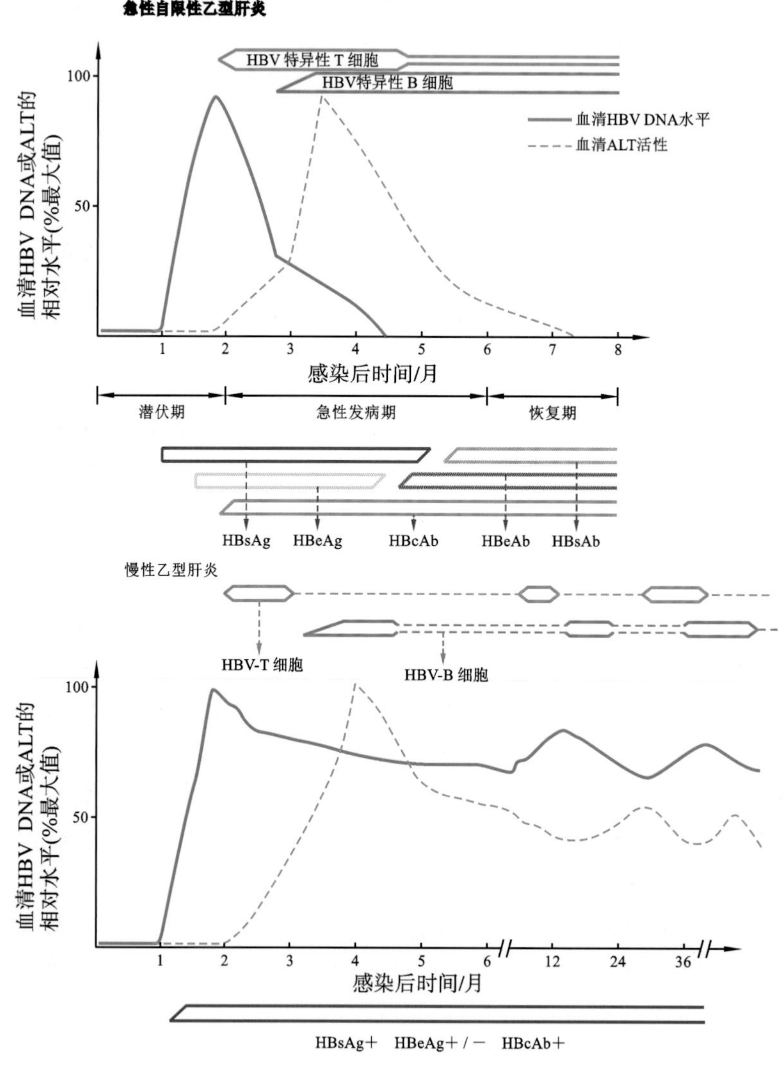

图 5-6 急性自限性乙型肝炎与慢性乙型肝炎特异性免疫反应规律

急性自限性乙型肝炎患者存在强大的多克隆的 HBV 特异性 $CD4^+$ 或 $CD8^+$ T 淋巴细胞及 B 淋巴细胞免疫反应。而慢性乙型肝炎患者的特异性免疫反应微弱或缺失(包括 Th 细胞、B 淋巴细胞或 Tc 细胞)。

(引自：Chang J J，et al. Immunol Cell Biol，2007，85(1)：16-23. 有修改。)

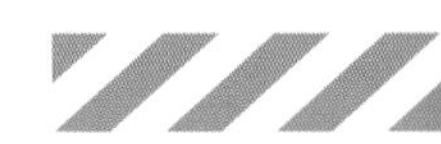

固有免疫机制无明显关系，与其复制策略有关，HBV 的转录模板保持在细胞核中，而在细胞质内已形成了病毒核壳包裹的病毒复制基因组，从而可避免细胞固有免疫反应。（有关固有免疫在乙型肝炎重症化中的作用请参照本章第二节。）

在典型的急性 HBV 感染过程中，HBV DNA 最早可在感染的 1 个月内检测到（PCR 方法），直到感染第 6 周，HBV DNA 载量仍保持相对低的水平（$10^2 \sim 10^4$ copies/mL），随后，HBV DNA 载量、HBeAg、HBsAg 上升到其峰值水平。HBcAg 特异性 IgM 出现较早。感染后 10～15 周，血清 ALT 水平开始升高，显示了 T 淋巴细胞介导的肝损伤。而此时，血清中或肝脏内大部分 HBV DNA 发生了清除。90%以上的成人急性感染可发生临床症状的消除，出现 HBeAg 及 HBsAg 特异性抗体。尽管发生临床症状的消除，但持续存在的微量 HBV DNA 可由体液及细胞免疫反应得到很好的控制。

(1)HBV 抗原处理及呈递过程：研究显示，参与 HBV 抗原处理与递呈的细胞包括 DC、肝内 Kupffer 细胞，或肝窦内皮细胞（LSEC）等。

尽管 HBV 不会有效地感染 DC，但在急性 HBV 感染机体中，当 HBV 感染肝细胞后，组织内的 DC 可处理凋亡的病毒感染细胞及碎片，并迁移至局部淋巴结，致敏及激活 CTL。同时 DC 及其他 APC 可招募炎性细胞入肝，激活 NK 细胞，刺激 T 淋巴细胞。在转基因小鼠模型中，APC 包括 DC 的激活可显著抑制 HBV 复制。但在肝内激活病毒特异性 T 淋巴细胞反应及细胞毒性效应中，LSEC 的抗原呈递更为重要。

Kupffer 细胞在肝内发挥吞噬、模式识别及抗原呈递作用。有研究显示，Kupffer 细胞在肝组织中可快速摄取 HBV 颗粒，但似乎不将其降解。Kupffer 细胞受 HBV 刺激后，可分泌大量的促炎性介质，其表达 TLR-2、TLR-3、TLR-4 及产生 IL-12、IL-18，继而能刺激 NK 细胞产生 IFN-γ。同时分泌的 IL-6 等促炎性细胞因子，可激活 STAT-3 依赖的急性时相反应并激活 MAP 激酶，从而控制 HBV RNA 的转录。

目前，关于 Kupffer 细胞、DC 或 LSEC 在 HBV 感染肝脏内 APC 的作用还需进一步探讨。

(2)HBV 感染激活 T 淋巴细胞反应：病毒特异性 CTL 与 $CD4^+$ T 淋巴细胞在抗病毒免疫中发挥着关键的调节作用。通过直接杀伤感染细胞或间接产生细胞因子或趋化因子方式参与炎症产生或抑制病毒复制的过程。Th 细胞主要受 APC 呈递内化的可溶性抗原的刺激，而 CTL 主要被 APC 处理呈递病毒抗原激活。HBV 感染肝细胞呈递病毒抗原的能力较弱。病毒抗原被 DC 或其他 APC 处理及呈递后在淋巴组织中致敏激活有效的抗病毒 T 淋巴细胞反应。相反，如果 T 淋巴细胞致敏发生在肝内，可能导致 T 淋巴细胞失活、耐受或凋亡。

$CD4^+$ T 淋巴细胞：在急性乙型肝炎患者外周血中发现，$CD4^+$ T 淋巴细胞对 HBV 的反应较强，与病毒清除相关。HBcAg 特异性 $CD4^+$ T 淋巴细胞反应在急性 HBV 感染的潜伏期内即可被检测到，几乎所有的自限性急性 HBV 感染患者的外周血中均能检测到针对 HBcAg 多个抗原肽的强大的 $CD4^+$ 辅助 T 淋巴细胞反应。当临床症状出现时，HBV 特异性 $CD4^+$ T 淋巴细胞仍然存在，但频率已很低。在临床恢复后，HBcAg 特异性 $CD4^+$ T 淋巴细胞的比例进一步降低。因此，HBcAg 特异性 $CD4^+$ T 淋巴细胞反应可能是有效控制病毒血症所必需的，同时可能与 HBV 清除有关。除 HBcAg 特异性 $CD4^+$ T 淋巴细胞外，针对 HBV 多聚酶及调节性乙型肝炎病毒 X(hepatitis B virus X，HBx)蛋白抗原肽的 $CD4^+$ T 淋巴细胞也可能发挥重要作用。直到目前，在自限性 HBV 感染患者中仅鉴定出了与多聚酶相关的可诱导 $CD4^+$ T 淋巴细胞反应的抗原肽。相反，HBsAg 并不能诱导同样强大的 $CD4^+$ T 淋巴细胞反应。然而，低频率的 HBsAg 特异性 T 淋巴细胞并不说明 HBsAg 是一种弱的免疫原，因为注射了疫苗的受体能产生针对 HBsAg 的强大特异性 $CD4^+$ T 淋巴细胞反应。在 HBV 感染猩猩模型中，用 CD4 抗体使猩猩体内 $CD4^+$ T 淋巴细胞免疫缺失后，再接种较少量的 HBV（10^4 GE HBV）即可使 HBV 持续感染。但如果在 HBV 接种后 6 周即 HBV 感染的高峰期对 $CD4^+$ T 淋巴细胞进行免疫缺失操作，则对感染结果无影响。结果提示，$CD4^+$ T淋巴细胞不直接参与清除病毒，其可能通过促进病毒特异性B淋巴细胞或$CD8^+$ T淋巴细胞反应间接控制HBV感染。感染早期$CD4^+$ T淋巴细胞激活是决定感染后期淋巴细胞对HBV应答质与量的关键因素，从而决定了HBV感染的结局。在动物实验中，动物经高剂量HBV接种后，在可检测病毒血症及抗原血症之前就观察到$CD4^+$ T淋巴细胞激活。可能是由非传染性的大量大分子抗原启动了$CD4^+$ T淋巴细胞激活。早期HBV特异性$CD4^+$ T淋巴细胞激活可产生Th1型细胞因子IFN-γ和TNF，是调节APC、诱导有效的抗病毒CTL及T淋巴细胞依赖性B淋巴细胞反应所必需的。相反，若早期$CD4^+$ T淋巴细胞反应低下，$CD8^+$ T淋巴细胞激活可发生在肝内，最终导致T淋巴细胞失活、耐受或凋亡。

$CD8^+$ T淋巴细胞：在急性感染HBV猩猩模型中，外周血病毒特异性CTL可在感染2～3周被检测到，但肝内的CTL在感染2～3个月后才能被检测到。原因可能是肝细胞表面的MHC-Ⅰ表达较低，仅在炎症反应过程中MHC-Ⅰ表达增高。且研究者在此动物模型中发现，$CD8^+$ T淋巴细胞是急性HBV感染病程中病毒清除及疾病病理的主要效应细胞。在HBV感染猩猩模型中还发现，HBV基因清除与CD3、CD8、IFN-γ mRNA及IFN-γ基因的表达上调相关，且以一种非溶细胞的机制来清除病毒及部分cccDNA。在一些T淋巴细胞过继输入HBV转基因小鼠或猩猩的实验中，$CD8^+$ T淋巴细胞承担了两重功能：其一，通过细胞杀伤功能清除HBV感染肝细胞；其二，通过分泌抗病毒细胞因子(如IFN及TNF-α)介导一种非溶肝细胞性抗病毒机制来阻止肝内HBV基因的表达及复制。$CD8^+$ T淋巴细胞的溶细胞及非溶细胞机制清除HBV在HBV感染清除中均起重要作用。

对急性HBV感染患者的研究表明，针对多种病毒抗原的强大$CD8^+$ T淋巴细胞反应的发生与HBV感染的清除直接相关。现已鉴定出多种针对HBcAg、HBsAg、HBV多聚酶及HBx抗原肽的细胞毒性$CD8^+$ T淋巴细胞。这些$CD8^+$ T淋巴细胞可在急性感染恢复后持续存在，或在慢性感染自然恢复后存在。慢性感染及进展性肝损害与弱的寡克隆的$CD8^+$ T淋巴细胞反应有关。

滤泡辅助性T淋巴细胞(Tfh细胞)：位于生发中心的一种特殊类型的辅助性T淋巴细胞，通过协助B淋巴细胞的分化在体液免疫应答过程中发挥关键作用。在小鼠模型中发现，针对HBsAg的Tfh细胞反应对于HBV的清除是必需的。

B淋巴细胞：HBV特异性抗体是HBV感染过程中某一阶段的标志物。在急性乙型肝炎恢复期或注射HBV疫苗后出现的HBsAb，作为中和抗体能抑制病毒的黏附与入侵。HBsAb的出现已足以完全预防HBV感染，并代表疾病的消除。如患者从急性感染中恢复，中和HBsAb可提供长期的保护性免疫。

对HBV外膜抗原的抗体反应是T淋巴细胞依赖的过程。在HBV已清除或急性肝炎恢复期患者中，可明显检测到HBsAb，但在慢性HBV感染患者中，HBsAb通常不能被检测到。因此，HBsAb被认为是清除游离HBV颗粒，以及阻止HBV被肝细胞黏附及摄取的关键因素。但是，中和抗体的出现发生在HBV感染后相对较晚的阶段，因此在急性HBV感染患者中，中和抗体可能不参与早期时相的HBV清除。相反，中和抗体可出现在HBV感染清除后，阻止病毒从少量仍然存在HBV感染的细胞内扩散。

3. 适应性免疫在慢性HBV感染患者中的特点(图5-5)

(1)慢性HBV感染患者中的APC：有报道显示，HBV可通过干扰DC的功能促进感染的持续存在。但一些研究也显示，在HBV感染患者中并未检测到DC功能损伤。在慢性HBV感染患者中分离出的mDC及pDC中IL-10的表达上调，而IL-12及IFN-α的产生受到抑制。有研究报道，慢性HBV感染患者pDC TLR-9表达降低与IFN-α产生有关。HBsAg接触可能引起DC功能的损伤。

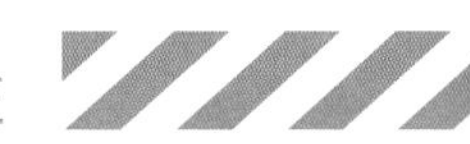

(2)慢性 HBV 感染患者中的 T 淋巴细胞：尽管越来越多的证据显示固有免疫反应损伤有助于感染的慢性化，但慢性 HBV 感染的标志是缺乏强大的 HBV 特异性的 $CD8^+$ T 淋巴细胞及 $CD4^+$ T 淋巴细胞。

$CD4^+$ T 淋巴细胞是大量细胞因子的产生者，是交叉激活 $CD8^+$ T 淋巴细胞及 T 淋巴细胞依赖性抗原诱导 B 淋巴细胞反应所必需的。在慢性 HBV 感染与 HBV 感染恢复者之间 $CD4^+$ T 淋巴细胞反应有明显的差异。慢性感染者的 $CD4^+$ T 淋巴细胞反应弱甚至不能被检测到。由于循环的 HBV 特异性 $CD4^+$ T 淋巴细胞频率低，因此有关其在 HBV 感染自然进程中的分化、成熟及功能的报道很少。

HBV 特异性的 $CD8^+$ T 淋巴细胞反应在病毒清除及肝脏病理生理过程中起重要作用。在急性自限性 HBV 感染患者的外周血中，能很容易地检测到强大的、多克隆、多特异性的 $CD8^+$ T 淋巴细胞反应，最终 HBV 被清除。而在慢性 HBV 感染患者外周血中，T 淋巴细胞反应较弱、短暂、寡特异性或很难被检测到，这些患者的肝脏内存在病毒特异性的 T 淋巴细胞与疾病的病理有关，而由于功能与数量的关系，这些 T 淋巴细胞不能清除 HBV。而且 HBV 特异性 $CD8^+$ T 淋巴细胞的功能对 HBV 复制的控制比数量更重要。有研究显示，慢性 HBV 感染者的 $CD8^+$ T 淋巴细胞中凋亡相关基因表达上调，其中上调最高的蛋白是 Bcl-2 作用蛋白(Bim 蛋白)。这可能与持续的抗原刺激、反应细胞的激活状态、T 淋巴细胞受体激活可诱导效应 $CD8^+$ T 淋巴细胞 Bim 蛋白的表达有关。另外，肝内 HBV 抗原呈递或交叉呈递缺陷也可导致 HBV 特异性 $CD8^+$ T 淋巴细胞 Bim 蛋白水平的上调。除了病毒特异性的 $CD8^+$ T 淋巴细胞反应耗竭外，慢性 HBV 感染患者的非抗原特异性 $CD8^+$ T 淋巴细胞功能也存在异常。在高病毒载量及肝脏炎症的患者中，可观察到大量的非病毒特异性 $CD8^+$ T 淋巴细胞汇集入肝，而在无肝脏炎症的患者中未观察到此现象。这些细胞是肝内浸润淋巴细胞的重要组成部分，但目前这些细胞的具体功能并不清楚。慢性乙型肝炎(chronic hepatitis B，CHB)患者外周血或肝内 $CD8^+$ T 淋巴细胞 IL-2 分泌或增殖功能较弱，但有保持产生 IFN-γ 及 TNF-α 的能力。肝内 T 淋巴细胞 IL-2 产生缺失可阻止 HBV 特异性 $CD8^+$ T 淋巴细胞的增殖，同时使这些细胞倾向于通过 IL-2 依赖的 Bim 途径发生凋亡。另外，尽管持续产生的促炎性细胞因子 TNF-α 及 IFN-γ 对非溶细胞性 HBV 清除过程很重要，但过量时将产生肝脏免疫病理反应。因为 IFN-γ 可介导肝细胞产生及分泌趋化因子(CXCL9、CXCL10)，其可吸引非抗原特异性细胞的肝内浸润，包括 NK 细胞等非特异性细胞(可通过 TRAIL 介导肝细胞凋亡)及非抗原特异性的 $CD8^+$ T 淋巴细胞(可介导肝脏炎症及病毒控制失活)。在 HLA-A2 阳性携带者，HBcAg 18-27 肽被认为是 $CD8^+$ T 淋巴细胞的免疫优势肽。但在病毒载量大于 10^7 copies/mL 的慢性感染患者中，这一反应不能被检测到，而 HBsAg 及多聚酶特异性的 $CD8^+$ T 淋巴细胞反应可以被检测到(提示这些细胞缺乏抗病毒功能)。同时，在慢性感染患者中，HBcAg 18-27 肽的氨基酸突变被认为可导致相应 $CD8^+$ T 淋巴细胞的功能缺失，而 HBsAg 及多聚酶肽却很少发生突变。提示相比于其他 $CD8^+$ T 淋巴细胞，HBcAg 特异性的 $CD8^+$ T 淋巴细胞会承受更大的选择压力。

滤泡辅助性 T 淋巴细胞(Tfh 细胞)：在慢性 HBV 感染患者或小鼠模型中，针对 HBsAg 的 Tfh 细胞反应受到 Treg 的抑制，Tfh 细胞功能减弱，辅助 HBV 特异性 B 淋巴细胞的能力降低，而与 HBsAg 的特异性抗体产生异常相关。

(3)慢性 HBV 感染中 HBV 特异性 T 淋巴细胞反应崩溃的机制：在病毒持续感染机体的过程中，T 淋巴细胞与抗原持续相遇，这种对 T 淋巴细胞的持续刺激可导致 T 淋巴细胞耗竭，而使抗原特异性 T 淋巴细胞或 B 淋巴细胞长时间处于缺失或耐受状态，即在抗原刺激下失去了扩增能力及细胞毒活性。T 淋巴细胞耗竭由多种调节机制所介导，包括高水平的抗原暴露、抑制性受体的表达及免疫抑制细胞因子(如 IL-10 及 TGF-β)的出现。此外，HBV 特异性 T 淋巴细胞反应崩溃还可能直接被 HBV 蛋白的免疫抑制效应及损伤的 APC 引起。研究表明，慢性

HBV感染患者HBV特异性T淋巴细胞内促凋亡基因表达上调，特别是Bcl-2凋亡蛋白作用因子(Bim)明显上调，介导了CD127低表达的HBV特异性$CD8^+$ T淋巴细胞凋亡。

同时，在慢性病毒感染机体中T淋巴细胞抑制受体(如PD-1、Tim-3、CTLA-4及LAG-3)的持续表达似乎与慢性病毒感染相关。PD-1是最显著的抑制受体，PD-1可介导T淋巴细胞耗竭，而阻断PD-1的表达可导致细胞因子的产生及$CD8^+$ T淋巴细胞数量的增多。

(4)特异性免疫细胞在HBV感染耐受中的机制：HBV的新生儿耐受可能是由母婴传播所致，其可由HBeAg介导。但成人对HBV感染耐受的机制还不十分清楚。多种因素可导致B淋巴细胞及T淋巴细胞抗原表位的失活，及病毒蛋白对特异性免疫的特异性抑制。例如，在成人T淋巴细胞受体的转基因小鼠中，HBeAg可抑制对HBcAg的抗体或T淋巴细胞应答。因此HBeAg可抑制HBcAg特异性T淋巴细胞对感染细胞的免疫清除。因此，在慢性病毒感染成人患者中常常可观察到病毒突变妨碍了HBeAg的产生而与肝脏严重疾病相关。HBsAg可作为高剂量耐受原而抑制免疫清除应答。慢性HBV感染患者显示了低下或无HBsAg特异性$CD8^+$ T淋巴细胞活性。HBx、转录反式激活因子，对感染启动有作用，其过量表达可抑制细胞的蛋白酶体的活性，从而干扰抗原处理与呈递。病毒的感染量与HBV免疫耐受也有关系。

(5)Treg在慢性HBV感染中的作用：近年来越来越多的证据显示了Treg在慢性HBV感染中的作用。Treg是$CD4^+$或$CD8^+$ T淋巴细胞中的一群极度变化的细胞亚群。Treg可通过直接的细胞与细胞接触或分泌免疫抑制性细胞因子(以一种抗原非特异性的模式)下调抗原特异性的免疫反应。但对于Treg在HBV相关病理过程中的作用，目前一些研究结果还存在差异。一些研究结果显示，慢性HBV感染患者循环中的Treg频率增加或与病毒载量相关，而另一些研究并未发现有此联系。Treg在控制针对肝细胞的免疫反应中具有重要作用。其可通过分泌细胞因子TGF-β或IL-10等限制对肝脏的损害。

(6)B淋巴细胞在慢性HBV感染中的作用：目前已能较好地解释T淋巴细胞在HBV感染控制或HBV慢性感染中的作用，但相比之下，人们对慢性HBV感染中B淋巴细胞的体液免疫反应却知之甚少。

在慢性HBV感染患者中，血清中HBsAb不能被检测到。但每年慢性感染的非活动性乙型肝炎患者有0.5%～0.8%可自行清除HBsAg。与HBsAb不同，HBcAb不具有保护性，在感染的早期阶段即可被检测到，并可出现在几乎所有患者中。HBeAb出现在感染的晚期阶段，并提示感染预后良好。在急性肝炎患者中，临床痊愈与血清HBeAg消失、HBeAb血清间的转换存在相关性。在慢性进展性肝炎患者中，血清HBeAg清除与HBeAb出现标志着从高复制向低复制非活动性肝炎的转化。10%～20%慢性HBV感染者将在HBeAb血清转化后保持高复制的阶段，这主要是由HBV突变而导致的。

三、适应性免疫在乙型肝炎肝脏免疫病理中的作用

HBV是一种非溶细胞性病毒，机体对HBV的免疫反应介导了肝脏免疫病理及肝损害。目前，CTL反应被认为是在HBV感染过程中肝病的免疫发病机理的重要影响因素。首先，肝损害开始出现的时间与HBV特异性$CD8^+$ T淋巴细胞富集到肝脏的时间一致。如使CTL缺失，可延缓生物化学、组织学改变及临床肝炎症状的发生。在一些急性或慢性HBV感染患者中，也同样观察到了这种现象。在一些急性自限性乙型肝炎患者中，常常发生相对较重的肝细胞损伤，并伴随着强大的多特异性多克隆的CTL反应。而在慢性迁移性乙型肝炎患者中，CTL反应非常弱，且为寡克隆，甚至由于病毒的突变逃逸而不能识别感染肝细胞。再者，在转基因小鼠实验中，将HBsAg特异性的$CD8^+$ T淋巴细胞过继输入免疫耐受的HBV转基因小鼠肝脏内，可产生肝细胞坏死与炎症，导致急性坏死性肝病的发生，这与人的急性病毒性肝炎组织学改变类似。因此，CTL反应可导致病毒性肝炎，CTL对感染肝细胞的细胞毒杀伤作用是肝损害的关键因素(图5-7)。

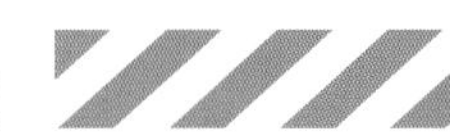

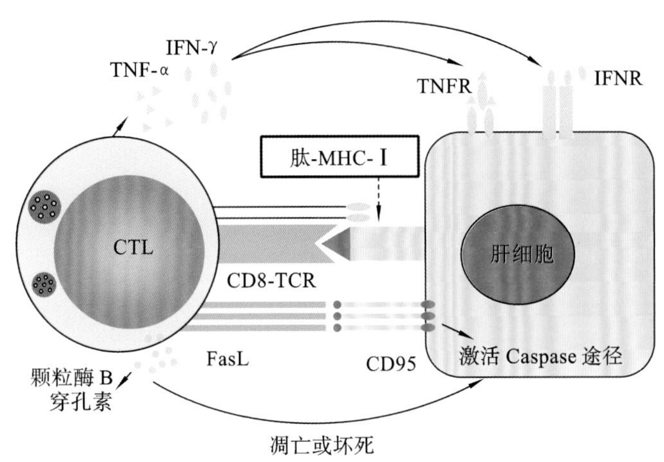

图 5-7 CTL 杀伤 HBV 感染肝细胞机制

激活的 CTL 分泌 TNF-α 或 IFN-γ 等细胞因子，诱导肝细胞凋亡或坏死；CTL 表达 FasL 与受 HBV 感染的肝细胞表面的 CD95(Fas)结合，可激活 Caspase 途径，进而诱导肝细胞凋亡；CTL 分泌颗粒酶 B 使肝细胞凋亡；CTL 分泌穿孔素使肝细胞坏死。

（引自：Chisari F V，et al. Pathol Biol(Paris)，2010，58(4)：258-266. 有修改。）

另外，在成功控制 HBV 复制的患者肝脏中也可发现激活的 HBV 特异性 $CD8^+$ T 淋巴细胞，说明还有其他机制参与。有报道显示，在有或无肝脏炎症的患者肝内，HBV 特异性 $CD8^+$ T 淋巴细胞的频率并无显著性差异。但在有肝脏炎症的患者肝内可发现大量的非抗原特异性的淋巴细胞浸润，而在无肝脏炎症的肝内，并无此发现。在 HBV 转基因小鼠实验中发现，肝脏内肝细胞或非实质细胞表达的 IFN-γ、CXCL9/CXCL10 可吸引淋巴细胞入肝；并且过继输入病毒特异性 $CD8^+$ T 淋巴细胞可通过诱导 $GR1^+$ 细胞（中性粒细胞、Mϕ、浆细胞样 DC）内基质金属蛋白酶来进一步增强招募非抗原特异性 $GR1^-$ 细胞（NK/NKT/B/T 淋巴细胞、Mϕ、DC）进入肝脏。如果阻断趋化因子或使 GR1 细胞缺失可减少 GR1 细胞入肝，降低肝病的严重程度，而不影响病毒的非溶细胞性清除。

因此，激活的病毒特异性 CTL 除活化了穿孔素与 Fas 等途径直接介导肝细胞死亡外，还可在肝内产生细胞因子或趋化因子，可招募大量的抗原非特异性的炎性细胞入肝脏，抗原非特异性的炎性细胞介导肝损害并在局部产生促炎性细胞因子，及细胞毒性中介物（TNF-α、穿孔素等），进一步增强了 CTL 启动的肝损害。

HBeAg 阴性的 CHB 患者易于复发或发生自发性的肝脏炎症复燃，特点是反复发生大面积的肝脏炎症。纵向的分析显示，肝脏炎症复燃与 NK 细胞表达 TRAIL 波动在时间上相关。同时还分析了在肝脏炎症慢性复燃中及复燃后不同时间点的循环细胞因子，结果显示 IFN-α 及 IL-8 在慢性复燃时有较大的波动。

肝损害是特异性及非特异性免疫反应共同作用的结果。HBV 感染肝细胞在此肝脏环境下抵抗由穿孔素/颗粒酶途径介导的细胞溶解作用，因此，通过 TNF 超家族的受体介导的细胞死亡可能在肝损害中更重要。其中一个途径是表达于浸润淋巴细胞表面的 TRAIL 与肝细胞表面的 TRAIL 死亡诱导受体作用而介导细胞死亡。

四、适应性免疫在慢性乙型肝炎重症化中的作用（图 5-8）

1. T 淋巴细胞在乙型肝炎重症化中的作用

(1) T 淋巴细胞分泌的炎性细胞因子与乙型肝炎重症化。

有证据显示，系统性免疫反应激活所致的炎性细胞因子潮及脓毒血症样免疫麻痹是乙型重

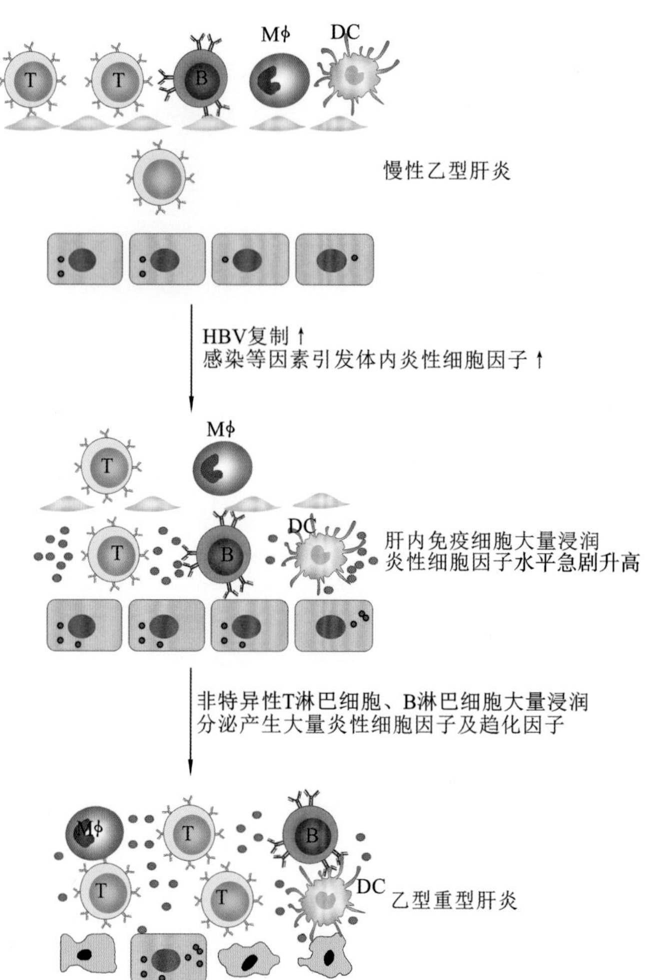

图 5-8 适应性免疫在慢性乙型肝炎重症化中的作用

在慢性乙型肝炎病程中，由于 HBV 复制突然增加或其他因素诱发体内炎性细胞因子水平急剧升高，肝内 T 淋巴细胞或 B 淋巴细胞大量浸润，进而分泌产生大量炎性细胞因子与趋化因子，进一步招募多种免疫活性细胞入肝，导致肝细胞大量凋亡或坏死，最终导致乙型重型肝炎的发生。

(引自：Bertoletti A，et al. Antivir Ther，2010，15(Suppl 3)：15-24. 有修改。)

型肝炎的重要特征，即在乙型重型肝炎中促炎与抗炎系统的同时存在，最终导致肝细胞死亡、器官衰竭及免疫失调。肝内富集的 T 淋巴细胞是炎性细胞因子的重要来源。而 TNF-α 在乙型重型肝炎的病理发生过程中起到了重要作用。在暴发性肝炎小鼠模型中，肝内非抗原特异性炎性细胞产生的 TNF-α 在致死性坏死性肝病的发生中起到了关键作用。研究显示，暴发性乙型肝炎及 HBV 相关慢加急性肝衰竭(HBV-ACLF)患者肝内高表达 IL-12、IFN-γ、IL-10 等细胞因子。同时报道显示，ACLF 患者肝内出现促炎性细胞因子与抗炎性细胞因子的平衡紊乱，即在 ACLF 患者肝内促炎性细胞因子 IFN-γ、TNF-α 的表达明显强于 CHB 患者及正常对照者。但在 ACLF 及 CHB 患者中，抗炎性细胞因子 IL-10 表达相近。IFN-γ 的高表达与增加的 $CD4^+$ 及 $CD8^+$ T 淋巴细胞聚集显著相关。而 TNF-α 上调可能与 Kupffer 细胞等增加相关。

CHB 向重型肝炎发展的过程中，不仅 T 淋巴细胞反应可导致肝脏免疫病理反应，除此之外，激活的 CTL 在肝内产生大量的细胞因子(IFN-γ)或趋化因子(CXCL9、CXCL10 等)，可招募大量的抗原非特异性的炎性细胞入肝脏，增强了 CTL 启动的肝损害，可使肝细胞大量死亡。

(2)$CD4^+$ T 淋巴细胞与乙型肝炎重症化。

有关 $CD4^+$ T 淋巴细胞在乙型肝炎重症化中的作用研究，主要集中在 Treg 与 Th17 上。研究表明，ACLF 患者外周血中 $CD4^+CD25^{high}$ Treg 比例较 HD 及 CHB 患者显著升高，并与

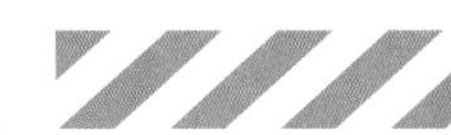

HBV DNA 载量呈正相关。也有研究表明，ACLF 患者与脓毒症休克患者相类似，外周血 $CD4^+$ T 淋巴细胞计数降低，但 $CD4^+$ Treg 数量无显著变化，而常规 T 淋巴细胞(Tconv)计数降低，Treg/Tconv 值增加，Treg-Ⅱ及 Treg-Ⅲ的比例升高。研究还发现，ACLF 患者除外周血 Treg 显著增加外，肝内 $Foxp3^+$ 细胞比例也显著增高，且 $CD4^+CD45RA^-Foxp3^{hi}$-activated Tregs(aTregs)的比例选择性升高。$Foxp3^+$ 细胞主要定位于汇管区，高比例的 Treg 与 ACLF 患者严重的肝病状态相关，并与疾病短期预后不良有关。同时 Yang 等还检测了 $CD4^+CD25^+$ Tregs 细胞 TCR BV CDR3 区的分子谱，发现 ACLF 患者的 TCRBV11、BV13.1、BV18、BV20 表达较高。且 $CD4^+CD25^{high}$ Treg 比例指示了疾病严重程度，相对保守的 TCRBV20 CDR3 区段"TGTGHSPLH"和 TCRBV11 CDR3 区"VYNEQ"可能有助于 ACLF 的诊断和治疗。Jin 等人发现，ACLF 患者的 $CD4^+$ T 淋巴细胞与 CHB 患者间存在多个组蛋白 H3 赖氨酸 9(H3K9)乙酰化基因上的差异，这些基因与内质网应急通路相关，可能与疾病相关。

在有关 Th17 与乙型重型肝炎的研究中发现，ACLF 患者分泌 IL-17A 的 $CD45RA^-Foxp3^{low}$ 非抑制型 T 淋巴细胞(non-Tregs)比例显著升高，并与肝脏损伤相关。ACLF 患者循环中 Th17 增多，肝内 Th17 的占比高于外周血，Th17 中的 IL-23R 上调，IL-23R 与 Th17、炎症、疾病严重程度相关。同时 ACLF 患者 PBMC 内 RORα 及 RORγt mRNA 高表达，HBV、RORγt、IL-6 与 IL-23 与 Th17 比例呈正相关，RORγt mRNA 水平与 MELD 评分呈正相关，并可能与疾病的严重程度相关。还有一些研究探讨了 Th17 活性增高的机制，发现 TLR2 信号在 Th17 分化和 HBV-ACLF 的疾病加重中可能起到关键作用。同时 HBV-ACLF 患者 IL-6 产生增加，并可通过 mTOR/STAT3 通路增强 Th17 的免疫反应。

也有研究显示了其他 Th 亚型与乙型重型肝炎的相关性，如发现 Th22 亚型在 HBV-ACLF 患者外周血中比例上调，血浆 IL-22 水平升高，升高的 Th22 及 IL-22 水平与疾病严重程度相关。

(3)$CD8^+$ T 淋巴细胞与 HBV-ACLF。

目前有关 $CD8^+$ T 淋巴细胞在乙型重型肝炎中作用的研究较少。现有的研究显示，活化的 $CD8^+$ T 淋巴细胞比例降低与重型肝炎患者不良预后有关。慢性乙型肝炎患者 $perforin^+$ 和 TCM($CD45RA^-CD62L^{hi}CCR7^+$)$CD8^+$ T 比例较高，ACLF 患者 $CD38^+CD8^+$ T 淋巴细胞比例较低。

2. T 淋巴细胞的免疫平衡紊乱在乙型肝炎重症化中的作用

(1)Th17 与 Treg 的平衡紊乱：报道显示，从 CHB 到 ACLF，随着疾病程度的不断加剧，Th17 在外周血中的比例也增加，且在 CHB 患者的肝组织内，发现了大量 Th17 的聚集。循环及肝内 Th17 的增加与血清 HBV DNA 载量、转氨酶水平及组织活动指数呈正相关，且血清中 Th17 相关的细胞因子在 CHB 或 ACLF 患者中亦增高。

同时，有研究表明，ACLF 患者外周血中的 Th17 与 $Foxp3^+$ Treg 的比例均升高，Th17/Treg 值与 ACLF 患者的生存率呈负相关，且 Treg 不能调节 $CD4^+$ T 淋巴细胞 IL-17 的分泌，但可明显抑制 IFN-γ 的产生。

(2)T 淋巴细胞与单核细胞的平衡紊乱：有研究显示，ACLF 患者的外周血中，由于 $CD3^+$ T 淋巴细胞比例降低而单核细胞(M)比例升高，使 T/M 值降低。T/M 值在 ACLF 早期及过渡期降低，在终末期降至最低。并且，T/M 值与终末期肝病模型(model for end-stage liver disease, MELD)评分系统的得分、直接胆红素，或血清 TNF-α 水平呈负相关。结果提示，在 ACLF 病程中，T 淋巴细胞可能抑制单核细胞分泌炎性细胞因子而负调控单核细胞的功能。

3. T 淋巴细胞诱导肝细胞凋亡在乙型肝炎重症化中的作用

在乙型重型肝炎患者中，肝细胞坏死与凋亡同时存在，在暴发性肝衰竭及 ACLF 患者的肝小叶内发现了大量凋亡肝细胞，并与肝小叶损伤程度相关。Bax 与 Fas 表达于未损伤的肝细胞,而 Bcl-2 表达于浸润的淋巴细胞。凋亡的肝细胞与 Bax 表达及炎性细胞浸润分级显著相关。结果显示凋亡在大量及亚大量肝细胞死亡中发挥了重要的作用,且 Bax 可能比 Fas 或 Bcl-2 更为重要。在暴发性肝衰竭患者中,亦可观察到肝细胞 Fas 的强阳性表达,肝脏炎性浸润淋巴细胞、外周淋巴细胞上 FasL 及血清可溶性 FasL 水平上调,使 Fas 途径活化,诱导肝细胞凋亡。

正常肝细胞中 TNF-R1 的表达水平很低,但在各种急、慢性肝病中,TNF-R1 在肝实质细胞、肝窦内皮细胞和炎性浸润细胞中大量表达。因此,肝细胞也可通过 TNF-R 途径诱导细胞凋亡。

4. B 淋巴细胞在乙型肝炎重症化中的作用

Farci 等人用基因芯片比较了 HBV 相关急性重型肝炎患者与正常对照者肝组织的基因表达谱,发现与免疫反应相关的基因变化明显,其中基因表达上调最显著的是与 B 淋巴细胞基因信号相关的基因。在这些基因中,免疫球蛋白家族基因表达非常明显,包括 κ 与 λ 轻链分布,表明肝组织中为多克隆 B 淋巴细胞群。其次还包括 B 淋巴细胞的表面受体,B 淋巴细胞发育的转录调节子等均呈不同程度的表达增强。报道还显示,HBV 相关急性重型肝炎患者的肝内聚集了大量的分泌 IgG 和 IgM 的浆细胞,并伴随着补体的沉积。同时实验证实,这些抗体是针对 HBcAg 的,并显示限制性的可变重链区的基因谱型并缺乏体细胞突变。

Yan 等人检测了 HBV-ACLF 患者 PBMC 中 B 淋巴细胞免疫球蛋白重链谱,其 BCR CDR3 恒定区、可变区及连接区的分布与健康对照者相近,但克隆扩增度高于对照者,并可能与 HBV-ACLF 相关。

参考文献

[1] Tristram G P,Daniel P S,Abba I T,et al. Medical immunology[M]. 10th ed. Boston:McGraw Hill,2002.

[2] 龚非力. 医学免疫学[M]. 北京:科学出版社,2003.

[3] 曹雪涛. 免疫学前沿进展[M]. 2 版. 北京:人民卫生出版社,2009.

[4] Feuerer M, Hill J A, Mathis D, et al. Foxp3^{+} regulatory T cells: differentiation, specification, subphenotypes[J]. Nat Immunol,2009,10(7):689-695.

[5] Korn T,Bettelli E,Oukka M,et al. IL-17 and Th17 Cells[J]. Annu Rev Immunol,2009,27:485-517.

[6] Crotty S. Follicular helper CD4^{+} T cells(TFH)[J]. Annu Rev Immunol, 2011, 29: 621-663.

[7] Seto W K,Lo Y R,Pawlotsky J M,et al. Chronic hepatitis B virus infection[J]. Lancet,2018,392(10161):2313-2324.

[8] Tang L S Y,Covert E,Wilson E,et al. Chronic hepatitis B infection:a review[J]. JAMA,2018,319(17):1802-1813.

[9] Polaris Observatory Collaborators. Global prevalence, treatment, and prevention of hepatitis B virus infection in 2016:a modelling study[J]. Lancet Gastroenterol Hepatol,2018,3(6):383-403.

[10] Revill P A,Chisari F V,Block J M,et al. A global scientific strategy to cure hepatitis B [J]. Lancet Gastroenterol Hepatol,2019,4(7):545-558.

[11] Gehring A J, Protzer U. Targeting innate and adaptive immune responses to cure chronic HBV infection[J]. Gastroenterology,2019,156(2):325-337.

[12] Stevens K E,Thio C L,Osburn W O. CCR5 deficiency enhances hepatic innate immune

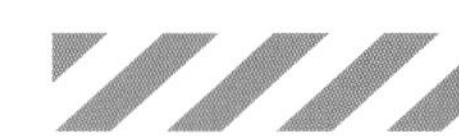

cell recruitment and inflammation in a murine model of acute hepatitis B infection[J]. Immunol Cell Biol,2019,97(3):317-325.

[13] Golsaz-Shirazi F, Amiri M M, Shokri F. Immune function of plasmacytoid dendritic cells,natural killer cells,and their crosstalk in HBV infection[J]. Rev Med Virol,2018, 28(6):e2007.

[14] Bertoletti A,Ferrari C. Adaptive immunity in HBV infection[J]. J Hepatol,2016,64 (Suppl 1):S71-S83.

[15] Yoshio S,Kanto T. Host-virus interactions in hepatitis B and hepatitis C infection[J]. J Gastroenterol,2016,51(5):409-420.

[16] Maini M K,Burton A R. Restoring,releasing or replacing adaptive immunity in chronic hepatitis B[J]. Nat Rev Gastroenterol Hepatol,2019,16(11):662-675.

[17] Heim K,Neumann-Haefelin C,Thimme R,et al. Heterogeneity of HBV-specific $CD8^+$ T-cell failure:implications for immunotherapy[J]. Front Immunol,2019,10:2240.

[18] Li Y, Tang L, Guo L, et al. CXCL13-mediated recruitment of intrahepatic $CXCR5^+$ $CD8^+$ T cells favors viral control in chronic HBV infection[J]. J Hepatol,2020,72(3): 420-430.

[19] Wisskirchen K,Kah J,Malo A,et al. T cell receptor grafting allows virological control of Hepatitis B virus infection[J]. J Clin Invest,2019,129(7):2932-2945.

[20] Zhao H J, Han Q J, Wang G, et al. Poly I: C-based rHBVvac therapeutic vaccine eliminates HBV via generation of HBV-specific $CD8^+$ effector memory T cells[J]. Gut, 2019,68(11):2032-2043.

[21] Tang L, Chen C, Gao X, et al. Interleukin 21 reinvigorates the antiviral activity of hepatitis B virus(HBV)-specific $CD8^+$ T cells in chronic HBV infection[J]. J Infect Dis,2019,219(5):750-759.

[22] Otano I,Escors D,Schurich A,et al. Molecular recalibration of PD-1^+ antigen-specific T cells from blood and liver[J]. Mol Ther,2018,26(11):2553-2566.

[23] Wang H,Luo H,Wan X,et al. TNF-α/IFN-γ profile of HBV-specific CD4 T cells is associated with liver damage and viral clearance in chronic HBV infection [J]. J Hepatol,2020,72(1):45-56.

[24] Heymann F,Tacke F. Immunology in the liver-from homeostasis to disease[J]. Nat Rev Gastroenterol Hepatol,2016,13(2):88-110.

[25] Fanning G C, Zoulim F, Hou J, et al. Therapeutic strategies for hepatitis B virus infection:towards a cure[J]. Nat Rev Drug Discov,2019,18(11):827-844.

[26] Ye B, Liu X, Li X, et al. T-cell exhaustion in chronic hepatitis B infection: current knowledge and clinical significance[J]. Cell Death Dis,2015,6(3):e1694.

[27] Park J J, Wong D K, Wahed A S, et al. Hepatitis B virus-specific and global T-cell dysfunction in chronic hepatitis B[J]. Gastroenterology,2016,150(3):684-695. e5.

[28] Burton A R,Pallett L J,McCoy L E,et al. Circulating and intrahepatic antiviral B cells are defective in hepatitis B[J]. J Clin Invest,2018,128(10):4588-4603.

[29] Tsai K N,Kuo C F,Ou J J. Mechanisms of hepatitis B virus persistence[J]. Trends Microbiol,2018,26(1):33-42.

[30] Wang X, Dong Q, Li Q, et al. Dysregulated response of Follicular helper T cells to hepatitis B surface antigen promotes HBV persistence in mice and associates with

outcomes of patients[J]. Gastroenterology,2018,154(8):2222-2236.

[31] Yang S, Wang L, Pan W, et al. MMP2/MMP9-mediated CD100 shedding is crucial for inducing intrahepatic anti-HBV CD8 T cell responses and HBV clearance[J]. J Hepatol,2019, 71(4):685-698.

[32] Yang F,Yu X,Zhou C,et al. Hepatitis B e antigen induces the expansion of monocytic myeloid-derived suppressor cells to dampen T-cell function in chronic hepatitis B virus infection[J]. PLoS Pathog,2019,15(4):e1007690.

[33] Jiang Q,Zhao T,Zheng W,et al. Patient-shared TCRβ-CDR3 clonotypes correlate with favorable prognosis in chronic hepatitis B[J]. Eur J Immunol,2018,48(9):1539-1549.

[34] Xu Y,Liu Y,Zhao M,et al. Dynamic perturbations of CD4 and CD8 T cell receptor repertoires in chronic hepatitis B patients upon oral antiviral therapy[J]. Front Immunol,2017,8:1142.

[35] Bertoletti A, Tan A T, Koh S. T-cell therapy for chronic viral hepatitis [J]. Cytotherapy,2017,19(11):1317-1324.

[36] Gane E,Verdon D J,Brooks A E,et al. Anti-PD-1 blockade with nivolumab with and without therapeutic vaccination for virally suppressed chronic hepatitis B:a pilot study [J]. J Hepatol,2019,71(5):900-907.

[37] Zheng J, Ou Z, Xu Y, et al. Hepatitis B virus-specific effector CD8$^+$ T cells are an important determinant of disease prognosis:a meta-analysis[J]. Vaccine,2019,37(18): 2439-2446.

[38] Festag M M,Festag J,Fräßle S P,et al. Evaluation of a fully human,hepatitis B virus-specific chimeric antigen receptor in an immunocompetent mouse model[J]. Mol Ther, 2019,27(5):947-959.

[39] Jacobi F J,Wild K,Smits M,et al. OX40 stimulation and PD-L1 blockade synergistically augment HBV-specific CD4 T cells in patients with HBeAg-negative infection[J]. J Hepatol,2019,70(6):1103-1113.

[40] Schuch A,Salimi Alizei E,Heim K,et al. Phenotypic and functional differences of HBV core-specific versus HBV polymerase-specific CD8$^+$ T cells in chronically HBV-infected patients with low viral load[J]. Gut,2019,68(5):905-915.

[41] Hoogeveen R C, Robidoux M P, Schwarz T, et al. Phenotype and function of HBV-specific T cells is determined by the targeted epitope in addition to the stage of infection [J]. Gut,2019,68(5):893-904.

[42] Khakpoor A,Ni Y,Chen A,et al. Spatiotemporal differences in presentation of CD8 T cell epitopes during hepatitis B virus infection[J]. J Virol,2019,93(4):e01457-18.

[43] Maini M K,Pallett L J. Defective T-cell immunity in hepatitis B virus infection: why therapeutic vaccination needs a helping hand[J]. Lancet Gastroenterol Hepatol,2018,3 (3):192-202.

[44] Manske K, Kallin N, König V, et al. Outcome of antiviral immunity in the liver is shaped by the level of antigen expressed in infected hepatocytes[J]. Hepatology,2018, 68(6):2089-2105.

[45] Paley M A,Kroy D C,Odorizzi P M,et al. Progenitor and terminal subsets of CD8$^+$ T cells cooperate to contain chronic viral infection [J]. Science, 2012, 338 (6111): 1220-1225.

[46] Das A,Maini M K. Innate and adaptive immune responses in hepatitis B virus infection

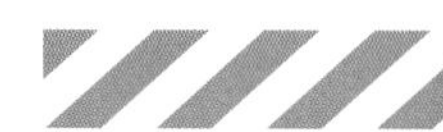

[J]. Dig Dis,2010,28(1):126-132.

[47] Bauer T,Sprinzl M,Protzer U. Immune control of hepatitis B virus[J]. Dig Dis,2011,29(4):423-433.

[48] Wang F S,Zhang Z. Host immunity influences disease progression and antiviral efficacy in humans infected with hepatitis B virus[J]. Expert Rev Gastroenterol Hepatol,2009,3(5):499-512.

[49] Chen M,Zhang D,Zhen W,et al. Characteristics of circulating T cell receptor gamma delta T cells from individuals chronically infected with hepatitis B virus(HBV):an association between V(delta)2 subtype and chronic HBV infection[J]. J Infect Dis,2008,198(11):1643-1650.

[50] Chisari F V,Isogawa M,Wieland S F. Pathogenesis of hepatitis B virus infection[J]. Pathol Biol(Paris),2010,58(4):258-266.

[51] Dandri M,Locarnini S. New insight in the pathobiology of hepatitis B virus infection[J]. Gut,2012,61(Suppl 1):16-17.

[52] Zhang T Y,Yuan Q,Zhao J H,et al. Prolonged suppression of HBV in mice by a novel antibody that targets a unique epitope on hepatitis B surface antigen[J]. Gut,2016,65(4):658-671.

[53] Wang Q,Sachse P,Semmo M,et al. T- and B-cell responses and previous exposure to hepatitis B virus in 'anti-HBc alone' patients[J]. J Viral Hepat,2015,22(12):1068-1078.

[54] Gill U S,Pallett L J,Thomas N,et al. Fine needle aspirates comprehensively sample intrahepatic immunity[J]. Gut,2019,68(8):1493-1503.

[55] Sarin S K,Choudhury A. Acute-on-chronic liver failure:terminology,mechanisms and management[J]. Nat Rev Gastroenterol Hepatol,2016,13(3):131-149.

[56] Martin-Mateos R,Alvarez-Mon M,Albillos A. Dysfunctional immune response in acute-on-chronic liver failure:it takes two to tango[J]. Front Immunol,2019,10:973.

[57] Khamri W,Abeles R D,Hou T Z,et al. Increased expression of cytotoxic T-lymphocyte-associated protein 4 by T cells,induced by B7 in sera,reduces adaptive immunity in patients with acute liver failure[J]. Gastroenterology,2017,153(1):263-276. e8.

[58] Moreau R. The pathogenesis of ACLF:the inflammatory response and immune function[J]. Semin Liver Dis,2016,36(2):133-140.

[59] Wu Z,Han M,Chen T,et al. Acute liver failure:mechanisms of immune-mediated liver injury[J]. Liver Int,2010,30(6):782-794.

[60] Trehanpati N,Vyas A K. Immune regulation by T regulatory cells in hepatitis B virus-related inflammation and cancer[J]. Scand J Immunol,2017,85(3):175-181.

[61] Zhai S,Zhang L,Dang S,et al. The ratio of Th-17 to Treg cells is associated with survival of patients with acute-on-chronic hepatitis B liver failure[J]. Viral Immunol,2011,24(4):303-310.

[62] Shi F,Zhang J Y,Zeng Z,et al. Skewed ratios between $CD3^+$ T cells and monocytes are associated with poor prognosis in patients with HBV-related acute-on-chronic liver failure[J]. Biochem Biophys Res Commun,2010,402(1):30-36.

[63] Zhang J Y,Zhang Z,Lin F,et al. Interleukin-17-producing $CD4^+$ T cells increase with

severity of liver damage in patients with chronic hepatitis B[J]. Hepatology,2010,51(1):81-91.

[64] Bengsch B,Martin B,Thimme R. Restoration of HBV-specific CD8+ T cell function by PD-1 blockade in inactive carrier patients is linked to T cell differentiation[J]. J Hepatol,2014,61(6):1212-1219.

[65] Fioravanti J,Di Lucia P,Magini D,et al. Effector CD8+ T cell-derived interleukin-10 enhances acute liver immunopathology[J]. J Hepatol,2017,67(3):543-548.

[66] Benechet A P,Iannacone M. Determinants of hepatic effector CD8+ T cell dynamics[J]. J Hepatol,2017,66(1):228-233.

[67] Kosinska A D,Pishraft-Sabet L,Wu W,et al. Low hepatitis B virus-specific T-cell response in males correlates with high regulatory T-cell numbers in murine models[J]. Hepatology,2017,66(1):69-83.

[68] Wisskirchen K,Metzger K,Schreiber S,et al. Isolation and functional characterization of hepatitis B virus-specific T-cell receptors as new tools for experimental and clinical use[J]. PLoS One,2017,12(8):e0182936.

[69] Chen Z,Diaz G,Pollicino T,et al. Role of humoral immunity against hepatitis B virus core antigen in the pathogenesis of acute liver failure[J]. Proc Natl Acad Sci U S A,2018,115(48):E11369-E11378.

[70] Zhang Y,Wu Y,Deng M,et al. CD8+ T-cell response-associated evolution of hepatitis B virus core protein and disease progress[J]. J Virol,2018,92(17):e02120-17.

[71] Zhang Z,Zou Z S,Fu J L,et al. Severe dendritic cell perturbation is actively involved in the pathogenesis of acute-on-chronic hepatitis B liver failure[J]. J Hepatol,2008,49(3):396-406.

[72] Zou Z,Li B,Xu D,et al. Imbalanced intrahepatic cytokine expression of interferon-gamma,tumor necrosis factor-alpha,and interleukin-10 in patients with acute-on-chronic liver failure associated with hepatitis B virus infection[J]. J Clin Gastroenterol,2009,43(2):182-190.

[73] Farci P,Diaz G,Chen Z,et al. B cell gene signature with massive intrahepatic production of antibodies to hepatitis B core antigen in hepatitis B virus-associated acute liver failure[J]. Proc Natl Acad Sci U S A,2010,107(19):8766-8771.

[74] Khanam A,Trehanpati N,Sarin S K. Increased interleukin-23 receptor(IL-23R) expression is associated with disease severity in acute-on-chronic liver failure[J]. Liver Int,2019,39(6):1062-1070.

[75] Yan Q,Wang L,Lai L,et al. Next generation sequencing reveals novel alterations in B-cell heavy chain receptor repertoires associated with acute-on-chronic liver failure[J]. Int J Mol Med,2019,43(1):243-255.

[76] Xu C,Lu Y,Zheng X,et al. TLR2 expression in peripheral CD4+ T cells promotes Th17 response and is associated with disease aggravation of hepatitis B virus-related acute-on-chronic liver failure[J]. Front Immunol,2017,8:1609.

[77] Zhang M,Zhou J,Zhao T,et al. Dissection of a circulating and intrahepatic CD4+ Foxp3+ T-cell subpopulation in chronic hepatitis B virus(HBV) infection: a highly informative strategy for distinguishing chronic HBV infection states[J]. J Infect Dis,2012,205(7):1111-1120.

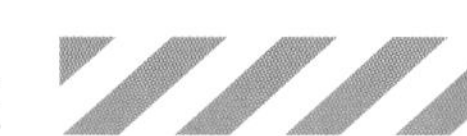

[78] Yang J, Yi P, Wei L, et al. Phenotypes and clinical significance of circulating $CD4^+$ $CD25^+$ regulatory T cells(Tregs) in patients with acute-on-chronic liver failure(ACLF) [J]. J Transl Med, 2012, 10: 193.

[79] Qi Z X, Wang L Y, Fan Y C, et al. Increased peripheral RORα and RORγt mRNA expression is associated with acute-on-chronic hepatitis B liver failure[J]. J Viral Hepat, 2012, 19(11): 811-822.

[80] Dong X, Gong Y, Zeng H, et al. Imbalance between circulating $CD4^+$ regulatory T and conventional T lymphocytes in patients with HBV-related acute-on-chronic liver failure [J]. Liver Int, 2013, 33(10): 1517-1526.

[81] Zhang G L, Xie D Y, Ye Y N, et al. High level of IL-27 positively correlated with Th17 cells may indicate liver injury in patients infected with HBV[J]. Liver Int, 2014, 34(2): 266-273.

[82] Mo R, Wang P, Lai R, et al. Persistently elevated circulating Th22 reversely correlates with prognosis in HBV-related acute-on-chronic liver failure [J]. J Gastroenterol Hepatol, 2017, 32(3): 677-686.

[83] Jin L, Wang K, Liu H, et al. Genomewide histone H3 lysine 9 acetylation profiling in $CD4^+$ T cells revealed endoplasmic reticulum stress deficiency in patients with acute-on-chronic liver failure[J]. Scand J Immunol, 2015, 82(5): 452-459.

[84] Ye Y, Liu J, Lai Q, et al. Decreases in activated $CD8^+$ T cells in patients with severe hepatitis B are related to outcomes[J]. Dig Dis Sci, 2015, 60(1): 136-145.

[85] Kim H Y, Jhun J Y, Cho M L, et al. Interleukin-6 upregulates Th17 response via mTOR/STAT3 pathway in acute-on-chronic hepatitis B liver failure [J]. J Gastroenterol, 2014, 49(8): 1264-1273.

[86] Shen C, Yan W Z, Zhao C Y, et al. Increased $CD4^+$ $CD25^+$ regulatory T cells correlate with poor short-term outcomes in hepatitis B virus-related acute-on-chronic liver failure patients[J]. J Microbiol Immunol Infect, 2015, 48(2): 137-146.

第四节 凝血功能紊乱与肝衰竭

宁 琴 严伟明

肝脏是大部分凝血因子、抗凝蛋白以及纤溶蛋白的合成场所，其网状内皮系统还能通过清除循环中活化的凝血因子、纤维蛋白及其调节物来维持凝血与纤溶之间的平衡。因此，肝损伤所致的凝血功能障碍在肝病进程中屡见不鲜，不仅是肝衰竭临床症候群的重要组成部分，也是患者治疗中的难题。国际权威肝病学术组织发布的肝衰竭防治指南中，均将国际标准化比值(international normalized ratio, INR)、凝血酶原时间(prothrombin time, PT)及凝血酶原活动度(prothrombin activity, PTA)推荐为评估患者凝血功能、指导肝衰竭临床诊疗的重要依据。然而，机体凝血、抗凝及纤溶系统错综复杂，彼此间存在交叉调节和反馈平衡，加之肝脏区域剧烈的炎症反应，仅通过 INR 等经典凝血参数很难准确反映出机体的出血或凝血倾向。因此，近年来，新型凝血评估指标的研究方兴未艾，新型生物靶向治疗的应用也初现端倪。本节中，我们将回顾凝血与抗凝血反应的生理学基础，并进一步阐述肝病患者，尤其是肝衰竭患者凝血功能紊乱的发生机制、干预策略及潜在的干预靶点。

一、凝血与抗凝血反应的生理学基础

(一)经典凝血理论——内源性/外源性凝血级联反应模型

血液凝固,简称凝血,是生理止血过程的重要环节之一。经典凝血理论以瀑布学说为代表,即认为凝血是多种凝血因子参与的、包含系列蛋白质有限水解的复杂生化反应过程,依次分为Ⅹ因子(factor Ⅹ,FⅩ)的激活、Ⅱ因子(factor Ⅱ,FⅡ,又称为凝血酶原(prothrombin))的激活,以及纤维蛋白的形成三个基本阶段。根据FⅩ的激活途径不同又可将凝血过程分为内源性凝血途径及外源性凝血途径。

1. 内源性凝血途径

内源性凝血途径是由Ⅻ因子(factor Ⅻ,FⅫ)激活启动的、完全依赖血浆内凝血因子完成FⅩ激活的凝血途径。血管内膜损伤等因素直接激活FⅫ,使其转变为FⅫa,FⅫa激活前激肽释放酶(prekallikrein,PK)为激肽释放酶(kallikrein,KLK),后者对FⅫ的正反馈激活作用可促进大量FⅫa生成。在高分子激肽原(high molecular weight kininogen,HMWK)的参与下,FⅫa激活Ⅺ因子(factor Ⅺ,FⅪ)为FⅪa,FⅪa再顺序激活Ⅸ因子(factor Ⅸ,FⅨ)为FⅨa。最终FⅨa与活化的Ⅷ因子(factor Ⅷa,FⅧa)、血小板3因子(platelet factor 3,PF3)及Ca^{2+}共同组成"FⅧ复合物",进而激活FⅩ转变为FⅩa。PF3为血小板膜上的磷脂,FⅨa与FⅩ分别通过Ca^{2+}同时连接于此磷脂表面,FⅨa随即促进FⅩ发生有限水解而激活生成FⅩa。FⅧ是一种十分重要的辅助因子,虽然自身不能激活FⅩ,却能加快FⅨa激活FⅩ的进程。因此,FⅧ缺乏的甲型血友病患者的凝血过程明显延长。

2. 外源性凝血途径

外源性凝血途径是依赖于血管外组织释放的组织因子(tissue factor,TF)(又称为组织凝血活酶或Ⅲ因子(factor Ⅲ,FⅢ))完成FⅩ激活的凝血途径。TF为磷脂蛋白质,是凝血过程的重要启动者,广泛存在于血管外组织,其表达细胞类型包括活化的单核细胞、内皮细胞及血管平滑肌细胞。组织发生创伤时,TF即释放入血液,Ⅶ因子(factor Ⅶ,FⅦ)与FⅩ借助Ca^{2+}结合于TF提供的磷脂表面,FⅦ首先被激活生成FⅦa,随即催化FⅩ发生有限水解,生成有活性的FⅩa。TF通路抑制剂(TF pathway inhibitor,TFPI)可与TF、FⅦa及FⅩa结合形成四聚体复合物,从而对外源性凝血途径发挥负性调控作用。

3. 共同通路

共同通路是由内源性及外源性凝血途径生成的FⅩa与活化的Ⅴ因子(factor Ⅴa,FⅤa)、PF3及Ca^{2+}形成"凝血酶原酶复合物",进而激活凝血酶原(FⅡ)生成凝血酶(FⅡa)的过程。FⅤa本身不具备催化凝血酶原进行有限水解的功能,但可显著增强FⅩa对凝血酶原的催化作用。凝血酶一方面可切割纤维蛋白原(又称为因子Ⅰ,factor Ⅰ,FⅠ)转变为纤维蛋白单体FⅠa(又称为活化的FⅠ),另一方面可激活ⅩⅢ因子(factor ⅩⅢ,FⅩⅢ)生成FⅩⅢa。在FⅩⅢa的作用下,纤维蛋白单体相互连接,形成牢固的纤维蛋白多聚体,即血纤维。此时凝血酶活化的纤溶抑制剂(TAFI)亦被充分激活,生成的TAFIa可通过抑制纤溶酶原的活化来阻止血栓的溶解进程。

(二)现代凝血学说——基于细胞的凝血模型

近年来凝血研究获得了较快的进展并更新了诸多概念,尤其是TF-FⅦa复合物可同时活化内源性和外源性凝血系统的发现使人们意识到,两条凝血途径并非截然分开、彼此平行,而是互相联系的。加之人们对血小板研究的不断深入,逐渐衍生了以"基于细胞的凝血模型"为主题的现代凝血学说。与经典的内源性和外源性凝血级联模型不同,基于细胞的凝血模型更加强调直接参与凝血过程的细胞(如表达TF的细胞和血小板)与凝血因子之间的相互作用。该模型

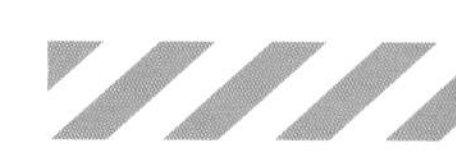

将凝血过程分为以下三个阶段。

1. 启动阶段

当血管受损时，携带有 TF 的细胞结合并活化 FⅦ，即为凝血过程的启动阶段。TF-FⅦa 复合物可激活 FⅨ与 FⅩ，分别生成 FⅨa 及 FⅩa，FⅨ的激活成为连接内源性凝血途径与外源性凝血途径的桥梁。FⅨa 与 FⅧa、PF3 及 Ca^{2+} 共同组成“FⅧ复合物”，促进 FⅩa 的生成。FⅩa 与 FⅤa、PF3 及 Ca^{2+} 形成“凝血酶原酶复合物”，激活凝血酶原，产生微量的凝血酶。与此同时，受损的血管内皮暴露出内皮下组织中的Ⅰ型胶原与Ⅲ型胶原，两者的活性部位可通过血管性血友病因子(von Willebrand factor，vWF)与血小板膜上的受体糖蛋白 1b 连接，介导血小板与损伤部位的细胞外基质进行黏附并生成血小板凝块，起到初级止血作用。

2. 放大阶段

初级止血过程中的血小板可为已生成的微量凝血酶提供磷脂表面，进一步促进凝血酶激活血小板和其他凝血因子(包括 FⅤ、FⅧ、FⅨ、FⅪ)来扩大凝血级联途径中的酶促反应，即进入放大阶段，以产生大量凝血酶。

3. 凝血酶作用阶段

放大阶段可引起凝血酶生成的暴发并进入凝血酶作用阶段。凝血酶可使血浆中的纤维蛋白原转变为纤维蛋白，互相交织的纤维蛋白使血小板凝块与血细胞聚集成血凝块，形成血栓。血小板的突起同时伸入纤维蛋白网内，通过微丝(肌动蛋白)和肌球蛋白的收缩紧实血栓，从而更有效地起到止血作用，即二级止血作用。

上述基于细胞的凝血模型中，血小板为 TF 和凝血因子之外、参与反应的另一重要成员，其功能可总结为以下两点：一方面，通过形成 vWF-血小板-胶原栓子发挥初级止血作用，并为 TF-FⅦa 复合物功能的发挥提供磷脂表面；另一方面，为“FⅧ复合物”与“凝血酶原酶复合物”的形成提供磷脂表面，进而通过诱发凝血酶生成的暴发扩大凝血级联反应，生成大量纤维蛋白并形成稳定的血栓。

(三)凝血平衡的维持

凝血平衡的维持依赖于凝血因子与其激活剂/抑制剂间的相互作用和相互制约，还依赖于抗凝系统和纤溶系统功能的正常发挥。适量抗凝蛋白及纤溶蛋白的存在有助于防止凝血酶与纤维蛋白的无限生成，使止血局限于血管破损部位。

1. 抗凝系统

抗凝系统蛋白均由肝脏合成，包括蛋白 C、蛋白 S、蛋白 Z、蛋白 Z 依赖的蛋白酶抑制剂、抗凝血酶(antithrombin，AT)、肝素辅因子Ⅱ(heparin cofactor Ⅱ，HC Ⅱ)及 α2 巨球蛋白等。凝血酶大量生成后可与凝血酶调节蛋白(thrombomodulin，TM)形成凝血酶-凝血酶调节蛋白复合物(thrombin-thrombomodulin，T-TM)激活蛋白 C 通路，蛋白 C 一方面通过灭活 FⅤa 及 FⅧa 发挥抗凝作用，另一方面通过减少纤溶酶原激活剂抑制剂(plasminogen activator inhibitor，PAI)的产生促进纤溶反应，还可抑制 FⅩ与血小板磷脂表面的结合。因此蛋白 C 同时具有抗凝作用及促纤溶作用。AT 属于抗丝氨酸蛋白酶，可通过精氨酸残基与凝血因子(包括凝血酶、FⅩa、FⅨa、FⅪa 及 FⅫa)活性中心的丝氨酸残基结合封闭其酶的活性中心而使之失活。肝素是一种酸性黏多糖，主要由肥大细胞和嗜碱性粒细胞产生，存在于大多数组织中，以肝脏、肺脏、心脏及肌组织中更为丰富。肝素在体内及体外均具有抗凝作用，其作用机制在于结合血浆中的一些抗凝蛋白并显著增强其抗凝活性。当肝素与 AT Ⅲ结合时，AT Ⅲ与凝血酶的亲和力可增强 100 倍，加剧了凝血酶的失活。当肝素与 HC Ⅱ结合而激活后者时，HC Ⅱ灭活凝血酶的速度可加快约 1000 倍。蛋白 Z 是另外一种维生素 K 依赖的抗凝蛋白，其结构类似于 FⅦ、FⅨ、FⅩ及蛋白 C，但主要通过与血浆中蛋白 Z 依赖的蛋白酶抑制剂形成复合物来促进 FⅩa

的失活。

2. 纤溶系统

在生理止血过程中，当血管创伤愈合后，为了防止机体的高凝倾向，血纤维会被纤溶系统逐级降解。纤维蛋白溶解酶原(纤溶酶原)、纤维蛋白溶解酶(纤溶酶)、纤溶酶原激活剂及纤溶酶原抑制物是纤溶系统的四大组成部分。纤溶酶原及组织型纤溶酶原激活剂(tissue-type plasminogen activator，tPA)的作用尤为重要，二者可同时进入多聚化的纤维素，纤溶酶原通过特异性的赖氨酸结合位点与纤维素及tPA结合，在tPA的作用下，纤溶酶原脱下一段肽链生成纤溶酶，纤溶酶再逐步将整个纤维蛋白或纤维蛋白原分子分割成可溶性小肽，即纤维蛋白降解产物(fibrin degradation products，FDPs)。纤溶系统主要受三种丝氨酸蛋白酶抑制剂调节，包括α2-抗纤溶酶(alpha 2-antiplasmin，α2-PI)、PAI-1及PAI-2。α2-PI由肝脏合成，储存于血小板内，可快速促使游离的纤溶酶失活。PAI-1是tPA及尿激酶型纤溶酶原激活剂(urokinase-type plasminogen activator，uPA)最为重要的快速生理抑制物。PAI-2最早自人类胎盘中分离纯化，对双链tPA与双链uPA具有同等的抑制效应，但对单链uPA的抑制作用较弱。

二、凝血功能紊乱与肝衰竭的疾病进展

肝脏是众多凝血因子、抗凝蛋白及纤溶蛋白的首要合成场所，包括维生素K依赖的蛋白(凝血酶原、FⅦ、FⅨ、FⅩ、蛋白C、蛋白S与蛋白Z)及非维生素K依赖的蛋白(FⅤ、FⅧ、纤维蛋白原、AT、α2-PI与纤溶酶原)。肝脏也是凝血因子重要的代谢场所，血液循环中活化的凝血因子、纤溶蛋白及其调节物均可通过肝脏网状内皮系统迅速清除。因此，肝脏在凝血与抗凝血的平衡过程中占据举足轻重的地位，肝脏功能损害可直接导致凝血因子的数量及功能发生异常，依赖于肝脏的止血链亦将受累，且受累程度与肝脏功能损害的严重程度密切相关。

迄今为止，全球尚无明确的肝衰竭分型诊断标准。首先，肝衰竭的病因学较为复杂且区域分布各不相同。乙型肝炎病毒(hepatitis B virus，HBV)感染所致的乙型重型肝炎在我国占据了相当大的比例，而欧美地区则以药物因素如对乙酰氨基酚引起的急性肝衰竭(acute liver failure，ALF)最为常见。其次，肝衰竭的命名角度不一。欧美国家着眼于肝脏功能的损伤，称之为肝衰竭；而我国则强调肝脏组织的炎性改变，故称之为重型肝炎。其他影响统一诊断标准制定的因素还包括是否将肝性脑病等列为肝衰竭的必备条件、是否排除既往肝病史等。

虽然病原学、命名及入排标准不尽相同，但肝衰竭发生时均伴有严重的肝功能损害，由此继发的凝血功能紊乱也具有共性的机制通路。既往观点认为，由于凝血因子的缺陷，出血是肝衰竭患者凝血功能紊乱的最主要的表现形式。近年来这一理论开始被质疑，越来越多的学者认为，肝功能损害同时影响了肝衰竭患者的促凝系统与抗凝系统，患者凝血系统病理生理学改变的过程应为促凝系统与抗凝系统再平衡的过程，而患者出血的风险系数也应取决于再平衡的结果。多年的临床实践也证明，对肝衰竭患者造成严重威胁的出血事件更多的是与并发的门静脉高压(如静脉曲张性出血)、内皮功能失调、反复感染或肾衰竭相关，而非凝血级联网络的异常。因此，运用“凝血功能紊乱”代替“出血”将更为精准地描述肝衰竭患者凝血系统的状态。肝衰竭相关凝血功能紊乱的发生机制极其复杂，巨噬细胞及其炎症因子fgl2凝血酶原酶所致的肝脏微循环障碍和肝功能损害所致的外周循环凝血功能紊乱均涉足其中，后者又可表现为凝血因子的合成减少、消耗增加(主要为凝血酶原、FⅤ、FⅧ及FⅩ)，活化凝血因子及其与抑制剂复合物的清除率下降、血小板数量和功能异常，以及纤溶作用增强等。弥散性血管内凝血(disseminated intravascular coagulation，DIC)在其中亦发挥一定的作用，但是完全将DIC与肝衰竭所致的凝血功能紊乱区分开较为困难。

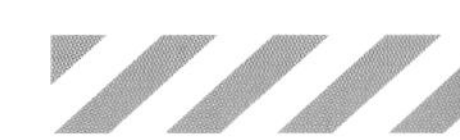

（一）巨噬细胞及其炎症因子 fgl2 凝血酶原酶所致的肝脏微循环障碍与肝衰竭的疾病进展

肝衰竭患者肝脏组织病理学的特征性改变包括肝细胞广泛坏死、网状支架塌陷、Kupffer 细胞肥大增生及大量炎性细胞浸润等。与此同时，肝脏呈现明显的微循环障碍，光镜下可观察到小叶静脉与坏死区域小血管管壁增厚及均质化，肝窦及血管腔淤血、广泛微小血栓形成等。电镜下主要表现为肝窦内皮细胞窗孔减少、缩小，基底膜形成及狄氏腔内胶原纤维沉积等。

宁琴教授等利用鼠肝炎病毒 3 型（murine hepatitis virus strain 3，MHV-3）通过腹腔途径感染敏感系 BALB/cJ 小鼠成功建立了小鼠暴发性肝炎模型（专利授权号：ZL 02 1 15980.7）。对该模型进行系统的研究发现，MHV-3 感染后 24～48 h，BALB/cJ 小鼠出现毛发竖立、行走困难、不食等现象，全部小鼠于感染后 5～7 天死亡。生物化学及肝脏组织病理学检查提示，MHV-3 感染后 24～72 h，小鼠血清谷丙转氨酶（alanine aminotransferase，ALT）与总胆红素（total bilirubin，TBil）水平显著升高；肝脏可观察到类似于人类肝衰竭的组织病理学改变，即局部炎性细胞聚集、纤维素沉积，肝窦微血栓形成及晚期大面积、融合性肝细胞坏死等。研究同时纳入耐受系 A/J 小鼠，与 BALB/cJ 小鼠平行感染 MHV-3 后，A/J 小鼠活动自如、饮食正常、全部存活，其肝脏功能及肝脏组织学亦无明显病变。研究者分离 BALB/cJ 小鼠与 A/J 小鼠的腹腔巨噬细胞，于体外接受 MHV-3 攻击后对二者的基因表达谱进行差异分析，克隆到在 BALB/cJ 小鼠活化巨噬细胞上高表达、与微循环障碍和肝细胞坏死密切相关的新型 fgl2 凝血酶原酶分子。

fgl2 凝血酶原酶属于纤维蛋白原超家族，其 C 端与纤维蛋白原 β、γ 亚单位具有 36%的同源性。fgl2 凝血酶原酶基因全长约 7 kb，含有 2 个外显子和 1 个内含子。将 fgl2 凝血酶原酶基因的编码序列通过噬菌体/牛痘病毒杂交系统在 RAW 264.7 细胞中进行表达，其蛋白可表现出明显的促凝活性（procoagulant activity，PCA）。进一步研究发现，fgl2 凝血酶原酶具有丝氨酸蛋白酶活性，可绕过经典凝血途径中的 FⅩa，通过产生一个独特的、约 24 kD 的凝血酶切割片段，直接将凝血酶原裂解成为有活性的凝血酶，从而快速启动凝血过程，催化纤维蛋白原转化为纤维蛋白。定点突变试验表明 Ser89 为 fgl2 凝血酶原酶关键的活性位点。类似于 FⅩa，fgl2 凝血酶原酶功能的执行也需要 Ca^{2+}、磷脂及 FⅤa 的辅助，但是其活性的发挥并不依赖于 FⅦ，亦不能被 AT Ⅲ结合并抑制。

小鼠 fgl2 凝血酶原酶（mfgl2）基因定位于小鼠第五号染色体。MHV-3 感染 BALB/cJ 小鼠 12～24 h，从 mRNA 水平和蛋白水平检测 mfgl2 凝血酶原酶的表达情况，结果表明，尽管 mfgl2 mRNA 水平的表达广泛存在于肝脏、脾脏和肺脏，但仅在肝脏 Kupffer 细胞、血管内皮细胞及坏死、纤维化区域检测到 mfgl2 蛋白的表达，且其表达水平与肝脏局部纤维蛋白的沉积和肝细胞损伤的严重程度呈正相关。加之平行感染 MHV-3 的 A/J 小鼠肝脏中 mfgl2 凝血酶原酶的表达缺如，提示 mfgl2 凝血酶原酶在 BALB/cJ 小鼠肝组织中的特异性高表达可能与小鼠感染 MHV-3 后暴发性肝炎的疾病进程密切相关。为进一步探讨 mfgl2 凝血酶原酶在小鼠暴发性肝炎肝损伤中的地位，研究者对 MHV-3 敏感系小鼠进行了 mfgl2 凝血酶原酶基因敲除并开展了系列体内外研究。mfgl2 基因敲除可显著提高小鼠感染 MHV-3 后的生存率（40% vs. 0）。虽然基因敲除小鼠与野生株小鼠肝组织中 MHV-3 复制的程度无明显差异，但 mfgl2 基因敲除小鼠的肝细胞坏死及纤维素沉积明显减少。体外实验亦发现，mfgl2 基因敲除小鼠的腹腔巨噬细胞接受 MHV-3 攻击后其 PCA 活性未见明显改变，与野生株小鼠巨噬细胞的 PCA 活性明显增强形成了鲜明对比。

宁琴教授课题组在 mfgl2 凝血酶原酶的研究基础上进一步成功克隆出人源性 fgl2 凝血酶原酶分子，即 hfgl2 凝血酶原酶分子。hfgl2 凝血酶原酶基因定位于人第七号染色体，与 mfgl2 凝血酶原酶分子氨基酸编码序列的同源性超过 70%，均编码分子质量为 70 kD 的蛋白质。为探讨 hfgl2 凝血酶原酶在乙型肝炎疾病进展中的作用，研究组对乙型重型肝炎与慢性乙型肝炎患者肝组织及外周血单个核细胞(peripheral blood mononuclear cell，PBMC)中 hfgl2 凝血酶原酶的表达水平进行了评估。免疫组织化学及原位杂交检测结果表明，23 例乙型重型肝炎患者中有 21 例(91.30%)患者的肝组织特异性高表达 hfgl2 凝血酶原酶并伴有邻近区域的纤维蛋白沉积，其表达细胞类型主要为肝脏炎性坏死区域浸润的巨噬细胞及肝窦内皮细胞；13 例慢性乙型肝炎患者中仅有 1 例(7.69%)患者的肝组织表达 hfgl2 凝血酶原酶。30 例乙型重型肝炎患者中有 28 例(93.33%)的 PBMC 高表达 hfgl2 凝血酶原酶；10 例慢性乙型肝炎患者中仅有 1 例(10.00%)的 PBMC 表达 hfgl2 凝血酶原酶；乙型重型肝炎患者 PBMC 的 PCA 活性显著高于慢性乙型肝炎组。正常肝组织及 PBMC 对照中均未见 hfgl2 凝血酶原酶的表达。利用 MPIAS 500 扫描技术对肝组织及 PBMC 中表达的 hfgl2 凝血酶原酶进行半定量分析表明，乙型重型肝炎患者 hfgl2 凝血酶原酶的表达水平与患者血清 TBil 水平呈正相关。上述研究从肝脏微循环障碍的全新角度切入，提出 hfgl2 凝血酶原酶介导的免疫凝血是乙型重型肝炎疾病进展、肝细胞坏死的重要分子机制，从而丰富了乙型重型肝炎的免疫学发病机理，hfgl2 凝血酶原酶亦可作为有效监测疾病进展的潜在生物学靶标纳入乙型重型肝炎的临床实践。

研究组致力于从病毒蛋白与宿主基因相互作用的角度探讨 mfgl2/hfgl2 凝血酶原酶特异性高表达的分子机制。对亲代 MHV-3、A59 型鼠肝炎病毒(murine hepatitis virus strain A59，MHV-A59)、JHM 型鼠肝炎病毒(murine hepatitis virus strain JHM，MHV-JHM)、鼠肝炎病毒 2 型(murine hepatitis virus strain 2，MHV-2)及其子代重组鼠肝炎病毒进行研究发现，诱导小鼠发生暴发性肝炎的 MHV-3 与 MHV-A59 病毒的核心蛋白(N 蛋白)可激活 mfgl2 凝血原酶基因的转录。mfgl2 基因启动子转录起始位点上游-372 位至-306 位之间存在激活该基因的调控序列，定点突变候选转录因子的结合位点发现，肝细胞核因子 4(hepatocyte nuclear factor 4，HNF4)为 N 蛋白诱导 mfgl2 凝血酶原酶基因高表达的必备转录因子。对 hfgl2 凝血酶原酶的基因调控研究则表明，HBV 核心蛋白(HBc 蛋白)及 X 蛋白(HBx 蛋白)均具有激活 hfgl2 凝血酶原酶基因转录的功能。在 hfgl2 凝血酶原酶基因启动子-712 位至-568 位之间存在激活该基因的调控序列，c-Ets-2 是 HBc 蛋白及 HBx 蛋白激活 hfgl2 基因的必需转录因子，即 HBc 蛋白和 HBx 蛋白可分别通过胞外信号调节激酶(extracellular signal-regulated kinase，ERK)途径和 c-Jun 氨基末端激酶(c-Jun N-terminal kinase，JNK)途径激活转录因子 c-Ets-2，使其移位至核内并与 hfgl2 凝血酶原酶基因启动子上的顺式作用元件结合，促进 hfgl2 凝血酶原酶基因的表达。上述研究提示，除了作为结构蛋白外，病毒蛋白还具有调节宿主基因表达的功能，不仅对深入揭示 fgl2 凝血酶原酶在重型肝炎中的致病机制具有重要意义，也将为开辟新型分子水平治疗手段提供科学依据。

除了病毒蛋白因素外，近年来，吴玉章教授课题组与宁琴教授课题组合作，应用 MHV-3 诱导的小鼠暴发性肝炎模型，较为全面地诠释了 fgl2 凝血酶原酶上游的炎性调控通路。B/T 淋巴细胞弱化因子(B and T lymphocyte attenuator，BTLA)是一种共抑制性分子，在维持外周免疫耐受、限制免疫病理损伤中发挥重要作用。与野生株小鼠相比，BTLA 基因敲除小鼠感染 MHV-3 后，肿瘤坏死因子相关凋亡诱导配体(tumor necrosis factor-related apoptosis-inducing ligand，TRIAL)诱导的巨噬细胞凋亡明显增加，肝脏 mfgl2 凝血酶原酶的表达及纤维蛋白原沉积明显减少，提示了 BTLA 分子上调 mfgl2 凝血酶原酶、加剧小鼠病毒性肝炎重症化进程的分子机制。NACHT-LRR-PYD 结构域蛋白 3(NACHT-LRR-PYD-containing protein-3，NLRP3)炎症小体是由 NLRP3、凋亡相关斑点样蛋白(apoptosis-associated speck-like protein containing CARD，ASC)和半胱氨酸蛋白酶 1 前体蛋白(Pro-Caspase-1)组装成的多蛋白复合体，可将 Pro-Caspase-1 剪切为有活性的 Caspase-1，促进白细胞介素 1β(interleukin-1β，IL-1β)、IL-18 和 IL-33 的成熟和分泌，进而介导炎症反应和免疫病理损伤。在 MHV-3 诱导的小鼠暴

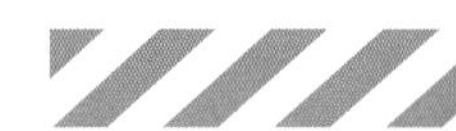

发性肝炎模型中，巨噬细胞快速释放的大量活性氧(reactive oxygen species，ROS)可激活NLRP3 炎症小体，并通过其下游炎性分子 IL-1β 诱导 mfgl2 凝血酶原酶的大量表达，小鼠肝脏炎症反应加剧，死亡率高达 100%。补体系统是一组存在于人和脊椎动物正常新鲜血清中的非特异性球蛋白，通过免疫防御、免疫调节及介导免疫病理损伤参与机体的特异性和非特异性免疫应答，是体内重要的效应系统和效应放大系统。研究者首先在乙型重型肝炎患者肝组织样本中观察到 hfgl2 凝血酶原酶与 C5a 受体(complement component 5a receptor，C5aR)伴随高表达的现象，进一步通过 MHV-3 诱导的暴发性肝炎小鼠模型及体外实验发现，C5a/C5aR 可以通过 ERK1/2 和 p38 磷酸化信号通路促进巨噬细胞表达 fgl2 凝血酶原酶，导致肝脏微循环障碍和大面积肝细胞坏死。上述系列研究成果揭示了 BTLA、ROS/NLRP3/IL-1β 轴及 C5a/C5aR 是肝脏循环障碍关键致病分子 fgl2 凝血酶原酶重要的上游调节信号通路，进一步丰富了重型肝炎肝损伤中基于 fgl2 凝血酶原酶调控的核心分子机制。

(二)肝功能损伤所致的外周循环凝血功能紊乱与肝衰竭的疾病进展

1.肝衰竭时凝血因子的改变

对乙酰氨基酚诱导的 ALF 患者的血浆凝血酶、FⅤ、FⅦ及 FⅩ的含量均明显减少并显著低于 FⅨ与 FⅪ。FⅦ及 FⅤ属于半衰期较短的凝血因子(半衰期分别为 4～6 h 与 12 h)，其血浆浓度的降低发生较早，凝血酶及 FⅩ的含量随即减少。ALF 发生时，肝脏巨噬细胞激活并释放高浓度的炎性细胞因子 IL-6 与肿瘤坏死因子 α(tumor necrosis factor α，TNF-α)，进而引起肝细胞的坏死及 TF 的合成增加，后者通过激活外源性凝血途径大量消耗 FⅦ、FⅩ、FⅤ及凝血酶。凝血酶可被 AT 结合并抑制，阻止了凝血酶对 FⅤ、FⅧ、FⅪ及 FⅨ的激活，即阻止了凝血酶诱导的凝血级联放大反应，使得 FⅨ、FⅪ的激活与消耗被阻断，保存了后者在血浆中的含量。

部分学者观察了急性病毒性肝炎患者与严重肝性脑病患者体内的 FⅤ水平及 FⅦ水平，并评估了二者对疾病转归的预测价值。结果表明，当患者体内 FⅦ水平低于正常水平的 20%时，即使缺乏其他的临床指征，疾病进展为 ALF 并伴有不良预后(包括死亡及需实施紧急肝移植)的风险系数亦大大提高。较低的 FⅤ水平也预示着疾病的迅速恶化，因此入院前 3 天积极补充 FⅤ可有效改善患者的不良预后。肝硬化发生时，虽然患者血浆凝血酶、FⅤ、FⅦ及 FⅩ的水平也会下降，但其下降幅度要明显低于 ALF 患者，可能与肝硬化患者的肝脏炎症反应较弱有关。值得注意的是，肝硬化患者血浆 FⅨ亦会降低至同等水平，FⅪ的下降幅度则更为明显。

FⅧ不仅由肝脏合成，还可由肝窦内皮细胞合成。因此，肝脏慢性炎症持续存在的情况下，血浆 FⅧ的水平不仅不会降低，反而可能由于肝窦内皮细胞的产生增加而有所升高。FⅧ分解代谢所必需的低密度脂蛋白受体相关蛋白(low density lipoprotein receptor related protein，LRP)亦由肝脏合成，肝衰竭时 LRP 的合成减少导致 FⅧ的清除率下降也是血浆 FⅧ水平升高的原因之一。有研究指出，通常血浆 FⅧ水平在暴发性肝衰竭中表现为升高，在 DIC 中表现为降低，但此鉴别诊断方法在临床实践中应用较少。作为一种急性时相反应蛋白，ALF 发生时 vWF 的合成会明显增加，加之 vWF-FⅧ复合物的清除率下降，ALF 患者的 vWF 水平及 FⅧ水平均不会发生明显下降。

血浆纤维蛋白原也是一种急性时相反应物，肝损害时其含量可保持正常或增加。同时未成熟肝细胞唾液酸转移酶活性的增加可导致 60%～70%的纤维蛋白原含有异常的 α 链及高含量的唾液酸，即属于无功能的纤维蛋白原。因此，常见于慢性病毒性肝炎、胆汁淤积性黄疸及肝细胞肝癌患者的高纤维蛋白原血症，并未增加机体血栓形成的风险。排除遗传因素，低纤维蛋白原血症往往预示着 DIC(消耗增加)或者暴发性肝衰竭(合成减少)的发生。有专家指出，监测纤维蛋白原的水平有助于预测肝病患者的出血风险。来自创伤领域的研究表明，纤维蛋白原水平低于 100 mg/dL 可显著增加非肝硬化患者的出血概率，该数据是否适用于肝衰竭患者尚待深入研究进行论证。

2. 肝衰竭时抗凝系统的改变

蛋白C、蛋白S、蛋白Z、蛋白Z依赖的蛋白酶抑制剂和AT、HC Ⅱ及α2巨球蛋白等抗凝蛋白均由肝脏合成，ALF发生时其合成减少，在一定程度上平衡了凝血因子水平的降低。与遗传性蛋白C缺乏症不同，急、慢性肝病中蛋白C的水平通常不会低于正常值的20%。遗传性蛋白C缺乏可发生于20%的Budd-Chiari综合征(Budd-Chiari syndrome，BCS)患者，在一般人群及门静脉血栓患者中较为少见。重型肝炎发病时，肝脏合成障碍会导致蛋白C水平的急剧下降，此时若能检测到正常水平的FⅡ及蛋白C/FⅦ值，则有助于证实遗传性蛋白C缺乏的共存状态。遗传性蛋白S缺乏较为罕见，尤其在亚洲地区，可发生于7%的BCS患者或门静脉血栓患者。

AT是由肝脏及内皮细胞合成的非维生素K依赖的糖蛋白，可抑制凝血酶诱导的凝血级联放大反应，也可直接抑制凝血酶、FⅩa、FⅨa、FⅪa及FⅫa。ALF患者的血浆AT水平显著下降，而T-AT复合物含量的明显升高在一定程度上解释了功能性AT减少的现象，也支持AT可通过结合凝血酶来阻断FⅨ、FⅪ的激活与消耗。

3. 肝衰竭时纤溶系统的改变

除了tPA与PAI-1外，纤溶系统的其他蛋白均在肝脏合成，因此，肝病发生时常伴有纤溶酶原及其抑制剂α2-PI、TAFI及FⅫ水平的大幅度降低。慢性肝病中，由于激活的内皮细胞释放增加和(或)肝损害导致的清除率下降，血浆tPA的水平会有所增加，而其抑制剂PAI-1的水平正常或仅轻度升高，不足以平衡tPA增加的幅度，机体可表现为纤溶亢进。但在ALF发生时，作为急性时相反应物的PAI-1，其水平可大幅度上升，从而对tPA增加引起的纤溶亢进发挥一定的逆转作用。TAFI是由肝脏合成的前羧基肽酶，对纤溶反应具有重要的调节作用，经过凝血酶或纤溶酶激活后，TAFI可转变为活性产物TAFIa。当纤溶酶原通过特异性的赖氨酸结合位点与纤维蛋白及tPA形成三聚体后，TAFIa通过移去纤维蛋白C端的赖氨酸来阻止纤维蛋白对tPA激活纤溶酶原的辅助作用，最终纤溶酶含量下降，纤溶过程被抑制。因此，虽然ALF患者体内存在明显的纤溶系统异常，但是由于大量抑制性因素的存在，纤溶亢进引起的出血并不多见。

4. 肝衰竭时血小板数量及功能的改变

血小板数量及功能异常在肝病中极为常见，是导致凝血功能紊乱的重要因素之一。临床上急、慢性肝衰竭患者均会伴有轻度到中度的血小板减少。慢性肝病尤其是伴有门静脉高压的患者，脾脏功能亢进可导致大量血小板在脾脏淤滞破坏。其他血小板减少症的发病机制还包括肝损害时肝脏合成血小板生成素(thrombopoietin，TPO)减少、血小板相关免疫球蛋白(platelet associated immunoglobulin，PAIgG)介导的血小板免疫损伤、DIC低凝期血小板消耗增多等。在酒精性肝病中，叶酸的缺乏以及酒精对巨核细胞的毒副作用还可导致缺陷血小板的生成。大部分TPO由肝细胞专职产生，极少部分由肾脏、骨髓基质细胞及肌肉合成，对骨髓生成血小板具有潜在的促进作用。正常肝脏组织中，TPO的生成量恒定且不会在转录水平受到影响，但严重肝病发生时，TPO的水平会显著下降。

血小板悬浮状态下聚集能力受损在急、慢性肝衰竭患者中也较为常见。其具体机制涉及获得性储备池缺陷、跨膜信号转导途径缺陷、膜上血栓素A2合成所必需的花生四烯酸水平降低、纤溶酶蛋白水解作用导致功能性血小板受体水平下降等。此外，异常高密度脂蛋白的出现、下降的血细胞比容也可损伤血小板的功能。内皮细胞来源的一氧化氮(NO)及前列环素均为重要的血小板抑制剂，二者水平的增加也能将血小板锁定在失活状态。

血小板数量及功能发生异常后，血浆vWF水平会代偿性升高，后者是血小板在损伤部位初始黏附的关键蛋白。对健康志愿者的研究表明，血浆高水平的vWF有助于流动状态下血小板的黏附，可在一定程度上代偿血小板的数量减少和功能下降。

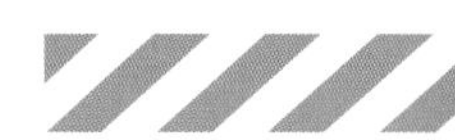

5. 肝衰竭时 DIC 的发生

DIC 的发生概率及严重程度与肝病的进展阶段密切相关，其发生机理可涉及多种因素，包括肝细胞坏死后释放大量组织凝血活酶样物质进入血循环启动凝血级联途径、单核-巨噬细胞系统功能损害致活化凝血因子的清除障碍、抗凝物质的合成减少以及内毒素进入门静脉循环等（图 5-9）。DIC 低凝期多见于终末期肝病（end-stage liver disease，ESLD）患者，10%以上的 ALF 患者可出现 DIC，一旦发生预后凶险，临床表现为全身出血倾向，尤其是皮下出血、消化道出血、血尿及鼻衄等，其中消化道出血发生率可达 35%以上。凝血指标变化可特征性表现为血小板减少、PT 及活化部分凝血活酶时间（activated partial thromboplastin time，APTT）延长、纤维蛋白原水平下降，FDPs 含量增加等。此外，凝血酶原片段 F1+2、血纤维蛋白肽 A、D-二聚体及 T-AT 复合物的水平也呈现不同幅度的增加。因与疾病本身引起的凝血功能紊乱极其相似，临床上慢性肝病患者及 ESLD 患者 DIC 的确诊较为困难。相对而言，增加的 D-二聚体水平可同时反映凝血系统与纤溶系统的激活，通常被认为是诊断 DIC 的特异性指标。系列实验室检查结果亦表明，FⅧ及纤维蛋白原水平下降并伴有 D-二聚体水平的增加是 DIC 患者较为常见的特征，高水平的 FDPs 或者大量功能失活的纤维蛋白原则主要见于 ESLD 相关的凝血功能紊乱。临床上确证的 DIC 在单纯性肝病患者中并不常见，如若发生，患者可能伴有严重的细菌感染或败血症，亦可见于腹腔静脉分流的患者。

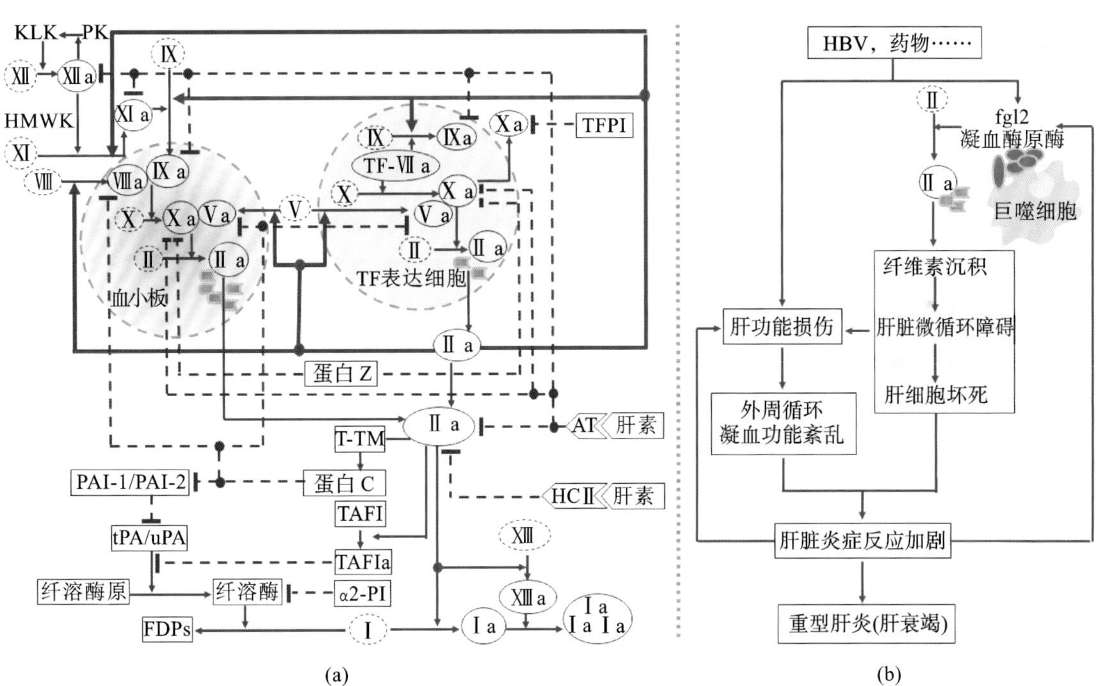

图 5-9　凝血-抗凝血反应与肝衰竭的疾病进展

(a)凝血-抗凝血反应的生理学基础；(b)肝衰竭凝血功能紊乱

→正向调节　➡扩大的凝血级联反应　--▮负向调节

PK，前激肽释放酶；KLK，激肽释放酶；HMWK，高分子激肽原；TF，组织因子；TFPI，TF 通路抑制剂；AT，抗凝血酶；HCⅡ，肝素辅因子Ⅱ；T-TM，凝血酶-凝血酶调节蛋白复合物；TAFI，凝血酶活化的纤溶抑制剂；tPA，组织型纤溶酶原激活剂；uPA，尿激酶型纤溶酶原激活剂；PAI-1，纤溶酶原激活剂抑制剂 1；PAI-2，纤溶酶原激活剂抑制剂 2；α2-PI，α2-抗纤溶酶；FDP，纤维蛋白降解产物；HBV，乙型肝炎病毒。

三、基于凝血与抗凝血反应的肝衰竭干预策略及潜在干预靶点

随着临床及实验室研究证据的增加，我们逐渐认识到，肝损伤可以引起促凝因子和抗凝因子水平的平行下降，也可以引起 vWF 及 FⅧ水平的增加，机体凝血系统的再平衡机制及再平衡

的不稳定性决定了患者可能兼具出血与血栓形成的风险。现有治疗肝病患者凝血功能紊乱的策略多侧重于改善其外周出血倾向,针对肝脏区域微循环障碍的干预鲜见报道。下文将从肝脏及外周循环两个方面出发,着重探讨现有基于凝血与抗凝血反应、针对肝衰竭患者较为成熟的干预策略及潜在的干预靶点,可望为相关临床治疗方案的实施提供基础和依据。

(一)肝脏微循环障碍的干预

宁琴教授等以肝脏微循环障碍作为切入点,系统阐明了 fgl2 凝血酶原酶在 MHV-3 诱导的小鼠暴发性肝炎及乙型重型肝炎发生发展中的重要作用及其分子调控机制,首次提出 fgl2 凝血酶原酶所致的免疫凝血途径可直接引发肝脏纤维蛋白沉积及微循环障碍,最终导致肝细胞缺血缺氧至坏死,从而对肝衰竭肝细胞坏死的分子机制提出了全新的见解。研究者进一步对 fgl2 凝血酶原酶这一关键炎性基因进行靶向干预,探讨其在肝衰竭治疗中的潜在应用前景。课题组首先构建了与 mfgl2 凝血酶原酶基因外显子Ⅰ序列(包括翻译起始位点)互补的反义 RNA 质粒,将其与对照质粒共同转染至小鼠 RAW 264.7 巨噬细胞系,并在培养体系中加入可诱导 mfgl2 凝血酶原酶基因高表达的细胞因子 IFN-γ。实时荧光定量 PCR 技术(real-time quantitative polymerase chain reaction,RT-PCR)和 Western blotting 技术检测到 mfgl2 反义 RNA 可明显抑制 mfgl2 凝血酶原酶的表达,并显著降低细胞的 PCA 活性。体内研究中,通过尾静脉高压注射将 mfgl2 反义 RNA 导入 MHV-3 诱导的暴发性肝炎小鼠肝脏,可使小鼠的生存率由 0 提高至 33.3%。MHV-3 感染后 48~60 h,接受 mfgl2 反义 RNA 治疗的小鼠的 ALT 水平显著下降,肝脏炎性细胞浸润、肝细胞坏死及纤维蛋白沉积亦明显减少。在特异性反义 RNA 干扰的基础上,课题组进一步构建了针对 mfgl2 凝血酶原酶分子的短发夹状双链 RNA(RNA dual short hairpin,shRNA)干扰质粒和重组腺病毒载体包装的微小 RNA(microRNA,miRNA)干扰质粒,并以介导肝细胞坏死及凋亡的重要分子 TNF 受体 1(TNF receptor 1,TNFR1)和 Fas(又称为 CD95)作为联合干预靶点开展基因治疗工作。研究结果表明,以 fgl2 凝血酶原酶为基础、联合干预其他炎症因子的基因治疗策略可显著提高 MHV-3 诱导的暴发性肝炎小鼠的生存率(由 0 提高至 33.3%~44.4%)并延长存活时间。干预小鼠肝脏 mfgl2 凝血酶原酶的表达、纤维蛋白原沉积、肝细胞坏死及凋亡均明显减少,肝功能及肝脏组织炎性损伤亦明显缓解。上述研究结果不仅验证了 fgl2 免疫凝血在重型肝炎发生发展中的重要地位,亦提示以 fgl2 凝血酶原酶为主要靶点开展基因治疗,可有效纠正肝脏微循环障碍,对控制肝衰竭的疾病进展、治疗原发病或延缓合并症不无裨益。基于此,fgl2 凝血酶原酶作为监测乙型重型肝炎疾病进展的重要生物学标志物及有效干预靶点被纳入亚太肝衰竭防治共识。

前已述及,BTLA 分子、ROS/NLRP3/IL-1β 轴及 C5a/C5aR 通路对 fgl2 介导的免疫凝血具有激活及正向调控作用,研究者进一步在 MHV-3 诱导的小鼠暴发性肝炎模型中对上述重要免疫分子进行基因敲除或免疫拮抗,结果表明可显著降低肝脏 fgl2 凝血酶原酶的表达并减轻肝脏组织的炎性病理损伤,小鼠生存率亦得以明显提高(BTLA 分子,提高 88%;ROS/NLRP3/IL-1β 轴,提高 25~60%;C5a/C5aR 通路,提高 70%)。该研究拓展了 fgl2 免疫凝血上游炎性调控因素在重型肝炎发病机制中的作用,相关免疫分子亦有望成为潜在的干预靶标,通过缓解肝脏微循环障碍而最终发挥对肝衰竭的保护作用。

(二)外周循环凝血功能紊乱的干预

1. 维生素 K

作为一种脂溶性维生素,维生素 K 参与了部分凝血因子(如凝血酶原、FⅦ、FⅨ与 FⅩ)及抗凝蛋白(如蛋白 C、蛋白 S 与蛋白 Z)的合成。所有维生素 K 依赖的凝血因子的氨基端均具有尚待完成 γ-羧基化的谷氨酸残基,后者对凝血因子通过 Ca^{2+} 连接到磷脂表面并最终形成凝血因子复合物至关重要。维生素 K 是谷氨酸 γ-羧基化反应的重要辅因子,因此维生素 K 的缺乏

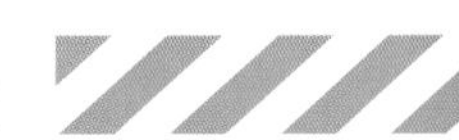

或其拮抗物的存在可直接导致相关凝血因子的合成障碍，取而代之产生系列无活性的凝血因子前体蛋白。目前国际上已将凝血酶原前体蛋白（PIVKA Ⅱ）的水平作为反映机体维生素 K 营养状况最为敏感的指标。Shearer 等认为，外周血 PIVKA Ⅱ的异常可与维生素 K 的缺乏同步出现，并早于常规凝血指标的变化，通过检测 PIVKA Ⅱ评估维生素 K 的水平要比 PT 测定敏感 1000 倍。在临床实践中，约有 25％的 ALF 患者会发生亚临床的维生素 K 不足，然而，鉴于严重的肝脏实质性病变可直接导致凝血因子的合成减少，补充维生素 K 对纠正肝衰竭凝血功能紊乱的疗效十分有限。

2. 血浆

直接从全血中提取的新鲜冰冻血浆（fresh frozen plasma，FFP）包含了 vWF 之外的所有凝血因子。近年来的一项调查发现，每 1000 例 ALF 患者中超过 90％在入院第一周内输注了平均 14 U 的 FFP。预防性输注 FFP 是否可以确切改善 ALF 患者的凝血功能紊乱，或明显降低拟植入介入性装置（如行肝脏穿刺检查）患者的出血风险尚存在争议，FFP 输注的有效性和安全性亦缺乏大样本、随机对照研究予以支持。Grant A 等在肝脏穿刺临床实践指南中指出，如果患者 PT 的延长时间介于 4～6 s 之间，输注 FFP 可使其 PT 缩短至理想的范围。近来一项模拟体内 FFP 输注剂量（15 mL/kg）的体外研究则表明，虽然 FFP 输注缩短了慢性肝病患者延长的 PT，但并不能改善其凝血酶的生成状况。临床实践中也很难实现完全纠正患者 PT 与 INR 并避免 FFP 输注过量的双赢局面，而过量的 FFP 会引起门静脉高压和颅内高压的恶化，进一步增加患者的出血风险。其他 FFP 输注的不良反应还包括血源性传染性疾病、输注相关的急性肺损伤、过敏性发热或溶血反应等。因此，相当一部分学者主张最大限度地避免预防性或以纠正 INR 为目标的 FFP 输注，有针对性的凝血因子补充才是患者更为理想的选择。

3. 冷沉淀

冷沉淀由 FFP 制备而来，为富含 FⅧ、vWF、纤维蛋白原、纤维粘连蛋白及 FⅫ的血浆衍生物。每份冷沉淀包含 80～100 IU/mL 的 FⅧ及至少 140 mg 的纤维蛋白原，通常用于治疗具有严重凝血功能障碍、低纤维蛋白原血症或无功能纤维蛋白原血症的患者。尽管目前尚缺乏大样本、前瞻性队列研究的验证，对于具有活动性或难以控制的出血的患者，研究者仍然推荐应通过冷沉淀治疗将其纤维蛋白原水平提高至 120 mg/dL。

4. 去氨基-8-右旋-精氨酸加压素

去氨基-8-右旋-精氨酸加压素（简称去氨加压素或 DDAVP）是人工合成的血管加压素同系物，可有效提高 FⅧ及 vWF 的血浆浓度，并增强血小板对血管壁的黏附功能。DDAVP 可用于需要植入介入性装置的肝硬化患者，以缩短或纠正其延长的出血时间。然而，已有两个随机入组的临床研究结果显示，DDAVP 并不能减少实施肝脏切除术患者的术中出血及其对输血的需求，亦不能减少肝硬化患者急性静脉曲张性出血的发生。

5. 血小板

血小板输注通常用于具有活动性出血、血小板计数低于 50000/μL 或已知既往具有血小板功能失调病史的肝病患者。对于血小板计数低于 50000/μL 且拟植入介入性装置（如实施经皮肝脏穿刺）的患者，预防性的血小板输注是临床上采取的必要治疗措施。输注后 1 h 的血小板计数通常用于评价血小板输注的疗效并指导后续的治疗策略。由于对血小板截留破坏的增加，具有明显脾大的患者在实施血小板输注后其血小板数量并不能得到有效恢复。其他血小板输注疗效不佳的情况还可见于 DIC 患者，血小板特异性抗体和（或）人类白细胞抗原（human leukocyte antigen，HLA）抗体导致严重感染与异源性免疫反应的患者。血小板生成素（TPO）是一个具有相对谱系特异性的细胞因子，体外可促进巨核细胞的生长与成熟，体内亦可间接提高血浆血小板的水平，对治疗肝病患者血小板减少所致的出血仍然具有一定的应用价值。

6. 抗纤溶药物

ε-氨基己酸、氨甲环酸及抑肽酶等均属于抗纤溶药物,可通过抑制纤溶酶的产生来减少慢性肝病中纤溶亢进所致的出血以及肝脏移植的术中出血。最新 Meta 分析研究亦提示,除非机体本身预先处于高凝状态,抗纤溶药物的应用并未增加患者的血栓形成风险,但 DIC 患者是此类药物应用的禁忌对象。

7. 重组 FⅦ a

重组 FⅦ a(recombinant FⅦ a,rFⅦ a)为基因工程产品,其氨基酸序列及结构修饰与人类血浆来源的 FⅦ a 极其相似。rFⅦ a 通过与细胞表面的 TF 形成复合物,诱导活化血小板产生凝血酶,激活 TAFI 通路抑制纤溶作用,增强循环中血小板的黏附和聚集功能,从而促进止血,形成稳定的纤维素性血凝块。目前 rFⅦ a 已被批准应用于治疗存在 FⅧ抑制物的患者、实施肝脏切除术的患者以及改善食管静脉曲张性出血等。部分研究表明,与 FFP 输注相比,rFⅦ a 具有明显改善 INR 且不增加血容量的优势,但也有用药后并发血栓形成的病例报道。因此,rFⅦ a须谨慎应用于 DIC、冠状动脉疾病、严重脓毒血症等具有较高血栓形成风险的患者,rFⅦ a 在肝病患者中应用的最佳剂量及其安全性与有效性的评价也需开展深入研究。

参考文献

[1] 中华医学会感染病学分会肝衰竭与人工肝学组,中华医学会肝病学分会重型肝病与人工肝学组.肝衰竭诊治指南(2018 年版)[J].中华临床感染病杂志,2018,11(6):E001-E001.

[2] Sarin S K, Choudhury A, Sharma M K, et al, APASL ACLF Research Consortium (AARC) for APASL ACLF working Party. Acute-on-chronic liver failure: consensus recommendations of the Asian Pacific association for the study of the liver(APASL): an update[J]. Hepatol Int,2019,13(4):353-390.

[3] European Association for the Study of the Liver. EASL Clinical Practical Guidelines on the management of acute(fulminant) liver failure[J]. J Hepatol,2017,66(5):1047-1081.

[4] Lee W M, Stravitz R T, Larson A M. Introduction to the revised American Association for the Study of Liver Diseases Position Paper on acute liver failure 2011[J]. Hepatology,2012,55(3):965-967.

[5] Maly M A, Tomasov P, Hajek P, et al. The role of tissue factor in thrombosis and hemostasis[J]. Physiol Res,2007,56(6):685-695.

[6] Ansell J. Factor Ⅹa or thrombin: is factor Ⅹa a better target? [J]. J Thromb Haemast,2007,5(Suppl 1):60-64.

[7] Butenas S, Mann K G. Blood coagulation[J]. Biochemistry(Mosc),2002,67(1):3-12.

[8] Morrissecy J H. Tissue factor: an enzyme cofactorand a ture receptor[J]. Thromb Haemost,2001,86(1):66-74.

[9] Sakowicz A, Fendler W, Lebnek M, et al. Two polymorphisms of FⅦ gene and their impact on the risk of myocardial infarction in poles under 45 years of age[J]. Mol Biol,2010,44(2):229-234.

[10] Lwaleed B A, Bass P S. Tissue factor pathway inhibitor: structure, biology and involvement in disease[J]. J Pathol,2006,208(3):327-339.

[11] Boffa M B, Hamill J D, Maret D, et al. Acute phase mediators modulate thrombin-activable fibrinolysis inhibitor(TAFI) gene expression in HepG2 cells[J]. J Biol Chem,

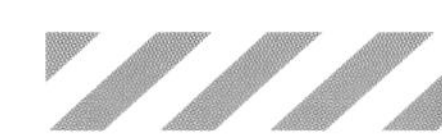

2003,278(11):9250-9257.

[12] Hoffman M,Monroe D M. Coagulation 2006:a modern view of hemostasis[J]. Hematol Oncol Clin North Am,2007,21(1):1-11.

[13] Esmon C T. The protein C pathway[J]. Chest,2003,124(Suppl 3):26-32.

[14] Sofi F,Cesari F,Fedi S,et al. Protein Z:"light and shade" of a new thrombotic factor [J]. Clin Lab,2004,50(11-12):647-652.

[15] Cesarman-Maus G, Hajjar K A. Molecular mechanisms of fibrinolysis [J]. Br J Haematol,2005,129(3):307-321.

[16] Coluan R W,Hiroh J,Marder V J,et al. Hemostasis and thrombosis:basic principles and clinical practice[M]. 2nd ed. Philadelphia:Lippincott Williams and Wilkins,2012.

[17] Coluan R W,Hiroh J,Marder V J,et al. Hemostasis and thrombosis:basic principles and clinical practice[M]. Philadelphia:Lippincott Williams and Wilkins,2006.

[18] 王宇明,王小红. 肝衰竭的定义及分型诊断探讨[J]. 中国实用内科杂志,2005,25(9):782-784.

[19] Stravitz R T,Kramer A H,Davern T,et al. Intensive care of patients with acute liver failure:recommendations of the US:Acute Liver Failure Study Group[J]. Criti Care Med,2007,35(11):2498-2508.

[20] O'Grady J. Acute liver failure[J]. Postgrad Med J,2005,81(953):148-154.

[21] Stravitz R T. Critical management decision in patients with acute liver failure[J]. Chest,2008,134(5):1092-1102.

[22] Auzinger G,Wendon J. Intensive care management of acute liver failure[J]. Curr Opin Crit Care,2008,14(2):188-200.

[23] Koyama T,Hall R,Haser W G,et al. Structure of a cytotoxic T-lymphocyte-specific gene shows a strong homology to fibrinogen b and g chains[J]. Proc Natl Acad Sci U S A,1987,84(6):1609-1613.

[24] Parr R L,Fung L,Reneker,et al. Association of mouse fibrinogen-like protein with murine hepatitis virus-induced prothrombinase activity[J]. J Virol,1995,69(8):5033-5038.

[25] Chan C W,Chan M W,Liu M,et al. Kinetic analysis of a unique direct prothrombinase,fgl2,and identification of a serine residue critical for the prothrombinase activity[J]. J Immunol,2002,168(10):5170-5177.

[26] Qureshi S T, Clermont S, Leibowitz, et al. Mouse hepatitis virus-3 induced prothrombinase(Fgl2) maps to proximal chromosome 5[J]. Genomics,1995,29(1):307-309.

[27] Ding J W,Ning Q,Liu M F,et al. Fulminant hepatic failure in murine hepatitis virus strain 3 infection:tissue-specific expression of a novel fgl2 prothrombinase[J]. J Virol,1997,71(12):9223-9230.

[28] Marsden P A, Ning Q, Fung L S, et al. The Fgl2/fibroleukin prothrombinase contributes to immunologically mediated thrombosis in experimental and human viral hepatitis[J]. J Clin Invest,2003,112(1):58-66.

[29] Yuwaraj S,Ding J,Liu M,et al. Genomic characterization,localization,and functional expression of FGL2,the human gene encoding fibroleukin:a novel human procoagulant [J]. Genomics,2001,71(3):330-338.

[30] Zhu C L, Yan W M, Zhu F, et al. Fibrinogen-like protein 2 fibroleukin expression and its correlation with disease progression in murine hepatitis virus type 3-induced fulminant hepatitis and in patients with severe viral hepatitis B[J]. World J Gastroenterol, 2005, 11(44):6936-6940.

[31] Ning Q, Liu M, Kongkham P, et al. The nucleocapsid protein of murine hepatitis virus type 3 induces transcription of the novel fgl2 prothrombinase gene[J]. J Biol Chem, 1999, 274(15):9930-9936.

[32] Ning Q, Lakatoo S, Liu M, et al. Induction of prothrombinase fgl2 by the nucleocapsid protein of virulent mouse hepatitis virus is dependent on host hepatic nuclear factor-4 alpha[J]. J Biol Chem, 2003, 278(18):15541-15549.

[33] Han M, Yan W, Guo W, et al. Hepatitis B virus induced HFGl2 transcription is dependent on c-Ets-2 and MAPK signal pathway[J]. J Biol Chem, 2008, 283(11): 32715-32729.

[34] Yang C, Chen Y, Guo G, et al. Expression of B and T lymphocyte attenuator(BTLA) in macrophages contributes to the fulminant hepatitis caused by murine hepatitis virus strain-3[J]. Gut, 2013, 62(8):1204-1213.

[35] Guo S, Yang C, Diao B, et al. The NLRP3 inflammasome and IL-1β accelerate immunologically mediated pathology in experiment viral fulminant nepatitis[J]. PLoS Pathog, 2015, 11(9):e1005155.

[36] Xu G L, Chen J, Yang F, et al. C5a/C5aR pathway is essential for the pathogenesis of murine viral fulminant hepatitis by way of potentiating Fgl2/fibroleukin expression[J]. Hepatology, 2014, 60(1):114-124.

[37] Tripodi A. Hemostasis in acute and chronic liver disease[J]. Semin Liver Dis, 2017, 37(1):28-32.

[38] Intagliata N M, Davis J P E, Caldwell S H. Coagulation pathways, hemostasis, and thrombosis in liver failure[J]. Semin Respir Crit Care Med, 2018, 39(5):598-608.

[39] Stravitz R T. Algorithms for managing coagulation disorders in liver disease[J]. Hepatol Int, 2018, 12(5):390-401

[40] Kerr R. New insights into haemostasis in liver failure[J]. Blood Coagul Fibrinolysis, 2003, 14(Suppl 1):43-45.

[41] Elinav E, Ben-Dov I, Hai-Am E, et al. The predictive value of admission and follow up factor Ⅴ and Ⅶ levels in patients with acute hepatitis and coagulopathy[J]. J Hepatol, 2005, 42(1):82-86.

[42] Hollestelle M J, Geertzen H G, Straatsburg I H, et al. Factor Ⅷ expression in liver disease[J]. Thromb Haemost, 2004, 91(2):267-275.

[43] Sarafanov A G, Ananyeva N M, Shima M, et al. Cell surface heparan sulfate proteoglycans participate in factor Ⅷ catabolism mediated by low density lipoprotein receptor-related protein[J]. J Biol Chem, 2001, 276(15):11970-11979.

[44] Mueller M M, Bomke B, Seifried E. Fresh frozen plasma in patients with disseminated intravascular coagulation or in patients with liver diseases[J]. Thromb Res, 2002, 107(Suppl 1):9-17.

[45] Ferro D, Quintarelli C, Lattuada A, et al. High plasma levels of von Willebrand[J]. Hepatology, 1996, 23(6):1377-1383.

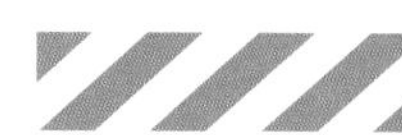

[46] Baruch Y, Neubauer K, Ritzel A, et al. Von Willebrand gene expression in damaged human liver[J]. Hepatogastroenterology, 2004, 51(57): 684-688.

[47] Ferro D, Quintarelli C, Lattuada A, et al. High plasma levels of von Willebrand factor as a marker of endothelial perturbation in cirrhosis: relationship to endotoxemia[J]. Hepatology, 1996, 23(6): 1377-1383.

[48] Lechner K, Niessner H, Thaler E. Coagulation abnormalities in liver disease[J]. Semin Thromb Hemost, 1977, 4(1): 40-56.

[49] Francis J L, Armstrong D J. Fibrinogen-bound sialic acid levels in the dysfi brinogenaemia of liver disease[J]. Haemostasis, 1982, 11(4): 215-222.

[50] Mannucci P M, Vigano S. Deficiencies of protein C, an inhibitor of blood coagulation [J]. Lancet, 1982, 2(8296): 463-467.

[51] Primignani M, Martinelli I, Bucciarelli P, et al. Risk factors for thrombophilia in extrahepatic portal vein obstruction[J]. Hepatology, 2005, 41(3): 603-608.

[52] Minnema M C, Janssen H L, Niermeijer P, et al. Budd-Chiari syndrome: combination of genetic defects and the use of oral contraceptives leading to hypercoagulability[J]. J Hepatol, 2000, 33(3): 509-512.

[53] Bhattacharyya M, Makharia G, Kannan M, et al. Inherited prothrombotic defects in Budd-Chiari syndrome and portal vein thrombosis: a study from North India[J]. Am J Clin Pathol, 2004, 121(6): 844-847.

[54] Schipper H G, Ten Cate J W. Antithrombin Ⅲ transfusion in patients with hepatic cirrhosis[J]. Br J Haematol, 1982, 52(1): 25-33.

[55] Lisman T, Leebeek F. Hemostatic alterations in liver disease: a review on pathophysiology, clinical consequences, and treatment[J]. Dig Surg, 2007, 24(4): 250-258.

[56] Hersch S L, Kunelis T, Francis R B Jr. The pathogenesis of accelerated fibrinolysis in liver cirrhosis: a critical role for tissue plasminogen activator inhibitor[J]. Blood, 1987, 69(5): 1315-1319.

[57] Pernambuco J R, Langley P G, Hughes R D, et al. Activation of the fi brinolytic system in patients with fulminant liver failure[J]. Hepatology, 1993, 18(6): 1350-1356.

[58] Nesheim M, Bajzar L. The discovery of TAFI[J]. J Thromb Haemost, 2005, 3(10): 2139-2146.

[59] Pernambuco J R, Langley P G, Hughes R D, et al. Activation of the fibrinolytic system in patients with fulminant liver failure[J]. Hepatology, 1993, 18(6): 1350-1356.

[60] Aster R H. Pooling of platelets in the spleen: role in the pathogenesis of "hypersplenic" thrombocytopenia[J]. J Clin Invest, 1966, 45(5): 645-657.

[61] Goulisi J, Chau T N, Jordan S, et al. Thrombopoietin concentrations are low in patients with cirrhosis and thrombocytopenia and are restored after orthotopic liver transplantation[J]. Gut, 1999, 44(5): 754-758.

[62] Kajihara M, Kato S, Okazaki Y, et al. A role of autoantibody-mediated platelet destruction in thrombocytopenia in patients with cirrhosis[J]. Hepatology, 2003, 37(6): 1267-1276.

[63] Ben Ari Z, Osman E, Hutton R A, et al. Disseminated intravascular coagulation in liver cirrhosis: fact or fiction? [J]. Am J Gastroenterol, 1999, 94(10): 2977-2982.

[64] Levine R F,Spivak J L,Meagher R C,et al. Effect of ethanol on thrombopoiesis[J]. Br J Haematol,1986,62(2):345-354.

[65] Kitano K,Shimodaira S,Ito T,et al. Liver cirrhosis with marked thrombocytopenia and highly elevated serum thrombopoietin levels[J]. Int J Hematol,1999,70(1):52-55.

[66] Escolar G, Cases A, Vinas M, et al. Evaluation of acquired platelet dysfunctions in uremic and cirrhotic patients using the platelet function analyzer(PFA-100):influence of hematocrit elevation[J]. Haematologica,1999,84(7):614-619.

[67] Laffi G,Marra F,Gresele P,et al. Evidence for a storage pool defect in platelets from cirrhotic patients with defective aggregation[J]. Gastroenterology,1992,103(2):641-646.

[68] Laffi G,Marra F,Failli P,et al. Defective signal transduction in platelets from cirrhotics is associated with increased cyclic nucleotides[J]. Gastroenterology, 1993, 105(1): 148-156.

[69] Laffi G, Cominelli F, Ruggiero M, et al. Altered platelet function in cirrhosis of the liver: impairment of inositol lipid and arachidonic acid metabolism in response to agonists[J]. Hepatology,1988,8(6):1620-1626.

[70] Pasche B,Ouimet H,Francis S,et al. Structural changes in platelet glycoprotein Ⅱb/Ⅲa by plasmin: determinants and functional consequences[J]. Blood, 1994, 83(2): 404-414.

[71] Desai K,Mistry P,Bagget C,et al. Inhibition of platelet aggregation by abnormal high density lipoprotein particles in plasma from patients with hepatic cirrhosis[J]. Lancet, 1989,1(8640):693-695.

[72] Turitto V T,Baumgartner H R. Platelet interaction with subendothelium in a perfusion system:physical role of red blood cells[J]. Microvascii Res,1975,9(3):335-344.

[73] Cahill P A,Redmond E M,Sitzmann J V. Endothelial dysfunction in cirrhosis and portal hypertension[J]. Pharmacol Ther,2001,89(3):273-293.

[74] Hollestelle M J,Geertzen H G M,Straatsburg I H,et al. Factor Ⅷ expression in liver disease[J]. Thromb Haemost,2004,91(2):267-275.

[75] Lisman T,Bongers T N,Adelmeijer J,et al. Elevated levels of von Willebrand factor in cirrhosis support platelet adhesion despite reduced functional capacity[J]. Hepatology, 2006,44(1):53-61.

[76] Kujovichi J L. Hemostatic defects in end stage liver disease[J]. Crit Care Clin,2005,21(3):563-587.

[77] Bakker C M,Knot E A,Stibbe J,et al. Disseminated intravascular coagulation in liver cirrhosis[J]. J Hepatol,1992,15(3):330-335.

[78] Kemkes-Matthes B,Bleyl H,Matthes K J. Coagulation activation in liver diseases[J]. Thromb Res,1991,64(2):253-261.

[79] Carr J M. Disseminated intravascular coagulation in cirrhosis[J]. Hepatology,1989,10(1):103-110.

[80] Harmon D C,Demirjiani Z,Ellman L,et al. Disseminated intravascular coagulation with the peritoneovenous shunt[J]. Ann Intern Med,1979,90(5):774-776.

[81] Zhu C L, Sun Y, Luo X P, et al. Novel mfgl2 antisense plasmid inhibits murine fgl2 expression and ameliorates murine hepatitis virus type 3-induced fulminant hepatitis in BALB/cJ mice[J]. Human Gene Therapy,2006,17(6):589-600.

[82] Gao S,Wang M,Ye H,et al. Dual interference with novel genes mfgl2 and mTNFR1 ameliorates murine hepatitis virus type 3-induced fulminant hepatitis in BALB/cJ mice [J]. Hum Gene Ther,2010,21(8):969-977.

[83] Xi D, Wang M, Ye H, et al. Combined adenovirus-mediated artificial microRNAs targeting mfgl2,mFas,and mTNFR1 protect against fulminant hepatic failure in mice [J]. PLoS One,2013,8(11):e82330.

[84] Sarin S K, Kumar A, Almeida J A, et al. Acute-on-chronic liver failure: consensus recommendations of the Asian Pacific Association for the study of the liver(APASL) [J]. Hepiatol Int,2009,3(1):269-282.

[85] Borowski M, Furiei B C, Baumiiinger S, et al. Prothrombin requires two sequential metal-dependent conformational transitions to bind phospholipidi. conformation-specific antibodies directed against the phospholipid-binding site on prothrombin[J]. J Biol Chem,1986,261(32):14969-14975.

[86] Shearer M J. Vitamin K[J]. Lancet,1995,345(8944):229-234.

[87] Sherlock S,Dooley J. Diseases of the liver and biliary system[M]. London: Blackwell Publishing,2002.

[88] Pereira S P,Rowbotham D,Fitt S,et al. Pharmacokinetics and efficacy of oral versus intravenous mixed-micellar phylloquinone(vitamin K_1)in severe acute liver disease[J]. J Hepatol,2005,42(3):365-370.

[89] Han M L K,Hyzy R. Advances in critical care management of hepatic failure[J]. Crit Care Med,2006,34(Suppl 9):225.

[90] Kaul V V, Munoz S J. Coagulopathy of liver disease [J]. Curr Treat Options Gastroenterol,2000,3(6):433-438.

[91] O'Shaughnessy D F, Atterbury C, Bolton Maggs P, et al. Guidelines for the use of fresh-frozen plasma,cryoprecipitate and cryosupernatant[J]. Br J Haematol,2004,126 (1):11-28.

[92] Grant A, Neuberger J. Guidelines on the use of liver biopsy inclinical practice[J]. British Society of Gastroenterology,1999,45(Suppl 4):1-11.

[93] Stravitz R T. Critical management decision in patients with acute liver failure[J]. Chest,2008,134(5):1092-1102.

[94] Kerr R. New insights into haemostasis in liver failure[J]. Blood Coag Fibrin,2002,14 (Suppl 1):43-45.

[95] Munoz S J,Reddy R K,Lee W. The coagulopathy of acute liver failure and implications for intracranial pressure monitoring[J]. Neurocrit Care,2008,9(1):103-107.

[96] Mannucci P M. Desmopressin(DDAVP)in the treatment of bleeding disorders:the first twenty years[J]. Haemophilia,2000,6(Suppl 1):60-67.

[97] de Franchis R, Arcidiacono P G, Carpinelli L, et al. Randomized controlled trial of desmopressin plus terlipressin vs. terlipressin alone for the treatment of acute variceal hemorrhage in cirrhotic patients: a multicenter, double-blind study, new Italian endoscopic club[J]. Hepatology,1993,18(5):1102-1107.

[98] Wong A Y,Irwin M G,Hui T W,et al. Desmopressin does not decrease blood loss and transfusion requirements in patients undergoing hepatectomy[J]. Can J Anaesth,2003, 50(1):14-20.

[99] Sue M, Caldwell S H, Dickson R C, et al. Variation between centers in technique and guidelines for liver biopsy[J]. Liver, 1996, 16(4), 267-270.

[100] Kujovich J L. Hemostatic defects in end stage liver disease[J]. Crit Care Clin, 2005, 21(3): 563-587.

[101] Kuter D J, Begley C G. Recombinant human thrombopoietin: basic biology and evaluation of clinical studies[J]. Blood, 2002, 100(10): 3457-3469.

[102] Hu K Q, Yu A S, Tiyyagura L, et al. Hyperfibrinolytic activity in hospitalized cirrhotic patients in a referral liver unit[J]. Am J Gastroenterol, 2001, 96(5): 1581-1586.

[103] Kahl B S, Schwartz B S, Mosher D F. Profound imbalance of pro-fibrinolytic and anti-fibrinolytic factors (tissue plasminogen activator and plasminogen activator inhibitor type 1) and severe bleeding diathesis in a patient with cirrhosis: correction by liver transplantation[J]. Blood Coagul Fibrinolysis, 2003, 14(8): 741-744.

[104] Hedner U. Dosing with recombinant factor Ⅶ a based on current evidence[J]. Semin Hematol, 2004, 41(Suppl 1): 35-39.

[105] Ejlersen E, Melsen T, Ingerslev J, et al. Recombinant activated factor Ⅶ (rF Ⅶ a) acutely normalizes prothrombin time in patients with cirrhosis during bleeding from oesophageal varices[J]. Scand J Gastroenterol, 2001, 36(10): 1081-1085.

[106] O'Connell K A, Wood J J, Wise R P, et al. Thromboembolic adverse events after use of recombinant human coagulation factor Ⅶ a[J]. JAMA, 2006, 295(3): 293-298.

第五节　抗病毒治疗对乙型肝炎重症化进程中免疫应答的影响

陈　韬

近年来，乙型肝炎的抗病毒治疗取得了令人瞩目的进展，核苷(酸)类似物(nucleoside(acid) analogues, NAs)等药物的研发和面市，临床获益甚多。这些药物能有效抑制病毒复制，从而控制疾病进展，显著改善预后，大大降低了与 HBV 感染相关的肝硬化和肝癌的发生率。但抗病毒治疗对机体免疫系统的影响及其与肝病进展之间的关系尚未完全阐明。

乙型肝炎重症化进程中宿主免疫系统发生了很大的变化，越来越多的研究结果表明抗病毒治疗除具有直接的抑制病毒作用外，还有助于重塑机体的免疫应答。

一、抗病毒治疗对乙型肝炎重症化进程中固有免疫的影响

1. 树突状细胞

CHB 患者外周血髓样 DC(myeloid DC, mDC)、单核细胞来源的 DC(monocyte derived DC, moDC)、浆细胞样 DC(plasmacytoid DC, pDC)、表面共刺激分子(CD80、CD83、CD86 及 CD40)和 TLRs(尤其是 TLR-3 和 TLR-9)表达低下，TLR-3、TLR-9 的配体刺激 IL-12、Ⅰ型 IFN 分泌减少，T 淋巴细胞程序性死亡分子配体 1(programmed death ligand 1, PD-L1)的表达上调，DC 激活淋巴细胞的能力明显减弱。然而也有部分研究提示 CHB 患者的外周血 DC 功能未受到明显影响，在肝炎活动期肝脏组织中提取的 DC，其表面共刺激分子和 IFN 的表达甚至有所增强。造成研究结果有差异的可能原因如下：①研究对象处于不同的 HBV 免疫活动阶段；②DC 有向炎症反应部位聚集的倾向，肝脏组织中分布的 DC 功能不同于外周 DC。但迄今为止，大多数研究支持外周血 DC 功能受到 HBV 的影响。

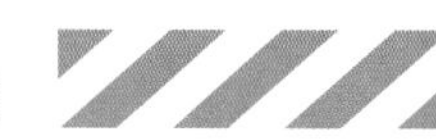

HBsAg与血液树突状细胞抗原-2(blood dendritic cells antigen-2，BDCA-2)结合，通过减少干扰素调节因子-7(interferon regulatory factor-7，IRF-7)的表达和核转位，以剂量依赖形式抑制TLR-9介导的IFN分泌。LPS和Pam3cys诱导TLR-2/4信号转导通路中p38激酶的磷酸化，而HBeAg能够抑制该蛋白磷酸化，从而减少TNF-α的生成。

干扰素治疗获得病毒学应答者，外周血DC数量增加，表达Th1型细胞因子的能力得到改善，抗原呈递能力增强，同样的情况见于阿德福韦和替比夫定治疗者。IFN在治疗病毒性肝炎中具有免疫调控和抗病毒作用。早期认为IFN可增加CTL的活性和MHC抗原在肝细胞表面的表达，这种双重识别机制支持了特异性CTL在免疫清除HBV中的作用。近期认为IFN-α在固有免疫中发挥重要作用，产生IFN的自然IFN生成细胞(NIPC)、浆细胞样DC(pDC)和成熟DC在抗原呈递和T淋巴细胞、B淋巴细胞活化过程中发挥重要作用。

抗病毒治疗改善DC表型和功能的机制尚不清楚，推测可能与降低病毒抗原对信号转导通路的抑制有关，依此理论，在抗病毒治疗期间病毒抗原需要迅速下降才能改善DC功能。研究发现，使用NAs治疗3个月DC功能即有变化，但血清HBsAg滴度无法在NAs治疗3个月内下降1×10^2 copies/mL以上，所以DC功能变化可能存在其他机制。干扰素对免疫细胞有直接调节作用，NAs也可能直接作用于DC。在接近人体血药浓度的条件下，拉米夫定、恩替卡韦刺激DC后，DC表面共刺激分子表达增加，激活淋巴细胞能力增强，但NAs是否具备直接免疫调节功能还需进一步验证。

NAs和干扰素改善DC功能的作用毋庸置疑。随着病毒复制得到控制，DC直接分泌具有抗病毒作用的炎症因子，或者通过活化T淋巴细胞，以非溶细胞性方式进一步抑制病毒，DC导致的肝脏炎性损伤减轻，CHB重症化的进程被打断。通过抗病毒治疗，DC部分炎症因子表达升高，肝损害却减轻，如何解释这一现象？现认为Th1型$CD4^+$ T淋巴细胞应答并不一定意味着“促炎”和炎性损伤，相反IFN-γ和IL-12对抑制自身免疫性中枢神经系统脱髓鞘病变至关重要，说明在CHB患者中，Th1型应答的主要作用是产生抗病毒效应。Th17应答主要针对细菌或真菌感染，其作用可能以炎性损伤为主。DC对$CD4^+$ T淋巴细胞分化应答十分重要，DC分泌的IL-4、IL-12、IL-23分别促进不同类型Th细胞应答，不同类型Th细胞应答间又相互拮抗。由于DC功能受到调节，其分泌的细胞因子产生变化，$CD4^+$ T淋巴细胞在免疫微环境的调节下产生分化差异，但是否由此减轻了肝脏炎性损伤还有待证实。

2. NK细胞与NKT淋巴细胞

CHB患者中，NK细胞杀伤功能相对完好，但分泌IFN-γ、TNF-α等抗病毒因子的能力严重减弱，提示NK细胞参与肝脏持续损伤过程却无法有效抑制病毒，NKT淋巴细胞分泌IFN-γ也减少。免疫激活期的CHB患者NK细胞的细胞杀伤活性有所增强，并与肝组织学炎症活动度及ALT水平相关，但IFN-γ的表达无提升。采用恩替卡韦治疗后NK/NKT淋巴细胞的表型和功能得到改善，IFN-γ表达增加，细胞毒性的TRAIL表达下降，NK细胞改善程度与ALT水平下降程度相关。研究发现，干扰素治疗有效患者肝内NK/NKT淋巴细胞数量下降，干扰素治疗无应答患者肝内NK/NKT淋巴细胞数量反而升高，进一步说明NK/NKT淋巴细胞在CHB患者中的主要作用是引起肝损害，而对控制病毒复制意义不大，抗病毒治疗减少了NK/NKT淋巴细胞引起的肝损害。

Woltman等研究表明高病毒载量的CHB患者体内NK细胞的活化及杀伤作用减弱，特别是$CD56^{dim}$ NK细胞，其表面的抑制性受体NKG2A的表达上调，而活化性受体CD16和NKp30的表达下调，经过NAs抗病毒治疗后，患者体内NK细胞的活化和功能得到恢复，提示NAs可通过免疫调节发挥抗病毒作用。宁琴等研究发现，HBeAg阳性的慢性乙型肝炎患者口服替比夫定治疗48周后，患者外周血中$CD56^{bright}$ NK细胞的频数增加，NK细胞表面的活化受体NKp46和NKG2D的表达上调，并且伴随抑制受体NKG2A的表达下调，同时NK细胞分泌

IL-15功能增强。尤其在HBeAg发生血清学转换的患者中,其外周血中的CD56^bright NK细胞明显上调,分泌IL-15的能力明显增强。NAs在抑制病毒的复制过程中还可以缓解机体的免疫抑制状态,研究发现接受替诺福韦酯治疗的患者,外周血单个核细胞的干扰素信号通路上调,在采用恩替卡韦进行治疗的CHB患者中,体内NK细胞分泌IFN-γ的水平得到改善,并且在阿德福韦酯和拉米夫定联合治疗的研究中发现NK细胞表达的TRAIL下降,提示NAs可改善CHB患者NK细胞介导的免疫损伤,延缓CHB重症化的进展。

IFN-α主要通过诱导ISGs来发挥抗病毒作用,在免疫调节方面,IFN-α主要上调CD56^bright NK细胞的比例和表面的活化性受体NKP46、NKG2C$^+$等的表达来发挥抗病毒的天然免疫作用,同时IFN-α还可以增强NK细胞分泌IFN-γ功能,下调Treg数量。IFN-α抗病毒治疗对HBV特异性T淋巴细胞功能的恢复欠佳也许受限于其免疫调节效应,同时肝内长期的慢性炎症和免疫耐受状态对T淋巴细胞功能也有一定影响。同时,该队列研究发现HBeAg阳性的CHB患者接受PEG-IFNα-2a治疗12周后,HBV持续免疫应答较好的患者体内HBsAg的水平下降明显,伴随着外周血Treg比例的下降,同时患者外周血中NKG2C$^+$ NK细胞和TLR2$^+$单核细胞频数上调,提示IFN可通过改善针对HBV的非特异性免疫应答来发挥抗病毒作用。

3. 其他固有免疫组成成分

肝脏实质/非实质细胞表达的模式识别受体能有效介导抗HBV的固有免疫反应。HBV进化出相应的对策,抑制肝实质/非实质细胞β-干扰素的产生,还抑制了IRF3、NF-κB的活性。转染HBV的肝细胞系MHC-Ⅰ类分子表达下降,因而可能更易受到NK细胞攻击。肝细胞、肝窦内皮细胞、Kupffer细胞PD-L分子表达上调,抑制了HBV特异性T淋巴细胞应答。目前,尚未见到有关抗病毒治疗改善上述固有免疫组分的研究。

二、抗病毒治疗对乙型肝炎重症化进程中适应性免疫的影响

乙型肝炎重症化是一个复杂的过程,其机制至今未能完全阐明。目前认为,乙型肝炎重症化主要由宿主免疫系统对HBV感染的过度应答(免疫亢进)所引起。肝组织在乙型肝炎重症化过程中依次经受免疫损伤、缺血缺氧和内毒素血症三重致命性打击。其具体步骤如下:①HBV的高度复制及其蛋白抗原在肝细胞表面的表达,诱发以细胞毒性T淋巴细胞(CTL)为主要效应细胞的细胞免疫反应,同时产生大量TNF-α,通过多种途径导致肝细胞坏死和凋亡,介导了局部炎症反应;②局部炎症导致微循环障碍,造成肝组织缺血缺氧及再灌注损伤;③诱发内毒素血症,通过炎性介质/细胞因子(如TNF-α、IL-1、IL-10等)介导加速肝细胞死亡或凋亡。虽然大多数情况下HBV不直接损伤肝细胞,感染HBV后发生肝组织损害的决定因素是HBV抗原诱发的继发性免疫损伤,但HBV作为HBV相关性重型肝炎(肝衰竭)的病原体,在该病的发病过程中起着始动或主导作用。也就是说,目前公认的是,免疫学因素和非免疫学因素均起着重要作用,HBV在机体内持续复制而诱发过强的免疫应答是导致肝细胞大量坏死的主要致病机制。在疾病早期进行抗病毒治疗是终止剧烈细胞免疫和体液免疫的首要而关键的环节。因此,抗病毒治疗已成为目前治疗乙型重型肝炎的一种行之有效的治疗手段,核苷(酸)类似物抗病毒治疗所取得的效果足以证明这一点。

1. 抗病毒治疗对乙型肝炎适应性免疫反应的影响

(1)拉米夫定和乙型肝炎的适应性免疫反应:抗病毒治疗有利于抑制HBV复制,减轻肝损害和减缓疾病进展。研究显示,在抗病毒治疗的同时,肝脏本身的抗病毒免疫反应对治疗的应答起决定性作用。例如,在拉米夫定治疗早期,CD4$^+$ T淋巴细胞反应性增加,但6个月后又恢复到治疗前水平,HBV特异性细胞毒性T淋巴细胞反应也不能长期维持,因而患者对抗病毒治疗应答性不佳。阿德福韦酯虽然可以更好地抑制HBV复制,提高CHB患者的mDC功能,但不能使CD4$^+$ T淋巴细胞功能完全恢复,抗病毒治疗仍不能产生长期、持续的病毒学反应。

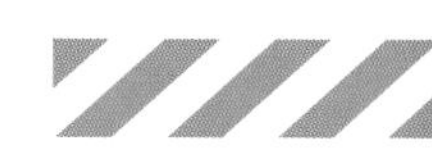

有研究发现，CHB 患者经过拉米夫定治疗后，可见到 pDC 数量增加，所以，以 pDC 为主的固有免疫应答可能影响了抗病毒治疗的效果。IFN-α 具有抗病毒和调节免疫的双重功效，IFN-α治疗可诱导 HBcAg 特异性的 T 淋巴细胞增殖和强烈的肝内 $CD8^+$ T 淋巴细胞反应，包括分泌 IFN-γ 的 $CD8^+$ T 淋巴细胞增加，这些都可通过溶细胞和非溶细胞的机制抑制和清除 HBV，但不能诱导 $CD4^+$ T 淋巴细胞和 NKT 淋巴细胞反应。一项对 31 例接受重组 IFNα-1b 抗病毒治疗的 CHB 患者的 mDC 和 pDC 频率和功能的动态研究发现，完全应答者的循环 pDC 数量和在 CpG 寡聚脱氧核苷酸(CpG ODN)刺激下 pDC 产生的 IFN-α 量在早期下降，然后迅速恢复，而在无应答者中无此变化。外周 pDC 数量的最初迅速降低可能是 pDC 迁移到了肝脏，在肝脏发挥非特异性抗病毒作用。亦有关于 IFN 治疗能明显提高应答者肝内 $CD8^+$ T 淋巴细胞数量和肝脏巨噬细胞上 CD14 表达的报道，认为 IFN 治疗可广泛地募集外周包括 pDC 在内的免疫细胞到肝脏，以加强病毒清除和减少潜在的肝损害。特别是 IFN 治疗 2 周后，完全应答者的 pDC 数量增加，pDC 产生的 IFN 仅在 12 周左右达到峰值，同时伴随着 HBV 清除、HBeAg 血清学转换和循环 mDC 数量和 Th1 因子水平的提高。虽然 CHB 患者对 IFN 治疗的应答性取决于很多因素，如 HBV 基因型、治疗前的 HBV DNA 水平和 ALT 水平等，但上述研究结果提示治疗 12 周后 pDC 功能和频率的恢复可能是预测 IFN 治疗效果的指标之一。

有学者还研究了拉米夫定抗病毒治疗前后 CHB 患者外周血 HBV 特异性辅助性 T 淋巴细胞频率的变化及与血清 HBV DNA 的关系。该研究选择 25 例轻、中度 CHB 患者，在抗病毒治疗前、后，用重组人 HBeAg 作为刺激抗原，采用酶联免疫斑点法(ELISPOT)检测外周血分泌 IFN-γ 的 HBV 特异性辅助性 T 淋巴细胞的频率，同时，用实时荧光定量 PCR 定量检测患者血清 HBV DNA 水平。结果 CHB 轻、中度患者治疗前外周血 HBV 特异性辅助性 T 淋巴细胞为 (47.30 ± 25.50)SFCs/1×10^6 PBMC，拉米夫定抗病毒治疗 3 个月后显著降低。8 例 CHB 轻、中度患者抗病毒治疗前 HBV 特异性辅助性 T 淋巴细胞频率均高于治疗后；其中 6 例患者抗病毒治疗后血清 HBV DNA 载量显著降低，另外 2 例患者血清 HBV DNA 水平没有下降，血清 HBV DNA 水平下降的患者(除 1 例外)治疗前 HBV 特异性 Th 细胞频率高于血清 HBV DNA 水平无下降的患者。该研究得出的结论是轻、中度 CHB 患者炎症期 HBV 特异性 Th 细胞反应高于炎症缓解期。

(2)恩替卡韦与乙型肝炎的适应性免疫反应：有学者研究了恩替卡韦治疗 48 周过程中 CHB 患者外周血单个核细胞(PMBCs)中 Th1 及 Th2 类细胞的变化。9 例 CHB 患者在应用恩替卡韦治疗的开始及第 4、12、24、36、48 周时取静脉血，分离血清及 PMBCs，检测血清中 HBV 表面标志物(HBV-M)、HBV DNA 载量及 ALT 水平；行细胞内细胞因子染色，应用流式细胞仪检测 PMBCs 中 Th1 及 Th2 类细胞频数。结果显示，应用恩替卡韦治疗后 CHB 患者 ALT 水平及 HBV DNA 载量从第 4 周开始出现明显下降，至第 48 周时与正常对照组无明显差异；表型为 $CD3^+$ $CD4^+$ IFN-γ^+ 的 Th1 类细胞的频数在第 4 周时明显升高，其后逐渐下降，在第 48 周时接近并稍低于基线点，但高于正常对照组。表型为 $CD3^+$ $CD4^+$ IL-4^+ 的 Th2 类细胞的频数明显升高，在第 12 周时达到峰值，其后明显下降，明显低于正常对照组。提示恩替卡韦在有效抑制病毒复制的同时，体内 Th1 类免疫反应下降而 Th2 类免疫反应不足，提示体内炎症反应减轻，但同时机体清除病毒的能力也被削弱。

国内的一项研究发现，慢性乙型重型肝炎患者早期口服恩替卡韦治疗后，其体内 T 淋巴细胞的亚群失衡及细胞免疫调控紊乱状态得到改善，治疗 24 周后患者外周血 $CD4^+$ T 淋巴细胞亚群数量增加，$CD4^+$/$CD8^+$ 值显著升高，与患者肝功能指标明显改善和病毒载量下降等结果一致。张继承等研究发现，慢性乙型重型肝炎患者接受核苷(酸)类似物抗病毒治疗后 $CD4^+$ $CD25^+$ 调节性 T 淋巴细胞(Treg)比例下降，与患者病情好转一致，而死亡组 Treg 的比例随着病情的恶化呈上升趋势，说明患者接受核苷(酸)类似物抗病毒治疗后其体内 Treg 的比例的变化可反映患者的预后。

(3)替比夫定与乙型肝炎的适应性免疫反应:许多研究发现替比夫定对CHB患者外周血中多种免疫因子具有影响,由此推断替比夫定可能具有免疫调节作用。为探讨替比夫定高血清学转换现象的作用机制,许多学者进行了替比夫定在免疫调节方面的研究。

有研究结果显示,在36例接受替比夫定治疗的CHB患者中,外周血调节性T淋巴细胞(Treg)比例显著降低,这有助于解除Treg对HBV特异性T淋巴细胞功能的抑制,促进机体产生特异性抗HBV免疫应答。

有研究发现,接受替比夫定治疗的CHB患者中,完全应答的患者Th1类细胞因子水平明显增高,Th2类细胞因子水平显著降低;因此,Th1类细胞主导的免疫应答在清除HBV感染中起到重要作用。亦有近期研究表明,通过替比夫定治疗获得HBeAg阴转或HBeAg/抗-HBe血清学转换的患者,其$CD8^{+}$ T淋巴细胞上PD-1分子的表达水平显著下降。

另一项研究发现,CHB患者外周血中$CD3^{-}CD56^{+}$自然杀伤细胞(NK细胞)数目少于健康人,但外周血$CD3^{+}$ $CD4^{+}$T淋巴细胞、Treg、$CD4^{+}$与$CD8^{+}$细胞比例较正常对照组高。53例CHB患者接受替比夫定治疗48周后,外周血$CD3^{-}CD56^{+}$NK细胞及表达$2B4^{+}$的NK细胞较治疗前明显增多。由此推断替比夫定可能通过调节CHB患者外周血中$2B4^{+}$、$CD56^{+}$NK细胞等的浓度,促进NK细胞对靶细胞的识别,从而起到免疫调节作用。

CHB患者在口服替比夫定进行抗病毒治疗并发生HBeAg血清学转换后,体内HBV特异性滤泡辅助性T淋巴细胞的数量较未发生HBeAg血清学转换的患者多。

有学者用MHV-3感染的重型肝炎小鼠模型研究了替比夫定对疾病转归、病毒复制和免疫细胞应答的影响,结果表明,替比夫定可显著降低小鼠死亡率;替比夫定对巨噬细胞内MHV-3的复制没有影响,但可以促进巨噬细胞表达TNF-α及IL-12;在体内可促进Th1类细胞因子的分泌,抑制Th2类细胞因子的产生。

(4)阿德福韦和替诺福韦与乙型肝炎的适应性免疫反应:阿德福韦由于抗病毒作用较弱及肾脏毒性等问题,一般很少用于HBV相关重型肝炎患者的治疗,目前多将其他核苷(酸)类似物联合应用作为耐药患者的治疗方案,其对适应性免疫的影响研究较少。曾有一些相关研究报道,但多缺乏很好的对照。

2.抗病毒治疗对HBV特异性细胞毒杀伤作用的影响

根据目前的认识,细胞毒性淋巴细胞介导的细胞免疫反应,在清除乙型肝炎病毒和损害肝细胞两个密切相关的过程中扮演重要角色,因此,也极有可能在乙型重型肝炎的发生中起重要作用。

(1)干扰素治疗对CTL的影响:Rehermann等将研究人群分成8个组,包括干扰素完全应答组、干扰素部分应答组、干扰素无应答组、未经治疗的慢性乙型肝炎组、自发完全清除HBV组、自发部分清除HBV组、急性乙型肝炎组及正常对照组。选取5个HBV表位肽诱导培养HBV抗原特异性CTL,测定细胞杀伤能力,研究显示在急性乙型肝炎组出现最强的应答效应,干扰素完全应答组和自发完全清除HBV组的CTL效应也明显强于其他各组。推测在CHB患者中可通过干扰素治疗或自发地引起特异性CTL活性增强而达到清除病毒的目的,这种效应与急性乙型肝炎时类似,因此认为,通过刺激CTL应答的特异性治疗是促进CHB患者病毒清除和机体恢复的一种有效途径。

Bush等认为高亲和力特异性CTL较低亲和力特异性CTL更早期、更迅速地产生应答效应,因此,选择性地扩增高亲和力特异性CTL,增加记忆T淋巴细胞池中此类CTL的前体细胞,能有效改善抗病毒应答。

IFN虽然可以恢复CHB患者针对HBV的固有免疫应答,但是对HBV适应性免疫应答影响较小。Amalia等研究发现HBeAg阴性的CHB患者接受IFN-α治疗后,体内HBV特异性

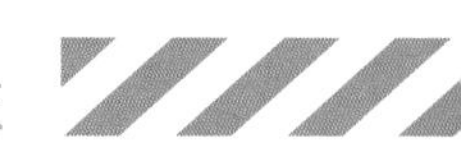

T淋巴细胞的免疫应答功能未得到恢复。Lorenzo等研究发现HBeAg阴性的CHB患者接受IFN-α治疗后，体内$CD8^+$ T淋巴细胞的比例下降，HBV特异性$CD8^+$ T淋巴细胞的功能也未能恢复。尽管在IFN-α治疗过程中并未发现患者体内HBV特异性T淋巴细胞功能有所恢复，但与无应答的患者相比，发生HBeAg或HBsAg血清学转换的免疫应答患者外周血中$CD8^+$ T淋巴细胞增殖能力更强。

(2)核苷(酸)类似物(NAs)对CTL的影响：Boni等研究6例HLA-$A2^+$的CHB患者，发现接受拉米夫定治疗期间，患者HBV DNA载量和HBeAg均不同程度下降，同时外周血特异性CTL的数量和其杀伤靶细胞能力较治疗前分别明显增多和增强，且与HBV DNA载量下降同步，但并未出现ALT水平的急剧上升。可能的机制如下：①拉米夫定抗病毒治疗使受感染靶细胞(肝细胞)数量减少，从而降低CTL的杀伤作用；②肝脏炎症减轻导致肝内和外周血中效应CTL重新分布；③细胞因子(主要为IFN-γ和TNF-α)介导的非溶细胞性抗病毒作用增强。治疗中还发现特异性$CD4^+$ T淋巴细胞应答功能改善，且与病毒血症减轻相伴随，提示经拉米夫定治疗后，HBV特异性$CD8^+$ CTL的应答增强与患者体内病毒抗原负荷降低和$CD4^+$ T淋巴细胞功能改善有关。Kondo等也发现，经拉米夫定治疗后，CHB患者HBV抗原特异性CTL应答增强，分泌IFN-γ增多。Tsai等对36例分别接受IFN-α、胸腺肽-α和拉米夫定治疗的CHB患者研究发现，经治疗3个月后，显效组的外周血特异性CTL数量、靶细胞杀伤能力以及表达IFN-γ的能力显著高于部分显效组和未显效组。Zhou等针对接受阿德福韦治疗12个月后的CHB患者研究发现，其HBV特异性CTL数量较治疗前显著升高(0.68%±0.11% vs. 0.33%±0.11%，$p<0.001$)，并且，发生血清学转换的患者HBV特异性CTL数量较未发生血清学转换者显著升高(0.86%±0.05% vs. 0.61%±0.07%，$p<0.001$)，说明阿德福韦能增强CHB患者HBV特异性的细胞免疫应答，经阿德福韦治疗后，HBeAg血清学转换水平与HBV抗原特异性CTL相关。Naoumov等人研究发现HBeAg阳性CHB患者接受替比夫定或拉米夫定治疗后，针对HBV特异性$CD8^+$ T淋巴细胞表面的PD-1表达下调，有助于T淋巴细胞功能的恢复。Ferrari等研究发现，未经抗病毒治疗的患者体内NK细胞过表达TRAIL、CD38和Ki67，$TRAIL^+$ NK细胞可抑制$CD4^+$细胞的功能，经过NAs治疗后，患者体内HBV特异性T淋巴细胞的功能有所恢复，$TRAIL^+$ NK细胞频数减少，临床上可以通过改变NK细胞的表型来提高机体对HBV的免疫应答，这为提高NAs的抗病毒疗效提供新思路。

目前尚缺乏乙型重型肝炎患者经抗病毒治疗后HBV抗原特异性CTL应答变化及与重型肝炎预后的关系研究。HBV抗原特异性CTL免疫机制，可能是乙型重型肝炎发病机制的中心环节。通过建立有效的实验研究方法，深入研究和探讨抗病毒治疗对HBV特异性细胞毒杀伤作用的影响、特异性细胞免疫机制在HBV清除和细胞损伤中的作用及两者之间的相互关系，从而获得乙型重型肝炎防治的新启发和对策，是当前具有前景的研究方向。

三、抗病毒治疗对相关细胞因子的影响

1. IFN-γ

研究显示，慢加急性肝衰竭(ACLF)患者组与CHB患者组和正常对照组相比，肝内促炎症因子IFN-γ表达水平上调，IFN-γ过度表达与$CD4^+$ T淋巴细胞和$CD8^+$ T淋巴细胞的募集明显相关。

拉米夫定治疗CHB患者52周的研究中，用酶联免疫吸附方法分别检测在治疗前，治疗后第13、26、39周以及52周时的血清IFN-γ等细胞因子水平，结果发现拉米夫定治疗后完全应答组的IFN-γ水平逐渐增高。拉米夫定和替比夫定治疗CHB肝硬化患者24周，检测到血清IFN-γ水平逐渐升高，IFN-γ在治疗24周的水平较治疗12周的水平升高，治疗12周的水平较治疗前的水平显著升高。另有研究检测了CHB患者在应用拉米夫定治疗前后PBMC经植物

血凝素刺激分泌 IFN-γ 水平的变化，结果发现 CHB 患者治疗前 PBMC 分泌 IFN-γ 水平显著低于正常对照组，拉米夫定治疗后 HBV 高、中载量组分泌 IFN-γ 水平较治疗前显著升高，患者 IFN-γ 水平变化与 HBV DNA 载量呈负相关($r=0.89$，$p<0.001$)。

对 HBeAg 阳性 CHB 患者采用替比夫定治疗 48 周，在基线与治疗 4、8、12、24 及 48 周时用流式细胞仪检测外周血中 IFN-γ 等细胞因子的表达水平，在完全应答组内 IFN-γ 水平自服用替比夫定 12 周起及其后各时间点较基线时显著升高；在部分应答组内从服药 24 周起 IFN-γ 水平较基线时显著升高($p<0.05$)。

在阿德福韦治疗 HBeAg 阳性 CHB 患者过程中，血清 IFN-γ 水平表现为先升高再下降的过程，完全应答组治疗 16 周时 IFN-γ 水平显著高于部分应答组和正常对照组，而部分应答组与正常对照组相比，差异无统计学意义。阿德福韦治疗 CHB 患者 24 周的研究中，在治疗前、治疗 12 周和治疗 24 周检测 Th 细胞分泌细胞因子水平，IFN-γ 水平显著低于正常对照组，阿德福韦治疗后 IFN-γ 水平逐渐升高，治疗 12 周起与正常对照组无差异，治疗 24 周时显著高于正常对照组。另有研究也发现阿德福韦治疗 CHB 患者 48 周后，血清 IFN-γ 水平较治疗前升高。

用 IFN-α 治疗 CHB 患者 24 周，患者外周血单个核细胞(PBMC)经植物血凝素刺激分泌的 IFN-γ 水平在治疗前、治疗后 4 周、治疗后 12 周及治疗后 24 周无明显变化。

总之，在采用不同抗病毒药物治疗后，多可见患者血清 IFN-γ 水平升高。IFN-γ 可以激活单核-巨噬细胞，诱导和增加 MHC 分子的表达，促进 T 淋巴细胞分化，上调 NK 细胞的杀伤作用，有助于 HBV 的清除，但是过强的免疫应答会导致暴发性肝炎，使病情重症化。

2. TNF-α

慢加急性肝衰竭患者肝内促炎症因子 TNF-α 表达水平上调，可能与 Kupffer 细胞的增加相关。

CHB 患者血清 TNF-α 表达水平较正常对照组高，拉米夫定可显著下调血清 TNF-α 水平。但是也有不同的研究结果：拉米夫定治疗 12 个月，血清 TNF-α 水平升高，完全应答组血清 TNF-α 水平较无应答组显著升高。

替比夫定治疗 HBeAg 阳性 CHB 患者 48 周，在完全应答组内 TNF-α 水平自服用替比夫定 12 周起及其后各时间点较基线均显著升高。

阿德福韦治疗 CHB 患者 24 周的研究中，CHB 患者组基线 TNF-α 水平显著低于正常对照组。阿德福韦治疗后 TNF-α 水平逐渐升高，治疗 12 周起与正常对照组无差异，治疗 24 周时高于正常对照组，但差异无统计学意义。

尽管上述研究有不同的结果，但从理论上讲，抗病毒治疗后，早期病毒清除，炎症可加剧，血清 TNF-α 水平升高，后期病毒载量低于检测下限，炎症可减轻，血清 TNF-α 水平相应下降。

3. IL-2

替比夫定治疗 HBeAg 阳性 CHB 患者 48 周，完全应答组的 IL-2 水平自替比夫定治疗 12 周起及其后各时间点较基线均显著升高。

阿德福韦治疗 CHB 患者 24 周的研究中，治疗前 IL-2 水平低于正常对照组，阿德福韦治疗后 IL-2 水平逐渐升高，治疗 12 周起与正常对照组无差异。而在另一项阿德福韦治疗 CHB 患者 48 周的研究中，也有类似结果，血清 IL-2 水平较治疗前显著升高。

IL-2 由 $CD4^+$ Th1 类细胞产生，抗病毒后 IL-2 水平升高可能提示 CHB 患者抗病毒治疗后 Th1 类细胞功能有所恢复。

4. IL-4

拉米夫定治疗 CHB 患者 52 周的研究发现，拉米夫定治疗后完全应答组 IL-4 水平逐渐降低。拉米夫定和替比夫定治疗 CHB 肝硬化患者 24 周的研究中，患者血清 IL-4 水平逐渐下降，IL-4 水平在治疗 12 周的水平较治疗前的水平显著降低，而治疗 24 周的水平较治疗 12 周的水

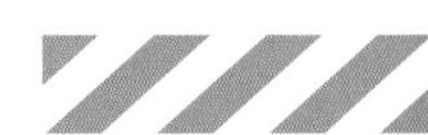

平降低，但差异无统计学意义。

替比夫定治疗 HBeAg 阳性 CHB 患者 48 周的研究发现，病毒学突破组自服药 24 周起的 IL-4 水平与基线相比逐渐升高。

阿德福韦治疗 CHB 患者 24 周的研究中，在治疗前 IL-4 水平低于正常对照组，而在阿德福韦治疗后 IL-4 水平逐渐升高，治疗 12 周起与正常对照组无差异，治疗 24 周时高于正常对照组。而另一项阿德福韦治疗 HBeAg 阳性 CHB 患者 132 周的研究中，血清完全应答组 IL-4 水平在治疗过程中逐渐下降，部分应答组变化不大。

IFN-α 治疗 CHB 患者 24 周后，CHB 患者外周血单个核细胞(PBMC)经植物血凝素刺激分泌 IL-4 水平较正常对照组高，并且在治疗过程中逐渐下降。

抗病毒治疗后，如果应答良好，IL-4 水平逐渐下降，如果出现病毒性突破，IL-4 水平可出现升高。

5. IL-6

一项纳入 154 例 CHB 患者的研究发现，血清 IL-6 水平与 ALT 水平呈负相关，CHB 患者血清 IL-6 水平高于免疫耐受患者，是 HBV 临床进展的较好标志物。

CHB 患者 IL-6 表达水平较正常对照组高，拉米夫定可显著下调 IL-6。有学者研究 CHB 患者拉米夫定治疗前后外周血单个核细胞(PBMC)经植物血凝素刺激分泌 IL-6 水平的变化，治疗前 CHB 患者 PBMC 分泌 IL-6 水平显著高于正常对照组，拉米夫定治疗后 HBV 高、中载量组分泌 IL-6 的水平较治疗前显著降低，IL-6 水平变化与 HBV DNA 载量和 ALT 呈正相关(分别为 $r=0.92, p<0.001$；$r=0.74, p<0.001$)。拉米夫定和替比夫定治疗 CHB 肝硬化患者 24 周，血清 IL-6 水平在治疗前、治疗 12 周和治疗 24 周时变化不大，差异无统计学意义。

替比夫定治疗 HBeAg 阳性 CHB 患者 48 周的研究发现，无应答组在治疗 48 周时 IL-6 水平较基线时明显升高($p<0.05$)，病毒学突破组自服药 12 周起的 IL-6 水平与基线相比，逐渐升高($p<0.05$)。

阿德福韦治疗 CHB 患者 24 周的研究发现，在治疗前 IL-6 水平低于正常对照组，而在阿德福韦治疗后 IL-6 水平逐渐升高，治疗 12 周起与正常对照组无差异，治疗 24 周时高于正常对照组。但也有研究发现阿德福韦治疗 CHB 患者 48 周后，血清 IL-6 水平较治疗前下降。IL-6 水平在炎症时往往升高，经抗病毒治疗，炎症好转后，多数 CHB 患者血清 IL-6 水平下降。

6. IL-8

拉米夫定和替比夫定治疗 CHB 肝硬化患者 24 周，血清 IL-8 水平逐渐下降，IL-8 在治疗 24 周的水平较治疗 12 周的水平降低，治疗 12 周的水平较治疗前的水平显著降低。CHB 患者 IL-8 表达水平较正常对照组高，拉米夫定治疗 36 周可显著下调 IL-8。

7. IL-10

替比夫定治疗 HBeAg 阳性 CHB 患者 48 周的研究发现，无应答组在治疗 48 周时 IL-10 水平较基线时明显升高。

阿德福韦治疗 CHB 患者 24 周的研究发现，在治疗前 IL-10 水平低于正常对照组，而在阿德福韦治疗后 IL-10 水平逐渐升高，治疗 12 周起与正常对照组无差异，治疗 24 周时高于正常对照组，但差异无统计学意义。但也有不同的研究结果，即阿德福韦治疗 CHB 患者 48 周后，血清 IL-10 水平较治疗前显著下降。

在一项恩替卡韦治疗 CHB 患者 48 周的研究中，血清 IL-10 水平逐渐下降，至 48 周时达 (78.12 ± 24.01)pg/mL，仍高于正常对照组的 (64.97 ± 15.51)pg/mL($t=2.823, p<0.05$)。

IL-10 为免疫抑制因子，可抑制 Th1 类细胞应答及细胞因子合成，抗病毒治疗后 IL-10 水平应下降，Th1 类细胞功能有所恢复。

8. IL-17

在一项恩替卡韦治疗 CHB 患者 48 周的研究中，给予 CD3/CD28 细胞和 HBcAg 两种刺激 PBMC 分泌的细胞因子，血清及刺激后血清中 IL-17 水平在治疗第 4 周出现显著升高($p<0.05$)。IL-17 是重要的促炎性细胞因子，具有强大的募集中性粒细胞的能力，由于其是近年来新发现的细胞因子，在这方面的研究资料还不是很多。抗病毒治疗初期，免疫耐受被打破，病毒清除，炎症加剧，病毒载量低于检测下限后，清除对象减少，炎症应该减轻，从长期看 IL-17 水平可能下降。

9. IL-18

在一项拉米夫定和替比夫定治疗 CHB 肝硬化患者 24 周的研究中，血清 IL-18 水平先升后降，治疗 12 周的水平较治疗前的水平显著升高，治疗 24 周的水平较治疗 12 周的水平低，差异无统计学意义，但较治疗前显著升高。血清 IL-18 在治疗后的水平较治疗前的水平显著升高。另有一项研究发现，慢性乙型重型肝炎患者采用保肝及退黄治疗后血清 IL-18 水平下降，而加用恩替卡韦的治疗组较对照组下降更明显。

10. IL-22

在一项恩替卡韦治疗 CHB 患者 48 周的研究中，血清 IL-22 水平治疗 4 周时升高至(85.22±38.37) pg/mL，但仍明显低于正常对照组的(161.93±42.22) pg/mL($t=2.272$，$p<0.05$)。

11. Th1、Th2 和 Th17 分泌的细胞因子

一项拉米夫定治疗 CHB 患者 52 周的研究发现，治疗后完全应答组 IFN-γ/IL-4 水平接近或高于对照组；部分应答组和无应答组 IFN-γ/IL-4 水平则低于对照组。拉米夫定治疗 CHB 过程中，随着治疗时间的延长，CHB 患者 Th1 类细胞因子 IFN-γ 水平逐渐增高，Th2 类细胞因子 IL-4 水平逐渐降低，提示拉米夫定治疗 CHB 不但能抑制病毒繁殖，而且长时间治疗可能增强 Th1 类细胞优势应答，抑制 Th2 类细胞功能。

替比夫定治疗 HBeAg 阳性 CHB 患者 48 周的研究中，通过比较完全应答组、部分应答组、无应答组、治疗中病毒学突破组在不同治疗时间点的 Th1/Th2 分泌的细胞因子水平，发现完全应答组的 Th1 类细胞因子水平高于部分应答组、无应答组及治疗中病毒学突破组；而 Th2 分泌的细胞因子水平则低于其他各组，但各组之间的差异无统计学意义。研究结果提示 Th1/Th2 分泌的细胞因子的活性平衡与替比夫定治疗 HBeAg 阳性 CHB 患者的转归有一定相关性，这可能与替比夫定治疗对 CHB 患者的免疫应答有一定程度的恢复作用有关。

阿德福韦治疗 CHB 患者 24 周的研究发现，治疗后各个时间点，Th1/Th2 分泌的细胞因子水平逐渐上升，完全应答组细胞因子水平高于部分应答组。阿德福韦抗病毒治疗，可明显调节 Th1/Th2 分泌的细胞因子的表达水平，打破了 CHB 患者原有的免疫耐受，重建了 CHB 患者的免疫功能。另一项阿德福韦治疗 HBeAg 阳性 CHB 患者 132 周的研究发现，完全应答组和部分应答组的 Th1/Th2 分泌的细胞因子水平均有所上升，但完全应答组升高更显著。

CHB 患者肝脏内 $CD4^+$ Th 应答(Th17 和 Th1)在免疫调节中起重要作用，非特异性的 Th17 和 Th1 应答与 HBV 相关的肝脏炎症和肝细胞损害药物可能有关，特别是 Th17 的应答可能加重肝脏炎症而导致肝衰竭。其中 IL-17 介导的肝脏中性粒细胞募集产生 IL-8 是 CHB 患者肝损伤的潜在机制。最近研究发现在 CHB 患者中 Th17 和调节性 T 淋巴细胞(Treg)数量增加，其研究对象为 CHB 患者 30 例、慢加急性肝衰竭 30 例和正常对照组 30 例，通过胞内细胞因子染色的方法分析 Th17 和 Treg 的频数。从 PBMC 中纯化 $CD4^+CD25^+$ Treg，与 $CD4^+CD25^-$ 的 T 淋巴细胞共培养 48 h，ELISA 法检测上清的 IFN-γ 和 IL-17A，结果发现慢加急性肝衰竭患者中 Th17 和 $FoxP3^+$ 的 Treg 增加，$CD4^+$ T 淋巴细胞分泌的 IL-17A 不被 Treg 调节，而且 Treg 会明显抑制 IFN-γ 的产生。最重要的是，Th17 和 Treg 的比例与慢加急性肝衰竭患者的生存率相关，可作为疾病预后的评价指标。另有研究发现，对慢加急性肝衰竭患者予以恩

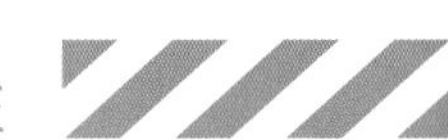

替卡韦治疗并随访12个月，通过抑制HBV复制，可导致Th17类细胞比例升高，伴有Treg比例的下降，但文章作者认为这种改变对疾病的影响目前还不清楚。

一项在恩替卡韦治疗CHB患者48周的研究中，检测患者外周血中免疫细胞的频数。Th1和Th17类细胞的频数在第4周时显著升高($t=2.386$、2.998，$p<0.05$)，之后逐渐下降至接近治疗前，48周时仍高于正常对照组；Th2类细胞频数在治疗4周后显著高于治疗前($t=3.062$，$p<0.05$)，12周达到峰值，在48周时低于正常对照组($t=2.690$，$p<0.05$)；调节性T淋巴细胞频数下降至接近健康水平，提示恩替卡韦抑制病毒复制，降低炎症反应，可能也削弱机体清除病毒的能力。

总之，乙型肝炎发生重症化时，宿主免疫应答发生较大的变化，对肝衰竭的发生和发展起重要作用。其中炎性细胞因子的级联激活，导致免疫功能低下是较重要的免疫应答表现。机体内各种炎性细胞因子对免疫应答往往起到正反馈作用，但是过多的炎性细胞因子也会对机体造成损伤。有研究发现，慢加急性肝衰竭患者、败血症患者与稳定的肝硬化患者相比，TNF-α分泌减少，HLA-DR表达水平明显下调，IL-6、IL-10分泌增加。此外，还有许多研究者分析了肝衰竭时TNF-α、IL-1、IL-10、IL-6的表达水平，鉴于其与疾病的相关性，一些研究者建议，细胞因子的水平可以作为评价预后及预测生存率的指标。目前，越来越多的研究结果支持抗病毒治疗除具有抗病毒的直接作用外，还有助于重塑机体的免疫应答。从上述研究可以发现，抗病毒治疗后Th1/Th2类细胞因子水平升高，免疫功能改善并重建，随着治疗时间的延长，炎症得以减轻，因此抗病毒治疗对治疗和预防乙型肝炎重症化有重要作用。

四、抗病毒治疗对HBV相关肝衰竭的疗效与肝病进展

1. 抗病毒治疗对HBV相关肝衰竭的疗效

HBV相关肝衰竭患者作为一类特殊人群，在选择抗病毒药物种类时应谨慎，干扰素有一定的副作用，而且会由于免疫反应增强而加重肝坏死，在肝衰竭时应禁用。随着口服抗病毒药物的不断发展，以及近十年来在抗病毒治疗中积累的大量循证医学证据和临床实践经验证明，HBV相关肝衰竭患者应用拉米夫定(LAM)、阿德福韦(ADV)、替比夫定(LDT)和恩替卡韦(ETV)等抗病毒药物进行治疗已成为必不可少的一项治疗措施。

LAM能够快速抑制HBV逆转录酶活性而发挥高效抗病毒作用，降低HBV DNA载量，减轻肝脏炎症，促进肝功能恢复，使患者获得病毒学、肝组织学和肝脏生化功能的改善。LAM具有疗效快、口服方便、安全性高等优点，是最早应用于肝衰竭患者的抗病毒药物。有文献报道单独使用LAM治疗并不能阻止病情的继续恶化，但联合LAM和其他保肝类药物治疗对慢性肝衰竭患者的远期恢复肯定是有益的。对于急性肝衰竭，研究显示LAM有很好的疗效，不仅可以增加患者的生存率，还可以促进HBsAg的清除和血清学转换。从实验结果看，早期应用LAM进行抗病毒治疗效果更好，可以缩短住院时间，促进肝功能的恢复。

ETV是环氧羟碳脱氧鸟苷类似物，通过竞争性抑制HBV DNA聚合酶及参与HBV DNA链合成过程以终止新链合成，从而迅速且显著地抑制HBV DNA复制，使HBV DNA浓度下降，肝脏炎症减轻，促进肝功能恢复，改善肝组织学。数项大规模、多中心临床试验显示，ETV对HBeAg阳性、初治的HBeAg阴性和LAM治疗失效的肝衰竭患者均显示出快速、有效的抗病毒疗效。对于慢加急性肝衰竭，国内研究者分析了132例HBeAg阴性和51例HBeAg阳性患者短期使用ETV的疗效，结果提示短期内抑制HBV DNA的复制并不能阻止肝衰竭患者的病情进展。

近期的研究发现，LDT治疗乙型肝炎肝硬化失代偿期患者2年，可以较好地控制病毒复制、改善肝功能，提高这些患者的生存率，而且其不良反应事件的发生率与LAM类似。LDT用于治疗乙型重型肝炎的病例报道尚不多，在治疗乙型重型肝炎疗效得到初步证实之时，还发

现部分病例出现肝功能波动、肌酸激酶(CK)升高等不良反应,故其远期安全性及有效性尚待进一步研究。

ADV抗病毒活性较低且起效慢,因此较少应用ADV治疗急性和亚急性肝衰竭。如今在抗病毒治疗优化时代,对于这种特殊人群,LAM和ADV的初始联合是否对这类人群的远期效果产生更多的益处,包括对病毒的持续抑制、肝功能的控制和稳定、疾病并发症的发生、提高远期生存率和减少耐药等,已成为临床医师关注的一个方向。ADV对HBV野生型和LAM诱导病毒变异株均有明显的抑制作用,因此对由LAM耐药病毒变异株引起的肝衰竭早期加用ADV,能减缓或终止病情恶化,降低病死率。ADV由于与其他核苷(酸)类似物没有交叉耐药位点,临床上常被作为其他核苷(酸)类似物(如LAM、ETV和LDT)耐药导致肝衰竭的挽救治疗的首选药物。

替诺福韦口服吸收后磷酸化为有活性的替诺福韦二磷酸盐,替诺福韦二磷酸盐通过渗入新生的DNA中与脱氧三磷酸腺苷竞争而抑制HBV DNA聚合酶,终止DNA链的延伸,替诺福韦能够抑制HBV及LAM耐药病毒变异株。它主要从肾脏代谢(包括肾小管分泌),如果患者有明显肾脏损害表现(血清肌酐清除率小于50 mL/min),应调整剂量。目前应用于肝衰竭的治疗未见报道。

2. 抗病毒治疗对肝病进展的影响

抗病毒治疗除抑制病毒外,还要争取获得HBeAg及HBsAg的血清学转换,才能更好地改善远期预后。一项来自中国台湾地区的研究表明,干扰素治疗组累积的肝癌发病率比对照组显著降低,生存期明显延长。意大利的一项研究显示,IFN治疗组肝病相关的死亡率明显低于对照组。

另有研究显示,在疾病的早期与晚期分别应用抗病毒治疗,患者的住院好转率及3个月的中位生存时间均存在差异,HBV DNA载量未降低的患者死亡风险显著增加,提示早期抗病毒治疗可以有效遏制重症化过程,降低HBV DNA载量可阻断肝坏死,促进肝组织修复并改善患者的预后。

然而,关于乙型肝炎相关肝衰竭患者的抗病毒治疗问题尚存在争议。影响乙型肝炎相关肝衰竭预后的因素众多,年龄、并发症、血清总胆红素水平、凝血酶原活动度、血肌酐、感染等对预后的影响已得到公认。有研究表明,发病早期应用抗病毒治疗可改善乙型肝炎相关肝衰竭患者的预后,病毒载量的高低与肝衰竭患者的预后及对抗病毒治疗的应答可能有关。而对于晚期患者,抗病毒治疗并不能显著改善患者的临床症状和病死率。

随着抗病毒药物随机对照试验(RCT)结果的不断累积,人们对CHB抗病毒治疗的认识取得了很大进展,美国、欧洲等国家和地区纷纷出台了各自的抗病毒治疗指南。目前抗病毒治疗的适应证范围在不断扩大。各种指南对乙型肝炎肝硬化肝功能失代偿的慢性肝衰竭患者主张尽早进行抗病毒治疗;发生乙型肝炎相关肝衰竭而等待肝移植的患者,当HBV DNA阳性时,也应接受核苷(酸)类似物治疗。

近年来的临床实践证明,抗病毒治疗对防治乙型肝炎的疾病进展有着不可或缺的重要作用。

3. 当前研究存在的问题

乙型肝炎的重症化存在多种临床表现:①原本相对免疫耐受者突然出现ALT水平极度升高、黄疸,并在短时间内出现肝功能失代偿;②长时间反复轻、中度肝功能异常,病毒载量持续不降,缓慢进展为肝硬化失代偿;③患者感觉无症状,持续监测转氨酶几乎正常,但肝组织学已见严重炎性浸润和纤维化,直到出现症状时已发展为失代偿肝病。不同的临床进展模式有不同的免疫学背景,同一临床模式在发展的不同阶段免疫学表现也有差异。迄今为止,并无国际公认的定义涵盖乙型肝炎重症化的各种进程,各研究均自行定义“慢加急性肝衰竭”“慢性乙型肝炎

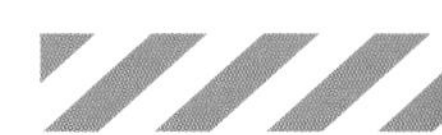

急加重”“暴发性肝炎”等，对研究结果的解释需要谨慎对待。

CHB急性活动导致的重型肝炎与持续轻度肝功能异常并进展至肝硬化失代偿的免疫发病机制完全不同，前者发病机制类似于脓毒血症，涉及全身性炎症反应，而后者主要是由于病毒抑制免疫系统，免疫系统无法有效清除病毒而造成持续肝功能损害。

乙型肝炎重症化是一个动态的进程，绝大多数研究选取了横断面标本，仅描述了重症化期间免疫系统出现的各种异常，而这些异常与重症化因果关系不明，对于患者如何从病程前期进展到重症化、如何寻找免疫诱发因素仍没有给出合理解释。干扰素和核苷(酸)类似物治疗可阻止CHB患者发展至重症化，对已进入重症化的患者，核苷(酸)类似物不能改善短期(3～6个月)预后，甚至可能增加死亡率，但改善长期预后的价值已明确。对于已出现肝功能异常的患者，由于伦理关系，不可能让患者在未进行抗病毒治疗的条件下长期随访。今后需要更多关注原本处于免疫耐受状态、骤然发生严重肝损害的患者，以及核苷(酸)类似物治疗对此类患者免疫系统的调节作用。

4. 展望

乙型肝炎重症化是一个动态的过程，迄今尚无国际公认的定义涵盖乙型肝炎重症化的全部进程，而公认免疫损伤是乙型肝炎发病与重症化转归的重要机制。

抗病毒治疗使病毒载量下降的同时，机体的免疫功能也有所修复。在天然免疫方面，核苷(酸)类似物和干扰素治疗均有改善DC功能的作用，可促进其分泌具有抗病毒作用的炎症因子，或者通过活化T淋巴细胞，以非溶细胞性方式进一步抑制病毒。同时，抗病毒治疗也减少了NK/NKT淋巴细胞引起的肝损害。在适应性免疫方面，疾病早期进行抗病毒治疗可中止过强的细胞免疫和体液免疫反应。干扰素治疗或可自发地引起特异性CTL活性增强而达到清除病毒的目的。核苷(酸)类似物可增强CHB患者HBV特异性的细胞免疫应答。抗病毒治疗还有助于重塑机体的免疫应答，促使Th1/Th2类细胞因子水平升高，机体免疫功能改善并重建。但要最终达到清除cccDNA的目的，唯有修复和提高机体的天然免疫应答和适应性免疫应答，特别是特异性CTL功能，特异性地破坏HBV感染细胞，使残留于肝细胞内的HBV cccDNA降解，并在抗病毒和抗炎保肝治疗基础上联合有效的免疫调节治疗，帮助患者产生HBeAg和HBsAg血清学转换，以充分修复患者的抗病毒免疫应答。只有通过这种广义的抗病毒综合治疗，才能达到根治HBV感染的目的。

鉴于免疫应答在HBV感染控制中的重要作用，抗HBV治疗的突破性进展还有赖于免疫干预手段的不断发展。今后，对机体免疫损伤进行修复和控制，加强免疫介导的病毒清除，将成为乙型肝炎治疗及防止其向重症发展的有力手段之一。深入阐明乙型肝炎患者重症化过程中细胞免疫和体液免疫的变化及抗病毒治疗对机体免疫系统产生的深远影响，将更好地指导临床医师，制订合理的治疗方案，从而阻止乙型肝炎相关的疾病进展，最终达到防止其重症化和改善预后的治疗目标。

参考文献

[1] Wong V W, Chan H L. Severe acute exacerbation of chronic hepatitis B: a unique presentation of a common disease[J]. J Gastroenterol Hepatol, 2009, 24(7): 1179-1186.

[2] Zhang N P, Reijnders J G P, Perquin M, et al. Frequency and clinical outcomes of flares related to nucleos(t)ide analogue therapy in patients with chronic hepatitis B[J]. J Viral Hepat, 2011, 18(7): e252-e257.

[3] Lange C M, Bojunga J, Hofmann W P, et al. Severe lactic acidosis during treatment of chronic hepatitis B with entecavir in patients with impaired liver function[J]. Hepatology, 2009, 50(6): 2001-2006.

[4] Guo H,Jiang D,Ma D,et al. Activation of pattern recognition receptor-mediated innate immunity inhibits the replication of hepatitis B virus in human hepatocyte-derived cells[J]. J Virol,2009,83(2):847-858.

[5] Wu J,Lu M,Meng Z,et al. Toll-like receptor-mediated control of HBV replication by nonparenchymal liver cells in mice[J]. Hepatology,2007,46(6):1769-1778.

[6] Isogawa M,Robek M D,Furuichi Y,et al. Toll-like receptor signaling inhibits hepatitis B virus replication in vivo[J]. J Virol,2005,79(11):7269-7272.

[7] Op den Brouw M L,Binda R S,van Roosmalen M H,et al. Hepatitis B virus surface antigen impairs myeloid dendritic cell function:a possible immune escape mechanism of hepatitis B virus[J]. Immunology,2009,126(2):280-289.

[8] Visvanathan K,Skinner N A,Thompson A J,et al. Regulation of toll-like receptor-2 expression in chronic hepatitis B by the precore protein[J]. Hepatology,2007,45(1):102-110.

[9] Wu J,Meng Z,Jiang M,et al. Hepatitis B virus suppresses toll-like receptor-mediated innate immune responses in murine parenchymal and nonparenchymal liver cells[J]. Hepatology,2009,49(4):1132-1140.

[10] Xu Y,Hu Y,Shi B,et al. HBsAg inhibits TLR9-mediated activation and IFN-alpha production in plasmacytoid dendritic cells[J]. Mol Immunol,2009,46(13):2640-2646.

[11] Zhang Z,Zou Z S,Fu J L,et al. Severe dendritic cell perturbation is actively involved in the pathogenesis of acute-on-chronic hepatitis B liver failure[J]. J Hepatol,2008,49(3):396-406.

[12] Zhang Z,Zhang H,Chen D,et al. Response to interferon-alpha treatment correlates with recovery of blood plasmacytoid dendritic cells in children with chronic hepatitis B[J]. J Hepatol,2007,47(6):751-759.

[13] Akbar S M,Horiike N,Chen S,et al. Mechanism of restoration of immune responses of patients with chronic hepatitis B during lamivudine therapy: increased antigen processing and presentation by dendritic cells[J]. J Viral Hepat,2011,18(3):200-205.

[14] Shi M,Fu J,Zhang B,et al. Viral suppression correlates with dendritic cell restoration in chronic hepatitis B patients with autologous cytokine-induced killer cell transfusion[J]. Liver Int,2009,29(3):466-474.

[15] Lu G F,Tang F A,Zheng P Y,et al. Entecavir up-regulates dendritic cell function in patients with chronic hepatitis B[J]. World J Gastroenterol,2008,14(10):1617-1621.

[16] Korn T,Bettelli E,Oukka M,et al. IL-17 and Th17 Cells[J]. Annu Rev Immunol,2009,27:485-517.

[17] Chen Y,Wei H,Gao B,et al. Activation and function of hepatic NK cells in hepatitis B infection:an underinvestigated innate immune response[J]. J Viral Hepat,2005,12(1):38-45.

[18] Zou Y,Chen T,Han M,et al. Increased killing of liver NK cells by Fas/Fas ligand and NKG2D/NKG2D ligand contributes to hepatocyte necrosis in virus-induced liver failure[J]. J Immunol,2010,184(1):466-475.

[19] Zhang Z,Zhang S,Zou Z,et al. Hypercytolytic activity of hepatic natural killer cells correlates with liver injury in chronic hepatitis B patients[J]. Hepatology,2011,53(1):73-85.

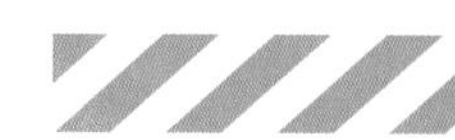

[20] Tjwa E T, van Oord G W, Heqmans J P, et al. Viral load reduction improves activation and function of natural killer cells in patients with chronic hepatitis B[J]. J Hepatol, 2011, 54(2): 209-218.

[21] Garg H, Sarin S K, Kumar M, et al. Tenofovir improves the outcome in patients with spontaneous reactivation of hepatitis B presenting as acute-on-chronic liver failure[J]. Hepatology, 2011, 53(3): 774-780.

[22] Wong V W, Wong G L, Yiu K K, et al. Entecavir treatment in patients with severe acute exacerbation of chronic hepatitis B[J]. J Hepatol, 2011, 54(2): 236-242.

[23] 中华医学会感染病学分会肝衰竭与人工肝学组，中华医学会肝病学分会重型肝病与人工肝学组. 肝衰竭诊疗指南[J]. 中华肝脏病杂志，2006，14(9)：321-324.

[24] 舒欣，徐启桓，陈旎，等. HBeAg 阴性乙型肝炎 ACLF 患者的临床特征及抗病毒治疗短期疗效[J]. 中华实验和临床病毒学杂志，2008，22(6)：481-483.

[25] 舒欣，徐启桓，陈旎，等. 恩替卡韦在乙型肝炎慢加急性肝功能衰竭中的应用[J]. 中华传染病杂志，2009，27(5)：281-286.

[26] 李永纲，陈良恩，陈国凤，等. 聚乙二醇化干扰素 α-2a 治疗慢性乙型肝炎患者免疫细胞 B7-H1 表达的特点及其临床意义[J]. 中华肝脏病杂志，2008，16(6)：421-424.

[27] 王敏，张玲霞，罗生强，等. 慢性乙型肝炎患者抗病毒治疗前后 HBV 特异性 T 细胞反应[J]. 中华实验和临床病毒学杂志，2005，19(4)：387-390.

[28] 宋春辉，杨斌，陈黎明，等. 恩替卡韦抗病毒治疗与慢性乙型肝炎患者外周血 Th1 及 Th2 细胞变化的研究[J]. 解放军医学杂志，2010，35(12)：1465-1467.

[29] 宋春辉，张纪元，石峰，等. 恩替卡韦治疗慢性乙型肝炎患者免疫功能变化的研究[J]. 国际流行病学传染病学杂志，2011，38(2)：82-86.

[30] 潘修成，杨帆，陈明，等. 替比夫定对慢性乙型肝炎患者外周血 $CD4^+$ $CD25^+$ 调节性 T 细胞动态变化的影响及其临床意义[J]. 中华肝脏病杂志，2008，16(12)：885-888.

[31] 张林，张大志，陈敏，等. 乙型肝炎 e 抗原阳性慢性乙型肝炎患者在替比夫定治疗期间外周血 Th1/Th2 型细胞因子水平的动态变化情况[J]. 中华肝脏病杂志，2009，17(3)：175-179.

[32] Zhou Y L, Wang X C, Wu Y T, et al. Relationship between HBeAg seroconversion with genotypes and HBV specific CTL in patients with chronic hepatitis B treated with Adefovir dipivoxil[J]. Chinese Journal of Experimental and Clinical Virology, 2011, 25(3): 220-223.

[33] 陈瑜，吴炜，李兰娟. 重型肝炎患者乙型肝炎病毒特异性细胞毒性淋巴细胞应答功能研究[J]. 中华肝脏病杂志，2006，14(9)：658-661.

[34] Rehermann B, Ferrari C, Pasquinelli C, et al. The hepatitis B virus persists for decades after patients' recovery from acute viral hepatitis despite active maintenance of a cytotoxic T-lymphocyte response[J]. Nature Medicine, 1996, 2(10): 1104-1108.

[35] Rehermann B, Lau D, Hoofnaqle J H, et al. Cytotoxic T lymphocyte responsiveness after resolution of chronic hepatitis B virus infection [J]. Journal of Clinical Investigation, 1996, 97(7): 1655-1665.

[36] Bush D H, Pamer E G. T cell affinity maturation by selective expansion during infection [J]. J Exp Med, 1999, 189(4): 701-710.

[37] Boni C, Penna A, Oqq G S, et al. Lamivudine treatment can overcome cytotoxic T-cell hyporesponsiveness in chronic hepatitis B: new perspectives for immune therapy[J].

Hepatology,2001,33(4):963-971.

[38] Yang L,Ma S,Hu X,et al. Presence of valine at position 27 of the hepatitis B virus core gene is associated with severe liver inflammation in chinese patients[J]. Journal of Medical Virology,2011,83(2):218-224.

[39] Zhou Y L,Wang X C,Wu Y T,et al. Influence of adefovir dipivoxil on HBV specific CTL in patients with chronic hepatitis B[J]. Chinese Journal of Experimental and Clinical Virology,24(5):362-363.

[40] 何登明,毛青,王宇明. 乙型肝炎病毒感染者血清 Th1/Th2 型细胞因子水平及意义[J]. 免疫学杂志,2004,20(5):408-409.

[41] Zou Z,Li B,Xu D,et al. Imbalanced intrahepatic cytokine expression of interferon-gamma, tumor necrosis factor-alpha, and interleukin-10 in patients with acute-on-chronic liver failure associated with hepatitis B virus infection[J]. J Clin Gastroenterol, 2009,43(2):182-190.

[42] 赖志伟,田东波,钟国权,等. 拉米夫定对慢性乙型肝炎患者血清 IFN-γ、IL-4 的影响[J]. 临床和实验医学杂志,2007,6(3):18-19.

[43] 彭丹红,龚环宇,刘振国,等. 核苷类似物抗病毒治疗对乙型肝炎肝硬化患者血清 Th1/Th2 型细胞因子水平的影响及临床意义[J]. 中西医结合肝病杂志,2011,21(3):145-147.

[44] 刘兴祥,陈勇,李晶,等. 慢性乙型肝炎患者外周血单个核细胞 IFN-γ、IL-6 水平变化与拉米夫定疗效的关系[J]. 检验医学,2006,21(4):373-375.

[45] 马萍,齐钧,王怡,等. 阿德福韦对 HBeAg 阳性慢性乙型肝炎患者 Th1 和 Th2 相关细胞因子的影响[J]. 临床肝胆病杂志,2008,24(1):24-25.

[46] 马振华,刘元元,牛俊奇,等. 乙型肝炎患者治疗过程中宿主的免疫应答[J]. 哈尔滨医科大学学报,2010,44(1):33-36.

[47] 邵颖. 阿德福韦酯对 CHB 患者血清细胞因子水平的影响及临床意义[J]. 传染病信息,2010,23(3):176-178.

[48] 邢同京,张廉,卢侨生,等. 慢性乙型肝炎用干扰素治疗的 Th1/Th2 应答[J]. 中华医学杂志(英文版),2001,114(9):921-924.

[49] 王健,项桂菊,王自林. 拉米夫定对 PBMC 及血清内 HBV-DNA 的阴转和细胞因子的诱导作用[J]. 中华微生物学和免疫学杂志,2005,25(12):1023-1026.

[50] 俞富军,何生松,张淑玲,等. 拉米夫定对慢性乙肝患者 TNF-α 影响的初步探讨[J]. 胃肠病学和肝病学杂志,2005,14(1):90-94.

[51] Song le H,Binh V Q,Duy D N,et al. Serum cytokine profiles associated with clinical presentation in Vietnamese infected with hepatitis B virus[J]. J Clin Virol,2003,28(1):93-103.

[52] Ye Y,Xie X,Xu J,et al. Involvement of Th17 and Th1 effector responses in patients with Hepatitis B[J]. J Clin Immunol,2010,30(4):546-555.

[53] Zhai S,Zhang L,Dang S,et al. The ratio of Th17 to Treg cells is associated with survival of patients with acute-on-chronic hepatitis B liver failure[J]. Viral Immunol, 2011,24(4):303-310.

[54] Zhang J Y,Song C H,Shi F,et al. Decreased ratio of Treg cells to Th17 cells correlates with HBV DNA suppression in chronic hepatitis B patients undergoing entecavir treatment[J]. PLoS one,2010,5(11):13869.

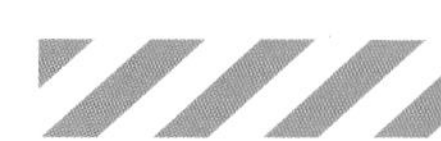

[55] 宁琴，武泽光，韩梅芳. 宿主免疫应答与乙型肝炎重症化[J]. 中华肝脏病杂志，2010，18(4)：246-251.

[56] Stoop J N, van der Molen R G, Kuipers E J, et al. Inhibition of viral replication reduces regulatory T cells and enhances the antiviral immune response in chronic hepatitis B [J]. Virology, 2007, 361(1): 141-148.

[57] Phillips S, Chokshi S, Riva A, et al. $CD8^+$ T cell control of hepatitis B virus replication: direct comparison between cytolytic and noncytolytic functions[J]. J Immunol, 2010, 184(1): 287-295.

[58] Zerbini A, Pilli M, Boni C, et al. The characteristics of the cell-mediated immune response identify different profiles of occult hepatitis B virus infection [J]. Gastroenterology, 2008, 134(5): 1470-1481.

[59] 黄春红，万谟彬，佘会元. 抗病毒治疗对慢性乙肝患者的免疫重建作用[J]. 山东医药，2011，51(16)：105-107.

[60] 王福生，张纪元. 将慢性乙型肝炎抗病毒治疗进行到底？——关于影响疗效和预后的机体免疫学因素[J]. 中华肝脏病杂志，2009，17(3)：164-166.

[61] 张南，夏杰，邓国宏，等. 慢性重型乙型肝炎预后影响因素分析及拉米夫定抗病毒治疗对患者生存的影响[J]. 传染病信息，2008，21(2)：92-94.

第六章

乙型肝炎重症化的其他影响因素

 内容提要

1. 宿主的许多因素可影响乙型肝炎重症化的发生和发展，主要包括性别、年龄、基础疾病（如酒精性肝病、脂肪肝、糖尿病、甲状腺功能亢进症、肾脏疾病、结核病、结缔组织病等），以及妊娠、外科手术等。

2. 肠道屏障功能受损和肠道微生态的改变可过度激活机体免疫系统，加重肝细胞凋亡、坏死，促进乙型肝炎重症化及其并发症的发生和发展。

3. 肝纤维化和肝硬化对乙型肝炎重症化的影响是全方位的：肝纤维化的原有病理改变、异常血流动力学、肝脏免疫状态、并发症（如感染和炎症反应）、肝细胞再生受抑均可影响慢性乙型肝炎重症化的发生、发展及预后。

4. 肝癌的病情进展、并发症的发生、治疗相关性损伤、发生 HBV 再激活等因素，均可引起进行性肝功能损害，导致慢性乙型肝炎重症化的发生和发展，并严重影响预后。

5. 在诱导乙型肝炎重症化发生的各种因素中，合并各种病原体感染（尤其是其他嗜肝病毒）最为常见；各种肝毒性的物质（包括化学物质、毒素、酒精、药物等）以及乙型肝炎病毒再激活均可引起乙型肝炎重症化。

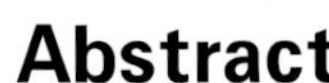 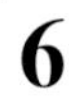

Abstract 6

1. Several host factors, including gender, age, underlying diseases (such as alcoholic liver disease, fatty liver, diabetes, hyperthyroidism, kidney disease, tuberculosis, connective tissue disease), pregnancy, surgery and so on, may influence the occurrence and development of severe hepatitis B.

2. Functional damage to the intestinal barrier and changes in microecology may excessively activate the immune system, aggravate liver cell apoptosis and necrosis, and promote the development of severe hepatitis B and its complications.

3. Liver fibrosis and cirrhosis have a major effect on the development of severe hepatitis B. Pathological changes in liver fibrosis, abnormal hemodynamics, liver immune state, complications (such as infection, inflammatory reaction), and inhibition of hepatocyte regeneration can all affect the occurrence, development and prognosis of severe chronic hepatitis B.

4. Liver cancer progression, complications of

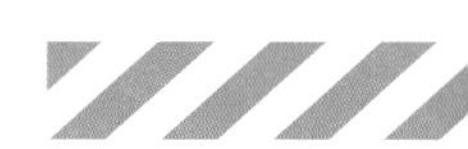

liver cancer, treatment related damage, and HBV reactivation can all cause progressive liver damage, leading to the exacerbation of chronic hepatitis B, and have a negative effect on patient prognosis.
5. Co-infection with other pathogens (especially other hepadnaviruses) is the most frequent factor inducing severe hepatitis B. Various hepatotoxins (including chemicals, toxins, alcohol, and drugs) and HBV reactivation can cause severe hepatitis B.

第一节　宿主特征与乙型肝炎重症化

宓余强　陈冬玲

一、性别、年龄与乙型肝炎重症化

(一)性别与乙型肝炎重症化

性别与乙型肝炎重症化的关系报道不一，部分研究认为性别与乙型肝炎重症化无明显相关性，但也有研究显示性别与乙型肝炎重症化有一定的相关性，男性比女性更容易发生慢性 HBV 感染而出现乙型肝炎重症化，乙型肝炎相关的肝衰竭患者中，男性要明显多于女性。近期有研究指出，男性与女性患者相比，更多的男性患者肝功能生物标志物的异常比例高于女性，男性表现出比女性更严重的肝损伤。Xie 等对我国西南地区 3171 例肝衰竭患者的研究发现，性别是影响慢加急性乙型肝炎肝衰竭患者发生和预后的重要因素。与女性相比，中年男性 HBsAg 携带者肝衰竭风险极高，HBV 相关肝衰竭中，男性占 87.6%，且预后较差。国外也有文献报道，男性比女性更容易发生慢性 HBV 感染，在这些 HBV 感染患者中男性更容易发展为乙型肝炎相关肝硬化、乙型肝炎相关肝癌，且有较高的死亡率。我国学者对肝癌发生的性别差异的研究也得出相同的结论，男性比女性更容易患肝癌。这可能与雄激素和雌激素的相反作用有关。

(二)年龄与乙型肝炎重症化

乙型肝炎的预后与年龄有明显相关性，年龄大于 40 岁的患者容易出现乙型肝炎重症化，年龄大于 60 岁的患者死亡率明显增加，且预后较差。彭思璐等对 120 例慢加急性乙型肝炎肝衰竭患者进行统计分析发现，年龄、PT、肝性脑病、电解质紊乱和并发症发生是 HBV 相关的 ACLF 患者预后的独立影响因素，生存组年龄 50 岁以上的比例和并发症发生率显著低于死亡组。在国外的研究报道中，也显示年龄是增加乙型肝炎重症化的危险因素之一。美国一项对表面抗原阳性肝癌患者(70%出生在亚洲)的回顾性研究显示，年龄每增长一岁，肝癌的发生率上升 5%。与此相似，在对阿拉斯加州当地人的研究中发现，年龄每增长一岁，肝癌的发生率上升 4%。另外，还有一部分研究发现年龄大于 60 岁较小于 60 岁的乙型肝炎患者死亡率明显升高。在一些国家的大型研究中也发现年龄与乙型肝炎患者的预后显著相关。

总之，40 岁以上的乙型肝炎患者，年龄越大，预后越差。大于 60 岁的乙型肝炎患者随着年龄的增加，死亡率也逐渐增加。然而，对 40 岁以下的乙型肝炎患者生存率报道不一致，按英国皇家学院有关紧急肝移植的标准，年龄小于 10 岁亦被列为预后不良因素。小儿感染 HBV 后，大多表现为无黄疸型肝炎、亚临床型肝炎和慢性 HBsAg 携带者，且因各脏器功能发育不完全，较成人更不易将 HBV 从体内清除，但发生慢性活动性肝炎和肝硬化者少见。老年人免疫力低下，故慢性重型肝炎一旦发生，则临床进展快、肝功能受损严重、并发症多、院内感染率高，预后极差。提高生存率的关键在于预防和早期诊断。

二、基础疾病与乙型肝炎重症化

(一)肥胖与乙型肝炎重症化

1997年,世界卫生组织(WHO)将肥胖明确宣布为一种疾病,并指出肥胖是当今全球危害人类健康的流行病之一,是一个主要的公共卫生问题。肥胖是一种基因高感者在环境因素作用下由于体脂调控网络的神经内分泌调节紊乱而出现的疾病。正常中国成人体重指数(body mass index,BMI)为18.5～23.9,BMI 24.0～27.9为超重,BMI≥28为肥胖。肥胖是发生脂肪肝、胃食管反流、胆石症、食管癌和结肠癌变的高危因素。近年来的研究表明,肥胖及相关性脂肪肝与肝纤维化、肝衰竭、肝癌的发生及病死率密切相关。慢性乙型肝炎(chronic hepatitis B,CHB)患者合并肥胖可增加肝纤维化、肝衰竭、肝癌的发生率和病死率。有文献报道,BMI增加是CHB患者发生显著肝纤维化的独立危险因素。Bondini等对64例CHB患者肝组织活检发现86%的患者合并有肝纤维化,39%为进展期肝纤维化(Ishak评分大于等于3),通过统计分析发现腹型肥胖(腰臀比值男性大于0.95,女性大于0.85)、HBV DNA、谷丙转氨酶(alanine aminotransferase,ALT)与肝纤维化的发生密切相关。Yu等对2093例HBsAg阳性的男性患者开展了一项前瞻性研究,发现肥胖、超重易引起HBV相关的肝衰竭、肝癌甚至死亡。

(二)酒精性肝病与乙型肝炎重症化

酒精性肝病(alcoholic liver disease,ALD)是由长期大量饮酒而导致的肝病。初期通常表现为脂肪肝,进而可发展成酒精性肝炎、肝纤维化和肝硬化。严重酗酒可诱发广泛肝细胞坏死,甚至引起肝功能衰竭。临床上,ALD常与乙型肝炎或丙型肝炎合并存在,酒精与HBV感染相互影响肝脏,起到叠加的致病作用。据临床研究及基础研究结果可知,乙醇(酒精)有如下几个方面的作用:①激活乙醇诱导细胞凋亡Caspase-3依赖的机制;②促进乙型肝炎病毒X蛋白激活肿瘤坏死因子-α;③激活体内免疫系统和补体;④抑制自然杀伤细胞。这些作用可引发抗病毒免疫反应的发生,提高病毒荷载能力,促进肝炎的发生与发展并加速肝纤维化,最终导致严重肝病。在病毒性肝炎的基础上饮酒或酒精性肝病患者并发肝炎病毒感染都可加速肝病的进展,患者将更容易发展为失代偿期肝硬化和肝癌,这种饮酒与肝炎的相关性在丙型肝炎病毒(hepatitis C virus,HCV)感染中尤为明显。

1. 酒精与肝脏

酒精对肝脏有明显的毒性作用,当人们大量饮酒时,酒精在体内代谢过程中会产生有害物质引发肝脏病变。一些地区流行病学调查发现,我国成人的酒精性肝病的发病率在4%左右。嗜酒者中90%以上发展为脂肪肝,10%～35%发展为酒精性肝炎,8%～20%的慢性嗜酒者演变为肝硬化,甚至肝癌。凡是导致肝损害的疾病都可减弱细胞内酒精的代谢反应,加重酒精及其代谢产物对肝脏的毒副作用。正常人肝脏重量为1200～1500 g,而在酒精性脂肪肝(alcoholic fatty liver disease,AFLD)时,肝脏重量常达2000～2500 g,病变严重的肝脏可达4000～5000 g。肝脏肿大色黄,显微镜下大泡性脂肪变是AFLD的主要脂变形式,泡大者有时可有4～5个肝细胞大。患者通常有长期习惯性或大量饮酒史,主观症状不明显,表现为非特异性消化不良,如胃肠胀气、食欲不振、乏力、精神萎靡、对水不耐受、右上腹对压力敏感(肝大)等。最常见的体征为肝大,肝脏边缘钝,质地柔软。实验室检查可见γ-谷氨酰转肽酶(GGT)增高,60%～70%的脂肪肝患者胆碱酯酶升高,ALT、谷草转氨酶(aspartate aminotransferase,AST)轻度升高,维生素B_6缺乏使ALT合成减少,而肝外组织AST增多,使得AST>ALT。超声表现为典型的“大白肝”,弥漫性细点回声、单点回声粗糙、回声递减。CT可观察到更大区域性和片状的脂变。

2. 酒精与HBV

肝炎病毒感染与乙醇(酒精)对肝脏损伤起协同作用,在肝炎病毒感染基础上饮酒,或在酒

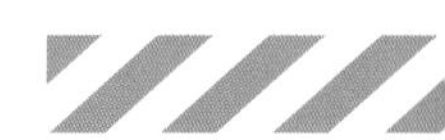

精性肝病基础上并发乙型肝炎病毒（HBV）或丙型肝炎病毒（HCV）感染，都可加速肝病的发生和发展。嗜酒者 HBV 感染机会增多，且 HBV 感染又可加重肝损害，出现黄疸，ALT、AST 及碱性磷酸酶（alkaline phosphatase，ALP）升高，更容易导致肝硬化、肝癌的发生。患有酒精性脂肪肝的患者如果合并乙型肝炎病毒感染，那么患者肝癌的发病率将会大大增加，并且发展为肝癌的时间比单纯乙型肝炎病毒感染的时间更短。我国的一些学者研究发现，酒精性肝病患者血清 HBsAg 阳性率（30.1%）显著高于单纯性嗜酒者（11.4%），而酒精性肝硬化及肝硬化合并肝癌患者血清 HBsAg 阳性率更高，分别为 31.5%和 40.7%。另外，还有一些研究发现，在酒精性肝病组中，从酒精性脂肪肝、酒精性肝炎向酒精性肝硬化、肝癌发生及发展过程中，血清 HBsAg 阳性率逐渐升高。因此，对 CHB 伴 AFLD 患者的诊治应给予高度重视。

总之，AFLD 患者若能坚持戒酒，低脂、高蛋白质饮食辅以适当锻炼，降脂治疗，其预后良好。AFLD 叠加 HBV 感染，两者可相互影响加快疾病进展，致使乙型肝炎重症化。CHB 合并 AFLD 的治疗方法与单纯性 AFLD 相似，但原则上不能使用糖皮质激素，因其可诱导病毒复制导致肝炎活动加剧。建议患者彻底戒酒，多数患者肝功能损害可逆转。虽然至今尚无酗酒促进 HBV 复制的报道，但多项研究已证实酗酒能影响干扰素抗 HCV 的疗效，所以只有在患者彻底戒酒后，如符合抗病毒指征方可考虑干扰素、恩替卡韦/替诺福韦等抗病毒治疗。

（三）非酒精性脂肪性肝病与乙型肝炎重症化

非酒精性脂肪性肝病（non-alcoholic fatty liver disease，NAFLD）是由除酒精和其他明确的肝脏损害因素外引起的临床病理综合征，其主要特征是弥漫性肝细胞大泡性脂肪变。NAFLD 包括单纯性脂肪肝、非酒精性脂肪性肝炎（NASH）以及 NASH 相关的肝硬化和肝细胞癌。世界卫生组织已将 NAFLD 纳入代谢综合征（metabolic syndrome，MS）。NAFLD 是目前全球最常见的慢性肝病，NAFLD 在普通成年人中的患病率为 6.3%～45%，且患病率存在地区差异，中东地区和南美洲 NAFLD 的患病率最高，非洲最低，包括中国在内的亚洲多数国家 NAFLD 患病率处于中上水平（＞25%），这与不同地区的生活质量以及饮食习惯有很大的关系。临床上 CHB 合并 NAFLD 的患者越来越多。欧洲及中东地区 CHB 合并 NAFLD 的发病率为 18%～62%，亚太地区为 14%～17%，而在我国，31.8%的 CHB 患者合并有 NAFLD。肝细胞脂肪变性增加 CHB 患者肝脏损伤，HBV 与 NAFLD 共同加重肝细胞炎症反应，促使乙型肝炎重症化。

1. 脂质代谢与肝脏

肝脏是脂类代谢的中心，能合成和储存各种脂类，以满足机体的需要。当脂肪累及 33%以上肝细胞时，B 型超声、CT 等影像学检查可呈现典型的脂肪肝表现。NAFLD 主要由肥胖和胰岛素抵抗所引起，其发生、发展较为复杂，大致可分为三个阶段：第一，体内脂肪的增加和胰岛素抵抗导致肝内脂肪沉积致使肝脂肪变性，此即单纯性脂肪肝；第二，脂肪氧化或氧化应激、细胞因子损伤等导致脂肪性肝炎；第三，脂肪性肝炎可因细胞周围纤维化和中央静脉周围纤维化进展，桥接纤维化形成，导致肝小叶结构改建、假小叶和再生结节形成，最终发生脂肪性肝硬化（图 6-1）。

NAFLD 的肝组织学改变与 AFLD 相似，为此，1980 年 Ludwig 正式将组织学上与酒精性肝炎类似但无酗酒史的病理学状态称为 NASH。现在认为 NASH 是 NAFLD 发展为肝硬化的中间阶段，慢性 NASH 及亚急性 NASH 已被公认为肝硬化前期病变，但常见的非活动性 NASH 除外。患者无长期习惯性或大量饮酒史，起病隐匿，一般多呈良性经过，临床症状轻微且无特异性。即使已发生脂肪性肝炎，有时症状仍可缺如，故多在评估其他疾病或健康体检做肝功能及影像学检查时被发现。部分慢性脂肪肝患者在其漫长的病程中，除可能有其基础疾病和诱因的相关表现外，有时可出现肝区隐痛、腹胀、疲乏无力、食欲减退等症状。

2. NAFLD 与 HBV

慢性丙型肝炎患者发生 HCV 基因 3 型感染时，肝脂肪变性主要与 HCV 有关；而在 HCV

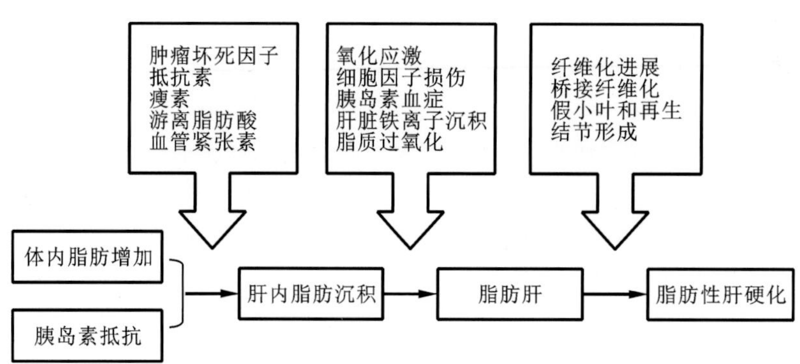

图 6-1　NAFLD 形成机制

基因 1 型、4 型感染时,肝脂肪变性主要与代谢因素相关。目前大多数研究显示肝细胞的脂肪变性与 BMI、总胆固醇(total cholesterol,TC)、甘油三酯(triglyceride,TG)、空腹血糖(fasting blood glucose,FBG)、低密度脂蛋白(low density lipoprotein,LDL)等有关,而与是否感染 HBV 无明显相关性,甚至有研究显示患乙型肝炎可降低患 NAFLD 的风险。目前 HBV 感染与肝脂肪变性之间的关系并不明确。Meta 分析显示,在 HBV 慢性感染患者中脂肪肝的患病率较 HCV 感染患者低,而与正常人群无差异,但 HBV 载量与脂肪肝的发生呈负相关,提示 HBV 感染可能降低脂肪肝的发生率。宓余强等的研究指出肝脂肪变性影响 CHB 患者肝组织内 HBsAg、HBcAg 的表达,随着肝脂肪变性的出现及加重,HBsAg、HBcAg 的表达及肝组织损伤程度均呈下降趋势。尽管肝脂肪变性促进慢性丙型肝炎患者肝纤维化进展已成定论,但肝脂肪变性与 CHB 患者肝组织学损害的相关性仍存在争议。Peng 等报道肝脂肪变性与 CHB 患者肝纤维化的进展无显著关系。而泰国学者则报道,HBV 慢性感染的患者中合并非酒精性脂肪性肝炎与肝纤维化的进展相关。鉴于肝纤维化程度是 CHB 患者转归的重要预测因素,与 CHB 共存的肝脂肪变性是否影响肝病进程,尚需进一步研究证实。肝细胞脂肪变性对 CHB 患者抗病毒治疗效果的影响如何,目前报道结果不一。有研究指出,肝细胞脂肪变性对恩替卡韦或替诺福韦抗病毒治疗没有任何影响,也不影响聚乙二醇干扰素 α 的抗病毒治疗效果。亦有临床数据显示,与单纯 CHB 患者相比,抗病毒治疗期间合并 NAFLD 的 CHB 患者通常生化应答较差。Li 等用普通干扰素治疗不同程度肝脂肪变性的 CHB 患者,结果发现肝脂肪变性程度越低,患者对短效干扰素的应答越佳。同样,Chen 的研究也表明 CHB 合并 NAFLD 的患者对恩替卡韦的应答率与单纯 CHB 患者相比较低。

总之,单纯性脂肪肝与 CHB 患者的病情进展和治疗效果之间的关系存在争议,活动性的 NASH 可加重乙型肝炎疾病进展,导致乙型肝炎重症化。慢性 HBV 感染合并 NAFLD 的患者常有 ALT、AST 异常,肝炎活动的病因判断应谨慎,非活动性或低滴度 HBV 感染者肝损害原因更可能与共存的 NAFLD 有关。CHB 合并 NAFLD 的患者需通过减肥和改善胰岛素抵抗等措施减少肝脏脂肪沉积,以预防潜在的代谢紊乱及动脉硬化性心脑血管并发症。对于肥胖和超重的 CHB 患者,积极降低体重指数和抗病毒治疗有利于减少乙型肝炎重症化的发生。

(四)糖尿病与乙型肝炎重症化

糖尿病是一组胰岛素分泌缺陷和(或)其生物学作用障碍引起的以高血糖为特征的代谢性疾病。按发病机制主要分为 1 型糖尿病(胰岛素依赖型)和 2 型糖尿病(非胰岛素依赖型)。肝脏是糖代谢的重要器官,同时也是重要的内分泌器官,糖尿病与慢性肝病之间存在紧密的联系。发生肝病时常合并有 2 型糖尿病或肝源性糖尿病。HBV 或 HCV 感染为慢性肝病的常见病因,在慢性肝病存在的条件下糖尿病能加重肝病的进展,糖尿病是 HBV 相关的肝硬化、肝衰竭、肝癌发生的危险因素,易致乙型肝炎重症化。

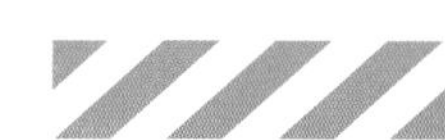

1. 糖尿病与慢性肝病

糖尿病与慢性肝病相互影响，肝病可引起糖代谢障碍，糖尿病也可使肝病加重。全球范围内相比于糖尿病在健康人群中1%左右的发病率，慢性肝功能障碍患者中糖尿病发病率明显升高，尤其在肝硬化患者中，48.5%～76.3%存在糖耐量减退，发展为糖尿病的比例为20%～30%。1型糖尿病主要与血色病和自身免疫性肝炎相关，2型糖尿病主要与NAFLD、肝硬化和肝癌相关。肝脏是胰岛素降解的主要器官，重型肝炎时肝细胞对胰岛素的灭活减弱，胰岛素浓度明显增高，高胰岛素血症致使胰岛素受体亲和力下降，靶细胞表面暴露的受体数量减少，胰岛素受体作为刺激信号传递者的有效性降低，引起糖代谢紊乱而升高血糖水平。同时血色病、NAFLD及各种原因所致肝炎、肝硬化等均可影响糖代谢，即引起糖尿病，又称肝源性糖尿病，以空腹血糖正常或轻度异常和糖负荷后高血糖伴高胰岛素血症为特征。

2. 糖尿病与乙型肝炎病毒

大量流行病学研究有力地证明，2型糖尿病患者中慢性丙型肝炎的发病率较普通人群高，并有证据表明HCV感染参与糖尿病的发生及发展。然而，HBV感染与糖尿病发生的确切关系尚不明了。近期的一项关于糖尿病患者HBV感染风险Meta分析指出，糖尿病患者比无糖尿病患者更易感染HBV，糖尿病可能是HBV感染的危险因素。但多数研究认为糖尿病的发生与HBV感染无明显相关性，HBV感染并不能增加糖尿病的风险。另一项Meta分析结果提示HBV感染不是2型糖尿病的独立危险因素，乙型肝炎肝硬化患者、非肝硬化慢性乙型肝炎患者、HBV携带者和非HBV携带者发生2型糖尿病的风险是逐渐下降的，提示肝硬化的发展可能增加2型糖尿病肝硬化的发病率。一项来自中国的研究认为，当2型糖尿病患者合并HBV感染时，HBV可持续对肝脏造成损害，影响肝糖原的合成、分解及糖异生作用，导致空腹血糖偏低、餐后血糖较高，血糖波动较大，但HBV对胰岛β细胞分泌胰岛素的功能无明显破坏。另一项来自意大利的Meta分析显示：糖尿病可减弱HBV的疫苗接种效果。

3. 糖尿病与肝硬化、肝癌和急性肝衰竭

越来越多的数据表明，糖尿病作为肝硬化、肝癌、急性肝衰竭的独立预测因素，能增加肝硬化、肝癌、急性肝衰竭的发病率和死亡率，加重CHB患者疾病进展，易致乙型肝炎重症化。

1)糖尿病与肝硬化

根据意大利的一项研究，合并糖尿病的肝硬化、肝癌患者5年死亡率比没有合并糖尿病的患者高2.5倍。同样，另一项对等待肝移植合并有糖尿病或难治性腹水的患者生存率的研究发现，糖尿病为肝硬化患者死亡率的一个独立预测因素，那些合并糖尿病和难治性腹水的肝硬化患者1年和2年的生存率分别为32%和18%，而只合并难治性腹水无糖尿病的患者生存率分别为62%和58%。王佳勇等将137例乙型肝炎肝硬化患者按是否合并糖尿病分成糖尿病组和非糖尿病组进行分析，糖尿病组患者的1年、3年和5年生存率分别为88.64%、61.36%和20.45%，均低于非糖尿病组(97.85%、80.65%和40.86%)，与非糖尿病组患者比较，糖尿病组患者更易出现腹膜炎、肝性脑病等不良并发症，总发生率高达45.45%，高于非糖尿病组(25.81%)，提示糖尿病是影响乙型肝炎肝硬化患者生存状况的独立危险因素，也有文献报道，CHB患者的肝纤维化主要由HBV所致，而并非胰岛素抵抗。以上结果说明糖尿病对CHB患者肝硬化的发生及发展起重要作用，使肝硬化患者并发症的发生率及死亡率升高。糖尿病影响肝硬化患者生存状况的主要作用机制如下：①糖尿病患者体内多存在炎症反应，高血糖状态能够诱导炎性介质的合成和分泌，增加肝脏氧化应激反应，更易诱导肝脏充血和门静脉高压，促使肝硬化病情发展；②胰岛素抵抗引起的糖尿病能够刺激瘦素产生，增加游离脂肪酸的数量，从而加重肝脏功能损害，直接促进肝硬化的发展；③胰岛素能够与相应受体结合，活化丝裂原活化激酶，诱导胰岛素受体底物磷酸化，加速肝癌细胞增殖；④糖尿病的发生在一定程度上增加p53抑癌基因的突变率，而p53抑癌基因的突变能够增加肝细胞癌化的风险；⑤刺激胰岛素样生长因子1的合成和分泌,促进癌细胞增殖,减少癌细胞的凋亡,从而加速肝癌发生等。

2)糖尿病与肝癌

2型糖尿病能促进CHB患者肝癌的发生。Wang等搜索了从美国国立医学图书馆1966年1月至2010年7月和荷兰医学文摘数据库1974年1月至2010年7月公开发表的25篇关于糖尿病与肝癌的文章,通过系统综述和Meta分析发现25项研究中有18项研究显示糖尿病与肝癌发生显著相关。Balkau等做的前瞻性研究发现患有糖尿病时高胰岛素血症可使肝癌的发生率增加3倍,合并酗酒或肝炎病毒感染时肝癌的发生率上升4.2～4.8倍。肝源性糖尿病合并HBV或HCV感染及酒精性肝硬化患者肝癌的发生率增加10倍。Chen等对21项队列研究和24份报告的Meta分析结果提示,35202名受试者共发现2528例肝癌病例。慢性肝病患者发生肝癌合并2型糖尿病的总相对危险度为1.86(95%CI为1.49～2.31),HCV感染患者为1.90(95%CI为1.37～2.63),肝硬化患者为1.93(95%CI为1.35～2.76),乙型肝炎患者为1.69(95%CI为0.97～2.92)。HCV感染或肝硬化合并2型糖尿病的患者比不合并糖尿病的患者更易发生肝癌。

糖尿病致肝癌发生的具体机制尚不清楚。高胰岛素血症、脂肪分解增加、肝细胞脂肪聚集和氧化应激均可导致肝癌。糖尿病相关的高胰岛素血症和肝脏炎症可促进肝癌形成。胰岛素抵抗所致的脂质过氧化,可产生某些副产物,如4-HNE可能参与了p53肿瘤抑制基因的突变。同时,糖尿病致肝脏炎症过程中上调TNF-α等前炎症因子,亦可通过抗细胞凋亡或活化NF-κB进一步上调前炎症因子来诱导肿瘤的发生。上述机制尚在研究过程中,仍需进一步验证。

3)糖尿病与急性肝衰竭

有研究显示,糖尿病合并肝硬化的患者最常见的死亡原因并非糖尿病的并发症,而是肝衰竭。糖尿病能增加急性肝衰竭的发生风险。El-Serag等调查发现糖尿病患者急性肝衰竭的发生率每年约为2.31/10000,而没有糖尿病的人群中急性肝衰竭发病率每年约为1.44/10000,糖尿病能使急性肝衰竭的发病风险增加1.5倍。急性肝衰竭可能由口服降糖药的肝毒性所引发:噻唑烷二酮类药物曲格列酮的化学组成决定了其具有肝细胞毒性,试验也证实了它可通过DNA断裂、细胞核浓缩等使肝细胞凋亡。另外,曲格列酮也可增加药物间的反应。有报道阿卡波糖可引起特发性肝衰竭,但有一定的人群聚集性。此外,可能是糖尿病所致的肝损害增加了易感性,易被药物、内毒素、环境等因素触发,具体机制还需进一步研究。

总之,糖尿病尤其是未控制的糖尿病,与乙型肝炎重症化紧密相关。对于CHB合并糖尿病的患者,密切监测血糖水平和积极抗病毒治疗有利于减少肝硬化、肝癌、肝衰竭等严重并发症的发生率和降低死亡率。病毒性肝炎相关性糖尿病患者首先要治疗基础肝病,有条件抗病毒治疗的患者应及时进行规范抗病毒治疗,重视保护肝功能,同时积极控制高血糖。肝功能不稳定或肝病较重的患者要首选胰岛素治疗,因为胰岛素不但可有效降低血糖,还有利于肝细胞修复和肝功能恢复。肝病和糖尿病较轻的患者通过饮食治疗、适当运动和口服降糖药也可较好地控制血糖。

(五)甲状腺功能亢进症与乙型肝炎重症化

甲状腺功能亢进症(简称甲亢),是由多种原因引起的甲状腺激素分泌过多的一种常见内分泌疾病,大多与自身免疫因素有关,常可累及全身多个系统(尤其是心血管和神经系统),也可以累及肝脏,引起肝功能损害,甚至肝硬化,即甲亢性肝病。对于CHB或慢性丙型肝炎患者,用干扰素治疗可导致甲状腺功能紊乱,尤其是慢性丙型肝炎患者。目前关于甲亢与CHB相关的报道较少,甲亢与HBV感染无明显相关性,甲亢与HBV感染都可单独导致肝损害,CHB合并甲亢更易加重肝损害。

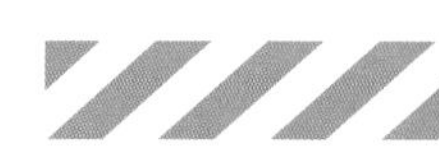

1. 甲状腺激素与肝脏

肝脏对甲状腺激素的摄取和代谢：血液中的甲状腺激素几乎均与血清蛋白结合，仅有极微量为游离型。肝细胞内所含甲状腺激素结合蛋白与血清蛋白竞争性摄取甲状腺激素，病毒性肝炎时甲状腺激素与血清蛋白结合减弱，肝细胞对甲状腺激素的摄取相应增强。甲状腺激素的代谢主要在肝内进行：脱碘酶将甲状腺素(T4)分解为三碘甲状腺原氨酸(T3)，血液中的 T3 主要在肝内转化而来；未脱碘的 T4 在肝内与葡萄糖醛酸结合由胆汁排出，丙硫氧嘧啶与苯巴比妥可以促进此种结合。肝病时血清甲状腺激素水平大概出现两种趋势，即慢性肝病时可出现低 T3、高反三碘甲状腺原氨酸(rT3)，而急性肝炎时易出现高 T3、高 T4。尽管如此，这种患者并没有甲状腺功能亢进或低下的症状，甲状腺功能正常。最突出的临床表现是发生非甲状腺疾病综合征(non-thyroid illness syndrome，NTIS)，即低 T3 综合征。近期的一项研究显示，肝衰竭患者与慢性肝炎患者相比，血清游离三碘甲状腺原氨酸(FT3)、促甲状腺激素(TSH)、白蛋白水平下降，总胆红素、INR、血肌酐、血清游离甲状腺素(FT4)水平升高，肝衰竭伴 NTIS 者死亡率明显高于不伴 NTIS 者，且 FT3 与 MELD 评分呈负相关。甲状腺激素对肝脏的作用：生理状态下，甲状腺激素间接或直接地作用于肝脏的甲状腺受体，与肝脏发生联系，但不会产生肝损害。甲状腺激素对肝脏的作用主要表现如下：①促进蛋白质合成与分解；②促进肠道对葡萄糖的吸收、肝细胞对葡萄糖的摄取及肝糖原的合成；③加速脂肪氧化和分解，促进肝脏胆固醇降解，加速胆固醇向胆汁中排出；④促进凝血因子的合成与降解；⑤甲状腺激素亦可促进药物及其他激素代谢。甲亢患者因糖类储存不足，蛋白质消耗，肝糖原和蛋白质储存减少，抗损伤的保护效应降低，故甲亢时常见血糖升高、糖尿和糖耐量减低。同时甲亢也可引起肝功能损害甚至肝硬化，即甲亢性肝病。

2. 甲亢与 HBV

文献报道，采用干扰素治疗的 CHB 患者比慢性丙型肝炎患者发生甲状腺疾病的可能性要小，可能是因为 HCV 感染本身与甲状腺功能紊乱有关，但目前尚未发现甲亢与 HBV 感染相关。甲亢可对肝脏产生不良影响，肝脏受损害时，肝功能可能不正常，临床上可有肝大，甚或出现黄疸，即发生甲亢性肝病。临床上患者除了甲亢原发症状如高代谢、高兴奋和甲状腺肿大及眼突外，还有肝病的特点，可出现肝区疼痛、全身瘙痒、尿色深黄、皮肤黄染、大便次数增多等。体检可发现肝大，肝大的程度与病程长短有关，病程 3 年以上者，肝大可占 25%。实验室检查可见到血清 T3、血清 T4、甲状腺摄^{131}I 率、ALT、胆红素、ALP 水平等增高。出现甲亢危象时，黄疸是相当常见的表现。有报道称，出现黄疸和血清胆红素水平不断升高，也可作为病情预后不佳的重要指标。与甲亢性肝病比较，合并 CHB 的甲亢患者临床症状通常较重、黄疸深、肝掌/蜘蛛痣多见，虽然甲亢与 HBV 感染无明显相关性，但两者都可单独导致肝损害，致使疾病进展，CHB 合并甲亢者更易出现乙型肝炎重症化。对于甲状腺激素所致肝损害的治疗原则仍以控制甲亢为主，同时，适当辅以保肝药物，此时可增加维生素用量。抗甲状腺药物的每日使用剂量应酌量减少，可为通常用量的 1/2 或 2/3，如考虑肝病是由抗甲状腺药物引起者，建议治疗药物首选甲巯咪唑，因为有文献报道丙硫氧嘧啶有一定的肝毒性，可引起成人及儿童肝衰竭甚至导致死亡。一般甲亢有肝损害者，甲亢的治疗可用硫脲类抗甲状腺药物，也可选放射性碘治疗，如患者黄疸表现严重，应在黄疸好转后，再安排放射性碘治疗较为安全。对于甲亢合并 HBV 感染的患者，抗病毒治疗不宜使用干扰素，可选用核苷(酸)类似物。

(六)肾脏疾病与乙型肝炎重症化

肾脏疾病可否致 CHB 患者肝损害目前看法不一，一般情况下肾脏疾病不伴有肝损害，但某些严重的肾脏疾病可能导致 CHB 患者的肝损害加重，使乙型肝炎重症化。

1. HBV 相关肾炎

HBV 相关肾炎(hepatitis B virus associated glomerulonephritis，HBV-GN)是 HBV 感染

者重要的肝外表现,最常见的病理类型是膜性肾病,其次为膜增生性肾炎及系膜增生性肾炎。一般HBV-GN并不会加重乙型肝炎患者肝病的进展,但严重的肾损害也可导致肝脏负担加重,使乙型肝炎重症化。HBV-GN多见于青少年。目前认为HBV-GN的主要发病机制如下:①免疫复合物沉积于肾小球造成免疫损伤;②自身免疫因素;③病毒直接感染肾脏细胞;④免疫缺陷及遗传因素。HBV-GN肾活体组织的病理分类如下:①膜性肾小球肾炎,基底膜弥漫性均匀增厚;②系膜增生性肾小球肾炎,肾小球系膜病伴血管间质细胞增生。HBV感染还可能与局灶性肾小球硬化、微小病变性肾病和IgA肾病相关。HBV-GN的临床表现与相同病理类型的原发性肾小球肾炎相似。水肿、疲乏是肾炎的典型表现,常在CHB发病后出现。另外,HBV-GN有如下特点与特发性膜性肾病不同:少数患者临床表现可以由肉眼血尿、镜下血尿到轻重不一的蛋白尿;发病初期患者血清C3、C4和C1q水平降低,患者循环免疫复合物增多,且证实此复合物中含有HBsAg或HBeAg。一般在肾炎发病6个月后血清补体水平会逐渐回升。从长期追踪研究中发现,持续大量的蛋白尿会导致肾小球硬化,HBV的抗原持续在肾小管上皮细胞表达会吸引炎性细胞的浸润并使肾小管向重塑化和纤维化方向发展,最终可导致终末期肾衰竭,使乙型肝炎重症化。HBV-GN治疗的关键在于抗病毒治疗和减少蛋白尿。糖皮质激素和免疫抑制剂在减少蛋白尿上虽有时可获短期效果,但它们会抑制免疫系统,激活HBV复制,进而导致肾功能恶化,故不宜用于HBV-GN的治疗。所以,抗病毒治疗在HBV-GN的治疗中显得尤为重要,推荐使用强效、低耐药的药物。对于已经存在肾脏疾病及其高风险的CHB患者,应尽可能避免应用阿德福韦或替诺福韦。对于存在肾损害风险的CHB患者,推荐使用替比夫定或恩替卡韦治疗。

2. 血液透析

尽管血液透析对CHB患者通常不引起肝病症状或体征,但是它与肝损害密切相关。一项来自意大利北部多个血液透析中心的727例长期血液透析患者的统计分析显示:HBsAg阳性的患者比HBsAg阴性的患者AST和ALT水平高,同时血液透析患者感染HBV也能引起GGT水平的升高。另外,血液透析作为肾脏的替代治疗能增加CHB患者的死亡率。Jha等对53例患者进行为期超过4年的血液透析随访研究显示:HBsAg阳性的患者比HBsAg阴性的患者死亡率高(72.7%(8/11)vs. 21.4%(9/42)),肝衰竭在HBsAg阳性的患者也比HBsAg阴性的患者发生率高(36.4%(4/11)vs. 0(0/42))。

3. 肾移植

肾移植是否对CHB患者的生存率有影响也是一个有争议的话题。早期的一些短期随访研究表明,肾移植对HBsAg阳性和HBsAg阴性患者的预后并没有明显差别。相比之下,随后的大样本和长期(5～15年)的随访研究发现,HBsAg阳性的患者肾移植后预后不佳。有研究报道,HBsAg阴性比HBsAg阳性或抗HCV抗体阳性患者10年生存率高(80% vs. 55%和65%)。随后一份Meta分析显示HBV感染为CHB患者肾移植后死亡的独立危险因素。

另外,在肾移植后免疫抑制剂的应用可能会通过各种机制导致HBV重新激活和复制,如免疫抑制剂硫唑嘌呤可以刺激肝细胞内的HBV复制,磷酸酶抑制剂也可以直接刺激HBV复制。建议在一般情况下,HBV感染的肾移植受者尽量避免使用干扰素治疗,所有HBsAg阳性的肾移植受者应采用替诺福韦、恩替卡韦预防治疗。

4. 其他

其他一些肾脏疾病如多囊肾、肾肿瘤、急性肾衰竭、慢性肾衰竭、黄色肉芽肿肾盂肾炎等都可以导致肝损害,使CHB患者肝病进一步发展。

(七)结核病与乙型肝炎重症化

近年来,结核病发病率有明显增高趋势,HBV携带合并结核分枝杆菌感染者不断增多,给抗结核治疗带来很大困难。患者在抗结核治疗前应进行乙型肝炎三系的筛查,如果HBsAg阳

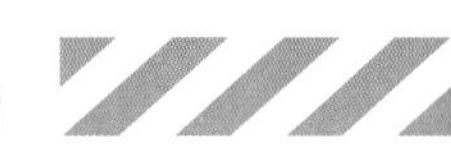

强度等改变，造成机体免疫系统对病毒识别、结合和清除能力改变，病毒感染及肝脏炎症损伤持续，或免疫反应过强，肝脏炎症损伤扩大。庞增等报道 HBeAg 阴性的乙型肝炎患者比 HBeAg 阳性乙型肝炎患者更易重叠感染 HEV，这表明前 C 区病毒变异者可能更容易重叠感染 HEV。此外尚有研究报道慢性乙型肝炎重叠感染 HEV 可能与人类白细胞抗原（human leucocyte antigen，HLA）基因多态性及肝细胞凋亡相关，还有待进一步研究证实。

2. HBV 和 HAV 重叠感染

与 HEV 感染者不同，HAV 感染者可获得保护性抗体，慢性乙型肝炎重叠感染 HAV 的发病率很低（1.4%），且症状很轻，预后大多较好，极小部分可导致肝病急性发作，肝细胞炎症坏死更加严重，可发展成重型肝炎。导致重症化的机制尚不太清楚，其原因可能是，慢性乙型肝炎患者多存在细胞免疫功能缺陷，导致患者长期不能清除体内病毒，在此基础上，容易重叠感染 HAV。重叠感染 HAV 的慢性乙型肝炎患者在原有慢性肝损害和肝功能不良的情况下，一方面，HAV 可直接破坏肝细胞，使肝脏再一次遭受累加性损伤。另一方面，TNF-α 等细胞因子也参与了诱发肝细胞坏死的过程。病毒的直接作用和细胞因子诱导的免疫损伤造成肝细胞广泛受损，肝功能迅速恶化，导致乙型肝炎重症化。

3. HBV 和 HCV 重叠感染

由于慢性乙型肝炎患者外周血中 $CD4^+$ T 淋巴细胞及肝内 HBV 特异性 $CD8^+$ T 淋巴细胞数量减少，多存在细胞免疫功能缺陷，导致患者长期不能清除体内病毒，在此基础上，很容易重叠感染 HCV。乙型肝炎患者重叠感染 HCV 后，HCV 可促进乙型肝炎向慢性化、重症化方向发展。通过对慢性 HBV 和 HCV 重叠感染及单独 HBV 感染的病例进行血清学及病理学研究发现：HBV 和 HCV 重叠感染组比 HBV 单独感染组有更高的重症化发生率（其分别为62.5%、27.1%，$p<0.01$）。HBV 和 HCV 重叠感染引起的慢性肝炎表现为多种多样的免疫状态，免疫状态将影响治疗的选择。比如树突状细胞对 HBV、HCV 抗原提呈能力低下，导致病毒持续感染，不能被清除。HBV 和 HCV 重叠感染，对肝细胞的损害加重，加速乙型肝炎的重症化。其机制可能与两种病原均可诱导机体免疫反应，介导肝细胞损伤，形成叠加效应有关。另外，细胞因子也参与了肝细胞受损过程。其确切机制目前尚少研究，有待进一步研究阐明。

4. HBV 和 HDV 重叠感染

HDV 是一种缺陷病毒，它只能存在于 HBV 感染者中，借助 HBV 才能复制。HBV 和 HDV 重叠感染在我国虽然发生率较低，但重叠感染者肝损伤程度较单纯感染者重，可能因为两种病毒感染存在累加、协同作用，也可能导致机体免疫功能改变而加重了肝脏损伤。

5. HBV 和 CMV 重叠感染

非嗜肝病毒引起肝脏损伤，从轻微的或持续性 ALT 水平升高到急性肝炎，甚至偶发的肝衰竭或暴发性肝炎均有报道，临床表现与典型的嗜肝病毒感染难以区分。健康成人 CMV 抗体阳性检出率达到 50%以上，健康成人感染 CMV 肝炎通常是自限性的。人类 CMV 感染的发生往往与宿主免疫功能低下密切相关，在慢性乙型肝炎病例中亦有较高的发生率。CMV 活动性感染与慢性乙型肝炎的病情轻重呈正相关，病情越重，CMV 感染发生率越高。这可能是因为 CMV 感染好发于免疫力受损的宿主，反过来又可加重宿主的免疫抑制和（或）免疫紊乱状态。再者，CMV 本身可直接致肝细胞损伤，加重肝脏病理变化，尤其对毛细胆管系统影响更为明显。CMV 感染与 HBV 复制之间的关系目前尚难定论。研究表明，CMV 感染可降低淋巴细胞对抗原和丝裂原的应答反应及自然杀伤（natural killer，NK）细胞的功能，并间接使细胞因子网络调节功能失调，且 CMV 的某些结构可干扰宿主细胞 MHC Ⅰ类抗原的表达。所有这些均可阻碍机体对 HBV 的清除。HBV 和 CMV 重叠感染的后果既抑制了宿主免疫反应，有利于 HBV 的复制，又影响了细胞因子网络调节功能，而使得机体更难清除 HBV，诱发乙型肝炎重症化。Hu 等研究发现，100 例感染 HBV 的慢加急性肝衰竭患者中 5 例出现 CMV DNA 阳性，

HBV DNA 定量<1000 IU/mL 的患者发生 CMV 感染的概率更高,CMV DNA 阳性的患者 ALT 水平更高。

6. HBV 和 EBV 重叠感染

EB 病毒分布广泛,成人感染率超过 90%,并终生携带,多数为亚临床感染,EB 病毒感染后可潜伏于体内,其与机体免疫力保持平衡,一旦免疫力下降,就有再活动的可能。HBV 感染可引起肝脏功能逐渐受损、机体免疫力逐渐下降,潜伏于体内的 EB 病毒再活化,EB 病毒活化后进一步加重肝脏损害,加重机体免疫功能失调,致使肝炎病情迁延不愈。EB 病毒损伤肝细胞的机制有报道认为是通过 EB 病毒感染细胞后的脂质过氧化反应产生的自由基亢进,从而产生毒性作用导致肝细胞的损伤,而 EB 病毒本身对肝细胞并没有直接的杀伤作用。Hu 等报道 100 例感染 HBV 的慢加急性肝衰竭患者中 23 例出现 EBV DNA 阳性,年龄大特别是 60 岁以上是 EB 病毒感染的危险因素,EB 病毒感染患者较未感染者白蛋白水平更低,Child-Pugh 评分更高。

(二)合并 HIV 感染

人类免疫缺陷病毒(human immunodeficiency virus,HIV)和乙型肝炎病毒的传播途径相似,包括性传播、静脉注射毒品传播、多次输血传播、围生期垂直传播,故可引起重叠感染,导致病毒的生物学行为改变,使感染者临床表现复杂化。虽然 HBV 为嗜肝病毒,HIV 为非嗜肝病毒,但两者均可感染 T 淋巴细胞,在 HBV 合并 HIV 感染的患者体内,病毒可能在细胞水平相遇,两种病毒相互促进彼此基因的转录、复制,加速彼此的病情进展,使病情恶化。HBV 与 HIV 合并感染者的肝病相关病死率较单独 HBV 感染者高 14 倍。

慢性 HBV 感染者在存在 HIV 病原传播的条件下,对 HIV 更易感。HIV 感染的基本特征为 $CD4^+$ T 淋巴细胞数量下降甚至耗竭,T 淋巴细胞亚群 CD4/CD8 值降低,导致一系列免疫缺陷综合征;慢性乙型肝炎的恶化必须依赖于病毒复制的免疫反应。同性恋和静脉注射毒品成瘾的人群中,首先感染 HBV 然后感染 HIV 者,由于 HIV 感染致使宿主细胞免疫功能缺陷,导致机体对 HBV 呈现耐受状态而无法清除,发生慢性肝炎和携带状态的概率要比未感染 HIV 的患者大。一旦 HBV 和 HIV 合并感染,肝脏症状和细胞溶解现象处于次要地位,而艾滋病相关征象逐渐突出,最后起主导作用,HBV 感染转为慢性化,HIV 更难清除,加速艾滋病的恶化。HBV 合并 HIV 感染者的结局不是死于肝衰竭,而是死于艾滋病,特别是机会性感染。

HBV 和 HIV 重叠感染对两种病毒的复制及疾病的进程都有相辅相成的作用。

1. 反式激活作用

HIV 在潜伏期复制水平较低,并只在淋巴组织中进行,HIV 的再活化依赖于 T 淋巴细胞的激活,HBx 具有反式激活作用,能广泛激活病毒和细胞的启动子,促进多种肿瘤相关基因的表达。HIV 的长末端重复序列(long terminal repeat,LTR)具有 HIV 启动子和增强子的双重功能,与 HIV 复制水平直接相关。研究发现,HBx 基因能通过与转录反式激活因子(trans-activator of transcription,Tat)蛋白和 T 淋巴细胞活化信号途径的协同作用诱导 HIV 的 LTR 活化和 HIV 复制。

2. 重组作用

研究显示,在 HIV 感染患者的末梢血单核细胞内有与 HBV 和 HIV DNA 两者相关的 3.2 kb DNAs 片段,带有 HIV pol 基因的一部分。它可能促进 HBV 和 HIV DNAs 基因在体内自然重组。

3. 细胞免疫功能损伤

HIV 感染导致免疫缺陷,细胞免疫功能受抑制,HBV 复制更活跃。研究发现 HBV 和 HIV 重叠感染组细胞免疫功能损伤比单纯 HIV 感染组更严重,提示 HBV 合并 HIV 感染可能

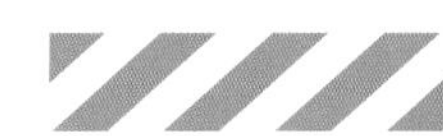

加重 HIV 感染时的细胞免疫功能损伤。

总之，在 HBV 合并 HIV 感染的患者体内，两种病毒相互促进彼此基因的转录复制，加速彼此的病情进展，使病情恶化；同时可能发生基因重组而产生新的变异，使病情更复杂，治疗更困难。

（三）合并细菌、真菌感染

慢性乙型肝炎患者由于机体免疫功能下降，包括单核-巨噬细胞、补体、调理素水平等均降低，网状内皮系统亦受到损害，再加上肝脏合成白蛋白等功能差，脾功能亢进导致外周血白细胞数减少等，致使患者抗感染能力下降，不能消灭来自门静脉和体循环中的细菌。而乙型肝炎患者门体分流，肠道菌群移位，也极易合并各种细菌及真菌感染，一旦感染难以控制，可使肝病加重，甚至诱发重型肝炎。

（四）合并寄生虫感染

在我国长江流域及其以南广大地区，慢性乙型肝炎患者合并日本血吸虫感染较为常见，由此肝病的发展速度与严重程度比单纯乙型肝炎更甚。特别是日本血吸虫感染可能促进乙型肝炎患者的肝脏纤维化，加重肝损害甚至导致肝衰竭。但随着血吸虫病防治工作的进步以及农业机械化操作的普及，新发日本血吸虫感染已明显减少。

二、药物

肝脏在药物代谢中发挥着重要的作用，绝大多数药物在肝内经过生物转化作用而被清除。慢性乙型肝炎患者的肝细胞因 HBV 感染而受损后，药物在肝脏的代谢、疗效和毒副作用发生改变，HBV 感染后的肝细胞更易受到药物的损伤。随着药物种类的不断增多和使用的普及，药物性肝损伤的发生率也相应增加。目前应用于临床的药物已逾万种，其中绝大多数药物需经肝脏代谢，因而由药物诱发乙型肝炎重症化的发病率亦日趋增加。据国内外文献，能够引起药物性肝损伤的药物种类达 1000 种以上，由植物药、食品添加剂和保健品等导致肝损伤的报道逐年增加。在我国，人们普遍认为中草药十分安全，故中草药的使用十分普遍且随意；食品添加剂不规范使用的现象比较严重，且监管不严；以及保健品的夸大宣传和滥用等，由此引起的肝损害的发病率十分惊人。最近一篇较大规模的来自中国学者的研究，收集了 2012—2014 年来自 308 家医疗中心的 25927 例药物性肝损伤患者，全部病例依据 RUCAM 计分法诊断。其中，中药和食品添加剂占 26.81％，抗结核药物占 21.99％，抗肿瘤和免疫调节剂占 8.34％，抗感染药物占 6.08％，精神类药物占 4.90％，激素（不含性激素）占 3.04％，心血管系统药物占 2.98％，消化系统药物占 2.04％，呼吸系统药物占 1.47％，肌肉骨骼系统药物占 1.32％。

（一）常见的可能导致肝损伤的药物（表 6-2）

表 6-2　常见的可能导致肝损伤的药物

药物类型	主要药物
抗菌药物	①β-内酰胺类（氨苄西林、阿莫西林/克拉维酸钾、头孢氨苄、安灭菌、氨曲南） ②大环内酯类（红霉素、阿奇霉素、乙酰螺旋霉素）、喹诺酮类（氧氟沙星、左氧氟沙星） ③四环素类（四环素、多西环素、米诺环素） ④抗真菌药物（两性霉素 B、酮康唑、灰黄霉素） ⑤抗结核药物（异烟肼、利福平、吡嗪酰胺、利福布汀、利福喷丁、丙硫异烟胺和对氨基水杨酸钠、乙胺丁醇、氯法齐明、氟喹诺酮类及氨基糖苷类等） ⑥其他类（林可霉素、氯霉素、磺胺甲基异噁唑、磺胺嘧啶、磺胺甲氧嗪、呋喃妥因、呋喃唑酮、环丝氨酸等）

续表

药物类型	主要药物
抗肿瘤药	①烷化剂:如苯丙氨酸氮芥、苯丁酸氮芥、环磷酰胺、白消安、硫代鸟嘌呤、达卡巴嗪等 ②抗代谢药:氨甲蝶呤、阿糖胞苷、5-氟尿嘧啶、6-巯基嘌呤、硫唑嘌呤、吉西他滨等 ③抗生素类:阿霉素、柔红霉素、博来霉素、放线菌素等 ④铂制剂:顺铂、卡铂、奥沙利铂等 ⑤拓扑异构酶抑制剂:依托泊苷、伊立替康等 ⑥其他抗肿瘤药:紫杉醇、左旋门冬酰胺酶等 ⑦分子靶向抗肿瘤药:索拉非尼、仑伐替尼、瑞戈非尼、卡博替尼等 ⑧免疫检查点抑制剂:CTLA-4 抑制剂、PD-1 单克隆抗体、贝伐单克隆抗体等
解热镇痛消炎药	阿司匹林、对乙酰氨基酚、双氯芬酸、保泰松、别嘌呤醇、辛可芬、丙磺舒等
神经精神系统药物及麻醉药	氟烷、氯丙嗪、硫利哒嗪、三氟拉嗪、氟哌啶醇、匹莫齐特、利培酮、苯巴比妥、丙戊酸、苯妥英、甲苯比妥、苯甲双酮、乙甲双酮、水合氯醛、副醛、奋乃静、帕罗西汀、苯乙肼、尼拉米、苯环丙肼、丙咪嗪、阿米替林、氯米帕明、米安色林、马普替林等
抗风湿及痛风药	氨甲蝶呤、来氟米特、柳氮磺胺吡啶、别嘌醇、苯溴马隆、苯碘达隆、苯酰香豆酮、双氯芬酸钠、洛索洛芬钠、非布司他等
激素类及内分泌系统疾病用药	甲基睾丸素、丙酸睾丸素、雄激素-蛋白同化类固醇、各类长短效口服避孕药、奥曲肽、黄体酮、雌二醇、己烯雌酚、苯丙酸诺龙、甲苯磺丁脲、格列本脲、氯磺丙脲、氟甲酰胺、丙硫氧嘧啶、他巴唑、达那唑、曲格列酮、吡格列酮、罗格列酮、阿卡波糖、伏格列波糖等
消化系统及肝病用药	西咪替丁、雷尼替丁、奥美拉唑、干扰素等
心血管系统疾病用药	奎尼丁、硝苯地平、肼屈嗪、双肼屈嗪、甲基多巴、丙炔甲基苄胺、安妥明、氯贝丁酯、非诺贝特、辛伐他汀、烟酸等
食品添加剂及保健品	抗氧化剂、漂白剂、着色剂、护色剂、防腐剂、甜味剂、香料以及各类保健品等
中草药	①单味药:雷公藤、黄独、何首乌、斑蝥、蓖麻子、苍耳子、白果、大黄、泽泻、黄药子、相思子、野百合、天花粉、千里光、川楝子、贯众、艾叶、芫花、常山、马桑叶、四季青、藤黄、白鲜皮、鱼胆、鱼藤、海兔、雄黄、生棉籽油、桐子、猫尾草、马钱子、曼陀罗、巴豆等 ②复方中成药:壮骨关节丸、消核片、逍遥丸、消银片、消癖宁、消石丹、天麻丸、首乌片、地奥心血康、消咳喘、安络丸、生发丸(何首乌)、华佗再造丸、大活络丹、小柴胡汤、治疗白癜风的制剂(白癜风胶囊、白蚀丸)、百消丹、补肾益寿胶囊、复方青黛丸、痔血胶囊等

1. 抗菌药物

大环内酯类特别是红霉素酯易引起肝损伤,属变态反应性肝损伤,多发生在用药10～20

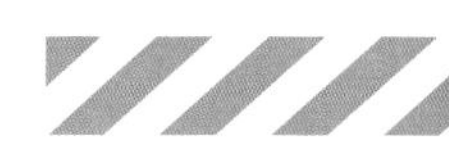

天，可引起肝细胞坏死，肝内胆汁淤积。磺胺类药物引起肝损伤的机制部分属药物毒性反应，多数属变态反应。急性症状常在患者再次用药后数小时或延迟几天后出现。长期服用磺胺类药物能引起慢性肝炎甚至肝硬化，约10%的患者可因大块肝坏死致重型肝炎而死亡。四环素可通过抑制肝内脂蛋白合成，使过量脂肪在肝内沉积导致脂肪肝。长期口服、大剂量静脉滴注或使用过期四环素均可给乙型肝炎患者造成致命性肝脏弥漫性脂肪退行性变，重者诱发重型肝炎。青霉素、头孢菌素也有引起黄疸、肝坏死的报道。喹诺酮类药物为肝代谢酶抑制剂，近年来有应用氧氟沙星或其左旋制剂致重型肝炎的报道。抗真菌药物引起乙型肝炎患者肝损伤甚至发生肝衰竭的报道较多。

抗结核药物中，异烟肼、利福平、吡嗪酰胺、利福布汀、利福喷丁、丙硫异烟胺和对氨基水杨酸钠的肝毒性较大，氟喹诺酮类、乙胺丁醇、氯法齐明及阿莫西林/克拉维酸钾等药物性肝损伤的发生率较低，氨基糖苷类、环丝氨酸、利奈唑胺和卷曲霉素等引起的药物性肝损伤少见。异烟肼对肝脏造成损伤是由于本药在肝脏乙酰化形成乙酰异烟肼，进一步代谢为有强烈酰化作用的乙酰肼，在与肝细胞蛋白质共价结合引起肝细胞坏死的同时，也干扰胆汁分泌，从而导致肝功能异常及黄疸。异烟肼引起的肝损伤大多发生于用药的最初3个月内，在慢性乙型肝炎基础上，极易诱发重型肝炎。利福平引起肝损伤可能是其毒性作用或变态反应所致。单独或与其他抗结核药合用，常可引起肝损伤，多发生在用药的最初几周内。异烟肼与利福平合用时发生急性肝损伤的概率比单用者可高10倍。这是因为利福平对异烟肼水解酶具有诱导作用，使异烟肼代谢过程中肼的释放增加，肼具有肝毒性。

2. 抗肿瘤药

动物实验证明，大多数抗肿瘤药可引起不同程度的肝脏生化改变，停药后能逐渐恢复，但部分抗肿瘤药可能引起肝小静脉闭塞、黄疸甚至肝衰竭。长期小剂量的免疫抑制剂治疗，则可引起严重的肝损害。氨甲蝶呤可引起大块性肝脂肪变性和坏死，肝损害与药物剂量相关。达卡巴嗪可诱发变态反应性肝小静脉栓塞或肝衰竭。

3. 解热镇痛消炎药

过量对乙酰氨基酚可致急性肝坏死，原有乙型肝炎的患者服治疗量的对乙酰氨基酚也能发生肝坏死。其肝损伤是通过酶诱导并引起谷胱甘肽耗竭所致。阿司匹林也有一定的肝毒性，低蛋白血症时由于游离的水杨酸增多，其肝损伤作用亦随之增强。保泰松可引起变态反应性肝损伤，严重者可发生致命性肝坏死。

4. 神经精神系统药物及麻醉药

苯妥英钠可引起变态反应性肝损伤，严重者发生大块肝坏死，病死率高。丙戊酸钠通过在体内代谢生成的毒性产物损伤肝脏，常发生在用药后的6个月内。卡马西平可引起变态反应性肝损伤。氯丙嗪主要通过变态反应损害胆小管，也具有直接肝毒性，大多发生在用药1个月内，表现为黄疸、肝大、谷丙转氨酶水平升高，严重者可发生肝硬化或肝坏死。

5. 抗风湿及痛风药

这类药物对肝、肾、血液系统的毒副反应较多，可因过敏性反应或直接毒性反应而致肝细胞坏死，谷丙转氨酶水平升高，长期应用可致肝硬化。

6. 激素类药物及内分泌系统疾病用药

此类药物可因过敏性反应或直接毒性反应而致肝细胞坏死，谷丙转氨酶水平升高或黄疸。其中曲格列酮因肝毒性太大，已被多国禁用。

7. 消化系统及肝病用药

这类药物对神经系统、肝、肾等的副作用较多，其可通过直接毒性作用或诱导免疫反应致肝细胞坏死，谷丙转氨酶水平升高，甚至黄疸。

8. 心血管系统疾病用药

此类药物可因免疫性、过敏性或毒性反应而引起肌酸磷酸激酶、乳酸脱氢酶、谷草转氨酶和谷丙转氨酶水平升高甚至黄疸,但严重者少见。

9. 食品添加剂及保健品

(1)食品添加剂是为改善食品色、香、味等品质,以及为防腐和加工工艺的需要而加入食品中的人工合成或者天然物质。目前我国食品添加剂有2000多个品种。如果严格按照有关《食品安全国家标准　食品添加剂使用标准》使用食品添加剂基本上是安全的。但由于监管不严,食品加工行业,尤其是个体作坊在制作食品过程中,不规范或过量使用食品添加剂的情况并不罕见。特别是其中的抗氧化剂、漂白剂、着色剂、护色剂、防腐剂、甜味剂、香料等使用不当极易造成毒性损害或肝损害。转化脂肪、精制谷物制品、高果糖浆等成分在加工食品中较多见,过多使用这些成分会不同程度地危害人体健康。柠檬酸、甜菊糖苷、阿斯巴甜、甜蜜素、芬兰白色素、香兰素、乙基麦芽酚、山梨酸钾等若使用过量也是有害的。

(2)保健品是在国内的一般称呼,在国外一般称之为膳食补充剂(dietary supplement)。保健品作为日常保健的健康产品,比较符合人们尤其是老年人追求健康的心理,老年人是主要消费群体。但由于保健品市场管理并不规范,在保健品中偷偷添加药物的情况屡见不鲜,加之媒体、广告的夸大宣传,或者某些非法团伙特意制造一些骗局诱使消费者上当,致使其滥用的情况十分严重,使得服用保健品出现严重不良反应及肝损伤的报道日益增多。

10. 中草药

部分常用的具有肝损伤作用的中草药见图6-3。

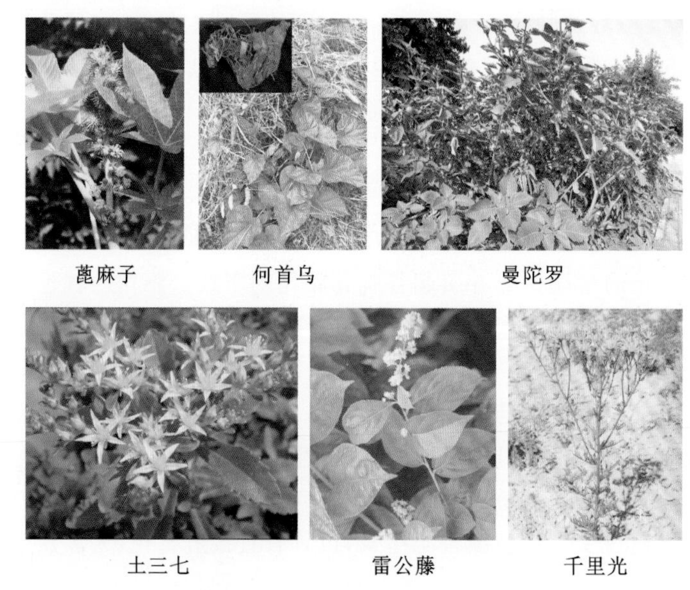

蓖麻子　何首乌　曼陀罗

土三七　雷公藤　千里光

图6-3　部分常用的具有肝损伤作用的中草药

中国人普遍认为中草药为纯天然制品,与化学合成药物相比,安全无害。实际上这是认识上的误区或宣传的误导。中医讲究的是辨证施治,用药方略讲究君臣佐使,中草药的加工和炮制也有严格的要求,如此则能趋利避害,发挥中草药的治病优势。否则不能保证用药的安全,特别是单味药、单方、偏方、配伍不当的复方制剂等的使用易出问题。近年来已发现越来越多的植物药有潜在的肝毒性,由中草药引起严重副反应的报道日益增多,中毒致死时有发生。根据已知中草药所含主要有毒成分的化学性质,可将具有肝损伤作用的中草药分为以下几类(表6-3)。

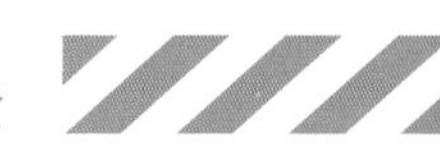

表 6-3　具有肝损伤作用的中草药分类

类　别	常见类型	举　例
含生物碱类	①含羟基双稠吡咯啶生物碱（亦称野百合碱）的植物	如野百合、千里光、土三七、猫尾草、大白顶草等
	②含延胡索乙素的植物	如延胡索、金不换、婆婆纳等（长期以来被用作镇静止痛剂）
	③含麻黄碱的植物	麻黄
	④其他	如雷公藤、乌头和常山等
含苷类	根据苷元的结构不同可分为强心苷、氰苷和黄酮苷	如黄药子、柴胡、黄芩、槲寄生、番泻叶等
含萜和内酯类		如艾叶、决明和贯众等
含毒性植物蛋白类	具有细胞原浆毒作用的植物种子蛋白类	如苍耳子、蓖麻子、油桐子、望江南子等
动物及矿物类		如红娘子、鱼胆、蟾酥、雄黄、密陀僧等
复方制剂	①壮骨关节丸、治疗银屑病的中药	克银丸、消银片
	②治疗白癜风的制剂	白癜风胶囊
	③柴胡制剂	小柴胡汤、大柴胡汤

（1）含生物碱类。

①含羟基双稠吡咯啶生物碱（pyrrolizidine alkaloids）的植物。

世界各地含此类生物碱的植物达 350 余种，此种生物碱在体内可转化为不稳定的吡咯衍生物，引起剂量相关性肝损伤。急性中毒者表现为出血性小叶中央坏死，慢性中毒者主要病变为非栓塞性小叶中央静脉阻塞，致肝细胞坏死和肝脏血液循环障碍。

②含延胡索乙素（levo-tetrahydropalmatine）的植物。

长期以来被用作镇静止痛剂，这类植物损害肝脏的机制，可能与其活性成分左旋四氢巴马汀的结构与羟基双稠吡咯啶相似，对肝脏代谢有直接毒性作用，抑或与患者的特异体质反应有关。

③含麻黄碱的植物。

中草药麻黄中所含的麻黄碱对中枢神经系统有兴奋作用，但也有服用者发生急性肝炎甚至肝衰竭的报道。

④其他含生物碱的中草药：如雷公藤、乌头和常山等，也有引起肝损伤的报道。

（2）含苷类：根据苷元的结构不同可分为强心苷、氰苷和黄酮苷，含这类苷的中草药都能引起肝损害，如黄药子、柴胡、黄芩、槲寄生、番泻叶等。

（3）含萜和内酯类：如艾叶、决明和贯众等。

（4）含毒性植物蛋白类：此类蛋白主要存在于植物的种子内，具有细胞原浆毒作用，如苍耳子、蓖麻子、油桐子、望江南子等。

（5）动物及矿物类：如红娘子、鱼胆、蟾酥、雄黄、密陀僧等。这类物质作为药用时，因其或含有毒性蛋白或具有化学毒物，可引起肝损伤而致谷丙转氨酶水平升高。

（6）复方制剂：此类复方制剂常因其含毒性成分而导致肝损伤，如生发丸常含有何首乌；或对其中某些成分发生过敏性或免疫性反应而引起肝损伤。

(二)抗乙型肝炎病毒药物使用不当

近年来随着治疗乙型肝炎药物的增多,滥用抗乙型肝炎病毒药物的现象有增加的趋势。尤其是核苷(酸)类似物,不按照适应证使用、不按规定使用、随意停药等不规范用药的现象十分严重。未用抗病毒药物,病毒复制活跃,或突然停用核苷(酸)类似物类抗病毒药物后,导致病毒再次大量复制是导致病情加重的常见原因。原有肝脏储备功能较差更易导致乙型肝炎重症化。因此,历来国内外慢性乙型肝炎防治指南(如美国肝病研究学会和中国指南)都十分重视停药问题,并有相应的停药标准,在临床实践中应该严格遵循这些标准。长期应用核苷(酸)类似物可出现与药物相关的耐药变异,如应用拉米夫定后出现 M204I/V、A180V 变异;在此基础上应用恩替卡韦可出现 S202I、M250V、V173L 和 A184G 等位点的变异;应用阿德福韦酯可出现 N236T、A181V 变异;应用替比夫定可出现 M204I 变异。变异后 HBV DNA 载量升高,生化反弹,患者病情可能因此加重,甚至出现重型肝炎而导致死亡。

(三)诱发机制

药物诱发的肝损伤分为中毒性(可预测性)肝损伤和变态反应性(非预测性)肝损伤两类。前者为药物或其代谢产物直接损害肝脏所致,其病变以肝小叶特定部位的肝细胞坏死为特征,病损程度与给药剂量相关,可用动物实验复制。临床上药物性肝损伤多为此类。后者属个体对药物的特异性反应,与药物剂量无关,发生率较低。其病变广泛,可累及多个器官,肝脏以胆汁淤积和(或)肝细胞坏死为主,常伴有显著的炎症反应,一般不能用动物实验复制。

1. 中毒性肝损伤

通过此途径引起肝损伤的药物称为直接肝毒剂或真性肝毒剂、可预测性肝毒剂,其导致的肝损伤又分为两型:直接损伤和间接损伤。

(1)直接损伤的药物多属于原浆毒性,除引起肝损伤外,也可同时引起其他脏器的损伤,其对肝细胞及细胞器无选择性,此类药物的损伤主要通过肝脏细胞色素 P450 酶系代谢产生的毒性产物(如亲电子基、自由基、氧自由基等)的作用介导。亲电子基与肝细胞大分子蛋白质巯基部位形成共价结合,使细胞结构和功能破坏。其他自由基、氧自由基则可使细胞膜和细胞器膜上的不饱和脂肪酸过氧化,改变膜的流动性和通透性,最终破坏膜的完整性,导致肝细胞死亡。另外,一些代谢产物还可通过亲电子基、自由基等与肝细胞蛋白质结合,诱发免疫损伤,通过直接途径引起肝损伤的常见典型药物有对乙酰氨基酚。

(2)间接损伤主要通过药物对肝细胞正常代谢的干扰,继之发生结构的改变而致。根据其干扰代谢的环节不同,可分为细胞毒型和胆汁淤积型。①细胞毒型:药物选择性地干扰肝细胞的某个环节,最终影响蛋白质的合成,导致肝细胞脂肪变性或坏死,如四环素、氨甲蝶呤、硫唑嘌呤等。②胆汁淤积型:此型又分为两类,单纯淤胆(毛细胆管型)和淤胆伴有肝细胞损伤与炎症(肝细胞毛细胆管型)。前者的典型药物有甲睾类同化激素与口服避孕药。肝细胞毛细胆管型的典型药物为氯丙嗪,另外酒精等造成的淤胆也部分通过此途径。氯丙嗪可与胆盐形成不溶性复合物,改变肝细胞的超微结构,影响膜的流动性,使肝窦及毛细胆管转运体受损;抑制肝窦 Na^+-K^+-ATP 酶,减少肝细胞对胆盐的摄取,使胆盐依赖性胆汁流减少,最终造成淤胆,并同时导致肝细胞膜完整性受损,肝细胞肿胀甚至破坏,引发药物性肝炎。

2. 免疫介导性肝损伤

由于多数药物相对分子质量较小,一般只具有反应性而无抗原性,很少直接激发机体免疫应答。但在某些特异质个体,这种半抗原与肝内特异性蛋白质结合后可成为抗原;部分药物也可在药酶系统(如细胞色素 P450 酶系统)的作用下,发生生物转化或生成某些代谢产物,继之与一些载体蛋白结合,形成抗原,诱发免疫应答,导致肝损伤。免疫介导性肝损伤既可通过产生特异性抗体,激发体液免疫;也可通过抗体依赖细胞毒作用或其他机制,激发细胞免疫,或者同时

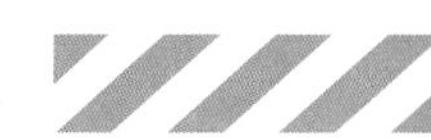

激发两条途径共同作用，导致肝损伤。

三、饮酒

目前认为 HBV 感染，可与酒精的肝毒性作用呈协同效应。研究表明，在乙型肝炎病毒(HBV)感染的基础上饮酒，可加速肝病的发生和发展，可促进肝细胞损害甚至坏死，诱发重型肝炎。酒精性肝损伤可增加宿主对 HBV 的易感性。然而，在我国酗酒的现象十分严重，文献报道 34728 例中毒患者中，酒精中毒者(38.81%)位居第 1 位。临床实际中，酗酒导致乙型肝炎病情加重的病例亦不少见。

(一)酒的种类及饮酒量

根据流行病学调查资料，酒精所致的肝损伤是有阈值效应的，即达到一定饮酒量或饮酒年限，就会大大增加肝损伤风险。然而，由于个体差异较大，也有研究显示饮酒与肝损伤的剂量效应关系并不十分明显。酒精饮料品种较多，不同的酒精饮料对肝脏所造成的损伤也有差异。饮酒方式也是酒精性肝病(alcoholic liver disease，ALD)的一个危险因素，空腹饮酒较伴有进餐的饮酒方式更易造成肝损伤。女性对酒精介导的肝毒性更敏感，与男性相比，更小剂量和更短的饮酒年限就可能出现更重的酒精性肝病。饮用同等量的酒精饮料，男女血液中酒精水平有明显差别。

(二)诱发机制

酒精能降低肝细胞内的谷胱甘肽水平，使氧自由基活性增加；能损害肝细胞的细胞器、细胞膜和细胞骨架，使肝细胞变性坏死；还能通过抑制一些炎症介质的氧化，干扰其降解，使炎症介质堆积，加重了肝脏损伤，在此基础上诱发重型肝炎。其具体诱发机制较为复杂，目前尚不完全清楚。可能与酒精及其代谢产物对肝脏的毒性作用、氧化应激、免疫介导和细胞因子、细胞凋亡、内毒素、遗传多态性、与病毒的叠加作用等多种因素有关。

1. 酒精及其代谢产物对肝脏的毒性作用

机体摄入的酒精 90%以上在肝脏代谢，经过肝细胞内乙醇脱氢酶、微粒体乙醇氧化酶系统和过氧化氢酶氧化成乙醛，进而氧化为乙酸。在此过程中引起氧化型的辅酶Ⅰ(NAD)向还原型辅酶Ⅰ(NADH)转变，导致 NADH/NAD 值增大，过多的 NADH 通过促进脂肪酸合成并抑制其氧化，引起甘油三酯在肝细胞内沉积，使肝细胞发生脂肪变性。NADH 也抑制草酰乙酸、丙酮酸、磷酸二羟丙酮和糖原合成酶的活性，干扰糖原异生过程，导致患者低血糖症。氧化还原状态的改变和代谢紊乱(图 6-4)是酒精代谢过程中的急性改变，戒酒后可以逆转。慢性嗜酒者因肝细胞损伤阻止 NADH 向 NAD 的再氧化而延缓其逆转过程。

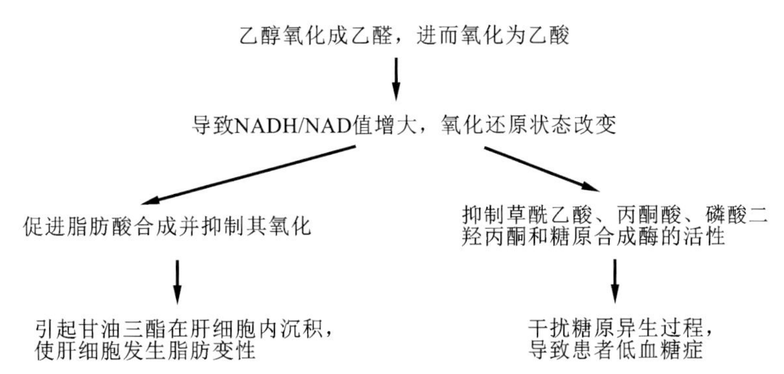

图 6-4　酒精代谢过程中引起的代谢紊乱示意图

乙醛是肝细胞内乙醇代谢的主要产物。乙醛在生理状态下能与多种蛋白发生共价结合，形成乙醛蛋白加合物，造成蛋白质的结构和功能异常，可作为抗原诱导免疫反应，免疫复合物引起肝细胞炎症、坏死及纤维组织增生。乙醛还可以引起微管功能异常,导致蛋白质分泌障碍,在肝内滞留,引起肝细胞损伤(图6-5)。主要见于肝脏中央静脉周围,也是肝损伤最易发生的区域。

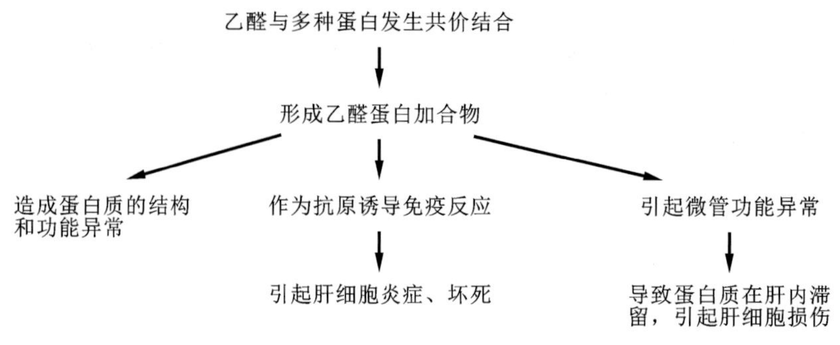

图6-5　乙醛对肝脏的毒性作用

2. 氧化应激与脂质过氧化作用

正常肝内存在具有保护性抗氧化反应物质,如谷胱甘肽(GSH)和维生素A、维生素C和维生素E等。GSH可以清除毒性自由基,保护细胞不受亲电子物质尤其是反应性氧基团的损害。长期饮酒者肝细胞内GSH含量明显降低或耗竭,肝中GSH减少在线粒体最为明显,从而加剧对线粒体结构和功能的损害。维生素E是膜的主要抗氧化剂,它防止膜的脂质过氧化。肝内维生素E的减少使肝脏对氧化剂损伤的防御能力下降,同时肝脏内乙醛增加,又通过促进脂质过氧化,导致肝脏进一步受损。酒精在肝细胞内通过细胞色素P450 2E1(CYP450 2E1)并在铁离子参与下的氧化作用,产生过多的氧化应激产物,可激活磷脂酶及脂质过氧化反应,降低膜磷脂的通透性,影响与膜结合的酶、受体的结构及功能。中央静脉周围的肝细胞高表达CYP450 2E1,此处氧化应激最活跃和组织氧供不足,因此是酒精性肝损伤的好发部位。

3. 酒精对线粒体的毒性

巨大线粒体和线粒体肿胀可在25%的ALD患者中见到,而非ALD患者中不到1%。线粒体是体内脂肪酸代谢的主要细胞器,负责中链、短链脂肪酸的代谢。而肝脏对乙醇的代谢是线粒体损伤的前提条件。酒精可以通过多种代谢过程增加线粒体形成活性氧簇(reactive oxygen species,ROS)。ROS可以损伤线粒体成分,如磷脂、蛋白质和线粒体DNA(mtDNA)。长期饮酒则会导致线粒体的氧化防御及mtDNA修复功能下降,从而导致mtDNA损伤的累积,老化的线粒体理论提示mtDNA的损伤可导致细胞能量代谢和细胞的生命周期缩短,导致细胞死亡。

4. 细胞因子和炎症介质的作用

研究发现:ALD患者血浆和肝脏促炎细胞因子(IL-1、IL-8、TNF-α、TGF-β水平)比正常人增加2～4倍,说明细胞因子和炎症介质在酒精性肝损伤中发挥作用。ALD患者血浆中TNF-α水平增高,且TNF-α与酒精性肝损伤的生化指数相关。酒精可诱导TNF-α mRNA表达增多,TNF-α与肝细胞膜上受体结合,通过激活下游的蛋白激酶、细胞凋亡酶、神经髓鞘磷脂酶、激活氧化还原敏感的转录因子(NF-κB)和衔接蛋白-1(adaptor protein-1,AP-1)等信号通路引起肝细胞坏死和凋亡。ALD患者肠道细菌过度生长、肠黏膜通透性增加、肠道菌群上移以及正常的免疫功能受抑制等,导致肠源性内毒素血症。内毒素可以直接作用于肝细胞引起肝脏损害,也可通过激活Kupffer细胞,释放一系列生物活性物质引起肝损伤。多种细胞因子和炎症介质可引起肝细胞进一步坏死、凋亡、炎症和肝纤维化形成。研究发现,酒精性肝损伤大鼠肝组织与对照组相比,凋亡小体的数量明显增加,用酒精喂养时间越长,凋亡小体的数量越多,而停止喂养酒精后,凋亡小体的数量明显减少,表明凋亡参与ALD的发病。

5. 氧缺乏

在肝脏,由于血流从门静脉和肝动脉到中央静脉的特殊性以及沿着肝窦细胞的耗氧代谢过

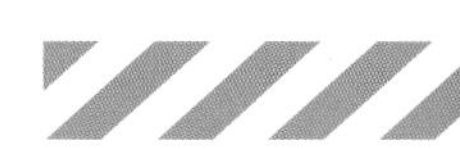

程，肝脏内形成了明显的氧分压梯度，氧分压从门静脉周围区域 65 mmHg 降至中央静脉周围的 35 mmHg。随着过量酒精的摄入，肝细胞处于相对缺血、缺氧状态，越靠近中央静脉，缺氧越严重。ALD 病理可表现为不同程度的脂肪变性、炎症、坏死和纤维化，且病变以肝小叶中心带为主，早期脂肪变性多见于肝腺泡 2、3 区；轻度的酒精性肝炎，炎症损伤轻，坏死灶主要见于中央静脉周围带；肝纤维化常常自终末肝静脉周围沿 3 区与汇管区间形成纤维间隔，沿 3 区将小叶腺泡分隔成微小结节。这些病变多发生在肝脏血供最差的部位，在各种诱因的打击下最容易造成组织的缺血、缺氧，并形成继发性损伤。

6. 营养失调

长期大量饮酒可引起消化吸收障碍而继发营养不良，而使蛋白质、维生素和矿物质缺乏，如缺乏胆碱或多不饱和卵磷脂可导致肝脂肪变性和肝纤维化。胆碱缺乏可使 GSH 前体 S-腺苷甲硫氨酸减少，破坏了氧化与抗氧化平衡体系。多不饱和卵磷脂可减少肝星状细胞的激活，减少胶原形成；同时也能激活胶原酶的活性，抑制胶原积聚。

四、重金属及化学物质

人接触重金属及毒性化学物质的机会很多，包括职业场所、家庭和外部环境。在这些场所，直接接触或气雾吸入是主要的方式。职业性接触多见的如二甲基甲酰胺、氯仿等；家庭里接触的如甲醛、杀虫剂、蕈类等；工农业生产和家庭生活所用的化学物质都能对环境造成污染，这些污染物又通过对食物和水的污染形式反过来影响到每个人。文献报道 34728 例中毒患者中毒原因中，农药中毒位居第二位（19.69%），第三位为药物中毒（17.78%），化学品中毒位居第四（12.07%）。

（一）重金属及化学毒物的种类

可造成肝损伤的重金属及化学物质很多，常见的有四氯化碳、铅、砷、铊、锰、镉、磷、氯仿、氯酚、甲醛、杀虫剂、除草剂、农药、二噁英、二甲苯、苯醚、亚硝胺类、酞酸酯类（增塑剂）等数十种。自然界有些蕈类也具有肝毒性。目前世界上发现的毒蕈有 200 余种，其中 30 余种中毒后可能致死。这类毒蕈包括鹅膏蕈类（*Amanita*）、鹿花菌属（*Gyromitra*）、小伞属蕈中毒等，主要毒素有二大类，即毒蕈肽（phallotoxin）和毒伞肽。

（二）诱发机制

不同毒物的作用机制是不一样的，一般包括脂质过氧化、共价结合代谢、脂肪代谢障碍、钙离子泵失活、干扰胆汁排泄等方式，有的机制不明。如：四氯化碳（CCl_4）进入体内后在肝药酶 P450 作用下激活产生自由基，即三氯甲烷自由基（$\cdot CCl_3$），通过氢吸附而攻击肝细胞内质网膜上的磷脂分子，引起膜的脂质过氧化反应，$\cdot CCl_3$ 继而与膜脂质和蛋白质大分子共价结合，引起细胞膜结构和功能的完整性破坏损害，从而使肝酶活性升高；$\cdot CCl_3$ 还可抑制细胞膜、微粒体膜上的钙泵的活性，使 Ca^{2+} 内流增加，抑制线粒体的呼吸功能；激活磷脂酶分解膜磷脂，破坏溶酶体膜使蛋白水解酶释放，并使黄嘌呤脱氢酶转化为黄嘌呤氧化酶，加速氧自由基产生，从而使肝细胞损伤加剧。

砷对肝脏的毒性作用是多方面的。目前认为氧化损伤为一重要机制。环境砷在人体内代谢过程中可产生多种自由基和非自由基产物，引起细胞功能紊乱，直接攻击细胞或诱发脂质过氧化引起机体氧化与抗氧化代谢失衡，造成氧化应激损伤。

毒物吸收后主要在肝内进行氧化、水解而解毒，某些有机磷农药经过氧化，其毒性可增强 300～600 倍，反而使其毒力增强，加重肝脏损伤，直接损伤肝细胞。有机磷进入人体内可破坏红细胞，导致急性血管内溶血，大量血红蛋白在血管内沉积可损害肾脏，同时大量血红蛋白又经肝脏代谢、灭活，损伤肝细胞；中毒后产生的氧自由基对肝细胞造成损伤，从而造成细胞膜和细

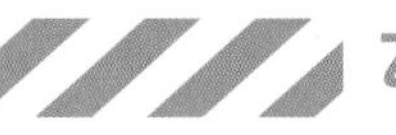

胞器膜的不饱和脂肪酸过氧化,进而引起一系列改变,致肝细胞死亡。

五、物理因素

(一)常见的物理因素

激光、微波、各种放射线(X射线、γ射线、核辐射)等可引起放射病,高温、低温等可引起高温综合征、低温综合征等,这类物理因素导致的损伤多为急性过程,一般情况下引起肝损伤的可能性相对较小,主要对呼吸系统、循环系统、血液系统或中枢神经系统影响较大。但在病情严重,导致多器官受损、功能障碍时,也可引起肝损伤,甚至肝衰竭。

(二)诱发机制

各种物理因素引起呼吸系统、循环系统、血液系统或中枢神经系统的严重损害,导致全身多脏器功能受损时,会并发肝损伤,导致肝细胞变性、坏死、凋亡,肝功能异常甚至肝衰竭。

六、宿主因素

(一)乙型肝炎患者合并妊娠

研究发现HBsAg阳性的孕妇有7.5%(3/40)患者在妊娠期出现病情加重,尤其是HBeAg阳性孕妇更易出现病情加重(21.4%(3/14))。妊娠加重肝脏负担,易使原有的肝炎病情加重,重型肝炎的发生率较非孕时明显增加,与以下因素有关:①妊娠期新陈代谢明显增加,营养消耗增多,肝内糖原储备降低,不利于疾病恢复;②妊娠期产生过多的雌激素需在肝内灭活并妨碍肝脏对脂肪的转运和胆汁的排泄;③胎儿代谢产物需在母体肝脏内解毒;④并发妊高征时常使肝脏受损,易发生急性肝坏死;⑤分娩时体力消耗、缺氧、酸性代谢产物增加,加重肝损伤。

(二)乙型肝炎患者合并其他内科基础疾病

乙型肝炎患者合并糖尿病、心脏病、高血压、营养不良、自身免疫性肝炎、非酒精性脂肪肝等基础疾病,这些基础疾病常需要长期使用药物控制病情,而控制这些疾病所用的药物许多会对肝功能产生影响,同时基础疾病本身也可能影响肝脏功能的恢复,易诱发重型肝炎。在过去的十年中,非酒精性脂肪肝(NAFLD)在普通人群中已经表现为一种常见的肝病。因此,伴发非酒精性脂肪肝的慢性乙型肝炎患者数量迅速增长,文献报道13.6%的慢性乙型肝炎患者合并非酒精性脂肪肝。许多HBV DNA阴性、肝功能正常的慢性HBV感染者伴发非酒精性脂肪肝后,出现肝功能异常,如ALT及GGT水平升高。但非酒精性脂肪肝对慢性乙型肝炎患者病毒复制及肝脏组织学的影响仍存有争议。有文献报道伴发非酒精性脂肪肝的慢性乙型肝炎患者血清HBeAg阳性率及HBV DNA载量、肝组织中HBsAg及HBcAg阳性率较对照组明显减少;伴发非酒精性脂肪肝的慢性乙型肝炎患者HBsAg清除率比对照组高,且清除时间比对照组要早4.7年。另一些报道显示非酒精性脂肪肝对慢性乙型肝炎的病毒学、肝脏炎症及纤维化程度没有影响。因此,二者之间的关系尚有待进一步研究。

(三)乙型肝炎患者病程中进行手术

某些患者因其他疾病或外伤需要进行大型手术。大型手术对机体的代谢和内环境影响较为严重,加之应激反应使机体处于高分解代谢状态,并抑制免疫系统功能,导致患者肝脏负荷加重,而手术麻醉、创伤、失血均可导致肝脏缺血、缺氧使乙型肝炎重症化。

(四)乙型肝炎患者发病后未休息甚至坚持体力劳动者

乙型肝炎患者过度劳累(包括繁重的体力劳动和脑力劳动),可以破坏机体相对平衡的免疫状况,促使乙型肝炎病毒(HBV)复制加剧,肝脏负担加重,导致肝炎复发。过度劳累使体内产生较多的乳酸,大量消耗营养和氧气,加重肝脏负荷,引起乙型肝炎重症化。因此乙型肝炎患者

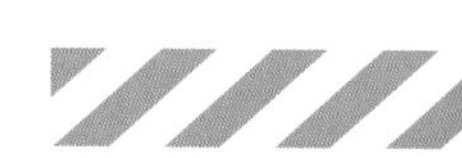

在日常生活中应该避免过度劳累，以防止病情恶化。

(五)宿主遗传背景

乙型肝炎重症化是病毒和宿主通过免疫应答相互作用导致的结果。有研究通过对 1300 例 HBV 相关的慢加急性肝衰竭及 2087 例 HBV 无症状携带者开展全基因组关联研究发现：HLA-DR 是 HBV 相关慢加急性肝衰竭的主要遗传易感位点，HLAⅡ类区域(染色体 6p21.32)的 rs3129859 是 HBV 相关慢加急性肝衰竭的独立风险因素，与慢性乙型肝炎活动状态和 HBV 再活化无关。风险等位 rs3129859*C 与 HBV 相关慢加急性肝衰竭的临床进程相关，携带该风险等位基因的患者入院 28 天时 INR 达到 1.5 及发生腹水的风险更高，28 天死亡率更高。

七、病毒因素

(一)乙型肝炎病毒再激活

HBV 再激活一般多见于存在某些基础疾病(比如淋巴瘤、实体肿瘤、系统性疾病、炎症性肠病等)需要免疫抑制治疗(TNF-α 抗体、糖皮质激素、CD20 抗体等)的患者。高基线 HBV DNA 水平、HBsAg 阳性、HBeAg 阳性是 HBV 再激活的危险因素。HBV 再激活后容易出现重症化。一项回顾性研究报道，HBsAg 阳性接受化疗但未进行抗病毒治疗的 156 例肿瘤患者(血液恶性肿瘤 16 例，实体肿瘤 140 例)，血液恶性肿瘤患者肝衰竭的发生率(25%)显著高于实体肿瘤患者(4.3%)。此外，接受以利妥昔单抗(B 淋巴细胞靶向药)为基础的化疗方案治疗的患者发生肝衰竭的比例(40.0%)显著高于其他患者(4.1%)。合并肝细胞癌、结直肠癌、肺癌、乳腺癌、妇科癌症、泌尿系肿瘤、头颈癌的慢性乙型肝炎患者肝衰竭发生率分别为 2.3%、4.0%、7.1%、9.0%、16.7%、6.7%和 0。不仅 HBsAg 阳性的患者化疗期间容易发生 HBV 再激活，HBsAg 阴性、抗-HBc 阳性的患者也容易发生 HBV 再激活，甚至在清除 HBsAg 的个体中(包括隐匿性的或已临床治愈的患者)，肝脏中仍可存在稳定的共价闭合环状 DNA(cccDNA)，仍可能出现 HBV 再激活。对于那些 HBV 再激活高风险的患者，动态监测血清 HBV DNA 水平有助于慢加急性肝衰竭的早期预警，持续抑制病毒复制对预防慢加急性肝衰竭非常有必要和重要。有效地控制病毒复制有助于降低长期死亡率和慢加急性肝衰竭的复发率。

(二)乙型肝炎病毒基因型及病毒突变

乙型肝炎重症化的诱发因素还与病毒本身相关。近年国内的多项大样本研究表明：HBV 基因 B 型感染是 HBV 相关的慢加急性肝衰竭的显著风险因素，基因 B 型在肝衰竭中占大多数，基因 B 型较基因 C 型更容易出现肝衰竭。既往针对 HBV 序列变异的研究认为，基本核心启动子区(BCP)、前 C 区(PC)和 C 区突变与乙型肝炎重症化有关。与慢性乙型肝炎患者相比，在慢加急性肝衰竭患者中，更多地检测到乙型肝炎病毒单一位点 T1753C、A1762T、G1764A、A1846T、C1913A/G、G1896A 和 G1899A 突变，也可以检测到双位点如 A1762T/G1764A 和 G1896A/G1899A 突变。与 BCP/PC 病毒野生株相比，BCP/PC 区域突变的慢性乙型肝炎患者更容易进展为慢加急性肝衰竭，具有更高的病死率。临床中 HBV 基因分型和 BCP/PC 突变的检测在一定程度上可以预测慢加急性肝衰竭的发生。

总之，以上因素均可能造成不同程度的肝损伤，诱导乙型肝炎患者的病情加重。值得重视的是，除了患者本身以及社会因素之外，其中相当多的诱发因素是医源性的。许多非感染病专业医生(包括少数感染病专业医生)在临床处理患者的过程中，只注意了原发病的处理，而对可能造成肝损伤的药物及非药物因素未能给予充分的重视，从而导致乙型肝炎重症化。

参考文献

[1] Ke W M, Li X J, Yu L N, et al. Etiological investigation of fatal liver failure during the

course of chronic hepatitis B in southeast China[J]. J Gastroenterol, 2006, 41(4): 347-351.

[2] Rissoan M C, Soumelis V, Kadowaki N, et al. Reciprocal control of T helper cell and dendritic cell differentiation [J]. Science, 1999, 283(5405): 1183-1186.

[3] Thio C L, Seaberg E C, Skolasky R Jr, et al. HIV-1, hepatitis B virus, and risk of liver related mortality in the Multicenter Cohort Study (MACS)[J]. Lancet, 2002, 360(9349): 1921-1926.

[4] Ichai P, Samuel D. Management of fulminant hepatitis B [J]. Curr Infect Dis Rep, 2019, 21(7): 25.

[5] Tsai W L, Sun W C, Cheng J S. Chronic hepatitis B with spontaneous severe acute exacerbation[J]. Int J Mol Sci, 2015, 16(12): 28126-28145.

[6] Takaki A, Yasunaka T, Yagi T. Molecular mechanisms to control post transplantation hepatitis B recurrence[J]. Int J Mol Sci, 2015, 16(8): 17494-17513.

[7] Tang L S Y, Covert E, Wilson E, et al. Chronic hepatitis B infection: a review[J]. JAMA, 2018, 319(17): 1802-1813.

[8] Tan W, Xia J, Dan Y, et al. Genome-wide association study identifies HLA-DR variants conferring risk of HBV-related acute-on-chronic liver failure[J]. Gut, 2018, 67(4): 757-766.

[9] Shih C A, Chen W C, Yu H C, et al. Risk of severe acute exacerbation of chronic HBV infection cancer patients who underwent chemotherapy and did not receive anti-viral prophylaxis[J]. PLoS One, 2015, 10(8): e0132426.

[10] Hu J, Zhao H, Lou D, et al. Human cytomegalovirus and Epstein-Barr virus infections, risk factors, and their influence on the liver function of patients with acute-on-chronic liver failure[J]. BMC Infect Dis, 2018, 18(1): 577.

[11] Lin C W, Huang X L, Liu H L, et al. Interactions of hepatitis B virus infection with nonalcoholic fatty liver disease: possible mechanisms and clinical impact[J]. Dig Dis Sci, 2015, 60(12): 3513-3524.

[12] Wu W, Yan H, Zhao H, et al. Characteristics of systemic inflammation in hepatitis B-precipitated ACLF: differentiate it from No-ACLF[J]. Liver Int, 2018, 38(2): 248-257.

[13] Shen T, Liu Y, Shang J, et al. Incidence and etiology of drug-induced liver injury in mainland china[J]. Gastroenterology, 2019, 156(8): 2230-2241.

[14] Hoofnagle J H, Björnsson E S. Drug-induced liver injury-types and phenotypes[J]. N Engl J Med, 2019, 381(3): 264-273.

[15] Navarro V J, Khan I, Björnsson E, et al. Liver injury from herbal and dietary supplements[J]. Hepatology, 2017, 65(1): 363-373.

[16] Björnsson E S. Drug-induced liver injury: an overview over the most critical compounds [J]. Archives of Toxicology, 2015, 89(3): 327-334.

[17] Ahmad J, Odin J A. Epidemiology and genetic risk factors of drug hepatotoxicity[J]. Clin Liver Dis, 2017, 21(1): 55-72.

[18] Licata A. Adverse drug reactions and organ damage: the liver[J]. Eur J Intern Med, 2016, 28: 9-16.

[19] Tailor A, Faulkner L, Naisbitt D J, et al. The chemical, genetic and immunological basis of idiosyncratic drug-induced liver injury[J]. Hum Exp Toxicol, 2015, 34(12):

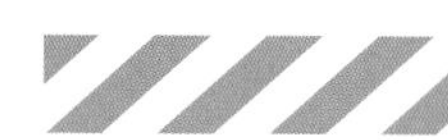

1310-1317.
[20] Byeon J H,Kil J H,Ahn Y C,et al. Systematic review of published data on herb induced liver injury[J]. J Ethnopharmacol,2019,233:190-196.
[21] 杨松,郭建琼,严晓峰. 抗结核药物性肝损伤发生机制的研究进展[J]. 中华结核和呼吸杂志,2019,42(5):378-381.
[22] Bao Y,Ma X,Rasmussen T P,et al. Genetic variations associated with anti-tuberculosis drug-induced liver injury[J]. Curr Pharmacol Rep,2018,4(3):171-181.
[23] Ramappa V,Aithal G P. Hepatotoxicity related to anti-tuberculosis drugs:mechanisms and management[J]. J Clin Exp Hepatol,2013,3(1):37-49.
[24] Wang W,Lie P,Guo M,et al. Risk of hepatotoxicity in cancer patients treated with immune checkpoint inhibitors:a systematic review and meta-analysis of published data[J]. Int J Cancer,2017,141(5):1018-1028.
[25] 谢铮铮,梁瑶,孙路路. 抗肿瘤药物肝毒性评价及在肝功能受损患者中的剂量调整[J]. 中国临床药理学杂志,2016,32(23):2203-2205.
[26] Nadeau B A,Fecher L A,Owens S R,et al. Liver toxicity with cancer checkpoint inhibitor therapy[J]. Semin Liver Dis,2018,38(4):366-378.
[27] Alessandrino F,Tirumani S H,Krajewski K M,et al. Imaging of hepatic toxicity of systemic therapy in a tertiary cancer centre:chemotherapy,haematopoietic stem cell transplantation,molecular targeted therapies,and immune checkpoint inhibitors[J]. Clin Radiol,2017,72(7):521-533.
[28] Vincenzi B,Armento G,Spalato Ceruso M,et al. Drug-induced hepatotoxicity in cancer patients-implication for treatment[J]. Expert Opin Drug Saf,2016,15(9):1219-1238.
[29] Lee K W,Chan S L. Hepatotoxicity of targeted therapy for cancer[J]. Expert Opin Drug Metab Toxicol,2016,12(7):789-802.

第三节　肠道微生态与乙型肝炎重症化

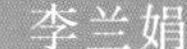
李兰娟

我国是世界上病毒性肝炎的高发区,HBV 携带者近 1 亿。虽然一些抗病毒药物在临床上得到了广泛应用,但是慢性肝炎进展为肝硬化、重型肝炎的势头仍未得到有效遏制。目前随着人工肝和肝移植技术的不断发展,终末期肝病的病死率有所下降,但由于经济、技术等各种条件的限制,慢性肝病总体病死率仍居高不下。

临床研究显示肝病的发生、发展与人体微生态的变化密切相关。其中肠道微生态与肝脏在解剖结构上和功能上都有着密切的联系。无菌和悉生动物研究发现肠道细菌及内毒素对肝脏 Kupffer 细胞数量的增加及功能的完善起重要的作用。正常情况下,肝脏可清除来自肠道的包括内毒素、氨、吲哚、酚类、短链脂肪酸、假性神经递质前体等各种毒素,还能清除肠源性细菌、真菌等。一旦肝脏功能受到严重损伤,肠道微生态可发生显著变化,进而肠道屏障功能受损,肠道细菌及其各种代谢产物大量移位进入肠外器官,过度激活机体免疫系统,引起异常免疫反应,导致肝细胞凋亡、坏死。这大大加快了乙型肝炎重症化、肝硬化并发上消化道出血、肝肾综合征及感染的进程。反之,内毒素血症、胃肠功能不全等又可通过肠道微生态的变化加重肝损害,形成恶性循环。在这种背景下,国内外许多专家致力于这方面的研究,现将近年来的进展做简要介绍。

一、肠道微生态基础

人类是由人体细胞和微生物细胞共同组成的超生物体，微生物细胞总数相当于人体细胞数的10倍，其中肠道微生物是人体最庞大而复杂的微生态系统，从消化、营养吸收、能量供应、脂肪代谢、免疫调节、抗病等诸多方面影响人体的健康。

(一)胃肠道微生态系统

生态学是研究生物与生物、生物与环境相互依赖和相互制约的科学。在近100年的历程中，生态学已发展成了一个庞大的学科，拥有一百多个分科。1977年，德国Volker Rush博士首先明确提出"微生态学"这个词，在德国建立起第一个微生态研究所，并于1985年提出一个新的定义：微生态学是细胞水平或分子水平的生态学。我国康白教授在此基础上加以深化认识，提出了微生态学是研究正常微生物群与其宿主相互关系的生命科学分支。人体的生态系统主要包括口腔微生态区系、上呼吸道微生态区系、皮肤微生态区系、泌尿生殖道微生态区系和胃肠道微生态系统。

胃肠道微生态系统是人体最大的微生态系统，含有人体最大的储菌库及内毒素池。胃肠道微生态系统菌种达500余种，质量约1000 g，接近肝脏的质量。据研究，胃内含菌量小于10^3 CFU/mL，主要为需氧革兰阳性链球菌、葡萄球菌、乳酸杆菌及一些酵母菌。近端小肠含菌量在10^3～10^4 CFU/mL，除了主要的链球菌、葡萄球菌和乳酸杆菌外，还可分离出韦荣球菌、放线菌、肠杆菌，而厌氧菌较少。远端小肠含菌量在10^6～10^8 CFU/mL，革兰阴性菌数量超过革兰阳性菌，肠杆菌明显增多，类杆菌、双歧杆菌、梭杆菌达一定水平。大肠中细菌含量则明显增多，达10^{11}～10^{12} CFU/g(肠内容物)，以类杆菌、双歧杆菌、消化链球菌、真杆菌为主，梭菌、乳酸杆菌、肠杆菌、肠球菌含量较低(小于10^8 CFU/g肠内容物)。粪便含菌量分类情况则与大肠接近。正常菌群可产生短链脂肪酸、次级胆汁酸、吲哚及其衍生物、内毒素(脂多糖)、三甲胺等一系列菌群代谢产物和衍生物，影响宿主能量稳态、食欲、血糖、炎症和内分泌代谢等，调控宿主营养、代谢和免疫。例如，肠道细菌可产生B族维生素和维生素K，对人体具有营养作用；产生短链脂肪酸(C2～C4)，通过肝脏的代谢作用，为人体提供能量；还可产生酶类物质，如β葡萄糖醛酸酶、硫化酶等，对胆红素、胆汁酸、胆固醇、雌激素等的肠肝循环起重要作用。

正常情况下，肠道微生态处于平衡状态。一方面，正常菌群中的专性厌氧菌(如双歧杆菌)通过磷壁酸黏附作用占据于肠上皮细胞表面，形成一层菌膜屏障，抑制肠道内源性及外源性潜在致病菌(potentially pathogenic microorganisms，PPMOs)对肠上皮细胞的黏附、定植。另一方面，肠道内双歧杆菌、乳酸杆菌等生理有益菌通过定植抗力机制对肠道内细菌如大肠杆菌、铜绿假单胞菌、沙门菌、链球菌等起抑菌或杀菌作用，抑制肠道PPMOs生长。此外，肝脏产生的胆汁可抑制肠道内细菌(主要是革兰阳性菌如肠球菌等)的生长，对维持肠道生态平衡起调节作用，胆盐还可与肠道内毒素结合，抑制内毒素移位。在某些病理情况(如重型肝炎、肝硬化、严重烧伤、小肠移植等)下均可以出现肠道菌群失调、肠壁屏障功能损伤、细菌移位及肠源性内毒素血症。另外一些药物如制酸剂、抗生素也能造成肠道菌群的失调。

(二)胃肠道微生态系统的影响因素

胃肠道的种群水平和演替过程受宿主影响的因素很多，包括宿主基因、围生期因素(分娩、喂养方式等)、饮食、抗生素使用、益生菌制剂、手术、压力、疾病等。

科学界一直认为胎儿在母体内处于无菌环境，近期研究表明，人体初始菌群定植可能发生在出生前，胎儿肠道内可能存在有限的细菌，如微球菌。出生后，肠道菌群在前3年内迅速变化。出生时胎龄和分娩方式对肠道菌群产生影响，可以持续到4岁，例如，母乳喂养婴儿中占优

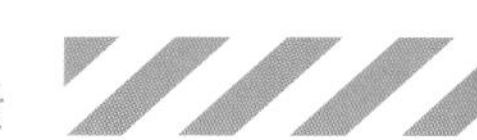

势的是双歧杆菌。种族因素也影响婴儿肠道菌群的早期发育。在摄入各种食物后，肠道内形成不同的细菌，有超过50属400多种细菌定植，上端消化道内很少有细菌，大多数细菌定植在下消化道，大部分为专性厌氧菌，如类杆菌、双歧杆菌、乳酸杆菌和真杆菌等。这些细菌可产生结肠细胞所必需的各种维生素和营养物质，帮助消化各种营养物质，防止宿主被有害菌侵袭及刺激免疫系统。

胃肠道系统本身存在多种因素影响菌群结构。①胃酸能调节胃内微生物群落，将大部分来自口腔、呼吸道及食物的微生物有选择地抑制和杀灭，胃酸的多少或有无还对胃内、近端小肠的微生物群落有影响。②挥发性或非挥发性的短链脂肪酸是专性厌氧菌的代谢产物，可抑制外籍菌的需氧菌或兼性厌氧菌。③胆汁酸可以维持肠道菌群稳态，防止细菌移位，还可以驱动新生儿肠道菌群的成熟。在肝病患者中，胆汁酸分泌异常常导致小肠上部细菌过生长综合征，结合胆汁酸对定植于小肠菌群组成的影响主要是对外籍菌的抑制。④宿主肠道非特异性免疫系统在调节肠道菌群中具有重要作用，在普通动物的肠黏膜的基底层内存在大量巨噬细胞与多形核白细胞，发挥强大的吞噬作用。⑤细菌本身也可以产生细菌素。

饮食和药物是影响胃肠道微生态系统的关键因素。不同食物类型对肠道微生物群影响不同，植物为主的食物如水果、蔬菜、不可消化碳水化合物等可调节肠道菌群丰度和结构，促进宿主健康。如，富含全谷物和麦麸的饮食与双歧杆菌和乳酸杆菌的增加有关。蛋白质和油脂，对肠道菌群的调节以及对健康的影响依赖于其类型和数量。发酵类食品可短暂改善肠道菌群，而食品添加剂或可降低菌群多样性，诱导炎症和代谢变化。此外，药物特别是抗生素的使用，对胃肠道菌群产生深远影响。生命不同阶段(儿童期和成年期)使用抗生素对肠道菌群的短期和长期影响存在差异，与菌群的成熟度、环境、疾病状况(如炎症疾病)等有关。

小肠蠕动速度可直接影响上部消化道的微生物群落的定性和定量结构。肠蠕动缓慢不仅可以导致小肠上部细菌过生长综合征，而且可以引起局部感染。肠蠕动无力或小肠清除内容物不力都可促进细菌过生长综合征的发生。如，小肠憩室及外科手术造成的盲袢综合征、小肠部分梗阻等，均可引起细菌过生长综合征。具有全身性疾病或解剖学异常的老年人也可发生细菌过生长综合征。此外，萎缩性胃炎、外科手术或药物(制酸剂)治疗都可以引起小肠细菌过生长综合征。

（三）无菌动物的研究作用

1965年，Schandler等研究者首次将细菌移植给无菌小鼠，揭示了肠道菌群对宿主发育及生理功能的重要性，建立了利用无菌动物研究肠道菌群对宿主作用的新方法。无菌动物及悉生动物研究同样发现人类的免疫、生化指标等均与正常菌群特别是肠道菌群密切相关。

无菌动物是指现有检测手段不能检出任何活的微生物和寄生虫的动物。通常实验动物的体内和体外带有寄生虫，体内还常带有细菌和病毒，而且难以排除某些潜在的传染病。普通实验动物体内菌群关系复杂，且血清中含有抗体，用普通动物进行医学科学研究，将会存在各种各样的干扰。无菌动物是在无菌屏障系统中，剖腹取出胎儿，饲养繁育在无菌隔离器中，饲料、饮水经过消毒，定期检验，证明动物体内外均无一切微生物(包括大部分病毒)和寄生虫的动物。无菌动物的"菌"主要是指细菌，严格来说，还包括真菌、立克次体、支原体和病毒等微生物及各种寄生虫。所谓"无"却不是绝对的，不过是根据现有的科学知识和检查方法在一定时期内不能检出已知的微生物和寄生虫而已。到目前为止，尚未确立无菌动物的微生物检定方法，研究者的检定方法各式各样，其中病毒和立克次体的检查尚有相当多的问题。例如，实验室使用最多的无菌小鼠，用电子显微镜检查证明，胸腺细胞中仍存在白血病病毒，因而，现在的所谓无菌动物，是指动物体内和体外未能检出细菌、真菌、寄生虫的动物。

无菌动物不携带其他生命体，无外来抗原的刺激，免疫系统处于"休眠状态"，是研究免疫发生、发展机制的理想动物。无菌动物可用于研究微生物与微生物的共生与拮抗之间的相互关系,以及微生物与宿主的相互作用,即微生物与宏生物相互关系。近年来,无菌动物在代谢、炎症性疾病与脑肠轴等研究中的应用日益增加,但也发现无菌动物与 SPF 级动物和人类仍有区别,如无菌动物盲肠扩大、小肠发育差等,研究结果并不能直接推演至人类。尽管如此,无菌动物运用于菌群研究可以推动因果性研究的发展,提供相对可靠的因果性研究证据。

(四)微生态与肠道屏障功能

肠道屏障系统主要包括肠道正常菌群、黏液层、肠上皮细胞层、紧密连接和肠道免疫系统等。肠道中的专性厌氧菌如双歧杆菌等通过与肠上皮细胞密切接触,占据肠上皮细胞表面的空间位置,构成菌膜屏障,抑制肠道内潜在致病菌对肠上皮细胞的黏附与繁殖。另外,肠道内双歧杆菌、乳酸杆菌等益生菌还具有多种生物拮抗功能,如通过营养争夺、产生各种有机酸降低肠道局部 pH 以及产生具有广谱抗菌作用的物质(如防御素、细菌素、过氧化氢、抗菌肽及亲脂分子等),对肠道内的潜在致病菌起抑制或杀灭作用;激活淋巴细胞,增加抗体产生,促进细胞因子分泌,增强免疫系统对恶变细胞的识别能力和抗感染能力;刺激干扰素的产生,促进肠道内 sIgA 和其他免疫球蛋白分泌,增加肠道局部免疫力等;抑制毒素和受体相互作用,间接起到抗致病菌定植作用。肠黏液层主要包括肠杯状细胞分泌的黏蛋白及肠淋巴细胞分泌的 sIgA,肠黏液层一方面为专性厌氧菌提供良好的生态环境,可促进其生长,另一方面黏蛋白可与肠上皮细胞的细菌结合位点竞争,以阻止细菌与肠上皮细胞的结合,使细菌处于黏液层,利于其被肠蠕动所清除。肠上皮细胞通过物理和化学屏障隔离肠道菌群和宿主免疫细胞,避免过度免疫反应,维持共生关系。肠道免疫系统又称肠道相关淋巴组织(gut-associated lymphoid tissue,GALT),包括上皮细胞、固有层淋巴细胞、淋巴滤泡、肠系膜淋巴结等,可以直接或间接影响肠道菌群,通过免疫反应调整肠道菌群组成、多样性和转移。

二、乙型重型肝炎感染微生态

肝脏与胃肠道的解剖关系甚为密切,共同组成消化系统整体。在病理状态下,消化系统各器官之间常相互影响,或互为因果。在 100 多年前,巴甫洛夫等发现,结扎门静脉后,实验动物可出现发热、肾炎等,他们认为这与肝脏不能清除来自肠道的毒素有关。肝病时患者常伴有胃肠道症状,如食欲下降、恶心、呕吐等胃肠表现。肝硬化、乙型重型肝炎患者易发生胃肠道微生态紊乱或胃肠道感染,出现腹泻、便秘等症状,甚至消化道出血等。胃肠道病变又可加剧肝病的病情,形成恶性循环。

(一)肝病中的肠道微生态

严重疾病、抗生素和制酸剂的应用等均可对肠道微生态产生严重影响,导致肠道微生态失调。肝病状态下,尤其在肝硬化或乙型重型肝炎时,患者消化道症状明显,如恶心、呕吐、食欲减退等,造成患者饮食摄入减少,肠道菌群营养底物相对不足;肝功能不全,肝脏合成功能下降,血浆中的白蛋白急剧下降,易发生组织器官水肿和腹水;胆汁分泌不足,肠道内胆盐缺乏;肝脏结构改变,门静脉高压形成,导致胃肠道淤血和缺氧,出现门静脉高压性胃病及肠病;由于肝脏合成凝血因子减少,加上胃肠道淤血,临床上为防止上消化道出血,常预防性或治疗性应用制酸剂如奥美拉唑等,这些因素均可导致肠道微生态失调。

动物实验表明急性肝衰竭大鼠的胃、空肠、回肠内存在结肠型细菌,并有细菌过度生长、肠管扩张、肠壁变薄等肠道微生态失调的表现。这种失调出现于整个肠道,主要表现为肠杆菌科细菌的过度生长和乳酸杆菌的减少;肠道菌群失调时伴随有肠道内毒素的增加,并导致门静脉中内毒素增加;肠道菌群恢复时门静脉中内毒素可以减少,但是大鼠肠道内毒素的减少要晚于肠道菌群的恢复;肠道菌群失调程度随肝功能损害加重而加重,并随肝功能好转而恢复。

对慢性重型肝炎患者粪便菌群进行定性和定量分析也发现,慢性重型肝炎患者肠道双歧杆

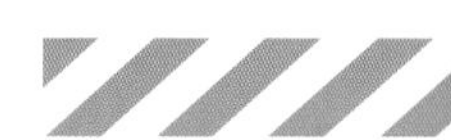

菌、类杆菌等专性厌氧菌显著减少，而肠杆菌科细菌、肠球菌、酵母菌等兼性厌氧菌显著增加，存在肠道微生态失调。肠道微生态失调程度与肝病的严重程度相关。双歧杆菌/肠杆菌值在慢性乙型肝炎中明显下降，可以反映肝病进程中肠道微生态的失调程度。肝硬化患者肠道菌群分析研究也发现了类似的情况，肠道菌群失调程度与肝硬化分级有一定相关性，肠道微生态失调在Child-Pugh分级C级患者中表现得最为明显。

最近，研究人员运用基于16S rDNA的高通量测序技术和定量PCR技术对36例肝硬化患者粪便菌群结构进行分析发现，UniFrac PCA显示肝硬化患者粪便菌群结构与正常人群存在显著差异。肝硬化患者肠道菌群中类杆菌门细菌的比例明显下降，而变形菌门和梭杆菌门细菌的比例显著增加。肝硬化患者肠道菌群中肠杆菌科、韦荣球菌科和链球菌科细菌明显增加，其中链球菌科细菌的比例与肝硬化Child-Pugh评分成正比，且随肝硬化病情加重而显著增加。研究结果证实，肝硬化患者肠道菌群中潜在致病菌(如肠杆菌科细菌及链球菌科细菌等)比例明显增加，并与肝硬化Child-Pugh评分呈正相关。同时发现患者肠道毛螺菌比例明显降低，并与肝硬化病情程度呈负相关，或可将其作为有益菌进行进一步研究。

(二)肠道微生态变化与乙型重型肝炎的关系

慢性重型肝炎是我国慢性肝病患者死亡的重要影响因素之一。重型肝炎发病机制复杂，除与病毒变异(我国主要为HBV)以及合并其他类型的肝炎病毒感染如HCV、HDV、HEV等感染外，复杂的内毒素/细胞因子网络在其中发挥重要作用。研究表明慢性肝炎、慢性重型肝炎患者存在肠道微生态失调，失调程度与肝病严重程度有关。肠道微生态失调、肠道定植抗力下降及肠道屏障功能受损是肠道内毒素移位、内毒素血症形成的原因之一。内毒素及由内毒素刺激机体产生的TNF-α、IL-1等细胞因子可引起肝细胞凋亡、坏死，加重肝脏原有的损伤，是导致慢性肝炎重症化的重要原因之一。

(三)肠道微生态失调与肝病并发症

肝硬化失代偿期和重型肝炎患者可出现各种并发症，其中与肠道微生态有明显关系的有继发性感染(如自发性细菌性腹膜炎、肺炎、败血症等)、内毒素血症、肝性脑病、上消化道出血、肝肾综合征等。慢性肝病患者一旦出现并发症，则预后极差，有些并发症可以是直接导致病死的原因。因此，在治疗肝病时，尚需从肠道微生态的角度预防和治疗肝病并发症。

(四)继发感染

慢性肝病，尤其是肝硬化失代偿期及慢性重型肝炎患者，容易发生继发感染，感染原因与肝脏清除肠道源性微生物、内毒素等有害物质功能下降，机体免疫力减退，中性粒细胞功能异常，血清补体、纤维连接蛋白、调理素水平等低下，治疗过程中侵入性诊疗操作的增加有关。肠道菌群失调，肠杆菌科细菌、真菌过度生长，肠道屏障功能不全或衰竭，肠道细菌移位等在肝病继发感染中也起着非常重要的作用。继发感染的病原菌以肠道细菌为主，如大肠杆菌、沙门氏菌、肺炎杆菌、弯形杆菌、铜绿假单胞菌等。继发感染的常见类型有自发性腹膜炎(SBP)、胆道感染、肠道感染、肺部感染、尿路感染等。抗生素治疗虽然可以控制感染，但长期大剂量使用也使得细菌耐药现象不断增加。现在临床上已经出现的有耐甲氧西林的葡萄球菌、产ESBL的革兰阴性大肠杆菌和耐万古霉素的肠球菌。这些耐药菌的出现使临床医师再次面临治疗感染的难题。抗生素在杀灭病原菌的同时，也影响到正常的肠道菌群平衡。吉米沙星可以抑制双歧杆菌的生长，莫西沙星可以抑制乳酸杆菌的生长。停用这两种抗生素后，肠道内的菌群平衡需要一个多月才能得以恢复。

(五)内毒素血症

自100多年前从革兰阴性菌中发现了对热稳定且具有生物学活性的内毒素(endotoxin)以来，已经证实了内毒素在革兰阴性菌所致脓毒症、急性肝衰竭、失血性休克等疾病基础上发生的内毒素血症的病理生理过程中起着极其重要的作用。内毒素与重型肝炎的发生、发展有密切关系,内毒素及内毒素启动导致单核-巨噬细胞释放大量细胞因子(如 TNF-α、IL-1 等)是肝细胞凋亡、坏死的主要原因之一。慢性肝病患者常有较高的内毒素血症发生率,一般认为与其易发生感染、肝脏清除内毒素功能下降有关。

根据资料,慢性肝病患者存在不同程度的肠源性内毒素血症,此时患者常伴有肝脏解毒功能下降、门静脉高压、低蛋白血症、胃肠道淤血与黏膜水肿等情况。但临床及动物研究表明,感染尚不能完全解释高内毒素血症发生率,研究表明,慢性肝病患者肠道定植抗力下降、肠道革兰阴性杆菌过度生长繁殖、胆盐缺乏等因素是其肠道内毒素池扩大的原因,并存在肠道内毒素过度移位的情况。因此,慢性肝病的高内毒素血症发生率除与前两者有关外,肠道内毒素过量移位也是其影响因素之一。肠道内毒素移位后经门静脉进入血液,可直接或间接损伤宿主免疫功能,进一步加重肝损害,增加肠黏膜的通透性,引起肠道菌群移位,导致肠道菌群失调。

(六)上消化道出血

上消化道出血最常见的为食管和胃底静脉曲张破裂出血。食管和胃底静脉曲张破裂出血和门静脉的压力有一定关系,当门静脉压力大于 2.94 kPa 时容易出血,且自动停止的机会很少。而门静脉高压与循环高动力有关,一氧化氮是重症肝炎肝硬化血流动力异常的关键因素。细菌移位包括活菌及其产物、内毒素及细菌胞壁成分,这些物质可诱导一氧化氮及细胞因子的合成,从而导致高动力循环状态下的上消化道出血。

(七)肝性脑病

肝性脑病发病机制复杂,除水、电解质、氨基酸代谢紊乱及酸碱失衡,血氨升高外,假性神经递质、短链脂肪酸(C4～C6)增加也是其原因之一,这些物质多来自肠道,由肠道细菌代谢产生,与重型肝炎患者肝脏清除功能下降有关。调节肠道微生态可能有助于降低血液中这些有毒物质的浓度,降低肝性脑病的发生率。

(八)肝肾综合征

肝肾综合征是重型肝炎、急性肝衰竭及肝硬化腹水常见的肾并发症,是由严重肝病引起的肾衰竭。但其临床实验室检查和形态学都无肾病的表现。慢性肝病时,内毒素血症的出现与肌酐清除功能下降有关,肝病时肠源性内毒素血症对肾脏的作用可能如下:①内毒素可激活肾素-血管紧张素系统,提高肾血管儿茶酚胺的敏感性,使肾血管强烈收缩,致肾脏血流动力学发生改变,形成皮髓分流,肾脏缺血,但并不引起肾实质损害,一旦病因去除,肾功能可发生逆转;②使机体发生 Schwartzman 反应,造成肾小球和肾周毛细血管内纤维蛋白沉淀和血管阻塞,严重时可导致肾小管急性坏死,甚至肾皮质坏死。肠源性内毒素血症所致的功能性肾衰竭和急性肾小管坏死是肝硬化患者死亡的主要原因之一。

三、乙型重型肝炎的微生态防治

乙型重型肝炎患者有相当程度的肠道微生态失调,且肠道微生态失调又可通过各种方式加重原有肝损害。因此两者之间存在密切联系,互为因果,可形成恶性循环,导致严重的临床后果。肠道微生态调节治疗是肝病综合治疗的一个不可缺少的方面,应强调预防为主,兼顾治疗,可取得一定的临床疗效。

(一)选择性消化道脱污染

该疗法采用窄谱抗生素去除肠道革兰阴性杆菌(GNR)及真菌,尽可能保护肠道专性厌氧菌,减少肠道 GNR 过度繁殖,缩小肠道内毒素池水平,减少细菌移位,降低感染的发生率及内毒素血症的发生率。该法在防止继发感染方面已取得了肯定的疗效。

一项纳入 48 例肝硬化患者,为期两年的对照研究中,使用诺氟沙星的选择性消化道脱污染

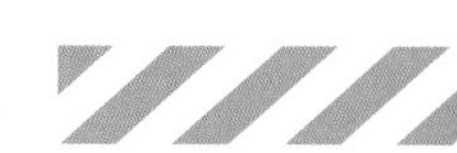

(SDD)疗法提升了患者 Treg 比例,减轻了促炎反应,起到了免疫调节的作用。另外一项多中心随机双盲对照研究采用利福霉素 1200 mg/d 短期(5～10 天)治疗肝硬化肝性脑病,取得了比较好的疗效,总有效率达到 81.6%。西班牙学者曾应用诺氟沙星在预防肝硬化腹水患者自发性腹膜炎的发生方面取得了比较好的疗效。但考虑到慢性肝病病程较长,长期应用抗生素,一方面易诱导耐药菌的产生,另一方面可因应用抗生素不当,而导致药物性肝损害,加重肝病病情,同时在一项纳入 103 项研究的 Meta 分析中,SDD 疗法局部抗生素应用对继发念珠菌感染的间接效应,与其传统危险因素直接效应的程度相似,提示了使用 SDD 对念珠菌感染的促发作用。因此有学者认为,SDD 疗法应该严格限制于那些易发生细菌感染的高危患者之中。

目前一般认为短期采用 SDD 疗法治疗肝病是相对安全的,长期使用有待商榷。

（二）微生态调节剂的应用

1. 益生菌

微生态调节剂主要包括医学益生菌、益生元(prebiotic)和合生元。

益生菌的英文是 probiotic,源自希腊语,意思是为了生命(for life),Sperit(1971 年)将其定义为能促进微生物生长的组织提取液,Paker(1971 年)将这个词定义为对肠道菌群平衡有贡献的物质。1989 年,Fuller 将益生菌定义为能够促进肠道内菌群生态平衡,对宿主起有益作用的活的微生物制剂,强调益生菌必须是活的微生物成员,死菌及代谢产物则不包括在内,1992 年又对益生菌给出了更为详细的描述,应该符合以下几个标准:①益生菌必须有存活能力,并能进行工业化生产;②在使用和储存期间,应保持存活状态和稳定性;③在肠道内或其他生活环境具有存活能力(不一定能自我繁殖);④必须对宿主产生有益的作用;⑤无毒,无害,安全,无副作用。

Aramer 等(1996 年)认为益生菌是含有生理性活菌或死菌(包括其组分和代谢产物),经口服或其他途径投入,旨在改善黏膜表面的微生物群落或酶的平衡,或刺激机体特异性或非特异性免疫机制,提高机体定植抗力或免疫力的微生物制剂。

目前研究较多的医学益生菌主要有双歧杆菌和乳酸杆菌两大类。补充医学益生菌的目的在于恢复肠道微生态平衡,修复肠道细胞及菌膜屏障,提高肠道定植抗力,抑制潜在致病菌过度生长,减少肠道有害代谢产物的生成,促进肠上皮细胞黏蛋白分泌及潘氏细胞 sIgA 的分泌,改善消化道动力,减轻机体代谢相关疾病,抵抗氧化应激,调节全身免疫功能等。双歧杆菌和乳酸杆菌等肠道正常菌群有一定的抗炎作用,针对炎症性肠病治疗的研究提示两者都能对疾病起到积极的影响。益生菌菌株的选择、功能的确定及如何保证足量有效的活菌进入肠道是当前需要加强研究的问题,否则会影响其临床疗效。目前国内和国外有 200 多种益生菌制剂,现在在我国应用的益生菌活菌制剂有丽珠肠乐、培菲康、金双歧等,死菌制剂有乳酸菌素片、乐托尔等,其中疗效比较确切的有 *Lactobacillus rhamnosus* GG(LGG)、植物乳杆菌(*L. plantarum* 299)等。

在动物研究中给肝缺血再灌注大鼠预先补充乳酸杆菌和双歧杆菌的混合制剂,22 h 后发现可部分恢复肝缺血再灌注时所致的肠道微生态失调,并改善肠黏膜屏障,减少肠道菌移位的发生率,进而降低血浆内毒素水平、减少肝脏氧自由基的产生、减轻肝损害。国外学者在应用乳酸杆菌制剂预防肝硬化门静脉高压症患者上消化道出血中取得了一定的效果:治疗后胃镜检查发现曲张的食管静脉红色征消失,B 超检查门静脉直径缩小($p<0.05$)。

双歧杆菌和乳酸杆菌联用效果似乎要好于单用双歧杆菌或乳酸杆菌,目前益生菌加用抗氧化剂或肠黏膜营养剂是国际上研究的一个热点,已经在动物肝病模型上取得了比较好的效果。今后需要在此基础上进行大规模的临床肝病肠道微生态干预研究,以确定其疗效及机制。

随着近几年的研究,以普拉梭菌和 *Akkermansia muciniphila* 等为代表的新型益生菌逐渐进入研究者的视线。在其他重型肝病模型中,直接补充普拉梭菌或者 *Akkermansia muciniphila* 被证明能够改善肠上皮细胞紧密连接,减轻内毒素血症,进而降低机体炎症水平,缓解肝组织内促炎细胞的浸润和炎症因子的生成，抑制肝细胞的凋亡，改善肝功能指标。提示此类新型益生菌对肝脏损伤的有益作用，后续针对乙型肝炎重症患者的相应研究具有广阔的前景。

有资料证明益生菌的应用是安全的，用益生菌如鼠李糖乳杆菌(HN001)、嗜酸乳杆菌(HN017)、双歧杆菌(HN019)喂食小鼠并未发现对其各项健康指标的影响，也未发现益生菌移位现象。虽然乳酸杆菌和双歧杆菌在临床上造成感染的报道很少，但是研究者在急性肝损伤的动物模型中发现了乳酸杆菌移位现象；最近有学者报道了某些对人体有益的厌氧菌造成的感染，如唾液乳杆菌就造成了一名 70 岁老人胆道感染；在动物实验中也发现了乳酸杆菌引起的细菌移位现象。对肝衰竭大鼠喂食动物双歧杆菌，发现移位至肠系膜淋巴结的细菌数量增加。虽然这些细菌移位发生在免疫力低下的条件下，但也应当引起关注。除菌群移位之外，在体外研究中，也有益生菌向有害菌转移抗性基因的情况发生。同时在近年的一些研究中发现益生菌的应用可能会导致不良的代谢过程，比如结合胆汁酸的脱结合以及乳酸类产物增加引起的乳酸血症。因此在临床大规模应用益生菌过程中，务必要关注早产儿、免疫受损人群、重症患者等高危群体潜在的不良反应。益生菌的应用需要做到个性化使用，现在由于技术条件的限制，对微生态的研究大多停留在优势菌属的水平。对不同种的细菌在不同疾病发病过程中的变化规律没有进行详细研究。同时，肠道内细菌的构成受到基因、年龄、饮食、环境及工作等方面的影响，不同的个体肠道内的细菌构成也不一样。例如，老年人体内双歧杆菌减少，而婴儿体内的分枝双歧杆菌、婴儿双歧杆菌、短双歧杆菌和齿双歧杆菌在成人体内也较少。因此只有做到微生态制剂的个性化使用才能更好地调节肠道菌群。

2. 益生元

在最新的专家共识中，Gibson 和 Hutkins 等(2017 年)认为益生元是一种能被宿主微生物选择性利用，并对机体产生有益影响的基质。益生元应具备以下 4 个特点：①在胃肠道的上部，既不能水解，也不能被吸收；②只能选择性地促进某种有益菌生长繁殖或激活其代谢功能；③能够优化肠内有益于健康的优势菌群的构成和数量；④能起到增强宿主健康的作用。益生元包括乳果糖(杜秘克)、乳梨醇(拉克替醇)、果寡糖、菊糖、半乳寡糖、大豆寡糖等制剂。另外食物中的不消化淀粉、植物纤维素、母乳和某些中药中的寡糖成分也具有特定的促进某些细菌生长的功能。在众多功能性低聚糖中，常用于调节慢性肝病肠道微生态的是乳果糖和乳梨醇，它们均为合成双糖，乳果糖又称 β-1,4-半乳糖苷果糖，或称乳酮糖，含有一分子半乳糖和一分子果糖；乳梨醇又称拉克替醇，是半乳糖和山梨醇的缩合物。它们能通过选择性地促进有益菌的生长以提高定植抗力，并借此抑制潜在致病菌生长及其有害代谢产物的产生，以减少内毒素的产生。同时，体外研究发现乳果糖还可直接灭活内毒素，并通过其酸性代谢产物促进肠蠕动，加快肠道细菌及毒素的排出，且几乎无任何毒副作用。

1966 年，Bricher 等首次利用乳果糖治疗肝性脑病获得成功，1982 年，他们利用乳梨醇治疗肝性脑病也同样获得成功，肝性脑病发病机制很复杂，其中，氨中毒学说被广为接受。目前认为乳果糖和乳梨醇治疗肝性脑病的机制如下：通过纠正肠道菌群失调，选择性刺激肠道有益菌双歧杆菌及乳酸杆菌的生长，同时抑制大肠杆菌、产气荚膜梭菌等产尿素酶的细菌以减少氨的产生；降低肠道 pH，酸化肠道，使氨转化为铵离子，减少粪氨的产生，促进血氨向肠道转移；提供高渗性的肠道环境，缓解肠壁水肿，改善肠道屏障功能，减少肠道内氨吸收；低 pH 可刺激肠蠕动，减少肠道内有毒物质与肠壁接触时间，减少氨的吸收，从而避免内毒素血症和氨性昏迷的发生。关于服用乳梨醇及乳果糖后肠道内 pH 降低的机制目前认为是因为它们本身被分解后产生乙酸、乳酸等短链脂肪酸，另外在刺激乳酸杆菌等乳酸菌增殖后，在乳酸菌的代谢过程中也会产生部分短链脂肪酸。

国内有学者对 13 例门体分流术的肝性脑病患者用乳果糖治疗一周后肠道 pH 下降、血氨

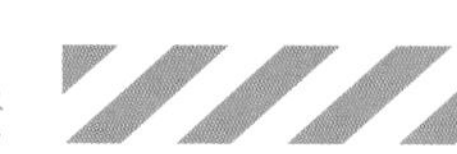

和精神-神经症状显著改善(2000 年)。使用乳果糖长期维持治疗能够降低血氨、改善智力测验结果并可能防止亚临床肝性脑病的恶化，最终降低肝性脑病的发生率。

Tarao 等给 8 例肝硬化及肝性脑病的患者服用乳梨醇(36 g/d)3～4 周后发现：粪便内双歧杆菌和乳酸杆菌数量上升，一些与产氨有关的类杆菌和需氧菌数量下降，同时肠道 pH 下降，血氨和肝性脑病的临床症状也随之改善。

Scevola 用乳梨醇(40 g/d)治疗慢性肝病 30 天后发现血清内毒素水平明显下降，同时对其中 5 例患者肠道内菌群进行定性、定量分析发现：双歧杆菌和乳酸杆菌明显上升，产气荚膜杆菌、类杆菌及肠杆菌科细菌明显下降，并认为内毒素水平下降与其调节肠道菌群有关，王清图等对 30 例 Child-Pugh C 级肝硬化患者进行治疗后发现患者血氨和内毒素明显下降。

近年来有文献报道对 30 例慢性病毒性肝炎伴肠源性内毒素血症的患者加用乳梨醇(拉克替醇)治疗 3 周后，发现拉克替醇可促进肠道有益菌(如乳酸杆菌和双歧杆菌)的增生，抑制产气荚膜梭菌的生长，进而显著降低血内毒素水平，从(72.89±20.29)ng/mL 下降到(33.33±15.63)ng/mL。患者临床症状明显改善，生活质量也有较大的提高。

近来的一篇纳入 5 项随机研究和 6 项观察研究，总计 2276 个病例的 Meta 分析发现，对于肝性脑病患者，相比于传统的乳果糖治疗，乳果糖＋利福昔明的综合治疗方案能够增强疗效，降低病死率。但综合治疗方案对不同亚型肝性脑病的具体影响还需要进一步研究。

临床应用乳果糖预防、治疗肝性脑病已取得了非常肯定的疗效，应用乳果糖或乳梨醇，在选择性刺激肠道有益菌双歧杆菌及乳酸杆菌生长的同时，抑制肠杆菌科细菌的生长，减少有毒代谢产物的产生；又可通过产生短链脂肪酸(C2、C3、C4)如乙酸、乳酸，使氨酸化为铵离子，并以此为其生长所需的氮源，减少肠道氨的产生，同时又可刺激肠蠕动，促进肠内有毒物质的排出，这在肝硬化肝性脑病治疗中已得到了广泛应用，疗效也得到了充分的肯定。因此，调节肠道菌群，扶植以双歧杆菌为主的专性厌氧菌可降低肠道有毒产物的产生，减少人体的吸收。

摄入益生元可增加内源性双歧杆菌和乳酸杆菌的数量是肯定的，但益生元对人体健康的作用尚需通过更深入的实验来证实，这就要求能更好地理解其作用机制并通过分子手段来了解肠道菌群的变化。研究益生元应该涉及如下内容：①发酵速度的快慢；②在结肠的哪个部位被发酵；③发酵到何种程度；④能促进何种细菌，抑制何种细菌；⑤发酵产物的鉴定。需要开发有专门作用位点的益生元，需要更多的有益健康的研究报告，通过应用益生元来改变由内源性细菌所引起的不健康状态。

另外益生元较益生菌有若干优越性，比如不存在保存活菌的技术难关，稳定性好，有效期比较长等，值得临床推广应用。

3. 合生元

合生元为益生菌和益生元的混合制剂，其起到的作用不是简单的相加，而是协同作用。考虑到肠道内细菌的多样性和复杂性，采用单一的菌群疗法似乎显得力不从心。目前国际上越来越多实验室将益生菌和低聚糖合并使用，并取得了一定的效果。其中很多是将双歧杆菌、乳酸杆菌和发酵型纤维联合应用的，合生元将是今后重点研究的方向，但其中各种成分的搭配、剂型，以及剂量和疗程的选择需要更多临床试验加以验证。

最近学者在证实了肝硬化亚临床性肝性脑病患者存在肠道菌群紊乱的基础上，采用合生元(四种冻干保存的菌种和发酵型纤维)治疗肝硬化亚临床性肝性脑病取得了一定的疗效。治疗后发现其在显著提高肠道内乳酸杆菌水平和降低肠道内大肠杆菌、葡萄球菌及梭菌属细菌水平的同时，还可改善肝脏功能，降低血内毒素和血氨的水平和肠道内 pH，并且可以显著改善患者亚临床性肝性脑病的 Child-Pugh 的分级(47%)，有 50%的患者的亚临床性肝性脑病得以逆转。

在近年的一篇纳入 49 例肝性脑病的随机分组安慰剂对照临床试验中，使用合生元和支链氨基酸的综合疗法，相比于单用两者而言，患者的各项临床指标和精神状况都有进一步的改善。

另外微生态制剂的使用是一个长期过程,实验发现,益生元虽然可以促进肠道内双歧杆菌的生长,但是一旦停用益生元,血氨可能会恢复到服用前的水平。微生态制剂要达到对免疫系统的调节,使用时间也要达到数周以上。而口服双歧杆菌后产生的抗氧化作用需要两周后才明显。因此,微生态制剂调节免疫的作用在肝衰竭患者中的意义有限,肝衰竭患者仍然需要采用包括营养支持治疗在内的所有综合治疗方法,微生态制剂的使用只是治疗方法之一。

4. 微生态制剂在肝病中的应用机制

肠道内有400多种细菌,其中以双歧杆菌和乳酸杆菌为主的有益厌氧菌吸附于肠道上皮细胞,构成膜菌群;而肠杆菌科细菌等有害菌则位于肠腔内,构成腔菌群。双歧杆菌通过占位阻止肠杆菌科细菌对肠上皮细胞的黏附。在重型肝炎的发病过程中,有益菌数量的减少和肠杆菌科细菌的过度生长使得肠杆菌科细菌更容易吸附于上皮细胞。使用益生菌可以直接提高肠道内有益菌的数量,竞争性排斥致病菌对肠上皮细胞的吸附;益生菌吸附于肠上皮细胞后可以阻止信号的转导,抑制某些基因的表达,减少细胞因子的合成和释放;同时,可以通过分解肠道内的难以消化的碳水化合物等产生大量的酸性物质如乙酸、丙酸、丁酸等,从而降低肠道内的pH,抑制致病菌的生长。国外研究表明,乳酸杆菌和双歧杆菌对肠上皮细胞的黏附性强于大肠杆菌(如O157:H7),可以竞争性地黏附于肠上皮细胞,而这种抑制作用可能是通过合成乳酸和某种蛋白质来完成的。其他实验也表明,给小鼠口服乳酸双歧杆菌(HN019)可以抑制肠道沙门菌、大肠杆菌O157:H7感染。合成杀菌物质也是有益菌抑制病原菌的方式,某些双歧杆菌合成的相对分子质量低于3500的亲脂分子具有明显的抗菌活性,可以抑制细菌进入细胞内,甚至可以杀灭细胞内的细菌。乳酸杆菌也可以合成同样的抗菌物质。

益生元的结构主要是各种低聚糖,它们能为有益菌提供能量,因而可以特异性刺激某些有益菌的生长。大多数的乳酸杆菌和双歧杆菌可以分解果寡糖。果寡糖也能够减轻胆酸盐对双歧杆菌的抑制作用,而且被分解后使得肠道内丁酸的合成增加。益生元的寡糖结构同肠上皮细胞外的糖链结构类似,可以竞争性地同细菌进行结合,阻止细菌对肠上皮的吸附。促进有益菌的生长也是益生元的重要作用。不同的寡糖对有益菌的促进作用不同,母乳中的寡糖可以刺激肠道中的婴儿双歧杆菌的生长;菊糖在结肠内可以将乳酸杆菌的数量增加10倍,也能增加消化链球菌、肠球菌和艰难芽孢梭菌的数量,但对双歧杆菌的数量仅能轻度增加;果寡糖在体内和体外试验中都可以增加肠道内双歧杆菌的数量。

完整的肠道黏膜上皮细胞,细胞间的紧密连接构成黏膜屏障,阻止大分子物质的侵入。肠道黏膜杯状细胞分泌黏液(主要为高分子的黏蛋白)覆盖于肠上皮细胞,为专性厌氧菌生长、黏附提供适宜的环境,也可以阻止潜在致病菌的生长。正常的肠蠕动能排除致病菌,减少其在肠道内的停留时间。肝衰竭时,门静脉高压、肠黏膜水肿使得肠上皮细胞的完整性遭到破坏,因而可以导致细菌和毒素(内毒素)的移位。肠道内的细菌可以调节肠上皮细胞内的基因表达,增强肠道黏膜的完整性。益生菌通过多种途径保护肠道黏膜的完整性。肠道内的有益菌不仅不会分解肠黏液,还可以促进肠黏蛋白的分泌;增加益生菌后可以增加肠道内不消化淀粉的分解,而且分解后产生的大量酸性物质可以刺激肠道的蠕动,减少致病菌在肠道内的滞留,有益菌分解肠道内碳水化合物产生的丁酸也能够为肠上皮细胞提供能量。在肝病的发病过程中,肠道内氧自由基的增加可以加重对肠道黏膜屏障的损伤,进而引起细菌移位,而抗氧化剂可以减少细菌移位。益生菌同样具有抗氧化作用,可以降低氧自由基对上皮细胞的损害。乳酸杆菌和双歧杆菌能够降低亚麻酸过氧化物的生成,抑制硝基奎宁-N-氧化还原酶的活性,并不同程度保护脂质膜不受氧自由基的攻击。有益菌通过抑制某些细胞因子的分泌,减轻细胞因子的破坏作用,因而也可以保护肠道黏膜屏障。例如,给IL-10基因敲除小鼠喂食益生菌可以恢复大肠的生理功能和屏障的完整性,其作用机理是间接抑制TNF-α和IFN-γ的分泌。当然,抑制细菌毒素也可以保护肠道黏膜屏障:益生菌可以通过抑制肠上皮细胞内某些蛋白质的合成,从而降低大肠杆

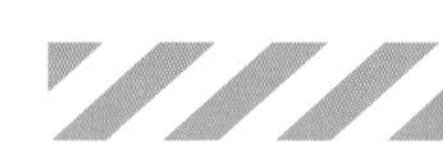

菌 VT 毒素的影响。

肠道相关淋巴组织(GALT)是体内重要的免疫器官,包括上皮内的淋巴细胞、淋巴滤泡 Peyer's 细胞和肠黏膜淋巴结,它们在防止潜在致病菌的黏附和移位中发挥重要作用。作用最为突出的是淋巴细胞和浆细胞产生的 IgA(sIgA),它能与抗原决定簇结合,阻止其对肠上皮细胞的黏附。重型肝炎的发病中,补体合成不足,多形核白细胞移动、巨噬功能下降,肝 Kupffer 细胞吞噬功能下降,CD4 细胞减少和 CD8 细胞的增加表明细胞免疫受到一定抑制。免疫功能失调是导致重型肝炎患者肝细胞损伤的重要原因,而有益菌则可以调节机体的免疫状态,不同的菌株所调节的免疫细胞不同,这些调节作用不相同可能是由对 DC 的激活作用不同而引起的。体外试验表明,*L. reutei* 能够上调 DC 表达 MHC-Ⅱ类分子、B7-2 和 IL-10,进而激活 Th2 细胞,产生免疫耐受;*L. casei* 则上调 DC 表达 MHC-Ⅱ类分子、B7-2 和 IL-12,进而激活 Th1 细胞。细菌对 DC 的作用也有相互抑制的现象。*L. reutei* 就可以抑制 *L. casei* 对 DC 的作用。体内试验证明,小鼠喂食双歧杆菌(HN019)和乳酸杆菌(HN001 和 HN017)后,外周血和腹腔中的白细胞吞噬活性增强;脾脏细胞对刀豆素 A 和脂多糖刺激反应明显升高;在刀豆素 A 的刺激下,淋巴细胞合成 IFN-γ 的能力、血清中抗体对抗原反应能力增强。双歧杆菌提高小鼠对沙门菌抵抗力的同时也伴随免疫力的提高,包括脾脏内淋巴细胞对丝裂原反应的增加,外周巨噬细胞活性的增加和肠道内抗沙门菌抗体合成增加。益生菌提高小鼠对大肠杆菌 O157:H7 的耐受的同时也伴随免疫功能的改善。对老年人的研究也表明益生菌有同样的免疫调节作用。老年人连续口服含乳酸杆菌的牛奶后,外周血细胞的吞噬活性提高,IFN-α 的合成增加,肠道 IgA 的分泌增加;提高血液中巨噬细胞的活性,增加肠道内的 IgA 和 IgE 的抗原反应;在细胞免疫方面,口服乳酸杆菌后的老年人血液中 CD4、CD25、NK 细胞的数量增加。

肝脏中的巨噬细胞又称 Kupffer 细胞,能够清除来自肠道门静脉系统内的细菌和内毒素。肝实质细胞能够代谢肠道的多种有害物质,如氨、胺类和酚类物质等。胆汁酸盐可以同肠道内的内毒素结合,形成不能吸收的复合物,阻止内毒素的吸收。在肝衰竭的过程中,肝脏代谢功能下降,许多代谢产物出现滞留。胆酸盐可以抑制双歧杆菌的生长,重型肝炎发病过程中胆酸盐的滞留也可能是导致肠道 B/E 值下降的原因之一。肠杆菌科细菌的过度生长,使得肠道内的尿素分解、氨生成增加,加重了肝脏负担。实验也发现,肝衰竭的大鼠肠道内肠杆菌科细菌增加的同时,内毒素也出现增加。体外试验表明,加入益生菌后在减少粪便中氨的释放、益生菌的增殖过程中又可以利用游离氨合成自身需要的蛋白质。益生元不仅调节有益菌的生长,也调节肠道酶的活性,不同的益生元对肠道内酶的活性影响是不同的,如菊糖、果寡糖可以降低肠道 β-糖苷酶和 β-葡萄糖醛酸苷酶的活性,并提高一氧化氮还原酶和偶氮还原酶的活性,但是菊糖可以增加芳香基硫酸酯酶的活性,而果寡糖则抑制该酶活性。人体试验表明服用由乳酸杆菌和果寡糖制成的益生元后,降低尿素酶、β-葡萄糖醛酸苷酶活性,可能会减少尿素、结合型胆红素的分解,从而阻断氨和胆红素的肠肝循环。

重型肝炎患者在发病过程中出现不同程度的恶心、呕吐和食欲不佳等症状,这些在不同程度上导致患者营养状况不佳。在补充营养的同时加用益生菌可以增加营养。丽珠肠乐、培菲康等益生菌在肠道内可以增加维生素 B_1、维生素 B_2、维生素 B_6、烟酸、维生素 K_1 的合成等,并促进无机盐和微量元素、维生素 D_1 的吸收。益生菌可以减少毒素吸收,双歧杆菌对黄曲霉素有吸附作用,而服用乳酸杆菌可以降低血清中多种毒素,如内毒素水平。

除通过调节肠道菌群降低血内毒素、血氨外,乳果糖等低聚糖还能促进动物肠道内 IgA 的分泌,明显提高 NK 细胞活性,增强肠黏膜 B 淋巴细胞的反应,增强免疫功能。此外还能调节肠黏膜上皮细胞的分化成熟,增加肠道屏障功能,防止内毒素移位,Nicole Marhamt 等给大鼠的饲料添加 10%的果寡糖 16 天后发现除了对肠道淋巴结有免疫刺激以外,果寡糖还能影响肠道的黏膜免疫系统。但目前此类研究仅集中在动物实验及健康人体试验中,增强肝病患者肠黏膜屏障作用、防止内毒素移位等作用尚有待进一步临床研究证实。

5. 其他调节肠道微生态的药物

(1)胆盐：胆汁可抑制肠道内许多细菌的生长，动物实验证实胆道梗阻导致小肠内细菌过生长，并促进细菌移位。另外 Vicente 等分别在动物实验中发现给肝硬化 SD 大鼠全程灌服结合型胆盐可以明显改善肠道菌群，促进胆汁分泌，减少细菌移位的发生率和降低血内毒素水平，并可以增加动物生存率。

(2)胃肠动力药物：肝病患者常有胃肠动力障碍，肠动力异常易导致小肠内细菌过生长，从而导致细菌移位，引起感染。国外有学者发现，利用胃肠道动力促进药西沙必利可以显著加快肝硬化大鼠肠蠕动，调节肠道菌群。临床研究表明，肝硬化患者使用西沙必利 6 个月可降低口-结肠转运时间，同时可清除约 80%患者的 IBO。研究还显示，安慰剂组有 2 例(2/10)患者发生了 SBP 及尿路感染，而治疗组未见有感染的发生。

四、乙型重型肝炎微生态学研究展望

目前研究表明，肝病与肠道微生态有密切的关系。肠道微生态失衡对重型肝炎的发生、发展起着关键的作用，而且用微生态调节剂治疗肝病已经取得了初步的成果，有着广阔的应用前景。但同时，也有众多机制尚需进行深入研究。过去由于技术方法的局限性，很难深入研究人体肠道微生态对肝病的影响。

20 世纪 70 年代末，16S rRNA 基因序列的分析为微生物种系进化关系和多样性认识提供了强有力的工具。例如，基于 16S rRNA/rDNA 序列设计寡核苷酸探针的荧光原位杂交(FISH)技术对复杂样本中的微生物进行检测和定量。FISH 结合流式细胞仪技术使直接检测更快速和高通量。竞争 PCR 和实时荧光 PCR(real-time PCR)检测技术比寡核苷酸探针杂交技术可更准确地定量检测肠道微生物。此外，近年来基于变性/温度梯度凝胶电泳(denature gradient gel electrophoresis，DGGE)、末端限制性片段多态性(terminal restriction fragment length polymorphism，TRFLP)、脉冲凝胶电泳(PFGE)、核糖体结合序列型扩增核糖体 DNA 限制性分析(ARDNA)等为代表的 DNA 指纹图谱技术，以其快速、动态监测并同时比较不同个体、不同环境等的微生物群落结构变化等优点，在微生态学的各个领域中得到广泛应用，是研究环境中微生物群落结构的主要分子生态学方法之一。指纹图谱和测序技术，不仅直观地展现复杂微生物群落的结构特征，还可观察群落中微生物的部分系统发育信息，但是这些研究片段较小，信息量较少。

目前，随着 16S rRNA 克隆文库技术的应用，人们对肠道微生物有了新的认识。对微生物的标志基因即 16S rRNA 基因进行测序，可以全面而深入地反映环境微生物群落结构的多样性。例如，美国 Eckburg 小组通过对 3 位美国人的健康个体肠道、不同部位的菌群结构的 16S rRNA 全长基因分析发现，人体肠道菌群是一个个体差异大、远比人们认为的更加复杂的一个微生态系统。

对于一个微生物群落，不仅要对其组成结构的多样性进行分析，还需要从中发现与该群落功能相关的重要功能菌或功能基因。元基因组学技术利用高通量、大规模测序，可以直接获得反映肠道微生物功能的基因组信息，为人们研究肠道微生物与宿主健康、疾病的发生及发展的关系提供了一个新的技术平台。元基因组是指在特定生活环境中的所有微生物的基因组的总和。元基因组学是一种不依赖培养的方法，其主要技术策略是多重克隆法，直接从环境样品中提取混合菌群的总 DNA 构建大插入片段的环境基因组 DNA BAC 文库或 Fosmid 文库，然后用和微生物系统进化相关的基因标志，如 16S rRNA 基因，筛选克隆，通过测序可以得到更多难以或不能培养的微生物及从未发现的新的物种的基因组片段的信息，通过活性筛选可以发现新的物种功能基因或新的功能酶。

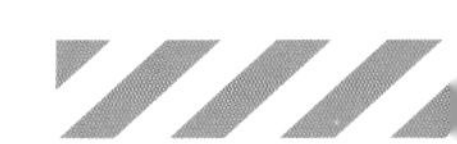

最新出现的高通量短标签测序策略，以454新型测序技术和纳米测序技术为代表，以快速、高通量获得的大量微生物基因组短标签序列，反映微生物群落功能基因谱。此技术与传统的Sanger测序技术结合，使元基因组测序更经济、有效，质量更高，成本更低。应用此技术比较分析肥胖小鼠和正常小鼠的肠道元基因组结构和组成，发现肥胖小鼠的肠道菌群组成更容易从食物中获取能量。此技术可能会成为研究肠道菌群与人体健康和疾病关系的重要方法。通过对肠道菌群元基因组测序，人们对肠道微生态与人类健康的关系有了新的认识。

此外，肠道微生态研究中，不仅需要了解菌群的结构、组成和功能，而且需要了解宿主对微生物的反应。基因芯片如低密度细胞信号转导通路（signal transduction pathway）、功能芯片如TLRs通路芯片，可以检测、监测宿主细胞对不同病原菌感染的特异性反应。鉴定肠道微生态在不同状况下，宿主的新的细胞信号转导通路和其他细胞分子标志物。根据这些新发现的基因结合原有的数据，研制特异性肠道微生态优劣鉴定芯片，大规模监测宿主对不同微生态结构基因组的反应，理解肠道微生物与宿主的作用机制，并作为临床用药和治疗的依据。

从精准诊断和医疗的角度来看，找出与疾病发生、发展有关的特定菌株，进而研究致病或缓解疾病的机制，对人体微生态学而言无疑是一个值得深入研究的方向。目前常用的基于基因测序研究微生物群的方法只能间接展示微生物组特征，实际检测的灵敏度和准确度有待提高。这对微生物群中特定微生物的分离培养提出了要求。目前国际上已有一些研究团队对人体微生物群中的部分微生物进行分离培养并提出了培养组学概念。基于培养的方法也将是微生物群（组）研究的"金标准"。但在培养方法尚未完善和规范之前，人体大多数微生物仍将难以实现大规模的分离和体外培养。在这一背景下，以核糖体RNA测序和宏基因组测序为代表的分析技术在肠道微生物群的研究中仍将发挥关键作用。

随着单细胞测序技术的兴起，应用于微生物群分析的单细胞测序也逐步在研究中被推广。现有的宏基因组学、宏转录组学、宏代谢组学手段，DNA/RNA稳定的同位素探针，甚至培养组学方法，都不能直接揭示微生物群中不同组分之间的代谢互作关系。拉曼组学——一种新型无标记的单细胞水平功能成像手段，能够检测微生物群体的功能和表型异质性，可以作为宏基因组学、宏转录组学和宏代谢组学的补充技术，来更好地诠释微生物群的状态。在技术多元化和高速发展的前提下，对微生物群（组）数据进行规范和深度挖掘仍有待解决。利用活菌制剂进行微生物干预的方法来治疗乙型肝炎重症化所致的感染尽管已经取得了一定的效果，但是目前研究显示仅有少数菌株起到一定的效果，所以如何选择益生菌及保证有足够数量的活菌进入肠道并起到相应作用是需要进一步探索的，而且这些菌株在肠道中怎样杀灭和抑制致病菌、如何阻断致病菌的致病过程和增强对感染的抵抗力的机制尚需进一步阐明。

参考文献

[1] 康白. 微生态学[M]. 大连：大连出版社，1988.

[2] 李兰娟. 感染微生态学[M]. 北京：人民卫生出版社，2002.

[3] 陈春雷，李兰娟. 感染微生态学研究进展[J]. 国外医学流行病学传染病学分册，2005，32(5)：271-273.

[4] Guarner F，Malagelada J R. Gut flora in health and disease[J]. Lancet，2003，361(9536)：512-519.

[5] Eckburg P B，Bik E M，Bernstein C N，et al. Diversity of the human intestinal microbial flora[J]. Science，2005，308(5728)：1635-1638.

[6] Nicholson J K，Holmes E，Wilson I D. Gut microorganisms，mammalian metabolism and personalized health care[J]. Nat Rev Microbiol，2005，3(5)：431-438.

[7] Gill S R，Pop M，Deboy R T，et al. Metagenomic analysis of the human distal gut

microbiome[J]. Science, 2006, 312(5778): 1355-1359.

[8] Fuller R. Probiotics in human medicine[J]. Gut, 1991, 32(4): 439-442.

[9] Cirera I, Bauer T M, Navasa M, et al. Bacterial translocation of enteric organisms in patients with cirrhosis[J]. J Hepatol, 2001, 34(1): 32.

[10] Gibson G R, Hutkins R, Sanders M E, et al. Expert consensus document: the International Scientific Association for Probiotics and Prebiotics (ISAPP) consensus statement on the definition and scope of prebiotics[J]. Nat Rev Gastroenterol Hepatol, 2017, 14(8): 491-502.

[11] Kang Y, Cai Y. Gut microbiota and hepatitis-B-virus-induced chronic liver disease: implications for faecal microbiota transplantation therapy[J]. J Hosp Infect, 2017, 96(4): 342-348.

[12] Krautkramer K A, Fan J, Bäckhed F. Gut microbial metabolites as multi-kingdom intermediates[J]. Nat Rev Microbiol, 2021, 19(2): 77-94.

[13] Willyard C. Could baby's first bacteria take root before birth? [J] Nature, 2018, 553(7688): 264-266.

[14] Rackaityte E, Halkias J, Fukui E M, et al. Viable bacterial colonization is highly limited in the human intestine in utero[J]. Nat Med, 2020, 26(4): 599-607.

[15] Fouhy F, Watkins C, Hill C J, et al. Perinatal factors affect the gut microbiota up to four years after birth[J]. Nat Commun, 2019, 10(1): 1517.

[16] Schwartz D J, Langdon A E, Dantas G. Understanding the impact of antibiotic perturbation on the human microbiome[J]. Genome Med, 2020, 12(1): 82.

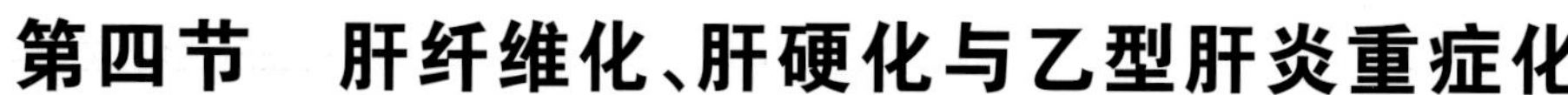

第四节　肝纤维化、肝硬化与乙型肝炎重症化

解　曼　贾继东

乙型肝炎病毒(hepatitis B virus,HBV)感染的临床结局中包括乙型肝炎慢性化或重症化。乙型肝炎重症化是指乙型肝炎从轻症(轻中度炎症)发展至重症(肝衰竭)的过程。其病理学基础是肝组织在短期内出现大块、亚大块坏死或者桥接坏死,临床上主要表现为转氨酶升高、胆红素升高,并快速出现凝血功能异常、肝性脑病、腹水等肝功能衰竭征象,其临床过程和亚太地区包括我国的慢加急性肝衰竭(acute-on-chronic liver failure,ACLF)有一定相似之处,但欧美学者定义的 ACLF 需要在肝硬化基础上发生。乙型肝炎重症化的发病机制尚未完全阐明,但目前认为是宿主和 HBV 相互作用的结果。其中病毒复制在发病机制中占有重要地位,而宿主的免疫应答则起着桥梁作用。各种致病因素引起 HBV 高复制及其病毒蛋白抗原在靶细胞(主要是肝细胞)表面表达,募集激活多种免疫效应细胞并产生大量炎性细胞因子,从而诱导细胞坏死/凋亡、抑制肝细胞再生、促进纤维增生。

肝纤维增生是肝脏对损伤的一种修复反应。急性肝损伤后的纤维增生有利于肝组织的修复,而且是一个可逆过程;而慢性肝损伤则导致持续性肝纤维增生,同时伴降解活性不足,因而可导致肝脏弥漫性纤维化甚至肝硬化。肝硬化的形态学表现包括广泛的纤维化、再生结节形成及其所导致的肝小叶结构改变。此外,肝窦内皮毛细血管化和微血栓形成也是肝硬化的特征性病理表现。这些改变一方面导致门静脉高压、侧支循环建立,造成全身血流动力学异常和肝脏合成及解毒等功能受损,另一方面加重了肝实质细胞的缺血、缺氧,并导致肝细胞对损伤因素的

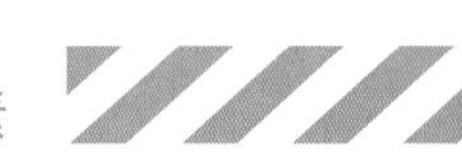

抵抗力明显下降、再生受抑制，肝功能储备降低。由此可见，肝硬化并不仅仅是加重了的肝纤维化，它还包括肝细胞坏死后纤维结缔组织塌陷和血管再生，以及血管结构异常所导致的门静脉-中央静脉分流（P-C 分流）。以上这些病理生理改变对乙型肝炎重症化的发生、发展和预后具有很大影响。

一、原有肝脏病理改变严重程度影响慢性乙型肝炎重症化的发生、发展及预后

乙型肝炎重症化患者的基础疾病状态包括 HBV 携带者（免疫耐受期慢性乙型肝炎）、慢性乙型肝炎和肝硬化，乙型肝炎重症化可以发生于任何一种疾病状态下。我国学者对 91 例乙型重型肝炎肝衰竭患者进行病理检查，其中基础疾病为 HBV 携带、慢性乙型肝炎和肝硬化的所占比例分别为 9.9%、7.7%和 82.4%。提示乙型肝炎重症化主要发生于基础肝病严重的患者。发生在前二者基础上的病变比较均一，表现为肝脏出现大块、亚大块坏死，类似于急性或亚急性肝衰竭；而发生在肝硬化基础上的病理表现多样，在肝脏坏死的背景下，仍可见部分肝硬化结节，且结节内也有不同程度的坏死。

目前国内外的研究均表明基础肝病可以影响乙型肝炎重症化的预后。多项研究均提示，在肝硬化基础上的乙型肝炎重症化预后更差。Sun Q F 等报道，在 204 例 HBV 相关性 ACLF 中，112 例临床诊断为肝硬化，其 3 个月总体生存率较低（57.8%），多因素分析也表明肝硬化是预后不良的独立预测因素（$p=0.009$）。另一项包括 50 例 ACLF（其中 32 例为 HBV 相关性肝病）的病理学研究发现，不同病因导致的 ACLF 的病理变化大致相同，主要表现为肝细胞嗜酸性变、胆管胆汁淤积、肝纤维化、胆管增生、大量肝细胞凋亡、桥接坏死和融合坏死；多因素分析表明，严重纤维化、胆管细胞增生、肝细胞凋亡是预后不良的独立预测因素，而肝细胞气球样变和残余肝实质体积较大是预后良好的独立预测因素。

一项针对酒精性肝炎引起的 ACLF 研究表明：无肝硬化和有肝硬化者 ACLF 的临床表现相同，但前者生存率高达 100%，而后者未接受肝移植情况下的 3 个月生存率仅为 44.2%。近期我国学者开展的一项关于乙型肝炎相关的 ACLF 的大规模研究（709 例患者）也表明，有肝硬化基础者的并发症发生率和病死率明显高于没有肝硬化基础者。一项研究对 466 例肝硬化患者进行平均 45 个月的随访，其中 118（25%）例患者在随访期间出现了不同程度的 ACLF，并且平均动脉压低、血红蛋白水平低、腹水、终末期肝病模型（model of end-stage liver disease，MELD）评分高的患者更容易发生肝衰竭。

但有学者观察了曾诊断为酒精性肝硬化、近期出现肝功能急性恶化需住院治疗的 68 例患者的病理学改变，结果显示组织学上有肝硬化、肝硬化前期和肝纤维化的比例分别为 76%、16%和 9%，但并未发现肝纤维化程度与患者预后有明确关系；但是发现，脂肪性肝炎合并全身炎症反应综合征（systemic inflammatory response syndrome，SIRS）的患者病死率最高，肝静脉压力梯度（hepatic vein pressure gradient，HVPG）与生存率呈负相关。考虑到肝炎性反应是肝纤维化进展的独立预测因素，相同的刺激因素在肝硬化患者更容易产生 SIRS，并且肝纤维化程度与门静脉压力呈正相关，因此不能完全排除肝纤维化的程度与重症化的预后可能相关。

二、肝纤维化和肝硬化时的肝脏免疫状态有利于乙型肝炎重症化的发生

肝脏是一个独特的免疫器官。一方面，肝脏富含 NK 细胞、NKT 细胞、Kupffer 细胞、树突状细胞，同时门静脉血液内脂多糖（lipopolysaccharide，LPS）浓度明显高于机体其他部位。另一方面，肝内大量免疫细胞高表达 LPS 受体，且长期暴露于低浓度 LPS 中，故肝脏容易形成免

疫耐受。但在慢性肝病导致肝纤维化和肝硬化时，肝脏星状细胞及 Kupffer 细胞等大量免疫细胞激活，免疫耐受状态被打破。此时机体处于促炎状态，中性粒细胞吞噬功能受损，肝脏对 LPS 的敏感性增加，对细菌感染的抵御能力下降，可以出现低毒力的大肠杆菌感染。近期一项研究表明，血清 C 反应蛋白（C-response protein，CRP）水平和肝硬化的病情相关：代偿期肝硬化患者的 CRP 水平仅轻度升高，但随着门静脉压力增加，CRP 水平逐渐升高，故 CRP 水平可以预测失代偿期肝硬化的发生；而在失代偿期肝硬化患者中，CRP 水平可以预测患者的生存率。

在乙型肝炎重症化过程中，宿主的免疫应答发生较大变化，SIRS 及"免疫麻痹"是这一过程的特征性改变，并与预后密切相关。首先表现为 TNF-α、IL-2、IL-4、IL-6、IL-8、IL-10、IFN-γ 等炎症相关细胞因子水平明显升高，TLR-4 表达上升，而单核细胞表面 HLA-DR 表达下降；随着疾病的进展，这些细胞因子及细胞表面标志物的水平会发生改变，并与预后相关。目前有研究表明，肝硬化时肝细胞对炎症因子的应答也发生了改变。TNF-α 可以诱导肝细胞凋亡，在生理情况下，由 NF-κB 介导的抗凋亡信号转导通路可以抵御 TNF-α 的作用。但动物实验表明，肝硬化时，由于肝细胞内质网应激、蛋白质合成功能下降、抗凋亡信号转导通路受损，TNF-α 诱导的肝细胞凋亡作用更强。

三、肝纤维化及肝硬化时感染和炎症反应可诱发或加重乙型肝炎重症化

在乙型肝炎重症化过程中，感染既可以是导致重症化的诱因，也可以是促进病程进展的主要因素，甚至能决定其预后。肝硬化时，门体分流、肝细胞解毒功能异常、体循环免疫细胞效应因子功能缺陷和中性粒细胞吞噬功能缺陷等，导致肝硬化患者对感染的敏感性增加。肝硬化患者发生细菌感染后炎症反应明显增强，表现为在细菌感染早期促炎因子如 TNF-α、IL-6 等较对照组明显升高；在体外用 LPS 刺激外周血单个核细胞时，进展期肝硬化患者单个核细胞分泌的 TNF-α 明显升高。同时，肝硬化患者单个核细胞分泌抗炎因子 IL-10 减少，因此肝硬化患者更容易出现全身炎症反应综合征（SIRS）及代偿性抗炎反应综合征（compensatory anti-inflammatory response syndrome，CARS），导致免疫麻痹。

以上这些因素共同导致肝硬化患者较其他人群更易在感染后出现脓毒血症，更易发展至器官功能衰竭甚至死亡。中国学者进行的一项研究显示，在 404 例 ACLF 患者中，有 113 例（27.9%）可能存在感染诱因；近期德国学者进行的一项研究也表明，由感染诱发的 ACLF 病死率较其他诱因导致的 ACLF 病死率更高，由感染诱发的 ACLF 患者 30 天的生存率仅为 33.8%，而非感染因素诱发的 ACLF 患者 30 天的生存率为 71.6%。

四、肝纤维化和肝硬化患者的血流动力学异常在发生乙型肝炎重症化时进一步恶化

在乙型肝炎重症化过程中，基础肝病所形成的循环异常更加明显，并向失代偿性肝病循环异常方向进展。其主要表现为门静脉压力明显升高、高动力循环加重、门体分流明显增加，心输出量提高、血管舒张、平均动脉压下降，心脏、肾脏、脑、肝脏灌注不足，最终多器官功能衰竭。目前国外针对 ACLF 血流动力学变化的研究显示，经病理诊断为 ACLF 的患者中，平均肝静脉压力梯度为 15 mmHg（10～23 mmHg），明显高于急性肝炎患者的平均肝静脉压力梯度（7 mmHg，5～10 mmHg）。目前认为，不同阶段的肝硬化患者有着不同的病理学基础和门静脉压力。随着肝纤维化和肝硬化病情加重，门静脉压力逐渐升高；基础肝病引起的循环异常越明显，在乙型肝炎重症化过程中患者的门静脉压力就越高。一项研究发现，ACLF 患者的肝静脉压力梯度（hepatic vein pressure gradient，HVPG）高于代偿期肝硬化患者，而低于失代偿期肝硬化

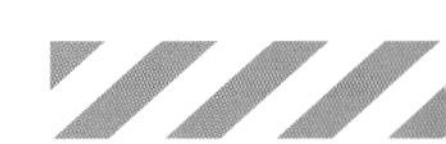

患者；但在合并大直径的食管静脉曲张的 ACLF 患者中，其 HPVG 则和失代偿期肝硬化相似。另一项研究表明，在发生 ACLF 后存活下来的患者中，HPVG 随着病情的稳定而下降，从肝衰竭时的 16 mmHg(12～30 mmHg)下降至恢复期的 13 mmHg(6～21 mmHg)。因此不难推测，肝硬化进展程度可以影响乙型肝炎重症化过程中血流动力学变化情况，进而影响其临床病程及生存率。

五、肝纤维化和肝硬化时肝细胞再生受抑因而影响乙型肝炎重症化的预后

肝细胞再生是决定乙型肝炎重症化病情转归的重要因素。在肝硬化特别是进展期肝硬化时，肝细胞再生功能受损，导致病情进一步加重。急性肝损伤时，肝再生依赖于成熟肝细胞的分裂复制。肝细胞的生命周期很长(6～12 个月)，故增殖活性很低，任一时间点只有 1/10000 的肝细胞在分裂，因此正常情况下罕见肝细胞的分裂增生。相反，当急性肝损伤导致肝细胞丧失时，整个肝细胞群体可即时进入细胞周期和分裂，以近似于同步应答的方式迅速复制增殖，以补偿缩小的肝脏体积。但是，当肝细胞数目损失过多或慢性肝损伤造成肝细胞再生能力受损时，成熟肝细胞的分裂不足以代偿，因而肝脏前体细胞被激活。有病理学研究提示，重型肝炎时肝细胞坏死、凋亡与肝细胞再生之间失去平衡，融合坏死区域附近可见活跃的小胆管反应，此时不仅出现肝细胞再生，也出现肝脏前体细胞的分化。

肝硬化时，纤维组织大量沉积、微环境改变、肝细胞端粒酶功能异常等，均可导致肝细胞再生能力下降。有研究将失代偿肝硬化和肝衰竭小鼠的肝细胞移植到肝功能正常的小鼠体内，发现此类肝细胞的增殖能力及合成分泌功能均减弱，而代偿期肝硬化患者的肝细胞在受体小鼠内的合成和分泌功能正常，提示肝脏的微环境对肝细胞的再生至关重要。相反，将成熟的肝细胞、肝干细胞和祖细胞移植进入肝纤维化或者肝硬化小鼠体内，可促进修复晚期肝纤维化/肝硬化肝环境中的肝实质损伤，并显示出抗纤维化作用。在急性肝衰竭、慢性肝衰竭及 ACLF 时均有肝脏前体细胞活化，但再生的肝细胞数量相对较少，可能是因为此时这些前体细胞主要向成纤维细胞方向转化。

六、乙型肝炎重症化对肝纤维化和肝硬化的影响

在乙型肝炎重症化过程中，大量肝细胞坏死、凋亡，导致纤维组织增生活跃，反过来又加速了肝纤维化和肝硬化的进程。一项研究表明，在急性肝衰竭的背景下，患者血清高迁移率族蛋白 B1(HMGB1)表达上升，肝脏病理显示有不同程度肝纤维化，而体外试验表明 HMGB1 可导致星状细胞活化并诱导其自噬，从而有利于肝纤维化的发生和发展。有学者利用肝脏瞬时弹性技术测量急性肝衰竭患者的肝脏硬度，同时测定其血清纤维化指标，并观察了肝脏病理组织学情况；结果发现，肝衰竭时肝硬度增加、血清肝纤维化指标升高、肝星状细胞激活、胆管源性的前体细胞增生，提示急性肝衰竭时肝纤维化作为一种组织再生手段起保护肝脏的作用。另外，该研究还发现，入院时肝硬度和血清肝纤维化指标(MMP-2，TIMP-1，HA)间并无对应关系，但入院 7 天后两者关系密切，即肝硬度增加者的血清肝纤维化指标水平更高，而死亡均发生在肝硬度增加的患者中，因而推测纤维组织过度增生可能对预后有不良影响。

以上研究表明，在急性肝损伤的早期，肝纤维增生有利于组织修复；但是持续进展的纤维增生及肝细胞再生不足，将严重影响乙型肝炎重症化患者的预后。如能进一步阐明肝脏严重损伤后修复过程中纤维化的形成机制，在促进肝细胞再生的同时调节肝纤维增生过程，将有助于进一步改善重型肝炎患者的预后。

综上所述，肝纤维化和肝硬化是乙型肝炎重症化的重要病理学基础；肝纤维化程度与乙型肝炎重症化的预后有关，有肝硬化者预后更差。在乙型肝炎重症化过程中，过度纤维化和肝细

胞再生不足可能是肝功能恶化的一个重要因素;肝硬化相关的肝脏免疫状态改变、全身及门静脉系统血流动力学变化、感染及炎症反应亢进状态,是导致 SIRS 及多器官功能衰竭的重要病理生理基础。应充分利用新型标志物和无创检查手段,动态监测不同阶段 HBV 感染患者的肝纤维化程度,尽可能及时予以相应的病因学治疗以减缓或阻止肝纤维化进展,从而减少乙型肝炎重症化的发生并改善其预后。

参考文献

[1] 郭威,李维纳,宁琴. 乙型肝炎重症化的概念及自然史[J]. 实用肝脏病杂志,2016,19(3):264-265.

[2] Moreau R,Jalan R,Gines P,et al. Acute-on-chronic liver failure is a distinct syndrome that develops in patients with acute decompensation of cirrhosis[J]. Gastroenterology,2013,144(7):1426-1437,1437. e1-e9.

[3] Arroyo V, Jalan R. Acute-on-chronic liver failure: definition, diagnosis, and clinical characteristics[J]. Semin Liver Dis,2016,36(2):109-116.

[4] 刘旭华,郑素军,祖可佳,等. 91 例慢性乙型重型肝炎肝衰竭患者的临床病理分析[J]. 中华肝脏病杂志,2010,18(10):721-725.

[5] Sun Q F,Ding J G,Xu D Z,et al. Prediction of the prognosis of patients with acute-on-chronic hepatitis B liver failure using the model for end-stage liver disease scoring system and a novel logistic regression model[J]. J Viral Hepat,2009,16(7):464-470.

[6] Rastogi A,Kumar A,Sakhuja P,et al. Liver histology as predictor of outcome in patients with acute-on-chronic liver failure(ACLF)[J]. Virchows Arch,2011,459(2):121-127.

[7] Katoonizadeh A, Laleman W, Verslype C, et al. Early features of acute-on-chronic alcoholic liver failure:a prospective cohort study[J]. Gut,2010,59(11):1561-1569.

[8] Chen T,Yang Z,Choudhury A K,et al. Complications constitute a major risk factor for mortality in hepatitis B virus-related acute-on-chronic liver failure patients: a multi-national study from the Asia-Pacific region[J]. Hepatol Int,2019,13(6):695-705.

[9] Piano S, Tonon M, Vettore E, et al. Incidence, predictors and outcomes of acute-on-chronic liver failure in outpatients with cirrhosis[J]. J Hepatol,2017,67(6):1177-1184.

[10] Mookerjee R P,Lackner C,Stauber R,et al. The role of liver biopsy in the diagnosis and prognosis of patients with acute deterioration of alcoholic cirrhosis[J]. J Hepatol,2011,55(5):1103-1111.

[11] Gustot T,Durand F,Lebrec D,et al. Severe sepsis in cirrhosis[J]. Hepatology,2009,50(6):2022-2033.

[12] Bert F,Panhard X,Johnson J,et al. Genetic background of Escherichia coli isolates from patients with spontaneous bacterial peritonitis: relationship with host factors and prognosis[J]. Clin Microbiol Infect,2008,14(11):1034-1040.

[13] Turco L, Garcia-Tsao G, Magnani I, et al. Cardiopulmonary hemodynamics and C-reactive protein as prognostic indicators in compensated and decompensated cirrhosis[J]. J Hepatol,2018,68(5):949-958.

[14] Wasmuth H E,Kunz D,Yagmur E,et al. Patients with acute on chronic liver failure display "sepsis-like" immune paralysis[J]. J Hepatol,2005,42(2):195-201.

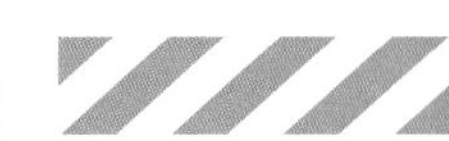

[15] Tazi K A, Bièche I, Paradis V, et al. In vivo altered unfolded protein response and apoptosis in livers from lipopolysaccharide-challenged cirrhotic rats[J]. J Hepatol, 2007, 46(6): 1075-1088.

[16] Ron D, Walter P. Signal integration in the endoplasmic reticulum unfolded protein response[J]. Nat Rev Mol Cell Biol, 2007, 8(7): 519-529.

[17] Tazi K A, Quioc J J, Saada V, et al. Upregulation of TNF-alpha production signaling pathways in monocytes from patients with advanced cirrhosis: possible role of Akt and IRAK-M[J]. J Hepatol, 2006, 45(2): 280-289.

[18] Le Moine O, Marchant A, De Groote D, et al. Role of defective monocyte interleukin-10 release in tumor necrosis factor-alpha overproduction in alcoholics cirrhosis[J]. Hepatology, 1995, 22(5): 1436-1439.

[19] Piano S, Bartoletti M, Tonon M, et al. Assessment of Sepsis-3 criteria and quick SOFA in patients with cirrhosis and bacterial infections[J]. Gut, 2018, 67(10): 1892-1899.

[20] Szabo G. Pathogenesis of acute-on-chronic liver failure in patients with infection[J]. Clin Liver Dis(Hoboken), 2019, 14(3): 103-106.

[21] Shi Y, Yang Y, Hu Y, et al. Acute-on-chronic liver failure precipitated by hepatic injury is distinct from that precipitated by extrahepatic insults[J]. Hepatology, 2015, 62(1): 232-242.

[22] Mücke M M, Rumyantseva T, Mücke V T, et al. Bacterial infection-triggered acute-on-chronic liver failure is associated with increased mortality[J]. Liver Int, 2018, 38(4): 645-653.

[23] Kumar A, Das K, Sharma P, et al. Hemodynamic studies in acute-on-chronic liver failure[J]. Dig Dis Sci, 2009, 54(4): 869-878.

[24] Garg H, Kumar A, Garg V, et al. Hepatic and systemic hemodynamic derangements predict early mortality and recovery in patients with acute-on-chronic liver failure[J]. J Gastroenterol Hepatol, 2013, 28(8): 1361-1367.

[25] Kung J W, Currie I S, Forbes S J, et al. Liver development, regeneration, and carcinogenesis[J]. J Biomed Biotechnol, 2010, 2010: 984248.

[26] Liu L, Yannam G R, Nishikawa T, et al. The microenvironment in hepatocyte regeneration and function in rats with advanced cirrhosis[J]. Hepatology, 2012, 55(5): 1529-1539.

[27] Yovchev M I, Xue Y, Shafritz D A, et al. Repopulation of the fibrotic/cirrhotic rat liver by transplanted hepatic stem/progenitor cells and mature hepatocytes[J]. Hepatology, 2014, 59(1): 284-295.

[28] He Y, Jin L, Wang J, et al. Mechanisms of fibrosis in acute liver failure[J]. Liver Int, 2015, 35(7): 1877-1885.

[29] Dechêne A, Sowa J P, Gieseler R K, et al. Acute liver failure is associated with elevated liver stiffness and hepatic stellate cell activation[J]. Hepatology, 2010, 52(3): 1008-1016.

第五节　肝癌与乙型肝炎重症化

葛宁灵　叶胜龙

乙型肝炎重症化是指在乙型肝炎或乙型肝炎后肝硬化基础上,由于一些原因引起肝功能的严重损害,甚至发生重型肝炎(肝衰竭)的过程。肝细胞肝癌是最常见的原发性肝癌类型,我国肝细胞肝癌90%以上与乙型肝炎病毒感染相关,由于肝癌病情进展,或发生并发症,或肝癌治疗损伤,或发生乙型肝炎病毒再激活,可出现进行性加重的肝炎症状、体征,实验室检查提示肝功能损害,直至发生重型肝炎(肝衰竭)的临床表现。其病理学基础是出现肝细胞大量坏死,或是在慢性肝病(慢性肝炎或肝硬化)的病变背景上,出现大块性(全小叶性)或亚大块性肝实质坏死,伴存活肝细胞的重度变性。如果残存肝细胞较多,以变性及功能障碍为主,度过急性期,肝细胞再生迅速,或炎症消除,可望恢复;如果残存肝细胞无法代偿,则预后极差。肝癌患者的病死率较高,如果发生乙型肝炎重症化,则发展成为肝衰竭直至死亡的风险大大增高。

本节将就原发性肝癌对乙型肝炎重症化的影响及其机制,以及如何预防及减少肝癌对乙型肝炎重症化影响的策略进行概述。

一、原发性肝癌及其并发症对乙型肝炎重症化的影响

早期肝癌发生乙型肝炎重症化直至肝衰竭的比例相对较低,因为早期肝癌的肿瘤负荷较小,对正常肝细胞的功能影响小。而中晚期肝癌则对肝功能的影响较大。当肿瘤巨大或为肝内弥漫性肝癌,可造成正常肝实质大量破坏,如果残留的正常肝细胞数量及功能不足以发挥正常功能,则将造成肝脏的代谢与合成功能严重障碍,甚者发生肝衰竭。较大肝癌因生长过快,中心常发生缺血坏死,坏死肿瘤组织及释放的一些炎症因子可进一步对正常肝细胞造成损伤,增加乙型肝炎重症化风险。

原发性肝癌如果伴发门静脉、肝静脉或下腔静脉癌栓形成则已属于肝癌晚期。门静脉是正常肝实质的主要营养供应血管,如果门静脉主要分支及主干形成癌栓并发生血流阻断,可造成正常肝实质细胞缺血、缺氧而发生变性、坏死,严重者可导致肝衰竭。肝静脉及下腔静脉是肝脏正常的回流血管,如果发生严重癌栓,可造成肝脏血液回流障碍,肝脏淤血水肿,发生肝细胞肿胀、变性、坏死,如果来不及形成侧支循环改善肝脏血液回流,严重者也可发生肝衰竭。

原发性肝癌如果合并活动性肝炎或有严重肝硬化,则更易发生严重肝功能损害。

由于肝细胞肝癌通常是在乙型肝炎肝硬化基础上发生的,所以常合并肝硬化及肝硬化并发症,如门静脉高压等。当肝癌巨大,或呈弥漫性,或合并门静脉癌栓,可加重门静脉高压,容易出现上消化道出血、腹水、肝性脑病、自发性腹膜炎等,一旦出现这些并发症可加重肝功能损害,甚至发生肝衰竭。

如果肝癌病灶或肝门淋巴结肿大压迫肝内胆管,或胆管内癌栓阻塞,造成胆汁排泄障碍发生梗阻性黄疸,如不及时解除梗阻,肝内淤积的胆汁会严重损伤肝细胞,造成肝细胞炎性坏死,很快会进展为肝衰竭。如果及时给予PTCD置管和放置胆道支架引流胆汁,减轻肝细胞损伤,肝功能得以恢复,然后对肿瘤病灶进行后续治疗,可有效延长患者生存时间。

对于中晚期肝癌患者或者肝癌病灶虽较小,但合并严重肝硬化或有肝硬化一系列并发症者,治疗应谨慎,此类患者的预后一般较差,如果给予的治疗强度过大,反而增加对肝脏的损伤,易引起肝衰竭,降低生存率。宜在积极保肝治疗基础上给予适宜的抗肝癌治疗,以延长患者生存期。

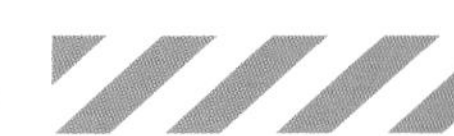

二、肝癌相关治疗对乙型肝炎重症化的影响

(一)肝癌手术切除与乙型肝炎重症化

手术切除是目前治疗肝癌最有效的方法，能获得根治机会，延长患者生存期。上海医科大学中山医院肝癌研究所2篇大型临床研究报道，肝癌切除($n=1864$)和非切除($n=1363$)患者的1年、3年、5年、10年生存率分别为79.9%、58.9%、50.5%、41.1%和37.5%、14.2%、8.6%、3.8%。经随访，术后生存≥5年者共327例。手术切除肝癌可获得较好疗效。但手术切除也有可能造成一系列并发症，术后肝衰竭是严重并发症之一，也是围手术期死亡的主要原因。有研究报道，围手术期肝衰竭发生率与死亡率分别为4.9%和32.4%。所以必须重视肝癌切除术后乙型肝炎重症化甚至发生肝衰竭的影响因素和预防措施。

术前肝功能及肝脏储备功能是影响术后肝衰竭发生的重要因素，如果切除后的残肝不足以代偿正常肝功能，则会发生肝衰竭。由于我国的肝细胞肝癌患者90%以上是乙型肝炎病毒感染者或乙型肝炎病毒携带者，约80%合并有肝硬化，故有相当多的肝细胞肝癌患者肝脏储备功能已减弱且再生功能也减弱，当接受部分肝切除后容易发生肝功能失代偿甚至肝衰竭。

预防肝切除术后发生肝衰竭，关键是做好术前肝功能评估。目前临床广泛使用的Child-Pugh分级法是一种简便的半定量肝脏储备功能评估方法，综合血清白蛋白、胆红素、凝血酶原时间、黄疸与腹水5项指标分成A级、B级和C级。一般来说，A级肝功能者方能耐受肝叶切除术，B级者仅能做小肝癌局部切除术，C级者禁忌做肝切除术。但此分级法过于粗略，只能大致反映肝细胞数量减少、肝脏微循环和代谢过程造成的肝脏储备功能低下，还可受到接受白蛋白等治疗措施的影响，容易将许多隐性肝脏储备功能下降的患者归入肝功能A级或B级，造成术前判断手术安全或危险性小，但术后仍出现不同程度的肝功能损害甚至衰竭。所以Child-Pugh分级法不能完全准确预测肝脏储备功能，需要能更精确预测肝脏储备功能的指标来减少肝切除术后发生肝衰竭。

前白蛋白99%来源于肝脏，且半衰期仅为1.9天，能更真实地反映肝脏现有储备能力，可弥补Child-Pugh分级法的不足。研究认为前白蛋白<100 mg/L预示肝脏储备功能很差，肝切除术后出现肝功能不全的比例明显增加。

吲哚氰绿(indocyanine green，ICG)15 min潴留率(ICGR-15)能够客观精细地反映肝脏储备状况，是日本、中国香港等地区常用的术前评估肝脏储备功能的方法，国内和欧美国家也越来越多应用。Child-Pugh分级法结合ICGR-15可更完善地评估肝功能储备状况。戴朝六等将两者结合制订了一套决定肝切除术式与范围的标准：Child-Pugh A级的患者，如ICGR-15<10%，则可耐受半肝甚至扩大半肝的切除，ICGR-15为10%～19%者只能耐受2个肝段切除，ICGR-15为20%～29%者只能切除1个肝段或切除亚肝段，ICGR-15为30%～39%者，亚肝段切除也不能，只能行局部剜除术，如ICGR-15≥40%，则建议不做任何形式的肝切除，仅可行局部消融治疗；对肝功能分级为Child-Pugh B级的患者，则肝切除的范围应严格把握，即使ICGR-15<10%，最多也只能切除2个肝段；Child-Pugh C级患者，则不管ICGR-15的水平如何，一般不宜手术治疗。

近年来有报道认为，ALBI分级(白蛋白-胆红素评分模型)与ICG清除率有很好相关性，而且评估方法更简单，可作为评估肝脏储备功能的新方法。ALBI 1级提示肝功能较好，2级为肝功能欠佳，3级为肝功能较差。ALBI 1级的HBV相关肝癌患者肝切除术后生存率是2级者的2倍。

血小板生成素(TPO)参与肝再生过程，肝手术后TPO诱导缺陷与术后肝功能障碍相关。围手术期TPO水平低是特异性预测肝切除后肝功能障碍的独立预后因素。

血小板来源血清素(IP 5-HT)是肝切除术后肝再生的重要诱导剂，术前低IP 5-HT发生肝再生延迟。临床发现术前 IP 5-HT 水平较低(<73 ng/mL)者,肝切除术后肝功能障碍和并发症发生率明显增加。故 IP 5-HT 水平可能是肝切除前预测术后肝功能障碍和临床结局的临床标志物,并能启动合适的干预。

肝细胞脱唾液酸糖蛋白受体(ASGPR)表达是评价肝功能储备的敏感方法。有研究发现,肝切除术后肝功能障碍患者的肝细胞脱唾液酸糖蛋白受体(ASGPR)表达比未发生肝功能障碍的患者更低,而且是术后肝功能障碍的独立相关因素,ASGPR 阳性肝细胞≤ 58.53%预测术后肝衰竭相关死亡的敏感性和特异性达到 100% 和 99%。但该指标操作烦琐,临床未常规应用。

相当多拟行肝切除术的肝癌患者伴有慢性乙型肝炎肝硬化性门静脉高压症,可增加肝切除术后肝功能障碍的发生率。肝静脉压力梯度(HVPG)比门静脉高压的间接指标(食管静脉曲张、脾大、血小板减少症)能更准确反映门静脉高压的程度,而且 HVPG 升高与肝切除术后的肝功能障碍和死亡率显著相关。研究发现术后发生肝功能障碍和无肝功能障碍者的中位 HVPG 分别是 11 mmHg 和 7 mmHg($p=0.017$);术后 90 天死亡者和生存者的中位 HVPG 分别是 12 mmHg 和 8 mmHg($p=0.026$)。所以有学者建议,有肝硬化门静脉高压的肝癌患者肝切除术前应常规测量 HVPG。但此操作较复杂,临床推广有一定局限性。

此外,肝切除术后肝功能恢复情况还受到肝切除范围大小(段、叶、半肝、大部、局部切除)、手术持续时间、术中出血量、术中肝门阻断时间等的影响。

肿瘤的大小并不是手术能否切除的标准,术后剩余的功能性肝细胞群才是决定术后是否发生肝衰竭的关键。有研究报道,大块肝切除术后肝衰竭的发病率和死亡率分别是 7.5%和 5.7%。所以,合理掌握肝切除量是防止肝癌患者肝切除术后发生肝衰竭的关键之一。测量术后残肝体积率有助于预判肝切除术后发生肝衰竭的风险,残肝体积率越小,术后肝功能损害越严重。没有肝硬化基础、肝功能正常患者术后残肝体积率应大于 25%,但对于有肝硬化等基础疾病的患者必须保留 40%以上的残肝体积。但残肝体积也只反映了肝细胞数量,如果肝硬化及慢性乙型肝炎活动导致肝细胞功能下降或消失,再大的残肝体积也难以保证肝功能代偿。因此测量残肝体积率仍需与肝硬化程度和肝功能状况相结合,才能防止术后发生肝衰竭。

有学者将 ICG 清除试验和 CT 标准残肝体积测量结合建立一个新的评分系统,肝功能代偿值(LFC 值)可评估肝切除的安全界限和指导避免肝切除术后的肝障碍,LFC 值 = 术前 K(ICG)值×22.487 + 标准残肝体积(SRLV)×0.020。结果显示 LFC 值>3.01 是肝切除的安全界限。

也有研究者综合 Child-Pugh 评分和标准残肝体积来评估肝功能储备,预测 HBV 相关肝癌患者肝切除术后发生肝衰竭的风险。

除了利用评估肝功能储备和测量标准残肝体积等方式预测肝切除术后发生肝功能障碍的风险外,还可通过术前增加未来残肝体积的手段来提高肝切除机会和降低术后肝功能障碍的发生风险。

有基础和临床研究证实肝切除术前,对将被切除肝叶采用门静脉栓塞术(PVE),使门静脉血流重新分布到非切除肝叶并使其明显增生,体积增大,增加手术后的残肝体积,使原来不能手术切除的肝癌患者获得手术切除的机会。有研究报道残肝体积远期恢复率最高可达估计总肝体积的 85%左右,最高有 55%的患者从原来预计的不可耐受肝切除术转变为成功接受肝切除术,术后生存率也有显著提高。另外,联合肝脏离断和门静脉结扎的二步切除术(ALPPS)也可在短期内使非切除肝叶迅速增生,未来残肝体积增大,增加有肝硬化肝癌患者成功获得二期切除的机会。

术中出血量是术后发生肝衰竭的独立危险因素。手术持续时间越长,术中失血量越多,肝细胞可发生缺血、缺氧,严重者导致术后肝衰竭,这种情况常发生在切除大肝癌,或是肝脏与邻近组织粘连严重,需分离粘连,或是肿瘤位于肝门区时。为了减少术中出血量,常在肝门阻断下

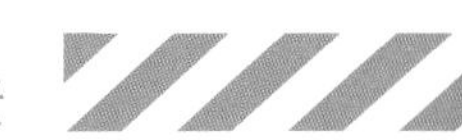

行肝切除术，但肝门阻断时间过长，也会导致肝脏缺血、缺氧坏死，而且肝门阻断与开放会导致缺血后再灌注损伤，亦会加重肝细胞损伤。

综上所述，为了预防肝癌手术后肝衰竭的发生，术前必须熟悉患者的基础肝病，肝硬化程度，综合运用肝功能 Child-Pugh 评分、血清前白蛋白、ICGR-15 试验等，并根据肿瘤的大小和部位，手术切除范围，结合残肝体积率，充分评估患者肝功能储备情况及对肝切除的耐受性。术前采用门静脉栓塞术或 ALPPS 增加术后残肝体积率，提高手术技巧，术中减少手术创伤，减少术中出血量、尽量缩短肝门阻断时间及手术时间，减少肝脏缺血、缺氧时间，在保证根治性切除肝肿瘤的同时最大限度地保留残留肝组织，以保证术后肝功能代偿的需要。术后卧床休息，给予充足的营养支持，必要时补充血浆、白蛋白及尽早进食等有利于肝功能的恢复，出现并发症尽早诊断、积极治疗，降低肝衰竭的发生风险。

（二）经肝动脉局部区域治疗与乙型肝炎重症化

经肝动脉局部区域治疗是治疗不可手术切除的中晚期原发性肝癌最常见且有效的方法，尽管很难彻底消灭所有肝癌细胞，但可缓解患者症状，控制肿瘤，延长患者生存期。经肝动脉局部区域治疗的原理是通过肝动脉内灌注杀伤肝癌细胞的化疗药物（TAI），或栓塞肝肿瘤主要供血动脉（TAE）造成肿瘤缺血坏死，或化疗和栓塞联合（TACE）加强抗肿瘤疗效。灌注化疗的方式有一次性灌注和肝动脉内置管持续 24～48 h 灌注。栓塞剂有碘化油、各种粒径大小的明胶海绵颗粒和微球。化疗药物与碘化油乳化后注射到肿瘤局部可增加化疗药物在肿瘤局部的浓度和持续释放时间，提高杀伤肿瘤细胞作用。载药微球（DEB）是一种新型化疗栓塞载体，可使加载的化疗药物在局部以更高浓度、更长时间缓慢释放，DEB-TACE 治疗使局部肿瘤坏死的效果更明显。将放射性同位素联结在碘化油（^{131}I-标记碘油）或微球（90Y 微球）上经肝动脉注射到肝癌组织局部的放射栓塞治疗（TARE）也可有效改善部分中晚期肝癌患者的临床症状。

尽管经肝动脉局部区域治疗耐受性良好，肝功能损伤大多轻而可逆，但仍有部分患者会发生严重肝损害导致肝衰竭而死亡。有文献报道，约 58％患者治疗后可发生肝功能损伤，大多数可在 3～4 周内恢复到基线水平，但仍有 2％～10％发生暴发性肝衰竭和死亡。所以充分认识该治疗方式造成肝功能损害甚至肝衰竭的相关因素、采取必要的措施防止和减少治疗造成的肝损害有重要的临床意义。

由于多数原发性肝癌发生在乙型肝炎后肝硬化基础上，肝细胞功能和数量已处于临界值，经肝动脉局部区域治疗在杀伤肝癌的同时，也损害肝功能，主要机制是肝脏局部高浓度的化疗药物对肝细胞的损伤作用，放射性同位素的损伤，以及各类栓塞剂栓塞肝动脉造成肝细胞缺血、缺氧发生变性坏死，而且肝动脉栓塞后门静脉压力会进一步增高，加重肝脏缺血，轻者血清谷丙转氨酶和谷草转氨酶升高，严重者肝细胞合成和代谢功能障碍而出现黄疸升高，血清白蛋白下降，凝血物质合成下降，甚至发生肝衰竭。经过积极的护肝治疗后，随着化疗药物的代谢、碘化油的廓清、侧支血管的形成，肝细胞损害将逐步减轻，肝功能亦会随之恢复。但是每一次治疗后，患者的肝硬化程度会进一步加重，这是因为化疗栓塞后造成的肝细胞缺血、缺氧以及肿瘤细胞坏死释放大量的炎症因子及氧自由基，可刺激基质细胞增生加重肝纤维化程度，从而加重肝硬化程度。

经肝动脉局部区域治疗前肝硬化程度重、基础肝功能储备欠佳者治疗后发生肝衰竭风险增加。接受治疗的次数越多，肝细胞受损越重，肝硬化进展越快，发生肝衰竭危险性越高。不同栓塞剂对肝损伤程度不同，碘化油主要栓塞末梢肝动脉，明胶海绵颗粒栓塞后数周内血管可再通，而微球为永久性肝动脉栓塞剂，故一旦栓塞肝动脉主干，对肝功能的损害比碘化油和明胶海绵颗粒严重。如果栓塞剂剂量过大或栓塞范围过大，造成正常肝组织的大范围栓塞可严重损害肝功能。门静脉癌栓是导致经肝动脉局部区域治疗后肝衰竭的另一高危因素，其原因系正常肝脏主要为门静脉供血，门静脉癌栓形成将减少肝脏门静脉血供，在肝动脉栓塞后肝脏供血进一步减少,可诱发肝衰竭。合并动脉-门静脉瘘的患者,栓塞剂易通过瘘口栓塞正常肝组织门静脉,损害肝功能。弥漫性肝癌患者由于栓塞范围较大,对肝功能损害更明显,越靠近肝动脉主干栓塞,受累肝脏范围越大。当肝细胞受损程度严重、受损数量较多时,出现肝细胞的代谢和合成功能严重障碍,可导致肝衰竭发生。

为防止治疗后发生肝功能严重损害甚至肝衰竭,应严格掌握治疗适应证和禁忌证。原发性肝癌患者合并肝硬化门静脉高压腹水、明显黄疸者,以及 Child-Pugh C 级者不宜行介入治疗。经保肝治疗,在肝功能改善情况下,可谨慎小剂量用药。ALT 超过正常值的 5 倍,血清总胆红素超过 50 μmol/L,门静脉左右分支完全阻塞者应视为相对禁忌证。门静脉主干癌栓且无侧支循环形成者普遍认为是栓塞绝对禁忌证。对弥漫性肝癌或合并严重肝硬化患者,应慎重行介入治疗,术中超选择至肿瘤供血动脉以减少化疗药物和栓塞剂进入正常肝组织。实施肝动脉栓塞时,应力求超选择到肿瘤的供血分支实行节段性肝动脉化疗栓塞,可使肿瘤栓塞更为彻底并减少对正常肝细胞的损伤。对于肝癌合并动脉-门静脉瘘患者在实施化疗栓塞前应先用明胶海绵颗粒或不锈钢圈堵塞瘘口。对行多次者,应根据影像学上肿瘤存活的情况以及肝功能状况综合考虑间隔时间,肝功能越差,间隔时间应越长,使肝功能有一个恢复过程。经肝动脉局部区域治疗后应积极使用保肝药物,促进肝功能恢复。

近来有些研究认为 ALBI 分级和 ICGR-15 或可预测经肝动脉局部区域治疗后发生肝衰竭的风险,不过仍需进一步证实。

另外需重视肝脓肿并发胆汁瘤和脓毒血症是经肝动脉局部区域治疗的少见但严重并发症,可造成患者肝衰竭而死亡。

(三)局部消融治疗

肝癌局部消融是治疗不宜手术切除的小肝癌的较彻底方法,常用的有化学消融如瘤内注射无水乙醇,以及物理消融包括射频消融、微波消融、冷冻消融等。由于局部消融治疗属于局部微创治疗,对正常肝组织的影响很小,尤其是射频、微波等物理消融方式对消融区域以外的正常肝组织几乎没有影响,故损伤最小。而无水乙醇注射治疗过程中,注入的无水乙醇可通过瘤内血管进入肝组织血管中,如果注射量较大或者多次反复注射累积量较大时,也会加重肝细胞损伤和肝硬化程度。Child-Pugh C 级肝癌患者不建议采用消融治疗,可先行保肝待肝功能好转后再行治疗。

有学者比较了开腹手术切除肝癌和开腹消融肝癌手术,结果发现开腹手术切除组围手术期死亡率为 2.4%(3/125),死因均为肝衰竭;而消融手术治疗组患者均为 Child-Pugh A 级和 B 级,无论 ICGR-15 结果如何,无 1 例出现围手术期死亡,充分体现了随着微创技术的发展,肝癌手术切除已不是唯一的治疗方法。对于肝硬化严重,肝脏储备功能差的肝癌患者可采用微波消融术或射频消融术等根治性方法治疗。

(四)放射治疗

肝癌的外放射治疗主要应用于单个孤立肝癌或门静脉癌栓的治疗。由于放射线对肝癌细胞的杀伤性剂量与正常肝对放射线的耐受剂量很接近,所以外放射在杀伤肝癌细胞的同时不可避免地会造成正常肝组织的损伤。放疗对肝脏的损伤可表现为放疗期间的急性肝功能损害,表现为胆红素和(或)血清谷丙转氨酶(ALT)升高;放疗后期的损伤是放射诱导的肝病(RILD)。典型的 RILD 表现为放疗结束后短期内迅速出现大量腹水和肝大,伴血清 ALP 升高超过正常上限的 2 倍,或血清 ALT 升高超过正常上限的 5 倍。非典型的 RILD 则表现为仅有血清 ALP 和 ALT 升高,但没有腹水和肝大。RILD 一旦发生,70%以上患者短期内死于肝衰竭。治疗 RILD 主要是对症治疗,包括应用肾上腺皮质激素、利尿药及积极的护肝药物治疗和支持治疗。

我国原发性肝癌患者大多数合并慢性乙型肝炎及肝硬化,所以必须将正常肝脏受照射剂量

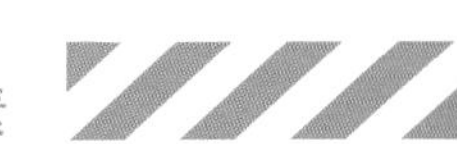

限定在可耐受范围内。肝硬化程度重、基础肝功能状况较差、肿瘤累及范围大的患者更易于发生 RILD,需要谨慎处理。Child-Pugh C 级以及肿瘤弥漫、门静脉广泛癌栓患者禁行外放射治疗。调强适型放疗(IMRT)和立体定向放疗(SBRT)等放疗技术可加大肿瘤内放射剂量而对正常肝组织的影响较小,提高了杀伤肿瘤细胞效果且有效保护了肝功能,有效减少肝衰竭的发生。

(五)小分子靶向药物治疗

第一个治疗原发性肝癌的小分子靶向药物索拉非尼临床应用已有十年以上经验,最近 2 年又相继有瑞戈非尼和仑伐替尼在我国上市。索拉非尼通过阻断 RAF/MEK/ERK 信号通路抑制肿瘤细胞生长以及抑制 VEGFR 和 PDGFR 通路阻断肿瘤新生血管形成的双重作用发挥抗肝癌作用。索拉非尼主要在肝脏进行代谢,在肝功能严重受损者中的暴露量会升高。目前研究发现在肝功能 Child-Pugh A 级、B 级患者中药物暴露量一致,但没有在重度肝功能损害者(Child-Pugh C 级)中研究的资料。偶有索拉非尼引起严重肝功能损害甚至肝衰竭的报道。但一组日本研究报道,服用索拉非尼者的肝衰竭发生率高达 19%,致治疗相关的肝衰竭发生的中位时间是 2 个月。随着在临床真实世界的应用,越来越多肝功能 Child-Pugh B 级以及基线时血清 ALT/AST 升高的患者服用索拉非尼,发生 3～4 级肝功能损害的患者比例明显高于Ⅲ期临床试验(44% vs. 23%,$p<0.001$)。Ogasawara 等的临床研究指出索拉非尼治疗 Child-Pugh B8 级及以上肝癌患者发生肝功能严重损害的风险显著高于 Child-Pugh A 级和 B7 级患者。而基于血清白蛋白-胆红素的 ALBI 分级指出,ALBI 2B 级的 Child-Pugh A/B7 级肝癌患者发生索拉非尼诱导肝功能损害的机会高于 ALBI 为 1 级和 2A 级患者。BCLC C 级的晚期肝癌患者服用索拉非尼后发生肝功能损害的比例可达 38.5%。国内有学者报道一例中晚期肝癌患者在 TACE 及射频治疗后口服索拉非尼 2 个月出现进行性黄疸,肝活检诊断为慢加急性肝衰竭,虽经积极治疗仍很快死亡。提示在有慢性乙型肝炎及肝硬化基础的肝癌患者中,介入联合索拉非尼治疗有可能加重肝毒性风险,需要根据肝功能状况谨慎用药或减量服用索拉非尼。

Takeda 分析一组索拉非尼治疗不可切除的肝癌晚期患者后发生肝功能损害者,发现基线血清胆碱酯酶(ChE)水平低者发生 3/4 级肝功能严重损害显著高于高 ChE 者(42.3% vs. 4.3%),提示应用索拉非尼治疗包括 Child-Pugh A 级在内的低血清 ChE 水平患者时需谨慎。

Yada 等报告了 3 例肝癌患者,在服用索拉非尼期间发生了急性肝衰竭,同时检测到血清 LDH 显著升高。血清 LDH 水平受肝纤维化程度影响,故推测血清 LDH 水平显著增加有可能预测索拉非尼诱发急性肝衰竭。Yamasaki 等通过临床观察发现索拉非尼单药获得 CR 者可发生门静脉血流减少,肝衰竭是由索拉非尼诱导的肝缺氧所致,在有门静脉癌栓的患者中肝缺氧会进一步加重,继而发生血清 LDH 升高及肝衰竭。也有研究者报道索拉非尼诱导的肝衰竭可能与药物诱导的变态反应造成严重肝细胞型损伤有关。对于索拉非尼引起的肝功能损害,给予停药或减量,并给予积极护肝治疗,同时需排除肝内肿瘤进展、HBV 再激活等其他原因造成的肝功能损害。Kuroda 曾报告一例索拉非尼诱发的肝衰竭患者,肝活检提示发生了胆汁淤积型和肝细胞损伤型肝损害,在积极保肝治疗同时予以高压氧治疗,成功改善了肝功能。

在考虑索拉非尼治疗时,应综合患者的肝功能 Child-Pugh 分级、ALBI 分级、血清胆碱酯酶水平、LDH 水平,以及患者肝硬化程度、肿瘤的严重程度、门静脉受累及程度、全身状况和其他方式肝癌治疗史等,谨慎应用并严密随访肝功能,必要时采取减量甚至停药和其他护肝治疗手段,积极预防和治疗严重肝功能损害。

瑞戈非尼、仑伐替尼与索拉非尼抗癌机理相似,在治疗原发性肝癌方面的临床应用时间尚短,但已有药物相关性严重肝损害甚至致死性肝衰竭的报道。瑞戈非尼可造成伴有淋巴细胞浸润的肝细胞坏死、窦性梗阻综合征,使门静脉血流减少,引起肝缺血、缺氧而发生致死性肝衰竭。在伴有慢性乙型肝炎和肝硬化的原发性肝癌患者中,瑞戈非尼可能更容易造成乙型肝炎重症化,临床应用时需引起重视。一旦发生瑞戈非尼引起的严重肝损害,除了停药和加强护肝治疗外,有研究报告应用激素治疗或联合免疫抑制剂治疗成功改善肝功能,也有在发生窦性梗阻综合征的患者中给予抗凝剂恢复门静脉血流改善肝功能的报道。肝细胞肝癌Ⅲ期临床试验中报告 26.1%接受仑伐替尼治疗的患者发生了 3 级以上的肝脏毒性反应,3.6%的患者发生肝衰竭(其中有 12 例死亡)。

(六)免疫检查点抑制剂(ICIs)治疗

免疫检查点抑制剂 PD-1/PD-L1 单抗和 CTLA-4 单抗是原发性肝癌系统治疗药物的突破性进展,通过阻断控制淋巴细胞抗癌活性的 PD-1/PD-L1 和 CTLA-4 受体激活机体的自身抗癌作用,获得了令人鼓舞的临床疗效。但是 ICIs 在激活淋巴细胞抗癌活性的同时,也可能同时激活淋巴细胞对自身正常组织的破坏而发生免疫相关性不良反应(irAEs),部分患者治疗后可发生免疫介导性肝炎(IMH),轻者肝功能轻微损伤,严重者可导致危及生命的肝衰竭。在已有慢性乙型肝炎肝硬化的基础上,IMH 可能会加重肝损害,导致乙型肝炎重症化。Wu 等报告了 1 例肝细胞肝癌伴肺转移患者,在索拉非尼治疗失败后接受 Pembrolizumab 治疗,诱发严重肝功能损害,虽经可的松和人工肝血浆置换治疗仍死于肝衰竭。

免疫检查点抑制剂所诱发的免疫介导性肝炎的发病机制不同于慢性乙型肝炎或其他药物诱导的肝炎,肝活检可见大量 $CD3^{+}$ 和 $CD8^{+}$ T 淋巴细胞浸润,轻症者可自行缓解,严重者需要糖皮质激素甚至免疫抑制剂治疗,大多数肝功能可改善,但需要早期发现早期诊断和治疗。

目前有 2 篇文献报道 PD-1 单抗 Nivolumab 和 Pembrolizumab 在治疗肺癌合并 HIV 和 HBV 携带者中发生 HBV 再激活。这也提示将来在免疫检查点抑制剂治疗过程中需要对有慢性乙型肝炎基础的肝癌患者进行预防性抗病毒治疗。

三、原发性肝癌患者的乙型肝炎病毒再激活对乙型肝炎重症化和肝衰竭的影响

在我国绝大多数原发性肝癌为乙型肝炎相关性,并且大部分由肝硬化发展而来。除了由于肝癌病情进展以及各种抗肝癌治疗可引起肝细胞大量变性、坏死,造成肝功能失代偿,乙型肝炎病情加重,甚至发生肝衰竭外,因乙型肝炎病毒(HBV)再激活,造成肝功能继续恶化,也可能发生乙型肝炎重症化甚至肝衰竭。

原发性肝癌多发生于有 HBV 感染的肝脏基础上,有报道称原发性肝癌中有 20%~25%可发生 HBV 再激活,其机制推测与肝癌患者机体免疫功能受到抑制,出现 HBV 大量复制,肝细胞感染数量增加,导致肝细胞连续性坏死及肝功能进行性下降有关,轻者表现为肝炎症状,重者出现暴发性肝衰竭而死亡。

常用的一些肝癌治疗方法如外科手术、肝动脉化疗栓塞、放射治疗以及全身化疗、靶向药物治疗和免疫检查点抑制剂治疗等,除了治疗本身引起肝细胞损伤外,也可激活 HBV 加重肝细胞损伤。肝移植是治疗肝癌的手段之一,但抗排异免疫抑制药物的使用也可能激活 HBV 引起急性肝炎,甚至发生肝衰竭。

与 HBV 再激活相关的肝癌治疗方法中报道最多的是经肝动脉插管化疗栓塞(TACE)治疗。Shibolet 报道经 TACE 治疗后约 20%的患者发生 HBV 再激活,并和局部化疗药物共同作用导致非肿瘤肝组织损害,引起 TACE 术后约 40%的患者死于肝衰竭。韩国 Jang 报告 83 例行 TACE 的患者中,有 28 例出现 HBV 复制激活,发生率为 33.7%,其中 2 例死于肝衰竭。国内也有关于 TACE 激活肝癌患者 HBV 复制的报道,郑勤等检测了 81 例乙型肝炎标志物阳性的原发性肝癌患者 TACE 术前及术后 HBV DNA 定量及肝功能变化,结果发现 TACE 术后,39.5%(32/81)的患者出现 HBV 激活,TACE 术后 HBV DNA 定量为 $(5.8\pm0.3)\times10^{5}$ copies/mL,显著高于术前 $(4.2\pm0.6)\times10^{4}$ copies/mL($p<0.05$);HBV 激活组中 75% 出现明

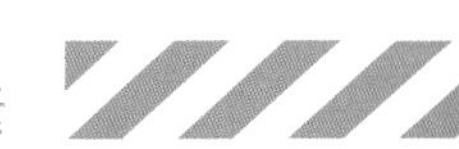

显肝损害，高于非激活组的40.8%($p<0.05$)。张天成报道了120例乙型肝炎相关性肝细胞肝癌患者接受TACE治疗后，HBV再激活率达27.5%，其中HBV再激活肝炎发生率为69.7%，显著高于化疗药物性肝炎发生率(12.64%)。上述报道提示TACE能够激活乙型肝炎相关性肝癌患者HBV复制，是TACE术后乙型肝炎病情加重，甚至发生肝衰竭的原因之一，应得到高度重视。

TACE治疗引起HBV再激活可表现为血清HBV DNA水平和ALT同时升高，也可表现为先有HBV DNA升高，而等到ALT升高时HBV DNA已经有所降低，所以同时动态监测这两个指标有助于HBV再激活的早期诊断和及时治疗。HBV再激活的临床后果轻重不一，轻者仅致无症状ALT升高，部分患者可自发缓解；严重者可出现黄疸、腹水、凝血异常及脑病等肝衰竭征象，如不及时给予有效治疗，病死率很高。

TACE治疗引起HBV再激活并发生肝炎的机制可能与化疗药物抑制了机体的免疫功能，HBV在肝细胞内大量复制有关，主要表现为血清中HBV DNA、HBeAg、HBV DNA多聚酶的增加及HBV感染正常的肝细胞，破坏肝细胞，导致不同程度的肝损伤；而化疗后，机体免疫功能恢复，可引起免疫介导(如有T淋巴细胞参与的特异性免疫介导)的受感染肝细胞迅速被破坏，临床上可以导致肝炎、肝衰竭甚至死亡。据报道，许多治疗恶性肿瘤的化疗药物全身用药后可引起HBV的再激活，其中蒽环类、氟尿嘧啶类是肝癌TACE常用的局部应用化疗药物。

对乙型肝炎相关性原发性肝癌患者在TACE治疗时联合应用抗病毒药物，能有效减少HBV再激活和HBV再激活肝炎的发生，减少肝细胞损伤，降低肝衰竭的发生率，对提高TACE疗效和改善预后具有非常重要的意义。应尽可能在化疗之前即开始预防性抗病毒治疗，效果优于早期疗法(即HBV DNA激活但ALT尚正常时)和延迟干预(HBV DNA激活伴ALT升高时)。Loomba等报道HBsAg阳性患者接受化疗前1周即开始预防性应用拉米夫定可降低发生化疗相关HBV再激活及乙型肝炎的风险达79%以上。目前美国肝病研究学会(AASLD)、美国国家综合癌症网络(NCCN)、欧洲肝脏研究学会(EASL)、亚太肝脏研究学会(APASL)及我国《慢性乙型肝炎防治指南》等均推荐，对于因其他疾病而接受化疗、免疫抑制剂(特别是糖皮质激素)治疗的HBsAg阳性者，即使HBV DNA阴性和ALT正常，也应在治疗前开始服用核苷类抗病毒药。而对于乙型肝炎相关性肝癌患者则建议长期乃至终生抗病毒治疗。

肝癌切除手术亦可能激活HBV。日本学者Kubo等报道了55例乙型肝炎相关性肝癌患者行肝切除术后，有13例(24%)发生了术后肝炎复发，并在25例术前术后均检测过血清HBV DNA水平患者中，7例术后检测到HBV复制的再活化，并伴发谷丙转氨酶活性增加。另有研究发现肝切除术前抗病毒组明显优于未抗病毒组患者，术后HBV再激活率分别是0和15.7%，术后肝功能恶化率则分别是2.4%和4.1%。外科手术引起HBV激活的原因考虑可能为术中出血及术后输血造成术后机体免疫功能处于抑制状态；另外，腹部大手术可刺激下丘脑-垂体-肾上腺皮质轴和交感神经-肾上腺髓质系统，释放儿茶酚胺及糖皮质激素等免疫抑制介质抑制机体免疫功能，从而激活HBV，使HBV大量复制，损伤肝功能。再加上肝肿瘤切除同时也切除了一部分正常肝组织，术中出血及肝门阻断造成的残余肝细胞数量减少和功能影响，HBV活跃造成的进一步肝细胞损伤可明显降低肝功能，严重者甚至发生肝衰竭。所以肝癌肝切除术后除了常规的保肝支持治疗外，必须同时进行抗病毒治疗，在允许的情况下尽可能在手术切除前1～2周开始抗病毒治疗。

肝癌肝移植术后应用的抗排异药物具有抑制机体免疫功能的作用，促使移植术后患者体内HBV再激活，造成肝炎活动，甚者造成暴发性肝衰竭。乙型肝炎相关性肝癌患者在接受移植前均给予抗病毒治疗及免疫球蛋白(HBIg)治疗。关于肝移植后是否能撤除抗病毒治疗，有研究观察了30例肝移植前HBsAg阳性，HBeAg阴性，HBV DNA阴性，肝活检未检出肝细胞内总

DNA和cccDNA的患者,肝移植后停用HBIg,仅保留拉米夫定,每月监测血清HBsAg和HBV DNA。24周后进行第二次肝活检检测病毒,确认总DNA和cccDNA阴性者停拉米夫定,继续监测24周后行第三次肝活检,血清学和组织学病毒学检测均阴性患者不进行预防性抗病毒治疗随访。中位随访82周(29~96周)后,25例患者未发现HBV再感染迹象,5例HBsAg转阳性。提示大多数病毒血症阴性患者没有肝细胞内总DNA和cccDNA,可能可安全撤除HBIg和拉米夫定。不过尚需进一步随访。

放射治疗也具有激活HBV的风险。Kim等报道,给予三维适形放射治疗的原发性肝癌患者如果未同时进行抗病毒治疗,则HBV再激活的风险较高。Chou等报道合并HBV感染的肝胆管癌患者放射治疗后可出现HBV再激活,其机制是通过放射线激发的内皮细胞释放IL-6的旁观者效应,引起HBV DNA复制,继而引起肝功能损害。

^{131}I-美妥昔单抗为我国自主研制的治疗肝细胞肝癌的单抗导向同位素药物,有文献曾报道1例患者应用此单抗治疗后发生HBV再激活,该患者治疗前后HBV DNA水平分别为1.80×10^4 copies/mL和2.17×10^8 copies/mL,符合HBV再激活诊断标准。本病例研究者提出对准备使用^{131}I-美妥昔单抗治疗的肝细胞肝癌患者在治疗之前应常规检测HBV两对半并对HBV DNA进行定量。如HBV DNA $>10^4$ copies/mL则建议先抗病毒处理至HBV DNA降至正常,再行治疗。如治疗前HBV DNA低于正常检出下限,则治疗后要严密监测,定期检测肝功能、HBV DNA,警惕出现HBV再激活。出现HBV激活后要及时使用抗病毒药物治疗。

中国香港学者Yeo报道用PIAF方案全身化疗102例肝癌患者,有37例患者出现HBV激活,且导致12例患者因肝衰竭而死亡。

分子靶向药物和消融治疗也有再激活HBV的可能。Lim报道未接受抗病毒治疗者在进行索拉非尼治疗后HBV再激活率显著高于同时抗病毒治疗组(4/38 vs. 0/40;$p=0.025$),而且生存率也更低。而最新的免疫检查点抑制剂也有关于HBV再激活的报道。

我国的原发性肝癌患者大多有慢性乙型肝炎及肝硬化基础,肝癌病情程度及进展、肝癌相关的各种治疗手段以及肝癌病程中HBV的再激活都可能促进乙型肝炎重症化的发生、发展,甚至最终发生肝衰竭而死亡,在临床工作中一定要加以重视。要重视发生乙型肝炎重症化的影响因素、评估和预测发生乙型肝炎重症化的风险、谨慎选择治疗方案,保护好患者的肝功能,并尽早采取抗病毒治疗减少HBV再激活风险,尽可能降低乙型肝炎重症化的发生率,延长患者的生存期。

参考文献

[1] Tang Z Y, Yu Y Q, Zhou X D. Evolution of surgery in the treatment of hepatocellular carcinoma from the 1950s to the 1990s[J]. Semin Surg Oncol, 1993, 9(4): 293-297.

[2] Zhou X D, Tang Z Y, Yu Y Q, et al. Long-term results of surgery for small primary liver cancer in 514 adults[J]. J Cancer Res Clin Oncol, 1996, 122(1): 59-62.

[3] Poon R T, Fan S T, Lo C M, et al. Improving perioperative outcome expends the role of hepatectomy in management of benign and malignant hepatobiliary diseases; analysis of 1222 couseutive patients from a propective database[J]. Ann Surg, 2004, 240(4): 698-710.

[4] Hiavarone M, Colombo M. HBV-related HCC, clinical issues and therapy[J]. Dig Liver Dis, 2011, 43(S1): S32-S39.

[5] Meza-Junco J, Montano-Loza A J, Liu D M, et al. Locoregional radiological treatment for hepatocellular carcinoma: Which, when and how? [J]. Cancer Treat Rev, 2012, 38(1): 54-62.

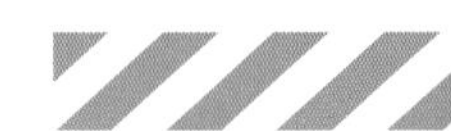

[6] Di Bisceglie A M. Hepatitis B and hepatocellular carcinoma[J]. Hepatology,2009,49(5):S56-S60.

[7] Shibolet O, Ilan Y, Gillis S, et al. Lamivudine therapy for prevention of immunosuppressive induced hepatitis B virus reactivation in hepatitis B surface antigen carriers[J]. Blood,2002,100(2):391-396.

[8] 郑勤,徐翰峰,何耿劲,等.肝动脉化疗栓塞术对肝癌患者乙肝病毒活动状态的影响[J].临床肿瘤学杂志,2008,13(12):1096-1098.

[9] 张天成,谭龙益.原发性肝癌局部化疗后肝炎及乙型肝炎抗病毒治疗的临床研究[J].胃肠病学和肝病学杂志,2011,20(1):36-39.

[10] Park J W, Park K W, Cho S H, et al. Risk of hepatitis B exacerbation is low after transcatheter arterial chemoemboliation therapy for patients with HBV-related hepatocellular carcinoma: report of a prospective study[J]. Am J Gastroenterol,2005,100(10):2194-2200.

[11] Jang J W, Choi J Y, Bae S H, et al. A randomized controlled study of preemptive lamivudine in patients receiving transarterial chemo-lipiodolization[J]. Hepatology,2006,43(2):233-240.

[12] 贾继东.免疫抑制治疗与乙型肝炎病毒再激活[J].中华内科杂志,2006,45(6):443-444.

[13] Assis D N, Navarro V J. Human drug hepatotoxicity: a contemporary clinical perspective[J]. Expert Opin Drug Metab Toxicol,2009,5(5):463-473.

[14] 中华医学会肝病学分会,中华医学会感染病学分会.慢性乙型肝炎防治指南[J].中国新药与临床杂志,2006,25(2):147-160.

[15] Watanabe M, Shibuya A, Takada J, et al. Entecavir is an optional agent to prevent hepatitis B virus(HBV) reactivation: a review of 16 patients[J]. Eur J Intern Med,2010,21(4):333-337.

[16] Kohrt H E, Ouyang D L, Keeffe E B. Systematic review: lamivudine prophylaxis for chemotherapy-induced reactivation of chronic hepatitis B virus infection[J]. Aliment Pharmacol Ther,2006,24(7):1003-1016.

[17] Lok A S, McMahon B J. Chronic hepatitis B[J]. Hepatology,2007,45(2):507-539.

[18] Yeo W, Chan P K, Ho W M, et al. Lamivudine for the prevention of hepatitis B virus reactivation in hepatitis B s-antigen seropositive cancer patients undergoing cytotoxic chemotherapy[J]. J Clin Oncol,2004,22(5):927-934.

[19] Loomba R, Rowley A, Wesley R, et al. Systematic review: the effect of preventive lamivudine on hepatitis B reactivation during chemotherapy[J]. Ann Intern Med,2008,148(7):519-528.

[20] Kim J H, Park J W, Kim T H, et al. Hepatitis B virus reactivation after three-dimensional conformal radiotherapy in patients with hepatitis B virus-related hepatocellular carcinoma[J]. Int J Radiat Oncol Biol Phys,2007,69(3):813-819.

[21] Yeo W, Lam K C, Zee B, et al. Hepatitis B reactivation in patients with hepatocellular carcinoma undergoing systemic chemotherapy[J]. Ann Oncol,2004,15(11):1661-1666.

[22] 卞晓山,魏长宏,王作志,等.^{131}I-美妥昔单抗介入治疗后乙型肝炎病毒再激活1例[J].临床肿瘤学杂志,2010,15(6):575-576.

[23] Lenci I, Tisone G, Di Paolo D, et al. Safety of complete and sustained prophylaxis withdrawal in patients liver-transplanted for HBV-related cirrhosis at low risk of HBV

recurrence[J]. J Hepatol,2011,55(3):587-593.

[24] Jang J W,Choi J Y,Bae S H,et al. Transarterial chemo-lipiodolization can reactivate hepatitis B virus replication in patients with hepatocellular carcinoma[J]. J Hepatol, 2004,41(3):427-435.

[25] Toyoda H,Lai P B,O'Beirne J,et al. Long-term impact of liver function on curative therapy for hepatocellular carcinoma:application of the ALBI grade[J]. Br J Cancer, 2016,114(7):744-750.

[26] Haegele S, Offensperger F, Pereyra D, et al. Deficiency in thrombopoietin induction after liver surgery is associated with postoperative liver dysfunction[J]. PLoS One, 2015,10(1):e0116985.

[27] Starlinger P,Assinger A,Haegele S,et al. Evidence for serotonin as a relevant inducer of liver regeneration after liver resection in humans[J]. Hepatology, 2014, 60(1): 257-266.

[28] Ke Z, Li J, Zhe J, et al. Flow cytometric analysis of asialoglycoprotein receptor expression predicts hepatic functional reserve after hepatectomy[J]. J Coll Physicians Surg Pak,2014,24(11):820-824.

[29] Boleslawski E, Petrovai G, Truant S, et al. Hepatic venous pressure gradient in the assessment of portal hypertension before liver resection in patients with cirrhosis[J]. Br J Surg,2012,99(6):855-863.

[30] Hayashi H, Beppu T, Okabe H, et al. Functional assessment versus conventional volumetric assessment in the prediction of operative outcomes after major hepatectomy [J]. Surgery,2015,157(1):20-26.

[31] Du Z G,Li B,Wei Y G,et al. A new scoring system for assessment of liver function after successful hepatectomy in patients with hepatocellular carcinoma [J]. Hepatobiliary Pancreat Dis Int,2011,10(3):265-269.

[32] Zou H,Tao Y,Wang Z M. Integration of Child-Pugh score with future liver remnant yields improved prediction of liver dysfunction risk for HBV-related hepatocellular carcinoma following hepatic resection[J]. Oncol Lett,2017,13(5):3631-3637.

[33] Meyer I A,Vandoni R E,Alerci M,et al. Portal vein embolization followed by liver resection versus liver resection alone:a comparison of liver regeneration dynamics[J]. Hepatogastroenterology,2015,62(140):987-991.

[34] Mailey B,Truong C,Artinyan A,et al. Surgical resection of primary and metastatic hepatic malignancies following portal vein embolization[J]. J Surg Oncol,2009,100(3): 184-190.

[35] Massani M, Stecca T, Ruffolo C, et al. Should we routinely use DEBTACE for unresectable HCC? cTACE versus DEBTACE: a single-center survival analysis[J]. Updates Surg,2017,69(1):67-73.

[36] Ma J,Wang J H. ^{131}I-labeled-metuximab plus transarterial chemoembolization in combination therapy for unresectable hepatocellular carcinoma:results from a multicenter phase Ⅳ clinical study[J]. Asian Pac J Cancer Prev,2015,16(17):7441-7447.

[37] Jia Z, Wang W. Yttrium-90 radioembolization for unresectable metastatic neuroendocrine liver tumor:a systematic review[J]. Eur J Radiol,2018,100:23-29.

[38] Gehl J, Omary R A. Transarterial chemoembolization complicated by deteriorating

hepatic function[J]. Semin Intervent Radiol,2011,28(2):198-201.

[39] Hsin I F, Hsu C Y, Huang H C, et al. Liver failure after transarterial chemoembolization for patients with hepatocellular carcinoma and ascites: incidence, risk factors, and prognostic prediction[J]. J Clin Gastroenterol,2011,45(6):556-562.

[40] Mohammed M A A, Khalaf M H, Liang T, et al. Albumin-bilirubin score: an accurate predictor of hepatic decompensation in high-risk patients undergoing transarterial chemoembolization for hepatocellular carcinoma[J]. J Vasc Interv Radiol,2018,29(11):1527-1534. e1.

[41] Shalimar, Jain S, Gamanagatti S R, et al. Role of indocyanine green in predicting post-transarterial chemoembolization liver failure in hepatocellular carcinoma[J]. J Clin Exp Hepatol,2018,8(1):28-34.

[42] Kim M H, Choi M S, Choi Y S, et al. Clinical features of liver abscess developed after radiofrequency ablation and transarterial chemoembolization for hepatocellular carcinoma[J]. Korean J Hepatol,2006,12(1):55-64.

[43] Ogasawara S, Kanai F, Obi S, et al. Safety and tolerance of sorafenib in Japanese patients with advanced hepatocellular carcinoma[J]. Hepatol Int,2011,5(3):850-856.

[44] Labeur T A, Ten Cate D W G, Bart Takkenberg R, et al. Are we SHARP enough? The importance of adequate patient selection in sorafenib treatment for hepatocellular carcinoma[J]. Acta Oncol,2018,57(11):1467-1474.

[45] Ogasawara S, Chiba T, Ooka Y, et al. Sorafenib treatment in Child-Pugh A and B patients with advanced hepatocellular carcinoma: safety, efficacy and prognostic factors [J]. Invest New Drugs,2015,33(3):729-739.

[46] Ogasawara S, Chiba T, Ooka Y, et al. Liver function assessment according to the Albumin-Bilirubin (ALBI) grade in sorafenib-treated patients with advanced hepatocellular carcinoma[J]. Invest New Drugs,2015,33(6):1257-1262.

[47] Ostwal V, Gupta T, Chopra S, et al. Tolerance and adverse event profile with sorafenib in Indian patients with advanced hepatocellular carcinoma[J]. South Asian J Cancer, 2017,6(4):144-146.

[48] Wang Q L, Li X J, Yao Z C, et al. Sorafenib-induced acute-on-chronic liver failure in a patient with hepatocellular carcinoma after transarterial chemoembolization and radiofrequency ablation: a case report[J]. Mol Clin Oncol,2017,7(4):693-695.

[49] Takeda H, Nishikawa H, Iguchi E, et al. Impact of pretreatment serum cholinesterase level in unresectable advanced hepatocellular carcinoma patients treated with sorafenib [J]. Mol Clin Oncol,2013,1(2):241-248.

[50] Yada M, Miyazaki M, Motomura K, et al. The prognostic role of lactate dehydrogenase serum levels in patients with hepatocellular carcinoma who are treated with sorafenib: the influence of liver fibrosis[J]. J Gastrointest Oncol,2016,7(4):615-623.

[51] Yamasaki A, Umeno N, Harada S, et al. Deteriorated portal flow may cause liver failure in patients with hepatocellular carcinoma being treated with sorafenib [J]. J Gastrointest Oncol,2016,7(3):E36-E40.

[52] Van Hootegem A, Verslype C, Van Steenbergen W. Sorafenib-induced liver failure: a case report and review of the literature[J]. Case Reports Hepatol,2011,2011:941395.

[53] Kuroda D, Hayashi H, Nitta H, et al. Successful treatment for sorafenib-induced liver

dysfunction: a report of case with liver biopsy[J]. Surg Case Rep, 2016, 2(1): 4.

[54] Béchade D, Desjardin M, Castain C, et al. Fatal acute liver failure as a consequence of regorafenib treatment in a metastatic colon cancer[J]. Case Rep Oncol, 2017, 10(2): 790-794.

[55] Takahashi M, Harada S, Suzuki H, et al. Regorafenib could cause sinusoidal obstruction syndrome[J]. J Gastrointest Oncol, 2016, 7(3): E41-E44.

[56] Akamine T, Ando K, Oki E, et al. Acute liver failure due to regorafenib may be caused by impaired liver blood flow: a case report[J]. Anticancer Res, 2015, 35(7): 4037-4041.

[57] Kuwayama M, Uchino K, Takayoshi K, et al. Immunosuppressant therapy successfully improved regorafenib-induced severe hepatic injury in a patient with metastatic gastrointestinal stromal tumor: a case report[J]. Oncol Lett, 2016, 11(1): 85-88.

[58] Wu Z, Lai L, Li M, et al. Acute liver failure caused by pembrolizumab in a patient with pulmonary metastatic liver cancer: a case report[J]. Medicine (Baltimore), 2017, 96 (51): e9431.

[59] Khamri W, Abeles R D, Hou T Z, et al. Increased expression of cytotoxic T-lymphocyte-associated protein 4 by T cells, induced by B7 in sera, reduces adaptive immunity in patients with acute liver failure[J]. Gastroenterology, 2017, 153(1): 263-276. e8.

[60] Straub B K, Ridder D A, Schad A, et al. Liver injury induced by immune checkpoint inhibitor-therapy: example of an immune-mediated drug side effect[J]. Pathologe, 2018, 39(6): 556-562.

[61] Zen Y, Yeh M M. Hepatotoxicity of immune checkpoint inhibitors: a histology study of seven cases in comparison with autoimmune hepatitis and idiosyncratic drug-induced liver injury[J]. Mod Pathol, 2018, 31(6): 965-973.

[62] Pandey A, Ezemenari S, Liaukovich M, et al. A rare case of pembrolizumab-induced reactivation of hepatitis B[J]. Case Rep Oncol Med, 2018, 2018: 5985131.

[63] Lake A C. Hepatitis B reactivation in a long-term nonprogressor due to nivolumab therapy[J]. AIDS, 2017, 31(15): 2115-2118.

[64] Lao X M, Luo G, Ye L T, et al. Effects of antiviral therapy on hepatitis B virus reactivation and liver function after resection or chemoembolization for hepatocellular carcinoma[J]. Liver Int, 2013, 33(4): 595-604.

[65] Jiang E, Shangguan A J, Chen S, et al. The progress and prospects of routine prophylactic antiviral treatment in hepatitis B-related hepatocellular carcinoma[J]. Cancer Lett, 2016, 379(2): 262-267.

[66] Lim S, Han J, Kim G M, et al. Hepatitis B viral load predicts survival in hepatocellular carcinoma patients treated with sorafenib[J]. J Gastroenterol Hepatol, 2015, 30(6): 1024-1031.

第七章 乙型肝炎重症化和乙型重型肝炎(肝衰竭)的临床表现、实验室检查及辅助检查

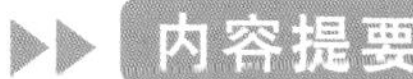

1. 肝衰竭是多病因引起的严重肝损害，使肝功能发生严重障碍或失代偿，出现以凝血机制障碍和黄疸、肝性脑病、腹水等为主要表现的一组临床症候群。

2. 中国《肝衰竭诊治指南(2018 年版)》将肝衰竭分为：急性肝衰竭、亚急性肝衰竭、慢加急性(亚急性)肝衰竭和慢性肝衰竭。

3. 显著的肝细胞坏死是乙型肝炎重症化的病理基础，表现为广泛的多灶状坏死、融合性坏死、桥接坏死、亚大块坏死和大块坏死。

4. 实验室检查指标可以及时、敏感地反映乙型肝炎重症化和重型肝炎病程中肝脏的病理变化和功能状况，为临床分型评分和疗效的评估提供客观翔实的参考数据，其中以凝血酶原活动度、国际标准化比值、总胆红素上升的速度及幅度等较为重要。

5. 乙型肝炎重症化和重型肝炎与病毒和宿主因素的相互作用有关，检测 HBV DNA 定量、基因型、准种和 HBV 变异等参数可为预防、控制或者减缓乙型肝炎重症化的进程提供重要理论科学依据。

6. 影像学检查作为一种无创方法能够对肝脏整体和局部进行观察。应用影像学方法测量肝脏体积来评价肝脏大小和功能储备，可作为乙型肝炎重症化和重型肝炎患者诊断、手术方式选择及预后评估的一项重要指标。

7. 终末期肝病模型(MELD)是第一个能客观评估肝衰竭患者是否需要行肝移植的量化方法，在 MELD 基础上加以改进和完善，提出 MELD-Na、iMELD、MESO 等模型。国内学者也发表一些新的有价值的预测模型，其中针对特殊的 HBV-ACLF 患者，同济预测模型(TPPM)显示出比 MELD 更好的预测价值。

Abstract 7

1. Liver failure is defined as serious damage to the liver cause by a variety of etiologies,

leading to liver function disorder or even decompensation, and clinical syndromes with coagulopathy, jaundice, hepatic encephalopathy, and ascites.

2. Chinese Guideline for the diagnosis and treatment of liver failure(2018) classifies liver failure into 4 categories: acute liver failure, subacute liver failure, chronic acute (subacute) liver failure and chronic liver failure.

3. Severe hepatitis B can be indicated pathologically by apparent hepatocellular necrosis, including extensive multifocal, confluent, bridging, sub-massive or massive necrosis.

4. Laboratory tests during the course of severe exacerbation of chronic hepatitis B can reflect pathological changes and liver function in a timely manner, providing objective and informative reference data for evaluation of disease severity and treatment efficacy. The important laboratory indexes are prothrombin activity, international normalized ratio, and increases in total bilirubin concentration.

5. Severe hepatitis B is associated with interactions between the virus and host factors. Detection of HBV DNA, HBV genotype, quasispecies and HBV mutation can provide important theoretical bases for the prevention, control or mitigation of the progress of severe hepatitis B.

6. Noninvasive imaging modalities can be used to visualize the entire liver and parts of it. Measuring liver volume to evaluate liver size and liver reserve capacity is regarded as important index in diagnosis, surgical approach and prognostic evaluation of patients with severe exacerbation of chronic hepatitis B and liver failure.

7. Model for End-Stage Liver Disease (MELD) is the first quantitative method developed to assess whether a patient with liver failure requires a liver transplant. The predictive value of the MELD model has been improved by the MELD-Na, iMELD, and MESO models. Several other valuable prognostic models have been developed. For example, for patients with HBV-ACLF, the established TPPM scoring system was found to be more predictive than MELD score.

第一节　乙型肝炎重症化和乙型重型肝炎(肝衰竭)的临床表现

高志良　彭　亮

一、重型肝炎(肝衰竭)的定义和临床分型

目前我国重型肝炎(肝衰竭)在诊断上存在临床诊断与病理生理学诊断并存的状况,按照2000年《病毒性肝炎防治方案》,重型肝炎分为急性重型肝炎、亚急性重型肝炎及慢性重型肝炎三种临床类型。但当时国内外学者对肝衰竭的定义、分类、诊断和治疗等问题没有统一的意见,故该方案中的重型肝炎诊断标准缺乏国际同行专家的普遍认同。

为适应临床工作需要,指导和规范我国肝衰竭的诊断和治疗,中华医学会感染病学分会和中华医学会肝病学分会组织国内有关专家,于2006年制定了我国第一部《肝衰竭诊疗指南》(后文简称《指南》),并根据国内外最新研究成果,在2012年和2018年两次对《指南》进行更新,从定义、诱因、分类、诊断和治疗等方面对肝衰竭进行了系统而精要的阐述。

《指南》指出,肝衰竭是各种因素引起的严重肝损害,导致其合成、解毒、排泄和生物转化等

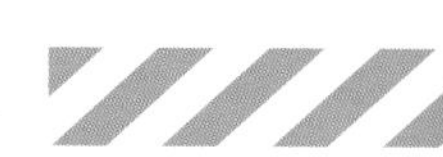

功能发生严重障碍或失代偿,出现以凝血机制障碍和黄疸、肝性脑病、腹水等为主要表现的一组临床症候群。根据病史、起病特点及病情进展速度,肝衰竭可被分为四类,即急性肝衰竭(acute liver failure,ALF)、亚急性肝衰竭(subacute liver failure,SALF)、慢加急性(亚急性)肝衰竭(ACLF 或 SACLF)和慢性肝衰竭(chronic liver failure,CLF)。《指南》全面和广泛地反映了肝衰竭的临床诊疗现状,并首次从肝衰竭而不是重型肝炎角度制定指南,从而拓宽了视野,突出了实用性。我国重型肝炎中的急性重型肝炎、亚急性重型肝炎及慢性重型肝炎分别与国外急性肝衰竭、亚急性肝衰竭及慢加急性肝衰竭相近,部分慢性重型肝炎则与慢性肝衰竭相近。综合目前国内外的相关指南,笔者将乙型重型肝炎定义如下:HBV 感染导致的肝衰竭。其中以慢加急性(亚急性)肝衰竭及慢性肝衰竭较常见,急性肝衰竭及亚急性肝衰竭较少见。慢加急性(亚急性)肝衰竭根据不同慢性肝病基础分为 3 型:A 型,在慢性非肝硬化肝病基础上发生的慢加急性肝衰竭;B 型,在代偿期肝硬化基础上发生的慢加急性肝衰竭,通常在 4 周内发生;C 型,在失代偿期肝硬化基础上发生的慢加急性肝衰竭。我国肝衰竭类型与重型肝炎的关系见表 7-1。

表 7-1　我国肝衰竭类型与重型肝炎的关系

肝衰竭类型	定　义	相对应的重型肝炎
急性肝衰竭	起病急,无基础肝病史,发病 2 周以内出现以Ⅱ度以上肝性脑病为特征的肝衰竭症候群	急性重型肝炎,HBV 携带者及肝脏病变轻微的 CHB 患者发生的急性起病的慢性重型肝炎
亚急性肝衰竭	起病较急,无基础肝病史,发病 2～26 周出现肝衰竭症候群	亚急性重型肝炎,HBV 携带者及肝脏病变轻微的 CHB 患者发生的亚急性起病的慢性重型肝炎
慢加急性(亚急性)肝衰竭	在慢性肝病基础上,短期内出现急性肝功能失代偿和肝功能衰竭的临床表现	慢性肝病基础(通常表现为慢性乙型肝炎及代偿期肝硬化)上发生的慢性重型肝炎
慢性肝衰竭	在肝硬化基础上,缓慢出现肝功能进行性减退导致的以反复腹水和(或)肝性脑病等为主要表现的慢性肝功能失代偿	失代偿期肝硬化

二、乙型重型肝炎的诱因

慢性 HBV 感染者发生重型肝炎的常见诱因主要包括以下几类。

(1)HBV DNA 水平剧烈波动:①HBV 变异(如前 C 区、C 区等),导致免疫逃逸;②不适当停用抗病毒治疗,导致病毒学反弹;③对抗病毒药物发生耐药后,病毒复制;④使用糖皮质激素或免疫抑制剂后,病毒复制。

(2)在 HBV 重叠其他肝炎病毒感染者中,以重叠 HEV 感染者病情最重,死亡率最高。

(3)药物损伤:常见者包括抗结核药、中药、化疗药物等,药物损伤导致的肝衰竭往往预后极差,个别特异体质的人对水杨酸类药物超敏,病情发展凶猛。

(4)酒精性肝病:多数情况下,酒精性肝病可在肝硬化的基础上发展为肝衰竭,长期大量饮酒易导致慢性肝衰竭。

(5)其他诱因:饮食不节或不洁、过劳、精神压力、妊娠、合并细菌感染、伴有其他疾病如甲状腺功能亢进症等,多在慢性肝病基础上发生。

三、临床表现与并发症

肝脏是人体最大的实质性器官,其功能多而复杂,就肝实质细胞而言,其功能大体归纳为代谢、分泌、合成与生物转化等,凡各种损伤因素使肝细胞(肝实质细胞和 Kupffer 细胞)受到严重损害,导致其代谢、分泌、合成、解毒与免疫功能障碍,机体出现迅速发展的黄疸、肝脏缩小、凝血功能障碍与出血、继发感染、肝肾综合征、肝性脑病等一系列临床综合征。

(一)基本临床表现

1. 一般情况

身体状况全面衰退,虚弱、极度疲乏、生活不能自理,全身情况极差。

2. 消化道症状

黄疸前期极度乏力,消化道症状明显,食欲极差、厌油厌食、恶心呕吐、上腹部不适、呃逆,黄疸期消化道症状没有减轻反而继续加重,可出现顽固性呕吐、呃逆、腹胀明显、肠鸣音减弱甚至消失。

3. 黄疸

临床上首先表现为尿色加深如浓茶样,随后迅速出现皮肤、巩膜黄染,短期内黄疸进行性加深,以肝细胞性黄疸为主,血清总胆红素(total bilirubin,TBil)迅速上升,每日上升幅度往往大于 17.1 μmol/L(1 mg/dL)。

4. 肝臭

由于含硫氨基酸在肠道经细菌分解生成不能被肝脏代谢的硫醇,呼出的气体带有刺激性的似水果腐烂的气味,为肝性脑病患者所特有,称为肝臭,肝臭的出现可反映重型肝炎病情的严重性。

5. 凝血功能障碍

凝血功能障碍的重要原因是凝血因子合成减少,大多数凝血因子和抗凝因子在肝脏合成,同时许多凝血活性因子及其抑制物也在肝脏代谢,凝血功能障碍的转归主要取决于肝细胞损害的程度,因此,肝衰竭早期即可出现凝血功能障碍,凝血酶原活动度(prothrombin activity,PTA)在发病早期即可出现明显异常,且是判断肝衰竭预后最敏感的指标。最常见的临床表现是皮肤、黏膜出血,如自发性淤斑和牙龈、结膜出血,还可出现注射或穿刺部位渗血,严重时渗血范围扩大为大片淤斑,消化道出血也较常见,泌尿生殖道、肺、肾、腹膜后出血虽少见但时有发生,一旦发生颅内出血即可致命。急性肝衰竭时,出血的发生率达 73%,其中严重出血率可达 30%以上。

凝血功能障碍的另一个原因是血小板数量减少和功能异常,其中以血小板计数减少较为常见。血小板由骨髓巨核细胞分裂而生成,是一种具有黏附、聚集、释放和收缩血凝块等功能的细胞,在凝血过程中占有很重要的地位。亚急性肝衰竭患者的血小板减少多发生在疾病后期,这是由于大块肝细胞坏死可引起肝炎后肝硬化并发门静脉高压、脾功能亢进;部分慢性肝衰竭患者已有血小板减少,此时肝细胞坏死加剧了门静脉高压及脾功能亢进,血小板进一步减少。因为脾大、脾窦增生增强了对血小板的吞噬与破坏;脾脏增大后脾内血小板池明显扩大,滞留在脾脏中的血小板可达全身量的 90%以上,这些均使血液循环中的血小板减少。部分肝病患者无脾功能亢进而发生血小板减少的原因尚不清楚,可能与下列因素有关:①HBV 对骨髓巨核细胞系统有明显的抑制作用,使血小板生成减少。②血小板生成素(thrombopoietin,TPO)减少,从骨髓巨核细胞分裂生成血小板的每一环节皆受巨核细胞集落刺激因子(megakaryocyte colony stimulating factor,Meg-CSF)和 TPO 两种因子调控。Meg-CSF 主要调节巨核细胞系祖细胞的增生,TPO 主要刺激巨核细胞的成熟,促进血小板生成。TPO 几乎由肝细胞专职产生,仅极少

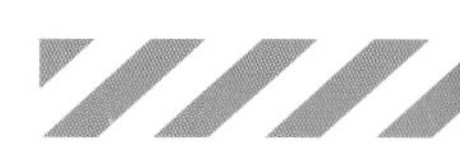

数由肾脏和其他部位产生,是影响血小板生成的关键因子,严重肝炎、肝硬化患者 TPO 产量明显下降,影响血小板的生成。在肝实质性病变中,不仅常见到血小板数量的减少,而且常见到血小板质量的异常。例如,血小板膜糖蛋白 GPI6-Ⅸ减少,血小板对瑞斯托霉素的聚集功能下降、收缩不良等。③严重肝病患者免疫功能低下,易并发感染,细菌毒素和全身炎症反应综合征均可导致血小板减少,研究发现感染是引起血小板减少的独立影响因素。

(二)肝衰竭的并发症

1. 肝性脑病

肝性脑病(hepatic encephalopathy,HE)是由急、慢性肝功能严重障碍或各种门静脉-体循环分流异常所致的、以代谢紊乱为基础的、轻重程度不同的神经精神异常综合征。表现为精神、神经异常,如性格、行为异常,进而烦躁、睡眠时间倒错、嗜睡、意识完全丧失或昏迷。HE 为肝衰竭患者的严重并发症和死亡的重要原因之一。

肝性脑病是一个从认知功能正常、意识完整到昏迷的连续性表现。目前国内外应用最广泛的仍是 West-Haven 分级标准,其将肝性脑病分为 0～4 级。该分类标准具有一定的主观诊断缺陷,尤其是对于 0 级(可能是轻微 HE,minimal hepatic encephalopathy,MHE)和 1 级 HE。在近年国际肝性脑病和氮代谢协会(ISHEN)提出的肝硬化神经认知功能变化谱(spectrum of neuro-cognitive impairment in cirrhosis)分级标准中,将 MHE 和 West-Haven 分类 0 级、1 级 HE 统称为隐匿性 HE;若出现性格行为改变等精神异常、昏迷等神经异常,属于 West-Haven 分类 2～4 级 HE,称为显性 HE(overt hepatic encephalopathy,OHE)。需要注意的是,1 级 HE 患者存在轻微认知功能障碍,少数扑翼样震颤阳性的患者按 SONIC 标准属于 OHE(表 7-2)。

表 7-2 HE 分级的症状及体征

West-Haven 分级标准	修订的 HE 分级标准	神经精神学症状(即认知功能表现)	神经系统体征
0 级	无 HE	正常	神经系统体征正常,神经心理测试正常
	MHE	潜在 HE,没有能觉察的人格或行为变化	神经系统体征正常,但神经心理测试异常
HE 1 级	HE 1 级	存在琐碎轻微临床征象,如轻微认知障碍,注意力减弱,睡眠障碍(失眠、睡眠倒错),欣快或抑郁	扑翼样震颤可引出,神经心理测试异常
HE 2 级	HE 2 级	明显的行为和性格变化;嗜睡或冷漠,轻微的定向力异常(时间、空间定向),计算能力下降,运动障碍,言语不清	扑翼样震颤易引出,不需要做神经心理测试
HE 3 级	HE 3 级	明显定向力障碍(时间、空间定向),行为异常,半昏迷到昏迷,有应答	扑翼样震颤通常无法引出,踝阵挛、肌张力增高、腱反射亢进,不需要做神经心理测试
HE 4 级	HE 4 级	昏迷(对言语和外界刺激无反应)	肌张力增高或中枢神经系统阳性体征,不需要做神经心理测试

MHE 是 HE 发病过程中的一个非常隐匿的阶段,主要是指严重肝功能障碍患者无 HE 的临床表现和生化异常,仅能用神经心理学测试和(或)神经电生理检查才能诊断的肝性脑病。过去,临床上曾经用"亚临床 HE""早期 HE"等词语描述。1998 年,第 11 届世界胃肠病大会一致通过将其命名为 MHE。MHE 尽管无明显的临床症状和体征,但其临床预后及生活质量均较

神经心理测试正常者差。如果没有得到有效治疗,部分患者可进展为OHE。

肝性脑病的分级是判断病情的重要指标,不仅能提示脑损害的程度,而且能反映肝病的程度。但以上各期的分界并不很清楚,前期、后期临床表现可有重叠或越期,病情恶化或经治疗好转时,程度可进级或退级。肝性脑病最早出现的症状是性格改变,一般原性格类型属外向型者由活泼开朗转变为抑郁;原内向型者由孤僻、少言转为欣快多语。其次是行为改变,起初只限于不拘小节的行为,如乱扔纸屑、随地便溺、寻衣摸床等毫无意义的动作,这些变化只有密切观察并细心体会才能发现。再次是睡眠习惯改变,常白天昏昏欲睡,夜晚难以入眠,呈现睡眠倒错,预示肝性脑病的进展。最后是出现肝臭。肝性脑病常伴脑水肿,主要表现如下:恶心、呕吐、头昏、头痛;呼吸不规则,甚至出现呼吸暂停;血压升高,收缩压升高可为阵发性,也可为持续性;可伴有心动过缓;肌张力增高,严重时呈去大脑姿势,甚至呈角弓反张状;瞳孔对光反射迟钝或消失,瞳孔散大或两侧大小不一;跟膝腱反射亢进。这些征兆可能在肝性脑病晚期出现,也可能不明显。临床上可通过间接观察球结膜水肿情况来估计脑水肿,如要准确测定颅内压可用硬脑膜下、外或脑实质内装置监测。正常颅内压小于2.7 kPa(20 mmHg),超过此值即可判断为脑水肿。肝性脑病的体征,最重要的是扑翼样震颤。神经心理学测试是临床筛查及早期诊断MHE及1级HE最简便的方法,包括传统纸-笔神经心理学测试如数字连接试验A和B、数字符号试验、轨迹描绘试验、系列打点试验,以及新的神经心理学测试方法(动物命名测试、姿势控制及稳定性测试、多感官整合测试)等。部分肝性脑病患者特别是存在门静脉高压者生化检测显示高血氨。

OHE的诊断标准:依据临床表现和体征,按照West-Haven分级标准,OHE诊断并不困难,一般不需要做神经心理学、神经生理学及影像学等检查。诊断要点:①有引起HE的基础疾病,严重肝病和(或)广泛门体侧支循环分流;②有临床可识的神经精神症状及体征;③排除其他导致神经精神异常的疾病,如代谢性脑病、中毒性脑病、神经系统疾病(如颅内出血、颅内感染及颅内占位)、精神疾病等情况;④特别注意寻找引起HE的诱因,如感染、上消化道出血、大量放腹水等;⑤血氨升高。

MHE的诊断标准:由于患者无明显的认知功能异常表现,常需要借助特殊检查才能明确诊断。符合以下主要诊断要点①、②及③～⑥中任意一条或以上,即可诊断为MHE。主要诊断要点:①有引起HE的基础疾病,严重肝病和(或)广泛门体侧支循环分流;②传统神经心理学测试指标中的至少2项异常;③新的神经心理学测试方法中至少1项异常;④临界闪烁频率检测异常;⑤脑电图、视觉诱发电位、脑干听觉诱发电位异常;⑥功能性核磁共振成像(fMRI)异常。

2. 脑水肿、脑疝与颅内出血

脑水肿是急性肝衰竭常见的并发症之一。其典型临床表现为血压持续升高、瞳孔异常变化、呼吸不规则、视乳头水肿,并伴有不同程度的球结膜水肿。肝性脑病Ⅲ期或Ⅳ期者,80%以上可发生脑水肿。严重脑水肿可导致脑疝。脑水肿患者具有颅内压升高和脑功能障碍的临床表现,与肝性脑病的临床表现有重叠,难以区分,易漏诊。肝性脑病合并脑水肿时,患者烦躁不安、激动、肌张力增高较单纯肝性脑病患者多见,若出现瞳孔、呼吸改变,抽搐或癫痫发作,应警惕脑疝发生。

肝衰竭晚期伴严重凝血功能障碍时可发生颅内出血,虽发生率低,但病情凶险,病死率高,早期容易漏诊和误诊。无肝病基础的颅内出血绝大多数由高血压合并动脉硬化引起,仅少数见于先天性脑血管畸形、动脉瘤、血液病等其他原因。而文献报道发生颅内出血的肝衰竭患者只有少数有高血压病史,提示肝炎合并颅内出血的主要原因并不是高血压,而与严重肝衰竭有关。肝衰竭时易继发细菌感染,而这种感染多来自肠道的内源性感染,严重的内毒素血症使得多种代谢毒物在体内积聚,导致血脑屏障损伤、血管通透性及脆性增加,从而导致脑水肿及颅内出

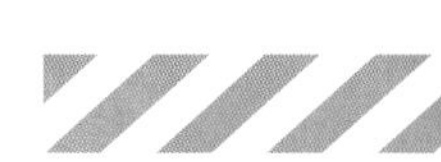

血。另外，肝衰竭患者由于肝实质损害严重，肝细胞大量坏死，导致凝血因子生成减少或消耗增加、血小板减少和功能障碍、血中的抗凝系统异常及毛细血管脆性增加等，从而引起机体的凝血功能障碍，成为肝衰竭患者合并颅内出血的一个主要发病机制。有文献报道肝衰竭合并颅内出血多发生于晚上及凌晨，部分患者有一定的诱因，例如用力排便、吃饭等，临床首发症状可表现为突发剧烈的头痛、呕吐，部分患者可出现抽搐、语言障碍，进展迅速，很快发展为昏迷状态，病死率极高。体检可发现患者意识障碍、脑膜刺激征阳性、肢体瘫痪、瞳孔不等大、对光反射消失等体征。由于肝衰竭晚期患者可出现肝性脑病，其神志的改变容易掩盖并发颅内出血的症状，从而造成漏诊，但肝衰竭出现肝性脑病时一般无定位体征，故肝衰竭患者出现头痛、呕吐甚至意识改变等表现时，要注意有无颅内出血的可能，要进行详细的体格检查，一旦发现有神经定位体征，应高度怀疑颅内出血，并可行头颅 CT 或 MRI 检查帮助明确诊断。

3. 上消化道出血

重型肝炎并发上消化道出血由多种因素造成，包括如下几点：①肝细胞合成凝血因子减少，肝脏对活化凝血因子的灭活作用降低；②内毒素血症、DIC 消耗掉大量凝血因子；③脾功能亢进引起血小板质和量的异常；④门静脉高压引起食管和胃底曲张静脉破裂；⑤重型肝炎时应激反应引起弥漫性胃黏膜腐蚀性糜烂等。肝衰竭患者所发生的并发症中，出血是较常见、较严重的并发症之一。肝衰竭患者若发生上消化道大出血，会引起肝脏缺血、缺氧加重，使患者原有的肝功能进一步恶化，而血液在肠道残留引起氨的产生增多和增加肠道硫样物质均可诱发肝性脑病，出血导致抵抗力下降使感染难以控制，有效血循环量减少可能诱发肝肾综合征，因此出血有可能导致多脏器功能障碍，增加了治疗难度，降低了临床抢救成功率。各型肝衰竭引起的上消化道出血的原因不尽相同，急性、亚急性肝衰竭患者的出血以肝脏合成凝血因子障碍及应激性胃黏膜病变为主，慢性肝衰竭患者则以门静脉高压引起食管、胃底曲张静脉破裂及门静脉高压性胃黏膜病变多见，有些患者出血可能是多因素并存。

部分肝衰竭患者可有出血先兆表现，如频繁呃逆、自感心悸、咽喉发痒、胃部不适、恶心欲吐、腹部不适、腹胀、肠鸣音亢进等。不同的出血部位临床症状不同，如：胃黏膜病变引起的出血，出血量相对较少，以呕吐咖啡色物和黑便为主，极少数患者发生应激性溃疡累及血管时，可发生大量呕血且内科和胃镜的止血效果不好，需介入或手术止血；胃黏膜病变也可导致持续、缓慢渗血，血常规发现红细胞和血红蛋白缓慢降低，大便潜血阳性或间断排黑便；食管、胃底曲张静脉破裂引起的上消化道出血，往往出血量大，且有某些诱发因素如进食粗纤维食物、做某些增加腹压的动作等，患者先出现呕吐鲜血和(或)血块，几小时后才会排黑便，极少数患者出血量极大时，可在短时间内先后发生呕吐鲜血和排鲜红色大便。肝衰竭患者并发上消化道出血的原因可能是多个因素并存，同一患者可能同时有胃黏膜病变和门静脉高压引起的食管胃底曲张静脉破裂出血。另外，上消化道出血时呕吐物颜色取决于出血量的多少和在消化道内停留的时间。出血量多，停留时间短，则颜色新鲜或有血块；出血量少，停留的时间长，则颜色较暗或呈咖啡色。伴有呕吐者，一般比单纯黑便者出血量大。有部分患者表现为黑便，或仅是隐血试验阳性，数日后发生致命性的大出血；还有个别患者以失血性休克为首发表现。如果反复呕血，甚至呕吐物由咖啡色转为鲜红色，黑便次数增多，且粪便稀薄，色泽转为红色，伴肠鸣音亢进，患者出现口渴、烦躁、出冷汗、晕厥等症状的应考虑仍有活动性出血或再次出血。

4. 内毒素血症与感染

肝衰竭时由于肝脏单核-巨噬细胞系统清除肠源性内毒素的功能急剧降低，可发生肠源性内毒素血症，而肠源性内毒素血症又可进一步损害肝脏，形成恶性循环，严重者可导致多器官功能衰竭。同时患者免疫功能低下常易并发感染；另外，侵袭性操作和广谱抗菌药物及免疫抑制剂的应用增加了继发感染的机会。肝衰竭并发感染往往具有以下特点：①感染发生率高；②多部位同时或先后发生感染，并以腹腔和胆道感染较为常见，一旦发生肺部感染，患者病情多急剧恶化,直接导致肝衰竭患者死亡;③多数为医院内感染,细菌耐药程度高,治疗难度大;④细菌种类呈现多样性,以革兰阴性菌为主,革兰阳性菌和真菌感染有逐渐增多的趋势;⑤与预后密切相关。一方面病情越重,感染率越高,另一方面继发感染常导致患者病情迅速加重或直接死于继发感染。

肝衰竭合并感染的类型包括腹腔感染、呼吸道感染、胆道感染、尿路感染、血流感染、胃肠道感染以及皮肤软组织感染等,局部感染均可发展为血流感染。其中以自发性细菌性腹膜炎(spontaneous bacteria peritonitis,SBP)最多见,肺部感染次之。常见致病菌为大肠埃希菌、葡萄球菌、肺炎克雷伯菌、肠球菌、厌氧菌以及念珠菌等。腹腔感染的常见致病菌为大肠埃希菌,其次为肺炎克雷伯菌、金黄色葡萄球菌、屎肠球菌、粪肠球菌。呼吸道感染的病原体以条件致病菌多见,铜绿假单胞菌、金黄色葡萄球菌、念珠菌、曲霉多见。因肝衰竭患者经常使用抗菌药物,发生院内感染的耐药率相对较高,特别是耐碳青霉烯类的肺炎克雷伯菌和鲍曼不动杆菌。

继发感染早期诊断主要依靠临床诊断,包括各种感染征象,如发热、外周血白细胞计数升高、原有病情急剧恶化以及各系统感染所出现的特有症状,但相当部分患者无明显发热,仅有局部体征,表现不典型,容易造成漏诊。

自发性细菌性腹膜炎是指无明确腹腔内病变来源(如消化道穿孔等)的情况下发生的腹膜炎,是致病菌侵入腹腔,造成明显损害引起的感染性疾病,是肝硬化、肝衰竭等终末期肝病患者常见并发症。由于晚期肝病病情危重,其腹膜炎的临床表现不典型,仅少数患者具有典型腹膜炎的症状与体征,表现为发热、腹痛或腹泻,腹部压痛和(或)反跳痛。大部分患者无典型的腹膜炎症状与体征,临床表现缺乏特异性,故临床诊治中需要重视和主动寻找可能提示 SBP 早期诊断的症状或体征,包括:①急性腹膜炎:腹痛、腹部压痛或反跳痛,腹肌张力增大,呕吐、腹泻或肠梗阻。②全身炎症反应综合征的表现:发热或体温不升、寒战、心动过速、呼吸急促。③无明显诱因肝功能恶化。④肝性脑病。⑤休克。⑥顽固性腹水或对利尿药突发无反应或肾衰竭。⑦急性胃肠道出血。实验室检查方面,若腹水中性粒细计数$\geqslant 0.25\times 10^{9}/L$,腹水细菌培养阳性,降钙素原$>0.5$ ng/mL(排除其他部位感染),有较大的诊断价值。腹水细菌培养阳性率较低,一般在 20%～40%。

发生肺部感染时,典型症状为发热、咳嗽、咳痰,部分患者仅仅是低热,呼吸道症状不明显或缺失,普通胸部 X 线检查不易发现病变部位,常常需要进行 CT 检查方能发现病灶。另外,肝衰竭患者易并发真菌感染,多发生在长时间使用广谱抗生素的患者中,以消化道念珠菌感染最常见,口腔白色念珠菌感染表现为舌苔厚如豆腐渣样,肠道真菌感染表现为大便次数增多,带有黏液。肺部真菌感染(特别是曲霉菌感染)是肝衰竭的严重并发症,主要临床特征如下:①出现不同程度发热,以中低热居多;②咳嗽、咳痰,多为痰中带血或咳棕褐色脓痰;③血白细胞及中性粒细胞多升高;④胸片表现为团块状高密度影和(或)浸润性斑片影,重者为弥漫性肺浸润影。肺部真菌感染病情进展快,病死率高,一旦怀疑肺部真菌感染应尽早行 CT 检查,明确诊断,给予有效的抗真菌治疗。

5. 肝肾综合征

肝肾综合征(hepatorenal syndrome,HRS)是严重肝病患者病程后期出现的功能性肾衰竭,肾脏无明显器质性病变,是以肾功能损伤、血流动力学改变和内源性血管活性物质明显异常为特征的一种综合征,常并发于重型肝炎和肝硬化晚期。

肝肾综合征的主要临床特征如下:①主要发生于肝衰竭晚期;②肾衰竭常发生于有效循环血容量减少之后,如进行腹腔穿刺时大量放液、强烈利尿、消化道出血、继发感染、呕吐、腹泻等致水、电解质代谢紊乱,但肝肾综合征也可以是突然发生的,找不到明显的诱发因素;③常发生于中度至重度腹水的患者;④其发生与黄疸、肝性脑病无明显的相关性;⑤发生时患者的血压常低于平常,因此使用普萘洛尔降低门静脉压力时,应注意患者的基础血压及用药后血压下降导

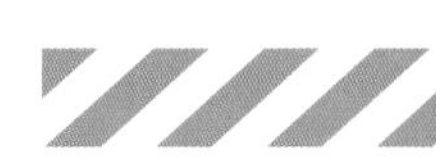

致肾有效血循环量减少、肾小球滤过率下降,诱发肝肾综合征;⑥突然发生尿量减少提示肝肾综合征的发生,此时利尿药常无效,尿钠很低,并常伴低钠血症;⑦尿检结果与肾前性氮质血症相似,而与急性肾小管坏死相反;⑧患者尿毒症的症状与肝衰竭症状合并出现,原有症状加重。在进展期肝病患者中出现的继发性肾功能损害常与患者临床一般状况的恶化相关,提示肝衰竭程度的加重。另外,肝病时的许多代谢并发症也由于尿毒症的发生而变得更复杂。肝病患者的凝血异常可由于尿毒症时血小板聚集功能受抑制而加重。尿毒症使免疫功能缺陷也变得更为明显。

根据肝肾综合征的病情进展及预后,可将其分为以下两种类型。

1)Ⅰ型肝肾综合征(较少见)

急性发病,以快速进展的肾功能减退为特征,在 2 周内血清肌酐水平升高,超过基础水平 2 倍或大于 226 μmol/L(2.5 mg/dL),或 eGFR 下降 50%以上(低于 20 mL/min),预后很差,80%患者在 2 周内死亡,只有 10%的患者生存至 3 个月以上,常因病程短而尿毒症症状不典型。

2)Ⅱ型肝肾综合征

Ⅱ型肝肾综合征为缓慢进展性肾功能损伤,常发生于有肝硬化基础的慢性肝衰竭患者。表现为中度肾衰竭,血清肌酐水平为 133～226 μmol/L(1.5～2.5 mg/dL),常伴有顽固性腹水,肾功能下降过程缓慢;多为自发的过程,有时也有诱因,预后相对Ⅰ型较好,但中位生存期较无氮质血症的肝硬化腹水患者短。在Ⅱ型肝肾综合征患者中,肾衰竭并不快速进展,常迁延数周甚至数月,但这些患者的生存率明显低于一般肝硬化腹水患者。该型肝肾综合征的主要临床后果是利尿药治疗无效的顽固性腹水。

6. 肝肺综合征

肝肺综合征(hepatopulmonary syndrome,HPS)是肺内血管扩张引起的氧合异常及一系列病理生理变化和临床表现,其病因主要为晚期肝病、门静脉高压或先天性门-体静脉分流。肺气体交换障碍导致的动脉血氧合作用异常——肺泡气-动脉血氧分压差上升,低氧血症是肝肺综合征的重要生理基础。肝肺综合征是终末期肝病的严重肺部并发症,临床上主要表现为呼吸困难和发绀。25%的肝肺综合征患者可出现斜卧呼吸(由仰卧位换成直立位后呼吸困难加重)和直立低氧血症(当患者从仰卧位换成直立位时,PaO_2 下降多于 5%或超过 4 mmHg)。本综合征于 1956 年首先由 Rydell Hoffbauer 报告,1977 年 Kenned 与 Knudson 提出肝肺综合征的概念,其本质是严重肝病基础上发生的肺血管扩张和低氧合的静脉血向动脉分流。肝肺综合征主要见于慢性肝衰竭(肝硬化 Child-Pugh C 级)患者,各种急、慢性肝病患者均可伴有肺血管异常和动脉低氧血症,慢性肝病导致的肝硬化(包括肝炎肝硬化、隐源性肝硬化、酒精性肝硬化及原发性胆汁性肝硬化)患者均可发生相似的病理生理过程。大量腹水、门静脉高压与动脉供氧不足(动脉血氧分压常小于 10 kPa),肺内血管分流、一氧化氮产生过多、肺通气血流比例失调以及间质性纤维化可能是其发生机制。本病的发病率文献报道不一,各种慢性肝病发病率为 5%～29%,而肝硬化发病率较高。

其具体临床表现如下:原发性肝病引起的肺内血管扩张和动脉血氧合不足所构成的具有特征性的三联征,即呼吸困难、低氧血症、发绀,多数在肝病基础上逐渐出现呼吸系统表现,如发绀、呼吸困难、杵状指(趾)、直立性缺氧、仰卧呼吸等。进行性呼吸困难是肝肺综合征最常见的肺部症状,发绀是唯一可靠的临床体征,仰卧呼吸、直立性缺氧是肝肺综合征较具特征性的表现。肺部检查一般无明显阳性体征。肝肺综合征与肝病病因及程度无关,部分肝病病情稳定的患者也可出现肺功能进行性减退表现,有资料显示,肝肺综合征与食管静脉曲张、蜘蛛痣相关联。肺血管扩张(肺蜘蛛痣)常在有皮下蜘蛛痣的肝病患者中发现,患者易发生低氧血症,皮下蜘蛛痣被认为是有肝外侵犯的标志。

若肝病患者同时合并其他肺部疾病(如慢性支气管炎、肺气肿、肺炎等),可与肝肺综合征同时并存,则可出现明显的呼吸道症状,应注意鉴别。肝肺综合征是影响肝病患者预后的独立危险因素,国外报道肝肺综合征诊断后的中位生存期仅为10.6个月。由于尚无明确的有效药物治疗,对于肝肺综合征患者应尽早进行原位肝移植手术。

7. 代谢紊乱

肝衰竭时由于肝细胞大量坏死,糖原分解减少和糖异生作用障碍,易发生低血糖,严重者可出现休克或昏迷,也可导致糖耐量异常。肝脏合成功能下降,胆固醇、甘油三酯减少,而血清胆固醇水平也是判断肝衰竭预后的指标之一;由于频繁使用利尿药,易导致水、电解质紊乱及酸碱失衡,常见低钾血症、低钠血症,由此亦可诱发肝性脑病和脑水肿。

8. 急性胰腺炎

急性胰腺炎是肝衰竭较少见的严重并发症,病毒性肝炎并发急性胰腺炎的病因及发病机理尚不完全清楚。急性胰腺炎的发生可能与病毒感染、胆系病变、药物(如糖皮质激素、利尿药)等因素有关,文献报道其发生率为0.2%～3%,但有报道重型肝炎、肝硬化尸检病例并发急性胰腺炎的概率可高达33%。有报道急性胰腺炎在晚期肝衰竭患者中发生率较高,血清高胆红素、低白蛋白水平、PTA显著下降的重型肝炎合并急性胰腺炎患者的预后差,病死率高。

诊断急性胰腺炎一般需满足以下3条中的2条:①具有急性胰腺炎特征性腹痛;②血清淀粉酶和(或)脂肪酶不低于正常值上限3倍;③急性胰腺炎特征性的影像学表现。但重型肝炎合并急性胰腺炎时多数患者胰腺炎症状不典型,且具有多样性,其症状易被重型肝炎本身的严重症状所掩盖,部分误认为是重型肝炎本身引起的腹部胀痛及恶心、呕吐,部分则误诊为自发性细菌性腹膜炎、胆囊炎及胃炎,易漏诊、误诊,从而贻误治疗,导致病情恶化。

因肝衰竭合并急性胰腺炎的临床表现不典型,故诊断上需要提高警惕,若患者出现以下几点,应考虑急性胰腺炎可能,并及时进行相应的实验室和影像学检查以求确诊:①重型肝炎患者突然出现上腹部持续性疼痛,一般解痉药物无效,并有腹膜刺激征者;②剧烈呕吐及不明原因的大量流涎、顽固性呃逆者;③有反复、短暂意识障碍,而排除肝性脑病者及有反复发作的类低血糖反应而难以纠正者;④既往有慢性胆囊炎或胆结石,或现使用利尿药、糖皮质激素的患者。若出现以上①的症状和体征,除考虑自发性细菌性腹膜炎外,还应排除急性胰腺炎。

对于重型肝炎患者,应常规进行血、尿淀粉酶检查,必要时动态监测,同时可进行影像学检查,在腹痛初期(24～48 h)行B超检查,可以初步判断胰腺组织形态学变化,同时有助于判断有无胆道疾病,但受急性胰腺炎时胃肠道积气的影响,对急性胰腺炎常不能做出准确判断,因此推荐CT扫描作为诊断急性胰腺炎的标准影像学方法,以便早期明确诊断,及时治疗,改善患者的预后。

四、重型肝炎(肝衰竭)的时相分期和特点

为便于判定疗效及估计预后,中华医学会传染病与寄生虫病学分会、肝病学分会于2000年9月在西安制定了《病毒性肝炎防治方案》,根据临床表现可将重型肝炎分为早、中、晚三期。《肝衰竭诊治指南(2018年版)》指出,依据临床表现的严重程度,亚急性肝衰竭和急性(亚急性)肝衰竭可分为早期、中期和晚期。在未达到标准时的前期要提高警惕,须密切关注病情发展。

(1)前期:①极度乏力,并有明显厌食、呕吐和腹胀等严重消化道症状;②谷丙转氨酶(ALT)和(或)谷草转氨酶(AST)大幅升高,黄疸进行性加深(85.5≤TBil<171 μmol/L或TBil每日上升不低于17.1 μmol/L);③有出血倾向,40%<PTA≤50%(INR<1.5)。

(2)早期:①极度乏力,并有明显厌食、呕吐和腹胀等严重消化道症状;②ALT和(或)AST继续大幅升高,黄疸进行性加深(TBil≥171 μmol/L或每日上升≥17.1 μmol/L);③有出血倾向,30%<PTA≤40%(或1.5≤INR<1.9);④无并发症及其他肝外器官衰竭。

(3)中期:在肝衰竭早期表现基础上,病情进一步发展,ALT和(或)AST快速下降,TBil持续上升,出血表现明显(出血点或淤斑),20%<PTA≤30%(或1.9≤INR<2.6),伴有1项并

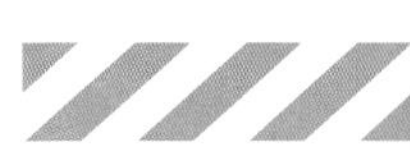

发症和(或)1个肝外器官功能衰竭。

(4)晚期:在肝衰竭中期表现基础上,病情进一步加重,有严重出血倾向(注射部位淤斑等),PTA≤20%(或INR≥2.6),并出现2个以上并发症和(或)2个以上肝外器官功能衰竭。

肝衰竭是连续演变的过程,各临床分期的时间可长短不一,且临床分期实际上是连贯发展的,依诱因和个体体质不同,与疾病发生机制密切相关,如及时有效治疗,疾病可进入相对稳定的平台期,或者缓解,症状逐渐好转,生命体征逐渐稳定,各项生化指标得以改善。

也有国内学者首次提出关于肝衰竭的“三重打击”学说和自然史“时相”概念,指出肝衰竭是由于病毒(HBV变异等)、机体、外界(药物等)等因素导致免疫损伤,引起局部炎症反应,进一步引起局部缺血缺氧,局部炎症反应和局部缺血缺氧又导致肝脏解毒功能下降,肠黏膜屏障障碍,进而引起内毒素血症,包括免疫损伤、局部缺血缺氧和内毒素血症的“三重打击”,导致肝细胞死亡(凋亡/坏死等)。肝衰竭的自然史“时相”可分为上升前期、上升期、平台期和恢复期,相当部分患者(30%~70%)在上升期后死亡。肝衰竭各“时相”的病理机制与“三重打击”学说相对应:在肝衰竭上升前期机体承受的打击以免疫损伤为主;在肝衰竭上升期的初期阶段,以免疫损伤加缺血缺氧性损伤为主;在肝衰竭上升期的中后期阶段,内毒素血症也开始参与对机体的沉重打击;在肝衰竭平台期的中后期阶段以及恢复期的早期,机体处于免疫抑制状态,以内毒素损伤机制为主。

(1)上升前期(重症倾向):临床特征为出现消化道症状,病程2周之内;谷丙转氨酶(ALT)和谷草转氨酶(AST)水平明显升高,可达正常上限30倍(30×ULN)以上;TBil升高,>10×ULN,但INR<1.5或PTA>40%。机制:该期为免疫“潮”期,大量炎性细胞因子汇集肝脏,攻击病毒的同时,肝细胞亦同时受累。

(2)上升期:临床特征为消化道症状严重,病程2~4周;TBil以每周150 μmol/L的速度上升;ALT/AST开始明显下降,以ALT下降为主;INR>1.5或PTA≤40%。机制:炎症“风暴”后,大量炎性细胞堆积在肝脏,导致肝细胞肿胀,血流灌注减少,乳酸脱氢酶(LDH)明显升高,肝细胞面临缺血、缺氧状态,导致肝细胞大块坏死。

(3)上升后期:临床特征为症状严重,相继出现各种并发症,病程4~8周;TBil继续上升,但速度稍降;出现胆酶分离现象;INR>1.5或PTA<40%。机制:大量炎性细胞及炎症因子耗竭,肝脏NK细胞明显下降,肠道菌群失调异位,全身感染,加上大量使用抗生素,内毒素释放,出现第三次肝损打击,部分患者无法承受“三重打击”,病情无法逆转,最终导致死亡。

(4)平台期:临床特征为症状稍缓解,食欲改善,病情趋向平稳;TBil上升幅度为50 μmol/L左右,并有下降趋势;INR或PTA维持原水平或有好转。机制:肝脏承受了“三重打击”后,机体免疫从衰竭状态逐渐恢复,Th1/Th2趋向平衡,肝细胞开始再生。

(5)恢复期(下降期):临床特征为症状缓解;TBil进入下降通道;INR或PTA逐步恢复正常。机制:机体免疫平稳,肝脏再生,肝细胞及剩存细胞逐渐承担各种代谢及解毒功能。

五、各型肝衰竭的临床过程与特征

各型肝衰竭(包括乙型重型肝炎)的临床过程与特征并未一定如上所述而呈现明确的分期特点,以下做详细描述。

(一)急性肝衰竭(暴发性肝衰竭、急性重型肝炎)

关于急性肝衰竭的定义各国仍有不同意见。2005年美国肝病研究学会发表的《急性肝衰竭处理推荐意见》特别指出若为母婴传播乙型肝炎(或自身免疫性肝炎),尽管有肝硬化可能,只要本次起病不到2周,仍可诊断为急性肝衰竭,此外,有人将CHB突发或者重叠其他嗜肝病毒感染等导致的肝衰竭归属于急性肝衰竭。

急性肝衰竭的病理基础可分为坏死为主型和变性为主型(急性水肿型),前者肝细胞在极短的时间内发生弥漫性大块坏死,再生肝细胞数量少,而后者以弥漫性肝细胞严重肿胀为主。

HBV 急性感染而发生急性肝衰竭临床上极少见,多发生在青壮年,患者既往无 HBV 感染,常有明显诱因,如劳累过度、发病后未适当休息、营养不良、嗜酒或服用损害肝脏的药物、妊娠或合并感染等。病情进展迅速,甚至在黄红素尚未明显上升时就已出现凝血功能障碍,在 2 周之内出现以Ⅱ期以上的肝性脑病为主要表现的肝衰竭的症状,PTA≤40%,出血倾向明显(如注射部位大片淤斑),一般无腹水,病情发展速度快,预后极差,患者常在 3 周内死于脑水肿或脑疝等并发症。少数患者经积极治疗病情迅速好转,此类患者多认为病理基础是肝细胞广泛水肿型。病愈后肝硬化发生概率低。

另一种情况是患者虽然既往有 HBV 感染史,但原肝脏基础好,无明显病变或肝脏病变轻微,如 HBV 携带者出现的急性肝衰竭。与 HBV 急性感染类似,两者发病前的肝脏基础都是好的,其本质是一样的,起病方式及临床过程相似。

急性肝衰竭发病极为迅速,较难观察到明确的肝衰竭上升前期、上升期、平台期、下降期四个时期,病死率高,相当多数量的患者直接进入胆红素上升期,乃至下降期。

(二)亚急性肝衰竭(亚急性重型肝炎)

亚急性肝衰竭患者除有较广泛的肝细胞坏死外,尚有明显炎症反应及残存肝细胞再生结节的形成。该型患者多由急性肝衰竭转变而来,发生于原来无肝脏病变或肝脏病变轻微的患者,起病急骤,初期类似于一般急性黄疸型肝炎,但病情进行性加重,15 天至 26 周出现肝衰竭的临床症状,如高度乏力、厌食、频繁呕吐、黄疸迅速加深,血清总胆红素升高大于 171 μmol/L(10 mg/dL)或每天上升大于 17.1 μmol/L(1 mg/dL),常有肝臭、顽固性腹胀及腹水(易并发腹膜炎),出血倾向明显,常有神经-精神症状,晚期可出现肝肾综合征,死前多发生消化道出血、肝性脑病等并发症。肝脏缩小或无明显缩小。病程可达数周或数月,经救治存活者大多发展为坏死后肝硬化。临床可分为以下两型。①腹水型:以重度黄疸(血清总胆红素≥171 μmol/L 或大于正常值 10 倍)、腹水和明显出血倾向(PTA≤40%)为特点。可无肝性脑病或在晚期出现。主要死因是肝肾综合征、上消化道出血、继发严重感染及颅内出血等,此型占大多数。②脑病型:以肝性脑病为首发突出特点,除病史超过 14 天外,其他表现酷似急性重型肝炎。主要死因是脑水肿或脑疝,此型并不少见。

亚急性肝衰竭发病极为迅速,亦较难观察到明确的肝衰竭上升前期、上升期、平台期、下降期四个时期,死亡率亦高。

(三)慢加急性(亚急性)肝衰竭(慢性重型肝炎)

这类患者的病理基础与亚急性肝衰竭极为相似,故临床特征相近,大部分患者出现腹水、自发性细菌性腹膜炎、胆道感染。后期往往出现门静脉高压及其并发症,患者可反复出现肝性脑病,肝肾综合征较常见,死因多为消化道出血和肝肾综合征。

按照 2000 年《病毒性肝炎防治方案》,符合诊断标准的慢性重型肝炎的一部分可归为慢加急性(亚急性)肝衰竭,即有慢性肝炎或代偿期肝硬化的基础,且病情稳定,因为某种诱因导致肝功能短期内恶化,进展至肝衰竭。慢加急性(亚急性)肝衰竭是在慢性肝病基础上短期内出现的急性肝功能失代偿,这其中既强调慢性肝病基础,也强调急性的肝功能损害导致的肝衰竭。

对于慢性肝病基础,目前还有不同的意见。2002 年,英国学者 Sen 等提出慢加急性肝衰竭,定义为先前代偿良好的慢性肝病患者,近 2～4 周,由于突然事件打击导致肝功能急性恶化,表现为黄疸、肝性脑病和(或)肝肾综合征。德国学者 Wasmuth 等认为,慢加急性肝衰竭诊断标准如下:①具有肝硬化的组织学、实验室或超声检查证据;②近期内出现黄疸、腹水、凝血功能障碍和(或)Ⅱ～Ⅳ期肝性脑病,符合肝脏失代偿的定义。我国《肝衰竭诊治指南(2018 年版)》指出,根据不同慢性肝病基础分为 3 型:A 型,在慢性非肝硬化肝病基础上发生的慢加急性肝衰

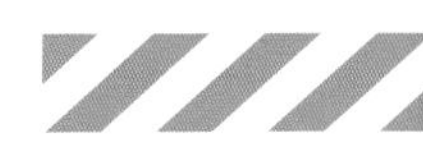

竭;B型,在代偿期肝硬化基础上发生的慢加急性肝衰竭,通常在4周内发生;C型,在失代偿期肝硬化基础上发生的慢加急性肝衰竭。

慢加急性(亚急性)肝衰竭还强调本次急性或亚急性的肝功能不良加重,并迅速进展为肝衰竭的过程。患者起病急骤,短期内出现极度乏力,消化道症状明显,在起病初期,因存在急性肝功能损害过程,一般伴有转氨酶的明显升高,其后病情迅速加重,出现肝衰竭的临床表现。慢加急性肝衰竭亦可分为脑病型及腹水型,以腹水型多见。

慢加急性肝衰竭康复患者可以观察到较明确的肝衰竭上升前期、上升期、平台期、下降期四个时期,应该根据不同分期的机制制订相应的个体化治疗策略。

(四)慢性肝衰竭(慢性重型肝炎)

慢性肝衰竭是在失代偿性肝硬化的基础上,逐步发生的以腹水、门静脉高压、凝血功能障碍和肝性脑病为主要表现的慢性肝功能失代偿。慢性肝衰竭的病理基础是肝硬化及肝细胞损害慢性进行性加重,肝细胞数量减少,不足以维持正常的肝功能,体格检查均可发现慢性肝病的体征(如肝掌、蜘蛛痣等)、影像学改变(如脾脏增厚等)及生化检测改变(如球蛋白升高,白蛋白/球蛋白值下降或倒置)。值得注意的是,相当一部分患者肝病史不明确,就诊初期易误诊为急性肝衰竭,进一步检查后发现肝硬化的证据。肝硬化患者出现失代偿后,经常由于并发症的发生或其他因素导致肝功能的急性恶化,也有部分呈现缓慢进展。据此,失代偿性肝硬化的肝衰竭可分为两型,即缓慢进展型与急性加重型。前者呈慢性的肝衰竭状态,以反复出现腹水及肝性脑病为特征;后者在慢性肝功能不全的情况下发生肝功能的急性恶化,在起病方式及临床过程上与慢加急性肝衰竭极为相似。肝肺综合征也多见于此型患者,死因多为消化道大出血、肝肾综合征及并发严重感染。

慢性肝衰竭患者一般表现为较缓慢的肝衰竭,病程可较迁延,较难观察到明确的肝衰竭上升前期、上升期、平台期、下降期,尽量保护残存的肝脏储备功能是我们的目标。

参考文献

[1] 中华医学会传染病与寄生虫病学分会,肝病学分会.病毒性肝炎防治方案[J].中华肝脏病杂志,2000(6):324-329.

[2] 骆抗先,陈金军,李平.乙型肝炎的基础和临床[M].4版.北京:人民卫生出版社,2012.

[3] 邢同京.肝功能衰竭的诊断和分型:共识、分歧与建议[J].中华传染病杂志,2014,32(9):565-568.

[4] Schiff E R,Maddrey W C,Sorrell M F.希夫肝脏病学[M].11版.王福生,译.北京:北京大学医学出版社,2015.

[5] 李兰娟,任红.传染病学[M].9版.北京:人民卫生出版社,2018.

[6] 中华医学会感染病学分会肝衰竭与人工肝学组,中华医学会肝病学分会重型肝病与人工肝学组.肝衰竭诊治指南(2018年版)[J].临床肝胆病杂志,2019,35(1):38-44.

[7] Sarin S K,Choudhury A,Sharma M K,et al. Acute-on-chronic liver failure:consensus recommendations of the Asian Pacific association for the study of the liver(APASL):an update[J]. Hepatol Int,2019,13(4):353-390.

[8] 中华医学会肝病学分会.肝硬化诊治指南[J].临床肝胆病杂志,2019,35(11):2408-2425.

[9] 中华医学会肝病学分会.肝硬化肝性脑病诊疗指南[J].中华肝脏病杂志.2018,26(10):721-736.

[10] 陈韬,宁琴.终末期肝病合并感染诊治专家共识[J].临床肝胆病杂志,2018,34(9):1862-1872.

[11] 苏海滨,王慧芬,林芳,等.肝衰竭合并细菌和真菌感染的回顾性研究[J].中华实验和临床病毒学杂志,2007,21(3):229-231.

[12] 徐小元,丁惠国,李文刚,等.肝硬化腹水及相关并发症的诊疗指南[J].中华胃肠内镜电子杂志,2018,5(1):1-17.

[13] European Association for the Study of the Liver. EASL clinical practice guidelines on the management of ascites, spontaneous bacterial peritonitis, and hepatorenal syndrome in cirrhosis[J]. J Hepatol, 2010, 53(3): 397-417.

[14] Koch D G, Fallon M B. Hepatopulmonary syndrome[J]. Clin Liver Dis, 2014, 18(2): 407-420.

[15] 李春花,刘唯佳,任成山.肝肺综合征的临床诊断与治疗研究现状[J].中华肺部疾病杂志(电子版),2014,7(6):692-695.

[16] Iqbal S, Smith K A, Khungar V. Hepatopulmonary syndrome and portopulmonary hypertension: implications for liver transplantation[J]. Clin Chest Med, 2017, 38(4): 785-795.

[17] 黄湛镰,高志良.肝衰竭的三重打击及治疗策略[J].内科急危重症杂志,2014,20(3):154-156.

[18] Sen S, William R, Jalan R, et al. The pathophysiology basis of acute-on-chronic liver failure[J]. Liver, 2002, 22(Suppl 2): 5-13.

[19] Wasmuth H E, Kunz D, Yagmur E, et al. Patients with acute on chronic liver failure display "sepsis-like" immune paralysis[J]. J Hepatology, 2005, 42(2): 195-201.

[20] 邢同京.肝衰竭诊断和分型若干问题的再认识[J].临床荟萃,2008(12):910-912.

第二节　乙型肝炎所致重型肝炎与肝衰竭的分型诊断

王宇明

长期以来,乙型重型肝炎一直是我国医药卫生事业中的重大课题。乙型肝炎重症化是指乙型肝炎从轻症(轻、中度炎症)发展至重症(重型肝炎)的过程。多年来国内外学术界对有关乙型肝炎所致重型肝炎与肝衰竭的定义、分型诊断等多个问题存在着不同的看法,随着研究的不断深入,近年来对肝衰竭的命名、分型和临床诊断方面的认识已逐渐趋于一致,但同时尚存在不同认识,故有必要对二者诊断和分型中存在的主要分歧进行探讨,以期制订或改进现有的方案。

一、重型肝炎与肝衰竭之间的关系研究

(一)重型肝炎与肝衰竭的概念

"重型肝炎"是一个具有中国特色的疾病命名,一直缺乏规范的定义,大多数以"重型(症)肝炎是病毒性肝炎中最严重的一种类型"而简略带过,其中较为完整的定义是沈耕荣等在《重症肝炎》一书中所表达的"国内对于病情严重、预后不良的病毒性肝炎常称之为重症(或重型)肝炎"。进一步的解释是"重型肝炎的病情严重、疾病进展迅速、病死率较高,存活者较易走向肝硬化"。我们曾根据定义的规则,将其内涵确定为"重型肝炎指病毒性肝炎中一类病情严重、预后不良的临床综合征"。

肝衰竭是多种因素引起的严重肝损害,导致肝脏合成、解毒、排泄和生物转化等功能发生严重障碍或失代偿,出现以黄疸、肝性脑病、腹水和凝血机制障碍等为主要表现的一组临床症候

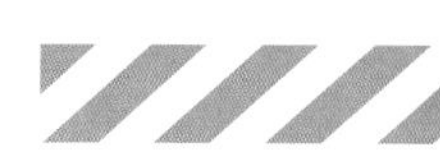

群。在我国,因病毒性肝炎引发的肝衰竭可称为重型肝炎,主要见于 HBV 感染者。HBV 感染的自然病程复杂多变,临床上包括从无明显症状的肝炎到急性黄疸型肝炎,甚至急性重型肝炎。与形成急性肝损伤相比,HBV 感染更重要的特征是易在体内慢性化,导致多样化的临床表现,包括从非活动性的 HBsAg 携带状态到慢性迁延性肝炎、肝硬化等各种状态。实际上,乙型肝炎重症化主要表现为慢性乙型肝炎患者进展至慢加急性肝衰竭(ACLF)的过程。

在重型肝炎的演变过程中,为了与国际接轨,"肝衰竭"取代"重型肝炎"诊断的呼声不断增加。为此,我国于 2006 年制定了我国第一部《肝衰竭诊疗指南》。这个指南在各国学者对肝衰竭的定义、分类、诊断和治疗等问题仍在探索、迄今尚无一致意见的前提下一步领先,以循证医学为原则,借与国际接轨的名义走在了世界前列(全球第一部完整的肝衰竭指南)。

(二)重型肝炎分型概况

从发病类型看,我国一直倾向于将重型肝炎分为急性、亚急性和慢性三类,其中没有严格区分肝性脑病的有无。为了进一步解决这个问题,我们曾提出了一个改良的意见,以重症肝炎(severe hepatitis)取代重型肝炎作为总称;前者强调病情,避免了多层次型中型,且与英文译名相一致,以重症型肝炎(severe type hepatitis)作为重症肝炎非脑病型称呼,以剧症肝炎(fulminant hepatitis)作为重症肝炎脑病型称呼。认为其优点一是名称简化,二是可从名称直接掌握病例组成及病情严重程度,三是避免了翻译/阅读日文书刊时众多混淆。在实际运用中,大多数将二者作为同义命名,我们认为这也是可能的,毕竟越简单越好。

在日本,犬山会议将剧症肝炎分为急性型(起病 10 日内)及亚急性型(起病 10 日至 8 周)。由于该分类标准未包括无肝性脑病的重症患者、发病 8～24 周的缓发性肝衰竭(late onset hepatic failure,LOHF)及慢加急(acute-on-chronic,AOC)患者,日本武藤泰敏等提出并实施了一种"重症肝炎"诊断方案:①与剧症肝炎相平行,另设重症肝炎(前者肝性脑病为Ⅱ度以上,而后者为 0 至Ⅰ度),并将其分为急性肝炎(重症型)和亚急性肝炎(包括非脑病型和肝萎缩型),二者分界为 2 周;②增加了发病 8～24 周的 LOHF,与剧症肝炎并列;③将剧症肝炎分为 2 型:A 型定义不变,B 型则在慢性肝炎基础上发生,相当于 AOC(图 7-1)。此种分型法可包括几乎所有肝衰竭类型,不足之处一是"重症肝炎"与总名称亦相混淆,二是其亚急性型时间跨度太长(8～24 周)。日本加来信雄的意见与之一致,唯一不同之处是他未用"重症肝炎"作总名称。

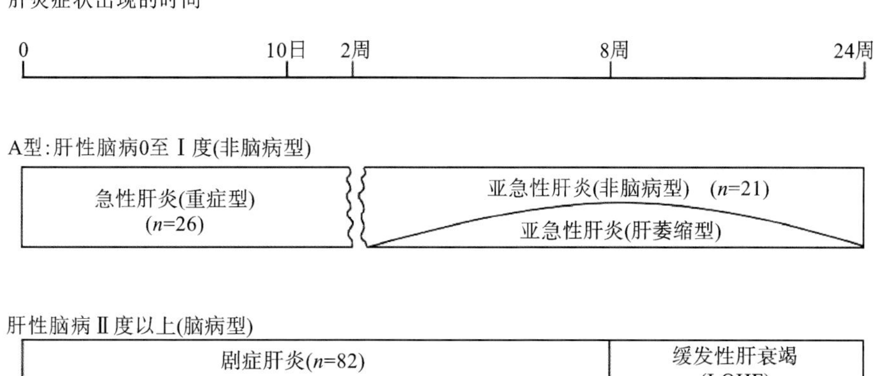

图 7-1　日本重型肝炎分型意见

(三)肝衰竭的四种分型与重型肝炎的三种分型的关系研究

目前,国内外指南将肝衰竭分为急性肝衰竭(ALF)、亚急性肝衰竭(SALF)、慢加急性(亚急性)肝衰竭(ACLF/SACLF)及慢性肝衰竭(CLF)。其实,肝衰竭这一命名通常强调的是单次打击对肝脏造成的损害,更看重肝功能;我国和日本关于"重型肝炎/剧症肝炎"的诊断则强调由病毒引起的肝脏炎症的发生、发展及病情演化、进展的过程,而在这一过程中表现出凝血机制障碍、黄疸、肝性脑病、腹水、难以控制的感染等临床特征,而最终结局也是肝衰竭。从宏观来看,肝衰竭是临床一切肝病发展至极期的表现,而重型肝炎只是其中的一个组成部分。

重型肝炎的特点是病情重、并发症多、预后差、死亡率高。总的来讲,重型肝炎均有大量的肝细胞坏死导致肝衰竭所引起的一系列病理生理过程。目前,我国常用的重型肝炎分类方法是按病理损害程度进行分类,即分三类:急性重型肝炎、亚急性重型肝炎和慢性重型肝炎。不同的分型病理表现不同:①急性重型肝炎也曾叫急性肝萎缩,在发病1～2周,肝细胞坏死约占2/3,呈大块、亚大块或桥接坏死,周围有中性粒细胞浸润,无纤维组织增生,肉眼观肝体积明显缩小,肝脏呈红色间杂黄绿色,故称之为红色或黄色肝萎缩。②亚急性重型肝炎:肝细胞呈亚大块坏死,坏死面积小于1/2,肝小叶周围也可见肝细胞再生,形成再生结节,周围被增生胶原纤维包绕,伴小胆管增生,淤胆明显,肉眼观肝脏表面见大小不等的小结节。③慢性重型肝炎:在慢性肝炎或肝硬化病变基础上出现亚大块或大块坏死,大部分病例尚可见桥接坏死及碎屑状坏死。

关于肝衰竭与重型肝炎的关系,涉及多个方面,主要有两个方面。

首先,二者有无对等关系?一般认为,ALF和SALF大致相当于我国的急性重型肝炎和亚急性重型肝炎。然而,慢性HBV感染基础上的ACLF则不能简单地与我国慢性乙型重型肝炎画等号,亚太肝脏研究学会(APASL)定义的ACLF涵盖了慢性乙型肝炎(CHB)基础上的肝衰竭,而西方ACLF更偏向于有较明确肝硬化的基础上发生的急性肝功能的失代偿。临床上发现肝硬化基础上的实质细胞坏死在各个硬化结节间程度不一致的病理形态特点,考虑与肝硬化时肝内微循环结构紊乱、毒性物质、炎症因子等损伤信号在结节之间及肝窦内不均匀分布有关。因此,肝硬化基础上的慢性乙型重型肝炎的病理生理机制与慢性HBV携带或慢性肝炎基础上的慢性乙型重型肝炎可能不尽相同,其对应的肝衰竭类型为慢加急性(亚急性)肝衰竭。而CLF系指在肝硬化基础上,出现肝功能进行性减退引起的以腹水或肝性脑病等为主要表现的慢性肝功能失代偿的临床表现。它实际上相当于终末期肝病及失代偿性肝硬化,与慢性重型肝炎在发病机制、诱因及治疗等方面均存在众多不同之处,我们将二者的异同总结于表7-3。因此,将CLF与我国的慢性重型肝炎区别开来是很有必要的。

表7-3 慢性肝衰竭和慢性重型肝炎的异同

项　目	慢性肝衰竭	慢性重型肝炎
主要表现	肝硬化失代偿	急性或亚急性肝衰竭
脑水肿	少见	可见
肝性脑病	有	有或无
起病和发展	缓慢,间歇发作	急骤,进行性发展
原有肝病	常见肝硬化,失代偿症状明显	常见慢性肝炎,失代偿症状不明显
腹水出现和白蛋白降低	出现早,起病时出现	出现晚,常在起病2周以后
黄疸	不定	明显,TBil≥171 μmol/L
乏力、纳差、厌油、鼓肠等	不定	明显
治疗重点	去除肝衰竭诱因(感染、出血等)、营养疗法(包括水、电解质及酸碱平衡等)及择期肝移植	肝功能支持(如人工肝支持等)及紧急肝移植(剧症肝炎)
限制蛋白质饮食以预防肝性脑病	有效	无效

续表

项目	慢性肝衰竭	慢性重型肝炎
肝性脑病对降氨药物反应	较好	较差或不足
预后(未行肝移植者)	不良	非脑病型:较好 脑病型:较差

其次,二者的出发点是什么?重型肝炎主要是从病理角度来考虑,而肝衰竭则是从病理生理角度来考虑的,二者的角度不同,不能相互替代,为此,我国沿用多年的重型肝炎的三型分类与肝衰竭的四型分类并无明确对应关系。虽然我们把重型肝炎统一纳入肝衰竭的范畴,但值得注意的是,用"肝衰竭"完全取代"重型肝炎"仍存在不足:①无论是"感染病学"还是"病毒性肝炎"中,以"肝衰竭"完全取代"重型肝炎"而与"急性肝炎""慢性肝炎""淤胆型肝炎""肝炎肝硬化"并列分类,有悖分类原则,这主要系因"肝衰竭"由多种病因导致,不便于只隶属于病毒性肝炎之下;②迄今尚无统一的无脑病型肝衰竭诊断标准;③与国外肝衰竭分类衔接方面仍应注意存在的差别。

二、我国关于重型肝炎与肝衰竭的分型诊断标准

(一)重型肝炎的分型诊断标准

2000 年《病毒性肝炎防治方案》将我国病毒性肝炎分为急性肝炎、慢性肝炎、重型肝炎、淤胆型肝炎、肝炎肝硬化五个临床类型,并沿用至今。其中重型肝炎又分为三个临床型,即急性重型肝炎、亚急性重型肝炎、慢性重型肝炎。

1. 急性重型肝炎

以急性黄疸型肝炎起病,≤2 周出现极度乏力,消化道症状明显,迅速出现Ⅱ度以上(按Ⅳ度划分)肝性脑病,凝血酶原活动度(PTA)低于 40%,并排除其他原因者,肝浊音界进行性缩小,黄疸急剧加深;或黄疸很浅,甚至尚未出现黄疸,但有上述表现者均应考虑本病。

2. 亚急性重型肝炎

以急性黄疸型肝炎起病,15 日至 24 周出现极度乏力,消化道症状明显,同时凝血酶原时间明显延长,PTA<40%,并排除其他原因者。黄疸迅速加深,血清总胆红素(TBil)每日上升不低于 17.1 μmol/L 或大于 10×ULN。首先出现Ⅱ度以上肝性脑病者,称脑病型(包括脑水肿、脑疝等);首先出现腹水及其相关症候(包括胸水等)者,称腹水型。

3. 慢性重型肝炎

慢性重型肝炎发病基础如下:①慢性肝炎或肝硬化病史;②慢性 HBV 携带史;③无肝病史及无 HBV 携带,但有慢性肝病体征(如肝掌、蜘蛛痣等)、影像学改变(如脾脏增厚等)及生化检测改变者(如丙种球蛋白升高,白蛋白/球蛋白值下降或倒置);④肝组织病理学检查支持慢性肝炎。慢性乙型或丙型肝炎,或慢性 HBsAg 携带者重叠甲型、戊型和其他肝炎病毒感染时要具体分析,应排除由甲型、戊型和其他型肝炎病毒引起的急性或亚急性重型肝炎。慢性重型肝炎起病时的临床表现同亚急性重型肝炎,随着病情发展而加重,达到重型肝炎诊断标准(PTA<40%,TBil>10×ULN)。

值得注意的是,慢性重型肝炎发病率较高,异质性较大,既是国内专家多次要求与国际接轨,而又难以与国际接轨的根本问题,也是重症肝炎诊断标准需要改进的主要问题。根据近年来的研究,我们列举如下:①未将发病 8 周至 6 个月发生肝衰竭(即 LOHF)患者包括在内,从而留下空白;②慢性无症状 HBV 携带者常有轻重不同肝组织病变,如发生自发性活动或因 HCV 或 HDV 重叠感染而陷入肝衰竭,应归入急性或慢性重型肝炎尚不明确;③慢性重型肝炎被定义为临床表现同亚急性重型肝炎,但在临床实际可见部分患者呈急性重型肝炎或 LOHF 表现;

④乙型肝炎慢性重型(慢性肝衰竭)有2个类型,在慢性肝病基础上发生的肝衰竭与在肝硬化基础上发生的肝衰竭有质的不同,肝组织病理上也有明显区别;⑤在慢性肝病基础上发展的急性或亚急性重型与无肝病史的急性或亚急性重型的临床表现是不同的,它们的评价是否有所不同;⑥PTA定在<40%是否过严?⑦欧洲、美国、日本等的诊断标准与我国方案的最大差异和争议在于将肝性脑病Ⅱ度以上列为必备条件,虽然有学者提出将AHF概念扩展到非肝性脑病患者,但并未得到广泛认同,原因可能与无脑病组生存率明显高于脑病组有关(他们也只把非肝性脑病型作为过渡诊断,一旦出现肝性脑病,仍诊断为FLF或SFLF)。

(二)肝衰竭的分型诊断标准

2012年及2018年我国肝衰竭诊治指南根据病理组织学特征和病情发展速度,将肝衰竭分为四类(表7-4、表7-5)。ALF为排除肝硬化的患者在26周内发病,出现以不同程度肝性脑病为特征的肝衰竭症候群;SALF起病较急,发病15日至26周内出现肝衰竭症候群;ACLF指在慢性肝病基础上出现的急性肝功能失代偿;CLF指在肝硬化基础上,肝功能进行性减退导致的以腹水或门静脉高压、凝血功能障碍和肝性脑病等为主要表现的慢性肝功能失代偿。

表7-4 我国《肝衰竭诊治指南(2018年版)》有关肝衰竭的分类

命名	定义
急性肝衰竭	急性起病,无基础肝病史,2周内出现以Ⅱ度以上肝性脑病为特征的肝衰竭
亚急性肝衰竭	起病较急,无基础肝病史,2~26周出现肝衰竭的临床表现
慢加急性(亚急性)肝衰竭	在慢性肝病基础上,短期内出现急性肝功能失代偿和肝衰竭的临床表现
慢性肝衰竭(终末期肝衰竭)	在肝硬化基础上,缓慢出现肝功能进行性减退导致的以反复腹水和(或)肝性脑病等为主要表现的慢性肝功能失代偿

表7-5 肝衰竭临床分型诊断标准(《肝衰竭诊治指南(2018年版)》)

肝衰竭分型	诊断要点	肝性脑病
急性肝衰竭	PTA≤40%(或INR≥1.5) 短期内黄疸进行性加深 病程<2周	有
亚急性肝衰竭	TBil≥171 μmol/L或每日上升不低于17.1 μmol/L PTA≤40%(或INR≥1.5) 病程2~26周	可有
慢加急性(亚急性)肝衰竭	慢性肝病基础 TBil≥171 μmol/L或每日上升不低于17.1 μmol/L PTA≤40%(或INR≥1.5)	可有
慢性肝衰竭(终末期肝衰竭)	肝硬化基础 PTA≤40%(或INR≥1.5) 血清总胆红素升高,白蛋白明显降低 有腹水或其他门静脉高压表现	有

有关肝衰竭诊断分型问题曾是争议最大的部分,但近年已趋于统一有关认识,主要表现:①在命名和分型方面,命名已趋于简化为急性肝衰竭(包括急性和亚急性)和慢性肝衰竭(包括慢加急性和慢性失代偿性)两大类,分型更趋于简化,AASLD指南明确指出,过去用于区分病

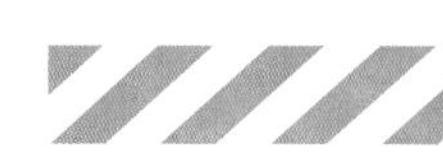

程长短的名词(如超急性、急性和亚急性)已主张不用。②在临床诊断方面,由于肝衰竭病因众多,极难取得统一,只能采用临床诊断(如急性重型肝炎)与病理生理诊断(如 ALF)相结合的办法。③有关肝性脑病是否作为肝衰竭的必备条件,目前倾向于酌情处理,即 ALF 应作为必备条件,而 CLF 则以肝失代偿为主要表现,不一定有肝性脑病。

三、我国关于重型肝炎与肝衰竭的分期

(一)重型肝炎的分期

我国于 2000 年修订的《病毒性肝炎防治方案》,为便于判定疗效及估计预后,将亚急性重型肝炎和慢性重型肝炎根据其临床表现分为早、中、晚三期。

1. 早期

符合重型肝炎的基本条件,如重度乏力及消化道症状,黄疸迅速加深,TBil>10×ULN,凝血酶原活动度为 30%~40%,或经病理学证实。但未发生明显的脑病,亦未出现腹水。

2. 中期

有Ⅱ度肝性脑病或明显腹水、出血倾向(出血点或淤斑),凝血酶原活动度为 20%~30%。

3. 晚期

有难治性并发症和肝肾综合征、消化道大出血、严重出血倾向(注射部位淤斑等)、严重感染、难以纠正的电解质紊乱或Ⅱ度以上肝性脑病、脑水肿,PTA≤20%。

其实,所谓分期就是区别疾病演变过程中具有标志性差异的阶段性特征。然而,目前关于重型肝炎的分期却没有体现这一目标:①虽然使用了早期、中期和晚期的名词,实际上的内容却是分级(区分病情轻重)的标准;②如果我们从分期的角度理解,所有的重型肝炎患者都是由轻到重(早、中、晚),谈不上有痊愈患者;③如果单从分级(轻、中、重)的角度理解,似乎注重于并发症,而忽视了肝脏的储备功能。同时,值得注意的是,现行的重型肝炎分期方案里,急性重型肝炎是排除在外的。其实,并不是急性重型肝炎没有发生演变过程和轻、中、重的程度区分,这需要我们进行高度概括总结。

(二)肝衰竭的分期

2012 年及 2018 年我国《肝衰竭诊治指南》根据临床表现的严重程度,将亚急性肝衰竭和慢加急性(亚急性)肝衰竭分为早期、中期和晚期。在未达到标准时的前期要提高警惕,须密切关注病情发展。

1. 前期

(1)极度乏力,并有明显厌食、呕吐和腹胀等严重消化道症状。

(2)谷丙转氨酶(ALT)和(或)谷草转氨酶(AST)大幅升高,黄疸进行性加深(85.5 μmol/L≤TBil<171 μmol/L 或每日上升不低于 17.1 μmol/L)。

(3)有出血倾向,40%<PTA≤50%(INR<1.5)。

2. 早期

(1)极度乏力,并有明显厌食、呕吐和腹胀等严重消化道症状。

(2)ALT 和(或)AST 继续大幅升高,黄疸进行性加深(TBil≥171 μmol/L 或每日上升不低于 17.1 μmol/L)。

(3)有出血倾向,30%<PTA≤40%(或 1.5≤INR<1.9)。

(4)无并发症及其他肝外器官衰竭。

3. 中期

在肝衰竭早期表现基础上,病情进一步发展,ALT 和(或)AST 快速下降,TBil 持续上升,

出血表现明显(出血点或淤斑),20%<PTA≤30%(或1.9≤INR<2.6),伴有1项并发症和(或)1个肝外器官功能衰竭。

4. 晚期

在肝衰竭中期表现基础上,病情进一步加重,有严重出血倾向(注射部位淤斑等),PTA≤20%(或INR≥2.6),并出现2个以上并发症和(或)2个以上肝外器官功能衰竭。

肝衰竭是连续演变的过程,各临床分期的时间可长短不一,且临床分期实际上是连贯发展的,依诱因和个体体质不同,与疾病发生机制密切相关,如及时有效治疗,疾病可进入相对稳定的平台期,或者缓解,症状逐渐好转,生命体征逐渐稳定,各项生化指标得以改善。

四、重型肝炎与分型诊断研究热点

(一)过去肝病史与肝衰竭分型的关系

如果严格定义急性和亚急性肝衰竭的"过去无肝病史",那么有慢性肝病史者(我国乙型肝炎九成以上为母婴传播所致,可列入此类)如何命名?如对于ALF和SALF(大致相当于我国的急性重型肝炎和亚急性重型肝炎),我国学者严格定义为过去无肝病史(包括HBV携带史),而欧美等国家则更看重本次发作,而将过去的隐性感染,甚至一过性显性发作忽略不计。

在临床实践中,过去发病史并非完全不看。这是因为,CHB的发作模式多种多样,各不相同。我们曾将其总结为以下三种:①突发型:本型为长期携带即免疫耐受的基础上发生突然发作,最后发展为肝衰竭。②多发型:本型为反复多次强弱不等的发作,最后发展成肝衰竭。③隐匿型:本型从无明显发作,逐渐出现失代偿症状。分析起来,突发型的病史缺如,或仅为携带状态,故对其过去病史可以忽略不计;多发型的发作史是有意义的,但意义大小在于发作的程度、持续时间及后果,因为这些因素决定了患者的肝脏基础情况,轻者只有轻微甚至没有肝纤维化及肝硬化,反之则可十分明显,前者发作时常以肝坏死为主,后者则常以失代偿为主;突发型复发与隐匿型的差异在于失代偿的速度,前者快而后者慢。综上所述,虽然病史具有一定参考价值,但发作时的病理生理变化模式即以坏死或失代偿为主,抑或二者兼而有之。

(二)东西方关于ALF分型的差异

ALF以其发病急骤、进展迅速、预后凶险等特点成为临床诊治的难点。这一点似乎国内外达成了一致意见。然而,东西方对于ALF的定义仍存在显著差异,表现在我国学者大部分认为其取决于过去病史,而国外学者则将过去病史忽略不计。我们亦早已发现,西方国家对于ALF的诊断并不取决于慢性肝病史的存在与否,而包括我国在内的亚太地区则认为慢性肝病基础是决定疾病特征的重要因素。对比我国的《肝衰竭诊治指南》,西方的ALF除了包括我国的ALF、SALF,还包含了部分ACLF患者。这主要系因病因不同所致。我国学者更强调国内较为常见的乙型肝炎慢性化和重症化的连续发展过程,而国外学者更强调西方国家较为常见的酒精性及药物性肝病对本次急性发作的影响。而对于脑病的严重程度,我国以Ⅱ度以上肝性脑病为限定,而西方国家指南对其并无限定;这种界定更有利于ALF的早期诊断和防治,可有效降低ALF的病死率,值得我国借鉴。

(三)东西方关于ACLF诊断标准的差异新认识

目前,亚太肝脏研究学会(APASL)、欧洲肝脏研究学会和美国肝病研究学会(EASL-AASLD)共识、欧洲肝脏研究学会(EASL)及中国指南/共识均认为ACLF多与急性打击事件有关,在已存在慢性肝病的基础上出现急性恶化(表7-4)。可以看出,我国指南与APASL专家共识基本上是一致的,但在关于TBil水平的标准制定上两者有较大的差异。APASL将ACLF的TBil诊断标准设定在较低的水平,主要是考虑避免遗漏,让更多的患者归入ACLF范畴,进

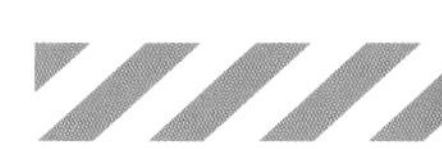

而可以深入了解该类患者的病程和转归。而基于我国国情,将 TBil 诊断标准设定在较高水平更为合理。按照东西方各国共识/指南,在 ACLF 的诊断标准上尚无一致意见,存在一定差异,其争论的焦点主要集中在以下方面:①肝外器官衰竭(如肾或循环衰竭)是否应包括在 ACLF 定义中;②肝硬化失代偿期基础上发生的急性损伤是属于 ACLF 还是肝硬化急性失代偿(AD);③脓毒症本身是否会导致肝衰竭,还是肝衰竭的结果。

东西方关于 ACLF 诊断标准的争议来源主要是基于不同病因人群的大样本研究。不同病因 ACLF 的发病机制亦不同,如酒精性肝病等人群的 ACLF 发病可能与系统性炎症反应相关,而 HBV-ACLF 发病则可能与 HBV 恶化引起免疫代谢失衡相关。APASL-ACLF 研究联盟(AARC)数据库已纳入 15 个国家 43 个中心 5288 例 ACLF 患者,总体 4 周病死率为 39.3%。因此认为将急性损伤时间定义为 4 周是比较合适的。肝损伤包括黄疸、凝血异常、HE 和(或)腹水是必不可少的,而肝外损伤(肾、呼吸、循环衰竭)往往继发于主要器官即肝损伤,是一个较晚的事件。若将肝外器官功能衰竭包括在 ACLF 定义中,可能导致错过 ACLF 潜在"黄金"治疗窗,因此 ACLF 定义中不应包括肝脏以外的器官衰竭。而"病死率"通常不应出现在任何疾病的定义中。但 APASL 考虑到早前(2014 年共识)的定义已包括病死率,因此 2019 年 APASL 指南仍延续此前定义。

由此可见,东西方诊断标准差异与疾病的诱因、病因不同相关,国内以外伤、手术或感染所致的间接肝损害以及病毒性肝炎所致的肝损伤为主(特别是乙型肝炎),主要包括重叠感染、HBV 再激活等诱因,也有部分无显著诱因。在西方,以酒精性肝病为主,包括感染、酒精摄入等主要诱因,诱因不明确者有 40%左右。在诊疗目的方面也存在较大差异,东方以早期发现、早期诊疗为关键,西方则以病情评估、预后评估、肝移植筛选以及植入时机为主。因此,在临床上,对不同病因的 ACLF 患者应采用不同的诊断标准,如酒精性肝病等人群采用西方标准,CHB 人群采用东方标准。

五、问题与展望

最后还须指出,过去国内外学术界对重型肝炎与肝衰竭的认识有一种倾向,即在分析急性过程时往往忽略了慢性过程的存在,反之亦然。例如,在 1984 年南宁全国病毒性肝炎大会上,修订了《病毒性肝炎防治指南》,当时根据国际上的上述认识,取消了慢性重型肝炎(CSH)的诊断,于是本来占据重型肝炎绝大部分的 CSH 或者改为慢性活动性肝炎重型,或者与真正的急性过程混为一谈,勉强进入重型肝炎范围;其结果是,由于临床上难以应用,1990 年又恢复了 CSH 分型。为此,2000 年我国《病毒性肝炎防治方案》将重型肝炎分成 3 型并沿用至今,而《肝衰竭诊治指南》将肝衰竭分成 4 型。从宏观来看,肝衰竭是临床一切肝病发展至极期的表现,而重型肝炎只是其中的一个组成部分,重型肝炎主要是从病理角度来考虑,而肝衰竭则是从病理生理角度来考虑的。因此,重型肝炎 3 型与肝衰竭 4 型并非对应关系,不能相互替换。同时,二者分型机制亦不同,处理也不同(有时甚至是相反的)。今后,从源头上看,首先应探讨按不同病因的肝损伤机制进行分型,进而对肝衰竭临床分型提供依据;最后,从处理角度检验或印证分型机制,以期提高肝衰竭诊疗水平。

参考文献

[1] 中华医学会感染病学分会肝衰竭与人工肝学组,中华医学会肝病学分会重型肝病与人工肝学组.肝衰竭诊疗指南[J].中华肝脏病杂志,2006,14(9):643-646.

[2] 肝性脑病诊断治疗专家委员会.肝性脑病诊断治疗专家共识[J].中华实验和临床感染病杂志(电子版),2009,3(4):449-473.

[3] Zoulim F, Locarnini S. Management of treatment failure in chronic hepatitis B[J]. J

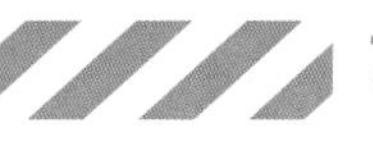

Hepatol,2012,56(Suppl 1):S112-S122.

[4] 刘青,王泰龄.慢加急性肝衰竭(ACLF)共识纪要:亚太肝病学会推荐(APASL)[J].临床肝胆病杂志,2010,26(1):13-18.

[5] 王宇明,汤勃.2012 年新版《肝衰竭诊治指南》诊断进展的解读与探讨[J].肝脏,2013,18(4):241-244.

[6] 王宇明.肝衰竭最新研究热点和展望[J].内科急危重症杂志,2009,15(3):113-116.

[7] 王宇明.2017 年 EASL 临床实践指南《急性(暴发性)肝功能衰竭的管理》解读[J].中华临床感染病杂志,2017,10(4):241-249.

[8] 中华医学会感染病学分会肝衰竭与人工肝学组,中华医学会肝病学分会重型肝病与人工肝学组.肝衰竭诊治指南(2018 年版)[J].中华肝脏病杂志,2019,27(1):18-26.

[9] Sarin S K,Choudhury A,Sharma M K,et al. Acute-on-chronic liver failure:consensus recommendations of the Asian PacificAssociation for the Study of the Liver(APASL):an update[J]. Hepatol Int,2019,13(4):353-390.

[10] Saha B K,Mahtab M A,Akbar S M F,et al. Therapeutic implications of granulocyte colony stimulating factor in patients with acute-on-chronic liver failure:increased survival and containment of liver damage[J]. Hepatol Int,2017,11(6):540-546.

[11] Tripathi D M,Vilaseca M,Lafoz E,et al. Simvastatin prevents progression of acute on chronic liver failure in rats with cirrhosis and portal hypertension [J]. Gastroenterology,2018,155(5):1564-1577.

[12] Artru F,Samuel D. Approaches for patients with very high MELD scores[J]. JHEP Rep,2019,1(1):53-65.

[13] Zaccherini G, Weiss E, Moreau R. Acute-on-chronic liver failure: definitions, pathophysiology and principles of treatment[J]. JHEP Rep,2020,3(1):100176.

[14] Manka P,Zeller A,Syn W K. Fibrosis in chronic liver disease:an update on diagnostic and treatment modalities[J]. Drugs,2019,79(9):903-927.

[15] Schwabe R F,Luedde T. Apoptosis and necroptosis in the liver:a matter of life and death[J]. Nat Rev Gastroenterol Hepatol,2018,15(12):738-752.

[16] Dellatore P, Cheung M, Mahpour N Y, et al. Clinical manifestations of hepatic encephalopathy[J]. Clin Liver Dis,2020,24(2):189-196.

[17] Gluud L L,Jeyaraj R,Morgan M Y. Outcomes in clinical trials evaluating interventions for the prevention and treatment of hepatic encephalopathy[J]. J Clin Exp Hepatol,2019,9(3):354-361.

[18] Montagnese S, Russo F P, Amodio P, et al. Hepatic encephalopathy 2018: a clinical practice guideline by the Italian Association for the Study of the Liver(AISF)[J]. Dig Liver Dis,2019,51(2):190-205.

[19] Gao F,Zhang Q,Liu Y,et al. Nomogram prediction of individual prognosis of patients with acute-on-chronic hepatitis B liver failure[J]. Dig Liver Dis,2019,51(3):425-433.

[20] Jaffe A,Lim J K,Jakab S S. Pathophysiology of hepatic encephalopathy[J]. Clin Liver Dis,2020,24(2):175-188.

[21] Kalra A, Norvell J P. Cause for confusion: noncirrhotic hyperammonemic encephalopathy[J]. Clin Liver Dis(Hoboken),2020,15(6):223-227.

[22] Aday A,O'Leary J G. Acute on chronic liver failure:definition and implications[J]. Clin Liver Dis,2020,24(3):521-534.

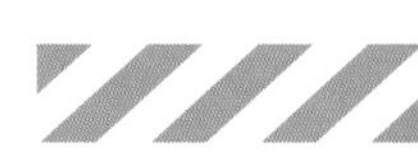

第三节　乙型肝炎重症化和乙型重型肝炎(肝衰竭)的病理学特征

赵景民

乙型肝炎重症化是乙型肝炎患者肝脏炎症坏死加重、病情恶化的临床病理表现，血清 ALT 明显增高，超过正常上限(upper limit of normal，ULN)的 5 倍，是乙型肝炎预后不良的严重事件。乙型肝炎重症化可由 HBV 感染出现过激免疫反应所致，也可由病毒复制、抗病毒耐药、不规范抗病毒治疗等因素诱导，或由重叠其他因素所引起，如重叠人免疫缺陷病毒(human immunodeficiency virus，HIV)、丙型肝炎病毒(hepatitis C virus，HCV)、戊型肝炎病毒(hepatitis E virus，HEV)感染，以及重叠药物、毒物、酒精等因素诱导的肝损伤等。乙型重型肝炎(肝衰竭)是由乙型肝炎病毒(hepatitis B virus，HBV)感染引起的肝功能障碍性疾病，导致肝脏合成、解毒、代谢和生物转化功能严重障碍或失代偿，出现以黄疸、凝血功能障碍、肝肾综合征、肝性脑病、腹水等为主要表现的一组临床症候群，是 HBV 感染重症化的极端临床病理表现，死亡率高。

肝组织病理学检查是肝病明确诊断、评价病变程度和评估治疗效果的"金标准"，具有其他检测不可替代的作用。肝组织病理学检查(也称肝活检)对肝衰竭的诊断、分型及预后判断具有重要临床意义。由于肝衰竭患者通常有凝血功能障碍，肝活检具有出血风险，但肝活检在肝衰竭的诊断和预后判断中起重要作用，因此在仔细评估出血风险后，可进行肝活检。研究乙型肝炎重症化和肝衰竭的组织病理学基础，不但可以明确乙型肝炎重症化病理特征，为临床乙型肝炎的有效治疗提供病理学依据，而且可通过组织病理学检查及早发现乙型肝炎重症化的组织病理学证据，对临床乙型肝炎重症化具有预警作用。本节主要介绍乙型肝炎重症化和乙型重型肝炎(肝衰竭)的病理学特征。

一、乙型肝炎重症化的病理学特征

乙型肝炎重症化是慢性乙型肝炎病情恶化、肝细胞炎症坏死加重的临床病理表现，若不进行积极有效的干预治疗，其预后往往不良。乙型肝炎重症化的组织病理学特征主要包括广泛的肝细胞气球样变(ballooning degeneration)、界面肝炎(interface hepatitis)、灶状坏死(focal necrosis)明显增多、融合性坏死(confluent necrosis)、桥接坏死(bridging necrosis)、大块或亚大块坏死、肝小叶及汇管区内较多中性粒细胞浸润、中等度以上的肝内胆汁淤积等。其中，显著的肝细胞坏死是乙型肝炎重症化的病理基础，表现为广泛的灶状坏死、融合性坏死、桥接坏死等不同的肝细胞坏死形式，严重者甚至发生亚大块、大块坏死，导致乙型肝炎重症化的极端形式——肝衰竭的发生。各型肝衰竭有其相对病理学特征，广泛的肝细胞死亡与肝细胞再生贯穿肝衰竭的临床病理过程，肝细胞的死亡方式以坏死为主，细胞凋亡、焦亡及自噬等细胞死亡方式并存。

1. 广泛的肝细胞气球样变

广泛的肝细胞气球样变是乙型肝炎重症化的病理学表现之一(图 7-2)。肝细胞表现为胞质疏松、颗粒状，有时可呈微泡样，肝细胞体积可达正常肝细胞的 2～4 倍。有时气球样变肝细胞可发生融合，形成多核肝细胞，当这种病变比较广泛时可与新生儿巨细胞性肝炎病变相似。肝脏大体表现为体积增大，包膜紧张，切开后边缘因张力而外翻。肝细胞气球样变并非乙型肝炎特异性组织学表现，在酒精或药物等因素引起的肝炎肝组织中也可发生。广泛弥漫的肝细胞气球样变使肝板增宽，肝窦受挤压变窄，引起肝组织微循环障碍，加重病情。

2. 界面肝炎

界面肝炎(interface hepatitis)，过去称为碎屑样坏死(piecemeal necrosis)，是慢性乙型肝炎

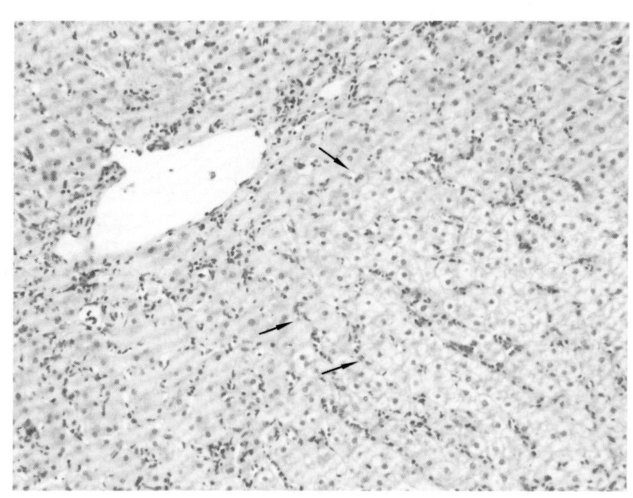

图 7-2　肝细胞气球样变(HE 染色×200)

肝细胞肿胀、胞质疏松化，进一步发展则胀大如球形，胞质几乎透明，称为气球样变。右下方可见较多肝细胞发生气球样变。

活动的标志性组织学表现之一，主要指汇管区周围界板肝细胞的单个或小簇状坏死、脱落，导致界板呈虫蚀状缺损，常见汇管区及其周围显著淋巴细胞浸润，单个核细胞沿破坏的界板向肝小叶内延伸，并包绕坏死的肝细胞，导致汇管区扩大(图 7-3)。乙型肝炎重症化时，界面肝炎发生面积明显增加、程度加重，出现广泛、深入的界面肝炎，界面肝炎发生面积可超过汇管区周围的 50%，深度可深入肝小叶的 1/3 以上，甚至发生桥接坏死(P-P 和 P-C)。由于小叶界板是维持肝小叶完整的重要结构，界面肝炎的发生使肝小叶结构完整性被破坏，广泛、深入的界面肝炎引起的后果往往是桥接坏死和桥接纤维化的发生，是乙型肝炎重症化预后不良的重要病理学基础。

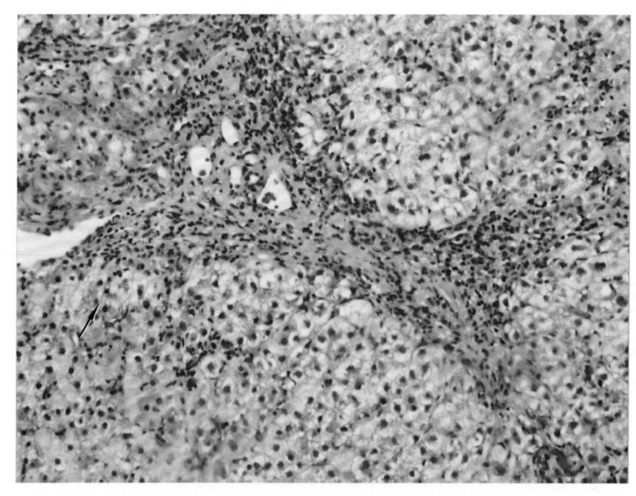

图 7-3　界面肝炎(HE 染色×200)

界板呈"虫蚀"状缺损，常见汇管区及其周围显著淋巴细胞浸润，单个核细胞沿破坏的界板向肝小叶内延伸，并包绕坏死的肝细胞，即重度界面肝炎。

3. 灶状坏死明显增多

乙型肝炎重症化时，肝小叶内炎症活动增强，凋亡小体和灶状坏死明显增加。肝细胞凋亡是单个肝细胞的程序性死亡，是 HBV 感染肝细胞死亡的主要形式之一，组织形态学表现为细胞皱缩、胞质颜色加深、嗜酸性变，肝窦内游离的凋亡小体则是大的或整个凋亡细胞片段，有时可含有细胞核残片。灶状坏死是肝细胞死亡的另一种形式，表现为肝细胞索的中断或被局灶性淋巴细胞和巨噬细胞所替代，伴肝细胞的再生，这种再生经常会使肝细胞索不规则排布。这种细胞坏死形式往往是根据肝细胞的消失和炎性细胞浸润推断出来的，而非显微镜下实际所见。

4. 融合性坏死和桥接坏死

融合性坏死和桥接坏死是乙型肝炎重症化的常见组织病变，在乙型肝炎重症化进程中具有重要作用，与乙型肝炎的不良预后密切相关。由于融合性坏死和桥接坏死的肝细胞坏死范围较大，即便患者度过活动期，在修复过程中，肝组织常常发生纤维性修复，导致肝纤维化的发生乃至肝小叶结构改建，进而引发肝硬化。资料统计结果显示，发生桥接坏死的病毒性肝炎患者中约 18%可进展为肝硬化。

融合性坏死是肝细胞较大范围的区域性溶解性坏死，常见于病毒性肝炎活动期或重症化，或药物相关性肝损伤，多发生于中央静脉周围，炎性细胞浸润不明显，个别融合性坏死也可见于其他部位，如硫酸亚铁中毒时融合性坏死多见于肝腺泡 1 带。当融合性坏死范围扩大到连接血管或汇管区时，即发生桥接坏死(图 7-4)。桥接坏死是指连接汇管区和中央区(portal area-central area，P-C)、汇管区和汇管区(portal area-portal area，P-P)、中央区和中央区(central area-central area，C-C)的范围较大的肝细胞溶解性坏死，可由界面肝炎的扩大和融合所致，也可以是一次性的大范围跨小叶的坏死。P-C 桥接坏死：坏死起始于小叶周边，范围扩大，影响肝小叶的中央区，形成坏死搭桥现象。目前认为其机制如下：最初病变是比较重的肝小叶周边坏死，随着病情的加重，逐渐引起肝小叶内微循环障碍，肝小叶中央区的肝细胞缺氧而发生肝细胞变性坏死。P-P 桥接坏死：多数学者认为是由界面肝炎的扩展，特别是在纤维间隔发生的基础上，HBV 载量明显增加，机体免疫反应增强，激活了介导肝细胞死亡的信号通路，肝组织内病变活动增强而引起的新鲜的严重的肝细胞坏死。C-C 桥接坏死：一般见于病情较严重时，肝细胞桥接坏死，但坏死区单个核细胞浸润较少见，血清转氨酶升高明显(1000 IU/L 以上)。

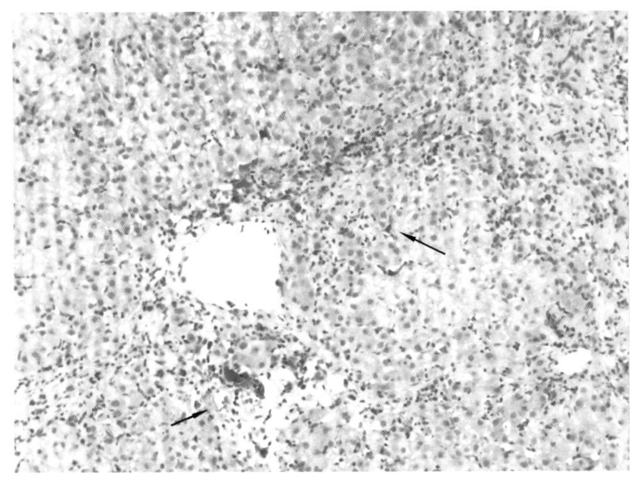

图 7-4　融合性坏死和桥接坏死(HE 染色×200)

中央静脉周围可见肝细胞较大范围的区域性溶解性坏死，即融合性坏死(黑色箭头)，其范围扩大到连接血管或汇管区时，即发生桥接坏死(绿色箭头所示)。

桥接坏死的组织学表现可因疾病病程的不同阶段而有所不同，在桥接坏死形成的早期阶段是肝实质细胞的坏死，进而受累实质细胞消失，残留网状支架，伴淋巴细胞和巨噬细胞浸润，随着时间的延长，网状支架塌陷，形成横断肝组织的稀疏“间隔”。桥接坏死伴网状支架塌陷，加之肝细胞坏死和肝细胞再生，可导致肝小叶结构紊乱，此时桥接坏死与慢性肝炎的纤维间隔有时难以区分，弹力纤维染色可帮助解决此鉴别难题，桥接坏死时弹力纤维染色阴性，因为弹力纤维的形成往往需要数月时间。

5. 大块坏死和亚大块坏死

大块或亚大块坏死被认为是重型肝炎(肝衰竭)的基本病理改变,是重型肝炎(肝衰竭)组织学诊断的主要依据。大块坏死的肝实质弥漫性溶解性坏死累及肝小叶2/3以上,肝组织坏死彻底、迅速,看不到任何坏死过程,仅残留原有的网状支架,网眼中充满红细胞(图7-5)。亚大块坏死的肝实质弥漫性溶解性坏死累及肝小叶1/2～2/3,网状支架塌陷形成网状纤维束,残存肝细胞及胆管增生。大块坏死和亚大块坏死一旦发生将严重影响患者的预后,病死率很高。引起大块或亚大块坏死的原因尚不清楚,可能的原因包括病毒过量复制、病毒变异、重叠其他病毒感染、微循环障碍等。

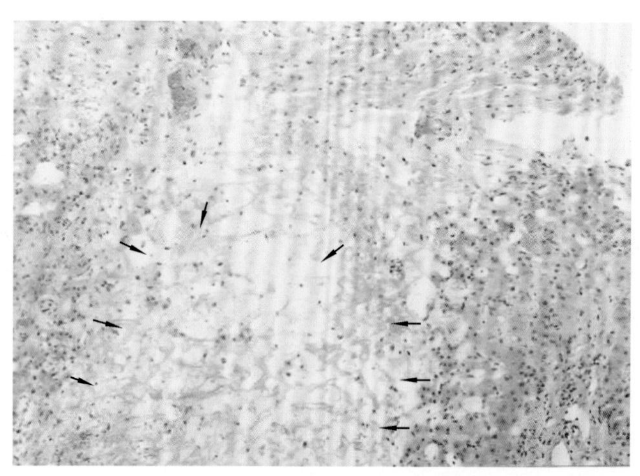

图7-5 大块坏死(HE染色×200)

肝实质弥漫性溶解性坏死,坏死范围大于2/3肝小叶,仅残留网状支架。

当广泛的融合性坏死、大块或亚大块坏死累及整个肝小叶或几个邻近肝小叶,引起一个小叶或相邻几个小叶肝细胞的溶解性坏死时,即发生全小叶和多小叶坏死,这是乙型肝炎重症化较严重的坏死形式。全小叶和多小叶坏死时肝细胞坏死范围非常广泛,仅余少量肝细胞,常见残留的肝细胞呈团块状、花结状、岛状或腺体样,坠入坏死后塌陷的网状支架或疏松的纤维结缔组织中,正常的组织结构扭曲而不能辨认,有时只能通过坏死区周围临近汇管区的范围大小来确认。汇管区周围可伴胆管样结构增生,这些管状结构可同时表达肝细胞和胆管细胞的标记,被认为是肝前体细胞(hepatic progenitor cell)活化增生的组织学表现。浸润炎性细胞种类往往是混合性的,数量多少可有不同,当浸润炎性细胞数量少时,主要是巨噬细胞,常负载有黄褐色色素颗粒。需要注意的是,肝穿刺活检在全小叶坏死和多小叶坏死的判定上有时会出现偏差,因肝穿刺活检标本的肝组织量有限,如多腺泡坏死仅发生于肝被膜下区域,肝穿刺活检可能会高估肝损伤的严重程度。

6. 肝小叶及汇管区内较多中性粒细胞浸润

乙型肝炎重症化时,肝组织内浸润的炎性细胞种类为混合性,其中含有较多中性粒细胞,这与乙型肝炎常见的汇管区及肝实质内明显的淋巴细胞聚集有所不同。一般情况下,$CD8^{+}$ T淋巴细胞/细胞毒性T淋巴细胞(cytotoxic T lymphocyte,CTL)是乙型肝炎炎症反应的主要效应细胞,但在重症化时,肝腺泡和汇管区内浸润的炎性细胞中中性粒细胞的数量明显增多。中性粒细胞在人固有免疫应答中发挥着重要作用,是炎症反应过程中第一个迁移至病变场所的炎性细胞,通过释放蛋白溶解酶、抗微生物蛋白和迅速产生活性氧等方式杀死入侵病原体;同时,中性粒细胞在固有免疫应答和适应性免疫应答的启动和调节过程中也具有重要作用,通过释放IL-8等细胞因子参与调节适应性免疫应答。尽管由中性粒细胞产生的细胞因子少于单核-巨噬细胞,但由于中性粒细胞是首先迁移至炎症场所的炎性细胞,因此在免疫反应早期或急性期,中

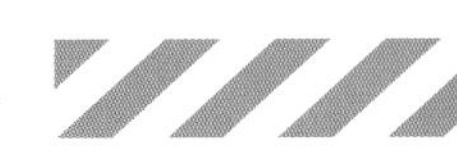

性粒细胞的免疫调节作用可能更为重要。乙型肝炎重症化时肝组织内出现的明显增多的中性粒细胞,对于清除感染细胞可能是有益的,但同时也是把"双刃剑",中性粒细胞的大量聚集可能引起过激的免疫应答,过度的炎症反应可能致使病情恶化。因此,当乙型肝炎患者肝组织内较多的中性粒细胞出现时,应注意鉴别是否发生病毒变异、重叠其他病毒感染或伴有药物性肝损伤等,警惕乙型肝炎重症化的发生。

7. 中度以上的肝内胆汁淤积

肝内胆汁淤积(淤胆),尤其是中度以上的淤胆是乙型肝炎重症化常见的组织学表现之一,可以表现为较难辨认的中央静脉周围毛细胆管内胆栓形成,广泛的伴胆管扩张的胆管内淤胆,乃至肝组织内大的胆汁湖的形成(图 7-6),显微镜下胆汁颜色可表现为暗褐色、绿色或黄色,偶尔也可呈现较难以辨认的灰白色。Van Gieson 染色下胆红素呈绿色,对肝内淤胆的病理诊断有所帮助。中度以上的肝内淤胆常引起肝细胞羽毛样变性,甚至肝内淤胆性梗死。随着肝内淤胆时间的延长,2～3 个正常肝细胞围绕毛细胆管的肝脏细胞间结构关系也发生局部改变,围绕毛细胆管的肝细胞数量增加,毛细胆管扩张,形成淤胆性玫瑰花结样结构,可呈现融合多核肝细胞。肝窦内可见吞噬黄褐色胆色素颗粒的 Kupffer 细胞。值得注意的是,尽管肝内淤胆常伴有黄疸及血清胆红素升高,但肝内淤胆的病变程度与临床症状及血清胆红素水平并非完全一致。

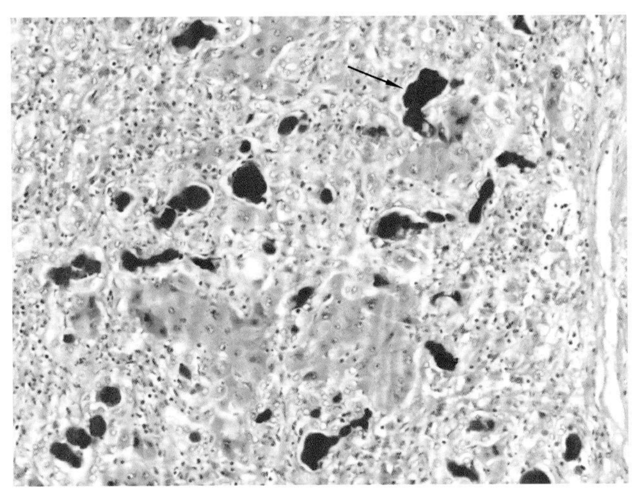

图 7-6 肝内胆汁淤积(HE 染色×200)

橙黄色深染部位即胆汁淤积处,大量胆汁淤积形成胆汁湖。

二、乙型重型肝炎(肝衰竭)的病理学特征

乙型重型肝炎(肝衰竭)是肝脏最严重的症候群,临床过程凶险,病死率极高。多年来,各国学者对肝衰竭的定义、分类、诊断和治疗等问题不断进行探索,但迄今尚无一致意见。我国 2006 年发布的《肝衰竭诊疗指南》根据病理组织学特征和病情发展速度,将肝衰竭分为四型——急性肝衰竭(acute liver failure,ALF)、亚急性肝衰竭(subacute liver failure,SALF)、慢加急性(亚急性)肝衰竭(acute-on-chronic liver failure,ACLF)和慢性肝衰竭(chronic liver failure,CLF)。HBV 感染是我国肝衰竭发生最常见的病因。临床上,肝衰竭患者肝功能常快速恶化,病情累及肝外器官,导致高的短期死亡率。国际上对 ALF 和 CLF 的诊疗方案已达成一定共识,其临床管理方法在全球范围内被广泛接受,但对 ACLF 的定义和管理尚存在争议。

肝衰竭共同的病理学基础为广泛的肝坏死(大块、亚大块或桥接坏死)和肝细胞再生(生理性或病理性),贯穿于各型肝衰竭的临床病理过程,肝细胞的坏死范围和程度与各型肝衰竭的预后密切相关。肝细胞的死亡方式以坏死为主,且细胞凋亡、焦亡及自噬等细胞死亡方式并存。

肝衰竭的基本病变:①大块、亚大块或桥接坏死伴或不伴重度肝细胞变性:坏死区以肝腺泡3带为主,向小叶周边发展,其中药物和病毒引起的坏死类型有差异。②多腺泡坏死:波及全小叶者称大块坏死,Scheuer称之为多腺泡坏死。③桥接坏死:坏死融合沿3带扩展,连接于汇管区及中央静脉则称桥接坏死。④宽阔的桥接坏死,即广泛的3带坏死也称亚大块坏死,亚大块坏死的范围一般少于肝实质的2/3。⑤大块坏死:死亡病例多系大块坏死,坏死范围多大于肝实质的2/3。肝衰竭存活病例多为不同程度的桥接坏死或亚大块坏死,坏死范围往往小于1/2,此外患者预后还取决于残存肝细胞的变性严重程度,肝脏再生能力,以及患者的年龄及治疗措施等因素。

ALF强调的是一次性打击导致的一致性大块或亚大块坏死,SALF系多次打击引起的新旧病变交杂的亚大块或大块性肝坏死,ACLF是在慢性肝病背景基础上发生的一次或多次打击导致的广泛肝细胞坏死,CLF在组织学上呈小结节或大小结节混合性肝硬化,纤维间隔为以Ⅰ型胶原为主的致密宽隔,Laennec分期多为F4c,肝实质细胞数量及功能显著下降,并呈现明显的肝内血管结构异常及血循环紊乱,肝脏易见炎症活动病变。肝细胞死亡引发大量炎性细胞在肝脏募集和Kupffer细胞过度激活,导致免疫介导的肝脏病理损伤,以及炎症激活后引发的全身炎症反应综合征,是肝衰竭致多器官功能衰竭的主要病理生理机制。

1. 急性肝衰竭

急性肝衰竭是以起病急,无基础肝病史,发病2周内出现Ⅱ度以上肝性脑病为特征的肝衰竭症候群。急性肝衰竭发病迅速,有严重的肝损伤和凝血功能障碍,国际标准化比值(international normalized ratio,INR)在1.5以下,患者多数没有慢性肝损伤背景,病程在4周以内,死亡率高。以往对急性重型肝炎病变的认识多来自尸检,随着肝穿刺和病理检查技术的成熟和普及,我们对急性肝衰竭的研究不断深入,对其坏死病变的发展过程进一步了解,并可根据其坏死范围及类型判断预后和转归。

急性肝衰竭时,肝脏大体显著萎缩,以肝左叶明显,被膜皱缩,边缘薄,肝脏质地柔软,切面可呈黄色或红褐色,部分区呈红黄相间,肝重量锐减至600~700 g。

急性肝衰竭的组织病理学表现强调一次性打击的一致性的大块性(>2/3肝小叶)或亚大块性坏死(1/3~2/3肝小叶),网状支架不塌陷或少量不完全性塌陷。肝细胞索解离,肝细胞溶解,再生不明显,存活肝细胞往往呈明显气球样变,坏死区肝窦扩张、充血、出血,炎性细胞浸润,Kupffer细胞增生,可有胆汁淤积。病程数天后坏死灶周围出现胆管样或腺泡样肝细胞,沿网架有序增生。ALF患者中,大块坏死组患者多在短期内死亡,所以肝脏组织学形态比较单一;非大块坏死组患者生存率高,存活肝细胞中变性与再生并存,由于修复迅速,随肝穿刺时间不同,形态亦多样。肝细胞坏死量与预后紧密相关,坏死超过70%者,多不能存活,坏死不超过50%者,随着肝细胞迅速再生,可有望恢复,若发生弥漫性小泡性脂肪性变,预后往往较差。

急性肝衰竭肝细胞再生,包含以下三条途径:①前体肝细胞或干细胞动员;②残存肝细胞增生分化;③新生的肝细胞和具有双向分化潜能的胆管样肝细胞分化。再生的肝细胞,大核,双核,多核,甚至出现假腺样排布,细胞的胞质比较丰富,嗜碱性。再生肝细胞的修复及时充分,患者生存率高;若坏死区域大且广泛,肝细胞再生修复又无法及时跟进,则患者预后差,死亡率较高。以往病理上重点强调亚急性肝衰竭肝细胞与胆管的增生,而相对忽视急性肝衰竭的细胞再生问题。依据笔者的资料,部分急性肝衰竭病例肝组织在发病后的4天内即可出现明显的胆管样或腺泡样肝细胞再生,这些再生的肝细胞呈白蛋白和CK18、CK19共表达,提示这些再生的细胞具有肝细胞与胆管细胞双重标志,推测可能源自肝脏多功能干细胞。急性肝衰竭时存活肝细胞的再生形式有其独特之处,存活肝细胞中变性与再生并存。由于修复迅速,随肝穿刺时间不同,形态亦多样。再生肝细胞很少见到通常所见的双核、大核或核分裂,常见到的是再生肝细胞胞体肿大,胞质周缘透明,中心略嗜碱。由于细胞肿大、胞质透明,有时难与严重的气球样变

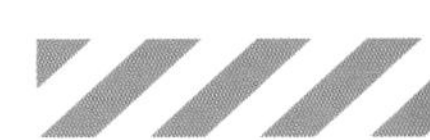

相鉴别;有时可见胞质内有胆汁颗粒,毛细胆管内有胆栓,加上细胞肿大透明,又很像胆盐淤积所致的羽毛样变。但是这种细胞肿大不像一般羽毛样变呈小团散在,也不像重度气球样变排列紊乱,而常呈有极向的腺样排列,已知后者为肝细胞增生的标志,经连续肝穿刺也证明其再生迅速。Nayak 等也提出急性肝衰竭恢复过程呈现肝细胞肿大提示预后良好;欧洲 12 个肝移植中心连续肝穿刺也证明大块坏死的急性肝衰竭患者行部分肝移植手术后 12 天原肝内再生肝细胞肿大,相连成片,而且在 2 个月后小叶结构即基本恢复。这种再生性肿大肝细胞所呈现的空泡变、淤胆及腺管样结构随再生的进展将逐渐消失。

急性肝衰竭中肝活检的两种适应证如下:①为病毒感染、自身免疫性肝病及药物引起的肝衰竭、毒蕈摄入、Wilson 病及恶性肿瘤提供诊断依据;②判断患者是否患有 ALF 或尚未确诊的慢性肝病。由于 ALF 患者具有极高的出血风险,应仔细评估肝活检的潜在危险性,推荐使用全球凝血试验,如血栓弹性描记术(thromboelastography,TEG)来评估风险,经颈静脉入路被认为是 ALF 患者肝活检最安全和首选的途径,尽管不排除穿刺相关的出血性并发症(颈部血肿、血栓、腹膜后血肿等),但降低了肝脏出血风险。肝活检能够帮助临床医师早期确定 ALF 的病因,使患者有机会进行特定的治疗,改变患者的初始预后。

2. 亚急性肝衰竭

亚急性肝衰竭起病较急,发病 15 天至 26 周内出现肝衰竭症候群,无基础肝病史,总体来说和其他类型的肝衰竭有重叠,而且缺乏明确的界定,更像一种迟发的急性肝衰竭,大多由急性肝衰竭迁延而致。

亚急性肝衰竭的肝脏大体表现为肝萎缩,可见大小不一的再生结节,切面可因淤胆而呈黄绿色。组织病理学主要表现为经多次打击引起的肝组织呈新旧不等的亚大块、大块性肝坏死,或桥接坏死,较陈旧的坏死区网状纤维塌陷,或有胶原纤维沉积,存活肝细胞可有程度不等的再生,再生肝细胞呈结节状排列,常于小叶周边见细、小胆管增生和淤胆,肝窦早期充血、中期塌陷、晚期闭塞。坏死区周围出现大量小胆管和(或)胆管样肝细胞增生,往往沿塌陷网架无序增生,呈团块样、结节状再生,残留肝细胞增生;肝坏死和小胆管的再生交织在一起。肝窦早期充血、中期塌陷、晚期闭塞;较稀疏的 ECM 增生(以Ⅲ型胶原及非胶原基质为主),淤胆重。

SALF 在亚洲地区,如印度等地远较西方为多。Nayak 等曾报告印度 1985—1992 年间的 42 例临床病史明确(黄疸进行性加深 4 周,中至重度腹水,伴或不伴肝昏迷)的 SALF 病例。预后和转归与坏死范围和剩余肝细胞增生状态有关,如肝细胞肿大者,增生活跃,胞质较丰富者预后较好,肝细胞小而密集且无增生现象者预后差,并称之为"非反应性改变"。

SALF 与 ALF 的组织病理学区分,主要是根据坏死病变区的一致性。ALF 为一次性打击的一致性广泛性坏死(主要区别),由于持续时间短,窦壁网架不塌陷或少量非完全塌陷,可见胆管样或腺泡样肝细胞增生较明显,淤胆可见。SALF 为多次打击的新旧交杂的非一致性广泛性坏死,由于持续时间相对较长,因此肝窦早期充血,中期塌陷,晚期闭塞,其主要再生形式是大量小胆管及胆管样肝细胞增生,以Ⅲ型胶原为主的细胞外基质增生,较明显淤胆常见。在 ALF 肝细胞再生过程中,肝干细胞起着重要作用,再生肝细胞可表达肝细胞和胆管细胞双重标记,往往沿网状支架有序增生;SALF 则呈现肝细胞与胆管细胞单向性再生,再生肝细胞排列呈现无序性。大块和亚大块坏死既可以出现在 ALF,也可以出现在 SALF,不能单凭肝细胞坏死的范围进行肝衰竭临床病理分型,一次性打击抑或多次打击为主要区别点。由于病程长短不同,ALF 基本无明显胶原性 ECM 增生,而 SALF 呈现以Ⅲ型胶原为主的 ECM 增生,此型肝衰竭多发展为坏死后性肝硬化。

3. 慢加急性肝衰竭

慢加急性肝衰竭是一种在慢性肝病基础上由于急性的诱发事件而出现肝功能急剧恶化的一组临床综合征,伴随器官衰竭和较高的短期死亡率。目前对这一疾病的定义仍有争议,这些定义在描述患者慢性病表现、急性损伤事件、肝功能恶化持续的时间、器官衰竭的定义、预后评价时间等方面均有差异。为了进一步优化ACLF的定义,世界胃肠病学组织(WGO)工作组建立了新的定义,根据慢性肝病的状况将ACLF分为ABC三型:A型为无肝硬化患者,B型为代偿良好的肝硬化患者,C型为失代偿性肝硬化患者。通过比较三型患者在基础病、诱因、器官衰竭、预后方面的差异,判断临床中是否有必要对患者进行区分管理。"PIRO"概念(基础病(predisposition),损伤(injury),感染反应(response),器官衰竭(organ failure))可以用作描述ACLF患者病理生理改变的框架。ACLF三型比较:①基础病(predisposition,P):在所有乙型肝炎相关慢加急性肝衰竭患者中,89.8%是单纯慢性HBV感染,另外有6.9%的人合并酗酒。有36.8%的患者在入组前接受了抗病毒治疗,A型到C型的慢性化程度依次递增。C型患者血小板计数、钠离子浓度、血清白蛋白水平均为最低。而A型非肝硬化基础上的肝衰竭患者最年轻,转氨酶水平和HBV DNA水平最高,比B型和C型病程更急。②损伤(injury,I):A型患者以HBV再激活为主要诱因,而B型和C型以细菌感染为主,同时消化道出血在B型和C型中相较于A型更加常见。③感染反应(response,R):肝硬化患者(B型或C型)C反应蛋白水平明显高于非肝硬化患者(A型)。④器官衰竭(organ failure,O):A型肝衰竭患者中肾衰竭和凝血衰竭所占比重突出,明显高于B型和C型患者,而C型患者肾衰竭的比例明显高于A型患者。

这三型肝衰竭,具有显著不同的慢性病表现。在此基础上,不同的诱因均可以使疾病进展为肝衰竭,发展为肝衰竭后在疾病表现、器官损伤、预后方面也有着显著不同的特点。因此慢加急性肝衰竭基于肝脏状况分为三型是合理的,此定义可以规范临床的管理,有助于在临床中做到早期诊断、明确疾病的病因及诱因、精准评估病情和预后以及早期治疗干预的效果,从而改善患者的临床转归。

ACLF是在慢性肝病基础上出现的急性肝功能失代偿,患者肝脏的大体表现因慢性肝病的不同阶段而有所差异,例如,肝硬化阶段发生的ACLF,除肝脏萎缩外,还重叠有肝硬化结节形成的大体病变表现。ACLF的组织学表现主要为在慢性肝病病理损害的基础上,发生新的程度不等的肝细胞坏死性病变,如肝细胞灶状坏死、桥接坏死、融合性坏死、大块坏死、亚大块坏死等。常见的慢性改变如下:塌陷的肝小叶区或汇管区纤维组织增生,伴明显胶原化,形成大量纤维间隔及星芒状瘢痕,或形成弓形纤维束;肝小叶结构紊乱或消失,中央静脉偏移,形成假小叶结构;肝板辐射延伸方向不一致,常见多细胞肝板,或肝细胞被挤压,肝细胞异形性增生,瘤样细胞出现。

患者预后的影响因素:①急性打击造成的坏死程度和范围;②背景肝病的程度;③肝细胞的再生能力及其他因素。部分病例无肝硬化背景肝病,但出现肝衰竭,即肝硬化前肝功能衰竭,这种情况有时不易察觉。ACLF患者早期活检具有必要性,结合组织学诊断和临床指标能够鉴别急性打击损伤类型,并通过积极的重症监护、支持性护理及营养,以及疾病病因治疗减轻肝脏损伤。肝活检能够指导病因治疗,如HBV相关ACLF的抗病毒治疗,严重酒精性肝炎和自身免疫性肝炎的激素治疗,可实现近50%的无须肝移植生存目标。在标准临床治疗失败后,最终治疗选择LT,组织病理学评价可以预测ACLF患者LT预后。在ACLF患者因严重的凝血机制障碍和大量腹水情况下,常规肝活检难以进行,如需要肝活检病理诊断或评价,建议采用经颈静脉肝活检。

4. 慢性肝衰竭

慢性肝衰竭是在肝硬化基础上,肝功能进行性减退导致的以腹水、门静脉高压、凝血功能障碍和肝性脑病等为主要表现的慢性肝功能失代偿。

慢性肝衰竭患者的肝脏大体主要表现为肝脏明显萎缩,大小不等的硬化结节形成。其组织病理学改变主要为肝硬化的组织学表现,即弥漫性肝脏纤维化,肝硬化结节形成,可伴有分布不均的肝细胞坏死。以小结节性或大小结节混合肝硬化为主,纤维间隔多为致密宽隔,以粗大的

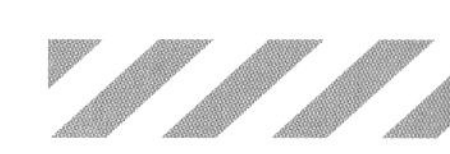

Ⅰ型胶原为主。肝实质细胞比例显著减少,肝细胞功能严重下降,为“无效肝细胞再生”,并出现明显的肝内血管结构异常及血循环紊乱;失代偿期肝硬化可表现为肝脏炎症病变活动,呈现肝细胞气球样变、大泡性脂变,假小叶内灶性炎及纤维间隔周围界面炎。Laennec 分期以 F4c 为主,少数为 F4b。对于 CLF 患者,肝移植手术仍然是患者长期生存的唯一选择,肝活检组织学评价对于肝移植手术时机的选择具有较重要的参考价值。

三、特殊乙型肝炎重症化类型的病理学特征

乙型肝炎的疾病发展是 HBV 感染与机体反应相互作用的过程,乙型肝炎重症化的发生多由病毒载量明显增加和(或)机体免疫清除力低下导致,HBV 大量复制可激活肝细胞死亡途径,致使肝脏炎症坏死病变加重。此外,HBV 重叠其他病毒(如 HCV、HIV 等)感染,或重叠药物、酒精等致病因素时,也可影响疾病的进展。

1. 纤维淤胆性肝炎

纤维淤胆性肝炎(fibrosing cholestatic hepatitis,FCH)是一种新的临床病理类型,它发生于各种原因引起的严重免疫抑制状态下,特别是器官移植后大量使用免疫抑制剂的肝炎病毒感染者,因服用免疫抑制剂,HBV 在受者体内迅速大量复制,以致肝炎迅速进展,肝功能进行性衰竭。

纤维淤胆性肝炎的病理学特点如下:自门管区向肝窦周围延伸的纤维化条带,并包绕胆管上皮的基板;显著肝内淤胆,肝细胞内淤胆,小胆管内胆栓形成;肝细胞气球样变伴细胞消失;大量毛玻璃样肝细胞;轻至中度混合性炎性反应(图 7-7)。

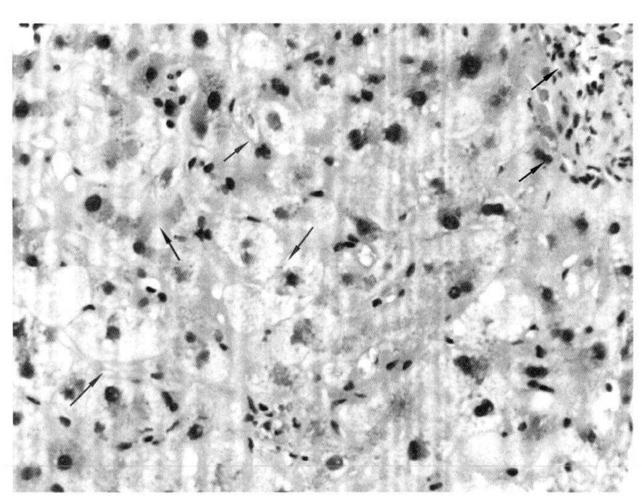

图 7-7　纤维淤胆性肝炎(HE 染色×400)

可见显著的肝内淤胆(黑色箭头所示)及肝细胞气球样变或羽毛状变性(红色箭头所示),大量毛玻璃样肝细胞(蓝色箭头所示),伴炎性反应(绿色箭头所示)。

FCH 可迅速发展为肝衰竭,伴有凝血功能障碍和肝性脑病,多在数周至数月死亡。

2. 乙型肝炎重叠其他病毒感染

由于 HBV、HCV 和 HIV 等存在共同的传播方式,因此这些病毒的重叠感染临床上并不少见。

世界上 5%～20%的慢性 HBV 感染者携带 HCV 抗体,全球 HBV 和 HCV 重叠感染患者有 700 万～2000 万。研究表明,HBV 和 HCV 重叠感染时可促进胶原蛋白的合成,促使疾病向肝纤维化方向发展。与单纯性乙型肝炎比较,HBV 和 HCV 重叠感染时肝脏纤维化程度和炎症坏死程度均更加严重,研究结果显示,HBV 和 HCV 重叠感染能够促进 CHB 的疾病进展,引起肝脏功能严重受损而导致重症化,增加 CHB 发展为肝硬化、肝癌、肝衰竭的概率。

HBV和HIV重叠感染时,HIV感染可以影响HBV的自然史,加速向终末期肝病和肝硬化发展,而HIV引起的免疫缺陷助长了HBV的复制,严重者可引起纤维淤胆性肝炎。HBV和HIV重叠感染者的肝组织中,纤维化程度也较单纯CHB者更重。

3. 乙型肝炎重叠药物、酒精性肝损伤

乙型肝炎重叠药物、酒精性肝损伤的病例并不少见,即便是抗病毒药物,也可导致乙型肝炎重症化,既往已有抗乙型肝炎病毒治疗药物拉米夫定引起急性肝衰竭,导致乙型肝炎患者死亡的病例报道,滥用或不规范用药、酗酒已成为乙型肝炎重症化的常见原因之一。其病理学表现为乙型肝炎病变的基础上重叠有药物或酒精性肝损伤的病理学特征,例如,重叠药物性肝损伤引起的乙型肝炎重症化时,肝组织表现为乙型肝炎基础上伴有药物性肝损伤的组织学特点,如肝组织内浸润的嗜酸性粒细胞和中性粒细胞的比例明显增多,肝腺泡3带缺乏炎性细胞浸润性融合性坏死,以及毛细胆管性淤胆等。

综上所述,乙型肝炎重症化有其相对应的组织病理学特征,掌握这些特征,不但可以帮助临床正确地判定病情,进行有效治疗,而且对于防止乙型肝炎重症化的发生具有重要预警意义。需要注意的是,尽管组织病理学检查在乙型肝炎肝衰竭的诊断、分类及预后判定上具有重要价值,但由于肝衰竭患者的凝血功能严重降低,实施肝穿刺检查具有一定的风险,在临床工作中应特别注意掌握肝穿刺适应证。

四、肝衰竭致其他器官衰竭的病理学基础

肝衰竭可导致肝外单个器官或多个器官衰竭,譬如急性肾损伤(acute kidney injury,AKI)、肝肾综合征(hepatorenal syndrome,HRS)、肝肺综合征(hepatopulmonary syndrome,HPS)、肝性脑病(hepatic encephalopathy,HE)和多器官功能障碍综合征(multiple organ dysfunction syndrome,MODS)等。AKI在ALF患者中较常见,国内外指南推荐AKI的诊断与管理参照International Club of Ascites制定的KDIGO指南和共识。HRS的主要病理生理机制为肾脏血容量灌注不足,肾小球滤过膜损伤,系膜细胞增生,滤过膜通透性增加,肾小管可有缺血性损伤,表现为肾小管上皮细胞肿胀、凋亡,管腔内颗粒或蛋白管型。HRS主要出现在肝硬化失代偿基础上,肺脏血管紊乱,主要表现为缺氧,肺内小血管扩张,尤其是肺小动脉扩张,小动脉壁增厚,这些病理改变明显增加患者死亡率。HE的病理改变主要为脑组织水肿。肝衰竭引发的MODS能够引起全身性微血管血栓,脾脏巨噬细胞激活,大量溶酶体颗粒释放出现衰竭空泡,淋巴结、脾脏白髓显著减少乃至消失,呈现大量细胞碎片,即免疫器官“衰竭貌”,患者死亡率高达50%~90%。

五、肝衰竭的病理机制

肝衰竭患者肝组织中的大量肝细胞死亡是导致肝功能衰竭的直接原因,肝细胞的死亡方式以坏死为主,且细胞凋亡、自噬、焦亡等多种细胞死亡方式共存。ALF、SALF和ACLF患者肝组织中往往浸润大量的炎性细胞,包括淋巴细胞、中性粒细胞、活化的Kupffer细胞或巨噬细胞,炎性坏死的程度及类型是决定肝衰竭临床发展和预后的重要因素。肝衰竭的发生和发展与全身性炎症反应密切相关,全身性炎症反应的激活可能引发肝脏炎症,细胞凋亡和肝细胞坏死及复杂的免疫反应(如募集粒细胞从骨髓迁移到外周血),导致淋巴细胞生成受损和细胞坏死,从而引起淋巴细胞数量减少。在炎性应激下,中性粒细胞、淋巴细胞和单核细胞通过分泌细胞因子与实质细胞和非实质细胞相互作用,从而促进疾病的发展。一方面,大量的肝细胞死亡引发免疫细胞激活和炎性细胞的肝脏募集,导致免疫介导的肝损伤;另一方面,炎症反应过度激活导致全身炎症反应综合征,致使MODS和抗微生物反应缺陷(defective antimicrobial response),因此,ALF和ACLF可显示出“败血症样”免疫麻痹。Kupffer细胞在肝损伤后,通过感知肝细

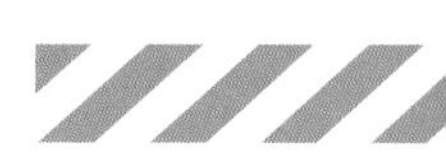

胞介导的警报素释放,大量激活并瀑布式释放细胞因子及炎症介质,从而将中性粒细胞和单核细胞从血液、骨髓等肝外组织募集到损伤部位,进一步加重炎症损伤反应。研究显示,ALF 患者中白细胞介素(interleukin,IL)-12,干扰素(interferon-gamma,IFN-γ)和 IL-10 在肝内的表达失衡,循环的炎性细胞因子,包括肿瘤坏死因子-α(TNF-α)、IL-1、IL-6 和 IL-8 水平显著升高,且与全身炎症反应程度相关,因此,测定循环中的促炎细胞因子水平对肝衰竭预后判断有参考价值。ALF 患者肝细胞过表达 Fas,大量浸润淋巴细胞中 FasL 上调,血清可溶性 FasL 显著升高。有研究显示,肝衰竭时肝细胞可以通过穿孔素依赖方式引发细胞死亡,如D-半乳糖胺/脂多糖(D-Gal/LPS)相关肝衰竭中肝细胞凋亡不仅由 TNF-α 依赖性 Fas/FasL 细胞毒性介导,还涉及穿孔素/颗粒酶细胞死亡途径。

各型肝衰竭有其相对的组织病理学特征,鉴于肝细胞坏死范围和程度与肝衰竭的预后密切相关,组织学上如何量化评价肝脏坏死严重程度及肝细胞再生潜能是未来病理学研究待解决的课题;各型肝衰竭的自然史、临床病理分型、发病时相的划分及与国际分类方案接轨等问题也是未来的研究热点;寻找能够反映各型肝衰竭病变程度、进展及预后的敏感特异性生物学标志,指导临床肝衰竭的治疗与管理是未来研究的重要问题;各型肝衰竭的病因各异,发生与进展机制尚未完全阐明。上述问题的解决,无疑对肝衰竭的诊断、治疗及预后判断具有重要临床意义。

参考文献

[1] Stravitz R T,Lee W M. Acute liver failure[J]. Lancet,2019,394(10201):869-881.

[2] Arroyo V,Moreau R,Jalan R. Acute-on-chronic liver failure[J]. N Engl J Med,2020,382(22):2137-2145.

[3] Gustot T,Jalan R. Acute-on-chronic liver failure in patients with alcohol-related liver disease[J]. J Hepatol,2019,70(2):319-327.

[4] Sarin S K,Choudhury A,Sharma M K,et al. Acute-on-chronic liver failure:consensus recommendations of the Asian Pacific association for the study of the liver(APASL):an update[J]. Hepatol Int,2019,13(4):353-390.

[5] Horvatits T,Drolz A,Trauner M,et al. Liver injury and failure in critical illness[J]. Hepatology,2019,70(6):2204-2215.

[6] Vento S,Cainelli F. Acute liver failure[J]. Lancet,2020,395(10240):1833.

[7] Wu J, Lin S, Wan B, et al. Pyroptosis in liver disease: new insights into disease mechanisms[J]. Aging Dis,2019,10(5):1094-1108.

[8] Jin L,Gao H,Wang J,et al. Role and regulation of autophagy and apoptosis by nitric oxide in hepatic stellate cells during acute liver failure[J]. Liver Int,2017,37(11):1651-1659.

[9] Xiaoting T,Tingting Q,Beiling L. Tri-typing of hepatitis B-related acute-on-chronic liver failure defined by the World Gastroenterology Organization[J]. J Gastroenterol Hepatol,2021,36(1):208-216.

[10] Jalan R,Stadlbauer V,Sen S,et al. Role of predisposition,injury,response and organ failure in the prognosis of patients with acute-on-chronic liver failure:a prospective cohort study[J]. Critical Care,2012,16(6):R227.

[11] 蒋丽娜,赵景民. 肝衰竭的临床病理基础[J]. 临床肝胆病杂志,2019,35(9):1916-1919.

[12] Liaw Y F. Hepatitis flares and hepatitis B e antigen seroconversion:implication in anti-hepatitis B virus therapy[J]. J Gastroenterol Hepatol,2003,18(3):246-252.

[13] Yuen M F,Yuan H J,Hui C K,et al. A large population study of spontaneous HBeAg

seroconversion and acute exacerbation of chronic hepatitis B infection:implications for antiviral therapy[J]. Gut,2003,52(3):416-419.

[14] Suzuki Y,Yotsuyanagi H,Okuse C,et al. Fatal liver failure caused by reactivation of lamivudine-resistant hepatitis B virus:a case report[J]. World J Gastroenterol,2007,13(6):964-969.

[15] Coban S,Ceydilek B,Ekiz F,et al. Levofloxacin-induced acute fulminant hepatic failure in a patient with chronic hepatitis B infection[J]. Ann Pharmacother,2005,39(10):1737-1740.

[16] Wursthorn K,Wedemeyer H,Manns M P. Managing HBV in patients with impaired immunity[J]. Gut,2010,59(10):1430-1445.

[17] Heathcote E J. Demography and presentation of chronic hepatitis B virus infection[J]. Am J Med,2008,121(Suppl 12):S3-S11.

[18] Yuen M F,Sablon E,Yuan H J,et al. Significance of hepatitis B genotype in acute exacerbation,HBeAg seroconversion,cirrhosis-related complications,and hepatocellular carcinoma[J]. Hepatology,2003,37(3):562-567.

[19] Daves S E,Portmann B C,O'Grady J C,et al. Hepatic histological findings after transplantation for chronic hepatitis B virus infection,including a unique pattern of fibrosing cholestatic hepatitis[J]. Hepatology,1991,13(1):150-157.

[20] 中华医学会传染病与寄生虫病学分会,中华医学会肝病学分会. 病毒性肝炎防治方案[J]. 中华肝脏病杂志,2000,8:324-329.

[21] 中华医学会肝病学分会,中华医学会感染病学分会. 慢性乙型肝炎防治指南(2010 年版)[J]. 中华肝脏病杂志,2011,19:13-24.

[22] 孙艳玲,赵景民,周光德,等. 重型肝炎发病时相及临床病理特征的研究[J]. 中华实验和临床病毒学杂志,2003,17:270-273.

[23] 张立洁,王泰龄,刘旭华,等. 慢性重型乙型肝炎的病理形态学表现及诊断[J]. 中华肝脏病杂志,2007,15:323-325.

[24] 张航,吴莲英,刘树业,等. 慢性乙型肝炎和肝硬化及肝癌患者血清中 anti-HBx 测定及其临床意义[J]. 中华检验医学杂志,2007,30:292-296.

[25] Coffin C S,Terrault N A. Management of patients co-infected with HBV and HCV[J]. Expert Rev Anti Infect Ther,2009,7(5):549-558.

[26] Potthoff A,Manns M P,Wedemeyer H. Treatment of HBV/HCV coinfection[J]. Expert Opin Pharmacother,2010,11(6):919-928.

[27] Park J S,Saraf N,Dieterich D T. HBV plus HCV,HCV plus HIV,HBV plus HIV[J]. Curr Gastroenterol Rep,2006,8(1):67-74.

[28] Shire N J,Sherman K E. Management of HBV/HIV-coinfected Patients[J]. Semin Liver Dis,2005,25(Suppl 1):48-57.

[29] Hongbo S,Yu C,Ming K,et al. Augmenter of liver regeneration may be a candidate for prognosis of HBV related acute-on-chronic liver failure as a regenerative marker[J]. Hepatogastroenterology,2012,59(118):1933-1938.

[30] Harkisoen S,Arends J E,van Erpecum K J,et al. Hepatitis B viral load and risk of HBV-related liver disease:from East to West? [J]. Ann Hepatol,2012,11(2):164-171.

[31] European Association for the Study of the Liver. EASL Clinical Practical Guidelines on

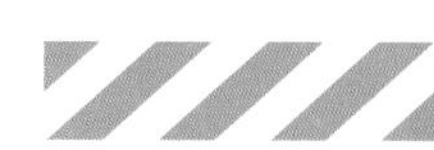

the management of acute(fulminant)liver failure[J]. J Hepatol,2017,66(5):1047-1081.

[32] Flamm S L,Yang Y X,Singh S,et al. American gastroenterological association institute guidelines for the diagnosis and management of acute liver failure [J]. Gastroenterology,2017,152(3):644-647.

[33] Lee W M,Stravitz R T,Larson A M. Introduction to the revised American Association for the Study of Liver Diseases Position Paper on acute liver failure 2011 [J]. Hepatology,2012,55(3):965-967.

[34] Organization Committee of 13th Asia-Pacific Congress of Clinical Microbiology and Infection. 13th Asia-Pacific Congress of Clinical Microbiology and Infection Consensus Guidelines for diagnosis and treatment of liver failure[J]. Hepatobiliary Pancreat Dis Int,2013,12(4):346-354.

[35] 中华医学会感染病学分会肝衰竭与人工肝学组,中华医学会感染病学分会重型肝病与人工肝学组. 肝衰竭诊治指南(2018 年版)[J]. 现代医药卫生,2018,34(24):3897-3904.

[36] Fyfe B,Zaldana F,Liu C. The pathology of acute liver failure[J]. Clin Liver Dis,2018,22(2):257-268.

[37] Rovegno M, Vera M, Ruiz A, et al. Current concepts in acute liver failure[J]. Ann Hepatol,2019,18(4):543-552.

[38] Nayak N C,Dutta Gupta S,Tandon A,et al. Pathology of subacute hepatic failure[J]. Indian J Gastroenterol,1993,12(Suppl 3):11-14.

[39] Sarin S K,Choudhury A. Management of acute-on-chronic liver failure:an algorithmic approach[J]. Hepatol Int,2018,12(5):402-416.

[40] Sarin S K,Choudhury A. Acute-on-chronic liver failure:terminology,mechanisms and management[J]. Nat Rev Gastroenterol Hepatol,2016,13(3):131-149.

[41] Jindal A,Rastogi A,Sarin S K. Reviewing the diagnostic criteria for acute-on-chronic liver failure[J]. Expert Rev Gastroenterol Hepatol,2016,10(12):1385-1395.

[42] Wang X,Sarin S K,Ning Q. Definition of ACLF and inclusion criteria for extra-hepatic organ failure[J]. Hepatol Int,2015,9(3):360-365.

[43] Rastogi A, Kumar A, Sakhuja P, et al. Liver histology as predictor of outcome in patients with acute-on-chronic liver failure(ACLF)[J]. Virchows Arch,2011,459(2):121-127.

[44] Jalan R,Mookerjee R P. Acute-on-chronic liver failure:an early liver biopsy is essential?[J]. Gut,2010,59(11):1455-1456.

[45] Katoonizadeh A, Laleman W, Verslype C, et al. Early features of acute-on-chronic alcoholic liver failure:a prospective cohort study[J]. Gut,2010,59(11):1561-1569.

[46] Rastogi A, Bihari C, Maiwall R, et al. Hepatic stellate cells are involved in the pathogenesis of acute-on-chronic liver failure [J]. Virchows Arch, 2012, 461 (4): 393-398.

[47] Goldberg D S, Newcomb C, Gilroy R. et al. Increased distance to a liver transplant center is associated with higher mortality for patients with chronic liver failure[J]. Clin Gastroenterol Hepatol,2017,15(6):958-960.

[48] Rosi S,Piano S,Frigo A C,et al. New ICA criteria for the diagnosis of acute kidney injury in cirrhotic patients:can we use an imputed value of serum creatinine? [J]. Liver Int,2015,35(9):2108-2114.

[49] Kidney Disease: Improving global outcomes (KDIGO) acute kidney injury working group. KDIGO clinical practice guideline for acute kidney injury[J]. Kidney Int Suppl, 2012,2(1):1-138

[50] Ramírez M. Multiple organ dysfunction syndrome[J]. Curr Probl Pediatr Adolesc Health Care,2013,43(10):273-277.

[51] Wasmuth H E,Kunz D,Yagmur E,et al. Patients with acute on chronic liver failure display "sepsis-like" immune paralysis[J]. J Hepatol,2005,42(2):195-201.

[52] Rolando N,Wade J,Davalos M,et al. The systemic inflammatory response syndrome in acute liver failure[J]. Hepatology,2000,32(Part 1):734-739.

[53] Wu Z,Han M,Chen T,et al. Acute liver failure:mechanisms of immune-mediated liver injury[J]. Liver Int,2010,30(6):782-794.

[54] Puengel T,Tacke F. Repair macrophages in acute liver failure[J]. Gut,2018,67(2): 202-203.

[55] Louis H,Le Moine O,Peny M O,et al. Hepatoprotective role of interleukin 10 in galactosamine/lipopolysaccharide mouse liver injury[J]. Gastroenterology,1997,112 (3):935-942.

[56] Isayama F,Froh M,Yin M,et al. TNF alpha-induced Ras activation due to ethanol promotes hepatocyte proliferation independently of liver injury in the mouse[J]. Hepatology,2004,39(3):721-731.

[57] Yan Z,Tan W,Zhao W,et al. Regulatory polymorphisms in the IL-10 gene promoter and HBV-related acute liver failure in the Chinese population[J]. J Viral Hepat,2009, 1611:775-783.

[58] Leifeld L,Cheng S,Ramakers J,et al. Imbalanced intrahe-patic expression of interleukin 12,interferon gamma,and interleukin 10 in fulminant hepatitis B[J]. Hepatology,2002, 36(Part 1):1001-1008.

[59] Antoniades C G,Berry P A,Wendon J A,et al. The importance of immune dysfunction in determining outcome in acute liver failure[J]. J Hepatol,2008,49(5):845-861.

[60] Ryo K,Kamogawa Y,Ikeda I,et al. Significance of Fas antigen-mediated apoptosis in human fulminant hepatic failure[J]. Am J Gastroenterol,2000,95(8):2047-2055.

[61] Suzuki H,Toyoda M,Horiguchi N,et al. Hepatocyte growth factor protects against Fas-mediated liver apoptosis in transgenic mice[J]. Liver Int,2009,29(10):1562-1568.

[62] Kuhla A,Eipel C,Abshagen K,et al. Role of the perforin/granzyme cell death pathway in D-Gal/LPS-induced inflammatory liver injury[J]. Am J Physiol Gastrointest Liver Physiol,2009,296(5):G1069-G1076.

[63] Groscurth P,Filgueira L. Killing mechanisms of cytotoxic T lymphocytes[J]. News Physiol Sci,1998,13:17-21.

第四节 乙型肝炎重症化和乙型重型肝炎(肝衰竭)的实验室检查

白雪帆 杜 虹

肝炎的实验室检查常常是辅助和确立临床诊断的重要依据,也是评估病情、进行分型、预测

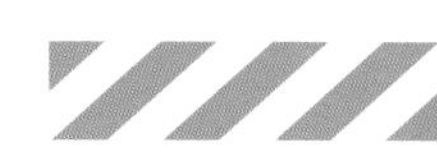

转归和指导治疗的重要参考。在乙型肝炎重症化的进程中,实验室检查不仅可以及时、敏感地反映肝脏的病理变化和功能状况,而且可以为临床分型评分和疗效的评估提供客观翔实的参考数据,使临床干预和救治得以顺利进行。

由于肝脏是人体内最复杂的代谢器官,涉及乙型肝炎重症化的实验室检查项目也种类繁多,通常应包括反映肝脏功能的各项生化指标、体内重要的多种氨基酸和蛋白质分子、凝血功能及其相关分子、某些免疫和炎性细胞/因子、相关的遗传学标记和其他相关的分子标志物。本节仅简述与乙型肝炎重症化和乙型重型肝炎(肝衰竭)相关的检测指标,对特异性较差的检测项目或指标可参阅其他相关书籍或文献资料。

一、肝脏功能

(一)常规肝功能检查

1. 血清胆红素

虽然血清胆红素并不是肝细胞损害的灵敏指标,但其明显升高(通常大于等于正常上限值的10倍)常常是肝炎重症化或肝衰竭的特征性表现,而且是重型肝炎(肝衰竭)诊断的必备条件。乙型肝炎重症化进程中可因肝细胞损害、功能减退、胆汁分泌障碍及毛细胆管和小胆管的破裂导致胆红素代谢或排泌障碍,直接胆红素和间接胆红素均明显增加。

2. 酶学检查

反映肝脏功能的酶主要有谷丙转氨酶(alanine aminotransferase,ALT)、谷草转氨酶(AST)、γ-谷氨酰转肽酶(γ-glutamyl transpeptidase,γ-GT,GGT)和胆碱酯酶(choline esterase,ChE)。肝脏的酶蛋白占肝脏总蛋白的2/3左右,且由于整个肝脏内的转氨酶含量约为血中含量的100倍,因此在病理情况下,只要1%的肝内酶释放入血并保持活性,便足以使血清中的酶活性增加1倍。

ALT是急性肝细胞损害时阳性率最高且增加幅度最大的酶,其在肝脏内的活性大约是血清中活性的3000倍,其活性的昼间变化较大,通常下午比清晨高。虽然ALT的检测活性高低与肝细胞受损程度大体一致,但重型肝炎(肝衰竭)肝细胞广泛坏死时此酶活性反而迅速下降,血清胆红素则显著上升,呈现“胆酶分离”现象。ALT主要存在于肝细胞细胞质内,AST在线粒体内较细胞质内多,当肝细胞坏死或细胞膜通透性改变时,ALT释出量较AST多,而当肝细胞严重损伤致线粒体受损时,AST增高更明显,以致AST/ALT值明显升高。

血清ChE主要由肝脏产生,在肝实质损害时肝脏合成此酶减少可致酶活力降低。虽然该酶在肝细胞损伤时的变化远逊于转氨酶,但在大块坏死及肝硬化肝功能失代偿时酶活力常明显下降,肝性脑病时尤为显著。

3. 血浆蛋白的测定

正常人血清白蛋白的半衰期为20～26天,因此,肝脏病变时血清白蛋白的异常改变较迟,不能立即敏感地反映急性肝细胞损害特别是乙型肝炎的重症化。血清球蛋白特别是γ球蛋白仅在各类慢性肝病如失代偿性肝硬化和自身免疫性肝病时明显升高。血清前白蛋白的半衰期仅为1.9天,与血清白蛋白相比,血清前白蛋白对肝细胞受损的反应更迅速,可更早地反映肝细胞受损的情况,因此对急性进展型肝损害特别是急性和亚急性重型肝炎有特殊的诊断价值。

4. 脂类检测

健康人总胆固醇由占70%的胆固醇酯和游离胆固醇构成。肝细胞发生损害时,其酯化胆固醇能力会有不同程度的下降,不仅导致胆固醇酯的构成比下降,而且可以引起总胆固醇明显降低。此外,有报道α脂蛋白在肝衰竭患者明显下降常提示预后不良。

鞘脂(sphingolipid)是机体具有重要生物活性的一种脂类,包含多种结构复杂的生物分子。

鞘脂不仅是细胞膜和脂蛋白的重要成分,而且在细胞的生长、分化、迁移、自噬、死亡、信号传递和膜转运中起到重要作用。Qu F 等报道采用高效液相串联质谱仪测定了 52 例慢性乙型肝炎(CHB)和 56 例 HBV 相关慢加急性肝衰竭(HBV-ACLF)患者血清中的 41 种鞘脂(主要包括神经酰胺(Cer)、鞘氨醇(sphingosine)、鞘磷脂(sphingomyelin,SM)),结果表明,与健康对照组比较,CHB 患者 19 种血清鞘脂中 10 种有显著差异;HBV-ACLF 患者有 19 种鞘脂与 CHB 患者存在显著差异。进一步用正交偏最小二乘判别分析(OPLS-DA)法比较 HBV-ACLF 与 CHB 患者的多种鞘脂水平,发现有 9 项鞘脂(Cer(d18:1/20:0)、Cer(d18:1/22:0)、Cer(d18:1/24:0)、Cer(d18:1/26:0)、dhCer(d18:0/24:0)、dhSphingosine、dhSphingosine-1-P、HexCer(d18:1/24:1)、SM(d18:1/18:1))水平在两组患者间差别较大。研究还表明,二羟基神经酰胺 dhCer(d18:0/24:0)单独测定,可用于预测 HBV-ACLF 患者 3 个月的生存率,其曲线下面积(AUC)为 0.759(95% CI 为 0.624~0.893),而 MELD 评分的 AUC 为 0.732(95% CI 为0.599~0.865)。如果能研制出简捷的测定试剂盒,鞘脂的测定有望用于临床。

5. 血清总胆汁酸

有报道重型肝炎(肝衰竭)患者存在胆汁酸代谢异常,认为血清总胆汁酸与 ALT 一样是反映肝功能恢复及病情好转的敏感指标,其测定在重型肝炎(肝衰竭)病情进展的判断、疗效观察方面有重要意义。

(二)其他与肝功能相关的指标

1. 血浆激肽释放酶原

Ⅻ因子(Hageman 因子)经表面激活后产生相应的活化因子,能激活激肽释放酶原(kallikreinogen,又称前激肽释放酶,prekallikrein,PK)生成激肽释放酶,后者使激肽原释放出缓激肽,导致血管舒张、毛细血管通透性增加进而血压下降等。由于 PK 的血浆半衰期较短,肝功能障碍时其血浆含量迅速降低,因此对急性重型肝炎(肝衰竭)有重要的诊断价值。有报道称当正常对照为 52%~92%时,失代偿性肝硬化存活者为 24%~36%,而死亡者仅为 10%~22%;当其含量降至 23%以下时预后凶险,患者常于 30~45 天死于肝衰竭。

2. 血清谷胱甘肽 S-转移酶

血清谷胱甘肽 S-转移酶(GST)是哺乳动物肝脏、肾小管和小肠细胞中富含的一种蛋白质,其在人体内的重要功能是与体内许多代谢性有机物(如胆红素)及胆囊造影剂环氧化物等结合而解毒。由于 GST 在肝细胞中含量丰富,相对分子质量小且半衰期短(仅 90 min),肝细胞坏死后可迅速释放入血导致血中浓度大幅度升高,因此成为观察肝细胞坏死特别是急性肝衰竭(暴发性肝炎)的良好指标,不仅可用于肝坏死的早期诊断,也可用于判断预后。

3. 载脂蛋白 A-1

肝硬化合并细菌感染及其相关的脓毒症特别是内毒素血症,常常是慢加急性肝衰竭发生和加重的重要因素,由此导致的胆固醇合成减少是肝衰竭主要表现之一。而高密度脂蛋白(HDL)的减少和载脂蛋白 A-1(APO A-1)的耗竭,无疑是胆固醇合成减少的重要原因。肝脏在脂类代谢中起着重要作用,不仅合成 HDL 和 VLDL,而且可以从血液循环中摄取 LDL、HDL 和 CM;APO A-1 作为 HDL 的主要成分,也是在肝脏合成的。APO A-1 不仅可以转移肝外多余的胆固醇至肝脏,而且可以通过蛋白-内毒素的相互作用,即 HDL/APO A-1 与脂多糖(LPS)结合,使 LPS 减少或清除,从而减弱 LPS 诱导的细胞因子分泌,反之多种细胞因子可以下调 HDL 和 APO A-1 的合成。随着肝纤维化的进展和肝硬化的形成,各类脂蛋白的合成也逐渐减少,低脂血症成为肝硬化患者常见的表现。Tsai M H 等观察了 103 例合并严重脓毒症的肝硬化患者,发现非存活组患者总胆固醇、HDL、APO A-1 均明显减低,与 IL-6、TNF 的测定值及各种肝病评分系统呈负相关,其中 90 天生存率在高水平 APO A-1 组是 63.8%,而低水

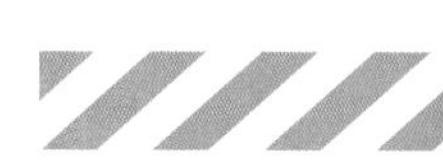

平 APO A-1 组仅 8.9%。低水平的 APO A-1(<47.5 mg/dL)与血清肌酐、平均动脉压一样，是预测 90 天死亡的独立危险因素，也与低血容量、多器官功能障碍综合征/多脏器功能衰竭密切相关。

4. 肝细胞角蛋白 K18 及其酶解片段

大多数哺乳动物细胞含有三种细胞骨架蛋白，即微丝、微管和中间丝(intermediate filaments，IFs)，其中中间丝由组织特异性蛋白构成，其主体为细胞角蛋白(cytokeratin)，还包括波形蛋白、神经纤维细丝、核纤层蛋白等。角蛋白特异性地表达于上皮细胞，分为Ⅰ型(K9～K28，K31～K40)和Ⅱ型(K1～K8，K71～K86)，多以两型蛋白的非共价异源多聚体排列成 10 nm 宽的丝状体的形式存在。肝细胞内角蛋白的主要功能包括防护细胞的变形、凋亡和坏死，促进蛋白分子和细胞器在细胞内的定位并辅助部分蛋白的合成等。凋亡和坏死是各种肝病肝细胞死亡的主要形式，凋亡的激活继发于细胞外配体(ligand)如 Fas 配体和 TNF-α 与死亡受体(Fas 和 TNF-R1/R2)结合，最后引起半胱天冬酶的活化和许多细胞蛋白的降解，包括角蛋白，如 K18 被酶解后可以暴露出两个抗原表位——DALD 和 VEVD，应用相应的抗体建立的检测试剂盒(M30 ELISA 可用于检测酶解的 K18，而 M65 ELISA 可用于检测完整或酶解后的 K18)，通过检测血清/血浆中的角蛋白片段，便可以准确甚至定量地测定凋亡的发生或区分凋亡和坏死。角蛋白变异体的存在，可导致对半胱天冬酶的抵抗，使肝细胞坏死。研究表明，急性肝衰竭(ALF)患者血液循环中有高水平的 K18 酶解片段，同时总的 K18(用 M65 试剂检测)也明显增多，后者被用于替代总胆红素可以使入院时 ALF 患者的 MELD 评分预测准确度得到改善，K18 酶解片段(用 M30 试剂检测)结合 4 项临床和实验室参数(肝性脑病分期、INR、总胆红素和血磷)用于 ALF 患者转归的判定优于 MELD 或 KCC 评分系统，曲线下面积(AUROC)分别为 0.822、0.704 和 0.654。

Zheng S J 等检测比较了 33 例健康对照、55 例慢性乙型肝炎患者和 81 例 HBV-ACLF 患者 K18 片段(M30 检测)和 K18 总蛋白(M65 检测)水平，显示两种蛋白/蛋白片段均随着病型的加重而明显升高，K18 片段在健康对照和慢性乙型肝炎患者中没有显著差别，但两种蛋白与 HBV-ACLF 患者有非常显著的差别($p<0.001$)；K18 总蛋白在 3 组间均有非常显著的差别($p<0.001$)。此外，M30/M65 值随病情加重逐渐减低(反映了 HBV-ACLF 患者肝细胞坏死重于凋亡)，在健康对照和慢性乙型肝炎组间差别显著($p<0.01$)，健康对照或慢性乙型肝炎组与 HBV-ACLF 组差别也非常显著($p=0.003$ 或 $p<0.001$)。M30 和 M65 分别用于预测 ACLF 的 AUC 为 0.80 和 0.87，M30/M65 值在 3 个月存活 HBV-ACLF 患者和死亡/接受肝移植患者间有显著差别($p=0.032$)；在判定 3 个月的生存率方面，M30/M65 的 AUC 是 0.66，敏感性是 52.9%，特异性是 92.6%，而 MELD 和 Child-Pugh 评分的 AUC 分别为 0.71 和 0.77，敏感性分别为 79.4%和 61.8%，特异性分别为 63.0%和 88.9%。以上表明，患者 M65 和 M30 水平与肝病的轻重明显相关，M30/M65值的测定具有判定 HBV-ACLF 患者预后的潜在应用价值。

5. 其他

如多种循环溶酶体酶、血清透明质酸盐等在肝衰竭、肝细胞坏死时也明显升高，也可用于上述疾病的监测和诊断。

二、凝血功能

HBV 感染与其他病因所致的重型肝炎(肝衰竭)虽然在致病因素、发病机制和临床表现方面有所不同，但是在实验室检查方面并无明显差异。反映肝脏主要功能的蛋白质(尤其是各种凝血因子)合成与代谢解毒功能首先出现障碍，导致严重的出血和肝性脑病等。由于其本身的产生和参与凝血的环节各不相同，并非所有的凝血因子测定均适用于乙型肝炎重症化和重型肝炎的监测。

（一）凝血因子测定

1. 维生素K依赖因子

维生素K依赖因子主要包括凝血酶原（Ⅱ因子）、前转化素（Ⅶ因子）、Ⅸ因子（Christmas因子）和纤维蛋白稳定因子（Ⅹ因子）。重型肝炎发病前后可因肝内外胆汁淤积、摄食减少或腹泻等多种因素导致维生素K缺乏，其中Ⅶ因子半衰期最短（4～6 h），首先受到影响，引起凝血酶原时间延长。Ⅱ因子对维生素K缺乏最不敏感，Ⅸ因子和Ⅹ因子则中度敏感。由于Ⅶ因子不仅半衰期短，而且不受其他因素（如炎症、DIC、纤维蛋白溶解等）影响，因此是判断肝脏合成功能的可靠指标，对于急性肝衰竭预后的监测也具有重要的临床价值。有报道称当Ⅶ因子低于正常对照的20％时，死亡的概率会大大增加，其预测死亡的敏感度为100％，特异性为77％。

2. 人纤维介素蛋白凝血酶原酶

人纤维介素蛋白凝血酶原酶为活化巨噬细胞产生的一种炎性介质，属于纤维蛋白原超家族，可直接催化凝血酶原为有活性的凝血酶，快速启动凝血过程，促进血栓形成。研究发现，人纤维介素蛋白凝血酶原酶在乙型肝炎慢加急性肝衰竭患者的外周血单个核细胞和肝组织中均有特异性高表达，且表达水平与疾病的严重程度密切相关。

3. 其他参与凝血的因子

如Ⅷ因子、Ⅺ因子、Ⅻ因子、Ⅰ因子、C蛋白、纤溶酶原水平及血小板计数等在多种临床类型的肝病中均有下降，在重型肝炎或乙型肝炎重症化进程中并无特殊变化，因此均不适于作为乙型肝炎重症化的评价指标。有学者认为，抗凝血酶Ⅲ（antithrombin Ⅲ，ATⅢ）、肝促凝血活酶试验（hepaplastin test，HPT）及凝血酶时间（thrombin time，TT）的联合测定，对早期诊断暴发性肝炎有重要价值。

（二）凝血功能

1. 凝血酶原时间

凝血酶原时间（prothrombin time，PT）主要用于测定Ⅶ因子、Ⅹ因子、Ⅱ因子、Ⅴ因子、Ⅰ因子的活性。其结果可以有三种表示方法：一是PT延长的秒数，正常为12～16 s，比同时检测的正常对照值延长3 s为异常；二是凝血酶原活动度（prothrombin activity，PTA），将患者的检测值代入特定公式即可算出，健康人PTA值为80％～120％，肝衰竭患者大多PTA＜40％；三是国际标准化比值（international normalized ratio，INR），通过一定的校正系数计算患者PT与正常对照者PT的比值，大于1.2为异常，肝衰竭患者多大于1.5。PTA或INR检测值均已列入国际或国内肝衰竭的诊断标准中。

2. 部分凝血活酶时间

部分凝血活酶时间（partial thromboplastin time，PTT）是内源性凝血系统的过筛试验，参与凝血活酶复合体生成的任何因子（如Ⅷ因子、Ⅸ因子、Ⅺ因子、Ⅻ因子）缺乏，或Ⅰ因子、Ⅱ因子、Ⅴ因子、Ⅹ因子减少时PTT均可延长，当抗凝物质增加时也可延长。因为多种类型肝病均可延长，因此其对肝衰竭的诊断并无特异性。

3. 凝血酶时间(TT)

本试验主要测定血浆纤维蛋白原的反应性。当纤维蛋白降解产物（fibrin degradation products，FDPs）增多、纤溶活力增强，或严重肝病纤维蛋白原明显减少，或血中肝素样抗凝物质存在时，TT均可延长。

4. 与纤维蛋白溶解相关的指标

除了组织型纤溶酶原激活剂（tissue plasminogen activator，tPA）和纤溶酶原活化抑制剂-1（plasminogen activator inhibitor-1，PAI-1）外，其他参与纤维蛋白溶解过程的蛋白分子均在肝

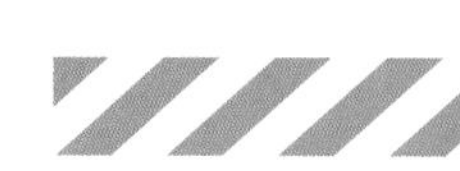

脏合成。因此在严重肝病如失代偿期肝硬化时纤溶酶原、α2 抗纤溶酶及凝血酶激活纤溶抑制剂(TAFI)等均明显减少。相反由于肝脏清除能力下降，肝硬化时 tPA 的水平反有增加，而 PAI-1 多正常或略为增加，导致二者比例失衡，引起纤溶亢进。但在急性肝衰竭时，由于作为急性时相反应分子的 PAI-1 大量增加，可以导致纤溶活性下降。相反，TAFI 则减少约 50%，导致纤溶活性升高。

有报道血清可溶性尿激酶纤溶酶原激活剂受体(serum soluble urokinase plasminogen activator receptor，suPAR)在炎症或感染时可以明显增多。Huang Z X 等观察了 167 例 HBV-ACLF 患者病程中 suPAR 的动态变化，发现与慢性乙型肝炎和 HBV 携带者比较，HBV-ACLF 患者的 suPAR 水平明显增高，同时死亡患者的 suPAR 水平也明显高于存活患者($p<0.01$)。进一步分析 suPAR 对疾病转归的预测价值发现，在基线(入院)时如果 suPAR>16.26 ng/mL，90 天病死率会明显升高，而 suPAR≤16.26 ng/mL，则 90 天病死率明显降低。

尽管乙型肝炎重症化进程中或发展至重型肝炎(肝衰竭)时部分凝血因子的合成和凝血功能均可出现明显障碍，突出表现为 PT 延长/PTA 下降/INR 增高，但是近年有学者通过临床研究发现，虽然急性肝损伤(acute liver injury，ALI)/急性肝衰竭患者的平均 INR 为 3.4±1.7，且均合并有肝性脑病，在其病程中Ⅴ因子和Ⅶ因子的血浓度也明显下降，但是其全血用血栓弹力图仪(thromboelastography，TEG)测定的平均值均正常，其中相关的 5 项 TEG 参数值在 3%的患者中完全正常。笔者认为，急性肝损伤/急性肝衰竭患者之所以用 TEG 检测凝血功能基本正常，可能是该组患者血小板计数和纤维蛋白原定量仍保持在正常水平；此外，在急性肝损伤发生时血小板和Ⅷ因子代偿性/应激性产生增多，以及抗凝蛋白(C 蛋白、S 蛋白和抗凝血酶)的水平降低，也使其他凝血因子的缺陷得到了补偿。总之，INR 等凝血指标虽然并不能准确地反映急性肝损伤/急性肝衰竭患者出血表现的轻重程度，但仍然是判断患者预后的有价值的指标。

三、血氨及氨基酸

(一)血氨

氨被确认为肝性脑病的促发因素已有 100 多年的历史了，但是直到 20 世纪 50 年代，才认定高血氨与肝性脑病有确切联系。在肝脏功能严重障碍时，尿素合成受到损害，此时脑组织常常成为体内氨解毒的主要器官。借助于谷氨酰胺合成酶，脑内星形胶质细胞可以将谷氨酸变成谷氨酰胺以清除体内蓄积的氨。由于谷氨酰胺的合成是一耗能过程，大量三磷酸腺苷的消耗，易导致能量代谢障碍。同时当高血氨致谷氨酰胺在星形胶质细胞内过量积存时，可以引起渗透压增高和脑细胞水肿，上述表现经磁共振显像已得到证实；而肝移植后随着肝脏解毒功能的恢复，原有的肝性脑病可以逆转。

急性肝衰竭患者中，当动脉血血氨浓度>150 μmol/L 时，死于脑疝的风险将急剧增加。而当动脉血血氨浓度>200 μmol/L 时，约有 55%的患者可能出现颅内高压。Bernal W 等对 165 例急性肝衰竭患者的研究表明，入院时动脉血血氨是发展为肝性脑病和颅内高压的独立危险因子，动脉血血氨浓度>100 μmol/L 预测严重肝性脑病的准确性为 70%；而与 MELD 评分联合可以进一步增加预测的特异性和准确性。

氨对机体的毒性是多方面的，氨的蓄积不仅可以直接或间接影响脑的代谢，损伤脑细胞的细胞器，导致脑内抑制性和兴奋性神经递质的失衡，从而损害脑的能量代谢，氨还可以改变一些维持脑功能的重要蛋白的基因表达，妨碍脑血流的自身调节，破坏血脑屏障。近年来研究还表明，氨可以损伤中性粒细胞的许多重要功能，如趋化、吞噬、脱颗粒等，并可刺激产生大量的活性氧(reactive oxygen species，ROS)，引起全身炎症反应综合征(systemic inflammatory response syndrome，SIRS)的发生，后者又可进一步加剧氨对脑细胞的毒性作用，引起恶性循环。

(二)血浆游离氨基酸测定

1. 支链氨基酸/芳香族氨基酸值失衡

肝脏是体内分解转化各种氨基酸的重要场所,除支链氨基酸(亮氨酸、异亮氨酸、缬氨酸)在骨骼肌代谢外,几乎所有必需氨基酸均由肝脏代谢。肝衰竭或肝硬化患者,由于肝脏对氨基酸的正常代谢受到破坏,因此绝大部分的氨基酸在血液中潴留。早在20世纪70年代,Fischer等即提出血浆氨基酸谱失衡可能是肝性脑病发生的原因,并进一步提出支链氨基酸(缬氨酸+亮氨酸+异亮氨酸)/芳香族氨基酸(苯丙氨酸+酪氨酸)值(BCAA/AAA)与肝性脑病严重程度密切相关。肝性脑病动物的血浆氨基酸分析表明,除精氨酸的浓度下降外,其余氨基酸的浓度均有显著升高。对肝性脑病患者尸体的脑匀浆分析表明,脑组织中天冬氨酸(又称天门冬氨酸、门冬氨酸)、谷氨酸和精氨酸的浓度均有显著下降,且3种氨基酸浓度的下降与肝性脑病的严重程度有良好的相关性。其余的氨基酸特别是芳香族氨基酸(色氨酸、苯丙氨酸、组氨酸、蛋氨酸)则有不同程度的升高,这些氨基酸的浓度与肝性脑病严重程度之间有高度相关性,说明这些氨基酸在肝性脑病的发生中有重要作用,虽然并不一定起原发性的作用。蒋音等在对一组包括22例急性肝炎、65例慢性肝炎、20例重型肝炎和47例肝硬化患者的临床观察分析后指出,BCAA/AAA值在急性肝炎患者基本正常,慢性肝炎轻度患者低于急性肝炎患者($p<0.05$),慢性肝炎重度患者显著低于慢性肝炎中度患者($p<0.001$),重型肝炎患者或肝硬化低于慢性肝炎重度患者($p<0.05$),各组相比,差异有显著性。在Child-Pugh分级中,BCAA/AAA值C级<B级<A级,各组间相比,差异有显著性($p<0.001$或$p<0.02$)。在重型肝炎或肝硬化中,发生肝性脑病组的BCAA/AAA值显著低于未发生肝性脑病组($p<0.001$);死亡组的BCAA/AAA值显著低于存活组($p<0.01$或$p<0.005$)。他们认为,BCAA/AAA值的测定,能够在一定程度上反映肝脏受损情况。其比值越低,肝脏受损越严重,且容易出现肝性脑病。该值对患者的预后判断也有一定的参考价值。

2. 其他游离氨基酸

血浆游离色氨酸增高与肝性脑病加重相关;而在急性肝衰竭时,血浆蛋氨酸浓度明显增高,且在急性肝炎与急性肝衰竭间并无重叠,因此可用于两类肝病的鉴别诊断。

四、内毒素及中分子物质

(一)内毒素测定

内毒素(endotoxin)是由革兰阴性菌产生,存在于菌体内的一类毒素,是菌体细胞壁的组成成分。内毒素有多种生物活性,进入人体血液可造成内毒素血症,引起多种病理变化如发热、休克、DIC和粒细胞减少等,严重者也可引起急性呼吸窘迫综合征、急性肾衰竭和多器官功能障碍综合征/多器官功能衰竭等。肠源性内毒素血症是失代偿期肝硬化和肝衰竭的重要发病基础,目前认为肝硬化和肝衰竭患者内毒素血症的发生机制主要如下:①肠黏膜营养障碍,上皮细胞萎缩、脱落及溃疡形成,以致肠黏膜屏障受损;②肠黏膜充血、水肿,肠壁通透性增加;③肠道菌群失调等造成肠道中细菌移位及内毒素产生与吸收入血增多;④肠道吸收的内毒素因肝功能障碍而导致清除能力下降或由侧支循环直接进入体循环。

汪茂荣等的研究显示,肝病患者内毒素血症的发生率依次为重型肝炎64%~100%、失代偿期肝硬化46.5%~75.9%、代偿期肝硬化23.5%、急性病毒性肝炎36%。Pan C等的研究也显示,在乙型肝炎相关慢加急性肝衰竭患者不同的病期,血清脂多糖(LPS)呈现动态变化,在疾病进展期为0.0168 ± 0.0101 EU/mL,在极期为0.0960 ± 0.0680 EU/mL,在缓解期为0.0249 ± 0.0365 EU/mL,而对照组为0.0201 ± 0.0146 EU/mL。Takaya H等观察了249例各种病因导致的Child-Pugh分级为A级和B级的肝硬化患者,其中15例在平均1099天的观察期内

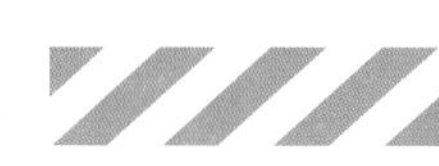

发生了 ACLF,对发生 ACLF 组的患者与未发生 ACLF 组的患者进行对比分析表明,ACLF 组患者的白蛋白、PT、PLT 和 WBC 计数均明显减低,食管静脉曲张和腹水的发生率也明显高于无 ACLF 组。采用半定量化学发光法对上述患者全血内毒素活性(endotoxin activity,EA)进行了测定,显示 ACLF 组 EA 平均为 0.36(0.32～0.42),无 ACLF 组为 0.26(0.20～0.35),$p<0.05$。将所有患者按照 EA>0.4 或 EA<0.4 分为两组,前一组患者 AST、TBil、4COL7S(Ⅳ型胶原 7S 片段)均明显升高,而 PT 和 PLT 明显减低。多变量分析结果显示,Child-Pugh 分级和 EA 测定可以独立预测 ACLF 的发生,曲线下面积(AUC)分别为 0.848 和 0.763($p=0.249$),将 0.4 作为临界值用于预测 ACLF 的发生,其特异性为 86.8%,敏感性为 35.7%。

由上可见,内毒素血症与肝脏损害常互为因果,内毒素血症出现后肝脏损害可进一步加重。内毒素的检测对判断病情的发展和预后有着重要的指导意义。

(二)中分子物质测定

中分子物质最早发现于接受血液透析的尿毒症患者,相对分子质量为 300～1500,此后逐渐确认其在肝性脑病发病中的作用。中分子物质可抑制脑细胞 Na^+-K^+-ATP 酶活性,致使 Na^+潴留于脑细胞,造成脑水肿。目前研究已证实,急性肝衰竭患者出现肝性脑病,血中的中分子物质增加,说明中分子物质增加与肝性脑病密切相关,对判定病情的进展及预后有一定的指导意义。

关于中分子物质的性质,目前尚未完全阐明,人体清除中分子物质主要通过肾小球滤过而排泄至体外,通过观察发现,当患者血浆肌酐浓度超过 397.8 μmol/L 或肌酐清除率低于 15 mL/min 时,方能测出血浆的中分子物质含量。

(三)血乳酸及降钙素原测定

乳酸是糖代谢的中间产物,乳酸浓度的高低是反映糖代谢、末梢循环及组织供血、供氧情况的间接指标,大量研究表明全血乳酸水平与危重病的严重程度和预后密切相关,血乳酸水平越高,病情越严重,疾病的预后越差。研究表明,动脉血乳酸水平对包括肝炎病毒、毒素、免疫等病因引起的肝衰竭的预测价值较低,但是对因服用过量对乙酰氨基酚引起的急性和超急性肝衰竭有较好的预测价值。但是也有学者持不同意见。例如,Schmidt L E 等认为,即使在对乙酰氨基酚引起的肝衰竭,乳酸的预测特异性也不高,既不能单独作为是否需要进行肝移植的标准,对于现有的英国皇家学院标准(KCC)也无重要的价值。

降钙素原(PCT)是人类降钙素的前体物质,由 116 个氨基酸残基组成,相对分子质量为 13000,为一种糖蛋白,无激素活性。PCT 主要来源于甲状腺 C 细胞,在人体发生病理情况时,多种组织器官可成为 PCT 的生成场所,如肝、肺、肾上腺组织等。PCT 的生成过程受细菌毒素和多种炎症因子的调节,而细菌毒素是诱导生成 PCT 的最主要刺激因子。PCT 是早期诊断全身感染性炎症最为理想的指标,具有特异性强的特点。血清 PCT 浓度和细菌感染性炎症的严重程度呈正相关,但也可随细菌感染控制及病情好转而逐渐降至正常水平。对肝硬化腹水患者,进行血清和腹水 PCT 含量的测定,将有助于对合并自发性细菌性腹膜炎进行早期诊断和疗效评价。肝硬化合并自发性细菌性腹膜炎的患者在给予抗生素控制感染后腹水 PCT 含量可显著下降,故 PCT 是诊断和鉴别诊断肝硬化腹水合并细菌感染的良好指标。

有报告在乙型肝炎重症化及急性肝衰竭患者伴发肠源性内毒素血症时,血乳酸和 PCT 水平可不同程度升高。当两者水平持续长时间不降或不断升高时,提示治疗效果不佳和预后不良。血乳酸和 PCT 联合检测对乙型肝炎重症化的早期预警具有一定的价值。

五、相关免疫/炎性细胞及分子

(一)调节性 T 淋巴细胞

$CD4^+CD25^+$ 调节性 T 淋巴细胞(regulatory T cell,Treg)能够有效地抑制病理性及生理性免疫应答,在维持免疫自身耐受性和免疫内环境稳态方面发挥重要作用。Treg 的分子标志物包括 CD4、CD25^{high}、CD127^{low}、CTLA-4、糖皮质激素诱导的肿瘤坏死因子受体家族相关蛋白(glucocorticoid-induced TNF receptor family-related protein, GITR)和叉头样转录因子 P3(forkhead box protein P3, FoxP3),但所有的分子标志物都不是该细胞特有的。

Treg 具有抑制免疫活性细胞活化和(或)分化扩增的作用。在慢性 HBV 感染者,外周血和肝脏原位 Treg 数量和(或)功能的异常有可能造成抗 HBV 免疫反应异常,这可能是被感染机体针对 HBV 的特异性免疫反应能力低下的重要原因。Stoop 等最先阐述了 Treg 和慢性 HBV 感染的关系。Xu 等分别对 16 例 AHB 患者、76 例 AHB 患者、29 例慢性乙型重型肝炎患者和 42 例健康对照的外周血单个核细胞(peripheral blood mononuclear cell, PBMC)及肝脏浸润性淋巴细胞中的 $CD4^+CD25^+$ Treg 进行了分析,发现慢性乙型重型肝炎患者 PBMC 和肝脏浸润性淋巴细胞中的 Treg 均明显增加,$FoxP3^+$ 细胞和炎性细胞在患者的肝脏浸润性细胞中也明显增加;在 AHB 患者中,外周血 Treg 与血清病毒载量呈明显正相关;而在 AHB 患者的急性期、恢复期和痊愈期外周血 Treg 经历了低—高—正常的过程。剔除 Treg 的 HBV 感染者 PBMC 受 HBV 抗原刺激后分泌 IFN-γ 的能力明显提高,而分离出的 HBV 感染者的 Treg 则可明显抑制自体 PBMC 对 HBV 抗原的增殖反应,这很可能反映了 HBV 感染者的外周血和肝脏中产生了 HBV 抗原特异性的 Treg。这说明 Treg 不仅在调节 HBV 感染免疫应答中发挥了积极作用,还影响了 HBV 感染者的疾病预后。

(二)NK 细胞和 NKT 淋巴细胞

自然杀伤细胞(natural killer cell, NK cell)和自然杀伤 T 淋巴细胞(natural killer T cell, NKT cell)构成了机体防御入侵病原体的第一道防线,两种细胞在外周淋巴细胞中仅分别占 13%和 4%,而在肝脏中却高达 37%和 26%,在肝病时 NK 细胞的含量可高达肝内淋巴细胞的 90%。它们在肝脏中的富集表明其具有重要的功能,两种细胞可以通过直接杀伤感染细胞或分泌细胞因子发挥其清除病毒的功效。

NK 细胞来源于骨髓淋巴样干细胞,不表达特异性抗原识别受体,无须抗原预先致敏就可以直接杀伤某些肿瘤和病毒感染的靶细胞,因此在机体抗肿瘤和早期抗病毒或胞内寄生菌感染的免疫过程中发挥重要作用。在病毒特异性 IgG 抗体存在的条件下,NK 细胞也可以经表面 IgGFc 受体(FcγRⅢ)介导,通过抗体依赖性细胞介导的细胞毒作用(antibody dependent cell-mediated cytotoxicity, ADCC),识别、杀伤与 IgG 抗体特异性结合的病毒感染靶细胞。此外,NK 细胞活化后,还可以通过分泌 IFN-γ、IL-2 和 TNF 等细胞因子发挥免疫调节作用。

NKT 淋巴细胞是一类能够识别 MHC-Ⅰ类分子相关的抗原呈递 CD1d 分子限制性的脂类和糖脂抗原的固有样 T 淋巴细胞,它兼具 T 淋巴细胞和 NK 细胞的表型特征(TCR 和 NK 1.1)、Ly-49。NKT 淋巴细胞有两种亚型:Ⅰ型 NKT 淋巴细胞,也称为恒定型 NKT(invariant natural killer T, iNKT)淋巴细胞;Ⅱ型 NKT 淋巴细胞,也称为非恒定型 NKT(non-invariant natural killer T, non-iNKT)淋巴细胞。iNKT 淋巴细胞的重要特征是经 TCR 信号活化后可以迅速产生 Th1 和 Th2 型细胞因子,同时,经 TCR 信号活化的 iNKT 淋巴细胞也可以活化多种其他类型的细胞如 DC、NK 细胞、B 淋巴细胞和一般的 T 淋巴细胞。所以说,iNKT 淋巴细胞可以影响适应性免疫应答和一系列宿主防御反应和病理过程,机体内 NKT 淋巴细胞、NK 细胞、$CD8^+$ T 淋巴细胞处于一种连锁状态,在抗病毒的过程中均发挥重要作用。

Tian 等认为,由于 NK 细胞在正常肝脏中大量存在,约占肝内淋巴细胞的 1/3,在机体抗 HBV 感染的固有免疫应答中发挥重要作用,肝内的 NK 细胞可直接被病毒活化或间接被其他细胞(如 NKT 淋巴细胞、抗原呈递细胞等)活化,通过其天然细胞毒性和产生高水平细胞因子发挥抗病毒效应,同时可调节其他淋巴细胞(如 T 淋巴细胞、B 淋巴细胞、抗原呈递细胞等)的功能,调控机体适应性免疫应答。CTL 和 NK 细胞表面表达的 Fas 配体与肝细胞表达的 Fas 结

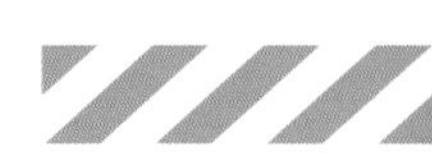

合后,Fas 蛋白的胞内区通过其 C 末端死亡结构域(death domain,DD)与 Fas 相关死亡结构域蛋白(Fas-associated protein with death domain,FADD)结合,由后者激活启动半胱天冬酶导致细胞凋亡。

Malhi H 等指出,在病毒性肝炎发病过程中,NK 细胞和 NKT 淋巴细胞的作用是导致肝细胞大量死亡的一个重要因素。

(三)树突状细胞(DC)

DC 是目前发现的功能最强的抗原呈递细胞,其既可通过分泌 IL-12 和 IFN-α 等细胞因子直接发挥抗病毒作用,也可通过抗原呈递作用诱导 T 淋巴细胞发挥免疫清除作用,还可以调节 Th1/Th2 的平衡,因而 DC 数量、表型及功能的异常势必会左右 HBV 感染的结局。

研究表明,肝内浆细胞样 DC(plasmacytoid DC,pDC)和髓细胞样 DC(myeloid DC,mDC)的数量在肝衰竭时明显增多;肝内 pDC 产生的 IFN-α 与 IL-12、IL-10 的产生有关;循环 pDC 产生 IFN-α 的能力下降,其程度与病情严重程度有关,提示在发生 HBV 相关的慢加急性肝衰竭时,循环血液中的 DC 富集到肝脏并被激活。DC 激活后,抗原呈递作用明显加强,促使机体的免疫反应进入激活甚至亢奋状态。钱志平等研究发现,慢性乙型重型肝炎患者外周血 DC 存在成熟障碍、分泌细胞因子功能异常,尤其是介导细胞免疫的细胞因子 IL-12 分泌低下,同时介导炎性反应的细胞因子 IL-6 及 TNF-α 分泌亢进,可能是加剧肝脏炎症反应致重型肝炎的重要因素。

(四)Th17 细胞

Th17 细胞是近些年新发现的 $CD4^+$ T 淋巴细胞亚群,其表达的细胞因子、生物学功能及分化过程完全不同于 Th1、Th2 细胞。Th17 细胞可通过分泌 IL-17、IL-6 及 TNF-α 等细胞因子动员、募集并活化中性粒细胞,从而有效地介导炎症反应。

Zhang 等对 CHB 和 HBV-ACLF 患者外周血和肝脏内 Th17 细胞进行了检测,发现 CHB 和 HBV-ACLF 患者 Th17 细胞及其相关细胞因子升高,外周血和肝脏内 Th17 细胞的升高与 HBV DNA 载量、血清 ALT 水平和组织学活性指数呈显著正相关。体外试验发现,IL-17 可促进 pDC 和单核细胞的活化,增强其分泌促炎细胞因子 IL-6、TNF-α 和 IL-23 等的能力,提示 Th17 细胞可能导致 CHB 肝脏损伤的恶化,可作为提示乙型肝炎 ACLF 患者临床预后的免疫学指标之一。

Wu 等发现 AHB 患者和重型肝炎患者外周血中 Th17 细胞的比例较普通慢性乙型肝炎(CHB)患者和健康志愿者显著升高。重型肝炎中 Th17 细胞与升高的血清 ALT 水平呈显著正相关,但与 HBV DNA 载量无相关性。另外,血清 IL-10 水平与 Th17 细胞比例呈显著负相关,提示 Th17 细胞与 HBV 疾病进程和肝脏损伤的严重程度相关。Ye 等也发现,HBV 感染者肝脏中分泌 IL-17 和分泌 IFN-γ 的细胞比例在 Child-Pugh C 级患者中显著高于 Child-Pugh B 级患者,在严重肝细胞损伤患者肝脏中分泌 IL-17 的细胞较分泌 IFN-γ 的细胞数量多,分泌 IL-17 的细胞浸润与肝脏炎症分级和肝脏内 IL-8 的表达、中性粒细胞浸润均呈显著正相关。Liu 等发现,与乙型肝炎病毒携带者、轻中度 CHB 患者及健康对照者比较,重度 CHB 患者外周血 Th17 细胞的频率明显增加,Th17/Treg 值也明显增高,并与肝损伤指标(ALT、AST、TBil 等)的高低成正比,同时伴有 IL-21、IFN-γ、IL-1β 和 IL-6 等细胞因子或促炎因子的明显增高,表明 Th17/Treg 的失衡和 IL-21 的增高与 HBV 感染导致的重度肝损伤相关。Liang 等的研究也显示,在肝衰竭起病时,乙型慢加急性肝衰竭(ACHBLF)组患者 Th17 细胞频率比 CHB 和健康对照组显著增加,而 Treg 比 CHB 组减少;在肝衰竭患病期,Th17 细胞频率持续增高。在 ACHBLF 患者起病初期,Treg/Th17 值及 Th17 细胞频率可用于判定患者的预后,在肝衰竭存活者,Treg/Th17 值在病初减小,随疾病发展持续增加。

视黄酸相关的孤儿受体(retinoic acid-related orphan receptor,ROR)RORα、RORβ、RORγ是核受体的亚类,是配体依赖的转录因子,在机体许多生理功能的调节中起到重要作用,后者包括免疫、心律、胚胎发育及一些代谢过程。已知Th17细胞参与了ACHBLF的发病过程,而RORγt和RORα可以特异性地介导Th17细胞的分化,为此,Qi等对RORγt和RORα的基因表达及其在ACHBLF发病过程中的潜在作用进行了研究。观察对象为40例ACHBLF、30例CHB和20例健康对照者,采用PCR技术测定了研究对象外周血PBMC中的RORγt、RORα的mRNA,用流式细胞仪测定了Th17细胞的频数,用ELISA法测定了血清IL-6、TGF-β、IL-17、IL-23和IFN-γ。结果显示,ACHBLF患者不仅外周血Th17细胞数量比CHB和对照组明显增加,其PBMC中RORγt和RORα的mRNA、血清IL-6和TGF-β也明显高于CHB和对照组;而IFN-γ明显高于CHB患者,但低于对照组。相关分析表明,RORγt、IL-6和IL-23的数量/水平与Th17细胞数量呈正相关,而RORα、TGF-β和IFN-γ与Th17细胞无明显相关性。此外,RORγt与MELD评分也呈正相关,而RORα与MELD评分缺乏相关性。以上可见,RORγt在ACHBLF的发病中起到重要作用,可以作为疾病严重程度的候选标志物。

多种类型的免疫细胞如自然杀伤细胞,$CD4^+$、$CD8^+$ T淋巴细胞和γδT淋巴细胞表达IL-23受体(IL-23R),IL-23R在Th17细胞的产生和分化过程中起到重要作用,其介导的信号转导需要巨噬细胞和树突状细胞分泌的IL-23与其结合。IL-23R通过活化STAT3,促进Th17细胞的功能活化和成熟。已报道IL-23在多种自身免疫性疾病如类风湿性关节炎、银屑病、炎症性肠病和克罗恩病发病中起到重要作用,与乙型肝炎的发病也有密切关系。Khanam A等测定了42例ACLF患者(其中19例系HBV-ACLF,23例为酒精相关的ACLF)、32例CHB和20例健康对照组患者的Th17细胞和IL-23R,发现ACLF患者外周血中不仅Th17细胞比另外两组明显增多,而且其比例在ACLF患者的肝内比外周血明显增高。IL-23R在ACLF患者Th17细胞的表达显著上调,既与Th17细胞的比例增高密切相关,也与CTP和MELD评分的增加相关(p值分别为0.001和0.002)。此外ACLF非存活患者的IL-23R的表达也比存活患者明显升高($p=0.01$)。作者认为,同Th17细胞一样,IL-23R的高表达与肝病的炎症和疾病严重性密切关联。

(五)相关的细胞因子

1. IFN-γ

陈智教授等的研究表明,血清IFN-γ水平升高与CHB病情进展相关。IFN-γ可能参与HBV感染后的固有免疫应答和获得性免疫应答。他们认为,IFN-γ可作为潜在的生物学标志物用于监测乙型肝炎严重程度,特别是可以用于预测是否存在肝衰竭倾向。孙颖等采用免疫组化技术,分析了乙型慢加急性肝衰竭(ACHBLF)患者、慢性乙型肝炎(CHB)患者及正常对照组肝内IFN-γ的原位表达以及其分泌细胞$CD4^+$与$CD8^+$ T淋巴细胞的数量。结果显示:ACHBLF患者IFN-γ阳性分泌细胞数明显高于CHB患者及正常对照组,p值均小于0.001;CHB患者IFN-γ阳性分泌细胞数明显高于正常对照组,$p<0.001$。ACHBLF患者肝内$CD4^+$和$CD8^+$ T淋巴细胞数量较CHB及正常对照组明显增加(p均小于0.001),CHB患者肝内$CD4^+$和$CD8^+$ T淋巴细胞数量较正常对照组明显增加(p均小于0.001)。肝内IFN-γ阳性分泌细胞数量与$CD4^+$和$CD8^+$ T淋巴细胞数量均具有明显的相关性($r=0.896$和0.885,p均小于0.001)。作者认为,ACHBLF患者肝内$CD4^+$和$CD8^+$ T淋巴细胞数量的增加,其分泌的IFN-γ的增加可能参与了ACLF的发病过程。

2. TNF-α

TNF-α主要由活化的单核-巨噬细胞产生。正常情况下,它在人体内浓度很低,具有调节免疫应答等功能。持续的高水平状态会诱导肝细胞凋亡或坏死。TNF-α有两种表面受体:TNFR1和TNFR2。Du等报道,相对于亚急性暴发性肝炎、急性肝炎和健康志愿者,急性暴发

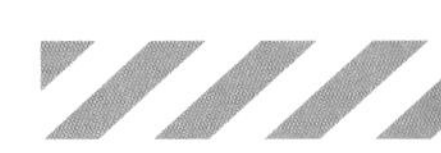

性肝衰竭患者血清中的 TNF-α、TNFR1 及 TNFR2 明显升高，且 TNFR1 的水平在死亡患者中更高。另有报道，TNF-α、TNFR 的表达水平同暴发性肝衰竭者凋亡的肝细胞数量之间有着显著正相关关系，认为 TNF-α 可能通过诱导 Fas 基因转录或其他信号转导系统而最终导致肝细胞大量凋亡。除诱导凋亡外，TNF-α 还可诱导其他细胞因子(如 IL-6、IL-8 等)产生或释放，通过级联扩大作用促进肝内的炎症反应，加重肝细胞坏死。

3. A20

A20 也称为 TNF-α 诱导蛋白 3，是一种负性免疫调节分子，可以抑制 NF-κB 的信号传递。在大多数细胞中，A20 的基础表达处于非常低的水平，当受到 TNF、IL-1 和 LPS 刺激时，便可以迅速地转录并过量表达，后者能够终止来自 TNF 受体、TLR、IL-1、NOD2 受体和 TCR 到 NF-κB 的信号转导。在 A20 基因敲除小鼠，严重的炎症和多器官损伤可能引起小鼠幼年死亡。已有许多研究证明，A20 在人类炎性和免疫性疾病发病中起到重要作用。Fan Y C 等采用定量 PCR 技术测定了 137 例 ACHBLF 患者、105 例 CHB 患者和 35 例健康对照者 PBMC 中的 A20 mRNA，同时用 ELISA 法测定了上述观察对象的血浆 IL-1β、IL-6 和 IL-10。结果显示，ACHBLF 组患者 A20 mRNA 比 CHB 患者和健康对照者明显升高，而且 A20 mRNA 与患者的总胆红素、白蛋白、国际标准化比值(INR)、凝血酶原活动度(PTA)及 MELD 评分明显相关，与 IL-6、IL-10 水平也明显相关。分析进一步表明，将 12.32 定为 A20 mRNA 的最优界限值，可用于预测 ACHBLF 患者生存与死亡，其敏感性为 65.7%，特异性为 90.0%，阳性预测值为 86.3%，阴性预测值为 73.3%。作者认为，A20 基因的表达上调可能参与了 ACHBLF 的病情发展和乙型肝炎的重症化，A20 mRNA 的水平可用于判定 ACHBLF 患者的预后。

4. TNF-α 诱导蛋白 8 样分子 2

TNF-α 诱导蛋白 8 样分子 2(tumour necrosis factor-α-induced protein-8 like-2，TIPE2)是近年发现的维持免疫稳态的分子，为了阐明其在 ACHBLF 发病中的作用，Wang L Y 等用 RT-PCR 技术测定了 56 例 ACHBLF 患者 PBMC 中 TIPE2 的 mRNA，并与 60 例 CHB 患者和 24 例健康对照者的测定结果进行了比较。结果显示，ACHBLF 患者 mRNA 的水平明显高于其他两组观察对象，且 ACHBLF 患者的 mRNA 水平与其血清总胆红素、INR 和 MELD 评分呈正相关。分析还显示，死亡患者的 mRNA 水平明显高于生存患者，随着 mRNA 水平的逐渐下降，ACHBLF 患者的病情也不断减轻直至康复；而死亡患者 mRNA 水平始终维持在较高的水平。将 3 组观察对象的 PBMC 在体外用 LPS 刺激后，ACHBLF 患者 TIPE2 mRNA 的水平明显高于其他两组，而 IL-6 和 TNF-α mRNA 的水平却明显减低，并且 TIPE2 mRNA 的水平与 TNF-α mRNA 呈明显负相关。以上说明，TIPE2 在 ACHBLF 发病中起到重要作用，有望与其他生物学指标一起作为乙型肝炎重症化的预测/预警指标。

5. IP-10

IP-10 是新近发现的 CXC 类趋化因子，主要由 IFN 等诱导产生。IP-10 对表达其特异性受体 CXCR3 的 T 淋巴细胞等有较强趋化功能和活化作用，在炎症反应部位对淋巴细胞的募集起重要作用，这可能是炎性细胞向肝组织定向迁移，造成大面积肝细胞坏死的重要因素。通过检测血清 IP-10 浓度，可间接反映肝细胞炎症反应局部 IP-10 的表达情况。罗亚文等研究提示，乙型重型肝炎患者血清 IP-10 高于 CHB 组，说明肝脏炎症损害程度越重，血清 IP-10 水平越高，故血清 IP-10 水平在一定程度上可反映乙型肝炎患者的炎症损害程度。

6. TRAIL-1 和 TRAIL-2/TRAIL-R1 和 TRAIL-R2 系统

肿瘤坏死因子相关凋亡诱导配体(tumor necrosis factor-related apoptosis-inducing ligand，TRAIL)是 TNF-α 超家族一个相对新的成员。多数研究表明，TRAIL-R2/DR5 在细胞凋亡中起重要作用。TRAIL 诱导的凋亡途径可能在重型肝炎发病中具有重要作用。在 HBV 感染者中，TRAIL 受体/配体系统能特异性地杀伤病毒感染的细胞和组织。Vander Sloot A M 等的研究显示,经 LPS 刺激培养的单核细胞产生可溶性 TRAIL 并作用于 HepG2 细胞,可引起细胞凋亡,且随着可溶性 TRAIL 水平升高,细胞凋亡也越明显,显示 TRAIL 诱导 HepG2 细胞凋亡呈剂量依赖性。进一步研究发现,重型肝炎患者血清可溶性 TRAIL 显著升高,且与血清 LPS 浓度以及肝脏损伤严重程度呈正相关。这可能是因为重型肝炎患者肝脏受损严重,导致体内 LPS 降解减少,从而刺激单核-巨噬细胞、DC 等表达 TRAIL 增多,脱落的可溶性 TRAIL 也相应增多,与肝细胞上受体结合后引起正常的肝细胞凋亡,从而进一步加重病情。

7. 高迁移率族蛋白 1(HMGB1)

HMGB1 组成型表达于所有真核细胞,在不同的物种中序列均保守。HMGB1 有两个主要功能,在细胞内可以对转录进行调节,在细胞外可以促进肿瘤生长和炎症发生。已知 HMGB1 在细菌性炎症和脓毒血症的发病中具有重要的作用,近年发现,在类风湿性关节炎等自身免疫性疾病的发病过程中,HMGB1 也具有重要作用。

段学章等研究发现,ACHBLF 患者血清 HMGB1 水平高于 CHB 患者,前者为(10.03±3.08) μg/L,后者为(7.47+2.06) μg/L,$p<0.01$。晚期 ACHBLF 患者血清 HMGB1 水平高于早期患者((11.68±1.93) μg/L 和(9.11±3.15) μg/L,$p<0.01$)。随访 2 个月后,死亡组患者的 HMGB1 水平高于生存组((11.03± 2.31) μg/L 比对(9.52±3.01) μg/L,$p<0.05$)。以上表明,ACHBLF 患者血清 HMGB1 水平随病情进展呈进行性升高,可部分预测 ACHBLF 患者的预后。

8. IL-10

IL-10 由 Th2 细胞、巨噬细胞、单核细胞、Kupffer 细胞等产生,是一种抑制性细胞因子和重要的抗炎因子,主要抑制巨噬细胞的抗原呈递功能,抑制多种促炎因子产生,抑制 Th1 细胞应答,下调炎症反应及其瀑布效应。郑伟强等研究表明,过高水平的 IL-10 表达使慢性 HBV 感染者体内的病毒复制活跃,诱发机体过度的免疫反应。IL-10 水平既可评估乙型重型肝炎的病情严重程度,又可用于判定预后。乙型重型肝炎患者合并细菌感染和重叠其他肝炎病毒感染时血清 IL-10 水平明显降低,说明内毒素血症及双重病毒感染在促进重型肝炎发展中起到重要的作用。

顾静等的观察表明,HBV-ACLF 组患者病程中 IL-10 水平显著高于 CHB 对照组,且 HBV-ACLF 组患者的 IL-10 水平在病程早期低于中期,中期低于晚期(p 值均小于 0.05);同时存活组 IL-10 水平高于死亡组($p=0.038$)。作者分析认为,HBV-ACLF 发病时机体超强免疫反应启动,负性调控因子 IL-10 为维持机体免疫平衡而被动性增多,随着病情进展,促炎因子(IL-32 等)水平逐渐下降,而 IL-10 水平则逐渐上升,提示 HBV-ACLF 患者早期以促炎因子分泌为主,随着病情进展,促炎因子分泌减少,抗炎因子分泌增多,出现"免疫麻痹"现象。而存活组体内 IL-10 水平明显高于死亡组,提示存活组体内抗炎反应居优势地位,机体炎症反应减轻,有利于疾病缓解和康复。

研究者发现,在急性肝衰竭(ALF)患者中,高水平的 IL-10 与单核细胞的功能障碍及不良预后有关。为了探索 IL-10 启动子区变异对 IL-10 的产生及对炎性疾病易感性的影响,Yan Z 等调查了 345 例中国 HBV 相关 ALF(HBV-ALF)患者 IL-10 启动子区三种单核苷酸多态性(SNP)类型的变异(A-1082G,T-819C,A-592C)情况,并与 414 例健康人群和 367 例无症状的 HBV 携带者进行对比观察。研究发现,HBV-ALF 患者-592C 和-819C 变异的频率远高于健康人群和 HBV 携带者,且 IL-10 启动子区-1082G-819C-592C 单倍型(haplotype)的 HBV 携带者发生 ALF 的可能性也明显增加。进一步的功能学研究表明,A-592C 是一核蛋白结合部位,单核细胞分泌 IL-10 的增加与变异的-592C 等位基因型转录活性明显高于-592A 等位基因型有关。在欧美人群,占优势的 GCC 单倍型患者其 IL-10 的分泌远高于 ACC 和 ATA 单倍型,但是东亚国家或地区 GCC 单倍型很少,说明其对 HBV-ALF 的发生影响有限。作者指出,IL-10 的产生在 HBV-ALF 病程中呈现双相反应,早期升高是继发于促炎因子的大量释放,后期则多伴

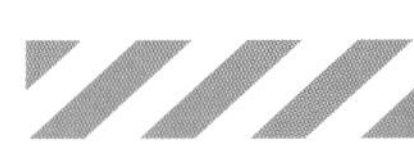

发于终末期患者的内毒素血症,导致单核细胞功能的钝化。

戚朝霞等采用甲基化特异性 PCR(MSP)技术测定了 ACHBLF 和 CHB 患者 PBMC 中的 IL-10 启动子甲基化状态,并与健康对照者进行了比较。结果显示:①ACHBLF 组完全甲基化率为 4%(1/25),未甲基化率为 84%(21/25),甲基化与未甲基化共存率为 12%(3/25)。CHB 组完全甲基化率为 12%(3/25),未甲基化率为 44%(11/25),甲基化与未甲基化共存率为 44%(11/25)。健康对照组完全甲基化率为 20%(2/10),未甲基化率为 20%(2/10),甲基化与未甲基化共存率为 60%(6/10)。②ACHBLF 组甲基化分布状态较 CHB 组和正常对照组差异有统计学意义($p<0.05$),而 CHB 组较健康对照组差异无统计学意义($p>0.05$)。③血清 IL-10 含量与甲基化状态呈明显负相关($r=-0.878$,$p<0.05$)。以上提示 IL-10 基因启动子区的甲基化可能参与 ACHBLF 的发病过程,是 IL-10 水平变化的原因之一,但不是主要的影响因素。

9. IL-21

IL-21 是一种多功能、多效性的细胞因子,主要由活化的 $CD4^+$ T 淋巴细胞、NK 细胞合成分泌,可调节 T 淋巴细胞、B 淋巴细胞、NK 细胞和 DC 的分化和增殖,参与固有免疫应答和适应性免疫应答。潘兴飞等用 ELISA 检测了 60 例 ACLF 患者(重肝组)及 18 名健康人(对照组)血清中 IL-21 蛋白,并与患者的主要肝功能指标进行相关性分析。结果显示,重肝组患者外周血 IL-21 表达高于对照组,两组之间的差异有统计学意义($p<0.05$);IL-21 水平与 ALT、AST、TBil 呈正相关($p<0.05$),与 ALB 呈负相关($p<0.05$)。以上表明,IL-21 表达增高,与肝脏的炎症和损伤程度相关,可能参与 ACLF 的发病,并可作为判断肝脏炎症程度的指标。石荣亚等用 ELISA 方法检测了 36 例 ACHBLF、29 例失代偿性乙型肝炎肝硬化(LC-d)、12 例代偿性肝硬化(LC-c)、31 例轻度慢性乙型肝炎(CHB-c)、51 例中度 CHB(CHB-m)、7 例重度 CHB(CHB-s)及 10 例健康对照者(Ht-c)血清中 IL-21,结果(以 OD 值表示)依次为 539.57±238.18、149.74±38.13、160.91±45.64、253.45±79.79、298.21±69.17、332.85±332.85 和 53.6±22.88,其中 ACHBLF、LC-d、LC-c、CHB-s 与对照组比较,差异非常显著($p<0.01$),CHB-c、CHB-m 与对照组比较,差异显著($p<0.05$)。同时测定的 IFN-γ 结果也类似。IL-21 与患者的 ALT 和 MELD 评分均呈正相关,但 ACHBLF 组死亡与存活患者的 IL-21 比较没有明显差异。作者认为,IL-21 在 HBV 感染后肝细胞损伤中起一定作用,可在一定程度上反映肝细胞损伤的严重程度,提示 IL-21 产生过多可能是 HBV 感染患者肝细胞受损的重要机制之一。

10. IL-22

IL-22 是 Th17 细胞分泌的主要因子之一,属于 IL-10 细胞因子家族成员,Th17 细胞是分泌 IL-22 的主要细胞之一,$CD4^+$ T 淋巴细胞亚群中活化的 Th1 细胞、Th22 细胞及固有免疫细胞,以及 γδT 淋巴细胞、NKT 淋巴细胞、淋巴组织诱导(lymphoid tissue inducer,LTi)细胞、LTi 样细胞和 NK22 细胞也分泌 IL-22。IL-22 受体是由 IL-22R 和 IL-10Rβ 链组成的异源二聚体,主要表达于组织器官,如肝细胞、胃肠道和皮肤的上皮细胞,但是在免疫细胞中并无表达。已证明 IL-22 在肝脏和其他组织中具有免疫调节和免疫保护的特性。IL-22 可诱导促炎基因的表达,但其也具有促进肝细胞分裂增殖、抑制肝细胞凋亡的作用。因此,Th17 细胞和 IL-22 可能在 HBV 感染的免疫应答中发挥多重作用。

Zhang 等对 HBV 感染者外周血中 Th17 细胞的比例和 IL-22 的表达水平进行了检测,进一步应用 HBV 转基因小鼠检测了 IL-22 诱导的抗病毒效能、肝脏炎症及炎性细胞向肝脏的趋化和浸润等。结果发现,急性乙型肝炎患者外周血中 Th17 细胞的比例和 IL-22 的表达较健康志愿者显著升高。IL-22 在抗原非特异性细胞向肝脏的趋化募集,增强 CTL 介导的肝脏损伤中发挥重要作用。但是,IL-22 并不能在体内直接有效地抑制 HBV 复制。将 HBV 免疫小鼠的脾细胞过继性转移至 HBV 转基因小鼠体内所导致的继发性肝细胞损伤程度可通过中和 IL-22 得以改善,中和 IL-22 可显著抑制抗原非特异性炎性细胞向肝脏的趋化、募集和浸润。

莫瑞东等用ELISA方法测定了79例ACLF患者和24例健康志愿者血浆IL-22水平。结果显示,ACLF患者血浆IL-22基线水平为(32.9±17.8) pg/mL,显著高于健康对照组的(15.1±8.5) pg/mL,$p<0.01$。在观察第28天时ACLF未存活组患者血浆IL-22基线水平为(35.2±20.2) pg/mL,明显高于存活组的(30.9±10.2) pg/mL,$p=0.031$,且至第28天时仍维持在高水平的(38.8±18.2) pg/mL,$p=0.739$,而存活组则降至(26.2±6.6) pg/mL,$p=0.044$。MELD评分大于26分的患者血浆IL-22为(40.1±6.8) pg/mL,MELD评分不高于20分患者的血浆IL-22为(29.2±1.4) pg/mL,$p=0.04$。以上表明,IL-22在ACLF患者血浆中表达明显升高,且其水平与患者预后和相关疾病转归相关,提示血浆IL-22有望作为判断ACLF患者预后和疾病转归的预测因子。

11. IL-23受体

IL-23是IL-12细胞因子家族成员,由IL-12p40和IL-23p19亚基组成,与IL-12共用IL-12 p40亚基。IL-23能直接作用于T淋巴细胞使其产生IFN-γ、IL-17等炎症因子,通过活化DC来活化和调节T淋巴细胞依赖的免疫应答,IL-23在自身免疫性疾病的发生、发展及转归过程中也起到关键作用。IL-23R也是由IL-2Rβ2和IL-23组成的异源二聚体,在IL-23与其结合后可以经STAT3介导相关的信号传递,在Th17细胞的生长、成熟、分化和功能活化中起到重要作用。为了了解IL-23R在ACLF发病中的作用,Khanam A等应用流式细胞仪和多种标记抗体测定了42例ACLF(其中19例为HBV-ACLF、23例为酒精相关的ACLF)、32例CHB和20例健康对照者外周血各种$CD4^+CD17A^+$ Th17细胞及多种细胞因子,结果显示:①与CHB和健康对照组相比,ACLF组患者循环Th17细胞明显增加($p=0.03$,$p=0.006$),而且ACLF患者肝内Th17细胞的比例高于外周血;②IL-23R在ACLF患者Th17细胞的表达显著上调,而且与患者肝脏炎症及疾病的严重程度的相关指标如血清胆红素、Child-Pugh评分、MELD评分、血肌酐和INR密切相关($p<0.05$);③ACLF非存活者与存活者比较,IL-23R的表达明显增高,$p=0.01$。以上表明,ACLF患者Th17细胞表面IL-23R的高表达与肝脏炎症的诱导及疾病的严重性密切相关。

12. IL-32

IL-32是一种新发现的促炎细胞因子,主要由T淋巴细胞、NK细胞、上皮细胞分泌,可通过激活NF-κB、AP-1和p38 MAPK等通路诱导IL-1β、TNF-α、IL-6等细胞因子的表达。业已发现,IL-32作为促炎因子在风湿性关节炎、炎症性肠病、特异性皮炎、胰腺炎、CHB、慢性丙型肝炎等自身免疫性和炎症性疾病的发生、发展中起重要作用。邹勇等采用ELISA和免疫组织化学方法,对20例接受肝移植治疗的HBV-ACLF患者、20例轻度CHB患者和5例接受血管瘤手术切除的患者(作为正常对照)的血清和肝组织IL-32进行了检测。结果显示,HBV-ACLF患者外周血血清IL-32水平平均为(836.7±229.7) ng/L,轻度CHB患者血清IL-32水平为(186.2±38.6) ng/L,正常对照者血清IL-32水平为(71.2±9.2) ng/L,HBV-ACLF患者血清IL-32水平明显高于轻度CHB患者和正常对照者(两两比较p值均小于0.001)。HBV-ACLF患者肝组织中IL-32的表达水平为(176.3±36.9) ng/L,轻度CHB患者为(32.6±7.6) ng/L,正常对照者为(15.3±5.7) ng/L,HBV-ACLF组与轻度CHB和正常对照组比较p值均小于0.001。相关性分析表明,HBV-ACLF和轻度CHB组患者血清和肝组织中IL-32的水平均与肝功能中总胆红素的高低呈正相关(r分别为0.686和0.544,p值均小于0.05)。从上可见,IL-32高表达可能是导致HBV-ACLF免疫性肝损伤加剧、肝细胞大量凋亡和坏死的重要因素。

前已述及,顾静等在观察HBV-ACLF患者、CHB患者及健康对照者血清IL-10的同时,也动态监测了血清IL-32的水平变化。结果显示,HBV-ACLF组IL-32水平为(500.98±152.33) pg/mL,显著高于CHB组的(281.72±99.28) pg/mL及健康对照组的(178.16±50.54) pg/mL(p值均小于0.05)。动态监测HBV-ACLF组IL-32水平显示,ACLF早期高于中期

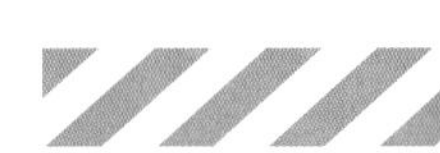

((540.69±155.71) pg/mL vs. (498.43±135.56) pg/mL，$p<0.05$)，中期高于晚期((498.43±135.56) pg/mL vs. (450.77±102.33) pg/mL，$p<0.05$)。HBV-ACLF 感染组 IL-32 水平高于非感染组((553.41±158.65) pg/mL vs. (482.54±110.16) pg/mL，$p=0.021$)；HBV-ACLF 存活组 IL-32 水平低于死亡组((481.95 ±100.67) pg/mL vs. (540.62±112.45) pg/mL，$p=0.011$)，存活组 IL-10 水平高于死亡组((4.21 ±1.27) pg/mL vs. (3.61±1.05) pg/mL，$p=0.038$)。作者认为，IL-32 及 IL-10 参与了 HBV-ACLF 疾病的发病过程，动态监测其水平有助于判断预后。

13. IL-33

作为 IL-1 家族的新成员，IL-33 是一种多功能的细胞因子。IL-33 在体内以两种形式存在，一是其前体，全长的 IL-33，主要在上皮细胞或内皮细胞核内组成性表达；当细胞坏死和凋亡时，前体 IL-33 可以经非常规途径释放出来，经丝氨酸蛋白酶水解后生成具有较高生物学活性的成熟的细胞因子，并大量地与其受体 ST2 结合，生成 IL-33-ST2 复合物，激活多种细胞内信号通路发挥其生物学效应——介导 Th2 型免疫，与过敏性疾病、纤维化生成及驱除蠕虫感染相关；促进 Th1 型免疫和 $CD8^+$ T 淋巴细胞应答，产生抗病毒、抗肿瘤的保护作用。已发现 IL-33/ST2 还参与了病毒性肝炎、肝纤维化、肝细胞癌的发病过程，为此，谢青教授等测定了 51 例 HBV-ACLF 患者血清中 IL-33 和可溶性 ST2(sST2)，并与健康对照和 CHB 组患者进行对比，发现在病后第 1 周末 IL-33 水平在各组间无明显差别，而 sST2 差异显著，HBV-ACLF 组最高，且存活 ACLF 患者第 4 周末 sST2 水平明显下降，而非存活患者仍维持较高的水平。此外，血清 sST2 与多项实验室指标和预后评分显著相关，证明 sST2 可用于预测 HBV-ACLF 患者的半年病死率。

14. IL-35

IL-35 是目前唯一发现的由调节性 T 淋巴细胞分泌的抑制性细胞因子，其结构为由 EBl3 和 IL-12 p35 两个亚基构成的异源二聚体，属于 IL-12 家族成员。作为免疫抑制性细胞因子，IL-35 被发现与众多自身免疫性疾病密切相关，在感染性疾病中亦具有重要的作用。

陈丽等用 ELISA 法分别检测 28 例 HBV-ACLF 患者、28 例 CHB 患者及 28 例正常人血清 IL-35 水平及各项临床指标。结果：血清 IL-35 浓度(pg/mL)在正常组、CHB 组和 ACLF 组分别为 178.26±52.32、426.83±236.29、1087.00±436.26，ACLF 组明显高于其他两组，3 组间比较差异有统计学意义($F=9.95$，$p<0.01$)；同时观察 HBV-ACLF 患者病程早、中、晚期血清 IL-35 变化，ACLF 早、中、晚期血清 IL-35 浓度(pg/mL)分别为 1539.00±285.72、1082.94±333.90、636.80±169.00，各期比较差异有统计学意义($F=3.81$，$p=0.018$)。比较 ACLF 存活组与非存活组患者血清 IL-35 水平的差异，两组 IL-35 浓度(pg/mL)分别为 1472.94±308.02、1544.36 ±274.84，差异无统计学意义($p=0.65$)。将 IL-35 与 ALT、AST 的检测结果进行相关性分析，ACLF 早期 IL-35 与 ALT 具有相关性($p=0.02$)，而中、晚期无明显相关性($p>0.05$)。作者认为，HBV-ACLF 患者病程中血清 IL-35 明显升高，且在疾病早期升高，中晚期降低；早期 IL-35 与 ALT 呈正相关，说明 IL-35 的升高可能部分反映患者免疫功能状态和预后。

(六)骨桥蛋白

骨桥蛋白(osteopontin，OPN)是 1979 年发现的一种包含精氨酸-甘氨酸-门冬氨酸(RGD)整合素结合区的分泌性磷酸化糖蛋白，1983 年被 Herring 从骨基质中分离出来而得名。研究发现，OPN 是免疫细胞募集及启动 Th1 细胞免疫的关键细胞因子，参与了许多炎症反应的病理过程。研究证实 NKT 淋巴细胞能分泌 OPN，OPN 能放大 NKT 淋巴细胞的激活作用，触发中性粒细胞浸润及活化。进一步研究 OPN 在肝炎中的发病机制发现，在 OPN 转基因鼠，给予伴刀豆球蛋白 A 后，肝脏大片坏死，单核细胞浸润，而对照组给予同样处理后，只是轻微的肝脏损伤，故推测 OPN 可能引起 Th1/Th2 免疫平衡失调，诱发大片肝坏死。相关研究还显示，慢性乙型重型肝炎患者外周血 OPN 水平明显升高。在暴发性肝炎中,OPN 升高更为显著,推测 OPN 是以自分泌方式,通过启动 Th1 细胞因子网络 IL-18、IFN-γ 的作用,引起单核-巨噬细胞活化,进一步引起大片肝坏死。近期,Liu L G 等进行了慢加急性肝衰竭(ACLF)患者 OPN 与 90 天病死率的相关性研究,发现与 CHB 组和健康对照组比较,ACLF 患者血清 OPN 明显增高($p<0.01$),ACLF 死亡患者的 OPN 水平也明显高于生存患者。此外,还发现 ACLF 患者的血清 OPN 水平与总胆红素、MELD 评分呈正相关。按照 OPN 的高低分为 3 组,其中低水平组血清 OPN<6135 ng/mL,中等水平组为 6135～9043 ng/mL,高水平组>9043 ng/mL,3 组患者的病死率分别为 27.78%、52.94%和 73.68%。血清 OPN 是预测 ACLF 的独立危险因素。

(七)模式识别受体

Toll 样受体 4(Toll-like receptor 4,TLR-4)作为内毒素的特异性受体,通过识别血清内毒素,与 LPS/LBP/CD14 结合,招募髓样分化因子 88(myeloid differentiation factor-88,MyD88),激活 IRAK(IL-1R 相关激酶)及 MAPKK(MAPK kinase)家族,最终诱导 NF-κB 活化,从而激活靶基因转录,释放一系列细胞因子,造成肝细胞损伤。重型肝炎患者由于肠道菌群紊乱和细菌过度生长以及胃肠道黏膜淤血,肠道产生、吸收内毒素增加,同时由于肝细胞大量坏死,免疫功能下降,Kupffer 细胞清除能力下降,因而对内毒素及内毒素免疫复合物的清除减少,导致内毒素血症。

LPS 是革兰阴性菌细胞壁的主要成分,有着重要的病理生理功能。TLR-4 是 LPS 信号转导的关键受体。调控 TLR-4 的表达有可能控制 LPS 有关的炎症反应。Xu 等设计并构建了 TLR-4 siRNA 表达载体,通过转染鼠巨噬细胞系 RAW264.7 评估其基因沉默效率,进一步在小鼠肝损害模型中评价 TLR-4 基因沉默的治疗效果。结果显示,RAW264.7 细胞中 TLR-4 mRNA 及蛋白水平均明显降低;TLR-4 siRNA 明显抑制 LPS 对 TNF-α 及巨噬细胞炎性蛋白(macrophage inflammatory protein,MIP)2 表达的上调作用,LPS 对 p38-MAPK 及 ERK1/2 的活化作用亦被 TLR-4 siRNA 显著下调。进一步研究证明,TLR-4 siRNA 预处理有助于控制 LPS 炎症反应,明显减轻 D-GalN/LPS 对 C57BL/6 小鼠的肝损害作用,降低急性肝损伤小鼠的死亡率。

研究发现,CHB 患者 PBMC 表面 TLR-4 蛋白及 mRNA 水平明显高于正常人,而慢性乙型重型肝炎患者的 TLR-4 水平又显著高于 CHB 患者,提示在 HBV 感染引起的肝损伤过程中,TLR-4 均发挥了作用,且随着疾病的进展其表达明显增加,与疾病的发生、发展密切相关。范建高等发现 TLR-4 的表达量随内毒素血症程度的增高和刺激时间延长而增加,且 LPS 能正性上调 TLR-4 表达,进一步放大了 LPS 的生物学效应。因而在乙型重型肝炎中,肝细胞大量坏死,肝 Kupffer 细胞灭活能力减弱,进一步加速了内毒素血症的发生,而内毒素通过影响肝细胞代谢或 TLR-4 介导的免疫反应加重病情的恶化,两者相互影响,互为因果。

以上研究表明,CHB 特别是乙型重型肝炎患者 PBMC 表面 TLR-4 水平显著升高,监测 TLR-4 值的动态变化有助于指导治疗。

(八)诱导型一氧化氮合成酶

一氧化氮是一种半衰期极短的生物调节因子,通过一氧化氮合成酶催化 L-精氨酸生成,具有广泛的生物学功能。目前研究认为,一氧化氮具有潜在的抗病毒诱导活性,而且可能是肝脏损害的介导因子之一。对诱导型一氧化氮合成酶(inducible nitric oxide synthase,iNOS)缺陷型小鼠模型的研究发现,该小鼠模型由于一氧化氮合成障碍,可耐受 CTL 在抑制病毒复制过程中可能造成的免疫损伤,也可以对抗致死量的抗 Fas 抗体注射,使其免于因注射抗 Fas 抗体而引起的肝坏死,并且无肝损伤表现。在重型肝炎患者血清中一氧化氮水平显著升高,若体内炎症反应逐渐减轻,肝功能好转,病情进入恢复期,一氧化氮水平又大幅下降。这些研究均说明一

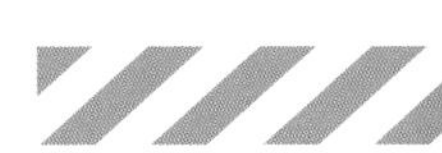

氧化氮与肝内炎症程度、病情严重程度密切相关,在重型肝炎发病中起一定作用。

研究表明 iNOS 基因与病毒性肝炎有密切关系,正常肝细胞中 iNOS 基因表达量极低,一旦病毒侵入肝细胞后就会诱导肝细胞激活 iNOS 基因并使其表达,产生大量的一氧化氮。一方面可以杀伤病毒、细菌、寄生虫等病原体和肝肿瘤细胞,发挥广谱抗病毒和抗肿瘤功能;另一方面可通过细胞毒作用损伤正常肝组织,造成肝细胞死亡。郭风劲等研究认为,HBV 感染后,pre-S2 蛋白通过其反式调节作用,下调 iNOS 的转录活性,进而导致一氧化氮产生减少,从而阻断肝细胞通过一氧化氮的产生清除感染肝细胞 HBV 的作用,实现长期慢性感染。由此,iNOS 的表达可以作为炎症损伤的衡量因子。

(九)中性粒细胞明胶酶相关脂质运载蛋白

中性粒细胞明胶酶相关脂质运载蛋白(NGAL)是 Kjeldsen 等于 1993 年研究中性粒细胞内基质金属蛋白酶 9 时,发现的一种新的肌钙蛋白样的生物标志物。目前普遍认为,NGAL 可用于急性肾损伤/急性肾衰竭的监测。

肾功能异常或障碍在失代偿性肝硬化和肝衰竭等重型肝炎病程中极为常见,其中发生急性肾衰竭时肌酐水平可迅速上升,易于检测,而并发慢性肾损伤时往往不易检测和诊断,常用的各种基于肾小球滤过率(glomerular filtration rate,GFR)的诊断需要测定各类物质的清除率,但该类技术比较复杂,并不适于临床常规应用。肌酐的测定简单易行,但已有报道对于肝硬化基础上并发的肾损伤测定肌酐并不准确,为此,Gerbes A L 等观察了 22 例血清肌酐水平始终低于 1.5 mg/dL 的肝硬化腹水患者,比较分析了血清 NGAL 与肌酐的测定结果。22 例患者分为两组,第 1 组共 16 例患者,通过^{51}Cr-EDTA 技术测定的 GRF 平均为(69±15)mL/min,而第 2 组患者测得的 GRF 为(29±10)mL/min,两组患者的肌酐水平分别为(0.8±0.2)mg/dL 和(1.1±0.3)mg/dL,无显著性差异;通过血清肌酐测定值估算的 GRF 值分别为(106±34)mL/min 和(65±17)mL/min,也无显著性差异;而 NGAL 的测定值分别为(50±15)ng/mL 和(136±61)ng/mL,两组比较差异非常显著($p<0.01$)。尿液中 NGAL 的测定结果与血液测定类似,其中第 2 组中的 5 位患者尿 NGAL>100 ng/mL。曲线下面积(AUC)分析也显示当用于鉴定 GRF<50 mL/min 的患者时,NGAL 明显优于肌酐测定,前者的 AUC 为 0.98(0.96~1.00),后者为 0.79(0.66~0.92),$p<0.05$。

近年研究发现,NGAL 不仅可用于急性肾损伤/急性肾衰竭的监测,还是 ACLF 及其预后相关的生物学标志物,与肝衰竭和全身性炎症密切相关。Ariza X 等测定了 716 例因各种肝硬化并发症住院患者的血浆 NGAL 和尿 NGAL,其中 148 例(20.7%)合并 ACLF,其余 568 例均为失代偿肝硬化。结果显示,ACLF 患者的血浆和尿 NGAL 比没有发生肝衰竭的患者明显升高,其中血浆 NGAL 在两组分别为 232(147~422) ng/mL 和 131(99~187) ng/mL,尿 NGAL 分别为 108(35~400) μg/g 肌酐和 29(12~73)μg/g 肌酐,p 值均小于 0.001。尿 NGAL 也同 MELD 评分一样,可以独立预测 28 天无肝移植 ACLF 患者的病死率。此外,还观察到 NGAL 的基因 LCN2 在 ACLF 患者的表达明显上调,并且直接与血清胆红素、INR、MELD 评分及 IL-6 相关。

(十)巨噬细胞炎性蛋白

巨噬细胞炎性蛋白(MIP)是 1988 年 Wolpe 等首次发现的一种新的蛋白质,可分为 MIP-1、MIP-2、MIP-3、MIP-4、MIP-5 共 5 种亚型。MIP-2 具有肝素的结合位点,可与内皮细胞外基质中肝素硫酸葡聚糖相互作用,加强白细胞与血管内皮细胞的黏附。MIP-2 通过对炎性细胞的化学趋化和活化作用而参与炎症的全过程,其特异性靶细胞为中性粒细胞,可特异性趋化和激活中性粒细胞,目前普遍认为 MIP-2 是炎症早期重要的促炎细胞因子。

陈智报道 MIP-2 在乙型重型肝炎患者血清中水平显著高于其他组,如果患者该指标持续增高,可预警乙型肝炎重症化的发生,并可用于监测乙型肝炎患者病情轻重。

(十一)胸腺素β4

胸腺素β4(thymosin β4,Tβ4)是人体内主要的肌动蛋白调节分子之一。它可以与球状肌动蛋白(globular actin,G-actin)结合,抑制纤维状肌动蛋白(fibrous actin,F-actin)的生成,从而减少肝衰竭患者小血栓的形成及微循环功能障碍的发生,进而阻止患者多器官功能衰竭的发生及发展。Tβ4还能降低自由基水平,减缓脂质过氧化,抑制促炎细胞因子的生成。肝衰竭时常伴有大量单核-巨噬细胞浸润,分泌、释放促炎细胞因子,加重全身炎症反应。刘莹等研究发现,肝衰竭患者血Tβ4含量明显低于肝硬化组、慢性乙型肝炎组及正常对照组。血清Tβ4动态变化水平可作为判断肝衰竭预后情况的参考指标。

(十二)T淋巴细胞免疫球蛋白黏蛋白分子3

T淋巴细胞免疫球蛋白黏蛋白分子3(T cell immunoglobulin mucin 3,Tim-3)是2002年发现的一种与T淋巴细胞功能有关的表面分子。对小鼠动物模型的研究发现,Tim-3作为一种负调节分子选择性表达在活化的Th1细胞表面,Tim-3与其配体的相互作用在Th1细胞介导的免疫应答中起负调节作用。Sabatos C A等研究发现在CHB患者外周血中Tim-3的表达明显增加,说明机体在乙型肝炎的慢性期可能通过调控Treg活性等机制来诱导Tim-3的表达从而抑制特异性的Th1细胞应答。

邹晓清等研究发现乙型重型肝炎患者血清中Tim-3水平显著高于其他组,可用于监测乙型肝炎患者病情轻重。随着CHB病情的进展,患者血清中iNOS与NGAL表达均逐渐增加,在CHB重度组患者达到最高峰,而在乙型重型肝炎患者血清中又有所降低,可用于预警乙型肝炎重症化。有报道Tim-3和MIP-2持续升高而iNOS和NGAL开始回落的相交点对预警乙型肝炎重症化具有重要的临床意义。

(十三)Caspase-1的表达及其与慢加急性肝衰竭的关系

炎症小体是近年发现的涉及人体天然免疫的一种多蛋白复合物,可以识别PAMPs/DAMPs,募集和活化半胱天冬酶即caspase-1,酶解IL-1β和IL-18的前体,产生成熟的细胞因子,并诱导细胞焦亡和后续的细胞裂解和炎症。半胱天冬酶不仅可以介导炎症发生,而且可以介导Fas相关的肝细胞凋亡和TNF-α诱导的肝细胞损伤。Zhang X Y等从蛋白和基因水平,检测了126例HBV-ACLF患者血清和肝组织中的半胱天冬酶。结果表明:与CHB、乙型肝炎肝硬化和乙型肝炎相关的肝细胞肝癌患者比较,ACLF患者肝组织中半胱天冬酶的mRNA和蛋白的检出水平均明显降低,而外周血中此酶的水平却明显升高,推测半胱天冬酶在ACLF患者病程早、中期表达增强。进一步比较30例存活的ACLF患者与41例病故患者的血清半胱天冬酶水平,后者比前者明显减低:两组患者的动态测定表明,随着病程进展,两组患者的酶水平均逐渐下降,但存活组随着病情缓解后酶的水平出现明显上升反弹,而死亡组患者则持续下降至极低的水平。作者应用血清半胱天冬酶构建曲线下面积(AUC)为0.89(95% CI为0.76~0.90,$p<0.0001$),敏感性为80.95%,特异性为87.13%。当用于ACLF的预后分析时,与MELD评分比较,血清半胱天冬酶的AUC为0.81,而MELD仅为0.67。作者相信,血清半胱天冬酶有望成为评估ACLF病情和判定预后的新的生物学标志物。

(十四)细胞外组蛋白

急性肝衰竭(ALF)或ACLF导致的大量坏死的肝细胞可以释放出许多炎症因子,包括细胞外组蛋白(cellular histone),这一现象不仅在ConA和对乙酰氨基酚制备的肝衰竭动物模型上观察到,也已在HBV感染相关的ALF、ACLF患者中得到印证。Li X等对比观察了112例HBV-ACLF、90例CHB、80例乙型肝炎肝硬化患者和40例健康对照者的血浆组蛋白H4,证实ACLF患者病程中组蛋白水平明显增高,增高程度与炎症反应的强弱、病情轻重和转归明显

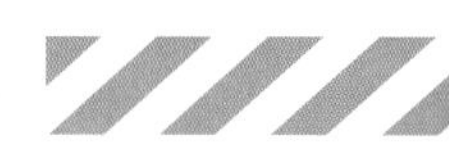

相关。体外细胞模型实验表明,应用抗组蛋白 H4 抗体可以显著抑制炎症因子的释放和组蛋白带来的促炎效应。作者认为,细胞外组蛋白可以直接或间接加剧细胞损伤和全身性炎症反应,从而加重 ACLF 患者的病情,靶向细胞外组蛋白的治疗或许有助于肝衰竭患者的康复。

六、相关遗传学标记

(一)性激素通路与乙型肝炎重症化

近年研究发现,性激素受体基因的遗传变异在乙型肝炎重症化患者和 HBV 携带者之间存在明显差异,由此可以解释乙型肝炎患者病情进展中性别的差异。临床观察发现,男性 HBV 感染者有较高的发病率和慢性化率,男性慢性 HBV 感染者有较高的活动频率,由此说明性激素及其受体可能通过调节宿主免疫反应和病毒复制水平影响 HBV 的感染过程。目前认为,清除病毒的免疫反应可能下调雄激素和上调雌激素。性甾体激素可能通过雄激素受体介导调节 HBV 的复制。有研究证明,雄激素对细胞免疫反应和体液免疫反应均产生抑制作用,雌激素对细胞免疫反应产生抑制而对体液免疫反应产生增强作用,孕激素则促进细胞免疫反应向体液免疫反应转化。

雌激素受体(estrogen receptor,ESR)在其他多基因遗传病中的作用已有较多报道,在 HBV 感染中的作用也很早就受到遗传学家和病毒研究者的关注。众多研究表明,ESR 在持续性 HBV 感染中发挥重要的调节作用,ESR 基因与乙型肝炎宿主遗传易感性相关。HBV 携带者表达低水平 ESR,导致免疫系统对性激素的反应不足,从而造成机体对 HBV 清除不力而更容易引起 HBV 持续性感染。人 ESR 可分为两类,即雌激素受体 A(ESR1)和雌激素受体 B(ESR2),无论 ESR1 还是 ESR2 的遗传变异都会导致雌激素功能的下降,从而有可能导致对 HBV 感染形成不同类型的宿主遗传易感性。其中 ESR1 基因有功能意义的突变,更容易导致雌激素抵抗,雌激素主要是通过与 ESR1 结合来发挥其作用的,ESR1 基因才是真正对 HBV 感染具有宿主遗传易感性的微效基因。国内邓国宏教授等通过大样本对 ESR1 基因多态性与慢性持续性 HBV 感染之间的关系进行了研究。他们发现 ESR1 29T/T 基因型的个体与至少含一个 29C 等位点的个体相比持续 HBV 感染的易感性显著增加($p<0.001$)。连锁不平衡作图分析表明 T29C 多态性包含了位于 ESR1 启动子到内含子 3 的一个连锁不平衡区域,这表明检测到的 ESR1 T29C 转换来源于 ESR1 本身,中国人群中 ESR1 基因多态性与 HBV 持续感染显著相关。

正常男性下丘脑-垂体-性腺轴的负反馈调节,主要由血清睾酮(testosterone,T)、雌二醇(estradiol,E2)通过中枢神经系统反馈来调节下丘脑活动,控制垂体释放黄体生成素(luteinizing hormone,LH)和卵泡刺激素(follicle stimulating hormone,FSH)。相关研究发现,男性乙型肝炎肝硬化患者血清 T 和 E2 水平降低,血清 LH 和 FSH 水平相应增高,提示肝功能受损可能是导致患者性激素和垂体激素异常的重要原因。目前关于乙型肝炎急性活动期及重型肝炎患者的性激素与垂体激素变化的研究尚少,但可以肯定的是,准确监测 CHB 患者性激素及相关的垂体激素变化,可在一定程度上反映肝脏损害的程度,并可作为乙型肝炎、乙型肝炎肝硬化、肝硬化并发肝癌追踪和观察疾病进程的有用指标之一。

(二)抗病毒免疫反应基因与乙型肝炎重症化

目前认为,重型肝炎发生、发展的“启动或控制点”受病毒(如病毒变异、病毒蛋白、病毒基因型等)和宿主(如细胞免疫、细胞因子、细胞凋亡等)两个方面因素的影响,其中病毒复制是重型肝炎发生和发展的必需条件和病因所在。研究表明在重型肝炎发病早期,常存在较活跃的病毒复制,提示病毒因素在乙型肝炎重症化的发生、发展过程中占据重要地位。宿主转录因子的改变、HBV 基因变异等都有可能导致 HBV 转录复制水平的改变而致乙型肝炎重症化。

肝富集转录因子(liver-enriched transcription factor,LETF)是一类具有基因转录调控作用的蛋白质分子,主要存在于肝脏。Long C E 等的研究结果显示,位于 EnhⅠ/Xp 和 EnhⅡ/Cp 启动子的 HNF4 结合位点是调控 C 启动子活性及 3.5 kb mRNA 转录的重要因子,在 HBV 高度组织特异性复制表达中可能具有重要作用。研究结果显示 CHB 患者体内 HNF4 的表达水平增高,且 HNF4 水平与 HBV 复制水平呈正相关关系。此外,Honda M 等用基因芯片对 HBV 感染患者肝穿刺活检标本的研究结果表明,HBV 感染可导致 HNF4、RXR/PPAR、C/EBP 等 HNF 基因转录的增加,并可能与肝损伤的发生相关。因此,HNF 与 HBV 基因转录调控间的相互作用,有可能在乙型重型肝炎发病机制中扮演重要角色。

Deng 等通过对 Th1 型免疫反应通路上的 CXCL10 基因进行单核苷酸多态性(single nucleotide polymorphism,SNP)研究,发现存在于 CXCL10 基因启动子区的多态性位点 G-201A 与男性 HBV 携带者的病程进展显著相关。凝胶电流迁移率(electrophoretic mobility shift assay,EMSA)实验显示 G-201A 位点能改变与核蛋白的结合能力;报告基因实验证明该位点能影响 CXCL10 基因启动子区的转录活性;mRNA 实时定量实验表明,在 PBMC 中易感等位型 G-201G 的表达量显著高于 G-201A 等位型;ELISA 和免疫组化实验均发现进展期的 CHB 患者的血浆和肝组织中 CXCL10 蛋白含量显著高于非进展期患者。上述研究表明,G-201A 是一个新发现的功能性多态性位点,CXCL10 蛋白参与乙型肝炎患者肝组织的炎症和坏死过程,能影响 CHB 的病程进展。

此外,Yan Z 等报道,IFN-γ 基因的突变可影响 IFN-γ 的表达,是 HBV 感染慢性化的易感因素;预后差的暴发性肝炎患者 TNF-α 基因启动子区-1031C、-863A 及 TNF-βB2 对偶基因出现的频率更高;IL-10 基因启动子区 SNP 与慢性 HBV 感染的进行性发展有关;与健康对照组相比,暴发性肝炎患者 IL-10 基因启动子区下调 IL-10 表达的单倍型基因出现频率更高,上调 IL-10 表达的单倍型基因出现频率更低。Yan 等也从群体水平揭示了 Th2 型免疫反应通路上的 IL-10 基因启动子多态性与慢性乙型重型肝炎的关系,为 IL-10 启动子自然选择学说及急性肝衰竭的全身炎症反应综合征病理生理学理论提供了新的证据。

Han 等在 hfgl2 基因的调控机制和网络研究时发现,HBc 蛋白和 HBx 蛋白均具有激活 hfgl2 的功能,而 HBs 蛋白则不能激活该基因;系列启动子缺失试验表明,在 hfgl2 基因启动子-712～-568 位之间存在着激活该基因的调控序列,在病毒蛋白作用下,转录因子 c-Ets-2 能与 hfgl2 基因启动子上相关顺式作用元件结合,从而激活该基因的表达;乙型重型肝炎患者的 P-JNK 及 P-ERK 的磷酸化水平较健康对照者明显增强,提示重型肝炎患者 JNK 及 ERK 信号转导途径被激活。体外试验结果显示,在病毒蛋白 HBx 及 HBc 作用下,信号转导途径 JNK 及 ERK 分别被激活,c-Ets-2 的表达及转位与 JNK 及 ERK 的活性有关。以上结果说明,HBV 蛋白 HBc 及 HBx 分别通过激活 JNK 途径及 ERK 途径,继而激活转录因子 c-Ets-2,使其移位至核内,并与 hfgl2 基因启动子上顺式作用元件结合从而上调 hfgl2 基因的表达。

TNF-α 是肝衰竭的重要炎症因子,mfgl2 在鼠暴发性肝炎及 ACLF 中起重要作用。Gao 等构建了 mfgl2 和 TNFR1 基因的真核表达载体、绿色荧光融合蛋白及其 shRNA 干扰质粒。采用 mfgl2 和 TNFR1 基因联合干预较单个基因干预能更有效地提高重型肝炎小鼠的生存率,改善其血清学和肝脏病理等改变。由此可以提示 hfgl2 和 TNFR1 这两个重型肝炎相关基因在 HBV 患者病情的发展过程中可能具有协同作用。

HBV 感染是重型肝炎发生、发展的必需条件和病因所在,而 HBV 基因组转录与复制又是 HBV 生活周期的核心环节。从基因转录调控这一新的角度入手,深入研究 HBV 基因转录调控在乙型肝炎重症化中的作用和机制,将为寻找预测和监测重型肝炎发生及发展的宿主转录因子标志提供线索,为发展重型肝炎治疗的有效手段提供新的作用靶点。

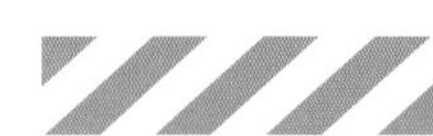

（三）乙型肝炎重症化的全基因组关联研究

全基因组关联分析(genome-wide association study，GWAS)于 2005 年以后开始兴起，成为目前复杂疾病遗传关联研究的主流。该策略不需要预先选择候选基因，而是直接选取全基因组范围数以十万计的 SNP 位点和数以十万计的拷贝数变异(copy number variation，CNV)位点进行全基因组关联分析。与候选基因策略相比，全基因组关联策略在统计效能上有着极大的提高，同时可以避免群体分层偏倚和基因选择的偶然性。

近年来，国内外学者应用 GWAS 技术开展了 HBV 的持续性感染、ACLF 患者对聚乙二醇化干扰素的应答及 HBV 相关肝癌等方面的研究，取得了一些重要发现。周钢桥教授等对 1251 例持续性 HBV 感染患者(PIs)与 1057 例自发性康复的 HBV 感染者(SRs)进行了对比研究，在染色体 8p21.3 鉴别出一个新的基因位点(rs7000921，OR=0.78，$p=3.2\times10^{-12}$)，并进一步发现 INTS10 可以在肝细胞上经 IRF3 抑制 HBV 的复制，对临床血浆标本的检测也证实，PIs INTS10 的水平明显低于 SRs，且与病毒载量呈负相关。以上证实了新的抗病毒基因 INTS10 在 HBV 感染清除中的作用。

邓国宏教授等在国际上首次应用 GWAS 技术，对 399 例 HBV-ACLF 患者和 401 例 HBV 慢性携带者的单核苷酸多态性(SNP)进行了测定，并在初步研究结果的基础上，对 4 组共计 901 例 HBV-ACLF 患者和 1686 例 HBV 携带者进行重复分析和临床表现的关联性研究，结果发现位于人白细胞抗原(HLA)Ⅱ类区(染色体 6p21.32)的 rs3129859 与 HBV-ACLF 相关($p=2.64\times10^{-20}$，OR=1.83)，同时证明 HLA-DRB1*12:02 是与 ACLF 关联的易感 HLA 等位基因，($p=3.94\times10^{-6}$，OR=2.05)，相对于肝硬化基础上的 ACLF，rs3129859 与无肝硬化的 ACLF 关联度更高；与低病毒载量和 HBeAg 阳性的 CHB 相关 ACLF 也有明显的关联。此外，rs3129859*C 等位基因也与较长的 PT、较快出现腹水及较高的 28 天病死率相关。以上表明，HLA-DR 是 HBV-ACLF 易感基因位点所在的区域，同时说明 HLA Ⅱ类抗原限制性 $CD4^{+}$ T 淋巴细胞路径在 HBV 相关 ACLF 的发病中起到重要作用。

（四）表观遗传学与乙型肝炎重症化

表观遗传为没有 DNA 序列改变的、可遗传的基因表达改变。目前认识到的表观遗传变异主要包括微小 RNA(microRNA，miRNA；small interfering RNA，siRNA)、DNA 甲基化(DNA methylation)和染色质重塑(chromatin remodeling)等。

1. 微小 RNA

miRNA 是一类高度保守的在转录后水平调节基因表达的非编码 RNA，可以与 mRNA 的 3′端非翻译区相互作用，负性调节基因的表达。miRNA 在机体的许多生物学事件如增生、分化、组织重塑、凋亡和免疫反应中发挥作用。大量研究表明，miRNA 在部分脏器慢性损伤特别是肝脏的慢性损伤过程中存在差异性表达，可能与脏器慢性损伤的发生、发展存在相关性。由于 miRNA 可以在组织标本中检测到，因此有可能用于一些疾病的诊断。

高随等构建了 hFas 和 hTNFR1 基因的 miRNA 表达质粒，并对其进行了体外细胞水平的实验，结果证明了 hFas 和 hTNFR1 基因的 miRNA 表达质粒对相应基因有特异性的抑制作用，表明它们对病毒诱导的重型肝炎的治疗具有潜在的临床应用价值。

多项功能研究也表明 miRNA 参与调节多个炎症通路因子的表达。有研究发现，miR-150 和 miR-223 可能与病毒性肝炎的肝细胞炎症活动有关。miR-150 主要参与调控 B 淋巴细胞的成熟，还通过调节 Th1 与 Th2 细胞的分化参与机体炎症反应。miR-223 位于人类 X 染色体，在粒细胞系细胞特异性高表达。Johnnidis 等发现在 miR-223 基因敲除小鼠，粒细胞增加两倍多，并且这些粒细胞对外界抗原刺激(尤其是真菌)更加敏感。但是与未敲除 miR-223 的小鼠相比，miR-223 基因敲除小鼠肺部炎症反应更加明显，且内毒素刺激所引起的组织损害更加严重。

陈莉等研究发现,与乙型肝炎重症化相关的7个易感分子如下:miR-487a(在孪生乙型重型肝炎患者中表达下调)、miR-7a(在孪生乙型重型肝炎患者中表达升高)、miR-16(在乙型重型肝炎患者中表达升高)、miR-122(为乙型肝炎重症化及疾病进展提供预警信号)、miR-1187(随肝衰竭的进展呈现明显下降趋势,可作为预测乙型肝炎病情进展、重症化的标志物)、miR-155(表达随病毒的清除逐渐下降,可作为乙型肝炎重症化转归的生物学标志,为乙型肝炎重症化及治疗提供了新的预警信号)、miR-197(该分子的表达下调对肝脏炎性活动具有预测价值)。此外,有研究表明,miR-210在ConA诱导的鼠肝炎模型的肝脏和血清中明显升高,不仅与肝脏炎症导致的低氧血症密切相关,而且与临床乙型肝炎患者的病情严重程度及ALT、AST、TBil及PTA等肝损伤指标密切相关。由此可见,乙型重型肝炎患者体内存在与肝细胞炎症程度相关的特异性miRNA,可为重型肝炎的早期预测提供新的指标或靶点。

已知部分急性肝衰竭(ALF)患者的肝脏可以良好再生因而可以自发性康复,但是其潜在的分子机制并不清楚。John K等研究了不同的miRNA在肝脏修复中的作用,结果表明,与健康对照相比,ALF患者血清中的miR-122和miR-21水平明显升高,$p<0.01$;ALF自发性康复者(SRs)血清miR-122、miR-21和miR-221水平也明显高于非自发性康复者(指死亡或经过肝移植康复的患者,NSRs),p值均小于0.05。对肝组织的研究也发现,miR-122在ALF-SRs中也明显升高,但miR-21和miR-221水平则明显减低。除了SRs血清miRNA水平的升高,作者还观察到,与NSRs比较,上述3种miRNA的靶基因产物血红素氧合酶-1(HO-1)、程序性细胞死亡分子4(PDCD4)和细胞周期蛋白依赖的激酶抑制剂(CDKI)p21、p27、p57明显降低。进一步依据3种miRNA的血清水平计算的AUC均为0.66,其中miR-122、miR-21和miR-221的敏感性依次为67%、71%和60%,特异性依次为57%、52%和76%。以上结果表明,一些miRNA在预测ALF患者转归方面具有潜在的应用价值。

2. DNA 甲基化

戚朝霞等研究发现Th1和Th2细胞在IL-10基因启动子区染色质凝集状态不同,干扰启动子和转录因子的结合,影响IL-10基因转录。肝衰竭患者组甲基化分布状态与CHB患者组和正常对照组相比具有显著性差异,IL-10血清含量与启动子甲基化状态呈负相关。提示IL-10基因启动子区的甲基化可能参与肝衰竭的发病过程,是IL-10水平变化的原因之一。

近年研究表明,氧化应激发生时,肝脏的Kupffer细胞、其他炎性细胞可以产生大量的自由基和活性氧,后者可以引起瀑布效应,导致大量的钙蓄积,血循环障碍和某些细胞因子的表达,成为乙型肝炎患者肝脏炎症和损伤的重要因素。谷胱甘肽(glutathione,GSH)作为体内重要的抗氧化剂,是防护细胞免受氧化应激损伤的重要机制之一。而谷胱甘肽S-转移酶(glutathione S-transferase,GST)能够催化GSH与多种超氧化物及毒性产物的结合,因此可以防护肝脏免受这些物质的损伤。已发现HBV感染可以减弱GST的产生,HBx可以抑制GSTP1(GST启动子1),在肝细胞癌患者,GSTP1表达的减低与其甲基化密切相关。为此,Li T等观察了HBV-ACLF患者的肝损伤与机体氧化应激和GSTP1甲基化的状况,发现与CHB患者比较,HBV-ACLF患者不仅氧化应激更加明显,而且其GSTP1的甲基化比例也更高。作者认为,HBV-ACLF患者GSTP1的甲基化可能促进了氧化应激相关肝损伤的发生。

已证明G蛋白偶联的胆汁酸受体Gpbar1(TGR5)可以负向调节肝脏的炎症反应、减少肝脏损伤。推测ACHBLF病程中可能存在TGR5的甲基化,导致该基因的表达下调,防护肝脏损伤的功能受到抑制。Gao S等对此进行了研究,他们采用甲基化特异的PCR技术(MSP),共检测了76例ACHBLF患者、80例CHB患者和30例健康对照者外周血单个核细胞(PBMC)TGR5启动子的甲基化状况,同时用定量PCR测定了TGR5的mRNA水平。发现ACHBLF患者PBMC启动子的甲基化频率明显高于CHB组患者和健康对照者,3组分别是46.05%、

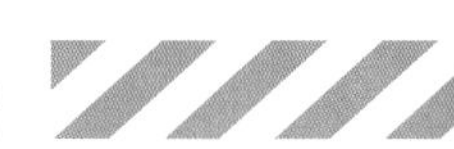

6.25%和3.33%，$p<0.01$。相应的TGR5 mRNA的水平在ACHBLF组则明显降低。将TGR5甲基化率用于区分ACHBLF与CHB患者，其敏感度为46.05%，特异性为93.75%；阳性预测值为87.5%，阴性预测值为64.66%。将TGR5甲基化率用于预测ACHBLF 3个月的病死率时，其曲线下面积(AUC)为0.75，明显高于MELD评分的0.65，$p<0.05$。作者认为，TGR5启动子区的异常甲基化可以作为ACHBLF的潜在预后指标。

七、其他与乙型肝炎重症化相关的分子标志物

(一)TLRs信号通路的激活

TLRs介导的信号转导途径有MyD88依赖型和非依赖型途径。TLR-7、TLR-8、TLR-9介导的信号通路属于MyD88依赖型信号通路，TLR-3介导的信号通路属于MyD88非依赖型/TRIF依赖型信号通路。MyD88依赖型信号通路中，TLRs识别配体后激活NF-κB和MAPK，诱导多种细胞因子的释放，上调免疫细胞表面的CD80、CD86等共刺激分子，最终激活特异性免疫系统。

TLR-2、TLR-4在乙型肝炎重症化的发病机制中起着重要的作用，能较好地预测疾病的发展趋势，可作为评价乙型重型肝炎预后的指标。

TLR-4是内毒素跨膜信号转导的关键受体，是单核-巨噬细胞系统进行LPS跨膜信号转导中的限速因子。研究发现，重型肝炎患者TLR-4 mRNA的表达水平明显高于正常人，在死亡组恶化期明显高于极期，存活组治疗好转后明显低于极期。此外，TLR-4 mRNA的表达变化与内毒素水平呈正相关。邓敏等研究指出，重型肝炎患者易发生内毒素血症，内毒素与TLR-4结合后跨膜信号通过TLRs的胞内结构激活NF-κB，然后进一步引起TNF-α、IL-1等炎症因子的释放，产生继发性肝内微循环障碍。

TLR-2是一种具有广泛识别能力的模式识别受体，能够识别革兰阳性菌、革兰阴性菌、真菌、螺旋体、结核分枝杆菌及支原体等多种细菌的细胞壁成分，在多种微生物所致急、慢性感染中均具有重要作用。晏春根等对D-Gal/LPS诱导的暴发性肝衰竭小鼠TLR-2表达进行研究后发现，肝衰竭小鼠TLR-2 mRNA表达水平持续升高，TNF-α等相关因子水平也升高，提示TLR-2可通过启动下游的炎性应答基因表达及细胞因子释放而参与D-Gal/LPS诱导急性肝衰竭。

(二)乙型肝炎重症化过程中代谢组学的变化

代谢组学是通过定性、定量观测生物体受到体内外各种刺激或内、外环境变化时各种内源性代谢产物的种类和数量随时间的变化，来研究生物体的生物学状况并发现和确定相关的生物标志物的一种技术。研究对象是代谢网络中相对分子质量小于1000的小分子化合物。目前代谢组学研究的技术手段主要包括核磁共振波谱(nuclear magnetic resonance，NMR)、气相色谱(gas chromatography，GC)、液相色谱(liquid chromatograph，LC)、毛细管电泳(capillary electrophoresis，CE)、质谱(mass spectrum，MS)、气相色谱-质谱联用(GC-MS)、液相色谱-质谱联用(LC-MS)、红外光谱、紫外光谱等。用途较广泛的是NMR、GC-MS和LC-MS。

Yang等联合高效液相色谱-质谱联用(HPLC-MS)技术和偏最小二乘法(partial least square，PLS)分析技术对感染HBV后肝功能急剧恶化的患者进行血清学分析，结果发现溶血磷脂酰胆碱和鹅脱氧胆碱甘氨酸中个别原子发生了改变，可用于疾病恶化的早期预测。Feng B等运用GC-MS联合PCA软件对暴发性肝衰竭大鼠血清进行代谢产物分析，结果显示血清中5-羟吲哚乙酸、葡萄糖、β-羟丁酸盐和磷酸盐含量增高，提示血清中这些物质的改变有可能成为暴发性肝衰竭的潜在生物标志物。Yu等创建了基于GC-MS和HPLC的肝衰竭代谢组学研究

平台，建立了肝衰竭患者疾病严重程度的评估模型，发现代谢组学数据通过正交偏最小二乘法分析后，可建立患者血清特异性代谢谱，应用该代谢谱判断患者预后，其准确率可达 91.3%。Mao 等用此方法也得到了高达 93.62%的肝衰竭诊断正确率，并且发现血浆柠檬酸盐的峰值改变具有重要的诊断学意义。

李兰娟院士指出，应用代谢组学对肝衰竭患者人工肝治疗前后不同预后进行分析发现，溶血卵磷脂水平降低、脂肪酰胺水平升高、胆汁酸含量不升高是预后不良的危险因素。通过对人工肝治疗前后患者血清代谢组谱的变化趋势分析，可判断患者预后情况，并可较好地判定人工肝治疗的效果。

(三)内质网应激与乙型肝炎重症化

内质网(endoplasmic reticulum，ER)是真核细胞中蛋白质翻译合成和细胞内钙离子储存的场所，在蛋白质的折叠中也起到重要作用。多种生理或病理条件如蛋白质糖基化的抑制、钙离子的流失等引起未折叠蛋白或错误折叠蛋白在内质网聚集及 Ca^{2+} 平衡紊乱状态，称为内质网应激(ER stress，ERS)。由于肝脏在蛋白质合成中具有关键作用，因此其对经 ERS 途径导致的损伤非常敏感。肝细胞处理 ERS 的保护性应答机制称未折叠蛋白应答(unfolded protein response，UPR)，这一应答过程活化后可以启动一系列不同的转录因子，激活内质网膜上的三种跨膜蛋白 PERK、ATF6 和 IRE-1α，使内质网伴侣蛋白基因转录上调、蛋白质翻译减少；未折叠蛋白移入胞质并被降解，从而维持细胞的正常功能。当 UPR 不能有效地处理应激，肝细胞受损过于严重时，则会触发细胞的凋亡机制，导致病毒复制、肝脏损伤和肝衰竭。

段钟平等对 19 例 HBV 感染相关的 ACFL 的研究表明，与健康对照组和 CHB 组比较，ACFL 组患者 UPR 的三种途径——PERK、ATF6 和 IRE-1α 在转录和翻译水平均明显减弱，而各种凋亡分子和凋亡的肝细胞却明显增加，表明内质网应激在乙型肝炎重症化的进程中起到重要作用。

(四)干扰素诱导蛋白 N-myc 相互作用因子 NMI 与乙型肝炎重症化

转录因子(transcription factor)是调控众多基因复制和表达的关键。体内有一类蛋白可以间接影响特定的转录事件，其中 N-myc 和 STAT 相互作用因子 NMI 便是新发现的重要成员。编码 NMI 的基因位于染色体 2q23，分子质量为 38 kD，在人体的大多数重要器官表达，多存在于细胞的胞质中。NMI 是近年发现的第一种能与致癌基因 N-myc 和 C-myc 结合的蛋白，其功能多与被结合的蛋白分子有关，不仅可以上调或下调肿瘤的生长，而且与免疫调节、促炎反应及病毒感染的发病过程密切相关。Xiong L F 等调查了 50 例 HBV-ACLF 患者外周血血清、单个核细胞及部分肝组织中 NMI 的表达和转录情况，发现与 CHB 组和健康对照组相比，NMI 在基因和蛋白水平均显著升高($p<0.001$)；亚组比较表明，24 例危重的 ACFL 患者(死亡 18 例，接受肝移植治疗 6 例)血清基线 NMI 水平是 26 例存活 ACLF 患者的 2.4 倍，且 NMI 在病程中始终维持在较高的水平，而存活患者出院前 NMI 水平均有明显下降。

以上研究表明，血清 NMI 不仅可用于判定 HBV 相关肝病的轻重，而且可以作为判定 HBV-ACLF 预后的生物学指标。

(五)甲状腺功能和促甲状腺激素与乙型肝炎重症化

已知各种病因的慢性肝病和肝硬化均伴有甲状腺功能障碍和促甲状腺激素(TSH)分泌的异常。Wu Y C 等测定了 75 例 HBV-ACLF 患者的甲状腺功能，并与 70 例 CHB 患者进行对比，发现 ACLF 组患者 T3、T4、FT3、FT4 和 TSH 均显著减低，且与 MELD 评分成反比。此外，死亡 ACLF 患者的 T3、T4 和 TSH 水平也显著低于存活患者，其中血清 TSH 水平可以用于预测 HBV-ACLF 患者的病死率，当其小于 0.38 IU/mL 时，累计的生存率将显著降低。以上表明，测定血清 TSH 可用于评估 HBV-ACLF 患者的病情和判定预后。

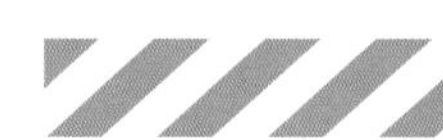

八、血浆电解质及酸碱检查

(一)血浆电解质

肝衰竭患者因常伴有肾血流量下降及滤过率降低,故易出现电解质紊乱。多数患者表现为低钾血症、低钠血症、低镁血症和低钙血症。低钠血症的发生和严重程度与肝衰竭预后呈显著正相关,一组有关 ACLF 患者的分析表明,合并低钠血症的 ACLF 患者 90 天无肝移植的生存率仅有 35.8%,而未合并低钠血症的 ACLF 患者的生存率为 58.7%,两组比较 $p<0.001$。分析还显示,合并低钠血症的 ACLF 患者,其 MELD 评分、Child-Pugh 评分和慢性肝衰竭相关的 SOFA 评分均明显高于未合并低钠血症的 ACLF 患者。另一组 260 例 ACLF 患者低钠血症的分析表明,109 例治愈好转的患者持续性低钠血症的发生率为 22.9%,而 151 例治疗无效死亡的患者持续性低钠血症的发生率为 64.9%,两组比较 $p<0.01$。严重低钠可引起急性低钠综合征及低钠性脑病,低钠血症可损伤肾功能,严重的常促使或加重肝性脑病与肝肾综合征的发生,增加死亡率。有研究显示重度低钠血症(低于 115 mmol/L)患者的病死率达 93.88%。

急性肝衰竭时,氯的摄入不足、呕吐、醛固酮分泌增多、酸中毒等易导致低氯血症,而水摄入不足、肾衰竭、肾小管性酸中毒及过量使用氯化钾又可引起高氯血症。此外,多数患者低磷血症较低钙血症更明显。

(二)酸碱平衡检查(血气分析)

急性肝衰竭患者常出现酸碱失衡(acid-base disorders,ABD),以碱血症最为常见。李雪梅等分析后认为,动脉血二氧化碳分压降低及呼吸性碱中毒是酸碱失衡最常见的表现。ABD 与发生重型肝炎的基础病变无关,血 pH 是影响重型肝炎患者死亡的重要因素。近年来,一些学者认为 ABD 预估代偿公式(pre-estimation of compensatory formula,PCF)对判断部分单纯和二重性 ABD 有实用价值。部分急性肝衰竭患者并发 ABD 时需借助阴离子间隙(anion gap,AG)、潜在 HCO_3^- 和 Cl^- 才能正确诊断。在临床上 AG 升高是 ABD 中潜在代谢性酸中毒的可靠指标,AG 升高常见于肝性脑病、低氧血症所致乳酸酸中毒、肝肾综合征等,此时肾脏排酸减少,可有酮症酸中毒。潜在 HCO_3^- 是排除了高 AG 代谢性酸中毒对 HCO_3^- 掩盖作用之后的 HCO_3^- 值,可提高 AG 代谢性酸中毒和三重 ABD 中代谢性碱中毒的存在。AG 联合血 Cl^- 可分辨出混合性代谢性酸中毒。

各种原发性 ABD 可相互叠加,演变成二重、三重 ABD,例如呼吸性碱中毒历时过久,肾排钾增加,加之医源性因素而合并代谢性碱中毒,病情进展出现多种并发症而再合并代谢性酸中毒即为三重 ABD,常为急性肝衰竭患者晚期表现,预后极差。因此,预防和积极治疗 ABD 是抢救急性肝衰竭的一个重要方面。

九、各种微创检查

(一)肝脏穿刺活体组织检查术

肝脏穿刺活体组织检查术,简称肝穿刺活检术,是临床上获得各种肝病(包括肝衰竭)时肝脏组织病理学改变的一种良好手段,对直观地判断肝脏病变的严重程度具有重要价值。

肝穿刺活检术一般分为经皮肝活检(percutaneous biopsy)、经血管内肝活检(transvenous biopsy)、手术中或经腹腔镜肝穿术(surgical/laparoscopic biopsy)及密闭肝穿术(plugged biopsy)。其中经皮肝活检安全、简便,无需特殊器械或设备,目前在临床上应用最为普遍。而经血管内肝活检主要适用于有中、大量腹水,凝血功能缺陷,由于肝硬化导致肝体积明显缩小且肝脏硬度明显增加,由于明显肥胖以致难以分辨确定季肋部的患者以及肝静脉压力较高的患者。

以下情况宜列为经皮肝活检的禁忌证:①PT过度延长、PTA过度降低,估计即使轻微损伤所致的出血也难以自行止血者;②皮肤出现大片淤点、淤斑或有明显体腔出血表现者;③意识不清,估计在术中不能进行良好配合者;④有中等量以上腹水,尤其是合并腹腔感染者;⑤有明显胸水和严重心肺疾病患者。

实践证明,虽然肝衰竭患者凝血机制有明显障碍,但只要进行周密准备、细心操作,肝穿刺活检术还是相当安全的。需要指出的是,虽然肝穿刺活检术对了解肝组织变性、坏死和炎性细胞浸润程度等具有十分重要的价值,但由于所得到的肝组织有限,因此活检组织的病理学改变有时并不能全面准确地反映整个肝脏的病理变化。临床医师需将肝活检报告与各种临床资料及实验室检查结果联系起来进行分析,力求准确判断患者的病情。

(二)颅内压测定技术

重型肝炎时脑水肿的发病率较高,可达50%～80%,其中25%左右可发生脑疝,引起患者死亡。因此,监测颅内压对脑水肿的诊治具有重要意义。

传统的腰椎穿刺测压法只能测定一次颅内压的结果,不能动态、准确地观察颅内压的变化,且对颅内高压患者腰椎穿刺可能导致或加重脑疝。另外,在已有脑疝的情况下,颅腔与脊髓腔已不相通,腰椎穿刺所测压力不能代表颅内实际的压力。因此持续的颅内压监测弥补了腰椎穿刺法的不足,而脑室导管法仍为当前临床广泛使用的方法,被临床医师认为是当前颅内压监测的"金标准"。

颅内压持续超过15 mmHg时称为颅内压增高,根据颅内压的不同,将其分为以下4级。①正常:5～14 mmHg。②轻度升高:15～20 mmHg。③中度升高:21～40 mmHg。④重度升高:大于40 mmHg。如果颅内压接近平均动脉压,实际上已无血液向脑内灌注,患者濒临脑死亡。目前国际上多采用20 mmHg作为进行降颅内压治疗的临界值。

颅内压测定的并发症主要包括感染、颅内出血、医源性颅内高压和脑实质损伤等。

十、小结

虽然实验室检查指标可以及时、敏感地反映乙型肝炎重症化和重型肝炎病程中肝脏的病理变化和功能状况,为临床分型评分和疗效的评估提供客观、翔实的参考数据,但是总的说来,本节介绍的大部分指标,尚处于研究和试验阶段,其有效性和实用性尚待更多临床实践的检验;而目前已在临床上广泛开展和应用的实验室检查指标仍然有限,其中得到公认并在大多数医院普遍开展的实验室检查指标主要有PTA、INR、血清胆红素、ALT/AST、前白蛋白、血氨等。此外,一些研究认为血清甲胎蛋白(alpha-fetoprotein,AFP)、血清钠、磷酸盐等与肝衰竭预后也密切相关。

有些指标如动脉血乳酸、PCT、NAGL、iNOS等虽然与重型肝炎/肝衰竭有较好的相关性,但在其他病因引起的危重症特别是感染性休克、多器官功能障碍综合征中也呈现明显异常,因此并非乙型重型肝炎和肝衰竭所特有。大多数与免疫或炎性细胞/因子相关的指标也是如此,有较高的敏感性,但缺乏特异性。还有些与遗传相关的指标和反映组学(如代谢组学、基因组学、蛋白组学、糖类组学等)变化的检测或者仍处于研究阶段,或者需要昂贵的仪器设备,因此短期内还难于在临床常规开展。

需要指出的是,除了上述单一指标的检测分析外,国内和国外近年建立测试的各种预后评分系统和数学模型,如KCC、MELD评分及Child-Pugh评分等,对于精确地判断重型肝炎(肝衰竭)预后具有更高的准确性和实用性,不过,它们仍有待补充和完善。

应当看到,由于乙型肝炎重症化和乙型肝炎相关的肝衰竭在诱因、临床类型、病程、并发症、临床干预措施等方面存在多样性及个体化差异,目前一些反映肝衰竭预后的指标仍存在不少问题。相信随着乙型肝炎重症化机制和临床特点研究的深入,越来越多的新指标将会应运而生,重型肝炎(肝衰竭)的救治效果也将因此得到改善和提高。

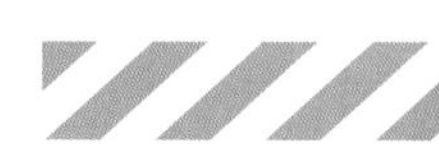

参考文献

[1] Sarin S K, Kumar A, Garg H, et al. Acute-on-chronic liver failure: consensus recommenddations of the Asian Pacific Association for the Study of the Liver(APASL)[J]. Hepatol Int, 2009, 3(1): 269-282.

[2] 中华医学会感染病学分会肝衰竭与人工肝学组, 中华医学会肝病学分会重型肝病与人工肝学组. 肝衰竭诊疗指南[J]. 临床肝胆病杂志, 2019, 35(1): 38-44.

[3] 顾长海, 王宇明. 肝功能衰竭[M]. 北京: 人民卫生出版社, 2002.

[4] 姚光弼. 临床肝脏病学[M]. 上海: 上海科学技术出版社, 2011.

[5] Kim W R, Flamm S L, Bodenheimer H C, et al. Serum activity of alanine aminotransferase(ALT) as an indicator of health and disease[J]. Hepatology, 2008, 47(4): 1363-1370.

[6] 曹立华, 马万林, 韩忠厚, 等. 血清前白蛋白值动态观察对重型肝炎预后的影响[J]. 临床肝胆病杂志, 1998, 14(4): 230-231.

[7] 任星峰, 赵甫涛, 葛娅, 等. 血清总胆固醇水平对重型肝炎诊断及预后判断价值[J]. 中西医结合肝病杂志, 2004, 14(1): 11-12.

[8] Qu F, Zheng S J, Liu S. Serum sphingolipids reflect the severity of chronic HBV infection and predict the mortality of HBV-acute-on-chronic liver failure[J]. PLoS One, 2014, 9(8): e104988.

[9] 刘义荣, 陈煜. 血清总胆汁酸测定在重型肝炎肝功能衰竭的临床意义[J]. 医学研究通讯, 2004, 33(1): 52-53.

[10] Agarwal M, Cottam S. Laboratory tests in hepatic failure[J]. Anasthesia and Intensive Care Medicine, 2009, 10(7): 326-327.

[11] Elinav E, Ben-Dov I, Hai-Am E, et al. The predictive value of admission and follow up factor V and Ⅶ levels in patients with acute hepatitis and coagulopathy[J]. J Hepatol, 2005, 42(1): 82-86.

[12] Senzolo M, Burra P, Cholongitas E, et al. New insights into the coagulopathy of liver disease and liver transplantation[J]. World J Gastroenterol, 2006, 12(48): 7725-7736.

[13] Tsai M H, Peng Y S, Chen Y C. Low serum concentration of apolipoprotein A-I is an indicator[J]. J Hepatol, 2009, 50(5): 906-915.

[14] Ku N O, Strnad P, Bantel H, et al. Keratins: biomarkers and modulators of apoptotic and necrotic cell death in the liver[J]. Hepatology, 2016, 64(3): 966-976.

[15] R utherford A, King L Y, Hynan L S, et al. Development of an accurate index for predicting outcomes of patients with acute liver failure[J]. Gastroenterology, 2012, 143(5): 1237-1243.

[16] Zheng S J, Liu S, Liu M, et al. Prognostic value of M30/M65 for outcome of hepatitis B virus-related acute-on-chronic liver failure[J]. World J Gastroenterol, 2014, 20(9): 2403-2411.

[17] Zhu C L, Yan W M, Zhu F, et al. Fibrinogen-like protein 2 fibroleukin expression and its correlation with disease progression in murine hepatitis virus type 3-induced fulminant hepatitis and in patients with severe viral hepatitis B[J]. World J Gastroenterol, 2005, 11(44): 6936-6940.

[18] Huang Z X,Wang N,Huang S W,et al. Increased serum soluble urokinase plasminogen activator receptor predicts short-term outcome in patients with hepatitis B-related acute-on-chronic liver failure[J]. Gastroenterol Res and Pract,2019,2019:3467690.

[19] Stravitzl R T,Lisman T,Luketic V A,et al. Minimal effects of acute liver injury/acute liver failure on homeostasis as assessed by thromboelastography[J]. J Hepatol,2012,56(1):129-136.

[20] Shawcross D L,Shabbir S S,Taylor N J,et al. Ammonia and the neutrophil in the pathogenesis of hepatic encephalopathy in cirrhosis[J]. Hepatology,2010,51(3):1062-1069.

[21] Cordoba J,Alonso J,Rovira A,et al. The development of low-grade cerebral edema in cirrhosis is supported by the evolution of 1H-magnetic resonance abnormalities after liver transplantation[J]. J Hepatol,2001,35(5):598-604.

[22] Bernal W,Hall C,Karvellas C J,et al. Arterial ammonia and clinical risk factors for encephalopathy and intracranial hypertension in acute liver failure[J]. Hepatology,2007,46(6):1844-1852.

[23] Shawcross D L,Wendon J A. The neurological manifestations of acute liver failure[J]. Neurochem Int,2012,60(7):662-671.

[24] 蒋音,巫善明,朱文芳. 支链氨基酸/芳香氨基酸(BCAA/AAA)值在病毒性肝炎的临床意义[J]. 肝脏,2005,10(4):268-270.

[25] 王慧芬,辛绍杰. 肝衰竭诊治进展[M]. 北京:人民军医出版社,2011.

[26] Alexopoulou A,Agiasotelli D,Vasilieva L E,et al. Bacterial translocation markers in liver cirrhosis[J]. Ann Gastroenterol,2017,30(5):486-497.

[27] Takaya H,Namisaki T,Sato S,et al. Increased endotoxin activity is associated with the risk of developing acute-on-chronic liver failure[J]. J Clin Med,2020,9(5):1467.

[28] Pan C,Gu Y,Zhang W,et al. Dynamic changes of lipopolysaccharide levels in different phases of acute on chronic hepatitis B liver failure[J]. PLoS One,2012,7(11):e49460.

[29] 白录军,郝万鹏. 血乳酸测定的医学价值[J]. 现代检验医学杂志,2007,22(1):112-114.

[30] Schmidt L E,Larsen F S. Is lactate concentration of major value in determining the prognosis in patients with acute liver failure? Hardly[J]. J Hepatol,2010,53(1):211-212.

[31] Miyara M,Sakaguchi S. Natural regulatory T cells:mechanisms of suppression[J]. Trends Mol Med,2007,13(3):108-116.

[32] Stoop J N,van der Molen R G,Baan C C,et al. Regulatory T cells contribute to the impaired immune response in patients with chronic hepatitis B virus infection[J]. Hepatology,2005,41(4):771-778.

[33] Xu D P,Fu J L,Jin L,et al. Circulating and liver resident $CD4^+$ $CD25^+$ regulatory T cells actively influence the antiviral immune response and disease progression in patients with hepatitis B[J]. J Immunol,2006,177(1):739-747.

[34] Nan X P,Zhang Y,Yu H T,et al. Circulating $CD4^+$ CD25 high regulatory T cells and expression of PD-1 and BTLA on $CD4^+$ T cells in patients with chronic hepatitis B virus infection[J]. Viral Immunol,2010,23(1):63-70.

[35] Lian J Q,Wang X Q,Zhang Y,et al. Correlation of circulating TLR2/4 expression with $CD3^+/4^+/8^+$ T cells and Treg cells in HBV-related liver cirrhosis[J]. Viral Immunol,2009,22(5):301-308.

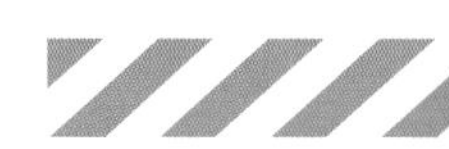

[36] Zhang Y, Lian J Q, Huang C X, et al. Overexpression of Toll-like receptor 2/4 on monocytes modulates the activities of $CD4^+$ $CD25^+$ regulatory T cells in chronic hepatitis B virus infection[J]. Virology, 2010, 397(1): 34-42.

[37] Gao B, Jeong W I, Tian Z. Liver: an organ with predominant innate immunity[J]. Hepatology, 2008, 47(2): 729-736.

[38] Zhang Z, Zhou Z S, Fu J L, et al. Severe dendritic cell perturbation is actively involved in the pathogenesis of acute-on-chronic hepatitis B liver failure[J]. J Hepatol, 2008, 49(3): 396-406.

[39] 钱志平,李宁,郑建铭,等. 慢性乙型重型肝炎患者外周血单个核细胞衍生的树突状细胞表型与功能[J]. 中华传染病杂志,2010,28(9):536-540.

[40] Zhang J Y, Zhang Z, Lin F, et al. Interleukin-17-producing $CD4^+$ T cells increase with severity of liver damage in patients with chronic hepatitis B[J]. Hepatology, 2010, 51(1): 81-91.

[41] Wu W, Li J, Chen F, et al. Circulating Th17 cells frequency is associated with the disease progression in HBV infected patients[J]. Gastroenterol Hepatol, 2010, 25(4): 750-757.

[42] Ye Y F, Xie X J, Yu J W, et al. Involvement of Th17 and Th1 effector responses in patients with Hepatitis B[J]. J Clin Immunol, 2010, 30(4): 546-555.

[43] Khanam A, Trehanpati N, Sarin S K. Increased interleukin-23 receptor (IL-23R) expression is associated with disease severity in acute-on-chronic liver failure[J]. Liver Int, 2018, 39(6): 1062-1070.

[44] 孙颖,李保森,徐东平,等. 肝内 IFN-γ 及其分泌细胞在乙型慢加急性肝衰竭发病机制中的作用[J]. 传染病信息,2008,21(4):227-230.

[45] Fan Y C, Sun Y Y, Wang N, et al. Up-regulation of A20 gene expression in peripheral blood mononuclear cells is associated with acute-on-chronic hepatitis B liver failure[J]. J Viral Hepat, 2016, 23(3): 180-190.

[46] Wang L Y, Fan Y C, Zhao J, et al. Elevated expression of tumour necrosis factor-α-induced protein 8 (TNFAIP8)-like 2 mRNA in peripheral blood mononuclear cells is associated with disease progression of acute-on-chronic hepatitis B liver failure[J]. J Viral Hepat, 2014, 21(1): 64-73.

[47] 罗亚文,罗军敏,易学东. 重型乙型肝炎患者血清干扰素诱导蛋白-10、干扰素 γ 的检测及临床意义[J]. 中华传染病杂志,2008,26(4):244-247.

[48] Du J, Liang X, Liu Y, et al. Hepatitis B virus core protein inhibit S TRAIL-induced apoptosis of hepatocytes by blocking DR5 expression[J]. Cell Death Differ, 2009, 16(2): 219-229.

[49] 段学章,胡瑾华,李晨,等. 血清高迁移率族蛋白 1 在乙型肝炎病毒相关慢加急性肝衰竭患者中的特点及其临床意义[J]. 中华肝脏病杂志,2013,21(6):434-437.

[50] 郑伟强,张武英,龙尧,等. 重型乙型肝炎患者血清白细胞介素-10 水平变化及其意义[J]. 中国危重病急救医学,2006,18(7):428-429.

[51] 顾静,王艳,陈丽,等. HBV 相关慢加急性肝衰竭患者血清 IL-32 和 IL-10 水平变化及意义[J]. 临床肝胆病杂志,2018,34(4):801-805.

[52] Yan Z, Tan W, Zhao W, et al. Regulatory polymorphisms in the IL-10 gene promoter and HBV-related acute liver failure in the Chinese population[J]. J Viral Hepat, 2009, 16(11): 775-783.

[53] 戚朝霞,于淑霞,郝洪升,等.慢加急性肝衰竭中IL-10的表达及其启动子甲基化状态的研究[J].中华实验和临床病毒学杂志,2011,25(2):99-101.

[54] 潘兴飞,张卡,杨小安,等.慢加急性肝衰竭患者外周血IL-21水平检测及其意义[J].中华实验和临床病毒学杂志,2012,26(6):477-479.

[55] Zhang Y,Cobleigh M A,Lian J Q,et al. A proinflammatory role for interleukin-22 in the immune response to hepatitis B virus[J]. Gastroenterology, 2011, 141(5): 1897-1906.

[56] 莫瑞东,王芃,项晓刚,等.白细胞介素-22在慢加急性肝功能衰竭患者血浆中的表达及其与预后的关系[J].中华传染病杂志,2014,32(12):724-728.

[57] 邹勇,郑常龙,杨小安.HBV-ACLF患者外周血和肝脏IL-32的表达水平与肝损伤的相关性[J].新医学,2018,49(2):94-98.

[58] 陈丽,罗二平,黄小平,等.乙型慢加亚急性肝衰竭患者血清白细胞介素-35的表达及其临床意义[J].实用医学杂志,2013,29(17):2800-2802.

[59] 潘留兰,周晓琦,周玉华,等.乙型肝炎肝硬化患者外周血骨桥蛋白与IL-18水平变化的临床意义[J].中国免疫学杂志,2008,24(12):1130-1132.

[60] Liu L, Lu J, Ye C, et al. Serum osteopontin is a predictor of prognosis for HBV-associated acute-on-chronic liver failure[J]. Biomed Rep,2018,8(2):166-171.

[61] Xu Z, Huang C X, Li Y, et al. Toll-like receptor 4 siRNA attenuates LPS-induced secretion of inflammatory cytokines and chemokines by macrophages[J]. J Infect,2007, 55(1):e1-e9.

[62] 范建高,徐正婕,王国良,等.大鼠非酒精性脂肪性肝炎形成过程中血清内毒素含量的变化[J].中华肝脏病杂志,2003,11(2):73-76.

[63] 徐璐.重型乙型肝炎发病机制研究进展[J].生物医学工程学杂志,2010,27(3):696-701.

[64] 郭风劲,成军,纪冬,等.乙型肝炎病毒前-S2蛋白下调诱导型一氧化氮合酶基因启动子的转录活性[J].中华肝脏病杂志,2005,13(10):749-753.

[65] Gerbes A L, Benesic A, Vogeser M, et al. Serum neutrophil gelatinase-associated lipocalin-a sensitive novel marker of renal impairment in liver cirrhosis? [J]. Digestion, 2011,84(1):82-83.

[66] Ariza X,Graupera I,Coll M. Neutrophil gelatinase-associated lipocalin is a biomarker of acute-on-chronic liver failure and prognosis in cirrhosis[J]. J Hepatol,2016,65(1): 57-65.

[67] 刘莹,韩涛,朱争艳,等.血清胸腺素β4动态变化在肝衰竭患者预后判断中的价值[J].中华肝脏病杂志,2011,19(2):138-139.

[68] Sabatos C A,Chakravarti S,Cha E,et al. Tim-3 and Tim-3 ligand interaction regulates Th1 responses and induction of peripheral tolerance[J]. Nat Immunol,2003,4(11): 1102-1110.

[69] 邹晓清,阳大庆,顾小红.乙肝患者PBMCs中Foxp3和Tim-3表达及IFN-γ分泌的变化[J].实用预防医学,2011,18(7):1333-1334.

[70] Li X,Gou C,Yao L,et al. Patients with HBV-related acute-on-chronic liver failure have increased concentrations of extracellular histones aggravating cellular damage and systemic inflammation[J]. J Viral Hepat,2016,24(1):59-67.

[71] 晏泽辉,邓国宏,王宇明.乙型肝炎的宿主遗传易感性的研究进展及前景[J].世界华人消化杂志,2005,13(8):1002-1007.

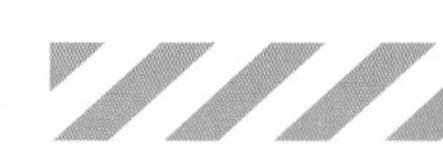

[72] 余剑英.男性肝硬化患者血清性激素与垂体激素水平变化及意义[J].实用预防医学,2005,12(5):1104-1105.

[73] Long Y,Chen E,Liu C,et al. The correlation of hepatocyte nuclear factor 4 alpha and 3 beta with hepatitis B virus replication in the liver of chronic hepatitis B patients[J]. J Viral Hepat,2009,16(8):537-546.

[74] Honda M,Yamashita T,Ueda T,et al. Different signaling pathways in the livers of patients with chronic hepatitis B or chronic hepatitis C[J]. Hepatololgy,2006,44(5):1122-1138.

[75] Yan Z,Tan W,Zhao W,et al. Regulatory polymorphisms in the IL-10 gene promoter and HBV-related acute liver failure in the Chinese population[J]. J Viral Hepat,2009,16(1):775-783.

[76] Han M F,Yan W M,Gou W,et al. Hepatitis B virus-induced hFGL2 transcription is dependent on c-Ets-2 and MAPK signal pathway[J]. J Biol Chem,2008,283(47):32715-32729.

[77] Gao S,Wang M,Ye H,et al. Dual interference of novel gene mfgl2 and mTNFR 1 ameliorates murine hepatitis virus type 3-induced fulminant hepatitis in BALB/cJ mice[J]. Hum Gene Ther,2010,21(8):969-977.

[78] 唐红,陈恩强.乙型肝炎病毒转录复制调控与乙型肝炎重症化[J].中华肝脏病杂志,2010,18(4):243-245.

[79] 邓国宏,王宇明.宿主遗传背景与乙型肝炎重症化[J].中华肝脏病杂志,2010,18(2):88-91.

[80] Li Y,Si L,Zhai Y,et al. Genome-wide association study identifies 8p21.3 associated with persistent hepatitis B virus infection among Chinese[J]. Nat Commun,2016,7:11664.

[81] Tan W,Xia J,Dan Y,et al. Genome-wide association study identifies HLA-DR variants conferring risk of HBV-related acute-on-chronic liver failure[J]. Gut,2018,67(4),757-766.

[82] Johnnidis J B,Harris M H,Wheeler R T,et al. Regulation of progenitor cell proliferation and granulocyte function by microRNA-223[J]. Nature,2008,451(7182):1125-1129.

[83] 陈莉,谭德明,胡志亮,等.重型肝炎患者外周血单个核细胞中微小 RNA 表达的分析[J].中华肝脏病杂志,2010,19(7):556-558.

[84] John K,Hadem J,Krech T. MicroRNAs play a role in spontaneous recovery from acute liver f2ailure[J]. Hepatology,2014,60(4):1346-1355.

[85] Song G,Jia H,Xu H. Studying the association of microRNA-210 level with chronic hepatitis B progression[J]. J Viral Hepat,2014,21(4):272-280.

[86] Li T,Meng Q H,Zou Z Q,et al. Correlation between promoter methylation of glutathione-S-tranferase P1 and oxidative stress in acute-on-chronic hepatitis B liver failure[J]. J Viral Hepat,2011,18(7):e226-e231.

[87] 邓敏,陈晓飞.重型病毒性肝炎患者外周血单个核细胞 Toll 样受体基因表达变化与预后关系的研究[J].中华医院感染学杂志,2007,17(12):1485-1487,1507.

[88] 晏春根,谢青,周霞秋,等.暴发性肝衰竭中 Toll 样受体 2 表达的实验研究[J].中华肝脏病杂志,2004,12(9):549-551.

[89] Yang J, Zhao X, Liu X, et al. High performance liquid chromatography-mass spectrometry for metabonomics: potential biomarkers for acute deterioration of liver function in chronic hepatitis B[J]. J Proteome Res, 2006, 5(3): 554-561.

[90] Yu K, Sheng G P, Chen Y M, et al. A metabonomic investigation on the biochemical perturbation in liver failure patients caused by hepatitis B virus[J]. J Proteome Res, 2007, 6(7): 2413-2419.

[91] Mao Y, Huang X, Yu K, et al. Metabonomic analysis of hepatitis B virus-induced eiver failure: identification of potential diagnostic biomarkers by fuzzy support vector machine [J]. J Zhejiang Univ Sci B, 2008, 9(6): 474-481.

[92] 李兰娟.肝衰竭诊疗进展[J].中华肝脏病杂志,2010,18(11):801-802.

[93] Ren F, Shi H, Zhang L, et al. The dysregulation of endoplasmic reticulum stress response in acute-on-chronic liver failure patients caused by acute exacerbation of chronic hepatitis B[J]. J Viral Hepatitis, 2016, 23(1): 23-31.

[94] McGill M, Staggs V, Sharpe M. Serum mitochondrial biomarkers and damage-associated molecular patterns are higher in acetaminophen overdose patients with poor outcome [J]. Hepatology, 2014, 60(4): 1336-1345.

[95] Wu Y, You S, Zang H. Usefulness of serum thyroid-stimulation hormone(TSH) as a prognostic indicator for acute-on-chronic liver failure[J]. Ann Hepatol, 2015, 14(2): 218-224.

[96] 朱凤群,霍康,邵飞.低钠血症对慢性中、重度、重型肝炎预后的影响[J].西安交通大学学报(医学版),2005,26(6):614-615.

[97] Cárdenas A, Solà E, Rodríguez E, et al. Hyponatremia influences the outcome of patients with acute-on-chronic liver failure: an analysis of the CANONIC study[J]. Crit Care, 2014, 18(6): 700.

[98] 李雪梅,李玉贤,孟庆华.慢性重型肝炎患者的酸碱平衡特点分析[J].中华医学杂志,2006,86(30):2131-2133.

[99] Polson J. Assessment of prognosis in acute liver failure[J]. Semin Liver Dis, 2008, 28 (2): 218-225.

第五节　乙型肝炎重症化和乙型重型肝炎(肝衰竭)的病毒学检测

陈　立　张欣欣

乙型重型肝炎(肝衰竭)是由HBV感染导致的病死率极高、严重威胁人类健康的危重肝病,只有早诊断、早治疗,才能有效降低乙型重型肝炎的病死率。乙型肝炎重症化和乙型重型肝炎的发病机制复杂,目前普遍认为是病毒因素(如HBV基因型、病毒复制和病毒突变等)和宿主因素(如宿主遗传特征、免疫损伤、细胞凋亡和坏死等)两者相互作用的结果。

一、HBV感染的血清学和病毒学特征及临床检测

(一)HBV血清免疫学标志物

1. HBV表面抗原/前S1蛋白/前S2蛋白

HBsAg(HBV表面抗原)为HBV表面的主要外壳蛋白,本身只有抗原性,没有传染性。广

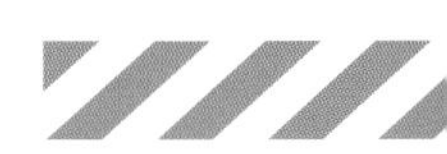

义上的 HBsAg 包含主蛋白、中蛋白和大蛋白。狭义的 HBsAg 单纯指的是主蛋白。临床检测的 HBsAg,指的就是主蛋白,在 HBV 感染者中出现最早且滴度最高,是乙型肝炎早期诊断的重要标志。典型的急性乙型肝炎,潜伏期先出现 HBsAg,经 2～6 周才出现肝炎症状、体征及肝功能异常,HBsAg 在血液中可持续存在 1～2 个月,恢复期消失。如果持续存在 6 个月以上,常发展为慢性肝炎。

在由 HBV 感染引起的急性肝衰竭中,由于强烈的免疫应答,HBsAg 水平会迅速下降,约有 20%的急性肝衰竭患者在诊断时血清中检测不到 HBsAg。对 HBeAg 阴性、急性肝衰竭患者的 HBsAg 定量分析显示,存活组的基线 HBsAg 定量水平显著高于死亡组,而 MELD 评分则显著低于死亡组,提示在肝衰竭患者中 HBsAg 定量水平可以作为评估免疫反应强弱的间接指标。

前 S1 蛋白出现较早,与 HBeAg、HBV DNA 显著相关,可作为急性乙型肝炎早期感染的标志。前 S1 蛋白有很强的免疫性,可能是 HBV 附着肝细胞而入侵的重要部位,可作为判断 HBV 复制的指标。不少研究表明,前 S1 蛋白检测可作为乙型肝炎六项、HBV DNA 检测的有效补充,前 S1 蛋白是乙型肝炎早期诊断、疗效评估的可靠指标。HBV 侵入肝细胞中还需要前 S2 蛋白的协同作用,笔者在临床上观察到,大多数慢性乙型肝炎急性发作、急性乙型肝炎向慢性乙型肝炎发展的患者,其血清前 S2 蛋白持续呈阳性。因此,血清前 S2 蛋白可作为临床上判断慢性 HBV 感染者病情活动性和传染性的另一指标。前 S1 蛋白和前 S2 蛋白可诱导和调节宿主的体液免疫应答和细胞免疫应答,可帮助清除宿主体内循环病毒和阻止病毒感染健康的肝细胞,具有重要的免疫防御作用。

2. 表面抗体

表面抗体(HBsAb,抗 HBs)是一种保护性抗体,能清除 HBV,防止 HBV 感染。在急性感染后期,HBsAg 转阴后一段时间,HBsAb 开始出现,在 6～12 个月逐步上升至高峰,可以持续多年但滴度会下降。但也有很少的病例在 HBsAg 转阴后始终不产生表面抗体。在急性乙型肝炎患者中,HBsAb 的出现常提示疾病恢复。在重型肝炎患者中,HBsAb 常呈高滴度,并与 HBsAg 形成免疫复合物,诱导机体免疫攻击,导致肝细胞坏死。

3. 核心抗原

血液中的核心抗原(HBcAg)主要存在于 Dane 颗粒的核心,少数游离的 HBcAg 也与高滴度的核心抗体(HBcAb)形成免疫复合物,故一般的方法检测不到,需要用去垢剂处理、使 HBcAg 暴露后才能检测出来。肝细胞膜表面的 HBcAg 被认为是宿主 CTL 作用的主要靶抗原。HBcAg 是 HBV 感染和复制的直接标志,也可作为评估抗病毒药物疗效的指标之一。与急性乙型肝炎患者比较,急性肝衰竭患者 HBcAg 的表达显著增加,且与病毒复制水平无关。

4. 核心抗体

HBcAg 具有很强的免疫原性,HBV 感染者中几乎均可检测出核心抗体(HBcAb,抗 HBc)。HBcAb 在 HBV 感染后早期出现,呈高滴度,可持续存在 5 年以上,故常用于流行病学调查。结合肝功能检查,HBcAb 的滴度在 1∶100 以上可作为诊断乙型肝炎的依据。对于隐匿性乙型肝炎,HBcAb 的高滴度具有诊断意义。HBcAb 分为抗 HBc IgM 和抗 HBc IgG 两种。抗 HBc IgM 是诊断 HBV 急性感染的证据,在 CHB 活动期可呈阳性,缓解期可消失,CHB 急性发作时也可出现抗 HBc IgM 抗体,但滴度通常较低。抗 HBc IgM 在大多数患者急性感染后 1 周出现,6 个月内消失。抗 HBc IgG 出现比较晚,但可持续多年甚至终生。抗 HBc IgM 抗体滴度的高低有助于区分急性肝衰竭和慢加急性肝衰竭,尤其是在患者既往 HBV 感染史不明确的情况下。急性肝衰竭患者的抗 HBc IgM 抗体滴度显著高于慢加急性肝衰竭患者(中位滴度为 88.5 vs. 1.3 S/Co),如果取诊断阈值为 5.0 S/Co,则可以准确区分 96%的急性肝衰竭患者和 70%的慢加急性肝衰竭患者,诊断曲线下面积(AUROC)达 86%。

5.e 抗原

e 抗原(HBeAg)为一种可溶性抗原,仅见于 HBsAg 阳性血清中,在血液中常与血清蛋白结合,比 HBsAg 出现的时间晚,若持续阳性提示疾病趋向慢性发展。当发生慢性 HBV 感染时,HBeAg 是重要的免疫耐受因子,其存在时,大部分情况下表示患者处于高感染低应答期,可作为抗病毒药物疗效考核指标之一。在慢加急性肝衰竭患者中,HBeAg 阴性患者显著多于 HBeAg 阳性患者(OR = 2.813)。

6.e 抗体

e 抗原(HBeAg)消失而 e 抗体(HBeAb)产生称为血清转换,每年有 2%~15%的患者发生自发性血清转换。研究显示 HBV 基因型 A、B、D、F 比 HBV 基因型 C 更早发生自发性血清转换。HBeAb 的出现,通常表示病毒复制减少或终止,传染性降低,但并不能作为没有传染性的标志。最近的研究显示,在发生自发性血清转换的患者中,一年后 HBV DNA 载量不低于2000 U/mL 者发生暴发性肝炎的概率会增加。慢性乙型肝炎携带者和肝癌患者体内出现 HBeAb 并不意味着疾病恢复,还容易发生 HBV DNA 整合现象。

7.X 蛋白/抗 HBx

X 蛋白具有反式激活作用,可激活 HBV 本身或细胞的多种调控基因,促进 HBV 复制。在部分慢性肝炎患者体内可检测到 X 蛋白,可作为 HBV 感染的辅助诊断依据。研究显示,X 蛋白与肝癌密切相关,若检测到 X 蛋白或抗 HBx 的存在,应制订随访计划。

(二)HBV 核酸定量

血清 HBV DNA 是 HBV 感染的直接证据,可反映体内病毒复制的情况,是血液传染性标志。由于强烈的免疫清除作用,急性肝衰竭患者血清中 HBV DNA 载量往往较低,甚至个别患者无法检测到 HBV DNA。一项研究显示,急性肝衰竭患者血清中 HBV DNA 载量显著低于慢加急性肝衰竭患者。而在肝硬化基础上发生慢加急性肝衰竭的患者,其基线 HBV DNA 与肝硬化急性失代偿患者相比,未发现有显著性差异((4.50±1.96) U/mL vs. (4.32±1.99) U/mL,$p>0.05$)。另一项研究也显示,在乙型肝炎基础上发生慢加急性肝衰竭的患者血清 HBV DNA 载量与慢性乙型肝炎患者之间无显著性差异。研究显示,慢加急性肝衰竭抗病毒治疗 4 周后 HBV DNA 阴转者治疗转归优于 HBV DNA 阳性者,提示在抗病毒治疗过程中监测 HBV DNA 的早期动态变化有助于判断预后。

二、HBV 基因型与乙型重型肝炎

根据核酸序列的异质性,HBV 可分为不同的基因型和基因亚型。越来越多的证据表明,患者的疾病进展、对治疗的应答反应及长期预后与其感染的特定基因型相关。

(一)HBV 基因型的全球地理分布

HBV 在漫长的进化过程中,为适应环境,谋求生存,遗传物质不断改变,导致基因组出现较大差异。目前,根据全基因序列差异(>8%或 4%~8%),发现至少有 10 种 HBV 基因型(>8%)和 35 种基因亚型(4%~8%),这些基因型和基因亚型在世界各地的分布不同。基因型 A 主要分布在北欧(A2 亚型)、西非(A3 亚型)及撒哈拉以南非洲地区(A1 亚型)。在亚洲,基因型 B 和 C 较常见,目前,基因型 B 分为 B1~B6 六种亚型,其中,在日本分离出了 B1,B2~B5 在东亚地区被发现,而 B6 是在生活在北极地区如阿拉斯加、加拿大北部和格陵兰的土著人中发现的。基因型 C 包括 C1~C5 五种亚型,主要分布在东亚和东南亚地区。基因型 D 包括 D1~D5 五种亚型,主要分布在非洲、欧洲、地中海国家和印度。基因型 E 仅限于西非地区。基因型 F 有四种亚型,是在中美洲和南美洲发现的。据报道,基因型 G 是在法国、德国和美国发现的。

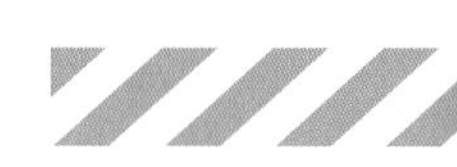

基因型 H 是在中美洲发现的。越南、老挝分离出了新基因型“I”，但是该新基因型受到了专家学者的质疑，因为基因型之间重组生成的新基因型，至少有 24 种系统发育的独立的重组变异，同我们普遍接受的基因型分类标准相悖。而日本最近新确定的基因型“J”与猩猩基因型和人类基因型 C 有着密切关系。

如今，随着不同地区人种交叉接触机会的增多，抗病毒治疗的推广和宿主的免疫压力等均可造成 HBV 基因重组或突变概率增加。伴随着基因检测技术水平的不断提高以及对 HBV 研究的不断深入，新基因型可能被发现，但新基因型是否真的为新，有待进一步研究。关于 HBV 基因分型的原则必须由该领域的专家学者达成统一共识，以确保基因分型的一致性。

（二）HBV 基因型与乙型重型肝炎

由于 HBV 基因型的分布具有明显的地域特征，因此 HBV 基因型与乙型重型肝炎关系的研究也受限于 HBV 基因型在各个地区的不同分布，只能在少数的 HBV 基因型之间进行对比，研究结果具有鲜明的地域特点。美国一项为期 3 年的研究中，共纳入了 34 名 HBV 相关急性肝衰竭患者，其中 9 名患者自行恢复，7 名未接受肝移植的患者死亡，其余接受肝移植。研究中出现了 A～D 四种基因型，自行恢复的 9 名患者与其他结局较差的患者相比，基因型分布无明显差异。但是在种族分布一致的情况下，急性肝衰竭患者中基因型 D 感染者的占比高于同时期的 HBV 慢性感染者。其结果提示，与基因型 B、C 相比，基因型 D 更可能与急性肝衰竭密切相关。在美国，基因型 D 感染已被确定为暴发性肝炎的独立危险因素。有趣的是，大量感染基因型 A 或 D 的患者被发现抗-HBe 抗体阳性，而感染基因型 D 的患者有更高水平的血清谷丙转氨酶(ALT)。而日本的一项多中心研究则显示了不同的结果，在研究纳入的 301 名急性 HBV 感染者中，涉及 Ae、Ba、Bj、Ce、Cs、D 和 G 基因型，多因素回归分析表明 Bj 亚型是急性暴发性肝炎的独立预测因素之一，同时，分析结果表明 Ae 亚型者更倾向于发生 HBV 慢性感染而不是急性自限性乙型肝炎。在感染基因型 B 的患者中，B6 亚型病毒株通常与轻度临床结局相关，而 B1 亚型病毒株更常导致急性和暴发性乙型肝炎；与基因型 B 相比，感染基因型 C 的患者发生肝衰竭的概率和严重程度更高。另一项由日本全国多中心参与的调查显示，慢性肝炎再活动的暴发性肝衰竭患者和急性暴发性肝衰竭患者中基因型 C 感染者的占比分别为 80%和 69%，远高于基因型 C 感染者在日本慢性感染者中的占比，提示基因型 C 感染者更容易发生暴发性肝衰竭。You 等采用反向斑点杂交(reverse dot blot，RDB)的方法分析了云南省 126 例 HBV 感染者，其中包括 26 例无症状携带者、61 例 CHB 患者、20 例慢加急性肝衰竭患者、12 例乙型肝炎相关肝硬化患者及 7 例乙型肝炎相关肝细胞肝癌患者，发现基因型 B(38.1%)、基因型 C(54.8%)是主要的 HBV 基因型。与基因型 B 相比，基因型 C 更多地出现在严重肝病组中，同时还有高水平的 HBV 复制，提示基因型 C 与 HBV 高复制和严重肝病的发生有关。但另一研究否认了基因型构成在 CHB 组与慢性重型肝炎组之间的差异。Zhong 等的研究中纳入了 487 例感染 HBV 的患儿，其中 217 例患儿有过核苷(酸)类似物抗病毒经历，基因型、亚型及 RT 区通过直接测序确定，肝纤维化和炎症活动的分期通过 Metavir 评分系统进行评估。结果发现基因型 C2 和基因型 B2 是两个主要的流行亚型(73.7%和 21.1%)，在 HBeAg 阳性的患儿中，基因型 C2 感染者比基因型 B2 感染者更容易发展为重型肝炎。各种基因型与重型肝炎的发病机制有何关联有待进一步研究。

三、HBV 基因突变与乙型重型肝炎

HBV 聚合酶缺乏校对功能，不能自我校正复制过程中的碱基错配，导致病毒具有高度变异性，使得 HBV DNA 的变异率是其他 DNA 病毒的 10 倍以上。每天有大约 10^{11} 个病毒颗粒产生并释放出来以维持外周血病毒浓度的稳定。HBV 聚合酶错配率平均为十万分之一到万分之

一,血液循环中变异病毒的数量十分巨大。而就单一感染 HBV 的个体而言,体内的 HBV 基因组不断积累着自然发生的或由药物、内环境改变诱导的基因突变,因此 HBV DNA 存在高度异质性。HBV 突变的概率在整个基因组中的各个部位并不均等,BCP 区、前 C 区和病毒包膜的决定簇等部位是突变率较高的地方。病毒和宿主的相互作用在 HBV 感染的发病机制和临床结局中起作用,并且当感染的肝细胞发生具有压倒性的免疫介导下的细胞裂解时,暴发性肝衰竭发展。有人提出暴发性肝衰竭从病毒学角度可以有从以下三个方面来解释:(i)病毒复制适应性的增加;(ii)病毒基因表达的变化和/或(iii)B 和 T 淋巴细胞表位的改变。

(一)前 C/C 区和 BCP 基因突变

前 C 区编码 HBeAg,由 29 个氨基酸组成。前 C 区突变最常见的是 1896 位的突变,由鸟苷酸(G)→腺苷酸(A),密码子 28 由色氨酸(UGG)变为终止密码子 UAG,使前 C 蛋白的翻译终止,从而使 HBeAg 不能合成,但病毒仍继续复制,临床上表现为 HBeAg 阴性的 HBV 感染。HBeAg 的表达对病毒的复制不是必需的,其在病毒生活史中所起的作用目前仍不清楚。对于机体免疫系统,它可能扮演了一个诱饵的作用,特别是在母亲有病毒血症的新生儿中诱导免疫耐受。HBeAg 诱导免疫耐受的后果是减弱 CTL 对细胞膜上 HBsAg 的攻击,导致 HBV 感染肝细胞无法被清除,当 HBeAg 合成障碍时,CTL 就容易损伤感染肝细胞,是重型肝炎可能的发病机制之一。前 C 区的其他突变还包括点突变,进而产生其他终止密码子,如 G1897A 可产生 UGA 密码子。点突变可改变 P25 的起始密码子或关键信号肽裂解、插入的指定氨基酸,特别是在核苷酸 1838 位和 1839 位。所有这些突变都将影响 HBeAg 的合成。前 C 区突变可造成 HBeAg 表达的减少或缺失、HBV 复制的增加,随之免疫应答增强,最后感染肝细胞损伤加重,机体发生肝衰竭。

众多的研究证实,C 区突变与重型肝炎的发生有密切关系。C 区编码的 HBcAg 包含了 T 淋巴细胞依赖/非依赖性抗原表位,诱导宿主产生体液和细胞免疫应答,推测 C 区突变可造成细胞表面抗原缺失,可能导致宿主对 HBV 的体液免疫应答缺失,但是 CTL 对细胞的杀伤作用不受影响,从而造成对肝细胞的大量破坏,最终导致重型肝炎。一项 Meta 分析纳入了 31 项研究,共 1995 例乙型肝炎相关慢加急性肝衰竭和 3822 例慢性乙型肝炎患者,结果显示 G1896A 和 G1899A 变异与慢加急性肝衰竭的发生显著相关,OR 值分别为(2.181[1.800～2.642])和(3.569[2.906～4.385])。

核心启动子是直接引发 pgRNA 转录的启动子,在 HBV 复制的过程中起核心作用。CP 区包括 BCP 区和 CURS。BCP 区与 X 基因 3′末端和前 C 区基因 5′起始端部分重叠,可单独起始 pre-mRNA 和 pgRNA 的转录。CP 区的突变涉及前 C 区 mRNA 起始点上游的 1758～1762 位,合成 HBeAg 水平降低,对 HBcAg 无影响。重型肝炎的发生常伴随 HBV CP 区的碱基突变,1762、1764 位点突变是研究的热点。另外,重型肝炎患者 HBV CP 区常见的变异还有 1768 位 C→T 和 1770 位 T→A 等,以及 CP 区聚集突变,包括碱基插入、缺失和替换等。BCP 区突变可导致 X 蛋白两个密码子的变化(L130M 和 V131I),也可产生肝细胞核因子 1(hepatocyte nuclear factor 1,HNF1)转录因子结合位点。Gerolami 等报道一种 C 启动区上突变现象,该 C 启动区插入 11 个碱基产生一个新的 HNF1 的结合点,能增强病毒复制并导致重型肝炎发生。有研究证实,BCP 反式激活转录导致 X 蛋白置换,对前 C 区和 pgRNA 的下调转录有影响。但也有实验表明双突变可上调 pgRNA 的转录,增加核心抗体(HBcAb)产量,从而提高病毒的复制能力。先前的研究显示,A1762T、G1764A 突变易在 HBV 基因型 C 感染者中出现,部分解释了 HBV 基因型 C 比基因型 B 有更强致病性的原因。最近的研究显示,HBV 基因型 B A1762T、G1764A 突变可能与重型肝炎相关。我国一项多中心横断面研究中,纳入了 522 例患者,包括 231 例轻度慢性乙型肝炎患者,84 例重度慢性乙型肝炎患者和 207 例乙型肝炎相关慢

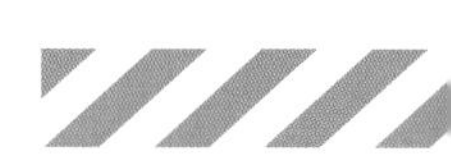

加急性肝衰竭(HBV-ACLF)患者,通过直接测序确定 HBV 基因型与 BCP 区和前 C/C 区的相关突变。结果显示,HBV 基因型 B 与 C 在 HBV-ACLF 患者中的占比显著高于 CHB 患者,在基因型 B 或基因型 C 的 HBV-ACLF 患者中,A1762T/G1764A、A1846T 和 G1896A 突变更为常见。而在小儿感染的研究中显示,A1762T、G1764A 突变在基因型 B、基因型 C 感染患者中没有很明显差异。具体机制还有待进一步研究。与野生型相比,BCP 区双突变与更严重的肝病(尤其是肝硬化和肝癌)相关。BCP 区其他突变很少见。有学者从新加坡 3 例慢性 HBV 携带者中分离出缺失突变的病毒,这三人均有很高的病毒载量。最近报道显示,HBV 基因型 D 的 BCP 区双突变 G1764T 较为少见,BCP 区突变在上游调控序列中被发现,参与激活转录。

HBV 前 C/BCP 区的突变可改变病毒的生物学特性,通过多种途径影响机体免疫并参与乙型重型肝炎的发生,相关研究有助于阐明乙型肝炎重症化过程中的病毒学机制,并在临床预警分析方面具有积极意义。遗憾的是,尽管很多研究为这些观点提供了依据,但由于缺乏建立在可靠方法学前提下的针对科学研究对象的纵向大样本研究,前 C/BCP 区热点突变与重型肝炎的因果关系和其确切作用不明,不同位点不同形式突变的生物学意义、变异与宿主免疫的动态相互作用、不同基因型及病毒准种对此的潜在影响等均待研究明确。

(二)前 S/S 基因突变

目前研究最多的是 S 基因编码的主蛋白(HBsAg)突变,以 145 位氨基酸突变为主,导致 HBsAg 上的主要抗原表位 α 发生核苷酸改变,许多疫苗和(或)乙型肝炎免疫球蛋白(HBIG)逃逸突变,以及 HBsAg α 决定簇的插入,已被发现可导致病毒颗粒分泌缺陷和宿主免疫系统表位的改变,也可能是造成乙型肝炎重症化的原因之一。既往文献中报道了多种 α 表位氨基酸的变异,半胱氨酸间(139～147 位)高度保守环的位置显得尤其关键。常见的是 144 位天冬氨酸被丙氨酸取代,145 位的甘氨酸被精氨酸取代。146 位的天冬氨酸因为是重要的糖基化部位,所以不易突变。124～137 位氨基酸之间的环为比较保守的区域,但也可见氨基酸替换,常见于 126 位和 133 位。一项关于暴发性肝衰竭病毒株的研究,在 HBsAg 上鉴定出 sG145R 变异株,与野生型菌株相比,病毒分泌和复制增强约 30%。S 基因启动子区 CAAT 元件的突变与病毒蛋白在肝细胞内的滞留和 S 蛋白表达下降相关。在暴发性肝炎感染过程中,一些体外研究已经分离出发生前 S/S 基因突变的某些 HBV 变异株,提示前 S 变异株和暴发性肝炎之间有关联。HBV 前 S 变异株,特别是不能合成 M 蛋白的变异株的传播与暴发性肝炎的发生有关。在转基因小鼠模型中,研究者发现 S 蛋白的细胞内滞留与暴发性肝炎有关。S 蛋白滞留的肝细胞对细胞毒性 T 淋巴细胞产生的 γ 干扰素极度敏感,机体可发生全小叶坏死和肝功能衰竭。此外,B 淋巴细胞和 T 淋巴细胞表位位于两个前 S1 蛋白和前 S2 蛋白,这可能导致病毒的免疫逃避和更严重的感染。值得注意的是,前 S/S 基因突变所致的 S 蛋白滞留可诱导肝细胞内质网(ER)应激,可能诱导氧化性 DNA 损伤和基因组不稳定。最近一项小样本研究,采用二代测序技术比较乙型肝炎相关急性肝衰竭和急性乙型肝炎患者前 S/S 基因突变的差异,结果显示急性肝衰竭患者前 S2 基因和 S 基因突变频率高于急性乙型肝炎患者,而前 S1 基因突变两者间无明显差异。另外一项研究,采用二代测序技术比较慢加急性肝衰竭和慢性乙型肝炎患者的 HBV 基因突变,并在较大规模人群中进行了验证,结果显示 S 基因区 T216C、G285A 为与慢加急性肝衰竭发生相关的新的突变位点。

(三)P 基因突变

P 基因突变主要与 HBV 对核苷(酸)类似物抗病毒药物的耐药变异有关。此外,由于 S 基因完全位于 P 基因内,RT 区与 S 基因重叠。因此,S 区突变会同时使 RT 区发生变异,可影响病毒的复制能力。例如,S 区 G145R 突变可以引起 RT 区 W153Q 突变,这一突变可以代偿性增加拉米夫定耐药变异株 rtL180M+M204V 的复制能力。已有报道显示,在单用拉米夫定或与高效价免疫球蛋白联合治疗的肝移植受者中,出现暴发性肝衰竭。

四、HBV 准种与乙型重型肝炎

由于 HBV 的逆转录酶缺乏校正活性,在复制过程中会产生许多序列有差异的突变株,但在遗传学上又高度相关,这些突变株的混合体称为准种。准种的概念最早出现于 20 世纪 70 年代,代表了信息论和达尔文进化论的融合。人体内 HBV 以准种的形式存在,并且准种一直处于不断变化之中,影响准种变化的原因有遗传变异、宿主的免疫压力和抗病毒药物的压力。HBV 的准种特性提示在既定环境下产生的任何具有选择优势的变异株可以取代其他的变异株而成为优势株,这一过程遵循达尔文进化规律。这种特征赋予了病毒强大的适应能力,也是造成目前疾病预防和控制困难的部分原因。研究准种在不同临床转归之间的相互关系,可为我们探索乙型重型肝炎(肝衰竭)提供重要信息。

Chen 等对 11 例 HBV 慢加急性肝衰竭(ACLF)患者前 C/C 基因准种特征进行研究,与慢性乙型肝炎患者比较,结果发现,ACLF 组前 C/C 基因准种复杂度和多样性均高于慢性乙型肝炎组,G1896A 突变在 ACLF 组中的发生频率明显高于慢性乙型肝炎组,通过正性选择分析发现,ACLF 组前 C/C 基因正性选择突变频率高于慢性乙型肝炎组,且大部分发生于 HLA 限制性位点上,提示在肝衰竭的发病过程中,病毒可通过提高自身的变异能力来获得生存。在体内复杂的免疫压力下,病毒可以选择出具有免疫逃逸作用的变异位点,从而获得更好的复制适合度和生存优势。

五、HBV 新型标志物

HBV 核心相关抗原(HBcrAg)是由前 C/C 基因表达的多种蛋白(HBcAg、HBeAg 和 p22 前体蛋白)构成的复合标志物。HBcrAg 与共价闭合环状 DNA(cccDNA)的转录活性显著相关。与 HBsAg 定量检测不同的是,HBcrAg 不受 HBV DNA 整合的影响,因此 HBcrAg 可以比 HBsAg 提供更多关于 HBV 转录活性的信息。血清 HBV RNA 是以感染肝细胞内 cccDNA 为模板的转录产物,未经逆转录或部分逆转录的前基因组 RNA(pgRNA)。血清 HBV RNA 主要存在于病毒核衣壳内,这一特性使其可以稳定地存在血液中。与 HBcrAg 类似,HBV RNA 也可以反映 cccDNA 的转录活性,两者有较好的相关性。然而,目前尚缺乏 HBcrAg 和 HBV RNA 在肝衰竭中的数据,其临床意义不明。

六、小结与展望

HBV 感染的病理机制是由病毒和宿主双方决定的,感染后临床产生的不同转归与宿主免疫应答的不同以及病毒的突变有关,然而病毒突变的生物学意义尚未完全阐明,普遍存在的问题如下:①检测的标本例数有限,缺乏不同群体间相互对比的结果,很难分析其临床意义;②HBV基因组各编码区重叠,其相互之间的关系有待进一步研究;③由于检测技术的限制,不能同时检测出所有病毒株的不同变异,分析不同变异点之间的补偿关系,研究的临床意义仍有局限性。因此,对于变异的临床意义,必须在相互作用的多种因素中做出合理分析。现代研究的深入及检测技术的快速发展,将有助于我们进一步深化对乙型肝炎重症化和乙型重型肝炎相关病毒学指标的认识。

参考文献

[1] Lai J, Lin C S, Yang L, et al. Pretreatment HBsAg level and an early decrease in MELD

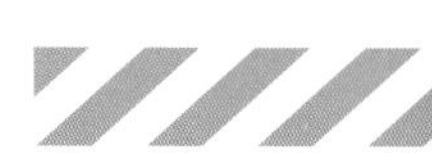

score predict prognosis to lamivudine treatment for HBeAg-negative acute-on-chronic liver failure[J]. Clin Res Hepatol Gastroenterol,2014,38(3):331-336.

[2] Chen Z,Diaz G,Pollicino T,et al. Role of humoral immunity against hepatitis B virus core antigen in the pathogenesis of acute liver failure[J]. Proc Natl Acad Sci U S A, 2018,115(48):E11369-E11378.

[3] Dao D Y,Hynan L S,Yuan H J,et al. Two distinct subtypes of hepatitis B virus-related acute liver failure are separable by quantitative serum immunoglobulin M anti-hepatitis B core antibody and hepatitis B virus DNA levels[J]. Hepatology,2012,55(3):676-684.

[4] Hu F,Bi S,Yan H,et al. Associations between hepatitis B virus basal core promoter/pre-core region mutations and the risk of acute-on-chronic liver failure:a meta-analysis[J]. Virol J,2015,12:87.

[5] Lei J H, Peng F, Chen Z, et al. Is HBV viral load at admission associated with development of acute-on-chronic liver failure in patients with acute decompensation of chronic hepatitis B related cirrhosis? [J]. BMC Infect Dis,2019,19(1):363.

[6] Mina T,Amini Bavil Olyaee S,Tacke F,et al. Genomic diversity of hepatitis B virus infection associated with fulminant hepatitis B development[J]. Hepat Mon,2015,15(6):e29477.

[7] Yang G,Han M,Chen F,et al. Hepatitis B virus genotype B and mutations in basal core promoter and pre-core/core genes associated with acute-on-chronic liver failure: a multicenter cross-sectional study in China[J]. Hepatol Int,2014,8(4):508-516.

[8] Pollicino T, Cacciola I, Saffioti F, et al. Hepatitis B virus PreS/S gene variants: pathobiology and clinical implications[J]. J Hepatol,2014,61(2):408-417.

[9] Anastasiou O E, Widera M, Westhaus S, et al. Clinical outcome and viral genome variability of hepatitis B virus-induced acute liver failure[J]. Hepatology,2019,69(3): 993-1003.

[10] Xu H,Zhao M,Lou G,et al. New point mutations in surface and core genes of hepatitis B virus associated with acute on chronic liver failure identified by complete genomic sequencing[J]. PLoS One,2015,10(4):e0123139.

[11] Chen L,Zheng C X,Lin M H,et al. Distinct quasispecies characteristics and positive selection within precore/core gene in hepatitis B virus HBV associated acute-on-chronic liver failure[J]. J Gastroenterol Hepatol,2013,28(6):1040-1046.

第六节　乙型重型肝炎(肝衰竭)肝移植的临床及实验室指标参数

高志良　彭　亮

肝移植是治疗由各种原因引起的不可逆的急、慢性肝病的有效方法,目前尚无其他明确的有效治疗手段可以代替。自 1963 年 Starzl 完成了世界上第一例人体原位肝移植以后,肝移植发展迅速。作为大器官移植的代表,肝移植是外科手术学、移植免疫学、麻醉学、重症监护学等多学科综合发展的成就。20 世纪 80 年代以来,随着外科手术、围手术期管理、重症监护技术,以及抗病毒药物等的进展,肝移植手术发展迅速。在我国,肝移植起步于 20 世纪 70 年代,第一例临床肝移植手术于 1977 年在上海交通大学医学院附属瑞金医院完成,经过四十余年的发展,我国每年开展肝移植手术的例数在世界上已居第二位。据中国肝移植注册网2011年公布的数据,我国肝移植术后移植物1年生存率由2000年以前的47.49%上升至2010—2011年的84.51%,说明我国肝移植技术水平和临床疗效已经接近国际水平。

同时,为了规范与加强人体器官移植技术的临床应用管理,保证广大患者的广泛利益与医疗安全,2006年7月,卫生部开始实施《人体器官移植技术临床应用管理暂行规定》,同年11月,在广州召开了全国人体器官移植技术临床应用管理峰会,号召全国医疗界遵守医学准则和伦理原则、恪守职业道德、尊重生命、坚决抵制各种形式的人体器官买卖活动。2007年3月21日,国务院正式通过《人体器官移植条例》,并于同年5月1日开始在全国执行。这一系列举措得到了WTO和TTS的赞誉,标志着我国器官移植事业向法制化、规范化发展迈出了关键的一步。

一、肝移植的主要适应证

肝移植的适应证并不是一直不变的,在1980年之前,其主要适应证是肝脏恶性肿瘤,这直接影响了当时肝移植的疗效和患者的生存率。而今,不但用内科、外科技术无法治愈的急性或慢性肝病是肝移植的适应证,肝病导致的生活质量严重下降也成为其适应证之一。因此,随着医学人文理念的发展、移植技术本身的进步、移植免疫相关机制研究的深入,肝移植的适应证范围也在不断扩大。现今,肝移植的主要适应证见表7-6。

表7-6 肝移植的主要适应证

分类	具体病因
1.终末期肝病	慢性重型病毒性肝炎(乙型、丙型) 肝炎后肝硬化(失代偿期) 原发性硬化性胆管炎 原发性胆汁性肝硬化 酒精性肝硬化 自身免疫性肝炎
2.肝脏肿瘤	肝脏恶性肿瘤 多发肝腺瘤 巨大肝血管瘤 局限于肝内的转移性神经内分泌肿瘤
3.急性肝衰竭	病毒性肝炎(乙型、丙型) 中毒(药物、毒物、食物)
4.先天性或代谢性疾病	先天性胆道闭锁 肝豆状核变性 肝内胆管囊状扩张症 糖原贮积症 血色病 α_1-胰蛋白酶缺陷症 多囊肝
5.其他	隐源性肝硬化 Budd-Chiari综合征 外伤 肝内胆管结石

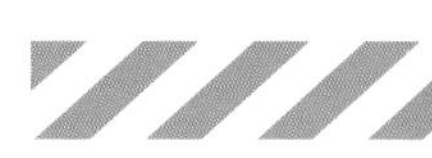

二、乙型肝炎肝移植概况

病毒性肝炎是我国主要的公共卫生问题，也是我国最常见的肝病乃至肝衰竭的病因。这直接导致我国肝移植中乙型肝炎肝衰竭患者的比例远远高于国外，其发病特点及治疗原则与其他肝病有很大不同(如移植后的乙型肝炎复发)，这是我国肝移植学界需要共同面对的问题。

乙型肝炎的表现多种多样，如慢性肝炎、肝衰竭(包括急性肝衰竭、慢加急性肝衰竭、慢性肝衰竭)、肝硬化(代偿期和失代偿期)，直至乙型肝炎相关性肝脏肿瘤。那么，对于乙型肝炎患者，是否需要进行肝脏移植、何时进行肝脏移植都是值得我们仔细思考的问题。前者是肝移植适应证的问题，而后者则是手术时机的问题：如果施行过早会增加患者不必要的风险和经济负担，因为患者有可能无须肝移植手术亦能获得康复，甚至较好生存质量地存活很长时间，而这样的情况是否会发生却是我们无法准确预测的；而如果手术施行过晚，乙型肝炎引起的肝脏功能障碍必将带来各种并发症，必将增加手术的危险性，甚至丧失手术的机会，并导致术后预后不良。对严重乙型肝炎患者施行肝移植手术，指征和时机的把握更为关键。

三、乙型肝炎患者行肝移植手术的临床及实验室指征

一般认为，当慢性乙型肝炎(CHB)患者出现以下情况时，应该考虑肝移植手术。

(1) 肝衰竭明显，血清总胆红素水平>85.5 μmol/L(5 mg/dL)，凝血酶原时间延长，较正常对照值超过 5 s，血浆白蛋白浓度<25 g/L，尤其是经过积极的护肝治疗及对症支持治疗，如输注新鲜血浆、白蛋白等处理以后，仍然没有显著改善，并有继续恶化的趋势时，应进行肝移植。

(2) 出现一个或多个与肝衰竭或者门静脉高压相关的并发症：严重的肝性脑病、严重的凝血功能障碍、难以控制的食管和胃底曲张静脉破裂出血、顽固性腹水、自发性腹膜炎、肝肾综合征等。不论上述并发症是否反复出现，都可考虑肝移植。

(3) 乙型肝炎引起的反复肝衰竭或者乙型肝炎肝硬化严重影响患者生活质量时，可以考虑进行肝移植：如严重嗜睡、难以控制的瘙痒、代谢性骨病、反复发作的细菌性胆管炎等。

(4) 乙型肝炎与肝癌关系密切，若乙型肝炎患者血清甲胎蛋白浓度>200 ng/dL，在进行有效抗病毒治疗后甲胎蛋白水平仍不下降甚至进行性升高时，往往意味着隐匿性肝癌病灶的存在，应考虑肝移植。

虽然有上述指征的描述，但是即便如此，临床工作中对乙型肝炎肝衰竭患者行肝移植手术的时机和指征的把握仍然是一大难题。如何对患者病情做出综合评估，数字化、量化是一种目前看来无可替代的方法，我们最常使用的是终末期肝病模型(model for end-stage liver disease，MELD)及其衍生的众多评分系统。

1999 年，Mayo Clinic 提出了 MELD 评分以取代 Child-Pugh 分级来决定肝脏移植的紧急性。MELD 的公式："9.6×log(肌酐 mg/dL)+3.8×log(胆红素 mg/dL)+11.2×log(INR)+6.9×(病因：胆汁性或酒精性 0；其他 1)"，最初是用来预测肝硬化患者行经颈静脉肝内门腔静脉分流术(TIPS)的预后，其分数的评判是基于总胆红素、国际标准化出血时间、血肌酐水平、病因等因素，与 Child-Pugh 分级相比的优势在于：使用客观指标，便于不同中心的统一评价和比较，并随着病情变化，其分数呈持续性变化，而 Child-Pugh 分级仅为 3 级，难以满足精确客观评价的需要。Saab 等分析 404 例肝移植患者预后，发现术前 MELD 分值≤10、11～18、19～24、25～35 和≥36 的患者术后 1 年生存率分别为 90%、89%、90%、79%和 69%，术前 MELD 分值≤24 和>24 的患者术后 1 年生存率分别为 88%和 65%，两者之间有显著性差异。但是，随着 MELD 评分的广泛应用，不论是在肝移植的时机评判上，还是在肝病的临床领域对患者预后和疗效的评判中，都发现了一些不够完善的地方，最大的问题在于：并发症的影响没有被纳入 MELD 评分系统。感染、肝性脑病、肝肾综合征、水及电解质紊乱、食管和胃底曲张静脉破裂出

血等严重并发症均会严重影响预后及肝脏移植的适当时机，但是这些并发症均未被纳入MELD评分系统中。因此，MELD评分系统出现了许多的改进和修订"版本"，如MELD-Na[MELD+1.59×(135－Na mmol/L)](Na<120 mmol/L按120 mmol/L计，>135 mmol/L按135 mmol/L计，120～135 mmol/L按实际值计)和iMELD[MELD+(0.3×年龄)－(0.7×Na mmol/L)+100]，以及MESO评分[MELD/Na(mmol/L)×10]，但均未能较完善反映各种并发症的存在及其作用，在我国使用存在一定的局限性。

在我国，肝移植手术起步较晚，相关法规及制度极不完善，各地区间、各移植中心间难以顺利交流信息，极大地影响了供肝分配的及时性、合理性与公正性。单纯地依靠登记时间来确定移植手术等候时间是不科学的。如何在充分体现和考虑到中国肝移植的"乙型肝炎"背景下，尽量统一地综合评估乙型肝炎肝衰竭患者的病情、把握肝移植的时机、最大限度地实现供肝分配的及时、合理与公正，是我国肝病医师需要考虑的问题。现在我国已有几种评分系统存在，例如，我国中山大学附属第三医院感染科柯伟民教授创建的"广州评分"系统，选择肝性脑病、血清肌酐、凝血酶原活动度、血清总胆红素、肝脏大小(B超测量)、腹水量和胸水量(B超测量)，以及并发感染情况(外周血白细胞计数、中性粒细胞比例和胸部炎症影像)等临床指标，并按照严重性分别给予0～4分客观和简便的评分[评价为：Ⅱ-2(分组或病例对照分析研究)](表7-7至表7-9)。

表7-7 柯伟民教授创建的"广州评分"系统

得分/分	肝性脑病/期	总胆红素	腹水最大液平面/mm	凝血酶原活动度/(%)	右肝/mm		血清肌酐	并发感染情况
					斜径	上下径		
1	Ⅰ	10～20 ULN	0～40	30～40	110～120	100～110	1.0～1.1 ULN	外周血白细胞计数(10～15)×10^9/L或N 0.7～0.8
2	Ⅱ	20～30 ULN	40～80	20～30	100～110	90～110	1.1～1.2 ULN	外周血白细胞计数(10～20)×10^9/L或N 0.8～0.9
3	Ⅲ	30～40 ULN	>80	10～20	90～100	80～90	1.2～1.3 ULN	外周血白细胞计数>20×10^9/L或N>0.9
4	Ⅳ	>40 ULN	腹水加单侧或双侧胸水	<10	<90	<80	>1.3 ULN	肺部炎症反应的影像学改变

注：ULN为正常上限值，1～3分均以外周血白细胞计数或中性粒细胞(N)比例先达到的为准计分，4分以有肺部炎症反应的影像学改变为准(不考虑其外周血白细胞计数和N的值)。

表7-8 乙型肝炎慢加急性肝衰竭存活组与死亡组7个临床指标的得分

分组	例数	凝血酶原活动度得分	血清肌酐得分	并发感染得分	肝性脑病得分	总胆红素得分	肝脏大小得分	胸、腹水得分
存活组	203	1.63±0.78	0.20±0.78	0.82±1.31	0.58±2.89	1.36±0.81	2.26±0.86	1.34±1.17
死亡组	196	2.62±0.80	2.04±1.91	2.20±1.45	2.85±1.42	2.10±0.92	2.86±0.95	2.12±1.23

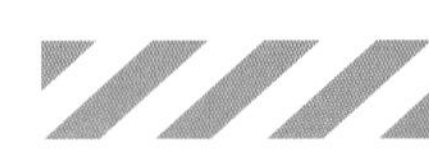

续表

分组	例数	凝血酶原活动度得分	血清肌酐得分	并发感染得分	肝性脑病得分	总胆红素得分	肝脏大小得分	胸、腹水得分
t 值	—	12.600	12.561	9.950	9.878	8.557	6.659	6.475
p 值	—	<0.01	<0.01	<0.01	<0.01	<0.01	<0.01	<0.01

表 7-9　乙型肝炎慢加急性肝衰竭存活组和死亡组的本预后评分系统总分与 MELD 评分系统总分的比较

分组	例数	本预后评分系统总分	MELD 评分系统总分
存活组	203	8.07±3.14	26.43±5.58
死亡组	196	16.96±3.54	40.16±10.22
t 值	—	26.125	16.566
p 值	—	<0.01	<0.01

本预后评分系统和 MELD 评分系统均能较好地预测乙型肝炎慢加急性肝衰竭患者的病死率,本预后评分系统和 MELD 评分系统的 ROC 曲线下面积分别为 0.960(95%CI 为 0.944～0.977)和 0.886(95%CI 为 0.852～0.920),两者的 95%CI 无重叠,差异有统计学意义($p<0.01$),见图7-8至图 7-10。

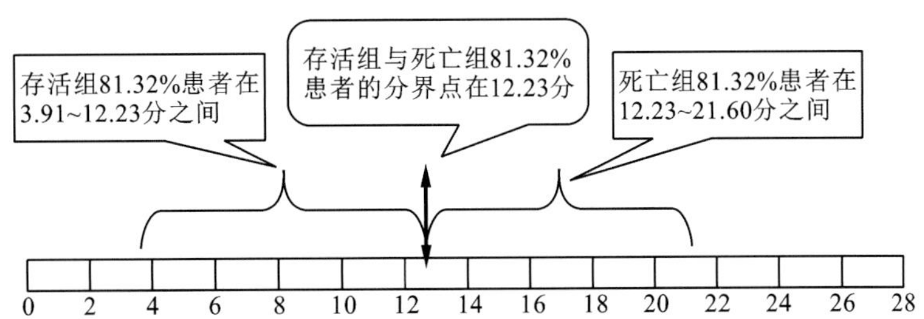

图 7-8　乙型肝炎慢加急性肝衰竭存活组和死亡组 81.32%的患者采用本预后评分系统所得的总分分界点和分布范围

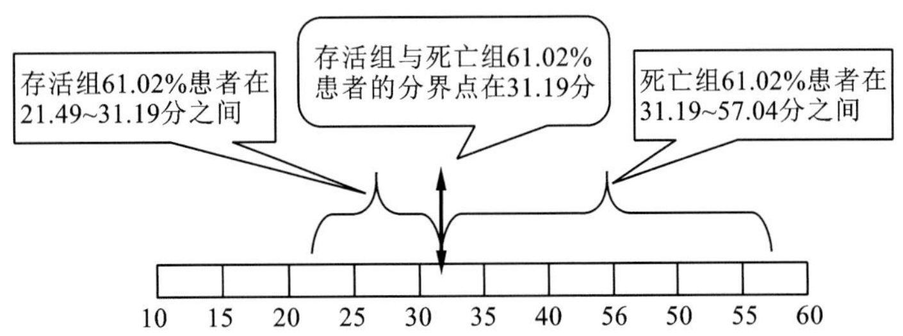

图 7-9　乙型肝炎慢加急性肝衰竭存活组和死亡组 61.02%的患者采用 MELD 评分系统所得的总分分界点和分布范围

华中科技大学同济医学院附属同济医院马科等回顾性分析了 248 例 HBV-ACLF 患者,通过多因素回归分析发现,高国际标准化比值(INR)、2 种及以上并发症和高胆红素血症是患者结局的独立预测因素,并建立判断预后的回归模型——同济预测模型(TPPM)。

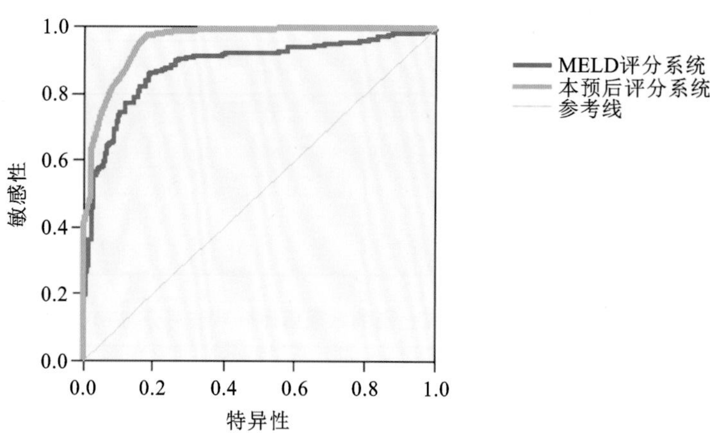

图 7-10 本预后评分系统与 MELD 评分系统的 ROC 曲线比较

$$p=1/(1+e-\text{logit}(P))$$

logit(p)=0.003×[总胆红素(μmol/L)]+0.951×INR+2.258×[并发症常数:0,没有或只有一种并发症;1,并发2个或2个以上并发症]+0.114×[lgHBV DNA(copies/mL)]-5.012

Hosmer 和 Lemeshow 检验,TPPM 对 HBV-ACLF 患者的预后判断有较好的拟合度($\chi^2=28.959$,$p<0.001$)。针对本组 248 例患者,对 TPPM 和 MELD 评分系统进行 ROC 分析,显示 TPPM 评分的特异性和敏感性(特异性=94.7%,敏感性=89.6%)比 MELD 评分(特异性=90.2%,敏感性=87.8%)更好,比较曲线下面积(AUC),TPPM 评分(AUC=0.970,$p<0.001$,95% CI 为 0.941~0.988)比 MELD 评分(AUC=0.940,$p<0.001$,95% CI 为0.903~0.966)有更好的预测价值($Z=2.428$,$p=0.015$)。TPPM 评分对乙型肝炎慢加急性肝衰竭患者使用截断值 0.22 预测 3 个月的死亡率,阳性预测值为 93.6%,阴性预测值为 91.3%,提示 TPPM 评分模型对 HBV-ACLF 患者的预测价值在敏感性和特异性上均比 MELD 更好,但需要进一步的验证。

我国温州医科大学的评分系统选取:X=1.4053+3.6017×HRS(肝肾综合征)+1.2069×LC-1.1555×HBeAg(乙型肝炎病毒 e 抗原)-0.1003×ALB-0.042×PTA。并在多个肝病中心得以应用,证明了有效性和准确性。

总之,建立符合我国肝病实情的评分系统,并在多中心、大样本验证基础上进行统一运用,对于我国肝移植的深入、广泛开展至关重要,将在规范化和严谨性、科学性上与国际接轨,真正达到国际先进水平。

参考文献

[1] 蔡常洁,陆敏强.重型肝炎肝移植围手术期治疗学[M].广州:中山大学出版社,2008.

[2] Biggins S W, Kim W R, Terrault N A, et al. Evidence-based incorporation of serum sodium concentration into MELD[J]. Gastroenterology,2006,130(6):1652-1660.

[3] Luca A, Angermayr B, Bertolini G, et al. An integrated MELD model including serum sodium and age improves the prediction of early mortality in patients with cirrhosis[J]. Liver Transpl,2007,13(8):1174-1180.

[4] Huo T I, Wang Y W, Yang Y Y, et al. Model for end-stage liver disease score to serum sodium ratio index as a prognostic predictor and its correlation with portal pressure in patients with liver cirrhosis[J]. Liver Int,2007,27(4):498-506.

[5] 刘添皇,朱建芸,张绍全,等.乙型肝炎慢加急性肝功能衰竭严重程度评估的预后评分系统

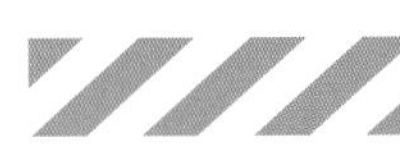

的建立[J]. 中华传染病杂志,2010,28(5):293-296.

[6] Ke W M, Ye Y N, Huang S. Discriminant function for prognostic indexes and probability of death in chronic severe hepatitis B[J]. J Gastroenterol, 2003, 38(9):861-864.

[7] Ma K, Guo W, Han M, et al. Entecavir treatment prevents disease progression in HBV related acute-on-chronic liver failure: establishment of a novel logistical regression model [J]. Hepatology International, 2012, 6(4):735-743.

[8] Sun Q F, Ding J G, Xu D Z, et al. Prediction of the prognosis of patients with acute-on-chronic hepatitis B liver failure using the model for end-stage liver disease scoring system and a novel logistic regression model[J]. J Viral Hepat, 2009, 16(7):464-470.

第八章

乙型肝炎重症化和肝衰竭的主要并发症与肝外器官功能衰竭

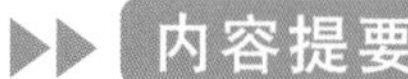

1. 乙型重型肝炎患者免疫力下降，极易发生各种感染；发生感染后病情进展快，易发生休克、DIC及多脏器功能衰竭，可严重影响重型肝炎的预后，成为重型肝炎患者主要死亡原因之一。并发的感染主要包括肺部感染、肠道感染、胆道感染、尿路感染、自发性细菌性腹膜炎和败血症等。

2. 乙型重型肝炎可引起凝血因子合成减少和功能异常、抗凝血物质增多、血小板异常等改变，导致机体凝血机制发生障碍；感染、肝肾综合征等并发症又可进一步加重凝血障碍，导致DIC发生，严重影响疾病预后。

3. 肝肾综合征是终末期肝病常见的临床并发症，以肾功能不全、动脉循环血流动力学改变和内源性血管活性系统显著异常为特征，是重型肝炎预后判断的重要指标之一。

4. 乙型重型肝炎患者机体内环境紊乱以水、电解质紊乱（如水潴留、低钠血症、低钾血症、高钾血症等）和酸碱失衡较为常见，这些内环境紊乱可导致患者病情加重和复杂化，影响预后。

5. 肝性脑病是以代谢紊乱为基础的神经精神异常综合征，是乙型重型肝炎的预后判断的重要指标之一。肝肺综合征的主要特征是原发性肝病、肺内血管扩张和动脉氧合不足所构成的三联征，及时对症处理可改善疾病预后。

6. 内毒素血症是乙型重型肝炎的重要并发症，其在引起肝脏的二次打击的同时，还可促进其他各并发症的发生和发展，严重影响疾病预后。

Abstract 8

1. Patients with severe hepatitis have impaired immunity and are therefore vulnerable to all kinds of infections. After infection, these patients may experience shock, DIC and multiple organ failure, all of which seriously affect their prognosis and are major causes of

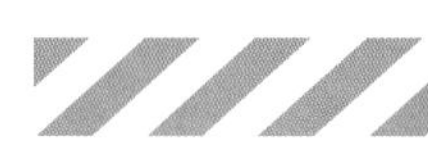

death. Concurrent infections consist primarily of infections of the lungs, intestines, biliary tract, urinary tract, as well as spontaneous bacterial peritonitis and septicemia.
2. Severe hepatitis B may reduce the synthesis of coagulation factors and enhance their dysfunction and increase anticoagulants and platelet abnormalities, leading to coagulopathy. Complications such as infection, hepatorenal syndrome can further aggravate coagulopathy, resulting in DIC and seriously affecting patient prognosis.
3. Hepatorenal syndrome, which is characterized by renal failure, hemodynamic changes in arterial circulation and abnormalities in the endogenous vascular system, is a common clinical complication of end-stage liver disease, and one of the important indicators for the prognosis of patients with severe hepatitis B.
4. Water and electrolyte disorder (water retention, hyponatremia, hypokalemia, hyperkalemia) and acid-base imbalance are common in patients with severe hepatitis B. These internal environment disorders can lead to exacerbation and complication of the illness.
5. Hepatic encephalopathy is a neurological and psychiatric anomaly syndrome based on metabolic disorder, and an important prognostic indicator for patients with severe hepatitis B. Hepatopulmonary syndrome is characterized by primary liver disease, pulmonary vascular expansion and reduced oxygenation of arterial blood. Timely treatment can improve prognosis.
6. Endotoxemia, an important complication of severe hepatitis B, is not only a second hit to the liver, but also promotes the development of other complications, which seriously affects the prognosis of patients.

第一节　腹　　水

赵西平　王文涛

在任何病理状态下，腹腔内液体量超过 200 mL，即称为腹水(ascites)。单纯性腹水，即不伴有感染与肝肾综合征的腹水。腹水可以是多种疾病(如肝源性、肾源性、心源性、血管源性(静脉阻塞或狭窄)、癌性和结核性等疾病)的共同表现。本章节我们着重介绍乙型重型肝炎(伴或不伴有肝硬化)所致的腹水。

一、腹水形成的机制

乙型重型肝炎时腹水的形成是门静脉高压及肝功能减退共同发生的结果，为乙型重型肝炎最常见的并发症，主要涉及以下几个因素。

(1)门静脉高压：乙型重型肝炎时，大量肝细胞溶解坏死，坏死区网状纤维支架发生塌陷，导致即使残存的肝细胞再生也无法沿着原有支架排列，而呈结节状，且残存的肝细胞广泛变性而肿胀，排列紊乱拥挤，肝窦受压而变窄。此外，肝窦内皮细胞广泛变性、坏死，炎性细胞弥漫性浸润，也导致肝脏微循环障碍。上述改变致使肝内血管床缩小、闭塞和扭曲，门静脉回流受阻，门静脉高压，毛细血管静脉端静水压增高，进而造成腹水。在机体伴有肝硬化时，细胞外基质过度沉积，肝窦毛细血管化，增生的纤维组织包绕再生结节或重新分割肝小叶形成假小叶，造成肝内血管狭窄、闭塞和扭曲，进一步加重门静脉高压。

(2)血浆胶体渗透压降低：乙型重型肝炎或肝硬化时，肝脏合成蛋白功能减退而出现低蛋白血症,造成血浆胶体渗透压降低,使液体从血浆漏入腹腔,形成腹水。

(3)淋巴回流受阻:乙型重型肝炎或肝硬化时,肝静脉受压发生扭曲、闭塞,肝窦内压增加,造成淋巴液生成增多且回流不足而出现腹水。

(4)肾素-血管紧张素-醛固酮系统(renin-angiotensin-aldosterone system,RAAS)激活:门静脉高压时,全身循环发生改变,肾血流量减少,可使RAAS激活,且乙型重型肝炎或肝硬化时肝脏对肾素、醛固酮的灭活减少,水、钠重吸收增加,造成水钠潴留。

(5)其他血管活性物质分泌增多或活性增强:乙型重型肝炎或肝硬化时,心房钠尿肽、前列腺素、血管活性肠肽等分泌增多且活性增强,脾脏小动脉扩张,致使静脉流入量增加,同时小肠毛细血管压力增大,淋巴流量增加,进而造成水钠潴留。

二、腹水的诊断

(1)症状:乙型重型肝炎患者新近出现腹胀、少尿、双下肢水肿及体重增加等临床表现,提示可能有腹水。

(2)体征:腹部视诊可见腹部膨隆,或伴有腹壁静脉曲张。若叩诊示移动性浊音阳性,提示患者腹水量超过1000 mL,阴性则不能排除腹水。

(3)影像学检查:由于简单、无创及价廉,超声检查是诊断腹水最常用的检查方法。超声检查能够明确腹水的有无、腹水的分级以及穿刺点的位置。其他的检查手段还包括腹部CT与MR检查。

(4)腹腔穿刺:通过腹水生化、常规等分析,鉴别渗出液和漏出液,确定腹水的性质,以协助诊断;大量腹水可引起腹胀、胸闷、呼吸困难等症状,适量抽取腹水,有利于缓解症状;腹腔内注射药物(如抗菌药物),可以协助治疗。超声引导下穿刺,有助于确定腹壁的厚度,确保穿刺的安全性。绝对禁忌证包括严重电解质紊乱、昏迷及休克。

(5)血清-腹水白蛋白梯度(serum-ascites albumin gradient,SAAG):同日内测得的血清与腹水白蛋白之间的差值。其反映了血清与腹水的渗透压差,有助于判断腹水是否源于门静脉高压。SAAG≥11 g/L的腹水,常见于由各种原因导致的门静脉高压性腹水。若SAAG<11 g/L,则提示腹水为非门静脉高压性,可见于腹腔恶性肿瘤、结核性腹膜炎等疾病。SAAG≥11 g/L对于诊断门静脉高压性腹水的准确性可达97%,且其准确性不受利尿剂或静脉输液的影响。

(6)腹水的总蛋白浓度:有助于鉴别漏出液(<2.5 g/dL)和渗出液(≥2.5 g/dL)。渗出液多见于肿瘤浸润、炎症与感染性疾病,而漏出液一般为门静脉高压和低蛋白血症所致的腹水。

三、腹水的分级

根据腹水的量,临床上可分为1级(少量)、2级(中量)及3级(大量)。

1级(少量):只有通过超声检查才能发现的腹水,患者多无腹胀,移动性浊音阴性。超声下肝肾间隙、盆腔或肝右前上间隙可见无回声区。

2级(中量):常有中度腹胀与对称性腹部隆起,移动性浊音呈阴性或阳性,超声下除上述部位外,胆囊床、膀胱周围、网膜囊及脾周围均可见无回声区。

3级(大量):腹胀明显,移动性浊音阳性,腹部膨隆,甚至有脐疝形成。超声下肝脾周围、盆腔、肠襻周围均可见无回声区,且可见肠系膜、肠管在无回声区漂动。

四、腹水的并发症

腹水的并发症较为常见,包括自发性细菌性腹膜炎、循环功能不全、低钠血症及肝肾综合征。

(1)自发性细菌性腹膜炎(spontaneous bacterial peritonitis,SBP):乙型重型肝炎合并SBP者预后差,因此,尽早诊断和治疗是提高生存率的关键。肠道细菌移位、肠道蠕动减弱所致的细

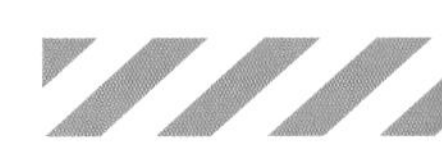

菌过度繁殖、肠黏膜防御屏障的破坏以及局部免疫反应的紊乱是可能导致 SBP 发生的机制。若腹水白细胞计数＞500×10^6/L 或多形核细胞(polymorphonuclear leukocyte，PMN)计数＞250×10^6/L，则提示合并感染。腹水细菌培养有助于确诊，但是阳性率仅 20%～40%。有研究报道，在血液培养瓶中接种腹水将使培养出微生物的机会增加 50%到 80%。大肠埃希菌、肺炎克雷伯菌和肺炎链球菌是较常见的 SBP 菌株。

(2)循环功能不全：大量腹水形成、放腹水、大剂量利尿等均可引起有效循环血量减少。此外，乙型重型肝炎时多种舒血管物质(如 NO、腺苷、心房钠尿肽、血管活性肠肽、PGI2 等)的产生或活性增加，外周血管扩张，以及门静脉高压使大量血液淤滞在门静脉系统的血管床内，也可造成有效循环血量减少。

(3)低钠血症：在腹水患者中常见，患者可继发非渗透性抗利尿激素 ADH 分泌过多，使无溶质性的水排泄障碍，造成不成比例的水钠潴留。此外，利尿药物的使用、钠盐的限制等也可导致低钠血症。高血容量性低钠血症较为常见，通常伴有腹水和水肿，多源于低渗液体的过多输入或继发于细菌感染。低血容量性低钠血症相对少见，一般不伴有腹水或水肿，多源于利尿剂的过度使用。

(4)肝肾综合征(hepatorenal syndrome，HRS)：在晚期肝病(包括乙型重型肝炎)基础上发生的肾功能损害(血肌酐＞133 mol/L 或 1.5 mg/dL)。HRS 的诊断需排除其他可能引起肾脏损害的原因，如低血容量、休克、器质性肾脏疾病及肾毒性药物的同时使用。

五、腹水的治疗

对腹水的治疗，有利于缓解腹胀、纳差等症状，且防止在腹水基础上发生一系列并发症，如自发性细菌性腹膜炎、肝肾综合征。对腹水的治疗可分成三个维度：一线治疗包括适度限制盐与水的摄入，使用利尿剂(螺内酯与呋塞米)；二线治疗包括合理应用缩血管活性药物(如特利加压素)和其他利尿剂(如托伐普坦)，腹腔穿刺放腹水治疗，补充人血白蛋白与血浆；三线治疗包括肝移植、肾脏替代治疗等。此外，对于合并感染或者可疑感染的腹水患者，应使用抗菌药物。

(1)适度限制钠盐的摄入：大多数指南推荐限制钠盐作为腹水的一线治疗，ESAL 及我国的指南推荐钠盐的摄入量为每天 80～120 mmol(4.6～6.9 克)。然而，鉴于限制钠盐有加重营养不良与低钠血症的风险，不应过度限制钠盐的摄入。

(2)适度限制水的摄入：关于限水的作用，目前存在着争议。对于无并发症与正常血钠水平的患者，限水没有作用。然而，对于高血容量性低钠血症的腹水患者，限水已成为一种标准的管理措施。

(3)利尿剂的使用：利尿剂是治疗腹水的最主要方法。常用的利尿剂如下：醛固酮拮抗剂(螺内酯)、袢利尿剂(呋塞米、托拉塞米)及血管加压素 V2 受体拮抗剂(托伐普坦、利伐普坦)等。对于 1 级腹水患者，可单用螺内酯，起始剂量为 40 毫克/天，根据尿量与腹水消退情况可联用呋塞米，若效果差，应逐渐加量。对于 2、3 级腹水患者，应选择联用螺内酯与呋塞米，起始剂量：呋塞米 40 mg，螺内酯 40～80 mg，若效果不佳，可每 3～5 天各增加 40 mg，一般情况下，呋塞米不应超过 80 毫克/天，螺内酯不应超过 100 毫克/天。若腹水基本消退，利尿剂应减至最低有效剂量。对于消化道出血、肾损伤、肝性脑病、低钠血症、低钾血症患者，应谨慎使用利尿剂，并密切进行临床与生化评估。有持续的明显肝性脑病的患者，一般不推荐使用利尿剂。若出现严重的低钠血症(血钠＜125 mmol/L)、急性肾损伤、肝性脑病恶化或肌肉痉挛无力，应停止使用利尿剂。

血管加压素 V2 受体拮抗剂能够减少集合管对水的重吸收，几乎不影响肾脏及心脏的功能，因而特别适用于腹水伴低钠血症患者。对于 1 级腹水患者，不推荐托伐普坦。对于 2、3 级腹水、难治性或顽固性腹水，常规利尿剂治疗(螺内酯 80 mg，呋塞米 40 mg)效果差者，可推荐托伐普坦。一般开始时剂量为 15 毫克/天，根据服药后 8 h、24 h 的血钠浓度与尿量来调整剂量，最大剂量为 60 毫克/天，连续使用不应超过 30 天。

(4)补充人血白蛋白及新鲜血浆:对于低蛋白血症患者,输注人血白蛋白及新鲜血浆,可提高胶体渗透压,促进腹水消退。此外,联用人血白蛋白与利尿剂,有利于加强利尿剂的效果。

(5)腹腔穿刺放腹水:腹腔穿刺放腹水是大量腹水患者的治疗选择。尽管其不能消除引起腹水的根本原因,但能够缓解症状,比单独使用利尿剂更加有效与安全。据报道,腹腔穿刺放腹水还能缩短住院时间,降低相关并发症(如低钠血症、肾功能衰竭及肝性脑病)的发生率。腹腔穿刺放腹水常见的并发症包括低血容量、肾损伤及穿刺后循环功能障碍。

(6)应用收缩血管活性药物:与单用人血白蛋白相比,联用特利加压素与人血白蛋白能够显著改善1型肝肾综合征患者的肾功能,因此可用于顽固型腹水和肝肾综合征的治疗。特利加压素的禁忌证:妊娠及未控制的高血压。相对禁忌证:缺血性心血管疾病等。

(7)抗感染治疗:对于合并感染或者可疑感染的腹水患者,应使用抗菌药物。然而,对于单纯性腹水患者,是否预防性使用抗菌药物仍存在争议。EASL的指南指出,腹水的总蛋白浓度<1.5 g/dL时,会增加自发性细菌性腹膜炎的发生风险,患者有可能从抗菌药物的预防使用中获益。

(8)肝移植:难以通过保守治疗改善的乙型重型肝炎(肝衰竭)患者,预后不佳,若经济条件允许,可考虑肝移植手术。

参考文献

[1] 中华医学会肝病学分会.肝硬化腹水及相关并发症的诊疗指南[J].中华肝脏病杂志,2017,25(9):664-673.

[2] Pericleous M, Sarnowski A, Moore A, et al. The clinical management of abdominal ascites, spontaneous bacterial peritonitis and hepatorenal syndrome: a review of current guidelines and recommendations [J]. European Journal of Gastroenterology and Hepatology, 2016, 28(3): e10-e18.

[3] European Association for the Study of the Liver. EASL clinical practice guidelines on the management of ascites, spontaneous bacterial peritonitis, and hepatorenal syndrome in cirrhosis[J]. J Hepatol, 2010, 53(3): 397-417.

[4] Pedersen J S, Bendtsen F, Møller S. Management of cirrhotic ascites[J]. Therapeutic Advances in Chronic Disease, 2015, 6(3): 124-137.

[5] Moore C M, Van Thiel D H. Cirrhotic ascites review: pathophysiology, diagnosis and management[J]. World Journal of Hepatology, 2013, 5(5): 251-263.

[6] Runyon B A, AASLD Practice Guidelines Committee. Management of adult patients with ascites due to cirrhosis: an update[J]. Hepatology, 2009, 49(6): 2087-2107.

[7] Runyon B A, AASLD. Introduction to the revised American Association for the Study of Liver Diseases Practice Guideline management of adult patients with ascites due to cirrhosis 2012[J]. Hepatology, 2013, 57(4): 1651-1653.

第二节 感 染

陈 韬 缪晓辉 杭小锋

一、重型肝炎与感染概论

急、慢性重型肝炎患者由于免疫力降低,极易发生各种感染,而且病情进展快,易发生休克、DIC及多脏器功能衰竭,成为导致患者死亡的重要原因。重型肝炎患者可发生细菌或真菌感

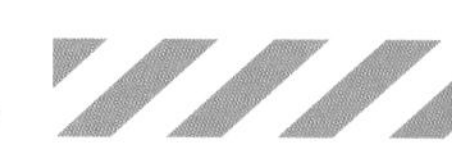

染，少数患者还可同时发生多部位、连续多次由不同病原体引起的感染。引起重型肝炎患者感染的病原体包括细菌、真菌、原虫、病毒等，临床表现可有肺部感染、肠道感染、胆道感染、尿路感染、自发性细菌性腹膜炎（spontaneous bacterial peritonitis，SBP）和血流感染等。感染直接影响到重型肝炎患者的预后，同时成为重型肝炎患者死亡的主要原因之一。

（一）重型肝炎合并感染的流行病学

重型肝炎患者是并发各类感染的高危人群。国内资料显示，不同时期重型肝炎合并感染的发生率有较大差异，低至18%左右，高可达59.8%，这与重型肝炎诊治水平逐渐提高、对其继发感染的预防和控制举措日趋得力有关。上海市公共卫生临床中心统计2007年1月至2009年12月收治的重型肝炎患者372例，其中：68例患者发生医院感染，感染发生率为18.3%；68例患者发生医院感染72例次，例次感染率为19.4%。而南昌大学第一附属医院报告，在2006年1月至2012年6月收治的1260例重型肝炎患者中，754例发生医院感染，感染率为59.8%。早期的研究报道显示，并发SBP后重型肝炎患者的病死率为76%、胆道感染患者的病死率为39%、肺部感染患者的病死率为73%、肠道感染患者的病死率为43%、尿路感染患者的病死率为78%，继发2个部位感染时病死率为80%，继发3个部位感染时病死率为100%。

急性肝衰竭、慢加急性肝衰竭、慢性肝衰竭三者并发感染的概率类似。年龄大、住院时间长的患者并发感染的概率高。重型肝炎患儿并发感染的概况国内鲜有报道。2011年，英国Godbole等报道145名重型肝炎患儿中25%并发感染，主要为菌血症、下呼吸道感染、尿路感染。患儿并发感染多在入院后2周内，并发感染后患儿住院治疗时间明显延长。

重型肝炎患者并发的感染以肺部感染、SBP较为常见，其他依次为尿路感染、胆道感染、消化道感染、血源性感染等。感染的病原体以细菌最为多见，真菌感染也较常见。多项临床研究显示，重型肝炎合并细菌感染中革兰阳性菌感染的发生率有增高趋势，主要为粪肠球菌、金黄色葡萄球菌感染；革兰阴性菌感染在腹腔感染、尿路感染及下呼吸道感染中仍占有重要的地位，主要为大肠埃希菌、克雷伯菌属及其他革兰阴性菌感染。真菌感染中常见的有白色念珠菌、曲霉菌感染，其他尚有孢子丝菌、组织胞浆菌、球孢子菌等感染，隐球菌及毛霉菌感染较为少见（表8-1）。

表8-1 重型肝炎并发感染常见的病原体及感染类型

分类	病原体	感染类型
细菌	大肠埃希菌	SBP
	铜绿假单胞菌	尿路感染
	鲍曼不动杆菌	肠道感染、胆道感染
	金黄色葡萄球菌、肺炎链球菌等	肺部感染、败血症等
真菌	念珠菌、曲霉菌	口腔感染、呼吸道感染
	组织胞浆菌	消化道感染
	新型隐球菌等	尿路感染、真菌败血症等
病毒	巨细胞病毒	间质性肺炎、脑炎
	单纯疱疹病毒	口周、外生殖器疱疹
	水痘-带状疱疹病毒	带状疱疹、病毒血症等
分枝杆菌	结核分枝杆菌	急性粟粒性肺结核、结核性胸膜炎等
	非结核分枝杆菌	淋巴结结核、肠结核等肺外结核
寄生虫	弓形虫、贾第鞭毛虫	肺炎、胆囊炎
	隐孢子虫、粪类圆线虫等	脑炎、胃肠炎等

(二)重型肝炎合并感染的发生机制

1. 全身和局部器官组织抵御病原体感染能力下降

肝脏是单核-巨噬细胞系统的主要器官，具有极其重要的防御和免疫功能，其所含的Kupffer细胞占单核-巨噬细胞总数的80%。正常情况下，肝内Kupffer细胞可以清除通过门静脉进入肝脏的微生物、内毒素、异种抗原和免疫复合物等大分子物质，从而起到抵御感染的作用。重型肝炎时肝细胞广泛坏死，肝内单核-巨噬细胞系统严重受损，树突状细胞(DC)与Kupffer细胞数目下降且功能减退，作为肝巨噬细胞调理素的血浆纤维连接蛋白(fibronectin，FN)活性下降，来自肠道的细菌、内毒素和其他有害物质难以被肝脏过滤和清除而直接进入体循环。FN水平与感染发生率及病死率显著相关。

很多严重肝病患者的中性粒细胞功能有不同程度的改变。最常见的是中性粒细胞有明显的超微结构异常、功能异常，集中表现为中性粒细胞胞质变性、细胞器减少、线粒体肿胀、细胞核浓缩等，网状内皮系统过滤和吞噬作用减弱，细胞趋化功能下降，使机体抵抗力降低，为细菌入侵创造了条件。中性粒细胞的吞噬和杀菌能力下降，巨噬细胞及白细胞黏附功能明显降低，导致重型肝炎患者容易发生细菌或真菌感染。

肠道细菌移位是指正常情况下定居在肠道某特定部位的细菌在机体其他部位出现。需氧或兼性需氧革兰阴性菌存在于正常人小肠内，数量较少，研究发现这些细菌在许多严重肝病患者空肠菌群中数量显著增多。肝衰竭时，由于宿主免疫功能下降，肠道细菌过度繁殖和移位，感染的发生率增加。肝衰竭时肠道细菌过度繁殖和移位，可能是肝衰竭患者发生内源性感染的主要原因。

此外，重型肝炎患者常合并腹水，为细菌繁殖提供了良好的培养基。

重型肝炎患者胆汁分泌不足，胆汁成分改变，胆管和胆囊上皮抵抗力下降，易发生胆道感染。重型肝炎患者肠壁有明显的水肿和蜂窝织炎，部分可发展为急性浆膜炎。部分重型肝炎患者伴有门静脉高压性胃肠病变，胃肠道黏膜的再生和修复能力减退，天然免疫屏障的功能也相应降低。一旦发生食管和胃底曲张静脉破裂出血，胃肠道的缺血加重，抗感染能力下降。

2. 系统性免疫麻痹

肝脏是产生补体的主要器官，大部分补体如C2、C3、C4、C5等可在肝细胞内合成。补体可通过趋化作用、调理作用与免疫黏附作用等增强巨噬细胞的吞噬功能。补体还能协助抗体杀灭或溶解某些革兰阴性杆菌。Weke等研究表明，补体缺损和血清调理作用下降密切相关，进一步研究还表明，血清对大肠埃希菌的调理作用与溶血补体CH50的总体水平有关。补体成分C3和C5的缺损可导致多形核白细胞运动减弱。重型肝炎时肝实质细胞受到严重损伤，生产补体的能力下降，导致补体活性降低(补体的活性只有正常的40%)，且血清对大肠埃希菌和酵母菌的调理作用明显下降。此外，重型肝炎患者常伴有高血氨，高血氨也可抑制补体因子活性，从而干扰其杀菌功能。

约有22%的重型肝炎患者血清中含有一种拮抗剂，抑制了正常血清刺激多形核白细胞运动的能力。同时，补体缺损也可能导致白细胞黏附性减弱，从而大大降低了白细胞对炎症刺激的反应性。

补体合成减少，血清调理作用显著下降，最直接也是最重要的后果是宿主对微生物易感性增加。

3. 广谱抗生素的应用

广谱抗生素的应用也是重型肝炎患者继发感染的主要原因之一。广谱抗生素除了抑制或杀灭致病菌外，还抑制或杀灭正常菌群中的敏感菌群，尤其是腔道中定植的正常菌群，结果导致菌群比例失调，非致病菌可能致病，或者致病菌大量繁殖成为优势菌株并致病。研究证实，广谱抗生素使用的剂量越大、使用时间越长、联合使用的种类越多，肠道菌群失调的情况越严重，发

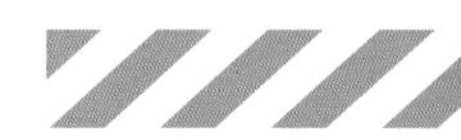

生自发性腹膜炎的概率也越高。当前，重型肝炎患者预防性使用广谱抗生素的指征掌握过于宽松、广谱抗生素选药不当、抗生素联合应用的品种过多、疗程过长或过短、更换过于频繁等，是引起继发感染或二重感染的主要原因。

（三）重型肝炎患者并发感染的高危因素

肝脏功能失代偿的严重程度、其他并发症的发生、广谱抗生素的使用、侵入性操作、有基础疾病、住院时间长、年龄大是重型肝炎患者并发感染的高危因素。老年患者合并其他基础疾病时，免疫功能下降，原发病多且较危重，并发感染概率高且易并发危重感染。此外，白蛋白含量高低与腹水的产生及 SBP 的发生密切相关。免疫抑制剂如糖皮质激素的不合理使用，可抑制免疫功能，导致菌群失调，促进条件致病菌及耐药菌株形成。重型肝炎的病死率与感染关系密切，控制感染的发生直接影响到重型肝炎的预后。为减少重型肝炎患者医院感染的发生，应针对各种危险因素，提高机体免疫力，纠正低蛋白血症，积极治疗原发病，防治各种并发症，加强消毒隔离，严格无菌操作，严格掌握侵入性操作的适应证，同时合理应用抗生素。

二、细菌感染

1. 自发性细菌性腹膜炎(SBP)

感染的病原体来自胆道、肠道或泌尿道，当这些部位有炎症或梗阻时更易发生 SBP。重型肝炎患者极易发生 SBP，发生率为 8%～25%，暴发性肝衰竭患者的 SBP 发生率为 19%。20 世纪 60 年代，SBP 患者病死率高达 90%，随着对该病的早期诊断及抗生素的合理应用，目前，其病死率降为 15%～30%。SBP 发生后存活者 1 年内复发率为 40%～70%。SBP 的发病原因除与全身免疫功能降低有关外，还与消化道出血及低蛋白血症密切相关。低蛋白血症者腹水中蛋白含量亦低，腹水中蛋白含量低于 10 g/L 者比高于 10 g/L 者 SBP 发生率高 10 倍。Runyon 等通过前瞻性研究发现，腹水中蛋白含量低于 10 g/L 者 SBP 发生率为 15%，腹水中蛋白含量高于 10 g/L 者 SBP 发生率仅为 2%。随访 3 年后发现，腹水中蛋白含量高于 10 g/L 者 SBP 发生率可忽略不计。腹水中蛋白多少与有杀菌能力的调理素活性相关，故腹水中蛋白含量低于 10 g/L 成为 SBP 发生的独立危险因素。消化道出血者易患 SBP，这与胃肠道缺血加重、防御能力下降、易发生肠道细菌移位有关。食管和胃底曲张静脉破裂出血后内镜硬化剂治疗，特别是紧急内镜硬化剂治疗，很容易引起菌血症，菌血症的发生率为 5%～30%。虽然大多数情况下这种菌血症是一过性的，但在某些情况下可引起细菌性腹膜炎。

1)病原学

SBP 感染的致病菌多为肠道细菌，由肠源性细菌所致者约占 70%，绝大多数为单一细菌感染，大肠埃希菌最为常见，其次为肺炎克雷伯菌、肺炎链球菌、其他链球菌及肠球菌属，葡萄球菌少见，占 2%～4%，见于脐疝坏死糜烂的患者。厌氧菌及微需氧菌少见，由需氧菌所致的 SBP 患者的占比高达 75%，且伴发菌血症，而厌氧菌所致者极少伴发。国内报道 SBP 致病菌中革兰阴性杆菌占 80.5%，其中大肠埃希菌占 43.7%。超广谱 β-内酰胺酶(extended spectrum β-lactamases，ESBLs)阴性的大肠埃希菌占比为 36.2%，而 ESBLs 阳性的大肠埃希菌占比为 7.5%，占大肠埃希菌总数的 17.1%，且近年来 ESBLs 阳性的大肠埃希菌感染比例有逐渐增多的趋势。革兰阳性球菌占 17.8%，主要为粪肠球菌和表皮葡萄球菌。

2)临床表现

SBP 的临床表现多样。多数患者起病隐匿，病情轻，较常见的症状是腹痛和发热。发病急者可突发寒战、发热及腹痛等症状。一般体温在 38 ℃左右，高者可达 40 ℃，多为弛张热，少数为低热。腹痛主要在脐周或下腹部，呈阵发性或持续性隐痛；恶心、呕吐症状明显，亦可有腹泻。患者无腹水时可出现腹水，有腹水者，腹水则增多。有明显的腹胀、腹肌紧张、全腹压痛、肠鸣音减弱或消失等现象。神志未达到深昏迷者有反跳痛。严重者血压可下降，甚至出现休克。

根据临床表现,可将 SBP 分为如下 5 型。

(1)普通型:急性起病,突起腹痛,继而发热,或先有不规则发热,后有腹痛,腹部有压痛及反跳痛,腹壁轻中度紧张,腹水迅速增多。外周血白细胞计数增加及核左移,腹水常规检查符合急性炎症性改变。

(2)休克型:多在腹痛或发热数小时至一日内突然发生感染性休克,休克发生后体温不升,唇指发绀,腹部可有压痛,休克不易纠正。外周血白细胞计数增加,血细菌培养阳性。

(3)脑病型:发热、腹痛常不明显,早期出现神志恍惚等神经精神症状,迅速进入昏迷状态。临床上对浅昏迷患者仔细检查腹部,仍可能发现患者的疼痛表情。该型若不做腹水常规检查,容易漏诊。此型黄疸较深,肝功能损害严重。

(4)顽固腹水型:腹水进行性增多,腹水量大,呈张力性,很难消退,利尿剂治疗无效。腹胀明显,常无腹痛。仔细检查腹部仍可能发现轻微腹膜刺激征。

(5)无症状型:症状不明显,可有轻微腹胀,偶有低热。仔细检查腹部,深触诊时方可发现有轻压痛。若不做腹水检查,则极易漏诊。

此外,相当一部分患者表现为非特异的症状和体征,如昏迷程度加深、黄疸加深、少尿、氮质血症或腹水急剧增多。出现以下情况应考虑 SBP 发生的可能:①发热,不能用其他原因或其他部位的感染来解释;②出现腹痛、腹部压痛,或有反跳痛,但不一定严重;③腹水突然增多,或利尿效果不佳,表现为难治性腹水;④突然发生感染性休克;⑤无明显原因出现一般情况迅速恶化或肝肾功能迅速恶化,短期内黄疸加深,出现肝性脑病。

3)实验室检查和诊断

诊断 SBP 主要依靠腹水穿刺,但在临床上,简单的腹腔穿刺常被医师忽视,不少肝硬化腹水患者入院后由于缺乏典型的 SBP 临床症状(实际上半数左右的 SBP 患者并没有临床症状),尤其是没有腹部症状,未能得到及时的腹水穿刺检查,往往是在利尿效果不佳之后医师才开始考虑 SBP,因此可能延误了诊断,也延误了治疗。EASL 的腹水处理指南明确建议,中度腹水者住院后都应该行腹腔穿刺。对于重型肝炎患者,诊断性腹腔穿刺的指征如下。

(1)肝硬化合并腹水的患者入院时即应行腹腔穿刺,以判断有无 SBP。

(2)住院期间患者若出现下列情况亦应行诊断性腹腔穿刺:①腹部体征提示腹腔感染,如腹痛、反跳痛及胃肠道症状(如呕吐、腹泻、肠麻痹等);②全身感染的征象,如发热、白细胞计数升高或感染性休克等;③没有明确诱因的肝性脑病或迅速出现的肾功能损害。

(3)腹水合并消化道出血的患者,预防性应用抗生素之前,应行腹腔穿刺。

一旦获得腹水,就应该分别进行多形核白细胞(PMN)计数和腹水培养。当 PMN 计数大于 2.5×10^8/L 时就应当考虑 SBP;当 PMN 计数超过 5×10^8/L 时即可确诊 SBP;如果出现血性腹水(红细胞数大于 10000/mL),PMN 计数则按 1/250 红细胞数计。

行腹水培养时需要注意以下问题。①应同时做厌氧菌和需氧菌培养。②同时进行血液培养。研究发现 50% 的 SBP 患者有菌血症,而且其菌株与引起 SBP 的菌株相同。因此,腹水 PMN 计数增加的患者在予以抗生素治疗前,应进行血培养。腹水中 PMN 计数增加的患者,即使腹水培养和血培养阴性,仍应诊断 SBP。这种情况被称为培养阴性的 SBP 或单纯性 SBP。③为了提高培养的阳性率,培养的腹水量不应少于 10 mL,在严格无菌条件下做腹水离心后培养可提高阳性率。④即使是后来明确诊断的 SBP,仍不能获得培养阳性结果的概率为 30%~50%。据此要进一步强调腹水 PMN 计数在诊断 SBP 中的重要性。

一些所谓快速诊断 SBP 的技术,如腹水 pH 测定,目前已经肯定没有应用价值。关于腹水快速诊断纸片法,其原理是测定白细胞酯酶活性。有 8 个临床试验结果显示:腹水 PMN 计数大于 2.5×10^8/L 者,快速诊断纸片的敏感度大于 85%,假阴性率为 0~50%。有待进一步扩大病例数和对比试验以验证其应用价值。

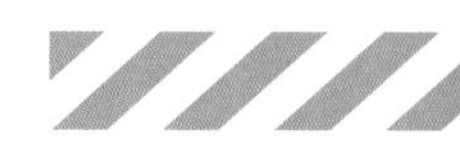

细菌性腹水：腹水中有细菌定植，但无炎症反应者。其诊断依据如下：腹水培养阳性，但腹水 PMN 计数小于 $2.5\times10^{8}/L$，而且无全身或局部感染证据。细菌性腹水有两种转归：一种为短暂的一过性可自愈的细菌性腹水(多为无症状者)，另一种则发展为 SBP(多为有症状者)。细菌性腹水一旦诊断成立，应于 2 天后再次行腹腔穿刺检查，进行 PMN 计数及培养。根据情况进行相应处理：①腹水 PMN 计数大于 $2.5\times10^{8}/L$，提示细菌性腹水已进展成为 SBP，应立即予以抗生素治疗；②腹水 PMN 计数小于 $2.5\times10^{8}/L$，腹水培养持续阳性，应考虑使用抗生素治疗；③腹水 PMN 计数小于 $2.5\times10^{8}/L$，腹水细菌培养呈阴性，若腹水量逐渐减少，可不做处理；④腹水细菌培养呈阳性，腹水 PMN 计数小于 $2.5\times10^{8}/L$ 且有腹腔感染征象者，一般数日内即进展为 SBP。这些患者应予以恰当的抗生素治疗。

原无腹水的重型肝炎合并 SBP：国外称为自发性细菌性腹膜炎暴发(fulminant onset of spontaneous bacterial peritonitis)，系 Brolin 等于 1982 年首先提出。其发生机制如下：重型肝炎早期尚未出现腹水，但肝细胞进行性坏死，Kupffer 细胞功能受损严重，肝内免疫屏障崩溃较早，肠道细菌较易通过肝脏进入体循环，引起自发性肠源性菌血症，继而引起 SBP。由于人们重视程度和警惕性的提高，在临床实践中新病例不断减少。

其诊断标准如下：①原发病为重型肝炎，经严格体检和 B 超探测尚无腹水；②住院过程中出现发热，不同程度的腹痛、腹泻、腹部弥漫性压痛及反跳痛，外周血白细胞计数增高，腹腔穿刺液李凡他试验阳性，白细胞计数大于 $5\times10^{8}/L$，或 PMN 计数大于 $2.5\times10^{8}/L$；③排除腹腔脏器穿孔，未发现原发感染灶。

传统观点认为大量腹水是合并 SBP 的基础，无腹水 SBP 的存在提醒我们这一观点需要改变。在临床严密观察下，一旦发现原因不明的发热伴腹部隐痛等就应首先想到 SBP 发生的可能，立即进行必要的检查。若能认识到 SBP 是重型肝炎患者肝衰竭早期和最常见的并发症这一规律，可早期发现无腹水的 SBP，就有可能提高诊断率和救治成功率。

4)鉴别诊断

(1)继发性细菌性腹膜炎：少数患者的细菌性腹膜炎继发于腹腔内脏器穿孔或急性炎症。出现下列情况之一应考虑继发性细菌性腹膜炎：①治疗无效者，即在合理抗生素治疗过程中再次行腹腔穿刺腹水 PMN 计数无显著下降者；②腹水中分离出一种以上细菌者，尤其是发现厌氧菌或真菌者；③腹水有两项下列表现者，葡萄糖浓度小于 2.78 mmol/L，蛋白浓度大于 10 g/L，腹水乳酸脱氢酶(lactate dehydrogenase，LDH)水平大于血清 LDH 水平。一旦怀疑继发性细菌性腹膜炎，应立即进行相应的辅助检查，并加用针对厌氧菌及肠球菌的抗生素。必要时应进行剖腹探查。

(2)结核性腹膜炎：结核性腹膜炎患者腹水中白细胞分类应以淋巴细胞及单核细胞为多，中性粒细胞少。结核性腹膜炎患者可能有其他结核病史，如肺结核或肠结核，且绝大多数继发于其他器官的结核病变，如肠结核、肠系膜淋巴结结核、输卵管结核等。特征性的腹壁柔韧感有助于结核性腹膜炎的诊断。

2. 肺部感染

在重型肝炎患者继发感染中，肺炎最为常见。有研究表明，肺部感染占重型肝炎患者继发感染的 57.5%。尤其是肝性脑病患者，由于卧床较久，咳嗽反射减弱，换气不足，特别是在接受气管插管、气管切开的昏迷患者中，更易发生肺部感染，多表现为肺炎。合并胸、腹水的患者行胸腔穿刺、腹腔穿刺等创伤性操作破坏了患者的非特异性免疫屏障，为细菌入侵提供了条件。有文献报道，经创伤性操作治疗的患者发生肺部感染的危险性显著增加，提示病原菌血行感染是患者发生肺部感染的重要途径。此外，存在腹腔感染、肠道感染等肺外感染者发生肺部感染的危险性显著增加。

1)病原学

近年来,将肺炎按感染场所的不同分为社区获得性肺炎(community acquired pneumonia,CAP)和医院获得性肺炎(hospital acquired pneumonia,HAP)。CAP:医院外到住院 48 h 以内发生的肺炎,其病原体以肺炎链球菌为主,其他尚有军团菌、支原体、衣原体、病毒和结核分枝杆菌等。HAP:住院 48 h 以后发生的肺炎,感染菌中革兰阴性杆菌占 60%以上,常见菌有铜绿假单胞菌、肺炎克雷伯菌、大肠埃希菌、鲍曼不动杆菌、其他假单胞菌等。其中国内以鲍曼不动杆菌占首位;革兰阳性球菌约占 20%,主要是金黄色葡萄球菌、凝固酶阴性葡萄球菌、草绿色链球菌及肺炎链球菌等。厌氧菌少见。

2)临床表现和诊断

临床表现为发热、咳嗽、咳痰、呼吸困难及发绀等症状。

肺部感染的诊断标准如下。

(1)胸部叩诊有浊音,听诊闻及啰音,同时具备下述条件之一者:①出现脓痰或痰的性状改变;②从痰液中培养出病原体。

(2)胸部 X 线和(或)CT 检查发现新的或进展性渗出性病灶,并出现(1)条件中①②之一者。

3. 尿路感染

尿路感染占所有重型肝炎并发感染的 6%~28.5%,常在入院后 2 天内发生,可表现为脓尿。尿路感染多发生于留置导尿管的重症患者,因此,注意尿道插管的无菌操作与无菌管理和适时更换尿道插管是预防这类感染的有效措施。尿路感染分为上尿路感染和下尿路感染,上尿路感染主要是肾盂肾炎,可表现为急性肾盂肾炎和慢性肾盂肾炎,下尿路感染包括尿道炎和膀胱炎。

1)病原学

尿路感染最常见的致病菌为大肠埃希菌,其次为粪肠球菌、肺炎克雷伯菌和无乳链球菌。

2)临床表现

(1)急性肾盂肾炎:①起病急骤;②寒战、畏寒;③发热;④全身不适、头痛、乏力;⑤食欲减退、恶心、呕吐;⑥尿频、尿急、尿痛;⑦腰痛、肾区不适;⑧上输尿管点压痛;⑨肋腰点压痛;⑩肾区、膀胱区叩击痛。

(2)慢性肾盂肾炎:①急性发作时的表现可与急性肾盂肾炎一样,但通常要轻得多,甚至无发热、全身不适、头痛等全身表现,尿频、尿急、尿痛等症状也不明显;②水肿;③高血压。

(3)膀胱炎、尿道炎:尿频、尿急、尿痛,膀胱区疼痛。尿道有分泌物。

3)实验室检查与诊断

其诊断依据如下:①肋腰点压痛、肾区叩击痛;②尿常规检查示尿中白细胞增多、脓尿;③尿沉渣涂片染色,找到细菌;④尿细菌培养找到细菌;⑤尿菌落计数大于 10^5/mL,有尿频等症状者,菌落计数大于 10^2/mL 也有意义,球菌计数为 10^3~10^4/mL 也有诊断意义;⑥1 h 尿沉渣计数白细胞大于 20 万个;⑦血常规示白细胞计数升高,中性粒细胞核左移;⑧血沉增快。

4. 胆道感染

1)病原学

胆道感染是重型肝炎常见的并发症,可单独存在,但多与胆石症并存,互为因果。乙型肝炎病毒可以直接侵犯胆道细胞并导致胆囊炎,在此基础上易继发胆石症和细菌感染,成为患者体内一个重要的病灶,并可引起重型肝炎患者其他部位的感染。此外,重型肝炎患者常有胃酸分泌减少,十二指肠内的大肠埃希菌易于繁殖而引起上行性感染。胆道感染通常为需氧菌与厌氧菌混合感染,肠道革兰阴性杆菌包括大肠埃希菌、肠杆菌属、变形杆菌属和肠球菌属等,厌氧菌包括拟杆菌属、梭菌属及梭杆菌属,以拟杆菌属多见,占比为 80%~90%,脆弱拟杆菌尤为多见。

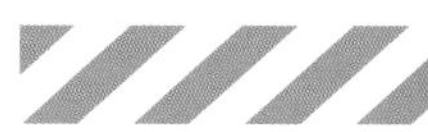

2)临床表现

胆道感染常见的症状有畏寒、发热、恶心、呕吐、右季肋部疼痛及胆囊区压痛等。临床上重型肝炎合并胆道感染的临床表现不一定非常明显,常得不到细菌学证实。患者多表现为中上腹或右上腹疼痛,并向右肩放射,在饱餐或进食高脂肪餐后数小时内,病情严重的患者可出现胆绞痛,常伴有恶心、呕吐。慢性胆道感染患者会有胃灼热、嗳气、反酸及腹胀等消化不良症状,有时还会出现发热及右上腹疼痛等症状。南京市传染病医院(现更名为南京市第二医院)曾报道83例重型肝炎并发胆道系统感染者24例,其中急性发病者4例,表现为发热、右季肋部疼痛、黄疸加深、血液白细胞计数及中性粒细胞比例增高。缓慢发病者20例,表现为轻重不等的反复上腹胀痛或隐痛,并有恶心、食欲减退等消化系统症状。无右上腹明显疼痛者14例,其中3例仅表现为长时间低热或外周血白细胞计数增高,经B超或胆囊造影证实有炎症。胆道感染的诊断依据如下:发热、腹痛、墨非征阳性等临床表现,白细胞计数及中性粒细胞比例升高,影像学检查(B超或CT)提示有胆囊炎表现。

5. 肠道感染

1)病原学

重型肝炎患者肠道局部抵抗力减弱,尤其是肠道分泌物中免疫球蛋白A减少,为细菌侵入创造了良好的机会;另外,如前所述,重型肝炎患者易发生肠道菌群失调,故肠道感染十分常见。少数患者可有呈蜂窝织炎样的结肠炎,进一步引起腹膜炎和败血症而导致死亡。肠道细菌感染的致病菌有志贺菌属、沙门菌属、空肠弯曲菌、艰难梭菌、伤寒杆菌等。

2)临床表现

临床表现有恶心、呕吐、腹痛、腹泻、稀水便或黏液脓血便,部分患者可有发热及里急后重感。依据不同的发病机制和临床表现,可分为肠毒素性细菌性肠炎和侵袭性细菌性肠炎。肠毒素性细菌性肠炎的发病机制是致病菌黏附而不侵入肠黏膜,细菌在生长繁殖过程中分泌肠毒素,刺激小肠黏膜上皮细胞大量分泌水和电解质,并超过了细胞吸收量,过量的水和电解质潴留在肠腔内引起水样便,称为分泌性腹泻。腹泻次数较多、量较大,无脓血,一般无腹痛,无里急后重感,常伴有呕吐,容易发生水、电解质紊乱及酸中毒,全身中毒症状较轻。大便镜检常无红细胞、白细胞或数量极少。侵袭性细菌性肠炎是指致病菌黏附并侵入肠黏膜和黏膜下层,引起明显的炎症。不同的病原菌侵犯肠的部位不同,有的以侵犯小肠为主,有的以侵犯结肠为主,有的可同时引起小肠和结肠炎症。此类肠炎的基本临床表现为全身毒血症明显,有高热,重症患者可发生感染性休克。一般可呈黏液脓血便,便量少,便次多。腹痛明显,呈阵发性绞痛。若病变侵及远端结肠特别是直肠,可出现里急后重症状。乙状结肠镜检查可见弥漫性炎症及溃疡。若仅侵袭小肠或上部结肠,则大便含水量较多,不伴里急后重症状。大便镜检有较多白细胞。

3)实验室检查与诊断

肠道感染的诊断虽不难,但要注意区分感染部位,尽可能明确病原体,尤其要注意是否合并水、电解质紊乱和酸碱失衡。因此,除了开展粪便常规或培养检查外,还应当及时了解全身状况,避免因内环境紊乱而加重肝损害。

6. 血流感染

重型肝炎并发血流感染的发生率约3%,肝功能损害越重、免疫功能损伤越明显,败血症发生率越高。细菌最常经过肠道进入门静脉,进而进入体循环,其次为经皮肤、呼吸道、泌尿道等侵入。败血症的病原菌以条件致病菌为多,其中以大肠埃希菌为主的革兰阴性菌多于革兰阳性菌。

重型肝炎患者并发血流感染时临床表现无特异性,易被原发病及并发症所掩盖,部分病例无明显的原发病灶,确诊主要靠血培养。其临床表现如下:①不明原因突发畏寒、发热、休克、外周血白细胞计数或中性粒细胞比例增高;②短期内无其他原因可解释的黄疸加深、腹水增多或发生肝性脑病、肝肾综合征。当重型肝炎患者出现上述情况时应警惕发生血流感染的可能。重型肝炎并发血流感染的病死率较高,一旦并发血流感染,不但加重肝功能损害,而且可诱发肝性脑病、肝肾综合征、上消化道出血等多种严重并发症,发生多器官功能衰竭。Nancy Rolando 等报道并发血流感染的重型肝炎患者病死率高达 59%,其中 98%的患者发生感染性休克。

三、真菌感染

(一)重型肝炎合并真菌感染的病原学特点

真菌感染根据真菌的来源可分为内源性感染和外源性感染,前者属于条件致病菌感染,后者为环境中的真菌经各种途径接触而感染。重型肝炎患者并发的真菌感染多为侵袭性深部真菌感染,大多数为医院感染,且感染菌以内源性条件致病菌多见。念珠菌感染最常见,其次为曲霉菌感染,再次为新型隐球菌和组织胞浆菌等感染。白色念珠菌广泛存在于正常人消化道。正常人口腔、咽腔培养阳性率为 30%,回肠内容物培养阳性率为 55%,粪便培养阳性率可高达 65%。其他真菌如新型隐球菌、曲霉菌等广泛存在于自然界,可在人体表面皮肤、非封闭腔道正常定植,医院工作环境中存在大量念珠菌和曲霉菌,增加了患者在医院发生感染的机会。临床上,重型肝炎合并真菌感染大多属于二重感染。

(二)重型肝炎合并真菌感染的概况及影响因素

近年来重型肝炎合并真菌感染的发生率有逐年上升的趋势,发生率约为 30%,主要是念珠菌感染。英国的 Nancy Rolando 等报道 50 例急性重型肝炎患者中 16 例(32%)出现真菌感染,15 例为念珠菌感染,1 例为曲霉菌感染。国内有研究报道,在发生真菌感染的病例中,重型肝炎(急性、亚急性、慢性)的占比最多(51.3%),其次为肝硬化(31.3%)、肝癌(8.6%),其他各种肝病仅占 8.8%。

重型肝炎合并深部真菌感染的发生机制复杂且影响因素多,除与患者免疫功能紊乱和防御感染能力下降有关外,更多是由于广谱抗生素的应用甚至滥用。有人报道在 194 例并发口腔真菌感染的患者中,168 例(86.6%)患者有抗生素应用史,应用激素及免疫抑制剂者有 81 例(41.8%)。

由于广谱抗生素破坏了人体消化道内菌群的平衡状态,能抑制有抗真菌作用的某些革兰阴性菌和能合成 B 族维生素的细菌的生长,而 B 族维生素缺乏也可导致细胞内有氧化作用的辅酶受抑制,组织抵抗力降低,进而有利于真菌生长。笔者曾观察到一例重型肝炎患者因发生 SBP,在应用头孢曲松治疗 3 天即并发口咽部及肠道白色念珠菌感染的现象,提示重型肝炎患者可能更容易发生体内菌群失调,导致二重感染。就重型肝炎患者而言,抗生素可谓"双刃剑":一方面,细菌感染必须通过有效、足量抗生素尽快控制,否则肝病进展加快,救治成功率下降;另一方面,如果抗生素使用不当,或者即使恰当使用,仍可能在较短时间内并发真菌感染。这就需要引起临床医师的高度重视,尤其应合理使用抗生素,并在使用抗生素期间严密监测并发真菌感染的可能。

研究和经验均证实,重型肝炎患者多次、重复使用糖皮质激素也是诱发真菌感染的重要因素,因此,糖皮质激素的使用也是需要特别慎重的。目前对重型肝炎患者是否应用糖皮质激素仍存在较多争议,不主张使用者占多数,或认为在疾病的早期阶段可短期使用,但应该尽快撤除,否则引发真菌感染的可能性很大,既增加了救治重型肝炎患者的难度,也降低了救治成功率。另外多次输注全血、血浆和其他血液成分时,也要尽可能减少或避免使用地塞米松等糖皮质激素。

真菌感染是导致重型肝炎患者死亡的主要原因之一,据 Rolando 等的分析,11 例重型肝炎死亡病例中 7 例与真菌感染直接有关。另外,Verma 等研究报告显示,39 例重型肝炎合并真菌

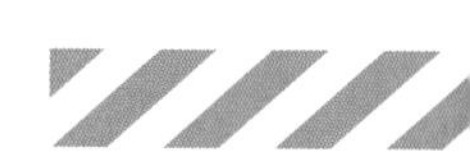

感染患者中有30例患者死亡，病死率高达76.9%。国内最近有学者分析115例重型肝炎患者的转归并发现，合并真菌感染者的病死率明显高于无真菌感染者。

（三）重型肝炎并发深部真菌感染的临床表现

据统计，真菌感染出现的时间多在入院后8天或应用广谱抗生素后5.5天。重型肝炎患者发生深部真菌感染后，临床表现常被肝功能严重损害的有关症状掩盖，发热等全身和系统相关症状与细菌感染难以甄别。感染常发生在口腔、呼吸道、消化道及泌尿道，严重免疫功能低下者则可出现全身播散性感染。

1. 口腔感染

口咽部为真菌感染最多见部位，以白色念珠菌感染最常见，其次为非白色念珠菌和曲霉菌感染。重型肝炎患者因长期卧床不能很好地保持口腔卫生，口腔局部环境pH及血液流量发生改变，白色念珠菌易滞留在口腔中并大量繁殖，致使口腔菌群失调，导致机会感染。患者全身症状较轻微，常首先有味觉异常或味觉丧失，继而出现口腔干燥、黏膜灼痛等症状。念珠菌性口炎可有颊部假膜形成，不易剥脱，并伴有口角炎，但有时主要表现为黏膜充血糜烂及舌背乳头呈团块状萎缩，周围舌苔增厚。口腔假膜损害界限清楚，擦去假膜会留下鲜红的基底，有时假膜增厚呈一层乳酪样。取膜状物直接镜检可见假菌丝及芽孢。口腔真菌感染往往为深部真菌感染的前奏，应该警惕同时可能存在肺部等深部真菌感染。单纯口腔白色念珠菌感染者并不发热，口腔真菌感染较易被发现，因此，若口腔真菌感染而出现发热和血白细胞计数增高，应注意是否合并肺部或其他器官的深部真菌感染。

2. 呼吸道感染

患者常有咳嗽、咳痰、呼吸困难、胸痛，常有黏痰，痰液为絮状或拉长呈丝状。文献报道曲霉菌是重型肝炎患者并发呼吸道感染的主要病原体，约占70%。

曲霉菌在自然界普遍存在，可通过空气传播致病。引起侵袭性曲霉菌感染的病原体最常见的是烟曲霉菌，较少见的是黄曲霉菌、黑曲霉菌和土曲霉菌。曲霉菌孢子通过呼吸道吸入后，可在正常人和免疫系统受损者体内繁殖。呼吸道感染是侵袭性曲霉菌感染的主要感染途径，占95%。一旦组织感染发生，曲霉菌侵犯血管和侵入血流就十分常见。侵袭性曲霉菌感染有三个特征，即组织坏死、出血、播散。重型肝炎合并侵袭性肺曲霉病患者的病死率高达90%，其临床表现缺乏特异性，多数患者以发热为首发症状，多为中低热，亦可为突发高热。发热同时或1～8天后出现咯血，多为咯棕褐色脓痰或痰中带血，有的痰液中可见针头大小的灰绿色颗粒。感染后期多出现气促胸闷、呼吸困难、发绀、低氧血症，可咯大量鲜红色血痰或血块。肺部体征出现较晚，多数病例仅于死亡前1天或当天才出现比较明显的肺部体征，表现为双肺干、湿啰音，偶有胸膜摩擦音。部分病例无肺部体征。

侵袭性肺曲霉病患者肺部X线检查表现为斑片状浸润影和(或)结节样病变，典型的结节呈棉团样，可发生于单侧或双侧，病变进展迅速，浸润影扩大，并有节段性或肺叶实变。侵袭性肺曲霉病患者肺部CT检查表现为团块影、结节影，或团片渗出性病变，存在以下两个典型的影像学表现：①晕轮征的早期CT表现，围绕肺结节周围出现不透明的圆边；②空洞形成，出现在感染后期，空洞性病变征象是中空性病变，坏死的肺组织周边可见气圈呈弦月征。

3. 消化道感染

为了防止肝性脑病的发生，可能会给患者大量服用乳果糖类通便药，而这类药可降低肠道pH，使真菌生长有了适宜的环境，从而增加了肠道感染真菌的概率，特别是与一些抗生素合用更增加了肠道念珠菌病的发病率。患者常表现为腹泻，大便次数每日最多20次，最少2次。大便为水样或豆腐渣样，泡沫较多，黄色或绿色，偶有血便。同时伴有腹胀，腹痛不明显，可有呕吐及低热。因重型肝炎患者肠黏膜防御能力下降，念珠菌可侵犯肌层而引起肠出血、肠穿孔。部分重型肝炎患者甚至发生真菌性腹膜炎，在临床表现上与细菌性腹膜炎相似。有口腔念珠菌感染的患者如有吞咽困难或疼痛,尤其是胸骨后灼痛时,应想到病变已波及食管。食管钡剂检查可发现食管上端和下端运动不协调。胃镜检查有助于确诊。

4. 尿路感染

主要影响膀胱和肾,念珠菌感染最常见,但所有的致病真菌(如新型隐球菌、曲霉菌、毛霉菌、组织胞浆菌、芽生菌、球孢子菌)感染可作为全身性或播散性真菌感染的一部分波及泌尿系统,多与广谱抗生素的应用及留置导尿管有关。临床上可有发热及尿路刺激症状,部分患者有无症状性念珠菌尿,念珠菌感染和细菌感染经常同时发生。肾脏的念珠菌感染多为继发性,由血行播散引起,肾皮质和髓质可发生脓肿,严重时影响肾功能。患者可有腰痛、腹痛、发热、寒战,伴尿急、尿频、蛋白尿、血尿等。尿真菌检查可有菌丝和芽孢,尿培养可见念珠菌等生长,白色念珠菌常见,但光滑念珠菌目前有增多趋势。

5. 血流感染

真菌性血流感染的主要病原体是酵母菌属。多数患者有高热,体温常在 39 ℃以上,热型不一,以间歇热、弛张热为多见。外周血白细胞计数及中性粒细胞比例常见升高。真菌性血流感染发生后重型肝炎患者病情迅速恶化,甚至出现休克。同一患者的真菌感染可侵犯全身各脏器,受累器官亦有相应表现,如伴有真菌性肺炎、口腔真菌感染、肠道及尿路感染等。

全身播散性真菌感染常发生在严重免疫功能低下并长期应用抗生素者,念珠菌、隐球菌、曲霉菌等可随血行播散至全身各器官,如肾脏、肺、心及肝脏本身,病情凶险,患者常在短期内死亡。

(四)重型肝炎并发深部真菌感染的诊断

由于真菌感染的临床表现常被肝功能严重损害的有关症状掩盖,发热等全身和系统症状也同细菌感染难以甄别,而并发深部真菌感染又容易被临床医师忽视,因此在重型肝炎的救治过程中,临床医师头脑中首先要强化深部真菌感染的意识。在患者出现以上各系统特征性的临床表现时,甚至在患者尚未出现临床症状,肝功能进行性恶化用其他原因无法解释,而又有诱发真菌感染的因素存在时,就应该及时、定期留取相关标本进行病原学检查,这对早期发现有无合并真菌感染至关重要。病原学检查是确诊真菌感染的"金标准",对任何疑为并发真菌感染的患者,都必须进行病原学检查,即使在已开始经验性治疗甚至获得疗效之后,也必须坚持获取病原学诊断结果。仅依靠基于咽拭子、肛拭子和晨痰等标本所开展的直接镜检结果甚至是一次真菌培养的结果均不能完全确诊,需要进行多次检查,结合临床表现和其他辅助检查手段(如胸部影像学检查等)综合判断。无论是镜检还是培养,从血液、脑脊液、胸水、腹水等标本中检出真菌可以确诊,并可以明确为深部真菌感染。除镜检和各种经典的真菌培养(如菌落形态、显色、酵解等)手段外,新近发展起来的基于真菌外膜、细胞壁和细胞膜等的抗原与抗体免疫学检测方法,基于真菌特异性基因片段的分子生物学检测手段等发挥了很好的补充作用,如非侵袭性实验室技术 β-D-葡聚糖试验(G 试验)及曲霉半乳甘露聚糖抗原试验(GM 试验)已在临床上广泛应用,并成为真菌感染的诊断标准之一。PCR 等分子诊断技术,也已在临床开展应用,其快速检测特点显示了替代传统诊断方法的潜力,但其结果的不稳定性限制了它们的可重复性及大规模临床应用。

在病原学检查上应重视以下几个问题。①注重重复检查、多部位获取标本及正确留取和送检保存。除损伤组织外,从自然开放器官获得的标本中镜检发现条件致病真菌宜慎重诊断;非开放器官标本如血液、脑脊液、胸水和腹水(也可以包括中段尿)镜检或培养发现真菌均应考虑深部真菌感染的可能。②一旦发现非条件致病真菌如组织胞浆菌即可确诊。合理选择病原学诊断技术,既不能简单化,也不应过度检查,比如从脑脊液中镜检发现隐球菌即可确诊隐球菌感染,只有做药敏试验才需要进一步培养。③要将病原学检查结果与全身情况、使用抗菌药物的情况(种类、剂量和疗程)及其他相关检查等结合起来进行综合判断。值得一提的是,如果考虑

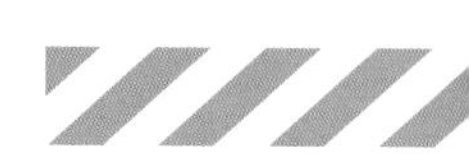

肺部真菌感染，胸部影像学检查是必需的，而通过支气管镜获取肺泡灌洗液做真菌检查，不仅敏感性高，而且特异性强。④重型肝炎患者出现以下情况应高度怀疑合并真菌感染：发热和其他临床症状、体征难以用原发感染解释；病情稳定后又再度恶化而不能用其他原因解释；抗细菌感染治疗有效但体温未恢复正常或恢复后再度升高、外周血白细胞计数增高，且更改抗菌治疗方案无效者。⑤重型肝炎合并真菌感染不仅可以是多部位性或系统性的，还可以有两种或两种以上真菌合并感染，应得到全面诊断，以正确指导治疗。⑥疑为留置管道的真菌感染一定要同时进行管外和腔内（血液）真菌培养。

四、其他感染

除常见细菌和真菌感染外，重型肝炎患者亦可并发其他病原体感染，如病毒、结核分枝杆菌、非结核分枝杆菌、原虫等。

（一）病毒感染

巨细胞病毒（cytomegalovirus，CMV）、EB 病毒（Epstein-Barr virus，EBV）、单纯疱疹病毒（herpes simplex virus，HSV）、水痘-带状疱疹病毒（varicella-zoster virus，VZV）是重型肝炎感染比较常见的四种疱疹科病毒，它们的共同特点是一旦感染，就可在宿主体内长期持续存在。当宿主免疫力低下时，病毒可重新增殖而使疾病复发。Hu 等研究报告 100 例乙型肝炎相关的慢加急性肝衰竭患者中，约 5％患者发生 CMV 感染，约 23％患者发生 EBV 感染。

间质性肺炎是重型肝炎合并 CMV 感染患者最常见的临床表现，病死率为 75％～85％。胸部 X 线检查主要表现为两肺弥漫性间质性或肺泡性浸润，极少数可呈结节状阴影，偶尔出现胸水征象。肺实变提示并发细菌性或真菌感染。病理表现为肺泡间质水肿、不同程度的纤维化、淋巴细胞浸润和上皮细胞增生。血常规检查见白细胞计数下降。由于间质性肺炎在临床表现上与病毒性肺炎具有一定的相似性，因此主要依靠病原学检查进行诊断。CMV 的病原学检查可通过以下几个方面进行：①检测 CMV 包涵体细胞和病毒颗粒：呼吸道分泌物和纤维支气管镜肺组织活检标本内发现嗜酸性核内包涵体巨细胞。以呼吸道分泌物、唾液、尿液、宫颈分泌物、肝和肺活检标本接种至人胚成纤维细胞培养基中可分离到巨细胞病毒。②免疫学方法：可通过荧光或酶标抗体对患者分泌物中的 CMV 抗原进行测定，有利于早期诊断，也可通过补体结合试验对血清中的抗体进行动态检测，急性期和恢复期双份血清抗体效价呈 4 倍以上者为阳性。③分子生物学方法：如 PCR 技术和核酸杂交，可以对各种不同亚型的病毒进行区分。

重型肝炎患者 VZV 感染大部分是由潜在病毒被激活所致。曾患过水痘的患者，会有少量病毒潜伏于脊髓后根神经节或颅神经的感觉神经节中。重型肝炎时免疫力下降，激活潜伏在神经节内的病毒，活化的病毒经感觉神经纤维轴突下行至所支配的皮肤区域，增殖后引起带状疱疹。初期局部皮肤有异感，瘙痒、疼痛，进而出现红斑、疱疹，连成带状，多见于躯干和额面部，呈单侧分布，病程为 3 周左右，少数可达数月之久。部分重型肝炎患者可发生播散型带状疱疹，在局部发疹数天内，全身出现类似水痘样疱疹，常伴有高热，可并发肺、脑损害，病死率极高。

（二）结核分枝杆菌和非结核分枝杆菌感染

潜伏体内的结核病灶在细胞免疫功能低下时可突发肺结核和肺外结核。在宿主正常免疫系统作用下，淋巴细胞、单核-巨噬细胞和朗格汉斯细胞共同作用可促进肉芽肿形成及感染局限化。当宿主免疫功能受损时，组织反应很小甚至消失，导致结核分枝杆菌继续增生而不形成肉芽肿，也无任何对感染的有效防御。重型肝炎患者并发结核分枝杆菌感染可表现为急性粟粒性肺结核，临床表现除肝功能恶化外，还出现发热、咳嗽、咳痰、咯血、胸痛、气急等肺部感染症状。此外，重型肝炎患者结核病灶极易扩散，抗结核治疗效果也差，常见的肺外结核有淋巴结结核、肠结核、骨结核、肾结核、附睾结核、神经系统结核、结核性脑膜炎等。重型肝炎患者合并结核分枝杆菌感染时，结核菌素反应约半数为阴性，尤其是在合并应用糖皮质激素时，诊断主要依靠痰抗酸染色，亦可采用PCR技术检测结核分枝杆菌基因，但诊断阳性率不高。

T-Spot检测是近年来发展起来的用于检测结核分枝杆菌感染的新方法，其原理是当体内曾经受到结核分枝杆菌抗原刺激而致敏的T淋巴细胞再次遇到同类抗原时能产生γ干扰素，运用酶联免疫斑点技术从单细胞水平检测分泌γ干扰素细胞的数目，可以判断机体是否存在结核分枝杆菌感染。T-Spot检测采用的结核分枝杆菌特异抗原为早期分泌靶向抗原-6(early secreting target antigen-6，ESAT-6)和培养滤过蛋白-10(culture filtrate protein-10，CFP-10)，与卡介苗或环境中多数非结核分枝杆菌不存在抗原交叉，具有高度特异性。重型肝炎患者由于免疫功能下降，更容易从潜伏感染发展成为活动性肺结核。T-Spot检测诊断结核分枝杆菌潜伏感染亦具有较高的敏感性和特异性。

非结核分枝杆菌一般引起局部伤口感染，但对免疫功能受损的重型肝炎患者，非结核分枝杆菌可侵犯肺部，引起结核样病变，但引起血行播散的甚少。病变部位组织学检查主要特征为类上皮细胞性肉芽肿和泡沫细胞样的组织球增殖，病变部位能查到非结核分枝杆菌。

(三)寄生虫感染

致病性较弱的原虫和蠕虫，如弓形虫、贾第鞭毛虫、隐孢子虫和粪类圆线虫等，亦可感染重型肝炎患者，尤其是合并应用免疫抑制剂及合并肿瘤的患者。弓形虫病主要表现为全身淋巴结肿大、肝脾大、脑炎、肺炎等。贾第鞭毛虫感染患者的临床表现为慢性腹泻和吸收不良，也有发热和胆囊炎等症状。病理变化为小肠黏膜绒毛变形和淋巴组织增生。虫体存在于小肠黏膜表面和胆囊，从粪便和十二指肠引流液中检出虫体即可确诊。粪类圆线虫是一种致病力很弱的蠕虫，临床很少有粪类圆线虫感染，但这种蠕虫感染对重型肝炎患者是一种严重的威胁，甚至可以致死。临床表现为长期恶心、呕吐、腹泻、腹胀、肠麻痹、脱水、电解质紊乱、水肿和消瘦；广泛肺脏病变者有呼吸困难。所有病例均有低蛋白血症和贫血。伴嗜酸性粒细胞增多的患者预后较好，反之，嗜酸性粒细胞减少常是危险的信号。死于粪类圆线虫感染的患者中，出现嗜酸性粒细胞减少的概率为87%。隐孢子虫为体积微小的球虫类寄生虫，隐孢子虫感染是一种以腹泻为主要临床表现的人畜共患性原虫病，Yu等研究报告在218例重型肝炎合并腹泻患者中，有13例发现隐孢子虫感染，高于慢性乙型肝炎患者(约为0.8%)。

参考文献

[1] O'Grady J G，Schalm S W，Williams R. Acute liver failure：redefining the syndromes[J]. Lancet，1993，342(8866)：273-275.

[2] 屈莉红，张宇一，王介非，等. 重型肝炎继发医院感染的调查研究[J]. 肝脏，2011，16(2)：130-131.

[3] 斯崇文，贾辅忠，李家泰. 感染病学[M]. 北京：人民卫生出版社，2004.

[4] Godbole G，Shanmugam N，Dhawan A，et al. Infectious complications in pediatric acute liver failure[J]. J Pediatr Gastroenterol Nutr，2011，53(3)：320-325.

[5] Acharya S K，Dasarathy S，Irshad M. Prospective study of plasma fibronectin in fulminant hepatitis：association with infection and mortality[J]. J Hepatol，1995，23(1)：8-13.

[6] Rena N M，Wibawa I D. Albumin Infusion in liver cirrhotic patients[J]. Acta Med Indones，2010，42(3)：162-168.

[7] 缪晓辉. 肝硬化合并自发性细菌性腹膜炎的处理[J]. 临床肝胆病杂志，2011，27(10)：1015-1018.

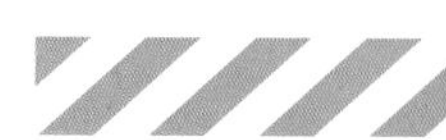

[8] 何卫平,王慧芬,苏海滨. 77 例肝衰竭患者医院感染败血症的临床研究[J]. 中华实验和临床病毒学杂志,2004,18(3):287-288.

[9] Rolando N, Harvey F, Brahm J, et al. Fungal infection: a common, unrecognised complication of acute liver failure[J]. J Hepatol,1991,12(1):1-9.

[10] 许海苗,苏海滨,王慧芬,等. 肝衰竭合并口腔真菌感染 194 例分析[J]. 中华全科医师杂志,2007,6(11):690-691.

[11] 何聪. 肝衰竭激发潜伏结核活动 2 例报告[J]. 解放军医学杂志,2011,36(3):310.

[12] 陈韬,宁琴. 终末期肝病合并感染诊治的热点与难点[J]. 中华临床感染病杂志,2017,10(5):389-393.

[13] 中华医学会感染病学分会. 终末期肝病合并感染诊治专家共识[J]. 传染病信息,2018,31(4):289-300.

[14] 中华医学会感染病学分会肝衰竭与人工肝学组,中华医学会肝病学分会重型肝病与人工肝学组. 肝衰竭诊治指南(2018 年版)[J]. 实用肝脏病杂志,2019,22(2):164-171.

[15] 雷弯,黄娟君,李小鹏,等. 慢性乙型重型肝炎医院感染的临床特点及相关因素分析[J]. 国际流行病学传染病学杂志,2014,41(6):392-395.

[16] 张伟平,谭海波,马磊. ICU 重症肝病患者医院感染病原菌分布及耐药性分析[J]. 中华医院感染学杂志,2015(4):772-774.

[17] Fernández J, Acevedo J, Wiest R, et al. Bacterial and fungal infections in acute-on-chronic liver failure: prevalence, characteristics and impact on prognosis[J]. Gut,2018,67(10):1870-1880.

[18] Jain S, Williams D J, Arnold S R, et al. Community-acquired pneumonia requiring hospitalization among U. S. children[J]. N Engl J Med,2015,372(9):835-845.

[19] Peto L, Nadjm B, Horby P, et al. The bacterial aetiology of adult community-acquired pneumonia in Asia: a systematic review[J]. Trans R Soc Trop Med Hyg,2014,108(6):326-337.

[20] Cillóniz C, Ewig S, Polverino E, et al. Community-acquired pneumonia in outpatients: aetiology and outcomes[J]. Eur Respir J,2012,40(4):931-938.

[21] 刘又宁,曹彬,王辉,等. 中国九城市成人医院获得性肺炎微生物学与临床特点调查[J]. 中华结核和呼吸杂志,2012,35(10):739-746.

[22] 李茉莉,潘频华,胡成平. 呼吸 ICU 医院获得性肺炎的病原学分布与致病菌耐药性的变迁[J]. 中南大学学报(医学版),2013,38(3):251-257.

[23] 赵春江,陈宏斌,王辉,等. 2013 年全国 13 所教学医院院内血流感染及院内获得性肺炎和院内获得性腹腔感染常见病原菌分布和耐药性研究[J]. 中华医学杂志,2015,95(22):1739-1746.

[24] Yang L, Wu T, Li J, et al. Bacterial infections in acute-on-chronic liver failure[J]. Semin Liver Dis,2018,38(2):121-133.

[25] Lin L N, Zhu Y, Che F B, et al. Invasive fungal infections secondary to acute-on-chronic liver failure: a retrospective study[J]. Mycoses,2013,56(4):429-433.

[26] Verma N, Singh S, Taneja S, et al. Invasive fungal infections amongst patients with acute-on-chronic liver failure at high risk for fungal infections[J]. Liver Int,2019,39(3):503-513.

[27] 杨中原,陈韬. 肝衰竭合并真菌感染的诊断和治疗[J]. 内科急危重症杂志,2019,25(3):185-188.

[28] 黄祎,李哲,雷宇,等.102 例终末期肝病患者并发侵袭性真菌感染的诊断、治疗研究[J].重庆医科大学学报,2017,42(7):808-812.

[29] Hu J,Zhao H,Lou D,et al. Human cytomegalovirus and Epstein-Barr virus infections,risk factors,and their influence on the liver function of patients with acute-on-chronic liver failure[J]. BMC Infect Dis,2018,18(1):577.

[30] Yu Z, Li F, Zeng Z, et al. Prevalence and clinical significance of Cryptosporidium infection in patients with hepatitis B virus-associated acute-on-chronic liver failure[J]. Int J Infect Dis,2011,15(12):e845-e848.

第三节 肝性脑病

张大志 张琼方

肝性脑病(hepatic encephalopathy,HE)是临床上常见的一种由严重的肝脏功能失代偿或障碍引起的以代谢紊乱为基础的神经精神异常综合征,其主要表现为神经精神异常、意识障碍,甚至昏迷,是严重肝病常见的并发症及死亡原因之一。因发病机制复杂,临床表现、严重程度差异很大。

一、肝性脑病的概念及临床分型

(一)肝性脑病的概念

肝性脑病(HE)是由急、慢性肝功能严重障碍或门静脉-体循环分流异常所致的、以代谢紊乱为基础的、排除了其他已知脑病的轻重程度不同的神经精神异常综合征。该综合征具有潜在的可逆性。临床上可以表现为程度不同和范围较广的神经精神异常,从只有用智力测验或电生理检测方法才能检测到的轻微异常,到人格改变、行为异常、智力减退,甚至发生不同程度的意识障碍。近年来随着基础和临床研究的进展,人们对 HE,尤其是轻微 HE(minimal hepatic encephalopathy,MHE)有了进一步的认识。过去所称的肝性昏迷(hepatic coma),在现在看来只是 HE 中程度严重的一期,并不能代表 HE 的全部。

(二)肝性脑病的分型

2003 年世界消化病协会根据 HE 病因的不同,建议将 HE 分为下列三种类型(表 8-2)。

表 8-2 HE 分型

HE 类型	定 义	亚 型	
A	急性肝衰竭相关 HE		
B	门体旁路型 HE		
C	慢性肝病、肝硬化相关 HE		
		发作性 HE	诱因型
			自发型
			复发型
		持续性 HE	轻型
			重型
			治疗依赖型
		轻微 HE	

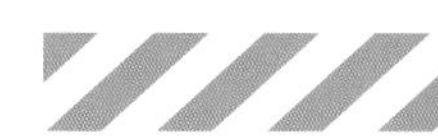

A 型:急性肝衰竭(acute liver failure)相关 HE,常于起病 2 周内出现脑病症状。亚急性肝衰竭时,HE 出现于第 2～12 周,可有诱因。

B 型:门体旁路型(portal systemic bypass)HE,患者存在明显的门体分流,但无肝脏本身的疾病,肝组织学检查正常。临床表现和肝硬化伴 HE 者相似。这种门体分流可以是自发的或由外科手术或介入手术造成的。例如,先天性血管畸形、肝内或肝外门静脉部分阻塞(包括外伤、类癌、骨髓增殖性疾病等引起的高凝状态所致的门静脉及其分支栓塞或血栓形成),以及淋巴瘤、转移性肿瘤、胆管细胞癌压迫产生的门静脉高压,而引起门体分流。

C 型:慢性肝病、肝硬化相关 HE,通常伴门静脉高压和(或)门体分流,是 HE 中最为常见的类型。

其中肝衰竭是肝性脑病发生的主要因素,而门体分流居于次要地位。

中国 2018 年《肝硬化肝性脑病诊疗指南》不再细分亚型,C 型 HE 的亚型只包括发作性 HE(伴诱因)。

二、发病机制

HE 发病机制迄今尚未完全阐明,目前已提出多种学说。一般认为 HE 发生的疾病基础是急、慢性肝功能失调和(或)门体分流,导致肠道吸收的毒性物质不能由(或不经过)肝脏解毒、清除,直接进入体循环,透过血脑屏障到达脑组织而引起中枢神经系统功能紊乱,是多种因素综合作用的结果。其中高血氨仍是公认的关键因素之一,特别是在慢性肝病、肝硬化和(或)门体分流相关的 HE 中。假性神经递质、γ-氨基丁酸/苯二氮䓬(gama aminobutyric acid/benzodiazepine,GABA/BZ)复合体、支链氨基酸与芳香族氨基酸比例失衡、脑细胞水肿、肝星状细胞功能失调、硫醇、短链脂肪酸、锰沉积、脑干网状系统功能紊乱等也参与其发生。

(一)氨中毒学说

氨代谢紊乱引起的氨中毒是 HE 的最重要发病机制。在严重肝病时,主要是肠道来源的氨生成和吸收增加,而过多的氨由于肝实质严重损害不能通过鸟氨酸循环合成尿素来充分清除,且存在门体分流时,肠道的氨未经肝解毒而直接进入体循环,导致血氨增高,高含量的血氨能通过血脑屏障进入脑组织,除了干扰脑能量代谢、神经递质和神经细胞膜离子转运外,还能通过增加脑水肿、改变基因表达(如星形细胞谷氨酸盐载体、星形细胞结构蛋白、胶质纤维酸性蛋白、外周型 BZ 受体和水通道蛋白 4 等)及诱导线粒体膜通透性改变(MPT)等作用产生对中枢神经系统的毒性。由于脑内缺乏参与鸟氨酸循环的酶,脑内清除氨主要依靠谷氨酰胺合成途径,即氨通过与 α-酮戊二酸结合成谷氨酸、谷氨酸与氨结合生成谷氨酰胺,这一过程需要在大量三磷酸腺苷的供能条件下,消耗大量的 α-酮戊二酸等代谢物质而实现,从而干扰了脑能量代谢,使大脑细胞的能量供应不足。血氨已被证实可改变参与调控星形胶质细胞摄取和神经递质释放基因(如血小板反应蛋白 1)的表达。降低血氨治疗可降低星形胶质细胞中血小板反应蛋白 1 的表达,从而降低神经细胞中突触蛋白的表达。谷氨酸是脑内重要的兴奋性神经递质,谷氨酸缺乏则使大脑抑制增加。由于谷氨酰胺合成酶存在于肝星状细胞中,故谷氨酸氨基化生成谷氨酰胺的解毒作用完成于肝星状细胞。谷氨酰胺是一种很强的细胞内渗透剂,其增加可导致脑细胞肿胀。研究发现,脑脊液和脑中谷氨酰胺的含量与 HE 的程度有较好相关性。HE 时,超量的氨经谷氨酰胺合成酶的作用,不仅使具有活性的谷氨酸形成减少,还消耗了大量能量,并导致谷氨酰胺蓄积,细胞内渗透压增高,进而使细胞肿胀,肿胀肝星状细胞的功能受损进一步影响氨的代谢,影响神经细胞有效摄入或释放细胞外离子和神经递质的能力,并上调自身表达外周型 BZ 受体(转位蛋白,18 kD)刺激神经胶质细胞合成神经类固醇(异甾烷醇酮),后者同内源性 BZ 物质一样可增强 GABA 能神经张力,出现 HE 的表现(图 8-1)。

新近研究发现,HE 患者脑氨代谢率升高,氨从血中经血脑屏障转移至脑中,因此,即使血

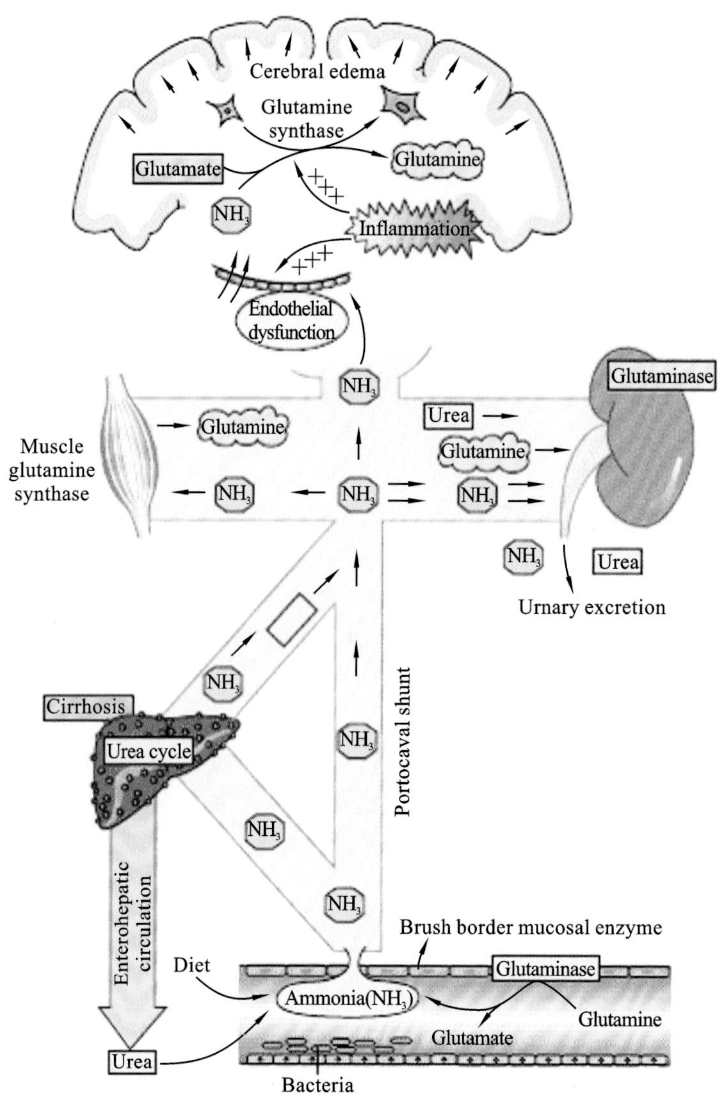

图 8-1 HE 发病机制示意图

注：Ammonia(NH_3)，氨；Bacteria，细菌；Brush border mucosal enzyme，刷状缘黏膜酶；Cerebral edema，脑水肿；Cirrhosis，肝硬化；Diet，食物；Endothelial dysfunction，内皮功能紊乱；Enterohepatic circulation，肠肝循环；Glutamate，谷氨酸；Glutaminase，谷氨酰胺酶；Glutamine，谷氨酰胺；Glutamine synthase，谷氨酰胺合成酶；Inflammation，炎症；Muscle glutamine synthase，肌肉谷氨酰胺合成酶；Portocaval shunt，门腔静脉分流术；Urea，尿素；Urea cycle，尿素循环；Urinary excretion，尿中排泄。

氨正常也会发生脑功能障碍，这就部分解释了血氨不高的情况下发生 HE 及降血氨治疗不一定能完全达到预期目的的原因。另外，必须指出的是，越来越多的证据表明，血氨及其代谢异常与系统性炎症、神经类固醇、氧化应激及硝化应激、锰中毒、GABA/BZ 等机制有协同作用。

(二)GABA/BZ 受体学说

GABA 是哺乳动物大脑的主要抑制性神经递质。血浆中的 GABA 由谷氨酸经肠道细菌谷氨酸脱羧酶作用衍生而来，肝衰竭和门体分流时，一方面肝对 GABA 的清除明显降低，另一方面 GABA 可绕过肝直接进入体循环，导致血中 GABA 浓度增高。随着 GABA 穿过异常的血脑屏障的增多，脑脊液和脑组织的浓度也增加。另外，部分患者或动物模型的血和脑脊液中发现有内源性 BZ 类物质，大脑突触后神经细胞膜面的 GABA 受体显著增多。这种受体不仅能与 GABA 结合，在受体表面的不同部位也能与巴比妥类(barbiturate，BARB)和 BZ 物质结合，故

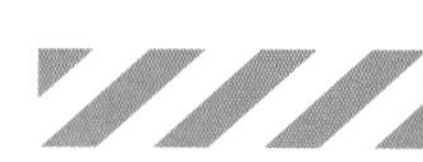

称为GABA/BZ复合受体或超级受体复合物。在肝功能严重受损时，这一复合受体与其三种配体的结合位点的亲和力亦增高。GABA、BARB或BZ中任何一种与复合受体结合，都能促进氯离子由神经细胞膜的离子通道进入突触后神经细胞的细胞质，使膜超极化，引起神经传导抑制。约30%患者经GABA受体拮抗剂或BZ受体拮抗剂治疗后，症状有所减轻。有学者提出GABA/BZ与氨可协同引起HE，近期还有对于不同于中枢GABA相关的外周型BZ受体的作用的研究。未阐明的问题依然存在，包括内源性BZ物质的来源、增加的GABA或BZ的程度与疾病的相关性等。因此，以降低HE患者血氨浓度并显著减少已增加的GABA能神经张力为手段，来促使患者的中枢神经功能恢复到正常生理水平为目的的治疗方法有一定依据，但也非完全有效。多种已知或未知的因素之间的相互作用可产生HE患者氨水平的不同、对BZ受体拮抗剂反应的不同、降氨处理效果的不同等现象。

（三）假性神经递质和氨基酸代谢失衡学说

这种学说主要与作为真性神经递质（包括去甲肾上腺素、多巴胺等）前体的芳香族氨基酸代谢有关。由于肝解毒功能降低或门体分流形成，肠道产生的胺类（如苯乙胺和酪胺等）在肝内清除发生障碍，导致苯乙胺和酪胺在体循环中的浓度增高，大量的苯乙胺和酪胺透过血脑屏障进入脑内，在β-羟化酶的作用下分别生成苯乙醇胺和β-多巴胺。这两种物质在化学结构上与去甲肾上腺素和多巴胺十分相似，可被脑干网状结构中的肾上腺素能神经细胞摄取、储存和释放，但其对突触后膜的生理效应很低，仅相当于去甲肾上腺素1/10左右，所以两者被称为假性神经递质，当其在神经突触堆积至一定程度时，则排挤或取代正常神经递质，致使神经传导发生障碍。研究还发现，肝硬化失代偿患者血浆芳香族氨基酸（aromatic amino acid，AAA，如苯丙氨酸、酪氨酸、色氨酸等）增多而支链氨基酸（branched-chain amino acid，BCAA，如缬氨酸、亮氨酸、异亮氨酸等）减少。两组氨基酸代谢呈不平衡现象。前组在肝中代谢分解，肝衰竭时分解减少，故血浓度增高。后组在骨骼肌而不在肝中代谢分解，胰岛素有促使这类氨基酸进入肌肉的作用。肝衰竭时由于胰岛素在肝内的灭活作用降低，血浓度升高，因而促使支链氨基酸大量进入肌肉组织，故血浓度降低。最后使BCAA/AAA值由正常的（3～3.5）∶1降低至1∶1或更低。在相互竞争和排斥的过程中，通过血脑屏障进入大脑的BCAA减少，而AAA增多，使脑内假性神经递质增多而正常神经递质的合成减少，最终导致HE的发生。

（四）锰中毒学说

流行病学资料提示锰中毒和HE的锥体外系症状相似。肝是锰排泄的重要器官，当其功能受到影响或存在门体分流及胆汁排泄减少时均可使血锰浓度升高。通过MRI的T1加权发现80%以上急性肝炎和肝硬化患者血液中锰含量急剧增高，HE患者大脑基底神经节中苍白球密度增高（部分高2～7倍），组织学检查证实为锰沉积而致，而在肝移植后锰沉积消退，提示可能引起多巴胺功能紊乱。锰沉积除直接对脑组织造成损伤外，还影响5-羟色胺（5-hydroxytryptamine，5-HT）、去甲肾上腺素和GABA等神经递质的功能，也造成星形细胞功能障碍，且与氨有协同作用。但血锰含量和HE的严重程度还没有持续可靠的相关性，这可能与锰的慢性沉积有关。MRI成像改变是否为锰沉积的特征性表现，还有待更多的研究证实。清除锰对改善HE患者的症状和神经系统征象是否有效还未确定，需要进一步验证。

（五）炎症反应与氧化应激学说

炎症可导致血脑屏障破坏，从而使氨等有毒物质及促炎性细胞因子进入脑组织，引起脑实质改变和脑功能障碍。一方面，高血氨能够诱导中性粒细胞功能障碍，释放活性氧，促进机体产生氧化应激和炎症反应，造成恶性循环；另一方面，炎症过程所产生的细胞因子又反过来加重肝损伤，增加HE发生率。脑氧化应激在肝性脑病（HE）的发病机制中起重要作用，有研究发现，葡萄糖胺合成依赖性蛋白通过上调血红素氧合酶（HO）1和NADPH氧化酶4（Nox4）触发氧化反应、内质网应激以及衰老,揭示了发生HE的新机制。基因表达分析谱显示,在肝硬化所致的HE患者中,促炎性(M1)和抗炎性(M2)小神经胶质细胞表型标志物表达上调。小神经胶质细胞的激活是促炎和抗炎信号作用的结果,在生理条件下有利于抑制小神经胶质细胞的激活,这些信号可能来自小神经胶质细胞本身,也可能是神经细胞或星形胶质细胞间信号转导的结果。而皮质酮可能参与了MHE发生过程中诱导小胶质细胞激活、突触过度修剪和运动学习障碍。

在高氨血症大鼠模型中,小神经胶质细胞和星形胶质细胞在促炎性细胞因子白细胞介素-1β(interleukin-1β,IL-1β)和IL-6的作用下被激活,虽无法单独证实神经炎症的调节是高氨血症的结果,但仍提示血氨在HE中可诱发神经炎症。并且有研究对高氨血症啮齿动物模型进行谷胱甘肽抑制剂治疗,证实氧化应激与高氨血症间的协同作用是导致HE发生脑水肿的必要条件。

(六)其他学说

氨及硫醇等毒素和短链脂肪酸的协同毒性作用、5-HT假说、最近10年有学者提出的幽门螺杆菌尿素酶作用的学说、阿片类物质、内毒素及肿瘤坏死因子、褪黑素、胆汁酸水平、肠道微环境、骨骼肌减少、乙型肝炎病毒本身、脑干网状系统功能紊乱等,在HE发病机制中有所研究,并可能与其他学说有协同作用。

三、肝性脑病的常见诱发因素

A型HE因急性肝衰竭引起大量肝细胞被破坏,残存肝细胞不能有效清除毒物而导致中枢神经系统功能紊乱,相当于内源性HE,又称非氨性脑病,常无明确诱因。单纯B型HE在我国少见;慢性肝衰竭或伴有门体分流的患者,肝脏尚能处理有限的代谢毒物,一旦这些毒物产生增多,超过肝脏的代偿能力,即发生C型HE。C型HE的发生在很大程度上与下列诱因有关。这些因素实际上也是HE预防及治疗中重要的可控因素。

(一)感染与脓毒血症/全身炎症反应综合征(systemic inflammatory response syndrome,SIRS)

感染(包括腹腔、肠道、尿路和呼吸道等感染,尤以腹腔感染最为重要)是肝性脑病最常见的诱发因素。自发性腹膜炎、肺炎、尿路感染等可增加组织分解,代谢产氨增多,同时可继发脓毒血症或SIRS,大量表达的TNF-α、IL-1、IL-6等致炎因子及氧化应激反应,加重肝脏及脑损伤,还可增加血脑屏障对氨等毒性分子的通透性,促发HE。研究表明,SIRS与急性肝衰竭(acute liver failure,ALF)患者HE、脑水肿的恶化直接相关,且其程度和病死率随SIRS严重程度的增加而增加。同样SIRS也是触发以HE和肾衰竭为特征的慢性肝衰竭的常见因素。在一项有肝硬化患者参与的试验中,10例脓毒症患者口服谷氨酰胺人为诱发高氨血症可使心理智力检测结果恶化;而在炎症解除后其作用不明显,TNF-α等水平随之降低,表明感染及其诱导的炎症介质加强了高血氨的脑毒性作用。据此,有学者提出SIRS可能是一种独立的HE发病机制,而非诱因。

(二)摄入过量的含氮物质

慢性肝衰竭或伴有门体分流的患者对蛋白质食物的耐受性较差,尤其是动物蛋白,若患者进食过多,蛋白质在肠道被细菌分解可产生大量氨及AAA,进而诱发HE。口服尿素、甲硫氨酸等使含氮物质吸收增加,也可使血氨升高而诱发HE。

(三)消化道大出血

消化道大出血导致肠道内大量积血,每100 mL血相当于食入15～20 g蛋白质,可使肠道产氨增加,同时由于血液中缺乏异亮氨酸,当积血消化吸收后,血中亮氨酸、缬氨酸增加,刺激支链氨基酸脱氢酶活性增加,使血中BCAA分解增加,加重了BCAA与AAA比例的失衡。失血

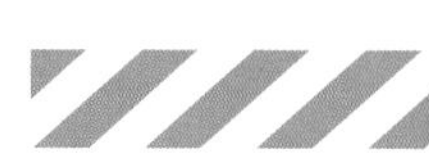

后血容量不足，脑缺血、缺氧，还可增加中枢神经系统对氨及其他毒性物质的敏感性。

（四）水、电解质紊乱

低血钠能影响细胞内、外渗透压而导致脑水肿，诱发 HE；低血钾常合并代谢性碱中毒，应用大量利尿药或放腹水亦可引起碱中毒，氨易被肠道吸收或通过血脑屏障而诱发 HE。

（五）氮质血症

各种原因所造成的血容量不足、厌食、腹泻或限制液体用量、应用大量利尿药或大量放腹水，均可诱发肾前性氮质血症；肝肾综合征或其他原因所致的肾性氮质血症，均可导致血氨升高。

（六）便秘及肠梗阻

便秘及肠梗阻使肠道来源的氨及其他毒性物质与肠黏膜的接触时间延长，吸收增加。

（七）低血糖

可使脑内脱氨作用降低。

（八）镇静催眠药

镇静催眠药可直接与脑内 GABA/BZ 受体结合，对大脑产生抑制作用。

（九）TIPS 术后

TIPS 术后 HE 的发生率增加，TIPS 术后 HE 的发生与术前肝功能储备状态、有无 HE 病史、支架类型及直径等因素有关。

（十）质子泵抑制剂

质子泵抑制剂可能导致小肠细菌过度生长，从而增加肝硬化患者发生 HE 的风险，且风险随用药量和疗程增加而增加。

四、肝性脑病的病理改变

A 型 HE 患者脑部常无明显的解剖异常，但 38%～50%有脑水肿，可能是本症的继发性改变。C 型患者可能出现大脑、小脑灰质及皮质下组织的原浆性星形细胞肥大和增多，病程较长者则出现不同程度的脑萎缩（尤其是酒精性肝硬化患者），大脑皮质变薄，神经细胞及神经纤维消失，皮质深部有片状坏死，甚至小脑和基底部也可受累。

五、肝性脑病的临床表现及分期

HE 的临床表现因基础疾病的性质及肝细胞损伤的程度、快慢、诱因的不同而很不一致，且和其他代谢性脑病相比并无特异性。HE 早期表现为轻微肝性脑病（minimal hepatic encephalopathy，MHE），常无明确的临床症状，只有通过神经心理测试及智力测试才能测出，进一步可发展为有症状型 HE。MHE 是 HE 发病过程中的一个非常隐匿的阶段，其定义为肝硬化患者出现神经心理学/神经生理学异常而无定向力障碍、无扑翼样震颤等，即认知功能正常；其发病率高达 25%～39.9%。发病率的高低与年龄、性别、吸烟及受教育程度无关，而与 Child-Pugh 分级有明确关系。

A 型 HE 发生在急性肝衰竭基础上，患者常在起病数日内由轻度的意识错乱迅速陷入深昏迷，甚至死亡，并伴有急性肝衰竭的表现，如黄疸、出血、凝血酶原活动度降低等。C 型 HE 以慢性反复发作的性格、行为改变，甚至木僵、昏迷为特征，常伴有肌张力增高、腱反射亢进、扑翼样震颤、踝阵挛阳性，或巴宾斯基征阳性等神经系统异常。多数患者在初期为复发型，随后症状转为持续型。常有高蛋白饮食等诱因，亦可以是自发的或在停用 HE 治疗药物后发生。C 型 HE 患者除有脑病表现外，还常伴有慢性肝损伤、肝硬化等表现。

目前强调HE的发生是一个连续的疾病进展过程,应当将其看作是程度和范围广泛的神经精神异常,而非各个孤立的临床阶段。为了观察脑病的动态变化,有利于早期诊断和处理及分析疗效,一般根据患者意识障碍程度、神经系统表现和脑电图改变,将HE进行分级及量化评价。目前国内外应用最广泛的仍是West-Haven分级标准,它将HE分为0～4级。但该分级标准对于0级(可能是MHE)及1级判别的主观性很强。MHE患者没有能觉察的人格或行为异常变化,神经系统体征正常,但神经心理测试异常。而1级HE临床表现中,欣快或抑郁或注意时间缩短等征象难以识别,只有了解患者性格的细心亲属才能洞悉患者轻度认知功能异常变化,在临床实践及多中心研究中重复性和可操作性较差。为方便国际交流和指导临床实践,近年来国际肝性脑病和氮代谢协会(International Society on Hepatic Encephalopathy and Nitrogen Metabolism, ISHEN)提出的肝硬化神经认知功能变化谱(spectrum of neurocognitive impairment in cirrhosis)分级标准中,建议将MHE和West-Haven分级0级、1级HE统称为隐匿性肝性脑病(covert hepatic encephalopathy,CHE);若出现性格、行为改变及昏迷等神经精神异常,属于West-Haven分级2～4级HE,称为显性肝性脑病(OHE)(图8-2)。在临床随访中,MHE患者中3年累计发生OHE者占56%,这些患者的与健康相关的整体生活质量、驾驶安全性、工作效率及社会经济地位显著降低,且其他并发症发生率和病死率显著增加。而OHE恢复后,MHE可能持续存在。如果没有得到有效治疗,部分患者可进展成为OHE。因此,临床的重点是在肝硬化等终末期肝病患者中筛查MHE,故2018年《肝硬化肝性脑病诊疗指南》指出应用修订的MHE和HE 1～4级分级标准(表8-3、表8-4)。

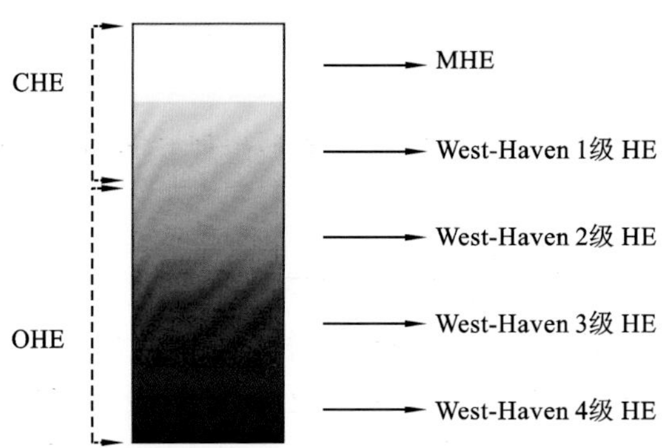

图8-2 ISHEN提出的肝硬化神经认知功能变化谱拟修订的分级标准

注:CHE为隐匿性肝性脑病,OHE为显性肝性脑病。

表8-3 修订的HE的分级标准

项目	内容					
传统West-Haven分级标准	0级		HE 1级	HE 2级	HE 3级	HE 4级
建议修订的HE分级标准	无HE	MHE	HE 1级	HE 2级	HE 3级	HE 4级

表8-4 HE的分级及症状、体征

修订的HE分级标准	神经精神病学症状(即认识功能表现)	神经系统体征
无HE	正常	神经系统体征正常,神经心理测试正常
MHE	潜在HE,没有能觉察的人格或行为变化	神经系统体征正常,但神经心理测试异常
HE 1级	存在轻微临床征象,如轻微认知障碍,注意力减弱,睡眠障碍(失眠、睡眠倒错),欣快或抑郁	扑翼样震颤可引出,神经心理测试异常

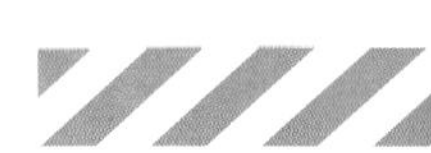

续表

修订的 HE 分级标准	神经精神病学症状(即认识功能表现)	神经系统体征
HE 2 级	明显的行为和性格变化;嗜睡或冷漠,轻微的定向力异常(时间、空间定向),计算能力下降,运动障碍,言语不清	扑翼样震颤易引出,不需要做神经心理测试
HE 3 级	明显定向力障碍(时间、空间定向),行为异常,半昏迷到昏迷,有应答	扑翼样震颤易引出,不需要做神经心理测试
HE 4 级	昏迷(对言语和外界刺激无反应)	肌张力增高或中枢神经系统阳性体征,不需要做神经心理测试

注:HE 为肝性脑病;MHE 为轻微肝性脑病。

六、实验室和辅助检查

除肝功能异常外,患者还可能出现胆红素升高、胆酶分离、凝血酶原活动度降低等表现。目前有助于 HE 诊断的常用的辅助检查包括血氨测定、血浆与脑脊液氨基酸分析、心理智能测试、神经生理测试、脑电图和神经影像学检查等。

(一)血氨测定

正常人空腹静脉血氨为 6～35 μg/L(血清)或 47～65 μg/L(全血),动脉血氨含量为静脉血氨的 0.5～2 倍。一般认为,测定动脉血氨比静脉血氨更有意义。采集静脉血时必须方法得当,转运时用冰保存,并及时检测,静脉血氨检测结果与动脉血氨检测结果一样有效。在 B 型、C 型 HE 时血氨水平升高,而 A 型 HE 的血氨多正常,因此血氨正常不能排除 HE。尽管新近报道血氨水平升高程度与 A 型 HE 程度相关,但在不同临床分期患者中有明显的重叠。因此,在诊断 HE 时不常规推荐血氨测定。临床上亦需排除由于止血带压迫时间过长、采血后较长时间才检测、高温下转运等操作不当导致的假性血氨增高,以及肾衰竭、完全肠外营养、消化道大出血、使用类固醇激素等肝外因素导致的血氨增高。

(二)血浆与脑脊液氨基酸分析及其他

血浆 BCAA 减少、AAA 增高,二者比值≤1(正常情况下比值>3)。研究发现,HE 患者脑脊液中谷氨酸浓度增高 2 倍以上,苯丙氨酸和酪胺浓度亦明显增高,而丙氨酸水平更是与 HE 程度相关。但因需要特殊设备,普通化验室无法检测,故尚未应用于临床。

近年来有研究表明 IL-6 是鉴别肝硬化患者发生明显肝性脑病的高危因素。其对未来 180 天有无明显肝性脑病发展的预测能力高于 MELD 或 CRP。此情况下,IL-6 的理想截断值为 23.5 pg/mL,敏感性和特异性分别为 89.3%和 89.5%,尚缺少大规模的临床数据进行验证。

(三)心理智能测试

隐匿性 HE 患者认知功能障碍的特征性表现是注意力缺乏、工作记忆问题及执行功能缺陷。故使用各种心理智能测试以测试患者在认知或精确运动方面的细微改变,对隐匿性 HE(CHE)的诊断有重要帮助,而对显性 HE(OHE)不适用。该测试方法有多种,世界胃肠病学大会(WCOG)工作小组推荐使用肝性脑病心理智能评分(psychometric hepatic encephalopathy score, PHES)和可重复神经心理状态测验(repeatable battery for the assessment of neuropsychological status, RBANS)。其中 PHES 包括数字连接试验 A(number connection test-A, NCT-A)、数字连接试验 B(number connection test-B, NCT-B)、数字符号试验(DST)、轨迹描绘试验(line-tracing test, LTT)和系列打点试验(serial dotting test)5 项纸笔试验。心理智能测试相对简单、易行、廉价，是诊断轻微 HE(MHE)的“金标准”。不足之处是耗时较长，欧洲的研究发现其结果受患者年龄、性别、受教育程度的影响。国内有学者采用年龄、受教育程度矫正后的 NCT、DST，显示了更高的准确性和应用价值。总之，NCT、DST 简单易行，可操作性强，适用于 MHE 流行病学调查。近年来，开发了电子数字连接试验(eNCT)等计算机软件辅助的工具，用于肝硬化患者自身认知功能障碍的监测与筛查，具有更好的重复性和可靠性。

目前，计算机辅助心理测试如控制抑制试验(inhibitory control test，ICT)、认知药物研究(CDR)实验室测试、临界闪烁融合试验(critical flicker fusion test，CFFT)等，这些检测方法与上述影响因素的相关性小，操作非常简单方便，可作为替代纸笔试验的选择。其中以 ICT 最为常用，有研究显示其诊断 MHE 的敏感性和特异性分别为 87%和 77%。CFFT 原用于检测警戒障碍患者的临界闪烁频率，可反映大脑神经传导功能障碍。近年来在 217 例西班牙肝硬化患者及健康人群的对照研究中发现，CFFT 可敏感地诊断出 CHE，具有敏感、简易、可靠的优点，且有研究表明其在 39Mz 具有较高的准确性。而随着智能工具的发展，基于 Stroop 测试(记录识别彩色字段和书写颜色名称之间的干扰反应时间来评估精神运动速度和认知灵活性)而研发的 Encephal APP 软件得到应用，研究表明该软件具有较好的重测信度，并可以对患者进行即时检验，使用方便，适合临床使用。但应注意色盲患者无法使用该测试。另外，扫描测试(SCAN)已被证明具有判断预后的价值，但其临床应用受教育背景影响较大。新的神经心理学测试方法包括动物命名测试(animal naming test，ANT)、姿势控制及稳定性测试、多感官整合(multi-sensory integration)测试。经过统计学分析，人们认为 ANT 易于使用，并与 HE 程度和随访时 HE≥2 级发作的风险有关。而国外学者使用简化动物命名测试 S-ANT1(即患者被要求在 1 min 内说出尽可能多的动物名称并使用年龄和受教育程度矫正)分析表明，在 ROC 分析中，命名少于 20 只动物在有无 CHE 的患者中识别效果最好。如果截止值不少于 23 个动物名，其阴性预测值可达 84%。姿势控制及稳定性测试：该项目用以评估患者对姿势和稳定性的控制能力，研究发现，MHE 患者平衡模式和稳定性极限受损，可导致更高的跌倒风险。多感官整合测试：对受试者给予间隔时间很短的两种不同方式的刺激(如图像、声音)，评价患者判断刺激次序的能力。研究发现，MHE 患者的感官整合能力明显受损，表现为辨别图像和声音刺激时间间隔延长。传统的神经心理学测试方法易受年龄、受教育程度等的影响，而新的神经心理学测试方法则在一定程度上消除了这些因素的存在。但由于诊断轻微 HE 的检测刚刚起步，其诊断价值仍需进一步临床应用才能做出更客观的评价。

(四)神经生理测试

1. 脑电图(electroencephalogram，EEG)检查

常在生化异常或精神异常出现前 EEG 就已有异常，主要表现为节律变慢，出现散在的或普遍性的 θ 波(4～7 次/秒)，有时也出现 α 波(1～3 次/秒)。这种变化通常先出现在两侧前额及顶部，逐渐向后移。EEG 的变化对 HE 并非特异性改变，在尿毒症性脑病等其他代谢性脑病中也可以有同样的改变，但变化的严重程度与临床分期有很好的相关性，随着意识障碍加深，两侧同时出现对称的 δ 波及三相波。对于 CHE，传统 EEG 检查的诊断价值较小，自动化的人工神经网络和专家系统(ANNES)与 SEDACA(short epoch，dominant activity，cluster analysis)等光谱分析用计算机分析 EEG 的频率分布，较传统 EEG 检查更为客观，对早期 HE 的诊断有一定价值。虽然 EEG 早已被临床广泛研究和应用，但只有在严重 HE 患者中才能检测出典型的 EEG 改变，故临床上基本不用于 HE 的早期诊断，仅用于儿童 HE 的辅助诊断。

2. 诱发电位的检测

诱发电位有多种，包括视觉诱发电位(visual evoked potential，VEP)、脑干听觉诱发电位(brainstem auditory evoked potential，BAEP)、躯体感觉诱发电位(somatosensory evoked

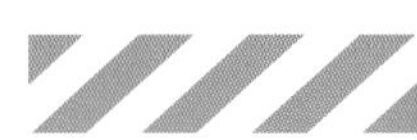

potential,SSEP)和内源性事件相关电位(event-related potential,ERP)P300,但其中以P300诊断HE的敏感性最好。与心理智能测试相比,神经生理测试更客观,且不受年龄、受教育程度的影响,但不足的是受仪器、设备、专业人员的限制,仅用于临床研究中。

(五)影像学检查

颅脑CT及MRI检查可发现A型HE患者有脑水肿,在B型、C型HE患者中可发现额叶皮质脑萎缩,苍白球、壳核内囊T1加权信号增强,提示可能与锰沉积有关。研究显示,肝硬化及HE患者MRI表现正常的脑白质区,平均弥散度(mean diffusivity,MD)仍可显著增加,且与HE分期、血氨及神经生理、神经心理改变程度相关。一项基于体素的脑部磁共振弥散峰度成像(DKI)数据分析结果显示,MHE患者和无MHE患者的轴向峰度(AK)和峰度的部分各向异性(FA)降低,径向扩散率、轴向扩散率(AD)和平均扩散率增加,并主要表现在扣带回、颞叶和额叶皮质,表明DKI对MHE患者和无MHE患者的脑微结构异常检测有一定的价值。另有研究表明磁共振弥散峰度成像(DKI)对MHE患者大脑白质及基底神经节区变化的检测较弥散张量成像(DTI)更敏感。壳核内平均峰度(MK)值可作为诊断肝硬化患者MHE的有用指标。动脉自旋标记(arterial spin labeling,ASL)可无创检测脑血流灌注变化。研究显示MHE患者比无MHE患者脑灰质的脑血流灌注增加,且这种改变与神经心理学评分有一定相关性,但尚需大规模临床数据验证是否可作为MHE的诊断标志物。同时,近年来国内外在应用功能性核磁共振成像(fMRI)技术研究大脑认知、感觉等功能定位及病理生理机制方面取得了很大进步。采用静息态fMRI研究显示,HE患者的基底节-丘脑-皮层回路受损,功能连接的改变与HE患者认知功能的改变有关。采用局部一致性(regional homogeneity,ReHo)分析的静息态fMRI可作为一种无创性检查方法,用于揭示肝硬化患者的认知改变,具有重要价值。使用质子磁共振波谱分析(H-MRS)检测HE患者可发现脑部的代谢改变,包括谷氨酸与谷氨酰胺增加,肌醇、牛磺酸与胆碱减少。使用水抑制快速反转脉冲序列(FLAIR)和弥散加权成像(diffusion weighted imaging,DWI)技术检测可发现大脑半球白质及皮质脊髓束弥漫性T2加权信号增强,提示可能与脑水肿相关。但上述影像学异常改变的敏感性和特异性尚未可知,且与HE分期的相关性较差或尚不明确。因此,头颅神经影像学检查的主要意义在于排除脑血管意外、颅内肿瘤等疾病,而非对HE做出诊断。

七、诊断与鉴别诊断

依据临床表现和体征,按照West-Haven分级标准,对OHE的诊断并不困难。一般不需要做神经心理学、神经生理学及影像学等检查。诊断要点:①有引起HE的基础疾病,严重肝病和(或)广泛门体侧支循环分流;②有临床可识别的神经精神症状及体征;③排除其他导致神经精神异常的疾病,如代谢性脑病、中毒性脑病、神经系统疾病(如颅内出血、颅内感染及颅内占位)、精神疾病等情况;④特别注意寻找引起HE(C型、B型)的诱因,如感染、上消化道出血、大量放腹水等;⑤血氨升高。

MHE患者无明显的认知功能异常表现,常常需要借助特殊检查才能明确诊断,是临床关注的重点。符合以下主要诊断要点①②及③～⑥中任意一条或以上,即可诊断为MHE。

(1)主要诊断要点:①有引起HE的基础疾病,严重肝病和(或)广泛门体侧支循环分流;②传统神经心理学测试指标中至少有2项异常;③新的神经心理学测试方法(ANT、姿势控制及稳定性测试、多感官整合测试)中至少1项异常;④临界闪烁融合试验异常;⑤脑电图、视觉诱发电位、脑干听觉诱发电位异常;⑥fMRI异常。

(2)鉴别诊断要点:HE需与以下疾病鉴别。①精神障碍:以精神症状如性格改变或行为异常、失眠等为唯一突出表现的HE易被误诊为精神障碍。因此,凡遇有严重肝病或有门体分流病史的患者出现神经精神异常,应警惕HE发生的可能。②颅内病变:包括蛛网膜下腔、硬膜外或脑内出血、脑梗死、脑肿瘤、颅内感染、癫痫等。通过检查神经系统定位体征或脑膜刺激征等，结合CT、腰穿刺、动脉造影、EEG、病毒学检测等做出相应诊断。③其他代谢性脑病：包括酮症酸中毒、低血糖症、低钠血症、肾性脑病、肺性脑病等。可通过相应的原发疾病及其血液生物化学分析特点，做出鉴别诊断。④韦尼克脑病：多见于严重酒精性肝病患者，由维生素 B_1 缺乏导致，补充维生素 B_1 后患者症状可显著改善。⑤中毒性脑病：包括酒精性脑病、急性中毒、戒断综合征、重金属(汞、锰等)脑病，以及精神药物或水杨酸盐药物毒性反应等。通过追寻相应病史和(或)相应毒理学检测进行鉴别诊断。⑥肝硬化相关帕金森病。⑦肝性脊髓病：多发生在肝硬化基础上，以皮质脊髓侧束对称性脱髓鞘为特征性病理改变，临床表现为肢体缓慢进行性对称性痉挛性瘫痪，肌力减退，肌张力增高，痉挛性强直，腱反射亢进，常有病理反射阳性，部分患者有血氨升高。⑧获得性肝脑变性：少见且大部分为不可逆性神经功能损害，是由慢性肝病引起的一种不可逆性锥体外系综合征。患者表现为帕金森综合征、共济失调、意向性震颤、舞蹈症等运动障碍以及精神行为异常和智能障碍等神经心理学改变，fMRI有较好鉴别价值。

八、肝性脑病的治疗

HE是终末期肝病患者的主要死因之一，是多种因素综合作用引起的复杂代谢紊乱，强调从多个环节采取综合性的措施进行治疗，并根据临床类型、不同诱因及疾病的严重程度设计不同的治疗方案。中国2018年《肝硬化肝性脑病诊疗指南》强调早期识别、及时治疗是改善HE预后的关键。HE的治疗依赖于其严重程度分层管理(图8-3)。治疗原则包括及时清除诱因、尽快将急性神经精神异常恢复到基线状态、一级预防及二级预防。

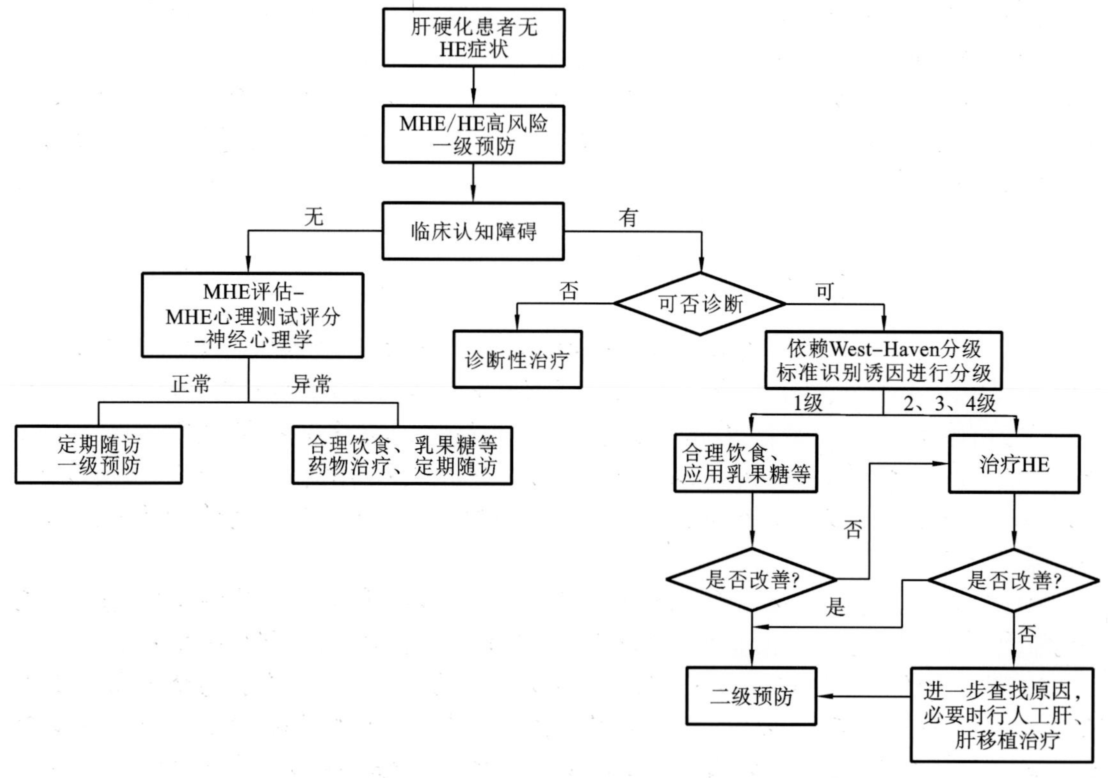

图8-3　HE的治疗

注：引自中国2018年《肝硬化肝性脑病诊疗指南》。

针对显性HE的治疗一般包括以下几个方面：①支持治疗；②鉴别及去除诱因与可能并发的其他脑病；③病因治疗；④经验性治疗(图8-4)。

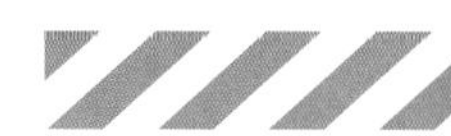

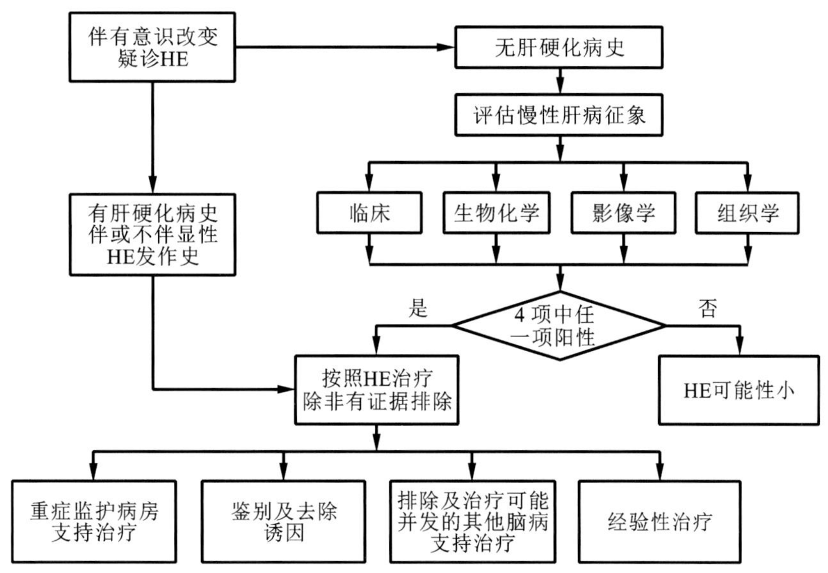

图 8-4　显性 HE 治疗方案示意图

（一）支持治疗

1. 营养治疗

重点不在于限制蛋白质的摄入，其主要目的在于促进机体的合成代谢，抑制分解代谢，保持正氮平衡。为减少氨的来源，传统上建议 HE 患者应限制蛋白质的摄入，尤其是重症患者，应停止所有蛋白质的摄入，随病情好转逐渐增加蛋白质的摄入量直至临床耐受的最大限度。目前这个建议已受到质疑。因为大多数肝硬化患者存在营养不良，长时间限制蛋白质饮食会加重营养不良的严重程度，且负氮平衡会增加骨骼肌的动员，减少氨代谢反而可能使血氨含量增高。最近的研究显示，与限制蛋白质摄入相比，正常摄入蛋白质 1.2 g/(kg·d)是安全的，对血氨和 HE 的恢复没有负面影响。结合 2009 年欧洲肠外肠内营养学会(ESPEN)指南，建议在摄入蛋白质的问题上应把握以下原则：①急性期患者首日禁食蛋白质饮食，给予葡萄糖保证能量供应，不能进食者可经鼻胃管供食，短期禁食无必要；②慢性 HE 患者无禁食必要；③蛋白质摄入量为 1～1.5 g/(kg·d)；④口服或静脉使用富含支链氨基酸及必需氨基酸的制剂，可调整 AAA/BCAA 平衡、促进正氮平衡；⑤益生菌和益生元可增强机体对蛋白质的耐受力；⑥植物蛋白优于动物蛋白，前者含甲硫氨酸、AAA 较少，含 BCAA 较多，还可提供纤维素，有利于维护结肠的正常菌群及酸化肠道，缩短结肠通过时间，减少氨吸收。中国 2018 年《肝硬化肝性脑病诊疗指南》指出 HE 患者蛋白质补充遵循以下原则：3～4 级 HE 患者应禁止从肠道补充蛋白质；MHE、1～2 级 HE 患者最初数日应限制蛋白质的摄入，控制在 20 g/d，随着症状的改善，每 2～3 天可增加 10～20 g 蛋白质；植物蛋白优于动物蛋白；静脉补充白蛋白较安全；慢性 HE 患者，应少食多餐，掺入的蛋白质宜个体化，逐渐增加蛋白质总量。

2. 其他支持治疗

①维持水、电解质及酸碱平衡，保证每日进出水量的平衡；②保证能量供给 30～35 kcal/(kg·d)，其中糖类占 50%～60%，蛋白质占 20%～30%，脂肪占 10%～20%，鼓励食用蔬菜和乳制品；③酌情补充维生素和微量元素；④积极纠正低钾血症、高钾血症、低钠血症、低钙血症、低镁血症及代谢性碱中毒；⑤加强基础治疗，酌情输注新鲜血浆或白蛋白，提高血浆胶体渗透压；⑥积极治疗低氧血症和脑水肿；⑦预防和治疗出血和细菌感染。

（二）去除诱因

C 型 HE 多有各种各样的诱因。积极寻找诱因并及时排除可有效阻止 HE 的发展。例如，感染是最常见的诱发因素,应积极寻找感染源,尽早开始经验性抗菌药物治疗,积极控制感染,纠正水、电解质紊乱,消除便秘,改善肾功能等;食管和胃底曲张静脉破裂大出血后可发展成 HE,积极止血、纠正贫血、清除肠道积血等有利于控制 HE;严格控制麻醉、止痛、镇静、安眠等药物。当患者狂躁不安或抽搐时,可减量使用地西泮、东莨菪碱,并减少给药次数,亦可使用异丙嗪、氯苯那敏等抗组胺药。

(三)针对发病机制采取经验性措施

1. 减少肠道内氨及其他有害物质的生成和吸收

1)灌肠或导泻

引起 HE 的毒性物质主要来自肠道,故清洁肠道以减少氨及其他毒性物质的产生和吸收在 HE 的防治中非常重要。清除肠道内的积血、积食及其他毒性物质,可用生理盐水或弱酸性溶液(如稀醋酸液)灌肠,或口服或鼻饲 25%硫酸镁 30～60 mL 导泻;亦可用不吸收双糖如乳果糖加水 500 mL 进行灌肠,尤其适用于 B 型 HE。其他可用的药物包括乳梨醇、甘露醇、大黄等,但应警惕过量应用可能导致脱水,加重病情。

2)不吸收双糖

临床常用的不吸收双糖,包括乳果糖、乳梨醇等。乳果糖是人工合成的含酮双糖,由于人体消化道内没有分解乳果糖的酶,所以在胃及小肠内不被分解和吸收,至结肠后被肠道细菌酵解生成低分子的乳酸、醋酸,使肠腔 pH 降低,减少氨的形成并抑制氨的吸收;不吸收双糖在肠道中分解产生的有机微粒可增加肠腔渗透压,再加上其酸性产物对肠壁的刺激作用可产生轻泻的效果,有利于肠道内氨及其他毒性物质的排出;不吸收双糖可发挥益生菌的作用,在结肠内还可抑制产氨、产尿素酶细菌的生长,减少氨的产生。日剂量 15～30 mL,每日 2～3 次口服或鼻饲,以调节到每日排便 2～3 次为宜。不良反应主要是腹部不适、腹胀、腹痛、食欲下降、恶心、呕吐、腹泻等。不吸收双糖的杂糖含量低(2%),有糖尿病或乳糖不耐受症者亦可应用,但有肠梗阻时禁用。多项随机对照研究显示,乳果糖或乳梨醇较安慰剂能更显著地改善 MHE 症状,提高患者的认知功能和生活质量,但是否提高患者的生存率尚不确定,但目前仍是治疗 HE 的一线药物。

3)抗菌药物的应用

抗菌药物的应用可作为不吸收双糖的替代方法治疗急、慢性 HE。过去常用口服吸收很少的氨基糖苷类抗生素(如新霉素)来抑制结肠细菌的过度生长,但最近随机安慰剂对照研究并未显示新霉素的应用可给 HE 患者带来益处,且长期服用仍有耳毒性和肾毒性的发生风险,且对小肠黏膜功能有影响;甲硝唑可抑制肠道厌氧菌、改善 HE,但长期服用可能会导致肠道菌群失调、胃肠道不适或神经毒性;利福昔明是利福霉素的衍生物,具有广谱、强效抑制肠道内细菌生长的作用,口服后不吸收,只在胃肠道局部起作用,可以抑制肠道细菌过度繁殖,减少产氨细菌的数量,减少肠道中氨的产生与吸收,从而减轻 HE 症状,预防 HE 的发生,但对 B 型 HE 无明显效果,常用剂量:800～1200 mg/d,分 3～4 次口服,疗程有待进一步研究。研究显示,利福昔明与安慰剂相比能显著预防 HE 的发生;在治疗慢性 HE 时,利福昔明与乳果糖、新霉素效果相当或更优,且对听神经及肾功能无毒性,还可以改善 MHE 患者的驾驶操作能力。

4)益生菌制剂的应用

含双歧杆菌、乳酸杆菌的微生态制剂可通过调节肠道菌群结构,抑制产氨、产尿素酶细菌的生长,以减少肠道氨及其他毒性物质的产生及吸收,亦可与益生元制剂合用。最近一项开放性研究,将 190 例肝硬化患者(其中 55%有 MHE)随机分成 3 组,分别接受乳果糖 30～60 mL/d,或益生菌胶囊(包括乳酸杆菌、粪肠球菌的四联活菌制剂)或同时接受两种处理治疗 1 个月后,患者在神经心理测试、P300 听觉诱发电位及血氨等指标上均有明显的改善,但三组间疗效相当。

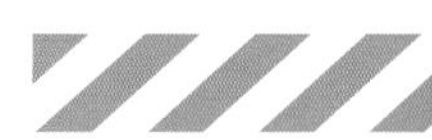

2. 促进氨的转化和代谢

临床上常用的有谷氨酸钠、谷氨酸钾、盐酸精氨酸及门冬氨酸钾镁，但均为经验性用药，其确切疗效有很大争议，目前有效的降氨药物如下所述。

1）门冬氨酸-鸟氨酸

门冬氨酸-鸟氨酸（LOLA）是一种二肽。其中鸟氨酸作为体内鸟氨酸循环的底物，可增加氨甲酰磷酸合成酶及鸟氨酸氨基甲酰转移酶的活性，促进尿素的合成；门冬氨酸作为谷氨酰胺合成的底物，在体内转化为谷氨酸、谷氨酰胺的过程中可消耗血氨。因此，LOLA 可促进脑、肝、肾消耗和利用氨合成尿素、谷氨酸、谷氨酰胺而降低血氨。门冬氨酸还参与肝细胞内核酸的合成，间接促进肝细胞内三羧酸循环的代谢过程，以利于肝细胞的修复。临床研究显示，与安慰剂对照组相比，20 g/d LOLA 静脉注射，可明显降低空腹血氨、餐后血氨，并改善 HE 患者的精神状态分级。口服 LOLA 亦可改善 HE 患者数字连接试验、扑翼样震颤及 EEG 检查的结果。

2）锌

锌是催化尿素循环酶的重要辅助因子。有研究显示 HE 患者血清锌浓度降低，且与血氨浓度呈负相关；补锌后患者血氨水平降低，部分患者 HE 症状改善。口服锌制剂还可减少肠道对二价阳离子如锰的吸收。但迄今所进行的临床研究尚不能确定锌对改善 HE 症状有积极的治疗作用，还需有严格的临床对照研究来探讨其应用价值。

3）苯甲酸钠

苯甲酸钠可激活非尿素循环的解氨毒途径并促进尿排氨，从而降低血氨浓度。有研究显示苯甲酸钠对改善 HE 的疗效与不吸收双糖相当。推荐剂量每次 5 g，每日 2 次。但因其胃肠道副作用较大，很少患者能够耐受。

3. 拮抗假性神经递质的作用

内源性 BZ 类似物与抑制性神经递质 GABA 受体结合对中枢神经系统产生抑制作用是 HE 的发病机制之一。理论上应用 GABA 受体拮抗剂氟马西尼治疗 HE 是可行的，560 例较大规模的临床研究显示治疗组与对照组脑功能的改善率分别为 15%与 3%。另有 13 项对照研究对 805 例患者的 Meta 分析显示，氟马西尼可明显改善 HE 症状，但未显示有长期效益或提高患者生存率。因此，目前只考虑在曾用过 BZ 类药物的 HE 患者中应用。多巴胺能神经递质的活性降低也是 HE 的发病机制之一，但在临床对照研究中应用溴隐亭、左旋多巴，除可部分改善患者锥体外系症状外，并未能给 HE 患者带来更多益处。有研究比较了丙泊酚在 40 例有狂躁症的 HE 患者中的临床疗效及不良反应，与地西泮比较，丙泊酚能更安全、更有效控制 HE 患者的狂躁症状。与咪唑安定相比，丙泊酚组恢复时间更短，认知功能恢复更快。

4. 改善氨基酸平衡

口服或静脉输注以 BCAA 为主的氨基酸混合液，理论上可纠正氨基酸代谢不平衡，抑制大脑中假性神经递质的形成。1 个纳入 5 项研究的 Meta 分析显示，静脉输注 BCAA 可明显改善 HE 症状，虽其中 2 项研究及另外 1 项研究用 BCAA 并未能降低 HE 的病死率，但近年的 2 项大型研究（分别对 174 例及 622 例肝硬化患者进行的随机对照研究）显示，应用 BCAA 不仅可以减少 HE 的发生，还可提高患者的营养状态，改善肝功能，降低肝衰竭的发生，提高生存率。另有研究显示，BCAA 可刺激肝细胞再生而降低肝衰竭的发生率。摄入足量富含 BCAA 的混合液对恢复患者的正氮平衡是有效的，还可增加患者对蛋白质食物的耐受性，改善脑血流灌注。其不良反应主要有恶心、呕吐、过敏反应等，故输注速度宜慢。

5. 其他治疗

随着近年来对 HE 认识的加深，针对新发现的发病机制的一些治疗策略和靶点的基础与临床研究正在进行，如旨在降低系统性炎症和氧化应激的 Toll 样受体 4 拮抗剂、非甾体抗炎药（布洛芬）、N-甲基-D-天冬氨酸拮抗剂、抗胆碱酯酶、低温疗法及致炎因子血浆去除术、靶向神经类固醇合成及其受体调控的治疗等。另外，有研究比较了苯甲酸钠、甘油苯、鸟氨酸苯乙酸、AST-120、聚乙二醇与对照组或不吸收双糖的疗效，得出：上述药物治疗能降低血氨浓度，但没有足够的证据证明这些药物治疗对肝硬化患者的HE具有非常确切的预防和治疗作用，对临床结局的影响和使用后的潜在危害仍然是不确定的。

(四)基础疾病的治疗

1. 改善肝功能

对于乙型肝炎引起的慢性肝衰竭，用核苷(酸)类似物进行抗病毒治疗，减轻或消除肝脏的炎症、坏死，促进肝细胞再生，有助于恢复肝脏的代谢、解毒功能。对于急性肝衰竭，由于病情进展迅速，抗病毒治疗可能很难奏效，需转重症监护病房进行综合救治。

2. 人工肝支持系统

人工肝支持系统可分为非生物型、生物型及混合型三种，但目前临床上广泛应用的主要是非生物型，包括血液透析、血液滤过、血浆置换、血液灌流、血浆吸附及分子吸附再循环系统(molecular adsorbent recirculating system，MARS)等方式。人工肝支持系统可代替肝脏的部分功能，清除体内积聚的毒物，为肝细胞的再生提供条件和时间，也是等待肝移植的过渡疗法，可用于急、慢性HE，2期以上HE者需慎用血浆置换。但对于急性肝衰竭或终末期肝病晚期患者而言，肝移植是唯一有希望的治疗。

3. 肝移植

对于内科治疗不满意的各种顽固性、严重HE，原位肝移植是一种有效的治疗手段。新近报道显示，部分重症HE患者经肝移植治疗，其认知功能亦不能完全恢复。因此早期识别、及时治疗是改善HE预后的关键，在确定CHE存在时就要积极治疗。

4. 阻断门体分流

从理论上讲，对于门体分流严重的患者，采用介入或手术永久性或暂时性部分或全部阻断门体分流，可改善HE症状。但由于门静脉高压的存在，该方法可增加消化道出血的发生风险，应权衡利弊。

(五)隐匿性HE的治疗

近年来对该型患者的关注和研究迅速增加。隐匿性HE患者多无明显症状及体征，但患者可能会有日常活动中操作能力的降低或睡眠障碍，生活质量降低，若不及时治疗可向显性HE(OHE)进展。因此，对高危人群特别是从事潜在危险工作者应及早筛查，早期预防和治疗。

有Meta分析提示利福昔明和乳果糖对逆转MHE最有效。门冬氨酸-鸟氨酸(LOLA)和乳果糖对预防OHE最有效。乳果糖是唯一可以有效逆转MHE、预防OHE，减少血氨并改善生活质量的药物，但有可耐受的不良反应。可参考以下方案：①调整饮食结构，蛋白质摄入以植物蛋白为主；②乳果糖口服15～30 mL，每日2～3次；③利福昔明口服550 mg，每日2次；④LOLA口服6 g，每日3次；⑤BCAA口服；⑥益生菌制剂口服。

九、预防

1. 一级预防

HE一级预防是指患者有发生HE的风险，但尚未发生HE，其目标是预防MHE/OHE发生、减少OHE相关住院、改善生活质量、提高生存率。对肝硬化、肝衰竭、TIPS术后患者，除了密切观察患者病情变化外，还应定期对患者进行神经生理学、神经心理学、影像学等MHE筛查，一旦诊断MHE，需要立即治疗，以免进展至OHE。一级预防的重点是治疗肝脏原发疾病及营养干预。病因治疗可减轻肝脏炎症损伤及肝纤维化，降低门静脉压力，阻止或逆转肝硬化的进展，对预防和控制HE及其他并发症的发生有重要意义。积极预防及治疗感染、消化道出

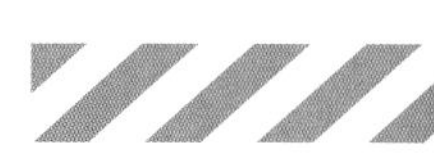

血、电解质紊乱、酸碱平衡失调、便秘等 HE 的诱发因素，避免大量放腹水或利尿，少食多餐，避免摄入过量高蛋白饮食。

2. 二级预防

在第一次 OHE 发作后，患者反复发生 HE 的风险高，为了改善患者生活质量、提高生存率，推荐二级预防。二级预防的重点是对患者及其家属进行健康教育、控制血氨升高及调节肠道微生态。加强对患者及其家属健康教育，告知 HE 特别是 MHE 的潜在危害，并使其了解 HE 的诱因。患者应在医师指导下根据肝功能损伤的情况，合理调整饮食结构，HE 发作期间避免一次性摄入大量高蛋白饮食。乳果糖、拉克替醇等可作为预防用药。逐步引导患者自我健康管理，并指导家属注意观察患者的行为、性格变化，考察患者有无注意力、记忆力、定向力的减退，尽可能做到 HE 早发现、早诊断、早治疗。

十、展望

尽管近年来医疗技术有长足进步，对 HE 的研究也不断深入，但其发病机制迄今为止仍不清楚，治疗尚未取得根本性进展，还缺乏特异性方法，仍以综合治疗为主。当前普遍认为，HE 发病可能是多种因素协同作用后的结果。因此，在临床只针对某一特定发病机制或诱因进行干预的随机对照试验通常难以实施或难以得出令人信服的结论。如何进一步规范 HE 治疗试验的研究设计方法，更加科学、客观评价其疗效，是亟待解决的问题。一些包括粪便移植预防治疗 HE 的研究、干细胞治疗 HE 的研究、HE 新治疗靶点的研究正在进行，可能会为 HE 治疗带来新的希望。此外，早期识别、及时治疗是改善 HE 预后的关键，因此在确定 MHE 存在时就要积极治疗。现行的 MHE 认知功能障碍检测方法难以普及，研制早期诊断 MHE 的血清生物标志物、探索适合临床医师实际应用和推广的新神经心理学测试方法是今后的研究重点和难点。

参考文献

[1] Jayakumar A R, Tong X Y, Curtis K M, et al. Decreased astrocytic thrombospondin-1 secretion after chronic ammonia treatment reduces the level of synaptic proteins: in vitro and in vivo studies[J]. Journal of neurochemistry, 2014, 131(3): 333-347.

[2] Görg B, Karababa A, Schütz E, et al. O-GlcNAcylation-dependent upregulation of HO1 triggers ammonia-induced oxidative stress and senescence in hepatic encephalopathy[J]. Journal of hepatology, 2019, 71(5): 930-941.

[3] Görg B, Bidmon H J, Häussinger D. Gene expression profiling in the cerebral cortex of patients with cirrhosis with and without hepatic encephalopathy[J]. Hepatology, 2013, 57(6): 2436-2447.

[4] McMillin M, Grant S, Frampton G, et al. Fractalkine suppression during hepatic encephalopathy promotes neuroinflammation in mice[J]. Journal of neuroinflammation, 2016, 13(1): 198.

[5] Hernández-Rabaza V, Cabrera-Pastor A, Taoro-González L, et al. Hyperammonemia induces glial activation, neuroinflammation and alters neurotransmitter receptors in hippocampus, impairing spatial learning: reversal by sulforaphane [J]. Journal of neuroinflammation, 2016, 13: 41.

[6] 张军昌，王永刚，林芳，等. 肝性脑病发病机制新进展[J]. 中国肝脏病杂志(电子版)，2019，11(1): 6-11.

[7] Butterworth R F. Neurosteroids in hepatic encephalopathy: novel insights and new therapeutic opportunities[J]. The Journal of steroid biochemistry and molecular biology,

2016,160:94-97.

[8] Tsai C F,Chen M H,Wang Y P,et al. Proton pump inhibitors increase risk for hepatic encephalopathy in patients with cirrhosis in a population study[J]. Gastroenterology, 2017,152(1):134-141.

[9] Huang H,Wu T,Mao J,et al. CHI_3L_1 is a liver-enriched,noninvasive biomarker that can be used to stage and diagnose substantial hepatic fibrosis[J]. Omics: a journal of integrative biology,2015,19(6):339-345.

[10] Yao M,Wang L,Leung P S C,et al. The clinical significance of GP_{73} in immunologically mediated chronic liver diseases: experimental data and literature review[J]. Clinical reviews in allergy & immunology,2018,54(2):282-294.

[11] Labenz C, Toenges G, Huber Y, et al. Raised serum interleukin-6 identifies patients with liver cirrhosis at high risk for overt hepatic encephalopathy[J]. Alimentary pharmacology & therapeutics,2019,50(10):1112-1119.

[12] Giménez-Garzó C, Garcés J J, Urios A, et al. The PHES battery does not detect all cirrhotic patients with early neurological deficits, which are different in different patients[J]. PLoS one,2017,12(2):e0171211.

[13] Wuensch T, Ruether D F, Zollner C, et al. Performance characterization of a novel electronic number connection test to detect minimal hepatic encephalopathy in cirrhotic patients[J]. European journal of gastroenterology & hepatology,2017,29(4):456-463.

[14] Metwally M A, Biomy H A, Omar M Z, et al. Critical flickering frequency test: a diagnostic tool for minimal hepatic encephalopathy [J]. European journal of gastroenterology & hepatology,2019,31(8):1030-1034.

[15] Bajaj J S, Heuman D M, Sterling R K, et al. Validation of EncephalApp, Smartphone-Based Stroop Test, for the Diagnosis of Covert Hepatic Encephalopathy[J]. Clinical gastroenterology and hepatology,2015,13(10):1828-1835,e1.

[16] Campagna F,Montagnese S,Ridola L,et al. The animal naming test:An easy tool for the assessment of hepatic encephalopathy[J]. Hepatology,2017,66(1):198-208.

[17] Labenz C,Beul L,Toenges G,et al. Validation of the simplified Animal Naming Test as primary screening tool for the diagnosis of covert hepatic encephalopathy[J]. European journal of internal medicine,2019,60:96-100.

[18] Urios A, Mangas-Losada A, Gimenez-Garzó C, et al. Altered postural control and stability in cirrhotic patients with minimal hepatic encephalopathy correlate with cognitive deficits[J]. Liver international,2017,37(7):1013-1022.

[19] Seo K,Jun D W,Kim J K,et al. Multi-Sensory Integration Impairment in Patients with Minimal Hepatic Encephalopathy[J]. Scientific reports,2017,7(1):14947.

[20] Kale R A,Gupta R K,Saraswat V A,et al. Demonstration of interstitial cerebral edema with diffusion tensor MR imaging in type C hepatic encephalopathy[J]. Hepatology, 2006,43(4):698-706.

[21] Sun Q,Fan W,Liu Y,et al. Characterization of brain microstructural abnormalities in cirrhotic patients without overt hepatic encephalopathy using diffusion kurtosis imaging [J]. Brain imaging and behavior,2020,14(2):627-638.

[22] Sato T, Endo K, Kakisaka K, et al. Decreased Mean Kurtosis in the Putamen is a Diagnostic Feature of Minimal Hepatic Encephalopathy in Patients with Cirrhosis[J].

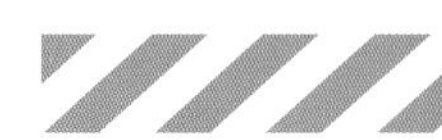

Internal medicine,2019,58(9):1217-1224.

[23] Zheng G, Zhang L J, Zhong J, et al. Cerebral blood flow measured by arterial-spin labeling MRI:a useful biomarker for characterization of minimal hepatic encephalopathy in patients with cirrhosis[J]. European journal of radiology,2013,82(11):1981-1988.

[24] Chen H J, Chen Q F, Yang Z T, et al. Aberrant topological organization of the functional brain network associated with prior overt hepatic encephalopathy in cirrhotic patients[J]. Brain imaging and behavior,2019,13(3):771-780.

[25] Chen H J,Chen Q F,Liu J,et al. Aberrant salience network and its functional coupling with default and executive networks in minimal hepatic encephalopathy:a resting-state fMRI study[J]. Scientific reports,2016,6:27092.

[26] Zacharias H D, Zacharias A P, Gluud L L, et al. Pharmacotherapies that specifically target ammonia for the prevention and treatment of hepatic encephalopathy in adults with cirrhosis[J]. The Cochrane database of systematic reviews,2019,6(6):CD012334.

[27] Dhiman R K, Thumburu K K, Verma N, et al. Comparative Efficacy of Treatment Options for Minimal Hepatic Encephalopathy:A Systematic Review and Network Meta-analysis[J]. Clinical gastroenterology and hepatology,2020,18(4):800-812,e25.

[28] 邢卉春. 肝性脑病诊断治疗专家共识[J]. 中华实验和临床感染病杂志(电子版),2009,3(4):449-473.

[29] 徐小元,丁惠国,李文刚,等. 肝硬化肝性脑病诊疗指南[J]. 临床肝胆病杂志,2018,34(10):2076-2089.

第四节 肝肾综合征

宦红娣 陈成伟

肝肾综合征(hepatorenal syndrome,HRS)是终末期肝病常见的临床并发症,发病率约为8%。其主要特点是肾血管强烈收缩,导致肾脏灌注和肾小球滤过率(glomerular filtration rate,GFR)明显下降,肾脏排钠和排水功能严重降低,大多表现为稀释性低钠血症,但肾脏病理组织学无明显异常。

1963 年 Flint 提出了 HRS 的概念,认为其是晚期肝硬化严重的并发症,预后很差。1979 年 HRS 被定义为肝硬化或其他严重的实质性肝病中发生的进展性肾功能异常,主要特征是肾前性肾衰竭(尿钠浓度下降、低渗尿),扩容治疗无反应。1996 年,国际腹水俱乐部(IAC)提出,HRS 是慢性肝病患者出现进展性肝衰竭和门静脉高压时,以肾功能不全、动脉循环血流动力学改变和内源性血管活性系统显著异常为特征的一种临床综合征。2015 年,IAC 共识认为既往 HRS 只有血清肌酐(Scr)升高至不低于 2.5 mg/dL 时才进行血管活性药物及白蛋白治疗,有可能延误患者的治疗,建议将急性肾损伤(acute kidney injury,AKI)引入肝硬化患者肾衰竭的诊断及治疗中(因为 HRS 不能涵盖所有的肾脏并发症,其只是 AKI 的一种功能形式),并且重新修订了 HRS 的诊断标准。AKI 按病因可分为肾前性(容量反应性、非容量反应性即 HRS)、急性肾小管坏死(acute tubular necrosis,ATN)和肾后性,AKI 的诊断及分期参考改善全球肾脏病预后组织(KDIGO)标准,即 48 h 内 Scr 升高≥0.3 mg/dL(26.5 μmol/L);或 7 天内 Scr 升高≥1.5 倍基线值。以过去 3 个月内最近一次获得的 Scr 作为基线值,如果不能获得,以入院时的 Scr 为基线值;或尿量≤0.5 mL/(kg·h)持续至少 6 h。住院的肝硬化患者 AKI 的发生率为

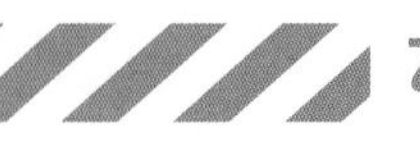

25%～50%。一旦诊断AKI即应进行分期,AKI的分期:1期Scr升高≥0.3 mg/dL(26.5 μmol/L);或Scr升高≥1.5倍基线值;2期Scr升高2～3倍基线值;3期Scr升高>3倍基线值;或Scr≥4.0 mg/dL(353.3 μmol/L)并且急性升高≥0.3 mg/dL(26.5 μmol/L);或开始肾脏替代治疗。

一、定义

HRS是指在严重肝病时发生的功能性急性肾衰竭(functional acute renal failure,FARF),一般认为此种FARF在病理学方面无ATN或其他明显的形态学异常。按2005年IAC标准可分为Ⅰ型和Ⅱ型,Ⅰ型HRS严重、快速进展,2周内Scr升高2倍(Scr>2.5 mg/dL),预后差,发生肾功能衰竭后中位生存期2周;Ⅱ型HRS中度缓慢进展(Scr<2.5 mg/dL),常表现为顽固性腹水,中位生存期6个月,可能是真正意义上的FARF。既往认为HRS是FARF,主要基于以下几点:①尸检常看不到明显的组织学变化;②有明显但可逆的肾血管收缩;③肝移植后肾功能恢复;④HRS患者的肾脏可用作肾移植供肾。因此HRS是排除性诊断,但从来没有组织学证实HRS无肾实质损害。近来,有学者认为HRS包括一系列肾损伤,可以是功能性的,也可以有一定程度的肾实质损害。由于Ⅰ型HRS诊断时至少是AKI 2期,可能会延误应用缩血管药物治疗,Ⅱ型HRS常没有明确的时间界限。现建议按IAC共识分为HRS-AKI(即Ⅰ型HRS)和HRS-NAKI(即Ⅱ型HRS),新旧分型比较见表8-5。

表8-5　HRS新旧分型比较

老的分型	新的分型		标　准
HRS-Ⅰ	HRS-AKI		a. 48 h内Scr升高≥0.3 mg/dL,和(或) b. 尿量≤0.5 mL/(kg·h)持续至少6 h,或 c. Scr升高≥基线值50%
HRS-Ⅱ	HRS-NAKI	HRS-AKD	a. eGFR<60 mL/(min·1.73 m^2)持续<90天,无结构性损伤 b. Scr升高<基线值50%,无结构性损伤
		HRS-CKD	a. eGFR<60 mL/(min·1.73 m^2)持续>90天,无结构性损伤

KDIGO指南将急性肾病(acute kidney disease,AKD)定义为AKI或肾脏结构异常或GFR<60 mL/(min·1.73 m^2)持续<90天。慢性肾病(chronic kidney disease,CKD)定义为肾脏结构异常或GFR<60 mL/(min·1.73 m^2)持续>90天。

AKI增加肝硬化患者的死亡风险,且更容易出现腹水、肝性脑病等并发症。因此一旦诊断为1期AKI,必须尽早进行治疗。

二、临床表现及分类

(一)HRS-AKI

HRS-AKI属于肾前性AKI,占11%～20%。可以自发,但常与一些促发因素紧密相关,如严重细菌感染、自发性细菌性腹膜炎(SBP)、胃肠道出血、大手术、肝硬化合并急性肝炎等。SBP常为主要诱因,且即使应用非肾毒性药物使SBP快速得到控制,HRS的发生率仍高达25%左右。严重的循环衰竭后出现感染或强烈的炎症应答者更易发生SBP诱发的HRS-AKI,还会有肝功能和循环功能快速恶化的症状和体征,分别表现为黄疸、凝血功能障碍、肝性脑病及动脉低血压,血浆肾素、去甲肾上腺素水平急剧升高。

非HRS-AKI是指除了HRS以外的所有AKI,包括低容量性AKI(常由上消化道出血、利尿剂过度使用、腹腔穿刺放液、腹泻、发热等导致体液丢失、胆汁酸对肾小管的毒性作用等引

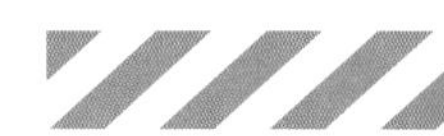

起)、肾实质性 AKI(包括缺血性肾损伤、ATN、急性肾小球肾炎、急性间质性肾炎等,占比为30%),以及肾后性 AKI(占比不到 1%)。

(二)HRS-NAKI

近来欧洲肝脏研究学会(EASL)建议将Ⅱ型 HRS 命名为 HRS-NAKI。HRS-NAKI 可以发生在 HRS-AKD 或 HRS-CKD 基础上。

1. HRS-AKD

即肾功能损害未达到 AKI 标准,或 HRS 患者 eGFR<60 mL/(min · 1.73 m^2)持续<90 天,无结构性损伤。

急性透析质量倡议(acute dialysis quality initiative,ADQI)认为 AKI 和 AKD 是同一疾病的不同阶段,AKI 超过 7 天未恢复就进展至 AKD。但这可能不适用于 HRS 患者,因为 HRS-AKI 的缩血管药物治疗可能延长至 7 天,最多 2 周;其次 HRS-AKI 中 Scr 未下降至基线值的病程和Ⅱ型 HRS 的病程不同。

2. HRS-CKD

即 HRS 患者 eGFR<60 mL/(min · 1.73 m^2)持续>90 天,无结构性损伤。HRS-NAKI 的定义可能不准确,因为其定义包含 eGFR,但可便于诊断发生在 HRS-AKD 或 HRS-CKD 基础上的 HRS-AKI;同样便于临床医师诊断伴结构性损伤的 CKD 合并 HRS-AKI。随着非酒精性脂肪肝发病率的升高,这些患者往往合并糖尿病、高血压等,这些并发症可引起肾脏结构性损伤。因此,这一新的定义及分型标准尚有待于前瞻性研究的证实。

(三)HRS 时其他器官变化

传统观点认为,HRS 包括严重肝硬化导致的终末期不可逆转的肝衰竭和肾血管收缩所致的功能性肾衰竭,两者的特点是全身血流动力学的恶化。越来越多的证据表明,HRS 是一种更为复杂的综合征,影响的不仅仅是肝脏和肾脏。

1. 皮肤、肌肉和脑血液循环

HRS 患者四肢血流量显著下降,表明皮肤和肌肉动脉血管床收缩;大脑动脉的平均抵抗指数也增加,表明脑部血管收缩。HRS 患者常伴发肝性脑病,脑血管收缩可能也起到一定的作用。失代偿期肝硬化患者这些部位的血管收缩程度与肾血管收缩程度和血浆肾素水平直接相关。晚期肝硬化患者肌肉血流量下降的临床结果尚不清楚。HRS 和顽固性腹水者常伴有肌肉痛性痉挛,在使用白蛋白扩容后消失或改善,表明可能与肌肉血流量下降有关。

2. 心功能不全

HRS 发生时,动脉血管扩张,血浆肾素、去甲肾上腺素水平升高,内脏外器官血管收缩以维持动脉压。但是,心脏应答存在异常,心输出量轻度下降,心率无明显变化,表明 HRS 患者心脏变时变力作用受损。

严重肝硬化时常发生一种特异性心肌病,以对应激发生收缩和舒张应答减退、心电复极化改变、心室肥大为特点,这种肝硬化性心肌病可能在经颈静脉肝内门腔静脉分流术(TIPS)、大手术或肝移植后心力衰竭的发生中起作用。但是其他临床特征表明,HRS 中心肌收缩功能受损主要为功能性的,与静脉回流减少相关。因为 HRS 患者心输出量下降发生在心肺压下降的情况下,心脏前负荷下降,而且静脉给予白蛋白后或 TIPS 后心功能不全可以逆转。心脏的变时性作用受损很可能与交感神经系统慢性刺激继发的 β 受体表达下调相关。

3. 肾上腺功能不全

肝硬化和继发于严重脓毒血症的 ACLF 患者常发生肾上腺功能相对不全。约 25%的失代偿性肝硬化患者发生肾上腺功能不全,进一步下调 β 受体表达、心肌收缩力及血管反应性。有研究显示,HRS 组 80%发生肾上腺功能不全,而 Scr<1.5 mg/dL 组肾上腺功能不全的发生率

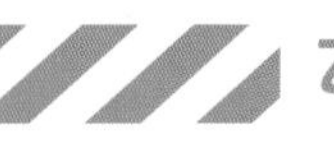

仅为34%。提示肾上腺功能不全和HRS间存在紧密联系。严重脓毒血症、肝硬化伴肾上腺功能不全患者,给予氢化可的松治疗可快速改善全身血流动力学,减少对缩血管药物的需求,增加住院生存率。局部血管收缩导致的肾上腺血流减少可能是肾上腺功能受损的原因之一。细胞因子可以直接抑制肾上腺皮质醇的合成,因此细菌感染相关的炎症应答可能也起到一定作用。

三、HRS-AKI 发病机制

(一)门静脉高压

门静脉高压是血流动力学改变的始动因素,肝硬化发生、发展与肝脏内血管结构的扭曲、受压和消失有关,血管壁的切应力增加,造成各种舒血管物质(如一氧化氮)产生增加,细菌移位增加,内脏血管对缩血管物质的反应下降等因素造成内脏血管扩张,血管床淤血,进而导致体循环动脉扩张,引起体循环的有效动脉血容量下降,触发了高动力学改变。门静脉高压本身可通过增加交感神经系统活性导致肾血管收缩。例如,TIPS降低门静脉压力,可改善肾脏的血流;阻断HRS患者的腰部交感神经丛可以增加肾脏血流,提示肾脏交感神经活性在肝肾反馈中发挥重要作用。

(二)肾脏缩血管物质增加

有效动脉血容量下降可导致各种缩血管物质系统代偿性激活,正常情况下,肾脏通过增加舒血管物质(如前列腺素、激肽释放酶)的产生以维持肾脏血流的稳定,而在肝硬化患者中这些舒血管物质产生减少,因此有利于缩血管反应;肾脏的低灌注使肾内各种缩血管物质(如血管紧张素Ⅱ、内皮素等)增加,进一步恶化了肾脏血流动力学,引起肾脏缺血和系膜收缩。

(三)肾脏自身调节的异常

肾脏的自身调节机制确保了血压在一定范围内波动的情况下,肾脏有相对稳定的血流供应,平均动脉压在低于65 mmHg时,肾血流量随肾脏灌注压的下降而下降。肝硬化时,肾脏自身调节曲线随着肝病的进展而右移,肝硬化患者的肾脏灌注压逐渐下降。

(四)动脉血管扩张(经典的外周动脉扩张学说)

肝硬化合并门静脉高压时,由于局部一氧化氮(NO)和其他舒血管物质释放,内脏动脉血管扩张。在起始阶段,全身血管阻力下降被高动力循环(心率和心输出量升高)代偿。随着病程进展,动脉血管扩张增加,高动力循环不足以纠正有效动脉血容量降低,从而出现动脉低血压,激活压力感受器,反射性兴奋肾素-血管紧张素系统和交感神经系统,增加动脉压至正常或接近正常水平,机体发生水钠潴留。随着抗利尿激素被激活,机体发生稀释性低钠血症。由于局部释放NO和其他舒血管物质,内脏血液循环对血管紧张素Ⅱ、去甲肾上腺素等发生抵抗,动脉血压的维持依赖于肾脏、肌肉、皮肤和脑等部位血管的收缩。HRS发生在疾病的最终阶段,这时有效动脉血容量极度降低,动脉血压严重降低,肾素-血管紧张素系统、交感神经系统强烈兴奋,导致肾血管收缩、肾脏灌注和GFR明显下降,机体出现氮质血症、Scr升高。

(五)心功能不全(修订的外周动脉扩张学说)

大部分关于肝硬化血流动力学的研究是在非氮质血症伴或不伴腹水患者中进行的,少数评价HRS或顽固性腹水患者心血管功能的研究显示,与未发生HRS者相比,HRS患者心输出量显著下降,部分患者心输出量甚至低于正常人群,说明HRS合并的循环功能障碍不仅由动脉扩张引起,而且与心功能下降相关。因此,肝硬化患者循环衰竭是由动脉扩张增加和心输出量降低共同造成的,HRS继发于心血管功能受损者有效动脉血容量严重下降的基础上。

(六)炎症反应

脓毒症相关的AKI可能是肾血流重新分布致皮质、髓质交界处缺血及肾小管损伤的结果。

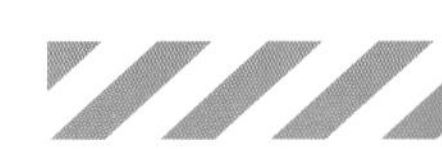

肝硬化患者易发生细菌感染、肠道细菌移位和(或)病原体相关分子模式(PAMPs),HRS-AKI 发展中起重要作用的是 Toll 样受体 4(TLR4)。TLR4 上调与肾功能异常、肾小管损伤及细胞凋亡有关,但其上调机制尚不清楚,可能与细菌移位有关。病原体或活化的免疫细胞产生的促炎趋化因子和细胞因子,引起肾脏微循环障碍、氧化应激和肾小管损伤,从而导致 AKI 的发生。

系统性炎症是非 HRS-AKI 的主要发病机制之一。系统性炎症及肾脏局部炎症是慢加急性肝衰竭(acute-on-chronic liver failure,ACLF)患者发生 AKI 的重要因素。发生 AKI 的 ACLF 患者死亡率比其他器官功能障碍者高 20%。有研究表明,ACLF 患者血清中 29 种炎症因子明显升高,如 IL-6、IL-8 等,且肾功能异常严重程度与炎症因子水平相关,提示肝硬化患者,尤其是 ACLF 患者,非 HRS-AKI 的发生与系统性炎症有关,而不是传统意义上的血流动力学异常。

一项回顾性分析发现,65 例不明原因肾功能异常(Scr>1.5 mg/dL)的肝硬化患者肾活检结果提示,28%的患者有结构性损伤,包括慢性小管间质损伤、肾小球损伤或血管损伤,提示那些肾功能异常患者可能有潜在的器质性损伤。其中 5 例非 HRS-AKI 患者肾小管 TLR4 和半胱天冬酶表达增加,提示非 HRS-AKI 与肾小管损伤有关,在胆管结扎的动物模型中也观察到类似现象。

(七)肠道细菌移位

肠道细菌移位使系统炎症因子及脂多糖(LPS)增多,直接导致肾小管上皮细胞凋亡。动物模型中预防性应用诺氟沙星可以减轻肾小管损伤。肝硬化患者预防性应用诺氟沙星不仅可以延缓 HRS 发生,还可以提高 1 年生存率。利福昔明也可以降低 AKI 的发生,包括 HRS。

黄疸患者内毒素血症的发生率为 50%~80%。内毒素血症时肾脏中诱导型一氧化氮合酶(iNOS)的表达增加,皮质管周毛细血管血流减少。由于肠内缺乏胆汁酸,肠道细菌移位增加,可导致全身的内毒素血症,血管活性物质(如内皮素、血栓素)增多,以及胆道对血流动力学的作用,使肾脏对肾前性 AKI 和 ATN 敏感。

(八)胆汁酸对肾小管的直接毒性作用

生理条件下肾脏参与胆汁酸(bile acid,BA)代谢。非蛋白结合的 BA 通过肾小球滤过,在近曲小管通过顶端钠依赖性 BA 转运体(ASBT)重吸收,尿液排泄 BA 1~2 μmol/d。胆汁淤积时肾脏滤过的 BA 超出肾小管的最大重吸收能力,尿液中 BA 排泄增加,BA 可直接造成小管细胞膜损伤,引起血管活性介质释放,导致 GFR 下降。胆总管结扎(CBDL)小鼠模型的研究表明,尿液中排泄的 BA 在胆汁性肾病的发病机制中起关键作用。2019 年 Bräsen 等选取汉诺威医学院 2000—2016 年共 149 例肾活检患者,发现 79 例同时存在肝病和肾功能异常,按照 2018 EASL 指南标准,45 例(57%)为 AKI,其中 8 例(17.8%)诊断为胆汁性肾病(cholemic nephropathy,CN),34 例(43%)为 CKD,无 1 例 CN。肾脏病理表现为原发或继发性肾小球疾病(如膜性肾炎、感染后肾炎、紫癜性肾炎、IgA 肾病等)、间质性肾炎及血管病变。

综上所述,门静脉高压时,局部血流切应力应激及肠道细菌移位后内毒素刺激可致患者血管内皮细胞和血管平滑肌细胞合成 NO 增多,引起局部循环血管扩张和对血管活性物质反应性低下,加之其他血管扩张物质也增加,导致内脏动脉扩张。作为代偿,机体增强内源性血管收缩反应,肾素-血管紧张素-醛固酮系统(renin-angiotensin-aldosterone system,RAAS)等激活,增强心输出量以代偿有效血容量降低趋势而形成高动力循环状态,这种高动力循环状态实际上是一种进行性内脏血管扩张综合征。一旦遇到失血、严重感染(尤其是 SBP)等打击,心输出量降低,高动力循环状态不能维持,RAAS 进一步激活,导致肾血管强力收缩,肾脏严重缺血,肾灌注压和 GFR 明显下降,致使 HRS 发生。继发于门静脉高压的血管舒张和全身炎症反应综合征(SIRS)或败血症均可诱发肾动脉血管收缩,从而导致 AKI。系统性炎症是晚期肝硬化患者发生 AKI 的关键因素,特别是 ACLF 患者,炎症更有可能造成非 HRS-AKI。总之,HRS 的发病机制十分复杂,大血管功能紊乱(系统性动脉扩张、心输出量降低)、微循环障碍、氧化应激、胆汁酸的直接肾小管毒性作用等共同参与 HRS 的发生及发展。

四、诊断与鉴别诊断

(一)诊断标准

1996 年,IAC 制订了 HRS 诊断标准,其中包括 Scr>1.5 mg/dL,24 h 肌酐清除率小于 40 mL/min,由于尿液收集常存在误差,导致诊断假阳性率增高,目前已不再采用肌酐清除率作为诊断标准。

临床上通常依据传统指标(如尿量、尿钠浓度、尿渗透压/血渗透压等)来区分功能性肾衰竭和 ATN,但是肝硬化伴腹水患者的 ATN 存在特殊性,尿钠浓度相对较高。因此,2005 年 IAC 修订的 HRS 诊断标准中已将这些参数去除,但这一诊断标准没有考虑 Scr 的动态变化。2015 年 IAC 提出肝硬化患者 HRS-AKI 的诊断标准,见表 8-6。该标准去除了 Scr>1.5 mg/dL 这一条,而且加入了尿量的相关标准(仅限于导尿患者),其余标准维持不变,便于 HRS 患者更早地得到治疗。

表 8-6 肝硬化患者 HRS-AKI 诊断标准

HRS-AKI 诊断标准
(1)明确诊断肝硬化和腹水;ALF;ACLF
(2)根据 IAC-AKI 标准诊断 AKI,即 48 h 内 Scr 升高≥0.3 mg/dL(26.5 μmol/L)或≥基线值 50% 或尿量≤0.5 mL/(kg·h)持续至少 6 h
(3)连续 2 天停用利尿剂并输注白蛋白(1 g/kg)扩充血浆容量,患者无应答
(4)无休克
(5)目前或最近未使用肾毒性药物(如非甾体抗炎药、氨基糖苷类、碘化造影剂等)
(6)无肉眼可见的结构性肾损伤征象,定义如下:
①无蛋白尿(>500 mg/d)
②无微量血尿(>50/HP)
③肾脏超声检查正常

注:ALF,急性肝衰竭;ACLF:慢加急性肝衰竭。

常规采用 Scr 诊断和评估 AKI 的严重程度,但饮食蛋白摄入、肌肉体积、非肾途径清除等都影响 Scr 水平。高胆红素影响光谱效应,使 Scr 测定值偏低,因此,现在多用酶法代替原来的比色法。

晚期肝硬化患者常存在腹水、体液负荷,肌肉体积减少,释放的肌酐也随之降低,在 GFR 极低的情况下也可以表现为 Scr 正常或仅轻度升高。同样,尿素由肝脏合成,肝功能不全时合成减少,也不能作为判断肾功能的依据。

尿钠排泄分数(FENa)<1% 常用于区分肾前性 AKI,但 HRS-AKI 患者 FENa 也常下降,FENa 极低(<0.1%)可作为诊断肝硬化患者发生肾前性 AKI 的标准。此外,尿钠排泄受利尿剂、脓毒血症的影响,因此 FENa 有其局限性。

尿素排泄分数可用于区分肾脏低灌注和肾小管损伤。尿素经肾小球滤过、近曲小管重吸收,在内髓形成浓度梯度,肾脏低灌注降低其滤过分数,肾小管损伤则造成其升高。利尿剂主要作用于髓袢升支及远曲小管,因此利尿剂对尿素影响不大。最近一项纳入 50 例肝硬化腹水伴 AKI 患者的研究发现,尿素排泄分数可用于鉴别不同原因的 AKI,如 HRS、肾前性氮质血症及

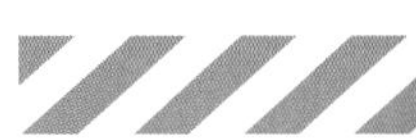

肾小管损伤。

（二）新的诊断标志物

AKI 的早期诊断对患者的预后至关重要，同样，对于区分 HRS-AKI 和非 HRS-AKI 也很重要。

1. 胱抑素 C（Cystatin C）

Cystatin C 是半胱氨酸蛋白酶抑制剂超家族中的一员，由体内有核细胞分泌，可自由滤过肾小球，被近曲小管几乎完全重吸收并迅速分解代谢。Cystatin C 水平受年龄、药物、伴随疾病、吸烟等影响，炎症状态下水平升高，尚不清楚晚期肝硬化患者非肾途径清除是否改变。一项纳入 350 例肝硬化腹水患者的观察性研究发现，Cystatin C 是死亡率和 HRS 的独立预测因子。

2. 中性粒细胞明胶酶相关脂质运载蛋白（neutrophil gelatinase-associated lipocalin，NGAL）

NGAL 又称脂质运载蛋白 2，属于载脂蛋白超家族成员，是 1993 年由 Kjeldsen 等从被激活的中性粒细胞上清液中分离出来的小分子物质，主要由肝脏合成，但当肾缺血、肾毒性损害或感染时，早期肾小管上皮细胞即高表达，促进肾小管上皮细胞修复、再生，随着 AKI 的修复而降低。有研究显示尿 NGAL＞220 μg/g Cr 时可预测 ATN-AKI，因为缺乏诊断 ATN 的组织学证据，NGAL 仍无法用于鉴别肾前性、HRS 及肾实质性 AKI。

3. 肾损伤分子-1（kidney injury molecule-1，KIM-1）

KIM-1 是一种跨膜管状蛋白，由近曲小管上皮细胞合成和分泌，正常肾脏中不能检测到，肾脏缺血或毒性损伤后，表达明显增加，且与肾损伤严重程度密切相关，尿液中 KIM-1 持续升高提示预后差。

4. 白介素-18（IL-18）

IL-18 是一种由单核-巨噬细胞产生的促炎性细胞因子，机体发生 AKI 后，近曲小管上皮细胞表达上调，可作为 AKI 的早期诊断指标。其他如肝型脂肪酸结合蛋白（L-FABP）、胰岛素样生长因子-1（IGH-1）等也无法鉴别 HRS 和非 HRS-AKI。

5. 微 RNA（microRNA）

近来有研究发现，ATN 和 HRS-AKI 患者循环中 microRNA 21 水平明显高于对照组，而 microRNA 146a 和 microRNA 210 水平则低于对照组，提示不同的 microRNA 可用于鉴别 ATN 和 HRS-AKI。

（三）鉴别诊断

慢性肝病可发生其他肾功能异常，如肾小球肾炎、ATN、肾小管性酸中毒、膜性增生性肾小球肾炎等，是慢性乙型肝炎和慢性丙型肝炎的常见并发症。根据病史及临床特征不难与 HRS 做出鉴别。

其次，要注意鉴别肝、肾同时损伤时的感染性疾病，如钩体病和人类免疫缺陷病毒（human immunodeficiency virus，HIV）感染等。流行病学资料、病史及临床表现有助于鉴别。

此外，尚需注意与肝、肾共有毒性或肝病时肾毒性药物应用相鉴别，特别是非甾体抗炎药、四环素和磺胺类药等。

HRS 需与由肾脏（利尿）或肾外液体丢失所致的肾前性 AKI 相鉴别。因此，即使没有失液史，也应在停用利尿药和扩容后评价肾功能，以排除血容量轻度减少的可能病因。修订后的诊断标准建议，通过静脉给予白蛋白（而不是等渗盐水）扩容，因为在随机试验中观察到 SBP 患者使用白蛋白扩容的效果优于等渗盐水和羟乙基淀粉。对于休克后出现肾衰竭的患者，更倾向于诊断为 ATN。肝硬化合并感染时可能会发生暂时性肾衰竭，在感染控制后肾功能恢复，这种情况约占 1/3。原有肾病也可导致肾衰竭，特别是 HBV 和 HCV 感染患者的肾小球肾炎（免疫复合物沉积）或酒精性肝硬化（IgA 沉积），这些病例可以通过蛋白尿和（或）血尿，或肾脏超声检查异常(肾脏体积缩小,形态和结构不规则)来明确。

五、治疗

(一)一般治疗措施和治疗应答

HRS-AKI的早期诊断及治疗至关重要,因为HRS-AKI可进展为不可逆转的HRS-AKI。因此,肝硬化腹水患者一旦明确发生1期AKI,就应该采取下列措施:①停用一切肾毒性药物(如非甾体抗炎药、利尿剂、ACEI、抗生素等);②纠正低容量;③如确诊或高度怀疑合并细菌感染,立即进行细菌鉴定并给予早期治疗;④必要时行腹腔穿刺放液,当腹腔间室综合征患者腹内压>18 mmHg时可造成AKI。肝硬化时常用腹腔穿刺放液来缓解症状,易引起低血压、缺血性肾损伤,因此常建议放液量大于5 L时联合应用白蛋白治疗。一项非对照研究显示,HRS-AKI患者因腹内压升高行腹腔穿刺放液后,彩色多普勒超声检查显示肾内压下降,舒张期灌注改善。此外,如何在肝硬化腹水患者中正确评估静脉内容量状态是关键,中心静脉压(CVP)测定意义不大。一项Meta分析显示,AKI患者用羟乙基淀粉、白蛋白、明胶等进行液体复苏,未发现白蛋白能降低死亡率,羟乙基淀粉则增加AKI发生风险及病死率。但另一些研究发现,使用6%羟乙基淀粉和生理盐水液体复苏的患者在90天死亡率无区别。

治疗应答分为:①无应答,AKI无恢复;②部分应答,AKI分期下降,Scr降低至不低于基线值0.3 mg/dL(26.5 μmol/L);③完全应答,Scr降低至基线值0.3 mg/dL(26.5 μmol/L)以下。如果患者完全应答,则应密切随访(住院患者每2~4天评估Scr水平,出院后前6个月至少每2周检测Scr),以便尽早发现可能的AKI复发。如果患者在AKI分期上有进展,应按照IAC-AKI 2期和3期进行治疗。

(二)特殊治疗措施

1.肝移植

肝移植(liver transplantation,LT)是治疗终末期肝病和逆转HRS-AKI最有效的治疗方法。所有终末期肝病(包括伴有HRS)的患者,都可选择肝移植。由于移植后使用的免疫抑制剂环孢素A和他克莫司(Tacrolimus,FK506)有一定的肾毒性,临床上观察到移植后部分患者GFR进一步下降,甚至需要透析治疗(HRS患者为35%,非HRS患者为5%)。因此,有人建议延迟使用该类药物,在观察到肾功能恢复(通常是移植术后48~96 h)后再使用。通常,血流动力学和神经内分泌异常在术后1个月内与HRS一同消失,肾脏恢复正常的排泄钠、水的能力。HRS患者较无HRS患者行肝移植术后的并发症更多,需要在重症监护病房监护更长时间,并且院内死亡率更高。有研究报道,移植前伴AKI的患者行肝移植术后1年和5年的生存率分别为77%和69%。移植前HRS型AKI病程小于4周的患者预后更好,如果HRS病程在6周以上,建议最好行肝肾联合移植(simultaneous liver-kidney transplantation,SLKT)。因为一些接受SLKT的患者肾衰竭可能是可逆的,为确保器官移植给真正需要者,国际移植协会在2006年3月讨论后认为,伴有结构损伤的肾病(最好由活检证实)患者中肌酐清除率≤30 mL/min者适合进行SLKT,单纯HRS不是进行SLKT的指征;透析依赖或透析6~8周后肾功能仍未恢复的HRS患者是否需要SLKT尚需评估。

HRS患者行肝移植的主要问题是适应证,由于生存期极短,大部分患者在等候供肾时死亡。依据终末期肝病模型(model for end-stage liver disease,MELD)评分(包括Scr、血清胆红素和INR)对患者进行排序,使该问题得到部分解决,因为HRS患者通常排在名单前列。使用缩血管药物和白蛋白治疗可以使更多的患者有机会进行肝移植,并降低移植后的早期死亡率,延长生存时间。

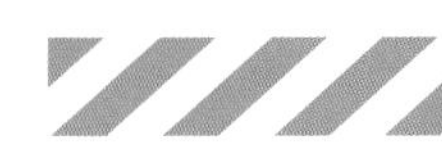

最近，日本一项回顾性研究发现，肝移植术前 GFR 40 mL/(min・1.73 m^2)是 1 年生存率的独立预测因子。伴 HRS-AKI 患者的 1 年、3 年、5 年生存率显著低于无 HRS-AKI 的患者。

肝移植后肾功能能否恢复及恢复程度依旧是困扰移植界的一大难题，影响因素包括合并症的存在、未诊断的肾实质损伤、围手术期事件和移植后免疫抑制剂的使用等。

2. 缩血管药物及白蛋白

缩血管药物联合白蛋白治疗可作为肝移植前的过渡治疗措施，一旦怀疑发生 HRS-AKI 就应给予缩血管药物联合白蛋白治疗。基线 Scr 水平与 HRS 预后相关，基线 Scr 每升高 1 mg/dL，肝肾综合征逆转率就下降 39%。因此，肝肾综合征应在 Scr 仅升高 1.5 倍时尽早治疗。回顾患者所有用药情况，将利尿剂减量或停用，停用所有具有潜在肾毒性的药物、血管舒张药或非甾体抗炎药。伴细菌感染者，若感染征象明显改善而 Scr 没有明显降低，应在抗生素治疗完成前就开始对 HRS 的治疗。

静脉使用缩血管药物(如垂体后叶素、特利加压素、去甲肾上腺素等)或联合口服甲氧胺福林(α 受体拮抗剂)，以及在第 1～3 周皮下或静脉使用奥曲肽，是治疗 HRS-AKI 的有效方法。缩血管药物可以提高有效动脉血容量，改善肾血管收缩和肾血流量。缩血管药物联合静脉输注白蛋白可进一步增加有效血容量。白蛋白除了提高胶体渗透压外，尚有抗氧化、抗炎作用。有 12 项研究共观察 176 例 HRS 患者(Ⅰ型 HRS 为 141 例)。在其中 9 项研究(150 例患者)中，64%的患者 Scr 降至 1.5 mg/dL 以下，且大部分患者 HRS 未复发。这些结果与未接受特殊治疗，或者仅予扩容治疗，或联合扩血管(多巴胺)及腹腔静脉分流术治疗的患者预后情况形成鲜明对比。

有 13 项关于生存率的研究报道，其中 8 项使用缩血管药物，5 项给予其他治疗，接受缩血管药物治疗的 96 例患者 1 个月和 3 个月生存率分别为 41.6%和 30%，而接受其他治疗的 65 例患者 1 个月和 3 个月生存率分别为 3%和 0。34 例接受缩血管药物治疗者进行了肝移植。

有 16 项随机对照试验(randomized controlled trail，RCT)比较了 HRS 患者使用特利加压素或去甲肾上腺素(noradrenaline，NE)联合白蛋白治疗比单用白蛋白 HRS 完全逆转(Scr<1.5 mg/dL)的比例更高。由于其中两项大型 RCT 研究未发现生存率改善，一般认为肝移植仍是 HRS 治疗的首选，而特利加压素是有效的过渡治疗药物，该药有效且不良反应发生率很低。

EASL 指南将特利加压素联合白蛋白推荐为Ⅰ型 HRS 患者的一线药物。特利加压素的剂量应当足够大，开始剂量为每 4～6 h 0.5～1 mg。如果治疗 2 天后没有早期应答(Scr 下降超过 25%)或 3 天内 Scr 未下降 30%，剂量可每 2 天加倍，最大剂量 12 mg/d(即每 4 h 静脉给药 2 mg)。关于最大剂量尚无定论，通常认为如果每天 12 mg 仍无效，那么更大的剂量也不会有效。特利加压素引起的不良反应少见，主要为心血管功能障碍，其次是腹痛、腹泻、细菌感染等。近来有研究发现，特利加压素静脉持续滴注较间断静脉注射有助于减少不良反应的发生率(62.2% vs. 35.3%，$p<0.025$)，耐受性更好。

如果采用最大剂量治疗 7 天，Scr 下降小于 50%，或治疗最初 3 天 Scr 无下降，应停止治疗。对于有早期应答的患者，治疗应持续到 HRS 逆转(Scr<1.5 mg/dL)或最长疗程 14 天。如果停药后肝肾综合征复发，应重新开始缩血管药物治疗。一旦 Scr 降至正常，可考虑进行 TIPS，尤其对于近期无法进行肝移植或伴难治性腹水的患者。

虽然目前倾向于将特利加压素作为 HRS 患者的一线治疗药物，但其价格昂贵，很多地区没有，在美国 NE 是被广泛研究的特利加压素的替代品，对于治疗 HRS 的有效性与特利加压素相似，但不良反应更少。NE 通过 α 肾上腺素能效应收缩血管，改善系统血管阻力。建议剂量为 0.5～3 mg/h 并联合白蛋白治疗。在一个纳入 12 例患者的小队列研究中，应用 NE 后 83% HRS 患者症状得到改善，伴尿排出、钠排出，血清钠浓度、肌酐清除率、细胞质中肾素及醛固酮活性改善。

美国肝病研究学会指南推荐使用米多君联合奥曲肽及白蛋白治疗 HRS。米多君是一种口服的 α 肾上腺素能血管收缩剂,用法为 7.5 mg,3 次/天,但米多君单独使用对于难治性腹水效果不明显。当联合白蛋白及奥曲肽使用时,肾功能、平均动脉压及细胞质中肾素的活性均得到改善。奥曲肽可抑制胰高血糖素的扩张内脏血管作用,增加血管收缩性。用法:100～200 μg 皮下注射,3 次/天。

3. 经颈静脉肝内门腔静脉分流术(TIPS)

TIPS 将门静脉和肝静脉建立连接,使血液从胃肠道系统绕过肝脏直接进入体循环,从而降低了门静脉的压力,用于治疗门静脉高压并发症,包括食管静脉曲张和难治性腹水。TIPS 能有效改善患者的肾血流动力学,改善肾功能,提高生存率,增加肝移植机会。TIPS 的禁忌证包括充血性心力衰竭、多囊肝、难治性系统感染或败血症、严重的肺动脉高压。有研究表明,TIPS 治疗 HRS 可使大部分患者 Scr 降低,但是肾功能好转的速度较接受特利加压素联合白蛋白者慢。在分流存在时,极少发生 HRS 复发,但是肝性脑病是常见的并发症。

4. 肾脏替代治疗

肾脏替代治疗(renal replacement therapy,RRT)在 HRS-AKI 患者中尚存在争议,在施行 RRT 后,HRS-AKI 患者 30 天和 180 天生存率无明显改善。RRT 可增加 HRS 患者 8%的死亡率,但有限的证据表明,RRT 的应用可延长未行肝移植患者的生存率。持续的 RRT 对于那些缩血管药物无效且伴有尿毒症、容量负荷、代谢性酸中毒或高钾血症的 HRS 患者有效。因此,急性透析质量倡议(acute dialysis quality initiative,ADQI)建议 RRT 只用于等待肝移植或期待肝功能改善者。分子吸附循环系统(molecular absorbent recycling system,MARS)通过与白蛋白连接去除损伤肝细胞的毒物,因此能稳定改善器官功能。欧洲肝脏研究学会指南指出,RRT 对于缩血管药物治疗效果欠佳者可能有效,但 RRT 能否作为一线治疗方案尚不清楚。

5. 实验性药物

Serelaxin 是一种重组人松弛素,是具有血管保护作用的多肽,在大鼠肝硬化模型中可以降低肾血管阻力,从而增加肾脏灌注。与特利加压素相比,静脉应用 Serelaxin 可以增加肝硬化患者 65%肾动脉血流,且安全、耐受性好,不影响系统性血压或肝脏灌注。

Nebivolol 是第三代非选择性 β 受体阻滞剂,用于 D-氨基半乳糖诱导的 HRS 大鼠模型,具有抗氧化、抗炎、抗凋亡特性,有肾脏和肝脏保护效应,提示 Nebivolol 可能是预防 HRS-AKI 的药物。

己酮可可碱用来治疗酒精性肝炎,可降低前炎症因子水平,从而减轻炎症反应,如 TNF-α 等。一项随机、安慰剂对照的临床研究结果显示,在米多君联合奥曲肽治疗Ⅰ型 HRS 时加用己酮可可碱,安全性良好,其疗效有待于大规模的前瞻性研究证实。

利福昔明可降低血浆 IL-6、TNF-α、内毒素水平及 HRS-AKI 的发病率。

虽然 HRS-AKI 和非 HRS-AKI 发病机制不同,是 AKI 的不同类型,但两者可能有同样的特性。仅有 40%的 HRS-AKI 患者采用特利加压素联合白蛋白治疗有效,随着时间的推移,无反应的患者增加,可能是因为即使开始诊断为 HRS-AKI,但持续缺血造成肾间质炎症,肾小管细胞死亡,则有可能进展为非 HRS-AKI。无论最初治疗反应如何,80%的 HRS-AKI 患者 3 个月内死亡,如果 HRS-AKI 持续超过 6 周,即使进行肝移植肾功能亦不能恢复。

六、预防

在特定临床情况下,HRS 是可以预防的。在用利尿剂治疗腹水时螺内酯不能超过 400 mg/d,呋塞米不超过 160 mg/d,如大剂量利尿剂治疗无效,不应当继续增加利尿剂剂量,对肝硬化腹水患者在用利尿剂同时不应严格限钠,以防血钠过低而诱发 HRS。在反复放腹水之前,应检测 Scr 水平和群体反应性抗体来评估患者放液后是否容易发生循环功能不全。对放腹水

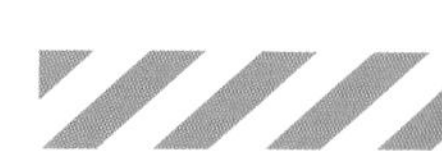

者，每放 1 L 腹水应补给白蛋白 6～8 g。对急性胃肠道出血的患者在预防再出血同时须及时补足血容量，对伴腹水的患者发生急性食管静脉出血时预防性应用抗生素，以减少 SBP 的发生率。Sort 等对肝硬化伴 SBP 患者给予白蛋白治疗，显著降低了循环功能障碍和Ⅰ型 HRS 的发生率，白蛋白治疗组 HRS 发生率为 10%，对照组为 33%；住院死亡率分别为 10%和 29%，3 个月死亡率分别为 22%和 41%。

Ⅰ型 HRS 常继发于细菌性感染（特别是 SBP），口服诺氟沙星可以阻止细菌移位，改善循环功能，显著增加动脉压和全身血管阻力，抑制血浆肾素活性和 NE 水平。循环功能改善使患者对Ⅰ型 HRS 的易感性降低，这可能是口服诺氟沙星预防Ⅰ型 HRS 的机制。

HRS 是排除性诊断，临床工作中约 1/3 的 HRS 患者并非完全符合 2007 年 IAC 诊断标准，可能会延误患者的治疗。最近认识到，应将 HRS 纳入 AKI 范畴进行研究，HRS 只是 AKI 的一小部分，2015 年 IAC 共识提出了肝硬化患者 AKI 新的动态定义，并据此形成了新的治疗规则，这意味着沿用至今的 HRS 的传统标准发生了本质转变。但对于 AKI 的早期诊断，如肾小管损伤的生物标志物在预测 AKI 进展和预后及在不同类型 AKI 的鉴别诊断中的作用有待进一步研究。同时，对于肝硬化患者同时合并慢性肾病基础上出现 AKI，该共识并未提及，因此临床上如何早期诊断及治疗 HRS 还需多学科通力协作，强化基础和临床的联系，为 HRS 的诊断、治疗寻找新思路、新方案、新靶点，促进基础研究成果向临床应用转化。

参考文献

[1] Angeli P，Ginès P，Wong F，et al. Diagnosis and management of acute kidney injury in patients with cirrhosis：revised consensus recommendations of the International Club of Ascites[J]. J Hepatol，2015，62(4)：968-974.

[2] Fagundes C，Ginès P. Hepatorenal syndrome：a severe，but treatable，cause of kidney failure in cirrhosis[J]. Am J Kidney Dis，2012，59(6)：874-885.

[3] Davis C L，Feng S，Sung R，et al. Simultaneous liver-kidney transplantation：evaluation to decision making[J]. Am J Transplant，2007，7(7)：1702-1709.

[4] Wong F，Raina N，Richardson R. Molecular adsorbent recirculating system is in effective in the management of type 1 hepatorenal syndrome in patients with cirrhosis with ascites who have failed vasoconstrictor treatment[J]. Gut，2010，59(3)：381-386.

[5] Arroyo V. Acute kidney injury(AKI)in cirrhosis：Should we change current definition and diagnostie criteria of renal failure in cirrhosis[J]. J Hepatol，2013，59(3)：415-417.

[6] Fagundes C，Barreto R，Guevara M，et al. Modified acute kidney injury classification for diagnosis and risk stratification of impairment of kidney function in cirrhosis[J]. J Hepatol，2013，59(3)：474-481.

[7] Moore K. Acute kidney injury in cirrhosis：a changing spectrum[J]. Hepatology，2013，57(2)：435-437.

[8] Francesco S，Massimo C，Manuela M，et al. Diagnosis，treatment and survival of patients with hepatorenal syndrome：A survey on daily medical practice[J]. J Hepatol，2011，55(6)：1241-1248.

[9] Tsien C D，Rabie R，Wong F. Acute kidney injury in decompensated cirrhosis[J]. Gut，2013，62(1)：131-137.

[10] Wong F，Nadim M K，Kellum J A，et al. Working Party proposal for a revised classification system of renal dysfunction in patients with cirrhosis[J]. Gut，2011，60(5)：702-709.

[11] Belcher J M,Garcia-Tsao G,Sanyal A J,et al. Association of AKI with mortality and complications in hospitalized patients with cirrhosis[J]. Hepatology,2013,57(2):753-762.

[12] Amin A A, Alabsawy E I, Jalan R, et al. Epidemiology, pathophysiology, and management of hepatorenal syndrome[J]. Semin Nephrol,2019,39(1):17-30.

[13] Mattos A Z,Schacher F C,Mattos A A. Vasoconstrictors in hepatorenal syndrome-a critical review[J]. Ann Hepatol,2019,18(2):287-290.

[14] Chmielewski J, Lewandowski R J, Maddur H. Hepatorenal syndrome: physiology, diagnosis and management[J]. Semin Intervent Radiol,2018,35(3):194-197.

[15] Facciorusso A, Chandar A K, Murad M H, et al. Comparative efficacy of pharmacological strategies for management of type 1 hepatorenal syndrome: a systematic review and network meta-analysis[J]. Lancet Gastroenterol Hepatol,2017,2(2):94-102.

[16] Nevens F,Bittencourt P L,Coenraad M J,et al. Recommendations on the diagnosis and initial management of acute variceal bleeding and hepatorenal syndrome in patients with cirrhosis[J]. Dig Dis Sci,2019,64(6):1419-1431.

[17] Angeli P,Garcia-Tsao G,Nadim M K,et al. News in pathophysiology,definition and classification of hepatorenal syndrome:a step beyond the International Club of Ascites (ICA)consensus document[J]. J Hepatol,2019,71(4):811-822.

第五节 肝肺综合征

尚佳 马力

一、定义

肝肺综合征(hepatopulmonary syndrome,HPS)是由各种急、慢性肝病并发的肺脏血管扩张和动脉氧合作用异常引起的低氧血症,实质上是原发性肝病、肺内血管扩张和动脉氧合不足所构成的三联征。一般情况下将中度至重度的低氧血症(PaO_2<9.33 kPa(70 mmHg))列入肝肺综合征范畴,主要是由肝病引起的扩血管物质的异常升高造成肺内毛细血管扩张、肺内动-静脉分流、新生血管形成等所致的高动力循环状态等病理生理改变。临床上主要表现为呼吸困难和发绀。其诊断主要依赖于原发性肝病、肺内血管改变的影像学检查及血气分析,并应排除原发性心肺疾病及慢性肝病患者同时合并其他肺部异常造成的血氧变化,如肺部继发感染、胸水及吸烟导致的呼吸道阻力增加等,这些因素可与肝肺综合征同时存在。

二、历史回顾

早在1884年,Fluckiger等在报道一例37岁女性梅毒患者时,同时对肝硬化、发绀及杵状指进行了描述,当时并未认识到这些临床表现之间的内在联系。直到1935年Snell报道了38例肝实质病变和胆道梗阻患者均有动脉血氧饱和度下降(低于94%),并伴有血红蛋白的异常,3年后提出这种现象与氧分子和血红蛋白亲和力下降有关。1956年,Rydell和Hoffbauer详细报道了一例17岁男性“少年肝硬化”的临床诊疗经过并在尸体解剖中发现肺内多处存在动-静脉吻合支,认为是引起临床发绀的主要原因,这为本病患者提供了组织学依据,此后人们进行了

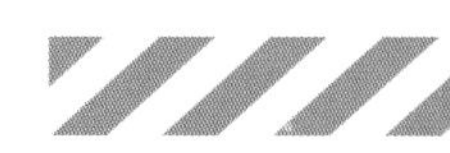

大量研究。1966年，Berthelot等率先在本病患者死亡后的尸体解剖时将不透明胶注入肺血管床，发现肝硬化患者存在肺内小动脉异常扩张，当时称为肺蜘蛛痣。肝肺综合征这一术语是由Kennedy和Knudson等于1977年首先提出的。经过近20年的大量研究，人们对其发病机制逐渐有了较为明确的认识。1988年Eriksson首次使用“功能性肝肺综合征”这一名称。1989年著名肝病学家Sherlock在其《肝胆系统疾病》专著中正式应用这一诊断名词，现已被众多学者认可。

三、流行病学

所有年龄段的患者均可发病。由于采取的诊断标准不统一，因此各个研究所报道的肝肺综合征发病率差异较大。有报道称各种慢性肝病患者的肝肺综合征发病率平均为5%～29%，而肝硬化患者的肝肺综合征发病率较高，30%～70%可合并轻度动脉低氧血症，12%～28%合并明显动脉低氧血症。Binay等研究发现，在以乙型肝炎为主要病因的印度肝硬化人群中，本病的发生率相对较低，仅为6.7%。Schenk等对98例肝硬化患者进行经胸对比超声心动图(TTCE)检查、肺功能试验和血气分析，研究肝肺综合征的发病率。其结果显示：应用肺泡-动脉血氧分压差(alveolar-artery oxygen partial pressure gradient，$P(A\text{-}a)O_2$)作为低氧血症的指标时，肝肺综合征的发病率比应用动脉血氧分压者明显增高，此项指标不仅适用于评价肺功能，还适用于无症状患者的筛查，因此较PaO_2敏感性更高。动脉血氧分压降低反映低氧血症，肝肺综合征的发病率依次如下：$PaO_2<80$ mmHg时为19%；$PaO_2<70$ mmHg时为15%。而应用肺泡-动脉血氧分压差增加反映低氧血症，诊断肝肺综合征的发病率较高，$P(A\text{-}a)O_2>15$ mmHg时为32%，$P(A\text{-}a)O_2>20$ mmHg时为31%。2004年欧洲呼吸学会制定了综合PaO_2和$P(A\text{-}a)O_2$指标的诊断标准，近年来在数个大型的肝移植中心进行推广和应用，所获数据分析显示肝硬化患者肝肺综合征的发病率在4%～47%。

四、病因

肝肺综合征最常见于各种病因所致的肝硬化患者，各种急、慢性肝病患者均可伴有肺血管异常和动脉低氧血症，最主要的是慢性肝病导致的肝硬化(特别是隐匿性肝硬化、酒精性肝硬化、肝炎肝硬化及原发性胆汁性肝硬化)患者，也可见于慢性肝炎、急性重型肝炎、胆汁淤滞、α1抗胰蛋白酶缺乏症、Wilson病、酪氨酸血症及非肝硬化门静脉高压症(如特发性门静脉高压、血吸虫性肝硬化等)患者，肝外门静脉阻塞患者也可并发动脉低氧血症，对这些患者的观察提示门静脉高压可能是肝肺综合征的主要发病因素。肝肺综合征也可发生于非肝硬化门静脉高压症，甚至是无肝硬化或无门静脉高压的急、慢性病毒性肝炎患者。2000年Binay等研究发现伴有高动力循环的进展性肝衰竭患者最可能发生肝肺综合征，并未发现其与肝硬化严重程度具有相关性。

五、病理生理

肝肺综合征的实质是肝病时发生的肺内血管扩张和动脉血氧合作用异常所致的低氧血症。动脉低氧血症是由血液流经肺脏时血液中的红细胞未得到充分的氧合作用，或部分血液未流经肺泡氧合所致。因此肺内血管扩张、新生血管形成以及肺内动-静脉分流可能是肝肺综合征的基本病理生理变化，其中肺泡毛细血管扩张对低氧血症的形成可能最为重要。现有研究资料显示，肝肺综合征的发生至少与全身高动力状态、门静脉高压、肝性脑病、肝肾综合征及肺动脉高压有关。因此，人们认为其发生的原因主要是全身代谢及血流动力学紊乱，同时其又参与了全身代谢和血流动力学紊乱的形成，具有重要的病理生理意义。

1.肺内血管扩张

(1)主要表现：大量前毛细血管及毛细血管扩张；肺基底部动-静脉交通支形成与开放；胸膜“蜘蛛痣”形成。在尸体解剖中，人们发现肝硬化等慢性肝病患者肺部的基本病理改变是广泛的肺内血管扩张和动-静脉交通支形成。有学者通过血管塑形发现了上述病理改变,并伴有肺底部胸膜血管扩张或胸膜下蜘蛛痣的形成。国内顾长海教授于1997年将这些病理改变概括如下:肺腺泡内动脉不均匀分布并扩张;整个肺下叶可见直径为60~80 μm的薄壁血管;邻近肺泡气体面前毛细血管水平的肺部血管床广泛扩张;肺动脉细支和肺毛细血管显著扩张,直径可达160 μm。电镜显示:肺毛细血管和肺小动脉壁增厚,小静脉基底层也增厚。

(2)影响肺内血管扩张的因素:肺内血管扩张的机制目前尚未完全阐明,其可能的影响因素如下。

①扩血管物质活性增加:各种急、慢性肝病导致肝细胞功能衰竭,肝硬化造成的胆管细胞增生,肠道细菌移位以及内毒素血症等,均可引起扩血管物质的生成增加以及灭活减少,并可通过异常吻合的侧支血管直接进入体循环,造成全身血流动力学紊乱,血液循环中扩血管物质含量升高,可作用于肺内血管造成肺血管扩张、肺脏充血。引起血管扩张的物质有一氧化氮、一氧化碳、高血糖素、前列腺素、血管活性肠肽、血管舒缓素、缓激肽及内毒素等,其中一氧化氮和一氧化碳是影响肺内血管扩张的重要因素。

②缩血管物质减少或肺内血管床对内源性缩血管物质的敏感性下降:如去甲肾上腺素、内皮素、心钠素、血管升压素、5-羟色胺、酪氨酸等,这些物质的含量并非绝对减少,可能是其作用敏感性降低。慢性肝病可致使原关闭的无功能性毛细血管前交通支开放,本属正常的缺氧性肺血管收缩功能发生障碍,仅为正常的75%。

③神经因素:肝硬化患者体内交感神经张力亢进,但形成门静脉高压后体内交感神经功能受损。门静脉高压动物常表现出异常的加压反应,血管对去甲肾上腺素的敏感性降低,造成心输出量增加,肺内血管容积也扩张,肺内高血流动力状态也是全身高动力状态的一种表现。

④肺内血管对缺氧的反应性降低:近年来,人们通过惰性气体弥散试验发现,有2枚以上蜘蛛痣的肝硬化患者不仅表现为肝脏功能受损,其全身血管及肺内血管阻力也降低,血管对缺氧的反应性也降低,肺内血管扩张。也有学者应用肺血管造影发现虽然动脉末梢的血管扩张,但对给氧的反应几乎是正常的,因此不支持这一观点。

到目前为止,对于肝肺综合征引起肺内血管扩张的机制尚不清楚,但由于肺内血管活性物质的长期作用可引起细胞内环磷酸腺苷(cyclic adenosine monophosphate,cAMP)和(或)环磷酸鸟苷(cyclic guanosine monophosphate,cGMP)显著增多,从而导致缺氧性肺血管舒缩功能失调、肺动脉扩张,这可能是本病发生的重要原因,也可能是全身高动力循环的肺部表现。由于肺毛细血管和前毛细血管显著扩张,毛细血管周围与肺泡接触的部分血液仍可进行气体交换,而中心部位的血液却因与肺泡之间的弥散距离增大而致气体交换不充分,引起动脉氧合不足,从而出现一系列低氧血症表现。

2. 新生血管形成

肺内新生血管生成可能是肝肺综合征形成的另一项病理生理因素。肝病患者肠道菌群移位以及随之而来的内毒素血症可引起单核细胞和活化的巨噬细胞在肺内集聚。在这些炎性细胞和循环中TNF-α的共同作用下,血管内皮生长因子(VEGF)信号通路被激活,此信号通路与血管生成密切相关。这一理论在近期以肝肺综合征动物模型为对象的多个研究中得到了进一步的证实。

3. 肺内血管分流

由于肝肺综合征诊断时已排除了原发性心肺疾病,因此肺内血管分流的途径如下:①经过胸膜和肺门支气管血管而未到达肺泡;②在纵隔中由于压力较高的门静脉系统血流直接流入肺静脉,从而绕过了肺循环;③通过扩张的肺泡毛细血管或肺动-静脉瘘直接流入肺静脉。

胸部CT检查提示,更多更明显的肺内血管扩张和动-静脉交通支位于下肺区域,这或许可以解释患者出现直立性缺氧的原因(体位变化使下肺氧气含量减少)。另外重力性肺血流重新

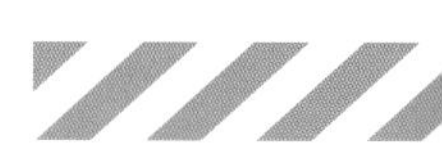

分布亦导致了下肺区域的血流过量灌注及肺内分流的增加。

六、发病机制

迄今为止,关于本病的发病机制尚未阐明。鉴于上述病理生理变化及当前的研究,人们认为本病的发病可能为通气不足、弥散障碍、通气/血流失调、氧合血红蛋白亲和力下降等因素或综合因素共同作用的结果。

1. 通气不足

正常情况下,各种原因(如慢性支气管炎、气管异物、肺不张及呼吸肌麻痹等)造成通气不足,吸入肺泡内的氧气不足,血氧交换减少,均可导致低氧血症。而慢性肝病、肝硬化患者是否存在通气不足尚有争论。

1982年Fujiwara研究了22例肝硬化失代偿期患者的肺功能,发现患者肺活量(vital capacity,VC)、功能残气量(functional residual capacity,FRC)及呼气储备容积(expiratory reserve volume,ERV)均明显减少,而残气量/肺总量(R/T)值轻度升高,且没有1 s用力呼气容积(forced expiratory volume in one second,FEV_1)的变化,因此认为肝硬化患者肺间质水肿造成肺组织的机械性受压通气功能不足是其肺功能受损的主要原因。后来Edison等也对21例肝硬化失代偿期患者的肺功能进行了研究,发现VC、最大通气量(maximal voluntary ventilation,MVV)、FRC、肺总量、R/T值均明显降低,认为肝硬化患者存在明显的阻塞性及限制性通气不足,主要是由患者并发腹水时腹内压增加、膈肌上升、胸腔容积减少及压力增强等压迫肺组织、引起肺不张造成的。而FEV_1下降则是由肺间质水肿和血管扩张压迫小气管,呼气早期关闭所致。理论上讲上述因素均可导致通气不足。这也被给伴有胸水的肝硬化患者抽取胸水后其肺不张部分恢复,其动脉血氧分压明显上升、二氧化碳分压(partial pressure of carbon dioxide,$PaCO_2$)下降所证实。当然肝硬化伴有胸水或腹水、肺部继发感染、肺水肿及循环系统疾病者,其肺组织通气明显不足均可造成低氧血症。

然而,也有学者认为低氧血症并非由通气不足造成,而是因为肝硬化患者的动脉血氧分压下降时不伴有高二氧化碳血症,这也可能是由于低氧血症时患者过度通气部分代偿造成动脉血二氧化碳分压不仅不升高,反而出现动脉血二氧化碳分压下降,甚至出现呼吸性碱中毒。不仅如此,在部分没有肝功能失代偿的肝硬化患者中,也可伴有动脉低氧血症,甚至有学者发现肝硬化代偿期患者的肺功能试验均正常。因此,目前多数学者认为通气不足并非肝硬化患者发生低氧血症的主要原因。

2. 弥散障碍

肝肺综合征患者应用惰性气体排除技术,确实证明了氧的弥散存在着障碍。这是由肝肺综合征的基本病理改变——肺血管扩张所决定的。肺血管造影显示肺内有细微蜘蛛样到明显海绵状弥漫性血管扩张。由于肺毛细血管和前毛细血管显著扩张,血管中心部位的血流与肺泡之间弥散距离增大,此外,肺泡毛细血管壁较厚,妨碍了肺泡内气体进入肺毛细血管,从而影响气体交换。有研究发现肝硬化患者的低氧血症常在运动时出现或加重,认为患者存在肺内氧分子的弥散障碍或受限。Agusti等研究了肝硬化患者运动时的肺血流动力学和气体交换,发现患者运动时动脉血氧分压明显下降而二氧化碳分压仅轻度下降,认为这种血气变化完全可以用肺外因素解释。事实上,肝硬化患者确实存在影响氧分子弥散的因素,但仍不足以解释其发生的明显低氧血症。肝肺综合征患者虽有动脉末梢血管扩张,在吸入正常空气时其动脉血氧分压可以下降,但在给予纯氧吸入时其动脉血氧分压可以明显升高。这进一步证明了虽然弥散障碍确实存在,在本病的形成中起一定的作用,但并非重要作用。

3. 通气/血流失调

进行气体交换是肺组织最主要的功能。这种气体交换必须在适宜的通气/血流的情况下才能充分完成,正常情况(正常成人静息状态)下,生理上最适宜的通气/血流值为 0.8。任何原因导致的比值变化,均可影响气体交换而发生低氧血症。肝肺综合征患者出现通气/血流失调的原因主要是肺内血管扩张及动-静脉分流。

(1)肺内血管扩张。肺内血管扩张已为病理血管造影等手段所证实。肺内血管扩张,造成气体弥散障碍,而且空气中的氧分子不能弥散至扩张的血管中央进行气体交换,引起通气/血流值下降,肺动脉血氧分压下降。通气/血流值下降,加上反应性心输出量增加,使通过毛细血管网的血流时间缩短,氧合不充分。过度换气可以部分提高患者的动脉血氧分压。若此时增加肺泡内氧分压,氧分子可部分到达扩张的血管中央使动脉血氧分压上升。故有人称此现象为弥散-灌注障碍或肺内动-静脉功能性分流,而并非真正的肺内分流。Krowka 观察了一组肝肺综合征患者,88%出现直立性缺氧,他认为是由重力的作用所导致的,这种血管扩张造成血流增加的现象主要出现在中、下肺区,直立位时低氧血症更明显。

(2)动-静脉分流。肝硬化时可并发肺内动-静脉瘘和胸膜蜘蛛痣,均可使肺动脉血流未经气体交换,直接分流入肺静脉,致患者有明显的低氧血症。这种低氧血症不能被吸氧纠正,是真正的肺内分流所致,且肺组织病理学、血管造影、TTCE 等检查均已证实。目前认为应用肺血管铸型仍是确定肺内动-静脉分流的最直接证据。肺内动-静脉瘘最初是由 Rydell 和 Hottbauer 发现的,他们首次应用醋酸乙烯注入 1 例 11 岁肝肺综合征死者的右肺血管,并发现范围广泛、数目众多的动-静脉交通支,此后国内外学者有众多相关报告。这种动-静脉交通支如同门体侧支循环一样是本来就存在的,在正常情况下处于关闭状态。但在病理情况下,由于神经、体液等众多因素的影响而重新开放。这种肺内动-静脉分流是引起通气/血流失调、造成气体交换不足的主要原因。而胸膜蜘蛛痣由于分流量较少,虽然也能引起动-静脉分流,但一般不足以引起明显的低氧血症。另外,近年来许多研究还发现部分肝硬化患者存在少量的门-肺静脉分流,血流也未经过肺泡气体交换而直接进入体循环,可引起通气/血流失调,引起气体交换不足。由于这种分流一般较少,不足以引起较严重的低氧血症,故并非重要因素(图 8-5、图 8-6)。

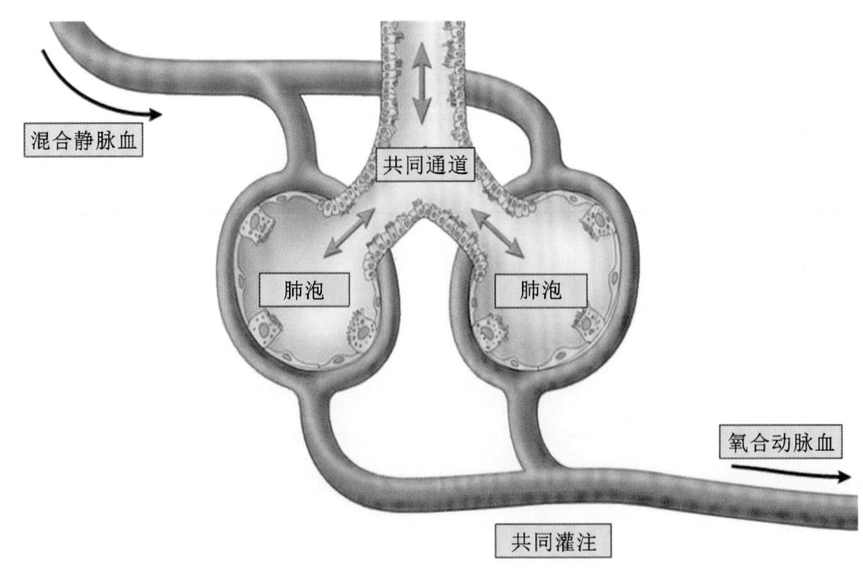

图 8-5　正常肺的气体交换示意图

注:经肺通气进入肺泡的新鲜空气与血液进行气体交换,氧气从肺泡顺着分压差扩散到静脉血,而静脉血中的二氧化碳则向肺泡扩散。静脉血中的氧分压逐渐升高,而二氧化碳分压逐渐降低,由于氧气和二氧化碳的扩散速度极快,静脉血在流经肺部之后变成了动脉血。

(引自:Rodriguez-Roisin R,et al. N Engl J Med,2008,358(22):2378-2387. 有修改。)

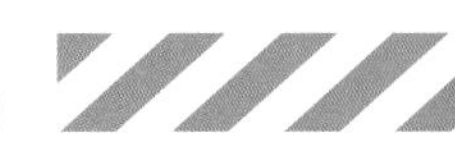

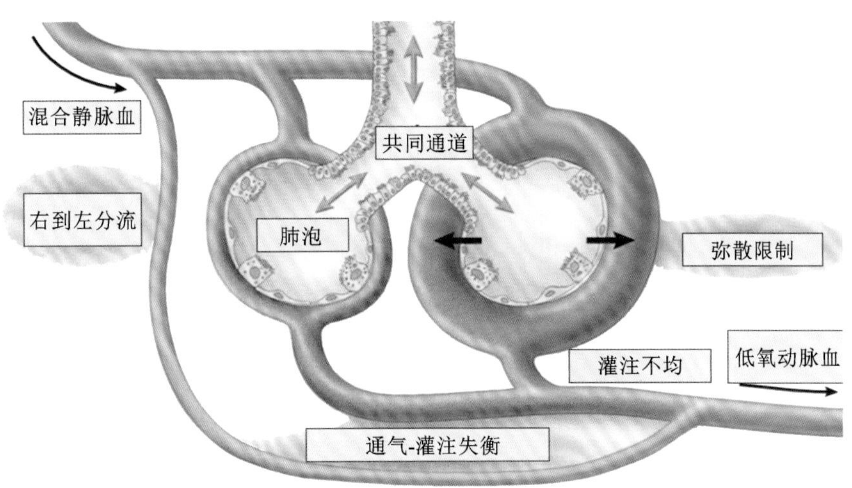

图 8-6　肝肺综合征时肺通气障碍示意图

注：对于肝肺综合征患者，由于肺血管扩张，通气不足、弥散障碍，从而导致通气/血流失调（肺内血管扩张及动-静脉分流），最终导致低氧血症。

（引自：Rodríguez-Roisin R，et al. N Engl J Med，2008，358(22)：2378-2387. 有修改。）

(3)气道关闭。1971 年 Ruff 等证明肝硬化患者闭合气量(closing volume，CV)和闭合气总量(CC)明显增加，闭陷在下肺野的气体增多，导致该处的通气/血流值极低，这是由气道关闭后通气量减少引起的。1984 年 Furukawa 等测定了 105 例肝硬化患者的肺功能并未发现异常，但多数患者有流量-容积异常，同时闭合气量明显增加，提示气道提前关闭，通气/血流值下降，也可能是引起低氧血症的重要原因。

(4)氧和血红蛋白亲和力降低。一组研究发现 15 例肝硬化(多为酒精性肝硬化)患者有轻度全身性血管或肺血管扩张，动脉血氧分压正常，轻度低碳酸血症，氧合血红蛋白解离曲线轻度右移，一氧化碳弥散量正常，轻度通气/血流失调。上述情况说明患者由于血红蛋白和氧的亲和力降低而出现氧合血红蛋白解离曲线右移，可能是由红细胞内 2,3-二磷酸甘油酯的浓度增加引起的，但在低氧血症的发展中并非重要因素。

综上所述，引起低氧血症的因素很多，但任何一种因素均难以完全解释本病的发生机制。由于患者的基本病理改变为肺内血管扩张及动-静脉交通支开放，结合近年来的研究结果提示肺泡和肺毛细血管氧的弥散障碍与通气/血流失调可能同时存在，是本病发生低氧血症的主要原因，其他因素可能加重了缺氧，属于次要原因，故可认为是上述综合因素共同作用的结果。

七、病理特征

肝肺综合征的病理特征是肺前毛细血管和毛细血管扩张。尸检可发现肺内动-静脉短路、血管扩张、肺动脉肌层增厚。同时，在肝病患者中动脉低氧血症较常见，其原因往往包括多种因素(如腹水、肝性胸水，并与酒精中毒患者慢性阻塞性肺疾病相关)，并在肝肺综合征的特定情况下，具有独特的病理生理特点。肝肺综合征的显著病理改变是肺毛细血管前微动脉和真毛细血管扩张(这些血管的正常直径为 8～15 μm，而患者休息时其直径可达 15～100 μm，在某些严重的病例甚至可以扩张至 500 μm)，肉眼可见的扩张血管数量增多；部分患者出现胸膜和肺的动-静脉交通支、肝肺血管吻合、小静脉和毛细血管壁增厚。肺血管扩张促进混合静脉血快速或直接通过肺内的吻合支进入肺静脉，导致氧合作用缺陷。一氧化氮及一氧化碳增多是肺血管扩张的关键诱因。异常的动脉氧合作用严重影响患者的生存率，同时也是判断肝移植时机和风险的重要指标，是肝肺综合征严重程度分级的重要依据。与肝肺综合征相关的死亡原因常常是多因素的，并且与基础肝病有关，因严重低氧血症导致呼吸衰竭致死的病例很少。

八、临床表现

由于肝肺综合征是由原发肝病引起的肺内血管扩张和动脉氧合不足所构成的三联征，故其临床表现以原发肝病及肺部病变为主要临床特点。

1. 原发肝病的临床表现

各种肝病均可发生肝肺综合征，但以慢性肝病最为常见，尤其是各种原因引起的肝硬化，如隐源性肝硬化、酒精性肝硬化、肝炎肝硬化、坏死后肝硬化及胆汁性肝硬化等。多数患者(约占80%)以各种肝病的临床表现而就诊，而此时尚缺乏呼吸系统症状。各种肝病的临床表现由于病因、病程、肝细胞功能损害程度及并发症不同而又有很大差别，其中常见的临床表现有肝掌、蜘蛛痣、黄疸、肝脾大、腹水、消化道出血、肝功能异常等，但与肝肺综合征之间并无明显相关性。部分临床上肝病病情相当稳定的患者也可出现肺功能进行性减退的临床表现。有资料显示慢性肝病、肝硬化患者若出现蜘蛛痣则提示可能有肺血管床的异常改变，甚至有学者认为具有蜘蛛痣体征者，全身及肺血管扩张明显，气体交换障碍严重，提示其可能为肺血管扩张的表皮标记。杵状指对于肝肺综合征诊断有75%的阳性预测价值，而呼吸困难有75%的阴性预测价值，尚没有证据表明肝肺综合征与脾大、腹水、水肿、黄疸、少尿以及侧支循环形成有相关性。另外有研究表明睡眠过程中血氧饱和度下降与肝肺综合征的发生相关。

2. 肺功能障碍的临床表现

本病患者无原发性心肺疾病，多数(80%～90%)患者在各种肝病的基础上逐渐出现呼吸系统表现，如发绀、呼吸困难、杵状指(趾)、直立性缺氧、仰卧呼吸等。其中，进行性呼吸困难是肝肺综合征患者最常见的肺部症状，Binay等认为发绀是唯一可靠的临床体征，仰卧呼吸、直立性缺氧是本病较具特征性的表现。肺部检查一般无明显阳性体征。少数(16%～20%)患者可在无各种肝病的临床表现时以运动性呼吸困难为主诉就诊，临床应予以重视，以防误诊。国内高志等曾报道2例肝肺综合征患者以发绀，活动后心慌、气短为主诉就诊，发现同时伴有肝硬化临床表现(如肝掌、蜘蛛痣、肝脾大、腹水等)，利于本病诊断。肝病患者同时合并其他肺部疾病(如慢性支气管炎、肺气肿及肺炎、胸水等)可与肝肺综合征同时存在，则会出现明显的呼吸道症状，应注意鉴别。有资料研究表明，肝肺综合征患者从最初出现呼吸困难到明确诊断平均需要2～7年的时间，也有约18%的患者在肝病诊断明确时即已出现呼吸困难。当然，部分肝肺综合征患者可无任何临床表现，尤其是那些轻度缺氧、肺泡-动脉血氧分压差较小的患者，而在PaO_2低于70 mmHg的患者中前述症状出现率较高。

1)直立性缺氧

患者由仰卧位改为站立位时动脉血氧分压降低程度≥5%或≥4 mmHg。

2)仰卧呼吸

患者由仰卧位改为站立位时出现心慌、胸闷、气短症状，患者恢复仰卧位状态上述症状改善。据Krowka报道，80%～90%的肝肺综合征患者会出现上述两项表现，是由肝肺综合征患者肺部血管扩张主要分布于中、下肺野，当患者从仰卧位到站立位时，在重力的作用下，中、下肺血流增加，加重了低氧血症而引起的。虽然上述两项表现不是肝肺综合征患者所特有的，但提示患者肺内血管系统有明显异常。若各种肝病患者出现上述两项表现，应行进一步检查以便确认。

九、实验室及病理检查

1. 动脉血气分析、指脉氧、肺功能检查

动脉血气分析是所有怀疑肝肺综合征的患者必须进行的检查。综合肺泡-动脉血氧分压差以及动脉血氧分压进行分析，能够更准确地判断患者是否存在缺氧以及缺氧严重程度。肺泡-

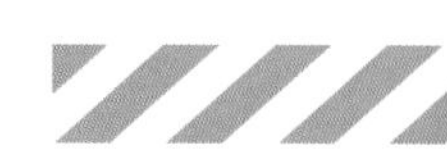

动脉血氧分压差之所以敏感性较高，是因为其计算参数中包含了二氧化碳分压值，$PaCO_2$ 下降则肺泡-动脉血氧分压差值上升，反映出呼吸力度的增强以维持血液氧合水平，而这一变化甚至可以出现在氧分压受影响之前。Schenk 等对诊断肝肺综合征的动脉血氧分压值进行界定，认为 PaO_2＜70 mmHg 高度提示肝肺综合征，而 PaO_2＜65 mmHg 时可诊断肝肺综合征。根据欧洲呼吸学会任务组制定的标准，肺泡-动脉血氧分压差≥15 mmHg 或≥20 mmHg（患者年龄＞64 岁）提示氧合受损。

有研究对指脉氧检测作为肝肺综合征患者初筛方法的可能性进行了报道。结果提示相较于非肝肺综合征患者，肝硬化合并肝肺综合征患者的氧饱和度更低。而指脉氧低于 96%时能够检出 PaO_2＜60 mmHg 的敏感性和特异性分别为 100%和 96%。大多数肝肺综合征患者在睡眠期间有不同程度的氧饱和度下降情况，可以部分反映疾病的严重程度。而改变体位后指脉氧的差值可能会成为肺内血管分流的判断指标之一。

肺功能检查主要表现为 VC、FRC、MVV、FEV_1 等指标明显下降，但有时肺总量、FEV_1 指标正常。一氧化碳弥散能力（DLCO）测定是临床常用的肺功能检查，其数值下降可能与肝肺综合征的发生有相关性。但将 DLCO 测定作为肝肺综合征的诊断手段却有极大的争议。对于通气/血流失衡的肝肺综合征患者，肝移植后其症状能够完全缓解，而对于那些长期肝病诱发的肺内血管发生结构性改变的肝肺综合征患者，在肝移植后仍存在持续性 DLCO 水平较低的情况。

2. 胸部 X 线检查、CT、经胸超声造影心动图检查

胸部 X 线检查对肺内小血管扩张的诊断价值有限，因此仅用于排除合并肺部疾病，而即使高分辨率 CT 也只能鉴定较大的扩张血管，而对肺内毛细血管扩张并无诊断意义。

经胸超声造影心动图检查是检测肺内血管扩张的最佳手段。普通盐水经过振荡后产生直径大于 10 μm 的微气泡，然后经外周静脉输入患者体内，同时进行经胸超声造影心动图检查。正常情况下这些微泡将被限制在肺循环并留在肺泡中，因为它们无法通过正常的毛细血管。但是，在毛细血管广泛扩张和（或）存在动-静脉分流的情况下，这些微泡可以直接到达左侧心腔。右心房充满微泡后，如果经过 4～6 个心动周期这些微泡在左心房显影，则提示肺内血管扩张。需要特别注意的是，如果微泡在 3 个心动周期之内就出现在了左侧心腔，则提示可能存在心内分流，而不能诊断为肺内血管扩张（图 8-7）。约 40%的肝硬化患者经胸超声造影心动图有阳性改变。经胸超声造影心动图检查是一种非常实用的诊断肝肺综合征的检查方法，具有微创、低成本、高敏感性的优点，可对肺内血管扩张及动-静脉分流提供客观的定性证据。有研究试图通过计算一帧静止图像中通过左心房的微泡最大数目，对肺内分流程度进行定量分级，根据相关理论，肺内分流被分为三个等级，从轻到重依次为 1 级（微泡＜30 个），2 级（30～100 个微泡），3

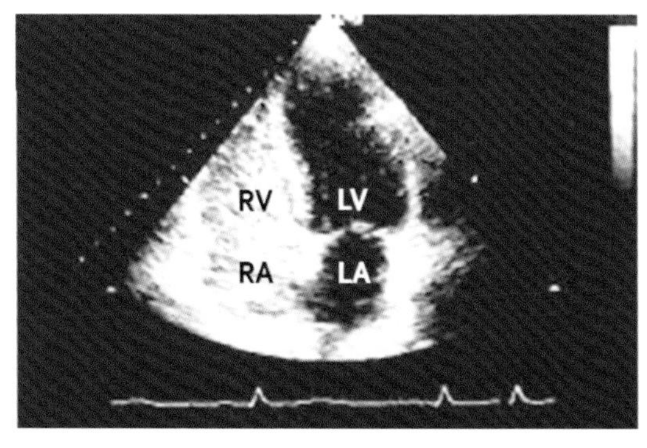

(a) 静脉注射等渗盐水初期

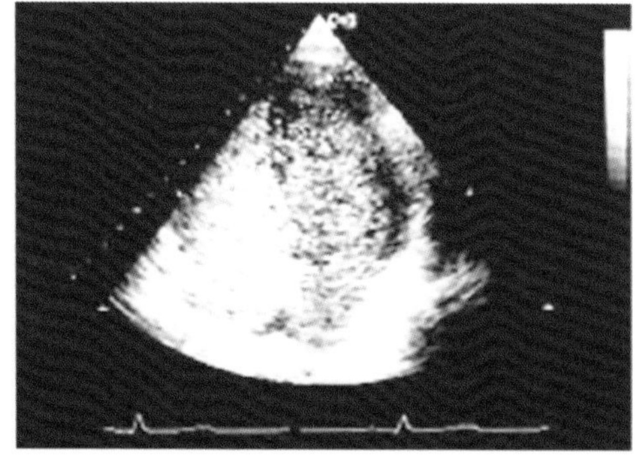

(b) 延迟期可见微泡造影剂在左心房、左心室显影

图 8-7　具有低氧血症的肝硬化或门静脉高压患者经胸超声造影心动图表现

注：RV，右心室；RA，右心房；LV，左心室；LA，左心房。

（引自：Rodriguez-Roisin R，et al. N Engl J Med，2008，358(22)：2378-2387. 有修改。）

级(微泡>100个)。

3. 经食管超声造影心动图

此项检查在诊断肺内血管扩张的敏感性上要优于经胸超声造影心动图,但其操作的简便性不如后者,且不适用于肝硬化伴食管静脉曲张的患者。

4. 肺血管造影

肺血管造影是肺内血管扩张的确诊方法,肝肺综合征患者肺血管异常类型如下:①弥散分布的蜘蛛痣样影像,这种类型多伴严重的低氧血症、直立性低氧血症,对吸入100%氧气反应较好;②海绵状或斑点状动脉扩张主要见于肺底部,此种类型对100%氧气反应较差;③显著的肺内动-静脉分流,呈一断续的局部动脉畸形或交通支;④孤立的蚯蚓状或团块状影像,这种类型除伴有严重的低氧血症、直立性低氧血症外,对吸入100%氧气反应极差。

5. ^{99m}Tc-聚合白蛋白扫描检查

在肝肺综合征及心肺疾病共同存在导致低氧血症时,白蛋白聚合物^{99m}Tc-聚合白蛋白(^{99m}Tc-macroaggregated albumin,^{99m}Tc-MAA)扫描检查判断低氧血症是否由肝肺综合征引起时准确率较高。静脉注射的放射性标记白蛋白聚合物^{99m}Tc-MAA,直径约为20 pm,当存在肺内血管分流时,一部分聚合白蛋白流经肺脏进入体循环,闪烁照相术同时可以明确其他脏器的摄取量从而计算分流量。一项研究表明,PaO_2<60 mmHg的肝肺综合征患者^{99m}Tc-MAA扫描检查阳性,而具有同样程度低氧血症的慢性阻塞性肺疾病患者为阴性,说明此方法特异性好。与TTCE相比,^{99m}Tc-MAA扫描检查敏感性虽低,但可用于合并COPD的肝肺综合征的诊断(图8-8)。

6. 病理学检查

病理学检查是诊断肝肺综合征最可靠的方法,其基本病理改变为肺血管扩张,表现为弥散性的前毛细血管扩张或不连续动-静脉分支形成。另外,肺灌注扫描与右心导管检查对肝肺综合征的诊断也有一定价值。

十、诊断及病情分级

目前肝肺综合征的诊断还没有统一标准。应以临床表现为基础,加以肺血管扩张的影像学证据进行诊断。

(1)Rodríguez-Roisin等于1992年提出了肝肺综合征的诊断标准。

①有慢性肝病存在,可无严重的肝功能不全。

②无心肺疾病,胸部X线检查正常或伴有肺基底部结节状阴影。

③肺气体交换异常,肺泡-动脉氧梯度增加(≥20 kPa/150 mmHg),可有低氧血症。

④造影剂增强的二维超声心动图和(或)肺灌注扫描、肺血管造影证明存在肺血管扩张和(或)肺内血管短路。直立性缺氧、气短等临床表现是重要参考指标。

(2)Chang S W等于1996年提出本病的诊断标准如下。

①肝功能不全。

②低氧血症,卧位休息呼吸空气时的肺泡-动脉血氧分压差≥2.67 kPa/20 mmHg或直立性缺氧。

③肺内血管扩张。

(3)Krowka等于1997年认为当患者有门静脉高压、蜘蛛痣及杵状指时,强烈提示可能患有本病,需行相关检查以便确诊。诊断的标准如下。

①^{99cm}Tc-MAA扫描、造影剂增强的TTCE、肺血管造影检查等证实存在肺内毛细血管扩张。

②存在慢性肝病和低氧血症(PaO_2<9.3 kPa/70 mmHg)。

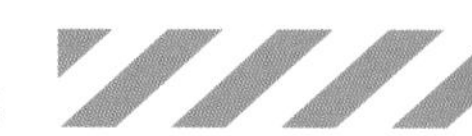

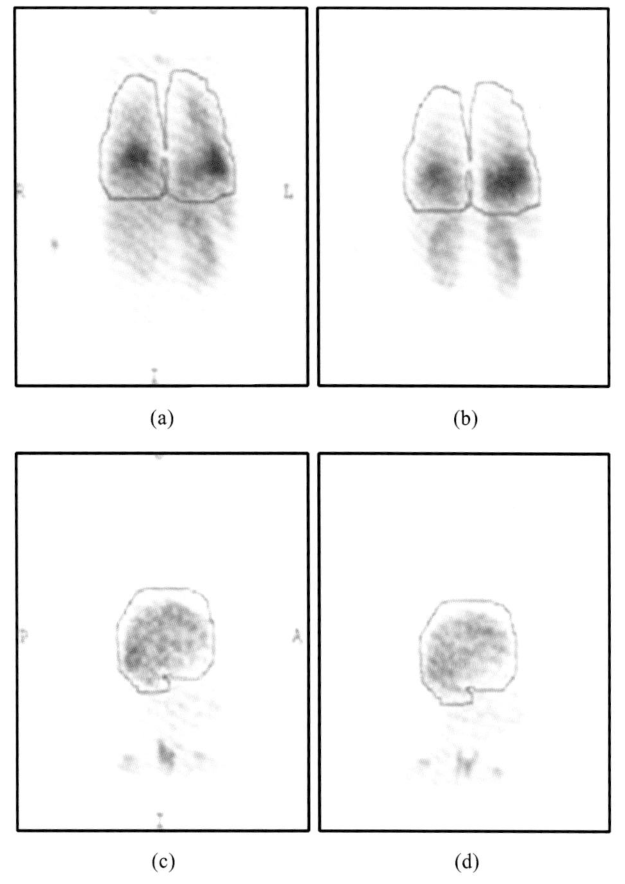

图 8-8　肝肺综合征患者肺及脑^{99m}Tc-MAA(白蛋白聚合物)扫描表现

注:由于肝肺综合征患者存在肺内血管分流,静脉注射放射性标记白蛋白聚合物^{99m}Tc-MAA后,一部分^{99m}Tc-MAA流经前肺(a)、后肺及肾(c)进入体循环,闪烁照相术同时可以明确其他脏器如右脑(b)、左脑(d)的放射标记摄取量。

(引自:Rodríguez-Roisin R,et al. N Engl J Med,2008,358(22):2378-2387.有修改。)

(4)欧洲呼吸学会任务组于 2004 年制定的肝肺综合征诊断标准如下。

①伴或不伴门静脉高压的肝病。

②呼吸环境空气时肺泡-动脉氧梯度升高(≥15 mmHg 或 65 岁以上患者≥20 mmHg)。

③肺内血管扩张的客观证据。

诊断必须基于动脉血气分析以及肺泡-动脉氧梯度计算的结果,而不是对患者进行简单的动脉低氧血症的评估。

国内高志等于 1998 年认为本病的诊断需根据患者有肝脾大、腹水、肝掌、蜘蛛痣、劳力性呼吸困难、平卧呼吸及直立性缺氧,胸片显示肺基底部的间质及血管纹理增多,可呈斑片状或网状结节状阴影,CT 显示基底部肺血管扩张、肺血管分支增多,血气分析提示不一定有严重低氧血症,但肺泡-动脉氧梯度增大(≥20 kPa/150 mmHg),肺功能检查 82%有弥散障碍等进行综合分析。此外还需行有关分流的检查,如^{99cm}Tc-MAA 扫描、造影剂增强的二维超声心动图、肺血管造影检查等,但后者不如前两者敏感,因为肺内小的血管扩张在造影时不一定会表现出来。

有研究认为肝硬化患者临床上无发绀、杵状指及蜘蛛痣,动脉血气分析、动脉血氧分压及肺功能测试均可正常,而气泡造影超声心动图检查阳性的患者,已出现肺血管扩张,被称为亚临床型肝肺综合征,需引起临床重视。

肝肺综合征病情轻重可根据动脉血气分析结果进行分级。在患者呼吸环境空气的情况下,根据患者氧分压,将肝肺综合征病情从轻到重分为 4 个等级。详见表 8-7。现有的数据表明,大部分肝肺综合征患者病情处于轻中度,而重度和极重度的患者似乎比较少见。

表 8-7　肝肺综合征严重程度分级标准

分　度	内　容
轻度	肺泡-动脉氧梯度≥15 mmHg;氧分压≥80 mmHg
中度	肺泡-动脉氧梯度≥15 mmHg;80 mmHg>氧分压≥60 mmHg
重度	肺泡-动脉氧梯度≥15 mmHg;60 mmHg>氧分压≥50 mmHg
极重度	肺泡-动脉氧梯度≥15 mmHg;50 mmHg>氧分压

(引自:Fussner L A,et al. Curr Gastroenterol Rep,2016,18:29。)

十一、鉴别诊断

大部分肝肺综合征患者病情发展较慢,治疗困难,远期预后不良,3 年以上的病死率可达 40%以上。因此及早考虑该病的诊断并进行鉴别诊断,对改善患者的预后至关重要。

首先需排除肝病患者原有的心肺疾病如慢性阻塞性肺气肿、肺部感染、间质性肺炎、硅肺等,同时需要排除肝硬化并发肺动脉高压、胸水继发感染、间质性肺水肿、肺不张、过度换气综合征等。肝肺综合征主要与下列疾病进行鉴别。

1. 肺心病后肝硬化

肺部疾病造成了心功能不全,导致肺静脉压增高,肝脏淤血反复发生或长期存在,可导致中央静脉肥厚和小叶中央区结缔组织增生,病变进一步发展,形成肺心病后肝硬化。后者常有长期慢性肺部疾病病史,有心功能不全的体征,如双下肢水肿、心悸、气促等症状。

2. 左心功能不全

肝肺综合征与左心功能不全都能引起严重的呼吸困难和低氧血症。前者有肝病史或慢性肝损害的证据,以血氧分压下降(尤其是直立性低氧血症)及肺内血管扩张为特点;而后者有心脏病病史,有端坐呼吸、咯粉红色泡沫痰及肺部湿啰音等表现。

3. 原发性肺动脉高压

肝肺综合征患者的低氧血症症状在吸纯氧后大多数明显缓解,而原发性肺动脉高压患者吸氧效果差。肝肺综合征表现为直立性低氧血症。肝肺综合征的血流动力学特点是患者处于高动力状态,肺动脉压和肺血管阻力正常或降低,而原发性肺动脉高压患者的肺动脉压和肺血管阻力增高。

4. 其他

动脉导管未闭、艾森曼格综合征、肺栓塞等都需要与该病鉴别,需要根据病史与其他临床资料综合判断。

肝肺综合征患者也可同时并发上述疾病,需要进行认真、细致的检查,以便于鉴别。

十二、治疗

由于肝肺综合征发病的基础为肝脏原发疾病,其发生的频率及严重程度大多与患者肝细胞功能相关,但也有在慢性肝病较稳定、肝功能正常的情况下发生肝肺综合征者,且肝功能失代偿后出现的胸水、腹水和肺水肿、继发感染等,可加重患者的呼吸功能损害。因此,目前在对肝肺综合征的治疗尚缺乏有效措施的情况下,积极有效地治疗肝脏原发疾病是本病治疗的基础。治疗原发疾病,包括纠正低蛋白血症、消除胸水和腹水、改善肝功能及处理有关的并发症等,可促进组织氧合,提高动脉血氧饱和度。在此基础上可辅以下列治疗方法。

1. 吸氧及高压氧舱给氧

1988 年 Cotes 等注意到肝硬化患者的低氧血症可通过吸氧(100%)来纠正。之后许多人

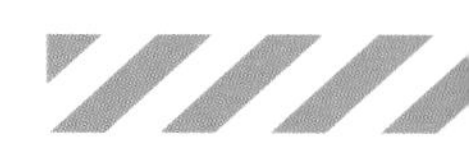

的观察证明肝硬化患者的低氧血症可以通过吸氧完全或部分纠正。同时,氧疗还有助于肺内分流的鉴别诊断:吸氧后若血氧分压恢复,则为肺内血管扩张(intrapulmonary vascular dilatation,IPVD);部分改善者,肺内解剖分流和功能分流可能同时存在;无效者则可能是肺内动-静脉瘘。目前认为,一旦确立诊断,应尽早给予治疗,纠正低氧血症病情较轻的早期,甚至处于低氧血症临界值[PaO_2 为(8~9)kPa/(60~67.5)mmHg]伴有腹水的患者,活动时甚至睡眠状态下血氧饱和度仍可能小于 85%的患者,需要给予 2~3 L/min 鼻导管给氧,改善低氧血症。随着病情的发展,氧流量需逐步增加,必要时气管内给氧。后期患者可使用呼吸机加压给氧或高压氧舱给氧。对于病情较重者单纯氧疗效果并不明显。

2. 血管活性药物治疗

肝肺综合征最主要的发病机制,是多种促炎因子参与的由 NO 介导的肺内血管扩张及血管生成,其中的每个环节都可能成为药物研发的靶点,如果干预药物能够有效阻止疾病的进程,也反过来进一步证实了关于发病机制的理论假设。但由于其发病机制目前尚未阐明及原发性肝病难以逆转等诸多因素的影响,药物治疗的临床疗效尚难肯定。常用药物如下。

(1)阿米三嗪(烯丙哌三嗪):最初由 Krowka 等于 1987 年在临床上试用该药,认为其可通过增加肺血管张力而改变肺通气/血流,此药仅使 1 例肝肺综合征患者的缺氧症状改善、血氧分压上升大于 1.33 kPa(10 mmHg),其余 4 例无明确疗效。但在动物实验和慢性阻塞性肺疾病患者中应用认为其可改善通气/血流。

(2)生长抑素及其类似物:该类药物能阻断神经肽对肺血管的扩张作用,并可抑制高血糖素的产生。Salem 等曾报道了一例肝硬化合并严重低氧血症患者应用奥曲肽后血氧分压迅速改善,并成功地进行了肝移植。但 Krowka 及 Schwarty 等的研究表明,该类药物对肝肺综合征患者的治疗效果并不明显。理论上讲,该类药物可阻断神经肽对肺血管的扩张作用,也有资料显示奥曲肽可阻断类癌转移综合征的症状,其临床疗效尚需进一步研究证实。Song 等发现用长效阿司匹林治疗也有一定效果。

(3)前列腺素抑制药:可抑制肺内 PGE2a 的合成,减轻 PGE2a 对肺血管床的扩张作用,提高肺损伤动物的动脉血氧合作用。Shijo 等应用吲哚美辛治疗肝肺综合征患者,可使血氧分压上升、肺泡-动脉血氧分压差下降。以上还需临床进一步研究应用证实。

(4)环磷酰胺和糖皮质激素:Cadranel 等报道了 1 例非肝硬化性肝衰竭患者应用环磷酰胺和泼尼松治疗 12 个月后,患者的低氧血症明显改善。环磷酰胺和糖皮质激素可能对慢性肝病免疫功能异常引起的肺部病变治疗有效。

(5)麻黄碱:国内张黎明等应用雾化吸入盐酸麻黄碱治疗肝肺综合征 12 例,初步疗效明显。其机制如下:麻黄碱可兴奋肺血管 α 受体,造成支气管黏膜及肺毛细血管收缩,减轻支气管黏膜水肿,使肺内扩张的血管收缩,减少肺内分流,同时兴奋支气管 β2 受体,扩张支气管,改善通气/血流,减轻缺氧症状。

(6)其他:拟交感神经药物(异丙肾上腺素)、β 受体阻断药(普萘洛尔)等均有改善肝肺综合征患者症状的报道。血管内皮素、雌激素抑制药他莫昔芬等从理论上讲,可减轻肝硬化患者皮肤蜘蛛痣及肺内血管扩张,改善呼吸系统症状,但仍需进一步研究。目前研究较多的是一氧化氮,有报道指出应用一氧化氮合成抑制药可以增加肺血管阻力。Alexander 等应用一氧化氮治疗肝移植后的重度低氧血症取得了良好效果。Durand 等也报道通过吸入一氧化氮,一名肝肺综合征儿童患者得到治愈,其机制及临床疗效尚待进一步研究证实。在肝肺综合征实验动物模型中,索拉非尼可以通过抑制酪氨酸激酶受体减少 VEGF 介导的血管生成并下调 eNOS 活化而改善肝肺综合征症状。诺氟沙星等抗生素理论上可以减轻内毒素血症并减少由于菌群移位而产生的一氧化氮,但在实验动物模型中并不能有效改善气体交换。

3. 肺动脉栓塞治疗

1987 年 Felt 等首次应用弹簧圈栓塞治疗肝肺综合征,患者血氧分压上升,症状显著改善。Krowka 等也对肝移植术后仍有低氧血症的患者进行肺栓塞治疗,结果血氧分压明显上升。一般认为,肺血管造影正常或有海绵状血管影像的肝肾综合征患者在肝移植术后肺血管扩张可消失;肺血管造影属弥漫性肺血管扩张表现者,病变广泛、疗效差,上述两项多不采用此类栓塞治疗。仅对于孤立的、较严重的肺血管扩张或动-静脉交通支采用局部肺血管栓塞疗法,可获得较好疗效。

4. 肝移植

肝移植是目前唯一明确可以改变肝肺综合征自然病程的治疗手段。动脉低氧血症的情况一般在移植后 6～12 个月得到改善。过去认为严重的低氧血症是肝移植的绝对禁忌证,近年来的研究认为,对于肺泡气体弥散功能较好,吸入纯氧有较好反应,能在麻醉过程中安全进行氧合的患者应首选肝移植治疗。新近报道进一步证实,肝移植后低氧血症可以治愈。Krowka 等通过文献回顾及个案报道分析认为,可将肝肺综合征合并的进行性低氧血症作为肝移植的适应证。肝移植后的暂时性低氧血症可通过应用一氧化氮及采用仰卧垂头位和交替侧卧位来纠正。而对于吸入纯氧无反应,肺血管造影显示有直接肺动-静脉交通支,临床缺氧严重的肝肺综合征患者行肝移植,术后其缺氧状态也不易改善,疗效有限,甚至增加术中、术后的危险性,不宜行肝移植治疗。

5. 经颈静脉肝内门腔静脉分流术(TIPS)

肝肺综合征的基本病理改变是肺血管异常扩张,肺血管扩张与门静脉压力升高所致的神经和体液因素有关。因此,降低门静脉压力,可改善肺内分流,减少神经和体液因素对肺血管的扩张作用,其增强氧合作用已得到证实。Selim 等认为 TIPS 是治疗肝肺综合征的一种有效方法,其改善症状、增强氧合作用及减少肺内分流之效果可达 4 个月之久。Riegler 等对一例弥漫性肺内血管扩张,不适合行血管栓塞的肝肺综合征患者进行了 TIPS 治疗,结果患者动脉血氧分压显著升高,低氧血症明显改善。但 Coley 等也报道了一例患者行 TIPS 后无反应,故其确切疗效尚待研究。尽管 TIPS 为更多患者提供了等待肝移植的时间和机会,但很多人担心手术造成的持续的由右向左分流会不利于肺内血管结构性改变的逆转。

6. 其他治疗

有学者对 1 例肝肺综合征患者应用大蒜治疗,18 个月后患者氧合作用明显改善,症状减轻。也有应用血浆置换治疗者,其对肝肾综合征患者的动脉氧合作用有限。

综上所述,肝肺综合征目前尚无任何确实有效的治疗手段。由于肝肺综合征患者的基本病因是肝衰竭,患者的死亡原因通常也不是肺衰竭,多由于消化道出血、肾衰竭、肝性脑病、败血症等并发症而死亡。因此笔者认为,针对肝脏原发疾病的治疗尤为重要。在发生低氧血症的早期给予单纯吸氧,或在加用药物治疗有效的情况下,可采用保守治疗,如有条件行肝移植则是最佳方案。目前普遍认为,肝移植是疗效较为肯定、最有前途的方案。如果患者吸氧效果欠佳,经肺动脉造影等检查确诊有肺内局部肺血管扩张或动-静脉瘘者应尽早施行肺动脉栓塞治疗。对于伴有明显门静脉高压的患者,也可采用 TIPS 治疗。

十三、预后

慢性肝病、肝硬化患者至出现缺氧、呼吸困难等呼吸系统症状而明确诊断为肝肺综合征者,多数历经多年甚至 10 余年,少数患者亦可在短期内急性发病,也有以呼吸困难为主诉就诊的患者,但仍可追寻到慢性肝病的征象。肝肺综合征一经确立,即已出现明显的低氧血症,其预后较差,患者多于 2～3 年死亡,其死亡原因常是肝病其他并发症。如果患者氧合作用较好,经过肝移植或随着肝功能的好转,其低氧血症可自行缓解或改善,预后较好。若患者氧合功能严重恶

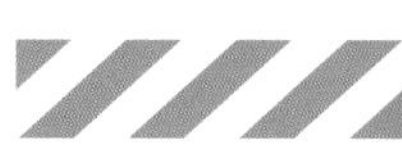

化，预后极差，多在短期内死亡。

肝肺综合征常呈慢性经过，虽不是肝硬化患者的直接死亡原因，但可明显加重病情，因而肝硬化患者，尤其是肝掌及蜘蛛痣阳性、门静脉高压患者应注意发生肝肺综合征的可能，及时发现并给予对症处理（如低流量吸氧等），可改善患者的预后。肝移植是唯一有效的可以在移植后6～12个月逆转肝肺综合征病情的治疗手段，对那些在术前已出现严重低氧血症的患者依然有效。原则上有肝肺综合征或者低氧血症的患者可以优先进行肝移植，无论其肝病的严重程度如何。利用现有的诊断流程确诊肝肺综合征患者并结合MELD评分对肝移植的候选对象进行综合评估，可使肝肺综合征患者移植后的五年生存率提高到88%。

十四、预防

积极有效地治疗肝脏原发疾病是预防本病的基础。对肝病患者应进行该病的常识教育，在生活中避免诱发本病的因素。对肝病患者，尽可能早期发现轻微的肝肺综合征，并进行适当治疗。

参考文献

[1] Fallon M B, Abrams G A. Pulmonary dysfunction in chronic liver disease[J]. Hepatology, 2000, 32(4 Pt 1): 859-865.

[2] Ford R M, Sakaria S S, Subramanian R M. Critical care management of patients before liver transplantation[J]. Transplant Rev(Orlando), 2010, 24(4): 190-206.

[3] Fuhrmann V, Jager B, Zubkova A, et al. Hypoxic hepatitis-epidemiology, pathophysiology and clinical management[J]. Wien Klin Wochenschr, 2010, 122(5-6): 129-139.

[4] Krowka M J. Hepatopulmonary syndrome: monitoring at your fingertip[J]. Dig Dis Sci, 2011, 56(6): 1599-1600.

[5] Krowka M J, Wiseman G A, Burnett O L, et al. Hepatopulmonary syndrome: a prospective study of relationships between severity of liver disease, PaO_2 response to 100% oxygen, and brain uptake after ^{99m}Tc-MAA lung scanning[J]. Chest, 2000, 118(3): 615-624.

[6] Pouriki S, Alexopoulou A, Chrysochoou C, et al. Left ventricle enlargement and increased systolic velocity in the mitral valve are indirect markers of the hepatopulmonary syndrome[J]. Liver Int, 2011, 31(9): 1388-1394.

[7] Rodríguez-Roisin R, Krowka M J. Hepatopulmonary syndrome—a liver-induced lung vascular disorder[J]. N Engl J Med, 2008, 358(22): 2378-2387.

[8] Schenk P, Fuhrmann V, Madl C, et al. Hepatopulmonary syndrome: prevalence and predictive value of various cut offs for arterial oxygenation and their clinical consequences[J]. Gut, 2002, 51(6): 853-859.

[9] Schenk P, Schöniger-Hekele M, Fuhrmann V, et al. Prognostic significance of the hepatopulmonary syndrome in patients with cirrhosis[J]. Gastroenterology, 2003, 125(4): 1042-1052.

[10] Swanson K L, Wiesner R H, Krowka M J. Natural history of hepatopulmonary syndrome: Impact of liver transplantation[J]. Hepatology, 2005, 41(5): 1122-1129.

[11] Zhang Z J, Yang C Q. Progress in investigating the pathogenesis of hepatopulmonary syndrome[J]. Hepatobiliary Pancreat Dis Int, 2010, 9(4): 355-360.

[12] 张大志.肝肺综合征的诊断与治疗[J].中华肝脏病杂志,2009,17(4):256-257.

[13] Fussner L A, Krowka M J. Current approach to the diagnosis and management of portopulmonary hypertension[J]. Curr Gastroenterol Rep,2016,18(6):29.

[14] Chang C C,Chuang C L,Lee F Y,et al. Sorafenib treatment improves hepatopulmonary syndrome in rats with biliary cirrhosis[J]. Clin Sci(Lond),2013,124(7):457-466.

[15] Velthuis S,Buscarini E,Gossage J R,et al. Clinical implications of pulmonary shunting on saline contrast echocardiography[J]. J Am Soc Echocardiogr,2015,28(3):255-263.

[16] Krowka M J, Fallon M B, Kawut S M, et al. International Liver Transplant Society Practice Guidelines: Diagnosis and Management of Hepatopulmonary Syndrome and Portopulmonary Hypertension[J]. Transplantation,2016,100(7):1440-1452.

第六节 水、电解质紊乱及酸碱失衡

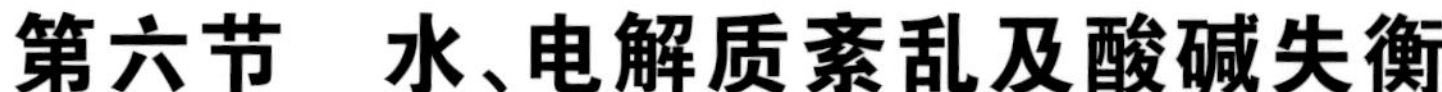

宋建新 邢铭友

肝脏是人体重要的代谢器官,对水、电解质及酸碱平衡有重要的调节作用。重型肝炎发生时,可导致水、电解质代谢异常及酸碱平衡紊乱,容易导致患者病情加重,甚至造成患者死亡。正确处理重型肝炎并发的水、电解质代谢异常及酸碱平衡紊乱,对于机体内环境的稳定,提高重型肝炎患者的生存率非常重要。

一、重型肝炎的水代谢异常

重型肝炎所致的肝衰竭及肝硬化基础,经常伴发门静脉高压,入肝血流减少,门体分流增加,导致门静脉所属内脏充血,静脉压增高促使腹水形成;门静脉高压致使肝窦间隙压力增高,肝窦内液体大量流入窦周间隙,超过淋巴回流的代偿能力,淋巴液从肝脏表面和肠道表面渗入腹腔,参与了腹水形成。另外,肝细胞受损后合成蛋白的能力下降,降低了血浆胶体渗透压,也使液体进一步渗出形成腹水。

重型肝炎所致的肾脏血流动力学改变对机体的水代谢也有重要影响。随着腹水的形成和门静脉高压的进展,机体有效循环血量持续减少,直接导致肾脏血流量和肾脏灌注压下降,激活肾素-血管紧张素-醛固酮系统(RAAS),促进水钠潴留,另外,循环血量的不足促进抗利尿激素(ADH)分泌增加,促进了水钠的重吸收,同时,肝细胞受损时肝脏对醛固酮、ADH 的降解能力下降,进一步加重了水钠代谢紊乱的程度。

重型肝炎所致的水代谢异常最常表现的形式就是腹水形成,同时伴有体重增加。随着水代谢障碍进一步加重,患者可出现腹胀、尿量减少、下肢水肿、腹水,可并发自发性腹膜炎,出现发热、腹痛等症状。持续加重的腹水还可以诱发肝肾综合征、肝肺综合征甚至高血容量综合征。

二、重型肝炎的电解质代谢异常

1. 低钠血症

重型肝炎所致的血钠代谢异常主要表现为低钠血症,血清钠浓度低于 135 mmol/L,但是,患者体内总钠量可减少、正常甚至增加,低钠血症与水钠潴留常同时存在,表现为稀释性低钠血症。

低钠血症的发生可能与下列因素有关:①重型肝炎患者食欲减退、厌食或禁食、限钠等因素使钠摄入不足;②患者频繁恶心、呕吐、腹泻,加上利尿剂的使用及放腹水等,加重了钠的丢失;

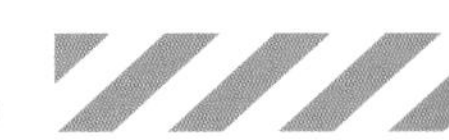

③重型肝炎患者合并低钾碱中毒时，细胞内钾向细胞外移动，同时细胞外钠向细胞内移动，导致低钠血症；④重型肝炎时肝脏灭活 ADH 的能力降低，血中 ADH 增多，增强了肾小管对水的重吸收，加重水潴留，是形成稀释性低钠血症的主要原因，RAAS 的激活加重了水钠潴留，也加重了稀释性低钠血症。

低钠血症时由于细胞外液渗透压下降，水向细胞内移动，引起细胞水肿，尤其是脑细胞水肿，主要表现为神经系统症状。由于低钠血症进展缓慢，其症状往往被原发病掩盖，患者可有乏力、恶心、呕吐、嗜睡等。如果血钠水平在短期内急剧下降至 125 mmol/L 以下，或血钠浓度下降速度大于 0.5 mmol/(L・h)时，可出现急性低钠综合征，患者表现为头痛、抽搐、昏迷、低血压、脉搏细弱、心动过速、尿少甚至呼吸停止和死亡等，发生脑疝时可出现相应的神经定位体征。

2. 高钠血症

血清钠浓度高于 150 mmol/L 时，称为高钠血症。

高钠血症可以表现为细胞外液减少的高钠血症、细胞外液增多的高钠血症和原发性高钠血症。一般来讲，重型肝炎患者高钠血症比较少见，主要是由短时间补钠过多而水分补充相对不足所致，往往见于输注高浓度碳酸氢钠或氯化钠者。患者喝水减少、呕吐、腹泻或消化道引流等导致液体丢失过多也会加重高钠血症。

高钠血症发生时，患者表现为口渴、乏力、尿少、皮肤弹性变差、眼窝深陷等，脱水严重时，可出现高热、狂躁、幻觉、谵妄甚至昏迷。

3. 低钾血症

血清钾浓度低于 3.5 mmol/L 时，称为低钾血症。重型肝炎患者整个病程中均可出现低钾血症，以早中期更为常见。

低钾血症的发生与下列因素有关：①重型肝炎患者长期食欲不佳或厌食，通过食物摄入钾量减少；②患者频繁呕吐、腹泻或大量放腹水以及大量使用排钾利尿剂，导致钾丢失过多；③重型肝炎伴腹水形成时，有效循环血量减少，可反射性引起醛固酮分泌增加，加上重型肝炎时肝脏对醛固酮的灭活能力减弱，使血中醛固酮增多，钾随尿液排出增加；④重型肝炎所致的碱中毒发生时，会促进细胞外钾向细胞内转移从而加重低钾血症。

低钾血症主要累及心脏和肌肉。临床表现和低钾血症的严重程度，主要取决于低钾血症发生的速度。早期表现为肌无力，常由双下肢开始，后延及双上肢，双侧对称，以近端较重，可出现软瘫，以四肢肌肉最为突出，腱反射迟钝或消失。当呼吸肌受累时则可引起呼吸困难或窒息。低钾血症也可引起肠蠕动减弱，轻者食欲减退、恶心、便秘，重者可引起腹胀、麻痹性肠梗阻。心脏受累主要表现为心律失常，包括房性或室性期前收缩、窦性心动过缓、阵发性房性心动过速或交界性心动过速甚至心室颤动。心电图表现为 T 波低平，出现明显 U 波、ST 段压低和 QT 间期明显延长，严重者可出现 PR 间期延长、QRS 波增宽、室性心律失常等。

4. 高钾血症

血清钾浓度高于 5.5 mmol/L，即为高钾血症。高钾血症多见于重型肝炎中晚期合并肝肾综合征时。

高钾血症发生机制如下：①重型肝炎合并肝肾综合征时，肾功能障碍导致少尿或尿闭，临床上此原因最为常见；②重型肝炎晚期，患者常常合并代谢性酸中毒，此时细胞外液的 H^+ 进入细胞内，而细胞内的钾向细胞外释放，导致高钾血症发生；③医源性因素，患者长期大剂量应用保钾利尿药、输注含钾液体、大量输血均可导致高钾血症。

重型肝炎合并高钾血症患者病情危重，发病迅速。可表现为神志淡漠、感觉异常、四肢无力、肌肉酸痛、腱反射消失、呼吸困难，心血管系统表现为血压下降、心动过缓、心室颤动甚至心搏骤停。典型的心电图改变为 T 波高尖、QT 间期延长、P 波低平至消失、QRS 波逐渐增宽等。

5. 低钙血症

血清钙浓度低于 2.2 mmol/L,称为低钙血症。

低钙血症发生的原因:①重型肝炎时,患者肠道吸收维生素 D 减少,导致钙吸收减少;②重型肝炎时,维生素 D 在肝脏和肾脏羟化障碍,导致维生素 D 生成减少,影响钙的吸收;③重型肝炎合并低镁血症时,甲状旁腺素分泌减少,导致血钙降低。

低钙血症主要表现为神经、肌肉兴奋性增强,易激动、精神紧张、手足抽搐、烦躁不安、腱反射亢进,严重者可以出现癫痫发作等。心电图表现为 QT 间期延长和 ST 段延长,T 波低平或倒置。

6. 镁代谢失调

重型肝炎患者可出现镁代谢失调,血清镁浓度低于 0.75 mmol/L 称为低镁血症,高于 1.25 mmol/L 称为高镁血症。

引起血清镁浓度降低的原因主要是饮食摄入减少和胃肠道丢失过多,醛固酮增多也增加了镁的排出。低镁血症的表现与低钙血症的表现类似,主要是神经、肌肉兴奋性增强,容易与低钙血症混淆。心电图可显示 PR 间期及 QT 间期延长,QRS 波增宽,ST 段下降,T 波增宽、低平或倒置,偶尔出现 U 波,与低钾血症易混淆。

血清镁浓度升高的原因主要是肾功能不全时镁排出减少,补镁过多和严重酸中毒也可导致高镁血症。高镁血症患者的主要症状是神经肌肉兴奋性抑制,出现肌无力、迟缓性麻痹甚至呼吸肌麻痹,神经系统出现嗜睡、昏迷,心脏出现心动过缓、房室传导阻滞等。

7. 磷代谢失调

重型肝炎时血清磷浓度可高可低,常与钙代谢失调密切相关。

低磷血症主要表现为神经系统症状,如精神紧张、易激动、眩晕、忧虑、烦躁不安、肌肉抽搐,严重者可出现昏迷;高磷血症表现与低钙血症相似。

三、重型肝炎的酸碱平衡紊乱

重型肝炎时可发生各种类型的酸碱平衡紊乱,最常见的是碱中毒,包括呼吸性碱中毒和代谢性碱中毒以及二者合并存在,单纯的呼吸性酸中毒和代谢性酸中毒比较少见。重型肝炎患者出现酸碱平衡紊乱的主要原因如下:①重型肝炎时,肝脏血流灌注不足,肝细胞缺氧导致乳酸代谢障碍;②脂肪代谢紊乱,酮体生成过多;③合并感染、肝肾综合征、肝性脑病等并发症时酸碱平衡紊乱加重;④糖代谢紊乱易导致酮症酸中毒;⑤利尿剂的不合理使用加重酸碱平衡紊乱;⑥过多使用谷氨酸钾、谷氨酸钠治疗肝性脑病,引起代谢性酸中毒。

患者的病史和临床表现为判断酸碱平衡紊乱提供了重要线索,血气分析是判断酸碱平衡紊乱类型的决定性依据,血清电解质检查是重要的参考资料。

在判断酸碱平衡紊乱类型时,阴离子间隙(anion gap,AG)有重要的诊断价值。临床上 AG 常用血清中所测得的阳离子总数和阴离子总数之差表示,其简化公式为:$AG=[Na^+]-([Cl^-]+[HCO_3^-])$,正常值为(12±4)mmol/L。AG 不仅可以帮助诊断“潜在性”代谢性酸中毒和区分不同类型代谢性酸中毒,还可以帮助判断特殊类型的混合性酸中毒,且对判断三重酸碱失衡(triple acid-base disorders,TABD)有独特的作用,有时血气分析各项指标均正常,而计算 AG 值是诊断代谢性酸中毒的唯一佐证。除了具有诊断价值外,AG 值也可作为纠酸、补碱时合理用药的参考指标。在重型肝炎中,AG 值的变化还可作为患者并发症的发生和预后判断的一项参考指标,临床观察发现,AG 值显著升高常提示有严重感染、肾功能障碍或严重出血存在,且预后较差。

1. 呼吸性碱中毒

呼吸性碱中毒是指患者过度通气引起的 $PaCO_2$ 下降和 $pH>7.45$,$[HCO_3^-]$ 代偿性下降。呼吸性碱中毒多发生在重型肝炎的早期。

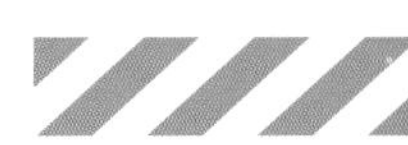

发生呼吸性碱中毒的原因与过度通气有关，如肝衰竭致氨、血管活性多肽等在体内蓄积，兴奋呼吸中枢；胸、腹水使呼吸频率加快；低氧血症兴奋呼吸中枢等。

呼吸性碱中毒的代偿机制如下：CO_2减少，呼吸浅而慢，使CO_2潴留，[H_2CO_3]升高而代偿；当持续较久时，肾脏排出H^+减少，HCO_3^-排出增多，[HCO_3^-]/[H_2CO_3]在低水平达到平衡。

呼吸性碱中毒发生时多数患者有呼吸急促、心率加快的表现，可有眩晕，手、足和口周麻木和针刺感，可发生肌震颤、手足抽搐。抽搐的发生与低钙血症有关，神经系统功能障碍则与碱中毒对脑功能损伤及脑血流减少有关。

呼吸性碱中毒的诊断主要依靠以下几点：①pH在完全代偿时正常，失代偿时升高；②$PaCO_2$降低(通常低于35 mmHg或4.67 kPa)；③[HCO_3^-]代偿性下降，下降的[HCO_3^-]在$0.5\times(40-PaCO_2)\pm2.5$范围内；④AG值可有轻微的增加(<2 mmol/L)；⑤血[Cl^-]可偏高。

2. 代谢性碱中毒

代谢性碱中毒是指细胞外液碱增多或H^+丢失增多而引起的以血浆HCO_3^-增多为特征的酸碱平衡紊乱。

临床上，不恰当应用碱性药物、排钾利尿药、脱水剂、激素等易诱发或加重代谢性碱中毒。重型肝炎患者消化道症状重，食欲减退、呕吐、腹泻等也是代谢性碱中毒发生的原因之一。

代谢性碱中毒的代偿机制如下：体内碱性物质增多，缓冲系统即刻将强碱转化为弱碱，使HCO_3^-消耗，而H_2CO_3增加；抑制呼吸中枢，肺通气减少，CO_2潴留，HCO_3^-代偿性增加；肾碳酸酐酶活力减弱而H^+形成和排泌减少，$NaHCO_3$重吸收也减少，使[HCO_3^-]/[H_2CO_3]代偿性恢复到20∶1，pH正常。

轻度代谢性碱中毒患者通常无明显临床症状，严重时可出现许多功能紊乱。①中枢神经系统功能改变：患者可有烦躁不安、精神错乱、谵妄、意识障碍等。②呼吸浅慢，低氧血症：脑组织对缺氧特别敏感，因而神经症状最早出现。③低钙血症和神经、肌肉组织应激性增高：表现为腱反射亢进，面部和肌肉抽动、四肢抽搐。④低钾血症：可引起神经、肌肉症状和心律失常。

根据血清pH、$PaCO_2$、[HCO_3^-]、电解质(主要是K^+和Cl^-)、有效循环血量和原发病的临床表现，不难做出代谢性碱中毒的诊断，还应根据尿液[Cl^-]将代谢性碱中毒分为两类，以指导治疗。①氯反应性代谢性碱中毒：补充氯化钠可纠正碱中毒，表明机体缺乏Cl^-，尿液[Cl^-]<10 mmol/L。②氯抵抗性代谢性碱中毒：补充氯化钠不能纠正碱中毒，尿液[Cl^-]>20 mmol/L。

3. 呼吸性碱中毒合并代谢性碱中毒

呼吸性碱中毒合并代谢性碱中毒多发生在重型肝炎的早期，多无明显并发症，患者往往在呼吸性碱中毒的基础上合并代谢性碱中毒，也可在代谢性碱中毒的基础上合并呼吸性碱中毒。

由于呼吸性因素和代谢性因素均朝碱性方面变化，$PaCO_2$降低，血浆[HCO_3^-]升高，两者之间不易代偿，预后较差。

其诊断要点如下：①血pH明显升高；②$PaCO_2$降低；③[HCO_3^-]升高，其值应大于$0.5\times(40-PaCO_2)+2.5$；④低钾血症和低氯血症较常见。

4. 呼吸性碱中毒合并代谢性酸中毒

呼吸性碱中毒合并代谢性酸中毒较为少见。合并的代谢性酸中毒可分为3种：①AG值正常型(高氯性酸中毒)，多见于长期腹泻、合并肾小管酸中毒及大量输入生理盐水的患者；②AG值升高型(正常血氯性酸中毒)，见于合并肝肾综合征、乳酸性酸中毒和酮症酸中毒的患者；③混合型(高AG合并高血氯型)，主要见于严重腹泻伴乳酸或酮症酸中毒的患者。

呼吸性碱中毒合并代谢性酸中毒时，诊断要点如下：①血pH变动不大，正常、略高或略低；②$PaCO_2$降低，且小于$1.5\times$[HCO_3^-]$+6$或[HCO_3^-]在$24-(40-PaCO_2)\times0.5\pm2.5$范围内；③AG值可正常或升高，常升高。若升高的血[Cl^-]值等于[HCO_3^-]下降值，则诊断为AG值正常型代谢性酸中毒；若升高的AG值与下降的[HCO_3^-]值相等，则可诊断为AG升高型代谢性酸中毒;若升高的 AG 值等于[HCO_3^-]和[Cl^-]下降之和,则诊断为混合型代谢性酸中毒。

5. 代谢性碱中毒合并代谢性酸中毒

代谢性碱中毒合并代谢性酸中毒在重型肝炎患者中并不少见,主要见于已存在乳酸性酸中毒或酮症酸中毒,伴有频繁呕吐或不适当使用碱性药物的患者。

由于导致[HCO_3^-]升高和降低的原因同时存在,彼此互相抵消。患者血 pH 与[HCO_3^-]值可正常、升高或降低,取决于两种失衡的相对严重程度;AG 升高值大于[HCO_3^-]下降值或 AG 值大于 35 mmol/L。

6. 呼碱型 TABD

呼碱型 TABD 是指呼吸性碱中毒、代谢性碱中毒和代谢性酸中毒三种酸碱平衡紊乱并存于同一患者体内,是一种严重的酸碱平衡紊乱,多发生于重型肝炎晚期,病死率高。

呼碱型 TABD 的特点如下:①血 pH 取决于三种原发酸碱平衡紊乱的相对严重程度,可以正常、升高或降低,常偏高;②$PaCO_2$降低,其值小于 $1.5\times[HCO_3^-]+6$;③[HCO_3^-]可升高、正常或降低;④AG 值显著升高,且 AG 升高值大于[HCO_3^-]降低值;⑤血[Cl^-]常低于正常。

7. 其他类型酸碱平衡紊乱

重型肝炎患者亦可并发代谢性酸中毒、代谢性酸中毒合并呼吸性酸中毒、呼酸型 TABD 等类型酸碱平衡紊乱。

单纯代谢性酸中毒是指原发性 HCO_3^- 减少而导致动脉血 pH<7.35,$PaCO_2$代偿性下降,典型表现为呼吸变得深快,称为 Kussmaul 呼吸,呼吸肌收缩明显,呼出气体带有酮味,面颊潮红,心率加快,血压常偏低,可出现腱反射减弱或消失、神志不清或昏迷。代谢性酸中毒合并呼吸性酸中毒多由于呼吸性因素和代谢性因素均朝酸性方向变化,因此 HCO_3^- 减少时呼吸不能代偿,$PaCO_2$增多时肾脏也不能代偿,两者不能互相代偿,呈严重失代偿状态,pH 明显降低,并形成恶性循环。呼酸型 TABD 患者 $PaCO_2$ 明显增高,[HCO_3^-]一般也升高,AG>16 mmol/L,[Cl^-]明显降低。

上述类型酸碱平衡紊乱在重型肝炎患者中,发生率极低。一旦发生,应积极采取相应治疗,使血 pH 很快恢复到安全范围。在针对各种单纯性酸碱平衡紊乱采取相应治疗的同时,应注意各种治疗之间的相互影响,避免在纠正一种酸碱平衡紊乱的同时引起或加重另一种酸碱平衡紊乱。

重型肝炎患者水、电解质代谢异常及酸碱平衡紊乱发病率较高,可出现在疾病的各个时期,往往导致患者病情加重和复杂化,甚至造成死亡。因而,对重型肝炎患者,应严密监视心、肺、肾、循环功能和体重的变化,定期检查 K^+、Na^+、Cl^-、二氧化碳结合力(carbon dioxide combining power,CO_2CP)、尿素氮、肌酐、pH 和动脉血气分析等指标,详细记录患者的液体出入量。在诊疗过程中,还应做到详细分析病史、临床表现和实验室检查结果,做到正确诊断、早期防治。

重型肝炎水、电解质代谢异常及酸碱平衡紊乱的治疗,请参照本书重型肝炎并发症的治疗章节。

参考文献

[1] 宁琴. 乙型肝炎重症化基础与临床[M]. 武汉:华中科技大学出版社,2014.

[2] 王家騳,李绍白. 肝脏病学[M]. 3 版. 北京:人民卫生出版社,2013.

[3] 顾长海,王宇明. 肝功能衰竭[M]. 北京:人民卫生出版社,2002.

[4] 王建枝,钱睿哲. 病理生理学[M]. 9 版. 北京:人民卫生出版社,2018.

[5] 王迪浔,金惠铭. 人体病理生理学[M]. 2 版. 北京:人民卫生出版社,2002.

[6] Bonavia A,Singbartl K. Kidney injury and electrolyte abnormalities in liver failure[J]. Semin Respir Crit Care Med,2018,39(5):556-565.

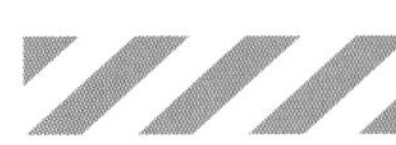

[7] Jiménez J V, Carrillo-Pérez D L, Rosado-Canto R, et al. Electrolyte and acid-base disturbances in end-stage liver disease: a physiopathological approach[J]. Dig Dis Sci, 2017, 62(8): 1855-1871.
[8] Drolz A, Horvatits T, Roedl K, et al. Acid-base status and its clinical implications in critically ill patients with cirrhosis, acute-on-chronic liverfailure and without liver disease [J]. Ann Intensive Care, 2018, 8(1): 48.
[9] Maher S Z, Schreibman I R. The clinical spectrum and manifestations of acute liver failure[J]. Clin Liver Dis, 2018, 22(2): 361-374.
[10] Scheiner B, Lindner G, Reiberger T, et al. Acid-base disorders in liver disease[J]. J Hepatol, 2017, 67(5): 1062-1073.

第七节　其他并发症

黄加权

一、内毒素血症

(一)内毒素代谢及生物学活性

内毒素对机体的影响非常广泛,其构成与细胞壁成分的肽聚糖很相似,生物活性也极为复杂。它们均为细菌细胞的表层物质,有许多共同的生物活性,如能引起机体炎症反应,但内毒素正如它的名称一样,可引起比肽聚糖更强的急性毒性反应,即损伤性反应。大多数内毒素反应为非特异性炎症反应,实质上是机体的防御反应,亦可进一步发展为如内毒素休克这样的严重情况,破坏机体内环境的稳定,使防御反应转为损伤性反应。关于内毒素反应的报道内容极其丰富,相互矛盾的实验报道也不少,下面就内毒素代谢及生物学活性做介绍。

1. 内毒素的结构

革兰阴性杆菌细胞壁最外层有外膜结构,一般由脂多糖(LPS)、数种外膜蛋白质、磷脂和金属离子组成,因此,革兰阴性杆菌感染容易引起内毒素血症。少量的内毒素即可引起机体极为复杂的反应是内毒素的重要生物学特征。脂多糖是由多糖和类脂 A 两大部分组成的,类脂 A 是脂多糖的毒素活性中心。

2. 内毒素的生物活性

内毒素的生物活性多种多样,参与了机体的众多病理生理反应过程,主要包括以下几个方面:①激活中性粒细胞、单核-巨噬细胞、内皮细胞等,合成及释放一系列炎症介质(如 TNF-α、IL-1 等)、蛋白酶类等,介导体内多种组织、细胞损伤;②促进血小板凝集,激活凝血、纤溶系统,从而触发弥散性血管内凝血(disseminated intravascular coagulation, DIC);③通过激活补体、促进 B 淋巴细胞分裂、诱导干扰素产生等来影响免疫系统;④引起机体的一系列病理生理改变,如发热、低血压、高代谢和局部过敏反应、全身性施瓦茨曼(Shwartzman)反应等。这些效应主要是通过脂多糖与细胞表面的受体结合后激活相关信号转导通路而产生的。

3. 内毒素代谢与机体防御

机体防御系统主要由天然免疫系统和获得性免疫系统组成。天然免疫细胞受内毒素等病原体特定成分刺激后,能够分泌细胞因子并在细胞表面表达共刺激分子,从而形成激活抗原特异性 T 淋巴细胞的第二刺激信号,促使 T 淋巴细胞活化,产生特异性细胞免疫。特异性免疫反过来又可以加强天然免疫,从而有效抵抗病原体感染。革兰阴性杆菌感染时,作为感染危险信号的内毒素,同时也是最主要的机体防御应答诱导剂。内毒素在机体内的代谢过程主要包括内毒素的释放和移位、内毒素的消除和解毒。机体防御系统对内毒素产生应答时,天然免疫系统发挥着重要作用。先天性免疫应答过程包括肠道黏膜屏障抑制肠道内毒素移位;清道夫受体(scavenger receptor,SR)等介导巨噬细胞识别、吞噬、清除内毒素;肝脏 Kupffer 细胞清除内毒素;杀菌性/通透性增加蛋白(bactericidal/permeability increasing protein,BPI)等中和内毒素等。适应性免疫应答过程包括免疫细胞对特异性抗原识别并产生特异性抗体和细胞因子。免疫细胞对 LPS 的应答涉及多个辅因子,包括 Toll 样受体 4(TLR4)、髓样分化因子 2(MD2;也称为 LY96)、CD14 和 LPS 结合蛋白(LBP),这些因子会激活许多下游细胞内信号通路(包括 IL-1 受体相关激酶(IRAK)和肿瘤坏死因子(TNF)受体相关因子(TRAF)家族成员的通路),最终导致丝裂原活化蛋白激酶(MAP3K)活化,进而激活转化生长因子激酶 1(TAK1;也称为 MAP3K7)、干扰素调节因子(IRFs)以及核因子 κB(NF-κB)途径。最后,这些途径的激活触发相关基因转录,进而发挥清除机体内毒素血症的作用。

1)内毒素的释放

内毒素是革兰阴性杆菌细胞壁的成分之一,由菌体自溶或被裂解时释放,但这并非细菌释放内毒素的唯一途径。在革兰阴性杆菌生长繁殖过程中,内毒素也不断从细胞壁上脱落下来并释放到周围的介质中去。内毒素存在极为广泛,即使在营养物质贫乏的生理盐水中,细菌也能生长,而内毒素性质比较稳定,例如,100 ℃时 1 h 内毒素尚不能被破坏,必须加热至 160 ℃ 2~4 h,或用强酸、强碱或强氧化剂加温煮沸 30 min 才能被灭活。

2)内毒素的移位

肠道中寄存着数目庞大、种类繁多的细菌,其中大肠埃希菌等革兰阴性杆菌不断向肠腔中释放内毒素,因此,肠腔不仅是储菌所,也是内毒素库。理论上,肠腔中内毒素含量足以导致宿主死亡,但由于肠黏膜具有良好的屏障功能,所以实际上,生理情况下仅有少量内毒素向肠外移位,而且这些移位进入宿主体内的内毒素很快被肝脏所破坏。但是,当化疗、休克引起的缺血缺氧,严重创伤,烧伤时的应激等因素导致肠黏膜屏障功能受损时,内毒素通过受损的肠黏膜屏障向周围组织器官或血液中移位,其移位途径如下:①经门静脉、肝脏进入体循环;②经肠道淋巴管进入淋巴系统;③穿过肠壁进入腹膜腔进而入血。肠道细菌、呼吸道细菌等产生的内毒素引起的内毒素血症,称为内源性内毒素血症;创面感染灶或体内感染灶的内毒素也可以向血液中移位,来自感染灶的内毒素、输注被内毒素等污染的液体引起的内毒素血症,称为外源性内毒素血症。

3)内毒素的清除与解毒

生理情况下,虽有少量内毒素不断向肠外移位,经门静脉进入肝内,但并不引起内毒素血症;轻度革兰阴性杆菌感染时,细菌不断向组织或血液中释放内毒素,但并不引起强烈的炎症反应。以上情况均有赖于机体内存在有效的内毒素清除与解毒机制。肝脏是清除内毒素的主要器官,脾、肠也是清除内毒素的重要器官;机体内的脂蛋白、阳离子抗菌肽(CAP)、酰基羧酸水解酶(AOAH)及抗内毒素抗体等均是重要的清除内毒素的物质。

(1)肝脏:肝脏中多种细胞在内毒素清除中起作用。肝脏中的细胞,包括 Kupffer 细胞、肝窦内皮细胞(LSEC)和星状细胞,是抵御血源性细菌感染的第一道防线。Kupffer 细胞清除细菌和可溶性细菌产物的吞噬能力,需要通过模式识别受体来实现。在内毒素血症和败血症期间,中性粒细胞通过 Kupffer 细胞分泌的趋化因子迁移到肝窦并在肝窦中积聚。然后中性粒细胞和血小板相互作用,促进中性粒细胞捕获并消除微生物及内毒素等细菌产物。此外,Kupffer 细胞通过清道夫受体(如 SR-A)吸收大多数游离的或与脂蛋白结合的 LPS,并由 Kupffer 细胞产生的酰基羧酸水解酶对其进行灭活。LPS 结合蛋白将 LPS 转移到 CD14,从而促进 LPS 和吞噬细胞表面 TLR4 之间相互作用,以去除 LPS 并启动促炎性级联反应。而肝网状内皮系统

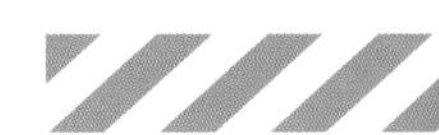

也可快速有效地捕获并消除细菌及其代谢产物。

(2)脾脏:脾脏内含有约全身15%的定居组织内的单核-巨噬细胞,而单核-巨噬细胞是重要的内毒素清除细胞。当内毒素经静脉进入机体后,除在肝脏聚集外,大量内毒素也能在脾脏迅速聚集并被摄入单核-巨噬细胞内,因此脾脏同样是重要的内毒素清除器官。其清除作用除表现在其直接作用外,更重要的是脾脏内的单核-巨噬细胞是肝 Kupffer 细胞的前体细胞,对肝脏的内毒素清除具有非常大的影响。此外,脾脏中还含有固有免疫激活作用的特殊 B 淋巴细胞,这种细胞可有效吞噬细菌及其毒素并抑制细胞因子释放。

(3)肠道:肠道清除内毒素的机制与肠绒毛顶端的上皮细胞有关。通常情况下,向肠道内注入内毒素,肠腔内的内毒素并不进入肠上皮细胞,但经静脉注入内毒素后,内毒素可能进入肠上皮细胞内。因此,内毒素可能通过内毒素识别受体的方式和(或)简单扩散的方式进入肠上皮细胞。静脉内的内毒素进入肠上皮细胞的途径可能有两条:①从固有层巨噬细胞中移位至肠上皮细胞基底侧,并从该侧进入肠上皮细胞;②在内毒素作用下,肠固有层巨噬细胞、肠上皮细胞释放大量一氧化氮及氧自由基,造成肠固有层微血管损伤,通透性增加,内毒素渗出血管外并最终移位至肠上皮细胞内。肠绒毛顶端的肠上皮细胞具有更强摄取内毒素的能力,因而内毒素可以从隐窝开始,沿着肠绒毛移动,最终到达绒毛顶端的肠上皮细胞内。摄取了内毒素的绒毛顶端肠上皮细胞脱落,同时将内毒素带入肠腔,从而构成了内毒素的有效清除机制之一。

(4)血浆脂蛋白:血浆脂蛋白在内毒素解毒机制中发挥重要作用,其中脂多糖结合蛋白(lipopolysaccharide binding protein,LBP)和高密度脂蛋白(high density lipoprotein,HDL)发挥主要作用。内毒素进入血液后,数分钟之内便有一半因与循环池或边缘池的白细胞结合而被清除,其余残留的内毒素则与血浆脂蛋白等迅速结合而被灭活。在血浆脂蛋白中和内毒素时,HDL 起着最主要的作用,与其结合的内毒素达到了总量的50%以上,因而研究 HDL 的中和内毒素作用具有重要意义。

(5)阳离子抗菌肽:阳离子抗菌肽是天然免疫系统进化过程中的一个古老的成分,包括BPI、Cathelicidin、乳铁蛋白、防御素等多种物质,既具有抗革兰阴性杆菌活性,又具有结合内毒素的能力。阳离子抗菌肽主要出现在哺乳动物的皮肤、消化道、呼吸道等经常与病原体接触的部位,在血液、分泌液及中性粒细胞颗粒中固有表达或受病原体及其产物诱导而表达。阳离子抗菌肽具有两种类型的三维结构:一种是 α 螺旋,具有此类结构的分子包括 Cathelicidin 和乳铁蛋白等;另一种是 β 折叠,主要包括哺乳动物 α 和 β 防御素等。

(6)酰基羧酸水解酶(AOAH):AOAH 是白细胞产生的一种相对分子质量为 52000～60000 的糖蛋白,由 50000 的大亚基和 14000～20000 的小亚基组成,大、小亚基之间由二硫键共价连接。AOAH 作为一种水解内毒素的脂肪酶,能够选择性地水解脂质 A 的次级酰基链。在水解内毒素时,AOAH 的大、小亚基均起着重要作用,二者缺一不可。除了能够直接灭活内毒素外,AOAH 水解内毒素后形成的去酰基化内毒素,也参与了 AOAH 对内毒素的解毒机制,该物质能够在细胞外积聚并抑制内毒素诱导的炎症反应,但由于局部浸润的白细胞产生、分泌的数量有限,因而对内毒素的解毒作用也是有限的。

(7)抗内毒素抗体:机体对内毒素做出应答时,一方面触发炎症反应,另一方面产生或激活能够清除、灭活内毒素的特异性多糖类物质,其中包括抗菌体特异性多糖抗体和抗核心多糖抗体。两种抗体与内毒素结合后,再与细胞膜上的 Fc 受体结合,介导内毒素内源化,从而使内毒素在细胞内灭活。抗内毒素抗体也能干扰内毒素与 LBP 结合,从而阻止 LBP 将内毒素转运。

4)机体防御系统的抑制作用

在机体防御系统中,对肠道内毒素移位起抑制作用的成分包括肠黏膜机械屏障、肠黏膜免疫屏障、肠道正常菌群以及肝脏的肝细胞和 Kupffer 细胞,其中肠黏膜机械屏障、肠黏膜免疫屏障、肝细胞和 Kupffer 细胞起着直接抑制作用,而正常菌群则起着间接抑制作用。肠道是巨大的“内毒素库”,特殊的解剖部位决定了肠黏膜必须是一道有效的防御屏障。肠黏膜屏障由黏膜上皮细胞形成的机械屏障和分泌型 IgA(secretory IgA,sIgA)等形成的免疫学屏障组成。

(1)肠黏膜机械屏障:肠上皮细胞及细胞间紧密连接形成的黏膜机械屏障,是防御肠腔内毒素移位的一道重要屏障,保持其完整性是其发挥防御作用的重要保证。在严重创伤、烧伤、感染时,体液大量丢失,血容量不足,导致机体缺血缺氧。为维持血压、保证心脑等重要器官的血液供应,内脏血管代偿性收缩,其中胃肠缺血缺氧时间较其他器官更长,即使休克患者经液体复苏血流动力学恢复正常后,胃肠道仍处于隐匿性休克状态。因此,当肠壁微血管恢复灌流时,肠发生缺血再灌注损伤,肠上皮细胞产生大量的活性氧等介质,导致肠上皮细胞凋亡、细胞间紧密连接被破坏,肠黏膜通透性因而迅速增加,机械屏障功能削弱,从而促使肠腔内的内毒素经肠壁吸收并向肠外组织移位。

(2)肠黏膜免疫学屏障:防御肠道病原体和内毒素入侵的重要防线,sIgA 在肠道黏膜免疫中发挥重要作用。sIgA 是保护肠黏膜的一个重要成分,既能阻止肠腔内细菌在黏膜表面定植,又能中和内毒素。有研究发现,在肠黏膜遭受 O157 大肠埃希菌感染时,抗内毒素核心多糖的特异性 sIgA 分泌增加,恢复期患者表现得尤为明显,提示 sIgA 对防止内毒素向机体内转移具有保护性作用。

另外,有研究提示一氧化氮在肠黏膜局部形成的氧化屏障具有防止内毒素移位的作用。生理条件下,诱导型一氧化氮合酶(iNOS)仅在呼吸道上皮组织、妊娠子宫及回肠黏膜等少数部位表达。但在内毒素的诱导下,正常的结肠上皮细胞也表达 iNOS 并催化合成一氧化氮,在局部形成氧化屏障,从而防止结肠细菌移位,也间接防止了内毒素的移位。

(3)肠道正常菌群形成的细菌学屏障:生理条件下,肠道菌群之间形成了一个相对平衡的微生态系统。菌群在肠腔内的分布具有如下规律:深层紧贴肠黏膜表面,寄生着厌氧性双歧杆菌和乳酸杆菌,这些厌氧菌被糖被膜包被,比较稳定,被称为膜菌群;中层为类杆菌、消化链球菌、韦荣球菌和优杆菌;表层是大肠埃希菌和肠球菌,能在肠腔中游动,被称为腔菌群。各层菌群之间相互拮抗,相互协同,保持着动态平衡,其中厌氧性的膜菌群是机体一道十分重要的天然防御屏障,能够阻止大肠埃希菌等条件致病菌在黏膜上定植,也能抑制条件致病菌过度繁殖。

肠道菌群微生态系统是一个十分敏感的系统,在严重应激或长期全身给予大剂量广谱抗生素等情况下,膜菌群厌氧菌数量明显减少,大肠埃希菌等条件致病菌大量繁殖并不断向肠腔中释放内毒素,由于膜菌群防御功能明显下降,这些条件致病菌得以定植于肠黏膜,导致肠黏膜屏障受损,继而发生肠道细菌、内毒素移位。

(4)肝脏的清除作用:正常情况下,肝脏也是防止内毒素移位的重要屏障之一,经门静脉进入肝脏中的少量内毒素能被肝细胞及 Kupffer 细胞清除。在应激等情况下,不仅肝细胞功能受损,对内毒素的解毒能力降低,而且门静脉与腔静脉之间侧支循环形成,导致内毒素从肝脏溢出进入体循环。吸收入血的内毒素,反过来又可以加重肠黏膜上皮细胞及肠壁微血管内皮细胞的损害,形成恶性循环。

(5)几种重要细胞对内毒素的识别:机体防御系统对内毒素产生应答时,发挥主要作用的是天然免疫系统。病原体中可被受体识别的保守结构称为模式识别分子(PAMPs),包括革兰阴性杆菌的内毒素,革兰阳性球菌的肽聚糖、脂磷壁酸等细胞壁成分,以及革兰阴性杆菌、革兰阳性菌的 DNA 等。各种模式识别分子虽然化学结构不同,但它们具有相似的特点:其特征性结构在不同类型的病原体中相对恒定保守;由病原体产生,宿主体内无这些分子;一般为病原体存活或致病所必需,若发生突变,将使病原体死亡或丧失致病性。天然免疫系统中能够识别这些分子的受体称为模式识别受体(pattern recognition receptor,PRR),但在识别内毒素时,不同种类的细胞间存在着一定的差别。

①单核-巨噬细胞:单核-巨噬细胞在多种细胞因子的作用下可以迅速积聚在肝损伤部位并

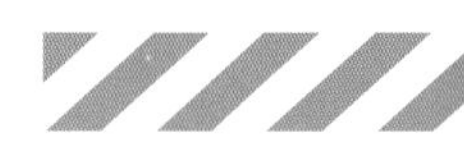

促进炎症发生。同时还可以促进受损肝细胞的恢复。

②Kupffer 细胞：Kupffer 细胞是肝脏吞噬、清除内毒素的主要细胞，也是肝内定居数量最多的巨噬细胞。在生理条件下，虽然仍有少量细菌及内毒素经门静脉进入肝内，但 Kupffer 细胞能将之清除。Kupffer 细胞通过清道夫受体（如 SR-A）吸收大多数游离的或与脂蛋白结合的 LPS，并由 Kupffer 细胞产生的 AOAH 对其进行灭活。此外，Kupffer 细胞通过分泌细胞因子，促进中性粒细胞和血小板相互作用，促进中性粒细胞胞外陷阱的释放，从而达到消除微生物及内毒素等细菌产物的作用。

③中性粒细胞：中性粒细胞通过细胞间黏附分子 1（intercellular adhesion molecule 1，ICAM1）和淋巴细胞功能相关抗原 1（lymphocyte function associated antigen 1，LFA1）相互作用，形成中性粒细胞胞外陷阱（neutrophil extracellular trap，NET）或吞噬作用以及免疫介导的肝细胞损伤（TNF 诱导的凋亡），来促进机体的抗菌防御作用。

④内皮细胞：内毒素血症时，病原体通过 PAMPS/DAMPS 与血管内皮细胞表面的 TLR+TREM-1 受体结合，进而激活下游的 COX2 或 MAPKs 及其转录因子，以促进 NF-κB 的合成和释放，使内皮细胞表达黏附分子并促进多种炎症因子的释放，以产生细胞损伤效应。

⑤ 肠上皮细胞：肠上皮细胞始终与细菌及其产物发生持续表达性接触，这些细菌及其产物能够刺激其他类型的细胞并诱发炎症反应，但并不诱导肠上皮细胞产生防御反应，这一特点对于结肠上皮细胞来说尤为重要。若结肠上皮细胞能够对肠道正常菌群产生反应，则会对机体造成不良影响。但是这并不意味着肠上皮细胞是免疫缺陷细胞，当遭受致病菌及其产物侵袭时，肠上皮细胞能够产生正常的应答反应。

4. 内毒素与失控性炎性反应

失控性炎症反应（uncontrolled inflammatory response）与长期以来一直使用的感染（infection）、菌血症（bacteremia）、败血症（septicemia）、脓毒症（sepsis）、全身炎症反应综合征（systemic inflammatory response syndrome，SIRS）、代偿性抗炎反应综合征（compensatory anti-inflammatory response syndrome，CARS）等名词相关，但又有着本质的区别。失控性炎症反应包括 SIRS、CARS 和混合性抗炎反应综合征（MARS）等多个动态过程，目前临床上许多疾病的发生及发展与之息息相关。失控性炎症反应是目前临床上常见的病理现象，是创伤后并发症发生及发展的重要机制。脂多糖是常见的诱导失控性炎症反应的主要因素之一。单核-巨噬细胞表面脂多糖相关受体是机体识别并启动炎症反应的始动因素，是诱导失控性炎症反应的关键环节之一。

失控性炎症反应这一概念以炎症反应紊乱为基础，强调了机体致炎/抗炎机制平衡的重要性，改变了过去只重视促炎因子致病作用的局限性。现认为，在 SIRS 和多器官功能障碍综合征（MODS）发生及发展过程中起主导作用的是机体对致炎因素的反应。这一概念比以往更注重炎症发展全过程的动态变化。以此可以将 MODS 的发生分为两种类型：一期速发型 MODS 是指原发急症发病 24 h 后有两个或更多的器官系统同时发生功能障碍。所以此型 MODS 进展很快，例如，直接发生肺挫伤后，迅速出现其他器官功能障碍。二期迟发型 MODS 是指先发生一个重要系统或器官的功能障碍，常为心血管、肾或肺的功能障碍，经过一段近似稳定期，随后发生多器官系统的功能障碍。

失控性炎症反应实际上是一种介质病，主要是由细胞因子连锁反应所致。内毒素被认为是这个连锁反应中最重要的诱发因素，可称为连锁反应的“扳机”。内毒素的致炎症作用主要是通过 PAMPs 与 PRRs 介导的，PAMPs 能激发机体细胞因子（如 IL-1、TNF-α 等）及其他活性分子的合成，形成细胞因子网络，对感染的发生及发展具有十分重要的作用。细胞因子的过度活化可引起脓毒败血症休克，是细菌感染患者死亡的首要原因。据此，PRRs 在天然免疫和炎症反应中居于重要地位，机体能通过 PRRs 区别病原体与自身组织，这是免疫反应的特征性表现。

(二)败血症的定义

1991年8月美国胸科医师学会和危重病医学会(ACCP/SCCM)提出了败血症最初的定义,即败血症是由宿主对感染的全身炎症反应综合征(SIRS)引起的。伴有器官功能障碍的脓毒症被称为严重脓毒症,可能发展为败血性休克。脓毒症休克的定义:尽管有足够的液体复苏,败血症诱发的低血压持续存在。全身炎症反应综合征(SIRS)的定义:任何致病因素作用于机体所引起的全身炎症反应。SIRS的诊断标准:具备以下各项中的两项或两项以上,SIRS即可成立。①体温大于38℃或小于36℃;②心率大于90次/分;③呼吸频率大于20次/分或动脉血二氧化碳分压($PaCO_2$)小于4.27 kPa(32 mmHg);④外周血白细胞计数大于12×10^9/L或小于4×10^9/L,或未成熟粒细胞占比大于10%。那时,关于脓毒症、严重脓毒症和败血性休克的定义虽然不精确,但却为临床医师提供了有用的临床管理框架,并强调了早期识别的必要性。2001年的共识会议认识到之前定义的局限性,扩大了诊断标准,但由于缺乏支持性证据而无法提供替代方案。实际上,败血症、败血性休克和器官功能障碍的定义在过去的20多年中基本保持不变。最近,国际工作组在败血症和败血性休克的第三个国际共识中重新定义了败血症。新定义放弃了SIRS的概念,并引入了一套新的标准,即脓毒症相关序贯器官衰竭(sequential (sepsis-related) organ failure assessment,SOFA)评分较基线≥2分可诊断为脓毒症。由于SOFA评分操作起来比较复杂,如动脉血氧分压(PaO_2)数值需要做动脉血气分析来获得,故而对于不易行动脉血气分析或动脉血氧监测的患者而言,SOFA评分操作起来存在一定的局限性。此外,变量和临界值的选择是通过协商并达到一致意见而得出的,而SOFA在重症监护室之外并不为其他临床医师所知。故而临床上也可以使用床旁快速SOFA(quick SOFA,qSOFA(范围0~3;如果满足以下标准,则每项可得1分:收缩期动脉血压≤100 mmHg;呼吸频率≥22次/分;或意识改变))标准识别重症患者,如果符合qSOFA标准中的至少2项时,应进一步评估患者是否存在脏器功能障碍。该定义指出,qSOFA比SIRS能更好地预测死亡率,建议使用qSOFA得分≥2分而不是SIRS得分≥2分来识别高死亡风险的感染患者。但是,这些新标准在特定临床环境中的附加价值仍然不清楚。

(三)内毒素血症与乙型肝炎重症化的相互关系

1.内毒素血症

肠道是机体最大的细菌和内毒素仓库。生理情况下,进入宿主的少许内毒素可通过机体的代谢与解毒功能而被完全清除。而病理情况下,任何原因导致的宿主内毒素增多或清除减少均可能引起内毒素血症,如严重创伤、全身感染、肠缺血、肝病等。严重肝病时,肠道内革兰阴性杆菌过度生长繁殖并产生大量内毒素,大量内毒素通过各种途径进入体循环而形成内毒素血症。因内毒素来自肠道,故称之为肠源性内毒素血症(intestinal endotoxemia,IETM)。

2.病毒性肝炎并发IETM的形成机制

病毒性肝炎患者多伴有IETM。其形成机制(图8-9)如下:①肠道内毒素产生和吸收增多。正常机体的肠道有大量革兰阴性杆菌生长,肠道中内毒素含量很高,肠上皮细胞对内毒素有较强的抵抗力,内毒素不易透过肠黏膜屏障入血,即使少量内毒素通过肠黏膜屏障进入门静脉,亦被肝内Kupffer细胞所吞噬。乙型肝炎重症化时肠道菌群紊乱,内毒素产生增多,肠壁充血、水肿及肠黏膜通透性增加;内毒素本身可损伤肠上皮细胞线粒体和溶酶体,导致肠上皮细胞自溶;内毒素也可引起肠微血管收缩,使肠黏膜血量减少,肠组织缺血、缺氧,引起肠黏膜屏障功能下降,内毒素吸收增多。②重型肝炎时,由于肝内胆汁酸与胆红素淤积,Kupffer细胞吞噬功能受抑制,致使对内毒素的清除作用下降,大量未经肝脏解毒的内毒素进入体循环。③内毒素通过门体循环短路进入体循环,致使血中的内毒素逃脱肝Kupffer细胞对其吞噬与清除作用,使内毒素血症加重。④内毒素还可经过腹腔淋巴系统由胸导管进入体循环。⑤重型肝炎时,机体抵

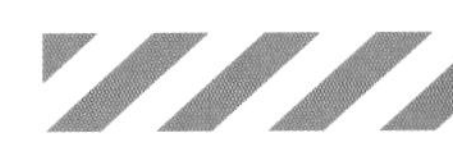

抗力低下，致使外周血内毒素灭活功能降低，进入血液循环的内毒素不能及时被灭活。此外，重型肝炎患者易并发败血症、自发性腹膜炎等，在体内释放内毒素，形成外源性内毒素血症。

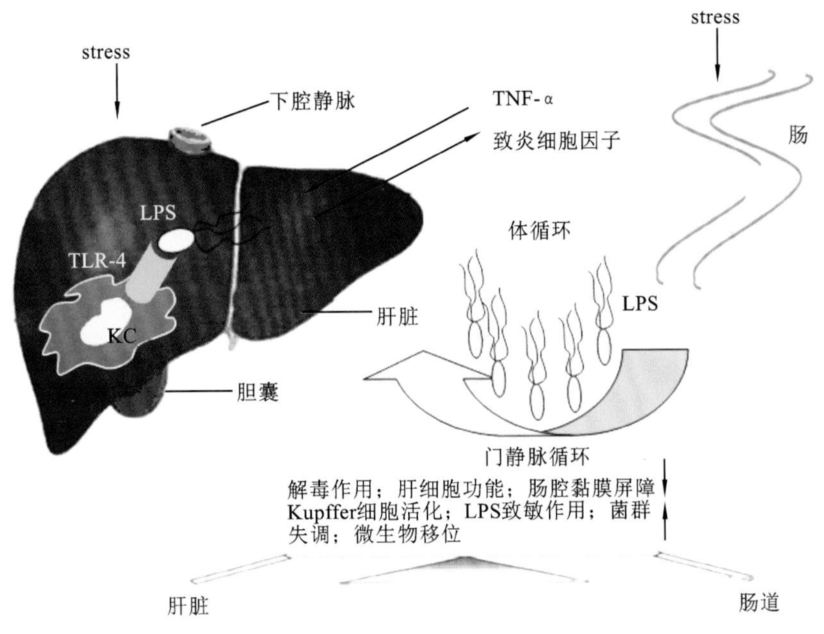

图 8-9 病毒性肝炎并发 IETM 机制图

注：stress，如乙型肝炎病毒感染和酒精、药物刺激等；LPS，脂多糖；KC，Kupffer 细胞；TLR-4，Toll 样受体 4。

3. IETM 与肝炎重症化

在病毒性肝炎等基础疾病上并发的 IETM 与肝衰竭密切相关。内毒素可直接引起动脉血管收缩，使脏器缺血，导致各器官损伤。内毒素可启动内源性凝血系统，加上 Kupffer 细胞功能障碍，消除血中凝血或纤溶物质的能力下降，极易导致 DIC 发生，从而损害多个脏器。内毒素激活磷脂酶 A2 并介导膜磷脂降解与脂质过氧化，是引起肝细胞损害的重要环节。Nolan 曾指出，Kupffer 细胞功能障碍所致的肠源性内毒素血症对肝脏与机体的影响，远不止内毒素的直接作用，还与内毒素激活 Kupffer 细胞产生及释放的炎症介质等关系密切。IETM 的发生影响肝脏能量代谢，造成肝细胞的损害和坏死，同时引起肝内微循环障碍，表现为肝脏出血性坏死，在重型肝炎的基础上，加速肝衰竭。

（四）重型肝炎并发内毒素血症的临床特点

1. 黄疸

急性和慢性肝功能不全时患者常伴有黄疸，而 IETM 时，患者不仅可以出现肝细胞性黄疸，也会出现胆汁淤积性黄疸。内毒素对 IETM 的黄疸发生过程起着不可忽视的作用。胆汁淤积是内毒素血症患者的常见并发症，其原因可能是肝细胞水平的胆汁形成受损（肝细胞胆汁淤积），或小胆管或大胆管水平的胆汁流通不畅（导管胆汁淤积）而无胆道梗阻。脓毒症动物模型的实验数据表明，促炎性细胞因子可下调肝细胞转运系统的表达。磷脂酰肌醇 3-激酶 γ（PI3Kγ）被认为是脓毒症诱发胆汁淤积的重要原因，其通过内化胆红素排泄系统的蛋白质并下调肝细胞生物转化来实现。因此，PI3Kγ 基因敲除小鼠可减轻败血症诱导的胆汁淤积。其他机制包括转运蛋白运输的改变和影响胆汁分泌的肝细胞之间的紧密连接被破坏。胆管细胞可以分泌促炎性细胞因子（TNF、IFNγ），从而促进导管周围炎症（如中性粒细胞的积聚）发生。此外，促炎性细胞因子会抑制胆管细胞的氯离子和碳酸氢根离子转运，从而抑制胆汁流量。值得注意的是，胆汁酸还可激活至少四个不同的核受体，这些受体调节肝细胞中的细胞内代谢途径。

胆汁酸超载导致氧化应激增加，细胞膜通透性降低，肝细胞再生受损等。此时，在诊断时检测血浆胆汁酸水平比胆红素水平更能反映黄疸情况。研究表明，败血症患者的胆汁淤积和黄疸与感染、细菌移位、胃肠道并发症和肾功能衰竭的发生风险增加相关，由此导致该病的高发病率和死亡率。

2. 出血

肝病伴 IETM 往往引起凝血功能障碍，严重者出现不同程度的出血，尤其是重型肝炎患者可并发 DIC 而危及生命。当肝功能不全的患者出现 IETM 时，内毒素诱导的巨噬细胞和内皮细胞膜表面组织因子(tissue factor，TF)表达增加，而内毒素血症时凝血系统的激活主要由 TF 驱动。TF 不会在静止状态下暴露于循环血细胞，而是在受到细菌或细菌产物(如 LPS)或促炎性细胞因子(如 TNF-α)刺激时暴露于单核细胞和内皮细胞的表面。TF 结合并激活Ⅶ因子。在将 TF 呈递细胞暴露于血液后产生的 TF/Ⅶa 复合物通过Ⅹ因子的活化引发凝血活化，产生Ⅹa 因子，并最终导致凝血酶原转化为凝血酶。此外，上述细胞表面 TF 的增加可促进巨噬细胞合成肿瘤坏死因子(tumor necrosis factor，TNF)，凝血酶产生增多，大约 70% 患者凝血系统被激活，继而出现纤溶亢进，提示在肝功能不全时 IETM 的改变可以作为凝血系统和纤溶系统激活的警告信号，而且随着肝脏病变的加重而升高，纤溶酶原活化，并随着内毒素水平的升高而下降，因此纤溶酶原下降可能与内毒素引起的慢性 DIC 对Ⅱ因子的消耗有关，输注新鲜血也不能纠正。事实上，在食管胃底曲张静脉破裂出血发生之前，肝功能严重受损患者已有胃肠黏膜的广泛缺血与糜烂，这是造成出血的潜在原因，IETM 参与了这一过程。而胃内 H^+ 此时可发生异常逆向弥散并刺激肥大细胞释放组胺，有可能导致黏膜血管扩张及通透性增强，导致出血、水肿；组胺又直接刺激胃酸分泌，使 H^+ 数目增多和逆向弥散运动增强，病变持续存在，则构成恶性循环。

3. 肝性腹水

肝血流输出通道受阻导致肝窦压增高，这一过程在腹水形成上有重要意义。内毒素血症时，机体血管对内毒素最初的反应是肝脏静脉输出道的迅速阻塞，从而导致肝脏门静脉压增高。这可能与内毒素所致的 Kupffer 细胞肿胀、肝细胞微绒毛肿胀、血小板凝集及纤维蛋白沉积等作用有关。研究表明，内毒素血症时，病原体通过 PAMPS/DAMPS 与血管内皮细胞表面的 TLR＋TREM-1 受体结合，进而激活下游的 COX2 或 MAPKs 及其下游的转录因子，以促进 NF-κB 的合成和释放，使内皮细胞表达黏附分子并促进多种炎症因子释放，产生细胞损伤效应。此外，IETM 时，肝细胞不断受损，致使肝细胞对白蛋白合成和对激素(如醛固酮)灭活功能发生障碍，从而影响肾功能，并在导致难治性腹水中起着重要作用。

4. 肾功能损害

重型肝炎患者常合并功能性肾衰竭，即肝肾综合征。重型肝炎患者可伴发肾前性氮质血症、急性肾小管坏死，这些都与 IETM 有一定联系。临床研究表明，肝硬化患者血清[NO_2^-]/[NO_3^-]和内毒素水平均明显升高。与此同时，血浆肾素活性、醛固酮和抗利尿激素水平升高，尿钠排泄减少。有关 IETM 诱发肝肾综合征的机制尚不清楚，可能和下列因素有关：①白三烯(LTs)作用：白三烯可导致肾血管收缩、肾血管阻力升高、肾血流量减少、肾内血液重新分布、肾小球滤过率下降而诱发肝肾综合征，IETM 时白三烯生成和释放明显增多，加之肝功能减退，肝脏对白三烯的摄取、灭活和排泄功能下降，导致血中白三烯浓度增加。②血栓素 A2(thromboxane A2，TXA2)/前列腺素 I2(prostaglandin I2，PGI2)：TXA2 可收缩肾小动脉，降低肾小球滤过率，而 PGI2 和 PGE2(前列腺素 E2)则有对抗 TXA2 的作用。重症肝病患者伴发 IETM 时，全身 PGI2 水平升高，降低了肾血管阻力，导致 TXA2 分泌增加，减少肾血流量和肾小球滤过率，促进 HRS 形成。③一氧化氮：一氧化氮可通过扩张全身血管，导致有效循环血流量减少而诱发肝肾综合征。④内皮素(endothelin，ET)：内皮素可引起肾皮质动脉收缩，从而促

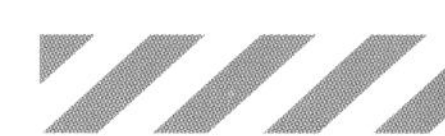

发肝肾综合征。⑤血小板活化因子(PAF):内毒素和 PAF 可引起肝硬化大鼠心脏射血分数降低,肾脏血流量减少,而 PAF 拮抗剂可改善血流动力学方面的变化。

5. 肝性脑病

内毒素促发肝性脑病的机制尚不清楚。已知脂多糖可增加血脑屏障通透性,进而促进肠源性毒素物质通过血脑屏障;损害脑细胞线粒体的氧化代谢,减少肝硬化患者对氧的利用,干扰脑细胞能量代谢,引起脑水肿。此外,内毒素血症所致的肝功能损伤进一步加重重型肝炎的进展,严重时可导致肝衰竭,从而加重肝性脑病的发病风险。

6. 循环功能障碍

败血症患者最常见的心血管功能异常是动脉低血压,而导致动脉低血压的主要因素是低血容量。低血容量与内毒素所致的血管紧张度降低和心肌抑制有关,严重时可使心室射血分数下降。败血症相关性心血管疾病患者因其中心静脉血氧饱和度($ScvO_2$)较低,所以对液体给药的耐受性差。

7. 呼吸功能障碍

低氧血症是脓毒症患者肺功能障碍的标志,在临床上表现为过度换气(呼吸频率增加)。如果同时存在代谢性酸中毒,则可导致呼吸性碱中毒。低氧血症者需要进行吸氧治疗,若进行性加重,必须进行机械通气。

慢性肝炎重症化伴内毒素血症形成的临床症状,除了乏力、食欲减退、厌油、恶心、呕吐、皮肤和巩膜黄染外,还有内毒素血症的表现。内毒素可引起组胺、5-羟色胺、前列腺素和缓激肽等的释放,导致微循环扩张、静脉回心血量减少、血压下降、组织血流不足、缺氧及酸中毒等,主要的症状和体征包括发热、白细胞计数升高、出血倾向、心力衰竭、肾功能减退、肝脏损伤、神经系统症状及休克等。

(五)内毒素血症的预防和治疗

1. 改善肝脏功能

这是 IETM 的基本治疗措施。肝功能得到改善,可提高单核-巨噬细胞系统功能,加强内毒素的清除;降低了门静脉系统压力,可减轻肠道淤血、水肿、缺氧,改善肠道微环境,减少淋巴液的生成和回流,降低门体分流量。这些均有助于预防和治疗 IETM。

2. 减少肠道内毒素的生成和吸收

1)调整肠道微生态环境

肝硬化失代偿期常伴有肠道细菌过度生长和菌群紊乱。因此,促进肠道菌群恢复正常状态有助于预防和治疗肠源性内毒素血症。各种双歧杆菌、乳酸杆菌制剂都可选用。

2)清洁肠道

重型肝炎时可用生理盐水进行清洁灌肠,有助于减少肠道内毒素的生成和吸收。

3)乳果糖

乳果糖为人工合成的双糖,在小肠不被消化吸收,进入结肠后被细菌分解成乳酸等小分子物质,可酸化肠腔,减少内毒素的生成和吸收,促进肠道有益菌生长,促进肠蠕动,增加大便次数等。另外,乳果糖有可能具有直接灭活内毒素、阻止活化巨噬细胞释放细胞因子的作用。

4)抗生素的应用

口服不吸收抗生素可有效抑制肠源性内毒素的生成。给肝硬化患者口服多黏菌素 B 或新霉素,可使血浆脂多糖水平和[NO_2^-]/[NO_3^-]同步下降。多黏菌素 B 具有直接抗内毒素作用。

5)胆盐

胆盐(bile salt)(胆汁酸盐)能直接结合内毒素,阻止其吸收,抑制革兰阴性菌生长。口服胆盐能缓解肠源性内毒素血症。同时胆盐还可以通过减少肠道内毒素吸收、灭活内毒素和抑制单核-巨噬细胞释放脂多糖诱导的介质而发挥作用。而熊去氧胆酸能通过多种机制抵制炎症和胆汁酸引起的肝损害,如防止胆汁酸引起肝细胞坏死,诱导肝细胞代谢改变从而降低胆汁酸水平和毒性,还具有抗炎症和免疫调节作用。

3. 特异性抗内毒素制剂

新的抗内毒素治疗包括中断内毒素合成,结合或中和其活性,防止其与宿主效应细胞相互作用,干扰内毒素介导的信号转导通路等。治疗制剂包括内毒素类似物、抗体、亚单位疫苗、多黏菌素结合柱、重组人蛋白、内毒素合成和细胞内信号转导的小分子抑制剂。

1)抑制类脂 A 生物合成

噬菌体产生一小段核苷酸序列,起着反义 RNA 作用,阻断细菌合成酶合成脂多糖。目前临床上进行了人抗内毒素类脂 A 抗体轻、重链可变区基因的克隆研究,抗体 DNA 在噬菌体中的重组获得了成功,为下一步的筛选、表达打下了基础。Clone 45 为 IgM 类抗多黏菌素 B 单克隆抗体。Clone 45 具有模拟类脂 A 的表面抗原结构,可作为替代类脂 A 和脂多糖的受体拮抗剂,阻断内毒素诱生炎症介质的致病环节,起到抗内毒素休克的作用。

2)LPS 拮抗剂

类脂 A 拮抗剂 E5531、E5564 均是类脂 A 结构类似物,二者可与类脂 A 竞争受体的结合位点,在不同的生物种属体内发挥激动或拮抗作用,其在人体中发挥的是拮抗作用。E5531 在细胞表面受体水平上拮抗 LPS 的活性,其与细胞表面的亲和力大于大肠埃希菌的类脂 A。E5531 在体内、体外能有效而特异地拮抗 LPS 诱导细胞释放介质的作用。E5531 与杀菌型的抗生素合用可抵消后者所致细胞壁裂解后释出的内毒素的作用,用于治疗革兰阴性菌引起的脓毒症。值得指出的是 E5564 在药效学和药动学方面比 E5531 有更多的优越性。目前,该类药试用于临床,用于与内毒素有关的疾病(如发热和休克)的治疗。

3)抗内毒素抗体和疫苗制剂

分离与各种革兰阴性致病菌有高度亲和力的抗体,制成一种嵌合的 IgG1 单克隆抗体 SDZ219-800,对人内毒素血症有治疗作用;抗内毒素核心糖脂单克隆抗体(抗 R595 单克隆抗体)具有防治腹腔感染伴 MODS 时代谢紊乱的代谢调理作用。

脱毒 LPS 疫苗(针对 LPS 的核心糖脂),在实验动物中显示高度的免疫原性和良好的耐受性。产生的多克隆抗体可结合到一些革兰阴性杆菌的 LPS 核心区,保护动物免于致死量内毒素的攻击和革兰阴性菌的侵袭性感染。

4)多黏菌素 B

多黏菌素 B 是一种环状多肽类抗生素,具有广谱抗菌活性,能与 LPS 的类脂 A 结合并使其失去活性,但因其副作用较多,很少用于临床。目前,研究方向是把多黏菌素 B 偶联到聚苯乙烯纤维柱中进行血液灌流,既避免了不良反应,又可以清除宿主血液循环中的内毒素。临床试验已证实此法可用于降低脓毒性休克患者血浆 TNF-α、IL-6、IL-8 等炎症介质的水平。

5)杀菌/通透性蛋白(BPI)

BPI 是人的一种内源性蛋白,主要存在于中性粒细胞的初级颗粒中,具抗菌活性,相对分子质量约 55000,其活性中心主要位于 N 端。与 LBP 结构相似,BPI 的 N 端能结合 LPS 的类脂 A 部分,在较低浓度即可竞争性抑制较高浓度的 LBP 与 LPS 结合,有效阻止 LPS 引发的各种细胞因子的释放。另外,BPI 不仅可通过早期的可逆性生长抑制和晚期的不可逆性杀伤作用直接发挥杀菌效应,同时,还能发挥调理作用,即促进吞噬细胞的吞噬作用。研究表明,重组人 BPI (rBPI)及其 N 端片段 rBPI21、rBPI23 等均具有与天然 BPI 相同的生物学活性。目前 FDA 已批准 rBPI21/rBPI23 进行较大规模的Ⅲ期临床试验。rBPI 及其片段的临床试验虽然取得了一定进展,但由于其循环半衰期较短,仅 2～4 min,因此需重复给药。但是其成本高、用药量大,且只对某些革兰阴性菌有效,很难达到理想的治疗效果。目前国内亦有报道 BPI 对腹腔感染脓

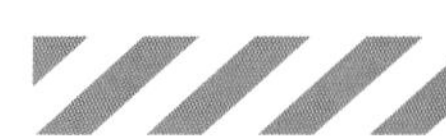

毒症大鼠有明显的治疗作用，其机制与拮抗内毒素活性有关。

6)重建高密度脂蛋白

高密度脂蛋白(HDL)可作为内源性脂多糖清除系统，高亲和力结合细菌内毒素，形成稳定的复合物 HDL-LPS。该复合物稳定性好，可被肝脏中的吞噬细胞吞噬并清除。以血液供体重建的 HDL 做Ⅰ期临床试验，注射重组 HDL 能有效阻断脂多糖促炎性细胞因子的合成并限制其毒性。但是否可通过注射重组 HDL 对内毒素血症进行治疗尚待进一步研究。

7)阳离子抗菌肽

人源性阳离子抗菌肽(hCAP18)，存在于中性粒细胞胞质颗粒中。研究发现，蛋白质抗菌肽具有抗菌与中和 LPS 的作用，其高度保守的 N-末端结构域称为 cathelin，具有生物学活性。而抗菌肽-PP 是从树蛙中鉴定出的第一个抗菌肽样物质。抗菌肽-PP 是具有赖氨酸富集序列的膜靶向肽，对细菌具有强大的抗菌活性。同时，它对哺乳动物细胞显示出低细胞毒性。此外，它可以部分中和 LPS 并抑制 MAPK 和 NF-κB 介导的促炎性细胞因子的产生。这些特性使抗菌肽-PP 成为抗感染治疗用药的有力选择。

8)抗 CD14 抗体

CD14 在信号转导中有极为重要的作用。由于作为脂多糖在细胞膜上结合位点的抗原决定基与可溶性 CD14 是同一物质，故可研制一种单克隆抗体干扰脂多糖结合到 CD14 并阻断其传递免疫效应细胞活化信号。目前，抗 CD14 抗体用于脓毒性休克的治疗正在进行临床前评价。

9)脂多糖信号转导抑制剂

鉴于酪氨酸激酶和丝裂原激活蛋白激酶与脂多糖细胞信号转导有关，人们认为在免疫应答的信号通路中可能研制出特异性信号转导抑制剂。TYR 是一种酪氨酸激酶抑制剂，其通过抑制巨噬细胞介导的炎性产物来治疗 LPS 和革兰阴性菌引起的内毒素性休克。

10)抗内毒素单链抗体

构建抗内毒素(脂多糖)单链抗体基因，并尝试让其在 *E. coli* 中表达。目前已经成功地构建了鼠抗脂多糖 ScFv 基因，并在 *E. coli* JM109 中表达了 GST-ScFv 融合蛋白。

4. 其他治疗

1)糖皮质激素

大多动物实验提示糖皮质激素对内毒素损伤具有显著保护作用。肠缺血/再灌注时，使用甲基泼尼松龙预处理可防止内毒素血症发生；在加入内毒素之前或同时加入地塞米松与内毒素，细胞培养上清液中不能检测出免疫活性 TNF，若在加入内毒素之后 2 h 加入糖皮质激素则 TNF 正常。提示在单核-巨噬细胞刺激之前或刺激期间给予糖皮质激素可以防止 TNF 释放，此后给药则无效。事实上，考虑到多个方面的现实因素，临床上往往很难在 TNF 产生之前就使用糖皮质激素。

2)TNF 阻断治疗

目前临床上已有抗-TNF 抗体及 TNF 拮抗剂可供使用，之前许多学者用抗-TNF 抗体阻滞或中和体内过量的 TNF，获得了较为满意的结果。虽然临床症状明显改善，但生存率并不比预期高。抗-TNF 抗体临床应用的效果需进一步评价。

3)免疫治疗

目前，一些免疫制剂，如重组人 IL-7、PD1 和 PDL1 特异性抗体、IFN-γ、重组粒细胞集落刺激因子(G-CSF)和粒细胞-巨噬细胞集落刺激因子(GM-CSF)，有望在内毒素血症的治疗中发挥重要作用。

4)其他中成药

穿心莲在体外可通过直接破坏内毒素结构和抑制其所介导释放的大量炎症因子活性而起

到拮抗内毒素的作用。厌氧灵、锦红片、黄芩苷、绞股蓝总皂苷、黄连解毒汤、热毒清、青蒿提取物、解毒固本冲剂等亦可通过提高机体免疫力,逆转内毒素休克的临床表现,改变血流动力学,减少内毒素血症的炎性产物,直接中和内毒素等途径,发挥治疗内毒素血症的作用。

二、多器官功能障碍综合征(MODS)

(一)MODS相关概念

首先提出的是"序贯性器官功能衰竭"的概念,在此基础上提出多器官功能衰竭(multiple system organ failure,MSOF or MOF)的概念。1980年,人们制定了器官衰竭的诊断标准,但该标准反映的是器官衰竭终末期情况,否认了器官功能损害的可逆性,忽视了器官从功能异常发展到衰竭的动态变化的过程。因此,ACCP/SCCM提出以动态的MODS概念代替MOF。MODS是指机体在遭受严重创伤、休克、感染及外科大手术等后,有两个或两个以上的器官或系统同时或序贯发生功能障碍,以致不能维持内环境稳定的临床综合征。器官功能障碍可以是相对的,也可以是绝对的,其随时间延伸,MODS可以加重,也可以逆转。因此,MODS表述的是器官功能障碍的一个动态、连续的变化过程,有助于患者的早期诊断和治疗,比较符合临床实际。

MODS分为两类:一期速发型,指原发急症发病24 h后有两个或更多的器官系统同时发生功能障碍,所以MODS出现很快。例如,在直接肺挫伤后,机体相继出现其他器官功能障碍。二期迟发型,先发生一个重要系统或器官的功能障碍,常为心血管、肾或肺的功能障碍,经过一段近似稳定期,继而发生多器官系统的功能障碍。

(二)乙型肝炎重症化与多器官功能障碍

乙型肝炎重症化过程中,可出现肠损伤,内毒素大量释放入血,引起IETM,内毒素是强有力的补体激活物,它所激活的补体启动了"瀑布效应",释放氧自由基、前列腺素、内啡肽、PAF、细胞因子等炎性介质,机体出现细胞毒作用、微循环障碍、组织细胞代谢紊乱,最终导致MODS的发生。在此,强调MODS起源于持续的、失控的炎症反应,能造成全身性炎症反应的因素都可诱发MODS,包括细菌、真菌、寄生虫、病毒、毒素等感染性因素。

(1)循环衰竭:临床上许多败血症患者出现循环衰竭,进而出现细胞氧代谢异常。细胞氧代谢异常表现为血液乳酸水平升高。对于高乳酸血症患者,尽管有足够的血容量但仍需要血管加压药维持动脉血压。而临床诊断为败血性休克循环衰竭的重要原因包括低血容量,这与血液循环中大量液体渗出至组织间隙有关。另外,脓毒症时,一氧化氮和过氧亚硝酸盐水平升高,从而导致血管张力降低。而脓毒症诱导的心肌抑制也可能与脓毒症介质对心肌细胞的直接毒性有关。在全身水平上,表现为低血压,通常需要使用血管加压药进行治疗,以改善组织灌注。循环衰竭的特征是皮肤组织和肾脏的低灌注。此外,内毒素能使冠状血管血流减少,冠状血管阻力下降,在心力衰竭的发生中具有重要意义。有研究表明,内毒素可损害心肌线粒体、肌质网、肌膜、收缩蛋白等,导致细胞膜系统受损、能量代谢障碍。以前人们对内毒素休克时心功能不全的研究不够重视,认为心脏是休克时最后衰竭的器官,临床救治价值不大。现在人们的认识完全改变了,心功能异常在脓毒血症或感染性休克的早期即可出现。因此,及早识别和防止心功能障碍的发生与发展,对脓毒性休克等严重并发症的救治可能有一定的临床价值。

(2)对肺的损伤:临床上革兰阴性菌所致脓毒血症常可并发成人呼吸窘迫综合征,严重者发展为MODS。在此病理过程中,具有高度生物活性的内毒素起着重要作用。内毒素往往首先累及肺脏,其造成肺损伤的发病机制可能是直接对内皮细胞造成损害,激活补体和诱导细胞因子的产生。内毒素血症所致的低氧血症多数需要氧疗,而对于并发成人呼吸窘迫综合征者可能需要机械通气来改善呼吸功能。

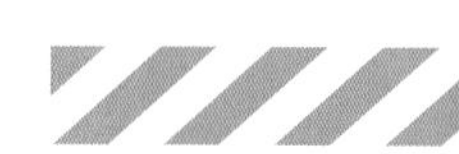

(3)对肝的损伤:肝脏是清除内毒素和解毒的主要脏器,也是体内首先遭受内毒素攻击的器官。一般认为肝脏循环中内毒素主要来源于肠道,并且肝功能障碍与内毒素血症的形成密切相关。组织学检查发现内毒素可以损害肝细胞,显示肝窦充血、狄氏腔扩张、Kupffer 细胞肿胀;内质网、线粒体肿胀,以及嵴破坏、溶酶体活化等。

肝脏是体内最大的代谢器官,在许多急性肝衰竭病例中,常出现累及其他脏器的并发症,成为影响预后的重要因素。内毒素可引起肝脏营养血流减少,线粒体氧代谢障碍;影响肝脏糖代谢途径,造成代谢紊乱。各种损伤因素(如胃肠疾病、缺血、免疫功能低下、微生态失调等)促使肠源性细菌与毒素的吸收、移位,经门静脉、淋巴系统进入体循环。这些感染因素,一方面可直接损害肝细胞或通过 Kupffer 细胞介导肝细胞损伤;另一方面能通过单核-巨噬细胞释放的介质诱发全身性炎症反应,共同导致器官灌流障碍,影响蛋白质合成与能量代谢,最终导致严重脓毒血症、MODS 甚至死亡。

(4)对肾脏的损伤:内毒素对肾脏的作用机制目前尚不明确。血液循环中的内毒素可诱导机体产生多种活性炎症介质致使肾脏血管收缩,进而导致肾脏血流减少,造成肾小球滤过率下降及肾小管损伤。此外,血管活性物质可导致肾小管周围毛细血管内纤维蛋白沉积及血管栓塞,甚至肾小管、肾皮质急性坏死而发生严重的功能障碍。而在脓毒症时,其他造成肾功能损伤的因素,如肾毒性抗生素的使用、造影剂的使用,也在一定程度上加重肾功能恶化。

(5)MODS 与 DIC 之间关系相当复杂,DIC 被认为是 MODS 发生的重要诱因,尤其是严重脓毒血症并发 DIC 极易发展为 MODS,预后甚差,其机制是多个方面的。内毒素可直接或通过损伤内皮细胞激活Ⅻ因子而启动内源性凝血系统,亦可作用于单核-巨噬细胞,释放组织因子而激发外源性凝血系统。乙型肝炎重症化时,肝功能受损在 DIC 的发生和发展上起着促进作用。肝功能不全的患者极易出现 IETM,而内毒素可诱导巨噬细胞和内皮细胞膜表面组织因子表达增加,进而促进巨噬细胞合成 TNF 增加,促进凝血酶产生,凝血系统被激活,继而出现纤溶亢进。随着肝脏病变的加重,凝血和纤溶系统被激活的可能性越高。因此,DIC 的发生可能与乙型肝炎重症化时循环内毒素引起Ⅱ因子的慢性消耗有关。

(6)胃肠道损伤:临床实践中已经注意到严重感染时易并发胃肠功能衰竭。因为胃肠道这一体内最大的细菌、内毒素仓库,可能是不明原因脓毒症发生的重要“策源地”。内毒素攻击胃肠道黏膜后最初表现为黏膜毛细血管扩张、间质水肿与出血。微循环障碍导致细胞内溶酶体受损及蛋白酶释放,细胞变性、坏死。此外,黏膜细胞能量代谢下降、H^+ 逆向弥散、前列腺素类和缓激肽类介质的作用,则进一步加重肠黏膜损害。同时胃黏膜屏障的破坏又可使大量细菌和内毒素穿过胃肠道黏膜,迁移至血液循环、淋巴系统及腹腔等,导致全身多系统器官功能受损。

(三)MODS 临床表现

1. MODS 的临床特征

(1)器官衰竭通常不直接源于原发损伤。从原发损伤到发生器官功能衰竭在时间上有一定的间隔。

(2)并非所有的感染都有细菌学证据。30%以上患者及尸检中没有发现感染病灶。因此,明确并治疗感染未必能提高患者的生存率。

(3)MODS 可以累及本来完全健康的器官,且来势凶猛,病情发展迅速,一旦发生几乎难以遏制,故死亡率很高。

(4)在病理学上,MODS 缺乏特征性,受累器官仅仅有急性炎症反应,如炎性细胞浸润等,这些变化与严重的临床表现很不相符,而器官功能障碍恢复以后,临床上可不留任何后遗症。

(5)MODS 与休克和感染的关系密切,休克、感染、损伤(包括创伤及外科手术等)是 MODS 的三大主要致病原因。

(6)一般休克晚期会出现 DIC 和 MODS,而且 MODS 发生的顺序一般为肺、肝、肾、胃肠道、心。

2. 特征性临床表现

1)循环不稳定

由于多种炎性介质对心血管系统有作用,故循环系统最易受累。几乎所有病例在病程的早、中期会出现“高排低阻”的高动力型的循环状态,心输出量可达 10 L/min 以上,外周阻力低,并可因此造成休克而需要用升压药来维持血压。

2)高代谢

全身感染和 MODS 者通常伴有严重营养不良,其代谢模式有如下三个突出特点。①持续性的高代谢,代谢率可达到正常的 1.5 倍以上。②耗能途径异常,在饥饿状态下,机体主要通过分解脂肪获得能量,但发生全身性感染时,机体则通过分解蛋白质获得能量,糖的利用受到限制,对脂肪的利用可能早期增加而后期下降。③对外源性营养物质反应差,补充外源性营养物质并不能有效地阻止自身消耗,提示高代谢对自身具有强制性(又称自噬代谢)。高代谢可以造成严重后果:首先,高代谢所造成的蛋白质营养不良将严重损害器官的酶系统的结构和功能;其次,支链氨基酸与芳香族氨基酸失衡可使后者形成假性神经介质,进而导致神经调节功能紊乱。

3)组织细胞缺氧

目前多数学者认为,高代谢和循环功能紊乱往往造成氧供和氧需不匹配,使机体组织细胞处于缺氧状态,主要临床表现为氧供依赖和乳酸性酸中毒。

3. MODS 的诊断

目前 MODS 的诊断标准仍不统一,任何一个 MODS 的诊断标准均难以反映器官功能紊乱的全部内容,临床可根据具体情况选择标准。

(1)1995 年全国危重病急救医学学术会议关于 MODS 诊断标准的主要内容如下。①呼吸衰竭:呼吸频率>28 次/分;动脉血氧分压<6.7 kPa;动脉血二氧化碳分压>5.89 kPa;血氧分压/吸入氧分数值≤26.7 kPa(200 mmHg);P(A-a)O_2($FiO_2$1.0)>26.7 kPa(200 mmHg);胸片显示肺泡实变≥1/2 肺野(具备其中 3 项或 3 项以上)。②肾衰竭:排除肾前因素后,出现少尿或无尿,血清肌酐、尿素氮水平增高,超出正常值 1 倍以上。③心力衰竭:收缩压<10.7 kPa(80 mmHg),持续 1 h 以上;心脏指数<2.6 L/(min·m^2);室性心动过速;心室颤动;二度房室传导阻滞;心搏骤停复苏后(具备其中 3 项或 3 项以上)。④肝衰竭:血清总胆红素>34 μmol/L;转氨酶较正常升高 2 倍以上;凝血酶原时间>20 s;有或无肝性脑病。⑤DIC:血小板计数<100×10^9/L;凝血酶原时间和部分凝血酶原时间延长 1.5 倍,且纤维蛋白降解产物增加;全身出血表现。⑥脑衰竭:Glasgow 评分低于 8 分为昏迷,低于 3 分为脑死亡。

(2)原发病或原发病因素去除或控制得越早,脏器功能恢复的可能性越大。

4. 治疗原则

(1)尽快进行有效的抢救、清创,防止感染,防止缺血再灌注损伤,采用各种支持治疗。

(2)减轻应激反应,减轻和缩短高代谢以及糖皮质激素受体下调的幅度和持续时间。

(3)重视患者的呼吸和循环功能,及早纠正低血容量和缺氧。

(4)防止感染是预防 MODS 的重要措施。

(5)尽可能改善患者的全身营养状况。

(6)及早治疗任何一个首发的器官功能衰竭。

MODS 发病急、病程进展快、病死率高,是医学领域的一个难题。迄今为止,对 MODS 尚无特异性治疗手段,但通过临床监测,可及早发现可能出现的器官功能异常,早期干预,采取有效措施,则可减缓或阻断病程的发展,提高抢救成功率。

参考文献

[1] 顾长海,王宇明. 肝功能衰竭[M]. 北京:人民卫生出版社,2002.

[2] 韩德五. 肝脏病理生理学[M]. 太原:山西高校联合出版社,1992.

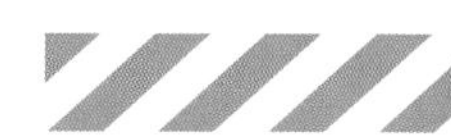

[3] Lelubre C, Vincent J L. Mechanisms and treatment of organ failure in sepsis[J]. Nat Rev Nephrol, 2018, 14(7): 417-427.

[4] Mu L, Zhou L, Yang J, et al. The first identified cathelicidin from tree frogs possesses anti-inflammatory and partial LPS neutralization activities[J]. Amino Acids, 2017, 49(9): 1571-1585.

[5] Heymann F, Tacke F. Immunology in the liver—from homeostasis to disease[J]. Nat Rev Gastroenterol Hepatol, 2016, 13(2): 88-110.

[6] Kumar V. Sepsis roadmap: what we know, what we learned, and where we are going[J]. Clin Immunol, 2019, 210: 108264.

[7] Rauch P J, Chudnovskiy A, Robbins C S, et al. Innate response activator B cells protect against microbial sepsis[J]. Science, 2012, 335(6068): 597-601.

[8] Di Lorenzo F, De Castro C, Silipo A, et al. Lipopolysaccharide structures of Gram-negative populations in the gut microbiota and effects on host interactions[J]. FEMS Microbiol Rev, 2019, 43(3): 257-272.

[9] Haak B W, Wiersinga W J. The role of the gut microbiota in sepsis[J]. Lancet Gastroenterol Hepatol, 2017, 2(2): 135-143.

[10] 司文秀,杨继章,杨树民. 抗菌药物诱导内毒素的产生及抗内毒素药物的研究进展[J]. 中国抗生素杂志, 2007, 32(8): 454-458, 480.

[11] Rubio I, Osuchowski M F, Shankar-Hari M, et al. Current gaps in sepsis immunology: new opportunities for translational research[J]. Lancet Infect Dis, 2019, 19(12): e422-e436.

[12] Mantovani A, Cassatella M A, Costantini C, et al. Neutrophils in the activation and regulation of innate and adaptive immunity[J]. Nat Rev Immunol, 2011, 11(8): 519-531.

[13] Singer M, Deutschman C S, Seymour C W, et al. The Third International Consensus Definitions for Sepsis and Septic Shock(Sepsis-3)[J]. JAMA, 2016, 315(8): 801-810.

[14] 曹钰,柴艳芬,邓颖,等. 中国脓毒症/脓毒性休克急诊治疗指南(2018)[J]. 感染、炎症、修复, 2019, 20(1): 3-22.

[15] Angus D C, van der Poll T. Severe sepsis and septic shock[J]. N Engl J Med, 2013, 369(9): 840-851.

[16] Gotts J E, Matthay M A. Sepsis: pathophysiology and clinical management[J]. BMJ, 2016, 353: i1585.

[17] Strnad P, Tacke F, Koch A, et al. Liver-guardian, modifier and target of sepsis[J]. Nat Rev Gastroenterol Hepatol, 2017, 14(1): 55-66.

[18] Chawla L S, Bellomo R, Bihorac A, et al. Acute kidney disease and renal recovery: consensus report of the Acute Disease Quality Initiative(ADQI) 16 Workgroup[J]. Nat Rev Nephrol, 2017, 13(4): 241-257.

[19] Honore P M, Jacobs R, Hendrickx I, et al. Prevention and treatment of sepsis-induced acute kidney injury: an update[J]. Ann Intensive Care, 2015, 5(1): 51.

[20] Hosokawa K, Gaspard N, Su F, et al. Clinical neurophysiological assessment of sepsis-associated brain dysfunction: a systematic review[J]. Crit Care, 2014, 18(6): 674.

[21] Gofton T E, Young G B. Sepsis-associated encephalopathy[J]. Nat Rev Neurol, 2012, 8(10): 557-566.

[22] Hotchkiss R S, Monneret G, Payen D. Sepsis-induced immunosuppression: from cellular dysfunctions to immunotherapy[J]. Nat Rev Immunol, 2013, 13(12): 862-874.

[23] West E E, Kolev M, Kemper C. Complement and the regulation of T cell responses[J]. Annu Rev Immunol, 2018, 36: 309-338.

[24] van der Poll T, van de Veerdonk F L, Scicluna B P, et al. The immunopathology of sepsis and potential therapeutic targets[J]. Nat Rev Immunol, 2017, 17(7): 407-420.

[25] Sauaia A, Moore F A, Moore E E. Postinjury inflammation and organ dysfunction[J]. Crit Care Clin, 2017, 33(1): 167-191.

第八节　肝外器官功能衰竭

郑　敏

乙肝肝衰竭是指在乙型肝炎(简称乙肝)病毒感染的基础上,由多种原因导致肝细胞短时间内大量坏死,出现肝功能严重损伤,以黄疸、凝血功能障碍、肝性脑病、腹水等为主要特征的临床症候群。在我国,大部分乙肝肝衰竭表现为慢加急性肝衰竭(ACLF),其发生与乙肝病毒慢性感染导致的慢性肝病、肝硬化密切相关;极少部分表现为乙肝病毒感染后的急性肝衰竭。肝脏作为人体的重要器官之一,具有合成蛋白、解毒、代谢、分泌、生物转化以及免疫防御等功能,可影响体内多种生物活性物质的活性,对维持其他组织器官的正常功能具有重要作用。严重肝衰竭患者也会出现肝外器官的功能衰竭,如凝血功能衰竭、呼吸衰竭、脑衰竭、肠衰竭等,下面逐一描述。

一、凝血功能衰竭

肝脏作为人体最大的实体组织器官,也是体内新陈代谢的中心站。除了具有分泌胆汁、物质代谢、解毒、防御、免疫等功能外,还有一个重要的功能,即参与机体凝血过程,因为多种凝血因子Ⅱ、Ⅶ、Ⅸ、Ⅹ及重要的凝血物质(蛋白C、抗凝血酶-3、纤溶酶原、抗纤溶酶等)在肝脏内合成,肝脏还可以灭活或清除激活的凝血因子和纤溶酶原激活物等。重型肝炎时,由于肝细胞大量坏死,凝血因子合成减少,同时抗凝血物质增多、血小板异常等,导致机体凝血和抗凝平衡紊乱,凝血机制障碍较常见,并且感染、肝肾综合征等并发症又进一步加重了凝血功能异常。因此重型肝炎患者常合并较严重的凝血功能异常,甚至发生弥散性血管内凝血(disseminated intravascular coagulopathy, DIC)。凝血因子的变化对于判断肝衰竭(重型肝炎)的预后有重要的参考价值。

(一)凝血机制障碍的发生机制

具体凝血机制详见本书基础部分,这里不再赘述。

(二)凝血机制障碍的临床表现

1. 一般临床表现

重型肝炎凝血功能异常的共同临床表现是凝血时间延长、有出血倾向,重者甚至可发生DIC。它可表现为浅表部位出血,如牙龈、鼻黏膜少量出血,穿刺及注射部位的淤斑和皮肤淤点,大便隐血试验阳性等;也可表现为大量出血,最常见者如食管和胃底曲张静脉破裂出血,其他如颅内出血、皮下软组织及肌肉间隙等部位大量出血临床相对少见。

2. 并发DIC的临床表现

DIC时由于广泛的小血管内微血栓形成,可引起循环衰竭(低血压和休克),微血栓形成致

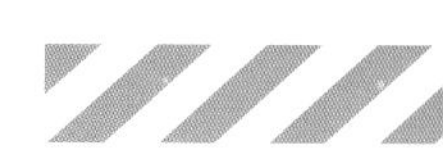

微循环障碍，引起多脏器（如肾脏、肝脏、胰腺、肺等）功能减退，随病情进展，可出现功能障碍甚至功能衰竭。红细胞受血管内纤维蛋白丝挤压而破碎，进而形成血管内溶血。早期高凝状态，血液凝固性增高，静脉采血时针筒内血液易于凝固。其后，消耗性高凝期，大量凝血因子被消耗，引起严重出血倾向，全身各处包括内脏器官可见广泛出血，手术部位、注射部位、穿刺部位或轻微创伤部位血流不止。当发生继发性纤溶亢进后，大量凝血因子消耗殆尽，血液处于低凝状态，出血情况更为严重。休克、酸中毒及并发多器官功能障碍综合征（MODS）等使病情持续恶化，也是患者死亡的主要原因。

3. 血栓形成的临床表现

新近有研究指出，在肝硬化、终末期肝病中，血栓形成也是一种不可忽视的状态，常见的如门静脉血栓形成、周围静脉血栓栓塞（深静脉血栓形成和肺栓塞）。深静脉血栓形成的危险性比肺栓塞的危险性高。尽管人们越来越多地认识到这种状态，但血栓形成在肝硬化及终末期肝病患者中的发生率仍然是相对较低的。血栓形成后，根据栓塞部位，患者可出现相应的临床表现。

（三）凝血机制障碍的实验室检查

1. 关于凝血因子的检查

目前国内外实验室在凝血功能方面的检查项目中，开展最多和最成熟的是关于凝血因子的检查。对重型肝炎患者进行凝血因子检查时，通常选用凝血酶原时间（PT）、国际标准化比值（INR）及凝血酶原活动度（prothrombin activity，PTA）。

1）凝血酶原时间

凝血酶原时间（PT）反映的是外源性凝血系统和血液循环中有无抗凝物质，PT 延长代表Ⅱ、Ⅴ、Ⅶ、Ⅹ因子的凝血活性降低或抗凝物质存在，PT 延长在重型肝炎中的发生率高达 90%，是一项灵敏、常用的肝功能试验。INR 是从 PT 和测定试剂的国际敏感指数（international sensitivity index，ISI）推算出来的比值，它使得不同实验室和不同试剂测定的 PT 具有可比性，是国际通用指标，在 AASLD 和 APASL 关于慢加急性肝衰竭和急性肝衰竭的指南中，均把 INR≥1.5 作为重要的诊断标准之一，INR 也可用于监测凝血功能。

2）肝促凝血活酶试验

肝促凝血活酶试验（HPT）不仅能反映患者的凝血机制，还能综合反映肝细胞合成维生素 K 依赖性Ⅱ、Ⅶ、Ⅹ因子的情况，因此 HPT 是一种肝脏储备功能试验，但 HPT 不能反映Ⅴ因子的变化。重型肝炎时，肝脏合成上述凝血因子的功能减退，HPT 时间延长，随着病情进展，HPT 时间持续延长，经治疗有效而存活者则逐渐缩短。HPT 被认为是肝病特异性试验或反映肝功能储备的最佳指标。

3）凝血酶原活动度（PTA）

肝细胞损害愈重，PTA 下降愈明显，其降低程度与肝脏损害的严重程度呈正相关。因此，国内一直将 PTA＜40%、总胆红素＞10ULN 作为实验室诊断重型肝炎的主要指标。在 APASL 关于慢加急性肝衰竭的指南中，也把 PTA＜40%作为凝血功能障碍的诊断标准。在重型肝炎中，总胆红素、总胆固醇、PTA 及并发顽固性低钠血症、肝性脑病、肝肾综合征等都是判断预后的独立危险因素。Ⅰ、Ⅱ、Ⅴ、Ⅶ、Ⅹ因子中任何一种缺乏均可引起 PTA 下降，而且这些凝血因子的半衰期很短。例如，Ⅱ因子为 50～80 h，Ⅴ因子为 12～16 h，Ⅶ因子为 2～6 h，而Ⅹ因子为 48～60 h。重型肝炎肝细胞严重损害和坏死时数天之内 PTA 明显下降。故在实际临床应用中，PTA 对于判断病情和预后较重型肝炎的其他实验室指标具有明显优势，应用非常广泛。

4）活化部分凝血活酶时间

活化部分凝血活酶时间（activated partial thromboplastin time，APTT）延长，提示缺乏内源性凝血系统中任何一个因子，或血液循环中有抗凝物质存在。APTT 延长的发生率在重型肝炎患者中为85%～100%。

5)其他

Ⅶ因子:C(FⅦ:C)反映肝脏合成功能,半衰期最短,为6～8 h,是肝脏合成功能障碍时最早受影响的凝血因子。Ⅴ因子:C(FⅤ:C)半衰期较长,是凝血因子中受影响最晚的,与肝脏受损的程度相关,FⅤ:C低于20%时提示严重肝衰竭,预后差,患者极易死亡。有文献报道可将FⅤ:C和PTA作为肝衰竭的重要预后因素及肝移植的重要筛选指标。但FⅦ:C和FⅤ:C目前尚未被列为常规检查项目,应视病情需要选择检查。

2. 关于抗凝血因子的检查

关于抗凝血因子的检查主要是抗凝血酶Ⅲ活性(ATⅢ:A)测定。病理状态下ATⅢ:A降低与ATⅢ含量降低存在不平行关系,即ATⅢ:A消耗更明显。肝病时由于ATⅢ:A减少程度大于ATⅢ减少程度,此时检测ATⅢ:A比检测ATⅢ含量更有临床价值。抗凝因子的相关检查,还包括蛋白C活性(PC:A)测定。

3. 关于纤维蛋白溶解的检查

正常人血清中仅有微量纤维蛋白降解产物(FDPs),若FDPs明显增多,即表示有纤溶亢进,间接地反映出DIC。测定的方法很多,包括免疫法Fi试验(即乳胶凝集试验,正常滴度<1∶8)、FDPs絮状试验、放射免疫分析、葡萄球菌猬集试验、鞣酸化红细胞试验、酶联免疫吸附试验等。如果FDPs增多,表示有急性DIC发生的可能。

血浆鱼精蛋白副凝试验(简称3P试验)及乙醇胶试验,都是反映血浆内可溶性纤维蛋白复合体的试验。当发生血管内凝血时,FDPs与纤维蛋白的单体结合形成可溶性复合物,不能被凝血酶凝固。鱼精蛋白可使复合物分离,重新析出纤维蛋白单体,纤维蛋白单体与FDPs自我聚合,形成肉眼可见的絮状沉淀,称为血浆鱼精蛋白副凝试验。乙醇胶试验与3P试验的原理相同,但乙醇胶试验的阳性率低。两种方法均可有假阳性或假阴性结果。相比之下,乙醇胶试验敏感性差,但较可靠,而3P试验特异性差,假阳性结果多。例如,FDPs裂片相对分子质量较小时,3P试验可为阴性。最好能把两者相互参考比较,意义更大。

优球蛋白是血浆在酸性环境中析出的蛋白成分,其中含纤维蛋白原、纤维蛋白溶酶原及其活化素,但不含纤维蛋白溶解抑制物,可用于测定纤维蛋白溶酶原激活物是否增加。纤溶亢进时,纤溶酶原减少,纤溶酶增多,优球蛋白被大量纤溶酶加速溶解。优球蛋白溶解时间(ELT)正常情况下应超过2 h,若在2 h内溶解,提示纤溶亢进。国内人群资料报告,DIC时ELT的阳性率为25%～42.9%。

此外,还包括tPA、PAI、纤溶酶原抗原(plasminogen antigen,PLG:Ag)、纤溶酶活性(plasmin activity,PL:A)、α2纤溶酶抑制物(α2 plasmin inhibitor,α2PI)活性等检查项目。

4. 血小板质和量的检查

血小板计数反映外周血中血小板的绝对数量,根据国内外的相关报道,血小板计数在慢性重型肝炎患者中显著减少,国内人群的研究发现,重型肝炎患者外周血中血小板计数为(68～130)$\times10^9$/L,有研究比较了重型肝炎发病早期、典型期和晚期的血小板计数,分别为130×10^9/L、109×10^9/L和87×10^9/L,提示血小板计数与病情严重程度呈正相关。也有报道指出,血小板计数显著下降与重型肝炎的不良预后相关。除了血小板计数以外,常规的平均血小板体积(MPV)、血小板压积(PCT)及血小板分布宽度(PDW)也有重要参考价值,重型肝炎时MPV、PDW及PCT均显著低于正常值,且随病情加重,有下降趋势。此外,血小板质量的检查(包括血小板聚集率、PF3有效性测试及血块收缩试验)会有相应改变。

5. 并发DIC的实验室检查

1)高凝期的实验室检查

高凝期即DIC的前期或早期,此期的一般实验室检查往往改变不明显,主要依赖于以下几

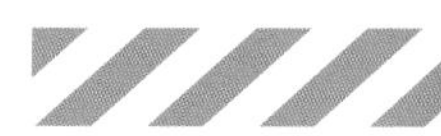

项分子标志物的检查：血浆凝血酶原片段 1＋2（F1＋2），凝血酶-抗凝血酶复合物（thrombin-antithrombin complex，TAT）及 D-二聚体含量可见升高，至出现典型 DIC 征象时升高更明显。上述分子标志物的动态监测有利于 DIC 的早期诊断。

2）消耗性低凝及继发性纤溶亢进期的实验室检查

主要包括：Ⅴ、Ⅷ、Ⅻ、Ⅸ、Ⅹ因子及血小板、纤维蛋白原、纤溶酶原水平降低，纤溶活性增强，FDPs 增多，D-二聚体增多，ELT 缩短，3P 试验阳性。

DIC 时患者体内存在凝血系统及纤溶系统的高度激活，血浆中出现异常增多的纤维蛋白单体和 FDPs 碎片 X、Y，纤维蛋白单体与 FDPs 结合成可溶性纤维蛋白单体复合物（soluble fibrin monomer complex，SFMC）。3P 试验可用来检测 SFMC 水平，DIC 继发纤溶时呈阳性，而原发性纤溶（即无凝血）时为阴性。国内人群资料报告显示，3P 试验阳性率为 50％～60％，影响因素较多，不能作为理想的 DIC 诊断指标。假阳性主要见于消化道出血、大咯血、恶性肿瘤、血标本保存不善等，假阴性常见于继发纤溶亢进晚期。

如前所述，F1＋2、TAT 可直接反映体内凝血酶的产生，在早期即可增加，D-二聚体反映体内纤溶酶的产生，是纤维蛋白单体与活化因子交联后，再经纤溶酶水解后的特异性降解产物，继发性纤溶亢进时，D-二聚体是明显升高的，而原发性纤溶亢进时则为阴性。在 DIC 发生和发展过程中动态监测以上分子标志物，有助于判断疗效和指导治疗。

（四）凝血机制障碍的诊断

1. 一般诊断

如前所述，重型肝炎凝血功能异常的临床表现缺乏特异性，主要为出血，可表现为浅表部位出血，也可见大量出血，如食管和胃底曲张静脉破裂大出血等。重型肝炎并发凝血功能障碍主要依据实验室检查结果，加上相符的临床表现即可做出诊断。

2. 并发 DIC 的诊断

根据现有指南，诊断 DIC 的基本条件包括以下几点。

（1）严重或多发性出血倾向。

（2）不易用原发病解释的微循环衰竭或休克。

（3）广泛的皮肤、黏膜栓塞，灶性缺血性坏死、脱落、溃疡形成，或不明原因的肾、肺、脑功能衰竭。

（4）抗凝治疗有效。

乙型重型肝炎患者存在除了上述（1）以外各项中的一项，若同时存在血液易凝固，或 PT 缩短超过 3 s，应考虑为 DIC 前期，此时出血倾向尚不明显。若存在上述四项中的两项以上时，可考虑 DIC 的初步临床诊断，进一步结合前面提及的有关实验室检查指标可明确诊断。

（五）凝血机制障碍的治疗

重型肝炎的治疗原则是挽救和修复严重受损的肝细胞，使患者的肝细胞有机会“再生”，从而提高生存率。因此，基础治疗、支持治疗、重症监护、适当的抗病毒治疗是有效而必要的。当进展至晚期内科治疗效果不佳时，由人工肝等待肝移植和进行肝移植是最终的手段。

急性重型肝炎患者常有凝血因子下降所致胃黏膜广泛糜烂和溃疡出血，而亚急性重型肝炎、慢性重型肝炎患者常因门静脉高压食管胃底曲张静脉破裂出血、上消化道出血而诱发肝性脑病、腹水及腹腔感染、肝肾综合征等。需要根据不同的原因采取相应的治疗。

二、呼吸衰竭

根据国内小样本统计，在 225 例 ACLF 患者中，出现呼吸衰竭的患者共有 18 例（8.0％），其在乙肝相关性 ACLF 与非乙肝相关性 ACLF 的分布中不具有统计学意义，说明乙肝病毒感染并不是肝衰竭发生时出现呼吸衰竭的危险因素。乙肝肝衰竭合并呼吸衰竭与急慢性肝功能损伤具有重要关系。CANONIC 研究中指出,呼吸衰竭在慢加急性肝衰竭患者中的发生率远高于非慢加急性肝衰竭患者。

肝肺综合征(hepatopulmonary syndrome,HPS)是指在慢性肝病(常见于肝硬化)或急性肝衰竭时,肺内血管床扩张使阻力降低,致使肺泡-小动脉氧梯度增大,气体交换受干扰,造成通气和灌注不相适应所致的低氧血症,又称基础肝病-肺血管扩张-严重低氧血症三联征。

肝肺综合征是否成立必须具备:①有基础肝病,包括由各种病因引起的肝硬化、Wilson 病、慢性肝功能不全,以及非肝硬化性门静脉高压和肝外门静脉阻塞等,而无肺部或心脏的基础性疾病;②不论是否有低氧血症,氧分压降低(<70 mmHg)是 HPS 的可靠证据,而且肺泡-小动脉(或称毛细血管)氧梯度增加。当从仰卧到直立体位变化时,氧分压明显下降;③有肺内血管扩张和(或)动-静脉分流。这一综合征在临床上虽较少见,但近年来已引起重视。

(一)乙肝肝衰竭合并呼吸衰竭的病理生理学机制

肝衰竭合并呼吸衰竭的发病机制十分复杂,目前尚未完全阐明。通常认为与肺血管扩张、肺血管分流及血管生成密不可分。

1. 肺血管扩张

在等候进行肝移植的患者中,13%~47%患者被证明有肺血管扩张。肺血管扩张的发生可能与肺血管扩张物质在肝功能不全时不能被灭活或经门体分流和淋巴通道进入肺循环有关,但具体是哪一种物质在发病中起直接介导作用尚不清楚。越来越多的研究认为,肺血管扩张与血管收缩因子的缺乏或活性抑制,肺血管对血管扩张因子敏感性升高及机体的特异体质有关。

2. 肺血管分流

前文已经提到,肝衰竭合并呼吸衰竭最基本的病理改变为肺血管扩张,可表现为弥漫的大量前毛细血管扩张或孤立的动-静脉交通支。肝硬化或严重肝衰竭患者尸检可发现肺循环紊乱,表现为混合的静脉血直接通过肺动-静脉吻合支进入肺静脉。常见结构变化是近气体交换区域的前毛细血管水平血管床广泛扩张,在远离处也可见到大动-静脉吻合支。肝肺综合征多见于肝硬化患者,少见于肝外门静脉阻塞患者。

3. 低氧血症

45%~60%肝硬化或肝功能不全者有低氧血症存在,仅极少数证实有严重的低氧血症(氧分压<50 mmHg)。肝衰竭合并呼吸衰竭的低氧血症主要是由通气/血流(VA/Q)失调、肺内分流和氧弥散受限三个方面的因素所致。其根源在肺血管扩张,由于肺内血管扩张,肺血管失去低氧收缩的功能,导致 VA/Q 失调。肝病越重,VA/Q 失调越明显;加上流体静力压的作用,肺底部血管优先灌注,肺血管扩张多发生于中、下肺野,因此从平卧位转至直立位时更易导致 VA/Q 失调,引发直立性低氧血症。肺内分流大多是由肺血管扩张、血流加快及高灌注低肺泡通气所致的"功能性"分流,少数是由肺动-静脉直接交通所致的"解剖性"分流。氧弥散限制理论认为,由于肺毛细血管扩张,直径增大以致邻近肺泡内的氧分子不能全部弥散到毛细血管血流中间与其中的红细胞内血红蛋白氧合;加之肝病时的高动力循环状态可使血流加快,氧合作用时间减少,更进一步损害红细胞内血红蛋白的氧合作用。

4. 一氧化氮(NO)与内皮素的作用

约 30%肝硬化患者表现出肺内血管收缩功能减低,可能发生肝肺综合征者达 4%~19%。其中,具有舒张血管效应的 NO 在肝硬化的高动力循环状态中起重要作用,NO 含量升高与患者肺泡-动脉氧梯度的上升呈正相关,与心脏指数呈负相关。目前尚没有研究能阐明在 HPS 发生时肺内 NO 生成增多的机制。但也有研究称,肺内 NO 生成增多不是内毒素诱导的诱导型一氧化氮合酶(iNOS)活性增强的结果,而是肺内内皮型一氧化氮合酶(eNOS)活性增强的结果。

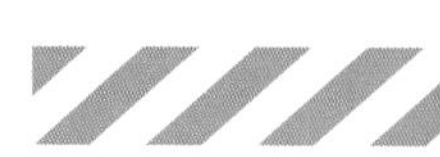

也有学者通过对慢性胆总管结扎的肝硬化动物模型研究发现，肺内 eNOS 水平与血浆内皮素水平呈正相关，胆总管结扎后肝组织与血浆内皮素均增多，而门静脉结扎所致的肝前性门静脉高压则缺乏上述变化；对门静脉结扎模型静脉灌注内皮素，其肺内 eNOS 的表达与蛋白质产物增加呈正相关，内皮素水平与肺内血管扩张和肺泡-动脉血氧分压差呈正相关，提示内皮素在 HPS 的发病机制中起着重要作用。

目前的观点均认为，NO 在 HPS 发病机制中起重要作用，但有关 eNOS 合成增多的原因及其他细胞因子与 NO 生成增加之间的关系尚未阐明，还需进一步研究。

（二）临床表现

大多数乙肝相关性肝衰竭患者并无肺部的症状或体征，氧分压仍可保持正常（>80 mmHg），也有些患者在早期即出现呼吸困难。通常认为，慢性肝病导致门-腔静脉和（或）脾-肾静脉侧支血管循环建成 3～7 年后，肺部症状或体征才会表现出来，但也存在病程进展较快的进展型病例。

乙肝相关性肝衰竭合并呼吸衰竭患者的临床表现主要包括肝功能不全、低氧血症和肺损害，同时也会出现其他继发性临床表现。

(1)肝功能不全的临床表现：各种消化道症状、肝掌、蜘蛛痣、消化道出血、食管静脉曲张、腹水、低蛋白血症、肝脾肿大和下肢水肿等，以及进行性快速加重的黄疸、凝血功能障碍，甚至出现肝性脑病。皮肤蜘蛛痣的出现往往提示存在体循环和肺血管扩张，有明显蜘蛛痣的患者可能有更严重的肺部功能障碍。

(2)低氧血症和肺损害的临床表现：口唇和甲床发绀、呼吸困难、指甲凹陷、杵状指、直立性低氧血症。患者多有发绀，伴有低氧血症（$PaO_2<70$ mmHg）。低氧血症及呼吸困难两者在直立姿势时，一般会更加严重，因为站立可致心输出量增加伴肺转换时间缩短。直立性低氧血症是重要特征之一，而当体位从直立改变到横卧后，呼吸困难明显改善。直立性低氧血症主要是通气不良的肺基底区域在直立时扩张的肺血管进一步加强灌注的结果，这会导致分流量的增加，以及通气-灌注障碍的进一步恶化。

(3)其他临床表现：如增生性骨关节病、门脉性肺动脉高压（PPH）、先天性出血性毛细血管扩张症、腔静脉-肺血管吻合症等。

（三）辅助检查

1. 实验室检查

(1)血气分析。血气分析是诊断 HPS 的重要手段，检查常见动脉血氧分压（PaO_2）明显下降。慢性肝病终末期患者至少有 30%出现轻、中度低氧血症。在不伴有心脏疾病却出现严重低氧血症时，常提示存在 HPS。

(2)肺功能测定。无肺部基础疾病的 HPS 患者肺功能检查一般为正常，也有部分 HPS 患者表现为一氧化碳弥散功能下降，但敏感性及特异性低。HPS 患者可出现闭合气量和闭合总量的增加。

(3)呼出 NO 浓度检查。前文已提到，NO 浓度的升高与 HPS 的发生关系紧密，呼出 NO 测定可以用来辅助筛查 HPS 患者，但目前没有可靠的依据。

2. 影像学检查

确定肺血管扩张主要依靠影像学诊断，影像学检查是诊断 HPS 的关键。而经胸或食管的心脏超声造影逐渐成为主要的诊断方法。

(1)胸部放射学检查：57%的患者有肺容积降低，19.3%的患者有胸水，18.3%的患者有肺底部血管纹理增粗，呈花斑状。除此之外，在 CT 检查中可显示血管扩张。

(2)对比增强超声心动图：根据国际肝移植学会实践指南，建议将对比增强超声心动图作为目前评估肺内血管扩张的首选方案,其诊断敏感性及特异性均良好。对比增强超声心动图分为经胸、经食管两类,前者应用较多,后者虽然敏感性更好,但费用更高,且理论上对于合并食管静脉曲张的患者有一定的风险,因此应用受到限制。检查方法是应用振荡盐水产生的直径大于25 μm 的微气泡注入静脉内,正常情况下直径大于25 μm 的微气泡不能通过肺毛细血管床;当患者存在肺血管扩张时,经胸或食管超声心动图检查可发现左心室出现延迟微气泡显影。但需要与心内解剖分流相鉴别,如存在心内解剖分流,当右心出现微气泡显影后,经过2～3个心动周期,左心即可出现微气泡显影,而肺血管扩张时一般在右心出现微气泡显影后,经过3个心动周期以上,左心才出现异常显影。由于50%～60%的肝硬化患者也存在阳性结果,超声心动图检查阳性对于诊断具有较差的特异性,但检查阴性则基本可以排除诊断。

(3)肺灌注扫描显像:^{99m}Tc-MAA 动态肺灌注显像也是诊断肝源性肺血管扩张敏感而有效的方法之一。由于^{99m}Tc-MAA 的直径为20 μm,不能流经正常肺毛细血管(直径8～15 μm),而当肺血管扩张或肺动-静脉短路时,肺部放射性明显降低,左心和其他器官的放射性明显增强。

(4)肺血管造影:虽然肺血管造影具有重要的诊断价值,但属于有创性检查,且很难观察到小血管畸形,易导致结果假阴性,因此不作为主要筛查方法,主要用于检查严重低氧血症患者。

(四)诊断及标准

门静脉高压患者若临床表现有蜘蛛痣、杵状指,则应警惕有 HPS 的可能。肝硬化患者有明显乏力或呼吸困难时也应针对 HPS 做相应检查。HPS 尚无统一的诊断标准,一般标准如下:①慢性肝病;②PaO_2<70 mmHg 或肺泡-动脉氧梯度>20 mmHg;③肺内血管扩张。同时应注意与肝病患者并发或伴发成人呼吸窘迫综合征、胸水、慢性阻塞性肺疾病或原有先天性心脏病等导致的低氧血症鉴别。

(五)治疗

目前,尚缺乏对肝衰竭合并呼吸衰竭有效的药物治疗。治疗上以积极治疗原发病为主,同时尽快纠正低氧血症,必要时可行外科手术治疗。

(1)治疗原发病,包括纠正低蛋白血症,消除胸、腹水,改善肝功能,治疗并发症。同时避免剧烈运动和突然快速起立,减少机体的需氧量。有报道显示,当基础性肝病好转之后,HPS 也可自发地得到改善,但即使肝功能稳定,HPS 仍有可能进一步加重。

(2)纠正低氧血症。急性肺损伤、急性呼吸窘迫综合征(ARDS)在肝衰竭患者中并不罕见。急性肺损伤和 ARDS 引起的低氧血症可通过低潮气量通气进行纠正,以最大限度地减少肺部容积外伤和气压伤的风险。需要适当上调呼吸频率,以确保适当的每分通气量,避免高碳酸血症的发生。最佳状态是保持最低水平的呼气末正压,以实现充足的氧供,因为高水平的呼气末正压可能加剧脑水肿和肝充血。轻症患者,早期经鼻导管低流量吸氧即可纠正低氧血症,而重症患者,单纯吸氧疗效较差。当处于低氧血症临界值(PaO_2 29 kPa 左右),患者活动甚至睡眠时血氧饱和度很可能低于85%,此时需给氧(2～3 L/min)。有些患者需要正压给氧,高频通气或高压氧舱对改善患者的低氧血症也有益。应用纯氧长期治疗可使部分患者扩张的肺血管内氧分压升高或接近正常,但价格昂贵。

(3)药物治疗:目前尚未发现有效的治疗方案,拮抗 NO 的生成、扩血管药物应用、改善肠道功能等策略都已用于小规模临床试验,但尚无明确获益的证据。

亚甲蓝作为氧化剂,过去常用来治疗高铁血红蛋白血症,也因为能抑制 NO 诱导的血管扩张而用于治疗感染性休克患者。已有研究表明,亚甲蓝可以有效改善肝硬化患者的动脉血氧分压和肺泡-动脉氧梯度,可以抑制动脉毛细血管增生和血管新生。而在临床实践中,肝移植术后患者早期给予亚甲蓝治疗,可以显著改善低氧血症,缩短机械通气时间。亚甲蓝改善肺部气体

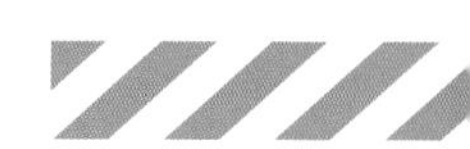

交换主要是基于其具有抑制一氧化氮合酶(NOS)的活性作用,可减少 NO 的生成,同时抑制血管内皮生长因子和血小板衍生生长因子通路而减少血管新生。

静脉输注前列腺素 F2a 可使低氧血症得到部分改善。依前列醇是一种强力血管扩张剂,其半衰期仅 3～5 min,持续用药 5 个月可使肺内高压明显降低,患者生存期延长,长期应用依前列醇也会使右心室结构得到改善。己酮可可碱是一种非特异性磷酸二酯酶抑制剂,可增加细胞内 cAMP 水平,抑制 TNF-α 的产生,也可收到某些治疗效果。

肝硬化患者常常因为肠道黏膜屏障受损和宿主防御能力减弱而发生菌群移位,导致肠道细菌发生全身扩散。肠道细菌移位引起肝内毒素清除异常,由于肝的解毒作用减低,代偿性激活肺单核-巨噬细胞系统,大量单核细胞聚集在肺微血管内皮,并分化为肺内巨噬细胞,分泌大量活性物质,如 NO、TNF-α、IL-8,促进疾病的发展。喹诺酮类抗革兰阴性菌药物(如诺氟沙星)可使肠道内产生的内毒素水平降低,同时也可减少细菌移位,抑制肺内固有免疫的激活,改善低氧血症。但也有研究表明,使用诺氟沙星后 1 个月后,患者的气体交换并无任何改变。

(4)手术治疗:Ⅰ型 HPS 可行肝移植;Ⅱ型 HPS 可选用肺异常血管"圈状弹簧"栓塞术,据报道,术后 PaO_2 可提高 15 mmHg。现在一般认为,PaO_2<50 mmHg、肺内分流大于 30%,应列为肝移植的禁忌证;PaO_2<70 mmHg 且患者对吸氧反应良好,可以考虑肝移植。近来,人们认为 PPH 是肝移植的适应证,轻度或中度的 PPH 患者可以考虑进行肝移植。因为在确诊 PPH 之后患者的生存期平均为 15 个月,6 个月的病死率为 50%。患者多死于肝衰竭、右心衰竭或并发感染。

经颈静脉肝内门腔静脉分流术有可能使患者症状得到改善,并可作为实施肝移植之前的过渡措施,但有加重高动力循环状态及肺血管扩张的可能,近年来已不主张应用。Ⅰ型 HPS 患者在肝移植后,病情是可以逆转的,其 5 年生存率达 76%。如果肝移植前患者有低氧血症,且 PaO_2>50 mmHg,术后的病死率则小于 5%。肝移植后数日之内,即可见 HPS 好转,也有研究表明患者的恢复过程要 2～18 个月。个别病例可能有动-静脉瘘管内血栓形成。当 HPS 合并 Budd-Chiari 综合征时,腔静脉成形术是有效的治疗方法。

(六)疾病预后

肝衰竭合并肺衰竭患者预后往往不良,未经治疗的患者从发病到死亡平均时间是 3 年,死因依次为呼吸衰竭、多器官功能衰竭和胃肠道出血。Maya 医院曾报告 22 例 HPS,在发生 HPS 及出现相关症状后,有 41%的患者平均在 1 年半内死亡,死因主要为胃肠道出血、肾衰竭和脓毒血症。

三、脑衰竭

乙型肝炎病毒引起的重型肝炎(肝衰竭)均可发生严重并发症,主要有肝性脑病(脑衰竭)、上消化道出血、肝肾综合征、感染等。在本部分中,笔者将重点阐述乙型肝炎病毒所致重型肝炎合并肝性脑病的发生机制、临床表现、诊断和治疗。

肝性脑病是指在排除其他已知脑部疾病前提下,继发于肝功能障碍的神经精神症候群,临床症状多样而复杂,可表现为轻微的精神状态改变,严重者出现意识障碍、昏迷等症状。1998 年第十一届世界胃肠病学大会按照肝脏的异常类型和神经系统表现的持续时间/症状和体征将肝性脑病分为三类,其中根据肝功能衰竭表现,分为:A 型,为与急性肝衰竭相关的脑病;B 型,为与门静脉系统旁路相关的脑病,无内源性肝病;C 型,为与肝硬化伴门静脉高压和(或)门体分流相关的脑病。根据神经系统表现分为:阵发型、持续型和轻微型。

重型肝炎患者由于三磷酸腺苷供给不足,鸟氨酸循环发生障碍,合成尿素的能力减退,氨清除减少,肝脏的解毒功能降低,肝脏合成的维持脑代谢功能的必需物质减少,而来源于肠道等部位的一些有害物质不能被肝脏有效解毒和清除而引起血氨增加。高血氨经侧支路径进入体循环，透过血脑屏障，通过发挥神经毒作用而引起肝性脑病。血氨增高是肝性脑病发生的主要因素之一。目前有多项影响重型肝炎患者预后危险因素的研究结果显示，肝性脑病是重型肝炎预后的独立危险因素。因此，在重型肝炎患者中早期预测肝性脑病的发生、控制其发展、及早防治并发症十分重要。

(一)乙型肝炎病毒所致重型肝炎合并肝性脑病的发病机制

肝性脑病的发病机制尚未完全阐明，目前解释肝性脑病发病机制的学说主要有氨中毒学说、假性神经递质学说、氨基酸失衡学说以及 γ-氨基丁酸(GABA)学说等。其中，涉及重型肝炎合并肝性脑病发病机制的相关解释主要与氨中毒学说有关。

1. 氨中毒学说

1890 年，研究者发现狗在接受门静脉-下腔静脉吻合术后，给狗饲喂肉食可诱发肝性脑病，而且尿中铵盐水平增高。随后的研究发现当动物摄入含氨的物质可致其昏迷、死亡，其脑内氨水平增加约三倍。由此，提出脑病的发生与肝功能衰竭后血氨水平升高有关，肝性脑病这一说法也被首次提出。生理情况下，氨的生成和清除之间维持着动态平衡，人体内血氨浓度一般不超过 59 μmol/L。当这种平衡被打破时，血氨水平增高，过量的氨通过血脑屏障进入脑内，作为神经毒素诱发肝性脑病。

氨的来源中，肾脏肾小管上皮细胞可分解谷氨酰胺和肌肉腺苷酸产氨，肠道也是氨产生的主要部位，氨被吸收后通过门静脉进入体循环。肠道氨主要来源于：①饮食中的蛋白质进入肠道后经消化变成氨基酸，在肠道细菌氨基酸氧化酶的作用下产生氨；②谷氨酰胺在肠上皮细胞中的脱氨作用(谷氨酰胺⟶NH_3＋谷氨酸)；③肠道细菌脲酶对含氮物质的分解(尿素⟶NH_3＋CO_2)。氨的清除主要通过肝脏经鸟氨酸循环合成尿素由肾排出体外，以及肾小管上皮细胞产氨与 H^+ 结合成铵盐而排出。氨以非离子型(NH_3)和离子型(NH_4^+)两种形式存在，氨以非离子型(NH_3)被吸收弥散入肠黏膜后，当结肠内 $pH>6$ 时，NH_4^+ 转变为 NH_3，大量弥散入血；而当 $pH<6$ 时，则以 NH_3 从血液转移至肠腔，以尿素形式随粪便排出。健康的肝组织可将由门静脉进入的氨转变成尿素和谷氨酰胺，然后由肾脏排出体外，极少进入体内。但当肝衰竭时，疾病致鸟氨酸循环障碍，供给 ATP 不足，鸟氨酸循环的酶系统严重受损、循环依赖的各种底物缺少等因素使得氨合成尿素明显减少，导致血氨水平增高。除氨清除不足外，肝衰竭时，氨的生成也增多。正常肠道每天产氨约 4 g，经门静脉入肝，经鸟氨酸循环后转变为尿素而被解毒。肝脏功能严重障碍时，门静脉血流受阻，肠黏膜淤血、水肿、肠蠕动减弱、胆汁分泌减少等使消化吸收功能降低，肠道菌群活跃，致使细菌释放氨基酸氧化酶和脲酶增多。肝衰竭患者常合并上消化道出血，肠道内增多的血液蛋白质经肠道细菌分解而使产氨进一步增加。如果合并肾衰竭，尿素排出减少，弥散入肠的尿素增加，肠道产氨增加，肾小管中 H^+ 减少，生成铵盐减少，NH_3 弥散入血增加。肝性脑病患者在昏迷前，常出现明显的躁动不安、震颤等肌肉活动增强表现，也可使腺苷酸分解代谢增加，产氨增加。总之，肝衰竭时，氨的生成增多、清除不足、吸收增加，游离的 NH_3 弥散入血，透过血脑屏障，进而对脑组织功能产生诸多影响，主要表现为以下两个方面。

(1)脑内神经递质代谢异常：①谷氨酸是一种作为兴奋性神经递质的氨基酸，存在于 90%以上神经细胞的突触前小泡中。谷氨酸被释放并激活不同的突触后受体后，在突触间隙，由位于星形胶质细胞的转运蛋白清除。肝衰竭时，脑内氨水平增加，在星形胶质细胞中，谷氨酸在谷氨酰胺合成酶的作用下，与氨结合生成谷氨酰胺，以解除氨毒性作用。但谷氨酰胺(抑制性神经递质)的过多累积，可诱导星形胶质细胞肿胀、大量自由基生成。②另一种受氨影响的神经递质是抑制性神经递质 γ-氨基丁酸(GABA 学说)。所涉及的机制将在后面进一步阐述。

(2)氧化应激引起的神经毒性。血氨入脑增加可引起氧化应激，自由基产生增加，脑内蛋白

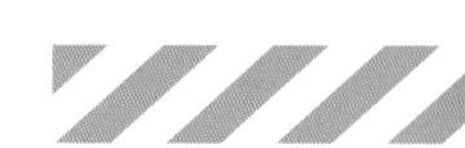

质发生酪氨酸硝基化。而在氧化或硝化应激过程中，线粒体内一些重要的蛋白质酶类如 ATP 酶、琥珀酰辅酶 A 等发生酪氨酸硝基化，导致呼吸链传递障碍，线粒体 ATP 合成减少，细胞内能量耗竭，从而不能维持中枢神经系统的正常活动。此外，氧化和硝基应激反应可诱导星形胶质细胞肿胀。

2. 神经递质的改变

（1）假性神经递质学说：生理状态下，脑内兴奋性神经递质和抑制性神经递质保持平衡。去甲肾上腺素、多巴胺等为脑干网状结构中的主要兴奋性神经递质。食物中蛋白质在消化道内经水解后产生氨基酸，其中芳香族氨基酸如苯丙氨酸、酪氨酸等在细菌脱羧酶的作用下分别被分解为苯乙胺和酪胺。正常情况下，苯乙胺和酪胺能够被肝脏清除，但当肝功能发生障碍时，这两种物质可进入脑干网状结构的神经细胞内，分别在 β-羟化酶的作用下生成苯乙醇胺和 β 羟酪胺。苯乙醇胺和 β 羟酪胺在结构上与去甲肾上腺素和多巴胺相似，但生理效应极弱，因此被称为假性神经递质。当假性神经递质被脑细胞摄取并储存在突触小体的囊泡内时，则导致神经传导障碍，脑干网状结构上行激动系统的唤醒功能不能维持，患者发生昏迷。但假性神经递质学说已逐渐被其他学说所取代，研究发现，肝性脑病患者在死亡后，脑组织中的多巴胺和去甲肾上腺素与非肝病患者并无明显差异，甚至有时 β 羟酪胺浓度在非肝病患者中更高。

（2）γ-氨基丁酸（GABA）神经递质学说：GABA 属于抑制性神经递质，大脑神经细胞表面 GABA 受体与苯二氮䓬（BZ）受体及巴比妥受体紧密相连，组成 GABA/BZ 复合体，共同调节铝离子通道，从而产生突触前抑制作用。肝功能不全时，GABA 能神经细胞抑制性活动明显增强，目前发现脑内 GABA、内源性 BZ 物质并不增加，该活动强度的改变更多基于 GABA/BZ 复合体与配体的结合能力变化以及内源性 GABA/BZ 受体变构调节物质增加等。血氨增加也可继发性引起 GABA 能神经活动增强，氨能够促使 GABA/BZ 复合体与其配体的结合能力增强，对脑内中枢抑制性递质介导的中枢功能抑制具有协同作用，使星形胶质细胞对 GABA 的摄取减少，释放增加，促使 GABA/BZ 受体变构调节物质增加，从而增强中枢抑制作用。

3. 氨基酸失衡学说

肝性脑病患者或门体分流术后动物，常出现血浆氨基酸失衡。生理情况下，芳香族氨基酸和支链氨基酸借用同一载体转运系统通过血脑屏障并被脑细胞摄取。当肝脏功能严重衰竭时，肝细胞灭活胰岛素和胰高血糖素的能力降低，二者浓度增加，但胰高血糖素升高更明显，导致血中胰岛素/胰高血糖素值降低，分解代谢增强。胰高血糖素可使组织蛋白分解代谢增强，大量芳香族氨基酸借由肝脏和肌肉进入体循环。由于血中胰岛素水平增高，支链氨基酸进入肌肉组织增多，因而血中含量减少，血氨增高也可增强支链氨基酸代谢。血中氨基酸失衡可使脑内产生大量假性神经递质，使正常神经传导受到抑制，最终导致患者昏迷。

4. 其他

（1）低钠血症：可导致星形胶质细胞发生氧化应激与氮化应激反应，神经细胞损伤及功能障碍，血脑屏障通透性增加，出现脑水肿。

（2）锰中毒：80％的锰沉积于大脑基底节星形胶质细胞的线粒体内，损伤线粒体功能，患者可出现帕金森样症状。锰可兴奋星形胶质细胞膜上的转位蛋白，促进神经类固醇合成，增强 γ-氨基丁酸的作用。并且锰能产生活性氧和毒性儿茶酚胺（6-羟多巴胺），诱导神经细胞凋亡和星形胶质细胞转变成Ⅱ型阿尔茨海默细胞。

（二）乙型肝炎病毒所致重型肝炎合并肝性脑病的临床表现

除表现为一系列肝衰竭症候群（如极度乏力、严重明显消化道症状、蜘蛛痣、内分泌失调、明显出血、黄疸加深等）外，还可表现为肝性脑病的高级神经中枢功能紊乱和运动反射异常等症状和体征。其临床过程可以分为 5 期，见表 8-8。

表 8-8　肝性脑病的临床表现

阶　段	临床表现
0期(潜伏期)	无行为、性格异常,只在心理测试或智力测试时有轻微异常;无神经系统体征,脑电图无异常改变
1期(前驱期)	轻度性格改变或行为异常,如欣快激动或沮丧少语。衣冠不整或随地便溺、应答尚准确但吐字不清且缓慢、注意力不集中或睡眠时间倒错(昼睡夜醒);可检测到扑翼样震颤;脑电图多数正常,可有不规则的本底活动(α和θ节律)。此期临床表现较隐匿,易被忽视
2期(昏迷前期)	以睡眠障碍和精神错乱为主,反应迟钝,定向障碍,计算力及理解力均减退,言语不清,书写障碍,行为反常,睡眠时间倒错明显,甚至出现幻觉、恐惧、狂躁。可有不随意运动或运动失调;腱反射亢进、肌张力增高、踝阵挛阳性、巴氏征阳性、扑翼样震颤明显阳性。脑电图有特征性异常:持续的θ波,偶有δ波
3期(昏睡期)	以昏睡和精神错乱为主,但能唤醒,醒时尚能应答,但常有神志不清或有幻觉;此期仍可引出扑翼样震颤阳性,踝阵挛阳性,腱反射亢进,四肢肌张力增高,锥体征阳性。脑电图有异常波形:普通的θ波,一过性的含有棘波和慢波的多相综合波
4期(昏迷期)	此期患者神志完全丧失,不能被唤醒。浅昏迷时对疼痛刺激有反应;深昏迷时对各种刺激均无反应;浅昏迷时腱反射和肌张力仍亢进,踝阵挛阳性,由于不合作,扑翼样震颤无法检查,深昏迷时各种反射消失。脑电图明显异常:持续的δ波,大量的含棘波和慢波的综合波

(三)乙型肝炎病毒所致重型肝炎合并肝性脑病的诊断

诊断依据如下:①有重型肝炎的临床表现,主要指肝衰竭症候群。急性肝衰竭:急性黄疸型肝炎病情迅速恶化,2周内出现Ⅱ度以上肝性脑病或其他重型肝炎表现者。亚急性肝衰竭:15天至26周出现上述表现者。慢加急性(亚急性)肝衰竭:在慢性肝病基础上出现急性肝功能失代偿者。慢性肝衰竭:在慢性肝炎或肝硬化基础上出现重型肝炎者。病原学诊断乙型肝炎病毒表面抗原(HBsAg)阳性。②出现明显的高级神经中枢功能紊乱和运动反射异常等临床表现。③肝功能生化指标出现明显异常和(或)血氨增加。④脑电图异常。⑤心理智能测验、诱发电位及临界视觉闪烁频率异常。⑥影像学资料,急性肝性脑病患者出现脑部水肿,慢性肝性脑病患者出现不同程度的脑萎缩,并排除其他脑血管疾病。

此外,在做出肝性脑病的诊断前需与其他疾病相鉴别:当患者肝病史不明确,以精神症状为主诉时,应该及时了解其疾病史尤其是肝病史,并做一些必要的肝功能检查以排除肝性脑病。肝性脑病还应与其他代谢性脑病(如酮症酸中毒、低血糖、肾性脑病)、肺性脑病、神经系统疾病(如颅内出血、颅内肿瘤、颅内感染、瑞氏综合征、中毒性脑病)和酒精性肝病相鉴别。

(四)乙型肝炎病毒所致重型肝炎合并肝性脑病的治疗

1. 重型肝炎的治疗

重型肝炎因病情发展快、病死率高,应及时采取积极抢救措施。总的治疗原则:根据病情发展的不同时期予以支持、对症、抗病毒等内科综合治疗,早期以免疫控制为主,中后期以免疫抑制和防治并发症为主,辅以人工肝支持系统治疗,争取适当时期进行肝移植治疗。

2. 肝性脑病的治疗

积极治疗基础肝病,去除诱发肝性脑病的因素,进行保肝治疗,降低血氨水平及调节神经递质是治疗肝性脑病的关键。

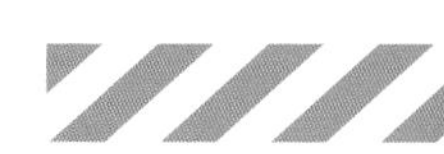

1）去除诱因

对于有肝性脑病的肝衰竭患者，应积极寻找感染源，尽早开始经验性抗感染治疗。对于消化道出血，应使用药物、内镜或血管介入等方法止血，并清除胃肠道内积血。过度利尿引起的容量不足性碱中毒和电解质紊乱也会诱发肝性脑病，故此时应暂停使用利尿剂，并适当补充液体及白蛋白，纠正电解质紊乱。由于便秘可增加胃肠道吸收氨的时间，故应保持患者排便通畅，首选能降低肠道 pH 的通便药物。对于正在使用镇静剂的慢性肝病患者，根据其具体情况考虑暂停使用药物或减少药物剂量。当肝性脑病患者出现严重精神异常表现（如躁狂、危及自身或他人安全和不能配合治疗）时，适当应用镇静剂有利于控制症状，但药物选择和剂量需个体化，应向患者家属充分告知利弊和潜在风险，并获得知情同意。

2）营养支持

对于肝衰竭患者，应制订个体化的蛋白质营养支持方案。近年对于蛋白质饮食的限制明显放宽，不宜长时间过度限制蛋白质饮食，否则会造成肌肉群减少，更易出现肝性脑病。目前关于肝性脑病患者的蛋白质摄入量尚无一致意见。1997 年欧洲肠外肠内营养学会（ESPEN）指南推荐肝性脑病 1 级和 2 级患者非蛋白质能量摄入量为 104.6～146.4 kJ/(kg・d)；蛋白质起始摄入量为 0.5 g/(kg・d)，之后逐渐增加至 1.0～1.5 g/(kg・d)。若患者对动物蛋白不耐受，可适当补充支链氨基酸及植物蛋白；对于肝性脑病 3 级和 4 级患者，推荐的非蛋白质能量摄入量为 104.6～146.4 kJ/(kg・d)，蛋白质摄入量为 0.5～1.2 g/(kg・d)，肝性脑病患者首选肠内营养，若必须采用肠外营养，建议脂肪供能占非蛋白质能量的 35%～50%，其余由碳水化合物提供。

3）常用治疗药物

（1）乳果糖和乳梨醇：肠道不吸收双糖，能酸化肠道，减少氨的吸收。乳果糖是治疗肝性脑病的一线药物，是被美国 FDA 批准的用于长期治疗肝性脑病的药物，并被推荐作为治疗肝性脑病的新型药物随机对照临床试验的标准对照药物。其不良反应少，不吸收双糖的杂糖含量低（2%），对于有糖尿病或乳糖不耐受者亦可应用，但有肠梗阻时禁用。乳果糖治疗肝性脑病的常用剂量是每次口服 15～30 mL，2～3 次/天，以每天产生 2～3 次 pH<6 的软便为宜。当患者反应过于迟钝而无法口服时，可保留灌肠给药。有专家建议在没有乳果糖的情况下用食醋保留灌肠。乳梨醇治疗肝性脑病的效果与乳果糖相当，其特点是甜度较低。推荐的初始剂量为 0.6 g/kg，分 3 次于就餐时服用，以每日排软便 2 次为标准来增减乳梨醇的服用剂量。常见的不良反应有胃肠胀气、腹部胀痛和痉挛，易发生于服药初期。

（2）肠道非吸收抗生素：肠道微生物在肝性脑病的发病中有重要作用。口服抗生素可减少肠道中产氨细菌的数量，有效治疗肝性脑病。过去曾用新霉素、甲硝唑、巴龙霉素和万古霉素，但临床医师对其长期使用的风险和细菌的耐药性存在很大质疑。非氨基糖苷类抗生素利福昔明-α 晶型是利福霉素的衍生物，肠道几乎不吸收，可广谱、强效地抑制肠道内细菌生长，已被美国 FDA 批准用于治疗肝性脑病，口服剂量为 550 mg，每日 2 次。我国批准剂量为 400 mg/次，每 8 h 口服 1 次。有研究表明，轻微肝性脑病患者组与安慰剂对照组相比，服用利福昔明-α 晶型（1200 mg/d，疗程 8 周）可显著提高肝硬化患者智力测验结果，逆转轻微肝性脑病，改善患者的健康相关生活质量。

（3）门冬氨酸鸟氨酸：可增加氨基甲酰磷酸合成酶及鸟氨酸氨基甲酰转移酶的活性，促进脑、肝、肾利用氨合成尿素和谷氨酰胺，从而降低血氨。本药可口服或静脉注射。临床研究显示，与安慰剂对照组相比，静脉注射可明显降低肝性脑病患者空腹血氨水平、餐后血氨水平，并改善其精神状态分级。

（4）支链氨基酸：口服或静脉输注以支链氨基酸为主的氨基酸混合液，可纠正氨基酸代谢不平衡。人们曾认为支链氨基酸可抑制大脑中假性神经递质的形成。但 Als-Nielsen 等通过

Meta分析发现,使用支链氨基酸的肝性脑病患者并无明显获益。近年来的一个随机对照研究也显示,在肝性脑病患者饮食中补充支链氨基酸并不能降低肝性脑病的复发率。目前有关支链氨基酸在治疗肝性脑病方面的确切疗效尚需深入研究,但其已被证实可以安全地用于肝性脑病患者营养的补充。

(5)调节神经递质的药物:肝性脑病与γ-氨基丁酸受体和N-甲基-D-天冬氨酸受体的信号失衡有关。理论上应用氟马西尼、纳洛酮、溴隐亭、左旋多巴与乙酰胆碱酶抑制剂均是可行的。国内对纳洛酮单用或与乳果糖等药物联合应用进行研究发现,其具有促进患者清醒的作用,但这些研究样本量较小,且设计上多存在一定的缺陷。国内一项研究显示,氟马西尼并不能有效改善肝性脑病患者的临床级别。由于这些药物的临床试验未见显著的临床获益,所以不推荐常规使用。对于由苯二氮䓬类或阿片类药物诱发的肝性脑病昏迷患者,可试用氟马西尼或纳洛酮。溴隐亭、左旋多巴可用于治疗伴有共济失调的肝性脑病患者,但其有效证据较少,对这些药物的应用还需进行仔细评估。

(6)微生态调节剂:包括益生菌、益生元和合生元,它们可以促进宿主肠道内有益菌群如乳酸杆菌的生长,并抑制有害菌群如产脲酶菌的生长;可以改善肠上皮细胞的营养状态、降低肠道通透性,从而减少细菌移位和内毒素血症的发生,并可改善高动力循环状态;还可减轻肝细胞的炎症反应和氧化应激,从而增加肝脏的氨清除。

(7)其他药物:近年来认为,谷氨酸盐只能暂时降低血氨,不能透过血脑屏障,不能降低脑组织中的氨水平,且可诱发代谢性碱中毒,反而增加肝性脑病发生的可能性;另外,脑内过多的谷氨酰胺产生高渗效应,参与脑水肿的形成,不利于肝性脑病的恢复。因此,国际主流指南目前不推荐本药用于治疗肝性脑病。精氨酸是肝脏合成尿素的鸟氨酸循环中的中间代谢产物,可促进尿素的合成,从而降低血氨水平。临床所用制剂为其盐酸盐,呈酸性,可酸化血液,减少氨对中枢系统的毒性作用。临床上主要用于治疗伴有代谢性碱中毒的肝性脑病患者。乙酰左旋肉碱能够通过增加代谢产能以降低血氨水平。但其相关的临床研究结果并不完全一致,尚需进一步对该药进行试验,以获得更多证据。

4)其他辅助治疗方法

目前临床上用于辅助治疗肝性脑病的非生物型人工肝方法主要包括:血浆置换、血液灌流、血液滤过、血液滤过透析、血浆滤过透析、分子吸附再循环系统、部分血浆分离和吸附系统等,这些治疗模式在不同程度上能有效清除血氨、炎症因子、内毒素和胆红素等,改善肝衰竭患者肝性脑病症状。但这些治疗方法需要有经验的专科医师操作指导,并且需获得患者及其家属知情同意,对患者远期生存率的影响尚需进一步临床研究。

四、肠衰竭

重型肝炎是肝细胞大量坏死,肝脏合成、解毒、排泄等功能发生严重障碍或失代偿,临床上出现以凝血机制障碍、黄疸、肝性脑病、腹水等为主要表现的一组症候群。重型肝炎常伴随严重的消化道症状,因为肝脏和肠道起源于同一胚层,有着解剖和功能上的联系。肝脏通过调节代谢与免疫应答等功能维持肠道菌群与机体的动态平衡,还通过胆汁分泌与肠-肝轴影响肠道功能,肝衰竭与肠道菌群失调常互为因果,相互影响。重型肝炎时由于肝细胞坏死,肝功能受损严重,解毒能力下降,引起肠道黏膜屏障功能障碍;而肠道功能受损引起肠道菌群移位,内毒素吸收增加,导致内毒素在体内蓄积,引起肠源性内毒素血症,又进一步加重肝脏损伤,形成恶性循环。因此,在肝病的治疗过程中,保护肠道黏膜屏障能够更好地辅助肝病治疗。

(一)肠功能障碍发生机制

早在1956年Irving即提出肠衰竭(intestinal failure)一词,定义为“功能性肠道减少,不能满足食物的充分消化吸收”。近年来,相关研究有了较大进展,由于肠衰竭是疾病的终末状态,

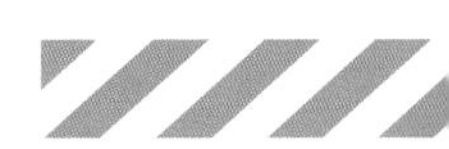

而肠功能障碍反映的是疾病的发展过程，具有连续性、进行性的特点，因此多数学者认为以肠功能障碍一词代替肠衰竭更为恰当。我国著名学者黎介寿院士提出"肠功能障碍应是肠实质与(或)功能的损害，导致消化、吸收营养与(或)黏膜屏障功能产生障碍"。近年来在对肠道疾病以及多器官功能障碍综合征(multiple organ dysfunction syndrome，MODS)的研究过程中，人们逐步加深了对肠功能障碍的认识和了解。

肠功能障碍可分为三类：一是解剖组织的缺陷，如肠大量切除、梗阻、肠外瘘等；二是消化吸收功能障碍，如炎性肠病、胃肠激素分泌不足等；三是肠屏障功能障碍，如创伤、烧伤、休克、感染等，均可造成机体缺血、缺氧、循环障碍，使肠黏膜功能受损。重型肝炎(肝衰竭)时肠道功能障碍主要表现为肠道屏障功能障碍。

1. 正常肠黏膜屏障

肠道除了具有消化、吸收、蠕动功能外，还有免疫调节、激素分泌、黏膜屏障等功能。其中肠黏膜屏障功能是肠道的特定功能，是机体抵御细菌及毒素侵袭的天然屏障，在维持机体内环境的稳定方面起重要作用。

肠黏膜屏障功能包含机械屏障、化学屏障、免疫屏障和生物屏障四大部分。①机械屏障：由完整的肠上皮细胞、肠黏膜细胞之间的紧密连接等构成。②化学屏障：由消化道分泌的胃酸、胆汁、黏多糖和蛋白分解酶等构成。③免疫屏障：由肠腔内分泌型免疫球蛋白 A(SIgA)、肠黏膜层、黏膜下层淋巴细胞、肠壁集合淋巴滤泡和肠系膜淋巴结等构成。其中肠道系统所含的淋巴细胞占全身淋巴细胞的 60%。④生物屏障：肠道生物屏障主要依赖于肠道菌群，肠道菌群的主要功能是营养作用、代谢作用、免疫作用和保护宿主免受外来微生物入侵的作用。此外，肠道的推进式蠕动可以防止肠腔内容物淤滞和细菌过度增殖，肠道毛细血管内皮和血流对肠黏膜屏障功能也有着重要影响。各种原因引起的肠黏膜损伤、肠通透性增加、肠道微生态系统失衡，可导致内毒素产生增多，细菌和(或)内毒素移位，形成肠源性内毒素血症，并诱发和(或)加重全身炎性介质反应和多器官功能障碍。

2. 肠道菌群

人体肠道是一个庞大且复杂的微生态环境，肠内栖息着大量的微生物，约有 10^{14} 个细菌寄居于肠道内，包括 30 属 500 种，肠道中的微生物被统称为肠道菌群。健康人胃肠道中的细菌总数高达 100 万亿个，主要由厌氧菌、兼性厌氧菌和需氧菌构成，其中乳酸杆菌、双歧杆菌等细菌对人体有益，有益菌通过产生多种抑菌与抗菌成分(如乳酸、细菌素)，使致病菌的活力与功能减退，也可通过调节肠道免疫功能，为肠道上皮细胞提供能量，提高肠上皮细胞的再生能力，改善肠上皮细胞间的紧密连接。而酵母菌、变形杆菌、金黄色葡萄球菌等细菌为致病菌，而大肠埃希菌、肠球菌等为条件致病菌。当致病菌过度生长时，其细菌蛋白酶不仅损伤肠上皮细胞微绒毛膜蛋白，还能干预肠上皮细胞的生化反应，损害微绒毛，并能分泌一些毒素或代谢产物干扰肠上皮细胞蛋白质合成，显著增强肠黏膜通透性，促使微生态屏障受损。在健康状态下，人肠道中不同部位的菌群数量是稳定的，但不同部位间的菌群数量存在较大差异。肠道菌群在调节宿主免疫反应、消化代谢及营养供应等方面有着重要的生理作用。肠道菌群是人体内环境的重要组成部分，肠道菌群与机体处于动态平衡并维护着机体健康。当平衡打破时，常表现为有益菌减少、致病菌过度生长、条件致病菌转为致病菌，促进疾病发展。

3. 肠-肝轴

"肠-肝轴"的概念是由 Marshall 等于 1998 年提出的，意指源于同一胚层的肠道与肝脏在结构及功能上存在密切联系。肝脏是人体的代谢器官，存在肝动脉及门静脉的双重血液供应，来自肠系膜静脉的门静脉供血约占肝总血流量的 75%，肠源性营养物质和其他信号物质经门静脉循环传送至肝脏。作为门静脉的首过器官，肝脏容易受到肠源性微生物及其代谢产物的影响。正常情况下，肝脏可清除来自肠道的各种毒素(包括内毒素)、氨类、酚类以及短链脂肪酸等。当肝功能障碍时,肝脏可以通过改变胆汁代谢、减少肠道血供和蠕动等,影响肠道菌群,肠道产生的这些有害物质,不能被门静脉系统正常吸收也不能被肝脏正常代谢分解消除,有害物质淤积于肠道,导致肠道内环境改变,甚至影响肠壁的通透性和完整性,肠屏障功能受损,肠道内细菌和内毒素经门静脉系统大量进入肝脏,反过来进一步加重肝损害,如此形成异常的"肠-肝轴"。肠-肝轴之间通过各种细胞因子和炎症介质相互作用和相互影响,构成了一个复杂的网络结构。对于肠-肝轴概念的理解和研究的深入有助于我们更好指导疾病治疗。

4. 重型肝炎时肠道功能障碍机制

肠损伤既可损坏黏膜机械屏障的完整性,又会严重损害体内免疫监视和防卫机制。任何导致肠腔内细菌过度生长、机体免疫防御机制受损,以及肠黏膜屏障受损的因素,均可引起细菌和内毒素移位,造成肠功能障碍,进而引发其他脏器功能障碍。

1)急性肝衰竭

急性肝衰竭时肝细胞坏死严重,患者出现肠屏障功能障碍的机制可能包括以下几个方面:①由于肝细胞广泛坏死,Kupffer 细胞功能受损,受损的 Kupffer 细胞释放 TNF-α、白细胞介素 1β 等多种炎症介质;肝细胞大量坏死,蛋白质合成受损,T 淋巴细胞功能减退,补体生成不足,白细胞黏附功能明显降低,导致肝脏清除内毒素的功能下降。②急性肝衰竭患者存在明显的胃肠激素(胃动素、瘦素、胆囊收缩素等)紊乱,消化间期移行性运动复合波(MMC)的周期延长,MMCⅢ相明显缩短,均可能导致胃肠动力减弱、胃肠排空功能受损、小肠清除功能减退、消化吸收能力下降,进而出现严重的消化道症状,导致肠道微生态失衡、肠黏膜屏障功能受损。③反应性氧化物产生增加,可以氧化细胞及细胞器的生物膜,形成脂质过氧化物,是肝损伤进展及致敏的重要机制。④急性肝衰竭常伴有营养不良,肠道营养不良时 SIgA 减少,有利于细菌、毒素侵入体内。另外,胆汁分泌不足、低蛋白血症和肠壁水肿等原因,亦可促进肠屏障功能障碍的发生。

2)慢性肝衰竭

对于肠屏障功能障碍的发生机制,急性肝衰竭患者主要集中于肝脏急性大面积坏死和免疫应激引起的肠道功能障碍,而慢性肝衰竭患者除了具有上述特征外,还伴有在肝硬化基础上存在的门静脉高压等肝功能失代偿表现。主要包括:①门静脉高压时,肠壁黏膜层及黏膜下层血液回流受阻、血管扩张,使其被动性淤血,黏膜层及黏膜下层血供相对不足,一方面导致细胞间隙增宽,黏膜肌层增厚、水肿,绒毛隐窝比下降,引起肠道通透性增加。另一方面,肠黏膜充血可损伤肠黏膜静脉内吞噬细胞的滚动黏附与移行,局部免疫功能受损是引起肠道菌群、内毒素移位的另一个重要因素。②肝硬化患者肠道细菌过度生长,肠道低动力状态及胆汁酸缺乏是其主要原因。肝脏胆汁酸排泄障碍,胆汁酸对细菌的抑制作用及对 pH 的调节作用减弱,使过路菌接触、黏附肠黏膜的概率增大,肠道细菌过度生长。③肝硬化时肝脏合成能力下降,补体生成不足,补体介导的免疫调理作用减弱;肝硬化时肠道菌群失调、移位,致病菌增加。有研究表明,肝硬化患者双歧杆菌、拟杆菌量明显低于正常组,而大肠埃希菌、产气荚膜杆菌量明显高于正常组,且内毒素水平与大肠埃希菌量呈正相关,其结果是不能有效清除门静脉和体循环中的细菌及其代谢产物(如内毒素等),从而诱发肠源性内毒素血症。

5. 肠源性内毒素血症对肝脏的损伤机制

肠道菌群在维持肠屏障正常生理功能中具有关键性作用。肠道不仅是机体内最主要的储菌库,还是最大的内毒素池。内毒素是革兰阴性菌细胞壁的脂多糖成分,由细胞壁释放后蓄积于肠道内毒素池,可释放入血导致内毒素血症发生。重型肝炎时肠道黏膜屏障受损,肠道菌群失调,致病菌增多,受损的肝脏清除致病菌能力下降,导致内毒素蓄积,诱发肠源性内毒素血症,内毒素及其激活的 Kupffer 细胞等释放的细胞因子进一步加重肝脏损伤,导致"继发性肝损伤",形成恶性循环。因此,阻止恶性循环的发生是临床上治疗肝衰竭患者的关键措施。

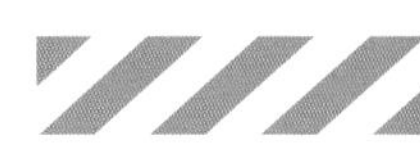

内毒素对肝脏的损伤机制复杂，主要包括：①内毒素对肝细胞的直接毒性作用。大量内毒素进入肝脏时，可通过直接和(或)间接促进炎症瀑布反应，加重肝损害。一方面，内毒素可直接参与肝细胞损伤。内毒素可直接诱导肝细胞凋亡，血内毒素水平与其诱导肝细胞凋亡的程度呈正相关。内毒素引起的肝损害与时间紧密关联，早期主要表现为肝细胞凋亡，而晚期则表现为肝细胞凋亡和坏死。肝细胞接触一定量的脂多糖(LPS，即内毒素成分)或类脂A(LPS由3层结构组成，其内层为类脂A)后，LPS或类脂A会被转运至线粒体内膜，与特异性受体结合，使能量生成受阻，并产生氧自由基，从而导致线粒体和肝细胞损伤。发生肝硬化时，肝细胞线粒体的数量、形态和功能均有不同程度变化。内毒素还可抑制肝细胞内 Na^{+}-K^{+}-ATP酶、细胞色素氧化酶、肝脏微粒体混合功能氧化酶，从而导致胆红素结合和排泄障碍，使血液中总胆红素水平持续上升。②内毒素可以损伤肠上皮细胞线粒体和溶酶体，导致肠上皮细胞自溶；内毒素也可以引起肠微血管收缩，使肠黏膜血流量减少，肠组织缺血、缺氧；丝氨酸蛋白酶具有损伤肠黏膜屏障完整性的作用，而内毒素亦可增加丝氨酸蛋白酶的活性，促使肠黏膜通透性增加及细菌移位，肠黏膜的屏障功能下降，内毒素吸收增多，加重肠源性内毒素血症。③Kupffer细胞功能紊乱。小剂量内毒素可增强单核-巨噬细胞系统功能，活化Kupffer细胞；而当体内内毒素含量过高时则表现为免疫抑制，Kupffer细胞吞噬功能低下，分泌功能增强，引起一系列炎症介质的释放，损伤肝细胞，形成“第二次打击”。LPS致Kupffer细胞活化主要通过两个途径：一种是经典的CD14依赖途径。此途径中LPS首先与LPS结合蛋白结合形成可溶性复合体，以增加LPS与CD14的亲和力，然后将LPS运送至Kupffer细胞膜上与相应受体CD14结合，经过一系列信号转导激活依赖MyD88(由MyD88介导)和非依赖MyD88(由TRIF介导)两条信号通路，激活下游转录因子，这些转录因子进一步促进大量TNF-α、IL-6、IL-12及IL-18等炎症介质基因的转录，大量炎症介质被释放，进一步加重肝损害。另一种通过可溶性sCD14完成，其不一定需要LPS结合蛋白，而借助其他蛋白(如高密度脂蛋白、低密度脂蛋白等)，与Kuppfer细胞的相应受体结合，通过一系列信号转导过程，激发炎症反应，加重肝损害。④黏附分子表达增加与中性粒细胞激活。在内毒素诱导的肝损害模型中可见到许多中性粒细胞在病灶及其周边聚集，内毒素可引起细胞黏附分子-1蛋白表达增加，促进中性粒细胞跨膜迁移，内毒素刺激可引起内皮细胞P-选择素和E-选择素表达增加，中性粒细胞通过趋化作用向炎症灶积聚，释放一系列介质，如活性氧类、一氧化氮、溶酶体酶、花生四烯酸代谢产物、细胞因子等。⑤激活凝血纤溶系统、收缩肾血管等，引起肝脏微循环障碍，加速肝衰竭进展，导致肝衰竭患者发生各种并发症，如肝肾综合征、DIC、上消化道出血、肝昏迷等，最终导致脓毒症和多器官功能障碍综合征。TNF-α是内毒素介导机体损害的关键介质。TNF-α本身具有细胞毒作用，可增强细胞毒性T淋巴细胞介导的免疫损伤，诱导肝细胞产生自由基，导致肝细胞变性和坏死；通过破坏细胞间紧密连接引起肠黏膜损伤；损伤肝窦内皮细胞，使小血管基底膜纤维蛋白粘连素含量减少，导致血管壁通透性增强，造成继发性肝内微循环障碍和缺血缺氧性肝细胞坏死。TNF-α可诱导IL-6、IL-8等细胞因子的大量分泌并介导肝细胞功能受损。

（二）肠屏障功能障碍的检测

目前肠功能障碍的检测主要是指肠屏障功能障碍的检测。目前还缺乏直接反映肠黏膜屏障功能的检测方法，临床多采用间接方法进行监测。

1. 二胺氧化酶

二胺氧化酶是人类及哺乳动物肠黏膜上层绒毛细胞胞质中活性较高的细胞内酶，在外周血中活性稳定，是反映肠上皮细胞成熟度和完整性的标志物。当肠上皮细胞受到损伤后，二胺氧化酶释放增加，血浆中含量升高，对肠黏膜通透性增加的早期诊断敏感而且特异性强。但是在肠屏障功能衰竭时，大量肠上皮细胞坏死、脱落，二胺氧化酶耗竭，则血中其活性反而下降。

2. D-乳酸

D-乳酸是胃肠道固有细菌代谢和裂解的产物,正常情况下很少被吸收,体内亦没有快速降解的酶系统。肠道细菌过度生长可产生大量的D-乳酸,在肠黏膜通透性增加时进入血液循环,使血浆D-乳酸水平升高。因此监测其水平可及时反映肠黏膜损伤状况及肠黏膜通透性。

3. 尿液乳果糖/甘露醇值

乳果糖主要通过小肠上皮细胞间的紧密连接而被吸收,甘露醇主要通过小肠上皮细胞膜上的毛细气孔主动吸收。由于两者在体内不代谢,从肠道入血后由尿液排出,故可在尿液中进行准确的定量测定,由此反映其吸收量。尿液乳果糖/甘露醇值增加,则表示肠黏膜通透性增加,反映肠黏膜紧密连接处不完整,或有区域性细胞缺失,或绒毛末梢损坏,或有组织间隙水肿。

4. 血浆内毒素

血浆内毒素水平与肠屏障功能障碍明显相关,检测血液中内毒素含量是评估肠黏膜屏障功能的重要手段之一。

5. 肠缺血指标检查

尿液24 h肠脂肪酸结合蛋白(IFABP)含量测定可反映早期肠缺血情况。

6. 肠脂肪酸结合蛋白

肠脂肪酸结合蛋白是肠上皮细胞的特异性标志蛋白之一,正常情况下血液中含量极微;当肠黏膜受损,屏障功能发生障碍时,肠脂肪酸结合蛋白迅速释出,通过毛细血管及毛细淋巴管进入血液循环,故在周围血中含量增高。另有研究显示,尿液肠脂肪酸结合蛋白含量的变化也可用于评价肠道屏障功能损害。

肠道细菌移位是肠屏障功能障碍的突出表现,临床诊断比较困难,主要依靠腹水培养、血培养、淋巴结活检等。如果腹水培养或血培养细菌阳性而无其他明确的感染病灶,特别是危重患者出现原发性腹膜炎,应考虑肠道细菌移位,应用PCR分子生物学方法行腹水、血液微生物学检查,可得到快速、高效的诊断。

(三)肠功能障碍的诊断

肠功能障碍的临床诊断主要依据原发病和相关的临床表现。

根据中华医学会消化病学分会“肠屏障功能障碍临床诊治建议”,下述几项可作为肠屏障功能障碍的主要诊断依据:①患者存在可能导致肠屏障功能障碍的危重疾病;②在原发病基础上出现腹痛、腹胀、腹泻或便秘或消化道出血、不能耐受食物等症状以及肠鸣音减弱或消失等体征(需排除麻醉和药物引起的肠鸣音变化);③血浆内毒素水平增高(酶联免疫吸附试验(ELISA)>55.34 EU/L);④通透性增加(高效液相色谱分析,乳果糖/甘露醇值>0.178)或肠低灌注(ELISA法测尿液24 h IFABP > 17 ng);⑤血、腹水培养细菌阳性而无其他明确的感染病灶。①+②项为诊断所必需的条件,①+②+③+④项或①+②+⑤项可基本确诊,有①+②+③项者可作为拟诊病例。

(四)肠屏障功能障碍的治疗

肠屏障功能障碍的治疗原则如下:治疗原发病;合理实施营养支持治疗;促进肠黏膜修复,维护肠黏膜屏障;维持肠道菌群平衡、避免菌群失衡发生;合理应用抗生素。

1. 积极治疗引起肠屏障功能障碍的原发病

重型肝炎时肠-肝轴异常,导致肝损伤及肠道损伤加重,根据重型肝炎指南共识,积极治疗肝炎有利于肠道功能恢复。

2. 合理实施营养支持治疗

全胃肠外营养对于改善患者的营养状态有积极作用,但实施时间不宜太长。肠内营养有助于保持肠黏膜屏障功能,减轻机体对创伤的高代谢反应。危重患者的肠内营养可在内环境进入

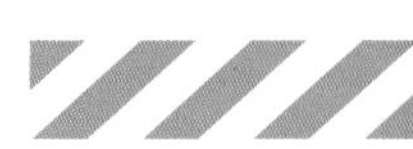

稳定状态后给予,一些特殊营养物质如谷氨酰胺、精氨酸、ω-不饱和脂肪酸和核苷酸以及表皮生长因子和胰岛素样生长因子-1 等肠黏膜修复药物等可改善全身的免疫功能,增强肠屏障功能,维持肠黏膜屏障结构完整。

3. 合理应用抗生素

研究发现,服用肠道难以吸收的抗生素以选择性地抑制或杀灭致病菌,而不影响有益菌,有助于改善肠道菌群失调。因此,早期科学合理选择抗生素,避免滥用抗生素,对于改善肝功能、防止肠道菌群失调及多器官功能衰竭尤为重要。感染和肠道菌群失调均可加速重型肝炎恶化,而对于伴有严重感染的重型肝炎患者,肠道菌群失调状况不尽相同,如何选择抗生素和疗程,以同时兼顾控制感染和改善肠道菌群失调,仍有待深入研究。

4. 维持肠道菌群平衡、避免发生菌群失衡

目前改善肠道菌群失调的主要措施如下:给予微生态调节剂、粪菌移植、使用针对优势致病菌的抗生素、改善胃肠道蠕动功能等。

微生态调节剂主要分为三类:①益生菌,如双歧杆菌、乳酸杆菌等,可再平衡肠道菌群,保护厌氧菌,防止细菌过度生长,稳定肠黏膜屏障功能,减少细菌移位,降低内毒素浓度;②益生元,指能够选择性促进宿主肠道内原有一种或几种有益菌生长繁殖的物质,如各种寡糖类物质、双歧因子等;③合生素,是指益生菌和益生元结合使用的制剂。另外,不吸收双糖(如乳果糖)可以选择性地刺激肠内有益菌的生长,改善肠道微生态失衡状态,直接灭活内毒素,并具有渗透性通便作用,可改善肠黏膜水肿,从而防治肠源性内毒素血症,而几乎无任何毒副作用。乳果糖还可刺激机体肠道免疫系统分泌性免疫球蛋白 A 的分泌,增加肠道局部免疫力。

粪菌移植是近年来较为热门的治疗胃肠道疾病以及部分肠道外疾病的新方法,尤其适用于治疗艰难梭状芽孢杆菌感染,比万古霉素更有效,且对于老年人的治疗同样有效,已于 2013 年列入美国治疗艰难梭状芽孢杆菌感染的临床指南中。一项动物实验通过粪菌移植重建门静脉高压大鼠肠道正常菌群,结果发现门静脉高压程度因此而得到改善。然而目前尚缺乏关于粪菌移植治疗肝硬化及门静脉高压的大样本前瞻性临床研究。

肠屏障功能障碍已经受到越来越多临床工作者的关注。但是,由于目前研究手段的局限性,各研究数据大多来自动物实验,尚缺乏大规模的临床试验,有关肝衰竭患者肠功能障碍的机制尚未完全明确。如何更清晰地阐明其发生机制并在临床工作中进行更有效的预防和治疗是今后研究中亟待解决的问题。

参考文献

[1] Forkin K T,Colquhoun D A,Nemergut E C,et al. The coagulation profile of end-stage liver disease and considerations for intraoperative management[J]. Anesth Analg,2018,126(1):46-61.

[2] Tripodi A,Mannucci P M. The coagulopathy of chronic liver disease[J]. N Engl J Med,2011,365(2):147-156.

[3] Tripodi A. Tests of Coagulation in Liver Disease[J]. Clin Liver Dis,2009,13(1):55-61.

[4] Caldwell S H,Hoffman M,Lisman T,et al. Coagulation disorders and hemostasis in liver disease:pathophysiology and critical assessment of current management[J]. Hepatology,2006,44(4):1039-1046.

[5] 姚光弼. 临床肝脏病学[M]. 2 版. 上海:上海科学技术出版社,2011.

[6] 李梦东,聂青和. 重视肝衰竭并发症的诊治研究[J]. 实用肝脏病杂志,2014,17(2):113-116.

[7] 苏沙晚,黄晓铨,陈世耀.肝肺综合征的诊断和治疗进展[J].肝脏,2018,23(5):440-442.

[8] 高静,曾子洋,易斌,等.肝肺综合征药物治疗的研究进展[J].麻醉安全与质控,2017,1(4):212-216.

[9] Wang D W,Yin Y M,Yao Y M. Advances in the management of acute liver failure[J]. World J Gastroenterol,2013,19(41):7069-7077.

[10] Gupta S, Faughnan M E, Lilly L, et al. Norfloxacin therapy for hepatopulmonary syndrome:a pilot randomized controlled trial[J]. Clin Gastroenterol Hepatol,2010,8(12):1095-1098.

[11] Zacharakis N, Tone P, Flordellis C S, et al. Methylene blue inhibits angiogenesis in chick chorioallontoic membrane through a nitric oxide-independent mechanism[J]. J Cell Mol Med,2006,10(2):493-498.

[12] Dong V,Sun K,Gottfried M,et al. Significant lung injury and its prognostic significance in acute liver failure:A cohort analysis[J]. Liver Int,2020,40(3):654-663.

[13] Arroyo V, Jalan R. Acute-on-chronic liver failure: definition, diagnosis, and clinical characteristics[J]. Semin Liver Dis,2016,36(2):109-116.

[14] Krynytska I, Marushchak M, Mikolenko A, et al. Differential diagnosis of hepatopulmonary syndrome(HPS):portopulmonary hypertension(PPH)and hereditary hemorrhagic telangiectasia(HHT)[J]. Bosn J Basic Med Sci,2017,17(4):276-285.

[15] Soulaidopoulos S, Cholongitas E, Giannakoulas G, et al. Review article: update on current and emergent data on hepatopulmonary syndrome[J]. World J Gastroenterol, 2018,24(12):1285-1298.

[16] Qadir N, Wang T, Barjaktarevic I, et al. Acute respiratory failure and pulmonary complications in end-stage liver disease[J]. Semin Respir Crit Care Med,2018,39(5):546-555.

[17] Ferenci P, Lockwood A, Mullen K, et al. Hepatic encephalopathy—definition, nomenclature,diagnosis,and quantification:final report of the working party at the 11th World Congresses of Gastroenterology, Vienna, 1998[J]. Hepatology, 2002, 35(3):716-721.

[18] Hadjihambi A, Arias N, Sheikh M, et al. Hepatic encephalopathy: a critical current review[J]. Hepatol Int,2018,12(Suppl 1):S135-S147.

[19] Wijdicks E F. Hepatic Encephalopathy[J]. N Engl J Med. 2016,375(17):1660-1670.

[20] Albrecht J,Jones E A. Hepatic encephalopathy:molecular mechanisms underlying the clinical syndrome[J]. J Neurol Sci,1999,170(2):138-146.

[21] 吕日英,吴继周,李仕雄.影响重型肝炎患者预后的危险因素研究[J].实用医学杂志,2012,28(18):3113-3115.

[22] Irving M. Ethical problems associated with the treatment of intestinal failure[J]. Aust N Z J Surg,1986,56(5):425-427.

[23] 黎介寿.肠衰竭——概念、营养支持与肠黏膜屏障维护[J].肠外与肠内营养,2004,11(2):65-67.

[24] Qin J, Li R, Raes J, et al. A human gut microbial gene catalogue established by metagenomic sequencing[J]. Nature,2010,464(7285):59-65.

[25] Marshall J C. The gut as a potential trigger of exercise-induced inflammatory responses [J]. Can J Physiol Pharmacol,1998,76(5):479-484.

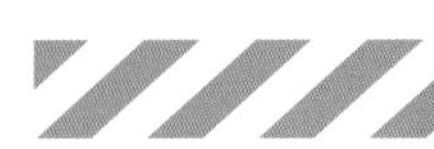

[26] 刘梅，许伟红，段钟平，等. 急性肝衰竭大鼠消化间期移行性运动复合波的变化特点[J]. 中华肝脏病杂志，2010，18(8)：618-621.

[27] 吴旭，吴云峰，毛朝亮，等. 肝硬化患者肠道微生态的变化[J]. 世界华人消化杂志，2012，20(26)：2491-2495.

[28] 宁蓓蓓，喻艳林. 内毒素在重症肝炎肝损害中的研究进展[J]. 科技信息，2013(22)：442-443.

[29] Yang L，Seki E. Toll-like receptors in liver fibrosis：cellular crosstalk and mechanisms[J]. Front physiol，2012，3：138.

[30] 胡泽华，王琳琳. 内毒素血症肝损伤机制的研究进展[J]. 医学综述，2009，15(7)：1047-1050.

[31] Ikeda H，Suzuki Y，Suzuki M，et al. Apoptosis is a major mode of cell death caused by ischemia and ischemia/reperfusion injury to the rat intestinal epithelium[J]. Gut，1998，42(4)：530-537.

[32] 中华医学会消化病学分会. 肠屏障功能障碍临床诊治建议[J]. 中华消化杂志，2006，26(9)：620.

[33] García-Lezana T，Raurell I，Bravo M，et al. Restoration of a healthy intestinal microbiota normalizes portal hypertension in a rat model of nonalcoholic steatohepatitis[J]. Hepatology，2018，67(4)：1485-1498.

第九章 乙型肝炎重症化的早期预警和乙型重型肝炎（肝衰竭）的临床诊断

内容提要

1. 应用于乙型肝炎重症化早期预警指标筛选的技术方法主要如下：基因诊断技术，包括聚合酶链反应、基因序列分析、基因芯片、全基因组关联分析等；蛋白质水平上的双向凝胶电泳技术和质谱分析技术；以DNA甲基化和组蛋白修饰为代表的表观遗传学；用于微生物序列和功能分析的生物信息学技术及系统生物学方法。

2. 目前已应用于临床，且与乙型肝炎重症化相关的检测指标主要如下：谷丙转氨酶与谷草转氨酶、血清总胆红素、凝血酶原时间与凝血酶原活动度、血清白蛋白与前白蛋白、血清胆碱酯酶及血氨等。近年来的大量研究又发掘了一系列新的可能与乙型肝炎重症化相关的指标，包括基因变异（HBV 1896位点突变及1762/1764双突变等），遗传分子靶标（CXCL10-201G/A、IL10-592T/C、ESR1 IVS1-401T/C、TBX21-1993T/C、ICAM1 R241-E469等）、免疫因素（TNF-α、活性氧簇和活性氮簇、sCD163分子、hfgl2分子、HLA-DR、NK细胞、CTL、Th17细胞、Treg细胞、PD-1/PD-L等）、宿主代谢性因素（溶血卵磷脂、脂肪酰胺及胆汁酸等）。

3. 乙型重型肝炎临床诊断的主要依据包括临床表现（如黄疸、凝血功能障碍、肝性脑病和腹水等）及实验室检查（如凝血酶原时间、凝血酶原活动度、国际标准化比值、血清白蛋白、血清总胆红素、AST/ALT值、胆碱酯酶、胆固醇、乳酸、甲胎蛋白等）。

4. 对于肝衰竭的诊断标准国内外学术界尚存在分歧。我国既往将肝衰竭诊断为重型肝炎，而西方国家将这类由病毒导致的肝衰竭诊断为暴发性肝炎，且仅指其中的急性肝衰竭。我国将急性暴发性肝炎的概念扩展到非脑病患者，而欧美和日本等把肝性脑病Ⅱ期以上作为重型肝炎诊断的必要条件。

5. 肝衰竭主要分为急性肝衰竭和慢性肝衰竭，其中急性肝衰竭包括急性和亚急性肝衰竭，慢性肝衰竭包括慢加急性肝衰竭和慢性失代偿性肝衰竭。目前认为肝性脑病是诊断急性肝衰竭的必要条件，但慢性肝衰竭不一定会发生肝性脑病，而主要表现为肝脏的失代偿。

6. 现有的评价乙型肝炎进展的方法主要包括Child-Turcotte-Pugh（CTP）评分、终末期肝病模型（model for end-stage liver disease，MELD）、英国皇家学院标准（KCC）、序贯器官衰竭估计（sequential organ failure assessment，SOFA）评分，急性生理学和慢性健康状况评价Ⅱ（acute physiology and chronic health evaluation Ⅱ，APACHE Ⅱ）、Clichy-Villejuif标准、慢性肝衰竭联盟器官衰竭（CLIF-COF）评分、慢性肝

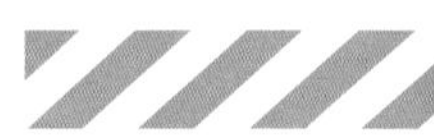

衰竭联盟慢加急性肝衰竭(CLIF-C ACLF)评分、亚太肝脏研究学会慢加急性肝衰竭联盟(AARC)-ACLF评分、中国乙型重型肝炎研究组(COSSH)-ACLF评分以及同济预测模型(TPPM)评分等。

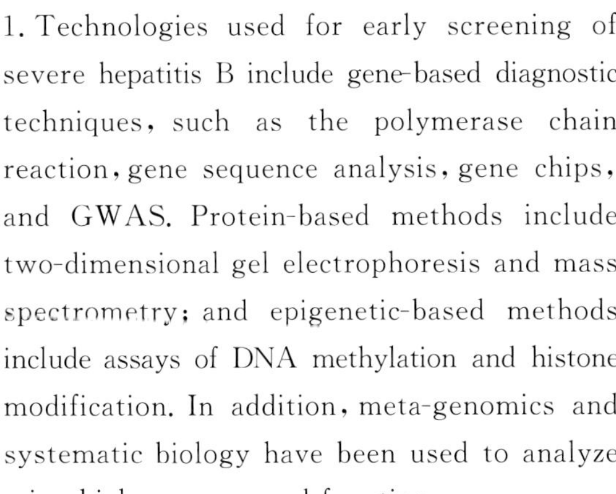

Abstract 9

1. Technologies used for early screening of severe hepatitis B include gene-based diagnostic techniques, such as the polymerase chain reaction, gene sequence analysis, gene chips, and GWAS. Protein-based methods include two-dimensional gel electrophoresis and mass spectrometry; and epigenetic-based methods include assays of DNA methylation and histone modification. In addition, meta-genomics and systematic biology have been used to analyze microbial sequence and function.

2. Early-warning parameters for severe hepatitis B mainly include serum concentrations of ALT, AST, total bilirubin, albumin and prealbumin, and cholinesterase; and measurements of blood ammonia, prothrombin time and prothrombin activity. Several new parameters related to severe hepatitis B have been identified, including gene mutations(e. g. HBV 1896 site mutation and 1762/1764 double mutation), genetic molecular targets (e. g. CXCL10-201 G/A, IL10-592T/C, ESR1 IVS1-401T/C, TBX21-1993T/C, and ICAM1 R241-E469), immune factors (e. g. TNF-α, reactive oxygen species, reactive nitrogen species, sCD163, hfgl2, HLA-DR, NK cells, CTL, Th17 cells, Treg cells, PD-1/PD-L), and metabolic factors (e. g. lecithin, fat amides and bile acids).

3. The clinical diagnosis of severe hepatitis B is mainly based on clinical manifestations, including jaundice, coagulation disorders, hepatic encephalopathy and ascites, and laboratory tests, including prothrombin time, prothrombin activity, international normalized ratio, AST/ALT ratio, and serum concentrations of albumin, total bilirubin, cholinesterase, cholesterol, lactic acid, and alpha-fetoprotein.

4. At present, there are differences among countries in terms of the standard for diagnosing liver failure. In China, liver failure is diagnosed as severe hepatitis, whereas, in western counties, liver failure caused by viruses is diagnosed as fulminant hepatitis and refers only to acute liver failure. The main difference is that, in China, the concept of acute fulminant hepatitis has been extended to patients without encephalopathy. However, hepatic encephalopathy Ⅱ is a necessary condition to diagnose severe hepatitis in the United States, Europe and Japan.

5. Liver failure can be subdivided into acute and chronic liver failure. Acute liver failure includes acute and sub-acute liver failure, chronic liver failure includes acute-on-chronic and chronic decompensated liver failure. At present, hepatic encephalopathy has been considered necessary for the diagnosis of acute liver failure, but not chronic liver failure, which is characterized by decompensated liver.

6. Several methods have been used to evaluate the progression of chronic liver diseases, including Child-Turcotte-Pugh (CTP) score, MELD, King's College Criteria(KCC), Sequential Organ Failure Assessment (SOFA) score, APACHE Ⅱ, Clichy-Villejuif criteria, Chronic Liver Failure Consortium organ failure(CLIF-COF) score、CLIF-C acute-on-chronic liver

failure（CLIF-C ACLF）score、Asia-pacific Association for the Study of Liver ACLF Research Consortium ACLF Research Consortium（AARC-ACLF）score、Chinese Group on the Study of Severe Hepatitis B-ACLF（COSSH-ACLF）score and Tongji prognostic predictor model（TPPM）score.

第一节　乙型肝炎重症化早期预警指标的筛选

陈智　阳乔

一、乙型肝炎重症化早期预警的目的和意义

我国是HBV感染的高流行区，人群中HBsAg流行率为7.18%，HBV携带者约有9300万人，其中约3000万人为慢性感染者。慢性乙型肝炎(CHB)病程迁延，长期发展可演变成肝硬化、肝癌。某些原因可导致其中部分HBV携带者和乙型肝炎患者病情突然加重，随即发展成为急性、亚急性或慢性重型肝炎。在我国由HBV感染所致的重型肝炎患者占重型肝炎患者总数的70%。重型肝炎治疗效果不佳，预后差，病死率高，严重威胁人民群众的生命健康，极大地增加患者家庭和社会的经济负担，影响社会稳定。

目前，尽管针对HBV的抗病毒治疗已取得显著进步，但乙型重型肝炎的发病率仍居高不下。乙型重型肝炎具有起病急、病情复杂、预后差、病死率高等特点，迄今为止，临床上尚缺乏特异性、有效的早期预警和治疗手段，这也是乙型重型肝炎难以预测和病死率高的重要原因之一。目前，对乙型肝炎重症化的自然转归及机制缺乏全面、准确的了解，我国尚未建立针对乙型肝炎重症化的预警、预测和早期诊断的技术和方法，且缺乏能够早期预测乙型肝炎重症化发生、监测病情发展及严重程度的可靠、系统、灵敏、特异的指标和切实可行的评分体系，因而无法实施早期干预，导致患者病情不断加重而错失最佳治疗时机。一旦发展成临床终末期肝病或乙型重型肝炎，救治的机会大为减少，病死率大幅度增高。因此，为了有针对性地早期检测、早期干预、早期治疗，有效地预防乙型重型肝炎的发生，提高乙型重型肝炎的治愈率，降低发病率和病死率，极有必要揭示乙型肝炎重症化的发生规律并阐明其机制，对乙型肝炎重症化早期预警指标进行筛选和研究，并建立乙型肝炎重症化早期预测评分系统。

二、乙型肝炎重症化早期预警指标筛选的主要技术与方法

以生命科学和生物技术为重要代表的新技术革命正在蓬勃兴起和迅猛发展，极大地推动了医学生物技术领域的研究进程。医学生物技术革命和生物信息学的诞生又深刻改变着医学研究的面貌。一方面使人类疾病的机制研究在分子水平上取得进展，另一方面大大推进了探索疾病治疗策略的进程，也为各种疾病早期预警指标的筛选带来了希望。目前已应用于乙型肝炎重症化早期预警指标筛选的主要技术方法如下：基因诊断技术，如聚合酶链反应、基因序列分析、基因芯片、全基因组关联分析等；蛋白质水平上的双向凝胶电泳技术和质谱分析技术；以DNA甲基化和组蛋白修饰为代表的表观遗传学；用于微生物序列和功能分析的生物信息学技术及系统生物学方法。

(一)基因诊断技术

1.聚合酶链反应

聚合酶链反应(polymerase chain reaction，PCR)是一种模拟天然DNA复制过程的体外酶

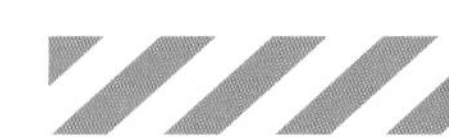

促合成特异性核酸片段技术，以待扩增的两条 DNA 链为模板，由一对人工合成的寡核苷酸引物引导，通过 DNA 聚合酶链反应，在体外进行特定的 DNA 序列扩增。其过程包括变性、退火和延伸，具有操作简单、省时省力、灵敏度高、特异性强、产率高、重复性好等不可替代的特点，是分子生物学研究中应用最广泛的方法，也是基因检测技术上的一次重大革命。PCR 理论的提出和技术上的完善对于分子生物学的发展具有不可估量的价值。

目前，运用实时荧光定量 PCR 可对血清 HBV DNA 含量进行精确定量，反映 HBV 感染状态、病毒复制水平及对疗效进行跟踪和对病程进行判断。应用特异 TaqMan 探针进行实时荧光定量 PCR，可以实现对 HBV 定量、基因分型和位点突变的同步检测，还可以研究 HBV DNA 含量与其他血清指标间的关系，分析 HBV DNA 含量与肝损伤程度之间的相关性。运用数字 PCR 可以实现对样本 HBV DNA 分子的绝对定量。

虽然 PCR 技术并不复杂，但若发生实验污染出现假阳性结果，后果将会十分严重。因此，操作应精细和准确，检测环境和操作过程应严格避免污染，并设置阴性对照，这样才能使结果更精确和可靠。

2. 基因序列分析

基因序列分析(gene sequence analysis)是一个发展极为迅速的领域，由于 DNA 的碱基序列蕴藏着丰富的遗传信息，测定和分析 DNA 的碱基序列对于了解遗传本质及了解每个基因的编码方式是很重要的。目前主要方法包括直接测序法(如 DNA 链双脱氧末端终止法、化学裂解法、焦磷酸测序法等)、DNA 指纹图谱分析、PCR 单链构象多态性、PCR 夹心法和核酸特定结构分析技术等。目前有学者对 HBV 基因组的某些特定基因片段进行全碱基序列测定，再结合荧光定量 PCR 对临床样本进行大规模验证，可以了解病毒基因型、有无突变及突变的类型等，同时筛选出一批与乙型肝炎重症化的发生、发展密切相关的突变位点，这些位点的突变可能引起病毒蛋白关键氨基酸的替换，改变其免疫原性，或者可能影响 HBV 复制或转录的调节，从而影响肝炎的进程。有必要通过进一步研究来证实这些突变位点与乙型肝炎重症化的关系，监测这些位点将为乙型肝炎重症化的预警、预测和早期诊断提供有价值的信息，为乙型肝炎重症化治疗方案的选择提供依据并预测其疗效，有利于降低乙型重型肝炎的发病率和病死率。

3. 基因芯片

基因芯片(gene chip)，也称 DNA 微阵列或 DNA 芯片(DNA chip)，是指用微量点样技术或原位合成技术，将大量的 DNA 探针固定于固相支持物表面，从而产生的二维的 DNA 探针微阵列。将基因芯片与标记的样品进行杂交，通过荧光扫描仪检测和计算机分析杂交信号来实现对生物样品快速、平行和高效的筛选与分析。其工作原理与经典的核酸分子杂交方法相似，应用已知核酸序列作为探针与互补的靶核苷酸序列杂交，通过随后的信号检测进行定性或定量分析。该技术具有高通量、集成化、微型化和自动化的特点。它是继 PCR 技术之后生命科学中的又一重大科学技术革命。目前有学者利用基因芯片技术和生物信息学方法研究刀豆蛋白 A 诱导的小鼠重型肝炎的基因表达谱，探讨肝炎重症化早期相关基因的变化及规律，并经过大规模样本的临床验证，筛选出一批在肝炎重症化早期起实质性作用的关键分子和信号通路，有望用于早期预测乙型肝炎重症化的发生及监测疾病的进展。

4. 全基因组关联分析

全基因组关联分析(genome-wide association study，GWAS)是一种用来寻找某种基因变异与表型之间关系的方法。该方法针对某种疾病，对整个种群中全基因组范围内的单核苷酸多态性(single nucleotide polymorphism，SNP)基因进行总体关联分析，寻找某些 SNP 与疾病表型之间的关系，全面揭示与疾病发生、发展、治疗及预后相关的遗传标记。近期对美国、欧洲和日本的 3 项独立大样本进行全基因组关联分析，发现编码 IL-28B 基因附近的 rs1297980 位点有种族差异性，而且该位点与丙型肝炎自发清除能力及对干扰素治疗应答情况有关。该方法的应用有望帮助人们发现与乙型肝炎重症化易感性相关的遗传靶标,对携带易感性基因的乙型肝炎患者进行风险评估,制订个体化治疗及预防策略,早期预防乙型重型肝炎的发生。

5. 元基因组

在微生物群落中,所有微生物基因组的总和称为元基因组。人类是与微生物共生的,人体的生长、发育、免疫、代谢及疾病过程除受自身基因控制外,体内共生微生物的遗传信息及菌群结构也起着重要作用,因此,人体共生微生物的构成可以反映人体的健康状况,除与肠道疾病有关外,还与许多代谢性疾病,甚至是肿瘤的发生有着密切的关系。CHB 患者容易发生肠道微生态失衡,肠道免疫屏障功能受损,肠道定植抗力下降,细菌发生移位形成内毒素血症,促进乙型肝炎重症化的发生。在过去的几年里,我国科学家对 CHB 患者、肝硬化患者肠道微生物的组成及代谢特征进行了详细的研究和分析,明确了在肝病状态下特异的肠道菌群模式,首次发现慢性重型肝炎患者和肝硬化患者存在肠道微生态失调,表现为肠道有益菌如双歧杆菌显著减少,而肠杆菌、链球菌、巴斯德菌等潜在致病菌比例显著增加。肠道微生态失调程度与肝病的严重程度相关,肠道微生态失调与血内毒素水平升高和肝脏损害有关。同时,将患者肠道菌群的变化与肝病的不同阶段进行关联,明确肝病状态下特异的肠道菌群模式,鉴定与肝病状态相关的肠道菌群生物学标志物,发现肠道菌群的变化与病情发展存在显著相关性。以上研究阐明了肠道菌群变化影响肠道免疫屏障、肠道免疫功能变化影响肝病预后的可能机制,为指导临床治疗提供理论依据,并在此基础上研制了肠道生态制剂,这对综合治疗 CHB,防止乙型肝炎重症化具有积极的意义。

6. 单细胞测序

单细胞测序(single cell sequencing)是对单个细胞进行测序的技术,主要包括单细胞基因组测序、转录组测序和表观遗传学测序,这 3 种测序类型各具特点和优势,可以从不同角度揭示细胞各个阶段的功能和特性。全基因组测序是对目的细胞的全部基因组序列进行非选择性、均匀扩增,随后利用外显子捕获技术进而使用高通量测序的过程;转录组测序则是获取特定器官或组织在某一状态下的几乎所有转录本,尤其适用于具有高度异质性的干细胞及胚胎发育早期的细胞群体的研究;表观遗传学测序可揭示基因调控的不同方面,包括 DNA 甲基化、组蛋白修饰、染色质结合结构和调节蛋白、染色体的空间结构与空间相互作用形成转录复合物的组分。与传统的全基因组测序相比,单细胞测序不仅测量基因表达水平更加精确,还能检测到微量的基因表达子或罕见非编码 RNA,其优势是全方位和多层次的。根据测序内容可以分为单细胞 RNA 测序、单细胞全基因组测序、单细胞染色质修饰图谱等多种类型。近期有科学家利用单细胞 RNA 测序,对来自 9 名人类供体的 1 万个细胞进行分析,绘制了健康人体肝脏细胞群的详细图谱,肝脏细胞群包括肝细胞、血管内皮细胞、肝内巨噬细胞和其他免疫细胞类型,以及胆管上皮细胞和肝上皮祖细胞。利用这些数据,能以前所未有的分辨率捕捉细胞类型和细胞状态的多样性,并了解它们在发育过程中或疾病进展过程中是如何变化的,人类肝脏的细胞图谱将是肝病研究的重要参考数据库。单细胞测序技术可用于揭示肝病发展过程中,不同细胞类型之间的相互作用,对发掘乙型肝炎重症化的早期预警指标及新的治疗靶点有重要意义。

7. 第三代测序技术

第三代测序技术(TGS)是指单分子测序技术,在测序过程中不需要涉及 PCR 扩增,实现了对每一条 DNA 分子的单独测序。第三代测序技术具有超长读长,还拥有不需要模板扩增、运行时间较短、直接检测表观修饰位点等特点。它弥补了第二代测序读长短、受 GC 含量影响大等局限性,已在小型基因组从头测序和组装中有较多应用。目前已有学者发现 TGS 在检测 HBV 全长准种异质性特征方面与"金标准"PCR-克隆测序(clone-based sequencing,CBS)相比具有良好的一致性,并在准种克隆数量和突变检测的数量、敏感性方面均优于 CBS。TGS 适合研究 HBV 全长基因组准种构成和特性,并有高通量、高敏感性及低成本的优势。以第三代测

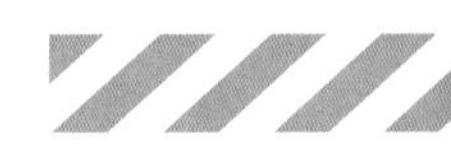

序技术为基础的临床相关 HBV 全长准种特征值得进一步研究。随着基因检测技术水平的提高和实验方法的进一步完善，检测患者 HBV 全长准种特征将更加方便、快捷并有望标准化，使临床上针对不同准种特征的 HBV 感染者开展个体化诊疗成为可能。

（二）蛋白质诊断技术

人类基因组计划完成后，蛋白质组学研究理所当然地成为当今生命科学研究领域的热点。从基因组学水平上，无法反映基因转录调节、翻译后修饰、蛋白复合物的形成及蛋白质相互作用等生命现象。蛋白质是最主要的生命活动载体和功能执行者，只有蛋白质才能赋予细胞特定的表型和功能，机体内蛋白质谱不是稳定的，而是随着环境和健康状态变化而改变的。对蛋白质组学的研究更能反映体内蛋白质表达水平、转录和翻译后修饰、蛋白质定位及相互作用等真实情况。

肝脏是人体最大的蛋白质合成、物质代谢及能量转换器官，在人体生命活动中处于枢纽地位，对肝脏蛋白质组学的研究显得尤为重要。HBV 感染宿主后，能与受感染宿主成千上万的基因发生相互作用，感染后发病情况远比 HBV 自身结构要复杂得多。因此，对感染宿主进行蛋白质组学研究，建立乙型肝炎各期、各型的蛋白质组数据库，有助于阐明乙型肝炎的发病机制，为寻找乙型肝炎重症化的诊治靶点提供新思路和新方案。

1. 双向凝胶电泳技术

双向凝胶电泳(two-dimensional gel electrophoresis)技术是蛋白质组学研究的核心，其原理如下：利用蛋白质的带电性和相对分子质量大小的差异，第一相进行等电聚焦，蛋白质沿 pH 梯度分离至各自的等电点；随后，第二相再沿垂直的方向按相对分子质量大小进行有效分离。

2. 质谱分析技术

质谱分析(mass spectrometry，MS)技术是蛋白质组学研究中发展较快、较常用的定量策略之一，即用电场和磁场将运动的离子(带电荷的原子、分子或分子碎片)按它们的质荷比分离后进行检测的方法，通过测出离子的准确质量，就可以确定离子的化合物组成。目前应用最多的是双向凝胶电泳联合质谱分析技术，可以实现对蛋白质准确而大规模的鉴定。

有学者将中度和重度 CHB 患者、急性乙型肝炎(AHB)恢复期患者、乙型肝炎相关肝癌患者的血清蛋白进行双向电泳，通过对双向电泳斑点图的全面分析，以期发现能够用于早期诊断乙型肝炎疾病严重程度的血清学标志物及乙型肝炎发病机制的关键蛋白。通过与 AHB 恢复期患者组、乙型肝炎相关肝癌患者组血清相比，该研究发现重度 CHB 患者组血清中有明显改变的差异蛋白质，并对差异蛋白质进行质谱分析和功能鉴定，发现 α-抗胰蛋白酶在重度 CHB 组中表达显著增加。该研究在蛋白质水平研究疾病重症倾向的机制，认为 α-抗胰蛋白酶可作为乙型肝炎重症化诊断的血清学标志物，对乙型肝炎重症化的早期预测、早期诊断有重要的应用价值。

（三）表观遗传学研究

人类基因组的遗传信息除了 DNA 序列本身所储存的信息外，还存在一类在特定时空下调控基因表达的遗传学信息，它提供了如何应用遗传学信息的指令，称为表观遗传学(epigenetics)。表观遗传学修饰主要包括 DNA 甲基化、组蛋白修饰、RNA 沉默、染色质重塑和基因组印迹等，其中 DNA 甲基化是最常见的表观遗传学改变。

目前，表观遗传学研究已经成为乙型肝炎研究领域的热点，但这方面相关的研究大部分集中在 HBV 相关的全基因组低甲基化和位点特异性高甲基化与乙型肝炎相关的肝癌发生、发展的关系这两个方面。乙型肝炎相关的表观遗传易感性研究仍很少。近年来，有学者将表观遗传分析与基因芯片技术结合起来，高通量进行全基因组甲基化的定性、定量分析，检测出乙型肝炎患者全基因组范围内的甲基化位点及对基因有调控作用的启动子甲基化位点，通过临床功能分析及细胞、动物模型研究，比较不同炎症程度的肝组织甲基化图谱，筛选出与乙型肝炎重症化及临床预后密切相关的若干关键的甲基化位点。今后应利用我国乙型重型肝炎疾病资源丰富的优势，开展乙型肝炎重症化的全基因组关联研究和全基因组甲基化差异谱研究，完善在不同疾病状态下特定甲基化位点出现及其分布频率的图谱，系统地对甲基化调节机制进行探索，明确甲基化程度、特异性位点对乙型肝炎重症化的影响，开展基于表观遗传学的干预策略，并配合传统的治疗方式，为有效预测、防治乙型重型肝炎发挥积极的作用。

(四)免疫学检测技术

1. 流式细胞术

流式细胞术(flow cytometry，FCM)是一种在功能水平上对单细胞或其他生物粒子进行定量分析和分选的检测手段。流式细胞仪集合了光学、流体力学、电子学和计算机技术，借助荧光激活细胞分选器，对细胞做多参数定量测定和综合分析，如细胞大小、表面分子种类等。流式细胞术在研究乙型肝炎重症化的过程中免疫细胞的表型及功能改变方面有广泛的应用。借助流式细胞术可以检测在乙型肝炎病程中执行免疫功能的细胞的表达情况，如单核-巨噬细胞系统、中性粒细胞、NK 细胞、NKT 淋巴细胞、各亚型 T 淋巴细胞等，此外流式细胞术还能检测细胞表面一些特异性分子的表达情况，我国科学家通过流式细胞术发现肝硬化失代偿期患者外周血 $CD14^{+}$ 单核细胞 Tim-3 表达明显低于肝硬化代偿期和健康对照组，$Tim\text{-}3^{+}$ T 淋巴细胞的比例与肝脏损伤严重程度呈正相关，而且 Tim-3 的血清水平与乙型肝炎重症化密切相关。

2. 酶联免疫吸附试验

酶联免疫吸附试验(enzyme-linked immunosorbent assay，ELISA)是目前应用最广泛的免疫学检测方法。该方法是将二抗标记上酶，利用抗原-抗体反应的特异性与酶催化底物的作用，根据酶作用底物后的颜色变化来判断试验结果，其敏感度可达纳克水平。ELISA 的主要方法包括双抗体夹心法、间接法、生物素亲和素 ELISA 等。ELISA 技术可用于检测患者血清中细胞因子的水平。研究发现，可通过 ELISA 测定血清 M30 和 M65 水平，反映肝细胞凋亡水平；ACLF 组 M30 含量高于健康组、低于 CHB 组，M65 含量高于 CHB 组及健康组，同时 ACLF 组的 M30/M65 值最低，且 M30/M65 值诊断 ACLF 组患者预后的灵敏度、特异度、ROC 曲线下面积均高于 MELD 评分。以上结果提示 M30/M65 值可作为 HBV-ACLF 病情进展及预后评价的指标之一。

3. 免疫组化技术

免疫组化技术(immunohistochemistry technique)是利用抗原-抗体反应，通过化学反应使标记抗体的显色剂(荧光素、酶、金属离子、同位素)显色来确定组织细胞内抗原(多肽和蛋白质)，对其进行定位、定性及相对定量的研究技术。免疫组化技术可用于检测肝炎患者肝脏组织特定表型的免疫细胞的数量。我国科学家通过免疫组化技术发现 HBV-ACLF 患者肝组织中 $PD\text{-}1^{+}$、$PD\text{-}L1^{+}$ 和 $PD\text{-}L2^{+}$ 浸润细胞的数量明显高于 CHB 或健康对照组，提示这些分子可能有助于开发新的疾病诊断生物标志物或免疫疗法策略。

(五)生物信息学技术

将基因和蛋白质结构的资料与计算机分析技术密切结合起来，形成了极具潜力的新兴交叉学科——生物信息学(bioinformatics)，涉及信息科学、计算机科学、比较生物学等学科。它以计算机和生物电子设备作为工具，整合、加工及分析实验中产生的大量生物信息，用信息理论、技术及生物数学的方法去理解和阐述生物大分子的存在和生物学意义，最终对它们进行各种处理与应用。生物信息学处理的信息主要体现在基因组信息、蛋白质结构模拟和药物设计三个方面，具体内容包括序列对比和分析、基因识别、基因功能和蛋白质结构预测等。在我国，生物信息学方面的研究起步较晚，在乙型肝炎领域的研究仍处于初始阶段，对高通量芯片研究结果的预测也只是初步的，需要进一步验证其预测的结果。分子生物学技术与生物信息学技术相结

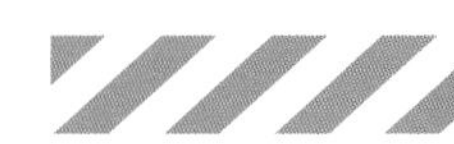

合，将是当前重大疾病（如乙型肝炎等）发病机制研究的主流方向，这些技术的综合运用，将为探索乙型肝炎重症化早期预测和确定诊治靶点带来新希望。

系统生物学（systems biology）是一种试图整合不同层次的信息，从整体上理解生物系统如何行使功能的研究方法。该方法不只关心个别基因或蛋白质的改变，还将某生物系统整体的细胞信号转导调控、蛋白质表达调控、组织器官的代谢等相互作用网络整合在一起进行研究分析，利用生物信息学等技术，构建整个系统的生物学模型，从不同的视角研究整个生物系统的行为或疾病的发生与发展。未来，系统生物学有望成为研究乙型肝炎重症化的早期诊断和预防的有力武器，通过动态分析乙型肝炎不同病程的基因表达及蛋白质表达的变化特征，结合患者临床表现、实验室检查及整体代谢情况，筛选可预测或早期诊断乙型肝炎重症化的生物学标志物。

三、乙型肝炎重症化早期预警指标的探索及临床意义

（一）实验室检查的早期预警指标

肝脏是人体第一大代谢器官，是物质代谢、能量转换的重要场所。肝功能异常可导致机体多种重要信息调控分子的合成和表达异常，各种化学物质转化代谢的异常，各种血清生化指标也会相应地发生改变。目前已应用于临床的基于实验室检查结果的早期预警指标主要如下：谷丙转氨酶（alanine aminotransferase，ALT）和谷草转氨酶（aspartate aminotransferase，AST）、血清总胆红素、凝血酶原时间（prothrombin time，PT）和凝血酶原活动度（prothrombin activity，PTA）、血清白蛋白与前白蛋白、血清胆碱酯酶和血氨等。各指标在提示疾病严重性方面各有优缺点，临床医师应对患者关键的血清生化指标进行动态监测，从中获取重要的信息，与临床表现、并发症等多方面资料一起进行综合分析，才能准确地判断病情和做出诊断。以上各种指标对乙型肝炎重症化的预警具有重要的提示作用，但由于乙型肝炎重症化病情复杂，变化迅速，仅凭单个指标难以做到准确预测或诊断，为满足临床和社区推广应用的要求，今后，在已建立的技术和方法基础上，很有必要综合临床症状和实验室检查对各种早期预测指标与乙型肝炎重症化发生的风险性进行权重评分，应用多元回归分析，建立乙型肝炎重症化相关的数学模型方程和评分体系，在预警和早期诊断乙型重型肝炎方面取得切实的进步和新的突破。

（二）早期预警潜力指标的探索及临床意义

乙型肝炎重症化的发生与发展机制复杂，造成不同疾病过程和临床结果的原因与以下三个方面因素有关：①环境因素，如暴露人群的综合卫生状况、疫苗接种状况等；②病毒因素，如病毒基因型、病毒变异、病毒载量、感染细胞数等；③宿主因素，除感染者年龄、性别外，还包括遗传易感性、免疫状态、非特异性免疫应答的强度、并发症或重叠感染其他嗜肝病毒等。一般认为，乙型肝炎的进展是一个多步骤、多基因（宿主遗传基因和病毒基因）、多因素（宿主因素、病毒因素和环境因素）相互作用的过程，为了更全面了解乙型肝炎重症化的发病机制，探索乙型肝炎重症化早期预警的潜在指标，近年来科学家们进行了大规模的协作研究，从病毒基因组学、基因转录调控、宿主遗传背景、宿主免疫学应答、宿主代谢组学等多方面研究乙型肝炎重症化发生的可能机制，找出了一系列与乙型肝炎重症化相关的、可早期预示疾病发生、监测疾病发展和严重程度的重要分子靶位，这对建立可靠、系统、灵敏、特异的早期预警指标和制订判断病情、治疗效果及预后的评分体系十分重要，也为降低乙型重型肝炎发病率和病死率提供理论基础。

1. 病毒因素

HBV 的异质性表现为基因型不同和病毒变异。

1）HBV 基因型及亚型

在漫长的岁月中，病毒复制中的差异积累形成特定的基因型（genotype），目前根据病毒株间基因序列的规律性差异，可将 HBV 划分为 A～J 共 10 个基因型，其中基因型 A、B、C、F 还可

进一步划分为不同的亚型,而且不同基因型的分布具有明显的地域特征,不同基因型的病毒株可以混合感染。对 PCR 扩增产物进行限制性片段长度多态性分析后发现,我国主要流行的是基因型 B、C,长江以北地区以基因型 C 较多,南方地区以基因型 B 为主,不同 HBV 基因型可导致前基因组水平的结构差异,对病毒抗原的血清转换率不同,这与 HBV 感染者的临床表现、抗病毒治疗效应、乙型肝炎重症化倾向及疾病转归均有关。由于 HBV 基因型分布具有地域特异性,其与乙型肝炎重症化关系的报道也存在差异。在亚洲地区,HBV 基因型以基因型 B、C 为主,相对于基因型 B 而言,基因型 C 与严重肝病的关系更加密切,基因型 C 患者的血清 HBeAg 阳性率和 HBV DNA 载量较高,而 HBeAg 血清转换时间更长,体内血清转氨酶水平较高,肝组织炎症活动程度较重,说明基因型 C 感染者更容易发生重型肝炎。一项来自日本的多中心调查研究结果显示,在 301 例急性 HBV 感染者中,经多因素回归分析表明:Bj 亚型是急性暴发性肝炎的独立预测因素之一。另一项来自美国肝衰竭研究小组为期 3 年的研究报道,在急性肝衰竭患者中基因型 D 的 HBV 慢性感染者所占比率高于基因型 A、B、C 的 HBV 慢性感染者,这个结果提示,基因型 D 可能是乙型肝炎重症化的预警指标之一。

2)HBV 基因变异

自然界物种普遍存在变异,为适应环境谋求生存,HBV 也具有变异性。HBV 的高复制活性及病毒复制过程中 HBV DNA 聚合酶缺乏校正功能是 HBV 高度遗传变异性的基础,也是乙型肝炎发生和发展的必要条件。在慢性感染过程中,尤其是在抗病毒药物、疫苗和宿主免疫的多重选择压力下,病毒发生基因突变是较为常见的。HBV 基因变异与临床的关系一直是 HBV 研究的热点,其与重型肝炎发病关系的研究已有较多报道。近年来,随着核苷(酸)类似物在临床上的广泛应用,一方面降低了乙型重型肝炎、乙型肝炎后肝硬化及肝癌的发生率,改善了患者的生活质量,另一方面也使 HBV 除自身的变异外,还出现了许多医源性变异,这使病毒表现出更复杂的变异态势,也使早期预测乙型肝炎重症化、处理 HBV 突变患者的临床实践问题变得更加棘手。

点突变发生在密码子第 3 位,没有引起编码氨基酸的改变,是一种同义突变,无生物学意义。若点突变发生在密码子第 1、2 位时,可能引起氨基酸的改变,成为错义突变,个别关键位置氨基酸的突变可改变病毒的表位,宿主只对原来的表位发生免疫应答,变异的病毒株可以逃避宿主的免疫清除而持续潜在感染。另外,HBV 在核苷(酸)类似物长期作用压力下的变异,可改变基因序列中的药物有效靶位,从而发生耐药。

对从肝组织扩增出来的 HBV DNA 序列进行分析,发现基因突变可发生在所有开放读码框上,有时可能存在多个基因区段的突变,其中,最受关注且与乙型肝炎重症化关系报道最多的 HBV 突变是前 C/C 区变异:前 C 区 1896 位 G-A 的点突变终止变异和核心启动子区 1762/1764 双突变。普遍认为,HBV 前 C/C 区是宿主对病毒免疫应答的关键位点,与感染 HBV 的肝细胞清除和肝细胞损伤密切相关。在人体免疫力作用下,前 C 区 1896A 位变异使第 28 位的密码子色氨酸(TGG)变异转变为终止密码(TAG),使前 C/C 区编码的 HBeAg 合成提前终止,形成 HBV 前 C 区变异株,患者血清中 HBeAg 阴性,改变了宿主的免疫攻击靶点,导致免疫逃逸,但体内仍有病毒复制及疾病进展,容易发展为肝硬化、乙型重型肝炎,患者对抗病毒治疗无反应。在日本,前 C 区 1896 位终止变异被认为是暴发性肝衰竭的独立预测因素之一,能在 88%~100%的急性肝衰竭患者中检测到。近期的研究发现,A1762T/G1764A 和 G1896A 的三重突变显示出比 A1762T/G1764A 双突变更高的特异性。核心启动子区 C1766T 和 T1768A 双变异也与乙型肝炎重症化相关,这种变异正好位于 C 启动子远端核激素受体结合位点中,使核心启动子区产生类似核因子受体 3 的结合域,从而使 HBV 前基因组 mRNA 的转录加强,导致 HBV DNA 载量增加。此外有研究发现,前 C 区的 A1846T 突变和 C 区的 T1753V 突变与 ACLF 发生风险增加相关。其中 A1846T 突变是与 HBeAg 血清转换相关并能抑制 HBeAg 表

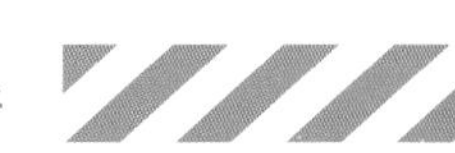

中性粒细胞功能障碍导致的高氧化暴发作用和吞噬作用降低与患者死亡率增加相关。因此检测外周血中中性粒细胞的数量和功能可以及时反映机体的免疫活动。

③NK 细胞:天然免疫系统的重要成员,是含有穿孔素和颗粒酶的非特异性细胞毒性淋巴细胞,在杀伤 HBV 感染细胞、分泌抗病毒细胞因子和抗肿瘤过程中起重要的防护作用。NK 细胞的活性和功能与肝脏炎症反应程度显著相关,ALT 水平升高时,NK 细胞活性及脱颗粒效应逐渐增强。肝脏炎症时,NK 细胞可大量募集并活化,分泌大量的干扰素-γ(IFN-γ),并通过 Fas-FasL、穿孔素-颗粒酶、NKG2D-NKG2DL 等多种途径杀伤肝细胞。NK 细胞通过分泌细胞因子 IFN-γ 和 TNF-α 来抑制病毒复制。有证据证明,乙型重型肝炎患者外周血中 NK 细胞比例低于轻度乙型肝炎患者和正常人,同时乙型重型肝炎患者肝脏中 $CD56^+$ 细胞数更高,肝内活化的 NK 细胞杀伤能力增强,可直接杀伤肝细胞导致肝损伤;而其分泌 IFN-γ 的能力则无明显变化,因此不能有效清除 HBV,说明 NK 细胞是乙型肝炎重症化进展的重要致病机制之一,与乙型肝炎重症化有着密切联系。

(2)适应性免疫:

①细胞毒性 T 淋巴细胞(CTL):以 CTL 为核心的特异性细胞免疫在清除细胞内病毒感染中起关键作用,同时也是造成肝细胞凋亡或坏死的重要因素,这一点与 CHB 病变和重症化密切相关。CTL 免疫损伤机制主要如下:a. 在早期 CTL 分泌 IFN-γ 等细胞因子,激活肝细胞内 NF-κB 基因,通过蛋白酶体途径有效地清除肝内 HBV,形成非损伤性病毒清除作用;b. 释放穿孔素、颗粒酶杀伤靶细胞,当乙型肝炎病情进展时,CTL 受到 HBV 特异性抗原刺激后成为效应性 CTL,释放大量的穿孔素和颗粒酶,对靶细胞进行杀伤,表现为细胞凋亡或溶解;c. HBV 感染时,效应性 CTL 通过表达 Fas 配体(FasL)与受感染肝细胞的 Fas 结合,进一步激活胱天蛋白酶(caspase)级联反应,引发肝细胞凋亡。同时,CTL 膜上 Fas 分子也可与 FasL 结合引起自身凋亡,下调免疫反应。在重型肝炎中,非特异性免疫效应可能来得更早,但特异性 CTL 的细胞毒性反应在很大程度上决定了乙型肝炎肝细胞的坏死程度,与乙型肝炎重症化发病有关。所以,特异性 CTL 的功能状态可反映病情的变化。

②Th17 细胞:一种新发现的能够分泌 IL-17 的 T 淋巴细胞亚群,在自身免疫性疾病和机体免疫防御反应中具有重要的意义,主要分泌 IL-17、IL-22、IL-21 等炎症因子,其增殖、分化过程需要 IL-6 和 TGF-β 的参与,STAT3 依赖性 RORγ 是其重要的转录因子。Th17 细胞通过分泌 IL-17 募集并活化中性粒细胞和诱导趋化因子 CXCL8 的产生,在炎症反应中发挥重要作用。Th17 细胞这一细胞群在乙型肝炎中的作用日益受关注,有研究表明,乙型重型肝炎患者外周血单个核细胞中 Th17 细胞比例要显著高于轻度乙型肝炎患者,且 Th17 细胞的增多与疾病的进展及肝脏炎症损伤的程度密切相关。同时,HBcAg 通过诱导 IL-10 来逃避 CHB 时 Th17 细胞的细胞免疫压力。慢加急性肝衰竭患者外周血和肝脏组织中 Th17 细胞明显增多,Th17 细胞水平与 HBV DNA 载量、血清转氨酶水平、凝血酶原活动度及肝内炎症程度密切相关,且 Th17 细胞浸润肝脏能募集并激活肝内浸润的单核细胞和髓样树突状细胞(mDC)分泌大量促炎性细胞因子,后者进一步加重肝脏损伤,以上研究结果说明 Th17 细胞在乙型肝炎重症化过程中起关键作用,在现有的检测指标基础上,增加监测 Th17 细胞水平和血清 Th17 浓度可更加精细地反映患者的免疫反应水平,对于早期预警乙型肝炎重症化并指导临床治疗具有重要意义。

③Treg 细胞:一类具有免疫抑制功能的 T 淋巴细胞亚群,以 $CD4^+CD25^+$ Treg 细胞为代表,主要通过接触抑制的方式抑制 T 淋巴细胞活化和增殖,Foxp3 是其重要的转录因子。近年来,病毒特异性免疫调节细胞 $CD4^+CD25^+$ Treg 细胞在乙型肝炎中的重要作用引起了广泛关注。Treg 细胞以其免疫调节作用有效地抑制 CTL 功能,使 HBV 得不到有效的清除,这是乙型肝炎慢性化的主要机制。在这种慢性化过程中 HBV DNA 持续大量复制,也成为乙型肝炎重症化的隐患。有学者报道,在慢性乙型重型肝炎患者外周血单个核细胞和肝脏浸润的淋巴细胞

中,$CD4^+CD25^+$ Treg 细胞的比例均显著高于慢性轻度乙型肝炎患者或健康者,且与 HBV DNA 载量呈正相关,$CD4^+CD25^+$ Treg 细胞还可抑制同型 HBV 特异性外周血单个核细胞的增殖。我国科学家还发现在 ACLF 的缓解阶段,患者外周血中 Th17 细胞增加,Treg 细胞减少。Th17/Treg 比率可能是预测 ACLF 进展的良好标志物,并且恢复 Th17/Treg 比率可以使 ACLF 患者的免疫系统保持稳定状态。以上研究结果表明,$CD4^+CD25^+$ Treg 细胞水平对于 CHB 的进程具有重要的提示作用。

④Tfh 细胞:滤泡辅助性 T 淋巴细胞(Tfh 细胞)是近年来发现的一种新型 $CD4^+$ T 淋巴细胞亚群,可特异性表达 CXC 趋化因子受体 5(CXCR5)、诱导性共刺激分子(ICOS)、CD40 等分子,其通过产生细胞因子 IL-21,转录因子 Bcl-6 等辅助 B 淋巴细胞增殖、分化及免疫球蛋白类别转化,调节体液免疫反应,参与多种疾病进程。研究发现,与 CHB 和丙型肝炎(HC)受试者相比,HBV-ACLF 患者外周血中 $CD4^+CXCR5^+ICOS^+$ T(Tfh)细胞频数显著增高,并与 MELD 评分密切相关。Tfh 细胞的增殖和分化受细胞因子 IL-2 和 IL-21 的调控。Tfh 细胞频数在 HC 组、HBV 携带者组、CHB 组、HBV-LC 组和 CLF 组中依次升高,且与 TBil、DBil、AST、ALB、Tfh/Treg 比率呈显著正相关。ACLF 组血清 IL-21 水平明显高于 HC 组,MELD 评分>40 分组血清 IL-21 水平明显高于 MELD 评分≤40 分组,且与患者 PTA 呈明显负相关。此外 Tfh/Treg 比率在慢性 HBV 感染的各个临床阶段呈不同程度失衡,随着病情的进展,Tfh/Treg 比率失衡的程度越明显,表明 Tfh/Treg 比率失衡在慢性 HBV 感染的发生、发展及转归中起了一定的作用。以上结果提示 Tfh 细胞和 IL-21 在肝衰竭的发病机制中发挥重要作用,形成以 Tfh 细胞为靶标的肝衰竭防治新策略十分重要。

⑤Tfr 细胞:滤泡调节性 T 淋巴细胞(Tfr 细胞),源于 $Foxp3^+$ Treg 细胞,是一类新发现的专职调节生发中心(germinal center,GC)免疫反应的 $CXCR5^+Foxp3^+CD4^+$ T 淋巴细胞亚群,主要参与负性调控 Tfh 细胞诱导 GC-B 淋巴细胞的促 GC 反应,减少或抑制自身抗体的产生,在维持机体免疫耐受中发挥重要作用。在慢性 HBV 感染过程中大量自身抗体转阳,包括抗核抗体、抗线粒体抗体、抗平滑肌抗体等。其中抗可溶性肝抗原抗体(anti-SLA/抗 SLA)是肝抗原自身抗体类型之一,有研究表明 HBV-ACLF 患者的抗 SLA 水平显著高于 HC、CHB 和 LC 患者,HBV-ACLF 组中的 Tfr 细胞频数以及 Tfr/Tfh 比率明显低于 HC、CHB 和 LC 组,慢性 HBV 感染者中 Tfr 细胞频数与血浆中 IL-10 水平呈负相关,同时与血浆中分泌的抗 SLA 呈负相关,提示在肝衰竭状态下患者体液免疫环境发生了变化,Tfr 细胞在 HBV-ACLF 患者高表达抗 SLA 中发挥了重要作用。综合以上研究,提示 Tfr 细胞在不同程度上参与了慢性 HBV 感染各阶段的致病过程,提示 Tfr 细胞与慢性乙型肝炎重症化相关,血清抗 SLA 水平或许可以作为判断其预后的参考指标之一。

⑥T 细胞相关表面分子:

a. PD-1/PD-L1:属于 CD28 家族,是抑制性共刺激分子,主要表达在活化的 T 淋巴细胞、B 淋巴细胞和髓系细胞上,能对免疫反应的产生起负性调节作用。彭国平等研究报道,CHB 患者外周血抗原特异性 $CD8^+$ T 淋巴细胞上 PD-1 表达水平较急性乙型肝炎(AHB)患者和健康者明显升高,且 PD-1 的表达水平与 HBV DNA 载量呈正相关,抗病毒治疗可促使患者抗原特异性 $CD8^+$ T 淋巴细胞上 PD-1 水平下降,将 PD-1/PD-L1 信号途径阻断可显著促进 CHB 患者外周血单个核细胞的增殖和干扰素的产生。该分子的高表达可特异性抑制 T 淋巴细胞的免疫反应,影响活化 T 淋巴细胞对树突状细胞(DC)功能的活化,其抗病毒功能低下,与病毒持续感染有关。长期 HBV 抗原刺激诱导病毒特异性 T 淋巴细胞的 PD-1 表达上调,与同时被诱导表达增高的 PD-L1 形成抑制性信号途径来阻断机体过强的免疫反应,形成"刹车"效果,而这种负性调节机制在减轻肝脏损伤的同时,也增加了 HBV 免疫逃逸的机会,HBV DNA 高水平复制,对炎性反应性减弱,反而容易导致重型肝炎的发生,并提示该分子可以作为乙型肝炎重症化早期

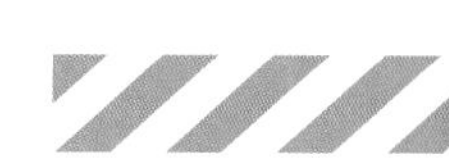

预警指标来预测病情的转归。我国科学家通过免疫组化发现 HBV-ACLF 患者肝组织中 PD-1^+、PD-L1^+ 和 PD-L2^+ 浸润细胞的数量明显高于 CHB 或健康对照组。以上研究表明这些分子可能有助于开发新的疾病诊断生物标志物或免疫疗法策略。

b. T 淋巴细胞免疫球蛋白及黏蛋白分子-3(Tim-3):属于 T 淋巴细胞免疫球蛋白及黏蛋白家族成员,Tim-3 是一种细胞表面受体,主要表达在成熟的 T 淋巴细胞和 CD11b^+ 巨噬细胞中,是继 PD-1 之后又一具有负性调节功能的表面分子,对各亚群 T 淋巴细胞均有调控作用。有学者通过对 CHB 患者外周血 CD4^+ 和 CD8^+ T 淋巴细胞中 Tim-3 的表达水平进行比较分析,证实,AHB 和 CHB 患者 CD4^+ 和 CD8^+ T 淋巴细胞中 Tim-3 表达水平均高于正常对照组,重度 CHB 患者 Tim-3^+ T 淋巴细胞比例要高于中、轻度 CHB 患者,Tim-3^+ T 淋巴细胞的比例与肝脏损伤严重程度呈正相关,而且 Tim-3 的血清水平与乙型肝炎重症化密切相关。当肝脏炎症反应减轻时,AHB 进入恢复期,CD4^+ 和 CD8^+ T 淋巴细胞中 Tim-3 的表达水平下降。此外我国科学家发现肝硬化失代偿期患者外周血 CD14^+ 单核细胞 Tim-3 的表达明显低于肝硬化代偿期患者和健康对照组,并且与血浆内毒素水平升高,细胞因子产生增加,吞噬能力降低和 HLA-DR 表达降低有关。与 Tim-3^- CD14^+ 单核细胞相比,Tim-3^+ CD14^+ 细胞具有更强的吞噬能力,有更高水平的 HLA-DR、CD86、CD80、CD163 和 CD206 表达,但 CD1a 和 CD83 表达水平较低。此外,在 LPS 刺激下 Tim-3^+ CD14^+ 细胞会产生更少 TNF-α 但是更高水平的 IL-10。这些研究结果提示 Tim-3 可作为判断乙型肝炎病情严重程度的指标之一。

c. 前列腺素 E2(PGE2)是在炎症反应过程中由花生四烯酸代谢生成的一种前列腺素类物质,是一种调节免疫平衡的免疫调节分子,目前已明确 PGE2 共有四型受体,分别为 EP1、EP2、EP3 和 EP4。我国有研究人员发现,ACLF 患者外周血 CD8^+ T 淋巴细胞上 EP2 的表达明显低于 HC 和 CHB 患者,且 ACLF 患者 EP2 阳性的 CD4^+ T 淋巴细胞和 NK 细胞也明显少于 HC 和 CHB 患者。外周血 EP2 阳性的 CD8^+ T 淋巴细胞数量与疾病的严重程度呈显著负相关。与 HC 和 CHB 组相比,ACLF 患者血清 PGE2 水平明显升高,在 ACLF 患者中,最终发生感染的患者的 PGE2 水平也显著高于未发生感染的患者,ROC 分析显示,血清 PGE2(ROC 曲线下面积,0.83)预测 ACLF 患者感染,敏感性为 78.4%,特异性为 81.5%,阈值为 141 pg/mL。以上研究表明,EP2 或许可以作为一种新的生物标志物来预测肝衰竭患者的免疫状况和预后,而升高的 PGE2 血清水平可以作为 ACLF 患者发生感染的潜在生物标志物。宿主免疫因素在乙型肝炎重症化过程中扮演着至关重要的角色,通过阐明乙型肝炎重症化过程中宿主的免疫学特征,研究乙型肝炎重症化的免疫学发病机制,找出对乙型肝炎重症化倾向有早期预警作用的靶点,有针对性地以免疫学手段加以干预,有助于监控疾病发展和临床治疗,有效地延缓乙型肝炎重症化的进程,降低乙型重型肝炎发病率和病死率。

4)宿主代谢学因素

肝脏是人体处理代谢产物的关键器官,在维持机体代谢和内环境的平衡方面起着重要作用。重型肝炎患者由于肝脏功能严重受损,往往存在全身代谢紊乱。通过对患者代谢产物变化的动态分析,可以寻找能够判断乙型肝炎重症化发展阶段及预后状况的生物标志物。我国科学家通过血清肽谱分析发现,从慢性 HBV 感染进展至肝衰竭的不同阶段,患者的外周血血清肽谱表达存在显著差异,并建立了血清肽模型,来预测疾病的不同阶段。另外有研究发现,LCN2 基因及其产物中性粒细胞明胶酶相关载脂蛋白(neutrophil gelatinase-associated lipocalin, NGAL)在肝损伤实验模型中表达上调。临床研究也发现,LCN2 基因在 ACLF 患者肝脏中表达显著上调,NGAL 在这些患者的尿液和血浆中增加,并且尿液 NGAL 与 IL-6、胆红素和国际标准化比值相关,结合尿液 NGAL 指标显著提高了 MELD 评分在预测结果方面的准确性。NGAL 或许可以成为评估 ACLF 进展及预后的生物标志物。

目前,我国建立了气相色谱-质谱联用(GC/MS)和超高效液相色谱-质谱联用(UPLC/MS)

技术为基础的代谢组学研究平台,对乙型肝炎重症化过程中各种疾病状态下的代谢谱进行研究,结合多元数据分析方法,鉴定出溶血卵磷脂、脂肪酰胺及胆汁酸等多个指标,可作为乙型重型肝炎患者病情、病程监测的预警指标。

5)宿主微生态特点

人体内共生微生物的构成与其健康状况密切相关。CHB患者多有肠道微生态失衡,肠道免疫屏障功能受损,肠黏膜定植抗力下降,细菌发生移位,形成内毒素血症,同时肠道氨产生增多,肝脏不能有效地将血中的氨转化为尿素,进而使血氨升高,促进乙型肝炎重症化发展。我国科学家对CHB、肝硬化及肝衰竭患者肠道微生物构成及代谢特点进行了详尽的研究和分析,首次报道慢性乙型重型肝炎和肝硬化患者特定的肠道菌群模式。CHB患者肠道双歧杆菌科/肠杆菌科值下降:肠道益生菌如双歧杆菌和乳酸杆菌明显减少,肠球菌和肠杆菌等潜在致病菌明显增加;肝硬化患者肠道中拟杆菌减少,变形菌、梭菌属增加;ACLF患者拟杆菌、疣微菌和毛螺旋菌丰度减少,巴斯德菌和链球菌增加,且并发肝性脑病的患者毛螺旋菌丰度明显减少,毛螺旋菌的相对丰度可作为预测患者死亡率的独立因素。肠道微生态失调的程度与内毒素血症升高、肝病严重程度密切相关。同时,探索肝病不同阶段特定的菌群模式,阐明肠道菌群变化对肝病进展及预后的机制,为指导临床积极预防乙型肝炎重症化具有积极意义。

6)细胞外囊泡(extracellular vesicle,EV)

细胞外囊泡指从细胞膜上脱落或者由细胞分泌的双层膜结构的囊泡状小体,是一组纳米级颗粒。其主要由膜微粒(microparticle,MP)、微囊泡(microvesicle,MV)和外泌体(exosome)组成,膜微粒是大小范围为0.1~1 μm,源自许多细胞类型的膜片段;微囊泡是细胞激活、损伤或凋亡后从细胞膜脱落的小囊泡,直径为100~1000 nm;外泌体由细胞内的多泡小体与细胞膜融合后以外分泌的形式释放到细胞外,直径为40~100 nm。EV广泛存在于细胞培养液上清以及血液、淋巴液、唾液、尿液、精液、乳汁等中,携带有细胞来源相关的多种蛋白质、脂类、DNA、mRNA、miRNA等,反映了分泌细胞的生理状态和功能状态,从而提供了丰富的潜在的生物标志物分子源。有科学家发现急性肝损伤(ALI)和急性肝功能衰竭(ALF)患者的血浆中,直径为0.28~0.64 μm的促凝血微粒的水平明显高于健康对照组,并且是ALI/ALF患者全身并发症和不良预后的独立预测因子。还有研究发现,在对乙酰氨基酚诱导的小鼠肝损伤实验期间,造血干细胞和血浆CD133 MP水平以CD39依赖性方式增加,而临床肝损伤患者CD39 MP的水平也会升高。提示CD133 MP可能在肝损伤模型中以CD39依赖性方式脱落,并且可能在临床中充当肝衰竭的生物标志物。

四、问题与展望

近年来,我国在乙型肝炎重症化方面的研究已经取得较大的进步,已经克隆了多个与乙型肝炎重症化相关的基因,发现了一些与免疫应答差异相关的遗传易感性基因,也已经筛选出一些与乙型肝炎重症化相关的病毒基因突变位点和多个对疾病进展有重要提示作用的分子靶标。尽管上述早期预警的各相关指标对重型肝炎的诊断具有重要的提示作用,但绝大多数指标是横断面研究的结果,尚缺乏大规模前瞻性随访跟踪研究来评价某个指标在早期预警和诊断方面的可靠性。乙型重型肝炎发病急,病情复杂,仅凭单个指标预测难以满足临床需要,也不符合实际应用要求。将来,随着后基因时代新兴起的蛋白质组学、代谢组学等多种技术的广泛应用,对乙型肝炎重症化的发病机制的进一步认识,研究者们需要综合考虑乙型重型肝炎患者的临床症状、实验室检查、HBV基因型、病毒变异、宿主遗传背景和免疫状态等多方面因素,深入探讨各因素间的有机联系和相应功能表现,将各因素用多因素Logistic回归模型加以分析,排除混杂因素的影响,建立有效的乙型肝炎重症化的早期预警评分系统,并发现一些简单、可靠、快速的诊断标志物,推广至社区应用,为广大乙型肝炎患者带来福音。

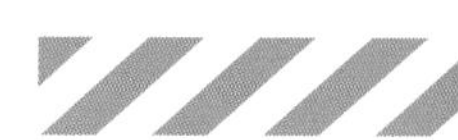

参考文献

[1] 庄辉.加强乙型肝炎重症化的基础和临床研究[J].中华肝脏病杂志,2010,18(4):241-242.

[2] 查锡良.医学分子生物学[M].北京:人民卫生出版社,2006.

[3] 成军.现代肝炎病毒分子生物学[M].3版.北京:科学出版社,2015.

[4] Vernet G,Tran N. The DNA-Chip technology as a new molecular tool for the detection of HBV mutants[J]. J Clin Virol,2005,34(Suppl 1):S49-S53.

[5] Peeters J K,Van der Spek P J. Growing applications and advancements in microarray technology and analysis tools[J]. Cell Biochem Biophys,2005,43(1):149-166.

[6] 吴仲文,李兰娟,马伟杭,等.慢性重型肝炎患者肠道定植抗力变化的研究[J].中华肝脏病杂志,2001,9(6):329-330.

[7] 郭仁勇,陈珍晶,鲁海峰,等.慢性HBV感染者肠道真菌菌群生态结构研究[J].中华微生物学与免疫学杂志,2009,29(11):987-991.

[8] Chen Y,Yang F,Lu H,et al. Characterization of fecal microbial communities in patients with liver cirrhosis[J]. Hepatology,2011,54(2):562-572.

[9] Cao Q Y,Chen F,Li J,et al. A microarray analysis of early activated pathways in concanavalin A-induced hepatitis[J]. J Zhejiang Univ Sci B,2010,11(5):366-377.

[10] Tan X F,Wu S S,Li S P,et al. Alpha-1 antitrypsin is a potential biomarker for hepatitis B[J]. Virol J,2011,8:274.

[11] He Q Y,Lau G K,Zhou Y,et al. Serum biomarkers of hepatitis B virus infected liver inflammation:a proteomic study[J]. Proteomics,2003,3(5):666-674.

[12] 武立鹏,朱卫国.DNA甲基化的生物学应用及检测方法进展[J].中华检验医学杂志,2004,27(7):468-474.

[13] Park I Y,Sohn B H,Yu E,et al. Aberrant epigenetic modifications in hepatocarcinogenesis induced by hepatitis B virus X protein[J]. Gastroenterology,2007,132(4):1476-1494.

[14] Zhu R,Li B Z,Ling Y Q,et al. Chronic hepatitis B virus infection and the methylation status of p16INK4A promoter[J]. Zhonghua Zhong Liu Za Zhi,2007,29(3):166-170.

[15] He Y,Zhao Y,Zhang S,et al. Not polymorphism but methylation of class Ⅱ transactivator gene promoter Ⅳ associated with persistent HBV infection[J]. J Clin Virol,2006,37(4):282-286.

[16] Von Mering C,Jensen L J,Snel B,et al. STRING:known and predicted protein-protein associations,integrated and transferred across organisms[J]. Nucleic Acids Res,2005,33(Database issue):D433-D437.

[17] 宁琴,朱琳,严伟明.乙型肝炎重症化的早期预警[J].中华肝脏病杂志,2010,18(11):805-807.

[18] 骆抗先.乙型肝炎基础和临床[M].3版.北京:人民卫生出版社,2006.

[19] 张琳,韩峰,吴丹,等.暴发性肝功能衰竭患者的临床特征及其预后的影响因素[J].中华肝脏病杂志,2010,18(8):614-617.

[20] 李琴,贾继东,王宝恩.凝血酶原时间及凝血因子在肝病中的应用[J].中华肝脏病杂志,

2004,12(12):767-768.

[21] 王建芳. 血清胆碱酯酶活力测定在慢性乙型重型肝炎中的意义[J]. 实用医技杂志,2010,17(9):881.

[22] 汪杨,辛桂杰,王峰,等. 重型肝炎血氨检测的价值的研究[J]. 临床肝胆病杂志,2008,24(3):185-186.

[23] 陶虎,高涛,徐斌. 病毒性肝炎患者血清转铁蛋白临床价值再评价[J]. 临床肝胆病杂志,2004,20(3):148-149.

[24] 李兰娟. 传染病学[M]. 北京:人民卫生出版社,2008.

[25] 陈智,郑敏. 乙型肝炎重症化相关分子靶标的研究进展[J]. 中华肝脏病杂志,2010,18(4):252-255.

[26] Takikawa Y, Endo R, Suzuki K, et al. Prediction of hepatic encephalopathy development in patients with severe acute hepatitis[J]. Dig Dis Sci, 2006, 51(2): 359-364.

[27] Umemura T, Tanaka E, Kiyosawa K, et al. Mortality secondary to fulminant hepatic failure in patients with prior resolution of hepatitis B virus infection in Japan[J]. Clin Infect Dis, 2008, 47(5): e52-e56.

[28] 张爱民,王慧芬,王海滨,等. HBV 基因型与 HBV 感染慢性化、重症化的关系[J]. 中华实验和临床病毒学杂志,2010,24(3):178-180.

[29] Jeantet D, Chemin I, Mandrand B, et al. Characterization of two hepatitis B virus populations isolated from a hepatitis B surface antigen-negative patient[J]. Hepatology, 2002, 35(5): 1215-1224.

[30] Ozasa A, Tanaka Y, Orito E, et al. Influence of genotypes and precore mutations on fulminant or chronic outcome of acute hepatitis B virus infection[J]. Hepatology, 2006, 44(2): 326-334.

[31] Wai C T, Fontana R J, Polson J, et al. Clinical outcome and virological characteristics of hepatitis B-related acute liver failure in the United States[J]. J Viral Hepat, 2005, 12(2): 192-198.

[32] 佘为民. 乙型肝炎病毒变异与重症肝炎关系探讨[J]. 肝脏,2004,9(2):121-122.

[33] 侯金林,周彬. 基因型和基因变异与乙型肝炎重症化的关系[J]. 中华肝脏病杂志,2010,18(2):85-87.

[34] Buckwold V E, Xu Z, Chen M, et al. Effects of a naturally occurring mutation in the hepatitis B virus basal core promoter on precore gene expression and viral replication[J]. J Virol, 1996, 70(9): 5845-5851.

[35] Melegari M, Scaglioni P P, Wands J R. The small envelope protein is required for secretion of a naturally occurring hepatitis B virus mutant with pre-S1 deleted[J]. J Virol, 1997, 71(7): 5449-5454.

[36] Xu Z, Yen T S. Intracellular retention of surface protein by a hepatitis B virus mutant that releases virion particles[J]. J Virol, 1996, 70(1): 133-140.

[37] Suzuki Y, Yotsuyanagi H, Okuse C, et al. Fatal liver failure caused by reactivation of lamivudine-resistant hepatitis B virus: a case report[J]. World J Gastroenterol, 2007, 13(6): 964-969.

[38] Doo E, Liang T J. Molecular anatomy and pathophysiologic implications of drug

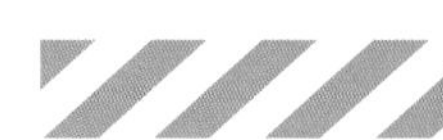

resistance in hepatitis B virus infection[J]. Gastroenterology,2001,120(4):1000-1008.

[39] 邓国宏,王宇明. 宿主遗传背景与乙型肝炎重症化[J]. 中华肝脏病杂志,2010,18(2):88-91.

[40] Ogata N, Fujii K, Takigawa S, et al. Novel patterns of amino acid mutations in the hepatitis B virus polymerase in association with resistance to lamivudine therapy in Japanese patients with chronic hepatitis B[J]. J Med Virol,1999,59(3):270-276.

[41] Huang Y W, Hu C Y, Chen C L, et al. Human leukocyte antigen-DRB1 * 1101 correlates with less severe hepatitis in Taiwanese male carriers of hepatitis B virus[J]. J Med Virol,2009,81(4):588-593.

[42] Thio C L, Thomas D L, Karacki P, et al. Comprehensive analysis of class Ⅰ and class Ⅱ HLA antigens and chronic hepatitis B virus infection[J]. J Virol, 2003, 77(22):12083-12087.

[43] Yan Z, Tan W, Zhao W, et al. Regulatory polymorphisms in the IL-10 gene promoter and HBV-related acute liver failure in the Chinese population[J]. J Viral Hepat,2009,16(11):775-783.

[44] Miyazoe S, Hamasaki K, Nakata K, et al. Influence of interleukin-10 gene promoter polymorphisms on disease progression in patients chronically infected with hepatitis B virus[J]. Am J Gastroenterol,2002,97(8):2086-2092.

[45] 唐锋,何星星,常莹,等. Fas 配体启动子区-844T/C 单核苷酸多态性与重型乙型肝炎转归的关系[J]. 中华传染病杂志,2011,29(5):286-291.

[46] Deng G, Zhou G, Zhang R, et al. Regulatory polymorphisms in the promoter of CXCL10 gene and disease progression in male hepatitis B virus carriers[J]. Gastroenterology,2008,134(3):716-726.

[47] 李卓,李洪权,严艳,等. 北京地区慢性乙型重型肝炎患者肿瘤坏死因子基因多态性相关性分析[J]. 中华医学杂志,2007,87(30):2105-2108.

[48] Xu X W, Lu M H, Tan D M. Association between tumour necrosis factor gene polymorphisms and the clinical types of patients with chronic hepatitis B virus infection [J]. Clin Microbiol Infect,2005,11(1):52-56.

[49] 蒋业贵,王宇明. 人类白细胞抗原-DRB1 * 1001 与慢性乙型肝炎重型化密切关联[J]. 中华肝脏病杂志,2003,11(4):256.

[50] Zhu Q, Lu Q, Xiong S, et al. Hepatitis B virus S gene mutants in infants infected despite immunoprophylaxis[J]. Chin Med J,2001,114(4):352-354.

[51] Tang Y Z, Liu L, Pan M M, et al. Evolutionary pattern of full hepatitis B virus genome during sequential nucleos(t)ide analog therapy[J]. Antiviral Res,2011,90(3):116-125.

[52] 郁嘉伦,于德敏,姜节洪,等. 乙型肝炎病毒基因 S 区准种特点与临床转归关系的初步研究[J]. 中华临床感染病杂志,2011,4(1):16-20.

[53] Chen L, Zhang Q, Yu D M, et al. Early changes of hepatitis B virus quasispecies during lamivudine treatment and the correlation with antiviral efficacy[J]. J Hepatol,2009,50(5):895-905.

[54] Liu F, Chen L, Yu D M, et al. Evolutionary patterns of hepatitis B virus quasispecies under different selective pressures: correlation with antiviral efficacy[J]. Gut,2011,60(9):1269-1277.

[55] Heijtink R A, Van Bergen P, Van Roosmalen M H, et al. Anti-HBs after hepatitis B immunization with plasma-derived and recombinant DNA-derived vaccines: binding to

mutant HBsAg[J]. Vaccine,2001,19(27):3671-3680.

[56] 胡家定,方婉珍.慢性乙型肝炎重叠戊型肝炎病毒感染与肝炎重症化关系的临床观察[J].浙江临床医学,2001,3(4):245-246.

[57] Tsuchiya N,Tokushige K,Yamaguchi N,et al. Influence of TNF gene polymorphism in patients with acute and fulminant hepatitis[J]. J Gastroenterol,2004,39(9):859-866.

[58] 梁红霞,江河清,余祖江,等.慢性重型乙型肝炎与 HLA-DRB1 * 1301,1302 等位基因的相关性研究[J].临床医学,2004,24(2):1-3.

[59] 宁琴,武泽光,韩梅芳.宿主免疫应答与乙型肝炎重症化[J].中华肝脏病杂志,2010,18(4):246-251.

[60] Wieland S,Thimme R,Purcell R H,et al. Genomic analysis of the host response to hepatitis B virus infection[J]. Proc Natl Acad Sci U S A,2004,101(17):6669-6674.

[61] Ding W X,Yin X M. Dissection of the multiple mechanisms of TNF-alpha-induced apoptosis in liver injury[J]. J Cell Mol Med,2004,8(4):445-454.

[62] Streetz K, Leifeld L, Grundmann D, et al. Tumor necrosis factor alpha in the pathogenesis of human and murine fulminant hepatic failure[J]. Gastroenterology, 2000,119(2):446-460.

[63] Nagaki M,Iwai H,Naiki T,et al. High levels of serum interleukin-10 and tumor necrosis factor-alpha are associated with fatality in fulminant hepatitis[J]. J Infect Dis, 2000,182(4):1103-1108.

[64] Møller H J,Grønbaek H,Schiødt F V,et al. Soluble CD163 from activated macrophages predicts mortality in acute liver failure[J]. J Hepatol,2007,47(5):671-676.

[65] Nakashima H,Kinoshita M,Nakashima M,et al. Superoxide produced by Kupffer cells is an essential effector in concanavalin A-induced hepatitis in mice[J]. Hepatology, 2008,48(6):1979-1988.

[66] Levy G A, Liu M, Ding J, et al. Molecular and functional analysis of the human prothrombinase gene(HFGL2)and its role in viral hepatitis[J]. Am J Pathol,2000,156(4):1217-1225.

[67] 朱帆,宁琴,陈悦,等.重型乙型肝炎患者肝组织中人纤维介素基因的检测及其与临床转归关系的探讨[J].中华肝脏病杂志,2004,12(7):385-388.

[68] Marsden P A, Ning Q, Fung L S, et al. The Fgl2/fibroleukin prothrombinase contributes to immunologically mediated thrombosis in experimental and human viral hepatitis[J]. J Clin Invest,2003,112(1):58-66.

[69] Antoniades C G,Berry P A,Davies E T,et al. Reduced monocyte HLA-DR expression: a novel biomarker of disease severity and outcome in acetaminophen-induced acute liver failure[J]. Hepatology,2006,44(1):34-43.

[70] Gao B,Radaeva S,Park O. Liver natural killer and natural killer T cells:immunobiology and emerging roles in liver diseases[J]. J Leukoc Biol,2009,86(3):513-528.

[71] Zou Y,Chen T,Han M,et al. Increased killing of liver NK cells by Fas/Fas ligand and NKG2D/NKG2D ligand contributes to hepatocyte necrosis in virus induced liver failure[J]. J Immunol,2010,184(1):466-475.

[72] Chen Y,Wei H,Gao B,et al. Activation and function of hepatic NK cells in hepatitis B infection:an underinvestigated innate immune response[J]. J Viral Hepat,2005,12(1):38-45.

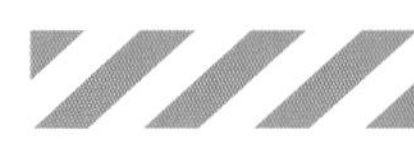

[73] Zou Z, Xu D, Li B, et al. Compartmentalization and its implication for peripheral immunologically-competent cells to the liver in patients with HBV-related acute-on-chronic liver failure[J]. Hepatol Res, 2009, 39(12): 1198-1207.

[74] 刘映霞,张鑫,刘敏,等. 慢性乙型肝炎免疫细胞 NKG2D 表达在肝病重型化中的作用[J]. 中国现代医学杂志,2006,16(13):1970-1973.

[75] Mizuhara H, Uno M, Seki N, et al. Critical involvement of interferon gamma in the pathogenesis of T-cell activation-associated hepatitis and regulatory mechanisms of interleukin-6 for the manifestations of hepatitis[J]. Hepatology, 1996, 23(6): 1608-1615.

[76] Wu W, Li J, Chen F, et al. Circulating Th17 cells frequency is associated with the disease progression in HBV infected patients[J]. J Gastroenterol Hepatol, 2010, 25(4): 750-757.

[77] Zhang J Y, Zhang Z, Lin F, et al. Interleukin-17-producing CD4+ T cells increase with severity of liver damage in patients with chronic hepatitis B[J]. Hepatology, 2010, 51(1): 81-91.

[78] Li J, Wu W, Peng G, et al. HBcAg induces interleukin-10 production, inhibiting HBcAg-specific Th17 responses in chronic hepatitis B patients[J]. Immunol Cell Biol, 2010, 88(8): 834-841.

[79] Appay V, Dunbar P R, Callan M, et al. Memory CD8+ T cells vary in differentiation phenotype in different persistent virus infections[J]. Nat Med, 2002, 8(4): 379-385.

[80] Li S, Gowans E J, Chougnet C, et al. Natural regulatory T cells and persistent viral infection[J]. J Virol, 2008, 82(1): 21-30.

[81] Xu D, Fu J, Jin L, et al. Circulating and liver resident CD4+ CD25+ regulatory T cells actively influence the antiviral immune response and disease progression in patients with hepatitis B[J]. J Immunol, 2006, 177(1): 739-747.

[82] Zhang X, Schwartz J C, Guo X, et al. Structural and functional analysis of the costimulatory receptor programmed death-1[J]. Immunity, 2004, 20(3): 337-347.

[83] 彭国平,孙雯,孙箴,等. HBV 感染患者外周血 T 细胞 PD-1 基因表达水平的变化与意义[J]. 浙江大学学报(医学版),2007,36(6):553-560.

[84] 彭国平,孙雯,吴炜,等. 慢性乙型肝炎患者外周血树突状细胞 PD-L1 表达的相关研究[J]. 浙江大学学报(医学版),2008,37(4):365-372.

[85] Peng G, Li S, Wu W, et al. PD-1 upregulation is associated with HBV-specific T cell dysfunction in chronic hepatitis B patients[J]. Mol Immunol, 2008, 45(4): 963-970.

[86] Zhang Z, Zhang J Y, Wherry E J, et al. Dynamic programmed death 1 expression by virus-specific CD8 T cells correlates with the outcome of acute hepatitis B[J]. Gastroenterology, 2008, 134(7): 1938-1949.

[87] Zhu C, Anderson A C, Schubart A, et al. The Tim-3 ligand galectin-9 negatively regulates T helper type 1 immunity[J]. Nat Immunol, 2005, 6(12): 1245-1252.

[88] Seki M, Oomizu S, Sakata K M, et al. Galectin-9 suppresses the generation of Th17, promotes the induction of regulatory T cells, and regulates experimental autoimmune arthritis[J]. Clin Immunol, 2008, 127(1): 78-88.

[89] Wu W, Shi Y, Li J, et al. Tim-3 expression on peripheral T cells subsets correlates with disease progression in hepatitis B infection[J]. Virol J, 2011, 8: 113.

第二节　乙型肝炎重症化早期监控体系的探索

陈　智

一、乙型肝炎重症化的诊断现状

肝衰竭是多种因素引起的肝细胞大块、亚大块坏死或严重损害，导致肝脏合成、解毒、排泄和生物转化等功能发生严重障碍或失代偿，出现以黄疸、凝血功能障碍、肝肾综合征、肝性脑病和腹水等为主要表现的一组严重临床症候群。

当前关于肝衰竭的诊断标准国内外学术界存在分歧。首先是肝衰竭的命名和分型方法，各国对其临床诊断的命名标准尚未完全统一。我国既往将肝衰竭诊断为重型肝炎，而欧美国家通常将这类由病毒导致的急性肝衰竭称为暴发性肝炎。亚太肝脏研究学会则根据患者是否存在肝性脑病将肝衰竭分为剧症肝炎和重症肝炎，其中的剧症肝炎相当于欧美国家的暴发性肝炎。国内与国外分类标准的主要分歧在于国内将重型肝炎的概念扩展到非肝性脑病患者，而欧美国家和日本等将肝性脑病Ⅱ期以上作为重型肝炎诊断的必要条件，因为大量研究证实肝性脑病组生存率明显低于非肝性脑病组。不同的诊断标准各有优缺点：将非肝性脑病患者纳入重型肝炎有利于肝衰竭的早期预警和治疗，但是对患者的疗效和预后而言，两组患者存在非常显著的差异，将其分开对待更有意义。对于急性、亚急性和慢性肝衰竭，我国学者强调过去有无肝病史(包括 HBV 携带史)，而欧美国家则看重本次发作的急性进程，HBV 携带者只要过去无明显的肝炎发作史，或仅一过性显性发作，本次发病起病急剧，即列入急性肝衰竭范畴。尽管国际学术界对肝衰竭的诊断标准还存在众多分歧，总体趋势已经逐步走向一致，主要体现在以下几个方面：目前肝衰竭的分类逐步统一，主要分为急性肝衰竭、亚急性肝衰竭、慢加急性肝衰竭、慢性肝衰竭；临床诊断手段以临床指标和病理生理特征相结合的方法为主。关于是否将肝性脑病作为诊断肝衰竭的条件，目前认为它是急性肝衰竭的必需条件，但慢性肝衰竭则不一定会发生肝性脑病，主要表现为肝功能失代偿。肝衰竭患者病情危重，易发生肝性脑病、肝肾综合征和腹水等多种难治并发症，合并多器官功能衰竭，预后极差，内科综合治疗病死率高达 50%～90%，仍是世界性难题。多年来，各国学者对肝衰竭的定义、诱因、分类、诊断、治疗等进行了探索，并将一些比较成熟的内容以指南的形式发布。美国和欧洲从 2005 年至 2017 年都有相应学会推出指南，这些指南以急性肝衰竭为主要内容。我国于 2006 年 10 月发布了第一部有关肝衰竭的指南，即由中华医学会感染病学分会和中华医学会肝病学分会组织撰写的《肝衰竭诊疗指南》。亚太肝脏研究学会发布的专家共识与中国指南内容相近，以肝衰竭为主要内容。2018 年我国再次对《肝衰竭诊疗指南》进行了更新，制订了《肝衰竭诊治指南(2018 年版)》，借鉴国内外经验，力求反映当前学术界在肝衰竭领域研究的新进展和最新共识。该指南根据病情进展速度和病理组织学特征把肝衰竭分为 4 类：急性肝衰竭(acute liver failure，ALF)、亚急性肝衰竭(subacute liver failure，SALF)、慢加急性(慢加亚急性)肝衰竭(acute-on-chronic liver failure，ACLF)和慢性肝衰竭(chronic liver failure，CLF)。急性肝衰竭的特征是起病急骤，发病 2 周内出现Ⅱ期以上肝性脑病；亚急性肝衰竭起病较急，发病 2 周至 26 周内出现肝功能衰竭的临床表现；慢加急性肝衰竭在慢性肝病基础上出现急性肝功能失代偿和肝功能衰竭的临床表现；慢性肝衰竭是在肝硬化基础上，缓慢出现肝功能进行性减退导致的以反复腹水和(或)肝性脑病等为主要表现的慢性肝功能失代偿。在病理诊断上主要表现如下：①急性肝衰竭：肝细胞呈一次性坏死，可呈大块或亚大块坏死，或桥接坏死，伴存活肝细胞严重变性，肝窦网状支架塌陷或部分

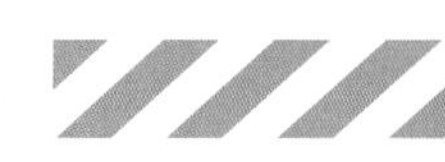

塌陷。②亚急性肝衰竭:肝组织呈新旧不等的亚大块坏死或桥接坏死;较陈旧的坏死区网状纤维塌陷,或有胶原纤维沉积;残留肝细胞有程度不等的再生,并可见细、小胆管增生和胆汁淤积。③慢加急性(慢加亚急性)肝衰竭:在慢性肝病病理损害的基础上,发生新的程度不等的肝细胞坏死性病变。④慢性肝衰竭:弥漫性肝脏纤维化以及异常增生结节形成,可伴有分布不均的肝细胞坏死。该指南所定义的慢加急性肝衰竭,与国外的 ACLF 的概念并不完全一致,它强调慢加急性肝衰竭是在慢性肝病的基础上急性发作而出现的肝衰竭,这里的慢性肝病指的是慢性肝炎和代偿良好的肝硬化,而欧美国家所指的 ACLF 更注重在较明确肝硬化基础上发生的急性肝衰竭,而在慢性肝炎或静止性肝硬化基础上发生的急性肝功能的失代偿归入急性肝衰竭。

目前各国对肝衰竭的诊断标准差异主要围绕在慢加急性肝衰竭的定义上,基于 COSSH 多中心大样本研究,我国《肝衰竭诊治指南(2018 年版)》对慢加急性肝衰竭的诊断标准进一步细化:在慢性肝病基础上,由各种诱因引起以急性黄疸加深、凝血功能障碍为肝衰竭表型的综合征,可合并包括肝性脑病、腹水、电解质紊乱、感染、肝肾综合征、肝肺综合征等并发症,以及肝外器官衰竭。短期内发生急性或亚急性肝功能失代偿的临床症候群。其主要表现如下:①患者黄疸迅速加深,血清总胆红素不低于正常上限值的 10 倍或每日上升 17.1 μmol/L,极度乏力,有明显的消化道症状;②黄疸迅速加深,血清总胆红素大于正常上限值的 10 倍或每日上升量大于等于 17.1 μmol/L;③有出血倾向表现,PTA≤40%(或 INR≥1.5),并排除其他原因;④失代偿性腹水;⑤伴或不伴肝性脑病。根据不同慢性肝病基础分为 3 型:A 型,在慢性非肝硬化肝病基础上发生的慢加急性肝衰竭;B 型,在代偿期肝硬化基础上发生的慢加急性肝衰竭,通常在 4 周内发生;C 型,在失代偿期肝硬化基础上发生的慢加急性肝衰竭。2013 年欧洲肝脏研究学会根据 2011 年欧洲 EF-CILF 开展的多中心、前瞻性 CANONIC 研究的结果,对慢加急性肝衰竭的诊断强调的是肝硬化基础上的多器官(肝、脑、肾等)衰竭以及 28 日的高死亡率(>15%)。美国肝病研究学会对 ACLF 的定义与欧洲类似。由于东西方国家肝衰竭患者的病因不同、慢性肝病基础不同、发病诱因不同等,患者的临床特征存在较大差异,对我国而言,开展具有本国特色的多中心大样本研究,弥补西方国家对肝衰竭诊断的空缺,同时采用多组学技术阐明乙型肝炎重症化的分子特征及发生发展机制,建立早期诊断及预警预测的精准检验具有重要意义。

二、乙型肝炎重症化早期监控体系的构建设想

HBV 感染是我国较常见的病毒感染性疾病之一。根据临床表现的不同,HBV 感染可分为多种类型:无症状携带状态、急性自限性肝炎、慢性肝炎、重型肝炎(FH)。母婴传播是 HBV 的重要传播途径,患者慢性感染后通常处于免疫耐受状态,对 HBV 不发生应答,但是往往有相当一部分慢性肝炎患者在一定条件下出现重症化转变。乙型重型肝炎起病急,发展迅速,短期内即出现肝组织大块或亚大块坏死。目前临床上缺乏特异、有效的治疗方法,除非实施紧急肝移植,否则大部分患者预后不佳。目前学者们公认,乙型肝炎重症化的发生与发展受病毒和宿主两个方面因素的影响,其具体作用机制尚未明了,且临床上缺乏敏感、有效的监控体系。深入揭示乙型肝炎重症化发生的具体机制,综合考虑患者的临床表现、实验室检查结果、HBV 基因型及病毒变异、宿主免疫状态及遗传背景等各个因素,筛选出乙型肝炎重症化进程的早期预警和监测指标,通过生物信息学技术分析各因素的权重,建立起一套切实、有效的早期监控体系,将有助于有针对性地进行早期干预、早期治疗,提高疗效,降低乙型重型肝炎的发病率和病死率。

(一)对乙型肝炎进展过程中的临床病程和实验室检查指标的监测是乙型重型肝炎早期监控体系的重要组成部分

临床上,很多乙型重型肝炎患者在出现典型的实验室检查指标改变之前,表现出来的一些临床症状已提示乙型肝炎发生重症化转变。尽管单项指标的指示意义有限,但对多项指标的联合监测则可使早期诊断的敏感性和特异性显著提高。乏力加重、食欲减退加重、出现恶心呕吐甚至持

续恶心呕吐、腹胀加重,这是由肝脏不能灭活内毒素,引起内毒素血症,从而刺激膈神经或迷走神经所致。黄疸在短期内迅速加深,血清总胆红素每日升高大于等于17.1 μmol/L或黄疸持续时间较长,或黄疸出现后其他自觉症状加重,以及有出血倾向,PTA≤40%或全身可见出血点或瘀斑等,提示可能有重型肝炎发生。另外,肝臭、轻度神志异常也是重要的提示症状。

(二)对乙型重型肝炎的病毒学、遗传学、免疫学等方面特征的深入研究为乙型肝炎重症化早期监测体系的建立奠定了基础

1. HBV变异与乙型肝炎重症化的关系

HBV变异与感染者的临床表现有关,且某些HBV变异与重型肝炎的发生直接相关。深入研究HBV变异株产生的机制、HBV变异株在转录复制和生物学表型上的特性,可为深入研究乙型肝炎重症化的发病机制提供可能的切入点,并为寻找早期监测乙型肝炎重症化发生与发展的标志物提供线索。

HBV的聚合酶缺乏校正功能,在复制的过程中产生大量的核苷酸错配,在体内出现大量基因序列不同而在遗传学上密切相关的突变体,也就是说HBV在体内是以准种的形式存在的。最常发生的突变位于前核心和核心启动子区域,该区域突变导致HBeAg表达减少甚至不能合成,但患者仍存在病毒血症并可发展为进行性肝病。核心启动子区域的突变与肝细胞癌风险增加有关。在抗病毒药物的压力之下,耐药变异株被选择出来而成为优势株,HBV聚合酶相关的突变赋予HBV对核苷和核苷酸类抗病毒药物的耐药性是乙型肝炎治疗失败的主要原因。抗病毒药物的耐药突变可导致肝炎加重甚至重型肝炎。HBV前S区及S区突变可以促进病毒逃避宿主免疫,是接受HBV疫苗或乙型肝炎免疫球蛋白免疫预防治疗失败的主要原因,也与肝炎的暴发或进展、肝硬化和肝癌的发生有关。

前核心区(PC区)的G1896A突变导入了一个终止密码,使HBeAg合成提前终止。由于HBeAg与HBcAg在T淋巴细胞水平有相同的免疫原性,它的存在可以缓解CTL对感染的肝细胞表面的HBcAg的攻击,诱导免疫耐受。而HBeAg合成障碍,机体免疫系统对感染的肝细胞产生强烈的杀伤作用,促使肝细胞大量坏死;基本核心启动子(basal core promoter,BCP)区A1762T/G1764A突变增加了HBV的复制能力,使HBV在肝细胞间迅速蔓延,诱导乙型重型肝炎的发生。日本学者Ozasa等对40例乙型重型肝炎和261例急性自限性乙型肝炎患者的研究显示,乙型重型肝炎患者G1896A和A1762T/G1764A位双联突变的检出率分别为53%和50%,明显高于急性自限性乙型肝炎的9%和17%。体外试验进一步证实Bj型HBV的G1896A和A1762T/G1764A变异株DNA复制水平显著提高。日本学者Nagasaki收集了由同一病毒群(病毒的差异在0~0.3%)引起的5例乙型重型肝炎病例,发现各个病例的HBV中均存在G1896A、A1762T和G1764A突变。徐东平等对793例中国乙型肝炎患者的研究发现,BCP/PC区突变与慢加急性肝衰竭(ACLF)的发生相关,且PC区突变ACLF患者比PC区未突变ACLF患者死亡率更高。

除了上述两个经典突变外,近年来又发现了多个与乙型重型肝炎发病相关的突变位点,主要包括BCP区的1753、1766、1768位点及位于PC区的1899、1862位点。日本学者Sainokami等对急性乙型重型肝炎和急性自限性乙型肝炎患者的分析结果提示,前C区(G1896A/G1899A)/BCP区(T1753A/C、T1754C/G、A1762T/G1764A)同时存在突变,这与乙型重型肝炎的发生相关,并影响乙型重型肝炎患者的预后。单独的G1862T突变降低HBV的复制,而合并了其他特定的突变可以抵消这种抑制作用甚至使HBV复制大大增强,这可能是引起重型肝炎的重要原因之一。

HBcAg是CTL攻击的靶点,C基因突变可引起HBcAg抗原表位和功能区域发生改变,从而影响机体的免疫应答,CTL表位变异可能是影响乙型肝炎重症化进程的一个病毒学因素。HLA-A2限制性HBV特异性CTL表位是目前研究最深入的表位。短肽开头和末尾的两个氨

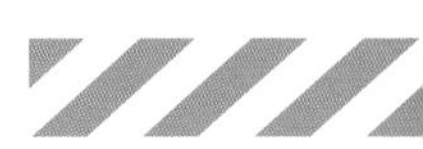

基酸是与HLA-A2分子结合的关键位点，变异很可能会使CTL表位与HLA-A2分子结合的亲和力下降，从而影响抗原呈递，最终影响CTL的应答。短肽其余氨基酸发生变异会改变多肽的空间结构，同样会影响HLA-A2分子与其结合。故推测HBcAg的某些改变可能增强了CTL与抗原的结合能力而导致肝炎加重。近期日本学者Sugiyama等研究发现，从1例乙型重型肝炎患者分离的病毒株除了FH中常见G1896A突变外，还存在A2339G和G2345A变异，位于前蛋白转化酶furin的作用位点。体外试验显示转染了A2339G突变株的肿瘤细胞内全长C蛋白大量累积，HBV高效复制。其HBV复制率与加入了furin抑制剂的野生型HBV相似，推测这一突变通过抑制furin对C蛋白的裂解作用，使C蛋白大量积聚，从而促进HBV复制。

前S1/S2基因为HBV变异最大的区段，最容易出现缺失变异。该区域存在的核苷酸或氨基酸的改变可以使得大蛋白、中蛋白、小蛋白比例失调，影响病毒蛋白分泌或病毒复制。日本学者Chen等对同一感染源的重型肝炎和急性肝炎(AH)病例进行测序发现前核心区和核心启动子区均未见突变，而重型肝炎病例S1区2928、3067、3078位点存在突变，其认为这三个是与FH发病相关的候选位点，它们的具体功能有待进一步明确。对1例母婴传播引起新生儿重型肝炎病例的研究发现，其存在前C区G1896A突变和前S2区起始密码子突变，HBeAg和前S2区合成障碍。体外研究发现变异株病毒复制活性并未增强，因此认为HBeAg和前S2区的缺失与重型肝炎发病相关，而非病毒的复制能力。S基因突变可引起T、B淋巴细胞表位发生改变，影响其免疫原性。美国学者Khan等对S区存在的M133T、G119E、R169P等突变进行研究发现，不同的突变可以上调或下调病毒的分泌功能。对1例接受肝移植并用特异性免疫球蛋白治疗后复发的乙型重型肝炎患者的研究，检出ntG587A突变，导致S蛋白第145位氨基酸由甘氨酸变成了精氨酸，引起表面蛋白在内质网上聚集，体外试验进一步证实其病毒复制能力增强及病毒颗粒分泌障碍，推测可能与乙型重型肝炎的发生机制有关。陈智等在一项关于HBV突变和乙型肝炎重症化的研究中发现了S区2个新的与肝炎加剧相关的突变位点ntT216C、ntG285A，且这两个位点的出现与HBV的基因型密切相关。在B型CHB患者中，随着病变逐步加重，这两个位点的突变频率均显著提升；而在C型CHB患者中，未见这一现象。这是新发现的一种与暴发性肝炎发病相关的HBV基因突变模式，进一步的研究可为乙型肝炎重症化的早期预测提供帮助。

日本学者Ohkawa等人跟踪随访一批慢性HBV感染发展为暴发性肝炎的患者，对两个发病阶段的血清HBV特征进行分析。体外试验显示无论是慢性期还是乙型重型肝炎期的HBV，其体外复制率均显著高于野生型的HBV。慢性期的HBV缺乏合成松弛环状HBV DNA和释放含有松弛环状HBV DNA的病毒颗粒的能力，而乙型重型肝炎期HBV具备这种能力。研究表明，在慢性期的HBV中前S/S基因存在很多突变和缺失，而在乙型重型肝炎患者中未见这种变异。而这些变异与病毒株合成和释放松弛环状HBV DNA能力的丧失关系密切。而且慢性期HBV的能力缺失状态可以通过转入野生型的HBV前S/S蛋白而逆转。因而他们认为HBV由超突变的状态逆转为未突变状态后重新获得了合成和分泌松弛环状HBV DNA的能力，故患者病情恶化。

P基因是逆转录酶(reverse transcriptase, RT)的编码基因，与病毒复制密切相关，已知与耐药基因相关的位点均位于P基因的RT区，且P区和S基因是重叠的，P基因的突变通常伴随S蛋白抗原性和CTL表位的改变，而S基因的突变也可以引起RT功能的改变。P区最常见的突变为拉米夫定耐药突变，即YMDD(rtM204V/I)模序突变，拉米夫定耐药后不合理停药可导致野生型HBV急剧诱发重型肝炎，同时人们发现YMDD模序突变可以降低HBsAg的抗原性。对1例拉米夫定和泛昔洛韦耐药的继发乙型重型肝炎患者的研究发现，治疗之前患者体内的准种HBV各基因片段突变呈多样化，当发生重型肝炎时存在独特的突变：BCP区(A1762T、G1764A)，P蛋白(rtL180M、rtM204V、rtA222T、rtL336V)、C蛋白(cP5T、cS26A、 cV85I、cP135A)、S基因(sI195M、sM213I)和X蛋白(xK95Q、xN118T、xK130M、xV131I),因而有必要对耐药CHB患者的这些突变进行检测,以预测重型肝炎的发生。

HBV变异与乙型重型肝炎的发病关系的具体机制仍需进一步研究,但可以肯定的是,HBV变异是乙型重型肝炎发病的重要诱因之一。HBV存在不同的基因型,对相同的变异有不同的反应,这增加了研究的难度,使得乙型重型肝炎的发病机制研究障碍重重。人们需要通过对病例进行大规模筛查,获得与乙型重型肝炎发生明确相关的突变位点及基因型,为乙型重型肝炎的预警提供依据。同时对特定变异位点进行体外研究,排除干扰因素,确定其具体的功能。

2.宿主的遗传因素、免疫应答反应与乙型肝炎重症化进程关系密切

有相当多的证据显示宿主遗传背景在乙型肝炎重症化过程中的重要性:同样是数十年病史的CHB患者,存在多种不同的疾病表型,仅一小部分患者会发生乙型重型肝炎;不同的人种发生乙型重型肝炎的比例存在显著差异(亚洲人显著高于欧洲人、美洲人);相同的基因型及相同的HBV基因突变模式既可见于无症状携带者,也可见于乙型重型肝炎患者。因此笔者认为,乙型肝炎重症化的遗传特征具有疾病异质性、遗传异质性和变异位点作用效能差异等复杂性。目前,对HBV感染与清除、慢性HBV感染引起的肝硬化及肝癌等疾病表型的遗传因素研究较多,但对乙型重型肝炎遗传易感性研究较少。目前关于乙型重型肝炎和宿主遗传因素的研究几乎全部来自亚洲人群,大部分采用的是候选基因-疾病关联研究策略,主要涉及乙型肝炎免疫反应通路的几个基因,如TNF-α、TNF-β、IL-10、IP-10、维生素D受体、HLA等。人们对这些基因多态性与乙型肝炎严重程度的关系开展了分析研究,发现其与乙型重型肝炎的发生密切相关。王宇明等对Th1型免疫反应通路上的IP-10基因进行了SNP检测,发现IP-10基因的多态性主要集中于启动子区。疾病关联研究证实了IP-10基因启动子区-1596T-201A单倍型增加HBV慢性感染加重的风险,进一步的功能实验显示G-201A是一个rSNP位点,提示IP-10蛋白参与乙型肝炎患者肝组织的炎症和坏死过程。基于全基因组策略的遗传关联研究,与候选基因策略相比,其优点在于统计效能极大提高,同时可以避免群体分层偏倚和基因选择的偶然性,可以从全基因组角度获得复杂疾病遗传特征的全局、系统的认识。美国学者对HBV cccDNA微小染色体翻译后修饰(post-translational modifications,PTMs)绘制的全基因组图谱显示,转录激活的PTMs水平决定了cccDNA的活性。HBx与DNA损伤结合蛋白1结合并招募cullin 4A-RINGE3泛素连接酶(CRL4)形成CRL4-DDB1复合物,该复合物泛素化Smc5/6复合物并通过蛋白酶体将其降解以激活cccDNA转录。该结果提示,Smc5/6复合物在HBx缺失的情况下通过组蛋白PTMs在表观遗传学上沉默cccDNA。对cccDNA的表观遗传学研究,阐明其机制,有助于后续靶向cccDNA药物的研发。我国学者通过开展HBV感染相关的全基因组关联研究(genome-wide association study,GWAS),对其临床特征及肝炎重症化等进行了分析,具体参见下文。

乙型肝炎重症化常出现在宿主免疫状况变化后,乙型肝炎重症化很可能是宿主打破了慢性感染免疫耐受状态,同时发生了新的更强烈的免疫应答。发生乙型肝炎重症化时,最突出的免疫应答表现为炎症因子的级联激活,导致“类败血症”的免疫瘫痪。肝脏内及系统的炎症因子对免疫应答起正反馈作用,但是过多的细胞因子会对机体造成损害。近年来多项研究表明,暴发性肝衰竭患者中存在细胞因子表达的严重失衡。IFN-γ和TNF-α是两类在乙型重型肝炎发病过程中大量分泌的促炎性细胞因子。德国学者Streetz等研究了暴发性肝衰竭患者中的TNF-α和TNF受体(TNF receptor,TNFR)表达情况,结果显示,TNF-α/TNFR系统在暴发性肝衰竭(FHF)患者中过度表达。Ohta等报道IFN-γ受体缺失的小鼠模型对导入HBsAg特异的Th1细胞耐受,也证实了IFN-γ是乙型重型肝炎发病不可缺少的因素。对乙型重型肝炎患者肝内细胞因子表达的研究结果显示,慢性乙型重型肝炎组IFN-γ水平显著高于CHB组和正常对照组,进一步证实了上述观点。而IL-10起抗炎作用。它们的数量对免疫反应的平衡起着重要的

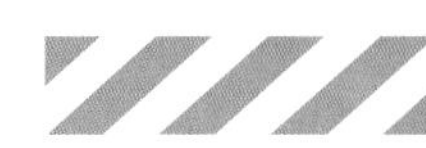

直接作用。德国学者 Leifeld 等报道在重型乙型肝炎(FHB)患者中细胞因子 IL-12、IFN-γ 和 IL-10 在肝内表达不平衡。国内学者 Zou 等对 ACLF 患者肝内 IFN-γ、TNF-α 和 IL-10 表达情况进行了研究,研究结果显示肝内促炎性细胞因子 IFN-γ、TNF-α 在 ACLF 组中显著高于 CHB 组和正常对照组,而抗炎因子 IL-10 在 3 组间未见明显差异。这表明肝内细胞因子表达失调可能在 ACLF 患者肝脏的严重损伤中起重要作用,同时也提示在 CHB 患者的免疫网络未被完全激活前就可能导致 ACLF 的发生,这为 ACLF 的早期预警和治疗提供了帮助。

生物芯片技术具有在全基因组水平同时探查生命过程中成千上万个转录物丰度的能力,正被越来越广泛地应用于对复杂生物学过程的洞察。国内学者谭文婷等人开展 HBV-ACLF 表型的全基因组关联研究(GWAS),在建立 HBV-ACLF 病例大样本、多中心队列的基础上,对其临床特征及炎症因子谱进行了分析,并对主要关联位点 HLA-DR 进行了精细解析和功能注释,以及阳性关联 HLA 等位对 HBV 变异的限制性分析。主要研究结果显示:HBV-ACLF 中有肝硬化基础及无肝硬化基础的两种亚型的共同遗传关联位点位于 6 号染色体 HLA-Ⅱ区域,其中 HLA-DR 区域是主要关联位点。分层分析显示 rs3129859 是 HBV-ACLF 的独立风险因素,与慢性乙型肝炎活动状态和 HBV 再活化无关。风险等位 rs3129859*C 与 HBV-ACLF 临床进程相关。HLA-DRB1*1202 等位是 HBV-ACLF 最显著的风险等位,HLA-DRB1*1202 的全球分布与 HBV-ACLF 地理流行病学趋势一致,在中国和东南亚地区等位频率最高。等位单倍型 rs3129859C-DRB1*1202-DQA1*0601-DQB1*0301 和氨基酸单倍型 DRβ-LEHHLLA-DQα GCVLQdel TL-DQβ-E 是风险单倍型,携带风险单倍型的 HBV 感染者,罹患 ACLF 的风险更高。另外随着 GWAS 的兴起,研究人员基于该策略在亚洲人群中陆续发现了数个新的与 HBV 感染慢性化相关的遗传易感基因区域,包括 HLA-DP(rs3077 和 rs9277535)、HLA-DQ(rs2856718 和 rs7453920)、HLA-C(rs3130542)、EHMT2(rs652888)、TCF19(rs1419881)、CFB(rs12614)、UBE2-L3(rs4821116)、CD40(rs1883832)和 INTS10(rs7000921)等。国内李君课题组通过建立 HBV-ACLF 患者 mRNA、miRNA 和蛋白三组学全匹配数据库,从 mRNA 水平系统揭示了 HBV-ACLF 发病及转归的分子机制。该研究从 COSSH-ACLF 样本库中随机选取包括 HBV-ACLF 共 360 例样本进行转录组分析。结果显示,肝硬化基础 ACLF 和非肝硬化基础 ACLF 患者的总体 mRNA 表达无明显差异,而 ACLF 组患者与慢加急性肝衰竭、肝硬化、慢性乙型肝炎和健康对照组存在显著差异。通过差异表达结合功能分析的方法发现免疫、代谢、凝血、炎症、凋亡、肾功能损害、损伤修复等生物学功能与 ACLF 的发生、发展密切相关,首次揭示 HBV 激活引起的免疫代谢失衡导致的多器官功能衰竭是 HBV-ACLF 发病的关键机制,不同于欧洲 CLIF-ACLF 的系统性炎症反应假说机制,为建立新的治疗方法、降低 HBV-ACLF 高病死率提供理论依据。另外,国内陈智课题组收集重型肝炎动物模型和不同病程、不同病情乙型重型肝炎患者的肝组织、血液、尿液标本,通过基因组学、蛋白质组学、代谢组学等技术动态研究乙型肝炎重症化过程中不同时间点的基因表达、miRNA、蛋白质及代谢小分子的变化特征。鉴定出全基因组范围内乙型重型肝炎发病相关的宿主因素,为阐明乙型重型肝炎的发生、发展机制提供了新思路,为临床乙型重型肝炎的早期监控和治疗提供新的靶标。同时该课题组利用我国有大量病毒性肝炎病例样本的优势,收集 2426 例 HBV 携带者、CHB(轻度、中度、重度)患者、肝衰竭患者血清,针对上述系统生物学方法筛选出来的部分指标进行临床验证,其中 Tim-3、iNOS、MIP2、NGAL 四个指标能明确区分肝衰竭组与其他组患者,可用于监测 CHB 患者病情,对指导临床治疗具有较要的意义。后续研究发现,HBV-ACLF 患者的外周血 IL-33/ST2、PGE2 的表达水平相较 CHB 患者有显著变化,对疾病病情评估、预后等有提示意义。另外课题组发现骨髓间充质干细胞来源外泌体可以通过 miR-17 抑制巨噬细胞 NLRP3 炎症小体来缓解急性肝衰竭小鼠的肝损伤,为后续制备治疗急性肝衰竭的药物提供新思路。

机体的 NK 细胞、NKT 淋巴细胞、单核-巨噬细胞系统、T 淋巴细胞、B 淋巴细胞、内皮细胞及凝血系统等因素均可能影响肝衰竭的进程及预后。Zou等发现乙型重型肝炎患者NK细胞在肝脏内富集，免疫组化结果显示其显著高于正常人、轻度慢性乙型肝炎和肝硬化患者，而乙型重型肝炎患者外周血NK细胞数则比其他组都低，说明NK细胞与乙型肝炎重症化有着紧密的联系。Vilarinho等在小鼠重型肝炎模型中封闭NKT淋巴细胞上的NKG2D，成功阻止了该细胞介导的急性肝炎和肝损伤，为重型肝炎的治疗提供了潜在靶点。在乙型肝炎重症化进程中单核-巨噬细胞系统能够产生大量细胞因子，上调HLA-DR及Toll样受体的表达进而激发机体的适应性免疫。国内李君课题组发现HBV-ACLF患者外周血的MIP3α含量较CHB患者明显上升，与HBV-ACLF患者3个月死亡率具有明显相关性，可用于判断预后，提示疾病严重程度。酪氨酸蛋白激酶Mer(tyrosine-protein kinase Mer，MerTK)是免疫细胞表面的负调控分子。英国学者Triantafyllou等发现急性肝衰竭患者的循环和组织中$MerTK^{+}$ $HLA\text{-}DR^{high}$单核细胞显著扩增，后续动物实验表明，急性肝衰竭中$MerTK^{+}$肝巨噬细胞增加促进肝脏炎症的消除。PD-1是一种重要的免疫抑制分子，是常见的免疫检查点靶标。国内学者发现PD-1及其配体PD-L1和PD-L2在HBV-ACLF患者肝组织的多种免疫细胞表面高表达，且均高于CHB患者。研究还发现Toll样受体2、Toll样受体4与血浆脂多糖的水平呈正相关，能较好地预测乙型重型肝炎的发展趋势，可用作评价乙型重型肝炎预后的指标。以上研究结果可能为发现重型肝炎疾病预警新指标及免疫治疗的新靶标提供帮助。

三、展望

我国是乙型肝炎患者众多的国家，控制乙型肝炎的发生与发展，尤其是减少或阻止其向重症进展是关乎国计民生的大事，具有极其深远的现实意义。深入研究乙型肝炎重症化的发病机制，构建一套完整的乙型肝炎重症化早期监控体系，为临床监测和防治提供依据，这是目前重大传染病发生与发展研究中的核心和热点问题。近年来，我国在乙型肝炎重症化研究方面已取得很大进步。我国关于乙型肝炎重症化的研究队伍已经具备相当的规模和强大的实力，在病毒感染、变异和复制以及机体遗传特征和宿主免疫反应间的相互作用等基础研究方面有坚实的基础。此外，经过多年的研究累积，我国学者已经建立了多种用于乙型肝炎包括乙型重型肝炎研究的动物和细胞模型，并找到了多个与乙型肝炎重症化相关的HBV基因变异位点、宿主免疫应答标志物和遗传易感基因。同时，国内众多的临床实验室和基础实验室已建立了大规模的乙型肝炎(包括重型肝炎)样本库。我国肝病专家充分发挥国内独特的资源优势，对病毒因素和宿主因素的相互作用，以及它们与肝细胞凋亡和坏死等的关系进行了大量研究，已获得了较大进展。我们目前的重点任务是在充分认识到乙型肝炎重症化过程的复杂性和阶段性的基础上，找到乙型肝炎重症化过程阶段的关键靶点，及早进行干预，以期达到阻断乙型重型肝炎发生的目的。根据现有的研究成果，我们认为要适时地对乙型肝炎患者病毒基因型和基因变异、宿主分子遗传特征、宿主免疫应答三个方面的状态进行评估，一旦发现患者存在相应的高危指标，则立即进行监控或干预。例如，当乙型肝炎患者HBV DNA载量显著升高，同时伴有与乙型肝炎重症化相关的变异发生时，临床医师需要对患者进行密切监测并及时给予适当的干预，防止其向乙型重型肝炎进展，以充分降低乙型肝炎重症化概率。虽然这些年来国内外对乙型肝炎重症化的研究取得了可喜的进步，但是我们也必须认识到目前对乙型肝炎重症化过程的认识还存在较大的局限性。例如，对乙型肝炎重症化机制中的多元调节机制认识不足，大量的研究仅停留在对细胞、分子和个体层次进行孤立研究，未将各层次间的相互作用贯穿起来，因而也就未能充分地认识真正在乙型肝炎重症化过程中实际起作用的要素群。此外，目前国内外发现的乙型肝炎重症化相关细胞模型和动物模型总数相对有限，也在一定程度上限制了乙型肝炎重症化的研究进程，因而开发新的、有代表性的实验模型也是当务之急。

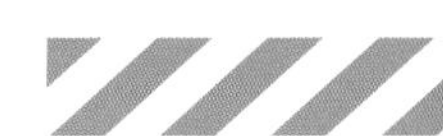

参考文献

[1] 中华医学会感染病学分会肝衰竭与人工肝学组,中华医学会肝病学分会重型肝病与人工肝学组. 肝衰竭诊疗指南[J]. 实用肝脏病杂志,2006,9(6):321-324.

[2] 中华医学会感染病学分会肝衰竭与人工肝学组,中华医学会肝病学分会重型肝病与人工肝学组. 肝衰竭诊治指南(2012 年版)[J]. 中华肝脏病杂志,2013,21(3):177-183.

[3] Wendon J, Cordoba J, Dhawan A, et al. EASL clinical practical guidelines on the management of acute(fulminant)liver failure[J]. J Hepatol,2017,66(5):1047-1081.

[4] Flamm S L,Yang Y X,Singh S,et al. American Gastroenterological Association Institute guidelines for the diagnosis and management of acute liver failure[J]. Gastroenterology, 2017,152(3):644-647.

[5] Sarin S K,Choudhury A,Sharma M K,et al. Acute-on-chronic liver failure: consensus recommendations of the Asian Pacific Association for the study of the liver(APASL):an update[J]. Hepatol Int,2019,13(4):353-390.

[6] Sarin S K, Kedarisetty C K, Abbas Z, et al. Acute-on-chronic liver failure: consensus recommendations of the Asian Pacific Association for the study of the liver(APASL) 2014[J]. Hepatol Int,2014,8(4):453-471.

[7] Wu T,Li J,Shao L,et al. Development of diagnostic criteria and a prognostic score for hepatitis B virus-related acute-on-chronic liver failure[J]. Gut,2018,67(12):2181-2191.

[8] Triantafyllou E,Pop O T,Possamai L A,et al. MerTK expressing hepatic macrophages promote the resolution of inflammation in acute liver failure[J]. Gut, 2018, 67(2): 333-347.

[9] Cao D, Xu H, Guo G, et al. Intrahepatic expression of programmed death-1 and its ligands in patients with HBV-related acute-on-chronic liver failure[J]. Inflammation, 2013,36(1):110-120.

[10] Ozasa A, Tanaka Y, Orito E, et al. Influence of genotypes and precore mutations on fulminant or chronic outcome of acute hepatitis B virus infection[J]. Hepatology,2006, 44(2):326-334.

[11] Nagasaki F,Ueno Y,Niitsuma H,et al. Analysis of the entire nucleotide sequence of hepatitis B causing onsecutive cases of fatal fulminant hepatitis in Miyagi Prefecture Japan[J]. J Med Virol,2008,80(6):967-973.

[12] Xu Z, Ren X, Liu Y, et al. Association of hepatitis B virus mutations in basal core promoter and precore regions with severity of liver disease: an investigation of 793 Chinese patients with mild and severe chronic hepatitis B and acute-on-chronic liver failure[J]. J Gastroenterol,2011,46(3):391-400.

[13] Sainokami S,Abe K,Sato A,et al. Initial load of hepatitis B virus(HBV),its changing profile,and precore/core promoter mutations correlate with the severity and outcome of acute HBV infection[J]. J Gastroenterol,2007,42(3):241-249.

[14] Sugiyama M,Tanaka Y,Kurbanov F,et al. Influences on hepatitis B virus replication by a naturally occurring mutation in the core gene[J]. Virology,2007,365(2):285-291.

[15] Seyec J L,Chouteau P,Cannie I,et al. Infection process of the hepatitis B virus depends on the presence of a defined sequence in the pre-S1 domain[J]. J Virol,1999,73(3): 2052-2057.

[16] Bock C T, Kubicka S, Manns M P, et al. Two control elements in the hepatitis B virus S-promoter are important for full promoter activity mediated by CCAAT-binding factor [J]. Hepatology, 1999, 29(4): 1236-1247.

[17] Chen Y, Michitaka K, Matsubara H, et al. Complete genome sequence of hepatitis B virus(HBV) from a patient with fulminant hepatitis without precore and core promoter mutations: comparison with HBV from a patient with acute hepatitis infected from the same infectious source[J]. J Hepatol, 2003, 38(1): 84-90.

[18] Pollicino T, Zanetti A R, Cacciola I, et al. Pre-S2 defective hepatitis B virus infection in patients with fulminant hepatitis[J]. Hepatology, 1997, 26(2): 495-499.

[19] Khan N, Guarnieri M, Ahn S H, et al. Modulation of hepatitis B virus secretion by naturally occurring mutations in the S gene[J]. J Virol, 2004, 78(7): 3262-3270.

[20] Kalinina T, Riu A, Fischer L, et al. A dominant hepatitis B virus population defective in virus secretion because of several S-gene mutations from a patient with fulminant hepatitis[J]. Hepatology, 2001, 34(2): 385-394.

[21] Ohkawa K, Takehara T, Ishida H, et al. Fatal exacerbation of type B chronic hepatitis triggered by changes in relaxed circular viral DNA synthesis and virion secretion[J]. Biochem Biophys Res Commun, 2010, 394(1): 87-93.

[22] Ayres A, Bartholomeusz A, Lau G, et al. Lamivudine and famciclovir resistant hepatitis B virus associated with fatal hepatic failure[J]. J Clin Virol, 2003, 27(1): 111-116.

[23] Deng G, Zhou G, Zhang R, et al. Regulatory polymorphisms in the promoter of CXCL10 gene and disease progression in male hepatitis B virus carriers[J]. Gastroenterology, 2008, 134(3): 716-726.

[24] Zou Z, Li B, Xu D, et al. Imbalanced intrahepatic cytokine expression of interferon-γ, tumor necrosis factor-a, and interleukin-10 in patients with acute-on-chronic liver failure associated with hepatitis B virus infection[J]. J Clin Gastroenterol, 2009, 43(2): 182-190.

[25] Streetz K, Leifeld L, Grundmann D, et al. Tumor necrosis factor α in the pathogenesis of human and murine fulminant hepatic failure[J]. Gastroenterology, 2000, 119(2): 446-460.

[26] Ohta A, Sekimoto M, Sato M, et al. Indispensable role for TNF-alpha and IFN-gamma at the effector phase of liver injury mediated by Th1 cells specific to hepatitis B virus surface antigen[J]. J Immunol, 2000, 165(2): 956-961.

[27] Zou Z, Xu D, Li B, et al. Compartmentalization and its implication for peripheral immunologically-competent cells to the liver in patients with HBV-related acute-on-chronic liver failure[J]. Hepatol Res, 2009, 39(12): 1198-1207.

[28] Vilarinho S, Ogasawara K, Nishimura S, et al. Blockade of NKG2D on NKT cells prevents hepatitis and the acute immune response to hepatitis B virus[J]. Proc Natl Acad Sci U S A, 2007, 104(46): 18187-18192.

[29] Tan W, Xia J, Dan Y, et al. Genome-wide association study identi fi es HLA-DR variants conferring risk of HBV-related acute-on-chronic liver failure[J]. Gut, 2018, 67(4): 757-766.

[30] Li Y, Si L, Zhai Y, et al. Genome-wide association study identifies 8p21.3 associated with persistent hepatitis B virus infection among Chinese[J]. Nat Commun, 2016,

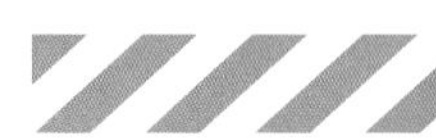

7:11664.

[31] Xin J, Ding W, Hao S, et al. Serum macrophage inflammatory protein 3α levels predict the severity of HBV-related acute-on-chronic liver failure[J]. Gut, 2016, 65(2): 355-357.

[32] Liu Y, Lou G, Li A, et al. AMSC-derived exosomes alleviate lipopolysaccharide/d-galactosamine-induced acute liver failure by miR-17-mediated reduction of TXNIP/NLRP3 inflammasome activation in macrophages[J]. EBioMedicine, 2018, 36: 140-150.

[33] Du X X, Shi Y, Yang Y, et al. DAMP molecular IL-33 augments monocytic inflammatory storm in hepatitis B-precipitated acute-on-chronic liver failure[J]. Liver Int, 2018, 38(2): 229-238.

[34] Wang Y, Chen C, Qi J, et al. Altered PGE2-EP2 is associated with an excessive immune response in HBV-related acute-on-chronic liver failure[J]. J Transl Med, 2019, 17(1): 93.

[35] Tropberger P, Mercier A, Robinson M, et al. Mapping of histone modifications in episomal HBV cccDNA uncovers an unusual chromatin organization amenable to epigenetic manipulation[J]. Proc Natl Acad Sci U S A, 2015, 112(42): E5715-E5724.

第三节　乙型重型肝炎(肝衰竭)的临床诊断

李　朋　黄建荣

在乙型肝炎基础上短期内病情加重，发生肝衰竭即被归为慢性乙型重型肝炎，根据患者的临床表现和实验室检测结果发现HBV感染的证据，并达到重型肝炎诊断标准的患者，即可诊断为乙型重型肝炎。根据病情进展，可分为慢加急性肝衰竭、慢加亚急性肝衰竭。

一、诊断依据

(一)乙型重型肝炎的临床表现

乙型重型肝炎的基本临床表现可概括为极度乏力、严重的消化道症状、进行性加深的黄疸、肝性脑病、凝血功能障碍和腹水，在此基础上可出现继发感染、肝肾综合征、肝肺综合征和水、电解质紊乱等并发症。黄疸、凝血功能障碍、肝性脑病和腹水是国内外诊断重型肝炎(肝衰竭)的四大要素。

(1)极度乏力，是乙型重型肝炎患者最基本的临床表现。患者一般情况全面衰退，卧床不起，甚至日常生活不能自理。

(2)严重的消化道症状，患者主要表现为食欲明显下降、饭量骤减、上腹部饱胀不适，伴有厌油和频繁的恶心、呕吐等。消化道症状的严重程度常能反映肝脏病变的严重程度，顽固性呃逆的出现常提示预后不良。

(3)进行性加深的黄疸，患者主要表现为皮肤和巩膜出现进行性加深的黄疸，表现为肝细胞性黄疸，一般来说，患者的血清总胆红素水平越高，提示肝细胞的破坏程度越重，尤其是慢性乙型重型肝炎患者。急性乙型重型肝炎患者的病情来势凶猛，患者常还没来得及出现黄疸就已经发生肝性脑病。

(4)肝性脑病，是由急、慢性肝功能严重障碍或各种门静脉-体循环分流异常所致的、以代谢紊乱为基础、轻重程度不同的神经精神异常综合征。肝硬化门静脉高压时，肝细胞功能障碍对氨等毒性物质的解毒能力降低,同时门静脉-体循环分流(即门静脉与腔静脉间侧支循环形成),使大量由肠道吸收入血的氨等有毒物质经门静脉,绕过肝脏直接流入体循环并进入脑组织,引起一系列的神经精神症状。多数肝硬化患者在病程的某一时期会发生一定程度的肝性脑病,其在整个肝硬化病程中的发生率为30%~84%。

(5)凝血功能障碍,是乙型重型肝炎患者的主要临床表现之一,其发生机制与肝脏合成凝血因子减少、抗凝与纤溶系统功能紊乱、血小板的数量减少及功能缺陷有关。凝血功能障碍的临床表现可分为两大类:自发性出血和由侵袭性操作造成的医源性出血。20世纪70年代的文献报道,急性肝衰竭时自发性出血的总发生率为50%~70%,其中严重出血发生率可达30%以上,但近年来由于新鲜冰冻血浆的广泛输注,出血的发生率已显著下降。最常见的出血部位是上消化道,其他部位包括皮肤注射部位、鼻咽、肺、腹膜后、肾脏,颅内出血虽然少见,但常是致死性的。急性乙型重型肝炎患者上消化道出血主要是由胃黏膜糜烂引起的,食管和胃底曲张静脉破裂出血见于有肝硬化基础的慢性乙型重型肝炎患者。

(6)腹水,是重型肝炎的常见体征。少量腹水无法通过体格检查发现,只能通过超声检查诊断;中等量腹水时可出现移动性浊音阳性;腹水较多时患者表现为腹胀明显,甚至因害怕腹胀加重而不敢进食,呼吸短促。诊断性腹腔穿刺对明确腹水的性质,以及判断是否存在继发感染有重要价值。

(7)脑水肿,是乙型重型肝炎患者的严重并发症。脑水肿一旦出现,病死率高达90%,并且三分之一的患者可在等待肝移植的过程中发生脑疝。缺氧、毒素、脑代谢异常和脑血流动力学改变等因素是引起脑水肿的主要原因。临床上与脑水肿相关的因素包括肝性脑病达到Ⅲ或Ⅳ期、起病后迅速出现肝性脑病、血氨升高、感染、全身炎症反应综合征、需要血管加压素治疗或肾脏替代治疗。国外的肝衰竭患者大多收入重症监护病房,一般可通过颅内压监测的手段来判断脑水肿的发生与否,而国内大部分患者并没有条件进行该项监测,顾长海和王宇明主编的《肝功能衰竭》一书中建议可参考以下临床表现来做出判断。其主要表现如下:①昏迷迅速加深;②球结膜水肿;③呼吸不规则;④瞳孔异常变化;⑤血压持续升高;⑥视乳头水肿。次要表现:①肌张力显著增高;②频繁呕吐。具备主要表现2项以上者再参考次要表现,可考虑脑水肿。头颅的影像学检查并不是诊断早期脑水肿的有效方法,但是可用来鉴别颅内出血。

(8)肝肾综合征,患者肾脏无实质性病变,严重门静脉高压、内脏高动力循环使体循环血流量明显减少,多种扩血管物质如前列腺素、一氧化氮、胰高血糖素、心房利钠肽、内毒素和降钙素基因相关肽等不能被肝脏灭活,引起体循环血管床扩张,肾脏血流尤其是肾皮质灌注不足,因此出现肾衰竭。临床主要表现为少尿、无尿及氮质血症。肝肾综合征的诊断标准:①肝硬化合并腹水;②急进型血清肌酐浓度在2周内升至2倍基线值,或>226 μmol/L(2.5 mg/dL),缓进型血清肌酐>133 μmol/L(1.5 mg/dL);③停利尿剂至少2天并经白蛋白扩容[1 g/(kg·d),最大量100天]后,血清肌酐值没有改善(>133 μmol/L);④排除休克;⑤目前或近期没有应用肾毒性药物或扩血管药物治疗;⑥排除肾实质性疾病(如尿蛋白500 mg/d),显微镜下观察血尿(>50个红细胞)或超声探及肾实质性病变。80%的急进型患者于2周内死亡。缓进型患者临床较多见,常表现为难治性腹水,肾衰竭病程缓慢,可在数月内保持稳定状态,常在各种诱因作用下转为急进型而死亡,平均存活期约为1年。

(9)肝肺综合征,是在排除原发心肺疾病后,具有基础肝病的患者发生的肺内血管扩张和动脉血氧合功能障碍。临床上主要表现为肝硬化伴呼吸困难、发绀和杵状指(趾),预后较差。肺内血管扩张可通过胸部CT及肺血管造影显示。慢性肝病患者具有严重低氧血症(PaO_2<6.7 kPa)应疑诊;PaO_2<10 kPa是诊断肝肺综合征的必备条件。

(10)继发感染,是由乙型重型肝炎患者的网状内皮系统功能障碍、调理素作用下降所致,患者容易发生感染。国外一项对急性肝衰竭患者的前瞻性研究发现,90%的患者可继发普通细菌

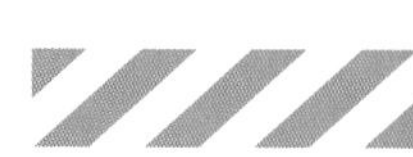

protein? [J]. J Crit Care,2010,25(4):657. e7-12.

[11] Rule J A, Hynan L S, Attar N, et al. Procalcitonin identifies cell injury, not bacterial infection, in acute liver failure[J]. PLoS One,2015,10(9):e0138566.

[12] Karvellas C J, Cavazos J, Battenhouse H, et al. Effects of antimicrobial prophylaxis and blood stream infections in patients with acute liver failure: a retrospective cohort study [J]. Clin Gastroenterol Hepatol,2014,12(11):1942-1949. e1.

[13] Bernal W. Lactate is important in determining prognosis in acute liver failure[J]. J Hepatol,2010,53(1):209-210.

[14] Uojima H, Kinbara T, Hidaka H, et al. Close correlation between urinary sodium excretion and response to tolvaptan in liver cirrhosis patients with ascites[J]. Hepatol Res,2017,47(3):E14-E21.

[15] Yan L, Xie F, Lu J, et al. The treatment of vasopressin V2-receptor antagonists in cirrhosis patients with ascites: a meta-analysis of randomized controlled trials[J]. BMC Gastroenterol,2015,15:65.

[16] Bernal W, Donaldson N, Wyncoll D, et al. Blood lactate as an early predictor of outcome in paracetamol-induced acute liver failure: a cohort study[J]. Lancet,2002,359(9306): 558-563.

[17] Wu T, Li J, Shao L, et al. Development of diagnostic criteria and a prognostic score for hepatitis B virus-related acute-on-chronic liver failure [J]. Gut, 2018, 67 (12): 2181-2191.

[18] Jalan R, Yurdaydin C, Bajaj J S, et al. Toward an improved definition of acute-on-chronic liver failure[J]. Gastroenterology,2014,147(1):4-10.

[19] Zhang Q, Li Y, Han T, et al. Comparison of current diagnostic criteria for acute-on-chronic liver failure[J]. PLoS One,2015,10(3):e0122158.

[20] Arroyo V, Moreau R, Kamath P S, et al. Acute-on-chronic liver failure in cirrhosis[J]. Nat Rev Dis Primers,2016,2:16041.

第四节　肝衰竭的评分

陈　韬　王宇明

肝衰竭是临床上常见的严重肝病症候群，患者一旦发病，预后差，病死率极高，除进行肝移植外，尚无特效药物及治疗方法。目前，国内外肝移植均受到供体器官来源严重匮乏的限制而不能广泛开展。在临床上真实、客观、准确地判断肝衰竭患者的病情，可为临床医师选择适合不同个体的治疗方案提供重要参考。因此，对肝衰竭前期或已发生肝衰竭的患者，选择适当的评分系统来准确评估病情尤为重要。基于上述原因及需求，随着临床诊疗技术的发展及经验的积累，许多学者开展了针对肝衰竭评分模型的研究。通过不断总结提高，众多成熟的评分模型被用于临床实践，这有效提高了有限供体器官的使用效能，挽救了大量患者的生命。然而，由于临床情况千变万化，尚无评分模型能适用于所有类型的肝衰竭，因此，各种评分模型在临床实践中还需不断总结、改进，以期更好地服务于肝衰竭的防治。

一、评分模型的起源

目前，针对不同的肝衰竭类型，各种预后模型被开发应用，而研究最多、最深入且临床应用最为广泛的仍是英国皇家学院标准(KCC)及终末期肝病模型(model for end-stage liver disease,MELD)评分。此外,还有多个肝功能评分系统已用于肝衰竭时肝功能的评价及预后判断,如 Child-Turcotte-Pugh(CTP)评分、急性生理学和慢性健康状况评价Ⅱ(acute physiology and chronic health evaluation Ⅱ,APACHEⅡ)、序贯器官衰竭估计(sequential organ failure assessment,SOFA)评分、Clichy-Villejuif 标准、慢性肝衰竭联盟器官衰竭(CLIF-C OF)评分、慢性肝衰竭联盟慢加急性肝衰竭(CLIF-C ACLF)评分、亚太肝脏研究学会慢加急性肝衰竭联盟(AARC)-ACLF 评分、中国乙型重型肝炎研究组(COSSH)-ACLF 评分以及同济预测模型(TPPM)评分。这些评分标准最初并非均针对肝衰竭患者而设计的,而是随着临床经验的累积,评分模型不断改良,应用范围逐渐扩展到肝衰竭患者的评分,从而为肝衰竭患者临床治疗及判断预后提供了重要参考。

1. CTP 评分

Child 等于 1964 年在总结 131 例行门腔静脉吻合术(ITP)的肝硬化患者术后病死率的基础上,提出了 Child-Turcotte(CT)评分。该评分包含白蛋白、腹水、肝性脑病(hepatic encephalopathy,HE)、TBil 和营养状况 5 项指标,并根据评分将肝硬化患者肝功能分为 A、B、C 三级。然而,由于 CT 评分划分过于笼统,不便于临床使用,1973 年 Pugh 等对其进行了完善,将肝性脑病做了更细致的划分,对每组血清 Alb 的范围进行了调整,因为 CT 评分中营养状况的评估主观性太强,所以使用凝血酶原时间(prothrombin time,PT)代替,形成了现在的 CTP 评分,使临床使用更为方便、客观。评分将 5 项指标按照病情的轻重分别计为 1、2、3 分,每例患者的 5 项分值相加,5~6 分为 A 级、7~9 分为 B 级、10~15 分为 C 级(表 9-1)。由于 PT 常受组织凝血酶敏感性的影响,PT 现已被凝血酶原活动度(PTA)或国际标准化比值(INR)所代替。

表 9-1　CTP 评分

指　　标	1 分	2 分	3 分
HE/期	无	1~2	3~4
腹水	无	轻度	中、重度
TBil/(mol/L)	<34	34~51	>51
Alb/(g/L)	>35	28~35	<28
PT 延长/s	<4	4~6	>6

修改后的 CTP 评分被临床广泛应用,具有简便、实用等优点,原文先后被引用达 1700 余次,其建立具有划时代意义,是近 30 年来国内外应用最为广泛的终末期肝病患者生存率评估系统。在 MELD 评分出现前,CTP 评分一直作为美国终末期肝硬化患者进入美国器官共享网络(UNOS)原位肝移植术前候选人名单的先后排序的依据。尽管在 CTP 评分诞生之初,人们就认识到它的不足,但由于没有更好的方法可替代使用,直到目前 CTP 评分仍是临床上判断肝病(包含肝衰竭)病情(尤其是评估肝脏代偿及储备功能)常用的方法之一。

2. MELD 评分

美国学者 Malinchoc 及 Kamath 等认为,CTP 评分在判断经颈静脉肝内门腔静脉分流术(TIPS)患者术后生存期时存在不足,主要表现在以下三个方面:一是 TIPS 患者 CTP 评分基本为 C 级,无法区别大多数 TIPS 患者;二是只是将患者分为差、中等、低危,而未对预期生存时间进行定量;三是其评分的基础如 HE 及腹水判断分级主观性太强,而且通过治疗会出现改变。因此,为寻找能更准确地判断预后的方式,他们采用 Cox 比例风险回归模型,在为治疗顽固性腹水及预防出血而行 TIPS 后的患者队列中进行分析,确定了可较好预测此类患者 3 个月生存率的 4 项指标,包括血清肌酐、TBil、INR 及病因,由此得出的死亡风险预测公式为 $R=0.957\times$

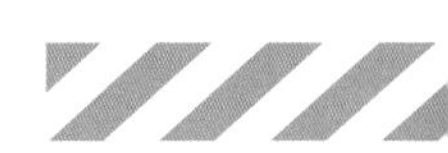

不从低”,但只有 ETV 可以加量。④用药疗程:“长期,少数患者可能因清除病毒而停药”,使用时均应注意密切随访监控。

2. 丙型肝炎病毒(HCV)相关肝衰竭病因治疗

在 HCV 相关肝衰竭抗病毒治疗过程中,早期的临床试验发现,干扰素联合利巴韦林(RBV)加入蛋白酶抑制剂治疗 Child A、B 级 HCV 相关肝硬化患者可获得较高的持续病毒应答(SVR)率,但偶可出现严重不良事件。目前的临床研究发现,采用直接抗病毒(DAA)方案治疗仍有小部分患者的肝功能出现恶化,这可能是因为晚期失代偿期肝硬化患者残存肝细胞过少、肝脏再生能力严重受损,即使提高 SVR 率仍难以改善肝功能进一步恶化的结局,需要同时采取综合治疗方案。因此,一个值得关注的关键问题仍然是晚期肝硬化患者可改善肝功能至何种程度。值得注意的是,晚期肝病患者使用 DAA 可出现严重的肝毒性,且美国 FDA 对晚期肝病患者使用蛋白酶抑制剂发出了安全预警;2018 年发布的我国终末期肝病合并感染诊治专家共识明确将之列为禁忌。因此,对于晚期肝病患者,需要充分评估各种 DAA 治疗的临床安全性及有效性,同时对于伴严重并发症者、混合基因型感染患者及存在多药耐药病毒株接受肝移植者等的抗病毒疗效仍需进一步的临床研究。对于严重肝病伴肾损伤患者,应避免联合使用干扰素及利巴韦林。研究显示,西甲匹韦、翁比他韦、帕利瑞韦、达萨布韦由肝脏代谢清除,可用于严重肾病患者,对失代偿期肝硬化伴肾功能不全的患者来说,它们是目前较佳的选择,但仍需进一步的研究验证。

(三)其他内科药物治疗热点及难点

1. 免疫调节治疗在肝衰竭中的应用

病毒、机体、外界(药物等)等各种因素导致免疫损伤、局部缺血缺氧和内毒素血症的“三重打击”,从而导致肝细胞死亡(凋亡/坏死等)。由此可见,机体免疫失衡是肝衰竭的重要表现。因此,调节免疫对缓解病情至关重要。我国学者提出,肝衰竭各“时相”的病理机制与“三重打击”学说相对应:上升前期以免疫损伤为主,上升期的初期以免疫损伤加缺血缺氧为主,上升期的中期亦有内毒素损伤机制参与,平台期则为免疫抑制状态,以内毒素损伤机制为主。

肾上腺皮质激素(GC)具有很强的抑制免疫功能和抗炎作用,且有一定的肝细胞保护作用,在理论上能有效阻止肝衰竭的发生、发展。然而,由于长期应用 GC 容易诱发消化道出血、继发细菌或真菌感染和激活 HBV 复制等严重不良反应,且其临床实际应用效果差异较大,因此,在肝衰竭的救治中应用 GC 是否获益仍存在较大的争议。目前越来越多的学者认为,如果要取得疗效,应用的时机非常重要,GC 主要应用于肝衰竭前期,且短期应用后视应答情况来决定是否进一步应用,对于发展迅速、尚未形成肝衰竭者,预防应用中快速应答者可以见好就收,结束用药;对于肝衰竭无应答者应即刻停用并改用其他治疗方法;对于部分应答者可延长用药时间并逐渐减量使用。虽然 2017 年 EASL 指南对 GC 的推荐有所保留,但是其提出,如果怀疑自身免疫性肝炎为 ALF 病因,GC 仍然列为推荐,一是强调“早期可能有效”,二是建议使用 GC 7 日无效者考虑进行肝移植,三是强调 GC 亦增加脓毒症的发生风险,四是强调 GC 不能降低病死率,仅能减少血管加压药的需求。2012 年及 2018 年我国指南提出,目前对于 GC 在肝衰竭治疗中的应用尚存在不同意见:非病毒感染性肝衰竭,如自身免疫性肝炎是其适应证,可考虑使用泼尼松,每日 40～60 mg;其他原因所致肝衰竭前期或早期,若病情发展迅速且无严重感染、出血等并发症者,亦可酌情使用。为此,笔者曾总结:①用药时机:“宁可早,不可晚”,迅速抑制过强免疫反应所致肝坏死。②用药剂量:“适量”,过大导致不良反应,过小则不足以控制过强免疫反应。③用药疗程:“个体化”,过短易于反弹,过长则难以避免不良反应。因此,在临床应用中,结合我国国情,GC 的应用应权衡利弊,不应盲目扩大适应证,同时还须不断总结探讨,提高水平,扬长避短,从而提高患者生存率。

肝衰竭平台期为免疫抑制状态,以内毒素损伤机制为主,该阶段就免疫角度而言以增强免疫治疗为主。胸腺肽-α1能调节机体免疫功能低下的状况，在治疗肝衰竭中的角色主要是作为双向免疫调节剂。有研究显示，胸腺肽-α1单独或联合乌司他丁治疗脓毒症患者可能有助于降低28日病死率，胸腺肽-α1用于治疗ACLF、慢性肝衰竭、肝硬化合并SBP患者，有助于降低病死率、降低继发感染发生率。此类药物在肝衰竭患者中的应用仍然存在争议，表现在过去临床应用较多的专家多持肯定态度，反之亦然。考虑到过去有关研究难以做到随机双盲，致使其证据特别是有效性证据不够充分，故仍需进一步临床研究。此外，有研究认为，粒细胞集落刺激因子(G-CSF或GM-CSF)可提高肝衰竭患者的短期生存率，但其使用的剂量、时机，不同类型肝损伤的特异性适应性等均需要进一步研究验证。然而，考虑到此类患者病情重、症状多，G-CSF或GM-CSF常见的不良反应(如发热、心慌等)对其无疑是雪上加霜，应当慎重考虑使用。

其实，免疫调节剂在肝衰竭患者的治疗中发挥着重要的作用，但其治疗的时机、适应证、使用剂量、疗程及不同类型肝损伤的特异性适应性等需进一步大量临床研究。

2. 抗生素在肝衰竭感染中的应用

由于乙型肝炎重症化和肝衰竭患者免疫功能低下，极易发生感染，以自发性细菌性腹膜炎(SBP)最多见，肺部感染次之。较常见的病原体为革兰阳性细菌(金黄色葡萄球菌和链球菌)和革兰阴性细菌，30%患者可发生真菌感染，主要是假丝酵母菌感染。我国以革兰阴性细菌及深部真菌感染为常见，而后者常在长时间应用广谱抗生素后诱发。

目前欧洲EASL-CLIF针对肝硬化合并感染的细菌谱的情况，针对经验性抗感染治疗形成了推荐意见。然而，欧美地区的肝衰竭疾病谱、病原体流行情况均与我国有差异，临床上应根据我国肝衰竭患者的疾病特点及抗生素耐药情况、患者的感染部位、发病情况、发病场所(医院感染或社区感染)、既往抗生素用药史及治疗应答等推测可能的病原体，并结合当地细菌耐药性监测数据，给予抗生素经验性治疗。为此，我国《肝衰竭诊治指南(2018年版)》亦提出，一旦出现感染征象，应首先根据经验选择抗感染药物，并及时根据病原学检测及药敏试验结果调整用药。2018年终末期肝病合并感染诊治专家共识亦提出了终末期肝病(ESLD)合并皮肤软组织感染、ESLD合并胃肠道感染等经验性抗感染治疗方案。其中，按照器官系统感染进行推荐是一大亮点。不过，虽然公认皮肤软组织感染的病原体以革兰阳性细菌为主，但考虑到“胃肠道感染”轻重差异悬殊，病原体各异，似应集中到SBP更合理；器官系统的抗菌治疗经验性方案仍需进一步临床探索研究。

2011年，美国ALF指南中推荐ALF患者预防性使用抗生素，尽管感染的发生率有所下降，但有报道发现，总体预后并没有得到改善。我国指南主张，一般不推荐常规预防性使用抗生素。2017年，欧洲肝脏研究学会(EASL)指南亦指出，预防性使用抗生素、使用非吸收性抗生素及抗真菌药物尚未显示可以改善ALF的总体转归。如果未预防性应用抗生素，应监控感染(包括胸片和定期痰液、尿液、血液真菌和细菌培养)，并适当放宽抗细菌或抗真菌治疗指征，尽早进行抗细菌或抗真菌治疗。因此，预防性使用抗生素可能对患者有利，但缺乏充分证据支持。2018年我国终末期肝病合并感染诊治专家共识明确提出了ESLD合并感染的预防措施，包括积极治疗原发病，改善肝脏功能；强调支持治疗；重视早期诊断；合理应用抗感染药物，预防性使用抗生素应遵循足量和短程原则，同时采取多环节控制医院感染的发生。笔者体会到，预防感染应包括有针对性的措施，例如针对细菌和真菌的口腔清洁；口服乳果糖或微生态制剂；有创或微创操作严格消毒；昏迷患者保持呼吸道通畅，顺位排痰；尽量避免导尿，男性最好用阴茎套等。后者经过我科长期应用发现，此法确可显著减少男性患者的泌尿道继发感染。

综上所述，肝衰竭患者合并感染导致病死率进一步升高，尽早发现和治疗对改善肝衰竭预后有很大帮助。预防性抗生素治疗可以减少SBP的发生，并降低消化道出血的发生风险；但可能会增加多重耐药菌感染和机会性感染的发生率，同时抗生素本身引起的不良反应和药物间相互作用也不容忽视。对于经验性抗菌治疗计划则应根据具体情况制订，不应一味地升阶梯治疗

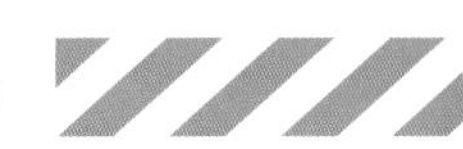

或降阶梯治疗，为此，笔者曾总结：①疑似诊断(SBP)：虽然表现不典型，但是“宁可信其有，不可信其无”。②抗生素选择：为了不贻误战机，“宁可降阶梯，不可升阶梯”。③抗生素疗程：为了避免复发，“宁可适当延长，不可盲目缩短”。同时，可以尝试非抗生素的治疗手段来预防感染，如益生菌和胃肠动力调节剂等。

3. 新鲜/冰冻血浆和人血白蛋白的应用

肝衰竭的支持治疗非常重要，尤其是血浆和白蛋白的补充。血浆主要含有白蛋白和球蛋白，还有抗体、凝血因子、调理素等多种物质，可增强患者免疫调控能力，补充多种凝血因子。白蛋白具有结合多种分子的能力，血浆胶体渗透压是其最突出的特性，研究发现，白蛋白还具有抗氧化、免疫调节、止血、稳定血管内皮细胞等多功能特性，可以直接供给机体利用，减少内源性消耗，纠正低蛋白血症，提高血浆胶体渗透压，促进利尿，减少腹水，防止脑水肿，吸附内毒素，从而有利于防止肝细胞坏死，促进肝细胞再生。临床中笔者使用血浆(最好是新鲜血浆)200 mL或者 20%人血白蛋白 50 mL 每日或隔日交替静脉输入。

4. 促肝细胞生长治疗

为减少肝细胞坏死，促进肝细胞再生，可酌情使用促肝细胞生长素和前列腺素 E1(PGE1)脂质体等药物，但疗效尚需进一步确定。

5. 微生态调节治疗

肝衰竭患者存在肠道微生态失衡，肠道益生菌减少，肠道有害菌增加，而应用肠道微生态制剂可改善肝衰竭患者预后。根据这一原理，可应用肠道微生态调节剂、乳果糖或拉克替醇，以减少肠道细菌移位或降低内毒素血症及肝性脑病的发生。

(四)并发症的防治

虽然肝脏修复过程对蛋白质需求增加，但本病患者仍须严格控制蛋白质摄入量。若患者有肝性脑病征象，如情绪异常、日常行为规律倒错、脑电图异常等，应予以低蛋白饮食、酸化肠道等治疗，以减少血氨的摄入；若患者有中到重度肝性脑病，应予以禁蛋白饮食，同时给予抗肝性脑病药物和(或)人工肝治疗。密切监测患者的尿量和肾功能，若出现肌酐、尿素氮升高等肾损伤征象，应及时给予对症治疗等；必要时还可行连续性肾脏替代治疗。

三、人工肝治疗

人工肝是治疗肝衰竭的有效方法之一，其治疗机制是基于肝细胞的强大再生能力，通过一个体外的机械、理化和生物装置，清除各种有害物质，补充必需物质，改善内环境，暂时替代衰竭肝脏的部分功能，为肝细胞再生及肝功能恢复创造条件或等待机会进行肝移植。人工肝支持系统分为非生物型、生物型和混合型三种。非生物型人工肝已在临床上广泛应用并被证明确有一定疗效。根据不同病情进行不同组合治疗的李氏非生物型人工肝系统地应用和发展了血浆置换(PE)/选择性血浆置换(FPE)、血浆(血液)灌流(PP/HP)特异性胆红素吸附、血液滤过(HF)、血液透析(HD)等经典方法。组合式人工肝常用模式包括血浆透析滤过(PDF)、血浆置换联合血液滤过(PERT)、配对血浆置换吸附滤过(CPEFA)、双重血浆分子吸附系统(DPMAS)，还有分子吸附再循环系统(MARS)、连续白蛋白净化治疗(CAPS)、成分血浆分离吸附(FPSA)等。研究发现，人工肝治疗肝衰竭方案采用联合治疗方法为宜，应选择个体化治疗，注意操作的规范性。有研究显示，细胞因子风暴是影响多种传染性和非传染性疾病重症/危重症化的关键因素，人工肝血液净化治疗可有效清除炎症因子/趋化因子，进而减轻由细胞因子风暴造成的损伤。在临床实际应用中发现，新型李氏人工肝整合血浆置换、吸附灌流和滤过，可迅速清除炎症介质，阻断细胞因子风暴，同时发现，李氏人工肝具有显著减少血浆用量的优势，治疗效果优于 MARS，显著提高了乙型肝炎重症化和肝衰竭患者的救治率，有效降低了病死率，有望进一步推广研究。

四、肝移植

肝移植是治疗各种原因所致的中晚期肝衰竭的有效方法之一，适用于经积极内科综合治疗和(或)人工肝治疗效果欠佳，不能通过上述方法好转或恢复者。对于 HBV 相关肝衰竭患者，在肝移植前后进行 NAs 及高效价抗乙肝免疫球蛋白的抗病毒治疗有利于控制病毒感染率。越来越多的临床研究肯定了活体肝移植在救治急性肝衰竭中的地位及作用，尤其是对于终末期肝病模型(MELD)评分较高者。然而，肝移植费用高、供体缺乏成为其广泛推广的主要障碍，而移植术后排斥反应、继发感染等问题也有待进一步解决。

五、创新重型肝炎与肝衰竭的防治策略研究

肝移植始终被认为是肝衰竭的最终解决方案，然而内科治疗方面也不断取得进展。目前针对病因的治疗方案日益明确。因此，应早期诊断，基于不同的病因建立综合性治疗策略，积极预防多种并发症，体现在 ICU 监护、肝性脑病处理、营养支持等几个方面。

值得注意的是，由于各种原因所致重型肝炎/肝衰竭一旦发生，后续反应众多，互为因果，形成恶性循环，晚期病例救治较为困难，且目前尚无药物或医疗措施对肝衰竭有特效。在我国以 HBV 所致重型肝炎/肝衰竭者居多，而多数慢性 HBV 感染来自母婴传播。每年全球约 100 万人死于 HBV 慢性感染所致的肝衰竭、肝硬化及肝癌，其中约一半在中国。“肝炎—肝硬化—肝癌”是 HBV 感染后常见的三部曲发展规律，鉴于 CHB 是一个“从生到死”贯穿一生的疾病，在慢性化的防治中不得不面对不同人群，从居高不下的母婴传播率，到反复发作的慢性化群体，最后在慢性化基础上发生重症化，包括肝衰竭及肝癌。为此，笔者曾提出，针对乙型肝炎重症化和肝衰竭的正确防治策略应当是“阵地前移，抓紧时机，全面出击，各个击破”，不应再像过去那样把重点放在最后的重症化阶段，而应重点关注母婴传播及其后的慢性化防治。因此，“阵地前移”是乙型肝炎重症化和肝衰竭防治最有效的核心策略(图 10-1)。

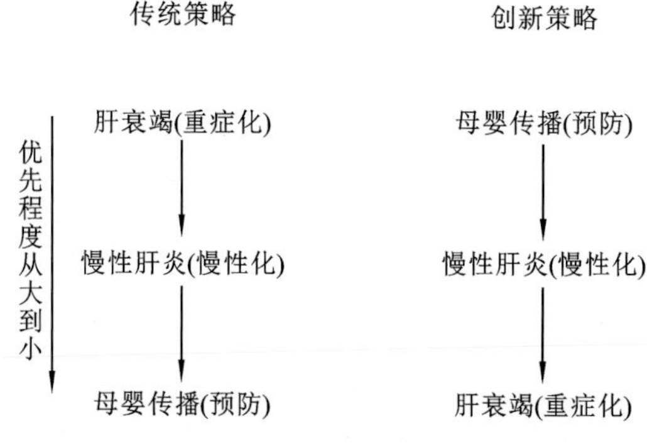

图 10-1　HBV 感染研究中的两种策略

总之，随着对重型肝炎/肝衰竭研究的逐渐深入，且国情不同，病因各异，对于肝衰竭的难点及热点问题(如病因治疗、并发症的防治及新防治策略的研究等)仍有待进一步临床研究探索，不断总结经验。同时，建议临床专家根据本国及本地区的具体情况，立足指南和共识，灵活、合理运用，深入研究，尽早精准、精细诊断分型及疾病阶段等，及时治疗，全面防治并发症，建立新的防治策略，从而提高重型肝炎/肝衰竭的临床救治水平。

参考文献

[1] European Association for the Study of the Liver. EASL clinical practical guidelines on the management of acute(fulminant)liver failure[J]. J Hepatol,2017,66(5):1047-1081.

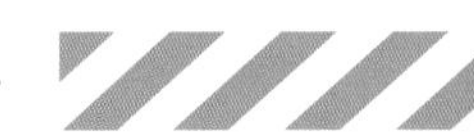

[2] Herrine S K,Moayyedi P,Brown R S Jr,et al. American Gastroenterological Association Institute technical review on initial testing and management of acute liver disease[J]. Gastroenterology,2017,52(3):648-664. e5.

[3] 王宇明. 2017 年 EASL 临床实践指南《急性(暴发性)肝功能衰竭的管理》解读[J]. 中华临床感染病杂志,2017,10(4):241-249.

[4] 中华医学会感染病学分会肝衰竭与人工肝学组,中华医学会肝病学分会重型肝病与人工肝学组. 肝衰竭诊治指南(2018 版)[J]. 中华临床感染病杂志,2018,11(6):401-410.

[5] 中华医学会感染病学分会. 终末期肝病合并感染诊治专家共识[J]. 中华临床感染病杂志,2018,11(4):241-253.

[6] Devarbhavi H, Andrade R J. Drug-induced liver injury due to antimicrobials, central nervous system agents, and nonsteroidal anti-inflammatory drugs[J]. Semin Liver Dis, 2014,34(2):145-161.

[7] Zhao P,Wang C,Liu W,et al. Causes and outcomes of acute liver failure in China[J]. PLoS One,2013,8(11):e80991.

[8] Bajaj J S,Fagan A,Sikaroodi M,et al. Alterations in skin microbiomes of patients with cirrhosis[J]. Clin Gastroenterol Hepatol,2019,17(12):2581-2591.

[9] Bernardi M,Angeli P,Claria J,et al. Albumin in decompensated cirrhosis: new concepts and perspectives[J]. Gut,2020,69(6):1127-1138.

[10] Sarin S K,Choudhury A,Sharma M K,et al. Acute-on-chronic liver failure: consensus recommendations of the Asian Pacific Association for the study of the liver(APASL): an update[J]. Hepatol Int,2019,13(4):353-390.

第二节　乙型重型肝炎(肝衰竭)的监护

朱跃科　段钟平

乙型重型肝炎(肝衰竭)患者由于肝功能严重受损,在肝衰竭基础上易相继发生多系统器官功能障碍或衰竭,从而严重危及患者生命,病死率极高。因此,乙型重型肝炎(肝衰竭)患者原则上应该收入重症监护病房(intensive care unit,ICU)进行监护与加强综合治疗,以提高抢救成功率与降低病死率。

1973 年,伦敦国王学院肝病研究所建立了第一家肝衰竭监护病房,至 2006 年,已收治了各种原因所致的急性肝衰竭(acute liver failure,ALF)(肝性脑病Ⅲ～Ⅳ度)患者 2017 例,患者生存率从 20%提高到近 60%,取得了显著成绩。在美国,随着监护与治疗技术的发展,近几十年来,急性肝衰竭患者的死亡率从 80%降至 33%。毫无疑问,重症监护手段在肝衰竭患者中的应用能够提高患者生存率,并为患者赢得了肝移植的宝贵时间。但肝衰竭患者病情的复杂性以及伴随的多器官功能衰竭(multiple organ failure,MOF),使得肝衰竭的治疗成为 ICU 中极具挑战性的工作。美国急性肝衰竭研究组(ALFSG)对 ALF 患者重症监护处置方面的推荐意见指出:当伴有显著肝细胞功能不足(国际标准化比值>1.5)时,急性肝损伤患者应当住院治疗,而发生肝性脑病的患者则应立即转入 ICU。原因之一在于有些 ALF 患者须立即进行特异性的病因治疗,如对乙酰氨基酚过量、毒蕈中毒诱发的暴发性肝衰竭患者。另一个原因则是肝衰竭往往伴有多个器官的功能障碍,如全身炎症反应综合征(systemic inflammatory response syndrome,SIRS)、感染、肝性脑病、血管张力不足导致的低血压、心功能不全、低血糖、急性肺损伤(acute lung injury,ALI)/急性呼吸窘迫综合征(acute respiratory distress syndrome,ARDS)、消化道出血、急性肾功能障碍以及弥散性血管内凝血等。MOF是肝衰竭患者最常见的死亡原因(占比超过50%),其严重程度与病死率高度相关,再加上感染、颅内高压(intracranial hypertension,ICH)、严重凝血功能障碍等,构成了肝衰竭患者的主要死因。因此,在治疗中采用重症监护手段以及维护各脏器功能稳定的治疗措施,对患者肝功能的恢复以及顺利过渡至肝移植起到至关重要的作用。但由于肝衰竭的特殊性,如血流动力学、凝血机制以及肝脏代谢等异常,在运用现代重症医学监护手段治疗肝衰竭的同时,不能完全套用,必须有其特殊性。另外,按组织学特征和病情发展速度,将肝衰竭分为急性肝衰竭(acute liver failure,ALF)、亚急性肝衰竭(subacute liver failure,SALF)、慢加急性(亚急性)肝衰竭(acute-on-chronic liver failure,ACLF)和慢性肝衰竭(chronic liver failure,CLF)(具体诊断标准参见中华医学会感染病学分会、中华医学会肝病学分会联合发布的《肝衰竭诊治指南(2018年版)》。四者在病理生理特征上有较大差别,特别是CLF,是在肝硬化基础上发生的肝功能进行性减退和失代偿,更是表现出与前三者不同的病理生理过程,尤以门静脉高压基础上的并发症突出,因此,在常规重症肝病监护项目基础上,应分别采取相应的、有针对性的监护与管理措施。限于篇幅,本节不讨论慢性肝衰竭的监护。

一、乙型重型肝炎(肝衰竭)的常规监护

当一个患者拟诊为乙型重型肝炎(肝衰竭)时,应在全面询问病史、细致查体与理化检查的基础上,重点了解乙型肝炎重症化的促发因素与病程变化,区分急性、亚急性、慢性基础上急性加重或是慢性衰竭的病程,针对不同促发因素与病程特点,采取个性化的监测与治疗。乙型重型肝炎(肝衰竭)具有病情急、变化快、并发症多、病死率高等临床特点,所以除了积极进行病因治疗与保肝治疗外,还要高度重视对肝外各重要脏器的监护和治疗,为危重患者提供多脏器的功能支持,防治严重的并发症。因此,合并肝外器官损伤的肝衰竭患者必须入住ICU,绝对卧床休息,减少体力消耗,减轻肝脏负担,为患者提供个性化的护理,帮助患者尽快适应机体的功能障碍,减轻患者所承受的心理压力,增强患者战胜疾病的信心与依从性,提高患者配合治疗的积极性,特别是提高患者对抗病毒治疗、人工肝及血液净化治疗的依从性。

对于乙型重型肝炎(肝衰竭)患者,只要HBV DNA阳性,就应早期给予核苷(酸)类似物抗病毒治疗。虽然抗病毒治疗本身不一定能改变肝衰竭患者的最终结局,但通过抑制病毒复制,减轻免疫反应和损伤,改善患者的肝功能,可以延缓或减少肝移植的需求。近20年的抗病毒治疗的研究与实践已表明,抗病毒治疗可以减少乙型重型肝炎(肝衰竭)患者的死亡率。

给予充分而又适度的营养支持,保证其能量供给[25~30 kcal/(kg·d)],以肠内营养为主,在患者不能耐受肠内营养时,及时给予肠外营养,以保证患者的能量需求。严密监测血清电解质、动脉血气、凝血酶原时间、血糖、转氨酶、胆红素等重要指标,注意纠正水、电解质及酸碱平衡失调,特别注意纠正低钠血症、低氯血症、低钾血症和碱中毒。肝衰竭患者易发生明显的低氧血症,与肝损害相互影响,肝细胞对缺氧尤为敏感,肝功能严重受损时,肝细胞摄氧能力下降,导致肝细胞进一步变性、坏死,更加重了肝损害,当血氧饱和度明显降低时,患者病死率明显上升。因此,重型肝炎患者的低氧血症是影响预后的一个不可忽视的重要因素,低氧血症一方面提示病情严重,另一方面也是病情进一步恶化的原因之一,给氧是改善低氧血症的有效措施之一。应给氧流量以1~3 L/min为宜,维持血氧饱和度在95%以上。肝衰竭患者需每日静脉滴注高渗葡萄糖液以维持基本能量,发生低血糖(血糖低于3.5 mmol/L)者,更应补充50%葡萄糖液。肝衰竭特别是慢加急性肝衰竭患者和慢性肝衰竭患者极易发生稀释性低血钠,当血钠低于120 mmol/L时,应严格限制水分摄入,采用泵控技术精确掌握液体入量,结合出量和血流动力学的变化来调整液体供给,保持机体内环境稳定。研究表明,几乎所有重型肝炎、肝衰竭患者都有营

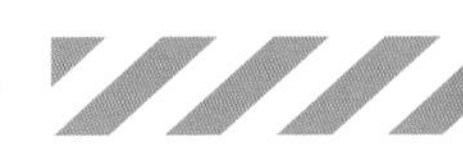

养缺乏和营养低下,这是患者容易并发感染、病情加重的重要因素。因此,最好是在饮食调查与能量代谢测定基础上,给予有针对性的营养支持治疗,从而有助于逆转肝衰竭、减少并发症。酌情、适量输注新鲜血浆、白蛋白和新鲜全血,可补充凝血因子,提高调理素水平,有利于预防出血和继发感染等并发症。在肝衰竭的整个病程中,是否出现并发症及其出现的早晚都是影响预后的重要因素,早期的并发症容易被忽视,而且重型肝炎的并发症一般是相互影响、互为因果的,往往是多个并发症的共同作用影响着患者的预后。因此,早期发现、密切监护并积极治疗各种并发症,是成功救治肝衰竭的关键。

二、乙型重型肝炎(肝衰竭)并发症的监护

(一)脑水肿与颅内高压的监护

1.颅内压监测

肝衰竭患者中,颅内高压(ICH)主要是由脑水肿造成的,急性肝衰竭患者的ICH发生率高达65%～75%,是急性肝衰竭常见的严重并发症,可引起致死性的脑疝形成,远高于慢性肝衰竭(ICH发生率为4%)。需要指出的是,尽管高氨血症与脑水肿高度相关,但发生肝性脑病的患者,并不代表就有ICH,例如失代偿期肝硬化患者发生肝性脑病时,多数情况下无明显ICH,但Ⅲ度以上肝病脑病患者常伴有不同程度的脑水肿或ICH。据伦敦国王学院肝病研究所报道,急性肝衰竭患者中由脑水肿所致死亡的发生率占25%以上。

急性肝衰竭患者发生脑水肿是多因素作用的结果,具体机制尚未完全清楚,其中一个主要机制是脑星形胶质细胞摄取氨后,产生具有渗透活性的谷氨酰胺并蓄积在细胞内,水被动流入细胞内导致脑水肿。在肝硬化合并高氨血症的患者的脑星形胶质细胞内,谷氨酰胺蓄积的速度相对较慢,能被由细胞内向外排出有机渗透性物质的速度所抵消,从而能维持细胞内外渗透压的相对平衡,这或许能解释为什么肝硬化患者较少发生脑水肿与ICH。另外,急性肝衰竭时糖无氧酵解代谢明显增强,易造成乳酸在体内蓄积,还有线粒体功能异常,这些能促进脑水肿形成,升高颅内压(intracranial pressure,ICP)。

当ICP >20 mmHg时称为ICH,当ICP >25 mmHg且持续10 min以上,即称为显著ICH。另一个与ICH密切相关且对诊断与治疗具有指导意义的重要指标是脑灌注压(cerebral perfusion pressure,CPP),CPP为平均动脉压(mean arterial pressure,MAP)与ICP的差值(即CPP = MAP－ICP),CPP的正常范围为60～80 mmHg。因此,当发生ICH时,该公式可用来指导应用血管活性药升高MAP维持适当的CPP,从而维持脑的有效血供。有研究表明,当ICP >25 mmHg和CPP<40 mmHg持续2 h以上的肝衰竭患者,神经系统功能即难以恢复,预后差,不应列为肝移植对象。但也有例外,如有文献报道,有4例ALF患者ICP >35 mmHg和CPP<50 mmHg持续24 h以上,痊愈后神经系统功能完全恢复正常,这对前一研究结果无疑是个挑战。但多数学者认为,ICP >20 mmHg,是进行降颅内压治疗的指征。尽管目前缺少明确指导治疗ICH的目标CPP阈值,多数机构在治疗过程中赞成维持CPP在60～80 mmHg。

由于存在严重凝血功能障碍,肝衰竭患者放置颅内压监测传感器的指征一直存有争议,争议焦点在于可能引起感染或颅内出血而危及患者生命。发生颅内出血的风险通常与放置不同种类的传感器及放置的位置不同(如硬膜外、硬膜下、脑室内等)有关,因颅内出血致死的发生率为1%～3%。但颅内压监测可以为临床医师提供实时的ICP变化信息与治疗管理ICH患者的可靠指导。少数欧美国家肝病中心的非随机对照研究表明,进行ICP监测指导治疗,确实能改善合并ICH的急性肝衰竭患者的预后。因此,美国急性肝衰竭研究组建议,对于ICH发生风险高的急性肝衰竭患者(如重度肝性脑病患者),应当放置传感器进行ICP监测。

在我国,除少数专科机构能施行这种侵入性ICP监测外,绝大多数ICU还难以开展这种侵入性ICP监测,只能借助非侵入性的颅内压监测技术(如头颅CT、MRI、正电子发射断层扫描、

脑电图(electroencephalogram,EEG)、多普勒脑血流探测等),这些措施对ICH诊断的敏感性不如侵入性ICP监测,如CT虽能够显示一定程度上的脑水肿,但对判断是否存在ICP的敏感性不足20%;多普勒脑血流探测操作较方便,但对ICP判断的敏感性不足60%。因此,这些检查需结合神经系统功能的其他各种评价手段进行综合评价,指导治疗与判断患者预后以及决定是否可行肝移植术。

2. 脑水肿和颅内高压的治疗

对于肝衰竭合并ICH的治疗,除了遵循神经系统专科病房内常见的ICH治疗措施外,还要结合肝衰竭病理生理特点采取对应治疗。防止或降低ICH的基本措施如下:将患者的床头抬高30°角,尽量保持颈部中直位,维持有效MAP、CPP 60～80 mmHg及ICP<25 mmHg;避免低血压和低氧血症,维持正常的血容量,纠正加重脑水肿的因素,如缺氧、高碳酸血症、低血压、低血糖;尽量避免或减少疼痛刺激(包括吸痰),对进行机械通气的患者,可维持轻度二氧化碳分压减低状态(PCO_2 30～35 mmHg);血氨显著增高(>150 mol/L)与脑水肿的发生高度相关,因此可给予相应的肠道去污措施(如应用门冬氨酸-鸟氨酸制剂、精氨酸等)促进血氨代谢,从而降低血氨;输注白蛋白,给予营养支持,可纠正低蛋白血症所致水肿;镇静剂、镇痛剂的使用可明显改善患者因干扰、疼痛刺激而出现的颅内压增高症状,但须注意调整剂量,应用期间每日唤醒患者进行评估。此外,在对伴有肝性脑病的患者进行复苏治疗时,由于低钠血症的存在,给予患者适当的高张盐溶液,以维持患者体内血钠浓度在正常范围上限或略高于正常值(145～155 mmol/L)上限,有利于预防和缓解脑水肿的发生,但同时也须注意由于输入大量氯化钠导致的高氯性酸中毒。一些用于治疗ICH的药物的具体运用方法参见表10-2。对于伴有肾功能损伤或衰竭的ICP或肝性脑病患者,可行连续性静脉-静脉血液滤过(continuous veno-venous hemofiltration,CVVH)或蛋白质透析,对消除脑水肿、降低颅内压、降低血氨与促进患者苏醒具有一定疗效。理论上亚低温(核心体温32～34 ℃)疗法可通过以下几个方面的机制减轻脑水肿和降低颅内压:①使脑血流恢复正常;②通过抑制机体蛋白质的分解代谢降低动脉血氨浓度,从而减少透过血脑屏障的氨输送量;③减少脑特别是脑神经胶质细胞对氨的摄取;④减少脑组织暴露于氨后引起的脑内乳酸、谷氨酸(盐)的蓄积和细胞因子的产生。但近年的一些研究表明,亚低温疗法并无确切的改善急性肝衰竭患者的ICP和预后的疗效,该疗法仅被选择性推荐用于顽固性ICP患者。

表10-2　肝衰竭患者脑水肿和ICH的药物治疗策略

药物/措施	给药剂量/目标	需防止的副作用
甘露醇	0.25～1.0 g/kg,静脉注射,血浆渗透压<320 mOsm/L时,可反复注射	脱水,高渗透压,肾损伤
高张钠溶液	剂量取决于高张钠的储备液,常配成30%溶液,静脉输注,维持血钠145～155 mmol/L	脱水,高渗透压,低钠纠正时速度过快的脱髓鞘病变
巴比妥盐类	戊巴比妥,首剂3～5 mg/kg,以1～3 mg/(kg・h)维持;或戊硫代巴比妥(硫喷妥),首剂3～5 mg/kg,以3～5 mg/(kg・h)维持	低血压,低钾血症,昏迷加深或延长
镇静剂	丙泊酚,首剂30～50 mg,以20～40 mg/h维持	低血压,呼吸抑制
吲哚美辛	25 mg,静脉注射	肾毒性,胃黏膜糜烂
低温疗法	32～34 ℃	感染,心律失常,胰腺炎
血管升压药	去甲肾上腺素滴定式输注(推荐静脉泵入),维持CPP>50 mmHg	肝脏血流灌注减少

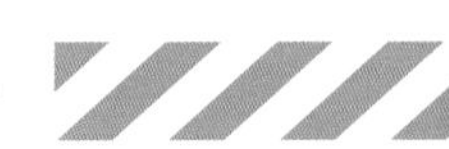

(二)感染与脓毒症的控制

肝衰竭患者由于常有免疫功能抑制，肠道黏膜屏障损伤与通透性升高、肠道细菌与内毒素移位，加上各种血管、腔道导管的留置及多种侵入性操作，容易发生细菌或真菌感染甚至脓毒症(sepsis)、感染性休克(septic shock)。有统计资料显示，肝衰竭患者中细菌感染发生率在50%以上，真菌感染发生率为12%～30%。感染部位常为腹腔、呼吸系统、泌尿系统及胆道，较常见的感染细菌为大肠埃希菌、葡萄球菌属、链球菌属，真菌感染则以念珠菌感染常见，少见曲霉菌感染。

肝衰竭患者，由于肝组织本身发生严重炎症、坏死，常有严重的全身炎症反应综合征(SIRS)，发生感染时，则与感染所致SIRS即脓毒症重叠在一起；再加上部分患者由于脾功能亢进，白细胞计数基值本身就有可能低于正常水平下限；高动力的血液循环也使得基础心率较快；患者存在肝性脑病时表现为高通气状态、呼吸频率增快以及对体温的反应迟钝等。由此造成肝衰竭患者的临床表现与脓毒症较难鉴别，或脓毒症表现较其他危重患者更为严重。肝衰竭患者一旦发生感染，将导致病情快速进展，病死率显著升高，并且一旦发生严重感染，患者将不能接受肝移植。因此，国内外众多肝病中心提倡，肝衰竭患者从入院开始，即给予经验性抗感染治疗，防治感染成为肝衰竭治疗的重要措施。早期目标指导治疗(early goal-directed therapy, EGDT)严重脓毒血症、感染性休克虽然并不能显著改善患者预后，但在脓毒症的治疗中，特别是在没有完备的血流动力学监测手段的ICU，仍有一定的现实指导意义，该方案强调复苏最初3～6 h须达到以下几个目标：中心静脉压(central venous pressure, CVP)8～12 mmHg(1 mmHg=0.133 kPa)，平均动脉压≥65 mmHg，尿量≥0.5 mL/(kg・h)，中心静脉血氧饱和度($ScvO_2$)≥70%或混合静脉血氧饱和度(SvO_2)≥65%。但在EGDT的应用中须注意肝衰竭患者的特殊性。由于肝衰竭患者存在低蛋白血症，且对自发性细菌性腹膜炎(SBP)以及大量放腹水的研究表明，采用人血白蛋白进行扩容代替常规液体复苏，可明显降低患者的病死率，因此，在肝衰竭并发脓毒症的早期液体复苏中应加用人血白蛋白。肝衰竭患者中血管活性药物应使用去甲肾上腺素，而不推荐使用多巴胺。因为肝衰竭患者对多巴胺反应较弱，且多巴胺有可能通过扩张肠系膜上动脉而导致门静脉压力的进一步增高。由于肝衰竭患者处于高动力循环状态，单位时间内氧的输送相对较高，静脉血氧饱和度往往较高，从而导致适用于一般危重患者的标准也许不适用于肝衰竭患者复苏的评估。CVP也可能由于胸、腹水的存在而受到影响。此外，乳酸浓度增高提示微循环灌注障碍，可间接反映危重患者病情严重程度与预后，但由于肝衰竭患者肝功能受损、乳酸代谢异常，血内乳酸浓度即使在不存在无氧代谢的情况下也有所增高。综上所述，EGDT原则应在结合肝衰竭的特殊病理生理条件下进行分析及应用。动态监测血乳酸浓度变化，对合并脓毒症、感染性休克的肝衰竭的液体治疗具有一定的指导意义。

与其他严重感染的处理原则一样，肝衰竭患者一旦拟诊有细菌感染，应在1 h内进行抗感染治疗，根据区域内细菌感染及耐药菌的流行病学，选择高效、广谱抗生素，并在进行抗感染治疗之前采集血或其他标本进行细菌培养，在培养结果及药敏试验结果报告后，及时调整为相对窄谱抗生素进行目标治疗。每48～72 h评价抗感染治疗的效果，具体评价指标包括患者感染症状与体征的变化、细菌培养、血常规及白细胞分类、内毒素检测、血清降钙素原(PCT)检测等。另外，可借助影像学检查确定感染灶，某些病原体感染所显示的特征性的影像学改变对确定感染性质均具有重要意义。怀疑有侵袭性真菌感染时，尽可能做组织学检查明确，但在临床上有一定困难，重点在于评估患者是否有真菌感染的高危因素、抗感染治疗的过程与效果，有必要做G试验(β-D葡聚糖试验)与GM试验(半乳甘露聚糖抗原试验)，为临床拟诊有无真菌感染提供证据，并进行抗真菌感染的疗效评价。需要注意的是，在选择抗感染治疗药物时，应尽量避免应用致肝损伤的抗生素。

（三）血流动力学异常的监护

肝衰竭的血流动力学改变与内毒素血症所致的脓毒性休克相似，呈现出明显的血流分布异常的特点，具体表现为内脏与门静脉血流量增加，门静脉压力升高，中心静脉的回心血流量减少，心、脑、肾等重要脏器血供减少。因此，有必要进行液体复苏和应用血管活性药物升高MAP（>65 mmHg）以改善重要脏器灌注。为此，通过置入一根中心静脉导管监测中心静脉压（CVP）与 $ScvO_2$ 或 SvO_2，对指导液体复苏与血管活性药物的应用具有重要意义。在有条件的ICU，可通过置入肺漂浮导管（Swan-Ganz 导管）或应用脉搏波型轮廓分析指示性连续心输出量监测（PiCCO）等有创血流动力学监测技术来监测较 CVP 更有价值的、能更精确指导容量复苏的一些血流动力学指标。研究表明，用 PiCCO 监测的脉搏压力变异度（PPV）、每搏输出量变异度（SVV）和胸腔内血容量指数（ITBI）用于机械通气的失血性休克容量状态的评价，明显优于心率（HR）、平均动脉压（MAP）、中心静脉压（CVP）和肺动脉嵌顿压（PAOP），PPV、SVV 持续监测可较准确地指导液体复苏。但也有研究表明，由于肝衰竭患者自身存在门静脉高压基础上的血流动力学异常，用 PPV、SVV 监测指导液体复苏的价值要低于非肝病的脓毒症患者。

几乎所有肝衰竭患者表现出对肾上腺素 α 受体激动剂（如肾上腺素、大剂量的血管加压素、特利加压素等）的缩血管效应的反应性降低。肾上腺素 α 受体激动剂能使周围组织的氧输送减少、内脏血流减少或缺血。由于脑部血管丧失自身调节能力，特利加压素使脑血流增加的同时也使 ICP 升高。当急性肝衰竭时，肾上腺素 β 受体的敏感性似乎没有下降，多巴胺和去甲肾上腺素在增加心输出量的同时，也能增加肝脏血流量，但多巴胺是以增加心率与心肌耗氧量为代价起到这些作用的，而适量去甲肾上腺素则不明显增加心率与心肌耗氧量。因此，去甲肾上腺素常被作为急性肝衰竭时的一线血管活性药物调整血流动力学异常。

急性和亚急性乙型重型肝炎（肝衰竭）患者，存在肾上腺的相对功能不足，给予应激剂量的糖皮质激素能减少去甲肾上腺素的用量，当患者在经过充分的液体复苏及血管活性药物支持后，仍表现出持续性低血压，无禁忌证时可考虑应用糖皮质激素。

（四）呼吸系统的监护

肝衰竭患者常发生低氧血症（hypoxemia）、急性肺损伤（acute lung injury，ALI）/急性呼吸窘迫综合征（acute respiratory distress syndrome，ARDS）。发生Ⅲ～Ⅳ度肝性脑病的肝衰竭患者，因咳嗽反射降低、气道清洁功能低下及呼吸功能的不同程度抑制，应进行选择性气管插管保护气道和机械通气（MV）。当进行气管插管时，应给予预吸氧，防止过度通气，避免低血压。应用丙泊酚镇静、在咽喉与气管内喷洒利多卡因，能最大限度减少插管过程中可能发生的 ICP 突发性升高。为顺利行气管插管，可优先选择顺阿曲库铵作为诱导麻醉后的肌松药，因为作为非去极化型肌松药的顺阿曲库铵具有起效快（1 min），持续时间短（15 min），治疗剂量时不影响心、肝、肾功能，无蓄积性，以及在一次性静脉注射后 40～60 min 即可进行神经系统功能评价等优点。本品用于成人插管的推荐剂量为每千克体重 0.15 mg 或遵医嘱。用丙泊酚诱导麻醉后，按此剂量给予本品，120 s 后即可达到良好至极佳的插管条件。

目前对急、慢性肝衰竭患者进行机械通气的模式选择尚无共识，容量控制（volume-controlled，VC）或压力控制（pressure-controlled，PC）模式均可选择。肝衰竭患者中，常有低蛋白血症、低胶体渗透压，从而促进肺水肿的发生，胸壁水肿、胸腹水以及肺间质水肿等都会进一步降低胸壁顺应性。因此，在呼吸支持治疗中，应采用低潮气量肺保护性通气策略，具体的呼吸机设置如下：潮气量为 4～6 mL/kg，平台压≤30 mmHg。其目的是最大限度减少机械通气导致的气压伤（barotrauma）与生物伤（biotrauma），从而减少呼吸机相关 ALI/ARDS。然而，在实行这种肺保护性通气策略过程中，有可能发生低通气所致的 PCO_2 升高与高碳酸血症，导致脑部血管扩张与 ICP 的进一步升高。为防止发生这种情况，可以将呼吸频率适当增快，保持适当

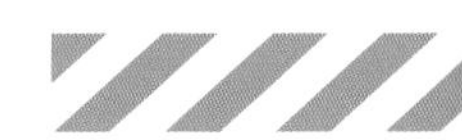

的每分通气量。此外,液体控制治疗可以减少肺水肿的发生,适当的呼气末正压(positive end expiratory pressure,PEEP)有助于肺复张及改善低氧血症。但这有可能减少肝脏血流量与回心血流量。因此,建议在血气分析、呼吸力学与肺功能监测及有效的血流动力学监测条件下,平衡机械通气所带来的利与弊,探索出适合肝衰竭及其他重症肝病病情特点的呼吸支持模式与参数。

(五)凝血功能异常的监护

几乎所有重症肝病患者有凝血功能异常,在50%～70%的急性肝衰竭患者中血小板减少,但发生机制不详。例如,血清血小板生成素水平与血小板计数不相关。但有趣的是,尽管肝衰竭患者有严重凝血功能障碍和高出血风险,但据统计,只有大约5%的ALF患者发生过自发出血。由于没有肝硬化那么显著的门静脉高压(portal hypertension,PH),因消化道曲张静脉破裂出血的可能性几乎没有,而且,自发的颅内出血也异常罕见。因此,若非血小板计数<10000/mm^3,在没有出血的情况下,不主张大剂量输注血小板或输血治疗。如果发生感染或脓毒血症,推荐维持血小板计数>20000/mm^3即可。如计划行侵入性诊疗,则应使血小板计数>50000/mm^3。肝衰竭患者中,血小板与凝血因子除了产生与合成减少外,也存在消耗增加。另外,也存在抗凝血蛋白质减少,如抗凝血酶Ⅲ、蛋白质C/S等合成减少。由于存在这种凝血因子间的失衡,肝衰竭患者有发生栓塞或血栓形成的风险。

由于肝脏合成的凝血因子(如因子Ⅴ、Ⅶ)与国际标准化比值(INR)是反映肝脏合成功能与肝脏功能恢复较敏感的生化指标,因此,国外学者不主张在无活动性出血或INR特别延长的情况下给患者输新鲜冰冻血浆(fresh frozen plasma,FFP)。研究表明,输血浆不改善预后,原因是常规分离的FFP中活性成分有限且在输入人体后发挥活性的时间很短,不能持续改善肝衰竭患者的凝血功能,而且许多成分对凝血功能监测有干扰。维生素K的应用(如每日5～10 mg皮下注射,持续3天)有可能影响甚至损害肝功能,故也不主张在没有活动性出血的肝衰竭患者中常规应用。但肝衰竭患者在应用广谱抗生素条件下,应适当补充维生素K。FFP的输注与血浆置换(plasma exchange,PE)有可能给急性肝衰竭患者造成容量负荷过重及输血相关ALI等额外风险。上述观点与国内学者主张给肝衰竭患者选择性输注新鲜冰冻血浆、维生素K及血浆置换的观点相悖,可能是由于国内外学者在肝衰竭的类型、病程及病理生理的认识上存在差异,具体需要积累更多循证医学的证据。

如果计划给急性肝衰竭患者施行一项侵入性诊疗操作,如进行ICP监测、动静脉导管的置入等,国外的经验是,可临时应用活化的重组Ⅶ因子(Novo-7)将INR纠正后,再施行侵入性诊疗操作。由于重组Novo-7价格高昂,难以常规用于凝血功能障碍患者有创操作时的出血预防,笔者的经验是术前给患者输注FFP、术中术后应用卡络磺钠(或酚磺乙胺)、血凝酶及维生素K等,在一定程度上可改善PTA或INR,减少出血。

(六)上消化道出血的防治

一项多中心调查发现,机械通气>48 h、凝血异常是导致危重患者胃肠道出血的独立危险因素。肝衰竭患者本身存在严重的凝血功能障碍,再加上重度SIRS或脓毒症,特别是急性肝衰竭患者,易发生应激性胃肠黏膜的糜烂与溃疡出血。因此肝衰竭患者是上消化道出血的高危患者。

预防性应用H_2受体阻断剂和硫糖铝,可显著降低上消化道出血的发生率。与硫糖铝相比,H_2受体阻断剂在防止出血方面可能更加有效,但需经进一步的证明。硫糖铝可作为二线预防性用药。一般推荐肝衰竭患者应接受H_2受体阻断剂或质子泵抑制剂(或用硫糖铝作为二线用药)治疗,以预防因应激性溃疡导致的相关性胃肠道出血。其实,预防应激性溃疡与保护胃肠黏膜屏障最好的措施是尽早进行肠内营养(enteral nutrition,EN),但前提是维持有效的胃肠道血液灌注与氧供、无活动性胃肠出血与胃肠梗阻，否则会加重胃肠道功能障碍与出血。

(七)肾衰竭的监护

急性肾损伤或急性肾衰竭是肝衰竭的常见并发症，发生率为50%～70%，是患者转入ICU的常见原因之一，也是影响患者预后的重要因素之一。损伤肾功能的常见原因有多种，如SIRS或脓毒症累及肾脏、摄入液量不足影响肾脏灌注、药物的肾毒性损害、全身性血管扩张剂的大量应用、肝肾综合征等。此外，部分肝衰竭患者中出现的腹水、腹腔内出血以及肠道、腹壁的严重水肿也可导致腹内高压和腹腔间室综合征，致肾血流量减少而影响肾脏功能。肝衰竭患者，一旦发生肾衰竭，其预后明显变差，死亡风险显著增加。因此，应密切监测患者24 h出入液量与每小时尿量变化，每天监测患者血电解质、肌酐与尿素氮、尿常规与生化，计算肌酐清除率等，以期早期发现肾功能损伤，必要时借助影像学检查手段，排除肾器质性损害。及时纠正上述各种致肾损伤因素是预防与处理急性肾功能障碍的主要前提。对已发生急性肾衰竭的患者，如符合指征，建议及时行肾脏替代治疗(renal replacement therapy，RRT)。由于血液透析(hemodialysis，HD)时液体快速出入，有影响心脏功能及导致ICP突然升高的风险，故推荐持续肾脏替代治疗(continuous renal replacement therapy，CRRT)，其较肾透析更大的优势就是对血流动力学影响小。持续性血液滤过(CHF)、血浆透析滤过(PDF)、分子吸附再循环系统(MARS)具有降低血乳酸、血管活性药物用量等方面的作用，同时能够去除血中毒性物质，值得推荐应用。由于肝衰竭患者不能耐受乳酸负荷，故在行CHF时，不主张用含乳酸的置换液，推荐用含碳酸氢盐缓冲液的置换液。对于Ⅰ型肝肾综合征，慎重选择恢复有效循环血容量的措施，一般主张用白蛋白等胶体溶液，并联合使用血管活性药物，如特利加压素、血管加压素、去甲肾上腺素或奥曲肽等，可在一定程度上改善肾功能。在保证有效血容量的同时，大量放腹水减轻腹内压，以保证有效的肾脏灌注压力，但须根据腹内压的高低进行判断。

(八)营养支持治疗

营养代谢的紊乱在乙型重型肝炎(肝衰竭)患者中普遍存在，由于肝脏将乳酸代谢为丙酮酸的能力下降，在肝衰竭患者中，需要考虑到发生乳酸酸中毒的可能。乳酸酸中毒一旦发生，病死率极高，患者对治疗反应不佳，因而预防比治疗更为重要。主要措施包括保证氧供、有效的组织灌注、充分而又适量的能量支持及防止各种诱发乳酸酸中毒的因素。由于糖异生作用减弱、肝糖原储备减少与分解增强，患者常发生低血糖症，因此，应给患者连续输注葡萄糖和增加血糖监测次数，在ICU建议每2～4 h床旁监测一次血糖。低钠血症、低钾血症、低镁血症等很常见，注意及时纠正。低磷酸盐血症在肝衰竭患者中也较常见，特别是在代谢性或呼吸性碱中毒情况下容易发生，患者可出现溶血、倦怠、软弱及抽搐或惊厥等，应注意及时补充磷酸盐制剂来纠正。另外，由于肝细胞再生时细胞内对磷酸盐的需求增加，也可表现出低磷酸盐血症，这种情况在急性肝衰竭患者中相对多见，这虽提示患者预后良好，但也应注意及时纠正。

ALF患者的能量代谢特点尚未完全清楚，但可以肯定的是多数患者处于高代谢状态。但与此不同的是，首都医科大学附属北京佑安医院的研究表明，慢性乙型重型肝炎(肝衰竭)患者的能量代谢呈现出静息代谢率(RMR)、糖的氧化率与呼吸商(RQ)明显降低，而脂肪与蛋白质的氧化率相对增高，尤其以脂肪的氧化率增高显著等特点。用Harris-Benedict公式来预测肝衰竭患者的能量代谢不够准确，患者个体间及各自病情有较大差异，无论是ALF还是ACLF患者，最好还是以间接测热法来评价患者的能量需求与指导个体化的营养支持治疗。能量与营养物质供应不足不利于肝细胞再生与修复，供应过度则增加肝脏负担与加重代谢紊乱，也不利于肝功能恢复。提倡早期肠内营养(enteral nutrition，EN)，可减少感染性并发症、应激性胃溃疡与出血的发生，以碳水化合物供热为主，提供的热量应达到每日总热量的55%～60%，余下的热量由脂肪制剂供给，脂肪供应量每日不超过1 g/kg(体重)。每日蛋白质供应量至少1.2 g/

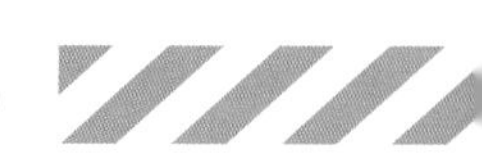

kg(体重)(恢复期除非有明显肝性脑病，一般不严格限制蛋白质摄入量)，肝性脑病时每日蛋白质供应量减少至 0.5～1.0 g/kg(体重)。注意补充矿物质、微量元素与维生素。如患者不能耐受肠内营养，及时给予完全肠外营养(total parenteral nutrition，TPN)，以保证患者的能量需求，随着胃肠功能恢复而逐渐过渡到 EN。在静脉持续输注葡萄糖液的同时给予胰岛素治疗，将血糖控制在正常范围内，避免血糖出现大幅波动。在肝衰竭患者中，支链氨基酸并未显示出较其他氨基酸配方的优越性。左旋鸟氨酸与左旋精氨酸的输注能降低血氨水平与防治肝性脑病，并且能减轻脑水肿。应避免使用含有谷氨酰胺的神经营养制剂，因为谷氨酰胺会加重肝衰竭患者脑水肿。

需要指出的是，以上结论多基于急性和慢加急性肝衰竭进展期的研究。对恢复期尤其是 ACLF、CLF 等病程较长的患者，应积极给予营养风险筛查及营养治疗。笔者有限的经验表明，给所有肝衰竭患者进行营养风险筛查(应用 NRS 2002 工具)、保持患者基本热量摄入(20～35 kcal/(kg·d))、维持患者住院期间实际体重不下降、给患者实行夜间加餐(LES)，加餐制剂以碳水化合物为主、所含热量为 150～200 kcal 的食物，能有效预防肝衰竭患者发生夜间与凌晨低血糖、体质蛋白分解、感染及消瘦等并发症，促进肝功能恢复。

(九)持续性血液净化技术在肝衰竭中的应用

自 1977 年 Kramer 等率先提出连续性动-静脉血液滤过概念以来，持续性血液净化技术(continuous blood purification，CBP)就迅速在急、危重症患者的救治中得到广泛应用，已经从最初的提高危重急性肾衰竭的疗效，扩展到临床上各种常见的危重病例的急救治疗中，且取得了显著疗效，在急性肝衰竭、肝肾综合征、全身炎症反应综合征、脓毒血症、多器官功能障碍综合征等患者中都有成功应用的报道。临床治疗重症患者，尤其是血流动力学不稳定和严重高分解代谢的患者，通常首选此项治疗。它可为包括肝衰竭在内的各种危重症患者在控制水、电解质和酸碱平衡，维持内环境稳态，保证输入大量液体(包括药液)的需要，摄入足量的蛋白质和热能等方面创造有力支持。在方法上，CBP 克服了间断性血液透析(intermittent hemodialysis，IHD)很可能导致的血流动力学不稳定，并由此引起的低大脑灌注压和颅内压增高等缺点。根据削峰作用理论，HV-CVVH＞90 mL/(kg·d)能有效调节体内炎症因子(如 IL-2、IL-6、IL-8、IL-10、TNF、C3a 和 C5a 等)水平，从而减少脓毒症时血管活性药物的使用。在动物实验中，采用该方法也显著提高了生存率。所有这些研究为 CBP 治疗肝衰竭伴有严重血流动力学紊乱的患者提供了一定基础。ALF、SALF 及 ACLF 等患者常有明显的 SIRS 或脓毒症、急性肾功能损伤或衰竭、脑水肿或 ICP、肝性脑病等并发症，这些都是施行 CBP 治疗的指征。由于肝衰竭患者存在严重的凝血功能障碍与独特的血流动力学异常(见前)，因此，在 CBP 治疗过程中，不能应用常规剂量的肝素抗凝，否则容易引发出血；患者不能耐受大的治疗剂量，否则易加重本已存在的血流动力学异常甚至导致低血压休克或脑水肿与 ICP。对于存在出血倾向的肝衰竭患者，建议用前稀释无肝素抗凝法，但应用这种方法时需注意避免容量超负荷。还有一个值得推荐的抗凝方法是体外局部枸橼酸盐抗凝法，即在滤器动脉端输入枸橼酸钠(速度为血流量的 3%～7%)，从静脉端用氯化钙中和。为了避免发生代谢性碱中毒和高钠血症，需同时使用低钠(117 mmol/L)、无碱基及无钙透析液，运行过程中注意监测游离钙、血气并及时调整。为防止血流动力学异常加重，在 CBP 治疗过程中应注意监测血压与 CVP 变化及出入液体量的管理，如患者出现血压降低，可适当调整血流量、滤过率等参数，必要时加用适量的血管活性药物等来纠正 CBP 治疗过程中出现的血流动力学异常。

另外，目前广泛开展的人工肝支持技术(血浆置换、血液透析滤过、分子吸附再循环系统等)在广义上也属于血液净化技术范畴，已经成为乙型重型肝炎(肝衰竭)综合治疗措施中的重要组成部分，可根据患者的具体病情变化、症状和治疗目的选择单一或组合模式进行支持治疗。

(十)肝衰竭的预后评估

目前针对肝硬化、肝衰竭的预后评分模型有许多，如针对急性肝衰竭的英国皇家学院标准

(KCC)及其改良版评分标准，常用于肝硬化预后评估的 Child-Turcotte-Pugh(CTP)分级评分、终末期肝病模型(model for end-stage liver disease，MELD)评分、MELD 衍生的评分模型(MELD-Na、iMELD)，适用于 ACLF 预后评估的欧洲肝脏研究学会慢性肝衰竭联盟建立的 CLIF-SOFA 评分系统、APASL-ACLF 联盟建立的 AARC-ACLF 评分系统等。这些评分系统在评估相应肝衰竭的预后、区分不进行肝脏移植能够自发恢复或死亡的患者，进而对那些不能自发恢复的患者尽早行肝移植、挽救患者生命等方面具有一定的指导意义。

由于肝衰竭已不是单纯的肝病，而是一种累及多个器官系统的类似于重症脓毒症的综合征，病情严重、复杂并且不断地进展变化，上述评分系统的共同特点是选择肝衰竭发病初始时有限的几种指标进行计算来预测整体预后，会难以避免地出现一些共同缺陷：①肝衰竭中涉及的各器官功能障碍用一两个指标来评价显然是不够全面和准确的；②每个指标与所代表的器官系统的功能障碍变化并不呈线性关系；③各指标变化与肝衰竭的整体预后不呈平行关系；④这些模型中缺乏量化评价肝衰竭过程中发生率较高的一些并发症指标，如肠胃功能障碍或衰竭、感染等，这些并发症对肝衰竭的预后有重要影响；⑤肝衰竭中的肝损伤及其发展过程中的各器官系统间的动态相互影响及所呈现的机体整体功能的动态变化，是目前所有这些评分系统难以准确量化评价的最大课题。

总之，乙型重型肝炎(肝衰竭)不能简单以一种单纯的疾病待之，应从重症医学角度，将其视为综合征，是与其他各种不同病因所致严重肝损伤具有相同终末期表现的器官功能衰竭。目前尚缺乏特异性、敏感性俱高的预后评估模型来准确判别能够恢复或需要肝移植的肝衰竭，因此在面对一个肝衰竭患者，用上述模型评估患者预后时，需要进行动态评估并及时修正、调整评估的结论，同时需要结合肝病专家、器官移植专家与重症监护专家的会诊意见，对患者的预后做出尽可能准确的评估及是否行肝移植的决定，其中凝血功能障碍与肝性脑病的程度与发展趋势是评价预后较重要的两项参考指标。综合、全面的支持治疗可为肝脏再生提供帮助，并赢得等待肝移植的时间。

(十一)ICU 内肝衰竭患者的护理

肝衰竭是急、慢性乙型肝炎发展中的最危重阶段，肝性脑病、出血、肝肾综合征、内毒素血症、电解质紊乱等并发症是造成患者死亡的重要原因，早期发现、及时处理对挽救患者生命是非常重要的。ICU 的护士 24 h 在床边对患者进行护理，她(他)们对患者病情观察的细致程度、预警能力、对专业知识的了解程度及责任心在很大程度上影响着对危重症患者监护的质量高低。现将在 ICU 内对肝衰竭患者的病情观察与护理内容介绍如下。

1.病情观察内容

(1)观察患者的神志及言行表现。肝性脑病为肝衰竭的常见表现及致死原因之一，因此要特别注意观察患者的神志是否清楚，性格和行为有无异常，如无故大哭大笑，衣服上下倒穿，表情淡漠，突然沉默寡言或喋喋不休等，常为肝性脑病的先兆；如患者由躁动不安转入昏睡状态，对周围环境反应迟钝，强刺激才能唤醒，常提示肝性脑病加重；如患者表情淡漠、面色苍白、大汗淋漓等，常为大出血或休克的先兆，应及时报告医师处理。

(2)观察患者的呼吸有无异常。呼吸异常常出现在肝昏迷、出血或继发感染时，因此，应密切注意观察患者呼吸情况，注意观察患者的呼吸频率、节律及呼吸的气味等，闻及患者呼出的气味有肝臭味时，提示大面积肝坏死，随时可能发生肝性脑病(肝昏迷)，应立即通知医师及时救治。

(3)观察患者体温的变化。肝衰竭患者因肝细胞坏死常出现持续低热，如患者的体温逐渐并持续升高，常提示有继发感染的可能，用物理降温或药物退热者，应每半小时测体温 1 次并做记录，为治疗提供依据。

(4)观察血压、脉搏的变化。如患者的血压明显下降，脉搏加快、细速，常提示有大出血或休

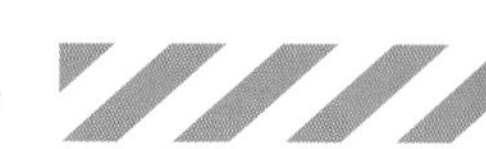

克的可能,如脉搏缓慢、洪大有力,同时伴有血压升高、呼吸深慢,常为颅内高压的先兆。对于肝衰竭患者,做肝穿刺或腹腔穿刺放腹水等有创诊疗时和处理后,需安排专人观察,定时测量血压并做记录。

(5)准确记录每日出入液量。注意观察尿量的变化及尿液的颜色和性质,如患者的尿量突然减少或无尿,常为合并肾衰竭的征象或大出血和休克的先兆,应及时报告医师处理。

2. 生活卫生护理

保持床铺及病室整洁干净,定期对环境及相关物品消毒。加强对患者的皮肤护理,经常按摩受压部位,防止压疮的发生;保持患者的呼吸道通畅,勤翻身,叩背,吸痰,以防止呼吸道感染及坠积性肺炎的发生;做好口腔护理,对神志清楚者可督促其进食后漱口,早晚刷牙,对病重而生活不能自理者,可按病情需要适当增加口腔护理的次数,昏迷患者,可用开口器协助擦洗护理。

3. 饮食护理

肝衰竭患者的饮食应以富含碳水化合物和维生素及适量蛋白质为基本原则。避免食用粗糙、坚硬、油炸和辛辣食物,以免损伤食管黏膜诱发出血。因肝衰竭患者肝脏功能多严重受损,清除氨的能力下降,故蛋白质饮食要适当控制,特别是含芳香氨基酸多的肉类,以防诱发肝昏迷。出现肝昏迷时,应严禁蛋白质饮食,同时控制钠盐和水的摄入量。

4. 心理护理

肝衰竭患者大多病情危重,抢救治疗难度大,患者常会产生悲观、恐惧、绝望、孤独等不良情绪,护理人员除做到勤巡视、细观察外,还应重视并满足患者的心理需求,可选择适当的语言进行安慰,多向患者说明治疗的进展情况以及相应的护理程序,使患者明白必须主动配合才能得到最佳疗效,才能战胜疾病,尽可能消除其恐惧、悲观、绝望等消极情绪,帮助患者建立战胜疾病的信心。

5. 特殊护理

1)肝性脑病的护理

因肝衰竭患者的肝脏功能受损严重,清除氨的能力下降,患者常会出现肝性脑病(肝昏迷)。并发肝性脑病时,患者可取仰卧位,头偏向一侧,以保持呼吸道通畅;给予持续低流量吸氧,以改善机体的缺氧情况,防止脑缺氧;发生Ⅲ～Ⅳ度肝性脑病的肝衰竭患者,因咳嗽反射降低、气道清洁功能低下及呼吸功能的不同程度抑制,应进行选择性气管插管保护气道和机械通气,并给予鼻饲饮食,以保持机体足够的营养代谢;有躁动时应安排专人护理,以防止坠床,仔细观察并记录患者的意识状态、瞳孔大小、对光反应、角膜反射及压眶反应等;一般肝性脑病患者常伴有尿失禁或尿潴留,应留置导尿管,每小时记录尿量,观察尿液的颜色、性质等,定期送尿液检查;保持外阴清洁,注意肛周及会阴皮肤的保护。

2)上消化道大出血的护理

肝衰竭患者因为肝功能严重受损致凝血因子合成障碍,患者常有明显的出血倾向,上消化道大出血是导致肝衰竭患者死亡的重要原因之一。在上消化道大出血期间,患者应严格禁食水,不恰当的进食水有加重或引发再次出血的可能。绝对卧床休息,应保持去枕平卧位,头偏向一侧,以免误吸;持续低流量吸氧,机体缺氧会严重地损伤本已衰退的肝功能,给抢救带来困难;详细记录出血量及性质,密切观察患者的一般情况,如脉搏、血压、神志、甲床、四肢温度等,以判断出血情况,如患者出现面色苍白、心慌、大汗、烦躁、脉搏细速等,为再次大出血的先兆,应立即通知医师,并做好抢救准备。注意观察大便的颜色、次数及量以判断有无继续出血的迹象。为了清除肠道内积血,减少患者肠道内血氨吸收,可用弱酸溶液灌肠,严禁用碱性溶液灌肠。做好患者的心理护理,突然出现的大量呕血、便血常会刺激患者,使之产生恐惧、忧郁、绝望等消极情绪,应做好解释安慰工作,尽可能地消除患者的消极情绪,帮助其建立战胜疾病的信心。

由于肝衰竭病情变化快,并发症多而严重,护理措施的准确、到位是抢救成功的最基本条件,对于患者的任何病情变化,须做到早发现、早诊断、早治疗,只要医护人员全身心投入疾病的护理治疗中去,许多并发症可以避免发生,从而提高抢救成功率、降低病死率。

危重患者的生存率随着危重症医学的快速发展得到显著提高,新的监护手段和治疗方法也不断更新、出现。随着这些措施在肝衰竭患者中的应用,患者的预后也得到了明显改善,即使不能使患者肝功能完全恢复,也能为更多的患者过渡到肝移植赢得宝贵时间。但在实际工作中,应在对患者所处病理生理状态、病情的可控制性、是否拟行肝移植术、患者或家属对加强监护与治疗的理解与可承受程度等因素进行综合评价的基础上,做出是否收入ICU接受监护与加强治疗的决定,尽可能为能在ICU的监护与综合救治中获益的肝衰竭患者赢得生机。

参考文献

[1] Cardoso F S, Marcelino P, Bagulho L, et al. Acute liver failure: an up-to-date approach [J]. J Crit Care, 2017, 39: 25-30.

[2] Hernaez R, Solà E, Moreau R, et al. Acute-on-chronic liver failure: an update[J]. Gut, 2017, 66(3): 541-553.

[3] Stravitz R T, Kramer A H, Davern T, et al. Intensive care of patients with acute liver failure: recommendations of the U. S. Acute Liver Failure Study Group[J]. Crit Care Med, 2007, 35(11): 2498-2508.

[4] 中华医学会感染病学分会肝衰竭与人工肝学组,中华医学会肝病学分会重型肝病与人工肝学组. 肝衰竭诊治指南(2018年版)[J]. 中华传染病杂志, 2019, 37(1): 1-9.

[5] Findlay J Y, Fix O K, Paugam-Burtz C, et al. Critical care of the end-stage liver disease patient awaiting liver transplantation[J]. Liver Transpl, 2011, 17(5): 496-510.

[6] Mohsenin V. Assessment and management of cerebral edema and intracranial hypertension in acute liver failure[J]. J Critl Care, 2013, 28(5): 783-791.

[7] Kok B, Karvellas C J. Management of cerebral edema in acute liver failure[J]. Semin Respir Crit Care Med, 2017, 38(6): 821-829.

[8] Shalimar, Rout G, Jadaun S S, et al. Prevalence, predictors and impact of bacterial infection in acute on chronic liver failure patients[J]. Dig Liver Dis, 2018, 50(11): 1225-1231.

[9] Fernández J, Acevedo J, Wiest R, et al. Bacterial and fungal infections in acute-on-chronic liver failure: prevalence, characteristics and impact on prognosis[J]. Gut, 2018, 67(10): 1870-1880.

[10] Canabal J M, Kramer D J. Management of sepsis in patients with liver failure[J]. Curr Opin Crit Care, 2008, 14(2): 189-197.

[11] Ellis A, Wendon J. Circulatory, respiratory, cerebral, and renal derangements in acute liver failure: pathophysiology and management[J]. Semin Liver Dis, 1996, 16(4): 379-388.

[12] MacGilchrist A J, Sumner D, Reid J L. Impaired pressor reactivity in cirrhosis: evidence for a peripheral vascular defect[J]. Hepatology, 1991, 13(4): 689-694.

[13] Shawcross D L, Davies N A, Mookerjee R P, et al. Worsening of cerebral hyperemia by the administration of terlipressin in acute liver failure with severe encephalopathy[J]. Hepatology, 2004, 39(2): 471-475.

[14] Weiss E, Paugam-Burtz C, Jaber S. Shock Etiologies and Fluid Management in Liver Failure[J]. Semin Respir Crit Care Med, 2018, 39(5): 538-545.

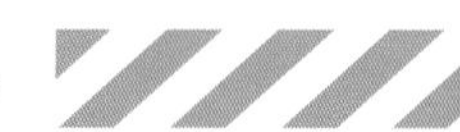

[15] Annane D. Glucocorticoids in the treatment of severe sepsis and septic shock[J]. Curr Opin Crit Care,2005,11(5):449-453.

[16] Harry R, Auzinger G, Wendon J. The clinical importance of adrenal insufficiency in acute hepatic dysfunction[J]. Hepatology,2002,36(2):395-402.

[17] Strauss G I, Høgh P, Møller K, et al. Regional cerebral blood flow during mechanical hyperventilation in patients with fulminant hepatic failure[J]. Hepatology,1999,30(6):1368-1373.

[18] Strauss G, Hansen B A, Knudsen G M, et al. Hyperventilation restores cerebral blood flow autoregulation in patients with acute liver failure[J]. J Hepatol, 1998, 28(2):199-203.

[19] Brienza N, Revelly J P, Ayuse T, et al. Effects of PEEP on liver arterial and venous blood flows[J]. Am J Respir Crit Care Med,1995,152(2):504-510.

[20] Schiodt F V, Balko J, Schilsky M, et al. Thrombopoietin in acute liver failure[J]. Hepatology,2003,37(3):558-561.

[21] Valla D, Flejou J F, Lebrec D, et al. Portal hypertension and ascites in acute hepatitis: clinical, hemodynamic and histological correlations[J]. Hepatology, 1989, 10(4):482-487.

[22] Lisman T, Leebeek F W. Hemostatic alterations in liver disease: a review on pathophysiology, clinical consequences, and treatment[J]. Dig Surg, 2007, 24(4):250-258.

[23] Munoz S J, Ballas S K, Moritz M J, et al. Perioperative management of fulminant and subfulminant hepatic failure with therapeutic plasmapheresis[J]. Transplant Proc, 1989,21(3):3535-3536.

[24] Munoz S J, Stravitz R T, Gabriel D A. Coagulopathy of acute liver failure[J]. Clin Liver Dis,2009,13(1):95-107.

[25] Shami V M, Caldwell S H, Hespenheide E E, et al. Recombinant activated factor Ⅶ for coagulopathy in fulminant hepatic failure compared with conventional therapy[J]. Liver Transpl,2003,9(2):138-143.

[26] Plauth M, Cabré E, Riggio O, et al. ESPEN guidelines on enteral nutrition: liver disease[J]. Clin Nutr,2006,25(2):285-294.

[27] Wilkinson S P, Blendis L M, Williams R. Frequency and type of renal and electrolyte disorders in fulminant hepatic failure[J]. Br Med J,1974,1(5900):186-189.

[28] Leithead J A, Ferguson J W, Bates C M, et al. The systemic inflammatory response syndrome is predictive of renal dysfunction in patients with non-paracetamol-induced acute liver failure[J]. Gut,2009,58(3):443-449.

[29] Jain S, Pendyala P, Varma S, et al. Effect of renal dysfunction in fulminant hepatic failure[J]. Trop Gastroenterol,2000,21(3):118-120.

[30] Bellomo R, Ronco C. Continuous haemofiltration in the intensive care unit[J]. Crit Care,2000,4(6):339-345.

[31] McLean A G, Davenport A, Cox D, et al. Effects of lactate-buffered and lactate-free dialysate in CAVHD patients with and without liver dysfunction[J]. Kidney Int,2000,58(4):1765-1772.

[32] Kerwin A J, Nussbaum M S. Adjuvant nutrition management of patients with liver

failure,including transplant[J]. Surg Clin North Am,2011,91(3):565-578.

[33] Hou W, Li J, Lu J, et al. Effect of a carbohydrate-containing late-evening snack on energy metabolism and fasting substrate utilization in adults with acute-on-chronic liver failure due to hepatitis B[J]. Eur J Clin Nutr. 2013,67(12):1251-1256.

[34] 孔明,段钟平.终末期肝病患者的营养问题及其对预后的影响[J].实用肝脏病杂志,2011,14(4):309-311.

[35] 段钟平.肝病营养问题再关注[J].实用肝脏病杂志,2014,17(5):449-451.

[36] Gramlich L, Kichian K, Pinilla J, et al. Does enteral nutrition compared to parenteral nutrition result in better outcomes in critically ill adult patients? A systematic review of the literature[J]. Nutrition,2004,20(10):843-848.

[37] Yao J, Han W, Ren X, et al. Improvement of energy substrate metabolism by late evening snack supplementation in patients with liver cirrhosis: a meta-analysis[J]. Ther Clin Risk Manag,2019,15:659-668.

[38] Kramer P, Wigger W, Rieger J, et al. Arteriovenous hemofiltration: a new and simple method for treatment of over-hydrated patients resistant to diuretics [J]. Klin Wochenschr,1977,55(22):1121-1122.

[39] Ronco C. Recent evolution of renal replacement therapy in the critically ill patient[J]. Crit Care,2006,10(1):123.

[40] Cardoso F S, Gottfried M, Tujios S, et al. Continuous renal replacement therapy is associated with reduced serum ammonia levels and mortality in acute liver failure[J]. Hepatology,2018,67(2):711-720.

[41] Zhang W, Bai M, Yu Y, et al. Safety and efficacy of regional citrate anticoagulation for continuous renal replacement therapy in liver failure patients: a systematic review and meta-analysis[J]. Crit Care,2019,23(1):22.

[42] 许家璋,段钟平.实用人工肝及血液净化操作手册[M].北京:中国医药科技出版社,2005.

[43] Mishra A, Rustgi V. Prognostic models in acute liver failure[J]. Clin Liver Dis,2018,22(2):375-388.

[44] Maipang K, Potranun P, Chainuvati S, et al. Validation of the prognostic models in acute-on-chronic liver failure precipitated by hepatic and extrahepatic insults[J]. PLoS One,2019,14(7):e0219516.

[45] Fowler C. Management of patients with complications of cirrhosis[J]. Nurse Pract,2013,38(4):14-21.

[46] McGinnis C W, Hays S M. Adults with liver failure in the intensive care unit: a transplant primer for nurses[J]. Crit Care Nurs Clin North Am,2018,30(1):137-148.

第三节 乙型肝炎重症化和肝衰竭的支持治疗

窦晓光 张 琳

临床上成人乙型肝炎绝大多数为慢性乙型肝炎,如果没有及时进行抗病毒治疗,很容易出现重症化,甚至发展为重型肝炎(肝衰竭)。而在重型肝炎患者中,极少数是急性重型肝炎患者,

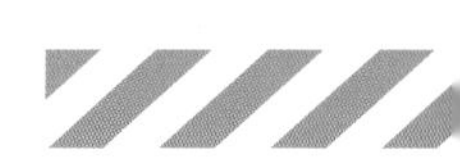

绝大多数患者在慢性肝炎或肝硬化基础上急性发作，表现为慢加急性(亚急性)或慢性肝衰竭。入院患者多数处于疾病的中晚期，治疗起来比较困难，且很难在短时间内取得疗效。因此，除针对病因的药物治疗外，一般治疗、营养支持和护理等综合治疗措施在乙型重型肝炎的治疗中有着非常重要的作用，也是治疗成功的关键。

一、一般治疗、营养支持和护理的必要性

1. 一般治疗、营养支持和护理是综合治疗的基础和保障

一般治疗、营养支持和护理是疾病综合治疗的基础，是治疗成功的重要保障。患者入院后，首先要给予积极的支持治疗，包括补充必要的糖、脂肪和蛋白质，保证患者有充足的热量和营养，对于进食差和合并胰腺功能异常的患者要积极给予肠内营养，减少大量输液带来的心脏负担或全身水肿及血糖异常等。补充血液制品(血浆和白蛋白)也十分重要，特别是静脉补充白蛋白。静脉输注白蛋白，可以减轻腹水和全身水肿，同时还能减少肝衰竭相关并发症，改善患者的长期预后和延长生存期。此外，除一般的基础护理外，还要特别注意患者的情绪变化，保证安静、温馨的环境。口腔和皮肤黏膜的护理也十分重要，应用广谱抗生素的患者要注意预防真菌感染。同时，要协助患者做四肢的功能锻炼，防止肌肉萎缩等。

2. 一般治疗、营养支持和护理贯穿治疗全过程

对乙型重型肝炎患者而言，一般治疗、营养支持和护理贯穿整个疾病的治疗过程，切忌仅在病情危重的时候关注一般治疗、营养支持和护理，一旦疾病有缓解就忽视了营养支持和护理。在临床工作中，当患者病情好转，特别是可以进食后，就容易忽略对饮食营养的指导，忽略一般治疗，更容易忽略护理工作。值得注意的是，疾病的缓解可能是暂时的，特别容易出现病情反复，可能仅仅因为忽视了口腔护理而导致细菌或真菌感染，使患者病情加重，甚至造成死亡。只有做到加强一般治疗、进行积极合理的营养调整、进行不间断的基础护理，同时给予有效的病因及对症治疗，才有可能使乙型重型肝炎患者肝功能恢复，获得临床治愈。

二、一般治疗和营养支持的措施及作用

以往在乙型重型肝炎患者的治疗中，主要依赖且过分强调药物的治疗作用，往往忽视了一般治疗和营养支持在患者疾病恢复中的重要作用。营养支持是最重要的治疗措施，但也最容易被忽视。

(一)肝损害与营养不良

肝脏是人体重要的代谢与合成器官，肝脏损害和功能下降会导致碳水化合物、脂肪、蛋白质三大营养物质及维生素和微量元素等多种物质代谢异常。终末期肝病患者普遍存在营养不良，失代偿期肝硬化及重型肝炎患者营养不良发生率可高达50%以上。营养不良与感染、腹水、肝性脑病等多种并发症的发生密切相关，是影响终末期肝病患者包括肝移植术后患者生存率的独立危险因素。因此，营养不良应作为与腹水、肝性脑病等同样重要的并发症进行诊治。

导致患者营养不良的因素很多，主要是由肝功能严重损伤患者食欲明显减退、恶心呕吐、腹水导致腹胀等，使患者膳食摄入严重不足，同时消化功能明显减退所致，因此重型肝炎患者的三大营养物质及微量元素水平远远低于正常水平。此外，肝糖原含量下降，糖异生作用明显增强，机体从以葡萄糖为主要能源转化为以脂肪作为主要能源，从而引起机体能量消耗改变；蛋白质分解代谢增加、氮量明显丢失、体内组织明显消耗；氨基酸代谢改变、支链氨基酸的利用比例升高、支链氨基酸与芳香氨基酸比例失调；各种感染或出血等又导致患者的能量消耗增加，使营养缺乏状况进一步加剧。营养不良不仅严重降低了肝脏的储备和再生能力，也是疾病预后不良的一个明确、独立的危险因素。

（二）营养筛查和评定

所有乙型重型肝炎患者入院后都需要进行营养筛查和评定，以制订营养治疗方案。体重指数(body mass index，BMI)<18.5 kg/m^2 的终末期肝病患者可诊断为营养不良，Child-Pugh C 级的肝硬化患者、重型肝炎患者为营养不良高风险人群。临床常用的营养筛查工具有英国皇家自由医院营养优先工具(RFH-NPT)、肝病营养不良筛查工具(LDUST)、营养风险筛查工具(NRS 2002)等。一旦患者经筛查存在营养不良风险或营养风险，即应对患者进行详细营养评定，以确定营养不良的类型和程度，从而为制订有针对性的营养支持方案提供依据，并且应在营养支持过程中动态评定，以评价营养支持疗效并判断预后。营养不良的评定主要包含人体成分评定、能量代谢检测、综合评分工具评定及膳食摄入评定等。人体成分评定指标中，BMI、上臂围、血清白蛋白和前白蛋白、肌肉量等简单易行，可用于初步评价。还可应用人体成分分析仪进行人体成分分析，该分析仪简单易操作，可重复性好。有条件的单位可以进行能量代谢检测，如呼吸商等。还有一些综合评定工具可供临床医师使用，如主观全面评定(subjective global assessment，SGA)等，详见相关章节。

（三）营养支持治疗

1. 营养支持治疗目标

重型肝炎患者营养支持治疗的基本目标是能量和蛋白质的摄入达到目标量。重型肝炎患者病情复杂危重，变化快，不同病情阶段患者能量及营养代谢差异很大，因此，建议有条件的单位尽可能应用代谢车进行代谢监测，无法进行代谢车测定的患者可应用 HB 公式计算 REE，推算总能量需求。能量摄入目标是 1.3 倍 REE，或 30～35 kcal/(kg・d)，蛋白质摄入量为 1.2～1.5 g/(kg・d)，应根据患者耐受情况，逐步增加能量和蛋白质摄入量至目标值。

2. 营养支持治疗途径及方式

进展期重型肝炎患者由于肝功能严重异常、极度乏力、消化道症状明显、胃肠道功能不全、肝性脑病、腹水等多种原因，经口摄入能量和营养素通常难以达到目标量。有条件的单位应用代谢车进行代谢测定，结合 REE 和 RQ 情况、疾病严重程度、膳食摄入情况、饮食习惯等，由营养支持小组制订个体化营养支持方案并督导实施，根据患者接受和耐受情况酌情调整治疗方案，可以提高患者能量及蛋白摄入量，使更多患者达到营养摄入目标值。对重型肝炎患者的营养支持治疗首选经口进食，即肠内营养，特别是一些食欲尚可的患者应尽量鼓励其采用肠内营养。肠内营养可以直接补充营养素，也可以补充不同种类食物。给予患者饮食指导，包括分餐及夜间加餐，以补充维生素和微量元素等，监测患者能量及蛋白质等营养素摄入，必要时可以给予经口或经鼻胃管/空肠管管饲肠内营养。肠内营养符合人体正常生理特点，患者易于接受，可以维持患者胃肠道功能，防止发生内毒素血症及菌群移位。在肠内营养不能满足需求时，应给予肠外营养。尽管肠外营养可能存在一些不足，特别是对于合并糖尿病的患者而言，静脉输注过多葡萄糖液会加重病情，使糖尿病难以控制。过多的脂肪乳剂会增加肝脏损伤，也会延长住院时间、增加花费等。但肠外营养在慢性乙型重型肝炎患者的营养支持中起到至关重要的作用，当患者因各种原因不能或不愿正常进食，存在营养不良或有营养不良风险时，肠外营养可以在提供宝贵的能量、改善营养状况及维持生命等方面发挥重大的作用。建议重型肝炎患者肠外营养应用结构脂肪乳或中/长链脂肪乳(≤1 g/(kg・d))，并且注意监测肝功能等。最新研究发现，对于重型肝炎患者持续静脉补充白蛋白，可以明显降低并发症的发生率，提高患者的远期生存率。给予营养支持治疗时应根据患者耐受情况，从低剂量开始，逐步增加能量和蛋白质摄入，密切监测血糖、血氨、乳酸、凝血功能等指标。

3. 重型肝炎患者营养随访管理

低血糖在重型肝炎患者中常见并且与预后相关，因此，重型肝炎患者应密切监测血糖水平，

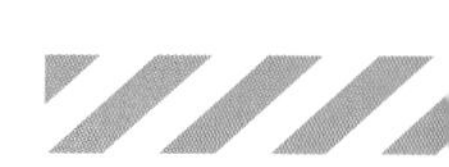

积极防治低血糖或高血糖。在重型肝炎患者住院期间,建议定期评定患者营养状态,评价营养支持效果,酌情调整营养支持方案。应注意的是,在病情出现变化时,需再次评定患者营养状态,以确定营养因素在病情变化中的作用,必要时调整营养干预方案。

(四)一般支持治疗

(1)卧床休息,减少体力消耗,减轻肝脏负担,病情稳定后适当加强活动。

(2)加强病情监护:评估精神状态,监测生命体征,记录体重、24 h尿量、腹围、排便次数及性状等。

(3)积极纠正低蛋白血症,补充白蛋白和新鲜血浆,并酌情补充凝血因子。

(4)进行血气监测,注意纠正水、电解质及酸碱平衡紊乱,特别要注意纠正低钠血症、低氯血症、低镁血症、低钾血症。

(5)注意消毒隔离,加强口腔护理、肺部及肠道管理,预防医院内感染。

总之,一般治疗和营养支持不仅可以改善患者的营养状态,还可以改善肝脏功能,降低并发症的发生率,改善患者远期预后。因此,一般治疗和营养支持作为临床治疗中不可或缺的一环,越来越受到临床医师的重视。

三、护理方案实施

医疗护理在乙型重型肝炎患者的治疗中起着非常重要的作用,而且应该贯穿整个治疗过程。护理是否正确、到位,是抢救是否成功的关键。护理措施包括一般护理、心理护理、并发症护理、合理饮食和生活指导、皮肤护理及出院后护理指导等。

(一)一般护理

一般护理包括对患者进行活动与休息的指导,适当的休息能促进肝细胞功能恢复。卧床休息时流经肝脏的血液比站立时增加40%左右,通过肝脏的血流量越大,得到的营养物质也越多;同时卧床休息还可以减少肝脏本身的能量消耗,加快肝细胞功能恢复。一旦患者有重症化倾向,应要求其卧床休息,活动应以辅助的被动活动为主。同时要保证患者有足够的睡眠,并对患者进行适当的保护性隔离。

(二)心理护理

加强对患者的心理疏导。因为乙型重型肝炎是慢性进展性的,患者自觉症状越来越重,情绪也会不稳定,表现出敏感、孤独、多虑、自尊心强等多样化心理。在护理检查、护理治疗时医护人员应主动与患者谈心,了解其心理动态并给予正确引导,具体问题力求与患者取得共识,使患者感到自己被重视和尊重而取得患者合作。治疗效果差且疾病恢复较慢的患者,更易出现悲观消极心理,且治疗费用相对较高,部分患者对治疗失去信心而不愿接受治疗,医护人员除给予安慰鼓励外,还应该积极为患者创造清洁、舒适的休养环境,介绍以往大多数治愈病例情况,以激发患者的主观能动性,转移不良情绪,使其树立战胜疾病的勇气和信心。

(三)并发症护理

乙型重型肝炎患者并发症较多,是导致死亡的主要原因。对各种并发症的护理,可以明显降低患者的病死率。

1. 出血的护理

由于凝血功能异常和胃底-食管静脉曲张,患者可以表现为不同部位的出血,包括消化道出血、皮肤黏膜出血等。医护人员应经常观察皮肤黏膜有无出血点,特别是静脉穿刺部位有无瘀斑;齿龈、鼻腔有无出血,观察大小便的颜色、性状,并记录出血量,尤其消化道大出血最为重要。发生消化道出血后患者应禁食水,取侧卧位,以免血块阻塞气道而引起窒息。同时记录24 h出血量及出入液量,作为输血及液体补充的依据。

2. 肝肾综合征的护理

肝肾综合征是乙型重型肝炎患者死亡的重要原因之一，特别是肝硬化腹水患者在大量抽取腹水而没有及时补充白蛋白时极易出现功能性肾功能不全，合并感染或应用抗菌药物等都可能加重肾脏损害。对于这些患者应该密切观察尿量变化，记录24 h出入液量，注意有效循环血容量是否不足。对于当日大量放腹水的患者更要密切观察出入液量，及时口服或静脉补液。

3. 继发感染的护理

乙型重型肝炎时由于机体免疫系统功能受到不同程度的影响，非特异性细胞免疫功能低下，机体抵抗力明显下降，极易并发各种感染，特别是肺部和腹腔感染。患者出现肺炎后，要注意保持患者口腔清洁，协助患者叩背排痰。对于腹腔感染的患者，特别是腹腔置管持续放液的患者，要注意局部消毒，嘱患者保持有利于液体流出的体位，同时注意排便次数及粪便性状。

4. 肝性脑病的护理

对于乙型重型肝炎患者，应该指导他们多食植物蛋白，少食动物蛋白，给予高热量饮食，防止肠道产生氨和其他有害物质过多而诱发肝性脑病。保持患者大便通畅，可以口服乳果糖通便，减少肠道氨和毒素的吸收，预防肝性脑病。当患者出现精神萎靡、淡漠无欲、反应迟钝或精神狂躁，以及定向力、记忆力减退等肝性脑病的早期表现时，应及时干预。在护理巡视和处置时要多与患者聊天，观察患者神志、行为变化，及时发现病情变化。对已发生肝性脑病的患者应使其头偏向一侧，保持呼吸道通畅，给予持续低流量吸氧。对躁动患者应加强防护，防止坠床。昏迷患者应留置导尿管，维持静脉通路，给予液体支持。

5. 腹水的护理

每天测量腹围，做好出入液量的记录。注意抽腹水的穿刺部位的无菌防护，防止感染。嘱患者低盐饮食，每日摄入食盐不超过2 g。每天饮水量根据病情及腹水的多少控制，大量腹水时每天饮水量控制在800 mL。

（四）合理饮食和生活指导

保证患者有足够热量，以清淡、低脂肪、多维生素、适量蛋白质和易消化的流质或半流质饮食为主，逐渐过渡到正常饮食。对有腹水或水肿者应给予低盐或无盐饮食；有肝性脑病先兆或早期肝性脑病者，限制摄入蛋白质，以控制肠道内氨的来源；避免进食坚硬、油炸、辛辣食物，以免损伤食管及胃黏膜而诱发出血；控制每次进食量，根据病情少量多餐。

加强生活指导是减少并发症的重要方式之一。口腔是患者发生继发感染和其他病原体侵入的门户，做好口腔护理至关重要。危重患者应每日清洗口腔3～4次，能自理者嘱其餐后漱口，早晚刷牙，保持口腔无异味和口腔黏膜无溃疡。昏迷患者更要注意皮肤口腔护理，观察口腔黏膜变化防止真菌性口腔炎的发生。保持大便通畅，改善肠道的碱性环境，以减少氨的吸收。便秘者可做清洁洗肠或用酸性液体保留灌肠。

（五）皮肤护理

保持床单干燥、平整。对昏迷者要用气垫床，以促进血液循环，防止压疮发生。有皮肤瘙痒者，为防止患者被自己抓伤，洗澡时不要用碱性强的肥皂，可用温水擦洗并涂以止痒药水。部分乙型重型肝炎患者有胆汁淤积，由于胆盐沉积，刺激神经末梢引起皮肤瘙痒，患者易抓破皮肤造成皮肤感染，护理人员应及时为患者修剪指甲、擦身体。血清总胆红素水平较高的患者因胆汁淤积引起皮肤瘙痒，每天可用温水擦身体，勤换内衣，保持皮肤清洁，并用苦参煎水外洗或用炉甘石洗剂涂擦，以减轻皮肤瘙痒。

（六）出院后护理指导

乙型重型肝炎患者经过治疗后，症状改善，各项检查指标恢复后，可以出院，并在家里或社区医院继续治疗，但应该给患者做好出院后指导。重症化或重型肝炎都是在慢性乙型肝炎基础上发生的，所有患者都必须接受抗病毒治疗，而受目前药物疗效的限制，病毒很难被彻底清除，

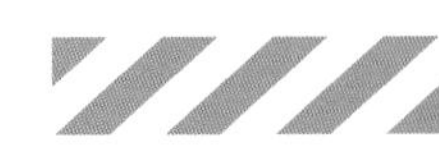

菌感染;失代偿性肝硬化;合并糖尿病、甲亢、活动性肺结核、慢性肾病、慢性心功能不全及其他糖皮质激素应用的禁忌证。

(三) 糖皮质激素应用剂量及疗程

日本学者主张,早期、足量、足疗程的糖皮质激素治疗能明显改善肝功能。在日本,核苷(酸)类似物出现之前乙型重型肝炎早期开始应用泼尼松 60 mg,至少持续 4 天,待 PT 缓解后,剂量每 4 天减少 10 mg,直到减为 30 mg,两周或更长时间以后每天剂量减少 2.5～5 mg(具体减少剂量取决于 ALT 降低水平),日本学者对此研究进行回顾分析发现这个时期 70%患者得以恢复。考虑诊断乙型重型肝炎与实施免疫抑制治疗的时间间隔,在确诊乙型重型肝炎的 10 天内应用糖皮质激素治疗的患者中 89%得以恢复,但是超过 10 天后应用糖皮质激素治疗的患者没有恢复。原因可能是乙型重型肝炎发病 10 天后,大量肝细胞遭到破坏,炎症抑制作用可能不再有效。他们把早期糖皮质激素免疫抑制治疗的时间点截至在诊断乙型重型肝炎后的 10 天内。随着核苷(酸)类似物的出现,日本学者在 1999—2008 年应用核苷(酸)类似物联合糖皮质激素治疗乙型重型肝炎患者(1999 年以后拉米夫定联合糖皮质激素治疗,2007 年以后恩替卡韦联合糖皮质激素治疗),考虑糖皮质激素的应用可能增加病毒复制带来的风险,在这一阶段缩短糖皮质激素疗程,但是出乎意料的是乙型重型肝炎的恢复率仅达 63%,与此同时相关的研究也未发现糖皮质激素的应用会导致病毒复制的暴发。2009 年的一项个案研究提示乙型重型肝炎患者入院后在口服恩替卡韦 0.5 mg/d 的同时,立即静脉注射甲基泼尼松龙 250 mg/d,6 天后改为 50 mg/d 泼尼松口服,12 周后肝功能恢复,糖皮质激素开始逐渐减量,直至 HBV 检测不出,停用糖皮质激素,这说明糖皮质激素的应用疗程需要更长时间。对于乙型重型肝炎治疗中糖皮质激素的应用疗程问题,日本学者也提出了至少 10 周的足量糖皮质激素应用,当然这有待进一步的大样本研究证实。

而国内学者认为应用大剂量糖皮质激素有增加不良反应的风险,影响疗效。张绪清等主张糖皮质激素中剂量显效后逐渐减量的长疗程疗法。具体方法如下:①泼尼松 40～60 mg,每天早晨顿服,待患者消化道症状明显减轻、血清总胆红素下降 50%左右时才逐渐减量,每 10～14 天减量一次,开始每次减量 10 mg,从 20 mg 开始每次减少 5 mg,到 10 mg 时每次减少 2.5 mg,减至 2.5 mg 后维持一段时间,总疗程一般为 4～6 个月;②氢化可的松琥珀酸钠 150～300 mg,加入葡萄糖注射液 100～200 mL 中,每日 1～2 次静脉滴注,待患者消化道症状明显减轻、血清总胆红素下降 50%左右时逐渐减量,一般 7～10 天后减量,总疗程一般为 1～2 个月;③地塞米松 10～20 mg,静脉注射或静脉滴注,或者与前列腺素 E1 100～200 μg 一起加入葡萄糖注射液 250 mL 中静脉滴注,待患者消化道症状明显减轻、血清总胆红素下降 50%左右时换成泼尼松口服并逐渐减量。杨文龙等主张应用小剂量、间隔给药方案:地塞米松 3～5 mg,间隔 48～72 h 给药,疗程 4～6 周,可明显缩短疗程,降低死亡率,不良反应较小,且无须减量,可根据病情随时停用,未见反跳现象,取得较为满意的疗效。

(四) 糖皮质激素治疗乙型重型肝炎的不良反应

糖皮质激素的双刃剑效应:Lau 等认为在乙型重型肝炎早期长期应用大剂量糖皮质激素,停药后会导致病情的加重或肝移植率的提高。骆抗先认为糖皮质激素可抑制机体免疫功能,增加感染的危险性,而且由于 HBV 基因组含有对糖皮质激素应答的序列,糖皮质激素治疗可引起 HBV 复制活跃,使病情进一步加重。此外,长时间使用糖皮质激素可出现向心性肥胖、满月脸、水牛背、痤疮等类库欣综合征,引起代谢紊乱(如激素性糖尿病、高血压、电解质紊乱等)、消化性溃疡、消化道出血、骨质疏松、肾上腺皮质功能不全和精神异常等不良反应,进一步加重病情。但随着血液制品供应的改善、强效抗生素及质子泵抑制剂的发展,核苷(酸)类似物的研发及中医药的研究和应用,相关不良反应明显减少,糖皮质激素的应用变得相对安全。

三、胸腺肽治疗乙型重型肝炎

(一) 胸腺肽在乙型重型肝炎中的作用机制

胸腺肽 α_1 是一种人工合成的由28个氨基酸组成的高纯度多肽,其作用机制是调节机体免疫状态,提高Th1细胞活性,降低Th2细胞活性,加速NK细胞的形成,提高NK细胞活性,促进内源性IFN及IL-2的产生并提高其活性,起到抑制HBV复制的作用。胸腺肽 α_1 治疗乙型重型肝炎的作用机制目前认为可能与增强T淋巴细胞及NK细胞应答功能,增加IL-2和IFN-γ的产生,以及增加IL-2受体表达有关。此外,胸腺肽 α_1 能增加组织相容性复合物Ⅰ类抗原在淋巴系统和非淋巴系统细胞的表达。初步观察结果提示,不能排除胸腺肽 α_1 直接作用于肝细胞,从而激发肝细胞抗HBV能力。病毒性肝炎患者经胸腺肽 α_1 治疗后,产生IFN-γ的Th1型 $CD4^+$ T淋巴细胞增多,肝内NKT淋巴细胞增多,$CD4^+/CD8^+$ 值降低,提示胸腺肽 α_1 可加强NK细胞及 $CD8^+$ T淋巴细胞功能,从而清除肝炎病毒,同时通过重建和修复机体细胞免疫功能,增强抗感染能力,减轻肝细胞的免疫病理损伤,促进肝细胞功能的修复。

针对乙型重型肝炎的感染并发症,可用胸腺肽提高机体的防御功能,预防继发感染。胸腺肽能促使有丝分裂原激活后的外周血淋巴细胞的成熟,促进T淋巴细胞分泌淋巴因子,并促进淋巴因子受体的表达。有研究显示,胸腺肽 α_1 治疗乙型重型肝炎可使部分患者的症状、体征及肝功能改善,治疗后凝血酶原的复常率提高,经长期随访,部分患者出现了HBeAg的血清学转换或HBV DNA转阴,显示了一定的远期疗效。

(二) 胸腺肽应用现状

我国常见亚急性和慢性乙型重型肝炎,患者病情凶险,常伴有不同程度肝硬化,病死率较高。我国多家医院的经验显示,在综合治疗的基础上,加用胸腺肽可降低乙型重型肝炎患者的病死率。王堂明等发现在常规护肝治疗的基础上,加用胸腺肽 α_1,皮下注射1.6 mg,每周2次,疗程为12周,同时联合拉米夫定口服100 mg/d,疗程为24~48周,结果表明乙型重型肝炎的治疗可得到较好效果,联合治疗可能重建和修复了机体细胞免疫功能,减轻了肝细胞的免疫病理损伤,促进了肝细胞功能的修复。

胸腺肽 α_1 用药方1法通常为1.6 mg/d,12~14天后改为每周2次,疗程为2~3个月。对伴有病毒复制指标阳性的患者,包括HBeAg和HBV DNA阳性,可同时采用拉米夫定100 mg/d治疗,可显著改善预后,但疗程应适当延长至1年。胸腺肽 α_1 疗程应在半年以上。我国学者认为,作为免疫调节剂的胸腺肽 α_1 在治疗慢性乙型肝炎中确能起到一定的作用,尤其是对肝功能失代偿等不能耐受干扰素而出现不良反应者,以及对核苷(酸)类似物耐药者较为适用。目前胸腺肽 α_1 在慢性乙型重型肝炎中的治疗数据还较少,尚需设计合理的大样本、多中心、随机对照临床试验,以进一步确定胸腺肽 α_1 的最佳剂量、疗程及疗效。

四、免疫分子靶向治疗的进展及展望

乙型肝炎重症化是一个多因素相互促进、相互制约的复杂过程。免疫细胞及其分泌的多种细胞因子、趋化因子和黏附分子积极参与了乙型重型肝炎的发生、发展,并在其中发挥了重要作用。随着对乙型重型肝炎发生机制的进一步深入研究,各种致病因素的作用、相互关系将更加明了,而针对各种相关细胞因子或相关细胞活化通路的靶向阻断治疗已成为乙型重型肝炎治疗中的一个热点。近几年,国内外学者通过动物模型或体外细胞培养在Toll样受体、NK细胞及其受体、单核-巨噬细胞/免疫凝血系统、CTLA-4基因转染重组、程序性死亡受体-1(PD-1)等方面对慢性乙型重型肝炎开展了免疫分子靶向治疗研究,并有了一定的进展。

(一) Toll样受体(Toll-like receptors,TLRs)

Xing等应用流式细胞术检测早期和晚期肝衰竭患者单核-巨噬细胞TLR-4的表达,发现早

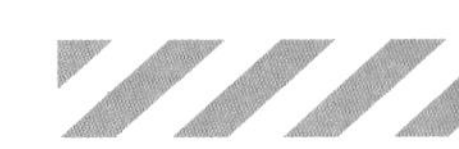

期和晚期肝衰竭患者单核-巨噬细胞 TLR-4 水平相比对照组明显升高；在小鼠肝脏损伤模型中发现，TLR-3 信号可以通过下调单核-巨噬细胞TLR-4的表达，从而减轻内毒素诱导的小鼠暴发性肝损伤；同时，CpG-TLR-9 能特异性募集和活化肝脏 NK 细胞，并加重伴刀豆球蛋白 A (ConA)诱发的小鼠急性肝损伤。运用抗体竞争性阻断 TLR-4、TLR-9 的方法有望减轻乙型重型肝炎的肝脏损伤。

（二）NK 细胞及其受体

NK 细胞在肝脏损伤和修复中起着重要作用，Zou 等发现重度 CHB 患者外周血中的 NK 细胞比正常人、轻度 CHB 和肝硬化患者少，同时免疫组织化学结果表明，重度 CHB 患者的肝脏中 NK 细胞在原位肝脏组织中的表达比其他组高，说明 NK 细胞与乙型肝炎重症化有着紧密的联系。检测乙型重型肝炎患者 NK 细胞受体 NKG2D 的表达，结果显示乙型重型肝炎患者的 NKG2D 蛋白表达量明显高于正常人及 CHB 患者。Vilarinho 等在小鼠重型肝炎模型中对非经典 NK 细胞上的 NKG2D 进行封闭能阻止该细胞介导的急性肝炎和肝损伤，提示 NK 细胞上的 NKG2D 是重型肝炎潜在的干预靶点。Chen 等的研究结果表明 NKG2D 的配体(Rae1 和 Mult-1)表达水平在肝脏中显著上升，从而激活了 NK 细胞引起严重的肝损伤，该过程需要 NK 细胞分泌IFN-γ和 IL-4 的辅助，从而激活其他免疫细胞引发更严重的肝损伤。

（三）单核-巨噬细胞/免疫凝血系统

fgl2 凝血酶原酶属于纤维蛋白原超家族，由活化的单核-巨噬细胞或内皮细胞产生，可直接催化凝血酶原为有活性的凝血酶，从而启动快速凝血过程，促使纤维蛋白原转化为纤维蛋白，促进血栓形成，在重型肝炎发病机制中起重要作用。Zhu 等报道，fgl2 凝血酶原酶在重型肝炎患者的外周血单核-巨噬细胞和肝组织中均有特异性高表达，且与疾病的严重程度相关，用针对 fgl2 特异性抗体和反义 RNA 进行干预可明显提高实验动物的生存率，提示 fgl2 凝血酶原酶可引发肝脏纤维素沉积和微循环障碍，最终导致肝细胞坏死，从而成为重型肝炎发生的重要分子机制之一，为开辟新的诊疗方法提供了理论基础和靶目标。

（四）细胞毒性 T 淋巴细胞相关抗原 4 基因转染重组

细胞毒性 T 淋巴细胞相关抗原 4(cytotoxic T lymphocyte-associated antigen-4，CTLA-4)是 T 淋巴细胞上的一种跨膜受体，与 CD28 共同享有 B7 分子配体，而 CTLA-4 与 B7 分子结合后诱导 T 淋巴细胞无反应性，参与免疫反应的负调节。有学者将腺病毒编码的 CTLA-4 Ig (AdCTLA-4 Ig)注入内毒素诱导的 FHF 小鼠体内，发现治疗组小鼠全部存活，肝出血性损伤及血清 ALT 水平显著降低，证实了 CTLA-4 信号通路与肝炎重症化密切相关。基因重组的 CTLA-4 Ig 可在体内外有效、特异性地抑制细胞和体液免疫反应，毒副作用极低，这为重型肝炎的免疫治疗提供了新的希望。

（五）程序性死亡受体-1

程序性死亡受体-1(PD-1)在乙型肝炎重症化中的作用因疾病的发生和发展不同而不同。在乙型肝炎重症化时，B7-H1 和 B7-DC 在 Kupffer 细胞、肝窦内皮细胞和白细胞中的表达均升高，且炎症坏死的程度与 PD-1 水平呈正相关。Zhang 等在研究患者的急性肝衰竭机制时发现了 PD-1 的刹车效果。PD-1 高表达时特异性抑制机体的免疫反应，能减轻肝脏损伤；PD-1 低表达则会失去对免疫反应的控制，易导致急性肝衰竭发生。如何平衡活化 PD-1 通路以缓解慢性乙型肝炎重症化与抗病毒的矛盾，以及选择怎样的时机在乙型重型肝炎的治疗中针对 PD-1 进行靶向治疗等相关问题，有待进一步研究。

基于乙型重型肝炎的特点，新的靶向治疗方法不断涌现，但大多是限于临床前阶段的相关研究，这些方法的效果需要进一步深入研究和证实。还有一些新的针对肝脏炎症和损伤的靶向治疗方法在临床上也在开展，如间充质干细胞和多种免疫细胞相互作用，进而发挥免疫调节功能。在动物模型和患者相关研究中,有些研究提示应用骨髓来源的间充质干细胞或脐带间充质干细胞能够缓解肝纤维化,并且能够逆转重型肝炎的发生。关于细胞移植治疗这方面的内容在后面章节有详细介绍,在此就不再赘述。

参考文献

[1] 申川,赵彩彦.重型乙型肝炎的免疫学机制研究进展[J].中华传染病杂志,2011,29(9):573-575.

[2] 司东晓,熊勇.重型肝炎治疗新进展[J].中西医结合肝病杂志,2010,20(1):59-62.

[3] 段仲平.重型肝炎肝衰竭临床治疗进展[J].中国实用内科学杂志,2005,25(9):784-786.

[4] Hwang S,Lee S G,Sung K B,et al. Hepatectomy for patients with transient hepatic failure after preoperative portal vein embolization[J]. Hepatogastroenterology,2007,54(78):1817-1820.

[5] 蔡义勇,扈晓宇,钟森,等.促肝细胞生长素治疗病毒性重型肝炎的系统评价[J].浙江中西医结合杂志,2008,18(12):779-780.

[6] Ido A,Moriuchi A,Marusawa H,et al. Translational research on HGF:a phase Ⅰ/Ⅱ study of recombinant human HGF for the treatment of fulminant liver failure[J]. Hepatology Res,2008,30(1):88-92.

[7] Sato T, Asanuma Y, Hashimoto M, et al. Efficacy hepatic arterial infusion of prostaglandin E1 in the treatment of postoperative acute liver failure-report of a case[J]. Hepatogastroenterology,2000,47(33):846-850.

[8] 顾长海,王宇明.肝功能衰竭[M].北京:人民卫生出版社,2002.

[9] 顾锡炳,徐月琴.重型肝炎血清皮质醇浓度的变化[J].药物评价,2007,4(4):302-303.

[10] Fujiwara K,Yokosuka O,Kojima H,et al. Importance of adequate immunosuppressive therapy for recovery of patients with "life threating" severe exacerbation of chronic hepatisis B[J]. World J Gastroenterol,2005,11(8):1109-1114.

[11] 甘苏琴,龙尧.糖皮质激素治疗重型乙型肝炎的研究进展[J].医学综述,2011,12(17):1856-1858.

[12] Fujiwara K,Yasuis S,Yonemitsu Y. Efficacy of combination therapy of antiviral and immunosuppressive drugs for the treatment of severe cute exacerbation of chronic hepatitis B[J]. J Gastroenterol,2008,43(9):711-719.

[13] Matsumoto K,Miyake Y,Miyatake H,et al. A combination treatment of entecavir and early-phase corticosteroid in severe exacerbation of chronic hepatitis B[J]. World J Gastroenterol,2009,15(13):1650-1652.

[14] Fujiwara K, Yasui S, Okitsu K, et al. The requirement for a sufficient period of corticosteroid treatment in combination with nucleoside analogue for severe acute exacerbation of chronic hepatitis B[J]. J Gastroenterol,2010,45(12):1255-1262.

[15] 张绪清,聂青和.第十一讲 糖皮质激素在治疗重型肝炎中的应用及评价[J].实用肝脏病杂志,2004,7(2):70-72.

[16] 杨文龙,刘武,李涛.小剂量糖皮质激素治疗早期重型肝炎临床疗效观察[J].国外医学流行病学传染病学分册,2005,32(5):265-266.

[17] Lau J Y,Bird G L,Gimson A E,et al. Treatment of HBV reactivation after withdrawal

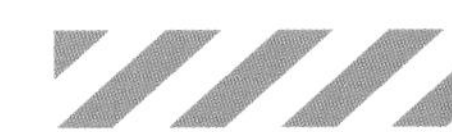

of immuno-suppression[J]. Lancet,1991,337(8744):802.

[18] 骆抗先. 乙型肝炎基础和临床[M]. 3版. 北京:人民卫生出版社,2006.

[19] 吴斌. 糖皮质激素副作用的中医药研究进展[J]. 时珍国医国药,2010,12(3):719-721.

[20] Andreone P, Cursaro C, Gramenzi A, et al. In vitro effect of thymosin-alpha 1 and interferon-alpha on Th1 and Th2 cytokine synthesis in with chronic hepatitis C[J]. J Viral Hepat,2001,8(3):194-201.

[21] 贾继东,庄辉. 中国慢性乙型肝炎治疗进展研讨会会议纪要[J]. 中华肝脏病杂志,2004,12(11):698-699.

[22] 王堂明,李光树,邱渡. 拉米夫定联合胸腺素治疗乙型重型肝炎的临床研究[J]. 实用肝脏病杂志,2003,6(4):218-219.

[23] 王堂明,邱波,李树民,等. 拉米夫定、胸腺肽 α_1 联合人工肝治疗重型乙型肝炎的临床研究[J]. 肝脏,2008,13(2):145-147.

[24] 陈智,郑敏. 乙型肝炎重症化相关分子靶标的研究进展[J]. 中华肝脏病杂志,2010,4(18):252-255.

[25] Xing T, Li L, Cao H, et al. Alfred immune function of monocytes in different stages of patients with acute on chronic liver failure[J]. Clin Exp Immunol, 2007, 147(1): 184-188.

[26] Zhang H, Gong Q, Li J H, et al. CpG ODN pretreatment attenuates concanavalin A-induced hepatitis in mice[J]. Int Immunopharmacol,2010,10(1):79-85.

[27] Zou Z, Xu D, Li B, et al. Compartmentalization and its implication for peripheral immunologically-competent cells to the liver in patients with HBV-related acute-on-chronic liver failure[J]. Hepatol Res,2009,39(12):1198-1207.

[28] 刘映霞,张鑫,刘敏,等. 慢性乙型肝炎免疫细胞 NKG2D 表达在肝病重症化中的作用[J]. 中国现代医学杂志,2006,16(13):1970-1973.

[29] Vilarinho S, Ogasawara K, Nishimura S, et al. Blockade of NKG2D on NKT cells prevents hepatitis and the acute immune response to hepatitis B virus[J]. Proc Natl Acad Sci U S A,2007,104(46):18187-18192.

[30] Chen Y, Wei H, Sun R, et al. Increased susceptibility to liver injury in hepatitis B virus transgenic mice involves NKG2D-ligand interaction and natural killer cells[J]. Hepatology,2007,46(3):706-715.

[31] Zhu C, Sun Y, Luo X, et al. Novel mfgl2 antisense plasmid inhibits murine fgl2 expression and ameliorates murine hepatitis virus type 3-induced fulminant hepatitis in BALB/cJ mice[J]. Hum Gene Ther,2006,17(6):589-600.

[32] Peng G, Li S, Wu W, et al. Circulating $CD4^+$ $CD25^+$ regulatory T cells correlate with chronic hepatitis B infection[J]. Immunology,2008,123(1):57-65.

[33] Kassel R, Cruise M W, Lezzoni J C, et al. Chronically inflamed livers up-regulate expression of inhibitory B7 family members[J]. Hepatology,2009,50(5):1625-1637.

[34] Zhang Z, Zhang J Y, Wherry E J, et al. Dynamic programmed death-1 expression by virus-specific CD8 T cells correlates with the out-come of acute hepatitis B[J]. Gastroenterology,2008,134(7):1938-1949.

[35] Zhang Z, Zhang J Y, Wang L F, et al. Immunopathogenesis and prognostic immune

markers of chronic hepatitis B virus infection[J]. J Gastroenterol Hepatol,2012,27(22):223-230.

[36] Peng L,Xie D Y,Lin B L,et al. Autologous bone mesenchymal stem cell transplantation in liver failure patients caused by hepatitis B:short-term and long-term outcomes[J]. Hepatology,2011,54(3):820-828.

[37] Singer N G,Caplan A I. Mesenchymal stem cells:mechanisms of inflammation[J]. Annu Rev Pathol,2011,6:457-478.

[38] Rabani V,Shahsavani M,Gharavi M,et al. Mesenchymal stem cell infusion therapy in a carbon tetrachloride-induced liver fibrosis model affects matrix metalloproteinase expression[J]. Cell Biol Int,2010,34(6):601-605.

第六节　乙型重型肝炎(肝衰竭)的人工肝治疗

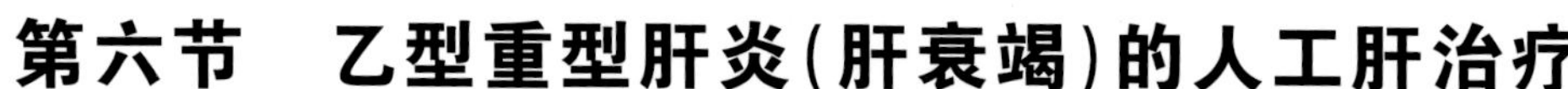

李兰娟　章益民

人工器官的研制和广泛应用是20世纪医学领域中的一项重要进步。体外循环机、呼吸机的出现,使心胸外科出现了奇迹;而人工肾脏的应用(如血液透析)则给急、慢性肾衰竭的治疗带来了革命性的改变。同样,在乙型重型肝炎(肝衰竭)的治疗领域里也出现了人工肝(artificial liver)。

为什么要研究人工肝?重型肝炎可造成严重的生理紊乱和毒性物质积聚,进而影响肝细胞的功能及再生,互成恶性循环,最终导致肝衰竭,内科综合治疗病死率高达80%以上。我国是病毒性肝炎高发国家,每年死于病毒性肝炎特别是重型肝炎的患者多达数十万人。临床工作者必须将思维跳出内科综合治疗的范畴,在人工器官领域研究适合乙型重型肝炎(肝衰竭)治疗的人工肝。

什么是人工肝?人工肝是借助非生物型或生物型的体外循环装置,清除乙型重型肝炎(肝衰竭)时产生的毒素,暂时替代肝脏的部分功能,促使肝细胞再生,最终使自体肝脏功能得以恢复或等待进行肝移植的人工器官。由于肝脏功能复杂,到目前为止,人工肝还没有完全成功的定型装置,目前的人工肝多数只能取代肝脏的部分功能,因此又被称为人工肝脏支持系统(artificial liver support system,ALSS),简称人工肝。

早在20世纪50年代,人们就开始了人工肝的研究。1950年,Merrill首先用血液透析治疗肝衰竭患者。1956年,Sorrention证明了新鲜肝组织匀浆的解毒能力,首次提出了人工肝的概念。1958年10月,Kimoto首次应用人工肝模型成功地抢救了一例肝硬化合并肝性脑病患者。这种人工肝由四只并联的交叉血透器与四只狗的肝循环相连,并配有四台用于吸收氨和纠正酸碱平衡的离子交换仪,以使增高的血氨和血清胆红素水平降低,恢复患者神志,但这种方法比较烦琐。早期的人工肝临床治疗仅有个例报道,未形成系统、规模的应用,且由于早期管道、材料的生物相容性问题,副作用较大,未能广泛推广应用。随着血液净化技术的发展,针对我国乙型肝炎高发、乙型重型肝炎(肝衰竭)高病死率的特点,国内从20世纪80年代以来,将血液透析、血液滤过、血液/血浆灌流、血浆置换、活性炭灌注等多种人工肝治疗方法用于治疗重型肝炎发生肝衰竭患者,形成独特有效的人工肝脏支持系统。以后10余年,非生物型人工肝持续深入地被研究,同时,随着肝细胞分离和培养技术的日趋成熟,培养的肝细胞被引入人工肝,兴起了生物型人工肝研究的热潮,人们围绕着肝细胞的长期培养、功能维持,生物反应器的设计,肝细胞的冻存等进行了大量的研究。

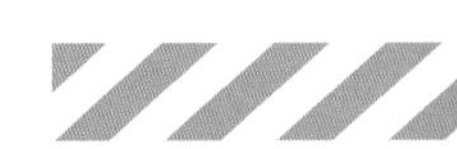

人工肝的分型见表 10-3。

表 10-3 人工肝的分型

分 型	主要技术	功 能
非生物型	系统地应用和发展了血浆置换、血液/血浆灌流、血液滤过、血液透析等血液净化技术，主要有 Li-NBAL 系统、MARS、普罗米修斯系统等	以清除毒素为主，其中血浆置换还能补充生物活性物质
生物型	以体外培养肝细胞为基础所构建的体外生物反应装置，主要有 Li-BAL 系统、ELAD 系统、BLSS、RFB 系统等	具有肝脏特异性解毒、生物合成及转化功能
混合型	将非生物型和生物型人工肝结合应用，主要有 Li-HAL 系统、HepatAssist 系统、MELS、AMC 系统等	兼具非生物型人工肝高效的解毒功能和生物型人工肝的代谢功能

注：MARS, molecular adsorbent recirculating system; ELAD, extracorporeal liver assist device; BLSS, bioartificial liver support system; RFB, radial flow bioreactor; MELS, modular extracorporeal liver support; AMC, academic medical center.

一、人工肝治疗乙型重型肝炎(肝衰竭)的机制

1. 肝脏功能

肝脏拥有 600 多种酶，因此肝脏功能是极其复杂的，被喻为人体化工厂。总体而言，肝脏具有以下几个方面的基本功能：①有机物质的代谢功能，通常指糖类、蛋白质、脂肪的代谢，以提供营养物质；②生物合成功能，主要合成各种大分子物质，如白蛋白、各种凝血因子、纤维连接蛋白等；③生物转化功能，通过氧化反应、结合反应，将一些内源性物质如氨、胆红素、激素递质及外源性的药物、毒物进行生物转化，达到灭活、有利于排泄的目的；④排泌功能，如结合胆红素、排泌各种胆汁酸盐等；⑤免疫与体液调节功能，如清除各种细菌、内毒素，以及合成/灭活细胞因子等。

2. 肝脏功能受损的后果

临床常见各种原因如肝炎病毒、药物、毒物等引起的乙型重型肝炎(肝衰竭)，其结果是肝脏合成、代谢、解毒等诸多基本功能丧失，免疫功能下降；白蛋白、凝血因子等有益物质严重缺乏；有毒代谢产物大量积聚；水、电解质紊乱和酸碱失衡。通常，内科保守治疗难以清除体内大量的有毒代谢产物，不能大量补充白蛋白、凝血因子、调理素等，因而难以有效地促进肝细胞再生，患者最终因肝性脑病、感染、肝肾综合征等并发症而死亡。

3. 人工肝的功能

目前，临床应用非生物型人工肝的血液透析、血液滤过、血液/血浆灌流、血浆置换，尤其是血浆置换，在清除乙型重型肝炎患者体内的有毒代谢产物、内毒素，纠正氨基酸代谢异常等方面有显著的疗效。肝细胞有强大的再生能力，人工肝通过支持给患者创造一个良好的内环境，阻断病毒、胆红素、毒素的作用，暂时替代肝脏的部分解毒、合成蛋白质和代谢功能，为肝细胞再生争取时间和创造条件，使患者能度过危险的肝衰竭难关而获得生存。生物型人工肝及混合型人工肝在动物实验中取得了较好的疗效，与非生物型人工肝相比，其优势在于完善的合成和解毒功能。

二、人工肝治疗乙型重型肝炎(肝衰竭)的适应证和禁忌证

生物型、混合型人工肝尚在研制过程中，现今应用于乙型重型肝炎(肝衰竭)临床治疗的是非生物型人工肝，下文仅讨论非生物型人工肝治疗乙型重型肝炎(肝衰竭)的适应证和禁忌证。

中华医学会感染病学分会肝衰竭与人工肝学组在 2002 年制订了《非生物型人工肝支持系统操作规范和管理制度》,对我国开展非生物型人工肝起到了重要的作用,并于 2016 年在 2002 年版和 2009 年版指南的基础上,制订了《非生物型人工肝治疗肝衰竭指南(2016 年版)》,将该指南应用于乙型重型肝炎(肝衰竭)的治疗,可得出下列非生物型人工肝的适应证和禁忌证。

(一)非生物型人工肝的适应证

(1)各种原因引起的肝衰竭前、早、中期,PTA 介于 20%～40%的(应该用 INR)患者;晚期肝衰竭患者也可进行治疗,但并发症多见,治疗风险大,临床医师应权衡利弊,慎重进行治疗,同时积极寻求肝移植机会。

(2)终末期肝病肝移植术前等待肝源、肝移植术后出现排斥反应、移植肝无功能期的患者。

(3)严重胆汁淤积性肝病,经内科治疗效果欠佳者;各种原因引起的严重高胆红素血症者。

(二)非生物型人工肝相对禁忌证

(1)伴有严重活动性出血或弥散性血管内凝血者。

(2)对治疗过程中所用血液制品或药品(如肝素和鱼精蛋白等)严重过敏者。

(3)循环功能衰竭者。

(4)心肌梗死、脑梗死非稳定期者。

(5)妊娠晚期。

三、人工肝治疗乙型重型肝炎(肝衰竭)的应用

1. 血浆置换

血浆置换(plasma exchange,PE)可将患者含有致病物质的血浆分离出来,弃去异常血浆或血浆中的病理成分,而将血细胞、其他保留成分及与废弃血浆等量的置换液一起回输体内,以达到治疗的目的。

1)原理

血浆置换的基本原理是通过有效的分离与置换方法选择性地从循环血液中除去病理血浆或血浆中的某些致病物质。临床上许多难治性重症的致病物质,如自身抗体、致病抗原、免疫复合物、与血浆蛋白结合的某些毒素或过量药物、高胆红素等,用通常的血液透析疗法不能清除,而血浆置换能有效和迅速地去除这些致病物质,特别是药物治疗不能奏效和不能自己排出的致病物质。

血浆分离器具有无数小的膜孔,将血液分离成能透过膜孔的物质(血浆成分)和不能透过膜孔的物质(血细胞成分)。溶于血浆中的各种成分,如激素、电解质、糖、维生素、蛋白质、免疫复合物等,均能透过膜孔被分离出来,而红细胞和血小板等血细胞成分不能透过膜孔。血浆置换可通过降低血浆炎性介质(如补体产物、TNF-α、内毒素、IL-6、纤维蛋白原等)浓度来改善病情。

2)分类

血浆置换包括两个过程,血浆分离和补充置换液。

3)血浆分离

血浆分离的方式分为非选择性血浆分离法和选择性血浆分离法。

(1)非选择性血浆分离法:包括离心式血浆分离法和膜式血浆分离法。①离心式血浆分离法:分为间断离心分离及连续离心分离。血液经离心分离出血浆,细胞成分及补充的置换液回输体内。目前,离心式血浆分离法除分离血浆治疗某些疾病外,更多是用于为临床提供血液成分。②膜式血浆分离法:目前已生产出各种类型血浆分离器。血浆分离器的膜是用高分子聚合物制成的空心纤维膜。空心纤维膜直径为 270～370 μm,膜厚度为 50 μm,孔径为 0.2～0.6 μm,纤维长度为 13.5～26 cm。高分子聚合物性质稳定,生物相容性好,通透性高。影响膜式血

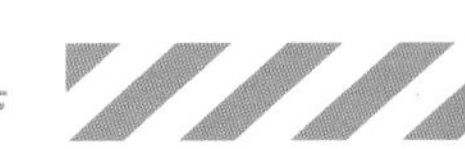

浆分离速度的因素如下：a. 膜面积越大，分离血浆速度越快，临床通常用膜面积为 0.5 m^2 的分离器，分离速度为 1.0～1.5 L/h；b. 膜的特性，如膜的孔径大小、稠密度和形状，孔径均匀度，膜的理化性质等；c. 血浆中溶质的分子大小、立体构造、电荷等以及血细胞比容，血及血浆黏度，血小板数，血浆蛋白成分；d. 滤过压、跨膜压升高时，在一定范围内分离速度呈直线上升，超过一定限度，由于细胞成分阻塞膜孔，分离速度就不再加快，反而急剧下降；e. 血流量越大，分离速度越快；f. 滤过时间，随着时间延长，膜的血浆滤过速度降低；g. 血细胞比容越大，分离速度越慢；h. 接近空心纤维膜滤过器出口处，蛋白质浓度和血细胞比容均升高，故分离速度显著下降。

(2)选择性血浆分离法：非选择性血浆分离法可无选择性地除去所有的血浆成分，需要补充大量的置换液，很不经济，也不利于患者生理状态的维持。为了克服以上缺点，人们创造了选择性除去病理性血浆成分的方法，称为选择性血浆分离法或血浆成分分离法，此种方法可将患者自己的白蛋白回输体内，减少了置换液用量，节省了大量费用，并可维持患者内环境的稳定。

应用于乙型重型肝炎(肝衰竭)治疗的血浆成分分离法为二次滤过法(double filtration plasmapheresis，DFPP)：第一次滤过时应用上述非选择性膜式血浆分离器分离血浆和血细胞，然后将血浆通过第二次滤过器(称血浆成分分离器)。血浆成分分离器膜孔径比非选择性血浆分离器小，一般为 0.08～0.2 μm，使高分子免疫球蛋白被选择性除去，以白蛋白为主体的健康成分与细胞一同回输体内。一般情况下，二次滤过法每次用 500 mL 的 5%白蛋白林格混合液即可。

一般的病理性物质是高分子物质，多数致病性自身抗体和循环免疫复合物相对分子质量大于 100000(如 IgG)，有些达到 900000(如 IgM)，血清白蛋白的相对分子质量为 69000。病理性物质的相对分子质量越大，清除时选择性越好，清除越充分，白蛋白也能充分回收。有些血清异常成分如骨髓瘤患者血清中异常增多的轻链与白蛋白的相对分子质量接近，则很难充分除去。若需要除去的病理性物质增多，那么白蛋白的损失也增加。最理想的膜应能把病理性物质和白蛋白完全分开。随着新型膜技术的发展，现已实现应用单根柱子达到选择性血浆置换的效果。

4)补充置换液

(1)置换液必须具备的条件如下：①能通过血管进行大量输入和反复使用；②适当的电解质浓度，以维持水、电解质平衡；③能保持血浆胶体渗透压稳定，即血浆蛋白浓度应正常或接近正常；④对组织、器官无损害，如对免疫系统、血液系统等无影响，以及无感染危险；⑤无炎性介质，不引起过敏反应。

(2)置换液的种类和组成。血浆置换需丢弃大量血浆，因此需要大量的置换液进行补充。由于血浆获取困难且价格较高，人们找到了许多种置换液，常用的有以下几种：①新鲜冰冻血浆(FFP)，新鲜血浆分离后，在－20 ℃以下冻结，含有所有的血浆蛋白，包括凝血因子和补体，在37 ℃水浴中解冻后使用。因 FFP 含有枸橼酸盐，大量迅速输入可能会导致枸橼酸中毒和低钙血症；②人血白蛋白溶液，20 mL 的 25%白蛋白溶液在维持机体内胶体渗透压方面，约相当于100 mL 血浆或 200 mL 全血的作用。临床上使用的精制 20%人血白蛋白制品，使用时用电解质溶液稀释成 4%～5%的白蛋白溶液。优点是过敏反应少，传播病毒性肝炎的概率低，但不含凝血因子、免疫球蛋白、补体成分；③血浆代用品，包括盐类、多糖类、蛋白质等物质的水溶液，一般要求有一定的胶体渗透压，可在短时间内保持血管内血容量，不致迅速排泄，但以溶质不会持久蓄积于体内为佳，同时要求无抗原性且不引起其他不良反应。临床上主要使用的有中分子右旋糖酐、低分子右旋糖酐、羟乙基淀粉(HES)，三者均为多糖，能快速有效地扩张和维持血容量。一般一次用量为 500 mL；④晶体液主要有生理盐水、葡萄糖生理盐水、林格液，用于补充血浆中各种电解质。晶体液中不含蛋白质，不能维持有效的胶体渗透压，在血管内保持时间较短。

(3)置换液的选择。置换液的选择要根据不同疾病、不同个体的特点而定。基本原则如下：缺什么，补什么；补足所需量；针对各种置换液的优缺点，互相弥补。对于乙型重型肝炎(肝衰竭)患者，最好给予新鲜血浆或新鲜冰冻血浆。这种置换液含有各种凝血因子、补体和免疫球蛋白。大量输入新鲜血浆或新鲜冰冻血浆，可引起枸橼酸中毒。为预防枸橼酸中毒，可在血浆置换后给予适量10%葡萄糖酸钙溶液。

(4)血浆置换量和频率。目前没有标准化的置换量，文献报道不一致。理想的置换量较难精确确定。置换量的多少直接影响疗效。清除量过多会浪费大量置换液，增加治疗费用；清除量过少，则疗效不显著。不同个体、不同病情的适宜血浆置换量有较大的差异。相关文献报道，一次血浆置换量为2～4 L，每周换2～3次，也有达10余次者。近年来国内外文献报道很不一致，有人认为置换量不需太大，次数也不必太多。血浆置换量的确定受以下几个方面的影响：①个体血浆量的差异：同样体积的血浆置换量不仅对不同体重的人，而且对不同程度贫血的人意义均不相同。因此，在考虑一次血浆置换量时，必须以体重计算出全身血容量，再根据血细胞比容计算出全身(血管内)血浆量。可用以下公式计算：全身血浆量＝体重(kg)×67.8(男)或62.3(女)×(100－血细胞比容)。②置换效率估计：血浆交换时，只有首次换出的血浆混有极少量置换液，以后置换出的血浆中含有越来越多的置换液，而固有的血浆越来越少。换言之，血浆交换的效率一次比一次低。如果一个患者的血浆量是2000 mL，每一次循环换出血浆200 mL，则第1次循环换出的血浆为所有血浆的10%，但至第10次循环换出的固有血浆不是100%，而是65.2%，到第15次循环是79%。可见在一次血浆交换治疗中，循环次数过多，效率越来越低，得益不成正比。③置换后血管内、外蛋白质分布：每次血浆交换后，未置换的蛋白质浓度重新升高，通过两个途径，即从血管外返回血管内再分布，再合成。血浆交换后血管内和血管外之间的蛋白质浓度达到平衡需1～2天。血管内蛋白质浓度再升高还取决于血管内、外蛋白质占全身蛋白质总量的比例。因此需要置换的蛋白质的分布情况会影响血浆置换的疗效。

置换频率要根据基础疾病和临床反应来决定。如肝衰竭患者一次置换3～5 L，连日进行直至意识好转；慢性重型肝炎患者可每2～3天治疗一次；急性中毒患者的置换频率应以毒物完全清除到体外为准，在达到安全浓度以下之前，连日进行较为理想；家族性高胆固醇血症患者每次2～3 L，间隔2～3周或更长时间。血浆置换的临床效果也是决定治疗次数的一个依据。血浆中与发病机制直接有关的成分如能准确测定，就能根据其减少的程度来确定以后的治疗方案。但发病因素不明确或因素复杂时，不能准确测定。在这种情况下，只能以临床改善的情况决定治疗是否继续。

5)临床应用

血浆置换在日本主要用于治疗暴发性肝炎和手术后FHF患者。血浆置换的疗效各家报道不一致，有学者总结了血浆置换治疗的117例FHF患者，其苏醒率为36%，生存率为24%。有报道称，Okayama大学医学部第一内科1987—1993年采用血浆置换治疗急性肝衰竭和亚急性肝衰竭患者22例，存活5例。有报道称用醋酸纤维素分离器，对10例FHF患者(1例Ⅲ期昏迷，9例Ⅳ期昏迷)和10例慢性肝功能不全急性发作的昏迷患者(1例Ⅱ期昏迷，6例Ⅲ期昏迷，3例Ⅳ期昏迷)进行血浆分离、血浆置换治疗，使患者的血液以60～100 mL/min流速进入血浆分离器，弃去滤出的血浆，然后把补充的新鲜血浆或新鲜冰冻血浆同患者的血细胞输回体内，每次血浆置换量为4.8 L。10例FHF患者经此治疗后5例痊愈出院，10例慢性肝功能不全急性发作的昏迷患者意识全部恢复。有学者用离心式血浆分离器，对6例肝性脑病患者进行血浆分离、血浆置换治疗，清醒率为60%，有2例痊愈。上述文献普遍认为血浆置换对肝衰竭患者具有改善肝功能、凝血功能障碍，降低游离脂肪酸、血氨水平，调整支链氨基酸和芳香族氨基酸比例的作用。与此同时，加强肝衰竭患者的对症治疗和护肝措施，可使肝细胞在新的条件下再生，从而有利于维持肝脏功能，提高肝衰竭患者的生存率。但由于这些研究在病例选择、治疗方式

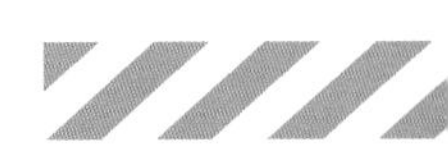

及治疗时间等方面未统一标准,也无严格的随机对照,故不能据此对血浆置换疗法做出确切评价。Kondrup 等从理论推算得知,FHF 患者的毒性物质弥散在包括血浆的大量细胞外液(相当于体重的 20%)中,如果每次置换相当于细胞外液总量的血浆,连续治疗 3 天,可使毒性物质水平降为治疗前的 18%。实际应用该法治疗 11 例Ⅲ/Ⅳ期肝性脑病的 FHF 患者,6 例对乙酰氨基酚中毒者有 5 例存活,2 例非甲型非乙型肝炎、1 例乙型肝炎、1 例氟烷中毒及 1 例戒酒硫中毒患者死亡。所有死亡患者治疗期间血压保持稳定,其中 4 例意识改善,2 例曾完全苏醒。以上结果表明,大量血浆置换至少对对乙酰氨基酚中毒者的疗效优于常规血浆置换治疗。所有报道均显示其生化指标明显改善,血中毒性物质浓度显著降低,而凝血因子、白蛋白等生物活性物质浓度明显升高。但对生化指标的意义评价却不一致,Kondrup 等发现存活者治疗前血清总胆红素水平为(152±50)μmol/L,而死亡者为(490±95)μmol/L,两者存在显著差异;大量血浆置换后血清总胆红素水平下降为治疗前的 50%～60%,与理论推算相近,故血清总胆红素水平可作为血浆置换解毒功能的指标;半乳糖清除能力反映残存肝的再生能力,血浆置换前后该指标并无显著差异,表明治疗后内环境改善,而肝再生能力并未立即增强,但存活者治疗前该指标显著高于非存活者,提示可将其作为选择病例的指标。Agish 等的研究发现血清总胆红素、转氨酶及血氨水平等指标在存活者与死亡者之间并无显著差异,而凝血因子水平既是预后的指标也是停止治疗的指征,如果经过最初几次治疗后凝血因子恢复正常,则患者预后较好;反之,则预后不佳,应改用其他疗法。

2. 血液透析

血液透析(hemodialysis,HD)应用于临床已有近 50 年的历史,目前仍是血液净化疗法中使用最多、最广泛的一种方法,近年来已扩大应用于治疗肝衰竭患者尤其是肝肾综合征患者,并取得了明显的疗效。

1)原理

血液透析的原理是根据 Gibbs-Donnan 膜平衡原理,半透膜两侧溶液的溶质和水(溶剂)按浓度梯度和渗透梯度做跨膜移动,从而达到动态平衡。将患者血液和透析液同时引入透析器内,分别流经透析膜两侧时,两侧可通过透析膜的溶质和水做跨膜移动,进行物质交换。血液中积累的尿素、肌酐、胍类、中分子物质、酸根和过多的电解质等代谢产物从透析液中排出。而透析液中的碳酸氢根、醋酸盐、葡萄糖、电解质等机体所需物质被补充到血液中,从而达到清除体内多余的代谢产物,以及纠正水、电解质紊乱和酸碱失衡的目的。

在透析过程中,溶质和水的转运主要是通过弥散和超滤两种机制完成的。

(1)弥散:透析过程中溶质转运的基础是弥散。弥散是溶质由高浓度溶液向低浓度溶液被动转运的过程。溶质运动的能源来自其本身的分子运动。溶液 A(A 液)中的溶质分子向四周运动,不时与透析膜碰撞。若溶质分子恰好碰到足够大的膜孔,该分子通过半透膜进入溶液 B(B 液)。同样,B 液中的小分子溶质反方向通过半透膜进入 A 液。

(2)超滤:液体在一定压力梯度作用下,通过半透膜的转运称为超滤。临床血液透析中,超滤是指水分由血液向透析液转运的过程。单位时间内从血液中超滤的液体的量称为超滤率,简称 QF,单位是 mL/h。超滤是血液透析的重要作用之一,可以有效地清除透析间歇期体内潴留的液体,维持患者的标准体重,达到理想的透析效果。

超滤的主要动力是透析膜两侧液体压力差,即水压超滤(hydraulic ultrafiltration)。透析器内血液间隙与透析液间隙的液体平均压力之差称为跨膜压(transmembrane pressure,TMP)。

2)临床应用

血液透析能够清除大量的氨,因此有明显高氨血症的患者,如侧支循环显著的肝硬化患者摄入高蛋白饮食或者由食管和胃底静脉曲张破裂出血等诱发肝性脑病的患者,在血液透析后神志状态有时获得改善,但在暴发性肝炎进入肝性脑病期的患者,血液透析并无明显效果。血液透析是通过半透膜把血液与透析液隔开,中、小分子物质借助浓度梯度在半透膜两侧弥散,从而达到清除血液中毒性物质的目的。决定膜性能的重要因素是膜孔的孔径,标准透析膜只能清除相对分子质量在 300 以下的物质。故某些引起肝性脑病的毒性物质,经一般透析膜不能透析到体外,可采用聚丙烯腈(polyacrylonitrile,PAN)膜来进行血液透析。这种膜能透析相对分子质量在 15000 以内的物质,包括氨、游离脂肪酸,且对芳香族氨基酸的清除能力优于活性炭血液灌流,已试用于治疗肝性脑病。采用 PAN 膜血液透析治疗暴发性肝衰竭并Ⅳ期肝性脑病患者,首先由 Opolon(1957 年)报道,他应用 PAN 膜透析器治疗 24 例暴发性肝衰竭并Ⅳ期肝性脑病患者,多数患者神志改善,13 例完全清醒,但生存率只有 22%,其结果说明其和一般综合治疗的效果比较,可使患者神志状态明显改善,但对提高生存率未见确切效果。

1978 年,Nusinovici 用 PAN 膜血液透析治疗了 37 例暴发性肝衰竭患者(Ⅳ期肝性脑病 35 例,Ⅲ期肝性脑病 2 例),连续进行脑电图监测,55 次中有 29 次明显改善,神志恢复 16 例(43.2%),存活 8 例(21.6%),神志一度恢复,但最后死亡的 8 例中 3 例与并发症有关,5 例与肝细胞不能再生有关。Denisi 报道了用 PAN 膜血液透析治疗 41 例暴发性肝衰竭患者,神志完全恢复 17 例,部分恢复 7 例。PAN 膜血液透析对血浆和脑氨基酸水平影响的研究中,Opolon 发现缺血性肝性脑病患者大脑内酪氨酸水平增高,下丘脑、脑桥中羟苯乙醇胺增多,大脑皮质、中脑、下丘脑、脑桥及纹状体中去甲肾上腺素及多巴胺减少,5-羟色胺增加,使用 PAN 膜血液透析后,这些指标恢复正常,血浆和脑脊液中支链氨基酸与芳香族氨基酸的比例异常得到纠正。

关于 PAN 膜治疗肝衰竭效果的评价,目前认为它能明显地提高Ⅳ期肝性脑病患者的神志恢复率,但对长期生存率影响不大。动物实验发现,PAN 膜血液透析后血清假性神经递质的水平显著低于铜氨膜血液透析后,氨相对分子质量较小,两种透析后无差异。该实验表明,PAN 膜清除中、大分子的假性神经递质效果优于低通透性的铜氨膜。脑水肿时需反复使用甘露醇,若患者处于少尿期,用 PAN 膜血液透析效果更好。PAN 膜血液透析治疗肝衰竭较活性炭血液灌流有其独特的优势,如 PAN 膜的血液相容性好,不引起血小板和白细胞凝聚的破坏,无严重的低血压反应,患者的耐受性较好。此外,血液透析还能纠正肝衰竭中常见的水、电解质紊乱和酸碱失衡,在治疗并发肾衰竭时更为合适,但单纯透析因为弥散机制,即使用高通透性的膜,溶质的传送也只能限制在相对分子质量在 15000 以下的溶质,且亲脂性或与蛋白质结合的物质不能透过,这使疗效受到影响。膜通透性不仅取决于膜孔的孔径,还与膜内所含液体的性质、膜本身的化学性质、膜对颗粒的吸附性以及所带电荷性质等因素有关。最近有研究者研制出亲脂性膜和脂溶性透析液,这种方法有助于亲脂性物质的清除,目前医院多应用醋酸纤维素膜透析器。

早年研究表明,肝肾综合征(hepatorenal syndrome,HRS)透析治疗效果不佳。但近来,Kaplan 等认为,既往文献多是针对慢性终末期肝病(chronic end-stage liver disease)患者,透析效果确实不佳;而急性肝肾综合征患者肾衰竭尚属可逆时,透析治疗可取得较满意的效果。随着原位肝移植技术的成熟和发展,一些等待肝移植的慢性终末期肝病患者也通过透析治疗改善肾功能,保证容量平衡,预防急性肺水肿等致命性并发症,且为输注碳酸氢钠、血液制品等提供了余地。

现已证实肝衰竭时存在氨基酸及糖代谢紊乱,会导致肝性脑病和低血糖的发生,Knell 等在透析液中加入与血浆等浓度的氨基酸、葡萄糖及电解质,以纠正肝衰竭患者的代谢失衡状态,采用该法治疗 9 例肝衰竭患者,其中 3 例存活。

由于肝衰竭患者体内积累的毒性代谢产物包括胆红素、氨等亲水性的物质和脂肪酸、硫醇、酚等亲脂性物质,传统的亲水性透析膜比较容易去除前一类物质,而对后一类物质的透析效果不佳。为此,Konstantin 等开发了一种亲脂性高流量聚砜膜透析器,将其与一种新型的亲水性液相膜透析器串联起来,构成一种透析型的人工肝装置,体外试验和动物体内实验均表明该装

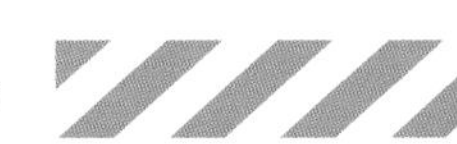

置能迅速除去亲脂性及亲水性的肝衰竭毒性产物。动物体内实验还显示了该装置的选择性透析功能,即不改变体内去甲肾上腺素、多巴胺、醛固酮及甲状腺素等激素的正常水平。

3. 血液滤过

血液滤过(hemofiltration,HF)是在超滤技术的基础上发展起来的。早在1907年,Bechhold就提出了模仿人体肾脏功能,利用滤过方法清除人体内过量的水分和溶质的设想。1947年,Malinow等首次运用人工肾进行超滤实验。1967年,Hendson等报道了应用多种渗透膜清除过多液体,并同时补充置换液的滤过技术,从而发展成为一种新的血液净化方法——血液滤过。1973年,血液滤过正式应用于临床,成为血液净化的一种重要手段。20世纪80年代以来,血液滤过已日趋普及。

1)原理

血液滤过是血液净化治疗的一种新技术,它模仿肾小球滤过功能的原理,以对流方式清除血液中的过量水分和有毒物质,与血液透析相比,后者是根据透析膜两侧的溶质浓度差与渗透压差所产生的弥散作用进行溶质交换的。实践证明,前者具有治疗期间心血管的状态稳定、滤过膜的生物相容性好、中分子物质的清除率高等诸多优点。血液滤过即血液通过一个高通透性膜制成的滤过器,并由负压泵造成一定的跨膜压,以对流的方式滤过血液中的水分和溶质,同时补充等量的与血液电解质浓度相同的替代液。血液滤过膜通常是用高分子聚合材料制成的非对称性膜,其非对称性膜的一面为100~300 μm厚的疏松结构,用以支持滤过膜承受高的跨膜压,另一面是厚度小于1 μm的选择层,此为真正的滤过膜,其孔径可根据需要确定,大小一致、分布均匀,故血液滤过时溶质的清除率与其相对分子质量大小无关,凡能通过滤过膜者,无论其大小均以同样速度被滤过。

血液滤过(简称血滤,HF)与血液透析(简称血透,HD)的主要区别如下:血滤通过对流作用清除溶质,而血透通过弥散作用清除溶质。血滤的清除率与超滤量和筛滤系数(sieve filtration coefficient)有关,而与相对分子质量大小无关,不同相对分子质量的物质的清除率基本相似。血透的清除率则与相对分子质量成反比,而与任何膜的筛滤系数无关。

血滤的主要优点是对中分子(相对分子质量为1000~5000)毒性物质的清除率较高。血滤清除中分子(相对分子质量为1000~5000)毒性物质的能力是血透的2倍,而对小分子物质(如K^+、BUN、Cr等)的清除率还不到血透的1/2。血透清除小分子物质较快,而清除中分子物质不如血滤有效。血透和血滤的清除率比较如表10-4所示。

表10-4　血透和血滤的清除率比较　　单位:mL/min

相对分子质量	50~500	501~1000	1001~5000
血透(血流量为200 mL/min)	170	100	30
血滤(5 h滤过4 L)	70	70	70

2)临床应用

血滤可采用孔径较大的膜,以液体静压力差作为跨膜压,使血液中的毒性物质经膜滤过而除去,它对中分子物质的清除更为有效。Opolon等在患者肝性脑病早期即开始进行血滤,直至清醒,结果10例有5例存活。血滤与血透相结合可取得更好效果。

与血透相比,血液透析滤过(HDF)对小分子物质的清除率虽低于血透,但对中分子溶质的清除率则明显高于血透。既往报道聚丙烯腈膜HDF疗法生存率为21.5%,另一报道为33.0%。Yoshiba等应用HDF治疗FHF 13例,其中11例存活(84.6%);治疗亚急性FHF 13例,存活7例(53.8%);治疗迟发性肝衰竭6例,3例存活(50.0%)。尽管各家报道HDF具有一定疗效,但由于没有严格大规模临床对照研究,尚难得出确切结论,目前HDF很少单独应用,多与其他类型人工肝组成联合装置。

CRRT 使用高通透性的透析器,能持续、缓慢地清除中分子物质,同时能改善患者的神志情况、降低颅内压。中分子毒性物质与肝性脑病的发生密切相关,Matsubara 等用 HPLC 方法研究发现,持续性静脉-静脉血液滤过(CVVH)每小时置换液量为 500~600 mL 时能清除中分子毒性物质,并使 16 例患者中的 8 例神志情况得到改善。

Davenport 等发现,由血泵驱动的血滤(machine-driven hemofiltration,MHF)治疗方式能增大置换液量(每 3~4 h 置换 17 L),暴发性肝衰竭(FHF)患者颅内压(ICP)明显升高,而 CAVH(无血泵)每小时置换液量为 1 L 时却无此现象,推测高效血滤对血渗透压的影响大,使 ICP 升高。随后该作者将肝性脑病Ⅳ期和肾衰竭的患者随机分为 MHF 和 CAVH 两组,结果发现 MHF 组 ICP 增高,CAVH 组 ICP 逐步下降,但 ICP 与渗透压并不完全一致,第一个小时两组的生化参数几乎无差异。进一步研究发现,MHF 治疗后平均动脉压显著下降,这使脑灌注压降低的可能性更大。

CRRT 能精确地控制容量、电解质和酸碱平衡,同时清除大量的细胞因子,有助于全身炎症反应综合征的治疗。Bellomo 等在肝移植术中行 CVVH,1 h 内安全输入 2.2 L 全血、2.0 L 血小板和 5 L 生理盐水。10 例患者在肝-肾联合移植术中行持续性静脉-静脉血液透析(CVVHD)治疗,圆满地实现了液体平衡(人均输入 3.6 L 含细胞成分的胶体和 7.0 L 血浆)。CVVH 和 CVVHD 还成功救治了 55 例 FHF 和原位肝移植术后的容量超负荷患者,这些患者多合并急性肾小管坏死(ATN)、肝肾综合征(HRS)和败血症或感染性休克。1 例 3 岁半男性患儿,在其移植肝切除、门体分流的手术中,CVVHD 保持了液体、代谢平衡和循环状态的稳定,该患儿 66 h 处于无肝状态,直至再次肝移植成功。

随着生物医学工程学的发展,具有高效、良好生物相容性的新型膜材料不断出现,采用三醋酸纤维素膜及聚甲基丙烯酸甲酯膜(polymethyl methacrylate,PMMA)制成的空心纤维膜血液透析滤过器,其效率为聚丙烯腈膜的 3 倍,将血浆置换与这类高效率膜 HDF 联合治疗 27 例 FHF 患者,25 例(92.6%)意识恢复,15 例(55.6%)存活,人均治疗时间为 19.3 天,未出现明显副作用。

4. 血液灌流和血浆灌流

过去的 20 年里,在血液净化疗法中,除了各种血液滤过技术的发展外,人们还尝试了应用各种吸附材料进行血液净化的方法,即血液灌流(hemoperfusion)技术。

血液灌流,就是使患者的动脉血液流经体外一内含特制活性炭或树脂颗粒的筒形灌流器,靠吸附作用清除血液中的毒性物质或药物,灌流后的血液再经导管从静脉返回体内。后来由于灌流材料对血液有形成分的破坏,进而发展为分离后的血浆再经过灌流器,称为血浆灌流(plasma perfusion)。

血浆灌流是将第一次滤过的血浆通过吸附装置,将病理性蛋白质吸附除去,经过吸附的血浆重新输回体内。该方法只清除致病因子,没有弃掉血浆,因而不需要补充置换液,且可针对疾病来选择相应吸附器,但相关吸附柱费用昂贵。目前已有几种吸附柱用于特异性吸附,其中胆红素吸附器可用来治疗重型肝炎、手术后高胆红素血症、原发性胆汁性肝硬化;无敷层活性炭吸附器治疗肝性脑病和药物中毒;活性炭灌流柱主要用于乙型重型肝炎(肝衰竭)合并肝性脑病患者。

早期 Yatzidis 就报道过应用未经膜包裹的活性炭直接进行体外血液灌流治疗急性药物中毒和尿毒症的方法。但这种方法可造成严重的血小板破坏及粉末栓塞,延缓了该方法的临床应用。1969 年,华裔科学家张明瑞教授提出用超薄半透膜白蛋白硝酸纤维素膜包裹活性炭,形成微囊炭系统,并于 1975 年将该系统应用于临床,治疗急性药物中毒及尿毒症,并取得了满意的结果。这种系统具有良好的生物相容性,其包膜对中、小分子物质的通透性比标准血液透析膜高出 400 倍,而大分子物质如蛋白质、血小板、白细胞等则不能透过。目前,血液灌流技术主要用于治疗某些急性药物或毒物中毒。另外,血液灌流还可与其他净化手段联合,用于治疗肝、肾

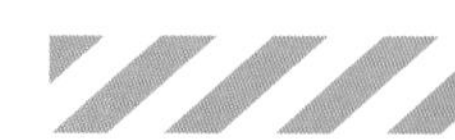

功能不全。

1)原理

血液灌流的确切含义是血液吸附,即溶解在血液中的物质被吸附到具有丰富比表面积的固形物质上,从而达到清除血液中毒性物质的目的。

(1)血液灌流吸附剂的一般特征及必备条件。

吸附是溶质在液体与固体或气体与固体两相的交界面上集中浓缩的现象。吸附过程发生在固体表面。血液灌流吸附剂是一些多孔性固体物质,其表面布满许多吸附位点。吸附剂的比表面积越大,吸附位点越多,吸附能力就越强。目前所使用的血液灌流吸附剂都具有很大的比表面积,巨大的比表面积提供了大量的吸附位点。一般血液灌流吸附剂必须具备的条件如下:①应具有较快的吸附速度和较高的吸附容量;②对人体无毒,无过敏反应,不破坏血液正常成分和电解质平衡;③有良好的机械性能,无颗粒脱落,表面构成稳定;④与血液的生物相容性好。

(2)血液灌流吸附剂的种类。

①活性炭。活性炭是一种多孔性、大比表面积、颗粒型无机吸附剂。由柚棕炭、石油炭、椰壳炭等在有控制的氧化条件下,高温活化制成,比表面积在 1000 m^2/g 以上,孔径分布宽,孔隙率高,属广谱型吸附剂。早期使用未经膜包裹的活性炭副作用很大;多种血液生物相容性良好的半透膜用于活性炭的微囊化,可提高活性炭的含量,减少副作用。但活性炭仍有可能引起肺梗死,激活血小板和白细胞,造成严重的出血倾向。Williams 等发现静脉输注 PGI2 能够减少副作用发生。精制天然活性炭不能去除血氨,但可吸附相对分子质量为 500～5000 的中分子物质及与蛋白质结合的大分子物质,包括芳香族氨基酸、硫醇、中短链脂肪酸、酚类等与肝性脑病有关的物质。近年来,为改善活性炭的血液相容性及机械性能,人们相继研制出了活性炭微胶囊、活性炭纤维、活性炭膜等多种医用活性炭吸附材料,其中活性炭微胶囊已广泛用于血液灌流,用于治疗急性药物中毒、肝性脑病及肾衰竭等疾病。

②合成树脂。合成树脂是另一类使用较广泛的医用吸附剂,是网状结构的高分子聚合物,包括中性交换树脂、阴离子交换树脂、阳离子交换树脂。树脂可根据需要进行人工合成,使其具备特定的吸附性能。树脂吸附容量较大,机械性能强,对脂溶性物质及与蛋白质紧密结合的物质有很强的吸附效果,能够清除一般活性炭难以吸附的血氨。阳离子交换树脂对氨的清除效果好,阴离子交换树脂能有效吸附胆红素及有机阴离子,中性树脂对胆红素、胆汁酸、游离脂肪酸及酰胺等起吸附作用。树脂的主要缺点是血液生物相容性差,有的树脂灌流 1 h 即可引起严重血小板及白细胞减少。减少树脂副作用的方法如下:开发血液相容性良好的树脂材料;树脂颗粒外加半透性包膜;将树脂加入透析液中进行生物学透析治疗(biologic dialysis treatment, biologic DT)。

(3)血液灌流吸附剂的吸附机理。

活性炭的吸附力主要是物理性的,其中包括分子和(或)原子之间的偶极-偶极相互作用力、偶极极化力和其他物理引力,这些引力使得相邻的分子和原子相互吸引,一般无化学反应的参与。

采用树脂作吸附剂时,其吸附性能和吸附谱因树脂的化学结构而异。阳离子或阴离子交换树脂分别对带有正、负电荷的分子具有相应的亲和力,其性质属于化学吸附。但是中性树脂的结构中无离子基团,其吸附过程主要为物理吸附及疏水基团的相互作用,而不是离子交换反应。以当前国际上研究和应用得较多的 Amberlite 系列树脂而言,其骨架为苯乙烯和二乙烯苯的聚合物,其芳香环和乙烯基对各种分子的亲脂、疏水基团表现出很高的亲和力。

如果药物或毒性物质分子的极性较小而且带有芳香环、烷烃链或其他亲脂、疏水基团,那么它们就易被树脂和活性炭吸附,因而血液灌流的清除率也相应较高,对这类药物或毒性物质的抢救也较易成功。反之,带有较多亲水基团和较强极性的物质,如电解质、尿素、葡萄糖等,与树脂、活性炭表面的亲和力很低,在血液灌流中的清除率也极低。

2)临床应用

自从 Chang 于 1973 年首次应用活性炭灌流治疗临床 FHF 之后,10 多年来已有多组小型非对照研究报道:1973 年,Chang 首次报道了用活性炭血液灌流治疗肝性脑病患者,给予 300 g 微胶囊灌流 1 h 后患者即能正确回答医务人员提出的问题;Gimson 和 Williams 治疗 76 例,其中 29 例存活(38%),Ⅳ期肝性脑病患者生存率仅为 20%。为了明确早期活性炭灌流对 FHF 的疗效,1988 年英国皇家学院的 O'Grady 等报道了 137 例肝性脑病患者的临床对照研究:75 例Ⅲ期肝性脑病患者随机分为每天血液灌流 5 h 和 10 h 两组,62 例Ⅳ期肝性脑病患者随机分为非血液灌流和每天血液灌流 10 h 两组,Ⅲ期肝性脑病每天灌流 5 h 组的总生存率为51.5%,10 h 组为 50.0%;Ⅳ期肝性脑病非血液灌流组生存率为 39.3%,血液灌流 10 h 组为 34.5%。按病因分组后,对乙酰氨基酚中毒、甲型肝炎、乙型肝炎、非甲非乙型肝炎和其他药物中毒患者的生存率分别为 52.9%、66.7%、38.9%、20.0%及 12.5%;灌流的主要并发症为脑水肿和急性肾衰竭。故单用血液灌流对 FHF 预后的影响尚不能确定,目前血液灌流一般与血液透析、血浆置换等串联使用。

临床上主要将血液灌流用于清除体内药物或毒性物质及肝性脑病的治疗。血液透析适用于水溶性高、相对分子质量小的物质的清除,而血液灌流则适用于清除大、中分子物质及亲脂性高、易与蛋白质结合的药物或毒性物质。就各种催眠、镇静药等神经系统抑制药物中毒而言,血液透析的疗效远不如血液灌流。在某些特殊情况下,如某些中毒导致急性肾衰竭或急、慢性肾衰竭合并药物中毒,可将灌流器与透析器串联使用,可兼顾肾衰竭和药物、毒性物质中毒。对于急性肝衰竭的症状控制,血液灌流有一定的效果和理论支持,为提高患者生存率,人们正在深入研究生物材料的组合装置。

血液灌流的缺点:血液灌流时不仅毒性物质可被吸附,对机体有用的物质和药物也可被吸附;只能替代肝脏的解毒功能,不能补充机体所需的生物活性物质;副作用较大,尤其对血小板的吸附可能导致危险的血小板减少症。

四、人工肝治疗乙型重型肝炎(肝衰竭)的并发症及其防治

现今在临床应用广泛的非生物型人工肝,在乙型重型肝炎(肝衰竭)患者中的疗效确切,但它是一种创伤性的治疗手段,治疗的乙型重型肝炎(肝衰竭)患者有凝血功能紊乱、抵抗力低的特点,非生物型人工肝的治疗是一种体外循环,有些治疗方法需接触血液制品,治疗过程中体外循环量巨大。上述特点决定了人工肝在治疗乙型重型肝炎(肝衰竭)过程中会引起相关并发症。经过长期的临床实践,笔者就人工肝治疗过程中遇到的并发症做一完整的归纳,并总结出一套相应的防治方法。

生物型人工肝和混合型人工肝存在细胞等生物成分,因此除了非生物型人工肝治疗中存在的不同类型的并发症之外还存在异种蛋白反应、异种病原体感染、致癌等风险。由于它们处于临床前研究和临床试验过程中,尚未成熟和定型,此处暂不论述。

(一)过敏反应

人工肝治疗过程中需要接触大量的药物和血液制品,容易引起过敏反应。其中最容易引起过敏反应的是新鲜冰冻血浆、血浆代用品(如白蛋白)、鱼精蛋白等,其主要临床表现如下。

1. 皮肤反应

应用明胶类血浆代用品后,患者最常见的表现是荨麻疹。静脉滴注血浆代用品后,有近 30%的患者可出现荨麻疹。输注 HES,有些患者可出现静脉刺激症状。此外,过敏反应发生时,多数患者出现程度不一的水肿,以眼睑处最明显。

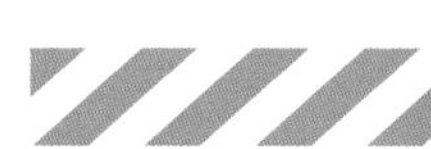

2. 心血管系统症状

有学者报道,使用血浆代用品后患者心搏骤停。反应较轻的患者仅出现低血压及心动过速,由组胺释放、毛细血管扩张、血浆外渗及血容量不足所致,反应严重的出现休克、心搏骤停。

3. 呼吸系统症状

支气管痉挛可单独发生或伴其他症状。若伴有低血压,可致脑缺氧引起死亡,呼吸困难、发绀较常见,严重的可出现呼吸骤停。

4. 胃肠道症状

主要表现为恶心、呕吐、腹痛等胃肠道紊乱症状,也是组胺释放所致。

对于Ⅰ～Ⅱ级反应(如皮肤反应和轻度发热、非致命性心肺功能障碍、胃肠紊乱症状等),首先应立即停止血浆、血浆代用品或药物的输入,面罩吸氧,给予苯海拉明 0.5～1.0 mg/kg,若有恶心、呕吐等症状,可给予异丙嗪。根据临床表现,若有大片荨麻疹和水肿出现,应快速补充液体,防止和治疗低血压,也可以使用糖皮质激素。

出现严重低血压、休克、支气管痉挛、会厌水肿等症状的患者,应迅速开放静脉通路输注大量液体,恢复血容量,纠正动脉缺氧。若有呼吸道阻塞,应立即静脉注射肾上腺素 5 μg/kg,不太严重者亦可皮下注射等剂量肾上腺素。对于较顽固的支气管痉挛,应给予氨茶碱。有会厌水肿者应做气管切开以防窒息。严重低血压时,可给予多巴胺、肾上腺素或去甲肾上腺素。其他一些对治疗过敏反应有效的药物包括可的松、异丙肾上腺素、阿托品等。心搏骤停和(或)呼吸骤停的患者,必须立刻进行心肺脑复苏术。

此外,组胺是过敏反应释放的主要介质,因此,为了减少和减轻反应,可预防性使用 H_1、H_2 受体拮抗剂。输注右旋糖酐和血浆代用品时速度不宜过快,因为快速输注会导致血中组胺水平升高,而 HES 无此现象。另外,国外报道预先注射半抗原抑制剂可以预防右旋糖酐过敏反应的发生。半抗原是一种能与抗体特异性结合但不产生相应生物学效应的物质,单价的半抗原通过与抗体结合竞争性抑制大的抗原-抗体复合物的形成。目前常用的抑制剂右旋糖酐尽管不能完全阻止反应的发生,但它能有效起到预防作用。

(二)出血

肝是维持机体良好凝血功能的重要器官,多种凝血因子在肝内合成。乙型重型肝炎(肝衰竭)患者的凝血功能紊乱,再给予药物抗凝,部分患者可出现出血等并发症。

1. 出血的临床类型

(1)插管处出血:临床表现为插管处渗血、皮下出血或血肿,严重者可危及生命。原因有插管时误伤动脉或损伤了深静脉,留置导管破裂或开关失灵,留置导管与皮肤结合部松动、脱落等。一旦发现出血应及时加压包扎,必要时使用止血药物。这类患者由于凝血功能极差,一旦误伤血管,不易止血,必要时终止治疗或请血管外科医师进行手术处理。

(2)消化道出血:临床表现为呕血、便血,严重者可很快出现烦躁、疲乏、恶心、口渴、皮肤苍白和湿冷、脉搏细速、血压下降、发绀、少尿等症状。这类患者行急诊胃镜检查可见胃黏膜弥漫性出血。这可能是由治疗过程中肝素、糖皮质激素的应用,以及体外循环所致的应激造成的。出血倾向明显或大便潜血阳性患者术中应尽量少用或不用肝素,也可采用体外肝素化。一旦发生消化道大出血,应正确估计出血量,及时予以扩容、使用制酸剂、止血等治疗。

(3)皮肤黏膜出血:主要表现为鼻衄、皮肤大量瘀斑及瘀点。应严密观察生命体征变化,必要时终止治疗。

(4)颅内出血:这是最严重的出血性并发症,往往出血量很大,患者很快出现脑疝而死亡。需请脑外科医师进行紧急处理。

(三)凝血异常

接受人工肝治疗的患者若抗凝剂用量不足,则易出现凝血,表现为灌流器凝血。另外,人工肝治疗需多次进行,患者多有静脉留置管,抗凝剂用量不足会改变置管处的血流,容易造成留置管凝血和局部血栓形成。

1. 灌流器凝血

临床表现为跨膜压(TMP)急剧上升,随之动脉压也逐步升高,导致临床上TMP过高,对血细胞造成机械性破坏,以至于人工肝治疗后血细胞明显减少,尤其以血小板为甚,或由于TMP超过警戒值而无法继续进行人工肝治疗。应采取等渗盐水冲洗,加大肝素用量或更换灌流器等。

2. 留置管凝血

肝素浓度不够或用量不足可导致留置管凝血。临床上表现为在进行人工肝治疗时血流不畅。所以在留置管封管时,肝素量要适当加大,应根据留置管的长度给足剂量。

3. 深静脉血栓形成

应用人工肝的患者需每天测量腿围。患者出现腿围增粗、下肢肿胀疼痛时,应及时行下肢深静脉B超检查,确定有无血栓形成。若有血栓形成,应立即拔除留置管,抬高患肢,并请血管外科医师会诊。

(四)溶血

人工肝治疗过程中发生急性溶血是少见而严重的并发症,严重时可致命。常见的病因及机制如下:①异型输血时因抗原或抗体不合,可发生严重溶血而危及生命;②血泵或管道内表面对红细胞的机械性损伤,在少数情况下血泵或管道内表面粗糙,对红细胞机械性损伤加重,可引起溶血;③透析中发生急性溶血的原因绝大多数与透析液组分有关。

由于造成溶血的原因不同及诱发程度的差异,溶血可在透析的不同时期发生,临床表现差异极大。发生急性溶血时,患者感觉在接受回血的静脉处疼痛、胸闷、气急、烦躁、心悸及心绞痛;有些患者有严重腰痛、腹部痉挛,可能与缺血有关。严重者有发冷、寒战、血压下降、心律失常、血红蛋白尿甚至昏迷。

发现溶血后应立即停止血泵,夹住血路导管。因已发生溶血的血液含钾量极高,故血路中的血液不能回输。有贫血者应立即补充新鲜血液并给予纯氧吸入。有高钾血症者给予相应处理,在纠正溶血原因后可再开始透析,对处理高钾血症很有帮助。

(五)低血压

人工肝治疗建立了体外循环,同时接触了血液制品,容易引起低血压。主要原因如下:①体外循环的建立导致有效血容量减少。②血管反应性差。乙型重型肝炎(肝衰竭)患者往往合并肝源性糖尿病和自主神经疾病,由于压力感受器功能障碍,在有效血容量减少时,不能有效地降低静脉容量而起到自身输血作用,机体的代偿机能受到限制,这类患者也容易发生低血压。③乙型重型肝炎(肝衰竭)患者出现胸、腹水,水分进入第三间隙,同时由于食欲极差,进食、进水少,也可合并贫血,本身就存在有效血容量不足,在血液透析和血浆置换过程中损失血浆时,体内血流动力学进一步改变,机体无法代偿而发生症状性低血压。④乙型重型肝炎(肝衰竭)患者经人工肝治疗后体内中、小分子物质部分被清除,血浆渗透压下降,并与血管外液形成了一个渗透压梯度,阻止了水分由血管外向血管内移动,同时水分由细胞外进入细胞内,进一步引起有效血容量减少,导致症状性低血压。

针对低血压,应进行如下预防及处理:①低蛋白血症患者在人工肝治疗术前或术中输血浆、白蛋白或其他胶体溶液,维持患者血浆渗透压;②严重贫血患者在人工肝治疗前要预输血液;③药物或血浆过敏者预先给予抗过敏治疗;④纠正水、电解质紊乱及酸碱失衡;⑤治疗心律失常;⑥接受人工肝治疗的患者术中需密切观察血压、心率变化;⑦一旦发现血压较低或临床症状明显(如面色苍白、出汗等),如非心源性原因所致则立刻输入生理盐水以补充血容量,但补液量

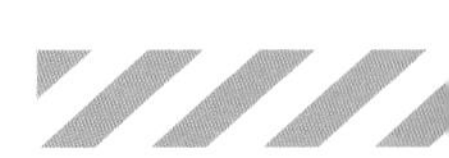

不宜过多,应酌情控制,经补液治疗后血压仍不上升者,应立刻使用升压药物。如有心律失常则按心律失常处理。

(六)空气栓塞

由于目前使用的仪器有完善的气泡报警设备,治疗中发生空气进入人体的概率不大。但一次性大量空气进入血液就会引起患者突然死亡。空气栓塞是人工肝治疗的致命并发症之一,若不及时进行处理,常会导致患者死亡。

在人工肝治疗过程中一旦发现空气进入人体,应立即阻断静脉回路。患者取左侧卧位及头低足高位,使空气聚集于右心房。症状严重者可肩着地,髋、腿放在床上,并进行心房抽气。心搏骤停者除进行心肺复苏术外,尽可能同时设法抽出右心房和右心室内空气,以免加重动脉栓塞。有些著作中强调必须在抽除心室内空气后方能进行心肺复苏术,其实这必然会延误抢救时间,导致患者死亡。发绀患者需用面罩给予纯氧吸入,昏迷患者或有呼吸障碍者可行气管切开。有脑性抽搐时给予静脉注射地西泮 10～20 mg。有脑水肿或昏迷者可给予地塞米松及脱水剂治疗,用肝素及低分子右旋糖酐增加微循环。有条件的单位可对重症空气栓塞患者进行高压氧舱治疗。在高压氧环境下,不但可供给纯氧,而且血液内气体因压力增加而溶解度增加,有利于空气栓塞消失。

(七)继发感染

感染是人工肝治疗的常见并发症之一,尽管近年来人工肝技术得到了发展和提高,但仍有一定比例的采用人工肝治疗的患者发生继发感染。肝衰竭患者对感染的抵抗力低下,加上医院内感染常常由耐药菌引起,因此,一旦发生感染,后果严重,往往是致死的并发症之一。

1. 与人工肝治疗管路有关的感染

放置临时性插管(常选择锁骨下或颈内静脉、股静脉插管)的患者出现发热,若找不到明显的感染灶,应进行血培养并及时将留置管拔掉,剪下导管头部送培养。若不及时拔除感染的留置管,有可能导致严重的细菌感染并发症(如败血症等)。在获得血培养结果报告前可用复合青霉素、头孢菌素、氨基糖苷类、氟喹诺酮类、万古霉素等抗生素治疗。但抗生素的选择不是绝对的,要根据患者所在地区常见菌种的药物敏感性而定。患者如发生葡萄球菌性心内膜炎,不仅要拔除留置管,而且应该选用敏感抗生素治疗至少 4 周。

对于血管回路感染的预防,需做好以下几点:①导管连接动静脉血流时要注意无菌操作,避免污染。方法是将接头浸入吡咯烷酮碘消毒液 2～3 min,取出,晾干后连接。②穿刺部位涂上吡咯烷酮碘消毒液,每日消毒和更换敷料至少一次。③提高注入导管的肝素浓度,以减少注入肝素的次数,最好每次人工肝治疗结束时注入一次,保持到下次治疗。可用 5000 U 肝素加上与导管容量相同的盐水注入导管。④导管外口连接乳胶帽(肝素帽),不必打开导管接头,只从外边消毒乳胶帽,通过乳胶帽注入肝素和药物。⑤封闭留置管时加入少量抗生素,可用庆大霉素 20000 U。

2. 人工肝治疗患者的血源性感染

人工肝治疗包括血液透析、血液滤过、血液/血浆灌流、血浆置换及生物型人工肝等,尤其是血浆置换,需要大量的异体血浆,易发生血源性感染。由于我国对 HBV 检测的重视和检测技术的成熟,加上绝大多数进行人工肝治疗的患者为 HBV 感染者,所以血源性感染的危险更侧重于 HCV 感染和 HIV 感染。应对血源性感染的主要措施在于预防。

(八)失衡综合征

失衡综合征是指在透析过程中或透析结束后不久出现的以神经、精神系统症状为主的症候群,常持续数小时至 24 h,之后逐渐消失。轻度失衡时患者仅有头痛、焦虑不安或恶心、呕吐,严重失衡时可有意识障碍、癫痫样发作、昏迷甚至死亡。失衡综合征发生率一般为 3.4%～20%。

此类并发症多见于肾衰竭患者,但在肝衰竭患者中有一部分可并发急性肾衰竭,这类患者在进行透析治疗时可出现失衡综合征。

对轻度失衡者无须终止透析,适当对症处理及改进透析方式可使症状缓解。有明显失衡症状时应停止透析和及时抢救。治疗措施如下:①静脉注射50%高渗葡萄糖注射液40~60 mL或3%氯化钠注射液40 mL;②症状明显者给予20%甘露醇注射液250 mL脱水,并给予其他减轻脑水肿的措施;③发作抽搐时静脉注射地西泮10~20 mg,其止痉效果可维持30~60 min,对呼吸的抑制作用及毒性较短效巴比妥弱;④血压过高或有心律失常者应给予降血压及纠正心律失常治疗。

失衡综合征是可以有效预防的。由于其发生主要与尿素等物质移除过多、过快,而造成血液与脑组织间浓度梯度差过大有关。具体预防方法如下:①首次血液透析时避免使用大面积、高效透析器,透析时间不宜长于3 h,血流量应小于200 mL/min,脱水量不宜过多;②诱导透析宜循序渐进,每次透析使尿素氮下降不超过30%或血浆毫渗量浓度的降低不超过25 mOsm/(kg·H_2O);③透析液钠浓度不宜过低,对首次血液透析或易发生失衡者应注意控制透析间期的体重增长,以免透析时脱水过多、过快,控制高血压,调整透析频率,使每次能得到充分透析,对常规透析易发生失衡者可改为血液滤过;④给首次透析患者或易发生失衡者服用苯妥英钠有一定的预防效果。

(九)其他

乙型重型肝炎(肝衰竭)患者在接受人工肝治疗的过程中还有可能出现高血糖反应,主要是由治疗过程中糖皮质激素的应用和滤过液中糖含量控制不佳所致,一般是一过性的。另外,低蛋白血症、高钠血症等可能由滤器或置换的血浆造成,处理的办法是配合血液滤过并选用截留相对分子质量适中物质的血浆分离器。

五、人工肝治疗乙肝重型肝炎(肝衰竭)的重要进展

1. NBAL系统

NBAL系统主要基于吸附和过滤原理,旨在通过使用不同孔径的膜和吸附柱去除循环中的毒素,并进行血浆等物质的补充和交换。

分子吸收剂再循环系统(molecular absorbent recirculating system,MARS)主要在欧美国家应用,血液泵出体外后首先通过一个白蛋白包被的高通量滤过器,血液中的有害代谢产物被转移到透析液中,随后该透析液流经含活性炭或者离子交换树脂的吸附柱,有害代谢产物被清除后,再回流至过滤器中与血液进行物质交换。该方法可去除大部分与白蛋白结合的水溶性毒素,而相对分子质量大于50000的物质,如与白蛋白结合的必需激素和生长因子,则不会被消除。2013年欧洲的有关MARS应用于ACLF的大型研究显示,MARS治疗组的肝性脑病等临床症状有所改善,但28天生存率未见影响。

普罗米修斯(Prometheus)系统于1999年首次推出,在该回路中,患者血浆首先通过一个白蛋白渗透过滤器分离器,白蛋白和其他血浆蛋白穿过膜,并通过两个串联柱:一个是阴离子交换柱,另一个是中性树脂吸附器,清洁后的白蛋白/血浆返回标准血池回路,然后在那里进行常规高通量血液透析。多项临床研究表明,普罗米修斯系统可降低ACLF患者血清胆红素、胆汁酸、氨、尿素、肌酐等临床指标水平,却不能改善全身血流动力学或者神经系统状态,对生存率的改善也不明显。在ALF患者中,更是缺乏相关随机对照研究。因而常规应用于肝衰竭患者的证据薄弱,有待进一步研究。

浙江大学附属第一医院李兰娟院士团队经过30余年的研究和实践,形成了一套根据不同病情进行不同组合,能暂时替代肝脏主要功能、改善肝衰竭并发症,以及明显提高患者生存率的新型人工肝系统,称为李氏人工肝系统(Li's artificial liver system,Li-ALS)。为评价血浆置换

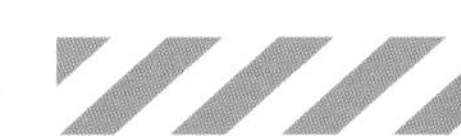

(plasma exchange,PE)、血液滤过(hemofiltration,HF)、血液灌流(hemoperfusion,HP)等手段的治疗效果,李院士团队在400例重型肝炎患者中进行了研究,结果显示,人工肝支持系统(ALSS)治疗组的治愈率高于对照组,而且在疾病早期或中期接受ALSS治疗的患者的生存率比疾病末期的患者高。而在随后的发展过程中,一些人工肝治疗方法因疗效、可操作性、成本等原因得到了不断的实践和完善,成为主流治疗方式之一。

Li-ALS应用和发展了PE/选择性血浆置换(fractional plasma exchange,FPE)、血浆(血液)灌流(plasma- or hemo-perfusion,PP/HP)/特异性胆红素吸附、HF、血液透析(hemodialysis,HD)等经典方法,并在此基础上进一步完善,做到临床方案系统化、技术操作标准化、治疗模块集成化。目前新型的Li-ALS将血浆置换、血液滤过、血浆灌流等多种净化手段模块集成化,成功研制了双腔循环池,有机偶联血浆分离、选择性血浆置换、吸附以及滤过这四个功能单元,提高了循环效能。在具体治疗过程中,根据患者病情需要,设置不同参数,先进行血浆置换,接着进行血浆吸附、血浆滤过,从而有效拓宽了毒素的清除范围,也减少了总体血浆的使用量,实现了各治疗手段之间的优势互补,此外,其独特的设备及管路设计为上述功能的实现提供了充分的技术保障,相信在未来具有广阔的应用前景。

2. BAL系统

为代替肝脏的合成、解毒及生物转化功能,BAL系统诞生,目前主要有extracorporeal liver assist device(ELAD)系统、bioartificial liver support system(BLSS),radial flow bioreactor(RFB)系统及Li-BAL系统。BAL系统复杂,关键生物活性物质的必要性,烦琐的技术,以及在使用猪肝细胞系的情况下异种传播的风险等多种因素限制其广泛应用。

有研究者通过谱系转换,由FOXA3、HNF1A和HNF4A诱导人类成纤维细胞得到了具有成熟肝细胞功能特征的人诱导性功能性肝细胞(human induced functional hepatocytes,hiHeps),进一步提高hiHeps的功能成熟度和产能(30亿个细胞)后,他们开发了一个基于hiHeps的BAL系统(hiHep-BAL)。在ALF的猪模型实验中,结果显示治疗恢复了患猪的肝功能,延长了其存活时间,重要的是,治疗组的患猪中可以检测到人白蛋白和α1-抗胰蛋白酶,此外,hiHep-BAL治疗可减轻肝损伤,缓解炎症,并促进肝再生。当然,hiHep-BAL的临床应用还面临很多难题,诸如扩大细胞培养体系,增强hiHeps的功能,筛选合适的患者(ALF或ACLF或其他患者)等。

大多数BAL系统是由一个中空纤维筒组成的,里面装着单个肝细胞。然而,体外研究表明,肝细胞球体比分散的单个肝细胞具有更显著的肝脏特异性功能,尤其是在解毒方面。Lee等利用固定在海藻酸钙微球上的猪肝细胞球体开发了一种BAL系统,对ALF的猪模型进行实验,结果显示该含有肝细胞球体的生物反应器的BAL系统能有效清除血氨,保护肾功能,延缓颅内压的升高,提高生存率。

改进的球状蓄水池生物人工肝(SRBAL)含有猪肝细胞-人静脉内皮细胞球体,具备全面的新陈代谢、合成功能和有效的解毒作用,SRBAL利用中空纤维筒膜,在不需要与患者交换大量血液的情况下清除相关毒素、蛋白质和其他多余的代谢产物。Li等利用原代猪肝细胞与人脐静脉内皮细胞共培养,作为SRBAL的细胞来源,研究动物为ALF猴,实验组分别在ALF诱导后12 h、24 h和36 h开始SRBAL治疗。结果显示,与对照组相比,SRBAL治疗后ALF猴的血氨和血清总胆红素水平较低,白蛋白水平较高,生存率明显提高,且在猴肝脏和血液中均未发现猪内源性逆转录病毒,在存活病例中,SRBAL治疗组坏死和凋亡的肝细胞比例较低,预示早期肝再生促进了恢复,此外,SRBAL治疗还可改善细胞因子水平。

尽管目前尚未有BAL设备被美国FDA批准应用,但其因强大的肝脏替代功能,仍具有一定的研究及应用前景,这些BAL设备对肝衰竭患者的疗效及其安全性均需临床随机对照试验进一步验证。

六、人工肝治疗研究展望

目前临床应用较广的是非生物型人工肝,虽然人工肝支持治疗在临床上应用广泛,也在很多疾病的救治中取得很好成效,可以降低病死率,但仍有一些问题值得思考。

(1)如何量化及同质化人工肝治疗肝衰竭的最佳治疗时机。由于肝衰竭患者基数大,而血浆供应紧缺,如何优化医疗资源,是临床需要考虑的问题,选择一个好的治疗时机是提高治疗效率和优化效益-经济比的重要措施。近年来,国内外对肝衰竭的定义和分型都进行了更新,尤其是对慢加急性肝衰竭(acute-on-chronic liver failure,ACLF)的定义。欧洲肝脏研究学会主张使用器官衰竭和病死率定义 ACLF,建立慢性肝衰竭序贯器官衰竭评估(chronic liver failure-sequential organ failure assessment,CLIF-SOFA)和慢性肝衰竭联盟慢加急性肝衰竭评分(CLIF-Consortium ACLF score,CLIF-C ACLFs)等评分系统,相关研究表明其对预后的预测效能要显著优于先前被广泛使用的 MELD 评分。但是这些研究只纳入了在肝硬化基础上发生的 ACLF 患者,与我国以慢性乙型肝炎为基础的 ACLF 人群并不相符。我国建立的首个乙型重型肝炎 ACLF 诊断与预后评估标准(Chinese Group on the Study of Severe Hepatitis B-acute on chronic liver failure criteria,COSSH-ACLF 标准),可为最佳治疗时机提供一定程度的建议,但是缺乏大样本的随机对照试验(RCT)研究及循证医学证据。

(2)如何兼顾病情的个体化差异和同质化人工肝治疗的临床获益。目前我国各省市多数三级综合性医院和传染病医院已能开展人工肝技术,但医疗差异使得临床治疗获益存在差异。肝衰竭患者病情严重程度不一,如何进行疾病分层后的同质化治疗值得思考。李氏人工肝系统根据病情分层,从个体化的治疗逐步走向集成化、同质化治疗,但仍需要有多中心、大样本数据支持其精准化治疗。

(3)筛选可评价人工肝疗效和判断预后的生物标志物。目前,评价人工肝治疗是否有效多依赖于生物化学指标和凝血功能的改善,如血清总胆红素、白蛋白、凝血酶原时间等,然而这些指标在治疗前后的改善并不能完全反映患者病情的改善,有待进一步筛选出预测人工肝治疗肝衰竭预后和评价人工肝疗效的特征性生物标志物。近年来,随着蛋白质组学、代谢组学、转录组学等检测方法的发展,一些生物标志物如胆汁酸、游离脂肪酸等被发现,但其临床应用价值待进一步明确。

(4)如何减少治疗并发症。减少治疗风险和并发症是精准化治疗的一个重要方面,如如何优化个体化抗凝措施、如何防止血栓形成等,也是人工肝临床应用要思考和研究的重要内容。

(5)其他临床应用适应证的进一步研究。人工肝在自身免疫性疾病和神经系统疾病方面的深入应用和探索需要更大规模的 RCT 研究评价。

(6)联合治疗新方法的探索。随着干细胞研究的深入开展,运用干细胞治疗肝衰竭也成为目前的热点话题之一。对肝衰竭动物模型的研究证实,干细胞可以显著提高 ALF 动物的生存率。此外,其他一些治疗手段,如肠道微生态治疗等有可能改善 ACLF 患者的预后。如何将人工肝治疗与这些新的治疗手段相结合,进一步提高肝衰竭患者的治愈率值得更深入的研究。

随着人工材料的进步和人工肝临床研究的进展,人工肝临床应用适应证的扩大和优化也是可持续发展的话题。

参考文献

[1] 李兰娟,黄建荣,陈月美,等.人工肝支持系统治疗重型肝炎应用研究[J].中华传染病杂志,1999,17(4):228-230.

[2] 李兰娟,黄建荣.人工肝支持系统治疗的操作指南[J].中华肝脏病杂志,2002,10(5):329-333.

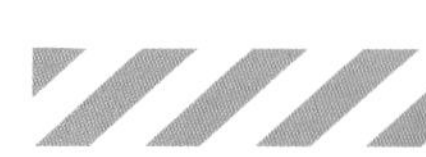

[3] 李兰娟,杨芊,黄建荣,等.混合型人工肝支持系统治疗慢性重型肝炎[J].中华肝脏病杂志,2003,11(8):458-460.

[4] 罗海波.细菌毒素与临床[M].北京:人民卫生出版社,1999.

[5] 杨芊,李兰娟,傅素珍.慢性重型肝炎患者氨基酸谱研究[J].浙江医学,2000,22(10):586-588.

[6] 中华医学会感染病学分会肝衰竭与人工肝学组.非生物型人工肝支持系统治疗肝衰竭指南(2009 年版)[J].国际流行病学传染病学杂志,2009,2(6):365-369.

[7] Allen J W, Hassanein T, Bhatia S N. Advances in bioartificial liver devices[J]. Hepatology,2001,34(3):447-455.

[8] Demetriou A A,Brown R S J,Busuttil R W,et al. Prospective,randomized,multicenter, controlled trial of a bioartificial liver in treating acute liver failure[J]. Ann Surg,2004, 239(5):660-670.

[9] Du W B,Li L J,Huang J R,et al. Effects of artificial liver support system on patients with acute on chronic liver failure[J]. Transplant Proc,2005,37(10):4359-4364.

[10] Ichai P,Samuel D. Treatment of patients with hepatic failure:the difficult place of liver support systems[J]. J Hepatol,2004,41(4):694-695.

[11] Iwai H, Nagaki M, Naito T, et al. Removal of endotoxin and cytokines by plasma exchange in patients with acute hepatic failure[J]. Crit Care Med,1998,26(5):873-876.

[12] Jaber B L,Pereira B J G. Extracorporeal adsorbent-based strategies in sepsis[J]. Am J Kidney Dis,1997,30(Suppl 4):44-56.

[13] Jalan R. Prospects for extracorporeal liver support[J]. Gut,2004,53(6):890-898.

[14] Ke Y, Sheng G P, Sheng J, et al. A metabonomic investigation on the biochemical perturbation in liver failure patients caused by hepatitis B virus[J]. J Proteome Res, 2007,6(7):2413-2419.

[15] Li J,Tao R,Wu W,et al. 3D PLGA scaffolds improve differentiation and function of bone marrow mesenchymal stem cell derived hepatocytes[J]. Stem Cells Dev,2010,19(9):1427-1436.

[16] Li J, Li L J, Yu H Y, et al. Growth and metabolism of human hepatocytes on biomodified collagen poly(lactic-co-glycolic acid) three-dimens ional scaffold[J]. ASAIO J,2006,52(3):321-327.

[17] Li L J, Liu X L, Xu X W, et al. Comparison of plasma exchange with different membrane pore sizes in the treatment of severe viral hepatitis[J]. Ther Apher Dial, 2005,9(5):396-401.

[18] Li L J,Yang Q,Huang J R,et al. Effect of artificial liver support system on patients with severe viral hepatitis:a study of four hundred cases[J]. World J Gastroenterol, 2004,10(20):2984-2988.

[19] Li L,Wu Z,Ma W,et al. Changes of intestinal microflora in patients with chronic severe hepatitis[J]. Chin Med J,2001,114(8):869-872.

[20] Li L J,Zhang Y M,Liu X L,et al. Artificial liver support system in China:a review over the last 30 years[J]. Ther Apher Dial,2006,10(2):160-167.

[21] Li L J,Yang Q,Huang J R,et al. Severe hepatitis treated with an artificial liver support system[J]. Int Artif Organs,2001,24(5):297-303.

[22] Li L J, Yang Q, Huang J R, et al. Treatment of hepatic failure with artificial liver

support system[J]. Chin Med J,2001,114(9):941-945.

[23] 中华医学会感染病学分会肝衰竭与人工肝学组,中华医学会肝病学分会重型肝病与人工肝学组.肝衰竭诊疗指南[J].中华肝脏病杂志,2006,14(9):643-646.

[24] Mullon C,Pitkin Z. The HepatAssist bioartificial liver support system:clinical study and pig hepatocyte process[J]. Expert Opin Investig Drugs,1999,8(3):229-235.

[25] Pless G,Sauer I M. Bioartificial liver:current status[J]. Transplant Proc,2005,37(9):3893-3895.

[26] Rozga J. Liver support technology—an update[J]. Xenotransplantation,2006,13(5):380-389.

[27] Robertson D G,Reily M D,Sigler R E,et al. Metabonomics:evaluation of nuclear magnetic resonance (NMR) and pattern recognition technology for rapid in vivo screening of liver and kidney toxicants[J]. Toxicol Sci,2000,57(2):326-337.

[28] Saxena V,Gupta A,Nagana Gowda G A,et al. ^{1}H NMR spectroscopy for the prediction of therapeutic outcome in patients with fulminant hepatic failure[J]. NMR Biomed,2006,19(5):521-526.

[29] Strain A J,Neuberger J M. A bioartificial liver-state of the art[J]. Science,2002,295(8):1005-1009.

[30] Strom S C,Fisher R A,Thompson M T,et al. Hepatocyte transplantation as a bridge to orthotopic liver transplantation in terminal liver failure[J]. Transplantation,1997,63(4):559-569.

[31] Tacke S,Bodusch K,Berg A,et al. Sensitive and specific detection methods for porcine endogenous retroviruses applicable to experimental and clinical xenotransplantation[J]. Xenotransplantation,2001,8(2):125-135.

[32] Tréhout D,Desille M,Doan B T,et al. Follow-up by one- and two-dimensional NMR of plasma from pigs with ischemia induced acute liver failure treated with a bioartificial liver[J]. NMR Biomed,2002,15(6):393-403.

[33] van de Kerkhove M P,Hoekstra R,Chamuleau R A,et al. Clinical application of bioartificial liver support systems[J]. Ann Surg,2004,240(2):216-230.

[34] Waters N J,Holmes E,Williams A,et al. NMR and pattern recognition studies on the time-related metabolic effects of alpha-naphthylisothiocyanate on liver,urine,and plasma in the rat:an integrative metabonomic approach[J]. Chem Res Toxicol,2001,14(10):1401-1412.

[35] Yang Q,Li L J,Huang J R,et al. Study of severe hepatitis treated with a hybrid artificial liver support system[J]. Int J Artif Organs,2003,26(6):507-513.

[36] Yu C B,Pan X P,Li L J. Progress in bioreactors of bioartificial liver[J]. Hepatobiliary Pancreat Dis Int,2009,8(2):134-140.

[37] Stange J,Mitzmer S R,Risler T,et al. Molecular adsorbent recycling system(MARS):clinical results of a new membrane-based blood purification system for bioartificial liver support[J]. Artif Organs,1999,23(4):319-330.

[38] Bañares R,Nevens F,Larsen F S,et al. Extracorporeal albumin dialysis with the molecular adsorbent recirculating system in acute-on-chronic liver failure:the RELIEF trial[J]. Hepatology,2013,57(3):1153-1162.

[39] Karvellas C J,Subramanian R M. Current evidence for extracorporeal liver support

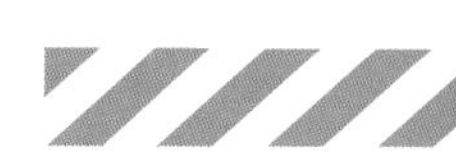

systems in acute liver failure and acute-on-chronic liver failure[J]. Crit Care Clin, 2016, 32(3): 439-451.

[40] Kribben A, Gerken G, Haag S, et al. Effects of fractionated plasma separation and adsorption on survival in patients with acute-on-chronic liver failure[J]. Gastroenterology, 2012, 142(4): 782-789.

[41] Krisper P, Haditsch B, Stauber R, et al. In vivo quantification of liver dialysis: comparison of albumin dialysis and fractionated plasma separation[J]. J Hepatol, 2005, 43(3): 451-457.

[42] Dethloff T, Tofteng F, Frederiksen H J, et al. Effect of Prometheus liver assist system on systemic hemodynamics in patients with cirrhosis: a randomized controlled study[J]. World J Gastroenterol, 2008, 14(13): 2065-2071.

[43] Li L J, Yang Q, Huang J R, et al. Effect of artificial liver support system on patients with severe viral hepatitis: a study of four hundred cases[J]. World J Gastroenterol, 2004, 10(20): 2984-2988.

[44] 李兰娟. 肝衰竭与李氏人工肝进展[J]. 中华临床感染病杂志, 2017, 10(2): 91-94.

[45] Shi X L, Gao Y, Yan Y, et al. Improved survival of porcine acute liver failure by a bioartificial liver device implanted with induced human functional hepatocytes[J]. Cell Res, 2016, 26(2): 206-216.

[46] Miyamoto Y, Ikeya T, Enosawa S. Preconditioned cell array optimized for a three-dimensional culture of hepatocytes[J]. Cell Transplant, 2009, 18(5): 677-681.

[47] Lee J H, Lee D H, Lee S, et al. Functional evaluation of a bioartificial liver support system using immobilized hepatocyte spheroids in a porcine model of acute liver failure[J]. Sci Rep, 2017, 7(1): 3804.

[48] Nyberg S L, Hardin J, Amiot B, et al. Rapid, large-scale formation of porcine hepatocyte spheroids in a novel spheroid reservoir bioartificial liver[J]. Liver Transpl, 2005, 11(8): 901-910.

[49] Li Y, Wu Q, Wang Y, et al. Novel spheroid reservoir bioartificial liver improves survival of nonhuman primates in a toxin-induced model of acute liver failure[J]. Theranostics, 2018, 8(20): 5562-5574.

第七节　乙型重型肝炎(肝衰竭)的细胞移植治疗

陈红松　张恒辉　刘　峰

一、概述

目前，肝移植作为各种终末期肝病的有效治疗手段，已被应用于治疗急、慢性肝衰竭和基因缺陷所致的代谢性肝病。但是肝移植应用也面临着诸多难以克服的问题，例如，肝脏供体数量严重不足，移植术后长期应用免疫抑制剂导致的对机体免疫系统的抑制，进而增加疾病易感性和原有疾病的复发(如病毒性肝炎)，移植本身及移植后带来的高额医疗费用。为克服肝移植上述缺陷，研究者们也在积极地探讨利用成熟的肝细胞、肝相关干细胞及免疫细胞等来治疗终末期肝病、恢复肝功能。自 20 世纪 70 年代以来，随着基础研究的突破，国内外陆续开展了关于利用肝细胞、骨髓及胚胎来源的干细胞移植治疗重型肝炎的临床前研究及临床研究,同时针对慢性病毒性肝炎、肝脏肿瘤等疾病开展了基于免疫学的抗肝炎病毒、抗肿瘤的免疫细胞移植治疗。这些治疗手段极大地丰富了临床医师对终末期肝病的治疗方案,同时也有部分细胞移植治疗已经应用到肝病的临床治疗中。本节将结合近年的研究进展对肝细胞移植、干细胞移植及其他类型的细胞移植治疗乙型重型肝炎(肝衰竭)的现况和前景进行阐述。

二、肝细胞移植治疗乙型重型肝炎(肝衰竭)

(一)概述

乙型重型肝炎是一种病死率极高的临床综合征,在我国主要由HBV慢性感染引起。目前针对这一疾病尚无特别有效的治疗方法,仍以综合支持治疗为主。近年开展的较为有效的治疗方法主要有肝移植、人工肝支持系统。而目前肝移植治疗中供肝匮乏一直是影响肝移植深入发展的瓶颈,采用人工肝支持的血液净化技术也只能代替肝脏的部分解毒功能,长期疗效无法令人满意。细胞治疗是指将分离获得的原代正常细胞、干细胞或由其分化产生的功能细胞,或将细胞经体外遗传操作后用于疾病治疗的方法。近年,肝细胞移植技术获得了较大的进展。将肝细胞移植作为治疗终末期肝病的一种有效方法在多种动物模型、临床前研究以及临床研究中得到了证实,与肝移植和人工肝支持治疗相比,肝细胞移植具有下列优点:①创伤小,治疗相对安全,手术并发症少;②分离获得的肝细胞可进行冻存并可移植给多位患者,缓解供体来源短缺问题;③肝细胞的低免疫原性可有效减少移植后的排斥反应;④肝细胞移植后可快速发挥替代作用,参与肝脏的再生。

鉴于肝脏的细胞构成包括实质性肝细胞、胆管细胞、内皮细胞、星状细胞、Kupffer细胞及干细胞等,所以肝细胞的移植需要先将供体的肝脏在原位进行插管灌注、分离、纯化、培养、鉴定之后将具有正常细胞功能的活性肝细胞注入受体内,从而部分替代肝脏的合成、分泌、代谢等功能。因此,在进行肝细胞移植治疗的研究及临床应用中,肝细胞的分离、保存、扩增、回输途径及回输部位均影响肝细胞移植治疗的效果。

(二)肝细胞移植中的细胞来源

肝细胞移植的理想细胞材料应具备以下特点:①具有成熟肝细胞的所有生物学功能;②移植之后能够在移植部位发挥较高的活性及代谢功能;③具有较低的免疫原性、导致感染及致瘤致畸风险;④来源广泛、易于培养并能迅速生长至高密度,不发生变异,可在体外长期保存。基于上述特点,目前用于肝细胞移植研究的主要有3种细胞,即肝细胞、永生化肝细胞和肝相关干细胞。

就肝细胞移植理想细胞的来源而言,成熟的人肝细胞最接近临床应用的要求,但其来源同样受到供肝短缺的限制。并且由于近年来脂肪肝发病率的增高、肝炎病毒感染等因素,具有严重脂肪变性及肝炎病毒感染的供者肝脏也难以作为肝细胞移植的来源。与人源肝细胞相比,异种肝细胞具有来源广泛的显著优点。最常用的异种肝细胞源是猪肝,虽然它能提供与人肝结构相似、功能相近的肝细胞,但异种肝细胞移植存在严重的免疫排斥和交叉感染的问题。永生化肝细胞是一种具有良好特征性的可移植肝细胞,它解决了增殖难题,具有成为取之不竭的细胞源的潜力。但由于其具备癌基因的表达,其致瘤风险、安全性问题未解决,这在一定程度上限制了其临床应用。此外,肝相关干细胞具有分化为成熟肝细胞的能力且增殖分化能力强,免疫原性低,有望成为肝细胞移植的理想细胞来源。

(三)肝细胞的分离、保存和扩增技术

肝细胞移植首先要获取游离的、活性较好的大量肝细胞。目前采用的分离肝细胞的方法主要包括机械分离法、EDTA螯合法、TPB螯合法和酶解法。机械分离法最早在20世纪50年代

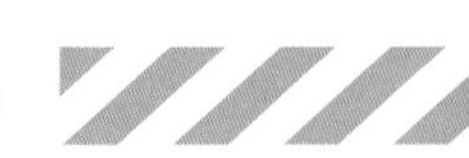

开始应用,但该方法在分离过程中的机械剪切力可导致获得的肝细胞活性不高,目前采用此方法分离已经较少。1967 年 Howard 等学者建立肝脏胶原酶灌流法,Berry 和 Friend 等在该方法的基础上采用无钙平衡盐、胶原酶和透明质酸酶等对消化液进行了改良,使分离肝细胞在数量和活性上获得了较大的改善。Seglen 等将上述方法进一步发展为两步灌流法,第一步灌流通过预先灌注预热的无钙平衡盐溶液以去除肝窦内的血细胞及部分非实质细胞,第二步灌流含有胶原酶的平衡盐溶液,进行体外消化后再进行肝细胞的分离提纯。通过两步灌流法可有效地分离肝细胞并保证细胞的活性,目前该方法也作为实验室分离肝细胞的常规方法。在两步灌流法的基础上,研究者们又进行了一系列的改良,建立了其他多步分离步骤。虽然目前围绕肝细胞分离的研究已经进行了近 70 年,但是如何优化肝细胞分离方法仍是进行肝细胞移植治疗研究的重要内容之一。

肝细胞分离方法的研究既昂贵又耗时。越来越多的临床中心利用原发的良性或恶性肿瘤来分离获得肝细胞。即便如此,基于临床应用或研究目的的临床中心只是少数,但肝细胞低温冻存技术和体外培养技术的发展促进了肝细胞库的建立。有学者证实,低温冻存的肝细胞在冻融后仍然具有与新鲜肝细胞同等的代谢能力和克隆复制能力,并且冻存肝细胞在临床试验中也已取得良好的治疗效果。Pless 等研究表明肝细胞在改良后的器官保存液中冷藏 2 周后乳酸脱氢酶的释放低于 20%,Pless 极大地改善了人类肝细胞的冷藏技术。但肝细胞的体外大量培养费用昂贵,且不能有效维持原代肝细胞的功能和生存率。近期,邓宏魁研究组等以体外培养过程中快速失去功能的人原代肝细胞为研究对象,筛选到 5 种化学小分子的组合并利用它们在体外成功实现了肝细胞白蛋白分泌、尿素合成、药物代谢等肝细胞功能的长期维持。目前,采用球形聚集、微载体黏附等形式的肝细胞悬浮液培养方法,不仅能延长肝细胞存活时间,而且能保持正常的肝细胞形态、功能和良好的分化增殖潜能,尤其适用于肝细胞移植的临床应用。

(四)肝细胞移植中的细胞回输部位及途径

肝细胞移植中的细胞回输部位:①经门静脉系统、肝动脉或经肝脏穿刺注入肝内;②脾脏;③腹腔内(胰腺、肠系膜间等部位)。早期研究认为门静脉或肝实质应为供者肝细胞的理想植入场所,但是由慢性肝炎引起的肝衰竭而需要进行肝细胞移植的受体多存在肝硬化,在细胞移植过程中细胞外基质影响移植肝细胞定植,同时门静脉内肝细胞移植也会导致严重的肝损伤和广泛性的肝细胞坏死。对于肝硬化患者,脾脏是相对适合的肝细胞移植部位,肝硬化患者增大的脾脏可更多地容纳移植的肝细胞,移植的肝细胞可以长期存活、增殖,并保持肝细胞的形态和功能,形成肝化脾。而经门静脉途径的肝细胞移植适用于代谢性肝病患者。腹腔内肝细胞移植,技术简单,并可反复进行,在进行肝细胞移植初期常首先被选用。但由于腹腔环境无法为肝细胞提供长期附着及生存支持,植入的肝细胞寿命短暂,并且植入的肝细胞易使受体致敏,致使移植的肝细胞在短期内即被清除。近年来,生物膜的出现有助于肝细胞的腹腔移植,通过胶原包裹或藻酸盐微囊化肝细胞均可延长肝细胞在腹腔内的生存时间。Yokoyama 等利用聚乙烯醇的网孔状装置辅以多聚化合物制成表面涂层植入皮下,进行成纤维生长因子等血管生成因子的缓释,并辅以肝细胞的移植,可在皮下显著延长肝细胞的存活时间。

(五)肝细胞移植治疗乙型重型肝炎的研究及临床应用现状

肝细胞移植的主要目的是使移植进入体内的肝细胞在宿主体内长期存活、增殖,促进肝细胞的再生,同时也可给肝衰竭患者提供一个暂时的代谢支持,为患者在等待肝移植前争取更长的生存时间,甚至为自身肝脏的修复与再生提供机会。基于动物模型及临床前研究的进展,众多研究中心也开展了肝细胞移植治疗的临床研究。

国外利用肝细胞移植治疗慢性肝炎及肝硬化的最初临床应用是 1993 年 Mito 等研究者通过外科手术切下的自体肝组织分离的肝细胞进行肝细胞移植，治疗 10 例男性肝衰竭患者，应用同位素扫描证实 9 例中有 8 例在脾脏内发现肝细胞，成为肝化脾，但存活 10 个月以上者仅有 1 例。后续的研究中肝细胞移植的应用主要是作为急、慢性肝衰竭患者在等待肝移植前的改善治疗，通过分离供肝中的肝细胞并经脾动脉或门静脉输注，明确移植肝细胞在肝脏或脾脏的定植，这些研究初步提示了肝细胞移植对肝衰竭患者血清转氨酶以及凝血酶原时间等指标有一定程度的改善。Habibullah 及 Bilir 等应用肝细胞移植治疗 5 例暴发性肝衰竭患者，其中有 3 例生存期比预期延长了 10 天以上。有 14 例暴发性肝衰竭患者需要行肝移植术而在等待供肝期间接受了肝细胞移植治疗，其中 6 例在 1～10 天等到供肝；2 例在等待供肝期间因接受了肝细胞移植完全恢复而没有行肝移植术。Fisher 等也报道了肝细胞移植治疗暴发性肝衰竭完全恢复的病例。在国内肝细胞移植治疗的临床应用中，陈成伟等在 1985 年从早孕意外流产者获得人胎肝细胞作为同种异基因移植肝细胞，通过静脉输注治疗肝衰竭取得了较好的疗效。在接受肝细胞移植治疗的患者组中，凝血酶原时间、总胆红素(TBil)等指标均有改善，肝性脑病和组织学改善尤为突出。杨永平等在 2004 年应用肝细胞移植治疗 7 例重型肝炎，2 例痊愈，2 例好转，1 例死亡，1 例无效，1 例之后行肝移植术。

上述研究及近年正在开展的临床研究涵盖多种类型的肝病，对乙型重型肝炎患者的肝细胞移植也包括在这些研究中，这些患者经肝细胞移植治疗后肝功能在一定程度上得到了改善，与其他类型肝病的肝细胞移植治疗相比，未见到显著的差异。Fisher 和 Fox 等研究者分别总结了近年的肝细胞移植治疗遗传性因素、代谢性因素、病毒性因素等导致的肝病的临床研究结果。通过这些初步总结可以看到，肝细胞移植在终末期肝病的治疗中可以发挥重要作用。对于肝衰竭患者的肝细胞移植治疗可在一定程度上恢复患者的肝功能，对于等待肝移植的患者起到延长生存期的作用。但是上述研究主要是针对少数病例的临床研究，肝细胞移植是否有助于患者肝功能的改善及生存期的延长，仍缺乏大规模的规范的病例对照研究确证。

(六)肝细胞移植治疗存在的问题及展望

肝细胞移植作为一种针对急、慢性肝病的治疗方案，随着高分子材料的运用、外科技术水平的提高及免疫药物的进步得到了突飞猛进的发展，在临床上得到了广泛的运用并取得了满意疗效。故肝细胞移植这种新兴的治疗方法，在急性肝衰竭及遗传性肝病方面疗效是值得肯定的。虽然肝细胞移植提高了许多患者的生活质量，但在长期的临床运用中也出现了不少严重的并发症和不足，如免疫排斥反应、细胞移植的短时效应、移植肝细胞原发性无功能、移植肝细胞血管及胆管的生成等问题，有时还会出现肠穿孔、门静脉高压症等严重并发症，加上患者需要长期口服免疫抑制剂，从而可能引发淋巴细胞增生症、恶性肿瘤等疾病。因此，如何促使植入的肝细胞增殖，让其长期发挥作用；如何克服异体移植的免疫排斥反应，保证其有效性和安全性；如何做好移植肝细胞的监测等，仍将是肝细胞移植需要解决的问题。

三、乙型肝炎重症化的干细胞移植

(一)概述

目前临床上对乙型肝炎重症化缺乏有效、特异的治疗手段，主要是进行血浆置换和肝移植术，但由于移植供体匮乏，很多患者在等待移植供体期间死亡。因此及时有效的肝功能支持和促进肝细胞再生，可能可以帮助肝衰竭患者无须行肝移植术而自行恢复或者渡过等待移植的难关。近年来随着干细胞生物学的飞速发展，干细胞移植的出现为乙型肝炎重症化的治疗提供了新的思路。

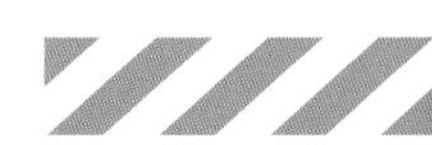

干细胞是一类具有自我更新和分化潜能的细胞。目前可用于干细胞移植的主要是能参与肝脏再生的细胞。从动物实验到临床研究都表明干细胞在体内和体外有向肝系细胞分化的能力，并且可以改善肝功能，促进肝再生。肝相关干细胞按来源大致分为肝源性干细胞和非肝源性干细胞。肝源性干细胞即肝内干细胞，但因其取材困难，分离培养复杂而难以广泛应用。非肝源性干细胞包括胚胎干细胞(embryonic stem cells，ESCs)、骨髓干细胞、脐血干细胞、脐带血干细胞、脂肪干细胞、羊膜源干细胞、牙源性干细胞等，以及通过基因转染诱导获得的诱导多能干细胞(induced pluripotent stem cell，iPS 细胞)。近年来，体细胞重编程为功能肝细胞也是一个研究热点。其中 ESCs 由于流产胚胎的来源涉及伦理等问题，其广泛应用受到限制。而不同来源的间充质干细胞因来源广、免疫原性低、增殖能力强，在体内外均有极强的向肝系细胞分化的能力，优于以上其他来源肝干细胞的种子细胞，最有希望用于干细胞移植来治疗乙型肝炎重症化。

(二)肝相关干细胞

1. 骨髓干细胞

骨髓干细胞不仅具有高度增殖、多向分化的特性和体外操作的可行性，更重要的是它来源于同种或自体，可避免排斥反应。

骨髓干细胞包括造血干细胞(hemopoietic stem cells，HSCs)、间充质干细胞(mesenchymal stem cells，MSCs)、内皮祖细胞(endothelial progenitor cells，EPCs)。HSCs 是研究和临床应用最早的成体干细胞，是所有血细胞的原始起源细胞，有多种特异的表面标志如 CD34、CD38、c-kit等，研究者常利用这些标志通过免疫磁珠流式细胞术来分离纯化细胞。EPCs 是血管内皮细胞的前体细胞，又称为成血管细胞，是一群具有游走特征的、能够自我更新和增殖分化的定向干细胞。在缺血性疾病过程中，移植内源性或外源性 EPCs 可能对成熟个体新生血管的形成有所帮助，并进一步改善器官的功能。

从动物实验到临床研究都表明骨髓造血干细胞可分化为肝细胞，参与肝再生。1999 年，Petersen 等首先报道肝脏内存在来源于骨髓的肝细胞。Theise 和 Alison 均利用性别交叉移植实验和 Y 染色体原位杂交技术发现了小鼠和人类的骨髓细胞向肝细胞转化的现象。而对于这些细胞的功能问题，Lagasse 等首次做了报道，将纯化的正常成年小鼠 HSCs 移植治疗 FAH 缺陷小鼠Ⅰ型酪氨酸蛋白血症，观察到仅需 50 个 HSCs 就能在外周血、脾、骨髓和肝脏内不断增殖并纠正肝酶代谢异常。Sun 等将骨髓干细胞输入肝纤维化小鼠体内，发现其可能通过旁分泌作用来改善肝纤维化。

考虑到重型肝炎发生时，不仅涉及肝实质细胞坏死的问题，也涉及肝内缺血的问题，骨髓 EPCs 在肝损伤发生时，参与肝血管重建，进而促进肝脏的损伤修复是可能的。笔者和日本学者的研究发现在肝损伤动物模型中，移植的骨髓 EPCs 在肝内可分化为内皮细胞，主要沿汇管区和纤维间隔血管壁分布，并且改善了肝功能，使肝损伤减轻，肝细胞增生明显，受体生存率提高，表明 EPCs 可以减轻肝损伤，提示对于重型肝炎的治疗策略，不仅可以从直接向实质细胞-肝细胞分化的干细胞考虑，也可以从改善微环境的非实质细胞考虑。

肝细胞生长因子(hepatocyte growth factor，HGF)、表皮生长因子(epidermal growth factor，EGF)、成纤维细胞生长因子(fibroblast growth factor，FGF)、转化生长因子(transforming growth factor，TGF)、白细胞介素-6(interleukin-6，IL-6)、肿瘤坏死因子(tumor necrosis factor，TNF)等在肝脏的发育和再生过程中起重要的作用，单独和联合应用会在体外诱导骨髓干细胞增殖并向肝系细胞分化。Oh 等最先将 HGF 应用于体外诱导骨髓干细胞向肝系细胞的转化，并在诱导后的细胞中检测到了甲胎蛋白(alpha-fetoprotein，AFP)、白蛋白、细胞角蛋白 8(cytokeratin 8，CK8)和细胞角蛋白 18(cytokeratin 18，CK18)、c-met 等肝系细胞的标志，说明 HGF 可作为体外诱导骨髓间充质干细胞向肝系细胞转化的诱导因子。目前对于骨髓干细胞的研究仅证实了它的存在、多向分化潜能和强大的增殖能力,但对于分化调控的机制以及分离方法和培养技术的标准化等问题都有待进一步研究。

Gasbarrini 等报道了1例有长期酗酒史的药物性肝炎所致急性肝衰竭的男性患者,行B超引导下门静脉注射 $CD34^+$ 外周血干细胞治疗,术后20天肝组织活检发现有大面积的肝细胞再生,其肝功能改善持续超过30天。姚鹏等采取患者自体骨髓分离纯化的骨髓干细胞,通过肝动脉途径移植入肝脏中治疗60例慢性重型肝炎患者。在移植12周后,血清谷丙转氨酶和总胆红素水平下降,白蛋白水平和凝血酶原活动度上升,血氨水平下降。他们还发现,移植后12周患者食欲改善45例,体力好转32例,腹胀减轻28例,60例移植患者中未发现严重并发症。这些临床资料初步表明骨髓干细胞治疗的确能够改善部分患者的肝功能,但存在纳入病例数少、缺乏对照、使用的细胞类型不同、疗效评价指标也不尽相同等局限性,确认这种疗效需要更为严谨的设计和大量的实验数据。

2. 间充质干细胞(MSCs)

MSCs 是一类来源于中胚层的具有自我复制和多向分化潜能的干细胞。最初主要从骨髓中提取收集,也可从脐带、脐带血、脂肪、羊膜和牙髓等多种组织中获得。其因来源广泛,且较胚胎干细胞伦理争议少,而成为研究热点。其中以骨髓间充质干细胞(bone marrow mesenchymal stem cells,BM-MSCs)和脂肪间充质干细胞(adipose-derived mesenchymal stem cells,AD-MSCs)及脐带间充质干细胞(umbilical cord mesenchymal stem cells,UC-MSCs)研究较多,它们是目前重型肝炎细胞移植研究中研究得较多的种子细胞。

研究表明,通过不同途径将 MSCs 移植到动物体内,MSCs 不仅可以通过分化为具有肝功能的肝样细胞或与肝细胞融合,而且同时通过旁分泌效应,分泌与细胞增殖有关的细胞因子和生长因子并发挥免疫调节作用促进肝修复来改善肝功能。国内李君教授团队研究发现人 BM-MSCs 肝内移植可以成功救治暴发性肝衰竭猪,猪的肝脏内可见大量人源肝细胞并保持长期嵌合。有研究表明将 MSCs 和肝细胞共培养可以明显提高肝细胞的生存率和功能,这些均提示 MSCs 可以作为重型肝炎很好的种子细胞。

临床试验中 BM-MSCs、UC-MSCs 均有报道。国内来自王福生团队等输注的 UC-MSCs,以及高志良团队输注的自体或异体 BM-MSCs 的临床研究均表明 MSCs 治疗肝衰竭是安全的,可明显改善患者临床症状、肝功能水平和终末期肝病模型评分,提高患者近期生存率且无并发症的发生。目前大多数关于 MSCs 治疗肝衰竭的研究处于临床前研究阶段,因此需要更大规模的多中心随机研究及更长随访时间以观察其确切疗效。除此之外,相关学者对于 MSCs 的效果并未持统一意见。也有临床研究表明移植 MSCs 后患者症状无缓解。影响 MSCs 治疗的因素较多,其中最主要的因素是 MSCs 归巢效率。

另外羊膜、脂肪组织及牙髓源 MSCs 均在动物实验中改善肝损伤状态,但是尚无临床应用。

3. 脐血干细胞

新生儿脐血富含干细胞,与其他来源的干细胞相比,脐血干细胞有其自身的优点:①采集过程简单、容易,来源丰富,对孕妇和婴儿无任何痛苦和风险;②易于储存,选择相合供体时间短,可用于自身或异体;③脐血干细胞免疫系统功能不健全,抗原性弱,免疫排斥发病率低,程度轻;④移植费用低,移植成功率高。目前国内外关于脐血干细胞在肝病领域的研究多集中于体外诱导脐血干细胞向肝细胞分化的动物实验研究,临床应用较少。

研究表明,通过添加几种生长因子,脐血干细胞可以被诱导分化成为有功能的肝样细胞,并且表达与肝细胞相关的标志分子。目前常用于诱导分化的生长因子包括 FGF、干细胞因子(stem cell factor,SCF)、HGF 等,其中以 HGF 最为重要。王韫芳等证实在含有肝星状细胞和 HGF 的饲养层培养条件下可以诱导脐血来源的 β_{2m}-c-met^+ 细胞表达肝细胞谱系标志(如白蛋白、AFP、CK18、CK19 等)。Kakinuma 等利用 HGF 等培养21天成功地将人类脐血干细胞诱

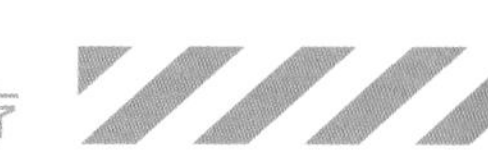

导为表达白蛋白的细胞即肝细胞,并将脐血单个核细胞移植入肝损伤小鼠体内,在4～55周均检测到了肝细胞相关基因的表达。

国内唐晓鹏等最早应用脐血干细胞移植治疗重型肝炎患者,发现脐血干细胞在降低重型肝炎患者血TBil及ALT水平,升高血小板、白蛋白水平及提高胆碱酯酶活性,缩短凝血酶原时间,降低重型肝炎患者病死率等方面均明显优于成人新鲜血浆。但脐血干细胞移植同样存在一些问题:首先,单份脐血所含造血干细胞数量少,且脐血中淋巴细胞不成熟导致移植后造血重建延迟及移植失败,移植相关死亡率高;其次是存在传播遗传性疾病的可能。

4. ESCs

ESCs是具有分化成外、中、内胚层任何细胞能力的全能干细胞,其分化潜能是干细胞家族中最高的,对组织的再生尤有价值。ESCs分化为肝细胞的方法主要有自发分化、体外诱导分化和体内诱导分化。体外诱导ESCs分化为肝细胞是研究的重点,可以通过相关细胞因子或化合物、基因修饰和共培养的方式诱导ESCs分化为肝细胞。Hamazaki最早表明ESCs在某些生长因子的培养基中可以分化并表达内胚层和肝特异性基因。Kania等在此基础上进一步研究,成功地诱导ESCs分化为胚胎干细胞源性肝祖细胞。体内实验中,ESCs源性肝祖细胞在肝损伤动物模型中能分化为肝细胞。但也有研究发现,体外培养分化出的肝细胞样细胞(hepatocyte-like cells,HLCs)的表型更加接近幼稚的胚胎肝细胞而不是成体肝细胞,在体内其可以分化得更加成熟。如果这些在体内促进细胞成熟的信号因子可以被提取,那么在体外培养成熟HLCs就成为可能。尽管ESCs诱导分化为肝细胞的研究给干细胞移植治疗提供了新的机遇,然而在此过程中,ESCs有发生恶变致畸胎瘤的可能;另外,ESCs的应用也面临着相关伦理学的争议和应用上的免疫排斥问题,这些都严重限制了ESCs的有效利用。

5. iPS细胞

iPS细胞是将维持胚胎干细胞多能性相关的一些核心基因(如Oct3/4、Sox2、Klf4、c-Myc、Nanog和Lin28等)转导入非多能性的细胞(各种终末分化的体细胞或者成体干细胞)中后产生的类似多能性胚胎干细胞的特殊细胞类型。目前已经可以有效地将人iPS细胞在体外培养分化为肝细胞样细胞,但是其表型还是更加接近胚胎肝细胞。三维培养可以促进肝细胞样细胞发育成熟,以适应临床应用。最近的研究发现,将人类iPS细胞与内皮细胞和MSCs在体外共同培养,可以使iPS细胞分化为具有代谢和合成功能的肝细胞样细胞,并可以用来移植。

Song等将实验室建立的人iPS细胞系分化成肝细胞,分化所得的肝细胞和原代人肝细胞一样,表达肝细胞相关的分子标志,同时具备肝细胞的功能。诱导分化第7天,大约60%的iPS细胞表达肝细胞标志蛋白——甲胎蛋白和白蛋白,分化培养第21天时细胞显示肝细胞的功能特征,包括白蛋白分泌、糖原和尿素的合成、细胞色素P450酶的活性。Li和Gai等研究证明了小鼠iPS细胞可以在体外被诱导分化为功能性的肝细胞,体内注射实验也表明分化所得的肝细胞可以整合到受体小鼠肝实质中,具有正常肝细胞形态。Chiang等将iPS细胞移植入小鼠重型肝炎模型,有效地提高了小鼠的生存率。这些都提示iPS细胞可以作为乙型肝炎重症化肝细胞移植的新的细胞来源。虽然iPS细胞克服了ESCs面临的伦理学困境和免疫排斥问题,但还存在技术不完善、诱导分化效率低下、安全性以及机制不明等诸多问题,尚未进入临床试验阶段。

6. 体细胞直接重编程来源的肝细胞

体细胞的直接重编程是指将一种成熟体细胞直接转变为其他类型的体细胞或者祖细胞。由于没有去分化、再分化等复杂过程,避免了细胞获得性免疫原性的问题,也不涉及伦理问题。这项技术同样在肝再生领域有着广阔的应用前景。2011年,Huang等成功将小鼠尾成纤维细胞直接重编程为诱导性功能性肝细胞(iHeps),该细胞具有与体内肝脏细胞类似的细胞形态和基因表达谱,同时获得了肝细胞的相关功能。同年,Sekiya等在体外将小鼠胚胎成纤维细胞和成体的成纤维细胞直接重编程为与肝细胞极为相似的细胞，并具有成体肝细胞的形态和功能特性。经过进一步改进的人诱导性功能性肝细胞(hiHeps)还作为生物人工肝的种子细胞，成功地缓解了小型动物猪的肝损伤，提高了生存率。邓宏魁研究组提出了一种全新的策略，模拟体内再生过程，提出了谱系重编程的新策略，成功地将人皮肤成纤维细胞诱导为具有成熟代谢功能的人诱导性功能性肝细胞，该种细胞可在肝损伤小鼠模型中高效重建肝功能。

重编程除了通过强制表达外源转录因子来实现基因的调控外，还可利用表观遗传抑制剂、核受体、化学小分子以及 microRNA 等改变细胞的命运。小分子化合物实现谱系重编程是一种更为安全可控的方式，是未来临床应用的方向之一。虽然目前对直接重编程的机制仍然所知甚少，但随着研究的不断深入，相信未来该方法可为临床肝细胞移植提供丰富的治疗细胞来源，在细胞移植领域的应用前景将非常广阔。

非肝源性肝相关干细胞的优点和缺点如表 10-5 所示。

表 10-5　非肝源性肝相关干细胞的优点和缺点

项目	非肝源性肝相关干细胞	优点	缺点
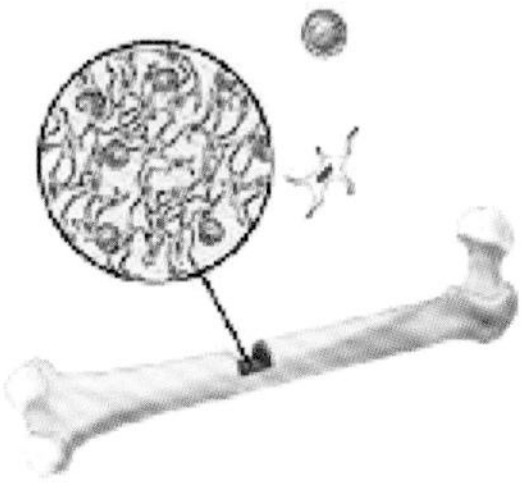	骨髓干细胞	来源于自体，不存在伦理和免疫排斥的问题	有创操作，干细胞增殖分化潜能随年龄增长而下降
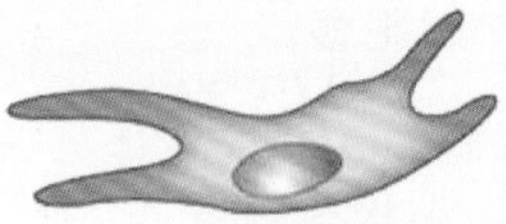	间充质干细胞(MSCs)	来源广泛，免疫原性低	存在发生肿瘤的风险
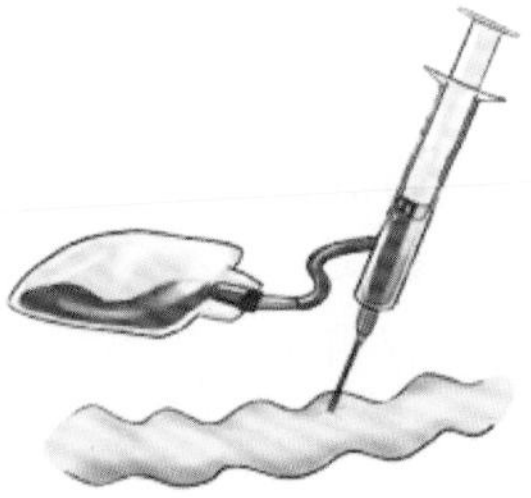	脐血干细胞	无创操作，无伦理问题，免疫原性低	单份脐血所含造血干细胞数量少；有传播遗传性疾病的可能
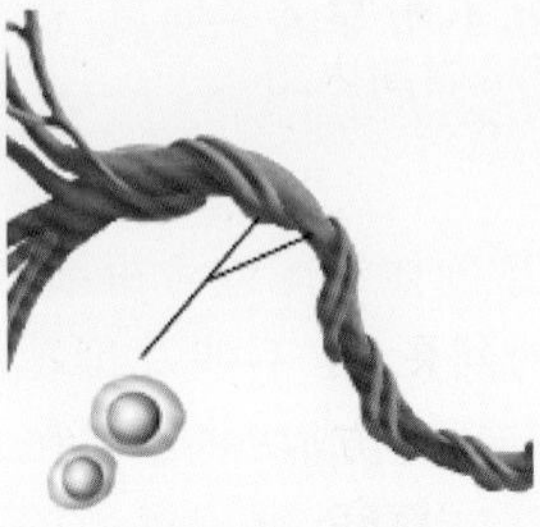	脐带干细胞	无创操作，无伦理问题，免疫原性低。干细胞数量相对骨髓和脐血多	有传播遗传性疾病的可能

续表

项目	非肝源性肝相关干细胞	优点	缺点
	胚胎干细胞(ESCs)	干细胞增殖分化潜能强	有致畸胎瘤可能;存在伦理和免疫排斥的问题
	诱导多能干细胞(iPS细胞)	无伦理和免疫排斥的问题	存在技术不完善,诱导分化效率低下及安全性问题
	体细胞直接重编程来源的肝细胞	没有去分化、再分化等复杂过程,避免了细胞获得性免疫原性的问题,也不涉及伦理问题	存在技术不完善,诱导分化效率低下的问题

(三)移植途径

干细胞移植到肝脏可供选择的移植途径较多。有资料显示目前干细胞移植治疗肝病的临床试验中,有肝内注射及肝动脉、门静脉、周围静脉移植途径,其中肝动脉移植途径比例最高。理论上直接肝内注射移植是最佳的,但肝内注射会引起肝损伤,故临床难以实施。肝动脉移植是符合介入移植的动脉插管途径,可将细胞直接输注至肝脏,但从肝脏的组织超微结构来看,并不利于细胞向肝窦内迁移,且存在放射对比剂损伤引起肝肾综合征的危险。来源于门静脉移植途径的干细胞首过作用明显,此途径移植也更符合肝脏组织学及生理学特点,与其他途径相比,细胞更易进入肝窦。此外,从生理学角度看,门静脉是肝脏的营养静脉,门静脉血中的营养成分均对植入的细胞有益,肝脏本身的微环境也可调节植入细胞的分化,但其最大的缺点为移植细胞过多可能导致门静脉栓塞,也有加重门静脉高压的危险。周围静脉途径移植干细胞是临床治疗时应用最为广泛的通道,输注后肝组织甲胎蛋白和增殖细胞核抗原表达增加,提示肝组织增生增加。实验研究显示周围静脉途径移植干细胞可以到达肝门汇管区,有减少肝纤维化和改善生存的作用,并且避免了肝动脉和门静脉移植的风险。但周围静脉需要先经过肺部循环,因此它们的联系受到一定程度的削弱。不论何种移植途径,大多数研究认为移植后短期内细胞可整合到肝小叶中并分化为肝细胞样细胞,但对移植细胞的远期结局方面的研究较少。

(四)存在的问题与展望

虽然多项干细胞移植治疗肝病患者的临床研究显示了鼓舞人心的结果,但同时有许多相关问题需要解决,应切实做好基础研究工作:①干细胞体外分离、培养、鉴定等方面的技术尚未完全成熟;②干细胞分化演变的调控机制尚未完全阐明;③干细胞分化为成熟肝细胞和肝癌细胞的分水岭不明;④用何种干细胞做移植、最佳的移植数量、最有效的移植途径及临床疗效评价等均需要进一步研究;⑤需要合理设计多中心随机双盲对照临床研究验证疗效,并了解移植可能发生的副作用或并发症。

目前大多数研究还处在动物实验及部分临床前期研究阶段,但已有证据表明干细胞疗法有可能在乙型肝炎重症化方面取得较大的突破。相信随着对肝再生过程的进一步研究,以及干细胞在肝修复过程中作用的进一步了解,干细胞体外分离、纯化、扩增方法将不断成熟,解决干细胞体内归巢、定植、增殖等难题,进一步完善监测手段,建立和研究更多的临床研究模型,干细胞移植将会作为治疗乙型肝炎重症化的一种重要手段而广泛应用于临床。

四、其他细胞移植治疗

(一)概述

在前两个部分中我们系统地介绍了乙型重型肝炎的肝细胞及干细胞移植治疗的策略和进展。对于慢性乙型肝炎及乙型重型肝炎的细胞移植治疗方案还包括免疫细胞移植治疗。由于 HBV 感染发病是免疫介导的,同时病毒的清除有赖于机体免疫系统的作用。在慢性 HBV 感染者中,针对 HBV 的特异性和非特异性免疫功能呈免疫耐受状态,导致 HBV 在体内长期存在。随着细胞生物学、分子免疫学及生物信息学等学科的快速发展,国内外已经开展了相关的免疫细胞方法治疗病毒性疾病、恶性肿瘤以及自身免疫性疾病等,并取得了一定效果。

目前国内外应用于乙型肝炎治疗的免疫细胞疗法和制剂尚不成熟,亟须系统开发研究。打破免疫耐受,有效提高 HBV 特异性免疫应答,通过单独免疫治疗或联用其他抗病毒药物,有效抑制病毒复制,提高持久应答率或临床治愈率,减少终末期肝病的发生,最终大大降低 HBV 相关肝病的病死率。近年来国内外研究较多的疗法主要包括细胞因子诱导杀伤(cytokine induced killer,CIK)细胞治疗及树突状细胞(dendritic cell,DC)过继治疗。Hontscha 等于 2011 年以“CIK 细胞临床试验”为关键词在 PubMed 网站搜索到了 867 个匹配的结果,经验证,其中 11 项临床试验与 CIK 细胞治疗相关。这些临床试验共纳入 426 例患者,其中 313 例为男性,113 例为女性。试验中的男性患者大多数患有肝细胞癌、胃癌等。在 11 项研究中有 10 项使用的是自体 CIK 细胞。注射的 CIK 细胞总数范围为 $21.9\times10^{7}\sim5.2\times10^{10}$。每次输注使用的 CIK 细胞数量范围为 $7.2\times10^{6}\sim2.1\times10^{10}$。患者最多接受 40 次 CIK 细胞输注治疗。有意思的是,在接受 CIK 细胞治疗的患者中乙型肝炎病毒(HBV)载量减少了。用 CIK 细胞治疗的患者无病生存率显著高于未用 CIK 细胞治疗的对照组。并且,CIK 细胞治疗的副作用很小。人体感染 HBV 后,可引起细胞免疫及体液免疫应答,机体抗病毒免疫功能不足,尤其是 HBV 特异性 T 淋巴细胞功能缺陷是造成 HBV 感染慢性化的主要原因,因此,基于 HBV 感染致病机制的认识,恢复和提高慢性乙型肝炎患者的特异性和非特异性细胞免疫功能是控制 HBV 感染及疾病进展的可行方法。

(二)CIK 细胞

CIK 细胞是一类新型抗肿瘤效应细胞,能在体外被诱导并大量增殖,与以往报道的一些抗肿瘤效应细胞相比,CIK 细胞杀瘤活性更强、杀瘤谱更广。CIK 细胞是单个核细胞在体外用多种细胞因子共同培养而获得的一群异质细胞,$CD3^{+}$、$CD56^{+}$ 细胞是主要的效应细胞。CIK 细胞兼有 T 淋巴细胞强大的抗瘤活性与 NK 细胞的非 MHC 限制性杀瘤特点,与淋巴因子活化的杀伤细胞(LAK 细胞)和肿瘤浸润淋巴细胞(TIL)相比,CIK 细胞杀伤活性更强且杀瘤谱更广。

在治疗白血病的初步临床试验中,国内童春容等发现自体 CIK 细胞可以明显抑制甚至清除白血病患者体内 HCV,患者肝功能不但没有加重反而明显改善。临床治疗的 12 例各类急性白血病患者均接受了反复化疗和造血干细胞移植。12 例共接受 22 个疗程 CIK 细胞治疗,患者的血清 HCV RNA 在 CIK 细胞回输后 2～3 个月时转阴。CIK 细胞治疗后肝功能指标逐渐下降或者肝功能指标较治疗前升高一段时间后下降。CIK 细胞治疗后患者的肝功能对化疗的耐受性明显提高。陈红松课题组在 1999—2003 年期间,随机选择 16 例慢性乙型肝炎(CHB)患者用自体免疫活性细胞回输法治疗,追踪 52 周。在完整随访的 14 例患者中,4 例治疗前后完成 2 次肝穿刺活检,其中 1 例显示治疗后肝细胞坏死和小叶内炎症程度明显减轻,纤维化程度改善,其余 3 例肝脏组织学变化不明显,但无加重或恶化。经过 52 周随访,14 例患者中有 6 例 HBV DNA 转阴。抗 HBe 血清转化和 ALT 正常化比例为 42.86%。没有出现治疗相关的严重不良反应。自体 CIK 细胞过继免疫治疗不会导致慢性乙型肝炎患者明显的肝损伤,同时可通过非细胞毒性机制抑制 HBV 复制。除此之外,在对 CHB 患者的治疗研究中,施明等观察到 CIK 细胞对 CHB 患者的治疗作用与其免疫状态有关。CIK 细胞治疗对处于不同免疫状态的患者效果不相同,对处于活化期的患者效果要优于免疫耐受期患者,并且对抗病毒药物产生耐药的患者也有明显抑制病毒的作用。

临床动态观察 CHB 患者 CIK 细胞的增殖及杀伤活性发现,患者 CIK 细胞的增殖和杀伤活性均低于正常人。推测 CIK 细胞可能通过以下机制发挥抗 HBV 的作用:①体外培养 CIK 细胞过程中采用的 CD3 单抗(mAbCD3)及 IL-2 等细胞因子直接激活扩增 CIK 细胞,回输后直接杀伤病毒感染细胞;②研究显示 mAbCD3 及 IL-2 激活的 T 淋巴细胞分泌多种细胞因子如 IFN-γ、IL-2 等。这些细胞因子可直接渗透到细胞内,抑制或杀伤病毒,或通过改善体内的细胞因子环境,上调病毒感染细胞的 MHC 分子及其共刺激分子的表达,激活扩增病毒特异性 CIK 细胞、巨噬细胞、自然杀伤细胞等,从而清除病毒。与前者相比,这种作用占主导地位。

(三)DC 过继治疗

DC 是起源于骨髓的专职抗原呈递细胞,具有启动由 T 淋巴细胞介导的免疫应答功能,因其表面具有众多树突状突起而得名。DC 由美国学者 Steinman 及 Cohn 于 1973 年发现。自从 1992 年 Steinman 建立了应用粒细胞-巨噬细胞集落刺激因子(granulocyte-macrophage colony stimulating factor,GM-CSF)从小鼠骨髓中大规模培养制备 DC 的方法后,人们又建立并完善了多种培养扩增 DC 的方法,对 DC 的研究得以深入。DC 在感染免疫应答中具有重要作用,并在肿瘤免疫治疗、器官移植和慢性乙型肝炎的治疗中引人注目。DC 治疗慢性乙型肝炎原理如图 10-2 所示。

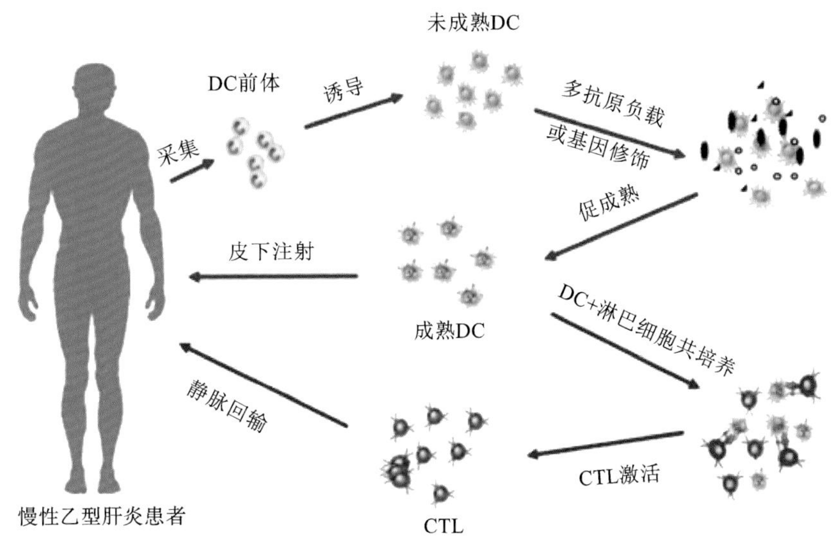

图 10-2　DC 治疗慢性乙型肝炎原理

抽取慢性乙型肝炎患者外周静脉血,于实验室分离单个核细胞,体外诱导培养 DC,将 DC 负载抗原或经基因修饰后,通过皮下或静脉回输给患者。

研究发现,由于慢性 HBV 感染者外周血树突状细胞(PBDC)或单核细胞来源的树突状细胞(MoDC)存在表型和功能缺陷,主要包括:①成熟 DC 的表面标志(如 HLA-Ⅱ类分子、CD80 与 CD86 等)表达下降;②DC 产生 IL-12 不足;③同种异体混合淋巴细胞反应(MLR)中 DC 刺激 T 淋巴细胞增殖及产生细胞因子(如 IFN-γ 等)的能力降低,或同时有 NO 水平增高;④对乙型肝炎表面抗原(HBsAg)或核心抗原(HBcAg)的应答过程中,DC 的成熟表型及特异性 T 淋巴细胞增殖缺陷;⑤诱导 CTL 不足。所以,近年来,研究者通过多种方式直接或间接恢复和增强 DC 的抗原呈递功能:①细胞因子(如 IL-12、IFN-γ、IFN-α 等)体内外的作用;②乙型肝炎疫苗体内刺激;③DC 体外诱导和抗原冲击或基因修饰后回输 DC 疫苗;④优化、增强 DC 摄取功能的 DNA 疫苗。DC 用于病毒的免疫治疗主要是通过体外病毒抗原冲击致敏 DC,再回输体内,诱导出病毒抗原特异性 CTL,杀伤病毒感染的细胞。用抗原致敏 DC 的方法有多种:可通过病毒抗原肽或蛋白直接冲击 DC;用灭活的病毒疫苗共同温育;还可用阳离子脂质体携带病毒蛋白或合成的双链 RNA 冲击,但最常用的方法仍然是用病毒抗原多肽致敏 DC。吴邦富教授在 2013 年第 48 届欧洲肝脏研究学会年会上的研究报告指出:动物实验已证实 DC 治疗能打破 HBV 的免疫耐受。在一项 HBsAg、HBcAg 致敏的 DC 治疗慢性乙型肝炎患者的临床试验中,380 例患者接受 DC 治疗 48 周后,HBeAg 阳性者 HBsAg 血清学转阴率达到 29.73%,HBeAg 阴性者 HBsAg 血清学转阴率为 10.26%,远远高于现有的抗病毒治疗方案。而在另一项 HBsAg 致敏 DC 活化混合 T 淋巴细胞联合替比夫定治疗慢性乙型肝炎患者的临床试验中,治疗 24 周患者 HBeAg 血清学转阴率即可达到 45.65%。这些研究结果显示了 DC 治疗慢性乙型肝炎的潜力,慢性乙型肝炎的临床治愈并非不能实现,但由于人体内 DC 数量有限,DC 来源主要有体外诱导及体内诱导两种策略。体外诱导一是将外周血单核细胞诱导为 DC,目前 DC 治疗主要采用粒细胞-巨噬细胞集落刺激因子(GM-CSF)、IL-4 来诱导;二是促使骨髓细胞转化为 DC,但多局限于动物研究。体内诱导一是促进未成熟 DC 的成熟,如 TLR 配体、抗原等;二是动员 DC 的生成,如 Flt3L 等。HBsAg 致敏的 DC 活化混合淋巴细胞联合核苷(酸)类似物或 PEG-IFN-α 治疗 CHB 的临床试验可能为 HBV 感染的治疗提供新的数据。

CIK 细胞和 DC 治疗是免疫治疗的重要组成部分,两者联合可以提高免疫应答效率。因此,对 DC 共培养的 CIK 细胞(DC-CIK 细胞)的研究将成为细胞免疫治疗的重点。随着细胞制备技术的日趋完善,DC-CIK 细胞过继治疗在临床逐渐开展,多种肿瘤相关的细胞免疫治疗应用及疗效评估已陆续有报道。Marten 等将外周血来源的 CIK 细胞和同源 DC 共培养一段时间后发现,DC 和 CIK 细胞的增殖能力明显增强,共培养 14 天后 CIK 细胞的增殖倍数比共培养 7 天时高出 2 倍左右。共培养 24 天后,DC 中 IL-12 的分泌量为单独培养时的 6.93 倍,与 DC 共培养的 CIK 细胞对肿瘤细胞的杀伤活性显著提高。近期,国内许多学者观察了不同来源的 DC 与 CIK 细胞共培养后 DC-CIK 细胞的表型、体外增殖和细胞毒性的变化,相关报道均支持 Marten 的实验研究,认为 DC 和 CIK 细胞共培养可以同时促进 CIK 细胞和 DC 的增殖和免疫功能。

(四)存在问题及展望

对于 DC-CIK 细胞治疗慢性乙型肝炎或乙型重型肝炎的研究目前在国内虽有小规模开展,但是该研究仍处于起步阶段,尤其是 DC-CIK 细胞治疗的适应证、免疫细胞给予的时间及频度目前都尚不明确。随着对慢性乙型肝炎及乙型重型肝炎患者免疫变化规律的进一步明确,患者免疫治疗过程中免疫监测手段的进一步完善,并通过大规模临床多中心研究评价,DC 及 CIK 细胞移植也将会作为治疗慢性乙型肝炎及乙型重型肝炎的一种重要手段而应用于临床。

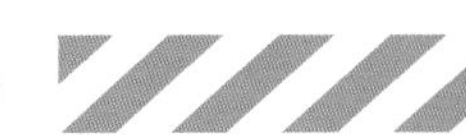

五、细胞移植治疗中的基因修饰

(一)概述

细胞移植治疗之前对移植细胞进行基因修饰是获得理想治疗效果的有效途径。近年来，随着基因治疗的进展，越来越多的项目进入临床试验及临床治疗中。在移植细胞制备的环节中，涉及诸多的基因修饰问题。目前，基因修饰技术已被大量运用于细胞移植从而产生具有更好特异性及治疗潜能的细胞类型。但是限制细胞移植治疗中基因修饰技术应用的主要瓶颈为基因传递系统。

细胞移植联合基因修饰由于其有效性、特异性和安全性而大大加强了治疗效果。本文着重讨论基因转移技术中所用到的载体及其局限性。人类基因转移的一个重要应用领域是移植代谢活跃的细胞，如肝细胞或胰岛细胞。这些细胞分裂得非常慢，因此要求所使用的基因转移载体能够转导静止期细胞。基因转移策略的关键是实现治疗基因到移植细胞的高效率传递。在基因传递策略上已经进行了大量的研究，包括病毒和脂质体转移、电穿孔及直接 DNA 注射。最近提出的将目的基因转移到分化细胞的方法主要是利用细胞的高增殖能力，如胚胎干细胞(ESCs)，这是因为 ESCs 通过基因转移技术可以直接分化成所需要的细胞。基于近期的这些发展动态，我们以后将重点关注细胞移植和基因修饰技术的应用。

(二)肝细胞移植中的基因修饰

肝细胞移植技术是将分离出的供体正常肝细胞通过脾动脉、门静脉、脾脏或腹腔内注射移植于受体体内以替代部分病肝功能的方法。肝细胞移植近年在治疗慢性肝炎、肝脏遗传代谢性疾病和急、慢性肝衰竭等疾病方面取得了长足进展。虽然移植的肝细胞具有相对较容易获取、可进行冻存、回输简便等优点，但是其进一步的临床应用仍受到许多环节的限制。例如，同种异体肝细胞移植中受者体内排斥反应、供体肝细胞移植后增殖能力有限等因素可导致所移植的肝细胞发挥极低的替代作用，从而无法阻断或逆转肝衰竭的疾病进程。而通过基因修饰技术调控相关基因表达或利用载体在移植肝细胞内导入外源基因，调控抗排斥反应，促进移植肝细胞增殖，以及抑制移植肝细胞的免疫排斥反应成为肝细胞移植研究领域中的重要方向之一。

促进并维持移植肝细胞在受体内的增殖功能，对提高肝细胞移植的治疗效果和临床进一步应用有极其重要的意义。对细胞周期调控基因的干预，可使移植肝细胞增殖数量明显增加，显著延长小鼠平均生存期。将血管内皮生长因子(vascular endothelial growth factor，VEGF)基因导入移植肝细胞则可以促进移植肝细胞周围毛细血管组织的形成，有利于移植肝细胞的存活与再生。通过免疫抑制相关基因的修饰，如腺病毒介导 CTLA-4 Ig 基因转染肝细胞则可实现对受体的免疫排斥反应的抑制，抑制移植肝细胞的免疫排斥反应。

(三)肝相关干细胞移植中的基因修饰

基于干细胞的多向分化能力，基因修饰的干细胞治疗与传统的基因治疗相比有明显的优势。以往肝相关干细胞基因修饰治疗的研究主要集中于遗传代谢性疾病。例如，用重组腺相关病毒携带 α 抗胰蛋白酶基因，导入小鼠的肝祖细胞治疗 α 抗胰蛋白酶缺乏小鼠，5%～10%的阳性干细胞重新分群，可以持续表达 α 抗胰蛋白酶 18 周。近年来，孙超等将尿激酶型纤溶酶原激活物(urokinase-type plasminogen activator，uPA)基因修饰骨髓源性肝干细胞移植入四氯化碳(CCl_4)诱导的肝纤维化大鼠，发现其能诱导肝细胞增殖，进而改善肝功能。IL-10 基因修饰骨髓源性肝干细胞移植能有效减轻肝内炎症，促进肝细胞再生，并减少肝纤维化大鼠细胞外基质的积聚。这些研究为基因修饰干细胞治疗肝纤维化提供了新思路。

(四)免疫细胞移植中的基因修饰

DC 作为最有效的抗原呈递细胞，在启动和维持特异性 T 淋巴细胞免疫中起重要作用。而慢性乙型肝炎患者 DC 功能缺陷是导致宿主特异性 T 淋巴细胞免疫耐受、HBV 持续感染的主要因素。患者慢性 HBV 感染时,DC 的数量明显减少,其表面共刺激分子 CD83、CD86 表达水平也明显低下,DC 摄取抗原能力下降,并且出现成熟障碍。近年来,直接或间接恢复和增强 DC 抗原呈递功能成为过继回输免疫治疗慢性肝炎的主要策略。目前,增强慢性肝炎患者 DC 功能的策略主要如下:①通过细胞因子(如 IL-12、IFN-γ、IFN-α 等)体内外的作用,或细胞因子基因修饰 DC(如 IL-12、IL-18 等细胞因子进行 DC 修饰),上调 DC 抗原呈递功能;②乙型肝炎疫苗体内刺激;③DC 体外诱导和抗原冲击,或抗原基因修饰 DC 后回输(如通过腺病毒携带 HCV 非结构蛋白基因进行 DC 修饰);④优化、增强 DC 摄取功能的 DNA 疫苗;⑤上调 DC 共刺激分子表达,或共刺激分子基因修饰 DC(如利用 HBV S 抗原基因联合 CD40L 融合基因进行 DC 修饰,增强 DC 抗原呈递作用以及活化)。在上述策略中,多个环节涉及针对 DC 的基因修饰。

治疗病毒性肝炎领域的 Antonio Bertoletti 教授及其团队在世界上率先使用了 mRNA 转导方法,重建乙型肝炎特异性 TCR 导向 T 淋巴细胞,用于慢性乙型肝炎患者的治疗。慢性 HBV 感染患者体内特异性 T 淋巴细胞在数量和功能上都有缺陷。所以,清除 HBV 的关键,在于恢复慢性感染患者体内 HBV 特异性的 T 淋巴细胞免疫。该研究利用分子生物学技术来修饰患者的 T 淋巴细胞。当经过 TCR 修饰的 T 淋巴细胞回输到患者体内时,T 淋巴细胞会找寻和识别感染肝细胞,抑制病毒感染或清除病毒。为实现这一点,首先需要分离和识别出特异性乙型肝炎的 T 淋巴细胞,提取遗传信息。长期目标是尝试使用这种特异性的耐受慢性乙型肝炎 T 淋巴细胞抗原,以从根本上尝试重建对病毒特异的免疫系统。研究提出了控制慢性 HBV 感染的新策略,可彻底清除,并有可能治愈此类病毒所导致的慢性乙型肝炎。

(五)基因修饰病毒技术

目前,有关基因治疗载体的开发取得了一些进展。病毒载体系统是较为广泛使用的基因转移系统。它包括具有整合能力的病毒载体(如逆转录病毒、腺相关病毒及慢病毒等)和不具有整合能力的病毒载体(主要为腺病毒)。两者相比,腺病毒载体容易生产,且滴度高,能高效地转染多种类型的细胞,但有明显的局部组织炎症和较强的免疫反应,限制了转基因表达的持续时间。而逆转录病毒载体只能感染分裂细胞,其随机整合有引起癌基因激活的潜在可能性,使其安全性成为难以解决的问题。慢病毒载体整合稳定性强,目的基因表达时间长,但同样具有安全性问题。腺相关病毒载体是较有前途的载体,它可以有效而稳定地转染分裂细胞和非分裂细胞,且其内源性弱启动子对外源基因的调控无明显的干扰作用,启动方向不指向宿主细胞 DNA,因此通过插入病毒启动子而激活细胞原癌基因的可能性极小。目前,选择合适的病毒载体主要取决于其转染率和持续表达目的基因的时间。以上载体各有优劣性,最理想的病毒载体还有待进一步的研究和开发。

1. 逆转录病毒载体

最初,逆转录病毒载体是从 γ-逆转录病毒发展而来的,主要是莫洛尼鼠白血病病毒(MoMuLV)。重组逆转录病毒载体由一个治疗性表达盒组成,该表达盒两侧是两个长末端重复序列,可以提供包装、逆转录和整合信号。逆转录病毒在迅速分化的细胞中有很强的感染力,且所转入基因可以长期表达,这是由于前病毒 DNA 整合到了细胞基因组中并在随后的细胞后代中稳定地表达。到目前为止,逆转录病毒载体是转基因治疗免疫缺陷疾病、血液系统和中枢神经系统紊乱疾病中应用最广泛的载体。由于基因在转移到干细胞后具有较强的增殖能力,因此逆转录病毒载体有望用于治疗遗传性单基因失调症,如严重联合免疫缺陷病(SCIDs)。然而,成熟细胞具有低的增殖能力,因此刺激这些细胞的增殖是利用逆转录病毒成功地进行感染而达到治疗目的的关键。

逆转录病毒载体除了可以成功地转导干细胞外,还可以转移治疗基因到免疫细胞、表皮干

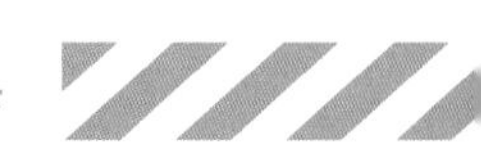

细胞、成骨细胞、软骨细胞、神经细胞等中。逆转录病毒载体由于可以大大降低插入突变的风险而在基因治疗的研究中越来越受到青睐。德国慕尼黑工业大学病毒研究所 Krebs 等尝试在体外通过逆转录病毒载体使 $CD8^+$ T 淋巴细胞表达能与 HBV 包膜蛋白结合的嵌合抗原受体(S-CAR),随后将表达 S-CAR 的 $CD8^+$ T 淋巴细胞被动转入 HBV 转基因小鼠体内。结果显示,表达 S-CAR 的 $CD8^+$ T 淋巴细胞能识别多种 HBV 亚型,能被成功植入免疫健全的 HBV 转基因小鼠,并在小鼠体内扩增。这些 T 淋巴细胞主要定位在肝,并在肝内发挥功能,能迅速有效地控制 HBV 复制,仅引起一过性肝损伤。该研究提示,循环中的大量病毒抗原并不削弱或过度活化这些植入的表达 S-CAR 的 $CD8^+$ T 淋巴细胞。这种免疫细胞疗法不受人白细胞抗原限制,可加以开发用于人类。强有效的 T 淋巴细胞应答是清除 HBV 所不可或缺的,但这也恰好是慢性乙型肝炎患者所欠缺的。

2. 慢病毒载体

慢病毒属于逆转录病毒的子类,包括人类免疫缺陷病毒(HIV)、猫免疫缺陷病毒(FIV)、马传染性贫血病毒(EIAV),此类病毒能够感染非分裂细胞并且具有较高的效力。没有复制能力的慢病毒的产生机理与其他病毒的产生机理几乎相同。来自 HIV 的 gag 和 pol 基因,或 rev 基因都是慢病毒复制所必需的。病毒颗粒由来自其他病毒的包膜蛋白所包裹,如水疱性口腔炎病毒 G 蛋白(VSV-G)。VSV-G 包膜蛋白使慢病毒粒子成为广谱敏感细胞型。完全缺失 HIV 致病基因赋予慢病毒介导的基因转移很高的安全性,从而不用担心 HIV 的致病性。类似于逆转录病毒载体,慢病毒载体能够整合到受体细胞的基因组中,从而使转入的基因能够在体外稳定地表达。这些载体可携带多达 9 kb 的外源基因,并且已经成功地将基因转移到肌细胞、造血干细胞、神经细胞及胶质细胞中。

类似于逆转录病毒载体,慢病毒载体也是一个整合载体,将载体基因组整合到受体基因组中可以为持久改善遗传性疾病提供一个长期的转基因表达量。然而,整合可能会影响到内源性基因的表达,内源性基因的活性也可刺激或抑制转入基因的表达,也就是说,整合表达盒可被内源性转录因子或增强子所控制。因此,对病毒整合的控制可以提高慢病毒载体的安全性。

3. 腺病毒载体

腺病毒(AdV)载体是一种很好的病毒载体,可将基因转移到代谢活跃且具有低增殖能力的细胞中。AdV 载体具有较高的装载量,可以提供约 30 kb 的外源基因,可以传递一个以上的基因治疗表达盒,因此含有转录增强因子的治疗性基因和其他协同基因可以同时进行转导。此外,高滴度的 AdV 载体很容易生产,这对进行体内转导需要大量的病毒是非常有价值的。然而,AdV 可以触发强烈的免疫反应,并且转入基因的表达往往很短暂,这是由于它们在细胞中以非整合的形式存在。

单纯疱疹病毒(HSV)载体也可以装载较大的外源基因,但转入基因的瞬时表达限制了这些载体在基因疗法中的应用。HSV 载体的进一步发展可以延伸它在基因疗法中的应用。

4. 腺相关病毒载体

腺相关病毒(AAV)是细小病毒科家族的一员。它是一种单链的、复制缺陷型的 DNA 病毒,其 DNA 由两个基因组成,可以编码四个复制蛋白和三个衣壳蛋白。该病毒基因组的两侧是两个 145 bp 的末端反向重复序列(ITR)。野生型 2 型 AAV 能借助其 rep 基因整合病毒基因组到人第 19 号染色体的某一特定位点。AAV 似乎并不在人体内引起疾病;AAV 介导的外源蛋白可以永久表达,这是由于 AAV 具有较低的免疫反应,缺乏触发破坏性的细胞毒性淋巴细胞抵抗转导细胞的能力从而使病毒基因组持久存在于细胞中。此外,AAV 还能高效转导分化和非分化的细胞。重组 AAV(rAAV)是通过将治疗表达盒(加边以完整的顺式作用于 ITR)替代野生病毒基因组而构建的。病毒感染后,rAAV 可以实现转基因的持续表达,在 rAAV 中缺少 rep 基因,因此它不能整合到宿主细胞的基因组中。但大多数研究表明,rAAV 在细胞核里有一个稳定的遗传形式,从而能够长期存在并能使转基因持久表达。虽然 rAAV 载体看起来是基因转移的最佳病毒载体,但 rAAV 载体仍存在缺点,那就是其转基因能力有限,它不能有效地装载超过 4.7 kb 的外源基因。

5. 非病毒基因转移载体

虽然病毒载体能够有效地转导细胞,但病毒基因在体内的转录以及这些基因整合到宿主基因组中的风险仍然存在。此外,病毒颗粒的生产需要专业的技能和人员。非病毒载体,如质粒,是很容易得到的,并且可以经脂质体转移或电击法而递送到细胞中,对人体也是安全的。利用非病毒载体成功地转染细胞,尤其是阳离子脂质,已经在细胞移植治疗中实现。通过阳离子脂质来实现治疗基因转导胰岛的体外操作已经在猪胰岛细胞中建立。电穿孔技术可以用来传递核酸片段、寡核苷酸、小分子干扰核糖核酸(siRNA)及质粒到细胞中。目前已经完成了对体内电穿孔技术的研究,但是研究者们发现电击通常会对分化的成熟细胞造成伤害。由于非病毒基因转移在很多案例中表现出低效率或者造成严重的膜损伤,因此发展安全高效的非病毒基因转移载体作为新一代的基因治疗载体将是非常有益的。

非病毒基因转移的理想宿主细胞是具有增殖能力和自我更新潜能的细胞。因此,胚胎和成熟干细胞被看作非病毒技术的重要细胞来源,它们可以产生大量的细胞且具有高的移植能力和繁殖能力,因此它们在细胞替代疗法中有着显著的优势。

6. 细胞来源

胚胎和成熟干细胞被看作细胞替代疗法中的主要细胞来源。但是在再生医学中应用人胚胎干细胞(hESC)受到一些伦理和法律限制,因此成熟干细胞成为一个很有吸引力的选择,因为它们不存在上述问题并且自体移植是可行的。然而,这些细胞似乎并不具有多向分化潜能,因此目前研究的重点是建立转基因修饰胚胎干细胞和胚胎干细胞体系,以便在体外生产它们的可移植的组织特异性诱导物。

由于转基因操作的可行性,ESCs 有望成为很有前景的细胞来源,并且满足下列要求:①大量的目标细胞将传递给患者并确保显著的治疗效果;②用于移植的组织特异性细胞培养物必须从未分化的高致瘤性胚胎干细胞中完全纯化出来;③供体细胞必须具有很高的移植能力和存活能力,最好能够增生以恢复受赠器官的功能;④移植细胞应当具有自体免疫能力。

(六)存在的问题及研究展望

基因修饰的细胞移植治疗重型肝炎虽然还处于实验研究阶段,但已显示出巨大的优势。当然,将其应用于临床还需要解决许多问题,如基因转染的效率低、病毒载体的安全性尚未确认、基因转染可能对宿主细胞生物学特性产生影响(激活原癌基因导致恶变)、目前的技术尚不能对基因的表达进行精确的负反馈调控等。相信随着对基因修饰技术的深入研究、载体制备技术的完善、理想目的基因的不断出现、基因表达可控性的进一步提高,基因修饰的细胞移植治疗工程必将得到广泛的应用。

参考文献

[1] Fox I J, Roy-Chowdhury J. Hepatocyte transplantation[J]. J Hepatol, 2004, 40(6): 878-886.

[2] Dhawan A, Strom S C, Sokal E, et al. Human hepatocyte transplantation[J]. Methods Mol Biol, 2010, 640: 525-534.

[3] Iansante V, Mitry R R, Filippi E, et al. Human hepatocyte transplantation for liver disease: current status and future perspectives[J]. Pediatr Res, 2018, 83(1-2): 232-240.

[4] Gunsalus J R, Brady D A, Coulter S M, et al. Reduction of serum cholesterol in Watanabe

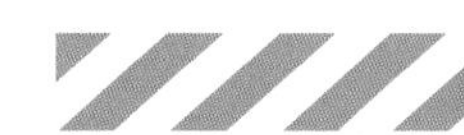

rabbits by xenogeneic hepatocellular transplantation[J]. Nat Med,1997,3(1):48-53.

[5] Nagata H, Ito M, Cai J, et al. Treatment of cirrhosis and liver failure in rats by hepatocyte xenotransplantation[J]. Gastroenterology,2003,124(2):422-431.

[6] Wege H,Le H T,Chui M S,et al. Telomerase reconstitution immortalizes human fetal hepatocytes without disrupting their differentiation potential[J]. Gastroenterology, 2003,124(2):432-444.

[7] Amicone L,Spagnoli F M,Spath G,et al. Transgenic expression in the liver of truncated met blocks apoptosis and permits immortalization of hepatocytes[J]. Eur Mol Biol Org J,1997,16(3):495-503.

[8] Zaret K S,DiPersio C M,Jackson D A,et al. Conditional enhancement of liver-specific gene transcription[J]. Proc Natl Acad Sci U S A,1988,85(23):9076-9080.

[9] Hughes R D,Mitry R R,Dhawan A,et al. Isolation of hepatocytes from livers from non-heart-beating donors for cell transplantation[J]. Liver Transpl,2006,12(5):713-717.

[10] Mitry R R,Hughes R D,Aw M M,et al. Human hepatocyte isolation and relationship of cell viability to early graft function[J]. Cell Transplant,2003,12(1):69-74.

[11] Terry C,Dhawan A,Mitry R R,et al. Cryopreservation of isolated human hepatocytes for transplantation:state of the art[J]. Cryobiology,2006,53(2):149-159.

[12] Mitry R R,Hughes R D,Dhawan A. Progress in human hepatocytes:isolation,culture &cryopreservation[J]. Semin Cell Dev Biol,2002,13(6):463-467.

[13] Pless G, Sauer I M, Rauen U. Improvement of the cold storage of isolated human hepatocytes[J]. Cell Transplant,2012,21(1):23-37.

[14] Xiang C, Du Y, Meng G, et al. Long-term functional maintenance of primary human hepatocytes in vitro[J]. Science,2019,364(6438):399-402.

[15] Sarkis R, Honiger J, Chafai N, et al. Semiautomatic macroencapsulation of fresh or cryopreserved porcine hepatocytes maintain their ability for treatment of acute liver failure[J]. Cell Transplant,2001,10(7):601-607.

[16] Liu Z C, Chang T M. Artificial cell microencapsulated stem cells in regenerative medicine,tissue engineering and cell therapy[J]. Adv Exp Med Biol,2010,670:68-79.

[17] Fisher R A, Strom S C. Human hepatocyte transplantation: worldwide results[J]. Transplantation,2006,82(4):441-449.

[18] Sgroi A, Mai G, Morel P, et al. Transplantation of encapsulated hepatocytes during acute liver failure improves survival without stimulating native liver regeneration[J]. Cell Transplant,2011,20(11-12):1791-1803.

[19] Mito M, Kusano M, Kawaura Y. Hepatocyte transplantation in man[J]. Transplant Proc,1992,24(6):3052-3053.

[20] Habibullah C M, Syed M, Qamar A, et al. Human fetal hepatocyte transplantation in patients with fulminant hepatic failure[J]. Transplantation,1994,58(8):951-952.

[21] Bilir B M,Guinette D,Karrer F,et al. Hepatocyte transplantation in acute liver failure [J]. Liver Transpl,2000,6(1):32-40.

[22] Fisher R A, Bu D, Thompson M, et al. Defining hepatocellular chimerism of a liver failure patient bridged with hepatocyte infusion[J]. Transplantation, 2000, 69(2): 303-307.

[23] Strom S C,Fisher R A,Thompson M T,et al. Hepatocyte transplantation as a bridge to

orthotopic liver transplantation in terminal liver failure[J]. Transplantation, 1997, 63(4):559-569.

[24] 陈成伟,费瑞高,李继强,等.人胎肝细胞悬液治疗重型肝炎7例报告[J].中华消化杂志,1987,7(2):84-87.

[25] 陈成伟,许家璋,齐承仪,等.综合疗法加用人胎肝细胞悬液治疗重症肝炎30例疗效比较[J].解放军医学杂志,1988,13(4):252-255.

[26] 杨永平.肝细胞移植:临床应用及实验室研究[J].透析与人工器官,2006,17(2):30-33.

[27] Petersen B E, Bowen W C, Patrene K D, et al. Bone marrow as a potential source of hepatic oval cells[J]. Science, 1999, 284(5417):1168-1170.

[28] Alison M R, Poulsom R, Jeffery R, et al. Hepatocytes from non-hepatic adult stem cells[J]. Nature, 2000, 406(6793):257.

[29] Lagasse E, Connors H, Al Dhalimy M, et al. Purified hematopoietic stem cells can differentiate into hepatocytes in vivo[J]. Nat Med, 2000, 6(11):1229-1234.

[30] Sun Y G, Kim J K, Byun J S, et al. CD11 b^+ $Gr1^+$ bone marrow cells ameliorate liver fibrosis by producing interleukin-10 in mice[J]. Hepatology, 2012, 56(5):1902-1912.

[31] Liu F, Liu Z D, Wu N, et al. Transplanted endothelial progenitor cells ameliorate carbon tetrachloride-induced liver cirrhosis in rats[J]. Liver Transpl, 2009, 15(9):1092-1100.

[32] Taniguchi E, Kin M, Torimura T, et al. Endothelial progenitor cell transplantation improves the survival following liver injury in mice[J]. Gastroenterology, 2006, 130(2):521-531.

[33] Oh S H, Miyazaki M, Korchi H, et al. Hepatocyte growth factor induces differentiation of adult rat bone marrow cells into a hepatocyte lineage in vitro[J]. Biochem Biophys Res Commun, 2000, 279(2):500-504.

[34] Gasbarrini A, Rapaccini G L, Rutella S, et al. Rescue therapy by portal infusion of autologous stem cells in a case of drug induced hepatitis[J]. Dig Liver Dis, 2007, 39(9):878-882.

[35] 姚鹏,胡大荣,王帅,等.自体骨髓干细胞移植治疗慢性重症肝病60例[J].实用医学杂志,2005,21(19):2143-2145.

[36] Banas A, Teratani T, Yamamoto Y, et al. Rapid hepatic fate specification of adipose-derived stem cells and their therapeutic potential for liver failure[J]. J Gastroenterol Hepatol, 2009, 24(1):70-77.

[37] Chalisserry E P, Nam S Y, Park S H, et al. Therapeutic potential of dental stem cells[J]. J Tissue Eng, 2017, 8:2041731417702531.

[38] Liu Q W, Liu Q Y, Li J Y, et al. Therapeutic efficiency of human amniotic epithelial stem cell-derived functional hepatocyte-like cells in mice with acute hepatic failure[J]. Stem Cell Res Ther, 2018, 9(1):321.

[39] de Miguel M P, Prieto I, Moratilla A, et al. Mesenchymal stem cells for liver regeneration in liver failure: from experimental models to clinical trials[J]. Stem Cells Int, 2019, 2019:3945672.

[40] Shi D, Zhang J, Zhou Q, et al. Quantitative evaluation of human bone mesenchymal stem cells rescuing fulminant hepatic failure in pigs[J]. Gut, 2017, 66(5):955-964.

[41] Shi M, Zhang Z, Xu R, et al. Human mesenchymal stem cell transfusion is safe and improves liver function in acute-on-chronic liver failure patients[J]. Stem Cells Transl

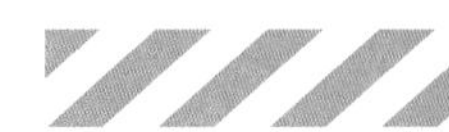

Med,2012,1(10):725-731.

[42] Li Y H, Xu Y, Wu H M, et al. Umbilical cord-derived mesenchymal stem cell transplantation in hepatitis B virus related acute-on-chronic liver failure treated with plasma exchange and entecavir: a 24-month prospective study[J]. Stem Cell Rev, 2016, 12(6):645-653.

[43] Peng L, Xie D Y, Lin B L, et al. Autologous bone marrow mesenchymal stem cell transplantation in liver failure patients caused by hepatitis B: short-term and long-term outcomes[J]. Hepatology, 2011, 54(3):820-828.

[44] Xu W X, He H L, Pan S W, et al. Combination treatments of plasma exchange and umbilical cord-derived mesenchymal stem cell transplantation for patients with hepatitis B virus-related acute-on-chronic liver failure: a clinical trial in China[J]. Stem Cells Int, 2019, 2019:4130757.

[45] Lin B L, Chen J F, Qiu W H, et al. Allogeneic bone marrow-derived mesenchymal stromal cells for hepatitis B virus-related acute-on-chronic liver failure: a randomized controlled trial[J]. Hepatology, 2017, 66(1):209-219.

[46] Kholodenko I V, Kurbatov L K, Kholodenko R V, et al. Mesenchymal stem cells in the adult human liver: hype or hope? [J]. Cells, 2019, 8(10):1127.

[47] Lee C W, Chen Y F, Wu H H, et al. Historical perspectives and advances in mesenchymal stem cell research for the treatment of liver diseases[J]. Gastroenterology, 2018, 154(1):46-56.

[48] Volarevic V, Nurkovic J, Arsenijevic N, et al. Concise review: therapeutic potential of mesenchymal stem cells for the treatment of acute liver failure and cirrhosis[J]. Stem Cells, 2014, 32(11):2818-2823.

[49] Kakinuma S, Tanaka Y, Chinzei R, et al. Human umbilical cord blood as a source of transplantable hepatic progenitor cells[J]. Stem Cells, 2003, 21(2):217-227.

[50] 唐晓鹏,杨旭,张旻,等. 脐血干细胞移植治疗肝功能衰竭及心肌损害的临床与实验研究[J]. 中华肝脏病杂志,2005,13(4):259-263.

[51] Hamazaki T, liboshi Y, Oka M, et al. Hepatic maturation in differentiating embryonic stem cells in vitro[J]. Febs Lett, 2001, 497(1):15-19.

[52] Kania G, Blyszczuk P, Jochheim A, et al. Generation of glycogen-and albumin-producing hepatocyte-like cells from embryonic stem cells[J]. Biol Chem, 2004, 385(10):943-953.

[53] Heo J, Factor V M, Uren T, et al. Hepatic precursors derived from murine embryonic stem cells contribute to regeneration of injured liver[J]. Hepatology, 2006, 44(6):1478-1486.

[54] Sullivan G J, Hay D C, Park I H, et al. Generation of functional human hepatic endoderm from human induced pluripotent stem cells[J]. Hepatology, 2010, 51(1):329-335.

[55] Takebe T, Sekine K, Enomura M, et al. Vascularized and functional human liver from an iPSC-derived organ bud transplant[J]. Nature, 2013, 499(7459):481-484.

[56] Song Z, Cai J, Liu Y, et al. Efficient generation of hepatocyte-like cells from human induced pluripotent stem cells[J]. Cell Res, 2009, 19(11):1233-1242.

[57] Li W, Wang D, Qin J, et al. Generation of functional hepatocytes from mouse induced pluripotent stem cells[J]. J Cell Physiol, 2010, 222(3):492-501.

[58] Gai H, Nguyen D M, Moon Y J, et al. Generation of murine hepatic lineage cells from induced pluripotent stem cells[J]. Differentiation, 2010, 79(3): 171-181.

[59] Huang P, He Z, Sun H, et al. Induction of functional hepatocyte-like cells from mouse fibroblasts by defined factors[J]. Nature, 2011, 475(7356): 386-389.

[60] Sekiya S, Suzuki A. Direct conversion of mouse fibroblasts to hepatocyte-like cells by defined factors[J]. Nature, 2011, 475(7356): 390-393.

[61] Du Y, Wang J, Jia J, et al. Human hepatocytes with drug metabolic function induced from fibroblasts by lineage reprogramming[J]. Cell Stem Cell, 2014, 14(3): 394-403.

[62] Xie B, Sun D, Du Y, et al. A two-step lineage reprogramming strategy to generate functionally competent human hepatocytes from fibroblasts[J]. Cell Res, 2019, 29(9): 696-710.

[63] Mohamadnejad M, Alimoghaddam K, Mohyeddin-Bonab M, et al. Phase Ⅰ trial of autologous bone marrow mesenchymal stem cell transplantation in patients with decompensated liver cirrhosis[J]. Arch Iran Med, 2007, 10(4): 459-566.

[64] 童春容,耿彦彪,陆道培,等.自体细胞因子诱导的杀伤细胞治疗急性白血病的临床研究[J].北京医科大学学报,2000,32(5):473-477.

[65] 童春容,耿彦彪,江倩,等.自体细胞因子诱导的杀伤细胞治疗白血病合并丙型病毒性肝炎的首次报告[J].北京医科大学学报,2000,32(3):251-255.

[66] 高燕,魏来,陈红松.免疫活性细胞回输法治疗慢性乙型肝炎不引起肝组织损害[J].中华肝脏病杂志,2003,11(7):391-393.

[67] Sun J, Gao Y, Chen H S, et al. Transfusion of multi-factors activated immune cells as a novel treatment for patients with chronic hepatitis B[J]. J Clin Virol, 2006, 35(1): 26-32.

[68] 李元元,施明,张冰,等.细胞因子诱导的自体杀伤细胞回输治疗慢性乙型肝炎患者树突状细胞功能的研究[J].传染病信息,2008,21(2):112-114.

[69] 施明,王福生,张冰,等.自体 CIK 细胞治疗肝癌的安全性和有效性评价[J].解放军医学杂志,2004,29(4):333-335.

[70] Wang F S, Liu M X, Zhang B, et al. Antitumor activities of human autologous cytokine-induced killer(CIK) cells against hepatocellular carcinoma cells in vitro and in vivo[J]. World J Gastroenterol, 2002, 8(3): 464-468.

[71] Shi M, Fu J, Shi F, et al. Viral suppression correlates with dendritic cell restoration in chronic hepatitis B patients with autologous cytokine-induced killer cell transfusion[J]. Liver Int, 2009, 29(3): 466-474.

[72] Nussenzweig M C, Steinman R M, Unkeless J C, et al. Studies of the cell surface of mouse dendritic cells and other leukocytes[J]. J Exp Med, 1981, 154(1): 168-187.

[73] Nussenzweig M C, Steinman R M, Gutchinov B, et al. Dendritic cells are accessory cells for the development of anti-trinitrophenyl cytotoxic T lymphocytes[J]. J Exp Med, 1980, 152(4): 1070-1084.

[74] Steinman R M, Kaplan G, Witmer M D, et al. Identification of a novel cell type in peripheral lymphoid organs of mice. Ⅴ. Purification of spleen dendritic cells, new surface markers, and maintenance in vitro[J]. J Exp Med, 1979, 149(1): 1-16.

[75] Wang F S, Xing L H, Liu M X, et al. Dysfunction of peripheral blood dendritic cells from patients with chronic hepatitis B virus infection[J]. World J Gastroenterol, 2001, 7

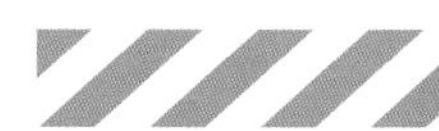

(4):537-541.

[76] van der Molen R G,Sprengers D,Binda R S,et al. Functional impairment of myeloid and plasmacytoid dendritic cells of patients with chronic hepatitis B[J]. Hepatology,2004,40(3):738-746.

[77] Beckebaum S, Cicinnati V R, Zhang X, et al. Hepatitis B virus induced defect of monocyte derived dendritic cells leads to impaired T helper type 1 response in vitro: mechanisms for viral immune escape[J]. Immunology,2003,109(4):487-495.

[78] Arima S, Akbar S M, Michitaka K, et al. Impaired function of antigen presenting dendritic cells in patients with chronic hepatitis B:localization of HBV DNA and HBV RNA in blood DC by in situ hybridization[J]. Int J Mol Med,2003,11(2):169-174.

[79] Lohr H F,Pingel S,Bocher W O,et al. Reduced virus specific T helper cell induction by autologous dendritic cells in patients with chronic hepatitis B-restoration by exogenous interleukin-12[J]. Clin Exp Immunol,2002,130(1):107-114.

[80] Zheng B J, Zhou J, Qu D, et al. Selective functional deficitin dendritic cell-T cell interaction is a crucial mechanismin chronic hepatitis B virus infection[J]. J Viral Hepat,2004,11(3):217-224.

[81] Marten A,Ziske C,Schottker B,et al. Interactions between dendritic cells and cytokine-induced killer cells lead to an activation of both populations[J]. J Immunother,2001,24(6):502-510.

[82] Karnezis A N, Dorokhov M, Grompe M, et al. Loss of p27 (Kip1) enhances the transplantation efficiency of hepatocytes transferred into diseased livers[J]. J Clin Invest,2001,108(3):383-390.

[83] Cai J,Ito M,Westerman K A,et al. Construction of a non-tumorigenic rat hepatocyte cell line for transplantation: reversal of hepatocyte immortalization by site-specific excision of the SV40 T antigen[J]. J Hepatol,2000,33(5):701-708.

[84] Ajioka I,Nishio R,Ikekita M,et al. Establishment of heterotropic liver tissue mass with direct link to the host liver following implantation of hepatocytes transfected with vascular endothelial growth factor gene in mice[J]. Tissue Eng,2001,7(3):335-344.

[85] Kobayashi N,Fujiwara T,Westerman K A,et al. Prevention of acute liver failure in rats with reversibly immortalized human hepatocytes[J]. Science, 2000, 287 (5456): 1258-1262.

[86] Chen Y K, Liu X C, Li J G, et al. Immunological tolerance of human hepatocyte xenograft induced by adenovirus vector-mediated CTLA4Ig gene transfer[J]. Hepatobiliary Pancreat Dis Int,2012,11(2):148-153.

[87] Song S,Witek R P,Lu Y,et al. Ex vivo transduced liver progenitor cells as a platform for gene therapy in mice[J]. Hepatology,2004,40(4):918-924.

[88] Sun C, Li D G, Chen Y W, et al. Transplantation of urokinase-type plasminogen activator genemodified bone marrow-derived liver stem cells reduces liver fibrosis in rats[J]. J Gene Med,2008,10(8):855-866.

[89] Lan L,Chen Y,Sun C,et al. Transplantation of bone marrow-derived hepatocyte stem cells transduced with adenovirus-mediated IL-10 gene reverses liver fibrosis in rats[J]. Transpl Int,2008,21(6):581-592.

[90] Woltman A M,Boonstra A,Janssen H L. Dendritic cells in chronic viral hepatitis B and

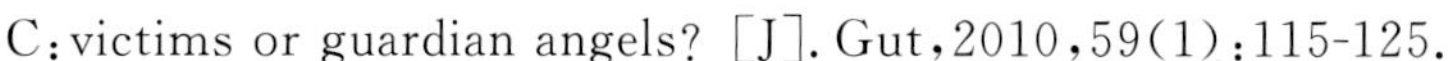

C:victims or guardian angels? [J]. Gut,2010,59(1):115-125.
[91] Vujanovic L,Ranieri E,Gambotto A,et al. IL-12p70 and IL-18 gene-modified dendritic cells loaded with tumor antigen-derived peptides or recombinant protein effectively stimulate specific type-1 $CD4^+$ T-cell responses from normal donors and melanoma patients in vitro[J]. Cancer Gene Ther,2006,13(8):798-805.
[92] Sun W,He X,Guo Z,et al. IL-12p40-overexpressing immature dendritic cells induce T cell hyporesponsiveness in vitro but accelerate allograft rejection in vivo:role of NK cell activation and interferon-gamma production[J]. Immunol Lett,2004,94(3):191-199.
[93] Tian Y,Zhang H H,Wei L,et al. The functional evaluation of dendritic cell vaccines based on different hepatitis C virus nonstructural genes[J]. Viral Immunol,2007,20(4):553-561.
[94] Guo Z,Zhang H,Rao H,et al. DCs pulsed with novel HLA-A2-restricted CTL epitopes against hepatitis C virus induced a broadly reactive anti-HCV-specific T lymphocyte response[J]. PLoS One,2012,7(6):38390.
[95] Wu J M,Lin X F,Huang Z M,et al. Construction of the HBV S-ecdCD40L fusion gene and effects of HBV S-ecdCD40L modification on function of dendritic cells[J]. J Viral Hepat,2011,18(10):461-467.
[96] Krebs K,Bottinger N,Huang L R,et al. T cells expressing a chimeric antigen receptor that binds hepatitis B virus envelop proteins control virus replication in mice[J]. Gastroenterology,2013,145(2):456-465.
[97] Kah J,Koh S,Volz T,et al. Lymphocytes transiently expressing virus-specific T cell receptors reduce hepatitis B virus infection[J]. J Clin Invest,2017,127(8):3177-3188.
[98] 史继静,张纪元,王福生. HBV 感染的免疫发病机制及抗病毒治疗策略[J]. 中国病毒病杂志,2017,7(3):161-166.
[99] 周光炎. 免疫学原理[M]. 3 版. 上海:上海科学技术出版社,2007.

第八节　乙型重型肝炎(肝衰竭)的肝移植治疗

陈知水　魏　来

一、手术时机和术前准备

乙型重型肝炎经内科治疗后,预计仍无法控制肝功能的恶化者,应考虑实施肝移植。由于供肝匮乏,移植手术费用高,移植术后并发症的发生及预后与患者术前状况有直接关系,并非所有终末期肝病患者都适合实施肝移植术,医师应分配器官给最合适的患者,以保证良好的预后。

(一)术前评估

目前国际通用的评估患者预后的肝移植选择标准是终末期肝病模型(model for end-stage liver disease,MELD)评分。MELD 评分计算公式:$R=0.378\times\ln$[胆红素(mg/dL)]$+1.120\times\ln(\mathrm{INR})+0.957\times\ln$[肌酐(mg/dL)]$+0.643\times$病因(胆汁淤积性或酒精性为 0,其他为 1)。为了计算方便,此公式后来改良为 $R=3.8\times\ln$[胆红素(mg/dL)]$+11.2\times\ln(\mathrm{INR})+9.6\times\ln$[肌酐(mg/dL)]$+6.4\times$病因(胆汁性或酒精性为 0,其他为 1)。$R$ 值越高,预示肝移植手术风险越大,生存率越低。美国器官共享联合网络(United Network for Organ Sharing,UNOS)于 2002

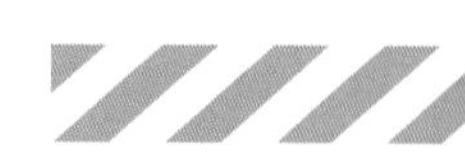

年2月正式将MELD分值作为成人肝移植的标准，MELD分值(即R值)高者优先，对于同一MELD分值则以等待时间为准。在我国，肝移植注册网络也将MELD分值列为等待肝移植患者术前重要的参考指标。在等待肝移植的患者中，乙型重型肝炎不同于其他的疾病，往往发展迅速，而在实施人工肝治疗后黄疸和凝血功能等指标会有很大的改善，因此MELD分值会有较大的波动。而Child分级虽然相对粗糙，但由于考虑了包括腹水和肝性脑病在内的并发症因素，在此时却更能反映患者的肝功能状态，以利于确定等待患者的手术优先顺序。总的来说，一旦内科医师确定患者的保守治疗预后不良，就应该尽早进入肝移植等待名单，以MELD分值的高低来确定手术的优先程度。

(二)排除标准

尽管临床上有很多已经陷入肝昏迷的患者成功地实施了肝移植，但仍有部分患者由于病情过于严重而不适合冒险实施手术。特别是在供肝严重不足的情况下，围手术期死亡是医患双方都不愿看到的结果。笔者认为出现多器官功能衰竭、循环功能不稳定、严重肺部感染、高热或者高龄合并心、肺的基础疾病(如COPD、肺动脉高压)等，均不适合实施肝移植术。由于手术和麻醉的影响，这些患者很难度过围手术期，而肺部或全身性感染也会在移植后加重，即使移植肝功能健全甚至不使用免疫抑制剂也无法控制感染，比如肺部的侵袭性真菌感染。

随着肝移植手术技术、麻醉和围手术期管理水平的提高，肝衰竭的一些并发症，如自发性腹膜炎、肝肺综合征(吸氧后血氧饱和度能达95%以上者)、肝肾综合征、上消化道出血等在移植后肝功能好转后即可以得到纠正，现在并不被列入禁忌证的行列，甚至一般的感染性发热，在有效抗感染的基础上也可以实施肝移植。

目前肝移植已经被广大内科医师和患者接受，人工肝的使用及内科治疗的完善，使多数等待肝移植患者的生命得以延续从而获得肝移植的机会。但是由于供肝短缺，或由于患者病情的迅速恶化，仍有部分患者在等待移植期间死亡。因此，早日进入等待移植的名单，可以给患者提供更多的生存机会。

(三)术前治疗

1.等待移植期间的处理

患者进入等待移植的名单后就应进行相应的治疗，以尽可能地改善移植前的状态，预防和治疗乙型重型肝炎相关并发症。其中肝肺综合征、肝肾综合征和感染等并发症对患者围手术期的生存率有直接影响，应该特别注意(详见相关章节)。

2.手术前准备

一旦获知有合适的供肝，患者就需要进行相应的紧急处理，以尽可能地改善全身状态以避免手术中出现出血、呼吸和循环功能衰竭等严重的并发症。

1)纠正凝血功能

乙型重型肝炎的主要手术风险是手术中和手术后早期难以控制的出血，除了门静脉高压大量侧支循环形成造成的手术中出血风险，凝血功能异常还可以导致手术创面的广泛渗血，这种非活动性出血无法通过外科技术(如缝扎)和设备(如氩气刀)处理来有效控制，一旦不能在短时间内纠正就很容易在术中发展成DIC。因此，纠正凝血功能是肝移植术前最重要的准备工作。主要的纠正方法是术前输注血浆和凝血因子制品，尽可能提高患者的纤维蛋白原水平和凝血酶原活动度。

新鲜冰冻血浆不仅可以补充Ⅴ和Ⅷ因子，还能有效提高患者的血浆蛋白水平，对于准备进行肝移植的患者，应该每天补充新鲜冰冻血浆，并在手术当天增加用量，手术当天可以额外给予400～800 mL。

冷沉淀内含有Ⅷ因子复合物和纤维蛋白原等凝血物质，输注冷沉淀是改善患者凝血功能状态最迅速、有效的方法。一般在手术前数小时即开始使用，首次给予6～8 U，在手术开始以后根据出血情况和红细胞、血浆等一起等比例持续补充。

凝血酶原复合物是从人血浆中提取的含有维生素K依赖性Ⅱ、Ⅶ、Ⅸ和Ⅹ因子，可以有效纠正凝血酶原时间(PT)、活化部分凝血活酶时间(APTT)延长，应在术前与血浆或冷沉淀联合使用，以相互补充凝血因子的不足，一般每千克体重给予10～20血浆当量。术中根据凝血功能状态和失血情况再给予补充。

纤维蛋白原主要由肝脏合成，几乎所有乙型重型肝炎患者均严重缺乏。术前输注纤维蛋白原可以显著改善患者的出血倾向，降低手术风险。术前每输注2 g纤维蛋白原可以将血浆中纤维蛋白原水平提高0.5 g/L。

上述凝血因子制品和血浆等，应该在确定手术后尽快输注，根据患者的凝血功能状态选择补充其中部分或全部内容，以最大限度地减少出血倾向。因为在术中供肝尚未植入前，凝血因子会随失血而迅速消耗，出现血液不凝再进行纠正往往相当困难。

2)纠正低蛋白血症

其目的在于减轻组织水肿，提高体内的胶体渗透压，改善循环，同时有利于减少手术中的渗出和出血。除了在等待期间常规补充蛋白质和血浆外，在手术当天手术前应额外补充400～800 mL血浆和100 mL 20%的白蛋白。

二、肝移植手术

(一)手术方式

目前肝移植根据来源不同分为活体肝移植和心脏死亡供者(DCD)肝移植。

1. 活体肝移植

根据中国的法律，活体肝移植仅限于亲属间的器官捐献，并且必须通过省级卫生主管部门伦理委员会的审批方可实施手术。捐献者必须为健康的成人，术前通过影像学评估确定切取的肝脏范围，一般来说供肝重量至少要达到受体体重的0.8%才可以满足患者存活的需要，然而乙型重型肝炎患者实际需要更大体积的肝脏以提供足够的肝功能。手术中切取捐献者的左半肝或右半肝，用4 ℃的器官保存液离体保存，然后切除患者的病肝，将供肝置于原位，一般门静脉、肝动脉分别和同名血管吻合，血管口径相差太大或长度不够时需要做血管搭桥。肝静脉吻合于下腔静脉或原肝静脉的开口，对于有多个肝静脉回流的右半肝(如存在单独的肝右后下静脉)，则需要分别吻合或做血管成形。胆道重建可以做胆道的端端吻合或胆肠吻合。活体肝移植手术中并不都需要阻断患者的下腔静脉，因此手术中对循环功能的影响较小，同时活体供肝冷保存时间短，肝功能恢复较快。活体供肝的血管和胆道较细、短，即使有充分的术前影像学准备，术中的血管和胆道重建也会出现很多意外情况，吻合方式不固定，这就对移植医师的手术技术有很高的要求。活体肝移植的另一个主要风险是小肝综合征，原因可能是供肝体积不足或门静脉的持续高灌注，一旦发生将会导致原发性肝移植物无功能或功能延迟恢复。预防小肝综合征的措施如下：术前供体的合理选择及移植肝段体积的确定；术中可以采用脾切除或脾动脉结扎以减少门静脉血流，选择合适的肝静脉吻合方式以避免肝脏淤血。

活体肝移植可以缓解供体不足的问题，患者不用长时间地等待供肝，可以在充分调整治疗后择期实施移植手术，围手术期风险相对较小。制约活体肝移植在重型肝炎患者中运用的主要问题是合适供体的选择。由于只能在患者的健康亲属间挑选，在排除了血管变异、供肝体积不够及供体脂肪肝的情况后，很难有合适的自愿捐献的供体。实际上，为了满足患者肝脏体积的需要，也有1次获取2名亲属的肝脏实施肝移植的报道，但由于手术技术难度大，故并不被广泛推广。

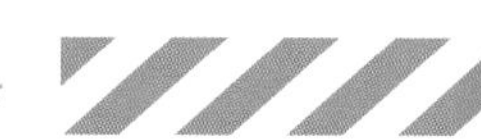

2. 心脏死亡供者(DCD)肝移植

DCD 肝移植仍是目前主要采用的方式。在捐献者腹部行大十字切口进入,在原位经腹主动脉和肠系膜上静脉插管并用 4 ℃器官保存液以 100 cmH_2O 压力进行灌注,然后整体切取包括肝脏和肾脏在内的腹部器官。在手术室修整肝脏,去除、结扎肝脏周围的组织,显露待吻合的血管和胆管。患者病肝切除后,供肝移植到患者腹腔原位,进行同名血管吻合,胆道则行端端吻合。

按照腔静脉吻合方式一般可以分为原位经典式肝移植和背托式肝移植两种。原位经典式肝移植需切除包括肝后下腔静脉的病肝,新肝植入后分别吻合肝上下腔静脉和肝下下腔静脉,手术中完全阻断下腔静脉,存在急性肾衰竭和回心血量不足导致心脑并发症的风险。在 20 世纪,采用此方式时需要实施静脉转流术,使下腔静脉的血液通过旁路回流到上腔静脉,以减少对全身循环的影响。目前,随着外科技术的发展,下腔静脉阻断的时间大大缩短,一般在 60 min 内即可完成供肝植入的血管吻合,同时随着麻醉技术的提高,前述并发症的发生已大大减少,静脉转流术只在一些特殊的高危患者中才会采用。

背托式肝移植是指保留患者肝后下腔静脉的原位肝移植,最早提出此方式也是为了避免阻断下腔静脉和实施静脉转流。术中仅需将供肝的肝后下腔静脉或肝静脉经修整后与受体下腔静脉的肝静脉开口吻合,供肝的肝下下腔静脉可以结扎。此种方式在病肝切除时需要解剖第三肝门(肝脏和下腔静脉间小的回流静脉),延长了病肝的切除时间。另外,在肝静脉吻合时需要做血管成形,以避免流出道狭窄,对吻合技术要求较高。目前临床上广泛采用改良背托式肝移植,将供肝下腔静脉从肝静脉开口处切开成 V 形,然后和受体的下腔静脉行侧侧吻合,此方式有效避免了肝静脉的狭窄可能,但此方式需要完全阻断患者的下腔静脉以实施血管吻合。

3. 肝移植术中处理

根据门静脉阻断时间,一般将肝移植手术分为三个时期,分别是无肝前期、无肝期和新肝期。

1)无肝前期

这是门静脉阻断前的病肝切除时期,此时期由于大量腹水被排出和分离解剖过程中出血,会出现循环容量的变化,凝血功能的恶化也会随着大量出血或凝血物质补充不及时而进一步加剧。在此时期应根据血栓弹力图,持续地补充包括血浆、冷沉淀和凝血酶原复合物等在内的血液制品,并检测电解质水平的变化,使用血管活性药物而不是大量补液来维持循环稳定。

2)无肝期

一旦门静脉阻断就进入了无肝期。随着下腔静脉的阻断、病肝的移除,肠道和下腔静脉的回流减少会影响心、脑、肾的灌注,导致少尿,血压下降。由于目前在无肝期基本不使用静脉转流术,因此在此时期需要结合血管活性药物和必要的胶体液来维持循环稳定。需要注意的是,该时期大量输液会导致开放血流后中心静脉压过高,移植肝淤血,影响肝功能的恢复。

3)新肝期

新肝期开始于恢复门静脉血流以后,此时期的主要风险有再灌注综合征和出血。再灌注综合征主要是指开放血流后肝内高钾、酸性和冷的血液进入循环导致的低血压和心律失常。处理方法如下:先用血浆或者含 2%白蛋白的生理盐水灌注肝脏,再行门静脉吻合;吻合完毕,先开放下腔静脉回流然后再开放门静脉血流;在开放门静脉血流前经中心静脉给予葡萄糖酸钙和肾上腺素。由于新肝的功能并不能马上恢复,特别是边缘供肝(如脂肪肝、高龄供体等),凝血功能紊乱在此时期依然存在,随着血压的上升,手术创面的渗血将会加剧,因此出血的倾向在这个时期甚至有加重的可能,主要治疗方法是继续输注血液制品,同时提高患者的体温,促进肝脏复温。在此时期如果没有发现血管和吻合口的活动性出血,甚至可以暂时关闭腹腔,待患者体温升高、凝血功能改善后再进行下一步的手术操作。术中判断移植肝功能恢复的标志:胆汁形成,凝血功能改善,体温上升,循环稳定。

4. 术中严重并发症的处理

1)门静脉血栓形成

门静脉血栓形成(portal vein thrombosis)是乙型重型肝炎特别是肝硬化行脾切除断流术后患者常见的并发症。门静脉血栓形成曾经被认为是原位肝移植的绝对禁忌证,现在由于多种技术的采用而得以实施手术。这些患者自身的门静脉内血栓形成甚至延续到肠系膜上静脉内,以致门静脉血流极少,严重者表现为门静脉海绵样变、侧支循环血管极度曲张。在手术前,应该结合彩色多普勒超声检查和CT血管成像了解血栓的范围、门静脉是否通畅及侧支循环的情况,从而选择合适的门静脉重建方式。在移植手术中,可以尝试取出门静脉内血栓,以恢复正常血流,操作过程中应注意避免撕裂肠系膜上静脉而发生无法控制的大出血。如果血栓机化无法剥离或发生门静脉海绵样变,则需要考虑将供肝门静脉吻合于肠系膜上静脉或扩张粗大的侧支血管上,如冠状静脉。如果仍没有吻合条件,则可以采用门静脉半转位术,将门静脉吻合于肝下下腔静脉或左肾静脉。这虽然解决了肝脏的门静脉血供问题,但患者的门静脉高压并不能因此获得缓解,术后仍存在消化道出血风险。

2)上消化道出血

上消化道出血是术中比较棘手的并发症,腹腔的手术操作及门静脉的阻断均有可能导致食管和胃底静脉曲张破裂出血。由于是消化道内的出血,大量的血液可能经口鼻部涌出,或者囤积在胃部经胃管流出,此时应立即停止病肝切除的操作,实施断流手术止血,同时可以使用特利加压素降低门静脉压力,必要时可能需切开胃底以清除积血和止血。对于术前有门静脉高压、消化道出血病史的患者,建议在等待移植期间实施内镜下硬化剂注射或套扎术。反复出血而又不宜内镜止血的患者也可以尝试使用经颈静脉肝内门腔静脉分流术(TIPS),这相比急诊断流术的风险较小,但仍存在诸多并发症,如肝性脑病加重、门静脉血栓形成、分流血管狭窄等,而且TIPS支架位于肝静脉开口处,对移植手术中的下腔静脉阻断有一定影响。在手术前,为预防消化道出血可以给予特利加压素以降低门静脉压力。在术中,预防出血的措施可采用缝扎胃冠状静脉和结扎脾动脉,为避免扩大手术创面和增加出血风险,一般不考虑脾切除。新肝恢复血流后门静脉压力会逐渐降至正常,消化道内曲张静脉破裂出血的风险也会减小。

(二)术后治疗

1. 免疫抑制剂的使用

相比于其他的实体器官移植,肝脏被认为是"免疫特惠"器官,其排斥反应的发生相对较少,也更容易控制,这可能与肝脏的体积较大或免疫嵌合等因素有关。然而手术后近期的急性排斥反应和中远期的慢性排斥反应仍是影响移植肝功能恢复和患者长期存活的因素之一。目前临床上用于肝移植的免疫抑制剂主要包括抗体类的生物制剂、钙调素蛋白抑制剂、抗代谢类药物和糖皮质激素。

1)抗体类的生物制剂

抗体类的生物制剂主要是抗CD25单克隆抗体和抗人淋巴细胞/T淋巴细胞免疫球蛋白(ATG)。抗CD25单克隆抗体通过与T淋巴细胞表面IL-2R的结合从而抑制了IL-2与其结合,进而防止了T淋巴细胞增殖,主要用于免疫诱导治疗。一般用法是在手术中和手术后分别用20 mg。ATG主要是在补体协助下对淋巴细胞产生溶解作用,使T淋巴细胞衰竭。除了用于诱导治疗外,ATG主要用于治疗移植后激素难以控制的急性排斥反应。

2)钙调素蛋白抑制剂

钙调素蛋白抑制剂包括环孢素A(CsA)和他克莫司(FK506)。目前FK506是肝移植患者首选的免疫抑制剂,不仅能抑制Th细胞释放IL-2等活性因子和下调IL-2受体的表达,对CTL

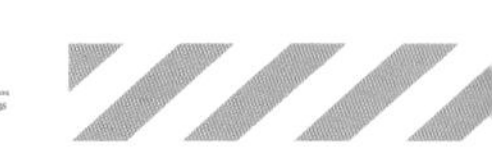

的增殖发挥强有力的抑制作用，还能抑制特异性 Th17 及 Th17 依赖的 B 淋巴细胞增生。FK506 的毒副作用大，有效治疗窗较窄，术后不同时期的目标浓度不同，因此需要实时监测血药浓度，依据患者的肝功能状态适时地增减用量。当药物浓度不足时可能导致排斥反应的发生，浓度较高或长期使用后会出现的副作用包括神经系统病变、糖尿病、肝肾功能损害等。

3)抗代谢类药物

临床常用的是霉酚酸酯(MMF)，它通过选择性地作用于单核细胞的单磷酸次黄苷脱氢酶，从而抑制依赖经典途径合成嘌呤的淋巴细胞的增殖。其主要副作用是白细胞减少和胃肠道反应，术前存在脾功能亢进的患者应慎重使用。相比于 FK506，MMF 的肝肾毒性较小，吸收比较稳定，一般用于联合免疫抑制治疗方案中的辅助治疗。近年来，雷帕霉素(西罗莫司)在肝移植中的使用日益增加，雷帕霉素是一种丝氨酸/苏氨酸蛋白激酶(mTOR)的抑制剂，对 T 淋巴细胞的活化和增殖以及血管生成有抑制作用，可以与 FK506/CsA 或 MMF 联合使用以减少彼此的副作用并保证足够的免疫抑制强度。

4)糖皮质激素

糖皮质激素主要包括静脉输注的甲基泼尼松龙和口服泼尼松(Pred)，是临床最早使用的免疫抑制剂，前者用于移植手术中的免疫诱导或急性排斥反应发生时的冲击治疗，后者作为维持用药。诸多研究表明糖皮质激素的使用并没有带来抗排斥方面的优势，反而对 HBV 的复制有影响，考虑到糖皮质激素长期使用所致的心血管、糖代谢等方面的副作用，目前的共识是早期撤除激素，或短时间低剂量的维持方案。

临床医师一般根据患者的情况，选择上述一种或多种免疫抑制剂联合使用作为长期维持的治疗方案。常见的方案：单用 FK506，FK506 联合 MMF；西罗莫司、FK506 联合 Pred；FK506、MMF、Pred 三联治疗。联合方案可以在发挥有效免疫抑制的同时减少单一药物的使用剂量或目标浓度，从而减少药物的毒副作用。

2. 并发症的治疗

1)移植肝功能延迟恢复或原发性肝移植物无功能

移植肝功能延迟恢复或原发性肝移植物无功能(PNF)往往导致患者围手术期死亡或再移植，其原因主要与供肝质量有关，如供体年龄大、脂肪肝、冷或热缺血时间长、亲属供肝体积过小。PNF 在术中表现为肝肿胀、质地硬、胆汁少而稀薄、凝血功能紊乱、体温不升，术后表现为患者持续昏迷不醒，循环不稳定，进而出现多器官功能衰竭。PNF 一旦发生，几乎没有治愈的希望，只有再次肝移植可以挽回患者的生命。因此，应选择合适的供肝，缩短冷保存时间，改善患者术中的循环状态以预防 PNF 的发生。

2)血管并发症

肝动脉并发症包括肝动脉栓塞或狭窄、动脉瘤形成和盗血综合征。不同于自体肝，移植肝功能的恢复及胆道的血供严重依赖于肝动脉，一旦动脉血流减少，即可导致移植肝功能恶化，手术近期出现的动脉栓塞可以导致暴发性肝缺血坏死或肝脓肿及胆道并发症。盗血综合征是由脾功能亢进、脾动脉分流引起肝供血不足所致，动脉并发症多与外科技术有关。术后连续的多普勒超声检查可以及时发现肝动脉的病变，必要时需要通过血管造影确认。一旦发现肝动脉血栓形成应立即采用溶栓治疗，否则需要手术切除栓塞段动脉，利用重新吻合或者血管搭桥以重建肝动脉。肝动脉狭窄可以使用球囊扩张、内支架的方法处理，必要时也需要再手术切除狭窄段，重新吻合。对于盗血综合征，可以使用经股动脉插管的脾动脉栓塞术或手术结扎脾动脉和脾切除。总之，肝动脉并发症一旦出现就应该立即处理，如果不能保证血流恢复就应该做好再次肝移植的准备。

门静脉血栓形成多发生在术中实施门静脉血栓剥离术的患者，静脉内膜的损伤或门静脉重建后过长扭曲，均可导致血栓形成。患者会表现出肝功能恶化、腹水、肠道胀气，甚至上消化道出血,通过术后连续的常规彩色多普勒超声检查可以早期发现。由于溶栓这类保守治疗在肝移植术后早期有可能诱发腹腔内大出血,因此及时手术治疗应该是首选,取出血栓,重新做门静脉吻合,但术后仍需进行抗凝治疗。门静脉狭窄也是较为常见的并发症之一,与血管吻合技术有关,如果无肝功能改变和门静脉高压,一般不用处理,必要时可以经门静脉穿刺球囊扩张或放置内支架进行治疗,如果狭窄发生在术后近期也可以再次手术重建吻合口,以免影响肝功能的恢复。

下腔静脉的并发症大多与外科技术有关,主要是狭窄或血栓形成导致体静脉系统的回流障碍,可能发生在肝静脉、下腔静脉吻合口,或者门静脉半转位的吻合口。患者会出现肝淤血、肝功能下降、腹水、下肢水肿等,B超或CT血管成像有利于发现病变部位。血栓形成可以尝试通过溶栓或介入的方法解决,吻合口狭窄或扭曲可以考虑球囊血管扩张或者放置血管支架。如果上述方法无法改善,需要再次手术重建吻合口。

3)胆道并发症

胆道并发症是肝移植术后常见的并发症之一,除了肝动脉的因素外,缺血再灌注损伤、过度解剖分离、吻合技术都是其发生的诱因,主要表现有胆漏、胆道狭窄和胆泥形成等。过去胆道重建时放置T管引流,存在感染的诱因,胆漏和胆泥形成的发生率较高,现在广泛采取不放置内支架的方式,胆道狭窄成为主要的胆道并发症,其中技术因素是主要原因。小的胆漏可以通过外科引流、经内镜逆行胆胰管成像(ERCP)放置鼻胆管引流治疗,胆道狭窄和胆泥形成也可以通过内镜下球囊扩张放置内支架处理。但上述并发症经内镜治疗无效时仍需手术修补或切除吻合口行胆管空肠吻合,如果发展到胆汁性肝硬化则需要再次行肝移植术。

4)急性肾衰竭

很多乙型重型肝炎患者术前已经有肝肾综合征,术中的低血压和大剂量血管活性药物的使用、无肝期的肾脏淤血和术后有肾毒性的FK506的使用等,都可能导致术后出现急性肾衰竭。对于术前没有器质性肾脏疾病的患者,通过血液透析治疗,大多数患者肾功能可以恢复,少数患者可能会发展到氮质血症期。对于术前已经存在慢性肾脏疾病并已经开始透析的患者实施肝肾联合移植是更好的选择。应注意处理围手术期血液透析会带来的并发症,如出血、感染等。

5)感染

肝移植后1周是乙型重型肝炎患者发生感染的高风险阶段。由于手术的影响和免疫抑制剂的使用,患者抵抗力下降,感染成为患者术后死亡的主要原因。早期感染的部位大多为肺部和腹腔,这与长时间卧床、机械通气或气管切开、大量输血、DCD供体来源感染等有关。因此,在围手术期一般给予足量、广谱的抗生素联合抗真菌药物共同预防感染,并结合痰、引流物、血的培养及时更换敏感药物。在感染已经发生且治疗效果不佳时应该适当减少免疫抑制剂的用量,必要时可以完全停用,以便控制感染。

肝移植患者在移植术后1个月到半年仍存在感染风险,这时感染大多与免疫抑制过度导致的肺部细菌或病毒感染及胆道并发症引发的胆道细菌感染有关。肺部CT检查和纤维支气管镜检查有利于判断感染的类型,特别是无法通过痰液寻找病原体时。感染发生的早期可以行经验性治疗,再结合血液病毒学检查,增加抗病毒治疗。同样,这类肺部感染发生时也要减少免疫抑制剂的用量,特别是及时停用MMF,待感染彻底恢复后再逐渐小剂量使用。巨细胞病毒感染是移植患者较常见也较严重的一种病毒感染,主要表现为间质性肺炎,延误诊断和治疗可能会导致患者死亡,主要的治疗手段是停用所有免疫抑制剂,行抗病毒治疗、甲基泼尼松龙预防和治疗肺部渗出性病变、吸氧和应用抗生素预防继发感染。胆道感染与胆道不全梗阻、胆泥形成有关,ERCP治疗时乳头肌切开后也容易出现胆道的逆行性感染。除了通畅胆道引流外,使用敏感的抗生素也是有效的治疗方法。对于反复发生胆道感染的患者,如果出现胆道扩张和持续肝功能异常,必要时需要行胆肠吻合术或再次肝移植术。

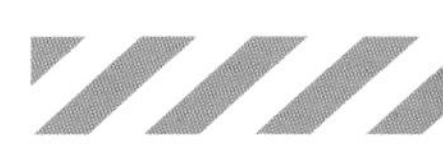

6)神经系统并发症

肝移植后神经系统并发症表现为周围神经系统症状(如震颤)、精神症状(如抑郁、幻觉等)、脑病(如癫痫、意识障碍等),严重者可出现昏迷,大多发生在肝移植术后2周以内。病因是脑细胞的缺血缺氧性损伤。其发生的基础是术前存在的高胆红素血症、肝性脑病、以低钠血症为主的电解质紊乱和术中血流动力学改变及术后免疫抑制剂(主要是FK506和大剂量的糖皮质激素)的使用,部分患者与其手术前后血钠水平的快速波动(主要是高钠血症)导致的神经细胞脱髓鞘有关。通过减少糖皮质激素的用量及对症治疗(如镇静、人工冬眠)可以缓解,对于昏迷患者应该注意并发症的治疗,特别是肺部感染的防治。无论是否发生昏迷,高压氧治疗可以显著缩短病程,缓解脑缺血缺氧性损伤。

7)排斥反应

尽管肝脏被称为"免疫特惠"器官,但仍存在排斥反应发生风险。急性排斥反应的主要表现是血清转氨酶突然升高,患者会出现乏力、低热症状,严重的排斥反应也会导致黄疸。临床上结合免疫抑制剂浓度不足或通过穿刺病理检查可以确诊。治疗方法是甲基泼尼松龙冲击疗法和增加免疫抑制剂用量。慢性排斥反应的发生较为隐匿,一般出现在手术半年以后,主要表现是血清转氨酶的轻度升高,同时伴有黄疸,有的患者仅出现胆红素水平的波动。对其进行穿刺病理检查有利于区分药物毒性反应、病毒复发或者排斥反应。通过调整免疫抑制剂的用量或组合可以扭转部分慢性排斥反应,部分患者最终会发展到慢性肝硬化。

参考文献

[1] Pamecha V, Kumar S, Bharathy K G. Liver transplantation in acute on chronic liver failure:challenges and an algorithm for patient selection and management[J]. Hepatol Int,2015,9(4):534-542.

[2] Sarin S K, Kumar A, Almeida J A, et al. Acute-on-chronic liver failure: consensus recommendations of the Asian Pacific Association for the study of the liver(APASL)[J]. Hepatol Int,2009,3(1):269-282.

[3] Gustot T, Fernandez J, Garcia E, et al. Clinical course of acute-on-chronic liver failure syndrome and effects on prognosis[J]. Hepatology,2015,62(1):243-252.

[4] Sarin S K, Choudhury A, Sharma M K. et al. Acute-on-chronic liver failure: consensus recommendations of the Asian Pacific Association for the study of the liver(APASL): an update[J]. Hepatol Int,2019,13(4):353-390.

[5] 张四海,安睿,刘琳,等.围手术期液体治疗对经典原位肝移植术后早期肺部并发症的影响[J].中华外科杂志,2019,57(6):440-446.

[6] Colle I, Laterre P F. Hepatorenal syndrome: the clinical impact of vasoactive therapy[J]. Expert Rev Gastroenterol Hepatol,2018,12(2):173-188.

[7] Mukherjee S, Mahmoudi T M, Mukherjee U. Liver transplant for viral hepatitis and fulminant hepatic failure[J]. Minerva Gastroenterol Dietol,2009,55(1):83-100.

[8] Heo N Y, Lim Y S, Kang J M, et al. Clinical features of fulminant hepatic failure in a tertiary hospital with a liver transplant center in Korea[J]. Korean J Hepatol,2006,12(1):82-92.

[9] Khanna A, Hemming A W. Fulminant hepatic failure: when to transplant[J]. Surg Clin North Am,2010,90(4):877-889.

[10] O' Leary J G, Lepe R, Davis G L. Indications for liver transplantation[J]. Gastroenterology,2008,134(4):1764-1776.

[11] Yantorno S E, Kremers W K, Ruf A E, et al. MELD is superior to King's college and Clichy's criteria to assess prognosis in fulminant hepatic failure[J]. Liver Transpl, 2007, 13(16): 822-828.

[12] Fink M A, Berry S R, Gow P J, et al. Risk factors for liver transplantation waiting list mortality[J]. J Gastroenterol Hepatol, 2007, 22(1): 119-124.

[13] Karakayali H, Boyvat F, Coskun M, et al. Venous complications after orthotopic liver transplantation[J]. Transplant Proc, 2006, 38(2): 604-606.

[14] Cameron A M, Truty J, Truell J, et al. Fulminant hepatic failure from primary hepatic lymphoma: successful treatment with orthotopic liver transplantation and chemotherapy [J]. Transplantation, 2005, 80(7): 993-996.

[15] Zarpellon M N, Viana G F, Mitsugui C S, et al. Epidemiologic surveillance of multidrug-resistant bacteria in a teaching hospital: a 3-year experience[J]. Am J Infect Control, 2018, 46(4): 387-392.

[16] Melissa K, Alexopoulos S P, Hepatitis B virus infection and liver transplantation[J]. Curr Opin Organ Transplant, 2010, 15(3): 310-315.

[17] Hong Z, Wu J, Smart G, et al. Survival analysis of liver transplant patients in Canada 1997—2002[J]. Transplant Proc, 2006, 38(9): 2951-2956.

[18] Wong V W, Chan H L. Severe acute exacerbation of chronic hepatitis B: a unique presentation of a common disease[J]. J Gastroenterol Hepatol, 2009, 24(7): 1179-1186.

[19] 夏穗生,于立新,夏求明. 器官移植学[M]. 2 版. 上海:上海科学技术出版社,2009.

[20] Rachwan R J, Kutkut I, Hathaway T J, et al. Postoperative atrial fibrillation and flutter in liver transplantation: an important predictor of early and late morbidity and mortality [J]. Liver Transpl, 2020, 26(1): 34-44.

第九节　乙型重型肝炎(肝衰竭)并发症的预防和临床治疗

盛吉芳　陈　韬

乙型重型肝炎(肝衰竭)多种并发症是乙型肝炎患者死亡的主要原因,目前乙型重型肝炎常见的并发症包括各种感染、凝血功能异常、肝性脑病、肝肾综合征、肝肺综合征及在上述并发症基础上继发的酸碱平衡失调及水、电解质紊乱等。如何减少上述并发症的发生、如何进行及时有效的治疗仍然是今后乙型重型肝炎防治的重点与难点。

一、感染的预防和治疗

感染是乙型重型肝炎患者常见的并发症之一,目前国内感染率为 18%～52%。感染部位以肺部和腹部多见,其中自发性腹膜炎发生率可高达 49%,其他还包括泌尿系统感染、血液感染等。病原体以细菌多见,其中革兰阴性菌仍然是感染的主要病原体,主要包括大肠埃希菌、克雷伯菌属及其他革兰阴性菌;但近年来发现乙型重型肝炎患者的革兰阳性菌感染有增加趋势,常见的革兰阳性菌包括肺炎链球菌与其他链球菌属,而金黄色葡萄球菌相对较少见。真菌感染发生率仅次于细菌感染,真菌感染中以念珠菌、曲霉菌多见,尤其是白色念珠菌,其他还有孢子丝菌、组织胞浆菌、球孢子菌等。隐球菌及毛霉菌感染相对较少见。其他感染还包括病毒、结核分枝杆菌、支原体、衣原体、寄生虫和原虫等感染。

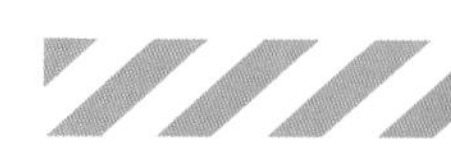

（一）细菌感染的防治

1. 细菌感染的预防

细菌感染是乙型重型肝炎患者最常见的并发症，其感染部位多为腹部，包括腹腔、胆道、胃肠道等，其他部位还包括呼吸道、尿道等。因此，要注意口腔、会阴等的卫生，保持呼吸道、大小便通畅，必要时可定期清理肠道，调节肠道正常菌群；对于活动受限的患者，加强防压疮护理；合理使用抗生素，避免长期应用广谱抗生素；严格掌握糖皮质激素的使用指征；进行侵入性操作时，严格遵循无菌操作规范；能进食的患者尽早恢复肠内营养，必须行肠外营养时，注意保护肠黏膜。

2. 细菌感染的治疗

在药物敏感试验之前根据经验选用抗菌药物，根据不同的感染部位，选用不同的药物。腹腔、胆道感染以革兰阴性杆菌多见，可选用头孢菌素类或喹诺酮类；肺部感染可考虑青霉素制剂和去甲万古霉素，要注意肾功能情况；泌尿系统感染可选用阿奇霉素、喹诺酮类；厌氧菌感染可用甲硝唑或替硝唑；严重感染可选用强效广谱抗生素，如头孢曲松、头孢哌酮、头孢吡肟等及其与酶的复合制剂、碳青霉烯类或联合用药，但要警惕二重感染的发生。由于乙型重型肝炎患者自身抵抗力低下，可以适当选用增强非特异性免疫力的胸腺肽等免疫增强剂。近期发表的一项Meta分析表明，在肝硬化患者中，与单独恩替卡韦治疗相比，胸腺肽联合恩替卡韦治疗组有较高的完全缓解率[1.18(1.07～1.30)，$p=0.001$]。胸腺肽联合恩替卡韦组的不良事件数显著减少[0.48(0.24～0.95)，$p<0.05$]。

（二）真菌感染的防治

1. 真菌感染的预防

对乙型重型肝炎患者而言，真菌感染的发生率仅次于细菌感染，感染部位以呼吸道、消化道多见，其他还包括泌尿生殖系统。因此要注意口腔、会阴等处的卫生，每天定期检查口腔情况，若出现口腔白斑可用碱性漱口水清洗口腔，必要时加用制霉菌素甘油涂口腔；保持环境干燥通风，减少真菌滋生和吸入；对于活动受限的患者，加强防压疮护理；合理使用抗生素，避免长期应用广谱抗生素；严格掌握糖皮质激素的使用指征；进行侵入性操作时，严格遵循无菌操作规范；定期行痰液、肺部和大小便等检查以便于早期发现，一般不推荐经验性应用抗真菌药物，但乙型重型肝炎合并艾滋病的患者，尤其是外周血 $CD4^+$ T 淋巴细胞少于 200/μL 或出现口咽部念珠菌病时，可选用复方磺胺甲噁唑(SMZ-TMP)预防肺孢子菌肺炎。口腔痰培养白色念珠菌达中等量以上时可考虑选用氟康唑治疗。

2. 真菌感染的治疗

真菌感染在没有药物敏感试验(简称药敏试验)结果之前，若考虑为白色念珠菌感染，可选用氟康唑，200～400 mg/d；若考虑为曲霉菌感染，结合患者经济因素可考虑选用两性霉素 B 脂质体、伊曲康唑、卡泊芬净或伏立康唑抗真菌治疗，但要注意检测患者的肝肾功能。对于某些肝损害严重的患者并发隐球菌性脑病时，可考虑予以氟康唑、氟胞嘧啶联合鞘内注射两性霉素 B 治疗。药敏试验结果出来后根据药敏试验结果调整抗真菌药物。对于某些严重的肺部侵袭性曲霉菌感染者，普通治疗方案无效时在监测肝肾功能的情况下可考虑几种不同作用机制的抗真菌药物合用；而对于肺毛霉菌病感染者，目前唯一有效的治疗方法是两性霉素 B 联用氟胞嘧啶。

1)两性霉素 B

两性霉素 B 属于多烯类抗真菌药，主要用于曲霉菌、念珠菌、隐球菌、组织胞浆菌等引起的感染，对土曲霉及癣菌无效。两性霉素 B 口服不吸收，要求静脉给药或鞘内注射给药。成人推荐静脉给药剂量从 1～5 mg/kg 开始，根据耐受情况逐渐加量 0.5～1 mg/kg，输注过程中需要避光，滴注时间不短于 6 h；鞘内注射给药时初始剂量为 0.1 mg/kg，根据耐受情况逐渐加至0.5～1 mg/kg。两性霉素 B 有严重的肝肾毒性，同时易引起低钾血症，需要对患者进行严密的肝肾功能及血钾水平监测,避免与其他肝肾毒性药物联用。

2)氟胞嘧啶

氟胞嘧啶为抑菌剂,隐球菌和敏感的念珠菌对其敏感,多与两性霉素B联合使用。成人一般每次2.5 g,滴速为4～10 mL/min。肾功能不全者需减量。严重肝肾功能损害及过敏者禁用。妊娠妇女慎用,哺乳期妇女不宜使用。本药不与阿糖胞苷类药物合用,同时也不宜与骨髓抑制药物合用。

3)氟康唑

氟康唑为三唑类抗真菌药,适用于白色念珠菌和隐球菌属引起的感染,对光滑念珠菌疗效差,对曲霉菌、克柔念珠菌感染无效。成人剂量为每天200～400 mg,首剂加倍。

4)伊曲康唑

伊曲康唑为三唑类抗真菌药,主要用于曲霉菌、念珠菌属、隐球菌属和组织胞浆菌等引起的感染,对镰刀霉菌、接合菌感染无效。成人剂量为第1～2天400 mg,分两次静脉滴注;随后为200 mg,静脉滴注,每天1次,2周后可改为口服,口服剂量为400 mg,分两次给药;疗程直至患者症状改善及影像学上病灶基本吸收。伊曲康唑主要通过肝脏P450酶代谢,因此长期应用应注意对肝功能的监护,避免与其他肝毒性药物合用。

5)伏立康唑

伏立康唑属于三唑类抗真菌药,抗真菌谱包括念珠菌属、隐球菌属、曲霉菌属、镰刀霉菌属和荚膜组织胞浆菌等致病真菌,但对毛霉、根霉等接合菌属无效。伏立康唑主要用于侵袭性曲霉病、氟康唑耐药念珠菌引起的侵袭性感染。成人第1天推荐剂量为6 mg/kg,每12 h静脉滴注1次,连用2次,输注速率控制在每小时3 mg/kg以内,同时在1～2 h输完。第2天开始予以4 mg/kg,每12 h一次维持剂量。部分难以耐受者维持剂量可降至3 mg/kg,每12 h一次。轻中度肝功能异常患者可不调整药物剂量,中重度肾功能不全患者不得经静脉给药,部分患者用药后可能发生短暂视觉障碍、精神异常、血小板减少等。

6)泊沙康唑

泊沙康唑属于三唑类抗真菌药,抗真菌谱更广,适用于念珠菌属、隐球菌属真菌引起的真菌血症,亦可作为二线用药,治疗对两性霉素B或伊曲康唑耐药的侵袭性曲霉病。研究证实,泊沙康唑可引起轻度肝损伤,肝功能衰竭少见,重度肝损伤的患者无须调整剂量。成人剂量为每天600 mg,分三次静脉滴注。

7)艾沙康唑

艾沙康唑是新型三唑类抗真菌药,用于治疗侵袭性曲霉病及毛霉菌感染。现有证据显示其耐受性较好,肝毒性小,但临床经验有限。目前建议可用于轻、中度肝损伤的患者,无须调整剂量,对于重度肝损伤的患者尚无推荐。成人剂量为前2天每天600 mg,分三次静脉滴注;随后200 mg,静脉滴注,每天1次。

8)卡泊芬净

卡泊芬净属于棘白菌素类抗真菌药,抗真菌谱包括多种致病性曲霉菌属、念珠菌属和肺孢子菌,对新生隐球菌、镰刀霉菌属和毛霉菌等无效,主要用于侵袭性曲霉病。成人剂量为第1天70 mg,以后每天50 mg,输注时间不得少于1 h,疗程依病情而定。由于组织分布以肝脏为高,且经肝脏及肾脏排泄,严重肝功能受损者应避免使用此药。

9)米卡芬净

米卡芬净适用于侵袭性念珠菌病、食管念珠菌病的治疗以及造血干细胞移植患者粒细胞缺乏期的预防治疗。肝脏毒性罕见。适用于任何程度的肝损伤患者且无须调整药物剂量。成人剂量为每天300 mg,分三次静脉滴注。

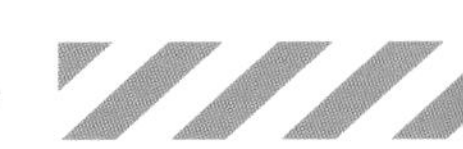

食清淡、易消化食物，禁止食用粗糙、质硬和太油腻的食物。对于有乙型重型肝炎患者，可酌情考虑予以抑酸剂保护胃黏膜。

2)消化道出血的治疗

不管患者是否为食管和胃底静脉曲张破裂出血，都应稳定其生命体征、评估其出血情况(包括出血量和是否为活动性出血)和判断其出血原因，然后根据判定情况再行具体治疗，具体治疗措施如下。

(1)一般性治疗：患者卧床休息，注意动态观察患者意识状态，生命体征，肢体温度，皮肤、口唇、眼睑及甲床的颜色，记录 24 h 尿量，对于大出血患者要考虑心电监护、血氧饱和度监测，有条件的可考虑中心静脉压监测。少量出血或无活动性出血时可适当进食流质饮食，若出血量较大，要求禁食。保持气道通畅，预防误吸，必要时吸氧。定期复查血常规、肾功能、电解质，必要时行血气分析和凝血功能检查。有活动性出血或重度上消化道出血时，应留置胃管以便观察出血情况，若是食管和胃底静脉曲张破裂引起的大出血可考虑留置三腔二囊管。

(2)液体复苏：消化道出血的患者应快速建立静脉通道，选择较粗的静脉留置导管以备必要时大量输血。及时补充和维持血容量，改善外周循环。对老年人或心功能不全者要注意控制补液速度及补液量，以免引起心力衰竭、急性肺水肿和门静脉压力过高引起再次出血。对于有乙型肝炎相关肝硬化基础的消化道出血患者尽量少用库存血，以免加重电解质紊乱。常用的液体包括生理盐水、平衡液、血浆、全血或血浆代用品。急性失血患者建议补充 5%～10%葡萄糖溶液或平衡液，出血量较大时可考虑补充血胶体，当血液循环情况不稳定且血红蛋白含量低于 60～70 g/L 时要考虑输红细胞，对于乙型肝炎相关肝硬化引起大量出血者，目前推荐每输 4 个单位浓缩红细胞要补充 1 个单位的新鲜冰冻血浆。乙型重型肝炎并发消化道出血多伴有凝血功能异常，因此出血量较大时在补充胶体时可考虑输注新鲜冰冻血浆以补充相应凝血因子。

(3)血管活性药物：在补足液体的前提下如果血液循环情况仍不稳定，可考虑加用血管活性药物，如多巴胺、间羟胺等维持循环稳定。

(4)止血药物：如果是门静脉高压性胃肠病引起的黏膜出血，可考虑口服去甲肾上腺素冰盐水促进黏膜血管收缩止血。口服云南白药等可能有效。目前疗效肯定的是生长抑素及其类似物，该类药物可以减少胃酸和胃蛋白酶分泌，还有抑制胃肠分泌的血管活性肠肽，它可引起内脏血管收缩和减少内脏血流量。目前常用的有生长抑素和奥曲肽。其中奥曲肽常规剂量为 0.1 mg 静脉推注，继以 0.1～0.2 mg 静脉推注，每 4 h 一次，持续给药；生长抑素为 0.3 mg 静脉推注，继以 3 mg 静脉推注，每 12 h 一次，持续微泵维持。国外推荐门静脉高压出血控制后维持 5 天停药，不需减量。其他止血药包括血管加压素、酚磺乙胺等，临床疗效有待进一步明确。

(5)抑制胃酸分泌：目前常用质子泵抑制剂如奥美拉唑、泮托拉唑等，剂量为 40 mg，每天 1～2 次。

(6)降低门静脉压力：乙型重型肝炎并发消化道出血者多伴有门静脉高压，因此可考虑给予降低门静脉压力的药物，尤其是门静脉高压性胃肠病引起的出血，降低门静脉压力较抑酸治疗更为重要。

(7)三腔二囊管压迫止血：由食管和胃底静脉曲张破裂出血引起的消化道大出血，若经过上述治疗后仍有活动性出血，可考虑予以三腔二囊管压迫止血。胃囊充气维持不超过 72 h，食管囊不超过 24 h，每 6～8 h 应放气一次。但近期有食管-胃连接部手术者禁用三腔二囊管压迫止血。充血性心力衰竭、呼吸衰竭、心律失常和不能肯定出血部位的患者应慎用。三腔二囊管压迫治疗常见并发症包括吸入性肺炎、窒息、食管炎、食管黏膜坏死及心律失常。

(8)内镜下止血：上消化道出血经上述治疗无效时，可考虑急诊内镜下止血，具体包括内镜下喷洒止血剂、内镜下套扎或内镜下局部注射硬化剂等。

(9)介入治疗：主要为选择性血管造影及注入缩血管药物或栓塞，常规选择的血管包括胃左动脉、胃十二指肠动脉、脾动脉或胰十二指肠动脉，观察出血部位及出血情况，可局部血管注入去甲肾上腺素或血管升压素，无效时可考虑予以明胶海绵局部栓塞血管。由于某些患者伴有明确脾大、脾功能亢进引起血三系细胞明显减少，手术中可酌情考虑栓塞脾动脉。栓塞脾动脉后可能反复出现低、中度的吸收热，注意与感染鉴别。

(10)手术治疗：乙型重型肝炎并发难以控制的出血，可考虑行经颈静脉肝内门腔静脉分流术、脾切断术、门腔分流手术等，但手术风险巨大，死亡率高，有条件的可考虑肝移植治疗。

2. 弥散性血管内凝血(disseminated intravascular coagulation，DIC)的防治

肝脏是抗凝血物质 PC、AT-Ⅲ和 Flg 的合成场所，也是活化的凝血因子Ⅸa、Ⅺa、Ⅹa 及 TAT、PAP 的灭活代谢场所。乙型重型肝炎患者肝脏合成抗凝血物质减少，使血液处于高凝状态，易诱发 DIC；同时肝脏分解代谢功能减弱，加剧 DIC 的发生；乙型重型肝炎患者由于肝细胞大量坏死，释放大量组织因子进一步加剧 DIC 的形成。DIC 是乙型重型肝炎较为常见的并发症之一，目前 DIC 早期缺乏特异性的诊断依据，易与乙型重型肝炎引起的凝血功能异常相混淆。当出现典型出血、休克及 3P 试验阳性、FDPs 和优球蛋白溶解时间明显异常时多已失去救治机会。因此临床上针对乙型重型肝炎并发 DIC 的诊断更多的是依靠临床医师的经验做出早期判断。一般情况下，对于乙型重型肝炎患者，若在感染、手术、放化疗等基础上出现进行性 PT 或 APTT 延长、纤维蛋白原进行性降低至小于 1.0 g/L 或大于 4 g/L、D-二聚体进行性升高，要考虑 DIC 可能。若实验室检查发现血小板进行性降低、3P 试验阳性、血浆 FDPs>60 mg/L、血浆 FⅧC 活性下降 50%和血涂片中找到大量破损的红细胞基本可以确诊。也可参考国际血栓与止血大会(ISTH)的 DIC 评分系统进行判断，但相对较麻烦。乙型重型肝炎患者是否并发 DIC 的关键是预防，一旦发生，要争取早诊断。

1)DIC 的预防

积极治疗乙型重型肝炎，改善凝血状态。积极预防和控制感染，及时纠正水、电解质紊乱，尽量避免出血，避免发生过敏反应和输血反应。

2)DIC 的治疗

关键是早诊断、早治疗，早期治疗效果理想。

(1)抗凝血药物：在 DIC 早期，目前临床上最常用的是肝素，尤其是低分子肝素，其较少依赖 AT，较少引起血小板减少，出血并发症少；同时半衰期较长，血药浓度相对稳定，因低分子肝素使用过程中凝血指标监测要求低。常用剂量为 75～150 IUAⅩa(抗活化因子Ⅹa 国际单位)/(kg·d)，一次或分两次皮下注射，连用 3～5 天。使用期间建议每天定期检测凝血功能和血常规，动态观测出凝血情况。其他如低分子右旋糖酐、抗血小板凝集的噻氯匹定、丹参注射液、尿激酶等可能有效，但有待更多的循证医学证据支持。

(2)血浆及其血制品：在 DIC 过程中可补充新鲜血浆，每次 10～20 mL/kg。纤维蛋白原明显低下者也可补充纤维蛋白原，使血浆纤维蛋白原含量大于 1.0 g/L，因其半衰期为 100 h，故 24 h 后不再使用。当疾病进入继发性纤溶亢进期后，由于大量凝血因子消耗，可考虑补充含有凝血因子的凝血酶原复合物和冷沉淀、血小板等。

(3)其他：如血液透析、抗纤溶亢进的 6-氨基已酸、氨甲环酸等的作用还有待更多循证医学证据支持。

四、肝肾综合征的预防和治疗

乙型重型肝炎尤其是终末期患者有 50%～80%并发不同程度的肝肾综合征，乙型重型肝炎患者若并发肝肾综合征，则预后极差。肝肾综合征的病理基础是有效循环血容量不足，造成肾前性缺血，肾脏有效滤过较少，引起肾功能进行性障碍，早期为功能性改变，随着病情进展形成不可逆的器质性损害。因此针对肝肾综合征的防治措施，依然是控制原发病、消除诱因和积

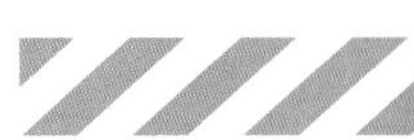

极治疗肝肾综合征。

(一)原发病的治疗

乙型重型肝炎原发病的治疗重点仍然是控制病毒,对于乙型重型肝炎患者应恰当、合理地选择抗病毒药物,定期复查,一旦发现耐药或病毒学改变,及时调整抗病毒药物,同时要注意休息、避免劳累、保持乐观心态,已经行正规抗病毒治疗的患者,切勿随意停用抗病毒药物。具体抗病毒治疗的方案可参考相关抗病毒章节。

(二)控制诱因

由于肝肾综合征的主要病理改变仍然是有效循环血容量不足,因此各种引起有效循环血容量不足的因素都有可能诱发肝肾综合征。

1. 控制感染

目前认为,自发性腹膜炎是肝肾综合征最危险的因素。乙型重型肝炎患者机体免疫力低下,易并发感染,因此对于有腹水的患者,目前主张均应腹腔穿刺行腹水常规检查、生化检查、细菌培养检查以明确有无自发性腹膜炎和判定腹水性质。当腹水有核细胞计数大于250/mm^3(250×10^6/L)时要考虑自发性腹膜炎可能。考虑自发性腹膜炎的患者,在选用抗生素方面,首选三代头孢菌素类抗生素。对于有消化道出血、肝性脑病等自发性腹膜炎高危因素的患者可考虑预防性使用头孢曲松。既往有自发性腹膜炎的患者,复发概率高,可考虑进行肠道定期去污。一般情况尚可的患者可考虑口服氟喹诺酮类抗菌药物。

2. 正确处理胸水和腹水

出现胸水和腹水的患者,在排除自发性腹膜炎等感染的基础上酌情使用利尿药,对于利尿药无效的患者,特利加压素联合白蛋白治疗可能有效,但缺血性心血管病患者禁用特利加压素;非药物方面,胸腔和腹腔穿刺放胸水和腹水,肝内门体分流和人工肝支持系统治疗可在短期内改善患者生活质量,但长期预后不佳,因此这类患者建议尽早进行肝移植治疗。对于并发不可逆性肾损伤的患者,可考虑肝肾联合移植。在利尿后放胸水、腹水的同时注意放胸水、腹水的速度,切勿过快,当放腹水量超过 3 L 时,要注意补充白蛋白、血浆或血浆代用品,若放腹水总量大于 5 L,则不建议使用除白蛋白之外的其他胶体制剂。补充白蛋白的剂量可参考每放 1 L 腹水输注白蛋白 8 g,以免加重有效循环血容量不足,诱发肝肾综合征。在放腹水或胸水后要小剂量使用利尿药,减少或延缓胸水和腹水的快速形成。对于顽固性腹水患者,可参考顽固性腹水防治相关章节中提到的方法进行处理。

3. 避免电解质紊乱、酸碱平衡失调

乙型重型肝炎患者常伴有严重消化道症状,因此要注意适当补充电解质,避免低钠血症、高钾血症和各种类型的酸碱平衡失调。积极纠正酸碱平衡失调,避免快速、大量放腹水和排钾利尿。对于非肝硬化腹水的肝性脑病患者每天液体摄入量可控制在 2500 mL 左右,而对于有肝硬化腹水的患者,要适当控制水的摄入,具体参考电解质紊乱、酸碱失衡相关章节。

4. 预防出血

乙型重型肝炎患者最常见的并发症是消化道出血,具体措施参见凝血功能障碍部分。

5. 避免使用肾毒性药物

乙型重型肝炎患者由于肝脏代谢功能低下,很多药物可能导致其出现肾功能损害。

(三)肝肾综合征的治疗

肝肾综合征一旦发生,预后极差,因此要早期诊断、及时治疗。

1. 对症支持治疗

密切监测患者生命体征,记录出入液量,必要时动态监测中心动脉压,适当补充液体、能量,维持水、电解质及酸碱平衡。维持有效循环血容量,避免摄入过量液体以防止诱发或加重稀释性低钠血症,减少液体超负荷。肝肾综合征本身有高钾血症风险,因此禁用安体舒通等保钾利尿药。

2. 药物治疗

针对肝肾综合征,目前认为最有效的药物是缩血管药物,如血管加压素类似物、血管紧张素Ⅱ转化酶抑制剂、α受体激动剂、肾上腺皮质激素等。其他还包括选择性血管活性药物、钙通道阻滞剂、抗氧化剂和内皮素等,但除特利加压素外,其他药物的疗效目前并不十分确定。

1)缩血管药物

目前缩血管药物中应用最多的就是血管加压素类似物,该类药物通过收缩明显扩张的内脏血管来提升动脉压,增加有效循环血容量,改善循环。

(1)特利加压素。目前临床上应用的特利加压素改善肝肾综合征的有效率为40%~50%。特利加压素起始剂量为1 mg,静脉滴注,每4~6 h一次,连用3天,若血肌酐基线水平下降小于25%,则特利加压素可逐渐加至2 mg,每4~6 h一次,治疗有效的标志是血肌酐水平进行性下降,动脉压、尿量和血钠浓度逐渐升高,停药的标准为血肌酐水平小于133 μmol/L,其治疗有效的中位时间为14天。停药后,1型肝肾综合征患者复发率较低,而2型肝肾综合征患者复发率相对较高,若复发,再次治疗仍然有效。特利加压素治疗的副作用常为心肌缺血或其他心血管疾病。目前有研究表明特利加压素联合白蛋白(白蛋白剂量第1天为1 g/kg,随后为40 g/d)治疗在改善循环功能方面更为有效。

(2)米多君。米多君即甲氧胺福林,是一种α受体激动剂,其作用机制与去甲肾上腺素相似,联合白蛋白能有效改善肝肾综合征症状,米多君口服起始剂量为2.5~7.5 mg,每8 h一次,若肾功能改善不明显可加至12.5 mg,每8 h一次。

(3)奥曲肽。这是一种血管紧张素Ⅱ转化酶抑制剂,其联合白蛋白治疗肝肾综合征可能有一定疗效,常用剂量为100 μg,皮下注射,每8 h一次,无效时可增加至200 μg,皮下注射,每8 h一次。目前有研究报道,联合米多君、奥曲肽和白蛋白治疗效果可能更佳,剂量同上。

(4)去甲肾上腺素。予以每小时0.5~3 mg静脉持续微泵可能有效。有报道称,去甲肾上腺素联合白蛋白治疗1型肝肾综合征,其有效率可达80%,与特利加压素疗效相当,但关于去甲肾上腺素治疗肝肾综合征方面的报道不多,疗效有待进一步评估。

2)选择性血管活性药物

肝肾综合征患者肾脏的有效滤过降低,但外周、腹腔等血管扩张,因此选择性扩张肾血管的药物可能有效。目前常用的有小剂量多巴胺和前列腺素E及其衍生物。推荐多巴胺剂量为3~5 μg/(kg·min)静脉维持给药,这类药物单独使用效果欠佳,因此多联合缩血管类药物一起使用,但具体疗效还有待进一步观察。

3. 肾脏替代治疗

血液透析、持续血液滤过对1型肝肾综合征治疗有效,尤其是并发严重高钾血症、代谢性酸中毒、容量负荷过重等情况下。但上述方法缺乏多中心对照研究。人工肝支持系统治疗肝肾综合征的作用有限。目前逐渐应用的分子吸附再循环系统(MARS)不仅能降低血氨、肌酐、胆红素等毒性物质水平,而且能改善肝脏合成代谢功能,纠正低钠血症,改善肾功能和稳定循环状态,但其相关数据仍然有限。

4. 肝移植

对于肝肾综合征患者,肝移植治疗有效,对于血管活性药治疗有效或短期需要肾脏替代治疗的患者可考虑单独行肝移植术,因为大部分短期需要肾脏替代治疗的患者在肝移植后行持续肾脏替代治疗,其肾功能多可恢复;对于肾脏替代治疗大于12周的长期肾脏替代治疗患者要考虑行肝肾联合移植术。

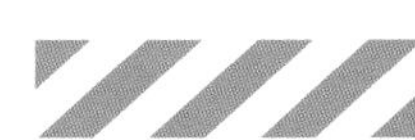

五、酸碱平衡失调和电解质紊乱的预防和治疗

(一)腹水的防治

正常情况下,人体腹腔含有少量液体,可起到润滑腹腔脏器的作用。乙型重型肝炎患者,尤其是有肝硬化门静脉高压基础的患者,腹腔液体总量可超过 200 mL,引起腹水。75%腹水与肝硬化有关,腹水形成与患者生活质量下降和预后不良明显相关。国际腹水俱乐部建议,腹水可分为无并发症腹水和顽固性腹水。所谓无并发症腹水表示腹水不感染,不会形成肝肾综合征;而顽固性腹水表示腹水不能被动员,或者治疗后很快复发而无法通过药物有效预防的腹水。顽固性腹水包括利尿药抵抗性腹水和利尿药难治性腹水。利尿药抵抗性腹水是指机体对限钠和利尿药治疗无应答的顽固性腹水;而利尿药难治性腹水是指由于机体发生利尿药诱导的并发症而限制利尿药使用剂量的顽固性腹水。

1.无并发症腹水的防治

对于中等量腹水患者,可考虑单独使用安体舒通(螺内酯),起始剂量为 100 mg/d,如效果不佳,可每隔 7 天增加 100 mg,每天总剂量逐渐加至 400 mg。如果出现高钾血症或单纯醛固酮拮抗剂无效,可加用速尿(呋塞米),从 40 mg/d 逐渐增加至 160 mg/d。在应用利尿药治疗期间,无水肿患者体重下降每天应小于 0.5 kg,而水肿患者体重下降每天应小于 1 kg,切勿快速大量利尿,以免诱发电解质紊乱或肝肾综合征等并发症。对于严重肝性脑病、严重低钠血症(血清钠<120 mmol/L)、进行性肾衰竭或严重的肌肉痉挛患者应停用利尿药。同时患者腹水控制后尽量以最小剂量维持无腹水状态,必要时可考虑停用利尿药。

2.顽固性腹水的防治

顽固性腹水患者预后及生活质量极差,其中位生存时间为半年,因此对于肝硬化引起的顽固性腹水患者,可考虑肝移植治疗。在判定顽固性腹水时,要求十分谨慎。一般情况下,判定顽固性腹水要求患者钠盐摄入控制在 90 mmol/d 以内,予以安体舒通 400 mg/d 和速尿 160 mg/d 口服至少 1 周,患者出现下列情况者,可诊断为顽固性腹水:超过 4 天体重平均减少小于 0.8 kg,并且摄入钠盐多于尿液排出的钠盐剂量;予以治疗后 4 周内再次出现2～3 级的腹水;出现利尿药诱导的肝性脑病、肝性肾病、严重电解质紊乱。

顽固性腹水患者在没有出血、重症感染等并发症时,可考虑腹腔穿刺放腹水。这种操作可能加大出现循环衰竭、肝性脑病加重和出血等的风险。放腹水联合低速输注白蛋白可减少穿刺后循环衰竭的发生。虽然放腹水可在短期内有效减少腹水,但它并没有控制水、钠潴留,因此腹腔穿刺后仍需要联合利尿药控制腹水。利尿药方案可考虑选择醛固酮拮抗剂联合速尿,具体剂量为安体舒通每天 100 mg 逐渐加大至最大量(400 mg),而速尿为每天 40 mg 逐渐加到 160 mg。利尿药治疗期间,无水肿患者体重下降最大为每天 0.5 kg,水肿患者为每天 1 kg。利尿药治疗的最终目标是以最低剂量的利尿药维持患者在无腹水状态,必要时停用利尿药。但在使用利尿药过程中,若出现严重肝性脑病、严重电解质紊乱,要考虑停用利尿药,具体为血钠浓度小于 120 mmol/L、血钾浓度小于 3.0 mmol/L 时要考虑停用速尿,若血钾浓度大于 6.0 mmol/L,应停用安体舒通。

对于需要反复腹腔穿刺放腹水的患者,可考虑行肝内门体分流手术缓解腹水,但其肝性脑病发生率反而更高,同时在改善预后方面并不理想,因此严重肝肾功能及心肺功能衰竭者、活动性感染患者慎用肝内门体分流手术。

顽固性腹水患者在用药方面应尽可能避免使用非甾体抗炎药、血管紧张素转化酶抑制剂、α_1受体阻滞剂、氨基糖苷类抗生素等增加肾衰竭风险的药物。所有顽固性腹水患者,均应考虑腹腔穿刺行腹水常规、生化、培养检查明确有无自发性腹膜炎和判定腹水性质。当腹水中性粒细胞计数大于250/mm^3(250×10^6/L)时要考虑自发性腹膜炎可能。同时测定腹水中蛋白质浓度也有利于判定腹水来源，当腹水中蛋白质浓度大于11 g/L时要考虑门静脉高压性腹水。对自发性腹膜炎的治疗参见本节感染相关内容。

顽固性腹水并发肝肾综合征患者的平均生存时间约为3个月，这类患者可考虑预防性应用抗生素联合白蛋白治疗。对于已经发生肝肾综合征的患者，药物方面使用特利加压素联合白蛋白治疗可能有效；非药物方面，腹腔穿刺放腹水、肝内门体分流和人工肝支持系统治疗可在短期内改善患者生活质量，但长期预后不佳，因此这类患者建议尽早进行肝移植治疗。对于并发不可逆性肾损伤的患者，可考虑肝肾联合移植。总之，顽固性腹水患者进行药物治疗在短期可改善临床症状，但总体预后欠佳，针对内科治疗欠佳的患者及时进行肝移植对患者而言可能更为关键。

(二)低钠血症的防治

对于低钠血症患者，若考虑为低血容量性低钠血症，可适当补充血钠，同时减少利尿药的使用以纠正血钠水平，若考虑为高血容量性低钠血症，在适当限制液体摄入量(每天液体摄入量小于1000 mL)的同时，可使用血管加压素V_2受体拮抗药或抗利尿激素受体拮抗药。目前临床逐步开始使用的有托伐普坦(tolvaptan)、考尼伐坦(conivaptan)等。有研究发现，短期内使用vaptans(使用时间在1周到1个月内)，45%～82%的患者低钠血症明显改善，主要副作用是口渴。由于vaptans存在导致脱水、高钠血症等风险，有肝性脑病而不能补液者慎用。同时，vaptans通过肝脏CYP4A酶代谢，因此与利福平、巴比妥类和苯妥英钠等CYP3A诱导剂合用时可能降低vaptans疗效；而与酮康唑、克拉霉素等CYP3A抑制剂合用时可能增加血液中vaptans浓度。托伐普坦在一定程度上可以缓解症状，但可能增加其出血风险。这类患者通过补充高浓度氯化钠液体可短期内提升血钠水平，但可能加重腹水和水肿，其疗程、长期使用的副作用还有待进一步明确。

(三)高钾血症的防治

乙型重型肝炎患者尤其是有肝硬化、肝肾综合征等基础疾病的患者，容易并发血钾紊乱，包括高钾血症和低钾血症，其中以高钾血症更多见。针对高钾血症，一旦发现，应立即停止补钾，积极采取保护心脏的急救措施以对抗钾的毒性作用，同时还需针对血钾过低或过高的原因采取针对性措施。

有肝硬化基础的乙型重型肝炎患者，由于肝肾综合征等易引起尿量减少，并发高钾血症。针对这部分患者主要是限制钾离子的摄入，同时积极改善其微循环，纠正肝肾综合征引起的肾脏滤过减少，加大钾的排泄。另外某些患者因缺氧、酸中毒、分解代谢增加、能量供给不足引起ATP生成减少等也可引起体内血钾分布异常，导致细胞内的钾离子转移到细胞外，引起血钾升高。此时需要纠正缺氧和酸中毒，同时促进血钾向细胞内转移，包括予以高糖、胰岛素、能量供给等促进糖原合成，增加血钾向细胞内转移；当缺氧明显，普通气道管理难以见效时，要积极考虑气管插管改善通气，其中部分患者可能并发肺水肿、肝肺综合征，供氧模式可为呼气末正压通气(PEEP)。对于顽固性高钾血症，经上述处理后仍不能缓解者，可采用腹膜透析、血浆滤过等处理，严重的患者可考虑行床边超滤治疗。

(四)低钾血症的防治

乙型重型肝炎患者整个病程中均可出现低钾血症，早中期更常见。乙型重型肝炎患者多伴有长期食欲不佳、腹胀导致的钾摄入不足，同时因恶心、呕吐、腹泻等，消化道钾丢失增多，对于出现胸水、腹水和皮下水肿等患者，其肾脏有效滤过减少，反射性引起血醛固酮生成增加，同时肝脏对醛固酮的分解代谢增加，和(或)人为加强利尿而不补充钾离子等，引起血钾排泄增多而

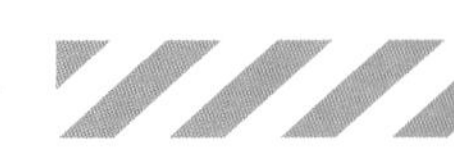

导致低钾血症。部分患者并发碱中毒、合成代谢增加等也可能增加血钾向细胞内转移,从而引起低钾血症。因此针对低钾血症,应采取综合治疗,尽量预防,及时纠正碱中毒,对于消化道症状明显的患者,适当增加静脉补充血钾量。积极改善微循环,纠正肝肾综合征,利尿时要注意补充血钾,对于顽固性低钾血症患者可适当增加保钾利尿药的用量。

(五)酸碱平衡失调的防治

乙型重型肝炎患者的酸碱平衡失调较为常见,其中以碱中毒最为常见,在乙型重型肝炎早期,可表现为单纯呼吸性碱中毒,也可为呼吸性碱中毒合并代谢性碱中毒;而在中晚期可并发呼吸性碱中毒合并代谢性碱中毒和代谢性酸中毒、代谢性碱中毒合并代谢性酸中毒等。针对呼吸性碱中毒,主要是治疗原发病和纠正过度通气,单纯性碱中毒可间断吸入含5% CO_2的氧气以提高体内$PaCO_2$水平,纠正低氧血症。对于代谢性碱中毒患者,可静脉补充盐酸精氨酸,纠正低钾血症和低氯血症。对于酸碱平衡失调者,治疗原则是宁酸勿碱,补碱至动脉血pH恢复到7.20即可。

在预防酸碱平衡失调方面,要积极纠正低钾血症、低氯血症和控制呕吐,减少代谢性碱中毒的诱因;同时积极预防控制感染、减少内毒素血症、预防上消化道出血和改善组织供氧等,尽可能较少乳酸生成。对于摄入差、能量供给不足者适当补充能量,减少无氧代谢,减少酮体的生成,减轻酮症酸中毒。

六、肝肺综合征的预防和治疗

目前肝肺综合征的具体发生机制不清楚,主要考虑肝功能异常基础上多种扩血管物质蓄积、血管异常分流引起通气/血流失常,部分患者可伴肺间质纤维化,引起进行性通气困难。本病预后不佳,目前缺乏特异性治疗方法。

(一)肝肺综合征的预防

预防方面仍然以治疗原发病为主,适当降低门静脉压力可能有一定预防作用。

(二)肝肺综合征的治疗

1. 吸氧及高压氧治疗

主要用于早期轻度肝肺综合征患者,通过增加肺泡氧浓度和压力以增加氧弥散,改善呼吸困难。

2. 药物治疗

总体疗效不佳,目前常用的有奥曲肽、烯丙哌三嗪、亚甲蓝等,通过改善通气/血流失常改善患者症状,但目前缺乏更多的临床循证医学依据。

3. 栓塞治疗

对于有明确的孤立性肺动脉和肺静脉交通支形成的患者,肺栓塞治疗有效。

4. 经颈静脉肝内门腔静脉分流术(TIPS)

TIPS能提高氧分压,改善患者呼吸困难,但可能增高肝性脑病的发生概率。

5. 原位肝移植

原位肝移植是目前治疗肝肺综合征的根本性治疗方法。对于肝肺综合征进行性低氧血症患者,肝移植可改善患者的氧分压、氧饱和度及肺血管阻力。

参考文献

[1] 李兰娟,黄建荣.非生物型人工肝支持系统治疗肝衰竭指南(2009年版)[J].中华临床感染病杂志,2009,2(6):321-325.

[2] 中华内科杂志编辑委员会. 侵袭性肺部真菌感染的诊断标准与治疗原则(草案)[J]. 中华内科杂志,2006,45(8):697-701.

[3] Tandon P,Garcia-Tsao G. Bacterial infections,sepsis,and multiorgan failure in cirrhosis[J]. Semin Liver Dis,2008,28(1):26-42.

[4] Rodríguez-Roisin R, Krowka M J. Hepatopulmonary syndrome—a liver-induced lung vascular disorder[J]. N Engl J Med,2008,358(22):2378-2387.

[5] Sari S,Oguz D,Sucak T,et al. Hepatopulmonary syndrome in children with cirrhotic and non-cirrhotic poetal hypertension: a single-center experience[J]. Dig Dis Sci, 2012, 57(1):175-181.

[6] European Association for the Study of the Liver. EASL clinical practice guidelines on the management of ascites, spontaneous bacterial peritonitis, and hepatorenal syndrome in cirrhosis[J]. J Hepatol,2010,53(3):397-417.

[7] Gines P, Schrier R W. Renal failure in cirrhosis[J]. N Engl J Med, 2009, 361(13): 1279-1290.

[8] Schrier R W,Gross P,Gheorghiade M,et al. Tolvaptan,a selective oral vasopressin V2-receptor antagonist,for hyponatremia[J]. N Engl J Med,2006,355(20):2099-2112.

[9] O'Leary J G,Davis G L. Conivaptan increases serum sodium in hyponatremic patients with end-stage liver disease[J]. Liver Transpl,2009,15(10):1325-1329.

[10] Gines P,Wong F,Watson H,et al. Clinical trial: short-term effects of combination of satavaptan,a selective vasopressin V2 receptor antagonist,and diuretics on ascites in patients with cirrhosis without hyponatraemia—a randomized, double-blind, placebo-controlled study[J]. Aliment Pharmacol Ther,2010,31(8):834-845.

[11] Duvoux C, Zanditenas D, Hezode D, et al. Effects of noradrenalin and albumin in patients with type Ⅰ hepatorenal syndrome: a pilot study[J]. Hepatology,2002,36(2): 374-380.

[12] Moreau R,Lebrec D. The use of vasoconstrictors in patients with cirrhosis: type 1 HRS and beyond[J]. Hepatology,2006,43(3):385-394.

[13] Franciscchetti I M, Seydel K B, Monteiro R Q. Blood coagulation, inflammation, and malaria[J]. Microcirculation,2008,15(2):81-107.

[14] Peng D,Xing H Y,Li C,et al. The clinical efficacy and adverse effects of entecavir plus thymosin alpha-1 combination therapy versus entecavir monotherapy in HBV-related cirrhosis: a systematic review and meta-analysis[J]. BMC Gastroenterol, 2020, 20(1):348.

[15] 陈韬,宁琴. 终末期肝病合并感染诊治专家共识[J]. 中华临床感染病杂志,2018,11(4): 241-253.

[16] 杨中原,陈韬. 终末期肝病合并侵袭性真菌感染的治疗[J]. 传染病信息,2019,32(3): 199-202.

[17] Zhang Z,Ma K,Yang Z,et al. Development and validation of a clinical predictive model for bacterial infection in hepatitis B virus-related acute-on-chronic liver failure[J]. Infect Dis Ther,2021,10(3):1347-1361.

[18] Yang Z,Zhang Z,Cheng Q,et al. Plasma perfusion combined with plasma exchange in chronic hepatitis B-related acute-on-chronic liver failure patients[J]. Hepatol Int,2020, 14(4):491-502.

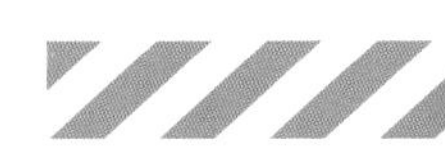

第十节　乙型重型肝炎(肝衰竭)的中医药治疗

黄元成　杨　帆

一、概述

乙型重型肝炎由慢性乙型肝炎或肝硬化发展而来，它以肝衰竭为主要特征，是我国重型肝炎的主要类型。它具有病情进展迅速、临床证候复杂、变证多、兼夹证多、治疗难度大、病情危重等特点，中外文献公认其病死率达70%以上，是严重影响我国人民身心健康的疾病之一。大量临床实践发现，中医药的应用配合常规西药治疗，不仅能减少西药的剂量和不良反应，在提高临床疗效上也显示出巨大优势。中医学中并无乙型重型肝炎这一病名，但因黄疸贯穿本病的始终，且多伴有腹水、神志昏蒙之候，而临床表现又显示其病重势急，故中医学历来将其归属于"急黄""瘟黄""肝瘟""鼓胀""肝厥"等范畴。

二、乙型重型肝炎的病因病机

(一)经典专著对本病的记载

《伤寒论》中提出：伤寒七八日，身黄如橘子色，小便不利，腹微满者，茵陈蒿汤主之；阳明病，发热，汗出者，此为热越，不能发黄也。但头汗出，身无汗，剂颈而还，小便不利，渴引水浆者，此为瘀热在里，身必发黄。

《金匮要略》中提出：脾色必黄，瘀热以行……诸病黄家虽多湿热，经脉久病不无瘀血阻滞也。

《诸病源候论·急黄候》云：脾胃有热，谷气郁蒸，因为热毒所加，故卒然发黄，心满气喘，命在顷刻，故云急黄也；有得病即身体面目发黄者，有初不知是黄，死后乃身面黄者，其候，得病但发热心战者，是急黄也。

《沈氏尊生书·黄疸》曰：有天行疫疠，以致发黄者，俗谓之瘟黄，杀人最急。

《张氏医通·杂门》指出：有瘀血发黄，大便必黑，腹胁有块或胀，脉沉或弦，大便不利，脉稍实而不甚弱者，桃核承气汤，下尽黑物则退。

(二)当代医家对本病的认识

中医学认为重型肝炎的发生有一定的外因和内因。外因为湿热和疫疠，外感湿热之后，湿邪不能外泄，郁蒸而助热，热邪不能宣达，蕴结而助湿，湿热疫毒壅盛，熏蒸肝胆，胆汁外溢导致黄疸，初起黄色鲜明，后期黄色晦暗。《诸病源候论》中曾提到，有天行疫疠，以致发黄者，俗谓之瘟黄最多，蔓延亦烈。那时，医者即认识到本病病因是一种传染性物质——疫疠，其具有热毒的特性，热毒壅盛，邪入营血，内陷心包。内因：正虚是发病的根本原因，证候特点为"毒""痰""瘀""虚"贯穿始终，以致正气受损，难以御邪外出，毒邪迅速进入血分，痰瘀交阻，壅滞脉络，胆液循行受阻外溢而发此证。

毒热炽盛，湿气秽浊，湿热痰结，痰热蕴毒，痰热毒火攻心以致内闭。患此病者或嗜睡，或烦躁；由于毒邪弥漫周身，三焦不利，决渎失司，所以小便少，更使邪无出路、留滞体内，以致出现腹水胀满。

湿热内郁化火，迫血妄行而致络伤、血外溢，或因湿邪困脾，脾失健运，脾阳受损，脾虚则不统血而见出血病证。

湿浊痰瘀郁闭于内，毒热窜入心包，清窍被蒙，以致终日陷入昏迷。若为正气本亏之体，邪热焰灼于内,营阴被耗,其最终的发展则是气阴两虚、正虚邪陷。

三、乙型重型肝炎中医药治疗

(一)辨证施治

对乙型重型肝炎的中医药治疗,大多使用清热利湿、清热解毒、清营凉血、活血化瘀、豁痰开窍、扶正补虚等方法。

1. 湿热壅盛

症见身目黄染,其色如金,发热或不发热,腹胀脘闷,烦渴,大便燥结不适,尿少而赤,舌质红,舌苔黄厚浊腻,两脉洪大且滑。以茵陈蒿汤为基本方加减,药用茵陈 30 g,栀子 10 g,大黄 10 g,赤芍 12 g,丹皮 10 g,生地黄 15 g,黄连 6 g,石菖蒲 12 g,郁金 10 g,丹参 15 g,黄芩 10 g,黄柏 10 g,板蓝根 30 g 等。也有专家认为治疗乙型重型肝炎应以凉血、活血并重用赤芍为原则,用赤芍 30 g,柴胡 15 g,半枝莲 25 g,丹参 30 g,黄芩 25 g,苦参 25 g,茯苓 20 g。随证有所加减,水煎每日 1 剂。

2. 寒湿困脾

湿浊为阴寒之邪,症见身目俱黄,黄色晦暗,或如烟熏,脘腹痞胀,纳谷减少,大便溏薄,神疲畏寒,肢软乏力,心悸气短,口淡不渴,舌淡苔腻,脉濡缓或沉迟。以茵陈五苓散加减:茵陈(后下)15 g,桂枝 10 g,猪苓 15 g,泽泻 10 g,白术 15 g,茯苓 15 g。或以茵陈术附汤加减:茵陈(后下)15 g,附子(先煎)6 g,干姜 10 g,白术 15 g,甘草 10 g,茯苓 15 g,泽泻 10 g,车前子(包煎)15 g,猪苓 12 g。腹胀脘痞者,加厚朴 10 g,香附 10 g,砂仁(后下)6 g 以化湿理气;便秘者,加芒硝(冲服)12 g 以行气通便;恶心呕吐者,加陈皮 9 g,半夏 6 g 以化湿和胃;纳呆者,加鸡内金 6 g,山楂 12 g 以醒脾健胃。

3. 毒热炽盛

症见发病迅速,黄疸迅速加深,其色如金,胁痛腹满,身热不宁,口渴烦躁,甚则神昏谵语,烦躁抽搐,或见衄血、便血,或肌肤瘀斑,舌质红绛,苔黄而燥,脉弦滑或数,病情日见危重。以犀角散加减:水牛角(先煎)15～30 g,黄连 5 g,升麻 10 g,栀子 10 g,茵陈(后下)15 g,大黄 10 g,生地黄 15 g,牡丹皮 15 g,赤芍 15 g,紫草 10 g。烦躁不安,神志不清者,加服安宫牛黄丸,或至宝丹以清营凉血开窍;风动抽搐者,加服羚羊角粉(冲服)0.6 g,或紫雪丹以凉血熄风;齿鼻衄血者,加白茅根 15 g,茜草 10 g,仙鹤草 15 g 以凉血止血;腹部胀满,尿少不利者,加马鞭草 9 g,车前草 15 g,瞿麦 15 g 以利水消肿。

4. 痰瘀阻络

症见身目发黄,面色晦暗,胁肋痞块,身体消瘦,或有午后低热,腹大坚满,青筋显露,或见赤丝血缕,面颈胸臂出现血痣,口干不欲饮水,或见大便色黑,舌质紫暗,或有紫斑,脉细涩或芤。以调营饮加减:当归 15 g,王不留行 15 g,丹参 15 g,大黄 10 g,葶苈子(包煎)12 g,茯苓 15 g,槟榔 15 g,通草 15 g,延胡索 15 g。胁下积块肿大明显者,可选加穿山甲 9 g,土鳖虫 6 g,牡蛎(先煎)15 g,或配合鳖甲煎丸内服,以化瘀消积;如病久体虚,气血不足,或攻逐之后,正气受损,宜用八珍汤或人参养荣丸等补养气血;如大便色黑,可加三七粉(冲服)3 g,茜草 15 g,侧柏叶 15 g 以化瘀止血。

5. 脾肾阳虚

症见面色苍黄,腹大胀满,形似蛙腹,朝宽暮急,脘闷纳呆,神倦畏寒,肢冷水肿,小便短少不利,舌紫胖,苔白,脉沉细无力。以附子理中丸合五苓散加减:党参 15 g,白术 15 g,干姜 10 g,甘草 5 g,肉桂 5 g,附子(先煎)5 g,猪苓 15 g,茯苓 15 g,泽泻 15 g。偏于脾阳虚弱、神疲乏力、少气懒言、纳少、便溏者,加黄芪 30 g,山药 15 g,薏苡仁 15 g,炒白扁豆 15 g 以益气健脾;偏于肾

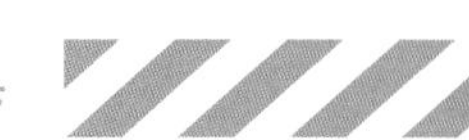

阳虚衰、面色苍白、畏寒肢冷、腰膝酸冷疼痛者，加仙茅 15 g，仙灵脾 15 g 以温补肾阳。

（二）单方验方

(1)大黄：具有保肝、抗菌、抗肿瘤和利尿等药理作用。实证多生用，虚证多炒用。大黄药性苦寒泻下，久服伤胃，故不可久服，孕妇忌服，虚证慎服。常规剂量 1 天 10 g。

(2)赤芍：具有凉血、活血的作用。单味赤芍对重症黄疸效果显著，被认为是凉血活血药中消退黄疸之主药。常规剂量 1 天 10～15 g，结合辨证配伍使用退黄效果更佳。

(3)重用大黄 50 g 和茵陈 60～120 g：可用来消退黄疸和减轻临床症状。大黄味苦，气香，性凉，能入血分，茵陈味微寒，入肝经，二药合用，能挡热毒，退黄，减少肠道对有毒物质的吸收，防止肠道氨进入血液内，保护肝脏。

(4)其他：①牵牛子粉：每次吞服 1.5～3 g，每天 1 次。②禹功散：牵牛子 120 g，小茴香 30 g，共研细末，每次 1.5～3 g，每天 1 次。③甘遂末，每次 0.5～1 g，装入胶囊吞服，每天 1 次。此外，十枣汤、控涎丹、舟车丸、腹水丸、续随子丸等也常选用于腹水以实证为主者，或应用渗湿和其他疗法无效者，或虽有进步而未能将腹水完全退尽者。体虚者使用时，需同时加强补养法的配合。使用剂量由给药后的泻下效果来决定，一般从小量开始逐渐加大，用药后能达到 5～10 次的泻下效果最为适宜；疗程以腹水完全消退为宜，治疗中如患者感觉疲乏无力时可暂停几天。近期有消化道出血症状(如呕血、黑便、大便潜血试验阳性等)者；肝昏迷或肝昏迷前期患者；病情极其严重而瘦弱、脉象弱等难以耐受者禁用。

（三）中药保留灌肠

应用通腑化浊法组成以生大黄为主的灌肠剂，是清除体内氮质的一个主要途径。

(1)生大黄、附子各 30 g，乌梅 20 g。浓煎成 150～200 mL，保留灌肠，每天 1～2 次。也可以生大黄为主，配槐花、积雪草；或加黑大豆、生甘草；或配莱菔子、甘草；或加槐花、黄芩；或加蒲公英、牡蛎。对改善临床症状、降低尿素氮有一定效果。

(2)通腑灌肠导泻方：大黄 30 g，芒硝(冲)20 g，桂枝、丹皮、茯苓、泽泻、丹参各 15 g，白茅根 100 g。煎水至 150～200 mL，保留灌肠，每天 1 次。

(3)五味汤：大黄、槐花、白头翁、黄柏各 30 g，细辛(后下)9 g。保留灌肠，每天 1 次。

(4)降浊灌肠方：生大黄、生牡蛎、六月雪各 30 g。浓煎成 120～150 mL，高位保留灌肠。2～3 h 后，再用 300～500 mL 清水清洁灌肠，每天 1 次，连续 10 天为 1 个疗程。

（四）其他措施

1. 针灸疗法

基本穴位以胆俞、阳陵泉、太冲、阴陵泉、至阳为主，热重者加大椎；胸闷呕恶者，配内关、公孙；腹胀便秘者，配天枢、大肠俞；热重者，配大椎；急黄神昏者，配水沟、中冲、少冲；瘀血内阻者，配血海、膈俞；神疲畏寒者，配命门、气海。针用泻法，每天针刺 1～2 次，每次 30 min 左右。

2. 耳针

取穴胆、肝、脾、胃、耳中，毫针中等强度刺激，1 天 1 次。也可用压丸法。

3. 穴位敷药

(1)在列缺、足三里、中脘，用毛茛敷贴，引起发疱并放液，用于退黄。

(2)回阳救逆，在涌泉敷以醋调生附子泥或苏台香丸。

(3)清热利湿，在神阙敷以皂角、半夏、麝香、葱白泥。

4. 敷脐疗法

(1)退黄散：大黄、生明矾、栀子各等分，上药研末，取药粉填满脐，外用胶布固定，2～3 天换药 1 次，用于阳黄患者。

(2)泻黄煎：茵陈、栀子、大黄、芒硝各 30 g，杏仁 6 g，常山、鳖甲、巴豆霜各 12 g，豆豉 60 g，煎汁热敷脐部，用于阳黄患者。

(3)阴黄散：丁香10 g，茵陈30 g。上药研细末，生姜汁调敷脐部，外用胶布固定，每天1次，热水袋热敷15～20 min，用于阴黄患者。

(4)消水饼：大田螺(去壳)4个，大蒜(去衣)5个，车前子10 g。车前子研末与前两味捣成饼，贴脐中，外盖塑料布，胶布固定，每天1次，用于腹水患者。

(5)逐水膏：附子、干姜各10 g，白术12 g，煨甘遂6 g，生姜适量。先将前四味研为细末，取药粉6 g，用生姜汁与白酒少许调敷肚脐，外用胶布固定，每3天换药1次，每天用热水袋敷15～30 min，用于阳虚水泛者。

5. 推拿

(1)肝郁气滞：点按侧胸腹，按上腹部，顺气，摩按季肋，脊背拿提，揉足三里。

(2)脾虚气弱：上腹摩按，分摩季肋，推侧腹，背部挤推，背部拳揉，揉足三里。

6. 吹鼻疗法

用瓜蒂吹鼻，苦葫芦捣烂取汁滴鼻可以退黄；黑栀子粉吹鼻治鼻衄；通关散吹鼻取嚏，以通关开窍。

7. 药茶

茵黄绿茶：用茵陈(后下)30 g，大黄6 g，绿茶3 g，水煎代茶饮。

(五)饮食调护

1. 饮食宜忌

(1)患者应以适量的蛋白质、热量为饮食的基本原则，选用瘦肉、动物肝、鸡蛋、鱼肉、禽肉及新鲜水果、蔬菜等质量好、新鲜的食物。

(2)饮食要柔软，应避免带骨、刺的食物以及芹菜、韭菜、老白菜等含粗纤维食物，禁食煎、炸等硬食品，以防止刺伤食管引起消化道大出血。

(3)患者出现肝昏迷时要严格禁止摄入含蛋白质的饮食，注意B族维生素和维生素C的补充。

(4)有出血倾向的患者，考虑补充凝血性食物，如肉皮冻、蹄筋、海参等，血浆蛋白低伴有贫血时，可增加一些含铁食物，如肝泥、菜泥、枣泥、桂圆、小豆粥等。有腹水时可加入利尿性食物，如鲫鱼汤、羊奶、西瓜汁、冬瓜等。

(5)患此病者严禁饮酒，不能饮用含有酒精的饮料，并要忌用刺激性食物和各种辛辣调味品，以及各种含有铅和添加剂的罐头及其他食品。上消化道出血者要禁食，出现腹水时要限制钠盐摄入。

2. 食疗方

(1)鸡骨草蜜枣烧猪肉：鸡骨草30 g，蜜枣7枚，猪瘦肉150 g，加适量水及佐料煮至烂熟，1～2天1次，可解毒退黄，扶正护肝。

(2)田基黄蜜枣煲猪肝：田基黄30 g，蜜枣7枚，猪肝100 g。加适量水先将田基黄、蜜枣煮半小时，去渣，再放入猪肝，连汤喝，1～2天1次，可获散瘀解毒、扶正护肝之功。

(3)猪皮红枣羹：猪皮500 g，红枣250 g，冰糖30 g。上药共煮炖至烂熟成羹，分数次吃，具有清热止血之功效。

(4)豆枣黄花粥：绿豆、黄花菜各30 g，红枣10枚，粳米100 g，白术3 g，煮烂成粥，每天1～2次，有健脾利水之功。

(5)泥鳅炖豆腐：泥鳅500 g，豆腐250 g，泥鳅洗净去肠煎熟再炖豆腐，每周1～2次，用于治疗慢性重型肝炎，有退黄利水的作用。

(6)鲤鱼赤豆汤：活鲤鱼1尾(约500 g)，赤豆180 g。鲤鱼去鳞洗净，加赤豆煮烂，去骨吃肉

喝汤,每周 2～3 次,有退黄利水之功。

(7)肝功能极度低下并有肝昏迷前驱症状:膳食中要限制蛋白质,禁用肉制品,只给患者糖类食物,如果汁、藕粉、蜂蜜、稀粥、饼干、蔬菜等。可采用以下食谱:早餐,面包 2 片,果酱少许,稀粥 50 g;加餐,蜂蜜水 1 杯,面包 25 g;午餐,糖醋紫菜头 1 碟,稀粥、馒头各 50 g,煮水果加糖 1 杯;加餐,果汁 1 杯,饼干 25 g;晚餐,炒油菜 1 碟,冬瓜汤 1 碗,烂饭 100 g,煮水果加糖 1 杯;睡前,果汁藕粉 1 碗。

四、乙型重型肝炎中医药治疗的展望与思考

(1)乙型重型肝炎的中医药治疗效果是肯定的。大量资料表明,采用中西医结合的治疗形式较单纯西医同类疗法的效果更佳。早期在西医综合治疗基础上,即用大剂量的清热解毒、利湿退黄、通腑攻下药物,并酌情配合活血化瘀及清导和胃之品,使其荡涤热毒之邪,减少肠道有毒物质的吸收,能够尽快阻断病势,减轻和控制肝组织炎症坏死程度,同时促进黄疸消退、肝细胞修复和再生,促进内毒素等代谢产物排出,减轻各种临床症状,提高生存率 10%～15%。乙型重型肝炎中晚期患者的总体疗效虽不理想,尤其是晚期病死率居高不下,但在西医综合治疗基础上,应用中医药能够减轻和控制肝组织炎症坏死程度,减轻各种临床症状,减少并发症的出现以及减轻严重程度,延长患者生存期,提高患者生活质量,降低病死率 5%～10%。乙型重型肝炎病情危重,西医疗效有限,中医药易被临床认可,中药注射剂、中药结肠透析、针灸等特色疗法易被患者接受,具有效佳、价廉、方便等优势,目前中医药广泛应用于乙型重型肝炎的治疗已成为中国治疗病毒性肝炎的特色和重要组成部分。

(2)提倡内外合治,多途径给药。除内服中药治疗(包括辨证施治和专方专药)外,还应积极配合应用针刺、电针、耳针、穴位注射、穴位敷药、鼻腔治疗、保留灌肠等多种疗法,使各种中医综合治疗有机配合,充分发挥中医的治疗作用,以期提高临床疗效,降低乙型重型肝炎的病死率。

(3)积极针对乙型重型肝炎的主证进行治疗和研究。从乙型重型肝炎的病机可以看出,其出现的主要临床表现是重度黄疸、肝性脑病、出血、腹水等。黄疸的急骤加深是乙型重型肝炎病情恶化的重要指标之一,肝性脑病、上消化道大出血、脑水肿等是乙型重型肝炎患者死亡的主要原因,故早期阻止黄疸的加深是防止肝细胞进一步坏死的关键。而止血、扭转肝性脑病、消除脑水肿等治疗措施,旨在帮助乙型重型肝炎患者度过极期阶段,以争取肝脏修复和再生的时间。因此,针对主证寻找有效制剂,是进一步提高治疗效果的关键。从已有资料看来,以大黄、茵陈为主的清热解毒退黄、通里攻下祛邪法及安宫牛黄丸为主的“三宝”对于应急治标,补养脾肾、活血化瘀、调节微循环对于治本,已为多数学者接受。近几年来,随着现代医学新技术的发展和临床应用,在加强对乙型重型肝炎的主证治疗的同时,加强对病因学及免疫方面的研究,早期维护和恢复肝功能,探索新的治疗方法,又成为中医治疗研究的重要课题。

(4)加强基础研究,开展慢性重型肝炎辨证分型规律研究,促进有效方药的筛选和改革剂型。目前,中医对本病的病名和病机认识已基本趋向一致,但在具体诊治上,各家不尽相同。乙型重型肝炎的辨证分型和疗效评价仍无国家标准,这可能是由乙型重型肝炎的病情凶险、复杂、变化多,再加上患者体质、并发症及各家临床辨证习惯不同等诸多因素导致,由此带来治疗方案的不确定性和疗效判定的偏差。应把传统中医的复杂辨证论治、单方验方等进行归纳提炼,找出规律,做好严格周密的科研设计,扎扎实实地打好临床治疗研究的基础,这样才有可能取得新的进展,提高临床治愈率和有效重复率。

(5)开展中医药治疗乙型重型肝炎循证医学研究。乙型重型肝炎中医治疗有效,但目前尚无循证医学大样本、多中心、随机、对照、盲法的临床资料为支持,这影响疗效评价。中医药针对肝性脑病、上消化道出血、肾衰竭、严重或混合感染等严重并发症无特效药物和疗法,临床参考有限。中医治疗仍以口服汤剂为主,缺乏疗效确切的中药新剂型,对难以口服药物患者的临床

干预有限，制约了中医药在慢性重型肝炎中的运用。应依据循证医学原则，进行中医治疗乙型重型肝炎大样本、多中心、随机、对照、盲法的临床观察，以确证中医药治疗的有效性及作用点。

(6)开展中西医结合防治乙型重型肝炎方案研究。针对目前存在的乙型重型肝炎治疗药物繁杂、中西药物混乱的现状，在规范辨证和综合治疗基础上，规范合理使用中药及各种制剂，制订体现中医特色的疗效评价标准，根据中医学治未病的观点探讨预防慢性重型肝炎发生的有效途径。

(7)开展乙型重型肝炎有效中药和多途径给药的研究。对乙型重型肝炎治疗有效的方剂、单药进行研究，寻找药物主要成分和作用部位，推进剂型改革，探索结肠给药和治疗的方法、有效药物和制剂及其作用机制，发展和扩大针灸等其他有效外治方法。

(8)针对中医药改善患者症状和生活质量的优势，结合 WHO 生存质量量表，制订针对乙型重型肝炎患者的生活质量调查量表，争取客观地评价中医药在提高患者生活质量方面的确切疗效。

(9)临床辨病、诊断以西医为主，中医辨证、治疗以辨证施治为主，是乙型重型肝炎中医防治的基本发展方向。建议临床诊断统一标准，以西医辨病为主，在此基础上再分期分型论治或专方专药治疗，这有利于临床疗效的提升和临床经验的总结。

(10)积极推动中西医结合多方法、多途径、多药物施治，保护肝、脑、肾等重要脏器，合理联合人工肝支持肝移植等疗法，实现治病留人的目标，降低病死率。

参考文献

[1] 龙富立，王秀峰，毛德文. 中医药防治慢性重型肝炎的临床研究进展[J]. 中华中医药学刊，2010，28(11):2290-2292.

[2] 王立福，李筠，李丰衣，等. 中医辨证联合西药治疗慢加急性(亚急性)肝衰竭多中心随机对照研究[J]. 中医杂志，2013，54(22):1922-1925.

[3] 宋爱军，于陪龙. 中西医结合治疗慢性重型肝炎疗效观察[J]. 中华中医药学刊，2010，28(12):2608-2610.

[4] 郭丽颖，雷金艳，俞唐唐，等. 中西医结合治疗慢性乙型重型肝炎的中医用药分析[J]. 传染病信息，2010，23(5):270-272.

[5] 王伯祥. 中医肝胆病学(中华临床医学系列)[M]. 北京:中国医药科技出版社，1993.

[6] 刘平. 现代中医肝脏病学[M]. 北京:人民卫生出版社，2002.

[7] 中华中医药学会. 黄疸诊疗指南[J]. 中国中医药现代远程教育，2011，9(16):118-120.

[8] 中华中医药学会. 鼓胀诊疗指南[J]. 中国中医药现代远程教育，2011，9(16):120-121.

第十一节　乙型肝炎重症化和乙型重型肝炎(肝衰竭)的其他治疗

赵西平　王文涛

乙型肝炎重症化和乙型重型肝炎(肝衰竭)，是在 HBV 因素(如病毒载量、变异、进化、重叠感染等)和宿主因素(如遗传异质性、年龄、性别等)基础上，由免疫因素介导的大量肝细胞死亡所导致的严重肝功能损害。在过去的 20 年中，针对 HBV 的抗病毒治疗，包括人工肝在内的对症支持治疗以及肝移植已显著改善了乙型重型肝炎患者的预后。然而，乙型重型肝炎病死率高，上述治疗措施仍难以令人满意，研究更为有效的干预手段已成为目前关注的热点。随着对乙型重型肝炎(肝衰竭)分子病理机制的了解，未来开发更为有效的治疗措施成为可能。尤其需要注意的是，肝细胞具有显著的再生能力，乙型肝炎重症化和乙型重型肝炎(肝衰竭)的这种治疗有利于为自身肝细胞的恢复争取时间。此外，鉴于其独特的结构及组织学特征，肝脏有可能

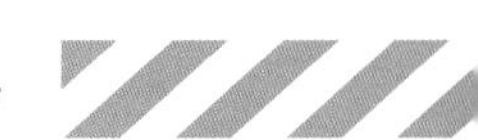

是一些治疗措施优选的靶点。肝脏由门静脉和肝动脉双重供血，血供丰富，能够实现转基因产品或药物的快速分布；各级胆管形成导管网络，使多种肝毒性物质排入小肠，有助于提高某些治疗的效果；肝脏由多个生理性分割(肝段或肝小叶)构成，能够实现局部治疗的安全性隔离；肝细胞相对容易分离与纯化，可体外进行基因修饰，然后回输基因修饰后的肝细胞至患者体内进行治疗。

一、抑制肝细胞的凋亡

肝细胞的凋亡和坏死性凋亡在慢性重型肝炎的发生与发展中起着非常重要的作用。细胞凋亡的途径主要有两条：死亡受体介导的凋亡通路，包括 FasL/Fas 凋亡通路、TNF-α/TNFR 凋亡通路和 TRAIL/TRAIL-DR 凋亡通路，以及线粒体依赖的凋亡通路。因此，干预上述凋亡通路的关键分子，抑制细胞凋亡，未来有可能成为乙型重型肝炎患者的治疗方向。

1. FasL/Fas 凋亡通路

Fas(APO-1/CD95)属于肿瘤坏死因子受体家族，结构性表达于肝脏，并通过与 Fas 配体(FasL)结合诱导肝细胞的凋亡。FasL/Fas 信号转导途径在急性肝衰竭的发生和发展中起着非常重要的作用。为了靶向肝脏 Fas 的表达，Kuhla 等人构建了 Fas siRNA 的肝脏特异性 siRNA 载体系统(DBTC/siRNA-Fas)。在内毒素诱导的肝衰竭小鼠模型中，静脉注射 DBTC/siRNA-Fas 改善了肝脏微血管的灌注，减轻了肝细胞的凋亡和坏死，并提高了小鼠的生存率。在另一项研究中，Al-Saeedi 等人证明了通过 FasL 中和抗体来阻断 FasL/Fas 通路也能够有效地保护小鼠避免缺血再灌注所致的急性肝衰竭。

2. TNF-α/TNFR 凋亡通路

TNF-α 通过与其受体——TNFR1 或 TNFR2 结合发挥作用，以诱导肝细胞的凋亡。此外，TNF-α 能够通过激活 JNK、Bim 的磷酸化和 NF-κB 通路上调 FasL 的表达，从而使肝细胞对 FasL 诱导的细胞凋亡的敏感性增加。在乙型重型肝炎患者的血清和肝组织中，TNF-α 的表达水平显著升高。在一项开放性的临床试验中，共纳入了 19 例接受英夫利昔单抗(infliximab，一种 TNF-α 的单克隆抗体)治疗的重型酒精性肝炎患者，与基线相比，英夫利昔单抗治疗明显改善了患者的 Maddrey 和 MELD 评分。在另一项随机、双盲、安慰剂对照的多中心临床试验中，评估了依那西普(etanercept，一种 TNF-α 的单克隆抗体)对重型酒精性肝炎患者的疗效，依那西普治疗组的 6 个月病死率较安慰剂组更高，严重感染是其治疗失败的主要原因。

3. TRAIL/TRAIL-DR 凋亡通路

肿瘤坏死因子相关凋亡诱导配体(TNF-related apoptosis-inducing ligand，TRAIL)表达于活化的 T 淋巴细胞、NK 细胞等，与靶细胞表面死亡受体 DR4/DR5 结合可诱导细胞凋亡。随着慢性乙型肝炎的急性发作，IFN-α 和 IL-8 水平显著升高，其分别导致肝脏中 NK 细胞表达 TRAIL 以及肝细胞表达 TRAIL-DR4/DR5 的水平上调，通过 TRAIL/TRAIL-DR 依赖的途径促进肝损伤。在一项临床前研究中，Chen 等人评估了可溶性 DR5-Fc 融合蛋白(sDR5-Fc，其能够阻断 TRAIL 的活性)在治疗急性肝衰竭中的药代动力学、安全性及疗效。在 ConA 诱导的急性肝衰竭模型中，sDR5-Fc 治疗抑制了 TRAIL 诱导的细胞凋亡及肝脏炎症，从而显著地改善了小鼠的生存率。与未基因敲除的小鼠相比，TRAIL 敲除的小鼠在 ConA 注射后也显示出更低的产生 IL-6、TNF-α 和 IFN-γ 的水平。此外，无论单次 1200 mg/kg 还是多次 100 mg/kg 注射，sDR5-Fc 治疗在猕猴中均显示出良好的安全性及耐受性。

4. 线粒体依赖的细胞凋亡通路

在 DNA 损伤、细胞缺氧等条件下，Bcl-2、Bcl-xL、Bax 等促凋亡蛋白在线粒体膜中形成离子通道，膜通透性发生改变，使细胞色素 c、AIF、SMAC、Endo G、Ca^{2+} 以及膜间隙中的 pro-caspase 等凋亡因子释放到细胞质中，激活 caspase-3、caspase-9，或使染色质凝缩、大规模 DNA

片段化,或作用于其他 Ca^{2+} 依赖蛋白破坏细胞的整体结构,最终导致细胞凋亡。在一项研究中,组蛋白脱乙酰酶-2 抑制剂 CAY10683 能够抑制线粒体依赖的细胞凋亡途径,从而在内毒素诱导的肝衰竭中发挥保护作用。

二、控制炎症反应

1. 核因子-κB

核因子-κB(nuclear factor kappa-B,NF-κB)在调控炎症反应、免疫应答及细胞应激中发挥着关键性作用。在正常条件下,NF-κB 二聚体与抑制因子 IκB 结合,以无活性的状态限定在细胞质中。在刺激状态下,IκB 激酶活化,使 IκB 亚基调节位点的丝氨酸磷酸化,导致 IκB 亚基被泛素介导的蛋白酶降解,进而释放 NF-κB 进入细胞核,启动多种基因的转录进程。NF-κB 的激活促进 IL-1β、IL-6 等多种炎症因子的产生,加重肝损伤。在小鼠模型中,抑制 NF-κB 的信号途径已成为多种临床前药物治疗肝衰竭的关键,如 AGK2、miR-223 和 A20。因此,NF-κB 可作为乙型重型肝炎患者治疗的靶点。

2. 炎症小体

炎症小体(inflammasome)是由多种蛋白质构成的复合体,包括感受器分子(如 NOD 样受体、AIM2 及 RIG-I 样受体)、效应分子 pro-caspase-1,伴或不伴有适配体分子 ASC。炎症小体能够识别病原相关分子模式(PAMPs)或宿主来源的损伤相关的分子模式(DAMPs),招募和激活蛋白酶 caspase-1,进而切割 IL-1β 和 IL-18 的前体,生成相应的成熟细胞因子。此外,一些非经典的炎症小体通路能够激活 caspase-11,触发 IL-1α 和 HMGB1 的分泌以及细胞凋亡。炎症小体的激活参与了多种肝病的发生与进展过程,如药物诱导的肝损伤、病毒性肝炎等。在小鼠重型肝炎模型中,ROS/NLRP3/IL-1β 轴过度激活,在 MHV-3 诱导的肝脏炎症反应中发挥着关键作用。最近的一项安慰剂作为对照、多中心、双盲的Ⅱ期临床试验评估了 emricasan(一种 pan-caspase 抑制剂)在急性肝硬化失代偿患者中的药代动力学、安全性及临床效果。Emricasan 在这些患者中是安全的且耐受性良好,但是未显示出理想的治疗效果。

3. 高迁移率族蛋白 B1(HMGB1)

高迁移率族蛋白 B1(HMGB1),最初报道为普遍存在的非组蛋白染色体蛋白,是一种多功能蛋白,其功能取决于它的位置(细胞核、细胞质或细胞外空间)。细胞外的 HMGB1 作为一种炎症介质已被广泛地研究,且在急性或慢加急性肝衰竭中,血清 HMGB1 的水平显著升高。多种以 HMGB1 为靶点的治疗,包括针对 HMGB1 的单克隆抗体、化学引诱剂、吸附和基因沉默,在小鼠肝衰竭模型中均显示出较好的治疗效果,未来有可能进入临床成为慢性重型肝炎的治疗选择。

4. IL-33/ST2 信号通路

IL-33 属于 IL-1 家族,作为一种 DAMPs,启动潜在的免疫反应以加重肝损伤。与慢性乙型肝炎患者和健康人相比,HBV 所致慢加急性肝衰竭患者的外周血和肝组织中 IL-33/ST2 的表达水平明显升高,且外周血中可溶性 ST2 的水平与预后呈负相关。机制上,IL-33 能够通过激活 ERK1/2 增强 LPS 所致单核细胞的炎症"风暴"。IL-33/ST2 在 HB-ACLF 患者外周血和肝脏中的表达水平明显高于 CHB 患者和对照组。然而,IL-33/ST2 信号通路的作用取决于肝损伤发生的背景。ST2 敲除的小鼠加重 ConA 诱导的肝损伤,其作用机制可能与 IL-33 通过结合其受体 ST2 诱导 Th2 型细胞因子的产生有关。

三、促进肝脏的修复与再生

正常的肝组织具有巨大的自我更新和再生潜力。在肝部分切除或肝损伤之后,正常状态下静止的肝细胞能够被激活并进入增殖状态。当肝脏受到更大程度的损伤时,肝脏祖细胞

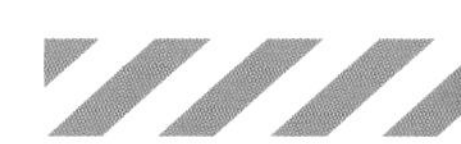

(hepatic progenitor cell,HPC)被激活,执行二线的再生反应。因此,HPC 的激活取决于肝细胞损伤的严重程度和残余肝细胞的增殖活性。通过分析不同类型肝衰竭患者的肝组织标本,Rastogi 等人发现急性肝衰竭患者肝细胞的增殖最为活跃,而慢加急性肝衰竭(ACLF)患者HPC 的激活最明显。与 ACLF 患者相比,肝硬化失代偿患者 HPC 的分化能力较差。研究也证实,肝脏的再生能力与乙型重型肝炎患者的预后呈明显的正相关。乙型重型肝炎患者的肝脏再生功能受损,其原因尚不十分清楚,可能与肝细胞损伤过重、肝细胞凋亡较快、肝细胞刺激因子的相对缺乏以及增殖相关基因表达下调有关。此外,慢性肝细胞的损失则导致肝细胞持续增殖,且常常伴随着不良的预后,如发展为肝硬化或肝癌。

1. 促再生信号通路

重建受损的成人肝脏需要一系列高度保守的信号,这些信号在胎儿时期协调器官的发生中也起着重要作用。通过检测细胞外刺激引起的细胞内信号通路的激活,先前的研究证明 Wnt、Notch、YAP、VEGF、IGF-1 等信号通路参与了肝脏发育以及肝损伤的修复。以 Wnt/β-catenin 信号通路为例,Wnt/β-catenin 信号驱动目标基因的表达,促使静止的肝细胞进入细胞周期进程,触发肝脏的再生活动。无论是利用肝脏过表达 β-catenin 的小鼠,还是外源性传输 Wnt-1 到肝脏,均表明了 Wnt/β-catenin 信号通路有可能成为乙型重型肝炎的治疗靶点。在一项研究中,lncRNA-LALR1 通过激活 Wnt/β-catenin 信号通路促进细胞周期进程和肝细胞增殖,从而有利于肝脏再生。

2. 干预再生抑制通路

转化生长因子-β(transforming growth factor-β,TGF-β)是一种负调控因子,广泛参与体内各种病理生理过程,与炎症、创伤、器官纤维化、肿瘤等的发生、发展关系密切。TGF-β 调节细胞的生长与分化,诱导细胞凋亡,从而在肝脏再生中发挥抑制作用。此外,作为长期肝损伤的结果,高水平的 TGF-β 能够导致肝星状细胞的激活,促进肝纤维化与肝硬化的发展。作为一种潜在的 TGF-β1 的激活因子,血浆 TSP-1 的水平与肝切除术后的肝损伤呈相关性。抑制 TSP-1/TGF-β 信号通路能够加速肝切除术后的肝脏再生,所以也有可能成为慢性重型肝炎的治疗措施。

四、阻止线粒体损伤和氧化应激

氧化应激是指机体在遭受各种有害刺激时,体内高活性分子,如活性氧自由基(ROS)和氮自由基(RNS)产生过多,机体氧化程度超出其清除能力,体内氧化与抗氧化稳态失衡,导致炎性细胞浸润以及组织损伤。HBX 蛋白通过招募 DNA 甲基转移酶 DNMT3A 诱导 NQO1 的表观沉默,进而损伤线粒体功能,且使肝细胞对氧化应激诱导的细胞损伤的敏感性增加。线粒体损害引起线粒体 DNA(mtDNA)的损伤与损耗,并造成 mtDNA 的释放。广泛的 mtDNA 损伤诱导线粒体氧化应激,进而促使肝细胞的损伤。当 mtDNA 离开线粒体的限制进入细胞质或细胞外环境中,它可作为一种 DAMPs,通过 Toll 样受体-9、炎症小体、STING 等信号通路触发炎症反应,进一步加重肝细胞的损伤,甚至远处器官的损伤。氧化应激标志物——血浆丙二醛加合物与 HBV 相关的慢加急性肝衰竭的严重程度呈正相关,而谷胱甘肽硫转移酶 P1(GSTP1)的启动子甲基化促进氧化应激引起的肝损伤。因此,阻止线粒体损伤和氧化应激有可能在早期干预乙型重型肝炎的发生与在进展中起到作用。

五、调节内质网应激反应

内质网应激表现为内质网腔内错误折叠与未折叠蛋白聚集以及钙离子平衡紊乱,可激活未折叠蛋白反应、内质网超负荷反应和 caspase-12 介导的凋亡通路等信号途径。通过比较正常人、慢性乙型肝炎及慢性乙型重型肝炎患者的肝组织标本,Ren 等人观察到内质网应激失调参与乙型肝炎重症化的过程。内质网应激还通过激活蛋白激酶 RNA 样内质网激酶(PERK)上调炎症小体成分 NLRP3 的表达,而激活法尼酯 X 受体(FXR)的治疗,如 miR-186 和它的靶点 NCK1,能够抑制内质网应激介导的该信号途径,从而减轻肝细胞死亡和肝损伤。在兔出血热病毒诱导的急性肝衰竭模型中,褪黑素可抑制内质网应激和未折叠蛋白反应,并起到肝脏保护作用。

六、诱导细胞自噬

自噬(autophagy)是细胞在自噬相关基因的调控下利用溶酶体降解自身受损的细胞器和大分子物质的过程,对实现细胞代谢需要、更新某些细胞器及维持细胞内稳态具有非常重要的作用。在急性肝衰竭状态下,严重细胞应激及过量活性氧的产生会激活自噬,而自噬能缓解氧化应激所产生的组织损伤。在内毒素诱导的急性肝衰竭模型中,自噬相关基因 Eva1a/Tmem166 的肝脏特异性敲除,影响自噬的激活并加重肝损伤,而诱导自噬的产生则能起到保护作用。线粒体融合蛋白 2 能够上调自噬相关分子 Atg5、Beclin1 和 LC3-Ⅱ/Ⅰ的表达,同时下调凋亡相关分子 P62、Bax 的表达,促进自噬/凋亡平衡向自噬方向发展,从而减轻慢加急性肝衰竭所致的肝损伤。因此,诱导自噬的发生有可能成为慢性乙型重型肝炎的治疗靶点。

七、改善微循环

肝脏是一个需氧器官,对缺血缺氧非常敏感。肝组织的大量坏死、活性氧(ROS)的产生过多、中性粒细胞的黏附以及内皮细胞的肿胀,导致肝脏灌注紊乱、缺血缺氧及缺血再灌注损伤,进一步加重肝损伤。与肝细胞相比,肝窦内皮细胞(LSECs)更加敏感且损伤时间更早。LSECs 和肝细胞损伤导致凝血级联反应的激活和血小板减少。随后,凝血系统的紊乱进一步加重肝损伤。

1. 蛋白酶激活的受体

蛋白酶激活的受体(protease-activated receptor,PAR)能够调节血小板和内皮细胞功能。内毒素激活 PAR-1,进而激活中性粒细胞并促进肝实质细胞的损伤。与此同时,利用凝血酶受体激活肽激活 PAR-1,能够加重内毒素诱导的肝损伤。干预 PAR-4 已被证实能够减少血小板和 $CD4^+$ T 淋巴细胞的招募,改善肝窦的灌注,并减弱肝细胞的凋亡与坏死,但是并不影响凝血系统及肝脏再生。

2. 纤维蛋白原样蛋白 2

纤维蛋白原样蛋白 2(fibrinogen-like protein 2,fgl2),又称 fgl2 凝血酶原酶,存在跨膜型和分泌型两种形式。跨膜型 fgl2 主要表达于内皮细胞和巨噬细胞的表面,能够将凝血酶原切割成凝血酶,从而激活凝血途径。乙型重型肝炎患者及小鼠模型的肝组织中均观察到 fgl2 诱导的微血管内纤维蛋白的沉积和血栓形成,表明 fgl2 参与了乙型重型肝炎的发生与发展。在鼠肝炎病毒 3 型(MHV-3)诱导的小鼠重型肝炎模型中,宁琴教授团队利用 fgl2 反义质粒成功阻断 fgl2 的表达,减轻了炎性细胞的浸润、纤维蛋白的沉积以及肝细胞的坏死,从而提高了重型肝炎小鼠的生存率。

综上所述,本节依据乙型肝炎重症化和乙型重型肝炎(肝衰竭)分子病理机制的研究进展,从抑制肝细胞凋亡、控制炎症、促进肝细胞再生、调节细胞应激及改善微循环等多个角度探讨乙型肝炎重症化和乙型重型肝炎(肝衰竭)的治疗策略。上述治疗策略在动物模型中已证实了有效性,有些已在临床试验中进行了尝试,但是多数仍处于临床前阶段。将其实际应用于临床仍有许多问题待解决,如治疗靶点的选择、肝脏靶向性、载体的安全性以及药物的安全性和毒副作用等。

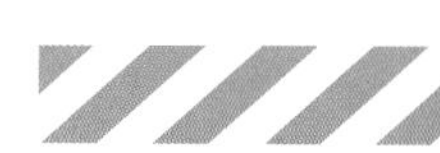

参考文献

[1] Schwabe R F,Luedde T. Apoptosis and necroptosis in the liver:a matter of life and death[J]. Nat Rev Gastroenterol Hepatol,2018,15(12):738-752.

[2] Malhi H,Guicciardi M E,Gores G J. Hepatocyte death:a clear and present danger[J]. Physiol Rev,2010,90(3):1165-1194.

[3] Galle P R, Hofmann W J, Walczak H, et al. Involvement of the CD95 (APO-1/Fas) receptor and ligand in liver damage[J]. J Exp Med,1995,182(5):1223-1230.

[4] Kuhla A, Thrum M, Schaeper U, et al. Liver-specific Fas silencing prevents galactosamine/lipopolysaccharide-induced liver injury [J]. Apoptosis, 2015, 20 (4): 500-511.

[5] Al-Saeedi M,Steinebrunner N,Kudsi H,et al. Neutralization of CD95 ligand protects the liver against ischemia-reperfusion injury and prevents acute liver failure[J]. Cell Death Dis,2018,9(2):132.

[6] Ali M, Fritsch J, Zigdon H, et al. Altering the sphingolipid acyl chain composition prevents LPS/GLN-mediated hepatic failure in mice by disrupting TNFR1 internalization[J]. Cell Death Dis,2013,4(11):e929.

[7] Faletti L, Peintner L, Neumann S, et al. TNFα sensitizes hepatocytes to FasL-induced apoptosis by NFκB-mediated Fas upregulation[J]. Cell Death Dis,2018,9(9):909.

[8] Antoniades C G,Berry P A,Wendon J A,et al. The importance of immune dysfunction in determining outcome in acute liver failure[J]. J Hepatol,2008,49(5):845-861.

[9] Sharma P, Kumar A, Sharma B C, et al. Infliximab monotherapy for severe alcoholic hepatitis and predictors of survival: an open label trial[J]. J Hepatol, 2009, 50 (3): 584-591.

[10] Boetticher N C, Peine C J, Kwo P, et al. A randomized, double-blinded, placebo-controlled multicenter trial of etanercept in the treatment of alcoholic hepatitis[J]. Gastroenterology,2008,135(6):1953-1960.

[11] Dunn C,Brunetto M,Reynolds G,et al. Cytokines induced during chronic hepatitis B virus infection promote a pathway for NK cell-mediated liver damage[J]. J Exp Med, 2007,204(3):667-680.

[12] Chen Q,Wang P,Zhang Q,et al. Preclinical studies of a death receptor 5 fusion protein that ameliorates acute liver failure[J]. J Mol Med(Berl),2019,97(9):1247-1261.

[13] Xiong S, Mu T, Wang G, et al. Mitochondria-mediated apoptosis in mammals[J]. Protein Cell,2014,5(10):737-749.

[14] Wang Y,Yang F,Jiao F Z,et al. Modulations of histone deacetylase 2 offer a protective effect through the mitochondrial apoptosis pathway in acute liver failure[J]. Oxid Med Cell Longev,2019,2019:8173016.

[15] Napetschnig J,Wu H. Molecular basis of NF-κB signaling[J]. Annu Rev Biophys,2013, 42:443-468.

[16] Zhang Q,Lenardo M J,Baltimore D. 30 years of NF-κB:a blossoming of relevance to human pathobiology[J]. Cell,2017,168(1-2):37-57.

[17] Jiao F Z,Wang Y,Zhang W B,et al. Protective role of AGK2 on thioacetamide-induced acute liver failure in mice[J]. Life Sci,2019,230:68-75.

[18] He Y, Feng D, Li M, et al. Hepatic mitochondrial DNA/Toll-like receptor 9/MicroRNA-223 forms a negative feedback loop to limit neutrophil overactivation and acetaminophen hepatotoxicity in mice[J]. Hepatology, 2017, 66(1): 220-234.

[19] Li K Z, Liao Z Y, Li Y X, et al. A20 rescues hepatocytes from apoptosis through the NF-kappaB signaling pathway in rats with acute liver failure[J]. Biosci Rep, 2019, 39(1): BSR20180316.

[20] Lamkanfi M, Dixit V M. Mechanisms and functions of inflammasomes[J]. Cell, 2014, 157(5): 1013-1022.

[21] Szabo G, Csak T. Inflammasomes in liver diseases[J]. J Hepatol, 2012, 57(3): 642-654.

[22] Geng Y, Ma Q, Liu Y N, et al. Heatstroke induces liver injury via IL-1 beta and HMGB1-induced pyroptosis[J]. J Hepatol, 2015, 63(3): 622-633.

[23] Howrylak J A, Nakahira K. Inflammasomes: key mediators of lung immunity[J]. Annu Rev Physiol, 2017, 79: 471-494.

[24] Guo S, Yang C, Diao B, et al. The NLRP3 inflammasome and IL-1 beta accelerate immunologically mediated pathology in experimental viral fulminant hepatitis[J]. PLoS Pathog, 2015, 11(9): e1005155.

[25] Mehta G, Rousell S, Burgess G, et al. A placebo-controlled, multicenter, double-blind, phase 2 randomized trial of the pan-caspase inhibitor emricasan in patients with acutely decompensated cirrhosis[J]. J Clin Exp Hepatol, 2018, 8(3): 224-234.

[26] Yamamoto T, Tajima Y. HMGB1 is a promising therapeutic target for acute liver failure[J]. Expert Rev Gastroenterol Hepatol, 2017, 11(7): 673-682.

[27] Du X X, Shi Y, Yang Y, et al. DAMP molecular IL-33 augments monocytic inflammatory storm in hepatitis B-precipitated acute-on-chronic liver failure[J]. Liver Int, 2018, 38(2): 229-238.

[28] Lei Z, Mo Z, Zhu J, et al. Soluble ST2 plasma concentrations predict mortality in HBV-related acute-on-chronic liver failure[J]. Mediators Inflamm, 2015, 2015: 535938.

[29] Cottagiri M, Nyandjo M, Stephens M, et al. In drug-induced, immune-mediated hepatitis, interleukin-33 reduces hepatitis and improves survival independently and as a consequence of FoxP3^{+} T-cell activity[J]. Cell Mol Immunol, 2019, 16(8): 706-717.

[30] Volarevic V, Mitrovic M, Milovanovic M, et al. Protective role of IL-33/ST2 axis in Con A-induced hepatitis[J]. J Hepatol, 2012, 56(1): 26-33.

[31] Michalopoulos G K. Hepatostat: liver regeneration and normal liver tissue maintenance[J]. Hepatology, 2017, 65(4): 1384-1392.

[32] Rastogi A, Maiwall R, Bihari C, et al. Two-tier regenerative response in liver failure in humans[J]. Virchows Arch, 2014, 464(5): 565-573.

[33] Valizadeh A, Majidinia M, Samadi-Kafil H, et al. The roles of signaling pathways in liver repair and regeneration[J]. J Cell Physiol, 2019, 234(9): 14966-14974.

[34] Nejak-Bowen K N, Monga S P. Beta-catenin signaling, liver regeneration and hepatocellular cancer: sorting the good from the bad[J]. Semin Cancer Biol, 2011, 21(1): 44-58.

[35] Xu D, Yang F, Yuan J H, et al. Long noncoding RNAs associated with liver regeneration 1 accelerates hepatocyte proliferation during liver regeneration by activating Wnt/beta-catenin signaling[J]. Hepatology, 2013, 58(2): 739-751.

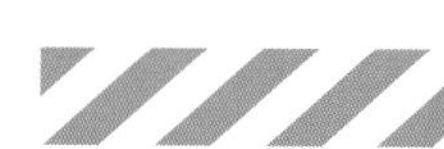

[36] Fabregat I, Moreno-Caceres J, Sanchez A, et al. TGF-β signalling and liver disease[J]. FEBS J, 2016, 283(12): 2219-2232.

[37] Palumbo-Zerr K, Zerr P, Distler A, et al. Orphan nuclear receptor NR4A1 regulates transforming growth factor-beta signaling and fibrosis[J]. Nat Med, 2015, 21(2): 150-158.

[38] Kuroki H, Hayashi H, Nakagawa S, et al. Effect of LSKL peptide on thrombospondin 1-mediated transforming growth factor beta signal activation and liver regeneration after hepatectomy in an experimental model[J]. Br J Surg, 2015, 102(7): 813-825.

[39] Wu Y L, Wang D, Peng X E, et al. Epigenetic silencing of NAD(P)H: quinone oxidoreductase 1 by hepatitis B virus X protein increases mitochondrial injury and cellular susceptibility to oxidative stress in hepatoma cells[J]. Free Radic Biol Med, 2013, 65: 632-644.

[40] Zhang X, Wu X, Hu Q, et al. Mitochondrial DNA in liver inflammation and oxidative stress[J]. Life Sci, 2019, 236: 116464.

[41] Li T, Meng Q H, Zou Z Q, et al. Correlation between promoter methylation of glutathione-S-tranferase P1 and oxidative stress in acute-on-chronic hepatitis B liver failure[J]. J Viral Hepat, 2011, 18(7): e226-e231.

[42] Ren F, Shi H, Zhang L, et al. The dysregulation of endoplasmic reticulum stress response in acute-on-chronic liver failure patients caused by acute exacerbation of chronic hepatitis B[J]. J Viral Hepat, 2016, 23(1): 23-31.

[43] Han C Y, Rho H S, Kim A, et al. FXR inhibits endoplasmic reticulum stress-induced NLRP3 inflammasome in hepatocytes and ameliorates liver injury[J]. Cell Rep, 2018, 24(11): 2985-2999.

[44] Tunon M J, San-Miguel B, Crespo I, et al. Melatonin treatment reduces endoplasmic reticulum stress and modulates the unfolded protein response in rabbits with lethal fulminant hepatitis of viral origin[J]. J Pineal Res, 2013, 55(3): 221-228.

[45] Yan M, Huo Y, Yin S, et al. Mechanisms of acetaminophen-induced liver injury and its implications for therapeutic interventions[J]. Redox Biol, 2018, 17: 274-283.

[46] Lin X, Cui M, Xu D, et al. Liver-specific deletion of Eva1a/Tmem166 aggravates acute liver injury by impairing autophagy[J]. Cell Death Dis, 2018, 9(7): 768.

[47] Xue R, Zhu X, Jia L, et al. Mitofusin2, a rising star in acute-on-chronic liver failure, triggers macroautophagy via the mTOR signalling pathway[J]. J Cell Mol Med, 2019, 23(11): 7810-7818.

[48] Khandoga A, Huettinger S, Khandoga A G, et al. Leukocyte transmigration in inflamed liver: a role for endothelial cell-selective adhesion molecule[J]. J Hepatol, 2009, 50(4): 755-765.

[49] La Mura V, Pasarin M, Rodriguez-Vilarrupla A, et al. Liver sinusoidal endothelial dysfunction after LPS administration: a role for inducible-nitric oxide synthase[J]. J Hepatol, 2014, 61(6): 1321-1327.

[50] Copple B L, Moulin F, Hanumegowda U M, et al. Thrombin and protease-activated receptor-1 agonists promote lipopolysaccharide-induced hepatocellular injury in perfused livers[J]. J Pharmacol Exp Ther, 2003, 305(2): 417-425.

[51] Mende K, Reifart J, Rosentreter D, et al. Targeting platelet migration in the

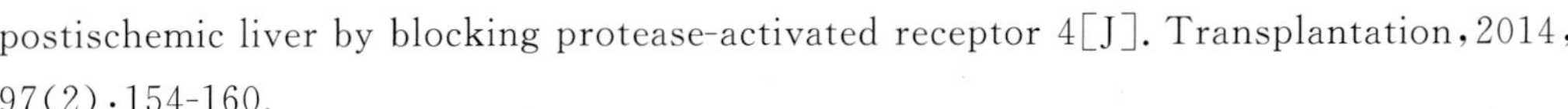

postischemic liver by blocking protease-activated receptor 4[J]. Transplantation,2014,97(2):154-160.

[52] Miyakawa K, Joshi N, Sullivan B P, et al. Platelets and protease-activated receptor-4 contribute to acetaminophen-induced liver injury in mice[J]. Blood, 2015, 126(15):1835-1843.

[53] Xu G L, Chen J, Yang F, et al. C5a/C5aR pathway is essential for the pathogenesis of murine viral fulminant hepatitis by way of potentiating Fgl2/fibroleukin expression[J]. Hepatology,2014,60(1):114-124.

[54] Gao S, Wang M, Ye H, et al. Dual interference with novel genes mfgl2 and mTNFR1 ameliorates murine hepatitis virus type 3-induced fulminant hepatitis in BALB/cJ mice [J]. Hum Gene Ther,2010,21(8):969-977.

第十二节　乙型重型肝炎(肝衰竭)特殊人群的治疗

李　晨　万谟彬

一、乙型重型肝炎合并甲状腺功能亢进症(甲亢)患者的治疗

(一)概述

甲亢是由多种原因导致血中甲状腺激素过多所引起的,各种精神刺激造成神经系统功能紊乱是发生甲亢的重要因素,甲亢发病机制尚未完全阐明。其特征之一是血清中存在能与甲状腺组织起反应或刺激作用的自身抗体,这一抗体能刺激甲状腺提高其功能并引起组织的增生,主要抗体为促甲状腺激素受体抗体(TRAb)、促甲状腺激素受体刺激性抗体(TSAb)等。当这些抗体与甲状腺细胞结合时,TSH 受体被激活,以致甲状腺的功能受到刺激,引起甲状腺功能亢进和甲状腺肿大,其作用与 TSH 作用类似。现认为自身抗体的产生主要与基因缺陷相关的抑制性 T 淋巴细胞(Ts)功能降低有关。Ts 功能缺陷导致辅助 T 淋巴细胞不适当致敏,并可能在 IL-1 和 IL-2 参与下使 B 淋巴细胞产生抗自身甲状腺抗体。

甲亢相关肝损害的发病机制可能为甲亢时过多甲状腺激素在肝脏降解增加,对肝脏产生直接毒性作用。甲亢高代谢状态使肝脏代谢活跃,造成肝细胞缺氧及营养不良,对肝脏多种酶的活性产生一定影响。甲亢时肝脏合成甲状腺球蛋白减少,导致游离甲状腺激素(FT3,FT4)增多,加重肝损伤。当甲亢合并相关心脏病并发心力衰竭时,还会加重肝脏缺血,从而进一步加重肝损伤。由于上述原因,甲亢可导致肝功能或肝酶学指标发生变化,甚至出现乙型重型肝炎(肝衰竭)。

抗甲状腺药物(ATD),如丙硫氧嘧啶(PTU)、甲巯咪唑(MMI,他巴唑),可导致或加重肝损伤甚至引起乙型重型肝炎(肝衰竭),其发病机制与机体的异质性反应相关。ATD 相关肝损伤可分为肝细胞损伤型、胆汁淤积型、混合型三类。PTU 导致的肝损伤以肝细胞损伤型为主,MMI 导致的肝损伤以胆汁淤积型为主。其中 MMI(3.17‰)导致肝损伤的风险高于 PTU(1.19‰),尤其是高剂量 MMI 导致肝损伤的风险更高,但两者导致肝衰竭的风险未见明显差异(MMI 为0.32‰,PTU 为 0.68‰)。放射碘治疗也有导致肝损伤的病例报道。

(二)甲亢的治疗

甲亢的一般治疗包括注意休息,补充足够热量和营养(包括糖类、蛋白质和 B 族维生素),应用普萘洛尔、阿替洛尔、美托洛尔等 β 受体阻滞剂,改善甲状腺毒症症状。

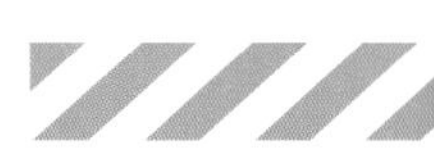

1. 药物治疗

常用 ATD 为 PTU、MMI,其适应证如下:①病情轻、甲状腺较小的甲亢患者;②年龄小(20 岁以下),孕妇、年老体弱者或合并严重肝、肾疾病或心脏病而不宜手术者;③手术前准备;④手术治疗后复发又不宜用放射性同位素治疗者;⑤作为放射性同位素治疗的辅助治疗。除妊娠早期、甲状腺危象、对 MMI 治疗过敏或不敏感同时又拒绝^{131}I 治疗或手术治疗者选用 PTU 治疗外,对于任何选择 ATD 治疗的患者均推荐选用 MMI 治疗。治疗方法如下:MMI 30～45 mg/d 或 PTU 300～450 mg/d,分三次口服。MMI 半衰期长,可以每天单次服用。当症状消失,血中甲状腺激素水平接近正常后逐渐减量。由于 T4 的血浆半衰期为 7 天,加上甲状腺内储存的甲状腺激素释放约需要 2 周时间,所以 ATD 开始发挥作用多在 4 周以后。减量时每 2～4 周减药一次,每次 MMI 减量 5～10 mg/d(PTU 50～100 mg/d),减至最低有效剂量时维持治疗,MMI 为 5～10 mg/d,PTU 为 50～100 mg/d,总疗程一般为 1～1.5 年。起始剂量、减量速度、维持剂量和总疗程均有个体差异,需要根据临床实际掌握。近年来提倡 MMI 小量服用法,即 MMI 15～30 mg/d,治疗效果与 40 mg/d 相同。ATD 的副作用是皮疹、皮肤瘙痒、白细胞减少症、粒细胞减少症、中毒性肝病和血管炎等。中毒性肝病的发生率为 0.1%～0.2%,多在用药后 3 周发生,表现为变态反应性肝炎,转氨酶显著上升,肝脏穿刺可见片状肝细胞坏死,病死率达 25%～30%。PTU 可以引起 20%～30%的患者转氨酶升高,升高幅度为正常上限值的 1.1～1.6 倍。MMI 还可导致胆汁淤积性肝病,肝脏活组织检查示肝细胞结构存在、小胆管内可见胆汁淤积、外周有轻度炎症,停药后本症可以完全恢复。鉴于 PTU、MMI 均存在一定的肝损伤作用,使用 ATD 可能进一步加重肝功能损害,因此甲亢合并乙型重型肝炎时一般较少使用,或在保肝的同时口服小剂量 ATD 进行治疗。

2. 放射碘治疗

^{131}I 治疗需根据患者甲状腺重量和甲状腺^{131}I 摄取率计算使用剂量。其适应证如下:①成人 Graves 甲亢伴甲状腺肿大Ⅱ度以上;②ATD 治疗失败或过敏;③甲亢手术后复发;④甲亢性心脏病或甲亢伴其他病因的心脏病;⑤甲亢合并白细胞和(或)血小板减少或全血细胞减少;⑥老年甲亢;⑦甲亢合并糖尿病;⑧毒性多结节性甲状腺肿;⑨自主功能性甲状腺结节合并甲亢。相对适应证如下:①青少年和儿童甲亢,用 ATD 治疗失败、拒绝手术或有手术禁忌证;②甲亢合并肝、肾等脏器功能损害;③浸润性突眼。^{131}I 治疗甲亢后的主要并发症是甲状腺功能减退症(甲减)。^{131}I 治疗甲亢效果确切,乙型重型肝炎合并甲亢不是^{131}I 治疗的绝对禁忌证,但治疗须十分谨慎,因^{131}I 治疗后甲状腺滤泡被破坏而释放大量甲状腺激素,可引起甲亢症状一过性加重,进而加重肝功能损伤,或致甲亢危象等并发症,严重者危及生命。待肝功能有所好转后再进行^{131}I 治疗会提高患者的安全性,并要求在治疗期间密切监测肝功能和甲状腺功能。^{131}I 治疗可能会导致甲状腺功能减退,可用 L-T4 替代治疗。

3. 糖皮质激素治疗

在应用核苷(酸)类似物抗 HBV 治疗基础上,可用中小剂量糖皮质激素治疗,如甲基泼尼松龙、氢化可的松等。地塞米松主要用于甲亢危象的抢救。在糖皮质激素治疗期间,注意监测 HBV DNA,预防 HBV 反跳、再激活。在糖皮质激素治疗停止后,抗病毒治疗应当持续达到与慢性乙型肝炎患者或肝硬化患者同样的停药标准。

4. 人工肝治疗

人工肝治疗可减少和净化血液中的毒性物质,补充白蛋白、凝血因子,起到辅助性支持作用,减轻肝功能损伤,同时可清除甲亢的致病因子及降低血液中过高的甲状腺激素水平,纠正机体高代谢,利于患者度过危险期,为进一步治疗提供条件。人工肝治疗对有症状的甲亢患者更为适宜,有条件的情况下应尽早进行该治疗。治疗常采用血浆置换、分子吸附循环系统(MRAS)治疗、胆红素吸附等方法。人工肝治疗在临床中得到了一定的运用,也取得了较好的疗效,有研究表明接受人工肝治疗的患者好转率(80%)明显高于接受内科常规治疗的患者(40%),人工肝治疗能显著改善患者肝功能、甲状腺功能指标,缩短凝血酶原时间。有研究显示针对肝衰竭合并甲亢患者,人工肝联合^{131}I(1~2次人工肝治疗后)治疗较单纯人工肝治疗,可以快速降低甲状腺激素水平、改善肝功能,提高患者生存率。

5. 手术治疗

针对具有压迫症状或甲状腺重度肿大、伴有甲状腺癌、放射性碘摄取率低、不耐受ATD治疗、妊娠期ATD控制不佳的患者,甲状腺次全切除术能快速控制症状,促进肝功能恢复。但由于合并乙型重型肝炎,机体凝血功能存在严重障碍,且机体耐受性差,一般情况下不宜行手术治疗。

6. 其他治疗

碘剂的主要作用为抑制甲状腺释放甲状腺激素,通常与ATD同时使用。锂制剂可以抑制甲状腺激素分泌,并且不影响甲状腺对放射碘的摄取,主要用于对ATD及碘剂均过敏的患者,因其毒副作用较大,适用于短期治疗。

7. 甲亢危象的治疗

甲亢危象患者的死亡率极高,因此必须从预防着手,一旦发生甲亢危象,应立即采取综合措施进行抢救。饮食应给予高热量、高蛋白、高糖等,加强支持疗法,保持水、电解质平衡,有感染时给予适当的抗生素治疗。对症处理方法如下:抢救甲亢危象非常重要,包括采用药物或物理降温,避免使用水杨酸盐降温,因为它可竞争T3、T4与甲状腺结合球蛋白的结合,使游离甲状腺激素增加,大量水杨酸盐也可增加代谢率;吸氧,纠正水及电解质紊乱,补充葡萄糖和维生素,烦躁时可使用镇静剂,必要时采用人工冬眠。积极去除诱因,尽快抑制甲状腺激素的生成和分泌,抑制甲状腺激素合成首选PTU,首剂用量为600 mg,口服,此后每8 h口服200 mg;或者MMI,首剂用量为60 mg,口服,此后每8 h口服20 mg。神志不清者,可鼻饲注入。碘化钠1 g加入10%葡萄糖注射液,静脉滴注24 h,一般3~7天;也可口服复方碘溶液,每天40滴左右,并逐渐在2周内停用。普萘洛尔有抑制外周组织T4转化为T3和减轻交感神经兴奋的作用,可20~40 mg、每6~8 h口服一次,或1 mg稀释后静脉缓慢注射。糖皮质激素的应用既可抑制甲状腺激素的释放,又可减少T4向T3转化,并可纠正在甲亢危象时肾上腺皮质功能的相对不全。常用药物有氢化可的松200~500 mg/d,或地塞米松15~30 mg/d。如果经1~2天上述治疗,症状无好转或加重,提示可能是甲状腺激素的分解缓慢,可考虑血浆置换、血液透析治疗,以清除血液循环中浓度过高的甲状腺激素。

(三)乙型重型肝炎的治疗

1. 一般支持治疗

卧床休息,减少体力消耗,减轻肝脏负担。加强神经状态、生命体征、实验室检查等病情监护。推荐肠内营养,高碳水化合物、低脂、适量蛋白质饮食;进食不足者,每天静脉补给热量、液体、维生素及微量元素,鼓励夜间加餐补充能量。积极纠正低蛋白血症,补充白蛋白或新鲜血浆,并酌情补充凝血因子。注意纠正水、电解质紊乱及酸碱失衡,特别要注意纠正低钠、低氯、低镁、低钾血症。注意消毒隔离,加强口腔护理、肺部及肠道管理,预防医院内感染。

2. 针对病因和发病机制的治疗

对于HBV DNA阳性初治患者,应尽早使用如恩替卡韦(ETV)、替诺福韦酯(TDF)、丙酚替诺福韦(TAF)等快速强效的核苷(酸)类似物进行抗病毒治疗,并在病情稳定后继续使用。对存在明显肾功能异常的患者,尽量避免使用TDF治疗。经治或正在应用非首选核苷(酸)类似物治疗的患者,建议换用强效低耐药药物,以进一步降低耐药风险。例如,应用阿德福韦酯(ADV)的患者,建议换用ETV、TDF、TAF;应用拉米夫定(LAM)或替比夫定(LdT)的患者,建

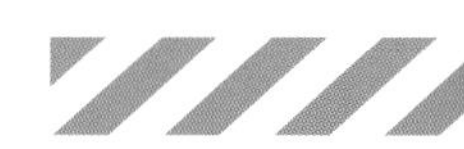

议换用 TDF、TAF 或 ETV;曾有 LAM 或 LdT 耐药者,建议换用 TDF 或 TAF;曾有 ADV 耐药者,建议换用 ETV、TDF 或 TAF。治疗 LAM/LdT 耐药时出现对 ADV 耐药患者,建议换用 TDF 或 TAF。经治或正在应用首选核苷(酸)类似物治疗的患者,一旦出现耐药也需要根据耐药位点更换药物或采用联合治疗方案。曾有 ETV 耐药患者,建议换用 TDF 或 TAF。对于存在多耐药位点(A181T+N236T+M204V)的患者,建议 ETV 联合 TDF,或 ETV 联合 TAF。治疗中应定期监测,注意是否维持病毒学应答,为防止出现病毒耐药,不能轻易停药,以免出现停药后病毒反跳导致病情加重。在肝衰竭的前期或早期可考虑进行免疫调节治疗,以调节肝衰竭患者机体免疫功能、减少感染等并发症,可酌情使用胸腺肽 α_1 等。为减少肝细胞坏死,促进肝细胞再生,可酌情使用促肝细胞生长素和前列腺素 E1 脂质体等药物。可应用肠道微生态调节剂、乳果糖,以减少肠道细菌移位或内毒素血症;酌情应用改善微循环药物及抗氧化剂,如 N-乙酰半胱氨酸(NAC)和还原型谷胱甘肽等。

3. 护肝治疗

推荐应用抗炎护肝药物、肝细胞膜保护剂、解毒保肝药物以及利胆药物。例如复方甘草酸制剂、多烯磷脂酰胆碱、水飞蓟素、丁二磺酸腺苷蛋氨酸等,这些药物可以减轻肝损伤,减轻肝内胆汁淤积,改善肝功能。

4. 防治并发症

积极预防并治疗肝性脑病、脑水肿、肝肾综合征、感染、消化道出血、低钠血症及顽固性腹水、肝肺综合征等。

5. 人工肝治疗

人工肝分为非生物型、生物型和混合型三种。非生物型人工肝已在临床广泛应用并被证明确有一定疗效。各种人工肝的原理不同,因此应根据患者的具体情况选择不同方法单独或联合使用。生物型及混合型人工肝不仅具有解毒功能,还具备部分合成和代谢功能,是人工肝发展的方向,现正处于临床研究阶段。

6. 原位肝移植治疗

原位肝移植是治疗中晚期肝衰竭最根本的治疗手段,有条件时可根据患者具体情况考虑实施。

(四)乙型重型肝炎合并甲亢的治疗展望

乙型重型肝炎合并甲亢尚无统一的治疗指南或治疗标准,目前主要是根据两种疾病的具体病情分别实施治疗,包括 ATD 联合 ^{131}I、ATD 联合人工肝、人工肝联合 ^{131}I、介入治疗、糖皮质激素、β 受体阻滞剂等,关键是患者是否能够承受某种治疗,因此个体化方案的选择十分重要。有研究表明,人工肝治疗的乙型重型肝炎合并甲亢患者,在甲亢症状得到控制、病情相对稳定时结合 ^{131}I 治疗有助于改善患者临床症状和促进肝功能恢复正常,该方案比单纯 ATD 治疗效果好。甲状腺介入栓塞治疗目前主要定位在自身免疫性甲状腺疾病中难治性 Graves 的补充或替代治疗,也有扩大到经系统 ATD 治疗控制不佳者,或患者不愿长期服药而愿意接受介入治疗者,均取得了满意的临床效果,目前其适应证范围还未明确,除动脉造影的一般禁忌证外尚无其他绝对禁忌证,甲状腺疾病介入治疗容易产生如脑梗死、甲亢危象、低钙血症、周期性麻痹等严重并发症,从而限制了该治疗在临床中的运用。

二、妊娠期乙型重型肝炎患者的治疗

(一)概述

我国是乙型肝炎高发国家,妊娠导致慢性乙型肝炎病情加重,甚至乙型重型肝炎者并不少见。妊娠期妇女血清蛋白、血糖、糖原储备减少,雌激素显著增多,新陈代谢旺盛,使肝脏负担加重,感染 HBV 后免疫反应过于剧烈,从而造成大量肝细胞坏死、肝功能严重受损。另外,妊娠期胎盘产生的绒毛膜促性腺激素、雌激素、孕激素、泌乳素、糖皮质激素、甲胎蛋白等均有免疫抑制作用,尤其是抑制 T 淋巴细胞介导的细胞免疫,故容易诱发 HBV 活动。妊娠合并乙型重型肝炎可引起全身代谢功能障碍,导致孕产妇肝衰竭、肾衰竭、肺水肿、产后出血、弥散性血管内凝血、胎儿窘迫、早产、围产儿死亡等。很多学者认为只有去除妊娠这个危险因素,妊娠合并乙型重型肝炎患者才有可能救治成功。但是,孕周小的孕妇过早进行手术终止妊娠可能导致胎儿存活率下降,并影响到产妇以后的生育能力;另外,分娩本身是一种创伤,妊娠合并乙型重型肝炎患者病情危重,终止妊娠可能导致患者病情迅速加重、急剧恶化。因此,部分病情较轻的妊娠合并乙型重型肝炎患者经综合的积极治疗,病情可以得到好转,在病情许可下延长孕周再终止妊娠,胎儿存活率提高。妊娠合并乙型重型肝炎患者病情危重,病死率较高,其治疗较为复杂,牵涉多专业合作和多种治疗方法的应用,临床上应高度重视。

(二)产科治疗

妊娠合并乙型重型肝炎的患者常出现胎儿生长受限(fetal growth restriction,FGR)、早产、胎儿窘迫、死胎,因此,妊娠合并乙型重型肝炎分娩前的产科治疗至关重要。

孕期需预防性治疗 FGR,改善微循环,改善子宫胎盘血供。妊娠合并乙型重型肝炎的患者也常合并微循环障碍,治疗 FGR 同时也有利于内科治疗。妊娠合并乙型重型肝炎的患者因免疫反应引起微循环障碍,40%患者合并妊娠期高血压,因此运用硫酸镁抑制早产的同时也利于改善微循环、解痉,以防治妊娠期高血压。孕期可用地塞米松促胎肺成熟。地塞米松有利于减轻 HBV 所致的免疫反应和患者临床症状,增强机体对有害刺激的耐受性,争取抢救时间,帮助重症患者渡过难关。

妊娠合并乙型重型肝炎是我国孕产妇死亡的重要原因之一,病死率为 60%~90%。合理的产科处理是妊娠合并乙型重型肝炎患者救治成功的一个重要因素,分娩是妊娠合并乙型重型肝炎患者病情变化的一个转折点,分娩方式的选择是决定妊娠合并乙型重型肝炎患者预后的主要因素之一。乙型重型肝炎妊娠晚期患者,根据患者病情、胎儿情况适时终止妊娠。若孕周小,胎儿不成熟,经综合治疗后病情好转,可在严密监测下延长孕周,若出现产科指征,需终止妊娠。

1. 终止妊娠时机的选择

终止妊娠需要患者病情进展势头减缓,相对稳定,特别是要求凝血功能达到能耐受手术的水平。妊娠合并乙型重型肝炎患者终止妊娠的条件如下:经积极治疗病情有所稳定,主要是凝血功能及白蛋白、血清总胆红素等水平稳定 24 h;或出现严重产科并发症如胎儿窘迫、胎盘早剥等;或出现临产征兆。

2. 分娩方式的选择

(1)乙型重型肝炎妊娠早期患者应在积极治疗的情况下,待病情稳定后施行人工流产术,清除胚胎组织后一般出血较少,对病情影响较小。

(2)乙型重型肝炎妊娠中期患者宜行保肝治疗而不宜行引产术,但经积极治疗病情无好转者于支持治疗后可引产,依沙吖啶引产效果优于水囊引产,对肝功能影响不大。

(3)乙型重型肝炎妊娠晚期患者,根据患者病情和胎儿情况,应适时终止妊娠。分娩方式建议选择剖宫产,这样能尽快终止妊娠,术中应视情况果断行子宫切除术,有利于患者病情恢复,降低病死率,其可能原因有如下几种。

①减少出血:子宫切除直接去除了主要出血灶,术中可对出血部位进行针对性缝扎止血,可有效地减少出血。

②减少产褥感染:子宫切除直接去除了主要感染灶,有利于减少产褥感染。

③减轻肝肾负担:产后子宫复旧主要表现为肌细胞的胞质蛋白质被分解排出,裂解的蛋白质及代谢产物经肝脏转化,经肾脏排出体外。这必然对肝肾功能造成一定影响。子宫切除后患

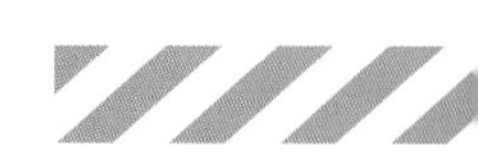

者不存在子宫复旧问题,可减轻肝肾负担。

④阴道分娩时间难以控制,产程长则会消耗巨大的精力、体力,加上疼痛等方面影响,将加重肝功能损害。而剖宫产加子宫切除手术时间短,患者消耗少,疼痛减轻,有利于病情的恢复。

3. 分娩期及产褥期的管理

分娩期管理:分娩前尽量纠正凝血功能,选择较为安全的分娩方式,要做好围手术期的处理,麻醉方式以气管内全麻为宜,避免使用对肝脏有损害的麻醉药物。选择脐耻之间正中直切口,可减少对腹直肌的损伤以及腹壁血肿的发生。胎儿娩出后可行子宫动脉上行支结扎、肌内注射卡前列素氨丁三醇、宫腔填塞等措施预防产后出血。产褥期管理:分娩后应加强对患者病情的监护,防止出血、感染及肝病相关并发症。同时加强肝脏基础疾病的治疗,促进患者肝功能的修复。

(三)内科综合治疗

妊娠合并乙型重型肝炎患者病情复杂、病死率高。迄今尚无特效治疗,早期诊断、密切监测、综合治疗、积极防治并发症对改善预后有重要作用。对乙型重型肝炎的治疗主要参照一般患者实施包括病因治疗在内的内科综合治疗(见本节肝衰竭治疗相关内容)。

目前已经达成共识,对于 HBV DNA 阳性妊娠患者,在知情同意的情况下应尽早使用核苷(酸)类似物(如 TDF、LdT)进行抗病毒治疗。已有证据表明,妊娠期间 TDF、LdT 治疗是有效的,且对母婴均无安全性方面的影响。目前我国慢性乙型肝炎防治指南及专家共识推荐,对于 HBV DNA$>2\times10^6$ IU/mL 的妊娠妇女在妊娠 24～28 周可以使用 TDF 或 LdT 阻断母婴垂直传播。而对于妊娠合并 HBV 相关肝衰竭的患者,只要 HBV DNA 检测阳性,就应该立即接受抗病毒治疗。

(四)妊娠合并乙型重型肝炎治疗展望

对于妊娠晚期合并乙型重型肝炎的患者应尽量告知风险,原则上建议剖宫产同时行子宫切除。对部分患者,若病情较轻,并发症较少,特别是凝血功能较好、凝血酶原活动度能维持在 40%以上,在术中宫缩良好,出血不多,探查肝脏缩小不明显者,可考虑保留子宫。如保留子宫,术中、术后应采取足够措施减少出血,包括子宫动脉结扎、B-Lynch 缝合、应用足量的促子宫收缩药物(如卡前列素氨丁三醇、米索前列醇、缩宫素等),并注意阴道流血情况。妊娠合并乙型重型肝炎患者凝血功能障碍严重,靠压迫不容易止血;另外,妊娠子宫主韧带和宫骶韧带较柔软,若有局部水肿、术中触摸不清及下推膀胱不够低,则容易损伤输尿管。子宫次全切除手术既可减少膀胱底静脉丛的损伤和出血,又可避免输尿管损伤,手术方法既简便又安全,手术时间短,同时又达到了子宫切除的目的。目前有妊娠合并肝衰竭患者接受肝移植手术治疗的病例报道,该病例显示出良好的手术耐受性,并且改善了预后,但仍需得到大规模临床研究的证实。

三、乙型重型肝炎合并糖尿病患者的治疗

(一)概述

CHB 患者,特别是肝硬化同时存在糖尿病的患者较为常见,一般表现为三种形式,即肝病导致糖代谢紊乱和糖尿病、糖尿病本身或治疗药物引起肝损伤、糖尿病合并肝病。乙型重型肝炎患者合并的糖尿病以 2 型糖尿病为主,患者病情较为危重。目前该病发病机制尚不清楚,可能因乙型重型肝炎患者肝细胞损害严重,肝功能明显异常,葡萄糖激酶和糖原合成酶的活性降低,影响葡萄糖的磷酸化和糖原合成,导致血中葡萄糖浓度升高。多数学者认为可能与以下因素有关:①乙型重型肝炎患者外周组织产生胰岛素抵抗增加。患者外周组织胰岛素受体数目减

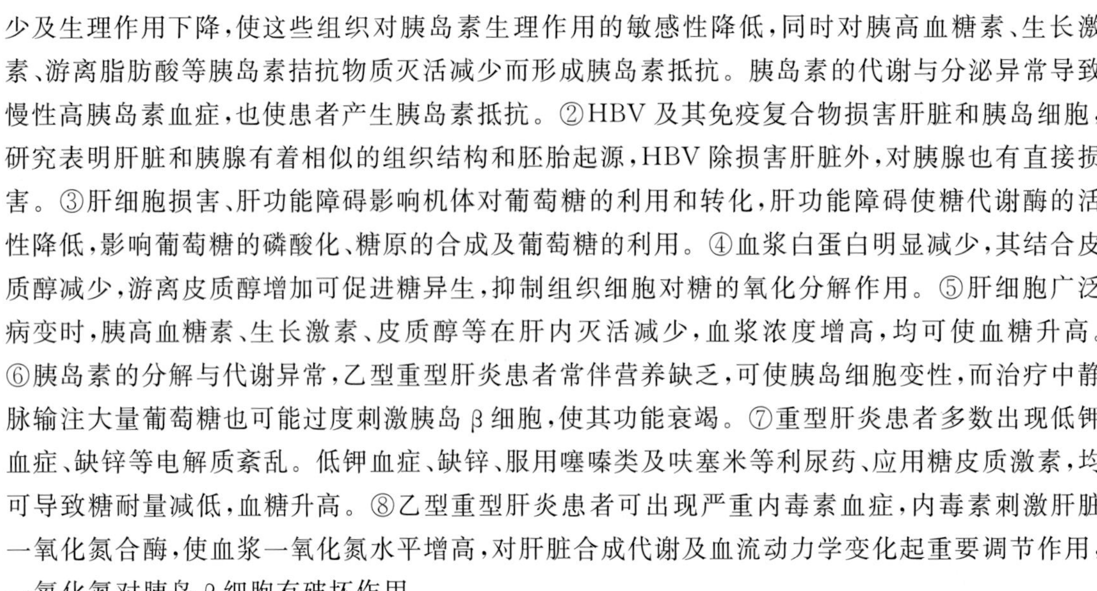

少及生理作用下降，使这些组织对胰岛素生理作用的敏感性降低，同时对胰高血糖素、生长激素、游离脂肪酸等胰岛素拮抗物质灭活减少而形成胰岛素抵抗。胰岛素的代谢与分泌异常导致慢性高胰岛素血症，也使患者产生胰岛素抵抗。②HBV 及其免疫复合物损害肝脏和胰岛细胞，研究表明肝脏和胰腺有着相似的组织结构和胚胎起源，HBV 除损害肝脏外，对胰腺也有直接损害。③肝细胞损害、肝功能障碍影响机体对葡萄糖的利用和转化，肝功能障碍使糖代谢酶的活性降低，影响葡萄糖的磷酸化、糖原的合成及葡萄糖的利用。④血浆白蛋白明显减少，其结合皮质醇减少，游离皮质醇增加可促进糖异生，抑制组织细胞对糖的氧化分解作用。⑤肝细胞广泛病变时，胰高血糖素、生长激素、皮质醇等在肝内灭活减少，血浆浓度增高，均可使血糖升高。⑥胰岛素的分解与代谢异常，乙型重型肝炎患者常伴营养缺乏，可使胰岛细胞变性，而治疗中静脉输注大量葡萄糖也可能过度刺激胰岛 β 细胞，使其功能衰竭。⑦重型肝炎患者多数出现低钾血症、缺锌等电解质紊乱。低钾血症、缺锌、服用噻嗪类及呋塞米等利尿药、应用糖皮质激素，均可导致糖耐量减低，血糖升高。⑧乙型重型肝炎患者可出现严重内毒素血症，内毒素刺激肝脏一氧化氮合酶，使血浆一氧化氮水平增高，对肝脏合成代谢及血流动力学变化起重要调节作用，一氧化氮对胰岛 β 细胞有破坏作用。

(二)糖尿病的治疗

积极给予抗病毒及保肝、降酶、退黄、支持、对症等常规治疗，积极处理并发症。加强对糖尿病患者的教育和管理，监测血糖、糖化血红蛋白、血压、血脂、体重等。在此基础上对血糖轻中度升高者，以饮食控制为主，给予高蛋白、高纤维、低脂肪饮食，避免高糖饮食和使用糖皮质激素、噻嗪类利尿药，部分患者经抗病毒治疗后，血糖即可得到较好的控制。对于饮食控制后血糖不能控制及血糖中重度升高的患者，应给予胰岛素治疗，并严密观察血糖和尿糖变化情况。

1. 医学营养支持治疗

糖尿病较轻者每天摄糖量在 300～400 g，既可满足肝细胞对葡萄糖的需求，又可控制血糖不致太高，脂肪不宜过多，以免加重肝损伤。尽量减少反式脂肪酸的摄入，适当增加富含 n-3 脂肪酸的摄入比例，控制胆固醇的过多摄入。能耐受优质蛋白饮食者应尽量给予优质蛋白，必要时可补充复方 α-酮酸制剂。饮食上注意以下原则：①总热能控制合理；②三大营养素比例适当；③微量营养素、B 族维生素、维生素 C、维生素 D 及膳食纤维充足；④限制单糖、双糖；⑤少食多餐，合理分配；⑥规律进餐；⑦饮食均衡；⑧水果和蔬菜不能替换；⑨汤水不能代替肉类；⑩适当限钠，每天不超过 2000 mg。

2. 口服药物

在控制饮食、保肝、抗病毒和应用胰岛素治疗时，可应用 α 糖苷酶抑制剂(如阿卡波糖)控制餐后高血糖，该药对降低血氨、改善肝性脑病患者的症状也有一定的作用。尽量不使用双胍类(此类药物抑制患者的食欲，加重肝损伤，并有增加乳酸酸中毒的风险)、磺脲类及格列奈类(此类药物加剧内源性高胰岛素血症，加重肝损伤)、噻唑烷二酮类(活动性肝病或转氨酶升高超过正常上限值 2.5 倍禁用)等口服降糖药。二肽基肽酶 4 抑制剂、钠-葡萄糖协同转运蛋白 2 抑制剂等新型降糖药物对糖尿病患者具有较好的临床疗效，但对合并肝衰竭患者的应用仍缺乏相关研究。

3. 胰高血糖素样肽-1(GLP-1)受体激动剂

该药通过激动 GLP-1 受体发挥降低血糖的作用，是近些年治疗糖尿病的新型药物。目前国内上市的 GLP-1 受体激动剂为艾塞那肽、利拉鲁肽、利司那肽、贝那鲁肽，它们均需皮下注射。该药对合并肝衰竭患者的应用尚缺乏相关研究。

4. 胰岛素

胰岛素是最好的保肝和治疗糖尿病的药物，应用胰岛素进行治疗，不但可促进体内葡萄糖

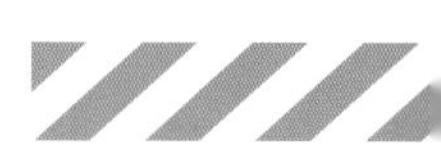

指标，表明 HBx 可以作为 NAFLD 的诱导剂。HBx 可通过 HBx/脂肪酸结合蛋白 1/肝细胞核因子 3-β(HNF3β)、CCAAT 增强子结合蛋白 α 和过氧化物酶体增殖物激活受体 α 激活肝脏脂肪酸结合蛋白 1 启动子。此外，HBx 可以直接与肝 X 受体(LXR)α 相互作用，以上调固醇调节元素结合蛋白 1(SREBP1)的水平促进脂肪生成，从而引起脂肪肝。还有研究证实 HBx 可能通过增加线粒体 ROS 水平促进脂质滴的形成，而添加 ROS 清除剂则抑制了脂质滴的形成。除了 HBx/LXR/SREBP1 轴外，HBx/线粒体 ROS/c-Jun N 端激酶轴也可以促进 SREBP1 支持脂质滴形成。

关于脂肪肝对 CHB 患者抗病毒治疗效果的影响，一项研究评估了 NAFLD 对 CHB 患者利用替诺福韦和恩替卡韦治疗的病毒动力学和病毒学应答的影响。多因素分析显示 NAFLD 患者的血清高密度脂蛋白(HDL)水平和血清 HBV DNA 水平较低。但 NAFLD 对恩替卡韦和替诺福韦治疗的病毒学应答没有影响。但本研究的局限在于样本量较小，145 例 CHB 患者中合并 NAFLD 的患者为 76 例(52.4%)，需要进一步的研究来阐明 HBV 对肝脂肪变性的影响，以及脂肪肝对 CHB 患者抗病毒疗效的影响。

七、慢性乙型肝炎重症化与抗病毒治疗

既往在慢性乙型肝炎重症化时并不重视抗 HBV 治疗。其理由是，免疫病理损伤是慢性乙型肝炎重症化患者病情发展的关键，HBV 在重症化发病过程中只起启动作用。HBV 在乙型肝炎重症化发病中的机制没有引起学者们足够的重视。

随着对慢性乙型肝炎重症化致病机制的深入研究，越来越多的学者意识到，HBV 在机体内持续复制而诱发亢进的免疫应答是重症化的主要因素。当 HBV 导致机体超敏反应时，大量的免疫复合物产生并激活免疫网络，通过以下几种机制导致肝细胞大量损伤：①Th1 细胞激活后释放白细胞介素-2(IL-2)，介导细胞毒性 T 淋巴细胞(CTL)、巨噬细胞、自然杀伤细胞(NK 细胞)和淋巴因子及活性杀伤细胞的细胞毒效应；②巨噬细胞由 HBV 和内毒素激活，释放多种细胞因子，主要是肿瘤坏死因子(TNF-α)，直接损伤肝细胞，也可通过微循环障碍引起肝细胞继发性损害；③病毒感染的肝细胞表面 Fas 配体(FasL)表达增强，与 CTL 表达的 Fas 结合，诱导细胞凋亡。抗病毒治疗可迅速抑制 HBV 复制，减少肝细胞间的相互传播，同时减少肝细胞膜上的靶抗原表达，降低 CTL 对感染肝细胞的攻击，从而减轻肝细胞的损伤坏死。在疾病早期进行抗病毒治疗是中止剧烈细胞免疫和体液免疫的首要而关键的环节，主张对存在 HBV 复制的重型肝炎进行抗病毒治疗。有学者认为慢性乙型肝炎重症化中病毒载量是一个衡量病情的重要指标，虽然与肝损伤无直接关系，但 HBeAg 和 HBV DNA 转阴是病情得以控制的一个重要因素，对于提高重型肝炎的治愈率有积极意义。因此，在疾病早期有效的抗病毒治疗能减低机体的病毒载量，抑制已受感染的肝细胞产生病毒的能力，减少坏死后新生的肝细胞被病毒感染的机会，减轻肝脏炎症，有利于肝功能恢复。抗病毒治疗已成为目前治疗慢性乙型肝炎重症化的一种行之有效的治疗手段。

在重型肝炎进展阶段，抗病毒治疗是加重还是缓解机体的免疫应答，曾经有所争论。但最近研究趋于一致，抗病毒治疗能够延缓病情进展，提高近期生存率。

在早期的多数研究中，拉米夫定用于乙型肝炎重症化的患者并与安慰剂对照，并不能有效改善肝功能和生存率。但一项研究显示，基线总胆红素低于 342 mmol/L(20 mg/dL)的患者使用拉米夫定抗病毒治疗可改善生存率。Wong 等在 2009 年的一篇综述中认为，在慢性乙型肝炎重症化的过程中抗病毒治疗对近期生存率无明显影响，但可防止病情进一步恶化。早期患者免疫反应强，病毒载量高，炎症反应强，肝脏免疫损伤仍在进行，其病毒载量可影响病情进展和预后，HBV DNA 阳性者由于肝细胞表面仍存在较多病毒抗原，继续激活免疫损伤，故预后相对较差。中晚期患者免疫反应经自身调节后已减弱，故 HBV DNA 对病情进展及预后的影响已

明显减弱,远小于其他因素。因此,慢性乙型重型肝炎早期 HBV DNA 是影响预后的重要因素之一,抗病毒治疗的必要性较大;而在乙型重型肝炎中期、晚期,HBV DNA 对预后的影响不大,但作为以后预防复发的指标仍有一定意义。此外,虽然拉米夫定可使患者获得持续的病毒学应答,但长期应用可能出现病毒耐药及病毒学突破,这也是降低疗效的因素之一。

近期多数研究认为,乙型重型肝炎早期 HBV DNA 阳性患者抗病毒治疗可延缓疾病进展,改善近期生存率。国内,林炳亮等观察了 ETV 治疗 120 例 HBV 相关慢加急性肝衰竭患者的疗效,结果显示 ETV 可明显提高 HBV 相关慢加急性肝衰竭患者的生存率。胡瑾华等观察了拉米夫定、恩替卡韦治疗 HBV 相关慢加急性肝衰竭(HBV-ACLF)患者的疗效,并与未行抗病毒治疗患者对比。治疗 1 个月时 3 组生存率相近,但拉米夫定治疗组、恩替卡韦治疗组临床好转率显著高于基础治疗组;治疗随访 6 个月拉米夫定治疗组及恩替卡韦治疗组累积生存率分别为65.8%、60.1%,显著高于基础治疗组 42%($p<0.05$)。治疗前 HBV DNA$>10^7$ IU/L 的患者接受抗病毒治疗组累积生存率高于基础治疗组,治疗前 MELD 评分>30 的患者累积生存率低于 MELD 评分$\leqslant 30$ 的患者,但 MELD 评分>30 的患者对抗病毒治疗的反应性更好。该研究同时显示恩替卡韦与拉米夫定对 HBV-ACLF 疗效差异无显著性。国外,Tillmann 等总结了用拉米夫定治疗 14 例乙型肝炎重症化患者的效果,提示使用拉米夫定患者的总体无移植生存率可达 78.2%,未用拉米夫定患者的总体无移植生存率只有 45.7%。Garg 等研究发现替诺福韦治疗 HBV 相关慢加急性肝衰竭患者可显著降低 HBV DNA 载量,提高患者 CTP 和 MELD 积分,并降低病死率。治疗 2 周后 HBV DNA 载量下降超过 2lg copies/mL 是预后较好的预测指标。

参考文献

[1] Sarin S K, Kumar M, Lau G K, et al. Asian-Pacific clinical practice guidelines on the management of hepatitis B: a 2015 update[J]. Hepatol Int, 2016, 10(1): 1-98.

[2] European Association for the Study of the Liver. EASL 2017 clinical practice guidelines on the management of hepatitis B virus infection European Association for the Study of the Liver[J]. J Hepatol, 2017, 67(2): 370-398.

[3] Terrault N A, Lok A S F, McMahon B J, et al. Update on prevention, diagnosis, and treatment of chronic hepatitis B: AASLD 2018 hepatitis B guidance[J]. Hepatology, 2018, 67(4): 1560-1599.

[4] 中华医学会感染病学分会,中华医学会肝病学分会. 慢性乙型肝炎防治指南(2019 年版)[J]. 中华传染病杂志, 2019, 37(12): 711-736.

[5] Ning Q, Wu D, Wang G Q, et al. Roadmap to functional cure of chronic hepatitis B: an expert consensus[J]. J Viral Hepat, 2019, 26(10): 1146-1155.

[6] Breitenstein S, Dimitroulis D, Petrowsky H, et al. Systematic review and meta-analysis of interferon after curative treatment of hepatocellular carcinoma in patients with viral hepatitis[J]. Br J Surg, 2009, 96(9): 975-981.

[7] Nagamatsu H, Itano S, Nagaoka S, et al. Prophylactic lamivudine administration prevents exacerbation of liver damage in HBe antigen positive patients with hepatocellular carcinoma undergoing transhepatic arterial infusion chemotherapy[J]. Am J Gastroenterol, 2004, 99(12): 2369-2375.

[8] Seehofer D, Rayes N, Naumann U, et al. Preoperative antiviral treatment and postoperative prophylaxis in HBV-DNA positive patients undergoing liver transplantation[J]. Transplantation, 2001, 72(8): 1381-1385.

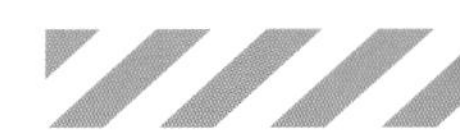

[9] Terrault N, Roche B, Samuel D. Management of the hepatitis B virus in the liver transplantation setting: a European and an American perspective[J]. Liver Transpl, 2005,11(7):716-732.

[10] Roque-Afonso A M,Feray C,Samuel D,et al. Antibodies to hepatitis B surface antigen prevent viral reactivation in recipients of liver grafts from anti-HBC positive donors[J]. Gut,2002,50(1):95-99.

[11] Jonas M M,Mizerski J,Badia I B,et al. Clinical trial of lamivudine in children with chronic hepatitis B[J]. N Engl J Med,2002,346(22):1706-1713.

[12] Loomba R,Rowley A,Wesley R,et al. Systematic review: the effect of preventive lamivudine on hepatitis B reactivation during chemotherapy[J]. Ann Intern Med,2008, 148(7):519-528.

[13] Deutsch M,Dourakis S,Manesis E K,et al. Thyroid abnormalities in chronic viral hepatitis and their relationship to interferon alfa therapy[J]. Hepatology,1997,26(1): 206-210.

[14] Lok A S,Zoulim F,Locarnini S,et al. Antiviral drug-resistant HBV:standardization of nomenclature and assays and recommendations for management[J]. Hepatology,2007, 46(1):254-265.

[15] Keeffe E B,Dieterich D T,Pawlotsky J M,et al. Chronic hepatitis B: preventing, detecting,and managing viral resistance[J]. Clin Gastroenterol Hepatol,2008,6(3): 268-274.

[16] Keeffe E B,Zeuzem S,Koff R S,et al. Report of an international workshop:roadmap for management of patients receiving oral therapy for chronic hepatitis B[J]. Clin Gastroenterol Hepatol,2007,5(8):890-897.

[17] Zhu L,Jiang J,Zhai X,et al. Hepatitis B virus infection and risk of non-alcoholic fatty liver disease:a population-based cohort study[J]. Liver Int,2019,39(1):70-80.

[18] Lok A S,McMahon B J. Chronic hepatitis B[J]. Hepatology,2007,45(2):507-539.

[19] Lampertico P,Viganò M,Manenti E,et al. Adefovir rapidly suppresses hepatitis B in HBeAg-negative patients developing genotypic resistance to lamivudine[J]. Hepatology,2005,42(6):1414-1419.

[20] Guicciardi M E,Gores G J. Apoptosis:a mechanism of acute and chronic liver injury[J]. Gut,2005,54(7):1024-1033.

[21] Villeneuve J P,Condreay L D,Willems B,et al. Lamivudine treatment for decompensated cirrhosis resulting from chronic hepatitis B[J]. Hepatology,2000,31 (1):207-210.

[22] Tsang S W,Chan H L,Leung N W,et al. Lamivudine treatment for fulminant hepatic failure due to acute exacerbation of chronic hepatitis B infection[J]. Aliment Pharmacol Ther,2001,15(11):1737-1744.

[23] Chan H L,Tsang S W,Hui Y,et al. The role of lamivudine and predictors of mortality in severe flare-up of chronic hepatitis B with jaundice[J]. J Viral Hepat,2002,9(6): 424-428.

[24] Chien R N,Lin C H,Liaw Y F. The effect of lamivudine therapy in hepatic decompensation during acute exacerbation of chronic hepatitis B[J]. J Hepatol,2003,38 (3):322-327.

[25] 林炳亮,谢冬英.张晓红,等.恩替卡韦治疗慢加急性乙型肝炎肝衰竭的疗效和预测因素研究[J].中华临床感染病杂志,2011,4(1):21-24.

[26] 胡瑾华,王慧芬,何为平,等.核苷类似物治疗早中期 HBV-ACLF 患者随机对照临床研究[J].中华实验和临床病毒学杂志,2010,24(3):205-208.

[27] Tillmann H L, Zachou K, Dalekos G N. Management of severe acute to fulminant hepatitis B: to treat or not to treat or when to treat? [J]. Liver Int, 2012, 32(4): 544-553.

[28] Garg H, Sarin S K, Kumar M, et al. Tenofovir improves the outcome in patients with spontaneous reactivation of hepatitis B presenting as acute-on-chronic liver failure[J]. Hepatology, 2011, 53(3): 774-780.

第二节　乙型重型肝炎(肝衰竭)的抗病毒治疗

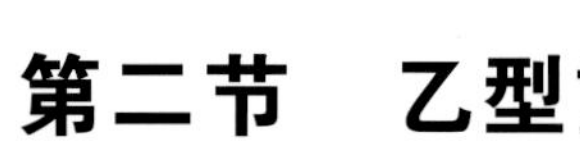

胡瑾华　王慧芬

重型肝炎是病毒性肝炎的一种临床分型,我国 2000 年制定的《病毒性肝炎防治方案》将重型肝炎分为三类,即急性重型肝炎、亚急性重型肝炎、慢性重型肝炎。2006 年 10 月,中华医学会感染病学分会肝衰竭与人工肝学组和中华医学会肝病学分会重型肝病与人工肝学组制定了我国第一部《肝衰竭诊疗指南》,并于 2018 年发布了第三版。用肝衰竭取代了重型肝炎的概念,定义肝衰竭是多种因素引起的严重肝脏损害,导致其合成、解毒、排泄和生物转化等功能发生严重障碍或失代偿,出现以凝血机制障碍和黄疸、肝性脑病为主要表现的一组临床症候群。肝衰竭与重型肝炎的诊断标准基本相同。根据病理组织学特征和病情发展速度,将肝衰竭分为如下四型:急性肝衰竭(acute liver failure,ALF)和亚急性肝衰竭(subacute liver failure,SALF),分别对应急性重型肝炎和亚急性重型肝炎,是由肝脏功能急剧减退导致的以明显黄疸、凝血功能障碍和肝性脑病为主要表现的综合征;在慢性肝病基础上发生的急性或亚急性肝衰竭,称为慢加急性肝衰竭(acute-on-chronic liver failure,ACLF),与慢性重型肝炎相对应;慢性肝衰竭,是指在肝硬化基础上,缓慢出现肝功能进行性减退导致的以腹水和(或)肝性脑病等为主要表现的慢性肝功能失代偿,是肝硬化的终末期表现。因此本文所述重型肝炎主要包括急性、亚急性及慢加急性肝衰竭。根据 2018 年最新指南,我国将 ACLF 定义为在慢性肝病基础上,由各种诱因引起的以急性黄疸加深、凝血功能障碍为主要表现的综合征,可合并肝性脑病、腹水、电解质紊乱、感染、肝肾综合征、肝肺综合征等并发症,以及肝外器官功能衰竭。患者黄疸迅速加深,血清 TBil≥10×ULN 或每日上升不低于 17.1 μmol/L;有出血表现,PTA≤40%(或 INR≥1.5)。根据不同慢性肝病基础,ACLF 分为 3 型:A 型,在慢性非肝硬化肝病基础上发生的慢加急性肝衰竭;B 型,在代偿期肝硬化基础上发生的慢加急性肝衰竭,通常在 4 周内发生;C 型,在失代偿期肝硬化基础上发生的慢加急性肝衰竭。根据临床表现的严重程度,肝衰竭可分早期、中期、晚期。早期:①极度乏力,并有明显厌食、呕吐和腹胀等严重消化道症状;②ALT和(或)AST 继续大幅升高,黄疸进行性加深(TBil≥171 μmol/L 或每日上升不低于 17.1 μmol/L);③有出血倾向,30%<PTA≤40%(或 1.5≤INR<1.9);④无并发症及其他肝外器官功能衰竭。中期:在肝衰竭早期表现基础上,病情进一步发展,ALT 和(或)AST 快速下降,TBil 持续上升,出血表现明显(出血点或瘀斑),20%<PTA≤30%(或 1.9≤INR<2.6),伴有 1 项并发症和(或)1 个肝外器官功能衰竭。晚期:在肝衰竭中期表现基础上,病情进一步加重,有严重出血倾向(注射部位瘀斑等),PTA≤20%(或 INR≥2.6),并出现 2 个以上并发症和(或)2 个以上肝外器官功能衰竭。

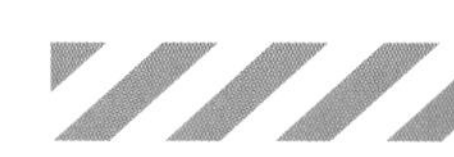

我国肝衰竭的病因学、流行病学、发病诱因等与西方国家差别巨大，在西方国家，非感染因素——酒精性和药物性肝损伤是导致大多数已知或者未知慢性肝病患者急性恶化的主要原因，而在我国，感染是主要因素。在感染性因素中，HBV 感染导致的慢性乙型肝炎的急性炎症活动是引起肝衰竭的主要原因，其次是肝毒性药物引起的急性肝衰竭。笔者回顾性分析 2002—2006 年来自北方 13 个省(区、市)1977 例肝衰竭病因构成及变化趋势，HBV 感染占所有肝衰竭的 82.8%。肝移植为目前乙型重型肝炎(肝衰竭)患者最为有效的治疗手段，血浆置换等非生物型人工肝已广泛应用于暂时替代肝脏部分功能。但肝移植由于供体缺乏和费用昂贵而难以惠及大部分患者;非生物型人工肝缺乏前瞻性大样本随机对照临床试验数据，血液制品也短缺;生物型人工肝则受限于肝细胞来源、生物反应器、生物安全性。我国大部分乙型重型肝炎(肝衰竭)患者的治疗以内科综合治疗为主，包括支持、抗病毒、免疫调节和防治并发症等。由于肝衰竭有极为复杂的病理生理过程和临床症候群，缺乏特异性治疗手段，乙型重型肝炎(肝衰竭)病死率长期居高不下，总治愈、好转率仅为 35.56%。由于 HBV 是乙型重型肝炎(肝衰竭)的始动和发生发展的重要因素，患者体内往往存在高水平的 HBV DNA，近 10 余年来广泛开展了核苷(酸)类似物抗病毒治疗乙型重型肝炎(肝衰竭)的临床研究及推广，乙型重型肝炎患者生存率显著提高，用药经验不断积累。下文主要讨论乙型重型肝炎(肝衰竭)抗病毒治疗研究进展。

一、乙型重型肝炎(肝衰竭)抗病毒治疗的理论基础

乙型重型肝炎(肝衰竭)发病机制十分复杂，至今未能完全阐明，与病毒生物学特性、机体的免疫反应性、遗传易感性、肝脏代谢和再生功能储备等多种基础因素以及药物、饮酒、劳累等多种激发因素相关。其中 HBV 感染者是否发病或发病的严重程度主要受两方面因素影响，即病毒因素和宿主因素，病毒因素包括病毒载量、基因型、病毒变异等方面，病毒变异是核心因素。

(一)HBV 是乙型重型肝炎(肝衰竭)发生和发展的关键因素

虽然大多数情况下 HBV 不直接损伤肝细胞，感染 HBV 后发生肝组织损害的决定因素是 HBV 抗原诱发的继发性免疫损伤，但 HBV 作为 HBV 相关乙型重型肝炎(肝衰竭)的病原体，在该病的发病过程中起着始动或主导作用。

1. HBV 基因型与乙型重型肝炎(肝衰竭)的相关性

已有研究资料表明，HBV 基因型与宿主感染 HBV 后病情严重程度有一定的关系。亚洲地区人群中 C 基因型 HBV 感染者的 HBV DNA 滴度和 HBV 的 e 抗原(HBeAg)阳性率均高于其他基因型，抗病毒治疗反应较差，可引起肝脏病变严重化，C 基因型尤其是 C2 亚型更容易引起暴发性肝衰竭。Hayashi 等报道因接受免疫治疗发生 HBV 再激活并进展为肝衰竭病例中 2 例为 C2/Ce 亚型，1 例 A2/Ae 亚型。张爱民等应用特异性引物聚合酶链反应法，对中国 2922 例 HBV 感染者进行 HBV 基因型检测，比较各临床类型 HBV 感染者基因型分布差异及各基因型 HBV 感染者肝功能和病毒学差异。他们观察到中国 HBV 感染者的 HBV 基因型以 B、C 基因型为主，少量的 B/C、D 基因型;C 基因型较 B 基因型 HBV 感染者更易发生慢性化和进展为肝硬化和肝细胞性肝癌。急性和轻症 HBV 感染者 B、C 基因型未显示对病情的明显影响，但重症和终末期 HBV 感染者 C 基因型较 B 基因型患者 HBeAg 阳性率、HBV DNA 载量更高，肝功能损害更严重。

2. 基因突变或耐药与乙型重型肝炎(肝衰竭)的相关性

HBV DNA 聚合酶缺乏校对功能，使病毒在复制过程中容易出现错误而产生变异;另外感染者体内 HBV 是以准种形式存在的，在环境选择压力下，准种的病毒组合不断变化，引起病毒的复制能力、致病性、抗原表位改变而影响免疫应答反应、产生抗病毒药物耐药性等，导致感染持续、诱导肝细胞炎性损害、过度免疫应答反应，造成严重的肝损伤。目前发现与乙型重型肝炎(肝衰竭)发病有关的 HBV 变异主要有前 C/C 区、前 S 区、s 抗原、P 区，或者多个基因区域联合突变。

前C区(BCP区)对HBV的复制和转录起着重要的调节作用,在慢性HBV感染过程中,常有BCP区上的T1762/A1764双变异,该位点的变异具有复杂的生物学活性,由于BCP区通过对Pc mRNA和C mRNA的控制来调节HBV的转录,当发生双变异时,一方面,可抑制Pc mRNA,改变Pc mRNA和C mRNA的相对比例,从而调节病毒的复制效率;另一方面,BCP区变异生成了核因子HNFI的结合位点,增强变异株pgRNA转录和HBeAg合成,核心颗粒增加,从而使病毒复制增强,导致肝细胞发生炎症坏死。BCP区变异有基因型的依赖性,这种异常可改变体内的免疫细胞功能。当HBeAg合成或分泌障碍时,CTL容易造成对感染肝细胞的损伤,G1896A突变上调HBcAg表达,使HBcAg在肝细胞内的分布由核型转为胞质型,增加其对肝细胞的毒性。研究报道:HBV基本核心启动子(HBV BCP区)/前C/C区核苷酸突变和HBV不仅影响HBeAg阳性率和HBV DNA载量,A1846T和C1913(A或G)核苷酸突变可能与ACLF密切相关,C1913(A或G)核苷酸突变是ACLF的独立预测因子。

与慢性乙型肝炎相比,HBV-ACLF中观察到的HBV基因BCP1753、1762、1764位和前C区1896、1899位突变更多,T1753V、A1762T和G1764A在C基因型中多于B基因型,前C区G1896A在B基因型中多于C基因型,BCP区/前C区突变增加了HBV-ACLF发生的风险,单独BCP区突变则对HBV-ACLF的发生具有保护效应,而T1753V、C1766T和T1768A突变可能是其他的驱动因素,此外,前C区突变HBV-ACLF患者的预后差。我们对影响HBV-ACLF发病的重要因素之一HBV BCP区核苷酸A1762T/G1764A双突变进行了HBV感染者的横向和纵向研究,纵向研究发现HBV-ACLF患者在病程中HBV的核苷酸突变位点要多于发生肝硬化患者,nt53、nt1846、nt1896和nt1913四个核苷酸的突变可能与HBV-ACLF的发病相关。其中T1846位突变B基因型高于C基因型(57.1%、30.4%),A/G1913位突变HBeAg阴性患者高于HBeAg阳性患者(28%、13.2%),提示前C区/BCP区同时存在突变与乙型重型肝炎(肝衰竭)的发生相关,并影响预后。

前S2起始密码的两个核苷酸变异(ATG-ACA),使前S2蛋白不能合成,由前S2蛋白和S蛋白组成的中蛋白也不能合成,而大蛋白在肝细胞内过度产生并积聚,直接损害细胞,从而导致严重的肝损害。当前S2蛋白不能合成时,针对前S2蛋白的特异性T淋巴细胞、B淋巴细胞免疫就不能产生足够的中和抗体以及时清除病毒,导致疾病严重化。此外,s抗原变异在越来越多的HBV再激活发生肝衰竭的患者中被检出,Carman于1995年最早报道"a"决定子G145R突变导致接受化疗患者发生HBV再激活致肝衰竭。后续还有若干报道在HBV再激活致肝衰竭的患者中检出表面抗原免疫逃逸性突变。

HBx是一种多功能调节蛋白,能影响细胞基因的转录、激活细胞内信号转导、促进病毒复制、加速蛋白质降解、调控细胞周期和凋亡。当细胞内HBx表达量较大时,可参与多种细胞HBV前S区和BCP区/前C区突变与肝衰竭有关的信号转导途径,调控HBV复制及细胞内信号转导。HBx可反式激活BCP区,使HBV复制和表达增强,同时通过与多种细胞因子相互作用而激活宿主细胞的基因表达。HBx还能增强肝细胞表面MHC-Ⅰ类和MHC-Ⅱ类抗原的表达,促进CTL介导的HBV感染肝细胞发生炎症坏死。

病毒耐药突变是病毒基因突变的一种特定表现形式。随着核苷(酸)类似物治疗慢性乙型肝炎的普及应用,耐药问题十分突出,病毒耐药已成为重型肝炎、肝衰竭的重要诱因之一。

(二)宿主免疫学特征对乙型重型肝炎(肝衰竭)发生和发展的影响

HBV在机体内持续复制而诱发亢进的免疫应答是乙型重型肝炎(肝衰竭)的主要致病因素。当病毒感染引起超敏反应时,大量的抗原-抗体复合物产生并激活免疫细胞。HBV的高度复制及其蛋白抗原在肝细胞表面的表达,诱发Th1细胞激活,释放白细胞介素2(IL-2),介导细胞毒性T淋巴细胞(CTL)、巨噬细胞、自然杀伤(NK)细胞和淋巴因子及活性杀伤细胞的细胞毒效应,TNF-α大量产生,通过多种途径导致肝细胞坏死和凋亡,介导了肝组织的局部炎症;局

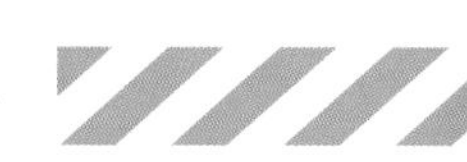

部炎症导致微循环障碍，造成肝组织缺血、缺氧及再灌注损伤；这种病理变化诱发内毒素血症，通过炎性介质和(或)细胞因子(如 TNF-α、IL-1、IL-10 等)介导加速肝细胞凋亡。抗病毒治疗可迅速抑制 HBV 复制，减少肝细胞间的相互传播，同时减少肝细胞膜上的靶抗原表达，降低 CTL 对感染肝细胞的攻击，从而可以减轻肝细胞的损伤坏死。笔者对 HBV-ACLF 发生的免疫因素进行研究，发现在慢性乙型肝炎和 HBV-ACLF 患者中，外周血及肝组织内 Th17 细胞频率增加，这种增加与血清中的病毒载量、肝功能异常水平、肝组织炎症程度呈正相关。

因此在疾病早期进行抗病毒治疗是中止剧烈细胞免疫和体液免疫的首要而关键的环节。有学者认为乙型重型肝炎(肝衰竭)患者病毒载量是衡量病情的重要指标，虽然其与肝损伤无直接关系，但 HBeAg 和 HBV DNA 转阴是病情得以控制的一个重要因素，对提高乙型重型肝炎(肝衰竭)的治愈率有积极意义。

(三)HBV 再激活与肝衰竭

慢性乙型肝炎进展为肝衰竭经常伴随诱因，这些因素不同程度地导致 HBV 复制增强或机体免疫改变，HBV 始终是肝衰竭发生、发展的始动因素和关键因素。随着慢性乙型肝炎抗病毒治疗、抗肿瘤免疫治疗的普遍应用，不合理停用抗病毒药、病毒耐药、免疫抑制、抗肿瘤治疗等，已成为乙型重型肝炎的重要诱因，HBV 再激活患者临床上存在共同特征，即短期内 HBV 水平迅速上升，直接或诱发机体免疫改变导致致死性肝衰竭的发生。HBV 再激活概念逐渐被国际社会广泛接受。

2013 年美国肝病研究学会定义 HBV 再激活包含 HBV 慢性感染加剧和接受免疫抑制治疗后既往 HBV 感染再激活两种状况。HBV 慢性感染加剧具体定义：HBV DNA 较基线上升≥2lg；或基线 HBV DNA 检测不到的状况下，HBV DNA 绝对值>100 IU/mL；或无基线 HBV DNA 检测值的状况下，HBV DNA 绝对值≥100000 IU/mL。既往 HBV 感染再激活是指 HBsAg 血清学转换(HBsAg 阴性转为 HBsAg 阳性)或 HBsAg 阴性患者血清检测出 HBV DNA。

HBV 再激活发生时间不等，最早可能在开始免疫治疗两周内发生，也可能在停止免疫抑制治疗 1 年后发生。HBV 再激活的发生及严重程度取决于以下三个方面因素：①病毒因素：基线高水平 HBV DNA，HBeAg 阳性，慢性活动性乙型肝炎病史被认为是 HBV 再激活的危险因素。HBV 基因型也被认为可能影响 HBV 再激活，但由于不同地域 HBV 基因型的流行分布不同，需要更多的流行病学调查研究以进一步明确。②宿主因素：研究认为老年、男性、肝硬化基础、需要免疫抑制治疗疾病类型(如淋巴瘤)等可以显著增加 HBV 再激活的发生。③免疫抑制治疗类型或程度：以血液系统抗肿瘤治疗最常见，淋巴瘤化疗后 HBV 再激活发生率报道为 18%～73%(HBsAg 阳性患者)，34%～68%(HBsAg 阴性、HBcAb 阳性患者)，其中高达 50%的患者进展为重型肝炎肝衰竭；白血病化疗后 HBV 再激活 HBsAg 阳性患者中为 61%，HBsAg 阴性/HBcAb 阳性患者为 2.8%～12.5%。抗 CD20 单克隆抗体(利妥昔单抗)是目前单药诱发 HBV 再激活肝衰竭的最常见药物。

关于 HBV 再激活的机制研究，普遍认为根源于 HBV 分子生物学及复制特性，HBV 体内复制过程中能生成一种全长共价闭环 DNA(cccDNA)，这种 cccDNA 在受感染的细胞中相当稳定，保持潜伏状态，形成一种天然的 HBV 再活化病毒库。既往研究表明，HBV DNA，包括 cccDNA 和(或)复制 HBV DNA，可以在 HBV 感染明显恢复后的患者肝脏中持续存在数十年。尽管形成积极的抗 HBV 免疫反应，这种持续性仍然存在。还有临床研究表明，核苷(酸)类似物治疗可以有效抑制 HBV DNA，但经过一年的治疗，cccDNA 的幅度几乎没有下降。所有这些观察结果都支持这样一个概念，即 HBV 感染很难根除，它的持久性(尽管处于低水平)解释了在任何感染了病毒的个体中都存在 HBV 重新激活的可能性。一旦机体免疫受损，特别是 B 淋巴细胞免疫受损，cccDNA 将解螺旋并进入复制状态，导致 HBV 再激活等一系列临床改变。

HBV再激活临床可分为三期:第一期患者因HBV保护性免疫受损,出现HBV水平升高,尚未出现临床症状及肝功能变化;第二期,通常在免疫抑制作用减弱后,免疫系统功能恢复时,在这一阶段,除T淋巴细胞外,肝细胞损伤主要由NK细胞引起。患者出现炎症反应及肝细胞坏死伴随ALT升高和临床症状出现,甚至重型肝炎;第三期,除非出现超急性重型肝炎,一般炎症过程通过诱导减轻过度炎症反应的过程和再生(恢复)得到缓解。Rohit Loomba则在上述三期的基础上将发展为乙型重型肝炎(肝衰竭)作为一个独立分期进行阐述。

目前国际社会将可能导致HBV再激活风险的药物种类分为高、中、低三个级别进行管理,HBV再激活发生率>10%称为高风险,1%~10%为中等风险,<1%为低风险。研究表明,使HBsAg阳性患者发生HBV再激活的高危药物或治疗包括以下内容:B淋巴细胞消耗性药物(如利妥昔单抗、奥法木单抗、优特克单抗、阿托珠单抗、那他珠单抗、阿仑单抗、替伊莫单抗等);蒽环类药物(如阿霉素、表阿霉素);大剂量全身性激素治疗(泼尼松每天剂量超过10 mg/kg,持续4周以上);高效TNF-α抑制剂(英夫利昔单抗、阿达木单抗、赛妥珠单抗、戈利木单抗);经肝动脉栓塞术治疗肝癌。对于HBsAg阴性、抗HBc阳性患者,高危药物只有B淋巴细胞消耗性药物。

因此乙型肝炎抗病毒治疗不仅用于乙型重型肝炎的治疗,对于预防HBV再激活,避免发生致死性肝衰竭也至关重要。

二、乙型重型肝炎(肝衰竭)抗病毒治疗的临床研究

急性乙型重型肝炎(肝衰竭)时HBV是发病的始动因素,过度免疫反应可引起强烈的免疫损伤,早期应用抗病毒药物可抑制病毒复制,减轻免疫反应和损伤,改善肝细胞凋亡和坏死。Tillmann等报道用拉米夫定治疗17例急性乙型重型肝炎(肝衰竭)患者,对照组(历史对照)20例,发生肝性脑病的分别有3例(17.6%)和11例(55%),$p=0.005$;发生肝移植或坏死的分别有3例(17.6%)和16例(80%),$p=0.001$。提示早期应用抗病毒药物综合治疗可明显减少肝性脑病、肝移植的发生及降低病死率。一项针对6例急性乙型重型肝炎(肝衰竭)患者的前瞻性研究显示,入院后给予恩替卡韦抗病毒治疗后患者肝脏病理指数迅速下降、HBV DNA载量明显下降,其中有5例患者获得HBsAg血清学转换。因此,对急性(亚急性)乙型重型肝炎(肝衰竭)患者的治疗,应密切监测病情变化,早期应用包括抗病毒治疗等的综合治疗,减轻和防止肝细胞凋亡及坏死。

慢性乙型重型肝炎或称HBV-ACLF是乙型肝炎肝衰竭的主要临床表现形式,早在2006—2009年,笔者采用随机对照临床试验应用拉米夫定或恩替卡韦治疗早、中期HBV-ACLF患者,结果显示,拉米夫定或恩替卡韦抗病毒治疗可以显著降低HBV-ACLF早、中期患者3个月、6个月的病死率,提高生存率。拉米夫定治疗组累积3个月生存率为69.2%,6个月生存率为65.8%;恩替卡韦治疗组累积3个月生存率(67%)、6个月生存率(60.1%)都显著高于未使用抗病毒药物组的累积3个月生存率(42%)和6个月生存率(42%)(分别为$p=0.045$,$p=0.04$);拉米夫定治疗组与恩替卡韦治疗组生存率无明显差异($p=0.723$)。治疗前MELD评分是HBV-ACLF早、中期患者预后的一项有效预测指标,MELD评分≤30则患者预后较好。生存分析COX模型研究显示:拉米夫定或恩替卡韦抗病毒治疗可降低HBV-ACLF早、中期患者的死亡风险;肝肾综合征、电解质紊乱、肝性脑病则显著增加死亡风险。胡瑾华等对190例慢性乙型重型肝炎(肝衰竭)的生存分析结果表明,早、中期应用核苷(酸)类似物抗病毒治疗可提高患者生存率,延长生存时间。抗病毒治疗组中位生存时间为5.7个月,非抗病毒治疗组中位生存时间为1.79个月。一项使用拉米夫定治疗乙型重型肝炎(肝衰竭)的研究发现MELD评分为30~40的患者(相当于肝衰竭早、中期),4周时HBV DNA载量下降大于10^2 copies/mL,预后好于下降小于10^2copies/mL的患者,而MELD评分>40时,病死率与HBV DNA载量变化无

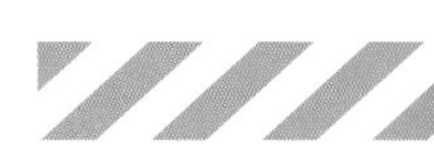

关,MELD评分成为影响患者预后的决定因素。一项比较拉米夫定、恩替卡韦治疗HBV-ACLF的Meta分析纳入了10项研究,共1254例患者,结果显示拉米夫定组、恩替卡韦组两组患者6个月以内的生存率无显著差异,但随访至12个月,恩替卡韦组患者生存率更高,胆红素、谷丙转氨酶水平的差异有统计学意义,提示对HBV-ACLF的长期抗病毒治疗应该优选抗病毒效果更强、耐药发生率更低的恩替卡韦。Jung Gil Park回顾性比较拉米夫定、恩替卡韦、替诺福韦治疗乙型重型肝炎及肝硬化失代偿期患者,结果显示三种药物在降低患者死亡率方面无显著差异。但近期一项纳入了12项、共1660例患者的核苷(酸)类似物治疗HBV-LF临床研究的Meta分析指出,替诺福韦治疗患者的2个月、3个月生存率更高,且MELD评分更低,恩替卡韦组患者HBV DNA水平更低,作者认为替诺福韦相比其他核苷(酸)类似物治疗HBV-LF时更具优势。但由于替诺福韦在中国被批准用于乙型肝炎治疗的时间较晚,对于我国的HBV-ACLF患者是否具有更好的疗效有待进一步临床观察明确。目前临床上已广泛应用核苷(酸)类似物治疗慢性乙型肝炎并且疗效显著。在早期和中期抗病毒与不抗病毒治疗有显著差异,但对于晚期肝衰竭患者应在抗病毒治疗基础上积极进行肝移植以提高生存率。对于HBV再激活肝衰竭,临床观察预后较差,文献报道核苷(酸)类似物用于HBV再激活肝衰竭抗病毒治疗,LAM、ETV疗效无显著差异。但最近的一项网络Meta分析显示,替诺福韦和恩替卡韦是预防HBV再激活的有效治疗方法。干扰素治疗则不推荐用于HBV再激活的预防。

三、指南对乙型重型肝炎(肝衰竭)抗病毒治疗相关推荐意见

乙型重型肝炎或肝衰竭积极进行抗病毒治疗已获得广泛共识,AASLD、EASL、APASL及中国均在各自指南中推荐尽早进行核苷(酸)类似物抗病毒治疗,中华医学会《肝衰竭诊治指南(2018年版)》关于乙型肝炎相关肝衰竭病因治疗推荐意见如下:对HBV DNA阳性的肝衰竭患者,不论其检测出的HBV DNA载量高低,建议立即使用核苷(酸)类药物抗病毒治疗。在肝衰竭前、早、中期开始抗病毒治疗,疗效相对较好;对慢加急性肝衰竭的有关研究指出,早期快速降低HBV DNA载量是治疗的关键,若HBV DNA载量在2周内能下降2次方,患者生存率可提高。抗病毒药物应选择快速强效的核苷(酸)类药物。建议优先使用核苷(酸)类似物,如恩替卡韦、替诺福韦。

《2019年APASL慢加急性肝衰竭共识建议(更新)》关于HBV-ACLF病因治疗的推荐意见:恰当的疾病管理对ACLF的预后有决定性影响,ACLF患者一旦确诊HBV感染,应在等待HBV DNA结果的同时立即给予核苷(酸)类似物抗病毒治疗。推荐使用强效抗病毒药物,如替诺福韦、替诺福韦艾拉酚胺或恩替卡韦。建议核苷(酸)类似物抗病毒治疗后第15天评估HBV DNA降低情况;如果降低小于2lg,则提示预后不良。

《2017EASL临床实践指南:乙型肝炎病毒感染的管理》中关于重型肝炎抗病毒治疗相关推荐意见:患有急性乙型重型肝炎,具有凝血障碍或病程迁延临床特征的患者,应给予核苷(酸)类似物治疗,同时考虑肝移植。

EASL指南对于HBV再激活的预防和治疗给出了相关推荐:所有接受化疗或免疫抑制治疗的患者应在治疗前筛查HBV血清标志物;所有HBsAg阳性患者应给予ETV或TDF或TAF进行抗病毒治疗或预防;HBsAg阴性、抗HBc阳性患者存在乙型肝炎病毒再激活高危因素时均应进行抗病毒预防治疗。

四、乙型重型肝炎(肝衰竭)抗病毒治疗的展望

虽然核苷(酸)类似物抗病毒治疗已成为乙型重型肝炎(肝衰竭)临床治疗的重要手段之一,各大指南均有明确推荐,早、中期肝衰竭患者生存率也获得了显著提高,但抗病毒治疗尚不能解

决乙型重型肝炎的所有临床问题。乙型重型肝炎(肝衰竭)和多脏器功能衰竭进展非常迅猛,尽管在常规综合治疗的基础上早期使用抗病毒治疗,仍然需要接受肝损伤严重程度的评估以及是否适合进行肝移植的紧急评估,需要及时应用人工肝治疗、重症监护,如病情发展迅速或继续加重,仍然需要及时做肝移植。肝衰竭的不可预测性以及严重性使抗病毒治疗在肝衰竭救治中的地位、抗病毒方案、疗效、抗病毒时机和处理 HBV 耐药问题,以及肝衰竭的致病机制、抗病毒机制的临床和基础研究均面临着极大的挑战性。

在抗病毒治疗观察中,与干扰素比较,核苷(酸)类似物以其安全、抑制病毒作用强、起效快等诸多优点受到广泛关注,但在核苷(酸)类似物抗病毒治疗过程中,CK 升高、肌病、乳酸酸中毒等不良反应时有发生。对于肝衰竭患者的不良反应问题,比如乳酸酸中毒、肾毒性,临床上很难与肝衰竭患者合并感染、急性肾损伤(AKI)鉴别,虽然目前尚无大量相关不良反应报道,但这类药物诱发或加重肝衰竭相关并发症的可能性无法排除,临床上应密切观察,及时处置。

笔者在回顾性分析 509 例 HBV-ACLF 的诱因时发现,近年来 HBV 相关慢加急性肝衰竭诱因的组成及各诱因所占的比例均发生了明显的变化,较突出的是核苷(酸)类似物抗病毒治疗相关因素被列为可明确追寻的所有诱因之首,占 13.2%,包括中断、减量使用核苷(酸)类药物,HBV 变异以及抗病毒药物使用不规范,这一比例还在逐年增加,特别是有肝硬化基础、既往有重型肝炎病史的患者停用抗病毒治疗后发生肝衰竭的概率非常高,提示应重视抗病毒药物临床应用的规范化。同时建立对 HBV 相关性乙型重型肝炎(肝衰竭)患者抗病毒治疗进行全程管理的理论和方案。

随着免疫抑制剂、抗肿瘤治疗方法的临床大规模应用,新的治疗方法及药物仍在不断涌现,HBV 再激活导致肝衰竭已成为近年来临床的严重问题。这一问题在国内外一些相关科室已经引起足够重视,如血液科、肿瘤科制订了 HBV 再激活预防和管理的相关指南。但还有更多科室,特别是在采用激素治疗疾病时仍缺乏预防 HBV 再激活的意识,HBV 再激活导致致死性肝衰竭的悲剧仍在不断发生。目前尚缺乏相关试验或标志物来预判 HBV 再激活的发生、发展及转归。只能通过临床经验进行判断,因此有必要建立一个系统来上报病例及数据,以便及时发现、鉴别、通报,尽可能减少 HBV 再激活的发生。HBV 再激活的预防和管理应该宣传扩展至所有的医护人员。研究发现新的 HBV 再激活预后标志物,如病毒标志物或生物标志物等,具有重要意义。

临床耐药的管理应该在抗病毒治疗的起点,即全面评估从患者开始抗病毒治疗时,考虑耐药可能发生的问题。在临床实际应用过程中,选择高强度耐药的药物。此外,在 HBV 再激活导致的肝衰竭病例中,病毒突变、耐药发生率很高,联合用药进行抗病毒治疗是否能提高疗效,亦或是否可能增加不良反应发生率需要进一步的临床观察,特别是需要多中心、大样本、前瞻性的随机对照试验提供高级别循证医学证据。由于抗 HBV 治疗的药物尚不能彻底清除病毒,达到抗病毒治疗目标需要通过长期治疗来实现,一旦对乙型重型肝炎(肝衰竭)患者进行抗病毒治疗,与慢性乙型肝炎、肝硬化一样,也需长期治疗,即使肝衰竭患者的病情好转亦不宜在短期内停药,药物潜在的交叉耐药风险必然增加,出现多重耐药的概率增加。随着对 HBV 耐药认识的深入,患者的耐药临床管理已延伸到了耐药预测、耐药的预防等领域,可以参考慢性乙型肝炎治疗的经验。

参考文献

[1] 中华医学会.病毒性肝炎防治方案[J].中华肝脏病杂志,2015,23(6):324-329.

[2] 中华医学会感染病学分会肝衰竭与人工肝学组,中华医学会肝病学分会重型肝病与人工肝学组.肝衰竭诊治指南(2018 年版)[J].中华肝脏病杂志,2019,27(1):18-26.

[3] 刘晓燕,胡瑾华,王慧芬,等.1977 例急性、亚急性、慢加急性肝衰竭患者的病因与转归分

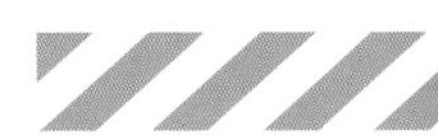

析[J]. 中华肝脏病杂志,2008,16(10):772-775.

[4] 刘晓燕,胡瑾华,王慧芬. 乙型肝炎病毒感染所致慢加急性肝衰竭的临床预后分析[J]. 中华肝脏病杂志,2009,17(8):607-610.

[5] Sarin S K, Kumar A, Almeida J A, et al. Acute-on-chronic liver failure: consensus recommendations of the Asian Pacific Association for the study of the liver(APASL)[J]. Hepatol Int,2009,3(1):269-282.

[6] 张爱民,王慧芬,王海滨,等. HBV 基因型与 HBV 感染慢性化、重症化的关系[J]. 中华实验和临床病毒学杂志,2010,24(3):178-180.

[7] Yan T,Li K,Li F,et al. T1846 and A/G1913 are associated with acute on chronic liver failure in patients infected with hepatitis B virus genotypes B and C[J]. J Gastroenterol,2011,46(3):391-400.

[8] Ren X,Xu Z,Liu Y,et al. Hepatitis B virus genotype and basal core promoter/precore mutations are associated with hepatitis B-related acute-on-chronic liver failure without pre-existing liver cirrhosis[J]. J Viral Hepat,2010,17(12):887-895.

[9] Hayashi K,Ishigami M,Ishizu Y,et al. Clinical characteristics and molecular analysis of hepatitis B virus reactivation in hepatitis B surface antigen-negative patients during or after immunosuppressive or cytotoxic chemotherapy[J]. J Gastroenterol,2016,51(11):1081-1089.

[10] Carman W F,Korula J,Wallace L,et al. Fulminant reactivation of hepatitis B due to envelope protein mutant that escaped detection by monoclonal HBsAg ELISA[J]. Lancet,1995,345(8962):1406-1407.

[11] Westho T H,Jochimsen F,Schmittel A,et. al. Fatal hepatitis B virus reactivation by an escape mutant following rituximab therapy[J]. Blood,2003,102(5):1930.

[12] Bottecchia M,Ikuta N,Niel C,et al. Lamivudine resistance and other mutations in the polymerase and surface antigen genes of hepatitis B virus associated with a fatal hepatic failure case[J]. J Gastroenterol Hepatol,2001,23(1):67-72.

[13] 叶一农,高志良. 乙型肝炎肝衰竭发生机制中的三重打击[J]. 中华肝脏病杂志,2009,17(8):638-640.

[14] Loomba R,Liang T J. Hepatitis B reactivation associated with immune suppressive and biological modifier therapies: current concepts, management strategies, and future directions[J]. Gastroenterology,2017,152(6):1297-1309.

[15] Park J G,Yu R L,Park S Y,et al. Tenofovir,entecavir,and lamivudine in patients with severe acute exacerbation and hepatic decompensation of chronic hepatitis B[J]. Dig Liver Dis,2018,50(2):163-167.

[16] Hwang J P, Lok S F. Management of patients with hepatitis B who require immunosuppressive therapy[J]. Nat Rev Gastroenterol Hepatol,2014,11(4):209-219.

[17] Wu J,Fang Y,Zhou X,et al. Efficacy of nucleoside analogues for hepatitis B virus-relatedliver failure:a network meta-analysis[J]. Acta Pharm,2018,68(1):19-30.

[18] 胡瑾华,王慧芬,何卫平,等. 核苷类似物治疗早中期 HBV-ACLF 患者随机对照临床研究[J]. 中华实验和临床病毒学杂志,2010,24(3):205-208.

[19] Wang Y M,Tang Y Z. Antiviral therapy for hepatitis B virus associated hepatic failure[J]. Hepatobiliary Pancreat Dis Int,2009,8(1):17-24.

[20] Yuen M F,Sablon E,Hui C K,et al. Prognosis factors in severe exacerbation of chronic

hepatitis[J]. Clin Infect Dis,2003,36(8):978-984.

[21] Tsubota A,Arase Y,Suzuki Y,et al. Lamivudine monotherapy for spontaneous severe acute exacerbation of chronic hepatitis B[J]. J Gastroenterol Hepatol,2005,20(3):426-432.

[22] 何卫平,王慧芬. HBV相关肝衰竭抗病毒治疗进展[J]. 临床肝胆病杂志,2009,25(3):235-237.

[23] Keeffe E B,Dieterich D T,Han S H,et al. A treatment algorithm for the management of chronic hepatitis B virus infection in the United States: 2008 update[J]. Clin Gastroenterol Hepatol,2008,6(12):1315-1341.

[24] Jun C,Jian H H,Chun L,et al. Short-term entecavir therapy of chronic severe hepatitis B[J]. Hepatobiliary Pancreat Dis Int,2009,8(3):261-266.

[25] Oliver S,Florian V B,Jurgen K,et al. Current and future therapies for chronic HBV-infections[J]. Rev Med Microbiol,2007,18(4):79-88.

[26] Lai C L,Gane E,Liaw Y,et al. Telbivudine versus lamivudine in patients with chronic hepatitis B[J]. N Engl J Med,2007,357(25):2576-2588.

[27] Yang J,Hang S,Liu Q. The comparative efficacy and safety of entecavir and lamivudine in patients with HBV-associated acute-on-chronic liver failure:a systematic review and meta-analysis[J]. Gastroenterol Res Pract,2016,2016:5802674.

[28] Zhang M Y,Zhu G Q,Shi K Q,et al. Systematic review with network meta-analysis: comparative efficacy of oral nucleos(t)ide analogues for the prevention of chemotherapy-induced hepatitis B virus reactivation[J]. Oncotarget,2016,7(21):30642-30658.

[29] Loomba R,Liang T J. Hepatitis B reactivation associated with immune suppressive and biological modifier therapies: current concepts, management strategies, and future directions[J]. Gastroenterology,2017,152(6):1297-1309.

[30] Pawowska M,Flisiak R,Gil L. et al. Prophylaxis of hepatitis B virus(HBV) infection reactivation-recommendations of the Working Group for prevention of HBV reactivation[J]. Clin Exp Hepatol,2019,5(3):195-202.

[31] Ratziu V,Thibault V,Benhamou Y,et al. Successful rescue therapy with tenofovir in a patient with hepatic decompensation and adefovir resistant HBV mutant[J]. Comp Hepatol,2006,5:1.

[32] Yu J W,Sun L J,Zhao Y H,et al. The study of efficacy of lamivudine in patients with severe acute hepatitis B[J]. Dig Dis Sci,2010,55(3):775-783.

[33] European Association for the Study of the Liver. EASL 2017 Clinical Practice Guidelines on the management of hepatitis B virus infection[J]. J Hepatol,2017,67(2):370-398.

第三节　乙型肝炎肝硬化相关重型肝炎(肝衰竭)的抗病毒治疗

谢　青　陈　韬

对慢性乙型肝炎(CHB)患者而言,HBV持续复制导致肝病进展,最终可引起肝硬化或肝

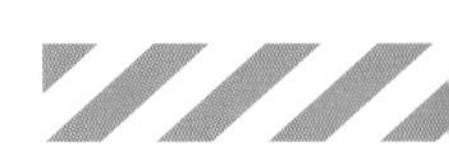

细胞癌(hepatocellular carcinoma,HCC)。目前乙型肝炎相关肝硬化的治疗原则是综合治疗,包括抗病毒、抗炎保肝和抗肝纤维化,其中抗病毒治疗是关键。自1999年拉米夫定上市以来,人们对CHB及其相关疾病包括肝硬化、肝衰竭的治疗有了新的认识和观念上的转变。大量的循证医学证据提示通过抗病毒治疗,持续抑制病毒的复制,可以减轻肝脏炎症和纤维化,减少或延缓疾病进展,最终提高患者生存率和生活质量。对于CHB抗病毒治疗的管理,国际上已有多个指南,而针对乙型肝炎相关肝硬化的抗病毒治疗,仍是临床上的一个热点和难点。

一、乙型肝炎相关肝硬化抗病毒治疗的目标和治疗终点

中华医学会发布的《慢性乙型肝炎防治指南(2019年版)》(简称2019年中国指南)中明确指出,CHB治疗的总体目标是最大限度地长期抑制HBV复制,减轻肝细胞炎症坏死及肝脏纤维组织增生,延缓和减少肝功能衰竭、肝硬化失代偿、HCC和其他并发症的发生,改善患者生活质量,延长其生存时间。AASLD指南、EASL指南、APASL指南和中国指南在CHB抗病毒治疗的目标上已达成共识。

对于已进展至肝硬化的患者,无论是代偿期还是失代偿期,抗病毒治疗只能延缓或降低肝功能失代偿和HCC的发生,并不能改变终末期肝硬化的最终结局。2019年中国指南指出,对于代偿期乙型肝炎相关肝硬化患者,治疗目标是延缓和降低肝功能失代偿和肝癌的发生。对于失代偿期乙型肝炎相关肝硬化患者,治疗目标是通过抑制病毒复制,改善肝功能,以延缓或减少对肝移植的需求。

在治疗终点方面,各指南的定义略有不同。2019年中国指南指出,血清HBV DNA阳性的代偿期乙型肝炎相关肝硬化患者和HBsAg阳性失代偿期乙型肝炎相关肝硬化患者,推荐进行长期抗病毒治疗。2018年AASLD指南建议,免疫活动期HBeAg阳性或阴性代偿期乙型肝炎相关肝硬化患者需进行无期限的抗病毒治疗,直至出现高等级的停药证据。成年低水平病毒血症(小于2000 IU/mL)的代偿期乙型肝炎相关肝硬化患者接受抗病毒治疗,以降低失代偿风险,无须参考ALT水平。失代偿期乙型肝炎相关肝硬化患者进行无期限的抗病毒治疗。2008年美国消化协会治疗规范建议长期治疗直至HBV DNA转阴且HBsAg消失。2009年EASL指南中,抗病毒治疗的终点更被进一步细分为"理想终点""满意终点"和"基本终点",其中"理想终点"指达到HBsAg清除伴或不伴HBsAg血清学转换。2015年APASL指南建议,代偿期和失代偿期肝硬化患者应长期进行抗病毒治疗。

二、乙型肝炎相关肝硬化的抗病毒治疗

(一)抗病毒治疗适应证

乙型肝炎相关肝硬化患者具有病程长、多为母婴传播、经治患者比例大、准种复杂度高、耐药风险更高等特点,临床上此类患者的治疗决策需综合考虑多种因素,包括长期治疗、能延缓疾病进展、改善组织学、低耐药发生率、安全性好及患者耐受性佳等。

目前对于乙型肝炎相关肝硬化抗病毒治疗指征,各国指南存在分歧,主要在于病毒载量的界值。对于代偿期肝硬化,2015年APASL指南认为HBV DNA载量大于2000 IU/mL伴ALT正常或者HBV DNA阳性伴ALT升高,2018年AASLD指南认为HBV DNA载量大于2000 IU/mL或HBV DNA载量小于2000 IU/mL者(成年低水平病毒血症的代偿期肝硬化患者)应该治疗,而2017年EASL指南认为只要可检出HBV DNA就应该治疗。2019年中国指南认为,不论ALT和HBeAg状态,HBV DNA阳性者均应进行抗病毒治疗。对于失代偿期肝硬化患者,各国指南的建议基本一致:只要HBV DNA可检测出,即使病毒载量很低,也应该进行抗病毒治疗。

(二)乙型肝炎相关肝硬化抗病毒治疗药物的选择和推荐

目前抗HBV药物包括干扰素和核苷(酸)类似物两大类。其中,失代偿期肝硬化是干扰素的禁忌证。即便是代偿期肝硬化,因有导致肝功能失代偿的风险,干扰素的使用也应十分慎重,在临床应用过程中需通过密切监测、剂量调整、注射间隔时间延长、辅助用药改善不良反应等措施来使患者安全完成用药疗程。相比之下,核苷(酸)类似物因抗病毒作用强、使用方便、安全性高、耐受性好而被各大指南推荐为乙型肝炎相关肝硬化的首选治疗药物。

目前已应用于临床的抗HBV核苷(酸)类似物有5种,国内已上市的有6种,为拉米夫定(LAM)、替比夫定(LdT)、阿德福韦酯(ADV)、替诺福韦酯(TDF)、替诺福韦艾拉酚胺(TAF)和恩替卡韦(ETV)。不同的核苷(酸)类似物疗效及安全性各不相同。肝硬化患者由于疾病已进展至终末期,治疗上应尽可能选择强效、快速地直接抑制病毒复制的药物。在2019年中国指南中,代偿期乙型肝炎相关肝硬化患者,推荐采用ETV、TDF或TAF进行治疗。失代偿期乙型肝炎相关肝硬化患者,推荐采用ETV或TDF治疗,若必要可以应用TAF治疗。在2018年AASLD指南中,成年低水平病毒血症肝硬化患者,免疫活动期HBeAg阳性或阴性代偿期乙型肝炎相关肝硬化患者,ETV、TDF或TAF为首选抗病毒药物。失代偿期肝硬化患者,推荐应用ETV或TDF,由于缺乏TAF在失代偿期肝硬化患者中应用的相关研究,因此限制推荐TAF在此类人群中应用。然而,对于合并肾功能不全和(或)骨骼损害的患者,推荐ETV或TAF治疗;在2017年EASL指南中,推荐代偿期或失代偿期肝硬化患者选择强效和低耐药的核苷(酸)类似物,如ETV、TDF或TAF;2015年APASL指南中,推荐TDF为代偿期和失代偿期肝硬化患者的首选药物。

(三)各种抗病毒药物治疗乙型肝炎相关肝硬化的疗效

1. 拉米夫定(LAM)

中国台湾地区的REVEAL研究发现,肝硬化的累积发生率与持续高病毒载量呈正相关。具有里程碑意义的4006研究奠定了抗病毒治疗在CHB治疗中的地位,也改变了全世界尤其是中国医师对CHB及乙型肝炎相关肝硬化治疗的理念,推动了抗病毒治疗在慢性乙型肝炎和乙型肝炎相关肝硬化治疗中的发展。这是一项大规模、多中心、随机、双盲、安慰剂对照前瞻性研究,目的是观察LAM在早期乙型肝炎相关肝硬化患者中的长期疗效。该研究中,3年随访结果显示LAM组患者有3.9%(17/436)发生HCC,而安慰剂组中这一比例为7.4%(16/215)($p=0.047$),同时发现3年LAM治疗使HCC发生风险降低了51%,使进展期纤维化/肝硬化患者疾病进展的风险降低55%。该研究首次证实了LAM抗病毒治疗可延缓疾病进展、降低HCC发生率。笔者对上海交通大学医学院附属瑞金医院感染科和上海市公共卫生临床中心4006研究中39例患者的10年随访结果进行总结分析后发现,LAM长期治疗可获得明显的组织学改善,并显著延缓疾病进展。所有患者入选时Ishak纤维化评分均不低于4,当10年随访结束时,有16例患者接受第二次肝组织学检查,其中12例(75%)达到组织学改善,3例(18.8%)肝纤维化完全逆转(Ishak纤维化评分为0)。在这3例患者中有1例曾出现LAM病毒学突破后加用了ADV进行挽救治疗。在完成10年随访的27例患者中,有11%(3/27)实现HBsAg消失,7%(2/27)实现HBsAg血清学转换,所有患者HBV DNA均小于10^3 copies/mL。23例在入组时HBeAg阳性,随访结束时,83%(19/23)HBeAg消失,39%(9/23)实现HBeAg血清学转换。疗程中11例(40.7%)发生病毒学突破或检测到LAM相关变异,其中5例加用ADV,5例换用ADV,1例换用ETV,结果显示,发生LAM耐药后接受挽救治疗的患者依然能获得较好的临床益处。此类肝硬化患者,在接受长期抗病毒治疗过程中,出现耐药后进行挽救治疗仍可使大部分患者重新获得病毒学应答,改善肝内炎症和纤维化。但是如果避免或预防耐药的发生,持续保持病毒学应答,是否可以对肝脏组织学改善带来更大的获益,仍需更多循证医学证据支持。

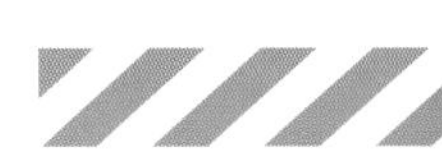

除了4006研究以外，在失代偿期肝硬化患者的研究中LAM也被证实耐受良好，可有效稳定或改善肝功能、延缓肝病进展、降低肝移植的需求率。在美国进行的一项多中心前瞻性研究中，75例失代偿期乙型肝炎相关肝硬化非肝移植等待患者接受了LAM体恤性治疗。所有75例患者基线时HBsAg阳性，其中62%HBeAg阳性，64% HBV DNA阳性。在治疗前HBV DNA阳性的患者中，69%的患者在6个月时达到HBV DNA转阴。90%的患者ALT水平改善，55%的患者6个月时ALT复常，伴血清总胆红素(TBil)和血清白蛋白(ALB)水平改善。末次随访时平均Child评分从10分降至8分，31%(23/75)的患者改善不少于2分，57%(43/75)无改善(<2分)，12%(9/75)恶化(≥2分)。研究中，18%的患者在平均13.1个月的治疗后发生了病毒学突破。但末次随访时，有病毒学突破的患者ALT、TBil、ALB水平与无病毒学突破的患者相似。研究结果证实，LAM治疗可使失代偿期乙型肝炎相关肝硬化非移植等待患者的肝病病情显著改善。

对乙型肝炎相关肝硬化患者的研究显示，LAM治疗后的临床改善需要3～6个月的时间，而且即便是出现临床改善的患者，都有可能发生HCC，因此，此类患者仍需要尽早治疗，并加强HCC发生的监测。

LAM治疗代偿期或失代偿期乙型肝炎相关肝硬化取得良好的疗效和安全性，但是LAM在长期治疗过程中耐药问题仍不可忽视，尤其是这类人群患病时间长，肝脏代偿能力弱，出现耐药不及时处理常会导致病情恶化甚至导致死亡。一项关于初治代偿期慢性乙型肝炎代偿期肝硬化患者的前瞻性、多中心研究显示，在3年随访期间，LAM联合ADV治疗与ETV单药治疗相比，发生病毒学突破患者比例更高(HR为2.83,95% CI为1.37～5.86;$p<0.01$)，且HBV DNA检测不到的患者比例更低(84.6% vs. 94.3%，$p>0.05$)。LAM在临床使用过程中病毒耐药变异的比例逐年增高，第1年、第2年、第3年、第4年分别达到14%、38%、49%、66%。发生病毒耐药变异后部分患者会出现病情加重，少数患者甚至发生肝功能失代偿。因此特别强调在代偿期或失代偿期乙型肝炎相关肝硬化患者使用LAM治疗时，注重患者依从性，密切监测随访，根据血清HBV DNA应答情况及时调整治疗方案，对一些失代偿期患者或高病毒载量者可以酌情考虑初始联合ADV，不可随意停药。

2. 阿德福韦酯(ADV)

已有数据显示，约有30%的核苷(酸)类似物初治患者对ADV治疗无应答，表现为治疗6个月时HBV DNA水平下降不明显。目前各大指南已不推荐ADV单药作为优选来治疗核苷(酸)类似物初治患者尤其是高病毒载量者，ADV更多地被推荐与LAM合用于有/无LAM耐药史的核苷(酸)类似物经治/初治患者。在一项针对LAM耐药患者的研究中，共有128例肝硬化失代偿期患者及196例肝移植后乙型肝炎复发的患者加用ADV治疗，结果显示HBV DNA水平下降10^3～10^4 copies/mL。治疗48周时，81%的移植前患者及34%的移植后患者达到了HBV DNA转阴，76%和49%的患者达到了ALT复常，1年生存率移植前患者为84%，移植后患者为93%。此外，最新的数据显示，LAM耐药患者换用ADV，发生ADV耐药的风险要明显高于加用ADV的患者。

3. 替比夫定(LdT)

替比夫定全球Ⅲ期临床试验是迄今为止最大的一项有关LdT治疗CHB患者的国际多中心临床试验，目的在于比较LAM和LdT在治疗CHB患者上的安全性和疗效。研究共有921例HBeAg阳性及446例HBeAg阴性的CHB患者入组，随机接受LAM或LdT治疗，疗程长达104周，其中25%的患者来自中国。结果表明，治疗52周时，HBeAg阳性患者HBV DNA转阴率在LdT组与LAM组分别为56%和39%($p<0.01$)；而在HBeAg阴性患者则分别为82%和57%($p<0.01$)。除HBeAg清除/血清学转换率方面外，治疗2年LdT组在总体疗效和耐药发生率方面均优于LAM组。在对基线因素进行校正后分析发现，HBeAg阳性患者基

线 HBV DNA 载量小于 10^9 copies/mL 及 ALT≥2×ULN,或 HBeAg 阴性患者基线 HBV DNA 载量小于 10^7 copies/mL,以及治疗 24 周时 HBV DNA 转阴是 LdT 治疗 2 年疗效的最佳预测因素。

在 LdT 治疗代偿期乙型肝炎相关肝硬化患者中,长期治疗患者在病毒学、生化和临床方面均显示出良好的获益。国内有学者曾进行 LdT 治疗乙型肝炎相关肝硬化患者 48 周的研究。在该研究中,40 例乙型肝炎相关肝硬化患者分别接受了 LdT 600 mg/d 或 LAM 100 mg/d 的治疗。结果显示,LdT 组在 24 周、48 周时均有 92.5%(37/40)的患者 HBV DNA 转阴,24 周、48 周时分别有 30.0%(6/20)及 35.0%(7/20)的患者达到了 HBeAg 血清学转换。治疗 48 周时 ALT、AST 明显下降,白蛋白、总胆红素、凝血酶原活动度(PTA)及 Child-Pugh 评分等指标均有所改善($p<0.05$)。该研究提示,LdT 能快速有效抑制乙型肝炎相关肝硬化患者的病毒复制,使 HBV DNA 水平下降,同时可以改善肝功能。一项研究中治疗前后分别检测透明质酸(HA)、人层粘连蛋白(LN)、人Ⅳ型胶原(Ⅳ-C)和人 N 末端Ⅲ型前胶原肽(PC-Ⅲ)4 项血清纤维化相关指标。结果表明,LdT 治疗 12 周后病毒抑制和生化反应良好,在 108 周的治疗过程中保持了较高的病毒学和生化控制率。四项纤维化相关指标,尤其是 HA 和 LN 均有不同程度的下调。在另一项 LdT 与 LAM 治疗失代偿期乙型肝炎相关肝硬化的随机双盲试验中,116 例患者分别随机接受了 104 周的治疗,治疗后 HBV DNA 载量小于 300 copies/mL 的患者在 LdT 组和 LAM 组中的比例分别为 49%和 40%,而两组的生存率分别达 87% 和 79%。

然而,鉴于 LdT 较高的耐药发生率,中国指南、APASL 指南、AASLD 指南和 EASL 指南中并不推荐 LdT 作为一线单药治疗。一项研究纳入 130 例代偿期乙型肝炎相关肝硬化患者,分别给予 LdT 与 ETV 治疗。结果表明,与 ETV 治疗相比,LdT 治疗后的耐药率更高(16.9% vs. 1.5%,$p=0.0006$)。与基线相比,LdT 组的平均肌酐水平下降(0.81 mg/dL vs. 0.94 mg/dL,$p=0.000$)。LdT 组和 ETV 组的肾小球滤过率(eGFR)中位数在 2 年时分别为 22.3 和 −3.3($p=0.000$)。轻度肾病患者(eGFR<90 mL/(min·1.73 m^2))中,LdT 组 eGFR 中位数增加 28.0 mL/(min·1.73 m^2),ETV 组下降 4.3 mL/(min·1.73 m^2)($p<0.001$)。因此,在代偿期乙型肝炎相关肝硬化患者中,LdT 治疗对保护肾功能更有效,但耐药率更高。另一项研究纳入 88 例代偿期慢性乙型肝炎相关肝硬化患者,同时匹配一个用 ETV 治疗的对照组进行比较。结果显示,LdT 组治疗 2 年后 65.8%谷丙转氨酶正常,HBeAg 血清转换率为39.8%,HBV DNA 检测阴性率为 71.6%,且病毒耐药率为 23.9%。与 ETV 组比较,HBV DNA 检测阴性率和病毒耐药率有显著性增高(p 均小于 0.001)。

4. 恩替卡韦(ETV)

ETV 是目前临床应用较广泛的抗病毒治疗药物之一,其抗病毒疗效强且耐药性低。一项来自中国台湾地区的纳入 758 例失代偿期慢性乙型肝炎相关肝硬化患者(HBV DNA≥ 2000 IU/mL)的研究结果表明,与非抗病毒治疗组相比,ETV 组 1 年、1~2 年和 2~3 年死亡率的风险比分别为 1.22(95%CI 为 1.05~1.43,$p=0.010$)、1.02(95%CI 为 0.86~1.20,$p=0.866$)和 0.59(95%CI 为 0.38~0.90,$p=0.016$)。这项研究提示,高病毒载量导致患者预后较差,但长期使用 ETV 可以降低这些患者的长期死亡率。有关 LAM 与 ETV 的 Meta 分析显示,失代偿期肝硬化患者中,LAM 与 ETV 相比,改善肝功能、凝血功能及预后效果相当(ALT,AIB,TBil,PTA 和 CTP 评分),但 ETV 较 LAM 的耐药发生率更低(RR=0.1,95%CI 为 0.04~0.24,$p\leq 0.00001$)。对失代偿期乙型肝炎相关肝硬化患者而言,ETV 的抗病毒疗效明显优于 ADV。在 2011 年 APASL 会议上,一项最新的 ETV 和 ADV 治疗失代偿期慢性乙型肝炎相关肝硬化患者的Ⅲ期临床试验(048 研究)被报道。该研究中所有患者均为失代偿期乙型肝炎相关肝硬化,经过 96 周的治疗后 ETV 组($n=100$)中 37% 的患者 Child 评分改善不低于 2,MELD 评分较基线平均下降 4.3,显示了良好的疗效和安全性。另一项研究纳入 360 例代偿期

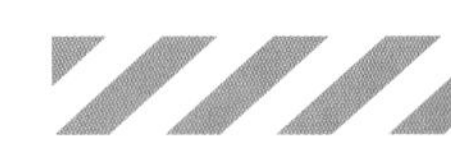

慢性乙型肝炎相关肝硬化患者接受 LAM 和 ADV 联合治疗 1 年以上。180 例患者继续采用联合治疗作为对照组，180 例患者改用 ETV 单药治疗作为实验组。研究周期为 3 年。结果显示，第 2 年和第 3 年，实验组的 HBV DNA 水平明显低于对照组(p 值分别为 0.009 和 0.006)。实验组和对照组的累积基因突变率分别为 3.49% 和 8.88%($p=0.044$)。研究结论建议，接受 LAM 和 ADV 联合治疗的患者应立即转为 ETV 单药治疗。改用 ETV 单药治疗可降低代偿期慢性乙型肝炎相关肝硬化患者 HBV DNA 水平，降低基因突变率。

有关抗病毒治疗对肝脏组织学的影响，一项纳入 42 例慢性乙型肝炎患者的研究(19 例患者接受 ETV 治疗，23 例采用 LAM 治疗)，平均随访时间为 39 个月和 42 个月。结果显示，接受 ETV 治疗患者的 Knodell 坏死炎症评分中位值从 11 分降至 0 分，接受 LAM 治疗患者的 Knodell 坏死炎症评分中位值从 9 分降至 3 分($p=0.0002$ 和 $p<0.0001$)。接受 ETV 治疗的患者坏死性炎症的改善比 LAM 治疗组明显($p=0.0003$)。但两组间纤维化程度的改善无显著性差异。

上述研究表明，ETV 耐药发生率低，降低 HBV DNA 效果强，且改善肝脏炎症效果显著。ETV 作为一种强效、低耐药的口服抗病毒药物，已被多个指南推荐作为慢性乙型肝炎的一线治疗药物。

5. 替诺福韦酯(TDF)

作为一种强效、低耐药的口服抗病毒药物，TDF 已被国内及多个国际指南推荐用于慢性乙型肝炎的一线治疗。韩国的一项多中心研究，共纳入 174 例接受 300 mg/d TDF 治疗的慢性乙型肝炎相关肝硬化患者。其中失代偿期肝硬化组 57 例，代偿期肝硬化组 117 例。失代偿期肝硬化组 1 年完全病毒学应答(CVR)和乙型肝炎 e 抗原(HBeAg)血清学转换率分别为70.2%和 14.2%。两组 1 年时 HBeAg 血清学转换率/丢失率和 ALT 正常化率相似。TDF 治疗也能有效降低两组的 HBV DNA 水平。在国际多中心随机、双盲、对照临床试验中，TDF 或 ADV 治疗 HBeAg 阳性 CHB 患者 48 周时 HBV DNA 载量小于 400 copies/mL 者分别为 76% 和 13%，ALT 复常率分别为 68% 和 54%；HBeAg 阴性慢性乙型肝炎患者治疗 48 周时，HBV DNA 载量小于 400 copies/mL 者分别为 93% 和 63%。该研究结果显示，TDF 抑制 HBV 的作用优于 ADV，且未发现与 TDF 有关的耐药突变。持续应用 TDF 治疗 3 年时，72% 的 HBeAg 阳性患者和 87% 的 HBeAg 阴性患者血清 HBV DNA 载量小于 400 copies/mL，亦未发现耐药变异。

在一项Ⅱ期双盲临床研究中，112 例失代偿期乙型肝炎相关肝硬化患者接受了 TDF($n=45$)、FTC/TDF(固定剂量的联合治疗；$n=45$)或 ETV($n=22$)的治疗。该研究以安全性为治疗终点，定义如下：不能耐受(不良事件导致永久终止治疗)及确证的血清肌酐较基线上升不小于 0.5 mg/dL 或血磷下降至小于 2 mg/dL。病毒学应答不佳(如 8 周或 24 周时 HBV DNA 载量不小于 400 copies/mL)的患者被判定为治疗失败，接受开放性 FTC/TDF 治疗。48 周中期分析的结果显示，各组不能耐受发生率分别为 TDF 组 6.7%，FTC/TDF 组 4.4%，及 ETV 组 9.1%($p=0.622$)，肾功能损害的发生率分别为 8.9%，6.7%与 4.5%($p=1.000$)。6 例患者死亡，6 例患者接受肝移植，无 1 例患者与研究药物有关，无 1 例患者出现乙型肝炎复发。不良事件与实验室异常的发生率、肝病及并发症的严重程度相关，无意外的安全性事件发生。研究中 48 周时达到 HBV DNA 载量小于 400 copies/mL(69 IU/mL)的患者比例分别是 70.5%(TDF)、87.8%(FTC/TDF)及 72.7%(ETV)；ALT 复常率分别为 57%(TDF)、76%(FTC/TDF)与 55%(ETV)。HBeAg 清除/血清学转换率分别为 21%/21%(TDF)，27%/13%(FTC/TDF)与 0/0(ETV)。3 组 Child 评分与 MELD 评分均有改善。该研究证实，在失代偿期乙型肝炎相关肝硬化患者中所有 3 种治疗方案均耐受良好，伴随病毒学、生物化学与临床指标的改善。

一项有关 TDF 与 ETV 的 Meta 分析表明，在肝硬化患者中，TDF 与 ETV 患者 ALT 正常水平在 3 个月(RR=1.43，95%CI 为 1.06～1.94，$p<0.017$)和 6 个月(RR=0.89，95%CI 为 0.81～0.97，$p<0.017$)有显著性差异，未检出 HBV DNA 仅在 3 个月(RR=1.59，95%CI 为 1.04～2.42，$p<0.017$)有显著性差异，但 6 个月无显著性差异。TDF 和 ETV 在 eGFR 水平(RR=1.601，95%CI 为 1.035～2.478，$p=0.0034$)和低磷血症发生率(RR=4.008，95%CI 为 1.485～10.820，$p=0.006$)上有显著性差异。因此，TDF 治疗 3 个月的效果优于 ETV，但在 6 个月的治疗期间，TDF 对病毒的抑制和肝功能的改善可能并不优于 ETV。TDF 和 ETV 均可影响肾功能，但 TDF 治疗的患者更易发生肾损害和低磷血症。

6. 富马酸丙酚替诺福韦片(TAF)

TAF 是一种最近几年新上市的药物，其作为一线药物被广泛应用于临床治疗慢性乙型肝炎。现有研究证实其治疗慢性乙型肝炎患者的效果及安全性良好。在两项国际试验中，治疗 96 周时，接受 TAF 和 TDF 治疗的慢性乙型肝炎患者的病毒抑制率相似(HBeAg 阳性和阴性：分别为 73%和 75%；90%和 91%，$p>0.05$)。接受 TAF 治疗的患者髋关节(平均变化率－0.33% vs. －2.51%，$p<0.001$)和腰椎(平均变化百分比－0.75% vs. －2.57%，$p<0.001$)骨密度下降幅度明显小于接受 TDF 治疗的患者，以及 Cockcroft-Gault 法估计的肾小球滤过率显著较小的中位数变化(－1.2 mg/dL vs. －4.8 mg/dL；$p<0.001$)。因此，在慢性乙型肝炎患者中，TAF 对于肾和骨的持续改善优于 TDF 治疗。一项来自美国和亚洲 13 个中心的研究，共纳入 834 例既往接受 TDF 治疗的慢性乙型肝炎患者(≥12 个月)，后改用 TAF 治疗至 96 周。病毒抑制率($p<0.001$)和 ALT 正常化率($p=0.003$)在转换后显著增加，完全应答率($p=0.004$)呈上升趋势，而 eGFR 趋势($p>0.44$)或平均 eGFR($p>0.83$，根据年龄、性别、基线 eGFR 和糖尿病进行调整，高血压或肝硬化)保持稳定。另一项研究纳入 211 例接受 ETV 治疗的慢性乙型肝炎患者，部分患者治疗过程中换用 TAF。治疗 24 周后，TAF 组 CVR 和 ALT 正常化率分别为 62.7%和 47.6%，分别高于 ETV 组的 9.3%和 10.5%(16.4，95%CI 为 6.6～40.0，$p<0.01$)。亚组分析表明，无论性别、年龄、CHB 家族史、HBV DNA、HBeAg 和肝硬化的状况如何，转为 TAF 都有利于 CVR。两种治疗方法均耐受性好，肾安全性好。

尽管 TAF 被各大指南推荐应用于代偿期肝硬化患者的抗病毒治疗，有关 TAF 在肝硬化患者中应用的报道相对较少。在代偿期肝硬化患者中，也有相关应用尝试。一例 75 岁女性患者，经过多年的 ADV 和 LAM 治疗，且伴有 TDF 诱导的 Fanconi 综合征，ETV 耐药株和 3 级慢性肾病。给予 TAF 作为同情性使用，可迅速抑制病毒复制到无法检测的水平，而不会恶化肾功能或出现副作用。在失代偿期肝硬化患者中，尚未见相关报道。

(四)乙型肝炎相关肝硬化抗病毒治疗的优化治疗和耐药处理

1. 优化治疗

4006 研究的 10 年随访数据提示，LAM 长期(长达 10 年)抗病毒治疗可延缓疾病进展，甚至逆转组织学改变，并获得持续病毒学应答。尽管耐药后的挽救处理可使一部分患者重新获得病毒学应答，但在耐药过程中的处理不当或不及时常会导致病情加重甚至抵消原有的临床获益。因此，对于乙型肝炎相关肝硬化长期抗病毒治疗过程中如何克服和预防耐药的发生，使抗病毒带来的临床获益(包括组织学改善和阻止及延缓疾病进展)最大化仍是临床医师急需考虑的一个问题。

优化治疗是指根据患者的基线特点选择适当的药物，并通过对治疗中患者的应答，尤其对早期病毒学应答欠佳者，及时调整治疗方案，以达到更佳的长期疗效。优化治疗是当前乙型肝炎抗病毒治疗研究中的热点，也是重要的治疗策略和预防耐药发生的重要措施，甚至有专家认为，所有的抗病毒药物都需要优化治疗。

优化治疗的内容主要包括根据基线特征优化和根据治疗早期应答优化。大量研究已经证

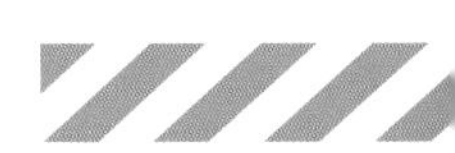

实,基线参数如低病毒载量、高血清 ALT 水平、肝活检高炎症活动度评分及治疗早期病毒学应答与抗病毒治疗的远期疗效密切相关。早在 2007 年 Keeffe 的"路线图概念"中,即已推荐根据治疗 24 周时的病毒学应答优化治疗方案。

联合治疗是优化治疗的重要组成部分。联合治疗包括初始联合、治疗过程中的联合(应答不佳或耐药)、经治复发后再治的联合。国外指南对联合治疗已有一定阐述,2017 年 EASL 指南中提到,治疗依从性良好、HBV 复制抑制不完全的患者应用 ETV 或 TDF/TAF 长期治疗期间,HBV DNA 水平不再下降,或可考虑联合两种药物治疗;2018 年 AASLD 指南中推荐应用某种核苷(酸)类似物治疗期间,持续低水平病毒血症患者发生病毒学突破时,可以考虑联合应用抗病毒药物。

既往 LAM+ADV 是临床上被使用和研究得最多的联合治疗方案,目前已积累了一定的循证医学证据,但大部分来自单中心、小样本、非随机对照试验,尚需多中心、大样本、随机研究以进一步评估联合治疗尤其是初始联合治疗对乙型肝炎相关肝硬化患者的临床获益。

Lampertico 等对 HBeAg 阴性乙型肝炎相关肝硬化患者 5 年病毒学应答的研究显示,联合治疗(LAM+ADV)节点前移可提高患者的病毒学应答率,降低失代偿发生率。在 2008 年 AASLD 会议上 Carey 等报道,与 ETV 和 TDF 单药治疗相比,LAM 和 ADV 联合治疗 12 个月时的病毒学疗效与 TDF 单药治疗组相似(分别是 73%和 80%),而 HBeAg 血清学转换率则高于 TDF、ETV 单药治疗组(分别是 21%、8%、7%,$p=0.06$)。我国杨益人等的研究提示,对于肝硬化患者,LAM 和 ADV 初始联合治疗效果比 LAM 单药治疗效果更为显著。潘红英等对 LAM 和 ADV 初始联合与各单药治疗肝硬化患者的疗效进行比较发现,联合治疗效果优于 LAM 或 ADV 单药治疗,且安全性良好。

目前尚缺乏 TDF 联合 ETV 在肝硬化患者中的研究数据。一项前瞻性、多中心研究中,以耐多药慢性乙型肝炎(MDR-CHB)患者为研究对象,定义为可检测血清 HBV DNA(≥60 IU/mL),用 ETV 1.0 mg 和 TDF 300 mg 联合治疗 48 周。共有 64 例符合条件的患者。基线检查时,HBV DNA 中位值为 4.24(范围 2.11~6.73)lg IU/mL。到第 4、12、24 和 48 周,分别有15/64(23.4%)、36/64(56.3%)、43/64(67.2%)和 55/64(85.9%)的患者达到 HBV DNA<60 IU/mL。从基线检查到 4 周和 48 周,HBV DNA 的平均减少量分别为 1.23lg IU/mL 和 2.38lg IU/mL。尽管有 5 例患者出现病毒学突破,但均为一过性,未检测到对 TDF 的耐药突变或新突变。因此,对于难治的 MDR-CHB 患者,在接受多种抗病毒药物治疗的 48 周内,ETV+TDF 联合治疗可获得很高的病毒抑制率。

近年来,一些新型的抗病毒药物也逐渐走入人们的视野。Truvada 是一种恩曲他滨(emtricitabine,FTC)和替诺福韦固定剂量的复合制剂,被 FDA 批准用于抗 HIV 治疗。FTC 与 LAM 结构相似,耐药性亦与 LAM 相近。在 2005 年报道的一项双盲平行对照研究中,25 mg、100 mg 或 200 mg 的 FTC 被用于治疗 CHB 患者。48 周后,所有患者均转入开放性 200 mg FTC 继续治疗 48 周。结果显示:FTC 具有剂量依赖性的抗病毒作用。2 年治疗结束后,53%的患者血清 HBV DNA 载量小于等于 4700 copies/mL,33%的患者发生了血清学转换,85%的患者 ALT 复常,耐受性良好。在接受 200 mg 的 FTC 治疗 2 年的患者中,18%出现了耐药,研究证实 200 mg 的 FTC 可用于 CHB 的抗病毒治疗。

2. 长期核苷(酸)类似物治疗过程中的耐药处理

核苷(酸)类似物长期治疗过程中耐药是一个不可避免的问题。对于已进展至肝硬化的患者,由于肝脏储备功能明显受损,一旦发生耐药,可导致肝炎复发、肝病加重,甚至有生命危险。目前的观点认为,耐药的发生是 HBV、宿主和药物压力等相互作用的结果。对初治患者选用强效、高基因屏障药物,治疗中评估病毒学应答,应答不佳者早期联合用药,或对低基因屏障药物采用初始联合,均能有效降低治疗中耐药发生的风险。

尽管联合治疗已被证实能有效降低耐药发生率,但临床上仍有40%～50%的CHB患者正接受核苷(酸)类似物治疗,即便是应用最强效的抗病毒药物,也难以避免应答不佳或耐药的发生。循证医学证据表明,核苷(酸)类似物发生耐药时应避免单药序贯治疗,以防筛选出对多种核苷(酸)类似物耐药的突变株。目前,国内外对于耐药挽救治疗已达成共识。若发生LAM和LdT耐药,推荐换用TDF或TAF;而发生ADV耐药,之前未使用LAM或者LdT者,换用ETV、TDF或TAF,若对LAM/LdT同时耐药,推荐换用TDF或TAF治疗;对ETV耐药者,换用TDF或TAF治疗;对ETV和ADV耐药者,推荐ETV联合TDF/TAF治疗。在耐药患者耐药挽救性联合治疗的时机方面,在发生病毒学突破或基因耐药时加药优于出现生物化学突破或临床耐药时加药。

三、乙型肝炎相关肝硬化核苷(酸)类似物的不良反应及处理

核苷(酸)类似物总体安全性和耐受性良好,少见严重不良反应如肾功能不全、肌炎、横纹肌溶解、乳酸酸中毒等。抗病毒药物的不良反应主要与其线粒体毒性有关,不同的核苷(酸)类似物可导致不同部位的线粒体损伤。ADV和TDF具有潜在肾毒性,可引起肾小管病变,大剂量时尤其明显。有研究显示,ADV连续治疗4～5年的代偿期肝硬化患者中有3%,等待肝移植的患者中有6%,接受肝移植的患者中有47%,以及肝移植后39～99周的患者中有21%发生了肾毒性。后三类患者肾毒性的高发到底是与肝硬化失代偿的进展(如发生肝肾综合征)或与同时合用其他肾毒性药物有关,还是与ADV直接相关,目前尚不明确。对于肾功能不全的患者,单用或合用核苷(酸)类似物的疗效和安全性目前尚不明确,推荐减少剂量或延长给药间隔。其他如预防性磷酸补充治疗,以降低肾毒性发生的研究,也非常必要。

动物实验中,大剂量ETV长期使用被证实可诱发实体瘤。但在各大临床试验中,目前尚未发现ETV相关的肿瘤发生率高于其他抗病毒药物。ETV长期治疗(5年)中未发现其线粒体毒性及其他严重不良反应发生率增高,但有关于使用免疫抑制剂后HBV再激活的患者ETV治疗后发生致死性乳酸酸中毒的报道。另外,近年来高MELD评分(>20分)肝硬化患者中有服用ETV后出现乳酸酸中毒,甚至致死的病例报道,尽管例数较少但仍需引起临床医师重视,并积累更多研究进一步考证。

LdT可能导致肌病和周围神经系统疾病,在LdT联合PEG-IFN-α-2a治疗过程中有可能发生中、重度周围神经系统病变,因此严禁与PEG-IFN-α-2a联用。GLOBE研究中LdT组的不良事件发生率和LAM组相似,但接受LdT治疗的患者3～4级肌酸激酶增高的发生率要明显高于LAM组(分别是12.9%和4.1%),尽管其中大多是无症状的,但仍有2例患者因LdT引起了有症状性肌病而不得不终止治疗。对于失代偿期肝硬化患者,LdT的疗效和安全性有待进一步明确。

TAF作为新的抗病毒治疗药物,现有研究证实其治疗慢性乙型肝炎患者的效果及安全性良好,特别是对肾脏及骨骼的保护作用。在两项国际试验中,共随访96周。接受TAF治疗的患者髋关节(平均变化率−0.33% vs. −2.51%,$p<0.001$)和腰椎(平均变化百分比−0.75% vs. −2.57%,$p<0.001$)骨密度下降幅度明显小于接受TDF治疗的患者,以及Cockcroft-Gault法估计的肾小球滤过率显著较小的中位数变化(−1.2 mg/dL vs. −4.8 mg/dL,$p<0.001$)。因此,在慢性乙型肝炎患者中,TAF对肾和骨的持续改善优于TDF治疗。中国《慢性乙型肝炎防治指南(2019年版)》明确指出,治疗前仔细询问相关病史,以降低风险。对治疗中出现血肌酐、肌酸激酶或乳酸脱氢酶水平明显升高,并伴相应临床表现如全身情况变差、肌痛、肌无力、骨痛等症状的患者,应密切观察。一旦确诊为肾功能不全、肌炎、横纹肌溶解、乳酸酸中毒等,应及时停药或改用其他药物,同时给予积极的相应治疗干预。

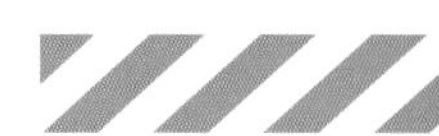

四、总结与展望

核苷(酸)类似物治疗是延缓或逆转乙型肝炎相关肝硬化进展的重要手段。对肝硬化患者而言,抗病毒治疗是一个长期的过程,治疗前充分评估患者的基本情况,治疗过程中严密监测治疗应答及不良反应,根据患者应答情况优化治疗,是临床医师制订治疗决策的首要考虑因素。近年来有关 LAM、ETV、LdT 及 TDF 治疗肝硬化方面的研究有了较大进展(图 11-4),但 TAF 对于肝硬化患者的疗效和安全性,还需要更强有力的循证医学证据支持。笔者预测,在未来的数年中,随着国内外联合治疗研究的火热开展,乙型肝炎相关肝硬化抗病毒治疗领域将会有更多新的发现(表 11-9)。

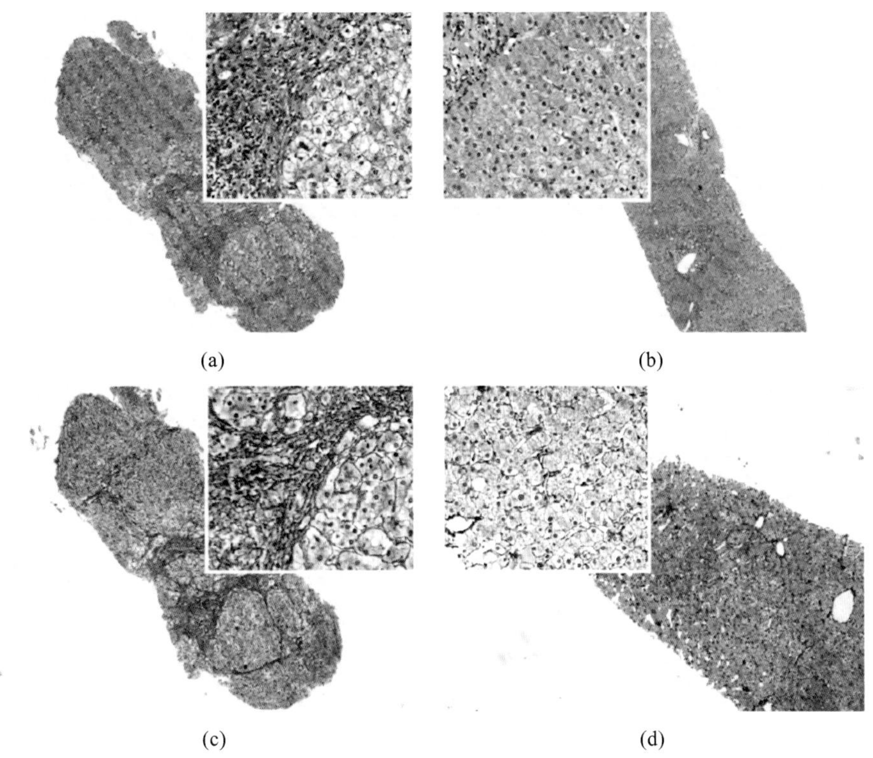

图 11-4　一例代偿期乙型肝炎相关肝硬化患者接受长达 10 年的拉米夫定治疗,治疗前和治疗第 10 年时肝活检组织学炎症和纤维化的变化

(a)治疗前重度界面炎症;(b)治疗后炎症消失;(c)治疗前假小叶形成;(d)治疗后假小叶消失

表 11-9　各种抗病毒药物治疗乙型肝炎相关肝硬化的临床研究汇总

药　物	研究结论
拉米夫定	可延缓乙型肝炎相关肝硬化患者的肝病进展、降低 HCC 发生率 长期(10 年)治疗可获得明显的组织学改善,甚至逆转组织学改变,并获得持续病毒学应答,显著延缓疾病进展
阿德福韦酯	治疗拉米夫定耐药的乙型肝炎相关肝硬化患者可获得显著病毒学、生物化学应答及临床获益
替比夫定	能快速有效抑制乙型肝炎相关肝硬化患者的病毒复制,使 HBV DNA 水平下降,同时可改善肝功能,且具有较低耐药率
恩替卡韦	治疗失代偿期乙型肝炎相关肝硬化患者生物化学应答及临床获益良好,疗效优于阿德福韦酯,且耐受良好,早期死亡率与接受拉米夫定治疗的患者相似
替诺福韦	暂无

参考文献

[1] Iloeje U H, Yang H I, Su J, et al. Predicting cirrhosis risk based on the level of circulating hepatitis B viral load[J]. Gastroenterology,2006,130(3):678-686.

[2] Terrault N A, Lok A S F, McMahon B J, et al. Update on prevention, diagnosis, and treatment of chronic hepatitis B: AASLD 2018 hepatitis B guidance[J]. Hepatology, 2018,67(4):1560-1599.

[3] Sarin S K, Kumar M, Lau G K, et al. Asian-Pacific clinical practice guidelines on the management of hepatitis B:a 2015 update[J]. Hepatol Int,2016,10(1):1-98.

[4] 中华医学会肝病学分会,中华医学会感染病学分会. 慢性乙型肝炎防治指南(2010 年版)[J]. 中华肝脏病杂志,2011,19(1):13-24.

[5] 中华医学会感染病学分会,中华医学会肝病学分会. 慢性乙型肝炎防治指南(2019 年版)[J]. 中华肝脏病杂志,2019,27(12):938-961.

[6] Keeffe E B, Dieterich D T, Pawlotsky J M, et al. Chronic hepatitis B: preventing, detecting, and managing viral resistance[J]. Clin Gastroenterol Hepatol, 2008, 6(3): 268-274.

[7] Liaw Y F, Sung J J, Chow W C, et al. Lamivudine for patients with chronic hepatitis B and advanced liver disease[J]. N Engl J Med,2004,351(15):1521-1531.

[8] 许蓓,徐国光,郭青,等. 拉米夫定对慢性乙型肝炎伴重度肝纤维化患者的长期应用疗效——NUCB 4006 十年随访研究[J]. 中华传染病杂志,2010,28(11):656-661.

[9] Zeuzem S, Gane E, Liaw Y F, et al. Baseline characteristics and early on-treatment response predict the outcomes of 2 years of telbivudine treatment of chronic hepatitis B [J]. J Hepatol,2009,51(1):11-20.

[10] Keeffe E B, Zeuzem S, Koff R S, et al. Report of an international workshop: roadmap for management of patients receiving oral therapy for chronic hepatitis B[J]. Clin Gastroenterol Hepatol,2007,5(8):890-897.

[11] Lampertico P, Viqanò M, Manenti E, et al. Adefovir rapidly suppresses hepatitis B in HBeAg-negative patients developing genotypic resistance to lamivudine[J]. Hepatology,2005,42(6):1414-1419.

[12] Fontana R J. Management of patients with decompensated HBV cirrhosis[J]. Semin Liver Dis,2003,23(1):89-100.

[13] Lange C M, Bojunga J, Hofmann W P, et al. Severe lactic acidosis during treatment of chronic hepatitis B with entecavir in patients with impaired liver function[J]. Hepatology,2009,50(6):2001-2006.

[14] Wu X, Zhou J, Xie W, et al. Entecavir monotherapy versus de novo combination of lamivudine and adefovir for compensated hepatitis B virus-related cirrhosis: a real-world prospective multicenter cohort study[J]. Infect Drug Resist,2019,12:745-757.

[15] Ye X G, Su Q M. Effects of entecavir and lamivudine for hepatitis B decompensated cirrhosis: meta-analysis[J]. World J Gastroenterol,2013,19(39):6665-6678.

[16] Wang J L, Du X F, Chen S L, et al. Histological outcome for chronic hepatitis B patients treated with entecavir vs lamivudine-based therapy[J]. World J Gastroenterol,2015,21(32):9598-9606.

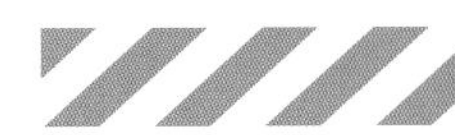

[17] Lian J S, Zhang X L, Lu Y F, et al. Switching lamivudine with adefovir dipivoxil combination therapy to entecavir monotherapy provides better viral suppression and kidney safety[J]. Int J Med Sci, 2019, 16(1): 17-22.

[18] Lv G C, Yao J M, Yang Y D, et al. Efficacy of combined therapy in patients with hepatitis B virus-related decompensated cirrhosis[J]. World J Gastroenterol, 2013, 19 (22): 3481-3486.

[19] Meng N, Gao X, Yan W, et al. Efficacy of telbivudine in the treatment of chronic hepatitis B and liver cirrhosis and its effect on immunological responses[J]. J Huazhong Univ Sci Technolog Med Sci, 2015, 35(2): 230-234.

[20] Shen H, Ding F, Wang Z, et al. Comparison of telbivudine and entecavir therapy on nephritic function and drug resistance in patients with hepatitis B virus-related compensated cirrhosis[J]. Cell Physiol Biochem, 2016, 40(1-2): 370-378.

[21] Yang X, Li J, Zhou L, et al. Comparison of telbivudine efficacy in treatment-naive patients with hepatitis B virus-related compensated and decompensated cirrhosis in 96 weeks[J]. Eur J Gastroenterol Hepatol, 2014, 26(4): 396-403.

[22] Tsai M C, Yu H C, Hung C H, et al. Comparing the efficacy and clinical outcome of telbivudine and entecavir naïve patients with hepatitis B virus-related compensated cirrhosis[J]. J Gastroenterol Hepatol, 2014, 29(3): 568-575.

[23] Hung T H, Tsai C C, Lee H F. Population-based study of entecavir and long-term mortality in chronic hepatitis B-related decompensated liver cirrhosis[J]. Clin Res Hepatol Gastroenterol, 2019, 43(6): 694-699.

[24] Han Y, Zeng A, Liao H, et al. The efficacy and safety comparison between tenofovir and entecavir in treatment of chronic hepatitis B and HBV related cirrhosis: a systematic review and meta-analysis[J]. Int Immunopharmacol, 2017, 42: 168-175.

[25] Lee S K, Song M J, Kim S H, et al. Safety and efficacy of tenofovir in chronic hepatitis B-related decompensated cirrhosis[J]. World J Gastroenterol, 2017, 23(13): 2396-2403.

[26] Toyoda H, Leong J, Landis C, et al. Treatment and renal outcomes up to 96 weeks after tenofovir alafenamide switch from tenofovir disoproxil fumarate in routine practice[J]. Hepatology, 2021, 74(2): 656-666.

[27] Li Z B, Li L, Niu X X, et al. Switching from entecavir to tenofovir alafenamide for chronic hepatitis B patients with low-level viraemia[J]. Liver Int, 2021, 41(6): 1254-1264.

[28] Grossi G, Loglio A, Facchetti F, et al. Tenofovir alafenamide as a rescue therapy in a patient with HBV-cirrhosis with a history of Fanconi syndrome and multidrug resistance[J]. J Hepatol, 2017, 68(1): 195-198.

[29] Park J Y, Kim C W, Bae S H, et al. Entecavir plus tenofovir combination therapy in patients with multidrug-resistant chronic hepatitis B: results of a multicentre, prospective study[J]. Liver Int, 2016, 36(8): 1108-1115.

[30] Agarwal K, Brunetto M, Seto W K, et al. 96 weeks treatment of tenofovir alafenamide vs. tenofovir disoproxil fumarate for hepatitis B virus infection[J]. J Hepatol, 2018, 68 (4): 672-681.

第四节　乙型肝炎相关特殊人群的抗病毒治疗

龚作炯　王鲁文

一、乙型肝炎相关肝细胞癌患者的抗病毒治疗

据统计,全世界肝细胞癌(hepatocellular carcinoma,HCC)发病率已超过62.6万人/年,居恶性肿瘤的第5位;死亡率接近60万人/年,位居肿瘤相关死亡原因的第3位。目前,我国HCC发病人数约占全球总发病人数的55%,在肿瘤相关死亡原因中排位仅次于肺癌,占第2位。HCC的发生与较多危险因素有关,HBV感染者血清高病毒载量(HBV DNA载量大于10^4 copies/mL)是HCC的独立危险因素。慢性HBV感染与HCC发病之间的关系不仅非常显著,而且有高度的特异性,在HBV携带者中未见其他类型肿瘤发病率增加。当前HCC的治疗是以手术为主的综合治疗,且研究发现,通过抗病毒治疗有效地抑制HBV的复制,能够降低HCC的发生率和HCC切除术后复发的概率。

(一)HBV感染与HCC发生的关系

1.流行病学研究

目前大量研究表明HBV DNA高载量是HCC发生的独立危险因素。Chen等报道了我国江苏海门一项为期10年的前瞻性队列研究,1992—1993年在海门34个区、镇建立了包括83794名居民的稳定队列,入组时年龄为25～64岁,检测HBsAg,随访10年,选择其中9个区、镇中基线HBsAg阳性患者,测定HBV DNA,并按HBV DNA阴性(<10^3 copies/mL)、低HBV DNA载量(10^3～10^5 copies/mL)和高HBV DNA载量(>10^5 copies/mL)分为三组。评价HBV DNA载量与慢性乙型肝炎及HCC间的相关性,HCC经超声波检查表现为大于2 cm的结节和甲胎蛋白(AFP)>400 μg/L确定。共有3464人在入组时HBsAg阳性,2354例具有足够的基线血清标本或随访资料,2354例患者中448例死亡,231例死于HCC,85例死于终末期肝病。结果表明,随着病毒载量的增加,HCC和慢性肝病死亡的相对危险度有显著增加的趋势,高病毒载量组与其他两组相比差异具有统计学意义。HCC病死率分析显示,低病毒载量组与HBV DNA阴性组相比,HCC相对危险度为1.8(95%CI为0.5～5.8),而高病毒载量组与HBV DNA阴性组相比,HCC相对危险度则为9.9(95%CI为3.2～31.0)。

Chen等进行的一项REVEAL研究,探讨了HBV DNA水平与HCC发生之间的危险关系。前瞻性队列研究纳入3653例患者(年龄30～65岁),HBsAg均为阳性且抗-HCV均为阴性,随访期间观察HCC发生的情况。按不同HBV DNA水平分组,随访13年,HCC累积发生率在HBV DNA阴性组、低于10^4 copies/mL组、10^4～<10^5 copies/mL组、10^5～<10^6 copies/mL组、大于等于10^6 copies/mL组分别为1.3%、1.37%、3.57%、12.17%、14.89%。除去性别、年龄、吸烟、饮酒、HBeAg状态、血清ALT水平和肝硬化等因素的影响,HBV DNA水平与HCC发生率有显著相关性($p<0.001$)。这种剂量依赖关系在HBeAg阴性和血清ALT水平正常的患者中尤为显著。在随访过程中,持续HBV DNA水平增高的患者发生HCC的危险度最高。因此得出结论,HBV DNA载量大于10^4 copies/mL是发生HCC的高危因素,而且不依赖于HBeAg状态、血清ALT水平和肝硬化等因素。

上述研究表明,在肝癌相关性方面,HBV DNA载量或许比ALT更有显著性。目前各国乙型肝炎防治指南均认为,慢性乙型肝炎的根本治疗目标是永久性抑制或清除HBV,从而降低病毒的致病性和感染性,减轻或抑制肝脏的坏死性炎症。临床治疗的近期目标是保持HBV

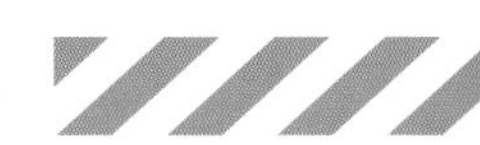

DNA 持续抑制，ALT 正常和阻断失代偿期肝硬化的发生(初始应答)，在治疗期间和治疗后减轻肝脏的坏死性炎症和纤维化(持续应答)。治疗的长期目标和最终目标是阻止肝功能失代偿，减轻或阻止慢性乙型肝炎进展至肝硬化或 HCC，延长生存期(持久应答)。因此，理想的乙型肝炎治疗药物应该能够持续、有效地降低慢性乙型肝炎患者的 HBV DNA 载量，从而抑制疾病进展，降低 HCC 的发生率。

2. 分子生物学机制的研究

大量研究结果证实，在肝细胞癌变阶段，包括 HBV 在内的各种病因学因素及功能因子参与 HCC 的形成过程。

Liu 等认为相关 HCC 的形成包含宿主细胞与 HBV 两个方面因素，对最终的病理结果独立或协同发挥作用。目前，HBV 与肿瘤形成相关的不同模型已经出现。大量研究证明，HBV 可以通过直接和间接的作用诱导 HCC 的发生。早期认为，HBV 对肝细胞造成慢性损伤，引起持续坏死性炎症并激活肝细胞再生，加快了肝细胞的换代，结果加速了肝细胞基因潜在的恶性变异，导致其向肿瘤细胞转化及克隆增殖，最终形成肿瘤。

病毒基因与宿主基因的整合并非病毒复制所必需的，但却使病毒基因组得以保存。几乎所有 HBV 相关的 HCC 均包含 HBV 的整合基因。HBV DNA 整合入宿主肝细胞染色体发生在病毒感染的早期，整合现象普遍存在于 HBV 感染后的 HCC 组织样本中，由于参与整合的是病毒基因片段，结构不完整，故不能作为复制模板。对于整合与细胞癌变的关系，有学者提出这样的假设：病毒基因片段激活了第一个宿主细胞基因，可称其为始发基因。在该基因的影响下，一些后续基因参与进来，并在细胞恶变过程中发挥重要作用。此外，HBV DNA 整合对宿主细胞的影响还包括使细胞基因片段缺失、染色体重排、基因组 DNA 拷贝数变化、部分染色体杂合性缺失等，HBV 整合对宿主细胞中保护染色体完整的相关机制形成了破坏。

病毒基因产物的致癌作用，在 HBV 转录激活中起主要作用的是 X 蛋白。X 蛋白在细胞周期、细胞内信号转导及 DNA 修复方面均表现出活性。首先，有报道指出，HBx 蛋白可激活磷脂酰肌醇-3(phosphatidylinositol-3)激酶和 AKT 信号转导通路，进而协同 Ras 基因对人初级纤维母细胞的转化产生影响，这种协同作用也可对 Ras 介导凋亡的作用产生负面影响。其次，多数研究者认为 HBx 蛋白阻碍 P53 基因介导的凋亡作用是钙蛋白引发细胞癌变的主要原因。再次，在 HBx 蛋白的各种作用中，反式激活物作用被认为是参与诱发肝癌的关键因素，原因在于该作用广泛存在于细胞复制、炎症反应、免疫反应相关的众多信号转导通路及基因活动中。最后，HBx 蛋白还可黏附于与中心粒形成所需的相关蛋白上，进而在肝细胞有丝分裂过程中影响纺锤体的形成。

另有研究指出，HCC 组织中存在多种信号转导通路下调的情况，包括 Wnt/β-catenin 信号通路、转化生长因子 β(TGF-β)信号通路、Ras/MAPK 信号通路、PI3K-PKB/Akt 信号通路、JAK/STAT 信号通路、蛋白激酶 C(protein kinase C，PKC)信号通路。此外，纤维介素蛋白 2(fibrinogen-like protein 2，fgl2)、HGF、IGFs 等凝血相关因子、生长因子及血管再生相关基因表达状况的改变可能也参与了 HCC 发生和发展过程。

(1)Wnt/β-catenin 信号通路：Wnt 信号通路对多种细胞功能均有调节作用，其中 β-连环蛋白(β-catenin)是起关键性作用的信号分子。在 P53 缺失的情况下，HBx 蛋白通过抑制 GSK-3β 激酶活性稳定 β-连环蛋白表达，促进肝癌的发生；HBx 蛋白可以通过 Wnt-5a 通路来调控肝细胞基因表达，促进肝癌的发生。

(2)TGF-β 信号通路：其在 HCC 发生和发展过程中的作用相对复杂。它可持续诱导炎症并通过促进细胞外基质沉淀来加速肝纤维化进程。持续性的 TGF-β 表达上调可以促进肿瘤的生长。TGF-β 还被认为在肿瘤发展过程中具有双重作用：在肿瘤形成阶段，有促进肿瘤细胞侵犯、转移的作用，而在肝脏损害阶段抑制肿瘤生长。通过使用 TGF-β 受体Ⅰ激酶抑制剂，可阻断 TGF-β 信号转导通路,进而发挥抗肿瘤作用。

(3)Ras/MAPK 信号通路:Ras/MAPK 信号通路是由外界多种信号激活受体后引发的胞内级联式瀑布信号反应,涉及多种连接子、核苷酸交换因子、小 GTP 结合蛋白。HBx 蛋白可以通过激活 Ras/MAPK 信号级联反应激活 NF-κB、AP-1,增加胞内 TATA 结合蛋白合成,诱导 RNA 多聚酶Ⅱ依赖的基因转录,降低细胞周期调控,诱导中心体高度扩增和有丝分裂畸变,使肝细胞在染色体水平发生改变,促进肝癌的发生。

(4)PI3K-PKB/Akt 信号通路:该通路与病毒慢性感染的形成及细胞转化有关,是病毒感染中涉及的一条重要的信号通路。HBx 蛋白通过激活该信号通路诱导基质金属蛋白 MMP-9 基因的表达,促发了肝癌细胞的侵袭。HBx 蛋白还可以与肝 X 受体 α(liver X receptor α,LXRα)直接结合形成核转录蛋白复合物作用于 SREBPs 启动子的 LXR 反应元件,上调 SREBPs 的表达,提示 HBx 蛋白在脂肪肝的发生及肝细胞代谢紊乱转化为肝癌中起重要作用。

(5)JAK/STAT 信号通路:JAK 家族成员包括 JAK1、JAK2、JAK3、TYK2。HBx 蛋白可以上调 JAK1 酪氨酸激酶的自身磷酸化水平,激活下游 STAT3 和 STAT5 激酶,STAT5b 的表达水平在肝癌组织中持续升高,并且与患者年龄、肿瘤分级和血管浸润有关,说明 HBx 蛋白激活此信号通路与肝癌的发生有密切关系。

(6)PKC 信号通路:有研究显示,PKC 信号转导途径可通过肿瘤诱发物介导细胞转化,有功能活性的重组 HBx 蛋白在体内和体外均能被 PKC 磷酸化,提示 HBx 蛋白和 PKC 存在相互调控,但其机制尚不清楚,所以 HBx 蛋白激活此条通路可能与致癌性有关。

(7)fgl2 蛋白膜结合型:fgl2 蛋白通过凝血酶依赖和非依赖途径促进 HCCLM6 细胞和 THP-1 细胞的 MAPK 信号分子磷酸化,从而促进肿瘤的生长和血管生成。分泌型 fgl2 蛋白可能通过下调单核-巨噬细胞 JNK 磷酸化水平来抑制其抗原呈递功能。

(二)乙型肝炎相关 HCC 的预防

1. 注射乙型肝炎疫苗可预防 HCC 的发生

为进一步明确 HBV 与 HCC 发生的关系,有研究者观察了注射乙型肝炎疫苗对降低 HCC 发生率的作用,其结果显示乙型肝炎疫苗可以降低 HCC 发生率。中国台湾地区于 1984 年开始一项乙型肝炎疫苗计划,Chang 等观察了 1984 年前后乙型肝炎疫苗注射对 HCC 发生率的影响。结果显示,6～19 岁的患者中接受过疫苗注射的患者 HCC 发生率显著低于未注射疫苗的对照组(注射疫苗组 37709304 人发生 64 例 HCC,未注射疫苗组 78496406 人发生 444 例 HCC,$p<0.001$,相对危险度为 0.31)。注射疫苗组中发生 HCC 的患者主要与不完全的疫苗接种有关(接种少于 3 次疫苗,OR=4.32,95%CI 为 2.34～7.91),还与出生前母婴传播导致 HBsAg 血清学阳性(OR=29.50,95%CI 为 13.98～62.60)及出生前母婴传播导致 HBeAg 血清学阳性有关(出生时加用乙型肝炎免疫球蛋白 OR=5.13,95%CI 为 2.24～11.71;不加用免疫球蛋白 OR=9.43,95%CI 为 3.54～25.11)。因此,从儿童期到青少年期疫苗可有效预防 HCC 的发生,母婴阻断失败导致的 HBV 感染可增加 HCC 发生的风险。

该研究为乙型肝炎疫苗降低 HCC 发生率提供了有力的证据。分娩时未注射 HBIG 的 HBsAg 和 HBeAg 阳性的母亲生出的小儿和未接受完全疫苗的婴幼儿有更高的发生 HCC 的风险,大约 30%的肝癌儿童,其母亲是 HBeAg 阳性的 HBsAg 携带者并且在分娩时未注射 HBIG。但该研究也存在一定的局限性,如 HBV 的基因型、病毒变异、病毒基因的多态性以及宿主的因素等尚未研究。

2. 抗 HBV 治疗能预防 HCC 的发生

目前研究证实,持续的病毒复制和肝损伤是 HBV 相关 HCC 的主要发病机制,血清 HBV DNA 水平与发生肝癌的风险密切相关。大量的研究证明,抗病毒治疗通过抑制 HBV DNA 复

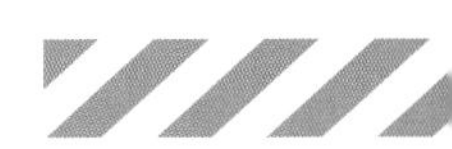

制,延缓慢性肝病的进展,减轻肝脏纤维化程度,降低肝癌的发病率。一项 Meta 分析研究了共 17 项关于抗 HBV 治疗对 HCC 的预防作用的研究,其中 12 项使用干扰素治疗,CHB 患者治疗后发生 HCC 的危险度相比对照组下降了 34%。另外 5 项研究使用核苷(酸)类似物(NAs)对 CHB 患者进行治疗,发生 HCC 的风险相比对照组降低了 78%。

值得注意的是,NAs 治疗降低风险的程度比干扰素的效果更好。出现这种情况的原因可能是,病毒载量是慢性 HBV 感染者发生肝硬化和肝癌最重要的影响因素,NAs 快速抑制病毒的作用比干扰素强,所以其预防肝癌的效果更好。全国大型回顾性队列研究显示,NAs 治疗组 7 年累计肝癌发病率明显低于未抗病毒治疗组。大量前瞻性及回顾性研究结果也表明,NAs 治疗并获得持续病毒学应答是降低 HCC 发病率的重要措施。

3. HBV 相关 HCC 高危人群抗病毒治疗的适应证问题

HBV 相关 HCC 高危人群指的是中老年男性中 HBV DNA 载量高者、HBV 和 HCV 重叠感染者、有肝癌家族史者、嗜酒者及合并糖尿病者。虽然抗病毒治疗可以预防 HCC 的发生,但按照目前各国指南推荐的 CHB 治疗指征,仍有部分患者不需要抗病毒治疗,因此可能使部分 HCC 高危人群失去早期干预性治疗的机会。

ALT 水平升高的程度并不与肝脏损害的程度呈线性关系,不足以完全解释患者的病变状态和对治疗的应答情况。例如:①20%~30%的无症状慢性 HBV 携带者,其肝脏存在中度甚至重度坏死性炎症;②CHB 患者的 ALT 升高率通常不超过 70%,多数亚洲 HBV 感染者 ALT 正常,其中 1/3 以上患有 CHB;③ALT 正常者发生 HCC 不罕见,已发生 HCC 者在病史中不一定有 ALT 升高。因此,不能仅根据患者的 ALT 水平来决定是否对患者进行治疗。目前各国指南针对 HBV 复制活跃,而 ALT 未达到 2×ULN 的患者,推荐行肝组织病理检测,以判断是否行抗病毒治疗,但可能由于患者拒绝肝活检,以及肝活检本身存在取样误差等,患者失去抗病毒干预机会。研究表明,HBV 高水平复制与 HCC 发生密切相关,而与 ALT 正常与否关系不大。HCC 的发生主要是由病毒基因向宿主染色体整合、病毒变异、HBxAg 的反式激活等激活癌基因和(或)抑制抑癌基因表达等途径而引发,患者可不经过肝炎活动期或肝硬化而直接发生 HCC,即在肝脏长期保持沉默的情况下由 HBV 引发 HCC。因此,必须高度重视 HBV 在体内持续复制直接影响预后的问题,任何抑制病毒复制的药物,即使不能完全清除病毒,只要可以降低 HBV DNA 载量,就可能降低患者发生 HCC 的风险。因此只要 HBsAg 阳性、有 HBV 复制,不论 HBV DNA 及 ALT 水平如何,均倾向于抗病毒治疗,尽早完全抑制 HBV 复制,而不是消极等待病毒滴度升高、肝功能损害甚至失代偿、HCC 发生后再给予治疗。

HCC 的相关危险因素如下:单因素分析中,男性、年龄大于 40 岁、嗜酒、黄曲霉毒素感染、有肝癌家族史(在同样遗传背景下,HBV DNA 载量更为重要)、失代偿期肝硬化、持续肝脏炎症、持续 HBeAg 阳性、HBV DNA 载量持续大于等于 10^5 copies/mL、曾有 e 抗体向 e 抗原转换史、C 区启动子突变、感染的 HBV 基因型为 C 型、合并 HCV 或 HDV 感染等均与 HCC 相关。多因素分析中,肝硬化是 HCC 最强的预测因子。因此,作为 HCC 的一级预防,对小于 50 岁、基因型为 B 型 HBV 感染的患者和大于 50 岁、基因型为 C 型的 HBV 感染患者,一旦出现 HBV DNA 载量持续大于等于 10^5 copies/mL,尤其是有肝癌家族史的大于 40 岁的男性,和(或) HBsAg 和 HBeAg 均为阳性者,无论 ALT 升高与否,应考虑给予抗病毒治疗。

4. 药物的选择

干扰素的作用机制广泛,包括抗病毒、免疫调节、抗肿瘤、抗纤维化等,但是干扰素的缺点也是突出的。例如:长效干扰素的费用较高;由于肝癌患者大部分合并有肝硬化,使用干扰素容易导致肝功能失代偿或肝衰竭。NAs 与其相比更安全,有更好的耐受性。

目前,我国上市的 NAs 包括拉米夫定(LAM)、阿德福韦(ADV)、替比夫定(LdT)、恩替卡韦(ETV)、替诺福韦酯(TDF)。NAs 的副作用主要包括肾脏毒性(阿德福韦酯/替诺福韦酯)、肌酸激酶增高(替比夫定)、神经肌肉病变(替比夫定)、致畸(阿德福韦酯、恩替卡韦)等。不同 NAs 抗病毒治疗与乙型肝炎相关 HCC 的发生率和预后的研究已有较多报道。

在降低乙型肝炎相关 HCC 发生率方面，Hosaka 等的一项队列研究显示，已存在肝硬化的患者中，ETV 治疗组 HCC 发生率明显低于 LAM 治疗组(耐药患者未予挽救治疗)；而在非肝硬化组，二者 HCC 发生率无显著差异。部分前瞻性研究和大样本回顾性分析显示，虽然 ETV 治疗在防治 HCC 发生方面较 LAM 并无明显优势，但 ETV 组死亡风险和肝移植风险更低。在 HCC 总体生存率方面，Zhou 等的一项 Meta 分析显示，与 ETV 相比，LAM 治疗组肝癌根治术后 1 年内总体生存率下降超过 1/4，肝癌复发率升高 1 倍以上。肝癌根治术后 LAM 和 ADV 抗病毒组总体生存率和复发率无差异，但 LAM 治疗组耐药率更高。

TDF 具有强效抗病毒及低耐药特点，临床上大数据已证实其能有效抑制 HBV 复制。在乙型肝炎相关 HCC 的患者中，目前有大数据显示长期服用 TDF 可降低 HCC 风险，尤其是合并代偿期肝硬化患者；但尚缺乏更多相关临床研究。此外，目前有研究表明，抗病毒治疗应答快慢、NAs 耐药均与肝癌切除术后复发相关。因此，综合抗病毒药物的安全性、耐药风险、对乙型肝炎相关 HCC 的发生率和预后影响，建议优先选择强效低耐药抗病毒药物(ETV 或 TDF)。目前临床上仍使用抗病毒药物常规剂量，若患者有肾功能损害，则根据肌酐清除率或者是否使用肾脏替代治疗而调整剂量。

(三)抗病毒治疗在乙型肝炎相关 HCC 综合治疗中的应用

目前乙型肝炎相关 HCC 治疗是在手术基础上的多学科综合治疗(图 11-5)。在治疗乙型肝炎相关 HCC 的同时，一些患者体内 HBV 仍高度复制。大量的循证医学证据证明，对这些患者进行规范的抗 HBV 治疗，有助于提高整体疗效，防止肿瘤复发，提高总体生存率，因此应将抗 HBV 治疗作为 HCC 综合治疗的重要组成部分。

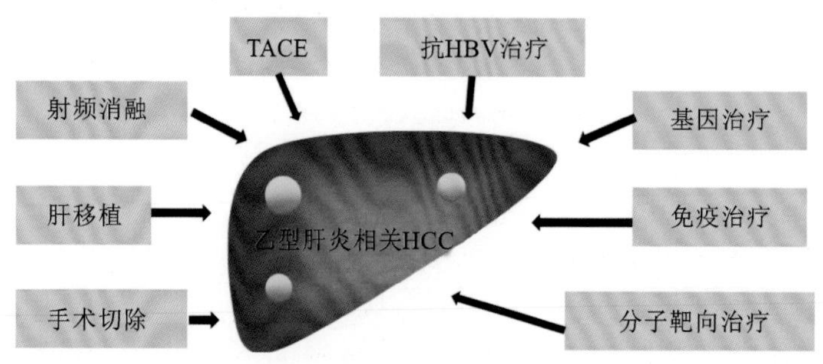

图 11-5　乙型肝炎相关 HCC 的综合治疗模式图

随着对 NAs 应用的深入认识，2014 年学者们提出了《HBV/HCV 相关性肝细胞癌抗病毒治疗专家共识》。该共识认为，乙型肝炎相关 HCC 患者的 HBV DNA 检测结果为阳性者，包括拟行肝移植患者，应长期给予 NAs 抗病毒治疗。对于 HBV DNA 检测结果为阴性，拟接受 TACE、放射治疗或全身化疗者，建议治疗前及时开始给予 NAs 治疗，以避免 HBV 再激活。如治疗期间和治疗后 2 次检查(相隔 1 个月)HBV DNA 均为阴性，可根据病情停止 NAs 治疗或持续治疗 6 个月。而 HBV DNA 检测结果为阴性，拟接受手术或射频消融治疗者，在 HCC 治疗过程中密切观察 HBV DNA 载量，一旦发现病毒再激活，则可选择 NAs 长期治疗。

《慢性乙型肝炎防治指南(2015 年更新版)》对 HCC 患者抗病毒治疗方案进行了完善，对 HBV DNA 阳性的 HCC 患者建议应用 NAs 抗病毒治疗，并优先选择 ETV 或 TDF 治疗。对

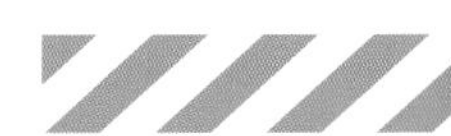

于接受肝移植患者，即使移植前患者 HBV DNA 不可测，也需要终生服用抗病毒药物以预防乙型肝炎复发。

目前，对于 HBV DNA 阴性拟行手术或消融治疗者是否需要预防性使用 NAs 抗病毒治疗存在分歧。有学者认为手术、射频消融治疗也可导致 HBV 再激活，预防性抗病毒治疗可有效降低 HBV 再激活发生率，且有助于改善患者肝功能。因此，建议 HBV DNA 检测阴性患者在进行手术、射频消融治疗前预防性给予 NAs 抗病毒治疗。亦有学者认为，与 TACE、放化疗相比，手术、射频消融治疗导致 HBV 再激活风险相对较低，可严密监测 HBV DNA，待发生 HBV 激活后再予以抗病毒治疗。

此外，有研究发现，CHB 患者 HBsAg 转阴后仍可能出现 HBV 再活跃，发展为 HCC。对于 HBsAg 已转阴的 HCC 患者是否需要抗病毒治疗尚不明确。

在抗病毒疗程方面，目前尚无具体统一的规定。但是大量研究证据表明，长期抗病毒治疗可减轻肝脏炎症，改善 HCC 患者预后，减少肝癌复发，提高其总体生存率。因此在判断 HCC 患者抗病毒治疗疗程时，不同于 CHB 患者依据病毒学应答、生物化学应答、血清学应答等指标；更应重视长期 NAs 治疗的远期获益，尽量予以长期抗病毒治疗。

1. NAs 抗病毒治疗可降低乙型肝炎相关 HCC 患者术后肝衰竭风险

在乙型肝炎相关 HCC 治疗方案中，无论是外科治疗、局部治疗，还是系统治疗等，均可能使 HBV 再激活，导致患者肝损伤，甚至发生肝衰竭而死亡。一项纳入 1602 例行肝部分切除术的乙型肝炎相关 HCC 患者的回顾性研究提示，术前 HBV DNA 高载量是术后肝衰竭的独立危险因素。肝部分切除术前早期抗病毒治疗能改善乙型肝炎相关 HCC 患者肝功能状态，降低术后发生肝衰竭的风险。肝功能恶化亦是肝动脉化疗栓塞术后常见死亡原因。Yoo 等研究显示，术前抗病毒治疗可降低肝动脉化疗栓塞术后急性肝功能恶化风险，有助于其他抗癌措施的延续。

2. NAs 抗病毒治疗可降低乙型肝炎相关 HCC 患者复发风险

既往研究显示，HBV 再激活和缺乏抗病毒治疗是肝癌术后复发的独立危险因素。Wu 等的大型队列研究显示，早期抗病毒治疗可减少 HBV DNA 高载量患者肝癌切除术后首次复发风险。Yuan 等对 8060 例乙型肝炎相关 HCC 根治术患者进行 Meta 分析，与未经 NAs 治疗组相比，NAs 治疗组 1 年和 3 年复发率(1 年复发:RR 为 0.41，95%CI 为 0.28～0.61；$p<0.00001$。3 年复发:RR 为 0.63，95%CI 为 0.43～0.94；$p=0.001$)更低。此外，也有研究表明，NAs 治疗与乙型肝炎相关 HCC 患者射频消融(radiofrequency ablation，RFA)、经导管动脉化疗栓塞(transcatheter arterial chemoembolization，TACE)后肝癌复发风险降低相关。抗病毒治疗虽无直接抗肿瘤作用，但其可能通过抑制 HBV 复制，降低 HBV DNA 载量，减少 HBV DNA 与宿主基因组整合的机会，降低肿瘤复发风险；其次，患者体内病毒清除，机体的免疫监视、防御等功能有所恢复，对肿瘤细胞的识别和清除能力增强，亦可能降低肿瘤复发风险。

3. NAs 抗病毒治疗可提高乙型肝炎相关 HCC 患者总体生存率

肝癌复发、乙型肝炎复发和 HBV 活跃复制是影响乙型肝炎相关 HCC 患者长期生存率的重要因素。手术、射频消融(RFA)、经导管动脉化疗栓塞(TACE)等治疗措施都可以引起 HBV 再激活，增加 HCC 复发风险。大数据统计分析显示，NAs 可提高患者肝癌手术切除后 5 年内总体生存率和无病生存率。RFA、TACE 联合抗病毒治疗可降低 HBV 再激活风险，显著改善 HCC 患者的总体生存率和无病生存率。对于不能耐受手术治疗的晚期 HCC 患者，索拉非尼是目前唯一被批准用于治疗晚期 HCC 的靶向药物。有研究显示，NAs 与索拉非尼联合治疗可提高乙型肝炎相关 HCC 患者的总体生存率，降低死亡风险，在高 HBV DNA 水平患者中尤为明显。

4. 乙型肝炎相关 HCC 患者的耐药监测

长期使用 NAs 抗病毒治疗可能引起耐药出现，导致生物化学、病毒学反弹，加重肝脏炎症，降低患者生活质量及缩短生存时间。既往研究表明,LAM耐药产生rtA181T→sW172变异与肝癌密切相关,在LAM耐药患者中,肝癌发生率相对较高。现有研究指出基因型耐药是HCC的危险因素。HBV耐药突变导致HBV DNA复制活跃,可在肝癌复发中起作用。此外,发生NAs耐药的乙型肝炎相关HCC患者无瘤生存时间缩短。故服用NAs抗病毒治疗患者需每3个月复查肝功能、HBV DNA载量、乙肝两对半;有条件者可行NAs耐药检测,对应答不佳或耐药患者及时予以挽救治疗。

(四)问题与展望

NAs能有效抑制HBV复制,降低乙型肝炎相关HCC发生率,降低肝衰竭风险,降低肿瘤复发风险,提高患者总体生存率,且长期抗病毒治疗不会增加癌症风险。但是NAs抗病毒治疗不能完全清除肝细胞内HBV,亦不能阻断HBV DNA与宿主基因的整合,因此长期NAs抗病毒治疗虽能降低肝癌发生率,但不能完全阻止肝癌的发生。此外,在乙型肝炎相关HCC患者中,部分患者(如HBsAg转阴)是否需要积极抗病毒治疗,抗病毒治疗时机、疗程尚不明确。目前有研究报道,长期服用NAs不会增加促癌风险。新型抗HBV药物正在积极研发中,若有能彻底清除HBV新药问世,是否能够消除HBV对乙型肝炎患者的促癌影响尚未可知。由于肿瘤进展,或者由于进展期肝硬化,超过70%的肝癌患者在发现肝癌时已不适合手术切除。因此,加强乙型肝炎知识教育,普及慢性乙型肝炎患者HCC的监测,研发HCC的预测指标,做到早发现、早诊断、早治疗,有望改善HCC患者生活质量及生存时间。

二、乙型肝炎合并肿瘤患者的抗病毒治疗

1. 抗肿瘤治疗过程中存在HBV再激活的风险

关于HBV再激活,我国2015年指南及2016年亚太肝脏研究学会指南均定义为在HBV DNA持续稳定的患者,HBV DNA升高≥2lg IU/mL,或基线HBV DNA阴性者由阴性转为阳性且HBV DNA≥100 IU/mL,缺乏基线HBV DNA者HBV DNA≥20000 IU/mL。常发生于非活动性HBsAg携带者或乙型肝炎康复者,特别是在接受免疫抑制治疗或化疗时。2018年美国肝病研究学会指南中HBV再激活的定义为HBsAg阳性、HBcAb阳性或HBsAg阴性、抗HBc阳性患者接受免疫抑制治疗时伴随出现的HBV免疫失控;HBV DNA较基线上升(或缺乏基线HBV DNA者HBV DNA绝对升高);HBsAg阴性、抗HBc阴性患者出现反向的血清学转换,由HBsAg阴性变成HBsAg阳性。由以上指南内容可以看出,接受免疫抑制治疗或化疗时有发生HBV再激活的风险,而免疫抑制剂和化疗是肿瘤治疗过程中的常用方案,抗肿瘤治疗包括全身化疗、靶向治疗、介入治疗、放射治疗等,都是导致HBV再激活的高危因素。慢性HBV感染者在接受免疫抑制治疗或肿瘤化疗过程中,有20%~50%的患者可出现不同程度的HBV再激活,严重者可出现急性肝衰竭甚至死亡,同时会延误肿瘤的正常治疗。因此,在抗肿瘤治疗过程中需密切关注HBV再激活的风险。

2. 抗肿瘤治疗过程中存在HBV再激活的循证医学证据

抗肿瘤治疗过程中存在HBV再激活的风险已在临床研究中得到证实。Karaca等通过一项大型回顾性研究共纳入3890例癌症患者,研究结果显示,应用5-氟尿嘧啶、顺铂、环磷酰胺、多柔比星、类固醇、利妥昔单抗和长春新碱的患者HBV再激活的风险升高。Yeo等开展的一项回顾性研究发现,在接受R-CHOP化疗方案(利妥昔单抗+环磷酰胺+阿霉素+长春新碱+强的松)治疗的21例HBsAg阴性、抗HBc阳性的弥漫大B淋巴细胞瘤患者中,有25%发生了HBV再激活。Alexopoulos等观察到实体肿瘤患者中50例HBsAg携带者在化疗过程中有14%发生HBV再激活。Jun等开展了一项多中心研究,观察133例接受放疗的HBsAg阳性肝细胞癌(HCC)患者的HBV再激活情况,有17例(12.7%)在放疗后发生HBV再激活,其中抗病毒治疗组($n=106$)中8例(7.5%)发生HBV再激活,非抗病毒治疗组($n=27$)中9例

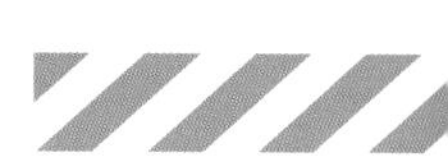

(33.3%)发生 HBV 再激活。由此可见,不管是实体肿瘤还是血液肿瘤,肝脏肿瘤还是肝外肿瘤,在进行抗肿瘤治疗时,都存在 HBV 再激活的风险。

3. 不同的免疫抑制剂引起 HBV 再激活的风险等级

影响 HBV 再激活的因素包括宿主本身的因素、病毒学因素以及所使用免疫抑制剂的种类和等级等。免疫抑制剂引起 HBV 再激活的风险等级,可大致分为高风险、中等风险及低风险。在 HBsAg 阳性患者中,具有高风险的免疫抑制剂包括 B 淋巴细胞耗竭疗法中利妥昔单抗和奥法木单抗等;蒽环类药物,如多柔比星和表柔比星等;高剂量的糖皮质激素;强效 TNF-α 抑制剂,如英夫利昔单抗、阿达木单抗和赛妥珠单抗等。包括 TACE 在内的肝癌局部治疗等也具有 HBV 再激活高风险。中等风险的治疗药物包括除上述情况外的全身化疗药物、依那西普等功效相对低一些的 TNF-α 抑制剂、阿巴西普和尤特克单抗等细胞因子或整合素抑制剂、环孢素和他克莫司等免疫蛋白抑制剂、伊马替尼和尼洛替尼等酪氨酸激酶抑制剂、治疗多发性骨髓瘤的硼替佐米等蛋白酶体抑制剂、罗米地辛等组蛋白去乙酰化酶抑制剂、中等剂量的糖皮质激素等。低风险的治疗药物包括甲氨蝶呤、硫唑嘌呤或 6-巯基嘌呤等,短期低剂量的糖皮质激素等。对于 HBsAg 阴性、抗 HBc 阳性患者,如接受 B 淋巴细胞耗竭疗法,其发生 HBV 再激活的风险是最高的,但对于这一类患者 HBV 再激活中等风险和低风险的证据还有争议。

4. 对乙型肝炎合并肿瘤患者抗肿瘤治疗过程中的建议

国内外各个指南都建议需要接受免疫抑制剂治疗或肿瘤化疗的患者均应在治疗前检测 HBV 标志物,包括 HBsAg、HBcAb、HBV DNA 等,并根据情况采用不同的预防及治疗策略。对于 HBsAg 和抗 HBc 阳性的患者,应当在治疗前开始进行预防性抗病毒治疗,并应当持续应用到化疗或免疫抑制剂治疗后 6～12 个月。对于 HBsAg 阴性、HBcAb 阳性的患者,每个指南的描述不尽相同。我国 2015 年指南建议,使用 B 淋巴细胞单克隆抗体等的患者可考虑预防性使用抗病毒药物;2016 年亚太肝脏研究学会建议,根据血清是否可检测到 HBV DNA 来选择治疗策略,对于血清可检测到 HBV DNA 的患者建议与 HBsAg 阳性患者采用相同的治疗策略,而对于血清检测不到 HBV DNA、行化疗和(或)免疫抑制治疗者,无论 HBsAb 状态如何,应当密切随访,监测 ALT 和 HBV DNA,在 ALT 升高前如证实出现 HBV 再激活就要给予核苷(酸)类似物治疗;2017 年欧洲肝脏研究学会建议,HBsAg 阴性、HBcAb 阳性者如果存在 HBV 再激活的高风险,应当接受预防性抗病毒治疗;2018 年美国肝病研究学会建议,HBsAg 阴性、HBcAb 阳性患者应当密切监测 ALT、HBV DNA 和 HBsAg,以便按需治疗,尤其是接受抗-CD20 抗体治疗(如利妥昔单抗)或干细胞移植者,建议预防性抗 HBV 治疗。通过以上指南的建议,我们可以看出虽然各指南的描述不同,但都建议密切观察 HBV 标志物水平,一旦出现 HBV 再激活或有 HBV 再激活的高风险,尤其是接受利妥昔单抗等药物治疗者,应当及时给予抗病毒治疗。

5. 肝外肿瘤患者在接受抗肿瘤治疗期间行预防性抗病毒治疗可降低 HBV 再激活率及 HBV 相关肝炎和化疗中断的发生率

Paul 等针对实体肿瘤化疗期间 HBV 再激活与预防进行 Meta 分析,共纳入 26 篇针对慢性 HBV 感染或已恢复 HBV 感染并接受化疗的实体肿瘤患者的研究文献,分析结果显示:预防性抗 HBV 治疗可降低 HBV 再激活(OR 为 0.12,95%CI 为 0.06～0.22)、HBV 相关肝炎(OR 为 0.18,95%CI 为 0.10～0.32)和化疗中断(OR 为 0.10,95%CI 为 0.04～0.27)的发生风险。Wu 等针对肺癌化疗中 HBV 再激活与预防也进行了 Meta 分析,共纳入涉及 794 例患者的 11 项研究,抗病毒预防者相对于未抗病毒预防者 HBV 再激活风险(RR 为 0.22,95%CI 为 0.13～0.37,$p<0.0001$)、肝炎(RR 为 0.35,95%CI 为 0.22～0.56,$p<0.0001$)和化疗中断(RR 为 0.29,95%CI 为0.15～0.55,$p<0.0002$)的发生率显著降低。

6. 肝脏肿瘤患者在接受包括手术、局部治疗、放疗等抗肿瘤治疗过程中,预防性抗病毒治疗均可降低其 HBV 再激活率

Jang 等观察 73 例原发性肝癌接受肝动脉化疗栓塞治疗的患者,并将患者随机分为两组,一组在开始治疗时应用拉米夫定 100 mg,qd,另外一组不用,观察 HBV 再激活情况,结果显示不使用拉米夫定治疗组因 HBV 再激活而发生肝炎、总体肝炎发生率以及肝炎的严重程度均高于使用拉米夫定组。Lao 等的研究结果显示 590 例 HBsAg 阳性肝细胞癌患者中,接受手术切除治疗而未抗病毒治疗者 HBV 再激活率为 15.7%,肝功能恶化率为 4.1%,接受 TACE 治疗而未抗病毒治疗者 HBV 再激活率为 17.5%,肝功能恶化率为 8.1%;而接受抗病毒治疗的患者中,接受手术切除和 TACE 的两组患者 HBV 再激活率分别是 0 和 1.5%,肝功能恶化率分别是 2.4%和 1.5%。可见抗病毒治疗可降低 HBsAg 阳性肝细胞癌患者在手术切除和 TACE 中的 HBV 再激活率和肝功能恶化率。Jun 等的研究结果表明,抗病毒治疗可降低肝细胞癌放疗患者 HBV 再激活率及 HBV 相关肝炎的发生率。

7. 抗病毒治疗应优先选择高耐药屏障的抗 HBV 药物

Yu 等进行了一项 Meta 分析,比较恩替卡韦和拉米夫定两种抗病毒药物对携带 HBV 的淋巴瘤患者 HBV 再激活的预防作用,共纳入含 770 例患者的 8 项研究,结果显示,接受拉米夫定治疗的患者 HBV 再激活(OR 为 5.0,95%CI 为 2.85~8.78,$p<0.001$)、肝炎(OR 为 4.12,95%CI 为 1.70~9.98,$p=0.002$)、HBV 再激活所致肝炎(OR 为 11.44,95%CI 为 2.70~48.52,$p<0.001$)和化疗中断(OR 为 6.71,95%CI 为 2.34~19.26,$p<0.001$)的概率均显著高于恩替卡韦组。Huang 等开展了一项随机临床试验比较恩替卡韦和拉米夫定在未经治疗的弥漫大 B 淋巴细胞瘤患者中对 HBV 再激活的预防作用,应用恩替卡韦治疗 61 例,拉米夫定治疗 60 例,均在 R-CHOP 治疗前开始抗病毒治疗直至化疗结束后 6 个月,分析其 HBV 相关肝炎发生率、HBV 再激活率、由肝炎所致化疗中断率,结果恩替卡韦治疗组均显著低于拉米夫定治疗组。

8. 总结

慢性 HBV 感染及已恢复的 HBV 感染合并肿瘤的患者在接受免疫抑制治疗、化疗等抗肿瘤治疗过程中,存在 HBV 再激活的风险,根据患者 HBV 感染状态及所使用的抗肿瘤治疗方案,其再激活的风险各有不同。一旦发生 HBV 再激活,就可能出现 HBV 再激活相关肝炎等一系列并发症,严重者可出现肝衰竭甚至死亡,还会导致化疗中断,从而影响抗肿瘤治疗。因此,建议所有拟进行免疫抑制治疗或化疗的肿瘤患者在治疗前都常规筛查 HBsAg、HBcAb、HBV DNA 等 HBV 标志物,并根据标志物的状态以及拟选用的抗肿瘤治疗方案确定 HBV 再激活风险等级,从而决定采用预防性抗 HBV 治疗还是治疗中密切监测肝功能及 HBV 标志物,以降低 HBV 再激活率,保证患者抗肿瘤治疗顺利进行,改善患者预后。

三、重叠感染 HBV 的丙型肝炎患者的抗病毒治疗

1. HBV/HCV 重叠感染患者的丙型肝炎抗病毒治疗可引起 HBV 再激活

直接抗病毒药物(DAAs)的研发已使实现 HCV 清除的目标成为可能。对于 HBV/HCV 重叠感染的患者,DAAs 的安全性和有效性逐渐受到关注。HCV 患者中大部分有 HBV 暴露史,通常与 HCV 来自同一暴露源。HBV/HCV 重叠感染的实际发病率尚不十分确切。来自美国的研究表明,HCV 患者中 1.4%~5.8%合并 HBsAg 阳性,而中国的数据是 1.4%~4.1%。与单一病毒感染者相比,重叠感染者肝硬化、肝细胞癌的发生率更高。由于 DAAs 临床试验中剔除了 HBsAg 阳性的患者,因此直到 DAAs 进入临床应用,HCV 清除后 HBV 再激活才有报道。报道中不乏严重甚至致命的案例,美国食品药品监督管理局(FDA)发布了一项关于 DAAs 治疗过程中 HBV 再激活风险的警告。FDA 的警告基于 HBV 再激活的 29 例病例,包括 2 例死亡和

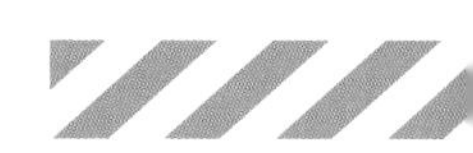

1 例肝移植患者。由于批准后报道的关键数据经常丢失,包括基线 HBV 血清学指标,真正的风险尚难以评估。为了安全起见,FDA 建议所有计划应用 DAAs 治疗的患者进行 HBV 筛查,若有任何 HBV 血清学阳性,则需进一步完善 HBV DNA 检测。

2. HBV/HCV 重叠感染患者在 DAAs 治疗过程中发生 HBV 再激活的循证医学证据

Liu 等的研究为我们提供了 HBV/HCV 重叠感染患者在 DAAs 治疗过程中发生 HBV 再激活风险的数据。这项前瞻性研究纳入 111 例 HBV/HCV 重叠感染的患者,他们都接受 12 周索磷布韦/雷迪帕韦的治疗。值得注意的是,该组患者中 61%为 HCV 基因 1 型,39%为 2 型,而索磷布韦/雷迪帕韦并不是该 2 型人群目前推荐的治疗方案,但所有患者均达到持续病毒学应答(SVR)。更重要的是,研究者评估了 HCV 治疗后 HBV 的变化。患者被分为两组:一组为未检测到 HBV DNA 的患者,另一组为 HBV DNA 基线水平大于 20 IU/mL 患者。两组患者中 HBV DNA 的升高都很常见。37 例基线未检测到 HBV DNA 的患者中 31 例(83%)HBV DNA 转阳,其中 21 例发生在 DAAs 治疗期间,另外 10 例发生在治疗后的随访期间。77%的患者在治疗后 1 年 HBV DNA 仍为阳性,但只有 2 例患者出现 ALT 升高,其中 1 例发生黄疸型肝炎且需要抗 HBV 治疗。在基线 HBV DNA 阳性的患者(73 例)中,53%(12 例为治疗后随访中的患者)的患者 HBV DNA 增加了 1lg IU/mL。5 例(6.8%)患者 ALT 超过 2 倍正常上限值(ULN),其中 3 例予以抗 HBV 治疗。由于 HBV 再激活病例极少,预测因素难以判断。但是这 5 例患者中有 4 例在基线时 ALT>2×ULN,所有患者 HBV DNA 阳性。该研究数据与一项Ⅱ期临床试验结果一致,虽然雷迪帕韦对 HCV 基因 2 型的作用有限,但 12 周索磷布韦/雷迪帕韦治疗对 HCV 基因 2 型患者仍非常有效。与其他同等有效的获批方案相比,这项研究的优势也许并不突出,但它是目前评估 DAAs 治疗过程中 HBV 再激活风险的研究中样本量最大的。在此研究之前,仅有 3 个总病例数为 43 例的前瞻性队列研究报道。Wang 等发现,10 例 HBV/HCV 重叠感染的患者中有 3 例在 DAAs 治疗后发生 HBV 再激活,其中 1 例发生肝衰竭,同时报告了严重不良后果。Gane 等发现,虽然 8 例患者中有 7 例在 DAAs 治疗期间 HBV DNA 滴度增加,但未发展到肝炎。Tamori 等发现,22 例患者中仅有 3 例(12%)HBV DNA 滴度增加,且全部为亚临床型。

总之,这些数据强调了 HBV 再激活定义的重要性,不同于免疫抑制下的 HBV 再激活的文献报道。大多数研究将仅有 HBV DNA 增加(通常增加 1lg IU/mL)定义为 HBV 激活,但其实临床预后更为重要。Liu 等认为 HBV DNA 增加 1lg IU/mL,ALT>2×ULN 即为显著临床激活,这为未来的研究提供了很好的定义。回顾目前的所有文献,DAAs 相关的亚临床激活非常普遍,在基线未检测到 HBV DNA 的患者中亦然。值得注意的是,监测越多,发现激活的情况自然就越多;报道 HBV 再激活率低的研究一般仅监测治疗始末两个时间点,而 Liu 等在基线和 SVR12(持续病毒学应答至 12 周)期间监测了 7 个时间点。显著临床激活甚至死亡可能因 HBV 再激活而发生,其发生率虽然低,但目前难以预测。

3. HBV/HCV 重叠感染患者在 DAAs 治疗过程中 HBV 再激活的发生机制

DAAs 治疗 HCV 过程中 HBV 再激活的潜在机制仍未完全明确,但更好地理解其中涉及的机制有助于预处理潜在的危险。慢性 HBV 感染甚至"痊愈"的患者在暴露期间有可能自动清除 HCV,但是 HBV 和 HCV 感染同时存在时,往往会以 HCV 感染为主。HBV/HCV 重叠感染患者 HBV DNA 通常偏低或检测不到,可能是因为 HCV 产生的Ⅰ型和Ⅲ型干扰素均有抗 HBV 作用。这个发现与基于干扰素治疗 HCV 患者中 HBV 再激活通常发生在治疗后相一致。DAAs 治疗时,HCV 被快速抑制,干扰素水平急速下降,HBV 早在治疗 4 周时就得以快速复制。HBV 复制水平增加的预后与治疗前免疫抑制相关,因此对 HBV DNA 阳性患者相对来说风险更高。

4. HBsAg 阴性但 HBcAb 阳性的患者在应用 DAAs 治疗时需监测 HBV DNA

Liu 等的研究仅阐述了 HBsAg 阳性的患者,但 FDA 警告建议"痊愈"的 HBV 感染者中

HBsAg 阴性但 HBcAb 阳性的患者仍需进行 HBV DNA 检测。虽然大部分抗 HBc 阳性患者的肝脏中有可复制的 HBV DNA，但 HBsAg 阴性的患者 HBV 再激活风险极小。在采用免疫抑制治疗的患者中，HBsAg 阴性患者 HBV 再激活多发生在极强的免疫抑制治疗(如利妥昔单抗、干细胞移植)时，而在相对弱的免疫抑制治疗(如实体肿瘤化疗、激素治疗)过程中则极为罕见。同样，抗 HCV 治疗中 HBsAg 阴性患者 HBV 再激活风险也非常低。从 FDA 最初的报道开始，多项研究包括一项 Meta 分析评估了 HBsAg 阴性而抗 HBc 阳性且同时无免疫抑制治疗的患者接受 DAAs 治疗后，未发生 HBV 再激活。

5. 重叠 HBV 感染的 HCV 患者 DAAs 治疗的管理策略

毫无疑问，DAAs 治疗前均需要筛查 HBV。HBsAg 阴性、抗 HBc 阳性患者风险很低。HBV DNA 是否有意义仍未明确。就这点而言，美国肝病研究学会(AASLD)、美国传染病学会和欧洲肝脏研究学会(EASL)推荐 DAAs 治疗期间或之后，仅在 ALT 异常或升高时才再次评估 HBV DNA。如果 HBsAg 阳性，在基线时已经满足 HBV 治疗标准，则应进行抗 HBV 治疗。值得注意的是，Liu 等的研究中有一例 HBV 再激活患者的初始 ALT 和 HBV DNA 分别是 167 U/L 和 286000 IU/mL，本应在 DAAs 治疗前抗 HBV 治疗。真正的问题是如何管理低水平 ALT 和 HBV DNA 患者。是否可检测到 HBV DNA 可作为一个分层方法。HBV DNA 阴性的患者需要持续监测，但不需要预防性治疗。对于可检测到 HBV DNA 的患者，考虑到临床显著再激活和潜在的严重再激活风险大于 6%，建议进行预防性治疗。此外，对于监测依从性差或无法监测的患者，预防性治疗也许更加安全(图 11-6)。预防性治疗的理想疗程仍未可知，目前推荐持续治疗至 SVR12。更重要的是，无论采用何种治疗方案，DAAs 治疗结束后和(或)抗 HBV 治疗结束后仍需持续监测，警惕撤药后"复燃"。

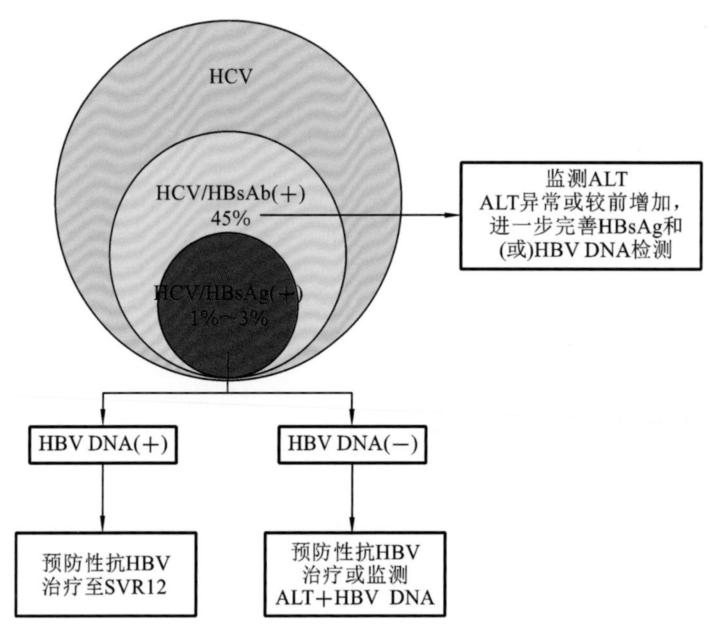

图 11-6 重叠 HBV 感染的 HCV 患者 DAAs 治疗的管理策略

6. 总结

HBV/HCV 重叠感染患者在 DAAs 治疗过程中发生 HBV 再激活的问题已引起重视，同时也应该继续研究 HBV 再激活的机制。对于 HBV/HCV 重叠感染患者，管理策略推荐如下：①HBsAg 阴性/抗 HBc 阳性患者，只监测 ALT 至 SVR12，当治疗期间出现 ALT 异常或较前升高时，则进一步完善 HBsAg 和(或)HBV DNA 检测；②HBsAg 阳性但基线时未检测到 HBV DNA 的患者需考虑预防性抗 HBV 治疗，或监测 ALT 和 HBV DNA 直到 SVR12；③HBsAg

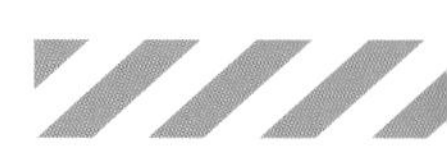

阳性且基线 HBV DNA 阳性患者，应预防性抗 HBV 治疗直至 SVR12；④抗 HBV 治疗结束后仍需随访，警惕撤药后 HBV"复燃"。

四、妊娠乙型肝炎患者的 HBV 再激活及抗病毒治疗

在我国，母婴传播是乙型肝炎最重要的传播途径。妊娠乙型肝炎的管理在我国备受重视。资料显示，我国育龄女性中约 8% 为慢性 HBV 感染者，其中 1/3 为慢性乙型肝炎患者。HBV 感染的女性一旦妊娠，不仅要面临妊娠期肝病加重的风险，也会在一定程度上干扰胎儿的生长发育，特别是增加了 HBV 母婴传播的风险。孕妇 HBV 感染特征如下：相对年轻(小于 40 岁)；慢性感染，一部分患者仍为免疫耐受状态；孕期可出现肝炎发作；不愿意接受抗病毒治疗；妊娠合并症较多，如脂肪肝、妊娠期高血压疾病等，可导致肝衰竭；母婴垂直传播风险大。

1. HBV 感染对孕妇及胎儿的影响

HBV 感染对妊娠母体的影响如下：①妊娠期糖尿病发生风险增加；②妊娠期高血压发生风险增加；③容易发生各种感染；④增加产后出血风险。妊娠期肝病加重与以下两个因素相关：①母体发生一系列生理变化而致肝脏负担加重；②母体内分泌发生变化，肾上腺皮质激素水平升高，可能导致 HBV 高复制，促使乙型肝炎活动。HBV 感染对婴儿的影响：①胎儿营养供应不足；②新生儿出生时体重较轻；③母婴传播 HBV 风险。

2. 妊娠与肝炎发作

妊娠期间，母体发生一系列生理变化，解毒、排泄功能减弱、全身免疫作用下降；孕期新陈代谢率较高、营养物质消耗较多；胎儿产生的代谢产物需母体肝脏进行解毒，而导致肝脏负担加重。同时，母体内分泌发生变化，肾上腺皮质激素水平升高，胎盘产生大量性激素，可能导致 HBV 高复制。如果发生严重肝功能异常，易引起产后出血；增加产褥期感染机会，易发生胎儿低出生体重、胎儿窘迫、早产、死胎、新生儿窒息等；如果出现妊娠脂肪变性，则易导致重型肝炎，肝损伤后修复慢。

3. 妊娠乙型肝炎 HBV 再激活人群

以下人群易发生妊娠乙型肝炎的 HBV 再激活：①既往 CHB 接受 NAs 治疗，因妊娠而停药的人群；②存在肝硬化的人群；③年龄大于 35 岁的孕妇；④多次妊娠的人群；⑤孕期防治母婴垂直传播(MTCT)口服 NAs，在产后立即停药的人群；⑥合并妊娠中毒症或妊娠急性脂肪肝的孕妇。因此，患有乙型肝炎的孕妇应积极观察血样，有无肝脏脂肪变性，有无并发症。上述人群都可能成为妊娠乙型肝炎 HBV 再激活人群，应给予足够重视。

4. HBV 感染患者妊娠期的抗病毒治疗

《乙型肝炎母婴阻断临床管理流程》中指出，肝功能正常的 HBsAg 阳性孕妇的监测如下：肝功能正常或仅轻度异常(ALT<2×ULN)或无肝硬化表现的孕妇，建议暂不处理，继续随访观察；随访期间，如果出现 ALT 持续升高(ALT≥2×ULN)，按肝功能异常进行处理，加查总胆红素(TBil)和凝血酶原活动度(PTA)，决定随时治疗。因此，慢性 HBV 感染孕妇应定期监测 ALT。孕妇肝炎发作时，应根据病情，随时开始抗病毒治疗。对于高危妊娠孕妇，肝炎一旦发作可发生肝衰竭，应立即开始治疗；HBV 携带孕妇接受 NAs 母婴阻断并在产后立即停药可发生 HBV 再激活，但病情较轻。总而言之，我们应关注 HBV 感染孕妇，给予她们特殊关注，保证母亲的安全和新生儿不被传播 HBV。

参考文献

[1] Jemal A, Center M M, DeSantis C, et al. Global patterns of cancer incidence and mortality rates and trends[J]. Cancer Epidemiol Biomarkers Prev, 2010, 19(8): 1893-1907.

[2] Chen C J, Yang H I, Su J, et al. Risk of hepatocellular carcinoma across a biological gradient of serum hepatitis B virus DNA level[J]. JAMA, 2006, 295(1): 65-73.

[3] Chen G, Lin W, Shen F, et al. Past HBV viral load as predictor of mortality and morbidity from HCC and chronic liver disease in a prospective study[J]. Am J Gastroenterol, 2006, 101(8): 1797-1803.

[4] 王贵强，王福生，成军，等. 慢性乙型肝炎防治指南(2015 年更新版)[J]. 中华肝脏病杂志，2015, 23(12): 888-905.

[5] Hou J, Wang G, Wang F, et al. Guideline of prevention and treatment for chronic hepatitis B(2015 update)[J]. J Clin Transl Hepatol, 2017, 5(4): 297-318.

[6] Feld J, Janssen H L, Abbas Z, et al. World Gastroenterology Organisation global guideline hepatitis B: september 2015[J]. J Clin Gastroenterol, 2016, 50(9): 691-703.

[7] Sarin S K, Kumar M, Lau G K, et al. Asian-Pacific clinical practice guidelines on the management of hepatitis B: a 2015 update[J]. Hepatol Int, 2016, 10(1): 1-98.

[8] Wang B, Agarwal K, Joshi D. Management of chronic hepatitis B before and after liver transplantation[J]. Frontline Gastroenterol, 2018, 9(1): 79-84.

[9] Liu C J, Kao J H. Hepatitis B virus-related hepatocellular carcinoma: epidemiology and pathogenic role of viral factors[J]. J Chin Med Assoc, 2007, 70(4): 141-145.

[10] Kao J H, Chen P J, Chen D S. Recent advances in the research of hepatitis B virus-related hepatocellular carcinoma: epidemiologic and molecular biological aspects[J]. Adv Cancer Res, 2010, 108: 21-72.

[11] Mathew M A, Kurian S C, Varghese A P, et al. HBx gene mutations in hepatitis B virus and hepatocellular carcinoma[J]. Gastroenterology Res, 2014, 7(1): 1-4.

[12] Li Y, Fu Y, Hu X, et al. The HBx-CTTN interaction promotes cell proliferation and migration of hepatocellular carcinoma via CREB1[J]. Cell Death Dis, 2019, 10(6): 405.

[13] Liu Y, Feng J, Sun M, et al. Long non-coding RNA HULC activates HBV by modulating HBx/STAT3/miR-539/APOBEC3B signaling in HBV-related hepatocellular carcinoma[J]. Cancer Lett, 2019, 454: 158-170.

[14] Chang M H, You S L, Chen C J, et al. Decreased incidence of hepatocellular carcinoma in hepatitis B vaccinees: a 20-year follow-up study[J]. J Natl Cancer Inst, 2009, 101(19): 1348-1355.

[15] Chen V L, Yeh M L, Le A K, et al. Anti-viral therapy is associated with improved survival but is underutilised in patients with hepatitis B virus-related hepatocellular carcinoma: real-world east and west experience[J]. Aliment Pharmacol Ther, 2018, 48(1): 44-54.

[16] Lin D, Yang H I, Nguyen N, et al. Reduction of chronic hepatitis B-related hepatocellular carcinoma with anti-viral therapy, including low risk patients[J]. Aliment Pharmacol Ther, 2016, 44(8): 846-855.

[17] Ishikawa T. Anti-viral therapy to reduce recurrence and improve survival in hepatitis B virus-related hepatocellular carcinoma[J]. World J Gastroenterol, 2013, 19(47): 8861-8866.

[18] Li Z Q, Hu C L, Yu P, et al. The development of hepatocarcinoma after long-term antivirus treatment of Chinese patients with chronic hepatitis B virus infection: incidence, long-term outcomes and predictive factors[J]. Clin Res in Hepatol and Gastroenterol, 2017, 41(3): 311-318.

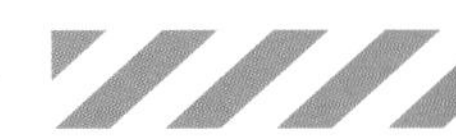

[19] Singal A K, Salameh H, Kuo Y F, et al. Meta-analysis: the impact of oral anti-viral agents on the incidence of hepatocellular carcinoma in chronic hepatitis B[J]. Aliment Pharmacol Ther, 2013, 38(2): 98-106.

[20] Wu C Y, Lin J T, Ho H J, et al. Association of nucleos(t)ide analogue therapy with reduced risk of hepatocellular carcinoma in patients with chronic hepatitis B—a nationwide cohort study[J]. Gastroenterology, 2014, 147(1): 143-151.

[21] Wei L, Kao J H. Benefits of long-term therapy with nucleos(t)ide analogues in treatment-naive patients with chronic hepatitis B[J]. Curr Med Res Opin, 2017, 33(3): 495-504.

[22] Hosaka T, Suzuki F, Kobayashi M, et al. Long-term entecavir treatment reduces hepatocellular carcinoma incidence in patients with hepatitis B virus infection[J]. Hepatology, 2013, 58(1): 98-107.

[23] Wang B Q, Wang Y L, Shi K Q. Four-year entecavir therapy reduces hepatocellular carcinoma, cirrhotic events and mortality in chronic hepatitis B patients[J]. Liver Int, 2017, 2(37): 309-310.

[24] Grossi G, Viganò M, Loglio A, et al. Hepatitis B virus long-term impact of antiviral therapy nucleot(s)ide analogues(NUCs)[J]. Liver Int, 2017, 37(S1): 45-51.

[25] Lim Y S, Han S, Heo N Y, et al. Mortality, liver transplantation, and hepatocellular carcinoma among patients with chronic hepatitis B treated with entecavir vs lamivudine [J]. Gastroenterology, 2014, 147(1): 152-161.

[26] Kobashi H, Miyake Y, Ikeda F, et al. Long-term outcome and hepatocellular carcinoma development in chronic hepatitis B or cirrhosis patients after nucleoside analog treatment with entecavir or lamivudine[J]. Hepatology Res, 2011, 41(5): 405-416.

[27] Zhou H, Luo Y, Chen W, et al. Hepatitis B virus mutation may play a role in hepatocellular carcinoma recurrence: a systematic review and meta-regression analysis [J]. J Gastroenterol Hepatol, 2015, 30(6): 977-983.

[28] Zhong J H, Ke Y, Zhu S L, et al. Adefovir dipivoxil is less expensive than lamivudine and associated with similar prognosis in patients with hepatitis B virus-related hepatocellular carcinoma after radical resection[J]. Onco Targets Ther, 2016, 9: 6897-6907.

[29] Papatheodoridis G V, Idilman R, Dalekos G N, et al. The risk of hepatocellular carcinoma is decreasing after the first 5 years of entecavir or tenofovir in Caucasians with chronic hepatitis B[J]. Hepatology, 2017, 66(5): 1444-1453.

[30] 吴孟超, 汤钊猷, 叶胜龙, 等. HBV/HCV 相关性肝细胞癌抗病毒治疗专家共识[J]. 临床肝胆病杂志, 2014, 30(5): 390-395.

[31] Lai C L, Yuen M F. Prevention of hepatitis B virus-related hepatocellular carcinoma with antiviral therapy[J]. Hepatology, 2013, 57(1): 399-408.

[32] Gong W F, Zhong J H, Lu S D, et al. Effects of antiviral therapy on post-hepatectomy HBV reactivation and liver function in HBV DNA-negative patients with HBV-related hepatocellular carcinoma[J]. Oncotarget, 2017, 8(9): 15047-15056.

[33] Simonetti J, Bulkow L, McMahon B J, et al. Clearance of hepatitis B surface antigen and risk of hepatocellular carcinoma in a cohort chronically infected with hepatitis B virus [J]. Hepatology, 2010, 51(5): 1531-1537.

[34] Huang G, Pan Z, Fu S, et al. Early viral suppression predicts good postoperative

survivals in patients with hepatocellular carcinoma with a high baseline HBV-DNA load [J]. Ann Surg Oncol,2013,20(5):1482.

[35] Yoo S H,Jang J W,Kwon J H,et al. Preemptive antiviral therapy with entecavir can reduce acute deterioration of hepatic function following transarterial chemoembolization [J]. Clin Mol Hepatol,2016,22(4):458-465.

[36] Huang S,Xia Y,Lei Z,et al. Antiviral therapy inhibits viral reactivation and improves survival after repeat hepatectomy for hepatitis B virus-related recurrent hepatocellular carcinoma[J]. J Am Coll Surg,2017,224(3):283-293.

[37] Wu C Y,Chen Y J,Ho H J,et al. Association between nucleoside analogues and risk of hepatitis B virus-related hepatocellular carcinoma recurrence following liver resection [J]. JAMA,2012,308(18):1906-1913.

[38] Yuan P, Chen P, Qian Y. Evaluation of antiviral therapy performed after curative therapy in patients with HBV-related hepatocellular carcinoma: an updated meta-analysis[J]. Can J Gastroenterol Hepatol,2016,2016:5234969.

[39] Zhu S L,Zhong J H,Ke Y,et al. Comparative efficacy of postoperative transarterial chemoembolization with or without antiviral therapy for hepatitis B virus-related hepatocellular carcinoma[J]. Tumour Biol,2015,36(8):6277-6284.

[40] Lee T Y,Lin J T,Zeng Y S,et al. Association between nucleos(t)ide analog and tumor recurrence in hepatitis B virus-related hepatocellular carcinoma after radiofrequency ablation[J]. Hepatology,2016,63(5):1517-1527.

[41] Dan J Q, Zhang Y J, Huang J T, et al. Hepatitis B virus reactivation after radiofrequency ablation or hepatic resection for HBV-related small hepatocellular carcinoma:a retrospective study[J]. Eur J Surg Oncol,2013,39(8):865-872.

[42] Jang J W,Kim Y W,Lee S W,et al. Reactivation of hepatitis B virus in HBsAg-negative patients with hepatocellular carcinoma[J]. PLoS One,2015,10(4):e0122041.

[43] Xu L, Gao H, Huang J, et al. Antiviral therapy in the improvement of survival of patients with hepatitis B virus-related hepatocellular carcinoma treated with sorafenib [J]. J Gastroenterol Hepatol,2015,30(6):1032-1039.

[44] 庞婷,邢卉春. HBV感染者耐药基因突变与肝细胞癌的相关性分析[J]. 临床肝胆病杂志,2017,33(1):82-86.

[45] Wong G H,Tse Y K,Yip T F,et al. Long-term use of oral nucleos(t)ide analogues for chronic hepatitis B does not increase cancer risk—a cohort study of 44494 subjects[J]. Aliment Pharmacol Ther,2017,45(9):1213-1224.

[46] 杨雪梅,陈洁,杨军,等. 乙型肝炎病毒相关肝癌的规范化抗病毒治疗及监管[J]. 生命的化学,2018,38(1):20-24.

[47] 孙宁宁,孙凤霞,徐春军. 慢性乙型肝炎病毒感染合并肿瘤患者抗病毒治疗的意义[J]. 中西医结合肝病杂志,2019,29(3):208-210.

[48] 范敏,黄伟. 抗肿瘤治疗致乙型肝炎病毒再激活的影响因素及机制进展[J]. 中华临床医师杂志(电子版),2015,9(1):100-104.

[49] Karaca M,Tural D,Akar E,et al. Hepatitis B reactivation rate is higher undergoing some cytotoxic chemotherapy in patients with solid tumors:a large retrospective study [J]. Chemotherapy,2018,63(5):247-252.

[50] Yeo W,Chan T C,Leung N W Y,et al. Hepatitis B virus reactivation in lymphoma patients with prior resolved hepatitis B undergoing anticancer therapy with or without

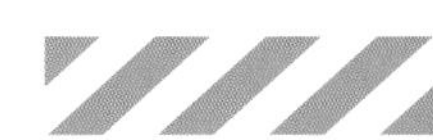

rituximab[J]. J Clin Oncol,2008,27(4):605-611.

[51] Jun B G,Kim Y D,Kim S G,et al. Hepatitis B virus reactivation after radiotherapy for hepatocellular carcinoma and efficacy of antiviral treatment: a multicenter study[J]. PLoS One,2018,13(7):e0201316.

[52] Loomba R,Liang T J. Hepatitis B reactivation associated with immune suppressive and biological modifier therapies: current concepts, management strategies, and future directions[J]. Gastroenterology,2017,152(6):1297-1309.

[53] Paul S,Saxena A,Terrin N,et al. Hepatitis B virus reactivation and prophylaxis during solid tumor chemotherapy:a systematic review and meta-analysis[J]. Ann Intern Med, 2016,164(1):30-40.

[54] Wu Y T,Li X,Liu Z L,et al. Hepatitis B virus reactivation and antiviral prophylaxis during lung cancer chemotherapy:a systematic review and meta-analysis[J]. PLoS One, 2017,12(6):e0179680.

[55] Lao X M, Luo G, Ye L T, et al. Effects of antiviral therapy on hepatitis B virus reactivation and liver function after resection or chemoembolization for hepatocellular carcinoma[J]. Liver Int,2013,33(4):595-604.

[56] Yu S,Luo H,Pan M,et al. Comparison of entecavir and lamivudine in preventing HBV reactivation in lymphoma patients undergoing chemotherapy:a meta-analysis[J]. Int J Clin Pharm,2016,38(5):1035-1043.

[57] Huang H,Li X,Zhu J,et al. Entecavir vs lamivudine for prevention of hepatitis B virus reactivation among patients with untreated diffuse large B-cell lymphoma receiving R-CHOP chemotherapy:a randomized clinical trial[J]. JAMA,2014,312(23):2521-2530.

[58] Bersoff-Matcha S J,Cao K,Jason M,et al. Hepatitis B virus reactivation associated with direct-acting antiviral therapy for chronic hepatitis C virus:a review of cases reported to the U. S. Food and Drug Administration Adverse Event Reporting System[J]. Ann Intern Med,2017,166(11):792-798.

[59] European Association for the Study of the Liver. EASL recommendations on treatment of hepatitis C 2016[J]. J Hepatol,2017,66(1):153-194.

[60] Liu C J,Chuang W L,Sheen I S,et al. Efficacy of ledipasvir and sofosbuvir treatment of HCV infection in patients coinfected with HBV[J]. Gastroenterology,2018,154(4): 989-997.

[61] Paul S,Saxcna A,Terrin N,et al. Hepatitis B virus reactivation and prophylaxis during solid tumor chemotherapy;a systematic review and meta-analysis[J]. Ann Intern Med, 2016,164(1):30-40.

第五节 乙型重型肝炎(肝衰竭)肝移植的抗病毒治疗

齐俊英 倪 明

一、乙型重型肝炎(肝衰竭)肝移植的抗病毒现状

各种 HBV 相关的终末期肝病(如急、慢性肝衰竭,肝硬化和肝癌等)缺乏有效的内科治疗手段,肝移植作为目前有效的救治方法,使患者生存率从 10%~20%上升到 1 年的 75%~80%

和 5 年的 70%,为各种终末期肝病患者带来新的生机。目前,HBV 再激活患者的肝移植生存率已被证明在 90%以上,建议肝移植于肝衰竭进程中早期执行,从而避免脓毒血症和多器官功能衰竭等并发症。近年来,中国每年肝移植手术可达 4000 例以上,成为全球肝移植第二大国。中国肝移植注册系统 2015 年统计资料显示,肝移植受者中病毒性肝炎患者占74.79%,其中乙型肝炎患者占 71.25%。而肝移植术后 HBV 再感染严重影响肝移植的成功率和长期生存率。研究显示,如果未采取有效预防措施,肝移植术后 HBV 再感染率超过 90%,且乙型肝炎复发后多在短期(2 年左右)内发展为纤维淤胆性肝炎、肝硬化或急性肝衰竭等而导致死亡或再次肝移植,使肝移植患者的生存率大大降低,因此如何预防术后乙型肝炎的复发显得更重要。血液循环及肝外组织中的 HBV 隐匿性感染、HBV 变异、移植术中及术后大剂量长期应用糖皮质激素等免疫抑制剂激活 HBV,以及移植前后大量输血、移植后 HBV 再暴露均是导致肝移植术后 HBV 再感染的重要原因。现有研究数据显示,核苷(酸)类似物(NAs)联合或不联合乙型肝炎免疫球蛋白(hepatitis B immunoglobulin,HBIG)治疗方案是目前预防 HBV 再感染的最佳方案,可防止 90%以上的肝移植受者发生 HBV 再感染,显著提高了患者生存率,使 HBV 相关终末期肝病肝移植者的生存率达到了非 HBV 感染肝移植者的水平。

二、乙型重型肝炎(肝衰竭)肝移植的抗病毒的方法与选择

目前临床上预防肝移植术后乙型肝炎复发的策略主要涉及术前、术中和术后 3 个层面。而移植前 HBV DNA 水平是影响移植后乙型肝炎复发的主要因素,目前的防治措施主要包括被动免疫(HBIG)、抗病毒治疗(NAs)和主动免疫(乙型肝炎疫苗)三种。

干扰素是病毒感染后由细胞基因控制所产生的一组自稳性防御蛋白。它与特异细胞表面受体结合,诱导多种细胞内酶释放,发挥广谱抗病毒作用,但其病毒应答率低。重型肝炎及肝硬化患者对干扰素耐受性差,且干扰素有诱发或加重肝衰竭的风险,同时可能诱发或增强排斥反应,从而增加免疫抑制剂的用量,并能产生与剂量有关的副作用或导致其他并发症,现已不推荐使用。

目前肝移植术前临床一线抗病毒药物为恩替卡韦(entecavir,ETV)、替诺福韦酯(tenofovir disoproxil fumarate,TDF)以及替诺福韦艾拉酚胺(tenofovir alafenamide,TAF),既往临床多采用拉米夫定(lamivudine,LAM),但其最大的缺点是可以诱导 HBV 基因变异,其中以 YMDD 基因(rtM204 位点)变异最为常见。有文献报道,慢性乙型肝炎患者持续使用 LAM 治疗 6 个月,即可出现 YMDD 变异,用药 1 年耐药率为 15%,用药 2 年耐药率达到 38%。一项中国研究发现,对慢性乙型肝炎患者予以 ETV 治疗 7 年,其耐药率仅为 1.2%,而 LAM 耐药率高达 70%,这表明 ETV、TDF 或 TAF 作为高耐药基因屏障 NAs 是临床治疗优选方案。肝移植前耐药患者联合抗病毒治疗有效,对 LAM 或替比夫定(telbivudine,LdT)耐药者换用 TDF 或 TAF;对阿德福韦酯(adefovir dipivoxil,ADV)耐药且未使用 LAM 者则换用 ETV 或 TDF、TAF;对 LAM、LdT 和 ADV 同时耐药者,则换用 TDF 或 TAF;对 ETV 耐药者则换用 TDF 或 TAF。对多药耐药者,建议 ETV 联合 TDF 或 ETV 联合 TAF 治疗。

高耐药基因屏障 NAs(ETV、TDF 或 TAF)联合或不联合低剂量 HBIG 是目前肝移植术后公认有效的预防措施。NAs 的作用机制为抑制 HBV 的逆转录酶或 DNA 聚合酶活性来阻断 HBV 的复制,从而起到抗 HBV 的作用。而 HBIG 是利用自然感染 HBV 后产生的抗 HBs 或注射乙型肝炎疫苗后产生抗 HBs 的个体血浆制备而成的针对 HBV 的特异性被动免疫制剂。高浓度时它可中和血液循环中的 HBV,阻止其感染其他肝细胞。HBIG 与 NAs 的联合使用,可起到互补的作用。目前临床根据患者肝移植术后再感染 HBV 风险的高低决定是否联用 HBIG。过去由于 HBIG 的长期大剂量应用带来了治疗费用的大幅度上升且长期反复静脉注射 HBIG 给患者带来不便。Gane 等进行的 LAM 联合应用低剂量 HBIG(400~800 IU)研究显

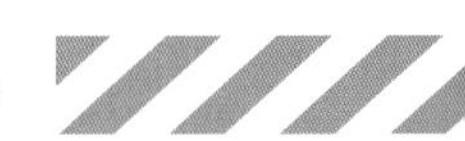

示，以低剂量的 HBIG 肌内注射联合 LAM 治疗，可以获得与高剂量静脉注射 HBIG 联合 LAM 治疗相似的效果，并且显著减少了费用。国内沈中阳等进行的 1506 例 NAs 联合小剂量 HBIG 预防肝移植术后 HBV 复发的回顾性研究中，术后 1、2、3、4、5、6 年乙型肝炎累积复发率分别为 1.3%、2.4%、2.7%、2.9%、3.7%、4.6%，与国外大剂量 HBIG 联合 NAs 预防乙型肝炎复发的效果相当。一项系统性研究分析高耐药 NAs 联合或者不联合 HBIG 治疗方案与 LAM 联合 HBIG 治疗方案的效果，发现后者 HBV 复发率为 6.1%(115/1889)，与单用高耐药基因屏障 NAs 的预防抗病毒效果相似，而高耐药基因屏障 NAs 联合 HBIG 者乙型肝炎复发率仅为 1.0%。也有研究表明 ETV 联合 HBIG 治疗的肝移植受者的 HBsAg 阳性率和 HBV DNA 阳性率分别为 1.0%和 0.3%，优于 LAM 联合 HBIG 治疗的5.9%和 3.8%。因此建议联合治疗方案中 NAs 多采取高耐药屏障药物，如 ETV、TDF 或 TAF。Fung 等对 80 例乙型肝炎相关肝移植患者单独予以 ETV 治疗，1 年、2 年后 HBsAg 阴性率为 86%、91%，而 HBV DNA 阴性率为98.8%，且所有患者未检测到 ETV 耐药基因突变。此外在一项长期研究中，对 265 例连续接受 ETV 单药治疗的 HBV 相关肝移植受者长期预后进行评估，发现第 1、3、5、8 年，HBsAg 阴性率分别为 85%、88%、87%和 92%，HBV DNA 阴性率分别为 95%、99%、100%和 100%；9 年总体生存率为 85%。因此长期 ETV 单药治疗对预防乙型肝炎肝移植术后 HBV 再激活非常有效。

乙型肝炎疫苗可刺激抗 HBs 抗体的产生。接种疫苗使机体获得免疫力，并持续地分泌保护性抗体，是预防 HBV 感染的一个重要手段。重组乙型肝炎疫苗可以激活 T 淋巴细胞和 B 淋巴细胞，进而分化出特异性抗 HBsAg T 淋巴细胞和保护性抗体，达到抑制 HBV 感染的目的。据报道，肝硬化、肝移植患者对 HBV 疫苗的反应性远远低于正常人。肝移植术后接种乙型肝炎疫苗者，53.7%产生主动免疫应答，14.9%需进行周期性疫苗强化。由于 HBV 基因变异可逃避疫苗接种产生的抗体，即使在乙型肝炎疫苗诱导人体产生大量抗体的情况下，停用 HBV 药物仍可导致 HBV 再感染。Ishigami 等报道，在 25 例肝移植后予以乙型肝炎疫苗的患者中 3 个月后有 8 例受者抗 HBs 滴度大于 100 IU/L 并开始停用 NAs，在随访 12 个月后发现其中 4 例患者出现 HBV 再激活。而近期一项研究在乙型肝炎相关肝移植受者发生疫苗应答前同时使用 NAs 及乙型肝炎疫苗，进行 7 年随访调查，末次随访抗 HBs 滴度中位数为 300.8 IU/L，其中 94.4%(17/18)疫苗应答者停用 NAs 后 HBV DNA 阴性，且无 HBV 再活化的证据。上述研究表明目前关于乙型肝炎疫苗的疗效仍存在争议。但从中我们可以借鉴一些经验，如乙型肝炎疫苗可作为乙型肝炎肝移植术后抗病毒治疗的一项额外策略，乙型肝炎疫苗接种应持续较长时间(如 1 年)，乙型肝炎疫苗接种早期应联合 HBIG 被动预防，整个乙型肝炎疫苗接种期及之后应持续使用核苷(酸)类似物。

《慢性乙型肝炎防治指南(2019 年版)》指出，对于拟接受肝移植术的 HBV 相关肝病患者，推荐尽早使用抑制 HBV 作用强且耐药发生率低的 NAs 治疗，以获得尽可能低的 HBV 载量。移植术后是否联合 HBIG 治疗，采取个性化治疗方案。移植肝 HBV 再感染低风险者，即肝移植前 HBV DNA 阴性，可在术前尽早使用高耐药基因屏障 NAs(ETV、TDF 或 TAF)，预防 HBV 再激活，术中静脉注射 HBIG 剂量不低于 2000 IU/L，术后无须加用 HBIG。而肝移植 HBV 再感染高风险者，即肝移植前 HBV DNA 阳性，术前尽早使用高耐药基因屏障 NAs 以降低 HBV DNA 水平，术中无肝期静脉注射 HBIG 不低于 4000 IU/L；术后长期应用 NAs 联合半年至 1 年的低剂量 HBIG，此后单用 NAs 药物。其中选择 ETV、TDF 或 TAF 联合低剂量 HBIG 能更好地抑制肝移植术后乙型肝炎复发。肝移植术后 3 天 HBIG 每天 1000 IU，以后每天 400 IU 并逐渐减量，根据抗 HBs 滴度调整 HBIG 剂量和频率(术后抗 HBs 滴度的谷值水平为 1 周内升至 1000 U/L，3 个月内不低于 500 U/L，3～6 个月不低于 200 U/L，6 个月以上不低于100 U/L)。对于已经使用其他NAs的患者需要密切监测耐药的发生,及时调整治疗方案。国外一项研究对362例肝移植术后患者分别予以LAM(176例)、ETV(142例)、LAM+ADV(44例)治疗,所有患者不联合HBIG;发现HBsAg血清学阴转率以及HBV DNA阴性率分别为88%、98%;LAM组、ETV组、LAM+ADV组的3年HBV复发率分别为17%、0、7%。8年总体生存率为83%,三组之间不存在显著差异。因此术后单独口服抗病毒药物对预防肝移植后复发是有效的,且建议使用高耐药基因屏障NAs,尽量减少耐药性和病毒学的反弹。Lau等研究HBV相关的终末期肝病行肝移植患者,在给予HBIG联合NAs有效的预防措施下,血浆以及外周血单核细胞中仍存在低水平或隐匿性HBV,从而认为该类患者的HBV的病毒学清除是不可能的。因此建议HBV相关肝移植患者终生应用抗病毒药物以预防乙型肝炎复发。

三、乙型重型肝炎(肝衰竭)肝移植术后乙型肝炎复发及抗病毒耐药的处理

如何防止肝移植术后HBV的再感染是我们面临的重要课题。研究证实,肝移植术前和术后有效的抗病毒治疗是防止移植肝HBV再感染的重要措施之一,高耐药基因屏障NAs联合或不联合高效价HBIG预防方案可显著提高乙型肝炎患者相关肝移植生存率。

1. 肝移植术后乙型肝炎复发机制

HBV相关终末期肝病患者在接受肝移植术后,常常出现移植肝HBV再感染,导致移植肝的肝功能丧失。乙型肝炎复发是肝移植术后1年内患者较常见的死亡原因之一。肝移植术后乙型肝炎复发的主要机制如下:①病毒来源:乙型肝炎复发者的病毒主要来源于血液循环中残留的病毒颗粒、肝外组织中病毒储存池及感染HBV的供肝。②肝移植术前HBV复制状态:HBV DNA阳性者较HBV DNA阴性者复发概率更高,因此,通过抗病毒治疗在术前就将HBV DNA水平降低对防止移植肝HBV再感染十分重要。③免疫抑制剂的应用:肝移植术后免疫抑制剂的应用严重抑制了机体的免疫功能,使机体特异性免疫清除能力下降,易导致乙型肝炎复发。④HBIG及抗病毒药物应用所引发的病毒突变株:病毒突变株的产生可导致预防措施失败,如S区基因变异的HBIG逃逸株和对拉米夫定耐药的HBV YMDD变异株。

肝移植术后乙型肝炎复发后,应停用HBIG,同时加强NAs抗HBV治疗,在免疫抑制剂的使用下,HBV可能对NAs治疗无应答或应答不佳,造成用药选择复杂,因此需完善HBV耐药突变基因检测并适当调整用药,必要时,HBV再感染者可接受再次肝移植。

2. 肝移植术后抗病毒耐药的处理

ETV、TDF或TAF是目前被认可的预防肝移植术后乙型肝炎复发的一线药物,其机制为抑制HBV的复制,并且通过降低病毒负载恢复T淋巴细胞对HBsAg的免疫应答。目前的研究数据显示,TDF和ETV耐药发生率最低,ADV和LdT耐药发生率居中,LAM耐药发生率最高。LAM长期应用会引起HBV变异后耐药,导致术后乙型肝炎复发,并且变异的发生随用药时间的延长而增高。

对LAM或LdT耐药的患者,建议换用TDF或TAF。因为ETV对LAM耐药突变毒株的抑制能力较弱,并且易发生ETV耐药,因此,对于LAM耐药患者大多不主张换用ETV。TDF或TAF可明显抑制HBV复制,提高HBeAg阴转率和血清学转换率,改善肝功能,对HBeAg阳性、HBeAg阴性以及LAM引起YMDD耐药突变的CHB患者均有明显疗效。国内一项研究对52例发生LAM耐药患者分别给予TDF单药治疗、LAM联合ADV治疗,TDF单药治疗组在12周、48周HBV DNA阴转率分别为59.1%、95.5%,而LAM联合ADV治疗组则分别为16.7%、43.3%;两组之间疗效存在显著差异,因此针对LAM或LdT耐药者,现不建

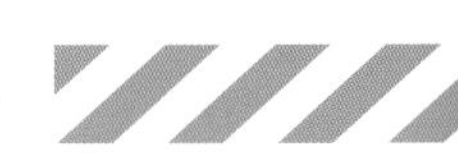

议 LAM 联合 ADV 治疗方案。Lee 等进行的多中心回顾性研究，153 例 LAM 耐药患者分别给予 TDF 单药治疗或 TDF＋LAM/LdT 联合治疗方案，对比评估两种方案之间的疗效和安全性；第 12 个月实现病毒学完全抑制总概率为 91.6%；单药治疗组为88.6%，联合治疗组为92.6%；在 HBeAg 阴转率、改善肝功能以及病毒学突破方面，两组之间均不存在显著差异，且两组在治疗期间一直未发现肾功能损害，认为 TDF 单药治疗与 TDF 联合 LAM 或 LdT 治疗抗病毒效果相似。因此建议对 LAM 或 LdT 耐药的患者换用 TDF 或 TAF 抗病毒治疗方案。

目前临床患者出现 ETV、TDF、TAF 耐药的情况极其少见，而以往有 LAM 耐药是 ETV 耐药的主要危险因素，在该类肝移植前出现 LAM 耐药患者中，换用 TDF 或 TAF 治疗是最佳抗病毒治疗方案。

HBV 相关肝移植患者术后定期监测和随访亦十分重要。术后应定期监测肝肾功能、乙型肝炎标志物(包括 HBsAg、抗 HBs 抗体等定量)、HBV DNA、HBV 耐药突变基因检测及免疫抑制剂血药浓度，并进行肝脏彩超检查等。术后围手术期内应随时监测各项指标，之后建议监测时间选择为第 1 个月内每周监测 1 次，第 2～6 个月每月监测 1 次，6 个月以后每 3 个月监测 1 次。

对于肝移植后乙型肝炎复发的患者，应早期发现并给予积极治疗，措施主要包括支持治疗、肝脏保护、合适正确的抗 HBV 治疗、免疫抑制剂方案的调整(撤、减、换用免疫抑制剂)及再次肝移植等。

四、乙型重型肝炎(肝衰竭)肝移植的抗病毒治疗展望

乙型肝炎是亚洲地区导致患者肝衰竭的主要原因，临床采用高耐药基因屏障 NAs 联合或不联合 HBIG 能有效预防乙型肝炎在移植肝中复发。而主动免疫方法目前还有争议，有待更大的样本研究。基因治疗如反义核苷酸技术、外源基因的转导表达、基因疫苗、基因抗体、基因细胞因子等的治疗为 HBV 患者肝移植术后预防复发的治疗提供了新的思路及选择，但临床效果和其带来的一些问题尚需进行长期、深入研究。

五、HBV 和 HCV 合并感染患者肝移植术前后的抗病毒治疗

肝移植术前所有 HBsAg 阳性患者都应该筛查抗 HCV，若为阳性需要进一步检测 HCV RNA 定量。所有 HCV RNA 定量阳性者均需要进行抗 HCV 治疗，此类患者有发生 HBV 再激活的风险。乙型肝炎终末期肝病相关肝移植术前发现 HCV RNA 阳性者，建议同时行抗 HBV 以及抗 HCV 治疗。抗 HBV 治疗方案建议口服高耐药基因屏障 NAs，抗 HCV 治疗建议应用直接抗病毒药物(direct-acting antivirals，DAAs)，由于肝功能失代偿，患者禁止使用 NS3/4A 蛋白酶抑制剂类 DAAs 以及干扰素；可以选择来迪派韦索磷布韦(基因型 1、4、5 和 6)或索磷布韦维帕他韦(泛基因型)或索磷布韦/达拉他韦(泛基因型)，以及利巴韦林(体重＜75 kg，1000 mg/d；体重≥75 kg，1200 mg/d)治疗 12 周。如果患者有利巴韦林禁忌证或无法耐受利巴韦林，则不联合利巴韦林，但疗程延长至 24 周。肝功能失代偿患者 DAAs 抗病毒治疗期间不良事件发生风险极高，因此应在有 HCV 治疗经验的中心进行治疗，抗 HCV 治疗期间需进行严密的监测，如果发生严重失代偿应停止治疗。而针对等待肝移植且 MELD 评分≥18 分的患者应首先进行肝移植，移植后再进行抗 HCV 治疗。

对于乙型肝炎相关肝移植后患者发生 HCV 再感染或复发，及时进行抗 HCV 治疗与患者的全因死亡密切相关。移植后由于需要长期应用免疫抑制剂，HCV 复发或再感染后可以明显加速肝脏纤维化，导致移植肝发生肝硬化甚至肝衰竭。因此，肝移植术后的患者一旦出现 HCV RNA 阳性，应该及时积极进行抗 HCV 治疗。

参考文献

[1] Trautwein C. Mechanisms of hepatitis B virus graft reinfection and graft damage after liver transplantation[J]. J Hepatol,2004,41(3):362-369.

[2] European Association for the Study of the Liver. EASL clinical practice guidelines:liver transplantation[J]. J Hepatol,2016,64(2):433-485.

[3] McCaughan G W. Prevention of post liver transplant HBV recurrence[J]. Hepatol Int,2011,5(4):876-881.

[4] Samuel D,Muller R,Alexander G,et al. Liver transplantation in European patients with the hepatitis B surface antigen[J]. N Engl J Med,1993,329(25):1842-1847.

[5] Lam Y F,Seto W K,Wong D,et al. Seven-year treatment outcome of entecavir in a real-world cohort:effects on clinical parameters,HBsAg and HBcrAg levels[J]. Clin Transl Gastroenterol,2017,8(10):e125.

[6] Ishigami M,Ogura Y,Hirooka Y. Change of strategies and future perspectives against hepatitis B virus recurrence after liver transplantation[J]. World J Gastroenterol,2015,21(36):10290-10298.

[7] Gane E J. Is hepatitis B immune globulin still needed after liver transplantation for chronic hepatitis B?[J]. Hepatology,2017,66(4):1023-1025.

[8] 中华医学会器官移植学分会,中华医学会肝病学分会. 中国肝移植乙型肝炎防治指南(2016 版)[J]. 临床肝胆病杂志,2017,33(2):213-220.

[9] Gane E J, Anqus P W, Strasser S, et al. Lamivudine plus low dose hepatitis B immunoglobulin to prevent recurrent hepatitis B following liver transplantation[J]. Gastroenterology,2007,132(3):931-937.

[10] 沈中阳,朱志军,邓永林,等. 小剂量 HBIg 联合核苷类似物预防肝移植术后乙肝复发 1506 例回顾性分析[J]. 中华肝胆外科杂志,2011,17(5):364-366.

[11] Ku W,Wang U. Efficacy and effectiveness of anti-HBV therapy with early withdrawal of HBIG prophylaxis to prevent HBV recurrence following liver transplantation[J]. Expert Opin Biol Ther,2015,15(5):665-677.

[12] Cholongitas E. High genetic barrier nucleos(t)ide analogue(s) for prophylaxis from hepatitis B virus recurrence after liver transplantation:a systematic review[J]. Am J Transplant,2013,13(2):353-362.

[13] Fung J,Cheung C,Chan S C,et al. Entecavir monotherapy is effective in suppressing hepatitis B virus after liver transplantation[J]. Gastroenterology, 2011, 141 (4): 1212-1219.

[14] Fung J,Wong T,Chok K,et al. Long-term outcomes of entecavir monotherapy for chronic hepatitis B after liver transplantation:results up to 8 years[J]. Hepatology,2017,66(4):1036-1044.

[15] Yoshizawa A,Yamashiki N,Ueda Y,et al. Long-term efficacy of hepatitis B vaccination as post-transplant prophylaxis in hepatitis B surface antigen(HBsAg) positive recipients and HBsAg negative recipients of anti-hepatitis B core positive grafts[J]. Hepatol Res,2016,46(6):541-551.

[16] Ishigami M, Honda T, Ishizu Y, et al. Frequent incidence of escape mutants after successful hepatitis B vaccine response and stopping of nucleos(t)ide analogues in liver

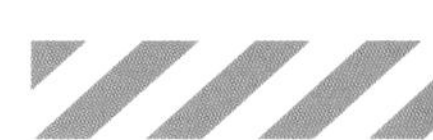

transplant recipients[J]. Liver Transpl,2014,20(10):1211-1220.

[17] Fung J,Chan S C,Cheung C,et al. Oral nucleoside/nucleotide analogs without hepatitis B immune globulin after liver transplantation for hepatitis B[J]. Am J Gastroenterol, 2013,108(6):942-948.

[18] Lau K C K, Osiowy C, Giles E, et al. Deep sequencing shows low-level oncogenic hepatitis B virus variants persists post-liver transplant despite potent anti-HBV prophylaxis[J]. J Viral Hepat,2018,25(6):724-732.

[19] 戚敬虎,鞠金昌,徐雷,等.富马酸替诺福韦二吡呋酯单药治疗拉米夫定耐药慢性乙型肝炎的疗效观察[J].中华肝脏病杂志,2016,24(4):307-309.

[20] Lee Y B, Jung E U, Kim B H, et al. Tenofovir monotherapy versus tenofovir plus lamivudine or telbivudine combination therapy in treatment of lamivudine-resistant chronic hepatitis B[J]. Antimicrob Agents Chemother,2015,59(2):972-978.

[21] Tenney D J, Levine S M, Rose R E, et al. Clinical emergence of entecavir-resistant hepatitis B virus requires additional substitutions in virus already resistant to lamivudine[J]. Antimicrob Agents Chemother,2004,48(9):3498-3507.

[22] Belli L S,Perricone G,Adam R,et al. Impact of DAAs on liver transplantation:major effects on the evolution of indications and results. An ELITA study based on the ELTR registry[J]. J Hepatol,2018,69(4):810-817.

[23] European Association for the Study of the Liver. EASL recommendations on treatment of hepatitis C 2018[J]. J Hepatol,2018,69(2):461-511.

[24] Wang C,Ji D,Chen J,et al. Hepatitis due to reactivation of hepatitis B virus in endemic areas among patients with hepatitis C treated with direct-acting antiviral agents[J]. Clin Gastroenterol Hepatol,2017,15(1):132-136.

第十二章

乙型肝炎重症化和乙型重型肝炎(肝衰竭)的预后、预防和研究展望

内容提要

1.影响乙型重型肝炎患者预后的主要因素有病因(包括病毒载量、HBeAg 表达、基因变异)、患者年龄、伴随疾病、总胆红素、凝血酶原活动度、血清肌酐,宿主的遗传背景与预后的关系近年受到重视。与乙型重型肝炎患者预后相关的指标包括总胆红素、总胆固醇、白蛋白和前白蛋白、肝性脑病、肾脏损害、甲胎蛋白、维生素 D 结合蛋白、血清钠水平、HBeAg 表达及基因分型、血糖水平。

2.除经典的总胆红素、凝血酶原活动度、肝性脑病、肌酐水平和 AFP 为重型肝炎预后的评价指标外,患者临床体征、多项生化指标、凝血因子都对预后评估有参考价值。细胞凋亡、肝脏再生和免疫学指标对预后的评估价值正在积极研究中。预后评估分析系统有 MELD、MELD-Na、iMELD、英国皇家学院标准和 Child-Turcotte-Pugh 评分。

3.乙型重型肝炎的主要死因有感染与全身炎症反应综合征、上消化道出血、肝性脑病、急性肾损伤。远期预后除与上述因素有关外,还与并发症的发生、类型和严重程度有关。

4.乙型肝炎重症化的预防应从无症状感染者的管理和保健做起,对于 CHB 患者,严密观察病情、充足的休息、合理的营养、良好的护理和心理指导、预防和去除重症化诱因、正确处理伴发疾病、合理的抗病毒和综合治疗有助于预防乙型肝炎重症化。对已发生重型肝炎者应积极预防和治疗并发症。

5.乙型肝炎重症化的未来展望主要内容:阐明宿主遗传背景,病毒基因型、变异、转录调控,宿主免疫变化与重型肝炎发生的关系;研究乙型重型肝炎血流动力学改变的机制及干预措施;完善乙型肝炎重症化的预测因素和评估模型;探讨最佳的抗病毒治疗方案,确定不同类型人工肝支持疗法的适应对象、治疗时机、疗程及成本效益比;积极开展乙型重型肝炎的细胞治疗研究。

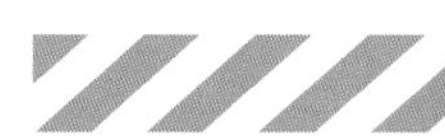

Abstract 12

1. Factors affecting the prognosis of patients with severe hepatitis B include those related to the virus (including viral load, HBeAg expression, and gene mutation), patient age, co-morbidity, TBil, PTA, serum Cr, and the host genetic background. Indicators associated with the prognosis of patients with severe hepatitis B include TBil, total cholesterol, albumin and prealbumin, hepatic encephalopathy, kidney damage, alpha-fetoprotein and vitamin D binding protein, blood sodium level, virus HBeAg expression and genotype, and blood glucose.

2. In addition to TBil, PTA, hepatic encephalopathy, Cr level and AFP as indicators for prognosis of severe hepatitis, clinical signs and symptoms, biochemical parameters, and coagulation factors are all valuable in assessment of prognosis. The roles of cell apoptosis, liver regeneration and immunological parameters in assessing patient prognosis are under study. Prognosis assessment analysis systems include MELD, MELD-Na, iMELD, KCC and CTP.

3. The leading causes of death in patients with severe hepatitis B include infection and SIRS, upper gastrointestinal bleeding, hepatic encephalopathy, and acute renal injury. Long-term prognosis is also closely related to treatment and complications.

4. Prevention of severe hepatitis B should be started in asymptomatic patients. Close observation, sufficient rest, proper nutrition, good care and psychological guidance for CHB patients, preventing and removing exacerbating factors, correctly treating concomitant diseases, reasonable antiviral and comprehensive treatment may help to prevent severe hepatitis B. Active prevention and treatment of complications can help patients who already have severe hepatitis B.

5. Future studies of severe hepatitis B include assessments of host genetic background; virus genotype, variation and transcriptional regulation; the relationship between host immune change and severe hepatitis B; the mechanism underlying changes in hemodynamics and intervention measures; prediction and evaluation models; optimal antiviral treatment; determining the type, timing and cost-benefit ratio of artificial liver support therapy; liver transplantation and cell therapy.

第一节 乙型重型肝炎(肝衰竭)预后的影响因素、评估指标及判断体系

赵彩彦

长期以来,我国学术界普遍认为,病毒性肝炎肝衰竭即称为重型肝炎。2006 年我国首次发布《肝衰竭诊疗指南》,将肝衰竭分急性、亚急性、慢加急性和慢性四型,其主要组成仍为重型肝炎,特别是 HBV 所致乙型重型肝炎。与其他原因所致肝衰竭相比,重型肝炎临床发病率高且病死率高,以短时间内出现凝血功能障碍、总胆红素(total bilirubin,TBil)显著增高及伴有肝性脑病为特点。急性肝衰竭(acute liver failure,ALF)、亚急性肝衰竭(subacute liver failure,SALF)与急性重型肝炎(acute severe hepatitis,ASH)、亚急性重型肝炎(subacute severe hepatitis,SSH)的差异不大,主要差异体现在慢性重型肝炎(chronic severe hepatitis,CSH)与慢加急性肝衰竭

(acute-on-chronic liver failure,ACLF)及慢性肝衰竭(chronic liver failure,CLF)上。过去认为,CSH是在慢性乙型肝炎(CHB)的基础上发生的肝细胞广泛变性坏死,其预后与肝细胞损伤程度直接相关,而肝细胞损伤不仅与致病因素、肝细胞坏死程度等有关,还与肝细胞的再生程度等有关。近年的研究发现,更多的患者实际上并非在慢性携带的基础上发生CSH,而是在肝硬化基础上发生了急性失代偿(包括ACLF)或慢性失代偿(包括CLF)。因此,影响乙型重型肝炎预后的因素是多方面的。为了建立适合乙型肝炎人群的ACLF诊断标准与预后评价体系,2013年,浙江大学附属第一医院牵头全国13家大学医院肝病中心,首次开展了多中心、前瞻性、大样本的"HBV-ACLF诊断与预后评估的中国标准"研究,系统阐明了HBV-ACLF患者的临床特征,并据此建立了HBV-ACLF诊断的中国标准(COSSH-ACLF)和预后评分系统(COSSH-ACLFs)。为建立统一的国际ACLF诊断与预后评价体系提供新的循证医学基础。此新建的HBV-ACLF诊断的中国标准(COSSH-ACLF)定义如下:HBV-ACLF是一种在HBV感染引起的慢性肝病(包括肝硬化和非肝硬化)基础上,表现为肝功能急性失代偿合并肝脏或肝外器官功能衰竭的一组具有短期高病死率的临床综合征。

一、影响乙型重型肝炎预后的因素

影响乙型重型肝炎患者预后的因素是建立诊断标准的基础,对指导治疗和判断预后具有重要的临床意义,主要包括病毒因素、宿主因素、病情因素。

(一)病毒因素是影响乙型重型肝炎患者预后最重要的因素

我国导致乙型重型肝炎的主要原因是HBV感染,而病毒载量及病毒基因变异等可作为其预后指标。HBV DNA水平和HBeAg的表达对预后的影响正逐渐受到重视。

现有研究已证实HBV DNA水平对慢性乙型重型肝炎患者的结局有预测作用,有研究报道,病死组患者HBV DNA水平高于好转组,慢性乙型重型肝炎的病死组病例中,HBV DNA高复制者占61.26%。另有学者关注到HBeAg对乙型重型肝炎患者预后的影响并进行了研究,发现HBeAg阴性乙型重型肝炎患者预后较HBeAg阳性者差。

同时,国内外研究表明,HBV基因型可能与疾病进程、感染后临床表现、预后和抗病毒治疗应答等密切相关。研究显示,HBeAg阳性CHB患者接受标准干扰素的治疗,A基因型HBV感染患者应答优于其他基因型;另有研究结果表明,B、C基因型HBV感染CHB患者干扰素应答率均不足50%,分别为41%、15%。TDF在不同基因型之间的应答无显著差异;而在接受TDF治疗的HIV/HBV合并感染的患者中,部分患者出现延迟应答,其中多为A基因型。在HBV-ACLF患者中,无论是应用ETV还是TDF,B基因型'与C基因型相比具有更好的短期抗病毒反应和临床结果。停止抗病毒治疗与病毒复发或恶化及停药复发相关肝衰竭导致的高病死率直接相关。

接受核苷类和核苷酸类抗病毒药物治疗的患者停药后易进展为肝衰竭,且有研究表明,在患者停用口服抗病毒药物后10年的随访期间,多数患者病情加重发生在停药后的4年内。

(二)除病毒之外,宿主因素也是影响乙型重型肝炎预后的主要因素

患者的年龄与预后相关,年龄越大,预后越差,病死率越高。

有众多证据证明了宿主遗传背景在乙型肝炎重症化过程中的重要性。国内王宇明教授团队的研究结果显示,位于6号染色体的HLA-DR区域是主要关联位点,明确了rs3129859与HBV-ACLF显著相关,证实rs3129859是HBV-ACLF的独立危险因素,与CHB活动状态和HBV再激活无关。而IL-10 A-592C和ESR1IVS1 T-401C是与HBV-ALF相关联的调节性SNP(rSNP)。IL-6基因多态性可以作为HBV慢性感染者病情转归的预警指标,研究证实HBV相关肝衰竭患者血清IL-6水平显著升高,而IL-6基因rs10499563、rs2069837、rs2066992、

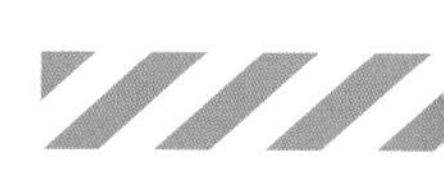

m1524107、rs2069852位点与乙型肝炎肝硬化易感性相关，可以作为HBV慢性感染者病情转归的预警指标。肿瘤坏死因子受体相关因子家族成员相关的NF-κB活化剂(TANK)蛋白多态性位点rs3820998与HBV感染不同临床转归相关。在汉族人群中SNP位点rs3820998与ACLF、HBV相关性肝硬化易感性相关。Toll样受体是天然免疫识别的主要受体，具有连接天然免疫和获得性免疫的桥梁作用。TLR9启动子区的SNPs位点MyD88基因rs7744(A→G)的多态性与肝衰竭的发病存在相关性，携带基因型GG者更容易进展成肝衰竭。伴随疾病：如患者并存糖尿病、高血压、冠心病、慢性肾损伤等其他疾病，则潜在药物性肝损伤、继发感染导致难以控制的不良预后。

(三)病情因素

1. 病因与诱发因素

在欧美人群中，ACLF的首要病因基础是酒精性肝硬化，其次为HCV感染，引起ACLF的主要诱因则为细菌感染、脓毒血症。而在我国引起ACLF的首要病因是HBV感染，由HBV感染引起的慢性肝炎和肝硬化是ACLF形成的疾病基础。在乙型肝炎人群中，由各种原因(HBV自发激活、病毒变异及耐药、停药或不规则服药等)引起的HBV再激活是ACLF发生的主要诱因。此外，乙型肝炎重叠甲型或戊型肝炎，合并其他慢性肝病如非酒精性脂肪肝、酒精性肝硬化、自身免疫性肝病等亦比较常见。关于ACLF诱因与预后的联系，国内施毓等针对乙型肝炎、酒精性肝病、丙型肝炎等全病因人群进行诱因特点分析，证实不同诱因引起的ACLF患者短期病死率不同，以感染为主的肝外诱因ACLF患者90天病死率较以HBV再激活为主的肝内诱因ACLF患者明显升高。随后李海课题组证实，对于HBV-ACLF人群，不论是HBV暴发、酗酒或重叠其他肝炎病毒感染，其28天病死率均无差异。欧洲学者Fernandez等指出，由细菌感染引起的ACLF进展为ACLF-2和ACLF-3的发生率显著高于无细菌感染引起的ACLF，且90天累积生存率明显低于后者。

2. 器官功能衰竭的分布与预后

欧洲CANONIC研究中，ACLF器官功能衰竭以肾脏(55.8%)和肝脏(43.6%)为主，同时伴有脑、呼吸系统和循环系统等肝外器官功能衰竭。评价其预后的模式有CLIF-C ACLFs、短期(28/90天)病死率和临床等级变化如痊愈、稳定、好转、恶化等。北美ACLF研究指出，肝硬化合并细菌/真菌感染基础的ACLF(I-ACLF)患者，器官功能衰竭以脑衰竭为主(55.7%)，其次为循环系统、肾脏和呼吸系统功能衰竭，无肝脏和凝血功能衰竭的发生；I-ACLF患者的30天生存率随着器官衰竭的个数增加而逐渐下降。而在我国COSSH研究中，HBV-ACLF患者无论是否存在肝硬化基础，均以肝脏和凝血功能衰竭为主，肝外器官如肾脏、脑、肺、循环系统等功能衰竭较少见。与CANONIC研究中的ACLF患者病死率相比，COSSH研究中ACLF-1级28/90天病死率无显著差异(23.2%/35.9% vs. 22.1%/40.7%)，但ACLF-2级和ACLF-3级28/90天病死率均显著升高(60.5%/73.5% vs. 32.0%/52.3%，93.1%/100% vs. 76.7%/79.1%)。

二、乙型重型肝炎预后的评估指标

(一)血生化指标

1. 血清总胆红素

肝脏是胆红素代谢最重要的场所，血清总胆红素(TBil)直接反映肝脏功能受损情况，是临床直接评估肝脏功能的重要指标。TBil升高提示肝脏的生理功能发生恶化。在出现乙型重型肝炎时，肝细胞的大量变性和坏死，严重影响肝细胞对胆红素的摄取、转运、结合及排泄，此时血清TBil水平与肝细胞坏死程度成正比。多项研究证实TBil值升高的乙型重型肝炎患者预后较差，也是基于上述原因。

2. 血清胆固醇

肝脏在脂类的消化、吸收、分解、合成及运输等过程中具有重要作用,血清中60%~80%的胆固醇来自肝脏。胆固醇为肝脏储备功能的指标,肝细胞严重受损时,胆固醇合成减少,其下降程度与肝功能受损程度成正比,与病死率成正比。

3. 血清白蛋白

血清白蛋白(Alb)由肝细胞粗面内质网合成,肝细胞受损严重时,白蛋白合成障碍,血清白蛋白水平逐渐下降,但由于白蛋白半衰期较长(约20天),治疗中尚需补充白蛋白和(或)血浆,可能影响了白蛋白对于预后判断的意义。前白蛋白(PA)是一种主要由肝脏合成的有较短生物半衰期的血浆蛋白,其血清含量的变化能较敏感而特异地反映肝细胞功能、较好地早期诊断重型肝炎及判断预后,且检验方便、快速,价格低廉,是一项不错的评价指标。

4. 血清钠水平

慢性乙型重型肝炎患者在疾病进展过程中极易出现低钠血症。目前临床上认为肝硬化患者血清钠浓度与顽固性腹水、自发性腹膜炎、肝性脑病和肝肾综合征相关。还有学者认为低钠血症应增加为新的终末期肝病模型(MELD)的独立预测因子。这些研究均提示低钠血症是评估肝硬化预后的一项重要指标。有研究表明,血清钠水平的RR仅为0.023,是影响预后的保护性因素,维持血清钠正常水平有可能降低乙型重型肝炎患者的死亡风险。这可能与严重低钠血症导致细胞内外渗透压差加大,诱发或加重脑水肿,使肝性脑病发生率增高和中枢性脑桥脱髓鞘病变有关。中枢性脑桥脱髓鞘病变与低钠血症时补充钠致 Na^+ 快速升高有关,病死率很高。值得注意的是,虽然低钠血症、顽固性腹水及急性肾损伤(AKI)三者均可独立存在,但多数患者仍常见相互关联及连续发展(图12-1)。首先,低钠血症可见于近半数失代偿期肝硬化患者,而低钠血症及水钠潴留又成为顽固性腹水和AKI的重要原因;其次,一旦形成顽固性腹水,致使低钠血症及水钠潴留进一步发展,更易形成AKI;最后,AKI作为最终的并发症,发生后反过来导致低钠血症(包括水钠潴留)及顽固性腹水。鉴于AKI的极高病死率,从源头上处理低钠血症是预防顽固性腹水及AKI的关键措施。由此可见,预防低钠血症有可能升高慢性乙型重型肝炎患者的生存率。

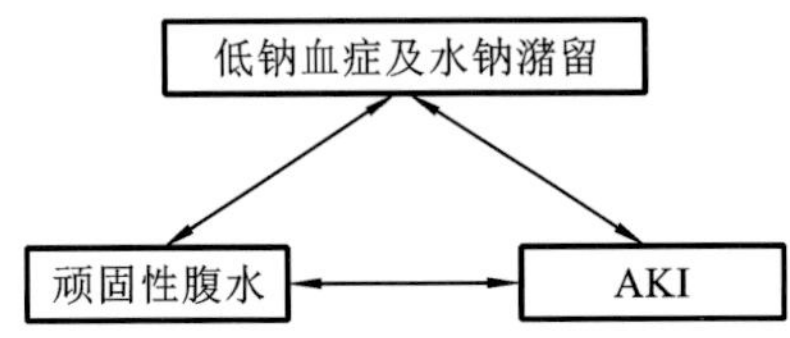

图12-1 低钠血症、顽固性腹水、AKI之间的关系

低钠血症及水钠潴留可成为顽固性腹水及AKI的重要原因,顽固性腹水也可致使低钠血症及水钠潴留进一步发展,形成最终的并发症AKI;AKI发生后反过来导致低钠血症(包括水钠潴留)及顽固性腹水。

5. 血糖水平

肝脏是维持体内血糖平衡的重要器官,具有糖原合成、分解和糖异生的功能。乙型重型肝炎时,肝细胞大量坏死,肝脏对胰岛素的灭活功能减弱,血中胰岛素水平相对升高,出现低血糖。患者空腹血糖水平与乙型重型肝炎临床分期密切相关,临床分期越晚,低血糖发生率越高;空腹血糖水平越低,血清TBil峰值越高,PTA谷值越低,表明疾病越严重;同时,空腹血糖水平与预后密切相关,患者空腹血糖水平越低,临床好转率越低,预后越差。上述研究结果充分展示了检测空腹血糖对了解慢性乙型重型肝炎患者肝脏的储备功能、早期评价其预后具有重要的临床意义。

(二)病毒学指标

HBV DNA载量和HBV血清学标志物(HbsAg/HbeAg/HbcAg抗原抗体系统)的定量变

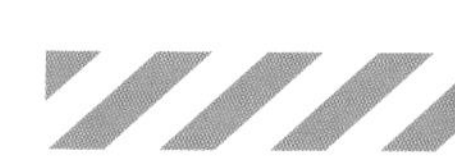

化,特别是应用核苷(酸)类似物抗病毒治疗后的动态变化与预后有密切关系。HBV 前 C 区或核心区启动子变异,是 HBeAg 阴性 CHB 重症化的主要机制。

(三)其他血液学指标

1. 甲胎蛋白

对甲胎蛋白(AFP)在判断乙型重型肝炎患者预后中作用的研究仍在不断深入之中。AFP 是一种糖蛋白,主要在人胚胎的肝脏内合成,随着年龄增长,AFP 含量降低。然而,在病毒性肝炎患者血清中,AFP 含量常不同程度增高,提示受损伤的肝细胞再生呈幼稚化,具有重新分泌 AFP 的能力。因此,在乙型重型肝炎中,AFP 被认为是肝细胞再生的指标。一项前瞻性研究发现,在住院后 3 天内出现 AFP 水平升高者多预后较好,可能与 AFP 水平升高提示肝细胞再生旺盛有关。慢性重型肝炎的病理基础是肝细胞广泛变性坏死,导致肝衰竭,而患者肝脏的再生能力决定其预后的好坏。大多数乙型重型肝炎患者随着肝细胞功能的恢复,其 AFP 水平可恢复正常,提示患有乙型重型肝炎时 AFP 水平的升高是暂时的。如果肝功能恢复后,AFP 水平仍居高不下,应高度警惕肝癌的可能性,特别是有慢性 HBV 感染和肝硬化基础的患者,因为 AFP 也是原发性肝癌的一个灵敏指标。

2. 凝血因子

肝脏是凝血酶合成的中心,绝大多数凝血因子(如Ⅰ、Ⅱ、Ⅴ、Ⅶ、Ⅺ、Ⅹ因子等)在肝内合成。因此在乙型重型肝炎患者中,肝实质大片坏死,肝脏合成凝血因子减少而消耗增多,导致凝血酶原时间延长,PTA 下降。乙型重型肝炎时,凝血因子早期大量减少,凝血因子Ⅶ和Ⅴ的减少最快。原因可能为乙型重型肝炎时肝细胞的急性严重损伤导致合成减少和这些因子的半衰期较短,从而导致了凝血功能障碍的快速发展(表 12-1)。实验室常使用凝血酶原时间(prothrombin time,PT)和活化部分凝血活酶时间(activated partial thromboplastin time,APTT)来评价 ALF 患者的出血倾向和危险度。使用国际标准化比值(INR)来衡量 PT 时,INR≥1.5 可作为 ALF 的重要诊断和预后指标之一,当 INR≥2.5 时,预后一般较差。有研究表明,通过综合性 Logistic 回归分析,年龄大于 40 岁、有全身炎症反应综合征(systemic inflammatory response syndrome,SIRS)及 PTA≤10%的肝衰竭患者会有较高的致死性危险。

表 12-1　肝脏合成的凝血因子的半衰期

合成因子	半衰期
Ⅰ因子(纤维蛋白原)	1.5～6.3 天
Ⅱ因子(凝血酶原)[a]	2.8～4.4 天
Ⅴ因子	12～36 h
Ⅶ因子	2～5 h
Ⅸ因子	20～52 h[a]
Ⅹ因子	32～48 h

注:a 为依赖维生素 K 的凝血因子。

凝血功能障碍是乙型重型肝炎(肝衰竭)的重要诊断和预后指标,因此对参与凝血的一些重要因素进行监测可对疾病预后起到很好的预警作用。血小板是凝血功能的重要参与成分,在肝功能障碍时,血小板数量和功能都会有一定的改变。血小板生成素(TPO)主要在肝脏合成,在乙型重型肝炎时,TPO 合成减少,影响血小板计数。Chan 等研究表明,在没有发生肝性脑病的慢加急性乙型重型肝炎患者中,只有血小板计数≤143×10^9/L 和血清总胆红素>172 μmol/L 可作为病死率的独立预测因素(表 12-2)。同时存在低血小板计数和高胆红素血症的患者病死率为 69%,而只有低血小板计数或高胆红素血症的患者病死率分别为 11%和 13%,两者均缺如的患者病死率为 0。其他研究者也对有肝硬化和肝功能异常基础的乙型重型肝炎患者队列进行了相应研究和分析,较好地验证了上述结果。

表 12-2 慢加急性乙型重型肝炎病死率独立预测因素

项目	Chan 等 (n=46)	Yuen 等 (n=47)	Chien 等 (n=91)	Tsubota 等 (n=50)
年龄	—	—	—	—
性别	—	—	—	—
白蛋白	—	降低	—	—
总胆红素	升高 (>172 μmol/L)	升高	升高	升高
凝血酶原时间	—	延长	延长	延长
谷丙转氨酶	—	—	—	—
血小板计数	降低(≤143×10^9/L)	降低	—	—
HBeAg	—	—	—	—
HBV DNA	未研究	—	—	—
血肌酐	—	—	—	未研究
甲胎蛋白	未研究	—	—	—
肝纤维化	未研究	出现	—	出现
腹水	未研究	—	出现	—
Child-Pugh 评分	未研究	高	高	未研究

注:HBeAg 表示乙型肝炎 e 抗原;—表示无差异。

3. Gc 蛋白

Gc 蛋白又称维生素 D 结合蛋白(vitamin D binding protein,DBP),是一种 α 球蛋白,是由肝实质细胞分泌的约 55 kDa 的蛋白质,在血清中含量丰富,具有多项生理功能,它不仅结合维生素 D 并清除肌动蛋白,还增强 C5 对中性粒细胞等炎性细胞的趋化活性,并且激活巨噬细胞,调节破骨细胞活性及运输脂肪酸和内毒素,还可能参与病毒感染过程。Gc 蛋白直接由肝细胞产生,它的变化反映肝功能及肝坏死情况,所以 Gc 蛋白作为反映肝细胞坏死程度、肝脏储备能力的指标,对评估重型肝炎患者的预后和转归有重要参考意义,是目前比较准确可靠的单因素分析指标。一定范围内的 Gc 蛋白减少可引起肌动蛋白在血管内沉积,从而导致多器官功能衰竭。因而 Gc 蛋白也可能成为衡量 ALF 多器官功能衰竭状态的有用指标。

4. 尚在研究中的预后指标

肝细胞凋亡或坏死相关标志物(如凝溶胶蛋白、M65/M30 抗原、细胞色素 C 等),肝细胞增殖、再生相关标志物如卵泡抑素/激活素 A 值(F/A value)、衰老标记蛋白 30(senescence marker protein 30,SMP30)、干细胞因子(stem cell factor,SCF)、血小板生成素(thrombopoietin,TPO),有可能与肝衰竭的预后相关。免疫相关生物标志物:在肝衰竭时,患者肝组织常有大量单核-巨噬细胞(肝内为 Kupffer 细胞)浸润,Kupffer 细胞可吞噬凋亡的肝细胞,分泌、释放 TNF-α、白细胞介素及干扰素,加重炎症反应。一些反映单核-巨噬细胞功能状态的免疫指标 CD163 及 CD154、CD163、人类白细胞抗原(human leukocyte antigen,HLA)及其他生物标志物如 microRNAs (miRNAs)、S100 b、肌钙蛋白 I 等也显示了对肝衰竭预后的潜在判断价值。

(四)并发症

1. 肝性脑病

肝性脑病(HE)是肝功能不全时出现的一种神经精神综合征,可发生于乙型重型肝炎和肝硬化时。乙型重型肝炎患者易在上消化道出血、高蛋白饮食、感染、大量放腹水、低钾血症等诱

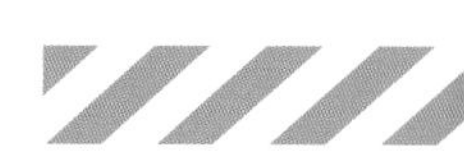

因下发生肝性脑病,其后果十分严重,临床上多将肝性脑病与凝血酶原时间延长一起作为 ALF 的诊断标准,也是乙型重型肝炎时不良预后的重要指标。并发肝性脑病的乙型重型肝炎患者预后通常较差,极易死亡,因此临床上也十分重视对肝性脑病的预防和治疗。

2. 急性肾损伤(AKI)、肝肾综合征(HRS)

进展性血管扩张(包括内脏和系统)是肝硬化的重要病理生理表现,内脏和全身性的动脉扩张导致有效动脉血流量下降(相对血容量不足)和神经内分泌系统激活,相对血容量不足最初导致水钠潴留(腹水形成),增加了血管内容量和心输出量。随着肝硬化的进展,血管扩张恶化及血管收缩系统激活导致了血管收缩和肾血流量减少。此外,增加的心输出量不足以维持灌注压(高输出性心力衰竭),进一步造成肾血流量减少和肾衰竭,最终造成急性肾损伤(AKI),其中包括肝肾综合征(HRS)。HRS 是机体内环境紊乱和血流动力学异常的临床表现,是终末期肝病最严重的并发症,一旦出现,预后极差。约半数乙型重型肝炎患者有出血、放腹水、大量利尿、严重感染等诱因,主要表现为少尿或无尿、氮质血症、电解质紊乱。其发病机制未完全明了,多数学者认为是一种功能性改变。一旦发生 HRS,患者的平均中位生存时间就只有 3 个月。同时,高的 MELD 评分和 1 型 HRS 多提示患者预后极差。未得到及时治疗的 1 型 HRS 患者中位生存时间仅 1 个月左右。AKI 与 HRS 的差异如下:①HRS 是肝硬化伴腹水,Cr>133 μmol/L(15 mg/L),且排除肝病本身以外的因素(如利尿药、休克、肾毒性药物等)的影响;②AKI是肌酐(Cr)突然增加 26.4 μmol/L 及以上,或较基础值升高 50%及以上(达到基线值的 1.5 倍),不用排除其他因素的影响(是否为容量反应性),因而包含 HRS;③HRS 的诊断看似容易,实则困难,这是因为要排除肝外因素并不容易,而 AKI 的诊断不难,但在具体处理上须区别病因。由此看来,设立 AKI 诊断标准的意义是突出实用性。因此,在临床上重视对 AKI 的预防和治疗,有利于延缓病情进展。

针对乙型重型肝炎研究的 Meta 分析(纳入病例 2429 例)发现,TBil、凝血酶原活动度(PTA)、肝性脑病、Cr 和 AFP 在各自独立的研究中,生存组和死亡组之间均存在差异,提示这些指标可作为乙型重型肝炎的预后指标使用(表 12-3)。

表 12-3　生存组与死亡组 TBil、PTA、AFP、Cr 和肝性脑病对比后结果分析

变　量	研究文献数	异　质　性			效应量参数			
		Q	p	I^2/(%)	WMD	95%CI	Z	p
TBil	14	155.91	0.00	89.5	132.10	96.40～177.90	5.66	0.00
PTA	9	93.62	0.00	54.3	−7.75	−10.20～−5.20	6.03	0.00
AFP	6	75.20	0.00	92.0	−76.90	−129.29～−24.50	2.88	0.01
Cr	5	6.17	0.29	35.1	0.39	0.27～0.51	6.61	0.00
肝性脑病	7	14.96	0.04	62.1	1.38	1.27～1.49	8.02	0.00

三、乙型重型肝炎预后评估分析系统

由于乙型重型肝炎患者常见强烈的免疫反应而造成大量肝细胞坏死,故其病死率较高。根据疾病的严重程度可采取内科综合、人工肝支持及肝移植治疗,早期判断预后对指导临床选择治疗方法和时机至关重要。不同的国家相继采用了 MELD 和英国皇家学院评分系统来对肝衰竭进行评估。其中,MELD 评分主要用于判定患者是否需要接受肝移植及其优先顺序。国内外肝衰竭预后影响因素一直是研究的热点问题,然而因其病因存在全球地域性差异,病因不同,其预后影响因素也存在差异,在国外主要是对乙酰氨基酚的过度使用所致 ALF,而在我国肝衰竭的主要病因是 HBV 感染。预后影响因素多,单因素评价指标的预测价值有限,应用多因素预后评分模型有助于更准确地判断患者的临床转归。近年来,肝衰竭预后评估相关文献层出不穷,现对乙型重型肝炎(主要是 ACLF)预后评分模型的研究进展总结如下。

(一)MELD 及其衍生评分系统

终末期肝病模型(model for end-stage liver disease,MELD)主要采用 TBil、INR 和 Cr 指标及病因等来评价终末期肝病。其计算公式为 $R=0.378\times\ln$[胆红素(mg/dL)]$+1.120\times\ln$(INR)$+0.957\times\ln$[肌酐(mg/dL)]$+0.643\times$病因(胆汁淤积性和酒精性肝硬化为 0,其他原因为 1)。后为计算方便,Kamath 等将公式改良为 $R=3.8\times\ln$[胆红素(mg/dL)]$+11.2\times\ln$(INR)$+9.6\times\ln$[肌酐(mg/dL)]$+6.4\times$病因(胆汁淤积性或酒精性肝硬化为 0,其他原因为 1)。其 R 值越高,风险越大,生存率越低。MELD 评分给肝衰竭患者提供了一个有效的评价指标。另有学者研究证实,血清钠可反映门静脉高压的严重程度,是引起肝衰竭患者合并肝肾综合征等众多并发症,甚至死亡的重要因素,且越来越多的学者已经意识到血清钠对肝硬化患者预后评估的重要性,于是将 MELD 联合血清钠定义新的评分公式。其 MELD-Na 计算公式为 MELD-Na 分值=MELDs$+1.59\times$[135－血清钠(mmol/L)]。其中 Na^+ 浓度大于 135 mmol/L 者按 135 mmol/L计算,小于 120 mmol/L 者按 120 mmol/L 计算。研究显示 MELD-Na 比 MELD 可以更好地预测终末期肝病患者的预后。2007 年,Luca 等又将年龄和血清钠结合提出 iMELD,其公式为 iMELDs=MELDs$+0.3\times$年龄$-0.7\times$血清钠$+100$。研究显示,在原始 MELD 公式中加入年龄和血清钠可增强其预测能力。MELD、MELD-Na 及 iMELD 评分系统均未包括任何一种并发症。众多文献均已证明是否行抗病毒治疗也是肝衰竭结局的独立预测因素。因此,临床医师在临床上对肝衰竭患者预后的判断,可以 MELD 为主,以 MELD-Na 及 iMELD 作为补充,结合临床的实际情况(如有无并发症、是否行抗病毒治疗等),来对患者的预后做出较准确的判断。

(二)英国皇家学院标准

英国皇家学院标准是欧洲应用较广的临床预后标准之一。主要还是用于 ALF 的预后评估,对亚急性、慢性和慢加急性肝衰竭(包含乙型重型肝炎)并不适用。

(三)Child-Turcotte-Pugh(CTP)评分

CTP 评分也是临床上常用的对肝硬化患者的肝脏储备功能进行量化评分的方式,该标准最早由 Child 和 Turcotte 提出,后 Pugh 提出用肝性脑病的有无及程度代替一般状况,即现在常用的 CTP 评分。CTP 评分中最低计分为 5 分,最高计分为 15 分,从而将肝脏储备功能分为 A、B、C 三级(表 12-4),这个标准主要应用于肝硬化患者,由于我国的乙型重型肝炎多在慢性肝炎基础上发生,多有肝硬化基础,因此采用这个标准可以为临床诊治和预后提供一定参考。然而,CTP 评分也存在以下不足之处:①它的主要适用对象是肝硬化患者,5 个指标中 2 个(腹水和肝性脑病)的评分受主观因素和治疗的影响,很难标准化;②不能区分异常和显著异常的实验室指标的意义,被称为高限效应(ceiling effect);③客观指标如白蛋白和 PTA 在不同实验室亦可有误差;④评分过于集中,最低分与最高分之间只差 10 分,很多患者病情不同而得分相同。尽管如此,CTP 评分预测病死率的敏感度约为 78%,特异性约为 83%。CTP 评分等预后判断系统用于肝衰竭时,其准确性显著下降,即同样分数的肝硬化患者与乙型重型肝炎(肝衰竭)患者预后可能完全不同。然而,我国多是慢性乙型肝炎或肝硬化基础上的肝衰竭,故 CTP 评分更适合用于我国患者肝功能储备的评估,且其具有使用方便的优点。在临床上,特别是 MELD 与 CTP 评分联合使用,对判断患者肝脏功能和预后有十分重要的意义和实用性。

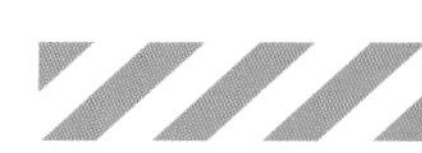

表 12-4　CTP 评分标准

指　　标	1 分	2 分	3 分
肝性脑病/级	无	1～2	3～4
腹水	无	轻度	中、重度
总胆红素/(μmol/L)	<34	34～51	>51
白蛋白/(g/L)	>35	28～35	<28
凝血酶原时间延长/s	<4	4～6	>6

(四)序贯器官功能衰竭估计(sequential organ failure assessment，SOFA)评分及其衍生评分

SOFA 评分由 1994 年欧洲重症监护学会制定，涉及肝脏、肾脏、凝血、呼吸系统、循环系统和神经系统，能够全面有效地评估患者器官功能衰竭的严重程度，评分>12 提示预后欠佳。Agrawal 等应用 SOFA 评分预测 ACLF 患者预后，发现 SOFA 评分有较高的临床预测价值(AUC=0.843)，其准确性高于 MELD 评分。SOFA 评分也存在一定的局限，其应用血小板计数来评价凝血功能，而肝衰竭患者的凝血功能改变以凝血因子减少为主。此外，评价神经系统的格拉斯哥昏迷量表存在主观性，且受药物影响。2013 年，欧洲肝脏研究学会肝衰竭合作组在 SOFA 评分的基础上提出 CLIF(chronic liver failure)-SOFA 评分，将评价凝血功能的指标改为 INR，神经系统的评定由格拉斯哥昏迷量表改为 HE 分级(表 12-5)。CLIF-SOFA 评分可较好地评估 ACLF 患者病情，当评分>10 时，其预测短期病死率的敏感度为 72%，特异度为 71%。但由于 CLIF-SOFA 评分纳入指标较多、计算复杂，Jalan 等在 2014 年提出简化的 CLIF-SOFA 评分，即 CLIF-C 器官衰竭(organ failure，OF)评分，该评分预测病死率的价值与 CLIF-SOFA 评分相当(表 12-6)。考虑到年龄及 WBC 对预后的影响，Hernaez 等在 CLIF-C OF 评分的基础上建立了 CLIF-C ACLF 评分，计算公式为 CLIF-C ACLFs = 10×[0.33×CLIF-C OFs+0.04×年龄+0.63×ln(WBC)−2]。该评分不仅评估了肝外器官损伤及循环系统衰竭对预后的影响，还纳入了反映炎症严重程度的 WBC，对患者 28/90 天病死率预测准确性较 MELD、MELD-Na 和 Child-Pugh 评分提高了 25%～28%，同时第 3～7 天和第 8～15 天较诊断为 ACLF 时的 CLIF-C ACLF 评分更能预测短期死亡情况。但由于该研究纳入人群主要为酒精性及 HCV 感染的肝硬化人群，故 CLIF-C ACLF 评分不适合东方 HBV-ACLF 患者。

表 12-5　CLIF-SOFA 评分

器官/系统	0 分	1 分	2 分	3 分	4 分
肝脏：TBil/(mg/dL)	<1.2	1.2～<2.0	2.0～<6.0	6.0～<12.0	≥12
肾脏：Cr/(mg/dL)	<1.2	1.2～<2.0	2.0～<3.5	3.5～<5.0 或肾脏替代治疗	≥5.0
神经系统：HE 分级	无	Ⅰ	Ⅱ	Ⅲ	Ⅳ
凝血功能：INR	<1.1	1.1～<1.25	1.25～<1.5	1.5～<2.5	≥2.5 或血小板 20×10^9/L
循环系统：平均动脉压/mmHg	≥70	<70	多巴胺或多巴酚丁胺或特利加压素<5 μg/(kg·min)	多巴胺≥5 μg/(kg·min)或肾上腺素≤0.1 μg/(kg·min)或去甲肾上腺素≤0.1 μg/(kg·min)	多巴胺≥15 μg/(kg·min)或肾上腺素>0.1 μg/(kg·min)或去甲肾上腺素>0.1 μg/(kg·min)

续表

器官/系统	0 分	1 分	2 分	3 分	4 分
呼吸系统:					
PaO_2/FiO_2	≥400	300～<400	200～<300	100～<200	<100
或	或	或	或	或	或
SpO_2/FiO_2	≥512	357～<512	215～<357	89～<214	<89

表 12-6　CLIF-C OF 评分

器官/系统	1 分	2 分	3 分
肝脏:TBil/(mg/dL)	<6	6～12	>12
肾脏:Cr/(mg/dL)	<2	2～3.5	>3.5 或肾脏替代治疗
神经系统:HE 分级	0	Ⅰ～Ⅱ	Ⅲ～Ⅳ
凝血功能:INR	<2	2～<2.5	1.25～<2.5
循环系统:平均动脉压/mmHg	≥70	<70	应用升压药物
呼吸系统:			
PaO_2/FiO_2	>300	201～300	<201
或	或	或	或
SpO_2/FiO_2	>357	215～357	<215

(五)中国乙型重型肝炎研究组(Chinese Group on the Study of Severe Hepatitis B, COSSH)-ACLF 评分

近期,Wu 等通过分析来自我国 13 家医院的 1322 例乙型重型肝炎患者的临床资料,提出对于慢性乙型肝炎患者,无论是否有肝硬化,只要合并 TBil≥12 mg/dL 及 INR≥1.5,均应诊断为 ACLF,该诊断标准有助于发现早期肝衰竭患者。通过多因素分析,研究者发现 CLIF-SOFA 评分、年龄、INR 及 TBil 水平这 4 个指标联合可更好地判断 HBV-ACLF 患者预后,因此提出了简化的 CLIF-SOFA 评分,即不包含 INR 及 TBil 水平的 HBV-SOFA 评分(表 12-7)。该研究团队随后在 HBV-SOFA 的基础上建立了 COSSH-ACLF 评分,计算公式为

$$\text{COSSH-ACLFs}=0.741\times \text{INR}+0.523\times \text{HBV-SOFAs}+0.026\times 年龄+0.003\times[\text{TBil(mg/dL)}]$$

表 12-7　HBV-SOFA 评分

器官/系统	1 分	2 分	3 分
肾脏:Cr/(μmol/L)	<103	103～206	>206
神经系统:HE 分级	0	Ⅰ～Ⅱ	Ⅲ～Ⅳ
循环系统:平均动脉压/mmHg	≥70	<70	应用升压药物
呼吸系统:			
PaO_2/FiO_2	>300	201～300	≤200
或	或	或	或
SpO_2/FiO_2	>357	215～357	≤214

COSSH-ACLF 评分可准确预测 HBV-ACLF 患者 3 个月内病死率,且其预测能力明显优于 CLIF-C ACLF 评分(AUC:0.828 vs. 0.77)。COSSH-ACLF 评分是基于前瞻性、大样本、多中心研究建立的预测评分模式,相较 CLIF-C ACLF、CLIF-C OF、MELD、MELD-Na 和 Child-Pugh 等评分,其预测 HBV-ACLF 短期病死率的敏感度和特异度最高,当然未来仍需要更多的

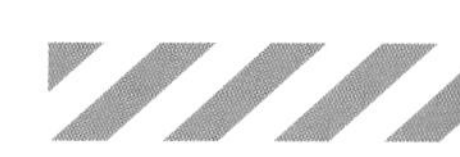

扩大验证。宁琴教授团队构建了 ACLF 同济预测模型(TPPM),并对 283 例 HBV-ACLF 患者的预后进行预测效能评价,TPPM 预测 4、12 周病死率的 AUC 值均优于 MELD 评分。当以 0.22为截断值时,TPPM 预测 HBV-ACLF 患者 12 周病死率,阳性预测值为 49.66%,阴性预测值为 89.55%。TPPM 被亚太肝脏研究学会 ACLF 专家共识推荐为评价 ACLF 预后的诊断模型。

各指标与不同预后评价体系的关系及各预后评价体系的特点和适用人群总结如表 12-8、表 12-9 所示。

表 12-8　各指标与不同预后评估体系的关系

指标	MELD	MELD-Na	iMELD	CTP	SOFA	CLIF-SOFA	CLIF-C OF	CLIF-C ACLF	COSSH-ACLF	TPPM
TBil	+	+	+	+	+	+	+	+	+	+
INR/PT	+	+	+	+		+	+	+	+	+
SCr	+	+	+		+	+	+	+	+	
HE				+		+	+	+		
Alb				+						
MAP					+	+	+	+	+	
PaO_2/FiO_2或 SpO_2/FiO_2					+	+	+	+	+	
GCS					+				+	
Na		+	+							
HBV DNA										+
WBC								+		
PLT					+				+	
腹水				+						
其他肝硬化并发症										+
病因	+	+	+							
年龄			+					+	+	
尿量					+				+	

注:TBil,血清总胆红素;INR,国际标准化比值;PT,凝血酶原时间;SCr,血清肌酐;HE,肝性脑病;Alb,血清白蛋白;MAP,平均动脉压;PaO_2,动脉血氧分压;FiO_2,吸入氧分压;SpO_2,血氧饱和度;GCS,格拉斯哥昏迷量表。

表 12-9　各预后评估体系的特点与适用人群

预后评估体系	特　点	适用人群
MELD 及其衍生评分	易受非肝病因素的影响	血流动力学稳定的患者
CTP	涵盖门静脉高压并发症	HBV-ACLF 尤其是肝硬化基础患者肝功能储备的评估
SOFA 及其衍生评分	全面有效地评估器官功能衰竭的严重程度	尤其适用于酒精性及 HCV 感染的肝硬化患者
COSSH-ACLF	将 ACLF 定义为慢性肝病基础上的肝功能急性失代偿合并肝脏或肝外器官衰竭综合征	HBV-ACLF 短期病死率的预测
TPPM	—	HBV-ACLF

四、乙型重型肝炎的致死因素

乙型重型肝炎(HBV所致肝衰竭)是肝衰竭的一种,具有临床症状重、病死率高的特点。肝脏是人体多种重要生理活动的中心,肝衰竭时肝脏的损伤会影响多个系统的正常功能。因此临床对重型肝炎的致死因素十分关注,希望通过对致死因素的研究和预防来提高发病时的生存率和改善患者预后,甚至为肝移植治疗赢得宝贵时间。

(一)细菌感染与全身炎症反应综合征

细菌感染是肝衰竭,特别是慢性肝衰竭的常见并发症,尤其在失代偿期肝硬化患者中更常见。患者感染后病情可急剧恶化,带来高病死率,尤其是有慢性肝硬化基础的肝衰竭患者。而肝硬化患者容易发生细菌感染,与细菌移位增加和单核-巨噬细胞功能下降有重要的关系,而慢性乙型重型肝炎伴有腹水时,发生自发性细菌性腹膜炎的风险增加。严重细菌感染时,许多针对细菌的促炎和抗炎物质及促凝和抗凝物质被释放,其中大量的促炎细胞因子可能在肝衰竭中起重要作用。促炎细胞因子会诱导产生一氧化氮(NO)合酶,从而产生大量NO,而NO是一种强效血管舒张物质,是后续组织灌注不足的关键介质,也是肝衰竭时并发致死性休克和HRS的重要原因之一。因此严重细菌感染的出现是乙型重型肝炎患者的一个重要致死因素。

(二)上消化道出血与肝性脑病

上消化道出血是肝硬化门静脉高压的一个常见危险并发症。在我国,乙型重型肝炎患者多在慢性肝炎和肝硬化基础上发生肝衰竭。门静脉高压导致的胃底和食管静脉曲张,慢性肝病和肝衰竭时出现的凝血功能紊乱,都是引起上消化道出血的常见原因。作为一个内科危险急症,上消化道出血带来的对乙型重型肝炎患者的致死影响并非只是大量失血,它还是肝性脑病(hepatic encephalopathy,HE)的一个重要诱发因素。HE是一种神经-精神症状,其诱发因素和条件十分复杂(图12-2),可发生于慢性和急性肝病过程中,特征为不同程度的认知和行为障碍,与INR一起作为乙型重型肝炎的预后判断指标。HE也是乙型重型肝炎的一个重要致死并发症,严重的HE会导致患者出现意识不清,不配合治疗甚至出现昏迷,导致死亡。

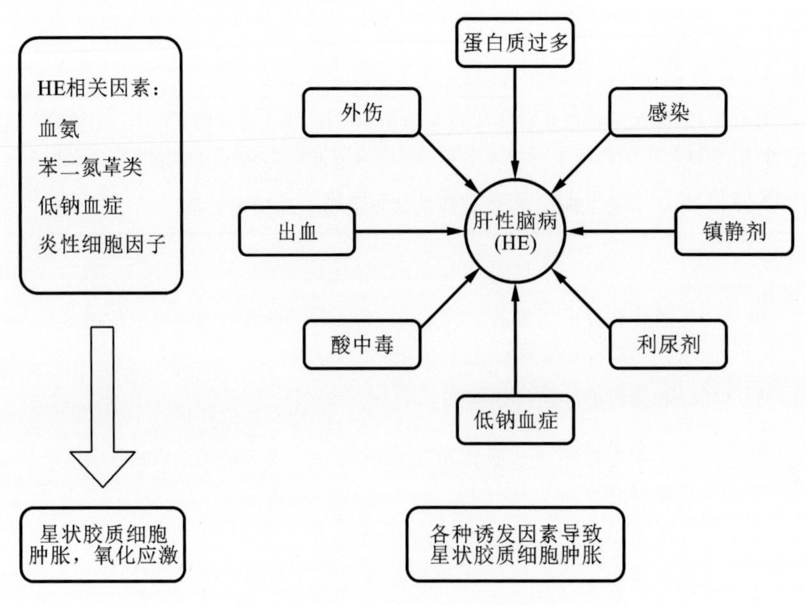

图12-2 肝性脑病(HE)的诱发因素

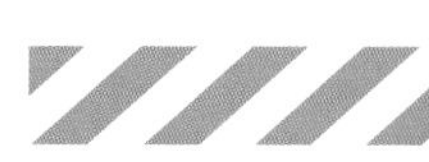

（三）急性肾损伤

急性肾损伤(AKI)是指肾功能在 48 h 内迅速减退，血清肌酐升高绝对值大于等于 26.4 μmol/L，或较基础值升高 50%及以上(增至 1.5 倍)；或尿量小于 0.5 mL/(kg·h)超过 6 h。传统上，AKI 分为以下三类：①肾脏灌注不足导致的肾前性氮质血症、无肾小管或肾小球病变；②肾小管上皮细胞坏死(局部缺血或中毒)、肾小球肾炎或间质性肾炎所导致的肾实质衰竭；③尿路梗阻引起的肾盂积水所导致的肾后性肾衰竭。肝硬化患者可能发展为任一类型的 AKI。肝硬化时门静脉高压引起全身的血管扩张，多种因素也参与了这一复杂的过程，其中主要归因于 NO 的过度产生。血管扩张可导致有效血容量减少(相对血容量不足)，肾素-血管紧张素-醛固酮系统(renin-angiotensin-aldosterone system，RAAS)、交感神经系统激活，非渗透性的血管加压素释放等。相对血容量不足导致水钠潴留(腹水形成)，增加了血管内容量和心输出量。随着肝硬化的进展，血管扩张恶化和血管收缩系统的激活导致肾血管收缩和肾血流量减少。此外，与高心输出量综合征的其他情况相似，心脏不足以维持灌注压(高输出性心衰竭)，进一步造成了肾血流量降低和 AKI。有学者认为交感神经系统激活造成了肾自动调节曲线右移，使肾血流量依赖于肾灌注压，这进一步造成了 AKI 的发展。AKI 是重型肝病的严重并发症，一旦发生，治疗困难，病死率高。肝肾综合征(HRS)又称为功能性肾衰竭，是指重型肝炎患者体内代谢产物的损害、血流动力学的改变及血流量的异常，导致肾血流量的减少和滤过率降低，而其肾脏并无解剖和组织学方面的病变。因此，AKI 诊断的设立更有利于重型肝炎严重并发症的处理。

五、远期预后探讨

影响慢性乙型重型肝炎预后的因素多样且复杂，在临床表现的基础上结合大量的实验室检查综合分析，对这些指标进行动态监测，才能更准确地评估慢性乙型重型肝炎患者病情的严重程度及预后。过去对抗病毒治疗的意义估计不足。

乙型重型肝炎预后也与并发症的发生、类型和严重程度有密切关系。并发症越多，程度越重，则预后越差。肝性脑病既是乙型重型肝炎的主要临床表现，也是直接导致患者死亡的原因之一。肝肾综合征是乙型重型肝炎晚期的严重并发症，一旦出现，预后极差。上消化道出血是由患者血液中血小板数量减少和血浆中肝脏产生的凝血因子水平下降所造成的严重并发症，上消化道出血后，有效血容量降低，心、脑、肝、肾等重要器官进一步缺血、缺氧，含氮物质量急剧升高，从而加重或诱发肝性脑病、肝肾综合征，促使病情进一步恶化。并发症的有无及类型和严重程度是影响慢性乙型重型肝炎预后的重要因素，因此在救治慢性乙型重型肝炎患者的过程中，除了要注意内环境稳定、代谢平衡，支持治疗与抗感染、抗病毒治疗并重外，还要积极防治各种并发症。

参考文献

[1] Tan W，Xia J，Dan Y，et al. Genome-wide association study identifies HLA-DR variants conferring risk of HBV-related acute-on-chronic liver failure[J]. Gut，2018，67(4)：757-766.

[2] Yan Z，Tan W，Dan Y，et al. Estrogen receptor alpha gene polymorphisms and risk of HBV-related acute liver failure in the Chinese population[J]. BMC Med Genet，2012，13：49.

[3] Xia C，Liu Y，Chen Z，et al. Involvement of interleukin 6 in hepatitis B viral infection[J]. Cell Physiol Biochem，2015，37(2)：677-686.

[4] Song Q, He X, Yang H, et al. Association of a TANK gene polymorphism with outcomes of hepatitis B virus infection in a Chinese Han population[J]. Viral Immunol, 2012,25(1):73-78.

[5] 李红霞,陈立,许利军,等. Toll样受体9基因多态性与HBV感染结局的相关性研究[J]. 中华临床感染病杂志,2011,4(1):36-39.

[6] 谈国蕾,孙梅,王建芳,等. 汉族人群乙型肝炎病毒感染者外周血IL-28B基因多态性研究[J]. 实用肝脏病杂志,2018,21(4):561-564.

[7] 余金玲,姚津剑,里进,等. HLA-DQA1基因rs9272346位点多态性与湖北汉族人群乙型肝炎不同临床转归的关联研究[J]. 中华医学遗传学杂志,2014,31(1):93-96.

[8] Liu Y, Miller M D, Kitrinos K M. HBV clinical isolates expressing adefovir resistance mutations show similar tenofovir susceptibilities across genotypes B, C and D[J]. Liver Int, 2014,34(7):1025-1032.

[9] Bihl F, Martinetti G, Wandeler G, et al. HBV genotypes and response to tenofovir disoproxil fumarate in HIV/HBV-coinfected persons[J]. BMC Gastroenterol, 2015, 15:79.

[10] Wan Y M, Li Y H, Xu Z Y, et al. Genotype matters in patients with acute-on-chronic liver failure due to reactivation of chronic hepatitis B[J]. Clin Transl Gastroenterol, 2018,9(11):202.

[11] 李孝楼,卓海燕,刘志强,等. 核苷和核苷酸类药物治疗慢性乙型肝炎停药后复发并进展为肝衰竭患者的临床特征及预后影响因素分析[J]. 临床肝胆病杂志,2018,34(7):1423-1427.

[12] Pan H Y, Chen L, Yang D H, et al. Ten-year follow-up of hepatitis B relapse after cessation of lamivudine or telbivudine treatment in chronic hepatitis B patients[J]. Clin Microbiol Infect, 2015,21(12):1123. e1-9.

[13] Wang J, Ma K, Han M, et al. Nucleoside analogs prevent disease progression in HBV-related acute-on-chronic liver failure: validation of the TPPM model[J]. Hepatol Int, 2014,8(1):64-71.

[14] Wu T, Li J, Shao L, et al. Development of diagnostic criteria and a prognostic score for hepatitis B virus-related acute-on-chronic liver failure[J]. Gut, 2018, 67(12): 2181-2191.

[15] 杨玲玲,李君. 乙型肝炎相关慢加急性肝衰竭诊断与预后评估的中国标准[J]. 中华临床感染病杂志,2019,12(1):22-23.

[16] Wu D, Sun Z, Liu X, et al. HINT: a novel prognostic model for patients with hepatitis B virus-related acute-on-chronic liver failure[J]. Aliment Pharmacol Ther, 2018,48(7):750-760.

[17] Gao F, Zhang Q, Liu Y, et al. Nomogram prediction of individual prognosis of patients with acute-on-chronic hepatitis B liver failure[J]. Dig Liver Dis, 2019,51(3):425-433.

[18] Gyori G P, Silberhumer G R, Rahmel A, et al. Impact of dynamic changes in MELD score on survival after liver transplantation—a Eurotransplant registry analysis[J]. Liver Int, 2016,36(7):1011-1017.

[19] Moreau R, Jalan R, Gines P, et al. Acute-on-chronic liver failure is a distinct syndrome that develops in patients with acute decompensation of cirrhosis[J]. Gastroenterology, 2013,144(7):1426-1437.

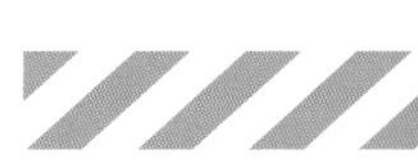

第二节　乙型肝炎重症化的预防

杨道锋　王　鸣

乙型重型肝炎病情严重,发展迅猛,虽经多年攻关,在其发病机制和治疗方面均取得了长足的进展,但目前临床上缺乏特异、有效的治疗方案和干预手段,病死率仍居高不下。因此积极预防乙型重型肝炎即乙型肝炎重症化十分重要。然而HBV感染后自然史复杂,重症化的发生难以预测,因此重症化的防治既包括病情非活动期的管理和保健,也包括病情活动期的积极干预,对于已发展为重型肝炎者应尽一切可能防止并发症的发生,以降低病死率。

一、免疫耐受期和非活动期的管理和保健(Ⅰ级预防)

婴幼儿期HBV感染的自然史从免疫学的角度一般可人为划分为四个期,即免疫耐受期、免疫清除期、非活动期(又称低复制期)和再活动期。新生儿时期感染者仅少数(约5%)可自发清除HBV,而多数经历较长的免疫耐受期后进入免疫清除期,但青少年和成年期感染者多无免疫耐受期,而直接进入免疫清除期,其中的大部分(90%～95%)可自发清除HBV,少数(5%～10%)发展为HBeAg阳性慢性乙型肝炎(CHB)。预防或减少患者从免疫耐受期进入疾病活动期(CHB),可降低患者发展至终末期肝病和发生重症化的风险,因此可以作为预防乙型肝炎重症化的Ⅰ级预防。

处于免疫耐受期和非活动期的HBV感染者,由于无肝炎临床表现,往往缺乏对疾病的重视。部分感染者在某些诱因作用下可能进展至免疫清除期,导致肝炎发生,甚至直接进展为重型肝炎。免疫耐受期患者病毒复制能力强,虽然肝脏炎症及纤维化均呈静止状态,但仍有轻度的肝脏炎症及纤维化存在。且有研究表明,未经治疗的免疫耐受期的乙型肝炎患者发生HCC和死亡/肝移植的风险高于免疫清除期的乙型肝炎患者。因此免疫耐受期也需要引起足够重视,针对该期患者的主要管理措施如下。

1. 定期复查

非活动性HBsAg携带状态有发展成CHB的可能,且长期随访仍有发生HCC的风险,因此应定期复查。根据我国《慢性乙型肝炎防治指南(2019年版)》,对于处于HBV携带状态的患者,应每6～12个月进行血常规、血生化、病毒学、AFP、肝脏彩超、无创肝纤维化等检查,必要时行肝活检。在随访中一旦发现病情活动,且有抗病毒治疗指征,应及时启动抗病毒治疗。

2. 饮食及生活方面

耐受期患者的饮食并无特殊限制。Freedman等报道红色肉类如猪肉、牛肉等可以增高慢性肝炎发病率,可能促进慢性肝病的进展,而白色肉类如鱼肉、鸡肉等可以降低慢性肝炎发病率,具体机制不清楚,因此HBV感染者建议避免过量摄入红色肉类。另外保证充足的休息,减轻压力,调整心态,乐观面对工作、生活及挫折都是该期患者应该做到的。

3. 禁烟酒

吸烟与乙型肝炎关系密切,烟草烟雾中的芳香胺可能导致肝癌的发生。我国一项基于2011例肝癌及7933例健康对照者的病例对照研究证实了吸烟与肝癌风险之间呈正相关。同时,Xiong等的最新队列研究表明,吸烟可加速男性乙型肝炎患者肝纤维化的进展并延缓治疗后肝纤维化的消退,建议CHB患者戒烟。Iida-Ueno等的相关研究表明,大量饮酒会明显加速肝病向肝硬化甚至肝癌进展,其风险是不饮酒乙型肝炎患者的1.3～8.4倍。此外,酗酒可能会影响CHB患者对干扰素-α治疗的应答,并会增加经NAs治疗后低HBV DNA水平患者发生

HCC 的风险。因此 HBV 感染者建议禁酒。

4. 忌乱投医

不听信广告,不盲目就医,勿乱服所谓"保肝"药,避免"保肝"药对肝脏的损伤。

5. 加强乙型肝炎知识的普及和宣传

社会心理负担过重是 CHB 发病及复发的诱因之一,因此需对 HBV 携带者普及和宣传关于乙型肝炎的基本知识,引起他们足够的重视,同时应该向公众普及乙型肝炎基本常识,避免对乙型肝炎患者的歧视以减轻乙型肝炎患者的精神压力。

二、免疫清除期和再活动期的处理(Ⅱ级预防)

患者处于免疫清除期时,肝组织中度或严重坏死,肝纤维化可快速进展,部分患者可发展为肝硬化和肝衰竭;病毒载量的突然变化也可能激发强烈的免疫应答和免疫清除,从而引发重型肝炎。部分处于免疫清除期和再活动期的患者,肝功能轻或中度异常,无明显肝炎临床症状,往往容易忽视病情,不及时就诊或依从性较差,导致疾病进行性进展,从而促使重型肝炎的发生。积极合理地处理 CHB 免疫清除期和再活动期的患者是防止乙型肝炎重症化的关键。措施应涉及与疾病康复和进展相关的所有方面,主要包括严密监测病情变化、注意休息和饮食、给予护理和心理指导、去除诱因、合理地进行抗病毒治疗、合理综合治疗,下面就这六个方面进行详细的讨论。

(一)严密监测病情变化

CHB 免疫清除期和再活动期患者在抗病毒或综合治疗过程中,应严密监测病情变化,以防止 CHB 重症化,临床医师需留意病情变化加重的信号。

(1)症状突然加重:乏力、食欲减退、恶心、厌油、腹胀等症状加重,出现频繁呕吐,少尿或无尿,精神逐渐变差等。

(2)出现重型肝炎的体征:皮肤、巩膜黄染迅速加深,肝浊音界明显缩小,腹部出现压痛或反跳痛,腹部叩诊移动性浊音阳性,有中毒性鼓肠表现等。

(3)实验室检查:各生化指标、凝血功能指标较前恶化,如 ALT、AST、TBil、DBil、Cr、尿素氮升高,电解质紊乱,严重低钠低氯血症,白蛋白、总胆固醇、PTA 等明显下降,PT 延长,国际标准化比值(INR)升高等。

(二)注意休息和饮食

1. 休息

对于 CHB 免疫清除期和再活动期出现肝功能不良的患者,休息可以改善肝脏微循环,利于肝细胞生长,从而促进疾病的康复,防止 CHB 向重症化转变。有研究表明,人在直立体位时肝血流量比卧位时减少 40%,而下床活动时肝血流量比卧床时甚至可减少 80%~85%。肝血流量减少时,肝细胞得不到充分的营养和氧分,肝内糖原及蛋白质分解增加,乳酸等代谢产物也增加,这些代谢产物都要通过肝脏解毒,增加了肝脏负担。因此 CHB 肝功能不良患者以卧床休息为主,待肝功能恢复后逐渐增加活动。

2. 饮食

CHB 患者以清淡、易消化即高碳水化合物,低脂、适量蛋白质饮食为主,具体要求如下。

(1)患者每天能量摄入量为 2000~2500 kcal,食物应易于消化,不过分强调高营养。蛋白质饮食中动物蛋白和植物蛋白要合理搭配,以提高蛋白质的利用率,保证氨基酸的充分吸收和利用,成人蛋白质需求量为 0.8~1.2 g/(kg·d),儿童、孕妇、乳母、营养不良或伴有慢性消耗性疾病者可增至 1.5~2.0 g/(kg·d)。若有血氨升高,应适当控制蛋白质摄入量。

(2)维生素及微量元素摄取:食物中必须含有丰富的 B 族维生素、维生素 A、维生素 C 和维

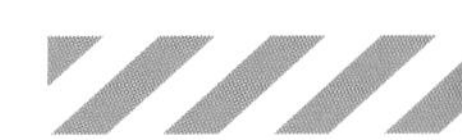

生素 D,有研究表明维生素 D 对肝硬化患者有利,它的缺乏与重型肝炎具有相关性。

(3)合理安排膳食:乙型肝炎患者消化功能较弱,建议少食多餐,忌暴饮暴食。

(4)饮食禁忌:酒对肝脏有直接损害作用,乙型肝炎患者饮酒会使病情进一步加重,建议戒酒。民间用酒泡中药治疗肝病的土方应予以纠正。中医认为肝病忌辛,应少食用辛辣刺激性食物。有研究表明,吸烟在抗病毒治疗期间可加重肝纤维化并延迟纤维化消退,故建议禁烟。

3. 营养评估

对 142 例 CHB 患者的静息能量消耗(resting energy expenditure,REE)的研究发现,CHB 患者营养不良发生率为 14.10%,其中 15.49%的患者呈高代谢,47.18%的患者呈正常代谢,37.33%的患者呈低代谢。因此在 CHB 急性发作期和病情进展阶段应进行营养评估。已发生肝硬化患者,营养不良发生率很高,更需要进行营养评估和营养支持治疗,具体可参考相关指南。

(三)给予护理和心理指导

良好的护理和积极的心理指导对防止病情加重和促进患者恢复有重要意义。对患者的护理和心理干预应做到以下几点。

(1)定期随访:通过各种联络方式提高患者依从性,同时让患者充分认识、了解及掌握 CHB 相关知识,从而使患者积极配合临床治疗。

(2)心理指导:合理运用沟通技巧,鼓励患者积极面对 CHB,减轻疾病带给患者的思想压力和负担,积极与患者家属、朋友沟通,为患者赢得家庭关怀及社会支持。

(3)对患者进行健康教育:合理饮食和科学作息、心理状态调整、坚持用药及复查,不擅自减药及停药、不盲目投医吃药,注意预防各种并发症。调查发现,部分患者因受到不科学的广告误导而延误病情,健康教育可以帮助患者走出用药的误区。

(四)去除诱因

CHB 患者在疾病进展期或恢复阶段,由于受到各种内、外环境因素的影响,病情进一步发展,从而导致重型肝炎的发生。导致 CHB 重症化的诱因很多,主要包括细菌感染、上消化道出血、药物、腹泻、酒精、HEV 重叠感染,另有研究报道,引起慢性重型肝炎的诱因还包括劳累、合并甲亢、妊娠、引产、肥胖等。应采取有效措施去除导致 CHB 重症化的诱因,减少肝衰竭的发生。

1. 防止继发或重叠感染

(1)防止细菌及真菌感染:由于 CHB 患者机体免疫功能下降,极易合并各种细菌及真菌感染,一旦感染,可促进肝病进展,甚至诱发重型肝炎,因此需预防细菌及真菌感染。具体措施如下:保持室内环境和空气清洁;严密消毒隔离,尽量避免有创性操作,必须行有创性操作时严格执行无菌技术;严格掌握抗菌药物剂量、治疗疗程及给药途径,在大量使用抗菌药物时需防止真菌感染;加强基础护理,防止口腔、泌尿系统、皮肤感染;避免不洁饮食。

(2)防止其他嗜肝病毒重叠感染:HBV 可重叠 HAV、HCV、HDV、HEV、CMV、EBV 等感染;近年来 HBV 和 HEV 重叠感染较多见,是导致乙型肝炎重症化的重要诱因。研究表明 HBV 和 HEV 重叠感染明显比两种病毒单一感染的重型肝炎病死率高;另外 HBV 和 HCV 重叠感染时,HCV 可促进乙型肝炎向慢性化、重症化方向发展,HBV 和 HCV 重叠感染组比 HBV 单独感染组有较高的重型肝炎发生率(其分别为 62.5%和 27.1%)。

①防止 HBV 和 HAV 或 HEV 重叠感染:对 HAV 易感的 CHB 患者,可注射甲型肝炎疫苗,特别是牲畜可成为某些特殊人群感染的重要传染源。食用未烹饪且有感染的猪肉产品也是一个重要的感染途径。此外,HEV 感染猪粪便可污染蓄水池、河流,因此,食用此类地区所产贝类、水果等人群均有感染 HEV 的可能。2018 年版《ESAL 戊型肝炎病毒感染临床实践指南》明

确指出免疫力低下的个体和慢性肝病患者应避免食用未煮熟的肉(猪肉和鹿肉)和贝类等。

②防止HBV和HCV重叠感染:防止HCV感染包括一级预防和二级预防,一级预防主要筛查血液制品、器官和组织捐献者有无HCV感染。二级预防包括检验高危人群、治疗已感染的患者、努力降低肝脏感染风险和治疗HCV感染患者的其他慢性疾病、对健康人群进行教育等。HCV和HBV传播途径相同,CHB患者是HCV感染的高危人群,应对CHB患者进行常规HCV感染的筛查。

2. 避免使用对肝脏有损伤的药物

绝大多数药物的代谢在肝脏中进行,同时肝脏的病理生理改变影响药物的代谢、疗效和毒副作用,因此肝脏更易受到药物的损害。随着药物种类的不断增多,药源性肝损害的发生率也相应增高。因而由药物诱发乙型肝炎重症化的发生率也日趋增高,如异烟肼和利福平等抗菌药物、抗肿瘤药物、烷化剂、解热镇痛消炎药、他汀类调脂药等,具体可参考本书第六章第五节。其中,酪氨酸激酶抑制剂(如索拉非尼、乐伐替尼、达沙替尼等)、利妥昔单抗、贝伐珠单抗等常见的分子靶向治疗药在抗肿瘤的同时除了药物本身潜在的肝毒性外,还易致患者HBV再激活,最终发展为肝衰竭。除此以外,免疫检查点抑制剂,如CTLA-4抑制剂与PD-(L)1单克隆抗体虽具有较好的疗效,但其仍可引起肝功能受损,通常表现为免疫介导性肝炎。

3. 正确应对伴随的其他疾病

(1)糖尿病:糖尿病尤其是未得到控制的糖尿病,与乙型肝炎重症化紧密相关。有研究报道糖尿病是晚期肝病的一个独立危险因素。对于CHB合并糖尿病的患者,密切监测血糖水平和积极抗病毒治疗有利于降低肝硬化、肝癌、肝衰竭等严重并发症的发生率和死亡率。①乙型肝炎相关性糖尿病患者首先要治疗基础肝病,有抗病毒治疗适应证的患者应及时规范抗病毒治疗,重视保肝治疗。合并糖尿病的CHB患者在治疗过程中,避免使用葡萄糖注射液,避免使用对血糖有影响的护肝药物,积极控制高血糖,建议首选胰岛素治疗。②降血糖药物中,噻唑烷二酮类药物在有活动性肝病或转氨酶增高超过正常上限值2.5倍的患者中应禁用。磺脲类偶可见肝功能损伤、胆汁淤积性黄疸,α葡萄糖苷酶抑制剂对肝功能不全者应慎用,双胍类药物对肝功能减退者禁用。

(2)甲状腺功能亢进症(甲亢):合并甲亢的CHB患者临床症状通常较重,黄疸深、肝掌和(或)蜘蛛痣多见。甲亢与HBV感染都可单独导致肝脏损伤,治疗甲亢的药物(包括一些中药)容易导致肝损伤,因此CHB合并甲亢患者更易出现乙型肝炎重症化,临床处理困难。①对于合并甲亢的CHB患者在甲亢未获良好控制前不宜使用干扰素抗病毒,可选用核苷(酸)类似物抗病毒治疗。②对于CHB患者合并甲亢的治疗,首先考虑^{131}I治疗,较重的肝病,手术治疗为禁忌。抗甲状腺药物(ATD)引起的肝损伤并不少见,但一般程度较轻,停用后多能自行恢复。甲巯咪唑(MMI)引起的肝损伤主要为胆汁淤积型,而丙硫氧嘧啶(PTU)引起的肝损伤主要是肝细胞型。MMI引起的肝损伤呈剂量依赖性,而PTU引起的肝损伤则与剂量无明显相关性。PTU引起的肝损伤可发生在服药的任何阶段,多见于用药后3个月内,最早可在服药后1天内发生,最长者在1年后发生;也可发生于任何年龄段,女性多见。PTU引起致命性肝损伤或肝衰竭极少见,但是PTU治疗引起的具有潜在致命性的严重不良反应中,肝毒性发生率显著高于MMI。总之,ATD诱发的肝炎或肝衰竭具有不可预测性、个体差异显著、临床表现多样化的特点,其机制尚不清楚,可能与ATD诱导的甲状腺功能低下、活性代谢产物对细胞内靶点的直接损伤、药物炎症反应相互作用以及半抗原诱导的免疫反应等因素相关。③ATD亚临床肝损伤时患者多无相应症状,仅有肝功能轻度异常,持续时间较短,一般不需停药,可减小剂量继续治疗,或加用保肝药治疗,但要密切观察肝功能情况。如果肝功能损害显著,则立即停药。

(3)结核病:抗结核药的肝毒性常见,在抗结核过程中应严密监测肝功能。抗结核治疗出现肝损伤的实际发生率,不同报道相差甚远,为2%~28%,甚至更高,且因种族、地理环境及诊断

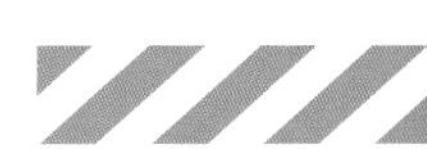

标准的不同而不同。例如,异烟肼所致肝损伤的发生率为0.5%～4.0%,平均发生率为1.0%。

①抗结核治疗早期应严密监测肝功能,对老年又有较重CHB的患者,抗结核治疗须谨慎。一旦明确由抗结核药导致的肝损伤,要进行相应处理,并根据肝损伤轻重决定是否停用抗结核药。美国胸科协会建议若血清ALT水平大于5×ULN,或ALT>3×ULN伴明显黄疸和(或)乏力、食欲减退、恶心、呕吐、腹胀、右上腹部不适、肝大等症状均应立即停药。待ALT降至2×ULN以下,可首先恢复利福平和(或)乙胺丁醇的应用,3～7天后若ALT未再次升高,可加用异烟肼。若ALT再次升高或出现肝炎症状,则停用异烟肼。

②对于某些严重的结核病患者,停用抗结核药也有致命风险,故可暂时选用无肝毒性或低肝毒性的治疗方案作为过渡,待肝功能恢复正常后,再在保护肝功能的同时重新选用抗结核联合疗法。Marra等发现,应用含左氧氟沙星的治疗方案较常规方案的肝损伤发生率低。氟喹诺酮类药物长期应用安全性好,特别是第四代喹诺酮类(如莫西沙星)抗结核作用较强,可作为过渡治疗药物。

③肝损伤是抗结核治疗中断或失败的常见原因,后果也最为严重。在抗结核治疗开始前,应告诫患者禁止饮酒。当前许多接受抗结核治疗的患者未明确诊断,故需要提高临床医师对抗结核治疗导致肝损伤的警觉性,减少诊断性抗结核治疗。合适的剂量、疗程,监控肝功能指标,特别是易感人群,密切监测肝功能尤为重要。适时停药,可减少或避免药物相关肝衰竭的发生。

④对于非活动期慢性HBV感染者,抗结核治疗期间是否要预防性抗HBV治疗,目前因缺乏循证医学证据而存在争议,但部分学者认为预防性抗病毒治疗更安全。

4. 合并妊娠时的注意事项

妊娠可加重CHB患者的病情,甚至诱发肝衰竭。无症状HBsAg携带者妊娠期间易发生肝病,威胁孕妇及胎儿生命。

(1)在口服抗病毒药物治疗期间意外妊娠者,若应用的是替比夫定或TDF,可以继续妊娠,抗病毒方案不变;若服用的为拉米夫定、阿德福韦酯或恩替卡韦,建议换用TDF。若正在接受干扰素治疗,应向孕妇及其家属充分告知风险,由其决定是否继续妊娠。如继续妊娠,抗病毒药物改为TDF。

(2)妊娠中出现乙型肝炎发作者,其抗病毒适应证同普通乙型肝炎人群,在充分告知风险、知情同意的情况下,可以使用替比夫定或TDF治疗。对CHB妊娠者必须加强监护和营养,一般轻症者不必终止妊娠,特别是已属中期者。分娩方式应争取阴道分娩,因手术应激可能会加重肝损伤;若孕妇肝病恶化,经评估后不能继续妊娠,则应积极终止妊娠。终止方式依母亲和胎儿情况而定,若可挽救胎儿,则剖宫产,否则以引产为宜。

(3)去除其他诱因,如手术及各种对身体有害的物理、化学因素和心理、精神创伤等。

(五)合理地进行抗病毒治疗

对于满足抗病毒条件的CHB患者,需抗病毒治疗,以最大限度地抑制HBV的复制,减轻肝脏炎症反应及纤维化,延缓失代偿期肝硬化、HCC及其他并发症的产生,从而延长患者生命。具体抗病毒方案和注意事项本书另有章节详细探讨。在抗病毒治疗过程中要警惕HBV活动及变异,认真随访患者,防止因耐药、患者依从性差和不规范停药而诱发重型肝炎。另外干扰素治疗中因治疗时机、指征把握不当,用法不规范,随访不严格导致的肝损伤加重甚至引起重型肝炎时有发生,应引起临床医师高度重视。

(六)合理综合治疗

CHB以抗病毒治疗为主,同时进行抗炎、免疫调节和抗氧化、抗纤维化和对症支持的综合治疗。

1. 抗炎、抗氧化等护肝治疗

CHB除需抗病毒治疗外,抗炎、抗氧化等护肝治疗同样发挥着不可替代的作用,此类药物可通过稳定肝细胞膜、促进肝细胞酶代谢、促进肝坏死后修复和肝细胞再生、抗炎解毒等多种机制降低血清转氨酶水平,发挥护肝作用。护肝药物种类繁多,甘草酸制剂具有抑制肝脏炎症、显著降低血清转氨酶水平、改善肝脏组织学病理的作用,对促进疾病的康复、阻止病情发展有一定意义。多烯磷脂酰胆碱具有明显的护肝及抗肝纤维化作用;水飞蓟类可以降低转氨酶水平;双环醇可清除自由基、保护肝细胞膜和线粒体,减轻肝脏的炎症损伤,防止肝纤维化,同时可增强肝脏蛋白质的合成作用,促进肝细胞再生。其他药物包括促进肝细胞代谢药、解毒药及中成药,具体有还原型谷胱甘肽、葡萄糖醛酸内酯、硫普罗宁、联苯双酯、五灵丸等。在选择肝病辅助用药时应避免作用机制相近的多种药物重复使用,以免加重肝脏负担。

2. 免疫调节

免疫调节治疗有望成为治疗 CHB 的重要手段,但目前尚缺乏疗效确切的乙型肝炎免疫特异性疗法,常用的有胸腺肽 α_1、胸腺五肽、香菇多糖、转移因子等。它们主要与抗病毒药联合使用以提高抗病毒疗效,具体价值尚待评价,在阻止乙型肝炎重症化中的意义也不明确。

3. 抗纤维化

抗纤维化治疗在 CHB,特别是肝硬化患者中是重要的辅助治疗方法。国内抗纤维化的中成药种类繁多,常见的有安络化纤丸、扶正化瘀胶囊、复方鳖甲软肝片、鳖甲煎丸、和络舒肝胶囊、肝爽颗粒等。干扰素-γ 具有双向调节机体免疫的功能,已批准用于肝纤维化的治疗。上述药物可根据需要选择,但要避免同时使用多种抗纤维化的药物,以免加重肝炎患者肝脏负担,诱发肝衰竭。干扰素-γ 副作用相对较大,应用不当可能加重肝炎患者肝损伤,甚至诱发重型肝炎。

4. 其他对症支持治疗

其他对症支持治疗包括肠道微生态制剂调节治疗、积极纠正低蛋白血症及酌情补充凝血因子等。对 CHB 患者在治疗过程中需观察病情,补充维生素、辅酶等以利于肝细胞修复。抗病毒治疗期间,要观察和处理相关不良反应,例如,替比夫定治疗出现的肌酸激酶增高,干扰素治疗过程中出现中性粒细胞和血小板明显下降,ADV 和 TDF 治疗过程中的肾功能下降和低磷血症。

三、已进展为乙型重型肝炎时,积极预防并发症的发生(Ⅲ级预防)

已进展为乙型重型肝炎的患者,易发生各种并发症,如肝性脑病、肝肾综合征、感染、出血等,并发症的出现与不良预后明显相关,且乙型重型肝炎患者绝大多数死于并发症。因此 CHB 一旦进展为乙型重型肝炎,在进行上述综合治疗的同时,积极预防并发症的发生是整个治疗的重点。

(一)肝性脑病的预防

肝性脑病的预防主要包括以下几个方面。

1. 及时发现并消除诱因

肝性脑病的诱因很多,包括上消化道出血、体内电解质紊乱、服用镇静药物、大量放腹水、利尿、感染等,应针对这些诱因做相关处理。定期复查电解质,及时纠正电解质紊乱,保持体内酸碱平衡,防止低钾;慎用镇静催眠药;避免一次性大量放腹水;根据患者尿量调整患者利尿药用量;防止肠道感染,改善肠道微环境。利福昔明为肠道不吸收的口服抗感染药,预防肝性脑病效果优于新霉素,而与乳果糖相当,但因价格较贵,在国内的应用受到限制;微生态制剂可利用、吸收肠道内含氮的有害物质,抑制腐败物质产氨、减少内毒素来源和对肝的损害,并降低肠道 pH 和血氨浓度,可防治肝性脑病。

2. 保持大便通畅

内源性血氨主要通过大便及小便从体内排出,经常便秘易导致患者体内血氨升高从而诱发肝性脑病,患者大便次数保持 1～2 次/天;乳果糖或拉克替醇口服或高位灌肠可酸化肠道,调节微生态,减少肠源性毒素的吸收,促氨排出。

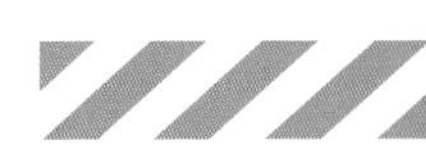

3. 营养支持

保证每日热量供应，少食多餐，以碳水化合物为主，适当补充维生素及微量元素。我国2019年《终末期肝病临床营养指南》指出，对于肝衰竭患者，能量摄入目标为每日1.3倍静息能量消耗(REE)，或30～35 kcal/(kg·d)，根据患者疾病情况、营养状态、消化吸收功能等综合因素调整；蛋白质摄入目标为1.2～1.5 g/(kg·d)，轻微肝性脑病患者无须减少甚至禁止蛋白质摄入，对于严重肝性脑病患者，可根据肝功能及肝性脑病情况综合判断，酌情减少或短暂限制蛋白质摄入，并尽早根据患者耐受情况逐渐增加蛋白质摄入量至目标值。

4. 其他

有颅内高压征象者，给予甘露醇0.5～1 g/kg或高渗盐水治疗，另视情况应用人血白蛋白提高胶体渗透压，有助于降低颅内高压，减轻脑水肿从而预防肝性脑病发生。可酌情使用支链氨基酸或支链氨基酸与精氨酸混合制剂以纠正氨基酸失衡。目前虽然应用抗生素缺乏证据，但多数研究者认为早期应用抗生素与减少肝性脑病的发生相关。

(二)肝肾综合征(HRS)的预防

肝病患者一旦并发HRS，病情非常严重，病死率高。因此早期预防HRS的发生具有重要意义。在乙型重型肝炎患者中，细菌感染、过度使用利尿药、大量放腹水、上消化道出血等均可诱发肾衰竭而导致HRS，应尽量采取预防措施避免上述情况发生。

(1)预防细菌感染。研究结果显示，约30%肝硬化腹水伴自发性细菌性腹膜炎患者可进展为HRS，而预防性使用抗生素联合白蛋白治疗可将HRS的发生率降至10%。

(2)避免过度使用利尿药和大量放腹水。一般肝硬化腹水的治疗为限钠饮食和使用利尿药。研究结果显示，对血钠降低的肝硬化腹水患者在慎用利尿药的同时，饮食不限钠，而对血钠基本正常者应先适当限钠，以避免因低钠血症引起的肾功能损害。若一次抽腹水大于4 L，应考虑每抽取1 L腹水输注白蛋白6～8 g。

(3)维持水、电解质稳态及酸碱平衡，保持有效血流量。

(4)避免应用肾毒性药物。

(三)感染的预防

乙型重型肝炎患者由于免疫力降低，极易发生各种感染，从而影响患者预后，同时成为乙型重型肝炎患者死亡的主要原因之一，并发感染的高危因素有侵入性操作、存在并发症、预防性使用广谱抗生素、基础疾病、住院时间长、年龄大。

(1)针对各种危险因素，提高机体免疫力，纠正低蛋白血症，有多篇文献报道应用胸腺肽可减少乙型重型肝炎患者感染的发生，提高患者生存率。

(2)必须行侵入性操作时，加强消毒隔离，严格执行无菌操作，严格掌握侵入性操作的适应证。

(3)一旦出现感染征象，应首先根据经验选择抗感染药物，并根据病原学及药敏试验结果调整用药。在联合用药、应用广谱抗感染药物及应用糖皮质激素类药物治疗时，应注意防止继发真菌感染。除肝移植围手术期患者外，不推荐常规预防性使用抗感染药物。

(四)消化道出血的预防

乙型重型肝炎患者凝血功能较差，且常合并门静脉高压，导致门静脉高压性胃病或食管-胃底静脉曲张，容易出现消化道出血。一旦并发上消化道出血，往往进一步加重肝损伤，易诱发腹水、肝性脑病、HRS、电解质紊乱等并发症，预后不良。

1. 去除出血诱因

药物(非甾体类为主)、饮食不当(如粗糙食物等)、精神刺激、感染应急等都可能成为出血诱因，医疗操作包括静脉穿刺也容易导致出血，应特别注意。

2. 补充凝血因子

适当输注血浆和凝血因子制剂(如冷沉淀)有助于预防出血。对血小板明显减少者可输注

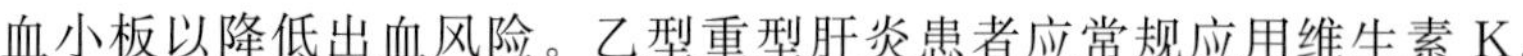

血小板以降低出血风险。乙型重型肝炎患者应常规应用维生素K。

3. 药物预防

上消化道出血是乙型重型肝炎最常见的严重出血,常规推荐预防性使用 H_2 受体阻滞剂或质子泵抑制剂,甚至可使用奥曲肽等药物来预防上消化道出血。

参考文献

[1] Korean Association for the Study of the Liver(KASL). KASL clinical practice guidelines for management of chronic hepatitis B[J]. Clin Mol Hepatol,2019,25(2):93-159.

[2] Lampertico P,Agarwal K,Berg T,et al. EASL 2017 clinical practice guidelines on the management of hepatitis B virus infection[J]. J Hepatol,2017,67(2):370-398.

[3] Kim G A,Lim Y S,Han S,et al. High risk of hepatocellular carcinoma and death in patients with immune-tolerant-phase chronic hepatitis B[J]. Gut,2018,67(5):945-952.

[4] Sinha R. Association of meat and fat intake with liver disease and hepatocellular carcinoma in the NIH-AARP cohort[J]. J Natl Cancer Inst,2010,102(17):1354.

[5] Liu X,Baecker A,Wu M,et al. Interaction between tobacco smoking and hepatitis B virus infection on the risk of liver cancer in a Chinese population[J]. Int J Cancer,2018,142(8):1560-1567.

[6] Iida-Ueno A,Enomoto M,Tamori A,et al. Hepatitis B virus infection and alcohol consumption[J]. World J Gastroenterol,2017,23(15):2651-2659.

[7] Xiong M,Li J,Yang S,et al. Impacts of cigarette smoking on liver fibrosis and its regression under therapy in male patients with chronic hepatitis B[J]. Liver Int,2019,39(8):1428-1436.

[8] European Association for the Study of the Liver. EASL clinical practice guidelines on nutrition in chronic liver disease[J]. J Hepatol,2019,70(1):172-193.

[9] European Association for the Study of the Liver. EASL clinical practice guidelines on hepatitis E virus infection[J]. J Hepatol,2018,68(6):1256-1271.

[10] 陈韬,宁琴. 终末期肝病合并感染诊治专家共识[J]. 临床肝胆病杂志,2018,34(9):54-64.

[11] 中华医学会肝病学分会. 肝硬化肝性脑病诊疗指南[J]. 中华内科杂志,2018,57(10):705-718.

[12] 中华医学会肝病学分会,中华医学会消化病学分会. 终末期肝病临床营养指南[J]. 实用肝脏病杂志,2019,22(5):624-635.

[13] Mindikoglu A L,Pappas S C. New developments in hepatorenal syndrome[J]. Clin Gastroenterol Hepatol,2018,16(2):162-177.

第三节　乙型肝炎重症化的研究展望

贾继东　解　曼

乙型肝炎重症化主要表现为慢性乙型肝炎患者病情进展至慢加急性肝衰竭(acute-on-chronic liver failure,ACLF)的过程。在病理学上表现为肝组织在短期内出现大块、亚大块坏死或桥接坏死,存活的肝细胞也发生重度变性;在病理生理学上,肝细胞功能严重受损,导致机体

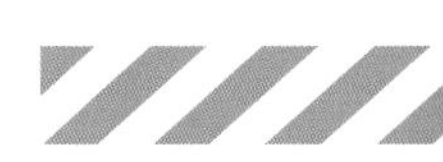

代谢紊乱、肝脏合成功能不足伴有毒性物质堆积，免疫功能紊乱导致感染和炎症反应亢进，引发继发性多器官功能受损，并形成恶性循环；在临床表现上，患者出现快速进展的凝血功能障碍和黄疸、肝性脑病、腹水等。本文所说的乙型肝炎重症化更接近亚太肝脏研究学会对 ACLF 的定义，即在一定时间段内，在慢性肝病或者肝硬化基础上，某一损伤因素引起急性肝功能失代偿，导致短期内患者高死亡率的一个特殊的疾病。

在我国，尽管新发乙型肝炎病毒(hepatitis B virus，HBV)感染率已经明显下降，但现存的慢性 HBV 感染者基数仍然庞大。由乙型肝炎重症化所致的 ACLF 约占我国肝功能肝衰竭的 80%，而 ACLF 患者 28 天的病死率可高达 30%～40%。这种在慢性肝病基础上出现的肝功能迅速恶化存在可逆性，早期判断病情并给予积极有效的干预可以提高患者生存率。尤其是在器官供体极为短缺的现实情况下，通过有效综合治疗，部分乙型肝炎重症化患者的肝脏功能恢复到代偿状态，对减少肝脏移植的需求具有重要意义。此外，尽早判断出需要肝移植的患者也可以提高重症患者的生存率。为实现这一目标，应进一步阐明乙型肝炎重症化的机制和关键病理生理环节，完善病情分级及预后评估体系，优化治疗策略并创新治疗手段。

一、乙型肝炎重症化发病机制的研究展望

乙型肝炎重症化是一种极其复杂的病理生理过程，涉及宿主遗传背景、免疫状态、HBV 基因型、HBV 变异、HBV 转录及复制调控，及抗 HBV 药物的应用等多种因素。

1. 宿主的遗传背景与乙型肝炎重症化

由于人类基因组存在广泛的多态性，个体之间生理和疾病表型存在差异。与其他常见复杂疾病的遗传因素类似，宿主遗传背景在乙型肝炎重症化过程中起重要作用，疾病的产生通常是多个微效基因累加及其与环境因素共同作用的结果。乙型肝炎重症化的遗传背景复杂，目前的研究主要是对基于生物学功能的候选基因进行疾病关联性研究。研究较多的是乙型肝炎重症化免疫通路上的一些重要基因，例如 TNF-α、TNF-β、IL-10、HLA、FasL、干扰素诱生蛋白-10、细胞间黏附分子等。为克服候选基因关联研究的效率低下且不能从全基因组水平提示疾病和基因的关联的局限性，基于全基因组关联策略的遗传关联研究(genome-wide association study，GWAS)应运而生。GWAS 为揭示乙型肝炎重症化的遗传背景提供了新的研究手段，而且采用基因芯片可以同时分析全基因组的单核苷酸多态性和拷贝数变异。但是，由于常见遗传变异对疾病的影响效能多是低效或微效的，这种研究在用于鉴定真正的致病基因时也存在挑战。应发挥我国人口众多、疾病资源丰富的优势，加强顶层设计、鼓励和支持多中心合作，制定严格的病例定义和统一的诊断标准，建立系统、完善的血清、细胞及肝组织样本资源库，并充分利用现代生物信息技术，在全基因组范围内鉴定出乙型肝炎重症化易感基因谱，从而为阐明宿主遗传背景在乙型肝炎重症化发生、发展过程中的作用机制做出重要贡献。

2. HBV 基因型、HBV 变异及 HBV 的转录调控与乙型肝炎重症化

HBV 具有很强的复制活性，且在逆转录过程中缺乏矫正机制，故导致体内的 HBV 以复杂的准种形成存在，迄今已发现 A～J 共 10 个 HBV 基因型。HBV 基因组水平的差异可能引起转录、翻译过程的巨大改变。目前已经证明 HBV 基因型与 HBV 变异、疾病进展及抗病毒治疗效果相关。但是关于 HBV 基因型与乙型肝炎重症化关系的研究结果并不一致，亚洲学者的研究表明 HBV 基因 B 型患者较 C 型患者更容易发生乙型肝炎重症化，并且 HBV 基因 B 型同时合并 A1762T/G1764A 和 G1896A 变异的患者发生 ACLF 的可能性增加；而西方学者认为 HBV 基因 D 型的患者可能更倾向于发生重症化。由于 HBV 在全球的流行情况不同，且 HBV 基因型的分布具有明显的地域特征，目前的研究均只在少数基因型间进行对比，并且不同的研究样本数差别很大，这些因素均可导致结果存在明显异质性。由此可见，针对 HBV 基因型和乙型肝炎重症化的研究很少，亟须跨地区甚至跨国家的多中心协作，以进一步明确 HBV 基因

型与乙型肝炎重症化的关系。

大多数临床研究表明,在乙型肝炎重症化的患者中,HBV 变异率较慢性乙型肝炎患者明显升高,这些突变多引起 HBV 复制增强、前基因组转录增多、表面抗原改变或耐药性改变等,且都可能引起宿主免疫应答的改变。目前,针对 HBV DNA 突变的研究主要集中在前 C 区 G1896A 和 A1846T、核心启动子区 A1762T/G1764A 的双变异及 C 区 A1913G 位点。这些位点的变异率在不同地区的研究中并不一致,甚至有些研究表明,这些突变在不同类型的 HBV 感染者中并无统计学差异。以上现象可能与以下两方面因素有关:一是在乙型肝炎重症化的过程中,强烈的免疫反应导致 HBV 被迅速清除,很难观察到整个过程中 HBV 准种的变化情况;二是目前研究基本上都是横断面对比研究,缺乏不同基因型 HBV 感染者的纵向随访研究,因而无法深入地探讨 HBV 基因型和 HBV 变异对乙型肝炎重症化的影响。

目前研究认为,宿主转录因子的改变和 HBV 基因变异均可能导致 HBV 复制水平的改变从而导致乙型肝炎重症化。宿主多种转录因子可作用于 HBV 的启动子和增强子,从而调控 HBV 的转录和蛋白的表达。HBV 感染可导致肝细胞核转录因子 4(hepatocyte nuclear factor 4,HNF4)、维甲类 X 受体、过氧化物酶体增殖物激活受体(PPAR)、CCAAT-增强子结合蛋白等肝富集转录因子基因的转录活性增加。HNF4 的水平与 HBV 复制水平呈正相关,且在慢性乙型肝炎、乙型肝炎肝硬化及乙型重型肝炎患者中的表达水平存在差异。这些转录因子可能参与了 HBV 变异株的筛选,因为有研究表明 HNF4 加强了 A1762T/G1764A 突变株的复制。因此,宿主转录因子可能在乙型重型肝炎发病机制中扮演重要角色,但干预这些转录因子是否可以改善乙型肝炎重症化患者的预后,尚需进一步研究。

总之,目前针对 HBV 基因型、HBV 变异及 HBV 转录调控与乙型肝炎重症化的研究均是横断面的现况研究,并且大多数的研究为区域性小样本研究,缺乏不同地域间设计良好的大样本、前瞻性随访研究,难以得到有意义的结果来指导临床实践。不过既往多数研究提示 HBV 基因型、HBV 变异及 HBV 转录调控与疾病的进程相关,对乙型肝炎重症化也有影响。未来我们应该利用我国丰富的病例资源,深入研究 HBV 因素在乙型肝炎重症化的发病机制中的作用,并探讨其作为乙型肝炎重症化早期预警指标及预后判断指标的可行性。

3. 宿主的免疫学变化与乙型肝炎重症化

病毒与宿主相互作用导致宿主免疫状态异常是乙型肝炎重症化发病机制的主要环节。近年来,随着病原相关分子模式的改变,细菌移位、促炎细胞因子、活性氧及活性氮的大量产生逐渐成为失代偿期肝硬化及相关肝衰竭的主要发病机制。重症化时宿主免疫应答呈亢进状态,肝脏内大量炎性细胞聚集、炎性细胞因子释放,常出现全身炎症反应综合征(systemic inflammatory response syndrome,SIRS);而过强的免疫反应又导致免疫系统麻痹。SIRS 不仅可引起大量肝细胞坏死凋亡,而且可导致体循环和微循环障碍从而影响全身脏器功能;免疫系统麻痹将导致机体抗感染能力明显减低、感染风险增加,容易出现包括细菌移位所致自发性腹膜炎在内的各种感染,从而加重免疫系统功能异常和血流动力学紊乱,最终发生终末期器官功能衰竭。

HBV 感染造成的肝损伤是由宿主对 HBV 的免疫反应所决定的。肝脏独特的免疫学特点、HBsAg 和 HBeAg 的高载量、调节性 T 淋巴细胞对免疫系统的抑制、树突状细胞功能损害和 T 淋巴细胞功能损伤等因素,共同使得宿主对 HBV 感染产生耐受,从而使得肝脏炎症反应被控制在一定程度内。有研究表明,肝硬化患者处于一个非特异性的低水平免疫抑制状态。而乙型肝炎重症化则标志着这种免疫耐受状态失衡,新的过强的免疫反应引起肝细胞损伤。其免疫状态主要表现如下:①体内抗炎和促炎细胞因子水平的显著上升,包括 TNF-α、IL-1β、IL-2、IL-4、IL-6、IL-8、IL-10、IFN-γ 等在内的炎症相关细胞因子大量激活;②血管细胞黏附分子-1(VCAM-1)、血管内皮生长因子-A(VEGF-A)、粒细胞-巨噬细胞刺激因子(GM-CSF)、单核细胞

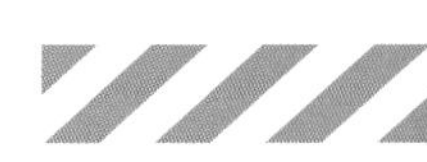

趋化蛋白-1、巨噬细胞炎性蛋白-1α、巨噬细胞炎性蛋白-1β、趋化因子 CXCL10、细胞间黏附分子(ICAM)-1 表达上升;③NK 细胞、NKT 淋巴细胞、树突状细胞、单核细胞、巨噬细胞、嗜碱性粒细胞、CTL、Th17 细胞、调节性 T 淋巴细胞等免疫效应细胞的募集及功能异常;④HLA-DR 表达下降、NK 细胞受体 NKG2D 表达升高、单核细胞 Toll 样受体(Toll-like receptor,TLR)4 表达上升、树突状细胞衍生的 NF-κB 及其激活产物 TNF-α、IL-6 表达上升;⑤fgl2凝血酶原酶水平升高,微血栓形成,凝血及神经体液调节系统功能异常。

需要指出的是,参与以上病理生理过程的细胞因子及免疫效应细胞的来源尚不十分明确。炎性细胞因子本身存在多种分泌形式,相互作用形成交叉网络(免疫效应细胞激活可以释放炎性细胞因子,炎性细胞因子又可以从肝外募集免疫效应细胞)。另外,同一细胞因子作用于不同的细胞受体所产生的效应并不相同,如 TNF-α 有促进炎症反应、介导肝细胞坏死和促进肝脏前体细胞激活等不同作用。

目前研究表明,这些细胞因子、黏附因子、趋化因子、免疫效应细胞及免疫凝血系统的激活与乙型肝炎重症化密切相关。使用 RNA 抑制技术、基因敲除技术或分子吸附再循环系统等手段阻断或耗竭这些活性因子,有可能在一定程度上改善患者的预后。但是,鉴于免疫网络的复杂性,大多数免疫调节治疗方法仍停留在细胞及动物实验研究层面,进入临床试验前仍需要大量系统、深入的基础研究。近期一项血清 C 反应蛋白水平预测肝硬化患者预后的研究也表明,虽然宏观上免疫反应与肝脏病情进展相关,但是细化这些炎症指标仍有漫长的路要走。

近期有报道认为,在乙型肝炎重症化早期用肾上腺皮质激素对患者免疫状态进行及时干预,可以改善患者的肝功能指标,但是对疾病的进程并没有影响,不能降低 ACLF 的发病率。从病理生理的角度而言,鉴于本类药物有广泛的作用和严重不良反应,临床应用此类药物治疗乙型肝炎重症化仍需更多的循证医学证据支持。

二、血流动力学改变研究的展望

炎症反应、肝内血管阻力增加和内脏高动力循环状态在乙型肝炎重症化过程中相互影响,导致病情持续加重。在此过程中,肝脏炎症反应、氧化应激及循环炎性介质水平明显升高,导致肝外高动力循环状态加重;而肝内缩血管物质浓度升高、舒血管物质减少,导致门静脉压力进一步升高。尽管心输出量增加,但由于内脏血管舒张、平均动脉压下降,心脏、肾脏、大脑及肝脏灌注不足,最终导致多器官功能衰竭。有研究表明,早期内脏循环的血流动力学异常,与 ACLF 患者的预后相关。目前认为抑制肠道细菌移位、预防和控制感染可以减轻肝内氧化应激及减少循环中的炎性介质,从而减轻重症肝病时的炎症反应程度、降低门脉压力。

目前,对乙型肝炎重症化患者血流动力学研究的重点是阐明血管活性物质在此过程中的变化及调节这些血管活性物质对疾病进展的影响。目前已经发现增高肝内 NO 浓度、增强 NO 信号转导系统可以降低实验动物的门静脉压力,但大多数针对 NO 信号通路的研究停留在细胞或动物实验阶段;抑制 RAAS 可降低患者的门静脉压力。但在临床实践中,血管活性药物在改善一个器官的血液灌注的同时也可能导致其他脏器或整体血流动力学异常的进一步恶化。

曾有临床试验表明,使用辛伐他汀促进 NO 合成可以降低门静脉压力并改善肾功能;近期一项动物实验也表明辛伐他汀可以降低由内毒素诱导的 ACLF 小鼠炎症水平及肝内外血流动力学异常,保护肝窦功能,并减低肝内星状细胞的聚集,从而保护肝脏功能。但也有人报道,使用 NCX-1000 诱导产生的 NO 非但不能降低门静脉压力,还将导致肾功能的受损;利用他达拉非(tadalafi)升高 cGMP 水平、增加 NO 信号转导,能够改善肝脏血流动力学,但同时导致肾功能损伤和全身血流动力学恶化。

另外,一项 Meta 分析表明,在 ACLF 等严重的肝病中,应用血管紧张素转化酶抑制剂降低肝内血管阻力反而会导致病情进一步恶化。目前,尚无大规模临床试验证实血管活性药物可以改善乙型肝炎重症化过程中的血流动力学紊乱，如硬骨鱼紧张肽Ⅱ阻滞剂可在动物体内实现该目标，但迄今仍未得到临床研究证实。未来，仍需要进一步加强乙型肝炎重症化的血流动力学变化规律和特点的研究，并探索如何在降低肝内血管阻力的同时保障重要脏器的血液灌注，从而提高患者的生存率。

三、乙型肝炎重症化的预测因素和预后模型的展望

乙型肝炎重症化是一个临床表现异质性很强的复杂临床综合征，重型肝炎有较高的死亡率，临床学者一直致力于寻找乙型肝炎重症化的危险因素和判断预后的指标或模型，以期及时予以有针对性的治疗，从而改善患者的预后。

近些年，国内外大量研究表明感染是 ACLF 最重要的诱因，并且由感染因素引发的 ACLF 死亡率高于非感染因素导致的 ACLF 死亡率。这提示我们，在临床上，应加强对慢性乙型肝炎特别是肝硬化患者的管理，预防包括细菌移位在内的各种感染，是降低乙型肝炎重症化发病率的重要手段之一。另外，我国学者对 890 例肝硬化患者进行研究，其中有 300 例患者发生 ACLF，其诱因主要包括细菌感染、HBV 再激活、大量饮酒和合并其他嗜肝病毒感染，但该研究中半数患者无法确定诱因。

综合文献报道，乙型肝炎重症化预后影响因素如下：肝脏生化指标(胆碱酯酶、凝血酶原活动度、AST/ALT、年龄、血清总胆红素、总胆红素与直接胆红素的比值、血清钠、AFP 水平、乳酸水平)，临床指标(上消化道出血、肝肾综合征、肝性脑病、合并感染)、肝脏体积、疾病早期病理检查及患者的呼吸商等。乙型肝炎重症化患者肝功能受损的同时可合并感染、SIRS、其他终末器官受损，患者肝脏功能状态并不是决定预后的唯一因素。肝脏特异性评分系统，如 Child-Pugh 评分或终末期肝病模型(model of end-stage liver disease，MELD)评分，单独应用时对其预后的评价价值有限；而结合疾病严重程度评分和器官功能衰竭评分系统，例如急性生理学和慢性健康状况评价Ⅱ(acute physiology and chronic health evaluation Ⅱ，APACHE-Ⅱ)、序贯器官功能衰竭估计(sequential organ failure assessment，SOFA)评分对预测预后可能更有价值。

目前欧洲肝脏研究学会将 ACLF 分为 1 期、2 期和 3 期，其相应的 28 天和 90 天的病死率分别为 22.1%和 40.7%、32.0%和 52.3%及 76.7%和 79.1%；而没有 ACLF 的肝硬化患者病死率仅为 4.9%。但目前由于乙型肝炎重症化和 ACLF 在定义上还是有一些不同，国内对于可早期预测疾病发生、发展，准确判断临床预后，指导临床治疗的分级标准和评价体系的研究并不充分。

根据乙型肝炎重症化的发病机制，研究该病的潜在预测指标有重要临床意义。目前研究的潜在指标如下：HBV 的变异；宿主遗传易感基因的多态性；宿主转录因子水平的改变；炎性细胞因子如 TNF-α、IL-6 水平改变；免疫效应细胞如 Th17 细胞、调节性 T 淋巴细胞；fgl2 凝血酶原酶；HLA-DR、程序性死亡受体-1 及其配体；肝细胞坏死及凋亡相关标志物如细胞色素 C、M65/M30 抗原；肝细胞增殖再生的相关指标，如肝细胞因子、白细胞来源的趋化因子等。这些指标都可能影响疾病的发展，对这些指标进行干预有可能减缓疾病的进展，这些研究为我们建立乙型肝炎重症化的监测和预警系统提供了新的方向。

但是，目前的研究比较分散而且样本量大多较小，缺乏多中心协作的动态性、系统性研究。未来，我们仍需通过设计合理的大型临床队列研究，筛选和确认这些指标对疾病分级、预后判断、疗效评估的价值，并利用系统生物学和生物信息技术，寻找新的生化指标、标志物或者对原有临床指标进行综合，以期建立有效的疾病预警系统，明确病情进展过程中的影响因素，建立预后模型，为临床制订合理的治疗策略提供理论依据和技术支撑。

四、治疗的展望

目前针对乙型肝炎重症化的治疗主要包括控制致病因素、支持器官功能、治疗并发症。临

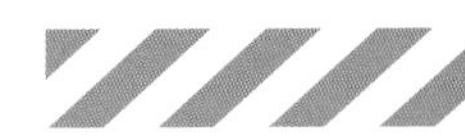

床主要治疗手段为内科支持治疗基础上的抗病毒治疗、人工肝、肝移植和细胞治疗。

1. 抗 HBV 治疗

在乙型肝炎重症化过程中，HBV 所导致的剧烈的免疫反应可引起疾病快速进展；因此，快速有效地抑制病毒复制应该有助于阻止免疫反应的进一步激化。实际上，乙型肝炎重症化抗病毒治疗曾有颇多争议，抗病毒治疗的有效性是临床争议的焦点，特别是对于 MELD 评分大于 30 的患者曾有研究表明，抗病毒治疗并不能改善患者的预后，不过，经过近几年的临床实践，目前这个问题已经在临床上基本达成共识。多数研究表明抗病毒治疗可以显著抑制 HBV DNA 水平，降低患者 MELD 评分和 Child-Pugh 评分，改善患者的预后，提高患者的短期生存率和长期生存率。最近，此方面的研究主要集中在比较不同核苷(酸)类似物的治疗效果方面。对于 MELD 评分大于 24.5 的患者，最近我国学者进行的一项研究提示，拉米夫定相比恩替卡韦抗病毒治疗可以更显著降低 HBV 相关 ACLF 患者的 8 周死亡率。一项 Meta 分析提示，对于肝硬化基础上的 ACLF 患者，拉米夫定和恩替卡韦治疗可以取得相同的短期疗效，但是恩替卡韦的长期疗效优于拉米夫定。

从慢性乙型肝炎重症化的发病机制和病理生理特点可以看出，抑制病毒复制，在一定程度上可以抑制过强的免疫反应，有利于扭转炎症反应的进程并改善最终预后。多数患者在发生重型肝炎后体内病毒不能被清除，需要长期的抗病毒治疗，故早期应用高效低耐药的抗病毒药物似乎更切合临床实际。

2. 人工肝支持

体外肝脏支持系统有三种，包括生物型、非生物型和混合型。目前多项研究已经明确非生物型人工肝可明显改善 ACLF 患者的生化指标、血流动力学异常、轻度和中度的肝性脑病，并使 1 型肝肾综合征的患者获益。但是，近些年发表的研究及多项 Meta 分析均表明，与标准内科治疗相比，非生物型人工肝对 ACLF 患者短期生存率并无明显改善。仅少数研究显示，非生物型人工肝可改善 ACLF 患者的生存率，不过最近一项 Meta 分析表明，在 ACLF 病程中使用非生物型人工肝超过 4 次的患者生存率可以改善，提示加强人工肝支持可以改善患者的预后，不过此项分析仅纳入 3 项随机对照研究，仅纳入了 165 例 ACLF 患者。另外，近期一项小样本研究也表明，非生物型人工肝联合持续肾脏替代治疗可以改善 ACLF 患者的生存率。

总之，乙型肝炎重症化是一种临床表现异质性明显的复杂性疾病，剧烈的炎症反应、肝内血管阻力升高和内脏血管扩张高动力循环、炎性细胞的移位及肝细胞再生、前体细胞激活等复杂的过程贯穿疾病的始终。人工肝可能在一定程度上缓解患者的症状及相关指标，但并没有从根本上治疗病因，从而阻止疾病的进程，故其临床效用可能有限。未来，我们需要充分利用我国的病例资源，设计大规模随机对照临床试验，多中心协作，进一步确认各类人工肝支持疗法对不同病情乙型肝炎重症化患者的治疗效果，明确治疗对象、治疗时机及疗程，并进行成本-效果分析，从而提高医疗资源的利用率。

3. 肝移植治疗

乙型肝炎重症化的特征之一是高达 30%～40% 的病死率，目前的临床治疗措施还是以支持治疗为主。尽管采取上述内科治疗及人工肝支持系统，仍有相当一部分的患者需要接受肝移植手术。虽然该类患者和急性肝功衰竭或晚期失代偿期肝硬化患者的病理生理过程不同，但目前研究表明，乙型肝炎重症化导致的 ACLF 患者肝移植术后生存率与因其他原因接受肝移植手术者的生存率无明显差异。最近一项研究表明，肝移植术前 ACLF 分级为 3 级的患者肝移植术后 1 年生存率为 82.0%，而肝移植术前 ACLF 分级为 0 级到 2 级的患者术后 1 年的生存率为88.2%，两者具有统计学差异，故建议肝移植术前积极控制炎症反应、改善循环衰竭、治疗肝性脑病，从而提高患者术后长期生存率。

因此，对于乙型肝炎重症化患者，需要综合考虑其疾病进展的速度，积极予以支持治疗，合

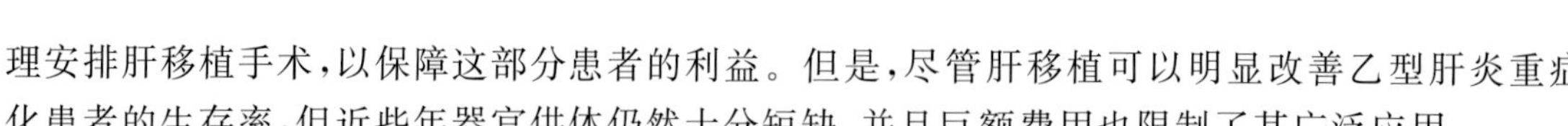

理安排肝移植手术,以保障这部分患者的利益。但是,尽管肝移植可以明显改善乙型肝炎重症化患者的生存率,但近些年器官供体仍然十分短缺,并且巨额费用也限制了其广泛应用。

4. 细胞治疗

细胞治疗是指将干细胞或由其分化产生的功能细胞植入机体以代替病变细胞丧失的功能,或将细胞经过体外遗传技术操作后用于疾病治疗的方法。细胞治疗主要包括肝细胞治疗和各种来源的干细胞治疗。乙型肝炎重症化过程中伴随着大量肝细胞丢失,从理论上来说,细胞治疗可以补充此过程中损失的肝细胞,减少对器官的依赖,为临床治疗提供新的思路。肝细胞治疗虽然在乙型肝炎重症化的治疗方面取得了一定成绩,但由于细胞来源有限、体外培养及输注过程缺乏标准化及质控规范,并且涉及法规和伦理等问题,限制了其在临床的广泛应用。

干细胞治疗包括胚胎干细胞、骨髓干细胞、脐血干细胞、肝干细胞等。这些干细胞具有自我更新和分化能力,能为肝细胞移植治疗提供理论上无限数目的供体细胞。近些年,干细胞治疗领域的研究取得长足进展,在干细胞的鉴定、分离和诱导分化方面均取得突破。但人们对组织特异性干细胞的增殖和分化机制的认识仍有限,目前将多能干细胞定向分化为肝细胞的技术并不成熟,尤其是在乙型肝炎重症化过程中机体局部微环境对干细胞移植的影响仍需进一步研究。未来,需要更多设计严谨、执行规范的临床研究以确认细胞移植治疗的安全性、有效性。

综上所述,现有治疗手段对乙型肝炎重症化的效果仍不令人十分满意。抗病毒治疗的效果得到了认可,控制感染在乙型肝炎重症化中的重要性也越来越突显,但是其他方面仍亟须突破。未来的研究方向应该是基于对乙型肝炎重症化机制的深入了解,建立更可靠的早期预警、判断预后及评估疗效体系,通过抗病毒治疗、防治感染、调节免疫、控制炎症、改善循环、促进再生等综合措施,阻断乙型肝炎重症化的发生和发展,从而降低其病死率。

参考文献

[1] 郭威,李维纳,宁琴. 乙型肝炎重症化的概念及自然史[J]. 实用肝脏病杂志,2016,19(3):264-265.

[2] Moreau R,Jalan R,Gines P,et al. Acute-on-chronic liver failure is a distinct syndrome that develops in patients with acute decompensation of cirrhosis[J]. Gastroenterology,2013,144(7):1426-1437,1437. e1-9.

[3] Arroyo V, Jalan R. Acute-on-chronic liver failure: definition, diagnosis, and clinical characteristics[J]. Semin Liver Dis,2016,36(2):109-116.

[4] Sarin S K,Choudhury A,Sharma M K,et al. Acute-on-chronic liver failure: consensus recommendations of the Asian Pacific Association for the study of the liver(APASL):an update[J]. Hepatol Int,2019,13(4):353-390.

[5] Jia J D,Zhuang H. A winning war against hepatitis B virus infection in China[J]. Chin Med J(Engl),2007,120(24):2157-2158.

[6] Arroyo V,Moreau R,Jalan R,et al. Acute-on-chronic liver failure: a new syndrome that will re-classify cirrhosis[J]. J Hepatol,2015,62(1 Suppl):S131-S143.

[7] 邓国宏,王宇明. 宿主遗传背景与乙型肝炎重症化[J]. 中华肝脏病杂志,2010,18(2):88-91.

[8] Sugiyama M, Tanaka Y, Kurbanov F, et al. Direct cytopathic effects of particular hepatitis B virus genotypes in severe combined immunodeficiency transgenic with urokinase-type plasminogen activator mouse with human hepatocytes[J]. Gastroenterology,2009,136(2):652-662.

[9] Tanwar S,Dusheiko G. Is there any value to hepatitis B virus genotype analysis? [J].

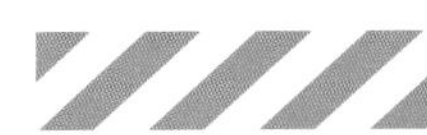

Curr Gastroenterol Rep,2012,14(1):37-46.

[10] Lin C L, Kao J H. The clinical implications of hepatitis B virus genotype: recent advances[J]. J Gastroenterol Hepatol,2011,26(Suppl 1):123-130.

[11] Xiao L,Zhou B,Gao H,et al. Hepatitis B virus genotype B with G1896A and A1762T/G1764A mutations is associated with hepatitis B related acute-on-chronic liver failure [J]. J Med Virol,2011,83(9):1544-1550.

[12] Wai C T,Fontana R J,Polson J,et al. Clinical outcome and virological characteristics of hepatitis B-related acute liver failure in the United States[J]. J Viral Hepat,2005,12(2):192-198.

[13] Tang H, McLachlan A. Transcriptional regulation of hepatitis B virus by nuclear hormone receptors is a critical determinant of viral tropism[J]. Proc Natl Acad Sci U S A,2001,98(4):1841-1846.

[14] Honda M, Yamashita T, Ueda T, et al. Different signaling pathways in the livers of patients with chronic hepatitis B or chronic hepatitis C[J]. Hepatology,2006,44(5):1122-1138.

[15] Long Y,Chen E,Liu C,et al. The correlation of hepatocyte nuclear factor 4 alpha and 3 beta with hepatitis B virus replication in the liver of chronic hepatitis B patients[J]. J Viral Hepat,2009,16(8):537-546.

[16] Coenraad M J,Porcher R,Bendtsen F. Hepatic and cardiac hemodynamics and systemic inflammation in cirrhosis:it takes three to tango[J]. J Hepatol,2018,68(5):887-889.

[17] Piano S,Bartoletti M,Tonon M,et al. Assessment of sepsis-3 criteria and quick SOFA in patients with cirrhosis and bacterial infections[J]. Gut,2018,67(10):1892-1899.

[18] Wasmuth H E,Kunz D,Yagmur E,et al. Patients with acute on chronic liver failure display "sepsis-like" immune paralysis[J]. J Hepatol,2005,42(2):195-201.

[19] Bonnel A R, Bunchorntavakul C, Reddy K R. Immune dysfunction and infections in patients with cirrhosis[J]. Clin Gastroenterol Hepatol,2011,9(9):727-738.

[20] Solé C, Solà E, Morales-Ruiz M, et al. Characterization of inflammatory response in acute-on-chronic liver failure and relationship with prognosis [J]. Sci Rep, 2016, 6:32341.

[21] Aller M A,Arias N,Blanco-Rivero J,et al. Metabolism in acute-on-chronic liver failure: the solution more than the problem[J]. Arch Med Res,2019,50(5):271-284.

[22] Zou Y,Chen T,Han M,et al. Increased killing of liver NK cells by Fas/Fas ligand and NKG2D/NKG2D ligand contributes to hepatocyte necrosis in virus-induced liver failure [J]. J Immunol,2010,184(1):466-475.

[23] Turco L, Garcia-Tsao G, Magnani I, et al. Cardiopulmonary hemodynamics and C-reactive protein as prognostic indicators in compensated and decompensated cirrhosis [J]. J Hepatol,2018,68(5):949-958.

[24] Chen F,Shi Y,Liu X,et al. Corticosteroid improves liver function but does not curb the clinical progression of hepatitis B virus-related acute-on-chronic pre-liver failure[J]. Expert Rev Gastroenterol Hepatol,2019,13(11):1129-1135.

[25] Kumar A,Das K,Sharma P,et al. Hemodynamic studies in acute-on-chronic liver failure [J]. Dig Dis Sci,2009,54(4):869-878.

[26] Garg H, Kumar A, Garg V, et al. Hepatic and systemic hemodynamic derangements

predict early mortality and recovery in patients with acute-on-chronic liver failure[J]. J Gastroenterol Hepatol,2013,28(8):1361-1367.

[27] Te R L, van Esch J H, Roks A J, et al. Hypertension: renin-angiotensin-aldosterone system alterations[J]. Circ Res,2015,116(6):960-975.

[28] Iwakiri Y, Shah V, Rockey D C. Vascular pathobiology in chronic liver disease and cirrhosis-current status and future directions[J]. J Hepatol,2014,61(4):912-924.

[29] Abraldes J G, Albillos A, Bañares R, et al. Simvastatin lowers portal pressure in patients with cirrhosis and portal hypertension: a randomized controlled trial[J]. Gastroenterology,2009,136(5):1651-1658.

[30] Tripathi D M, Vilaseca M, Lafoz E, et al. Simvastatin prevents progression of acute on chronic liver failure in rats with cirrhosis and portal hypertension[J]. Gastroenterology,2018,155(5):1564-1577.

[31] Berzigotti A, Bellot P, De Gottardi A, et al. NCX-1000, a nitric oxide-releasing derivative of UDCA, does not decrease portal pressure in patients with cirrhosis: results of a randomized, double-blind, dose-escalating study[J]. Am J Gastroenterol,2010,105(5):1094-1101.

[32] Kalambokis G N, Kosta P, Pappas K, et al. Haemodynamic and renal effects of tadalafil in patients with cirrhosis[J]. World J Gastroenterol,2010,16(39):5009-5010.

[33] Tandon P, Abraldes J G, Berzigotti A, et al. Renin-angiotensin-aldosterone inhibitors in the reduction of portal pressure: a systematic review and meta-analysis[J]. J Hepatol,2010,53(2):273-282.

[34] Kemp W, Kompa A, Phrommintikul A, et al. Urotensin Ⅱ modulates hepatic fibrosis and portal hemodynamic alterations in rats[J]. Am J Physiol Gastrointest Liver Physiol,2009,297(4):G762-G767.

[35] Shi Y, Yang Y, Hu Y, et al. Acute-on-chronic liver failure precipitated by hepatic injury is distinct from that precipitated by extrahepatic insults[J]. Hepatology,2015,62(1):232-242.

[36] Mücke M M, Rumyantseva T, Mücke V T, et al. Bacterial infection-triggered acute-on-chronic liver failure is associated with increased mortality[J]. Liver Int,2018,38(4):645-653.

[37] Yin S, Wang S J, Gu W Y, et al. Risk of different precipitating events for progressing to acute-on-chronic liver failure in HBV-related cirrhotic patients[J]. J Dig Dis,2017,18(5):292-301.

[38] Sun L J, Yu J W, Zhao Y H, et al. Influential factors of prognosis in lamivudine treatment for patients with acute-on-chronic hepatitis B liver failure[J]. J Gastroenterol Hepatol,2010,25(3):583-590.

[39] Zhang Y, Hu X Y, Zhong S, et al. Entecavir vs lamivudine therapy for naïve patients with spontaneous reactivation of hepatitis B presenting as acute-on-chronic liver failure[J]. World J Gastroenterol,2014,20(16):4745-4752.

[40] Garg H, Sarin S K, Kumar M, et al. Tenofovir improves the outcome in patients with spontaneous reactivation of hepatitis B presenting as acute-on-chronic liver failure[J]. Hepatology,2011,53(3):774-780.

[41] Li X, Gao F, Liu H, et al. Lamivudine improves short-term outcome in hepatitis B virus-

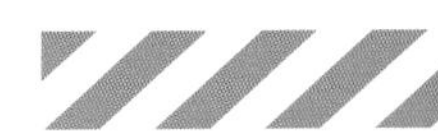

related acute-on-chronic liver failure patients with a high model for end-stage liver disease score[J]. Eur J Gastroenterol Hepatol,2017,29(1):1-9.

[42] Huang K W, Tam K W, Luo J C, et al. Efficacy and safety of lamivudine versus entecavir for treating chronic hepatitis B virus-related acute exacerbation and acute-on-chronic liver failure: a systematic review and meta-analysis[J]. J Clin Gastroenterol, 2017,51(6):539-547.

[43] Bañares R, Nevens F, Larsen F S, et al. Extracorporeal albumin dialysis with the molecular adsorbent recirculating system in acute-on-chronic liver failure: the RELIEF trial[J]. Hepatology,2013,57(3):1153-1162.

[44] Lexmond W S, van Dael C M, Scheenstra R, et al. Experience with molecular adsorbent recirculating system treatment in 20 children listed for high-urgency liver transplantation[J]. Liver Transpl,2015,21(3):369-380.

[45] Kribben A, Gerken G, Haag S, et al. Effects of fractionated plasma separation and adsorption on survival in patients with acute-on-chronic liver failure[J]. Gastroenterology,2012,142(4):782-789.

[46] Hessel F P, Bramlage P, Wasem J, et al. Cost-effectiveness of the artificial liver support system MARS in patients with acute-on-chronic liver failure[J]. Eur J Gastroenterol Hepatol,2010,22(2):213-220.

[47] Bañares R, Ibáñez-Samaniego L, Torner J M, et al. Meta-analysis of individual patient data of albumin dialysis in acute-on-chronic liver failure: focus on treatment intensity [J]. Therap Adv Gastroenterol,2019,12:1756284819879565.

[48] Niewinski G, Raszeja-Wyszomirska J, Hrenczuk M, et al. Intermittent high-flux albumin dialysis with continuous venovenous hemodialysis for acute-on-chronic liver failure and acute kidney injury[J]. Artif Organs,2020,44(1):91-99.

[49] Putignano A, Gustot T. New concepts in acute-on-chronic liver failure: implications for liver transplantation[J]. Liver Transpl,2017,23(2):234-243.

[50] Bahirwani R, Shaked O, Bewtra M, et al. Acute-on-chronic liver failure before liver transplantation: impact on posttransplant outcomes[J]. Transplantation, 2011, 92(8): 952-957.

[51] Sundaram V, Kogachi S, Wong R J, et al. Effect of the clinical course of acute on chronic liver failure prior to liver transplantation on post-transplant survival[J]. J Hepatol, 2020,72(3):481-488.

[52] 刘峰,陈红松,魏来. 细胞治疗与乙型肝炎重症化[J]. 中华肝脏病杂志,2010,18(4): 256-258.

[53] Szkolnicka D, Hay D C. Concise review: advances in generating hepatocytes from pluripotent stem cells for translational medicine [J]. Stem Cells, 2016, 34 (6): 1421-1426.

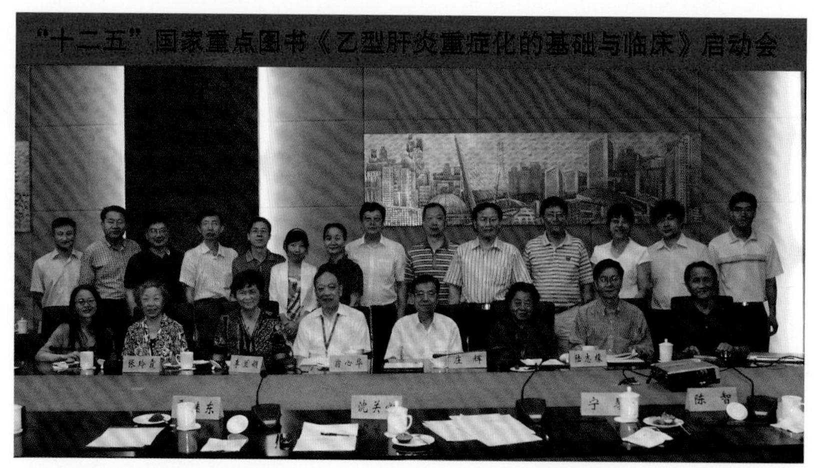
"十二五"国家重点图书《乙型肝炎重症化的基础与临床》启动会

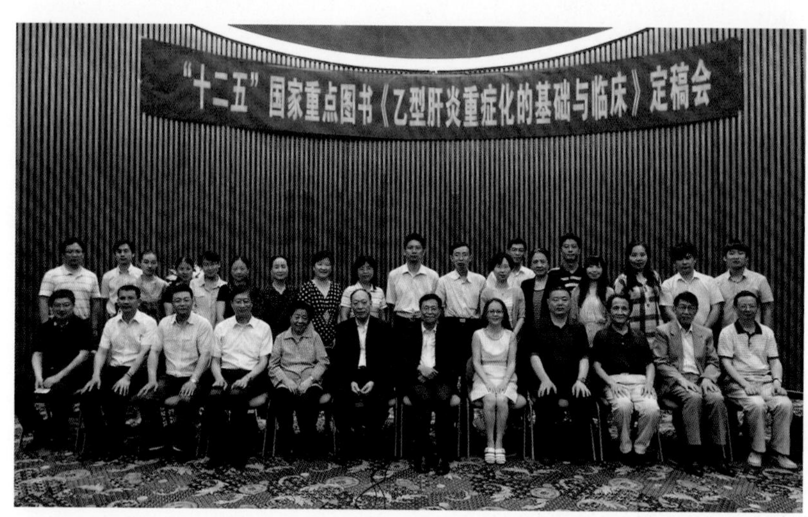
"十二五"国家重点图书《乙型肝炎重症化的基础与临床》定稿会

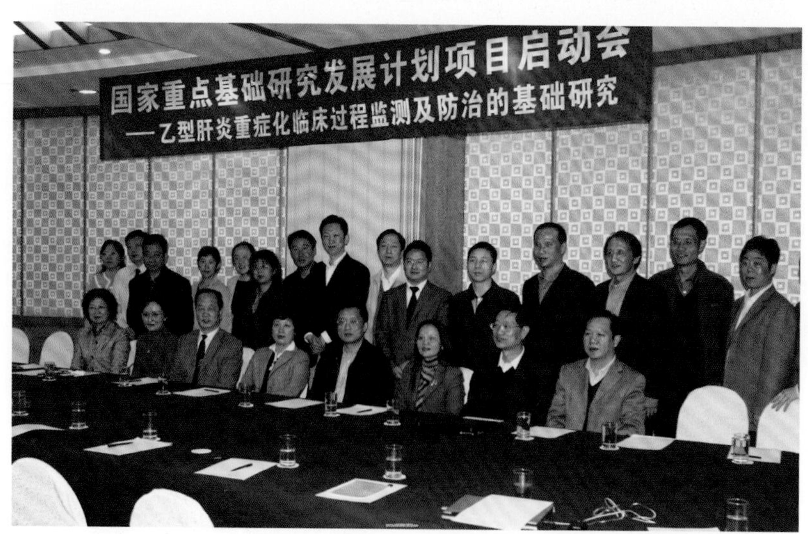
国家重点基础研究发展计划项目启动会
—乙型肝炎重症化临床过程监测及防治的基础研究

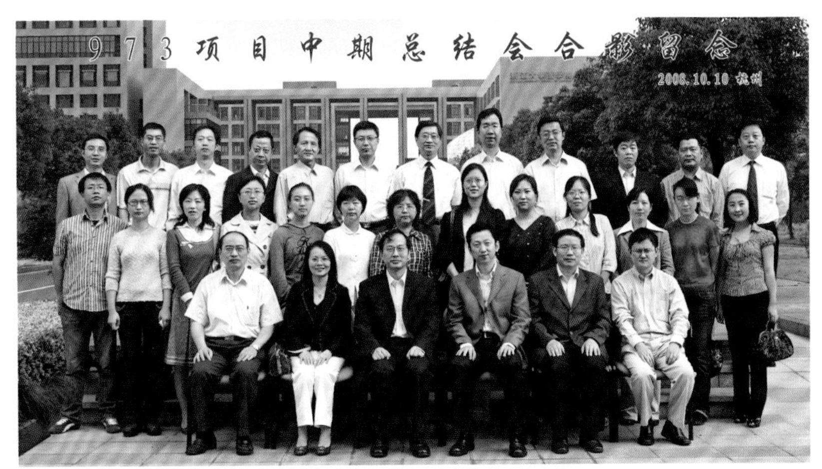
973项目中期总结会合影留念
2008.10.10 杭州

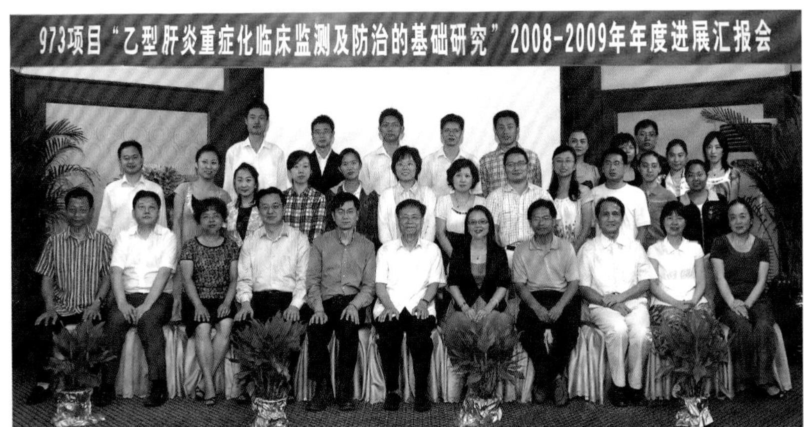
973项目“乙型肝炎重症化临床监测及防治的基础研究”2008-2009年年度进展汇报会

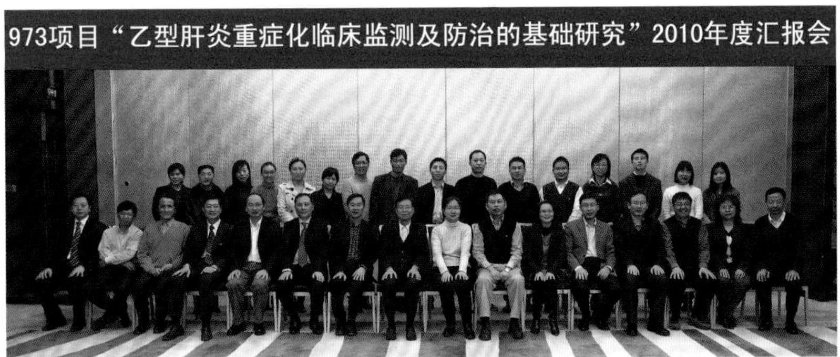
973项目“乙型肝炎重症化临床监测及防治的基础研究”2010年度汇报会

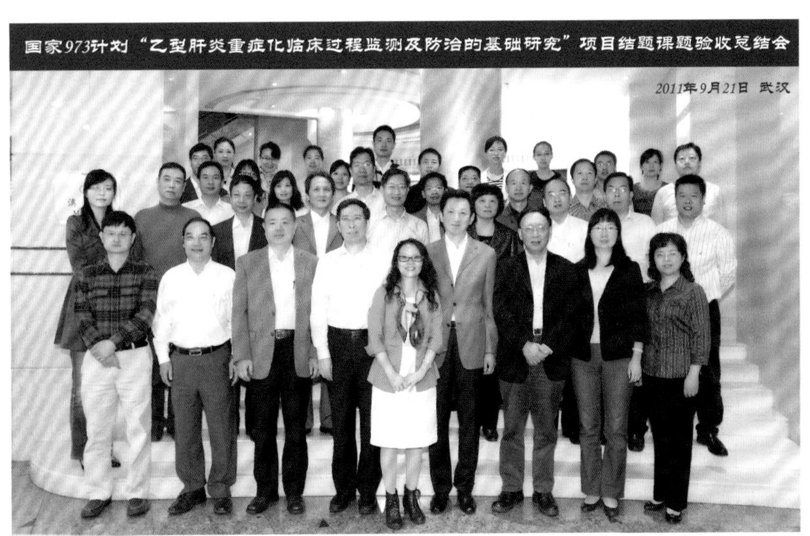
国家973计划“乙型肝炎重症化临床过程监测及防治的基础研究”项目结题课题验收总结会
2011年9月21日 武汉